第6版

組織病理アトラス

編集

小田　義直	坂元　亨宇	深山　正久	松野　吉宏	森永正二郎	森谷　卓也
九州大学教授	慶應義塾大学教授	東京大学教授	北海道大学教授	北里研究所病院部長	川崎医科大学教授

執筆

新井　信隆	東京都医学総合研究所副所長	都築　豊徳	名古屋第二赤十字病院部長
石津　明洋	北海道大学教授	堤　　寛	藤田保健衛生大学教授
植田　初江	国立循環器病研究センター部長	長尾　俊孝	東京医科大学主任教授
大橋　健一	横浜市立大学教授	長坂　徹郎	名古屋大学教授
小田　義直	九州大学教授	長嶋　洋治	東京女子医科大学教授
小幡　博人	埼玉医科大学総合医療センター教授	鍋島　一樹	福岡大学教授
亀山　香織	慶應義塾大学准教授	久岡　正典	産業医科大学教授
鬼島　　宏	弘前大学教授	深山　正久	東京大学教授
九嶋　亮治	滋賀医科大学教授	福嶋　敬宜	自治医科大学教授
坂元　亨宇	慶應義塾大学教授	松野　吉宏	北海道大学教授
笹野　公伸	東北大学教授	松本　俊治	順天堂大学特任教授
定平　吉都	川崎医科大学教授	三上　芳喜	熊本大学教授
柴原　純二	東京大学准教授	村山　繁雄	東京都健康長寿医療センター部長
清水　道生	博慈会記念総合病院・病理診断センター・センター長	森永正二郎	北里研究所病院部長
城　　謙輔	東北大学客員教授	森谷　卓也	川崎医科大学教授
高田　　隆	広島大学教授	八尾　隆史	順天堂大学教授
田中　祐吉	神奈川県立こども医療センター臨床研究所長		

（五十音順）

文光堂

歴代監修者・編集者・執筆者

[第1版・第2版]
●編集
飯島宗一	名古屋大学学長	影山圭三	慶應義塾大学教授
石川栄世	東京慈恵会医科大学教授	島峰徹郎	東京大学教授

●執筆
藍澤茂雄	東京慈恵会医科大学教授	原　弘	高知医科大学教授
浦野順文	神戸大学教授	細田泰弘	慶應義塾大学教授
小森　亮	東京慈恵会医科大学教授	三方淳男	慶應義塾大学助教授
徳岡昭治	広島大学教授	山下　広	東京慈恵会医科大学助教授
長嶋和郎	東京大学講師		

[第3版]
●編集
飯島宗一	名古屋大学名誉教授	影山圭三	慶應義塾大学名誉教授
石川栄世	東京慈恵会医科大学名誉教授	島峰徹郎	東京大学名誉教授

●執筆
藍澤茂雄	東京慈恵会医科大学教授	徳岡昭治	広島大学教授
牛込新一郎	東京慈恵会医科大学教授	長嶋和郎	北海道大学教授
浦野順文	前東京大学教授	原　弘	高知医科大学教授
小森　亮	東京慈恵会医科大学教授	細田泰弘	慶應義塾大学教授
下田忠和	東京慈恵会医科大学助教授	三方淳男	千葉大学教授
須知泰山	愛知がんセンター病院部長	渡辺英伸	新潟大学教授

[第4版]
●監修
飯島宗一	名古屋大学名誉教授

●編集
藍澤茂雄	東京慈恵会医科大学教授	町並陸生	東京大学教授
菊池昌弘	福岡大学教授	三方淳男	千葉大学教授
原　弘	高知医科大学教授		

●執筆
藍澤茂雄	東京慈恵会医科大学教授	下田忠和	国立がんセンター中央病院医長
牛込新一郎	東京慈恵会医科大学教授	長嶋和郎	北海道大学教授
亀谷　徹	北里大学教授	原　弘	高知医科大学教授
菊池昌弘	福岡大学教授	細田泰弘	慶應義塾大学教授
北川正信	富山医科薬科大学教授	町並陸生	東京大学教授
喜納　勇	浜松医科大学教授	三方淳男	千葉大学教授
坂元吾偉	癌研究会癌研究所部長	森脇昭介	国立病院四国がんセンター院長
櫻井幹己	大阪市立大学教授	渡辺英伸	新潟大学教授

[第5版]
●編集
小池盛雄	東京医科歯科大学教授	深山正久	東京大学教授
恒吉正澄	九州大学教授	森永正二郎	北里研究所病院部長

●執筆
青笹克之	大阪大学教授	恒吉正澄	九州大学教授
石川壽晴	東邦大学教授	中里洋一	群馬大学教授
石倉　浩	千葉大学教授	中沼安二	金沢大学教授
井内康輝	広島大学教授	中村眞一	岩手医科大学教授
上田善彦	獨協医科大学教授	根本則道	日本大学教授
梅澤明弘	国立成育医療センター研究所部長	能勢眞人	愛媛大学教授
大島孝一	福岡大学助教授	林　良夫	徳島大学教授
長村義之	東海大学教授	深山正久	東京大学教授
亀田典章	東邦大学助教授	真鍋俊明	京都大学教授
笹野公伸	東北大学教授	森永正二郎	北里研究所病院部長
白井智之	名古屋市立大学教授	諸星利男	昭和大学教授
滝澤登一郎	東京医科歯科大学教授		

(五十音順)

第6版への序

　このたび文光堂『組織病理アトラス』を一新させ，送り出すこととなった．これまで『組織病理アトラス』は，病理組織を参照し理解するための図譜，アトラスとして医学生，臨床医，そして病理専攻医まで巾広く利用され，1982年からこれまでに5版を重ねた．いずれの版も，医師としてのキャリアの中で「長きにわたり座右において参照する」本となるように配慮された労作で，限られたページの中に初級，中級，専門家的知識までが圧縮されていた．

　21世紀に入って15年が経過した現在，医学・医療のカバーする領域が広くなり，求められる知識も多様で深くなっていることを痛感する．実際，我が国の医学教育，医師教育におきた変化をリストアップしてみよう．2001年，医学教育にコア・カリキュラムが導入され，2004年，新臨床研修制度が開始された．そして，2014年，日本専門医機構が発足し，医師全員を対象にした新たな専門医制度が2017年に導入されることになっている．このような変化を考慮して，今回，医学部生・研修医を主な対象としたアトラスと，その後の専門医教育・生涯教育のためのアトラスの二つに内容を分割し，それぞれにふさわしい形を追求することとした．

　前者については，臓器の病理について肉眼から組織までを把握，理解できることを第一義的な目的に，アトラス『病理組織マップ＆ガイド』を企画，編集し，2014年4月に刊行することができた．そして，今回，より実践的な病理診断を念頭に，執筆陣を新たに，文光堂『組織病理アトラス』を発展，充実させたアトラスを作成することになった．専門医教育のナビゲーター，専門医生涯教育のためのサポーターとしての位置付けである．

　各章は，病理診断の進め方を解説した「総論」（標本を見る前に，標本の見方）に始まり，続いて，従来のスタイルで1ページ，4枚の写真で構成される「各論」のアトラス部分になる．一つの疾患の種々の組織像，あるいは個別疾患の代表的組織像をat a glanceで把握できるよう配置されている．

　現在，インターネットを介して多数の病理画像が閲覧可能である．2010年は電子書籍元年と言われ，医学分野でもタブレットの利用が進んでいる．電子カルテの時代，アトラスも電子書籍が常識という時代が到来する可能性が高い．ただ，文字情報と写真のバランスのよさ，繰り返し広げて視る手と目の感覚，このようなものが依然として紙媒体のアトラスという形式を支えているのではないだろうか．この一冊の重量を手にしたときに伝わる知識，その流れが，読み込んでいった記憶とともに活性化される．

　執筆陣の熱意，創意，工夫が重みをもって伝わり，病理専門医ばかりでなく他の基本18領域の専攻医，専門医にも是非，参照してもらいたいアトラスとなることを願っている．

2015年10月

編集者代表　深山正久

第1版への序

　病理組織学の図譜は，日本においても，また外国においても，従来から種々のものが出版されている．それらは，それぞれの目的に応じ，さまざまの特徴を備えているが，現代の医学生の諸君が，病理学総論，病理学各論および生検病理学を通じて参考するに足り，しかも卒業後においても座右に備えて役立うる，まとまった図説は意外に少ないものである．私どもはかねてから，その欠を補い，やや満足に値する病理組織学図譜を，自分たちの手で編んでみたいと考えていたところ，たまたま文光堂社長浅井宏祐君が，非常な熱意をもって組織病理学的なカラー・アトラスを企画して下さり，ここに私どもの願いが実現することとなった．

　編集の基本方針は，飯島宗一・影山圭三・石川栄世・島峰徹郎の4名が討議して大綱を定め，各章の写真の製作，選択，解説の執筆は，東京大学，慶應義塾大学，東京慈恵会医科大学，神戸大学，広島大学，高知医科大学の各病理学教室関係の諸君に分担して頂いた．この間，数次にわたって図版および解説内容を相互に検討し，訂正，加筆，補遺を反復して，着手以来完成まで実に数年を要したのである．これらの過程で，東京慈恵会医科大学小森亮君の尽力に負うところが多く，また名古屋大学名誉教授牛島宥博士は，カラー写真の校閲の労をとって下さった．文光堂竹田興君の努力とともに，いずれも編集者として感謝に堪えないところである．

　本書は，見られる通り，臓器別各論を主体として構成し，主要な病変，重要な疾患の病理組織像の典型的なものを，なるべく豊富に，かつ踏み込んで収録することにつとめた．必要な部分については，組織化学および電子顕微鏡の所見を加え，また各臓器の章の初めには，それぞれの臓器の病理組織のとらえ方の要点について解説を添えてある．さらに，学生諸君の便のため，簡単な組織病理学総論，顕微鏡操作の原理，組織標本作製技術などの病理組織学実習上の基本的事項を初章にとりまとめ，関連図版を番号で示すとともに，一部は模式図を挿入して理解に供した．これらのこころみのすべてが成功しているか否かは批判にまたねばならないが，読者が意欲的にとりくんで下されば，それに応えるだけの内容は盛り得たものと確信している．カラー写真の製作，印刷にはとくに意を用いたので，図版としての出来上がりは，他の類書にまさるとも，劣ることはないと思う．

　本書が，病理学を勉強する多くの諸君に愛用されることを心から望んでいる．

1982年3月

飯島宗一　影山圭三　石川栄世　島峰徹郎

目 次

1. 心 臓 　《植田初江》 1

総 論 ……………………………………… 2
　I. 標本を見る前に 2
　II. 標本の見方 2
各 論 ……………………………………… 4
　■心筋炎 4
　　▶リンパ球性心筋炎 4
　　▶好酸球性心筋炎 4
　　▶巨細胞性心筋炎 4
　■弁膜疾患 5
　　▶感染性心内膜炎（細菌/真菌性） 5
　　▶非細菌性血栓性心内膜炎 5
　　▶リウマチ性弁膜症 5
　■特発性心筋症 6
　　▶拡張型心筋症 6
　　▶肥大型心筋症 6
　　▶不整脈原性右室心筋症（または異形成症） 6
　　▶心内膜線維弾性症 6
　■二次性心筋症 7
　　▶アミロイドーシス 7
　　▶サルコイドーシス 7
　　▶蓄積病 7
　　▶薬剤誘発性心筋症 7
　■動脈硬化性疾患 8
　■心(外)膜疾患 9
　　▶心外膜炎 9
　　▶線維素性心外膜炎 9
　　▶出血性心外膜炎 9
　　▶収縮性心外膜炎 9
　■良性心臓腫瘍 10
　　▶粘液腫 10
　　▶横紋筋腫 10
　　▶乳頭状線維弾性腫 10
　　▶線維腫 10
　■悪性心臓腫瘍 11
　■心奇形 12
　　▶心房中隔欠損症 12
　　▶心室中隔欠損症 12
　　▶ファロー四徴症 13
　　▶大血管転位症 13
　■心臓移植の病理 14

2. 血 管 　《石津明洋》 15

総 論 ……………………………………… 16
　I. 標本を見る前に 16
　II. 標本の見方 17
各 論 ……………………………………… 18
　●粥状硬化症 18
　●Mönckeberg動脈硬化症 18
　●細動脈硬化症 18
　●動脈瘤 19
　●解離性大動脈瘤 19
　●囊胞性中膜壊死 20
　●炎症性腹部大動脈瘤 20
　●静脈瘤 21
　●高安動脈炎 21
　●巨細胞性動脈炎 22
　●結節性多発動脈炎 22
　●川崎病 23
　●顕微鏡的多発血管炎 23
　●多発血管炎性肉芽腫症（Wegener） 24
　●好酸球性多発血管炎性肉芽腫症（Churg-Strauss） 24
　●抗GBM病（Goodpasture） 25
　●IgA血管炎（Henoch-Schönlein） 25
　●閉塞性血栓性血管炎（Buerger） 25
　●線維筋性異形成 25
　●血栓症と血栓塞栓症 26
　●コレステロール塞栓症とその他の塞栓症 26

3. 頭頸部・鼻腔・咽頭・喉頭・耳 　　　　　《鍋島一樹》 27

総 論 …… 28
  Ⅰ．標本を見る前に　28
  Ⅱ．標本の見方　28
各 論 …… 30
  ■鼻咽頭　30
    ▶角化型扁平上皮癌　30
    ▶非角化癌（分化型）　30
    ▶非角化癌（未分化型）　30
    ▶鼻咽頭血管線維腫　30
  ■鼻腔・副鼻腔　31
    ▶炎症性ポリープ（鼻茸）　31
    ▶内反性乳頭腫　31
    ▶非角化癌（円柱細胞癌/移行上皮癌）　31
    ▶基底細胞様扁平上皮癌　31
    ▶NUT midline carcinoma　32
    ▶腺癌（非腸型）　32
    ▶嗅神経芽腫　32
    ▶悪性黒色腫　32
    ▶節外性NK/T細胞リンパ腫，鼻型　33
    ▶多発血管炎性肉芽腫症　33
    ▶横紋筋肉腫　33
  ■中・下咽頭・喉頭　34
    ▶喉頭結節（声帯ポリープ）　34
    ▶上皮内癌　34
    ▶喉頭癌・扁平上皮癌　34
    ▶疣状癌　34
    ▶紡錘形細胞癌　35
    ▶横紋筋腫　35
  ■耳　35
    ▶真珠腫　35
    ▶内リンパ嚢腫瘍　35

4. 肺・縦隔 　　　　　《深山正久》 37

総 論 …… 38
  A）びまん性肺疾患　38
    Ⅰ．標本を見る前に　38
    Ⅱ．標本の見方　38
  B）肺腫瘍，限局性肺病変　38
    Ⅰ．標本を見る前に　38
    Ⅱ．標本の見方　39
各 論 …… 40
  ■細菌性肺炎　40
  ■肺結核症　41
  ■非結核性抗酸菌症　42
  ■肺真菌感染　43
    ▶肺アスペルギルス症　43
    ▶クリプトコッカス症　43
  ■その他の病原性微生物による肺炎　44
    ▶ニューモシスチス肺炎　44
    ▶サイトメガロウイルス肺炎　44
  ■びまん性肺胞傷害　45
  ■特発性間質性肺炎　46
  ■その他の間質性肺炎，喫煙者肺　47
    ▶喫煙者に見られる肺病変　47
  ■びまん性肺疾患　48
    ▶びまん性汎細気管支炎　48
    ▶過敏性肺炎　48
    ▶サルコイドーシス　49
    ▶多発血管炎性肉芽腫症　49
    ▶珪肺症　50
    ▶石綿肺　50
    ▶虚脱性線維化　51
    ▶肺リンパ脈管筋腫症　51
    ▶肺ランゲルハンス細胞組織球症　51
    ▶ブラ，ブレブ　52
    ▶肺胞蛋白症　52
  ■肺循環障害　52
    ▶肺循環障害　52
    ▶肺動脈血栓塞栓症　53
  ■肺動脈性肺高血圧症　54
  ■異型腺腫様過形成　54
  ■上皮内腺癌　54
  ■浸潤性腺癌　55
    ▶微小浸潤性腺癌　55
    ▶浸潤性腺癌　55
    ▶特殊型浸潤性腺癌　56
  ■扁平上皮癌　57

▶扁平上皮癌・上皮内癌　57
▶扁平上皮癌　57
■神経内分泌癌　58
■神経内分泌腫瘍　59
　▶神経内分泌腫瘍　59
　▶肉腫様癌　59
■その他の腫瘍，腫瘍様病変　60
　▶転移性腫瘍　60
　▶リンパ腫様肉芽腫症　60
　▶肺過誤腫　61
　▶肺硬化性血管腫　61
■その他の疾患　62
　▶肺内リンパ節　62

▶炎症性偽腫瘍　62
▶テューモレット　62
▶微小髄膜細胞様結節　62
■胸膜の疾患　63
　▶孤在性線維性腫瘍　63
　▶膿胸関連リンパ腫　63
　▶線維性胸膜炎　63
　▶胸膜中皮腫　64
■胸腺の疾患　65
　▶胸腺嚢胞　65
　▶胸腺リンパ濾胞過形成　65
　▶胸腺腫　65
　▶胸腺癌　66

5．口　腔　　　　　　　　　　　　　　　　　　　　　　《高田　隆》67

総　論 ………………………………… 68
　Ⅰ．標本を見る前に　68
　Ⅱ．標本の見方　69
各　論 ………………………………… 70
　◉エナメル上皮腫　70
　◉角化囊胞性歯原性腫瘍　70
　◉石灰化上皮性歯原性腫瘍　71
　◉エナメル上皮線維腫　71
　◉口腔扁平苔癬　71
　◉顆粒細胞腫　71
　◉扁平上皮癌　72

◉上皮異形成　72
◉疣贅癌　73
◉紡錘細胞癌　73
◉含歯性囊胞　74
◉歯根囊胞　74
◉術後性上顎囊胞　74
◉鼻口蓋管（切歯管）囊胞　74
◉線維性骨異形成症　75
◉セメント質骨性異形成症　75
◉骨形成性線維腫　75

6．唾液腺　　　　　　　　　　　　　　　　　　　　　　《長尾俊孝》77

総　論 ………………………………… 78
　Ⅰ．標本を見る前に　78
　Ⅱ．標本の見方　78
各　論 ………………………………… 80
　◉シェーグレン症候群　80
　◉IgG4 関連唾液腺炎　80
　◉唾石症　81
　◉粘液囊胞　81
　◉良性リンパ上皮性囊胞　81
　◉多形腺腫　81
　◉筋上皮腫　82

◉基底細胞腺腫　83
◉ワルチン腫瘍　83
◉粘表皮癌　84
◉腺様囊胞癌　85
◉腺房細胞癌　85
◉乳腺相似分泌癌　86
◉多型低悪性度腺癌　86
◉上皮筋上皮癌　86
◉唾液腺導管癌　86
◉筋上皮癌　87
◉多形腺腫由来癌　87

7. 食道・胃 　《九嶋亮治》 89

総 論 …… 90
 Ⅰ．標本を見る前に　90
 Ⅱ．標本の見方　90
各 論 …… 92
 ■食道　92
  ▶異所性胃粘膜　92
  ▶食道皮脂腺　92
  ▶食道静脈瘤　92
  ▶アカラシア　93
  ▶逆流性食道炎　93
  ▶感染性食道炎　94
  ▶乳頭腫　94
  ▶平滑筋腫　94
  ▶顆粒細胞腫　94
  ▶Barrett 食道と腺癌　95
  ▶食道扁平上皮癌：表在癌と前癌病変　96
  ▶食道扁平上皮癌：進行癌　97
  ▶類基底細胞（扁平上皮）癌　97
  ▶癌肉腫　98
  ▶悪性黒色腫　98
 ■胃　99
  ▶胃炎：*Helicobacter pylori* 胃炎　99
  ▶自己免疫性胃炎（A 型胃炎）　100
  ▶特殊型胃炎　100
  ▶胃潰瘍　101
  ▶過形成性ポリープ（腺窩上皮型）　102
  ▶胃底腺ポリープ　102
  ▶壁細胞過形成　102
  ▶粘膜下異所性胃腺　102
  ▶異所性膵　103
  ▶黄色腫　103
  ▶アミロイドーシス　103
  ▶炎症性線維状ポリープ　103
  ▶胃腺腫　104
  ▶胃癌の肉眼型分類　105
  ▶胃癌の組織分類（一般型）：分化型癌　106
  ▶胃癌の組織分類（一般型）：未分化型癌と粘液癌　107
  ▶胃癌の組織分類（特殊型）：リンパ球浸潤癌　108
  ▶胃癌の組織分類（特殊型）：肝様腺癌　108
  ▶カルチノイド腫瘍　109
  ▶内分泌細胞癌　109
  ▶胃リンパ腫　110
  ▶消化管間質腫瘍　111

8. 腸 管　《八尾隆史》 113

総 論 …… 114
 Ⅰ．標本を見る前に　114
 Ⅱ．標本の見方　115
各 論 …… 116
 ■十二指腸，小腸　116
  ▶異所性胃粘膜／胃腺窩上皮化生　116
  ▶ブルンネル腺過形成　116
  ▶異所性膵　117
  ▶メッケル憩室　117
  ▶エルシニア腸炎　118
  ▶糞線虫症　118
  ▶ランブル鞭毛虫症　118
  ▶アミロイドーシス　119
  ▶十二指腸腺腫（腸型）　120
  ▶十二指腸腺腫（胃型）　120
 ■大腸　121
  ▶偽膜性大腸炎　121
  ▶腸管出血性大腸菌大腸炎　121
  ▶大腸アメーバ症　122
  ▶腸管スピロヘータ症　122
  ▶細菌性腸炎（非特異性炎）　123
  ▶腸結核　123
  ▶虚血性腸炎　124
  ▶大腸憩室症　124
  ▶腸嚢胞気腫症　125
  ▶放射線性腸炎　125
  ▶潰瘍性大腸炎　126
  ▶クローン病　128
  ▶薬剤性腸炎　130
  ▶過形成ポリープと広基性鋸歯状腺腫／ポリープ　131
  ▶若年性ポリープ　132
  ▶ポイツ・ジェガーズ症候群　132

- ▶クロンカイト・カナダ症候群　133
- ▶カウデン病　133
- ▶炎症性筋腺管ポリープ　134
- ▶粘膜脱症候群　134
- ▶大腸腺腫　135
- ▶大腸表面型腫瘍　137
- ▶大腸癌　138
- ▶虫垂炎　139
- ▶虫垂囊胞性腫瘍　140
- ▶神経内分泌細胞性腫瘍　141
- ▶悪性リンパ腫　142
- ▶炎症性腸疾患関連癌　143

9. 肝　臓　　　　　　　　　　　　《坂元亨宇》145

総論　……………………………………… 146
 Ⅰ．標本を見る前に　146
 Ⅱ．標本の見方　146
各論　……………………………………… 148
- ●急性肝炎　148
- ●慢性肝炎・肝硬変　148
- ●脂肪肝　150
- ●非アルコール性脂肪肝炎　150
- ●自己免疫性肝炎　151
- ●原発性胆汁性肝硬変　151
- ●原発性硬化性胆管炎　151
- ●胆管炎（化膿性，急性，慢性）　151
- ●ヘモクロマトーシス　152
- ●ウィルソン病　152
- ●Ⅰ型糖原病　152
- ●Dubin-Johnson症候群　152
- ●多囊胞肝　153
- ●カロリ病　153
- ●慢性うっ血肝　153
- ●肝紫斑病　153
- ●肝静脈閉塞症　154
- ●肝移植後の拒絶反応　154
- ●移植片対宿主病　154
- ●日本住血吸虫症　155
- ●エキノコッカス症　155
- ●肝吸虫症　155
- ●孤立性壊死性結節　155
- ●肝細胞癌　156
- ●早期肝細胞癌　157
- ●肝内胆管癌　158
- ●混合型肝癌　159
- ●細胆管細胞癌　159
- ●肝芽腫　160
- ●肝細胞腺腫　160
- ●限局性結節性過形成　161
- ●結節性再生性過形成　161
- ●異型結節　161
- ●血管腫　162
- ●血管肉腫　162
- ●類上皮血管内皮腫　162
- ●血管筋脂肪腫　163
- ●胆管腺腫　163
- ●胆管過誤腫　163
- ●転移性腫瘍　164
- ●悪性リンパ腫　164

10. 胆道・胆囊　　　　　　　　　　　　《鬼島　宏》165

総論　……………………………………… 166
 Ⅰ．標本を見る前に　166
 Ⅱ．標本の見方　166
各論　……………………………………… 168
- ●急性胆囊炎　168
- ●慢性胆囊炎　168
- ■肝外胆管炎　169
  - ▶原発性硬化性胆管炎　169
  - ▶IgG4関連硬化性胆管炎　169
- ●コレステロールポリープ　169
- ●胆囊腺筋腫症　170
- ●腺腫　170
- ●胆管内乳頭状腫瘍　170
- ●胆道癌　171
- ●胆囊癌　171
- ●肝外胆管癌（胆管癌）　171
- ●乳頭腺癌　171
- ●管状腺癌　171

■胆道癌（特殊な組織型）　172
　　▶腺扁平上皮癌　172
　▶扁平上皮癌　172
　◉術中迅速診断　172

11. 膵　臓　　　　　　　　　　　　　　　　《福嶋敬宜》173

総　論　……………………………………　174
　Ⅰ．標本を見る前に　174
　Ⅱ．標本の見方　174
各　論　……………………………………　176
　■膵組織の非腫瘍性変化　176
　　▶脂肪浸潤　176
　　▶ヘモシデローシス　176
　　▶ラ氏島硝子化（糖尿病）　176
　　▶扁平上皮化生　176
　■非腫瘍性囊胞　177
　　▶仮性（偽性）囊胞　177
　　▶貯留囊胞　177
　　▶リンパ上皮性囊胞　177
　　▶膵内副脾の類表皮囊胞　177
　■膵炎　178
　　▶急性膵炎　178
　　▶慢性膵炎　178
　▶自己免疫性膵炎　178
　■膵管内腫瘍　179
　　▶膵管内乳頭粘液性腫瘍　179
　　▶膵管内管状乳頭腫瘍　179
　■囊胞性膵腫瘍　180
　　▶漿液性囊胞腫瘍　180
　　▶粘液性囊胞腫瘍　180
　■浸潤性膵管癌　181
　■神経内分泌腫瘍　182
　　▶神経内分泌腫瘍　182
　　▶神経内分泌癌　182
　■その他の腫瘍　183
　　▶充実性偽乳頭状腫瘍　183
　　▶腺房細胞癌　183
　　▶膵芽腫　183
　　▶未分化癌　183

12. 腎　臓 1（糸球体疾患など）　　　　　　　　　　《城　謙輔》185

総　論　……………………………………　186
　Ⅰ．標本を見る前に　186
　Ⅱ．標本の見方　187
各　論　……………………………………　188
　■微小変化糸球体病変　188
　　▶微小変化型ネフローゼ症候群　188
　　▶その他の疾患　188
　■巣状分節性糸球体硬化症　189
　　▶二次性巣状糸球体硬化症　189
　■膜性腎症　190
　　▶続発性膜性腎症　190
　■膜性増殖性糸球体腎炎　191
　　▶続発性膜性増殖性糸球体腎炎　191
　■IgA 腎症　192
　■溶連菌感染後性急性腎炎　193
　　▶IgA 優勢感染後糸球体腎炎　193
　◉ ANCA 関連腎症（半月体形成性腎炎）　194
　◉ループス腎炎　195
　◉多発血管炎性肉芽腫症（Wegener 肉芽腫症）　196
　■血栓性微小血管症　197
　　▶溶血性尿毒症症候群　197
　　▶血栓性血小板減少性紫斑病　197
　　▶播種性血管内凝固症候群　197
　◉糖尿病性腎症　198
　◉アミロイドーシス　199
　◉アルポート症候群　200
　◉家族性ネフロン癆　201
　■移植腎　202
　　▶超急性拒絶反応　202
　　▶促進型急性拒絶反応　202
　　▶急性細胞性拒絶反応　202
　　▶慢性拒絶反応　203
　　▶calcineurin 阻害薬（シクロスポリン，タクロリムス）腎毒性　203
　　▶移植後糸球体腎炎　203
　　▶ウイルス感染症　203

13. 腎臓2（腫瘍性疾患など） 《長嶋洋治》 205

総論 …………………………………… 206
- Ⅰ. 標本を見る前に 206
- Ⅱ. 標本の見方 206

各論 …………………………………… 208
- ●淡明細胞型腎細胞癌 208
- ●多房嚢胞性腎細胞癌 208
- ●乳頭状腎細胞癌 209
- ●嫌色素性腎細胞癌 209
- ●集合管癌 210
- ●腎浸潤性尿路上皮（腎盂）癌 210
- ●オンコサイトーマ 211
- ●血管筋脂肪腫 211
- ●類上皮性血管筋脂肪腫 211
- ●Xp11.2 転座型腎細胞癌 212
- ●粘液管状紡錘細胞癌 212
- ●透析関連腎細胞癌 212
- ●腎芽腫 213
- ●後腎性腺腫 213
- ●多嚢胞性腎症 214
- ●腎盂腎炎（黄色肉芽腫性腎盂腎炎を含む） 215
- ●腎硬化症（良性, 悪性） 216

14. 尿路 《都築豊徳》 217

総論 …………………………………… 218
- Ⅰ. 標本を見る前に 218
- Ⅱ. 標本の見方 218

各論 …………………………………… 220
- ■感染症 220
  - ▶マラコプラキア 220
  - ▶BKウイルス感染症および尿細胞診 220
  - ▶ビルハルツ住血吸虫症 220
- ■非腫瘍性病変 221
  - ▶von Brunn's nest 221
  - ▶増殖性膀胱炎 221
  - ▶間質性膀胱炎 221
  - ▶腸上皮化生 222
  - ▶扁平上皮化生 222
  - ▶腎性腺腫 222
- ▶尿膜管遺残 222
- ■良性腫瘍 223
  - ▶乳頭腫 223
  - ▶内反性乳頭腫 223
  - ▶線維上皮性ポリープ 223
  - ▶尿道カルンクル 223
- ■悪性腫瘍 224
  - ▶非浸潤性乳頭状尿路上皮癌（低異型度, 高異型度） 224
  - ▶尿路上皮内癌 224
  - ▶浸潤性尿路上皮癌および尿路上皮癌亜型（通常型, 微小乳頭型, 胞巣型, 肉腫様型） 225
  - ▶扁平上皮癌 226
  - ▶腺癌および尿膜管癌 226
  - ▶炎症性筋線維芽腫 226

15. 男性生殖器 《森永正二郎》 227

総論 …………………………………… 228
- A) 精巣 228
  - Ⅰ. 標本を見る前に 228
  - Ⅱ. 標本の見方 228
- B) 前立腺 228
  - Ⅰ. 標本を見る前に 228
  - Ⅱ. 標本の見方 228
- C) 陰茎・陰嚢 229
  - Ⅰ. 標本を見る前に 229
- Ⅱ. 標本の見方 229

各論 …………………………………… 230
- ●停留精巣 230
- ●精子形成障害性不妊症 230
- ●クラインフェルター症候群 230
- ●アンドロゲン不応症候群 230
- ●急性精巣上体精巣炎 231
- ●結核性精巣上体精巣炎 231
- ●特発性肉芽腫性精巣炎 231

- 精子肉芽腫　231
- 精細管内胚細胞腫瘍　232
- セミノーマ　232
- 合胞体性栄養膜細胞を伴うセミノーマ　232
- 精母細胞性セミノーマ　232
- 胎児性癌　233
- 卵黄嚢腫瘍　233
- 絨毛癌　233
- 奇形腫　234
- 混合型胚細胞腫瘍　234
- ライディッヒ細胞腫　234
- セルトリ細胞腫　235
- 悪性リンパ腫　235
- 腺腫様腫瘍　235
- 横紋筋肉腫　235
- 前立腺結節性過形成　236
- 基底細胞過形成　236
- 前立腺萎縮　236
- 腺症　237
- 肉芽腫性前立腺炎　237
- 前立腺上皮内腫瘍　237
- 前立腺腺癌　238
- 陰部ヘルペス　239
- 尖圭コンジローマ　239
- ボーエン病　239
- 陰茎扁平上皮癌　240
- 乳房外パジェット病　240

16. 卵巣・卵管　　《長坂徹郎》　241

総論　……………………………………　242
 I．標本を見る前に　242
 II．標本の見方　242
各論　……………………………………　244
- 漿液性腺腫　244
- 漿液性境界悪性腫瘍　244
- 腹膜インプラント　244
- 低悪性度漿液性腺癌　245
- 高悪性度漿液性腺癌　245
- 腹膜癌　245
- 粘液性腺腫　246
- 粘液性境界悪性腫瘍　246
- 粘液性腺癌　247
- 壁在結節　247
- 明細胞性腫瘍　248
- 類内膜性腫瘍　248
- 癌肉腫　248
- 良性ブレンナー腫瘍　249
- 境界悪性ブレンナー腫瘍　249
- 悪性ブレンナー腫瘍　249
- 移行上皮癌　249
- 小細胞癌　250
- 大細胞神経内分泌癌　250
- 肝様癌　250
- 成熟奇形腫　251
- 未熟奇形腫　251
- 成熟奇形腫の悪性転化　251
- ディスジャーミノーマ　252
- 卵黄嚢腫瘍　252
- 胎芽性癌　252
- 非妊娠性絨毛癌　252
- 卵巣甲状腺腫　253
- カルチノイド　253
- 性腺芽腫　253
- 顆粒膜細胞腫　254
- セルトリ・間質細胞腫　254
- 線維腫・莢膜細胞腫　254
- 転移性腫瘍　255
- 子宮内膜症　255
- 黄体嚢胞　255
- 卵管妊娠　256
- 卵管炎　256
- 卵管水腫　256
- 卵管癌　256

17. 子宮・外陰　　《三上芳喜》　257

総論　……………………………………　258
 I．標本を見る前に　258
 II．標本の見方　259
各論　……………………………………　260

◉硬化性萎縮性苔癬　260
◉尖圭コンジローマ　260
◉乳房外パジェット病　260
◉外陰部上皮内腫瘍　261
◉子宮頸部扁平上皮化生　262
◉頸管ポリープ　262
◉微小腺管過形成　262
◉ナボット囊胞　262
◉分葉状内頸腺過形成　263
◉子宮頸部上皮内腫瘍　263
◉子宮頸部扁平上皮癌　264
◉子宮頸部リンパ上皮腫様扁平上皮癌　265
◉子宮頸部腺扁平上皮癌　265
◉子宮頸部すりガラス細胞癌　265
◉子宮頸部上皮内腺癌　265
◉子宮頸部腺癌　266
◉子宮頸部横紋筋肉腫　267
◉無排卵性内膜剝離　267
◉内膜炎　268
◉アリアス・ステラ反応　268
◉ホルモン治療効果による内膜変化　268
◉不規則増殖期内膜　269
◉子宮内膜増殖症　269
◉子宮内膜異型増殖症　269
◉子宮体部類内膜癌　270

◉扁平上皮分化を示す子宮体部類内膜癌　270
◉子宮体部粘液性癌　270
◉子宮体部漿液性癌　270
◉子宮体部明細胞癌　271
◉子宮体部未分化癌　271
◉子宮体部癌肉腫　271
◉子宮体部腺肉腫　272
◉子宮体部血管周囲類上皮細胞腫　272
◉内膜ポリープ　272
◉異型ポリープ様腺筋腫　273
◉アデノマトイド腫瘍　273
◉子宮腺筋症　273
◉平滑筋腫　273
◉富細胞性平滑筋腫　274
◉異型平滑筋腫　274
◉平滑筋肉腫　274
◉低悪性度内膜間質肉腫　275
◉妊娠高血圧症候群　276
◉絨毛羊膜炎　276
◉臍帯炎　276
◉胎盤腫瘍（血管腫）　276
◉胞状奇胎　277
◉侵入奇胎　278
◉絨毛癌　278
◉着床部栄養膜細胞腫瘍　278

18. 乳　腺 ──────────────《森谷卓也》279

総　論 ……………………………………… 280
　Ⅰ．標本を見る前に　280
　Ⅱ．標本の見方　281
各　論 ……………………………………… 282
　◉乳腺症　282
　◉線維腺腫　283
　◉葉状腫瘍　283
　◉乳頭部腺腫　284
　◉管状腺腫　284
　◉授乳性腺腫　284
　◉腺筋上皮腫　284
　◉乳管内乳頭腫　285
　◉乳管腺腫　285
　◉非浸潤性乳管癌　286
　◉非浸潤性小葉癌　286
　◉浸潤性乳管癌　287

　◉浸潤性乳管癌の悪性度評価　288
　◉薬物療法・放射線療法に対する組織学的治療効果の判定　288
　◉粘液癌　289
　◉髄様癌　289
　◉浸潤性小葉癌　289
　◉腺様囊胞癌　289
　◉紡錘細胞癌　290
　◉アポクリン癌　290
　◉管状癌　290
　◉分泌癌　290
　◉浸潤性微小乳頭癌　291
　◉基質産生癌　291
　◉パジェット病　291
　◉mucocele-like lesion　291
　◉乳腺線維症　292

x　目　次

● 肉芽腫性乳腺炎　292
● 過誤腫　292
● 女性化乳房　292

19. NET, 副腎 　　　　　　　　　　　《笹野公伸》293

総　論 …………………………………… 294
　Ⅰ. 標本を見る前に　294
　Ⅱ. 標本の見方　294
各　論 …………………………………… 296
　● アルドステロン産生副腎皮質腺腫　296
　● 副腎皮質癌　297
　● intraadrenal paraganglioma/pheochromocytoma
　　（褐色細胞腫）298
● 副腎皮質好酸性細胞腫　299
● 副腎骨髄脂肪腫　299
● 神経節細胞腫　299
● 原発性色素性結節性副腎皮質疾患　300
● ACTH 非依存性大結節性副腎皮質過形成　300
● 副腎嚢胞　301
● 副腎皮質腺腫　302
● 副腎皮質色素性腺腫　302

20. 甲状腺・副甲状腺 　　　　　　　　　　　《亀山香織》303

総　論 …………………………………… 304
　Ⅰ. 標本を見る前に　304
　Ⅱ. 標本の見方　304
各　論 …………………………………… 306
　● 甲状舌管嚢胞　306
　● バセドウ病　306
　● 亜急性甲状腺炎　306
　● 橋本病　306
　● Riedel 甲状腺炎　307
　● 腺腫様甲状腺腫　307
　● 濾胞腺腫　307
　● 好酸性細胞型濾胞腺腫　308
　● 乳頭癌　308
　● 濾胞型乳頭癌　308
● びまん性硬化型乳頭癌　309
● 篩型乳頭癌　309
● 濾胞癌　309
● 髄様癌　310
● C 細胞過形成　310
● 低分化癌　310
● 未分化癌　311
● 悪性リンパ腫　311
● 硝子化索状腫瘍　311
● 胸腺様分化を示す癌　311
● 副甲状腺過形成　312
● 副甲状腺腺腫　312
● 副甲状腺癌　312

21. 皮　膚 　　　　　　　　　　　《清水道生》313

総　論 …………………………………… 314
　Ⅰ. 標本を見る前に　314
　Ⅱ. 標本の見方　314
各　論 …………………………………… 316
　● 接触性皮膚炎　316
　● 蕁麻疹　316
　● 多形（滲出性）紅斑　316
　● 結節性紅斑　316
　● スイート病　317
　● 薬疹　317
　● アナフィラクトイド紫斑　317
● 扁平苔癬　317
● 尋常性乾癬　318
● ジベルばら色粃糠疹　318
● 尋常性天疱瘡　318
● 水疱性類天疱瘡　318
● 円板状エリテマトーデス　319
● 強皮症　319
● 環状肉芽腫　319
● 類脂肪性仮性壊死症　319
● アミロイド苔癬　320
● 黄色腫　320

- ●若年性黄色肉芽腫 320
- ●肥満細胞症 320
- ●尋常性疣贅 321
- ●伝染性軟属腫 321
- ●白癬 321
- ●クロモミコーシス 321
- ●外毛根鞘嚢腫 322
- ●脂腺嚢腫 322
- ●脂漏性角化症 322
- ●汗孔腫 322
- ●汗管腫 323
- ●らせん腺腫 323
- ●皮膚混合腫瘍 323
- ●乳頭状汗管嚢胞腺腫 323
- ●毛母腫 324
- ●基底細胞癌 324
- ●ケラトアカントーマ 324
- ●ボーエン病 324
- ●日光角化症 325
- ●扁平上皮癌 325
- ●脂腺癌 325
- ●メルケル細胞癌 325
- ●母斑細胞母斑 326
- ●スピッツ母斑 326
- ●青色母斑 326
- ●悪性黒色腫 327
- ●化膿性肉芽腫 328
- ●グロムス腫瘍 328
- ●血管肉腫 328
- ●カポジ肉腫 328
- ●皮膚線維腫 329
- ●隆起性皮膚線維肉腫 329
- ●皮膚原発性未分化大細胞リンパ腫 329
- ●菌状息肉症 329

22. 骨・関節 　　《小田義直》 331

総論 …… 332
- Ⅰ. 標本を見る前に 332
- Ⅱ. 標本の見方 332

各論 …… 334
- ●骨折治癒（仮骨） 334
- ●急性化膿性骨髄炎 334
- ●慢性化膿性骨髄炎 334
- ●結核性骨髄炎 334
- ●骨粗鬆症 335
- ●無腐性骨壊死 335
- ●骨軟化症 336
- ●骨パジェット病 336
- ●変形性関節症 336
- ●ピロリン酸カルシウム結晶沈着症/偽痛風 337
- ●慢性滑液包炎（ベーカー嚢腫） 337
- ●ガングリオン 337
- ●色素性絨毛結節性滑膜炎 337
- ●腱鞘巨細胞腫 338
- ●滑膜性骨軟骨腫症 338
- ●骨軟骨腫 338
- ●内軟骨腫 338
- ●軟骨芽細胞腫 339
- ●軟骨粘液線維腫 339
- ●軟骨肉腫 339
- ●間葉性軟骨肉腫 340
- ●淡明細胞性軟骨肉腫 340
- ●脱分化型軟骨肉腫 340
- ●類骨骨腫 340
- ●骨芽細胞腫 341
- ●通常型骨肉腫 341
- ■特殊型骨肉腫 342
  - ▶小細胞性骨肉腫 342
  - ▶血管拡張型骨肉腫 342
  - ▶低悪性度中心性骨肉腫 342
  - ▶骨膜性骨肉腫 342
  - ▶傍骨性骨肉腫 343
- ●非骨化性線維腫 343
- ●未分化多形肉腫 344
- ●血管肉腫 344
- ●脊索腫 344
- ●骨巨細胞腫 344
- ●多発性骨髄腫 345
- ●ユーイング肉腫 345
- ●動脈瘤様骨嚢腫 345
- ●孤立性骨嚢腫 345
- ●線維性骨異形成 346
- ●ランゲルハンス細胞組織球症 346
- ●骨転移 346

23. 軟部組織 ——《久岡正典》 347

総論 …… 348
  I．標本を見る前に 348
  II．標本の見方 348

各論 …… 350
- 脂肪腫 350
- 紡錘形細胞脂肪腫／多形脂肪腫 350
- 褐色脂肪腫 350
- 異型脂肪腫様腫瘍／高分化型脂肪肉腫 350
- 脱分化型脂肪肉腫 351
- 粘液型脂肪肉腫 351
- 多形型脂肪肉腫 351
- 結節性筋膜炎 352
- 骨化性筋炎 352
- 弾性線維腫 352
- 手掌・足底線維腫症 352
- デスモイド型線維腫症 353
- 孤在性線維性腫瘍 353
- 炎症性筋線維芽細胞腫 353
- 成人型線維肉腫 354
- 粘液線維肉腫 354
- 低悪性度線維粘液肉腫 354
- 平滑筋肉腫 354
- 血管平滑筋腫 355
- 横紋筋腫 355
- 胎児型横紋筋肉腫 355
- 胞巣型横紋筋肉腫 355
- 海綿状血管腫 356
- 毛細血管性血管腫 356
- リンパ管腫 356
- 類上皮血管内皮腫 356
- 骨外性骨肉腫 357
- 神経線維腫 357
- 神経鞘腫 357
- 顆粒細胞腫 358
- 悪性末梢神経鞘腫瘍 358
- 筋肉内粘液腫 358
- 滑膜肉腫 358
- 類上皮肉腫 359
- 胞巣状軟部肉腫 359
- 軟部明細胞肉腫 359
- 骨外性粘液型軟骨肉腫 360
- 骨外性ユーイング肉腫 360
- 線維形成性小円形細胞腫瘍 360
- 未分化多形肉腫 361
- 痛風 361
- 後腹膜線維症 361

24. 脳・脊髄 ——《新井信隆》 363

総論 …… 364
  I．標本を見る前に 364
  II．標本の見方 364

各論 …… 366
- アルツハイマー病 366
- ピック病 366
- 進行性核上性麻痺 367
- 大脳皮質基底核変性症 367
- 特発性パーキンソン病 368
- レビー小体型認知症 368
- 多系統萎縮症 369
- ハンチントン病 370
- 脊髄小脳失調症6型 370
- 歯状核赤核淡蒼球ルイ体萎縮症 370
- マチャド・ジョセフ病 370
- 孤発性筋萎縮性側索硬化症 371
- 認知症を伴う筋萎縮性側索硬化症 372
- 広汎型筋萎縮性側索硬化症 372
- 若年性筋萎縮性側索硬化症 372
- 多発性硬化症 373
- 視神経脊髄炎 373
- 異染性白質ジストロフィー 374
- グロボイド細胞白質ジストロフィー 374
- 副腎白質ジストロフィー 374
- ミトコンドリア脳筋症 375
- メンケス病 375
- ウィルソン病 375
- ラフォラ病 375

- ●化膿性髄膜炎　376
- ●結核性髄膜炎　376
- ●クリプトコッカス症　376
- ●サイトメガロウイルス感染症　376
- ●進行性多巣性白質脳症　377
- ●エイズ白質脳症　377
- ●プリオン病　378
- ●狂犬病　378
- ●脳血栓症と脳塞栓症　379
- ●ラクナ梗塞　379
- ●陳旧性脳梗塞　379
- ●クモ膜下出血　380
- ●シデローシス　380
- ●アミロイド血管症　380
- ●カダシル　380
- ●低酸素性脳症　381
- ●虚血性脳症　381
- ●一酸化炭素中毒　381
- ●脳挫傷　382
- ●びまん性軸索損傷　382
- ●慢性硬膜下血腫　382
- ●海馬硬化症　383
- ●限局性皮質異形成　383
- ●結節性硬化症　384
- ●微小形成不全　384

25. 脳腫瘍・下垂体　　　《柴原純二》 385

総論 …… 386
- I．標本を見る前に　386
- II．標本の見方　387

各論 …… 388
- ●びまん性星細胞腫　388
- ●膠芽腫　388
- ●毛様細胞性星細胞腫　389
- ●多形黄色星細胞腫　389
- ●乏突起膠腫　389
- ●上衣腫　390
- ●粘液乳頭状上衣腫　390
- ●脈絡叢乳頭腫　390
- ●中枢性神経細胞腫　391
- ●神経節膠腫　391
- ●胚芽異形成性神経上皮腫瘍　391
- ●髄芽腫　392
- ●中枢神経系原始神経外胚葉性腫瘍　392
- ●非定型奇形腫様ラブドイド腫瘍　392
- ●髄膜腫　393
- ●シュワン細胞腫　394
- ●血管芽腫　394
- ●血管周皮腫・孤立性線維性腫瘍　395
- ●松果体実質腫瘍　395
- ●胚細胞性腫瘍　396
- ●悪性リンパ腫　396
- ●下垂体壊死　397
- ●クルック硝子変性　397
- ●下垂体腺腫　397
- ●下垂体癌　399
- ●頭蓋咽頭腫　399
- ●ラトケ囊胞　400
- ●下垂体炎　400
- ●転移性腫瘍　400

26. 末梢神経・筋　　　《村山繁雄》 401

総論 …… 402
- I．標本を見る前に　402
- II．標本の見方　402

各論 …… 404
- ■末梢神経：通常 HE 標本で診断がつく病態　404
  - ▶結節性多発動脈炎　404
  - ▶アミロイドーシス　404
  - ▶癩　404
- ■末梢神経：電子顕微鏡検索が必須のもの－軸索変性・脱髄性ニューロパチー　405
  - ▶慢性軸索変性型大径優位ニューロパチー　405
  - ▶慢性軸索変性型小径優位ニューロパチー　405
  - ▶慢性炎症性脱髄性多発ニューロパチー　405
- ■筋肉：筋炎　406
  - ▶皮膚筋炎　406
  - ▶多発筋炎　406

▶封入体筋炎　406
▶壊死性自己免疫性筋炎　406
■筋肉：筋ジストロフィー・ミトコンドリア筋症　407
　　▶Duchenne 型筋ジストロフィー　407
▶Becker 型筋ジストロフィー　407
▶筋緊張性(筋強直性)ジストロフィー　407
▶ミトコンドリア脳筋症　407

27. 眼　　　　　　　　　　　　　　　　《小幡博人》　409

総論　………………………………………　410
　Ⅰ．標本を見る前に　410
　Ⅱ．標本の見方　411
各論　………………………………………　412
　■眼瞼疾患　412
　　▶脂腺癌　412
　　▶霰粒腫　412
　■結膜疾患　413
　　▶翼状片　413
　　▶結膜の悪性リンパ腫(MALT リンパ腫)　413
　■眼内腫瘍　414
　　▶網膜芽細胞腫　414
　　▶ぶどう膜悪性黒色腫　415
　■眼窩疾患　416
　　▶特発性眼窩炎症　416
　　▶IgG4 関連疾患　416
　　▶MALT リンパ腫　416

28. 造血器　　　　　　　　　　　　　　《定平吉都》　417

総論　………………………………………　418
　Ⅰ．標本を見る前に　418
　Ⅱ．標本の見方　418
各論　………………………………………　420
　●巨赤芽球性貧血　420
　●自己免疫性溶血性貧血　420
　●遺伝性球状赤血球症　420
　●再生不良性貧血　421
　●無顆粒球症　421
　●赤芽球癆　421
　●特発性血小板減少性紫斑病　421
　●環状鉄芽球を伴う不応性貧血　422
　●多系統異形成を伴う血球減少症　422
　●芽球増加を伴う不応性貧血　423
　●慢性骨髄単球性白血病　423
　●未分化型急性骨髄性白血病　424
　●急性前骨髄球性白血病　424
　●急性単球性白血病　425
　●赤白血病　425
　●急性巨核芽球性白血病　425
　●急性リンパ芽球性白血病　426
　●慢性骨髄性白血病　427
　●好酸球増多症　427
　●類白血病反応　427
　●真性赤血球増加症　428
　●本態性血小板血症　428
　●原発性骨髄線維症　429
　●慢性リンパ性白血病/小リンパ球性リンパ腫　430
　●リンパ形質細胞性リンパ腫　430
　●有毛細胞白血病　431
　●濾胞性リンパ腫　431
　●血管内大細胞型 B 細胞リンパ腫　432
　●成人 T 細胞白血病リンパ腫　432
　●血管免疫芽球性 T 細胞リンパ腫　433
　●未分化大細胞型リンパ腫　433
　●多発性骨髄腫　434
　●血球貪食症候群または血球貪食性リンパ組織球症　435
　●EB ウイルス関連血球貪食症候群　435
　●リンパ腫関連血球貪食症候群　435
　●癌転移　436
　●膠様髄　436
　●移植後再生骨髄　436

29. リンパ節・リンパ組織・脾臓 　《松野吉宏》 437

総 論 …………………………………… 438
　Ⅰ．標本を見る前に　438
　Ⅱ．標本の見方　438

各 論 …………………………………… 440
● リンパ濾胞過形成　440
● 洞組織球症　440
● 反応性濾胞間過形成　440
● 伝染性単核球症　441
● 皮膚病性リンパ節症　441
● リウマチ性リンパ節症　442
● 菊池病（亜急性壊死性リンパ節炎）　442
● トキソプラズマ性リンパ節炎　443
● サルコイドーシス　443
● 木村氏病　444
● ネコひっかき病　444
● 結核性リンパ節炎　445
● 非結核性抗酸菌性リンパ節炎　445
● ヒト免疫不全ウイルス（HIV）リンパ節症　446
● 胚中心進展性異形成　446
● 薬剤性リンパ節症　447
● 迷入組織　447
● 結節性リンパ球優位型ホジキンリンパ腫　448
● 古典的ホジキンリンパ腫，結節硬化型　448
● 古典的ホジキンリンパ腫，リンパ球豊富型　449
● 古典的ホジキンリンパ腫，混合細胞型　449
● 古典的ホジキンリンパ腫，リンパ球減少型　449
● リンパ芽球性リンパ腫　450
● 小細胞性リンパ腫 / 慢性リンパ性白血病　451
● マントル細胞リンパ腫　451
● 濾胞性リンパ腫　452
● 節性濾胞辺縁帯リンパ腫　453
● バーキットリンパ腫　453
● びまん性大細胞型 B 細胞リンパ腫　454
● 縦隔のリンパ腫　454
● 末梢性 T 細胞リンパ腫　455
● 血管免疫芽球性 T 細胞リンパ腫　455
● 未分化大細胞型リンパ腫　456
● 濾胞樹状細胞腫瘍　457
● キャッスルマン病　458
● 移植後 / 免疫不全関連リンパ増殖性疾患　459
● Rosai-Dorfman 病　459
● リンパ節転移性腫瘍　460
● 原発不明癌　460
● 脾梗塞　461
● 慢性うっ血　461
● 感染脾　462
● 過誤腫　462
● Gamna-Gandy 結節　463
● 髄外造血　463
● 炎症性偽腫瘍　463
● 脾濾胞辺縁帯リンパ腫　464

30. 小児・周産期病理 　《田中祐吉》 465

総 論 …………………………………… 466
　Ⅰ．標本を見る前に　466
　Ⅱ．標本の見方　466

各 論 …………………………………… 468
● 髄芽腫　468
● 網膜芽腫　468
● 胸膜肺芽腫　468
● 乳児血管腫　469
● 肝芽腫　469
● 膵芽腫　469
■ 神経芽腫群腫瘍　470
　▶ 神経芽腫　470
　▶ 神経節芽腫　470
　▶ 神経節腫　470
■ 小児腎腫瘍　471
　▶ 腎芽腫　471
　▶ 腎明細胞肉腫　471
　▶ 腎ラブドイド腫瘍　471
　▶ 先天性間葉芽腎腫　471
● 先天性代謝異常症（Gaucher 病，Niemann-Pick 病，Pompe 病）　472
● 核黄疸　472
● 髄膜瘤・脊髄髄膜瘤・脳髄膜瘤　473
● 側頸嚢胞・側頸瘻　473

- ●甲状舌管嚢胞・甲状舌管瘻 473
- ■先天性嚢胞性肺疾患 474
  - ▶先天性肺気道奇形/先天性嚢胞性腺腫様奇形 474
  - ▶気管支閉鎖 474
  - ▶肺分画症 474
- ●胎便吸引症候群 474
- ●新生児壊死性腸炎 475
- ●ヒルシュスプルング病 475
- ●異所性膵 475
- ●脾膵癒合 476
- ●常染色体劣性多発性嚢胞腎 476
- ●腎異形成 476
- ●卵精巣 476

31. 代謝性疾患・全身性疾患　《大橋健一》 477

総論 478
- Ⅰ．標本を見る前に 478
- Ⅱ．標本の見方 479

各論 480
- ●糖尿病 480
- ●アミロイドーシス 481
- ●ファブリ病 482
- ●高尿酸血症，痛風 483
- ●ヘモジデローシス，ヘモクロマトーシス 483
- ●石灰化異常（異所性石灰化，異栄養性石灰化，カルシフィラキシス） 484
- ●ショック，多臓器不全 485
- ●敗血症 486

32. 膠原病・IgG4関連疾患　《松本俊治》 487

総論 488
- Ⅰ．標本を見る前に 488
- Ⅱ．標本の見方 488

各論 490
- ●全身性エリテマトーデス，抗リン脂質抗体症候群 490
- ●関節リウマチ 492
- ●全身性硬化症 493
- ■IgG4関連疾患 494
  - ▶IgG4関連自己免疫性膵炎 494
  - ▶IgG4関連唾液腺炎（IgG4関連ミクリッツ病） 495
  - ▶IgG4関連硬化性胆管炎 496
  - ▶IgG4関連後腹膜線維症 496

33. 感染症　《堤　寛》 497

総論 498
- Ⅰ．特殊染色 498
- Ⅱ．方法論（免疫染色と in situ hybridization 法） 499
- Ⅲ．細胞診断 500
- Ⅳ．電子顕微鏡 501

各論 502
- ●常在性微生物 502
- ●細菌類の二次感染 503
- ●細菌感染症：膿瘍と化膿性肉芽腫 504
- ●細菌感染症：肉芽腫 505
- ●特殊な形態をとる細菌感染症 506
- ●肺炎の病原菌 507
- ●壊疽性・劇症型細菌感染症 508
- ●ウイルス封入体 509
- ●ヒトパピローマウイルス感染症 510
- ●ウイルス発癌 511
- ●菌糸形成性真菌症 512
- ●酵母型真菌症 513
- ●原虫症 514
- ●寄生虫症（蠕虫寄生） 515
- ●節足動物寄生 516
- ●性感染症 517
- ●周産期感染 518
- ●日和見感染症 519
- ●人畜共通感染症 520
- ●輸入感染症 521
- ●新興・再興感染症 522
- ●病原体と紛らわしい構造物 523

索引 525

1. 心　臓

植田初江

総論　2
　I．標本を見る前に　2
　II．標本の見方　2
各論　2
　■心筋炎　4
　　▶リンパ球性心筋炎　4
　　▶好酸球性心筋炎　4
　　▶巨細胞性心筋炎　4
　■弁膜疾患　5
　　▶感染性心内膜炎（細菌/真菌性）　5
　　▶非細菌性血栓性心内膜炎　5
　　▶リウマチ性弁膜症　5
　■特発性心筋症　6

　　▶拡張型心筋症　6
　　▶肥大型心筋症　6
　　▶不整脈原性右室心筋症（または異形成症）　6
　　▶心内膜線維弾性症　6
　■二次性心筋症　7
　　▶アミロイドーシス　7
　　▶サルコイドーシス　7
　　▶蓄積病　7
　　▶薬剤誘発性心筋症　7
　■動脈硬化性疾患　8
　■心（外）膜疾患　9
　　▶心外膜炎　9
　　▶線維素性心外膜炎　9

　　▶出血性心外膜炎　9
　　▶収縮性心外膜炎　9
　■良性心臓腫瘍　10
　　▶粘液腫　10
　　▶横紋筋腫　10
　　▶乳頭状線維弾性腫　10
　　▶線維腫　10
　■悪性心臓腫瘍　11
　■心奇形　12
　　▶心房中隔欠損症　12
　　▶心室中隔欠損症　12
　　▶ファロー四徴症　13
　　▶大血管転位症　13
　■心臓移植の病理　14

総論

I 標本を見る前に

心臓は体内の全血液を全身と肺の2つの循環系に適切な圧力で送り出すために，ミクロレベルでは心筋細胞が収縮と拡張を維持するように配列して左右の心房・心室壁を形成し，マクロレベルでは滞りのない血流を保つように空間的立体構造をとる．このように永続的に収縮・拡張というダイナミックな活動を示す心臓の病理診断では，心臓の正常の空間的立体構造を把握することが重要である．心臓では腫瘍性は少なく，炎症や変性，線維化といった非特異的な所見を示す疾患が多い．特に心筋症などで病変が軽微な場合は，所見が正常範囲か，疾患の診断を付すべきかの判断を求められることが多い．また，疾患名のみならず，その組織病変の局在と範囲がどのように心臓の肉眼形態を変化させ，病態に影響を与えているかも重要であり，切り出し前の肉眼的観察は念入りに行う．見逃しの少ない切り出し方法を以下に示すが，これに固執することなく1例ごとにその症例に適した切り出しを行うことが肝要である．

1) 全体像の把握

心臓はその運動量に適応して肥大や萎縮を示す．また，心腔の拡大は主に血液容量の負荷により起こる．肥大は正常では過度の運動（スポーツ心），病的では高血圧や弁膜症によるものが多い．心室の肥大と拡大は心尖部の形状が重要で，心尖部が左室から形成されていれば左室肥大を，右室が張り出していれば右室肥大を考える．また，心尖端の角度が鈍化していれば心腔の拡張がある．一方，萎縮は悪液質などの消耗状態に多く，後述するリポフスチン顆粒の細胞質への沈着が高度となり「褐色萎縮」を呈する．心筋生検などでは，画像検査や心電図所見により心臓の全体像を大まかに把握しておくことが望ましい．

2) 心外膜面の観察

心外膜面は中皮細胞で覆われ，両心房・心室間の接合部には脂肪組織が存在する．心外膜の脂肪量は体重や性別などにより異なるが，女性で沈着量は多く，肥満で増加する．不整脈原性右室心筋症（後述）では病的に脂肪が増加し，心外膜が脂肪で覆われる．また，炎症により心膜面は粗糙化し色調も混濁する（各論参照）．開心術後では，心嚢と心外膜は線維性に癒着を生じ，拡張障害の誘因となることがある．

3) 冠動脈の検索

心臓を栄養する血管は大動脈の第1番の分岐で左右2本ある．心臓に冠をかぶせたような走行から，冠（状）動脈とよばれる．心外膜面から心内膜に流れる終動脈である．心腔に割線を入れる前に，左右の冠動脈を心外膜面から取り外し3mm程度の間隔で切り，内腔の狭窄や血栓の形成を見る．

4) 心内膜面（心腔）の観察

右心系では，右房では上・下大静脈間を結ぶ割線を入れる．刺激伝導系の洞結節は一部この線上にあり，三尖弁輪に沿って自由壁を切開してもよい．右室は三尖弁の後尖と前尖の交連部から右室側壁を心尖部方向に切り展開すると，右室流入路が観察できる．次に右室心尖部から前壁を肺動脈方向に切開すると，右室流出路と肺動脈弁の構造を観察できる．左心系では，左房では両肺静脈-左房接合部を結ぶ割線を入れる．弁膜症や心房細動など長期の心房性不整脈があると左房は拡大する．左心耳は心内血栓の好発部位なので血栓の有無を確認する．左心房を上方から眺め，僧帽弁輪を観察し，前尖と後尖の交連部から左室側壁を心尖部方向へ切開すると，左室流入路が観察できる．更に，左室心尖部から左室前壁部分を大動脈弁の左・右冠尖の交連部に向かって切開し，左室流出路を見る．両心室を同時に見るときは両心室横断面（短軸断面）を作製する．

II 標本の見方

心疾患の病理診断では，まず虚血性と非虚血性に大別する．虚血性は冠動脈支配に一致した心筋壊死や区域性線維化がおこる．更に梗塞部位と冠動脈の責任血管病変を検索する．冠動脈が完全閉塞に至らず，慢性的な虚血が持続することにより心拡大・心不全を示すものを従来虚血性心筋症としていたが，現在は陳旧性梗塞があっても広義に虚血性心筋症と呼ぶ．また，非虚血性心疾患はその肉眼的形態と組織所見を総合して**表1**の分類を基本にして診断を進める．

1. 心筋細胞肥大

正常の心室筋の細胞径は10〜20μm程度で，心房ではやや小さい．左室心筋の仕事量が多いため，右室より大きい．両心室ともに生理的，病的要因にかかわらず心筋の作業量が増大すると心筋肥大が起こる．高血圧や弁の狭窄などの圧負荷は高度肥大に至る．心房筋も肥大する．肥大心筋は細胞の径の増加とともに核もクロマチンが増加して腫大し，変形した核を見る．また，心筋細胞は基本的に細胞分裂はなく数的増大（増生）はしないが，核は多倍体となりうる．心筋症では変性や萎縮した心筋を代償するために心筋が肥大する．また，加齢や不全心の心筋細胞質には代謝物であるリポフスチンの沈着が増加する（**図1**）．

2. 空胞変性，好塩基性変性

細胞質内のミトコンドリアの増加やグリコーゲン顆粒の増加により，細胞質全体や核の周囲が淡明化し，空胞状に見える．心筋の代謝が亢進して作業量が増加している状態を示し，非特異的に不全心筋において観察される．しかし，

表1　心疾患の病理診断で考慮すべき主要な疾患分類

虚血性心疾患	冠動脈病変	狭窄	[狭心症]		心不全・心拡大を示す虚血性心疾患 ↓ 虚血性心筋症
		閉塞	心筋梗塞	急性	
				陳旧性	
非虚血性心疾患	特発性心筋症	拡張型心筋症，肥大型心筋症，拘束型心筋症，不整脈原性右室心筋症など			
	二次性心筋症	アミロイドーシス，サルコイドーシス，Fabry病などの蓄積病など			
	心筋炎	リンパ球性，好酸球性，巨細胞性			
	弁膜症	感染性心内膜炎，リウマチ性弁膜症など			
	心膜疾患	線維素性心外膜炎，収縮性心膜炎など			
	腫瘍	粘液腫，脂肪腫，肉腫など			
	先天性心疾患	心・大血管奇形			

Fabry病などの蓄積疾患やミトコンドリア心筋症などで類似の所見を示すことがある．好塩基性変性は細胞質に粗大な灰白色の沈着を認め（図1），PAS染色ではジアスターゼ処理抵抗性を示す．多くは非特異的だが，古典的には甲状腺機能低下や糖原病Ⅳ型（Andersen病）でも出現する．

3. 線維化

壊死や変性で心筋が傷害され脱落すると，そこを置換するように線維組織が増生する．線維化のパターンは，(1)間質線維化，(2)置換性線維化，(3)血管周囲性線維化に大別できる．間質線維化は心筋細胞間に沿って増生するきめの細かい線維化で，拡張型心筋症によく見られる（各論参照）．置換性線維化は心筋の区域性の脱落部に線維組織が増生し，心筋梗塞後や肥大型心筋症でも見られる．血管周囲性線維化は高血圧など圧負荷を受けた心筋組織に見られる線維化である（図2）．

4. 心臓刺激伝導系

不整脈が臨床的に問題な症例では刺激伝導系の検索が必要である．心拍は優位な自動能を有する洞（房）結節から発した律動的な電気刺激が心房を収縮させたのち，適切なタイミングで房室結節（田原結節）−ヒスHis束−両脚−プルキンエPurkinje細胞（線維）網を介して，心室全体に電気刺激を伝えることで効率のよい心室の収縮が得られる．洞結節は上大静脈と右房の境界部に，房室結節−ヒス束両脚は房室中隔接合部に位置する（図3）．洞結節や房室結節は高い自動能と遅い伝導速度を反映し，豊富な線維組織を背景に細かい心筋細胞の配列は方向性がない．ヒス束・脚からプルキンエ細胞では速い伝導速度を反映して細胞径が増し，細胞質にはグリコーゲンが多く淡明である．

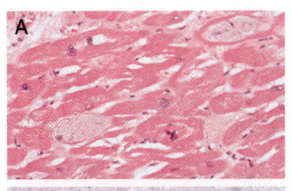
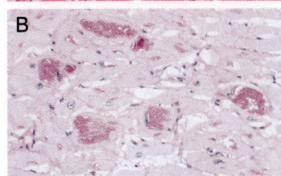

図1　細胞質の好塩基性変性
HE染色（A）とPAS染色（B）．

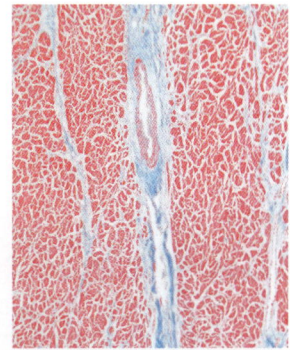

図2　血管周囲性線維化（高血圧心）

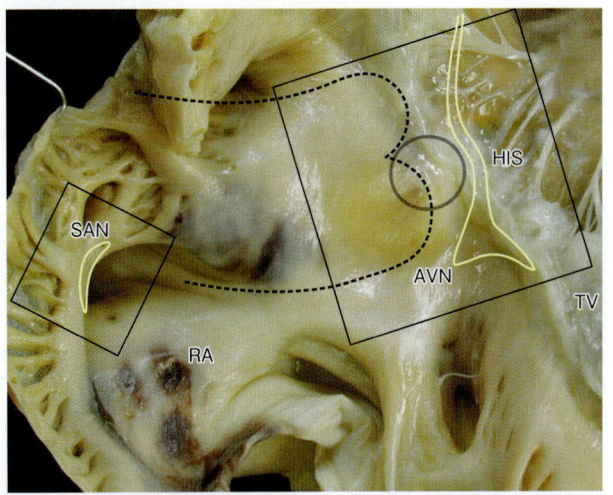

図3　刺激伝導系の存在部位

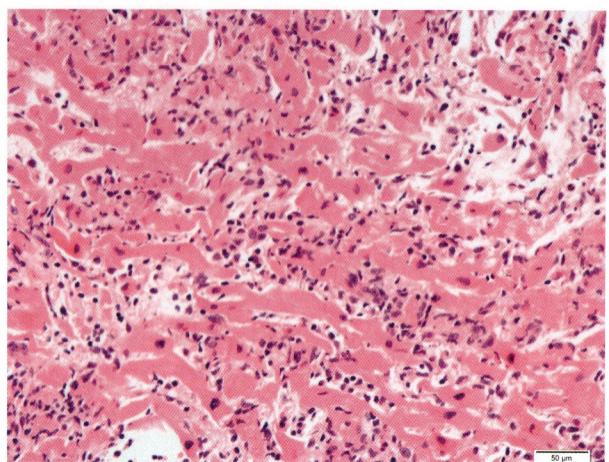

図1　リンパ球性心筋炎
心筋間質に多数のリンパ球の集簇を認める．

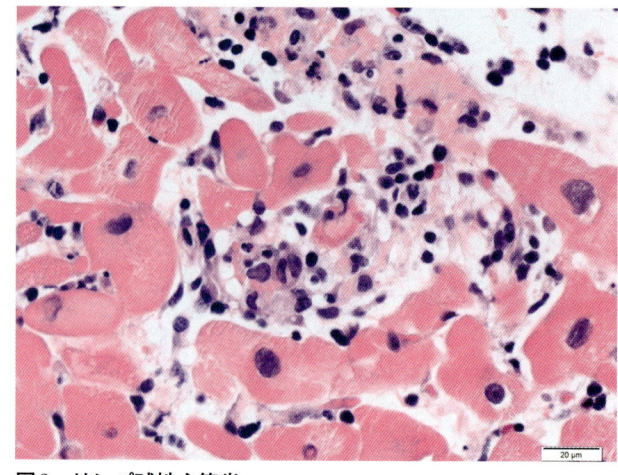

図2　リンパ球性心筋炎
リンパ球による心筋細胞傷害像が明瞭である．

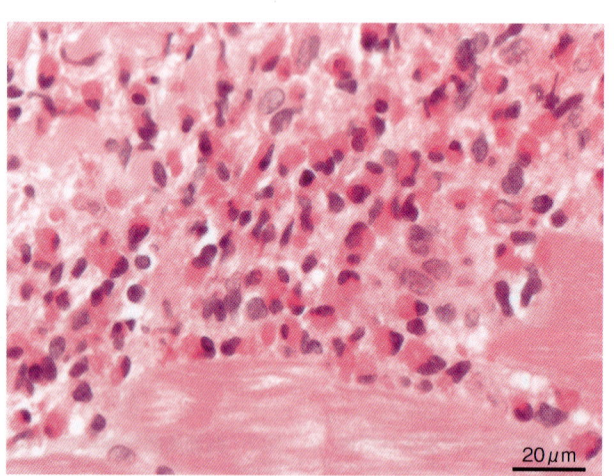

図3　好酸球性心筋炎
脱顆粒を伴う好酸球の浸潤を認める．

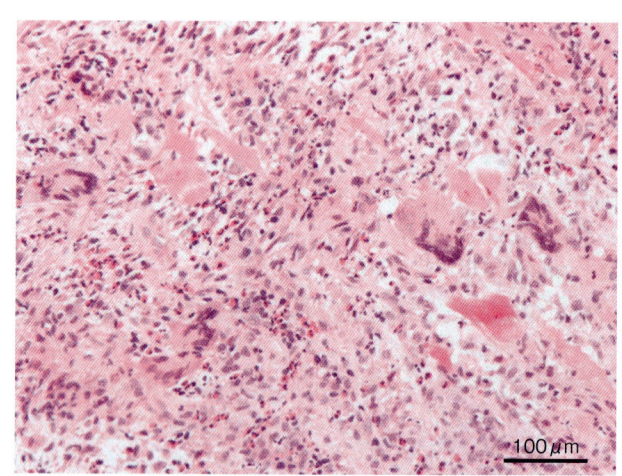

図4　巨細胞性心筋炎

■心筋炎　myocarditis

心筋炎では主に感染や化学刺激による炎症反応が原因で心筋を傷害する．日本循環器学会ガイドライン（2009年）では病理組織学的にリンパ球性，好酸球性，肉芽腫性（巨細胞性を含む）心筋炎に分類している．また，病理診断はDallas criteria（1986年）に沿って記載を行うことが多い．

広範な組織傷害像を呈し，臨床的に補助循環などの管理を要するものを劇症型心筋炎とよぶ．

▶リンパ球性心筋炎　lymphocytic myocarditis（図1，2）

最も頻度が高い心筋炎である．コクサッキーBウイルスが原因であることが多いとされるが，原因ウイルスを検出できないことも多い．心筋細胞壊死，Tリンパ球とマクロファージを主体とする炎症細胞浸潤を認め，慢性期には不規則な心筋細胞の脱落と線維化を認める．

▶好酸球性心筋炎　eosinophilic myocarditis（図3）

著明な好酸球の浸潤を伴い，周囲に脱顆粒も認める．最も多いものは特発性であり，ほかにウイルス性や，薬剤などのアレルギー性の過敏反応によることもある．血液検査上の好酸球分画とは必ずしも相関しない．ステロイドが比較的有効である．心内膜面にも好酸球の浸潤を認める場合にはLöffler症候群と一部重複するような症例もある．

▶巨細胞性心筋炎　giant cell myocarditis（GCM）（図4）

原因不明かつ稀な疾患で，多核巨細胞浸潤がびまん性に多数出現する致死的心筋炎である．多核巨細胞は炎症細胞による強い心筋壊死を生じる部分に多い．CD68陽性やミオグロビン陽性を示すことがある．時に心臓サルコイドーシスとの鑑別が困難である．ステロイドによる治療を行うこともあるため，リンパ球性心筋炎との鑑別は重要である．

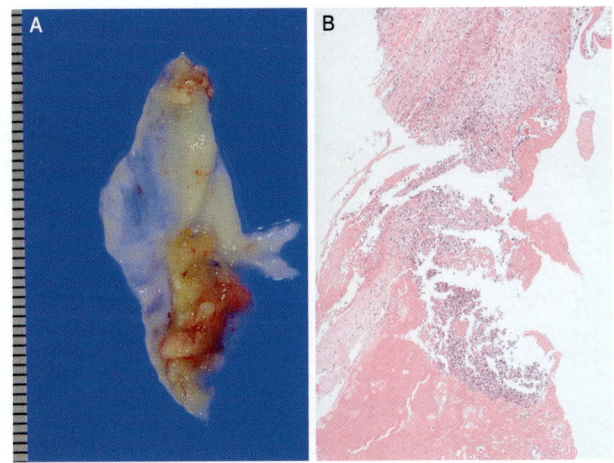

図5 弁腹に付着したフィブリンと菌塊からなる疣贅
A：マクロ，B：HE染色，弱拡大．

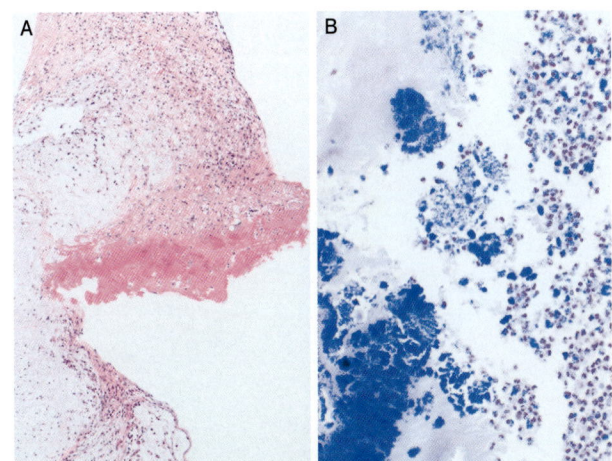

図6 心内膜に付着したフィブリン(A)と，疣贅内に認められた菌を貪食した白血球(B；Gram染色)

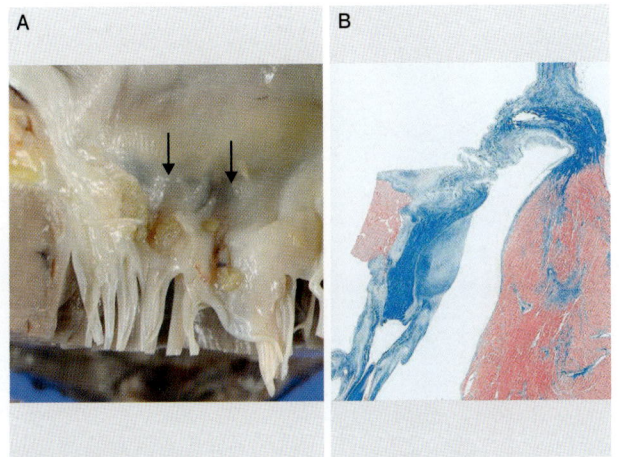

図7 僧帽弁に付着したNBTE(A；肉眼像)と，フィブリンと血小板成分からなる疣贅(B；Masson trichrome染色)

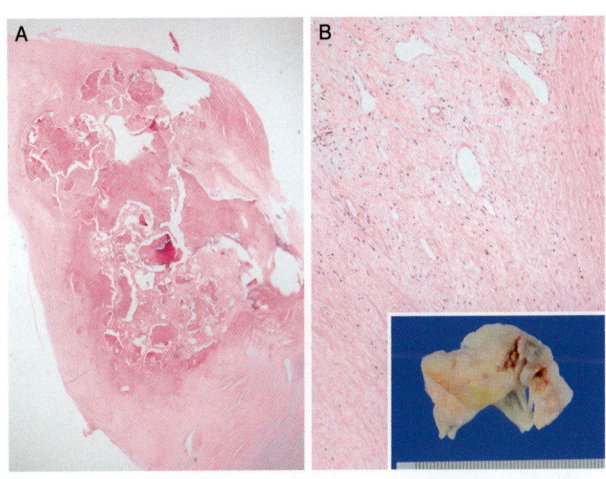

図8 肥厚した僧帽弁前尖の肉眼像(inset)と組織像(HE染色)
石灰化(A)と小血管の増生(B)を認める．

■弁膜疾患　valvular disease
▶感染性心内膜炎(細菌/真菌性)　infective endocarditis(IE)

　IEは，心内膜表層の内皮細胞傷害部位に付着した血小板とフィブリン成分に感染して発症する．炎症による弁変形や破壊のため閉鎖不全症や穿孔，疣贅vegetationの付着が起こり，そこから全身臓器への塞栓や膿瘍をきたす．僧帽弁や大動脈弁に好発し，う歯などの菌血症の存在と，心臓弁亜型(先天性二尖弁，四尖弁)，リウマチ性心疾患や弁置換術後，低免疫状態(悪性腫瘍やステロイド使用など)がリスクとなる．以前はS.viridansが多いとされたが，現在は様々な菌が検出される．急性期は弁尖表層にフィブリンと血小板成分，菌や炎症による壊死物質を含む脆い血栓(疣贅)を形成し，菌はbiofilmとよばれる堆積したフィブリンに囲まれ，抗菌薬が効きにくい(図5，6)．真菌のIEは低免疫や菌交代現象，人工弁患者に出現しやすい．

▶非細菌性血栓性心内膜炎　nonbacterial thrombotic endocarditis(NBTE)(図7)

　感染症や悪性腫瘍(特に腺癌)，DIC，消耗性疾患の死戦期などで発生することがある．フィブリンや血小板などの血液成分集塊が正常弁膜，特に僧帽弁や大動脈弁の閉鎖縁に付着し，弁の破壊は伴わない．病変部に微生物や炎症所見は認めない．容易に剥離し，塞栓症の塞栓源になりやすい．

▶リウマチ性弁膜症　rheumatic valvular disease(図8)

　リウマチ熱後の慢性的な炎症により，弁尖(特に僧帽弁と大動脈弁)の肥厚や癒合，乳頭筋の線維化を伴い，弁の変形，肥厚が生じ狭窄や閉鎖不全症となる．組織学的には線維性肥厚に石灰化や小血管の増生を認める．リンパ球浸潤がしばしば認められ，時に肉芽腫性炎症(アショフ体)も見られる．

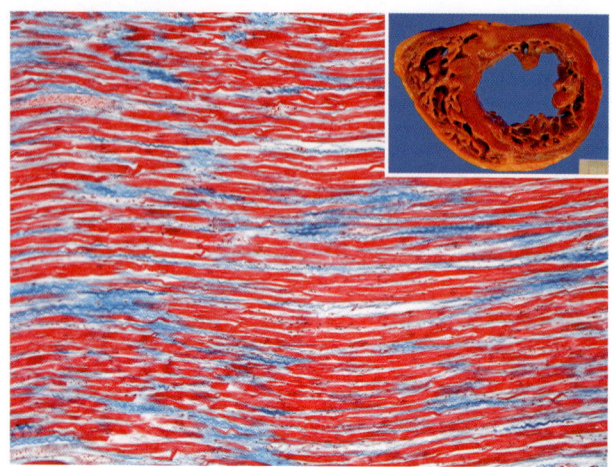

図9　拡張型心筋症
各心筋細胞間にびまん性に広がる間質線維化が特徴である(Masson trichrome染色). 心室の拡大著明(inset).

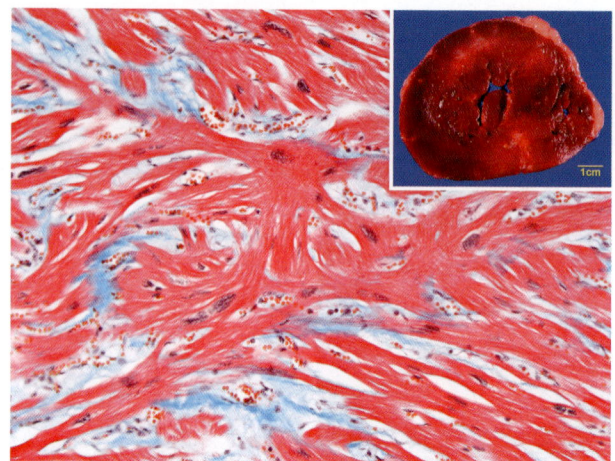

図10　肥大型心筋症
心筋細胞は不規則に分岐し，一定の方向を示さない錯綜配列を示す. 核も腫大・変形が高度である(Masson trichrome染色).

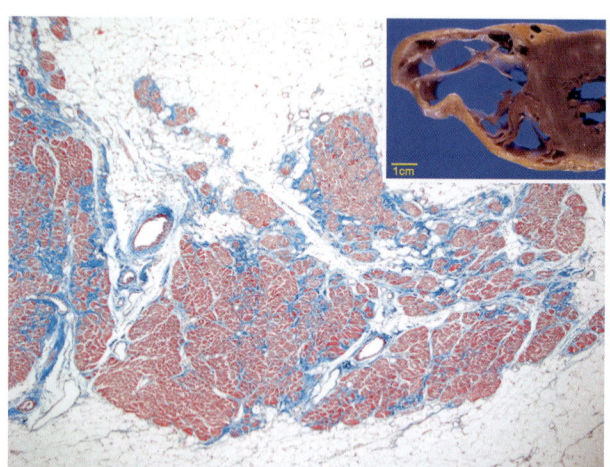

図11　不整脈原性右室心筋症／異形成症
脂肪浸潤を伴いながら，間質線維化が広がっている(Masson trichrome染色).

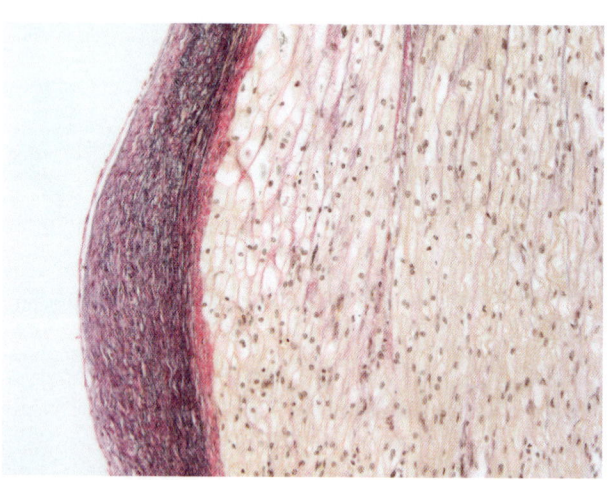

図12　心内膜線維弾性症
弾性線維が重層して心内膜が肥厚している(EvG染色).

■特発性心筋症　idiopathic cardiomyopathy

特発性心筋症は拡張型，肥大型，拘束型などに分類される. いずれも遺伝子異常や炎症など様々な原因を含む.

▶拡張型心筋症　dilated cardiomyopathy (DCM)(図9)

心室壁の非薄化とともに心腔が拡大する心筋症である. びまん性間質線維化が全層性に見られる. 萎縮した心筋と代償性肥大した心筋が混在する. 炎症が関与するものもある.

▶肥大型心筋症　hypertrophic cardiomyopathy (HCM)(図10)

心房・心室壁が不均一に肥厚する心筋症で，サルコメア蛋白関連遺伝子の異常によるものが多い. 心室中隔の肥厚による流出路狭窄(図10 inset)や心尖部肥大などもある. 心筋細胞肥大と錯綜配列が特徴的で，核は不整に変形・腫大する. 線維化は不均一な置換性線維化が主体で，致死性不整脈(突然死)が問題となる. 線維化が広範に進行し，心腔の拡大を示すものは拡張相肥大型心筋症とよぶ.

▶不整脈原性右室心筋症(または異形成症)　arrhythmogenic right ventricular cardiomyopathy/dysplasia (ARVC/D)(図11)

右心系を主体に線維脂肪化が進行し，右心腔が拡大する. 三尖弁・肺動脈輪下が初発部位となりやすい. 家族性では心筋細胞の介在板の接着因子(デスモゾーム蛋白)の異常がある. 右室起源の不整脈が多発するため「不整脈原性」と称される. 炎症が関与するものもある. 左室にも線維脂肪化が広がる.

▶心内膜線維弾性症　endocardial fibroelastosis (EFE)(図12)

心内膜が多層の弾性線維束を伴い肥厚する病態で，拡張障害を示す. 拘束型 restrictive form と拡張型 dilated form に分けられる. 拘束型は小児に多く，先天奇形による二次性が多い. 拡張型はDCM様で収縮障害を伴い，遺伝子異常によるものが多い. ムンプスとの関連もある.

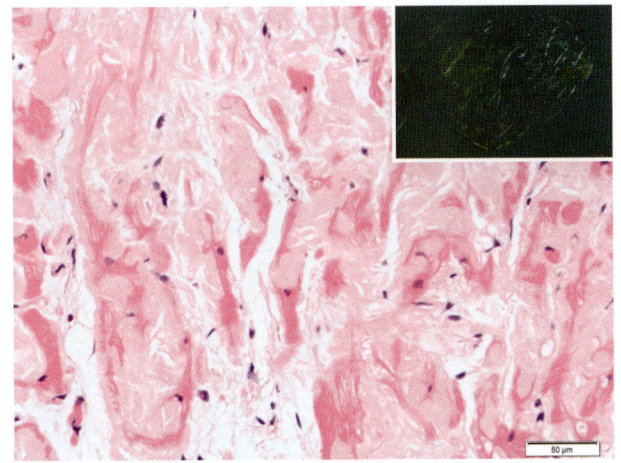

図13 アミロイドーシス（ATTR例）
心筋間質に好酸性で無構造なアミロイドが沈着し，アミロイドはCongo red染色の偏光下で黄緑の複屈折を示す（inset）．

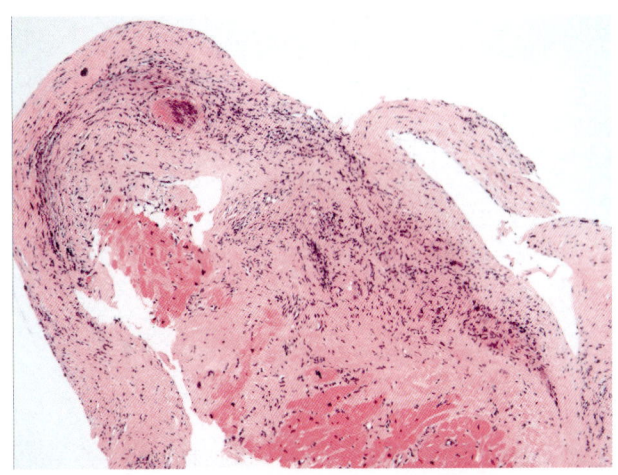

図14 サルコイドーシス
多核巨細胞を伴う類上皮細胞性肉芽腫と置換性線維化．巨細胞内にはasteroid体やSchaumann体を認めることもある．

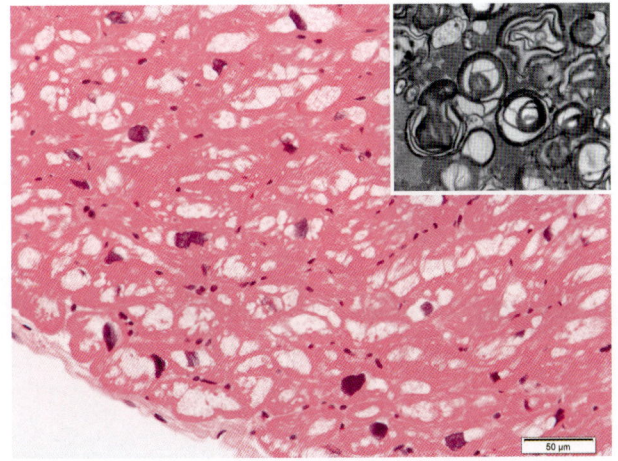

図15 Fabry病
心筋細胞は高度の空胞化により，筋原線維が辺縁に押しやられている．電顕での多数のlamellar小体が特徴だが，Fabry病に特異的ではない（inset）．

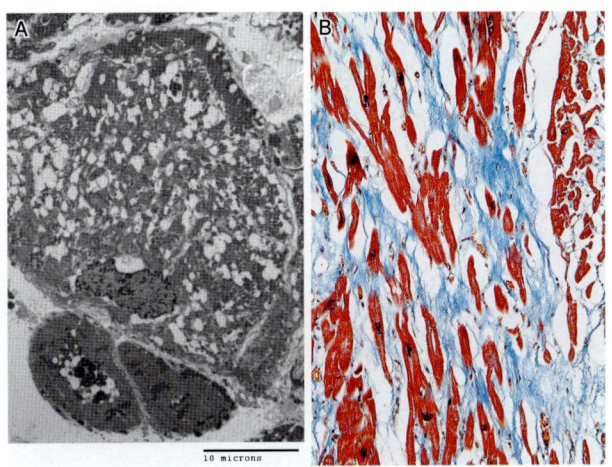

図16 アドリアマイシン（ドキソルビシン）心筋症
総投与量と関連があり，遅発性（投与終了1年以降）に起こる場合もある．電顕では筋小胞体の拡張（A）と筋原線維の消失が見られる（B；Masson trichrome染色）．

■二次性心筋症

▶アミロイドーシス　amyloidosis

アミロイドは，HE染色では好酸性の無構造な沈着物（図13）として，心筋間質（びまん性／結節性），血管壁，心内膜，心外膜などに沈着する．壁肥厚から肥大型心筋症と診断される場合もある．Masson trichrome染色では青灰色に染色され，間質の線維化と鑑別を要する．Congo red染色後の偏光顕微鏡での観察が大切である（図13 inset）．主要な型はAL（κ，λ），AA，ATTR（老人性に多い）である．

▶サルコイドーシス　sarcoidosis

慢性肉芽腫性炎症により，房室ブロックや心室頻拍，心室中隔基部など壁の菲薄化や瘤，心不全をきたす．多核巨細胞を伴う非乾酪性類上皮細胞性肉芽腫（図14）の診断的特異度は高い（真菌・抗酸菌は否定のこと）が，生検での感度は約20％と低い．

▶蓄積病

蓄積物質により肥大型心筋症様を呈する場合が多く，中には酵素補充療法が可能なものもある．組織学的には心筋細胞の高度の空胞変性を特徴とするが，非特異的で確定診断は酵素活性や遺伝子検査による．Fabry病（図15）ではα-ガラクトシダーゼ欠損によりスフィンゴ糖脂質が蓄積する．中高年で心以外の症状に乏しい心型も報告されている．Pompe病などの糖原病，Danon病やPRKAG2異常ではグリコーゲンが蓄積する．そのほかムコ多糖症などがある．

▶薬剤誘発性心筋症

アントラサイクリン系薬剤によるもの（図16）が有名で，電顕での筋細管系の拡張による細かい空胞化と筋原線維の消失を特徴とする．最近トラスツズマブによる報告もあるが，特異的変化を認めず機能性変化が主と考えられている．

8　1. 心　臓

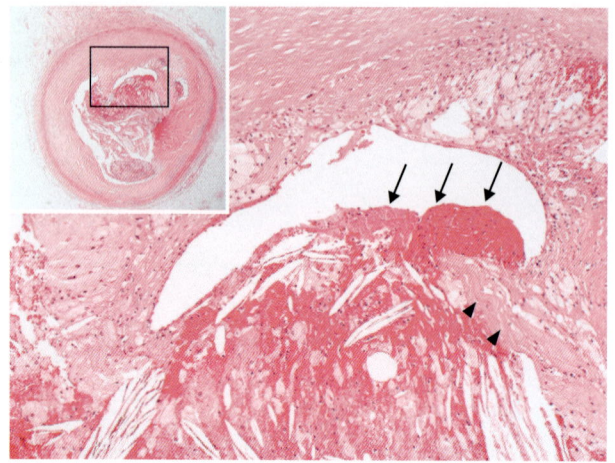

図17　プラーク破裂（HE染色）
血栓（矢印）および破裂した線維性被膜の断端（矢頭）が見られる．

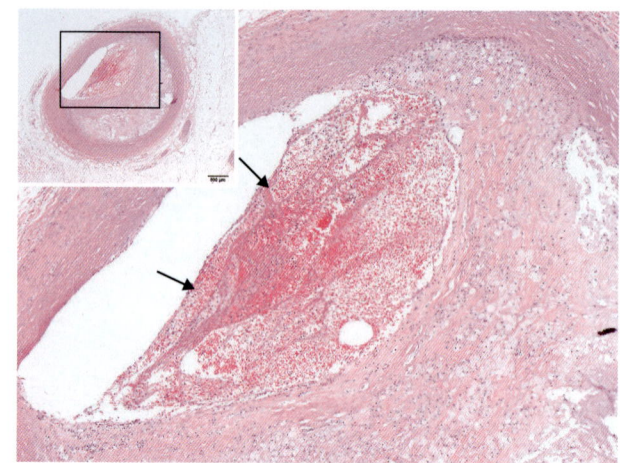

図18　プラークびらん（HE染色）
内腔に血栓（矢印）を認めるが，明らかな破裂は見られない．

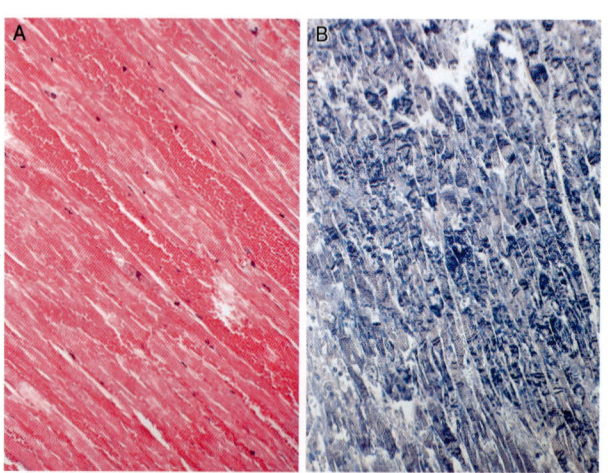

図19　急性心筋梗塞
凝固壊死（A；HE染色）ならびに収縮帯壊死（B；PTAH染色）．

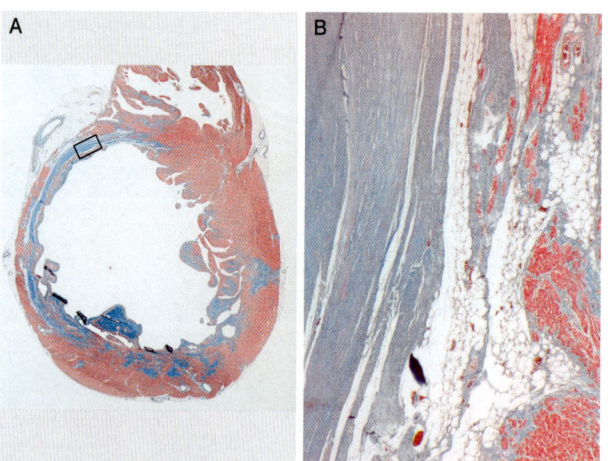

図20　陳旧性心筋梗塞（Masson trichrome染色）
梗塞巣の線維性組織（青色）への置換が観察される．BはAの四角部分の拡大図．

■動脈硬化性疾患

　冠動脈硬化性プラークは，内膜への脂質沈着および泡沫化マクロファージの浸潤，そして壊死性コアの形成という一連の進行過程を経て形成される．壊死性コアの拡大とそれを覆う線維性被膜の菲薄化を経て，プラーク破裂（図17）が生じると，内腔の血液と壊死性コアとが直接接触して冠動脈内に血栓が形成される．プラーク破裂は急性冠症候群の最も頻度の高い原因であり，破裂した線維性被膜には泡沫細胞の高度浸潤が認められる一方で平滑筋細胞には乏しく，膠原線維の著明な減少が認められる．冠動脈血栓症はプラークびらん（図18）によっても起こりうるが，これは，壊死性コアが形成される以前の脂質プールの段階や，細胞外基質の保持された早期壊死性コアの段階から生じることが多く，冠動脈内腔の血栓と内膜が接触する部位において血管内皮細胞が欠如していることが特徴の一つである．頻度的にはびらんは少ない．

　急性心筋梗塞症では，光学顕微鏡下で心筋の病理学的変化が明らかに確認されるのは発症後約4時間からであり，心筋細胞は伸長して核の輪郭は不明瞭となり，細胞質はエオジンに均質に染色されるようになる．時間経過とともに横紋は消失し，核の濃縮や消失が見られるようになり，凝固壊死（図19A）とよばれる状態に至る．一方，虚血に陥った心筋には血液の再灌流により過収縮した横紋の集積像が認められ，収縮帯壊死（図19B）とよばれる像を呈する．近年，殆どの症例で再灌流治療が行われ，病変が多彩になった．梗塞発症8時間後には間質の浮腫および多核白血球の浸潤，3日後には梗塞巣の融解・吸収が見られる．7日後には肉芽の形成，14日頃からは膠原線維の形成も見られ，20日後には壊死組織はほぼ吸収される．2～3ヵ月後には梗塞巣は瘢痕化し，陳旧性心筋梗塞（図20）の像を呈する．

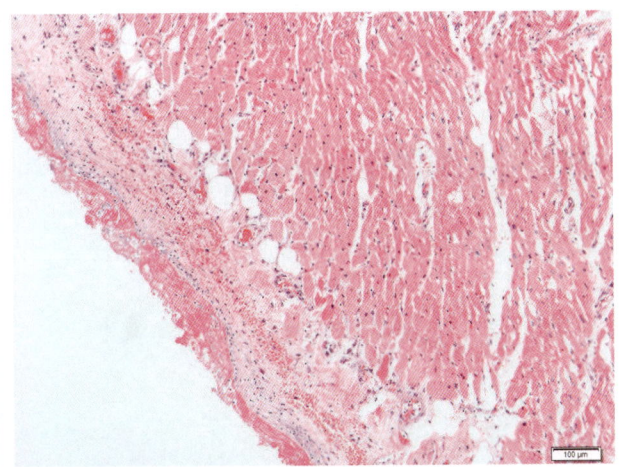

図21　線維素性心外膜炎
フィブリンおよび炎症により肥厚した心外膜を認める（HE染色）.

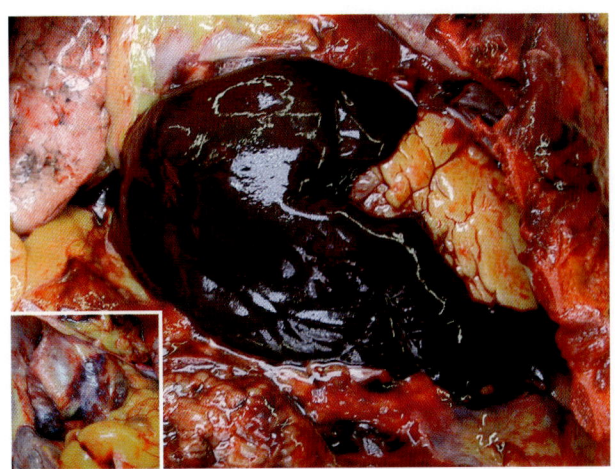

図22　出血性心外膜炎
上行大動脈解離により血性心嚢液の貯留を認める（肉眼像）．insetは血腫除去後．

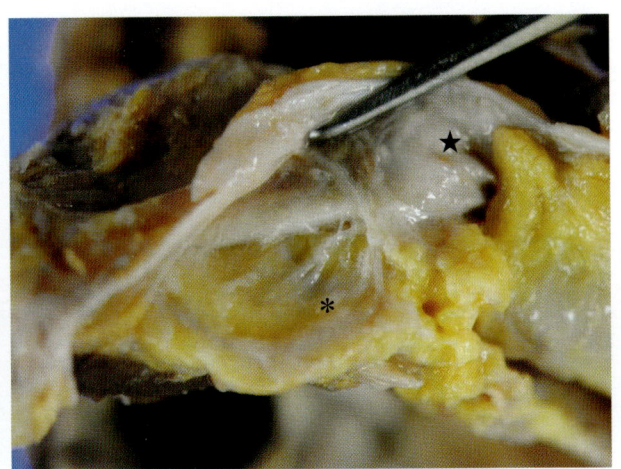

図23　収縮性心外膜炎
壁側および臓側心膜（＊）の癒着を認める（★は心嚢の壁側心膜）．

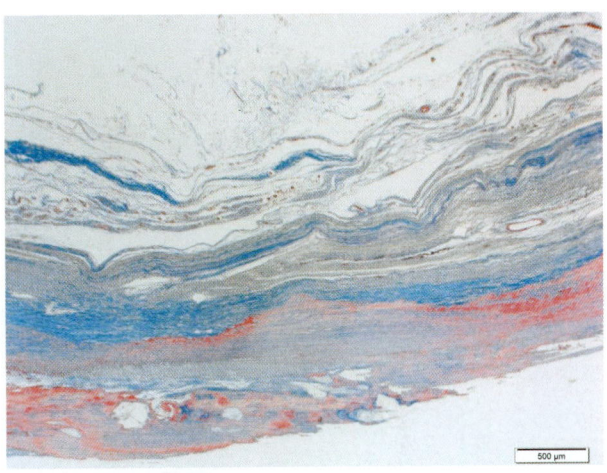

図24　収縮性心外膜炎
図23の組織像．膠原線維の増生を伴い肥厚している（Masson trichrome染色）．

■心（外）膜疾患

▶心外膜炎　pericarditis

　心膜は1層の中皮細胞に覆われ，通常10mL前後の心嚢液を入れる．心外膜炎の大部分は，急性心筋梗塞や心臓手術，縦隔への放射線照射，肺炎，胸膜炎，外傷などの胸部疾患に加え，尿毒症，SLE，リウマチ熱，転移性悪性腫瘍（乳癌や肺癌）などにより二次的に生じる．原発性心外膜炎の頻度は少ないが大部分はウイルス性であり，通常は数週間で自然寛解する．組織学的特徴により，線維素性，化膿性，出血性に分類できる．

▶線維素性心外膜炎　fibrinous pericarditis（図21）

　最も多い形態の心外膜炎で，心膜表面は混濁した顆粒状のフィブリンに富んだ滲出物の浸潤を認める．尿毒症により生じることが多く，ほかにウイルス感染や心筋梗塞後（Dressler症候群）でも起こる．結核による心膜炎ではリンパ球浸潤が主体だが，時に乾酪性壊死巣が見られる．

▶出血性心外膜炎　hemorrhagic pericarditis（図22）

　侵襲的感染や腫瘍，凝固因子欠損による心嚢腔への出血は出血性心外膜炎を生じる．急激な貯留は心臓タンポナーデを引き起こし，心臓への血液充満を妨げるため，ドレナージの適応である．

▶収縮性心外膜炎　constrictive pericarditis（図23, 24）

　収縮性心外膜炎は，急性期の心膜傷害後の治癒過程で心膜肥厚，臓側および壁側心膜の癒着，石灰化が生じて心臓の拡張不全をきたす．結核や，心臓手術・放射線照射後などで認められる．根治療法は心膜剥離術であるが，完全に拡張障害を解除できないこともある．

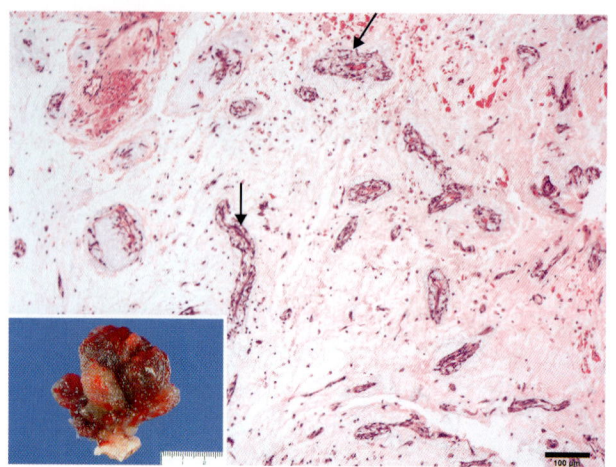

図25　粘液腫
肉眼的に心内膜に接する球状の腫瘤(inset)で，組織学的には豊富な粘液様間質を背景に輪状構造を呈する腫瘍細胞を認める(矢印).

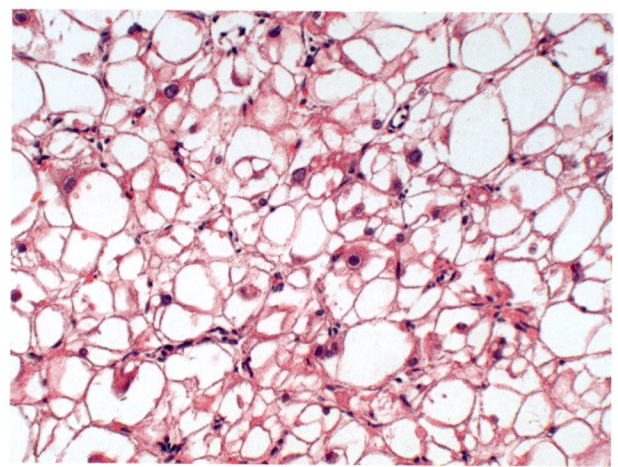

図26　横紋筋腫
明るい細胞質をもつ腫大した腫瘍細胞を認める.

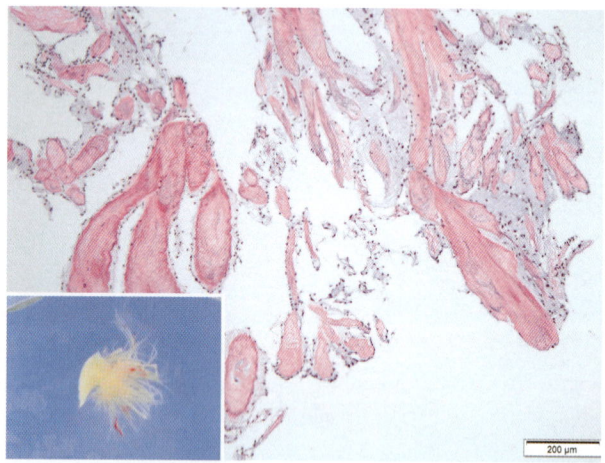

図27　乳頭状線維弾性腫
肉眼的に外観はイソギンチャクに似た乳頭状腫瘤(inset)で，組織学的には表面を1層の内皮細胞に覆われ，弾性線維を混じる膠原線維組織からなる.

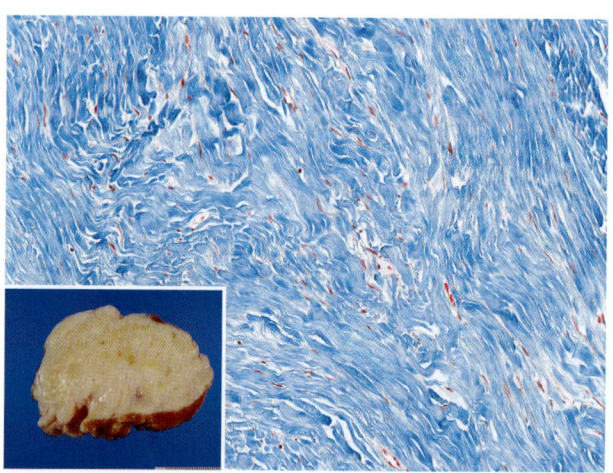

図28　線維腫
肉眼的に割面では渦巻き様の腫瘤を示す(inset). 腫瘍の大部分は膠原線維から構成される.

■良性心臓腫瘍

▶粘液腫

心腔内腫瘍で，肉眼的には球状，絨毛状を呈する．あらゆる年齢に出現するが，50～60歳代が多い．好発部位は左房(75～90％)．豊富な粘液様間質を背景に合胞体細胞様，索状，輪状の腫瘍細胞からなり(図25)，ヘモジデリンの沈着を伴う．Gamna-Gandy小体，血栓，石灰化が観察される．免疫染色ではCD34，S-100で陽性を示すことがある．

▶横紋筋腫

心筋の過誤腫で，しばしば多発性に起こる．結節性硬化症と関連する．肉眼的には白色の境界明瞭な分葉状腫瘤で，好発部位は心室である．腫瘍細胞は明るい細胞質をもつ腫大した細胞に"クモ状細胞"が混じり(図26)，細胞質はグリコーゲンを反映してPAS強陽性を示す．免疫染色では，ミオグロビン，デスミン，アクチン，ビメンチンが陽性となる．

▶乳頭状線維弾性腫

心内膜表面に起こるが，左心系の弁表面にできることが最も多い．肉眼的にイソギンチャクに似た乳頭状腫瘤(図27)．1層の内皮細胞に裏打ちされ，間質の血管に乏しい乳頭状構造を呈する．芯の部分は弾性線維を混じた線維性組織からなり，外表面には粘液付着が観察されることがある．弾性線維は基部によく認められる．

▶線維腫

心筋内に発生する線維細胞，膠原線維からなる腫瘍．肉眼的には渦巻き様に膨張する．比較的境界明瞭な単発性の腫瘍(図28)である．心室心筋層に発生し，一部が内腔に突出することもある．石灰化が高頻度に認められる．小児では細胞密度が高く，成人では大部分が成熟した膠原線維からなる．光顕的には線維腫の境界には被膜はない．

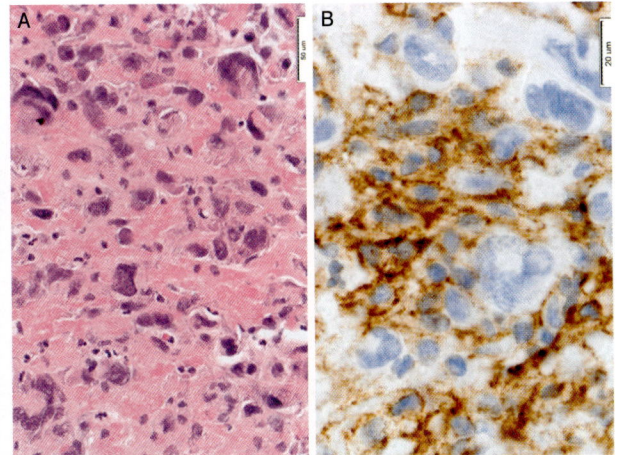

図29 血管肉腫
右室腫瘤．異型の強い大型の腫瘍細胞増殖を認め，未分化様(A)であるが，von Willebrand factor陽性(B)であり，血管肉腫と診断した．

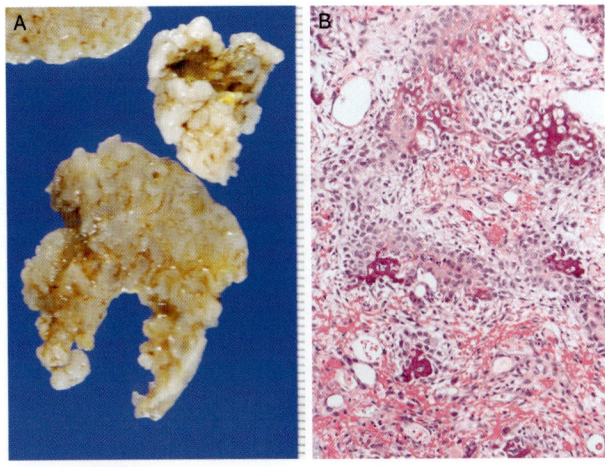

図30 骨肉腫
A：心内腔に突出した腫瘍．肉眼的にも粒状の石灰化結節で腫瘍は構成されている．B：組織学的にも骨梁形成が認められる．

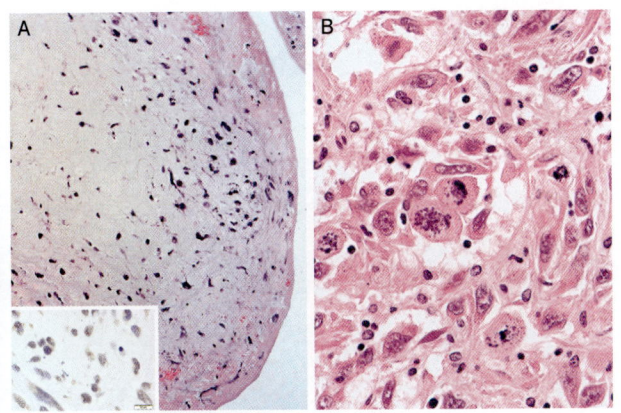

図31 粘液肉腫と心膜中皮腫
A：粘液肉腫．細胞外基質は粘液腫と同様に見られるが，個々の細胞異型があり，MIB-1陽性率も高い．
B：心膜中皮腫．細胞異型が強く，一見，上皮細胞系を示す．

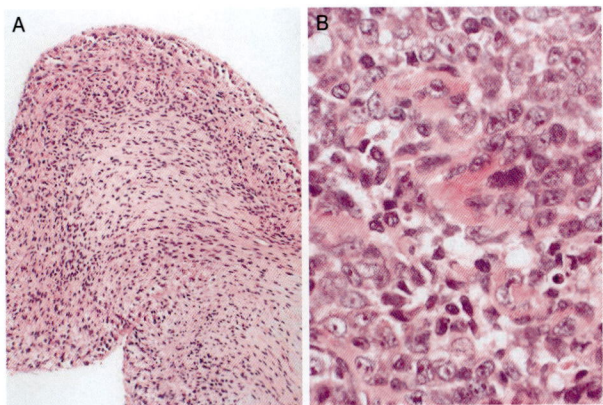

図32 内膜肉腫
A：血栓様に内腔に突出している腫瘍で，血流に近いほど細胞密度が高い．
B：vimentin以外は全て陰性で，未分化内膜肉腫と考えられる．

■悪性心臓腫瘍

　心臓腫瘍は良性を合わせて非常に稀であるが，悪性腫瘍は転移性も含めて心臓腫瘍のうちで約35％といわれている．原発性は肉腫がほとんどで，そのほか悪性リンパ腫，心膜中皮腫などが出現する．肺癌などからの転移性腫瘍も時に認められる．心臓肉腫での組織型としては軟部組織に発生する肉腫と同様であるが，未分化型肉腫，血管肉腫(図29)などが大半を占める．そのほか横紋筋肉腫，平滑筋肉腫，骨肉腫(図30)，悪性線維性組織球腫 malignant fibrous histiocytoma(MFH)などの報告がある．粘液肉腫(図31A)は心筋層内というより心内膜から心内腔に発育し，良性である粘液腫と鑑別が難しい場合がしばしばである．粘液肉腫は粘液腫の診断後，遠隔転移して初めて悪性だったと確認できることもある．心膜中皮腫(図31B)は肺の中皮腫と組織学的には同一であるが，胸膜原発に比べ圧倒的に頻度は低い．心臓に連続した大動脈，肺動脈，大静脈内膜に原発する内膜肉腫(図32)は，大血管内膜から心内膜に連続して心房や心室の心内膜に出現することがある．

　内膜肉腫や粘液肉腫など心内腔を占拠する腫瘍は心不全などの症状が出やすいことから比較的早期に発見され，手術により切除可能のこともあるが，心筋壁，特に左室壁内の腫瘍の場合では外科的治療は困難なことが多い．腫瘍が大きくなると，心機能に影響が出て心不全となりやすく予後不良である．

　肉腫の鑑別のための免疫染色，また悪性リンパ腫については他項を参照されたい．

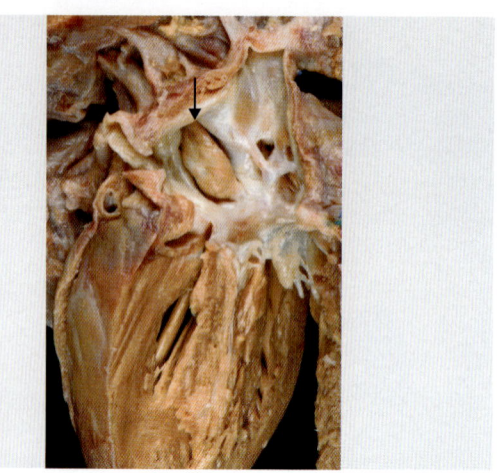
図33 心房中隔欠損症
右心房の展開像で，心房中隔欠損孔を見る(矢印).

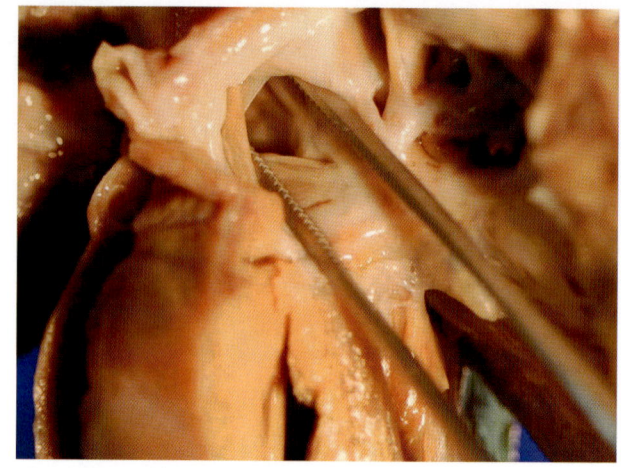
図34 図33の拡大像
心房中隔に二次孔欠損(7×6mm)を認める.

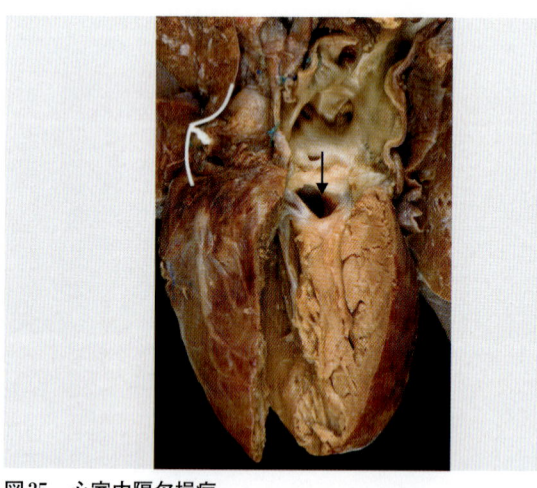
図35 心室中隔欠損症
図33と同一例の左室流出路で心室中隔欠損孔を見る(矢印).

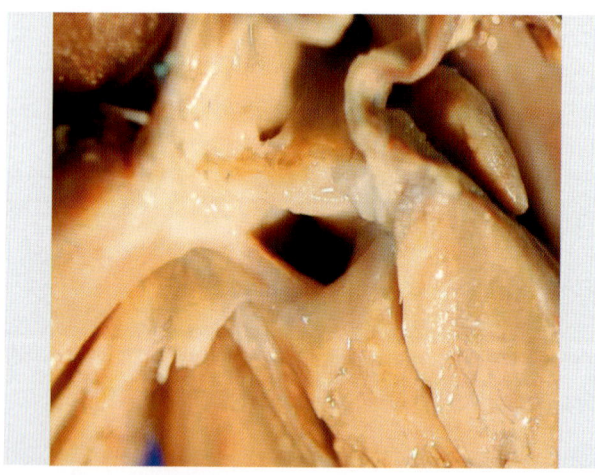
図36 図35の拡大像
大動脈弁直下(肺動脈弁直下)に心室中隔欠損孔(8×7mm)を認める.

■心奇形　cardiac anomaly
▶心房中隔欠損症　atrial septal defect (ASD)

　心房中隔欠損症は，左右心房を隔てている心房中隔が欠損している疾患をいう．最も多い二次孔欠損型は，全先天性心疾患の約7〜13％であり，女性に多い(1:2)．小児期や若年成人では比較的予後の良い疾患である．多くは思春期まで無症状であり，健診時に偶然発見される例が多い．欠損孔の位置により，1)二次孔欠損型(図33，34)，2)一次孔欠損型，3)静脈洞型，4)単心房型に分類される．静脈洞型には更に上大静脈付近が欠損している上位欠損型，下大静脈付近が欠損している下位欠損型がある．5)肝静脈洞欠損型も稀に見られる．

▶心室中隔欠損症　ventricular septal defect (VSD)
　先天性心疾患の中で最も多い疾患である．本邦での剖検例中13％を占めるとの報告があるが，出生時の全先天性心疾患の中での頻度はもっと多く，20〜30％を占めるとされており，乖離の理由の一つとして小さい欠損孔が高率に自然閉鎖することによる．性別では2:3で女子にやや多い．欠損孔の位置により部位別に，1)肺動脈弁直下型(図35，36)，2)漏斗部中央型，3)膜様部中隔近傍型，4)心内膜床欠損型，5)筋性中隔型がある．肺動脈弁直下と漏斗部中央部の心室中隔欠損には，大動脈弁の逸脱とそれによる大動脈弁閉鎖不全およびValsalva洞動脈瘤を合併する．膜様部中隔近傍欠損は膜様部とその周囲の筋性中隔にまたがる欠損孔であり，本邦では前上方(流出部)へ伸展する孔が全体の28％で最も多い．膜様部から後方の流入部中隔の大きな欠損は心内膜床欠損完全型の心室中隔欠損部分と同じ形なので，心内膜床欠損型とよばれる．筋性部の欠損孔は本邦では少ない．筋性部の欠損孔は多発性に生じることが多い．

各論　13

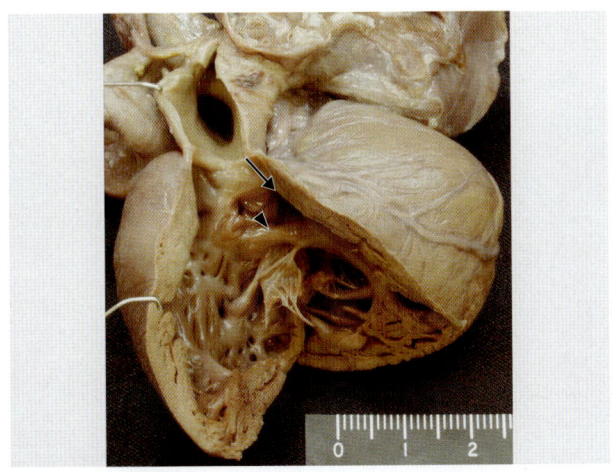

図37　Fallot 四徴症
右室流出路の展開像で室上稜(矢頭)上方の心室中隔欠損(矢印),
右室流出路狭窄,大動脈騎乗,右室肥大を示す.

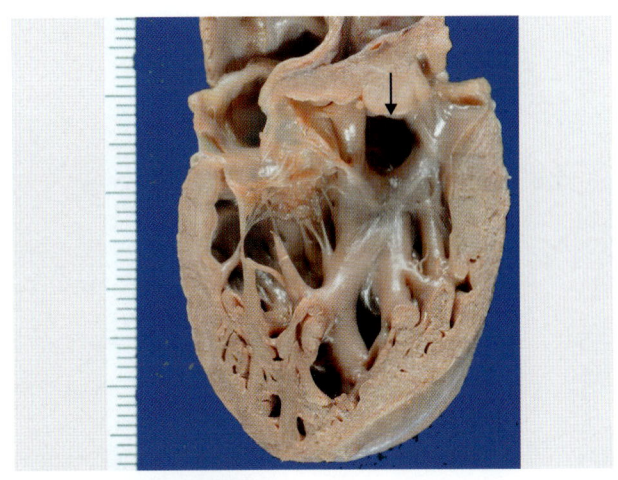

図38　図37の拡大展開像
漏斗部に心室中隔欠損を認める(矢印).

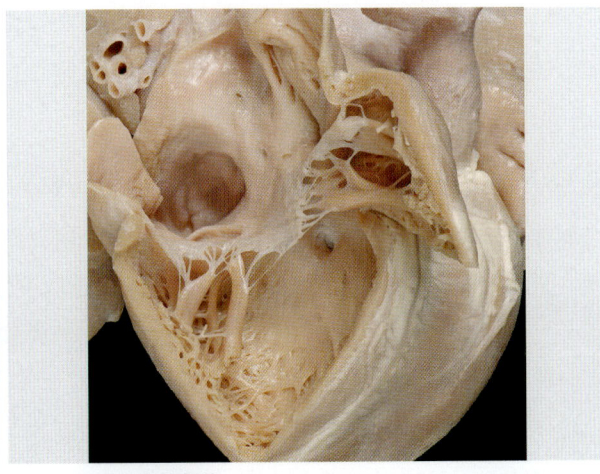

図39　修正大血管転位
右心系流入路展開像で,形態学的右房に平滑な心室中隔面を呈する形態学的左室が結合し,房室結合は不一致を示す.

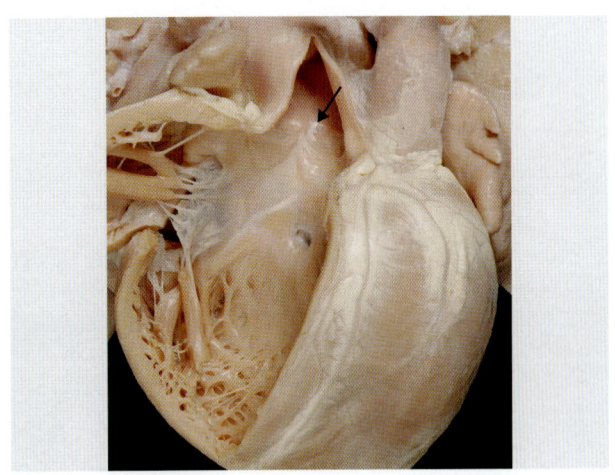

図40　修正大血管転位
図39と同一例の右心系流出路展開像.形態学的左室に肺動脈幹が結合し,大血管心室結合も不一致を示す(矢印は肺動脈弁).

▶ファロー四徴症　tetralogy of Fallot(TOF)

　Fallot 四徴症は頻度の高いチアノーゼ性心疾患で,心室中隔欠損,肺動脈-右室流出路狭窄,大動脈騎乗,右室肥大により構成される(図37).肺動脈幹には低形成が見られる.心室中隔欠損は通常,室上稜下方に見られるが,欠損が室上稜上方の肺動脈弁下に及ぶこともある(図38).肺動脈-右室流出路狭窄は肺動脈弁低形成と漏斗部異常との合併が最も多い.肺動脈弁の形態異常を示すことが多く,二弁(56%),閉鎖(16%),単一弁(11%),ドーム様弁(6%),三弁(3%),あるいは欠損(3%)などが見られ,肺動脈低形成と関連している.肺動脈弁の欠損例には動脈管欠損との合併が多い.漏斗部狭窄は漏斗部の上方,中央,下方,あるいはそれらの合併により形成されている.大動脈は正常より右側前方に位置している.心室中隔欠損孔より左右短絡が生じ,高い圧により右室肥大をきたすと考えられる.

▶大血管転位症　transposition of great vessels(TGA)

　大血管転位症とは大動脈が形態学的右室から,肺動脈が形態学的左室から起始しているもので,大血管心室結合の不一致がみられるものである.これには右房→右室,左房→左室と正常に房室が結合している型と,右房→左室,左房→右室と結合している型とがある.前者は完全大血管転位とよばれ,静脈血は右房→形態学的右室→大動脈,動脈血は左房→形態学的左室→肺動脈に流れる.いわゆるチアノーゼを呈する.後者は修正大血管転位とよばれ,血流は右房→形態学的左室→肺動脈(図39,40),左房→形態学的右室→大動脈であることから前者は静脈血,後者は動脈血を受けることになり,生理的血流方向は正常と同じである.チアノーゼはない.大動脈と肺動脈の両大血管は,普通互いに並行して走っている.

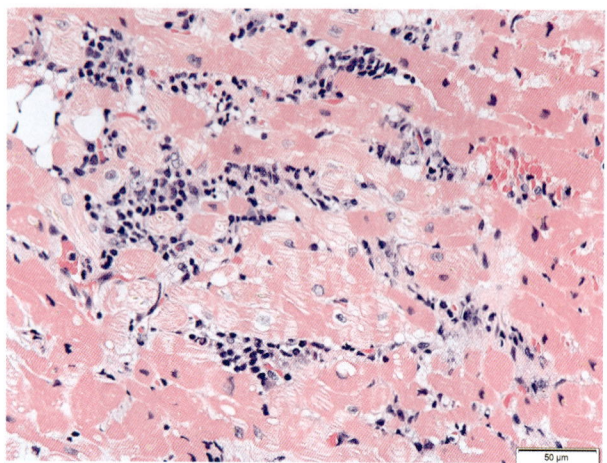

図41　Grade 1R (mild acute rejection)
大型リンパ球が小血管周囲から限局的または放射状に浸潤するが，心筋細胞傷害は認められない．

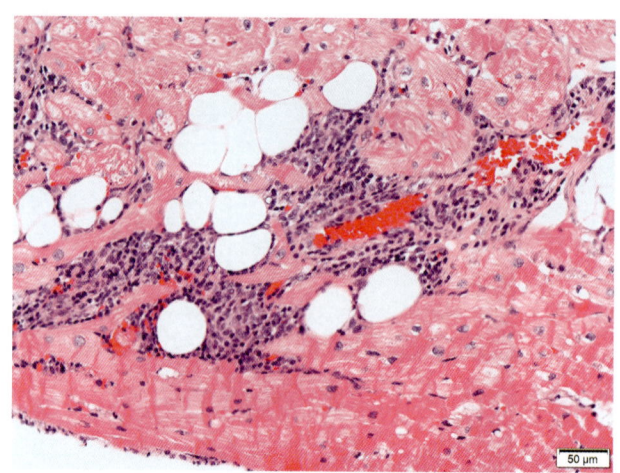

図42　Grade 2R (moderate acute rejection)
心筋構築の改変を伴い，心筋細胞傷害を示す炎症細胞浸潤巣を1ヵ所に認める．

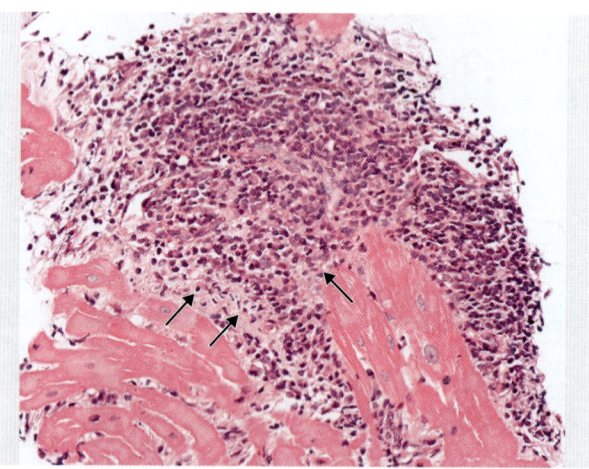

図43　Grade 3R (severe acute rejection)
炎症細胞浸潤巣がより融合性あるいはびまん性となる．大型リンパ球と好酸球，時に好中球を含む炎症細胞浸潤とともに心筋細胞傷害を認める．

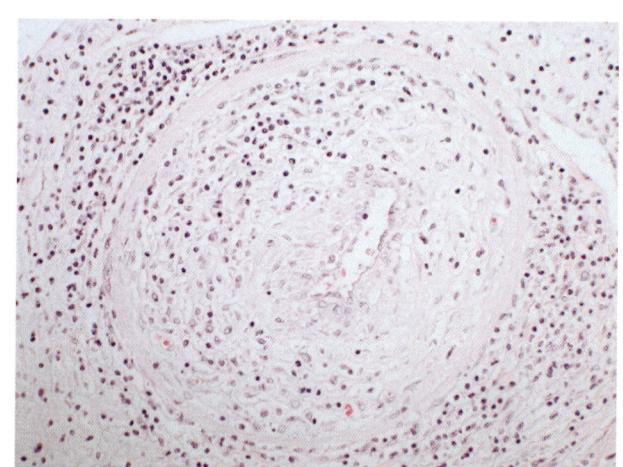

図44　移植後5年経過した冠状動脈狭窄病変
心外膜冠動脈の中膜・外膜に炎症細胞浸潤を認める．

■心臓移植の病理

　心移植後の心筋生検は侵襲的検査ではあるが，術後のモニタリングとして最も情報量の多い，確立された検査法である．術直後の超急性拒絶反応，数週間から2年以内に出現しやすい急性細胞性拒絶反応 acute cellular rejection (ACR)，遠隔期に認められる移植心血管疾患（慢性拒絶反応と以前はよばれていた）に分類される．超急性拒絶反応は移植後1週間以内に出現するものを指すことがあるが，そのほとんどはレシピエントの液性抗体による液性拒絶反応または抗体関連拒絶反応 antibody mediated rejection (AMR) である．AMRは内皮細胞の腫大や血管内のマクロファージの集簇，血管炎および出血を示す．AMRの判定にはC4dとC3dの毛細管内皮細胞への沈着の有無も判定の基準になる．出現頻度が高いACRはリンパ球浸潤が心筋の間質にとどまっているか，心筋細胞傷害が局所的かびまん性かで，2004年国際心肺移植学会によって提唱された standardized cardiac biopsy grading でその程度により0から3Rまで4段階に分類される（図41～43）．Grade 2R以上が治療の対象となることが多い．慢性拒絶反応における移植心冠状動脈病変の急速な進展は，移植心血管疾患 cardiac allograft vasculopathy ともよばれ，長期生存を制限する重要な合併症である．移植後1年以上経過でなんらかの冠状動脈病変が認められることがある（図44）．手術1年以後の主要死因の一つであり，再移植の対象例における原因の多くを占めている．左心室機能の減弱，うっ血性心不全，不整脈，心筋梗塞や突然死などをきたす．移植心における冠動脈病変は心外膜冠動脈のびまん性で求心性の狭窄を示し，より小さな動脈にも波及するため，病変の程度を過小評価する危険性があるので，基準の冠動脈造影と比較・検討することが重要である．

2. 血管

石津明洋

総論　16
　Ⅰ．標本を見る前に　16
　Ⅱ．標本の見方　17
各論　18
　●粥状硬化症　18
　● Mönckeberg 動脈硬化症　18
　●細動脈硬化症　18
　●動脈瘤　19
　●解離性大動脈瘤　19
　●囊胞性中膜壊死　20
●炎症性腹部大動脈瘤　20
●静脈瘤　21
●高安動脈炎　21
●巨細胞性動脈炎　22
●結節性多発動脈炎　22
●川崎病　23
●顕微鏡的多発血管炎　23
●多発血管炎性肉芽腫症
　（Wegener）　24
●好酸球性多発血管炎性肉芽腫症
　（Churg-Strauss）　24
●抗 GBM 病（Goodpasture）　25
● IgA 血管炎
　（Henoch-Schönlein）　25
●閉塞性血栓性血管炎
　（Buerger）　25
●線維筋性異形成　25
●血栓症と血栓塞栓症　26
●コレステロール塞栓症とその他
　の塞栓症　26

総論

I 標本を見る前に

1. 血管疾患の特徴

血管には動静脈奇形などの発生異常，動脈硬化症などの代謝異常に基づく病変，血管炎症候群とよばれる一連の炎症性疾患，血管腫をはじめとする腫瘍性疾患など様々な血管独自の疾患が発生する一方，血管自体は全身に存在するため，それら疾患の表現型は，疾患によって好発部位があるにしても，臓器非特異的な分布を示しうるという特徴がある．

2. 血管炎症候群の分類

血管が炎症性に障害される血管炎にはいくつもの疾患単位があり，それらを総称して血管炎症候群とよぶ．血管炎症候群は1994年のChapel Hill Consensus Conference (CHCC)に基づいて，障害される血管のサイズにより10疾患が「大型血管炎」「中型血管炎」「小型血管炎」に分類されてきた．このCHCC分類は発表以来，国際的に広く用いられてきたが，2012年に改訂され，現在は「大型血管炎」「中型血管炎」「小型血管炎」に，「多彩な血管を侵す血管炎」「単一臓器の血管炎」「全身疾患に関連した血管炎」「病因が判明している血管炎」を加えた合計7つのカテゴリーに26疾患が分類されている（表1）．2012年の改訂に当たり，人名を冠した疾患名は，極力病態を反映する疾患名に変更する取り組みがなされた．その結果，従来Wegener肉芽腫症，Churg-Strauss症候群，Henoch-Schönlein紫斑病，Goodpasture症候群とよばれてきた疾患は，それぞれ多発血管炎性肉芽腫症 granulomatosis with polyangiitis (GPA)，好酸球性多発血管炎性肉芽腫症 eosinophilic granulomatosis with polyangiitis (EGPA)，IgA血管炎 (IgA vasculitis)，抗糸球体基底膜病 anti-glomerular basement membrane disease (抗GBM病) と変更された．

3. 抗好中球細胞質抗体

血管炎に特異性の高い自己抗体に抗好中球細胞質抗体 anti-neutrophil cytoplasmic antibody (ANCA) がある．ANCAには，間接蛍光抗体法において異なる染色パターンとして検出される2種類のものがある．一つは核周囲を染めるもので，これをperinuclear ANCA (P-ANCA) とよび，もう一つは細胞質をびまん性に染めるもので，これをcytoplasmic ANCA (C-ANCA) とよぶ．ANCAの主な対応抗原はP-ANCAがミエロペルオキシダーゼ myeloperoxidase (MPO) で，C-ANCAがプロテイナーゼ3 (proteinase 3：PR3) であることがわかっており，現在ではANCAの検出は，これら対応抗原を固層化したELISA法によるMPO-ANCAとPR3-ANCAの定量的測定が主流となっている．

血清中のANCA陽性を伴う血管炎をANCA関連血管炎とよび，顕微鏡的多発血管炎 microscopic polyangiitis (MPA)，多発血管炎性肉芽腫症 (GPA)，好酸球性多発血管炎性肉芽腫症 (EGPA) の3疾患が該当する（表1）．わが国のMPAでは95％以上の症例がMPO-ANCA陽性を示し，その割合は欧米に比べて高率である．一方，欧米のGPAでは多くの症例がPR3-ANCA陽性を示すが，わが国のGPAではPR3-ANCA陽性を示す症例とMPO-ANCA陽性を示す症例がほぼ同程度に経験される．EGPAでは約半数の症例がMPO-ANCA陽性を示すが，PR3-ANCA陽性を示すケースは稀である．

表1　血管炎症候群の分類（CHCC2012）

I．大型血管炎	
1	高安動脈炎
2	巨細胞性動脈炎
II．中型血管炎	
1	結節性多発動脈炎
2	川崎病
III．小型血管炎	
(1) ANCA関連血管炎	
1	顕微鏡的多発血管炎
2	多発血管炎性肉芽腫症
3	好酸球性多発血管炎性肉芽腫症
(2) 免疫複合体性血管炎	
1	抗GBM病
2	クリオグロブリン血症性血管炎
3	IgA血管炎
4	低補体血症性蕁麻疹様血管炎（抗C1q血管炎）
IV．多彩な血管を侵す血管炎	
1	ベーチェット病
2	コーガン症候群
V．単一臓器の血管炎	
1	皮膚白血球破砕性血管炎
2	皮膚動脈炎
3	原発性中枢神経系血管炎
4	孤発性大動脈炎
VI．全身疾患に関連した血管炎	
1	ループス血管炎
2	リウマトイド血管炎
3	サルコイド血管炎
VII．病因が判明している血管炎	
1	C型肝炎ウイルス関連クリオグロブリン血症性血管炎
2	B型肝炎ウイルス血管炎
3	梅毒性大動脈炎
4	薬剤関連免疫複合体性血管炎
5	薬剤関連ANCA関連血管炎
6	腫瘍関連血管炎

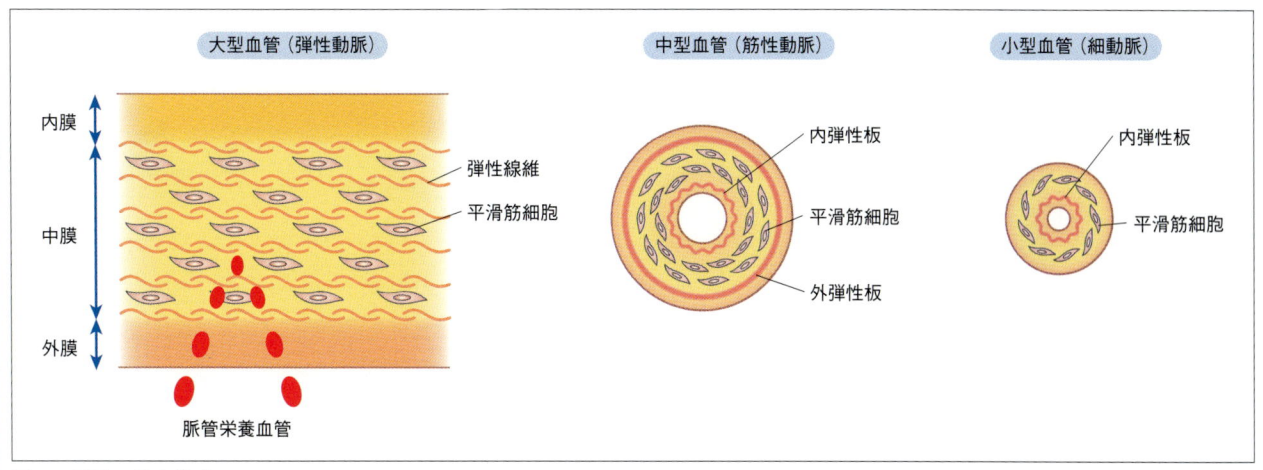

図1 動脈の基本構造

II 標本の見方

1. 血管の基本構造

動脈系は内膜，中膜，外膜の3層構造を基本とする（図1）．「大型血管」を構成する弾性動脈の中膜には，十数から数十に及ぶ弾性線維と平滑筋の厚い層があり，外膜から中膜の外側1/3付近まで脈管栄養血管vasa vasorumが分布している．弾性動脈の内膜側から中膜の内側2/3付近までは，血管内腔を流れる血液より酸素供給を受けているが，外膜から中膜の外側1/3付近までの酸素供給は脈管栄養血管に依存している．このため，弾性動脈の中膜外側は低酸素に陥りやすい状況にあり，このことが動脈解離の際，同部に解離が生じやすい一因となっている．「中型血管」を構成する筋性動脈では，内膜と中膜の境界に内弾性板が，中膜と外膜の境界に外弾性板が存在し，弾性線維の層はなく，中膜は平滑筋層により形成されている．「小型血管」を構成する細動脈には，外弾性板は認められない．

動脈系と静脈系をつなぐ毛細血管には内膜，中膜，外膜の3層構造は認められず，内皮細胞endothelial cellが形成する血管腔を周皮細胞pericyteが取り囲んでいる．

静脈系は，動脈系同様に内膜，中膜，外膜の3層構造を基本とするが，動脈系に比べて層構造や血管のサイズによる違いは明確ではない．

2. 血管病変を評価するための切片作製

血管病変の切り出し方向は，血流に対して垂直な方向と水平な方向がある．それぞれ一長一短があるが，血管病変が血管の断面においても軸方向においても分節状に発生する場合があることを考慮すると，血流に対して垂直な方向の切片を可能な限り連続的に作製するのが望ましい．また，同様の理由から，最初に鏡検した切片に病変が認められなくても，違う深さの切片において同一の血管に病変が認められることがある．臨床的に血管病変の存在が強く疑われているにもかかわらず組織学的に明らかな所見が認められない場合には，積極的にdeeper sectionを作製して検索するべきである．deeper sectionをどの程度作製すればよいかは症例により異なるが，Kawakamiらの皮膚動脈炎症例を用いた検討では，連続切片の50枚目，100枚目，150枚目（3μmで薄切したとして，150μm，300μm，450μmの深さ）の切片を最初の切片に追加することにより，診断感度を13％向上させたと報告されている．

3. 血管病変を評価するための特殊染色

血管炎症候群の病理組織像は，肉芽腫性炎症を呈するもの，フィブリノイド壊死を呈するもの，血栓形成を伴うもの，白血球の核破砕像を伴うものなどがある．elastica van Gieson染色やelastica Masson染色などの弾性線維染色で血管壁の基本構造の状態を知ることは，血管障害の有無と程度の判定に有用である．また，高安動脈炎や巨細胞性動脈炎といった大型血管炎では，血管壁に浸潤するマクロファージが断裂した弾性線維を貪食している像が観察されるが，この所見の検出にも弾性線維染色は有用である．一方，フィブリノイド壊死や血栓形成の確認には，PTAH染色が用いられる．血管炎症候群の診断のために免疫染色は必須ではないが，浸潤細胞の同定のためにT細胞マーカー，B細胞マーカー，マクロファージ/組織球マーカーなどが用いられる場合がある．

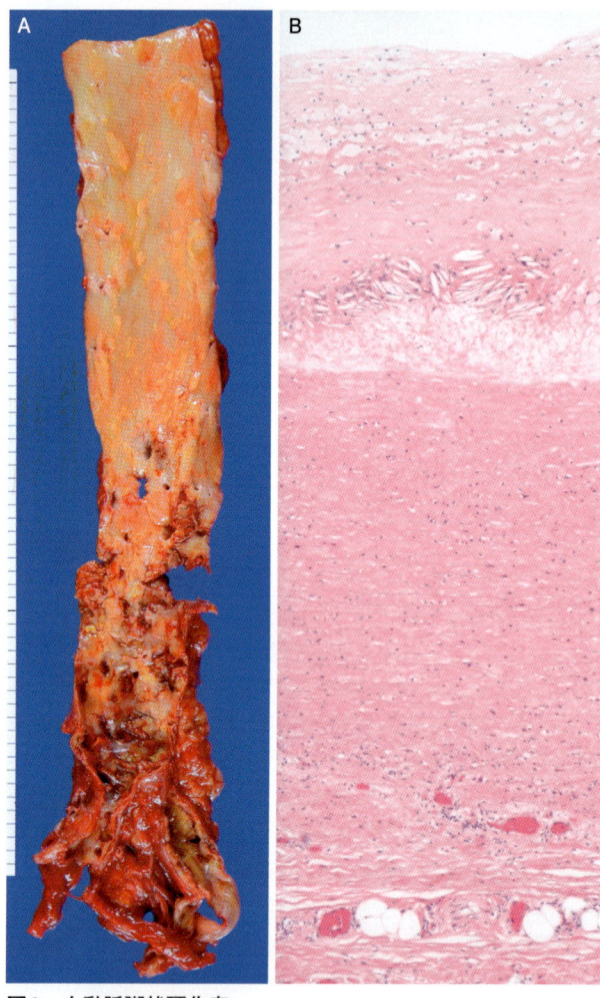

図1 大動脈粥状硬化症
腹部大動脈を主体として，血管分岐部周囲に不整な隆起を認める(A)．内膜は粥腫の形成を伴って肥厚する(B)．粥腫内にはコレステリンクレフトを認めるほか，脂質を貪食する泡沫細胞の集簇を認める．

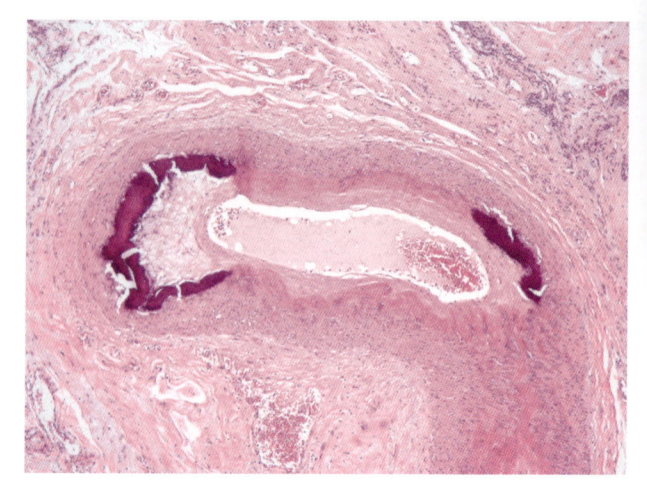

図2 Mönckeberg動脈硬化症
筋性動脈の中膜に輪状の石灰化を認める．

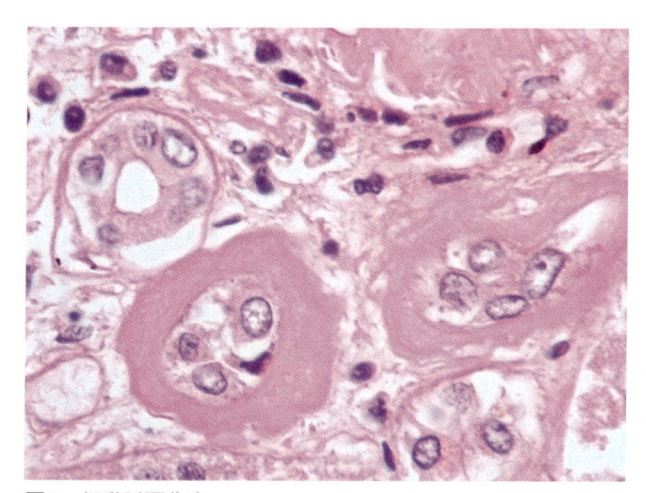

図3 細動脈硬化症
腎臓の細動脈．内皮細胞の腫大とともに内膜に線維性組織が増加し，硝子化を伴っている．

●粥状硬化症　atherosclerosis

大動脈壁は肥厚する．内腔面では，腹部大動脈を主体として，血管分岐部周囲に粥腫(アテローム)atheromaとよばれる不整な隆起が認められる(**図1A**)．粥腫とは，内皮下にコレステロールを主体とする脂質が沈着し，そこに泡沫細胞(マクロファージ)が集簇した組織である．粥腫内には，マクロファージが脂質を貪食・消化することにより生じ，析出したコレステリンが存在する．コレステリンは標本作製過程で溶出し，裂隙(コレステリンクレフトcholesterin cleft)として観察される(**図1B**)．内膜の病変が高度になると，次第に中膜の弾性線維は侵食され，やがて菲薄化する．それにつれて外膜は線維化し，時にリンパ球主体の炎症細胞浸潤を散在性に認める．進行した病態では，粥腫は石灰化し，内膜が剝離して潰瘍を形成する．また，大動脈は蛇行し，瘤を形成することもある．

●Mönckeberg動脈硬化症　Mönckeberg arteriosclerosis

筋性動脈の中膜に輪状または板状の石灰化を認める動脈硬化症である(**図2**)．内腔閉塞には至らず，臨床的意義は乏しいとされる．

●細動脈硬化症　arteriolosclerosis

細動脈の内膜において，内皮細胞の腫大と線維性組織の増加，硝子様物質の沈着をきたす動脈硬化症である(**図3**)．その結果，動脈内腔が狭小化する．腎臓，心臓，脾臓，子宮，卵巣などに見られ，特に腎臓で顕著である．高血圧との関連が深く，原因とも結果とも考えられている．悪性腎硬化症のように急速な血圧上昇と進行性腎障害の経過で死に至る症例では，内膜のフィブリノイド変性や内弾性板の断裂が見られる場合がある．

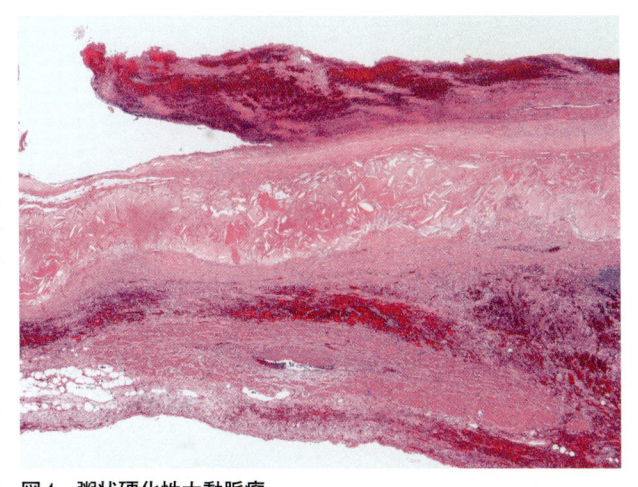

図4 粥状硬化性大動脈瘤
内膜の粥腫形成とともに中膜は菲薄化し，外膜には線維化が認められる．内膜への血栓付着と血管壁の出血を伴う．

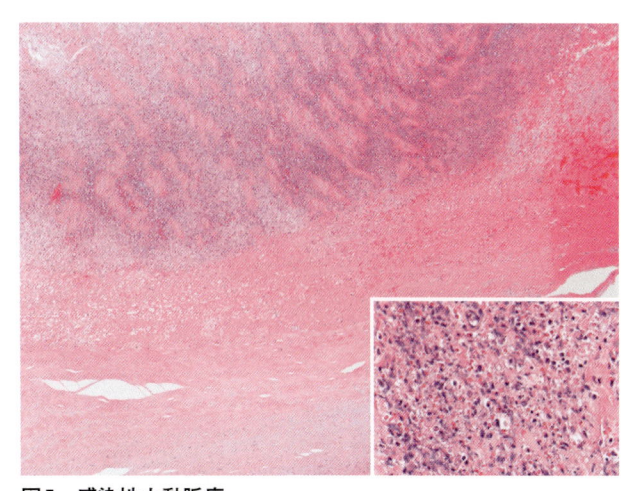

図5 感染性大動脈瘤
細菌による感染性大動脈瘤．inset：瘤壁に認めた膿瘍．

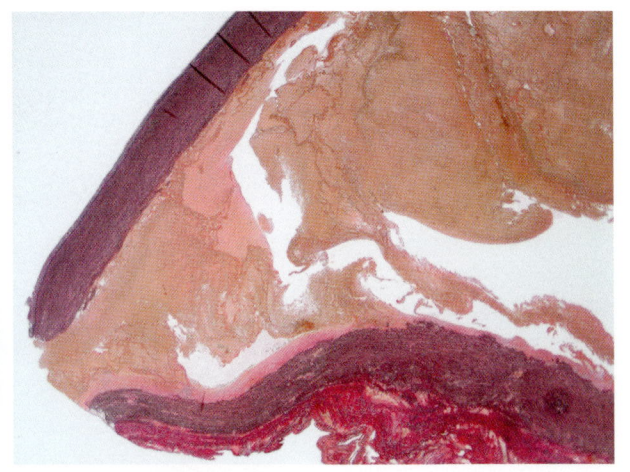

図6 解離性大動脈瘤（急性期）
中膜の外側寄りに解離を認める（elastica van Gieson染色）．解離部には血栓が形成されている．

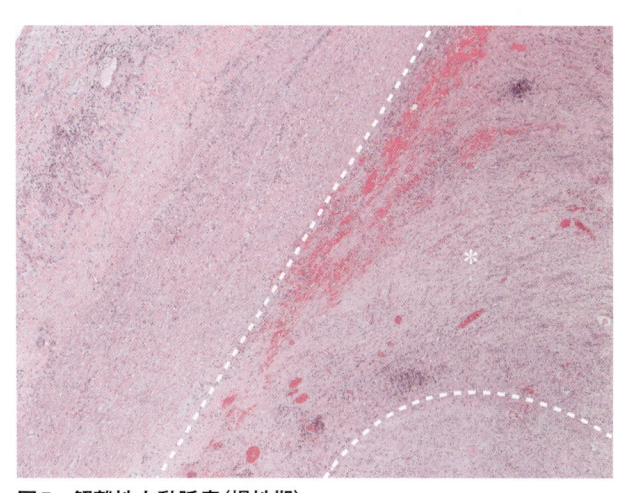

図7 解離性大動脈瘤（慢性期）
解離部（破線で囲まれた部）に形成された血栓に器質化像（＊）を認める．

●動脈瘤　aneurysm

限局性に動脈が拡張して瘤状を呈したものを動脈瘤という．動脈瘤には，動脈壁が内膜，中膜，外膜の3層構造を保って拡張した真性動脈瘤と，動脈壁が破綻し血腫が形成され，血腫と動脈腔とが交通した仮性動脈瘤がある．大動脈瘤の原因は，粥状硬化症によるものが多いが，細菌感染や梅毒感染，Behçet病によるものなどもある．粥状硬化性大動脈瘤では内膜に粥腫の形成を認め，中膜弾性線維は侵食されて菲薄化し，外膜には線維化が認められる（図4）．内膜への血栓付着や瘤壁の出血を伴うこともある．細菌による感染性大動脈瘤では，瘤壁に膿瘍形成が認められる（図5）．大動脈瘤の破裂は多くの場合，致命的である．脳底部の動脈や脳内の小動脈に形成される脳動脈瘤は，動脈の先天的形成異常によるものが多い．脳動脈瘤が破裂すると，脳出血やクモ膜下出血となる．

●解離性大動脈瘤　dissecting aneurysm

大動脈内で血管壁が裂け，真腔と偽腔が生じた状態をいう．解離は殆どの場合，中膜の外側寄りに生じる（図6）．大動脈への酸素供給は，内膜と中膜の内側2/3では血管内腔を流れる血液に，外膜と中膜の外側1/3では脈管栄養血管vasa vasorumに依存している．このため，中膜外側は低酸素に陥りやすい状況にあり，このことが同部で解離が生じやすい一因となっている．解離の原因としては，高血圧や粥状硬化症によるもののほか，マルファン症候群Marfan syndromeなどの結合組織異常症で生じる嚢胞性中膜壊死cystic medial necrosisによるものがある．慢性期に移行した解離部には血栓の器質化像が観察される（図7）．血管外に破裂が起こると，出血性ショック，血胸，心タンポナーデなどをきたし，死亡の原因となる．また，解離が大動脈の分岐血管に及ぶと，臓器の循環障害が生じる．

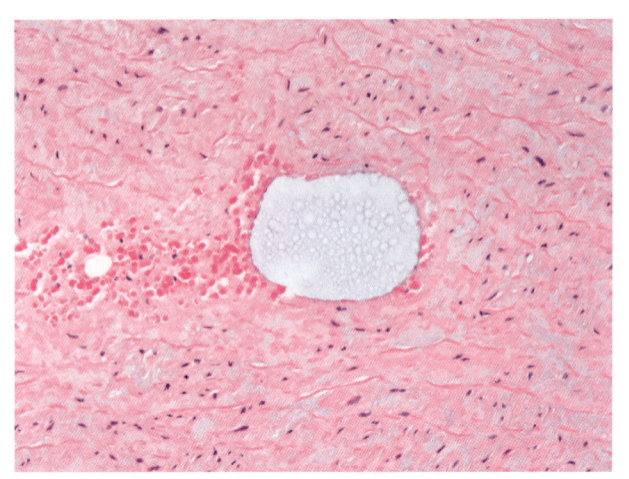

図8　囊胞性中膜壊死
大動脈の中膜にムコイド物質が沈着し，囊胞状に観察される．

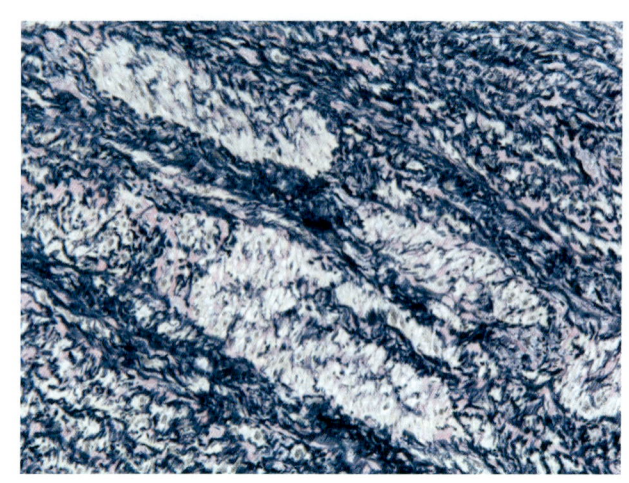

図9　囊胞性中膜壊死
ムコイド物質の沈着部に不整な弾性線維の断裂像が観察される（elastica van Gieson染色）．

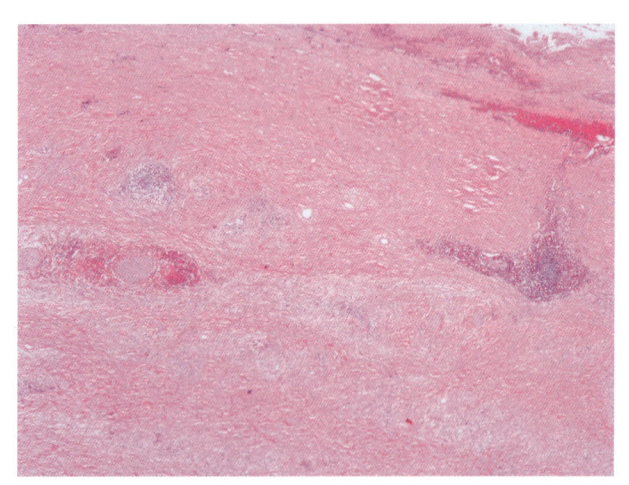

図10　炎症性腹部大動脈瘤
内膜は潰瘍化し，外膜には著明な膠原線維の増生とリンパ球や形質細胞の浸潤を認める．

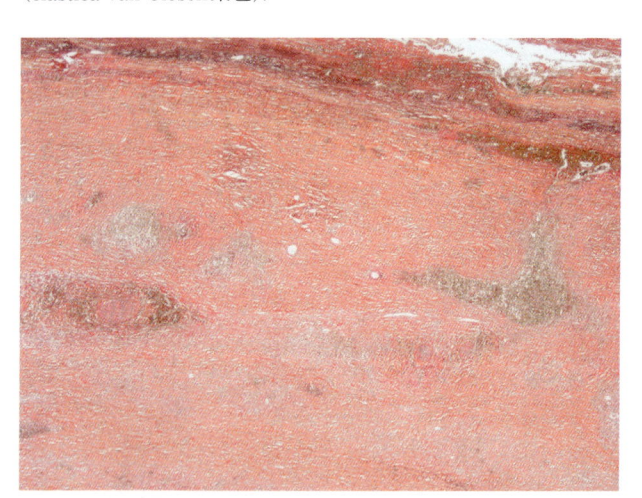

図11　炎症性腹部大動脈瘤
中膜は菲薄化している（elastica van Gieson染色）．

●囊胞性中膜壊死　cystic medionecrosis

　大動脈の中膜にムコイド物質が沈着し，囊胞性となった状態をいう（図8）．弾性線維染色により，ムコイド物質の沈着部に不整な弾性線維の断裂像が観察される場合もある（図9）．原因として，Marfan症候群やエーラス・ダンロス症候群 Ehlers-Danlos syndrome などの結合組織異常症によるものと，特発性のものがある．Marfan症候群は，15q21.1に存在するフィブリリン遺伝子の異常に基づく常染色体優性遺伝病であり，長身，細くて長い四肢，クモ状指趾，水晶体脱臼，心血管奇形などを特徴とする．フィブリリンは弾性線維の成分蛋白であり，Marfan症候群では弾性線維の異常から囊胞性中膜壊死をきたす．Ehlers-Danlos症候群では，コラーゲン分子またはコラーゲン成熟過程に関与する酵素の遺伝子変異により皮膚，関節，血管など結合組織の脆弱性が生じる．

●炎症性腹部大動脈瘤　inflammatory abdominal aortic aneurysm

　著しい瘤壁の肥厚と周囲組織への炎症の波及を特徴とする腹部大動脈瘤であり，高頻度に尿管の巻き込みによる水腎症を呈する．腹部大動脈瘤の10～20％に認められる．造影CT上，瘤を取り巻くように造影効果のある軟部組織を認める．これは，mantle signとよばれ，本症に特徴的な画像所見である．内膜は著明な粥腫形成を呈し，潰瘍を形成することもある．中膜の弾性線維と平滑筋細胞は殆ど失われ，中膜は菲薄化する．外膜は膠原線維の増生によって著明に肥厚し，本症に特徴的なリンパ濾胞形成や形質細胞浸潤が散見される（図10，11）．発症になんらかの免疫学的機序が関与している可能性が示唆されているが，病因は解明されていない．本症の一部にIgG4関連疾患が含まれている（32章参照）．サイトメガロウイルス感染が関与しているという報告もある．

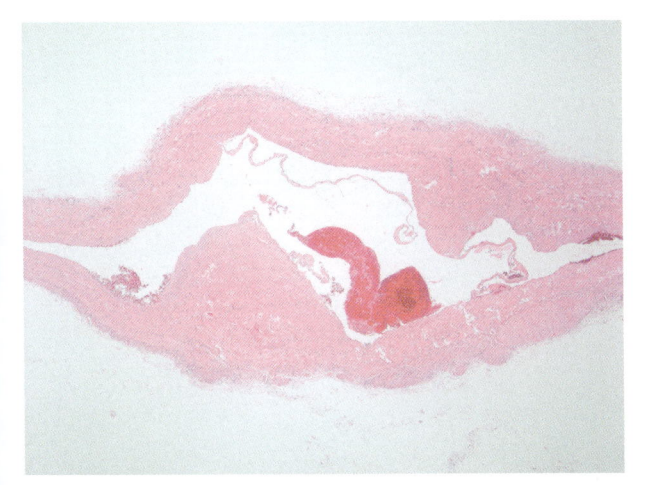

図12　下腿静脈瘤
壁の不整な肥厚と拡張を認める．

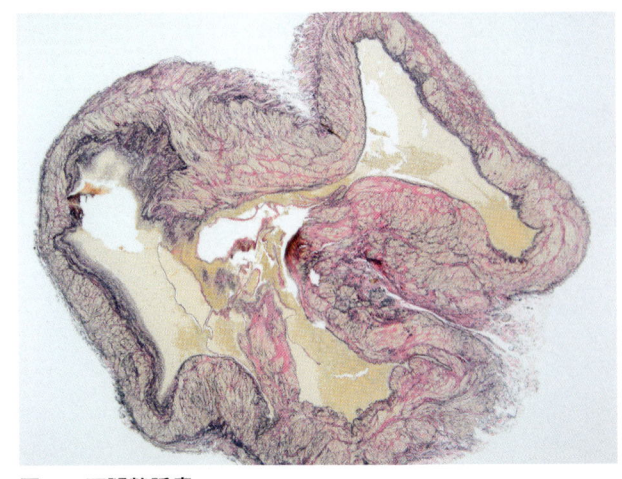

図13　下腿静脈瘤
血管壁の基本的な壁構造は保たれる(elastica van Gieson染色)．

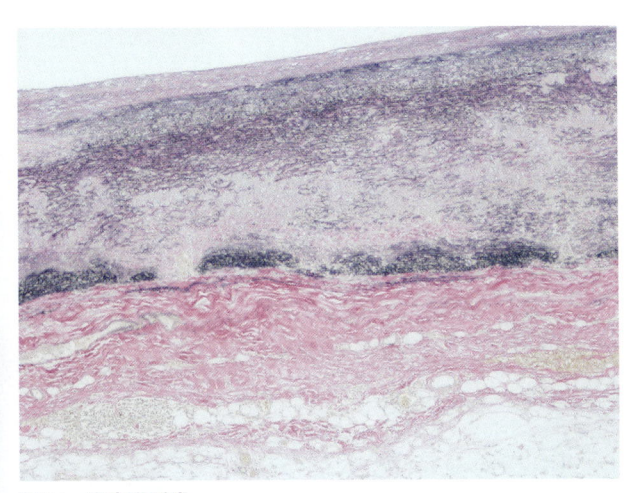

図14　高安動脈炎
大動脈のelastica van Gieson染色．外膜側を優位とする中膜弾性線維の虫食い像が認められる．

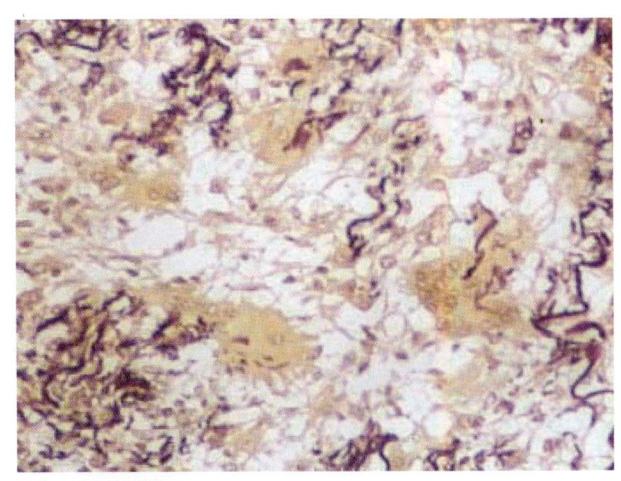

図15　高安動脈炎
拡大像では断片化した弾性線維を貪食する多核巨細胞が認められる(elastica van Gieson染色)．

● 静脈瘤　voricose vein

　静脈が限局性に拡張したものを静脈瘤という．主な原因は，静脈血の還流障害による静脈圧の亢進，うっ血である．下腿静脈瘤は，妊娠を契機として，もしくは長時間立位で仕事をする人などの伏在静脈が，数珠状に不規則な拡張をきたしたものである(図12, 13)．重症になると，下腿潰瘍を形成することがある．

● 高安動脈炎　Takayasu arteritis

　1908年，高安右人によって報告された疾患である．脈なし病，大動脈炎症候群などともよばれていたが，高安動脈炎の名称に統一された．大動脈およびその主要分枝血管，肺動脈などに，狭窄，閉塞，あるいは拡張性病変をきたす大型血管炎である．アジアおよび日本に多く，欧米では少ない．若年女性に好発し，男女比は1：9である．発症機序は不明であるが，特定のHLAアレルとの相関が知られており，遺伝的に規定される免疫応答の違いが発症に関与している可能性が示唆されている．臨床症状のうち高頻度に認められるのは，上肢の血圧左右差や脈なし，しびれ感，冷感などの上肢乏血症状，ならびにめまいや頭痛などの頭部乏血症状である．本症の約1/3に大動脈弁閉鎖不全症の合併を認め，予後に大きな影響を与える．

　初期には脈管栄養血管への細胞浸潤を認め，本症に特徴的な外膜側を優位とする中膜弾性線維の虫食い像が認められる(図14)．中膜に断片化した弾性線維を貪食する多核巨細胞の出現を認める場合もある(図15)．次第に肉芽腫性全層性動脈炎へと移行し，最終的には中・外膜の広範な線維化と内膜の著明な無細胞性の線維性肥厚を呈し，大動脈は鉛管状となる．線維化した外膜の中には，肥厚した脈管栄養血管を見る．

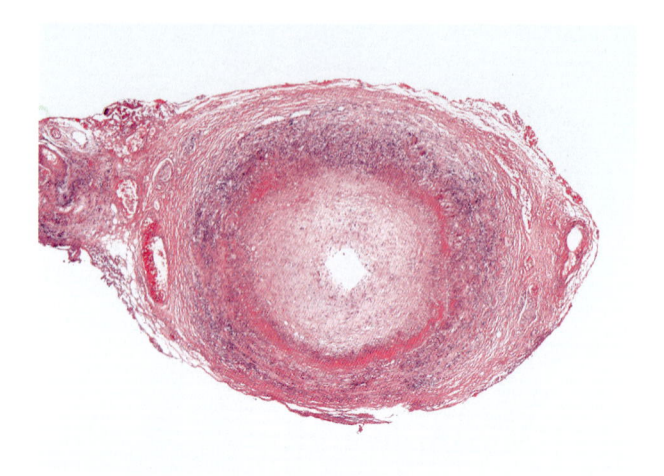

図16　巨細胞性動脈炎
罹患した側頭動脈のルーペ像．動脈壁は肉芽腫性炎を呈して肥厚し，内腔の狭窄を伴っている．

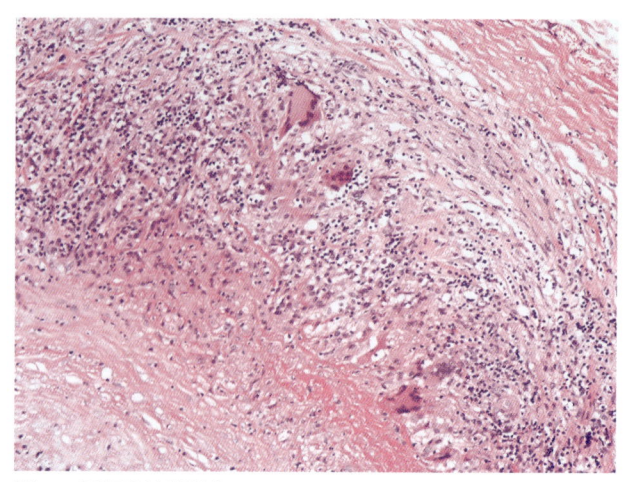

図17　巨細胞性動脈炎
拡大像ではリンパ球浸潤に加え，多核巨細胞の浸潤を伴う肉芽腫性炎が認められる．

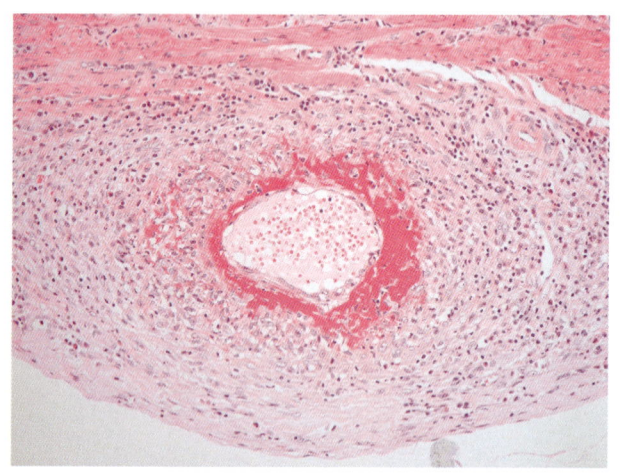

図18　結節性多発動脈炎
炎症期．中型動脈の中・外膜に炎症細胞浸潤を認め，フィブリノイド壊死は血管全層に及ぶ．

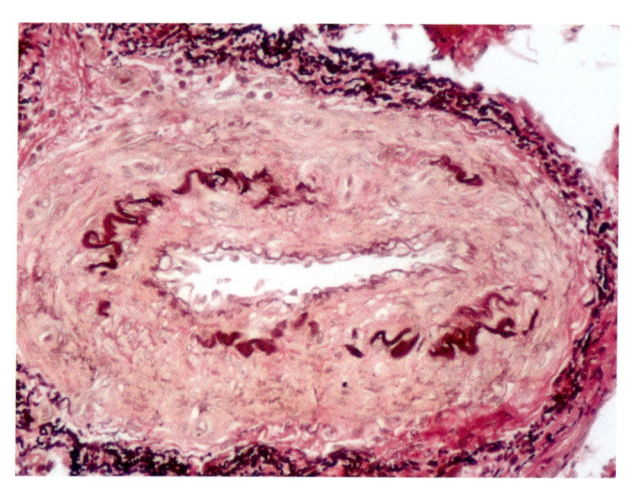

図19　結節性多発動脈炎
瘢痕期．elastica van Gieson染色により，内弾性板の断裂を証明できる．

● 巨細胞性動脈炎　giant cell arteritis

　頸動脈とその分枝，特に側頭動脈を主病変とする血管炎であるが，大動脈や鎖骨下動脈，大腿動脈などが侵される場合もあり，大型血管炎に分類される．欧米では高頻度にみられるが，日本では少ない．男女比は1：1.6で女性にやや多く，好発年齢は60～70歳代である．病変部の動脈壁は肥厚し，内腔の狭窄を伴っていることが多い．炎症は肉芽腫性炎であり，組織球やリンパ球，形質細胞，マクロファージの浸潤が見られる（図16）．また，多核巨細胞が認められることが特徴である（図17）．多核巨細胞は，断裂・消失した内弾性板の近傍に出現する傾向があり，弾性板の貪食像を認めることもある．フィブリノイド壊死や好中球の浸潤は殆ど認められない．内膜は非特異的な線維性肥厚を示し，狭窄の原因となる．外膜にも非特異的炎症が見られるが，中膜ほど強いものではない．

● 結節性多発動脈炎　polyarteritis nodosa

　1866年，KussmaulとMaierにより結節性動脈周囲炎として提唱されたが，現在では結節性多発動脈炎の名称が用いられている．50～60歳代に好発し，男女比では男性にやや多い．急速進行性腎障害，高血圧，中枢神経症状，消化器症状，紫斑・皮膚潰瘍，末梢神経障害などの多彩な症状を呈する．主として中型の筋性動脈が侵される壊死性血管炎である．肝臓，胆囊，脾臓，消化管，腸間膜，腎・泌尿生殖器，皮膚，骨格筋，中枢神経系，心臓，肺など全身に認め，特に血管の分岐部が侵されやすい．肺では気管支動脈に病変を認め，肺動脈が侵されることは稀である．原則として腎糸球体は侵されない．本症の組織学的病期はArkinにより，Ⅰ期：変性期，Ⅱ期：炎症期（図18），Ⅲ期：肉芽腫，Ⅳ期：瘢痕期（図19）に分類されている（Arkin分類）．これら各期の病変が同一症例内に同時期に混在して認められることも特徴である．

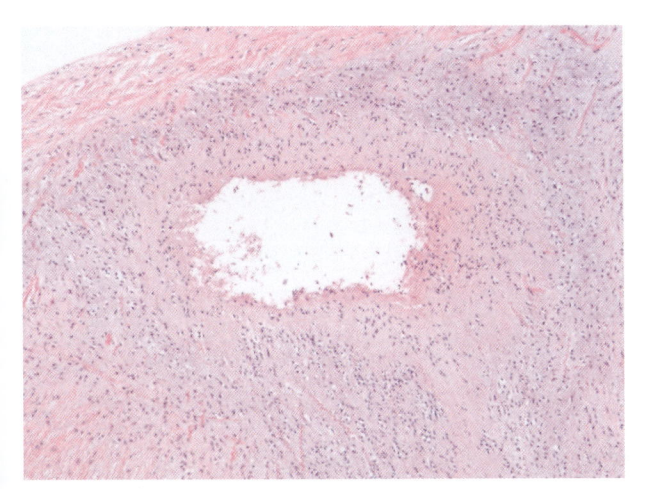

図20 川崎病
リンパ球浸潤を主体とする冠状動脈の全層性炎. 図20, 21ともに症例は市立札幌病院の剖検例(5ヵ月齢男児).

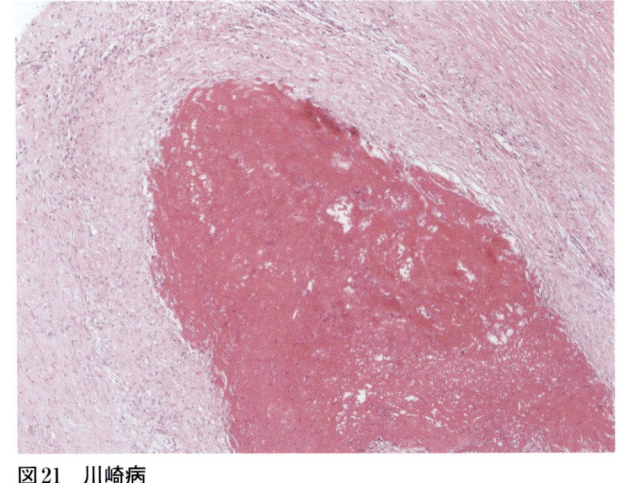

図21 川崎病
冠状動脈の起始部に認めた血栓.

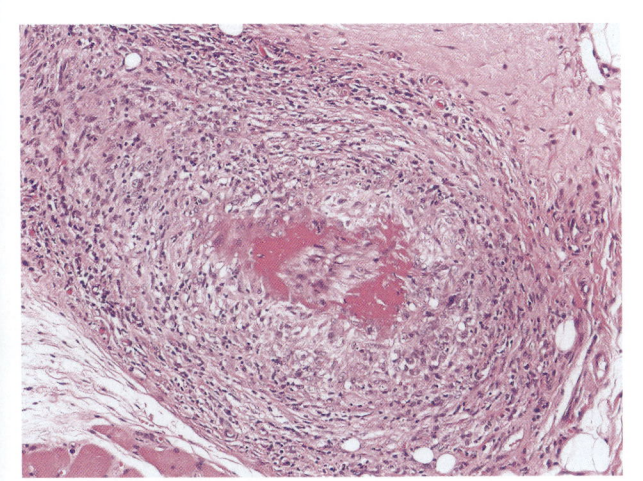

図22 顕微鏡的多発血管炎
骨格筋周囲結合組織の小動脈に壊死性血管炎を認める.

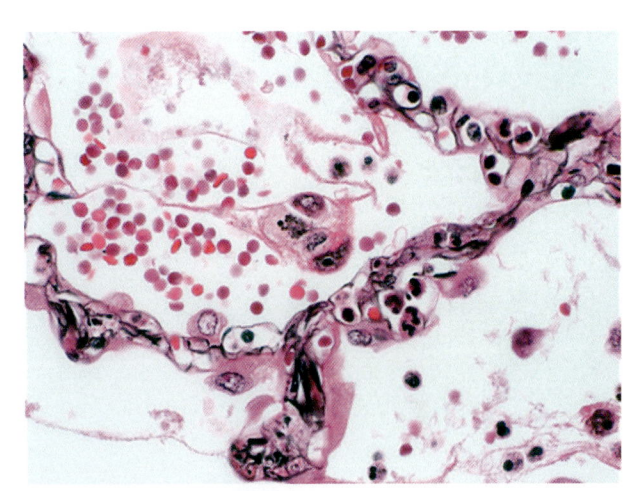

図23 顕微鏡的多発血管炎
肺毛細血管炎(PAM染色).

●川崎病　Kawasaki disease

1967年, 川崎富作により報告された症候群である. 主として4歳以下の乳幼児に好発する原因不明の疾患であり, その本態は中型動脈の系統的血管炎である. 初期変化は, 動脈の中膜平滑筋の外側寄りに生じるすだれ状の水腫性変化である. 初期には好中球浸潤を見るが, 急速にリンパ球・形質細胞が出現し, 線維芽細胞ないし組織球様の細胞に置き換えられていく(図20). 炎症とともに内弾性板の破綻が生じ, 脆弱な部分を補強するように内膜肥厚が起こる. 病変は次第に動脈全層炎に進展し, 冠状動脈などに瘤が形成される. 急性期には動脈瘤内に血栓形成を見るのが一般的である(図21). その後, 肉芽形成から線維化に向かい, 陳旧化して瘢痕として残存する. 血栓は時間とともに器質化し, 瘢痕化した病変ではしばしば再疎通像が観察される. フィブリノイド壊死を見ることは稀である.

●顕微鏡的多発血管炎　microscopic polyangiitis

抗好中球細胞質抗体(ANCA)の出現とともに, 糸球体をはじめ全身の小型血管に壊死性血管炎を発症する. 60〜70歳代に好発する. 本症ではANCAのうち, 蛍光抗体法で核周囲が濃く染まるperinuclear ANCA(P-ANCA)が陽性となる. P-ANCAの大部分はミエロペルオキシダーゼmyeloperoxidase(MPO)に対する抗体である. 糸球体には, 係蹄の壊死性破壊と半月体形成がほぼ必発する(12章参照). 免疫沈着物は原則観察されない. 腎臓では糸球体腎炎以外にも間質の小動脈に壊死性血管炎や傍尿細管毛細血管基底膜に沿った限局性の好中球浸潤(peritubular capillaritis)を認める場合がある. 腎臓以外では, 骨格筋周囲の結合組織や消化管粘膜下, 副腎周囲の小動脈などにも壊死性血管炎が認められる(図22). 皮膚白血球破砕性血管炎や肺毛細血管炎(図23)を認めることもある.

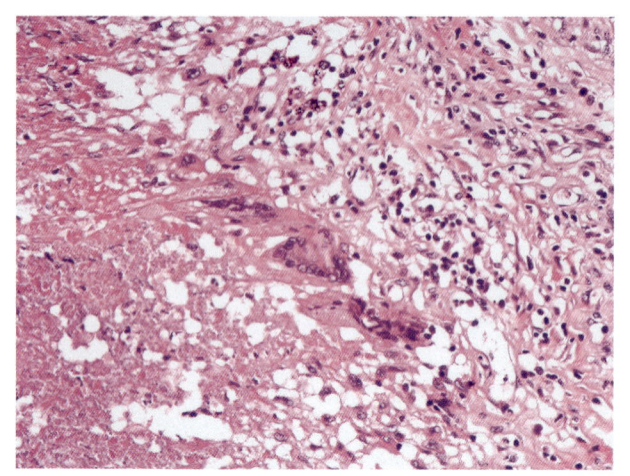

図24　多発血管炎性肉芽腫症
肺の壊死性肉芽腫．多核巨細胞の出現を認める．

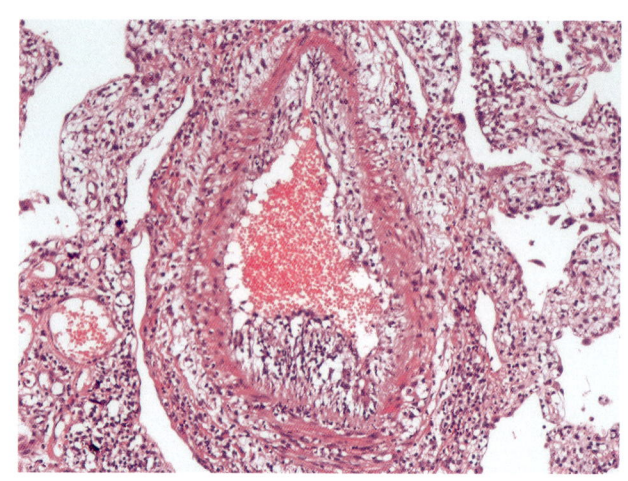

図25　多発血管炎性肉芽腫症
肉芽腫に巻き込まれた肺静脈の血管炎．

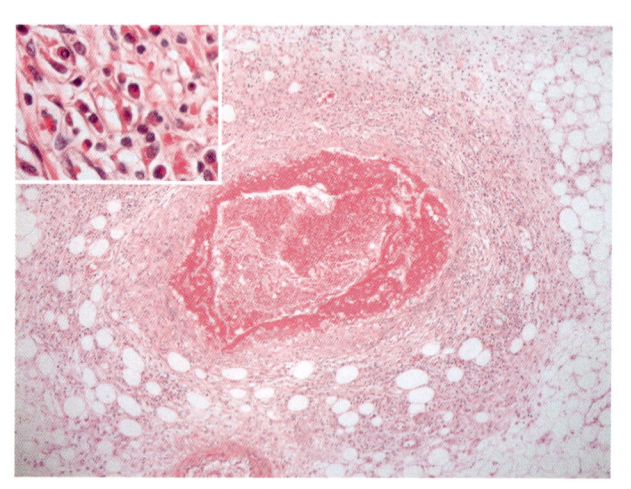

図26　好酸球性多発血管炎性肉芽腫症
腸間膜小型血管の壊死性血管炎．inset：血管周囲に認めた著明な好酸球浸潤．

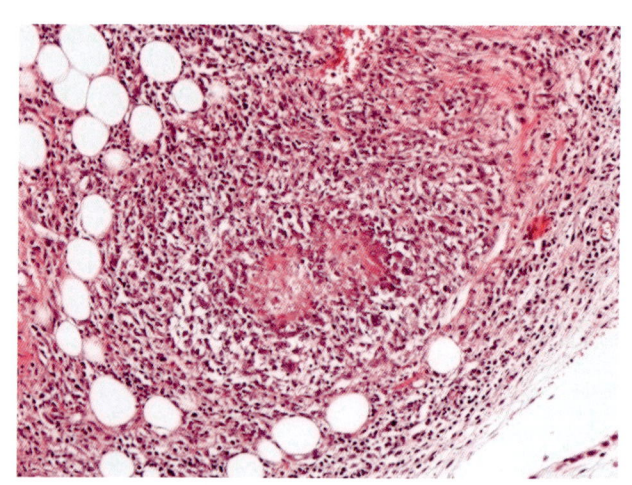

図27　好酸球性多発血管炎性肉芽腫症
結合組織中の血管外肉芽腫．

●多発血管炎性肉芽腫症(Wegener) granulomatosis with polyangiitis

①鼻，眼，耳，上気道および肺の壊死性肉芽腫性病変，②全身の小型血管の壊死性血管炎，③半月体形成性壊死性糸球体腎炎を特徴とする疾患で，1939年にWegenerにより報告された．抗好中球細胞質抗体(ANCA)関連疾患で，欧米では蛍光抗体法でcytoplasmic ANCA(C-ANCA)が陽性となる場合が多い．C-ANCAの対応抗原はproteinase 3(PR3)である．わが国ではPR3-ANCA陽性を示す症例とMPO-ANCA陽性を示す症例がほぼ同程度に観察される．上気道や肺では，実質の壊死像や肉芽腫性炎症所見が認められる(図24)．肉芽腫内に巻き込まれた肺動静脈に血管炎が認められることもある(図25)．そのほか，腎をはじめ全身の小型血管に壊死性血管炎を認める．糸球体には巣状分節性に半月体形成性壊死性糸球体腎炎を見る(12章参照)．

●好酸球性多発血管炎性肉芽腫症(Churg-Strauss) eosinophilic granulomatosis with polyangiitis

臨床的に気管支喘息が先行し，末梢血の好酸球数増加を背景として，好酸球浸潤を伴う壊死性血管炎，血管外肉芽腫を発症する血管炎で，1951年にChurgとStraussにより報告された．わが国ではアレルギー性肉芽腫性血管炎ともよばれていたが，好酸球性多発血管炎性肉芽腫症の名称に統一された．本症の約半数でMPO-ANCAが陽性となる．小型血管を中心に壊死性血管炎が認められる(図26)．血管炎は全身臓器に起こりうるが，心臓，肺，肝臓，消化管，腎臓，皮膚などが比較的好発部位である．障害血管壁は好酸性壊死を伴い，周囲には好酸球浸潤が認められる．また，多核巨細胞の出現を認める場合もある．全身の結合組織間質，特に皮膚や心臓に認められる血管外肉芽腫が本症に特徴的な所見である(図27)．

各論　25

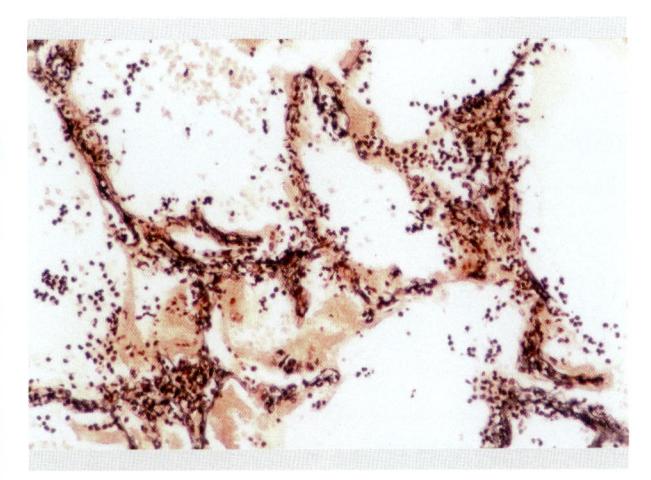

図28　抗GBM病
肺毛細血管炎（PAM染色）.

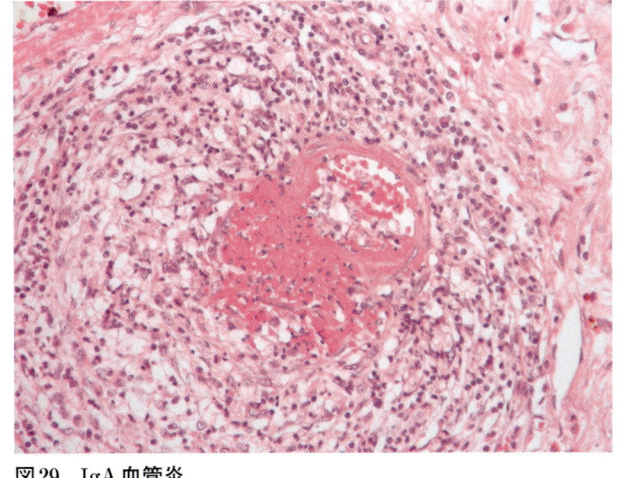

図29　IgA血管炎
胃粘膜下層の小型血管に認めた壊死性血管炎.

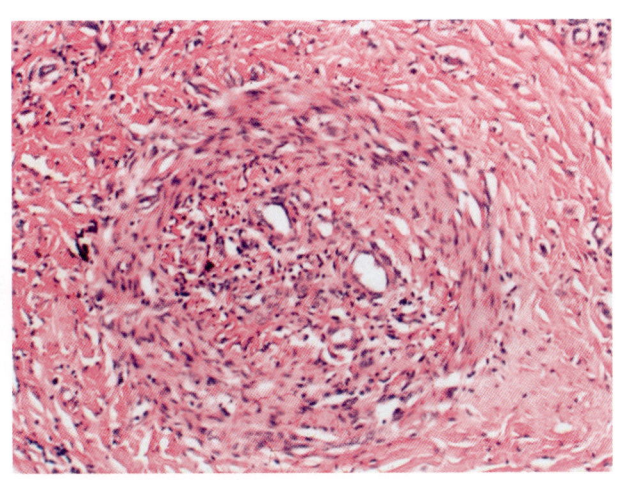

図30　閉塞性血栓性血管炎
血管腔は器質化した血栓により閉塞され，再疎通像が見られる（写真は由谷親夫先生のご厚意による）.

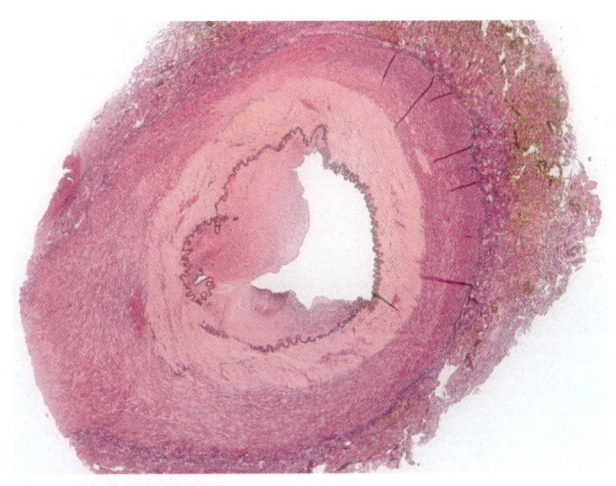

図31　線維筋性異形成
線維筋性の異形成が内膜，中膜，外膜のいずれにも認められる（写真は由谷親夫先生のご厚意による）.

● 抗GBM病（Goodpasture）　**anti-GBM disease**

　Goodpastureが1919年に報告した症候群である．抗糸球体基底膜抗体anti-GBM antibodyが陽性であり，急速進行性腎障害と肺出血を呈する．糸球体は分節状の壊死とフィブリンの滲出を示し，びまん性に半月体を形成する（12章参照）．肺では毛細血管炎によるびまん性肺胞出血が認められる（図28）.

● IgA血管炎（Henoch-Schönlein）　**IgA vasculitis**

　アナフィラクトイド紫斑病，アレルギー性紫斑病ともよばれる．臨床的に皮膚症状（紫斑），関節症状（腫脹・疼痛），腹部症状（腹痛・下血），糸球体腎炎を特徴とする症候群で，その本態は小型血管の壊死性血管炎である（図29）．血管壁や糸球体メサンギウムにIgAと軽度のIgGやC3以下の補体成分の沈着が認められる．

● 閉塞性血栓性血管炎（Buerger）　**thromboangiitis obliterans**

　四肢の中・小型動脈を侵す非動脈硬化性分節性閉塞性の疾患である．40歳以下の成人に好発し，男女比は9：1である．喫煙と強い因果関係があり，禁煙により改善する．急性期には微小膿瘍や肉芽腫を伴う炎症性の血栓を認める．外科材料として提出される血管の多くは器質化した血栓を有し，内腔は閉塞され，再疎通像が見られる（図30）.

● 線維筋性異形成　**fibromuscular dysplasia**

　大・中型血管に狭窄性病変を生じる血管形成異常症である．若年から中年層の女性に多く，血管造影にて連珠様狭窄像string-of-beads signを認めるのが特徴である．線維筋性の異形成が内膜，中膜，外膜のいずれにも認められる（図31）．腎動脈の病変は腎血管性高血圧の原因となることがある．

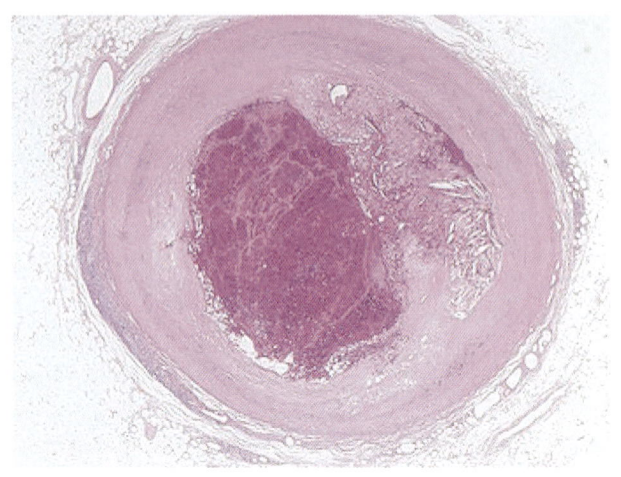

図32 血栓症
冠状動脈に形成された血栓.

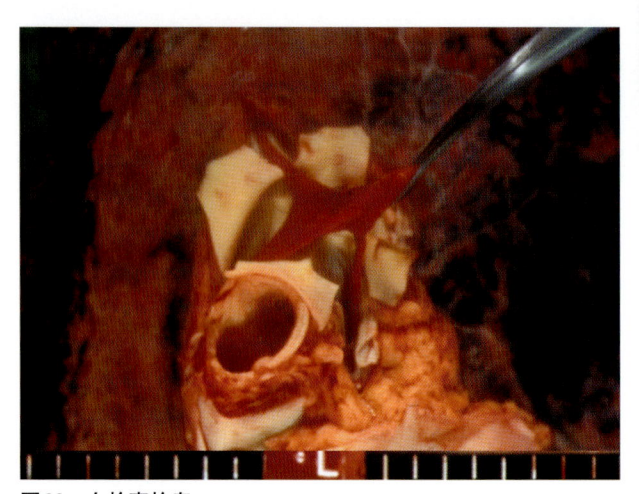

図33 血栓塞栓症
突然死の症例．左肺動脈に血栓塞栓が認められた．

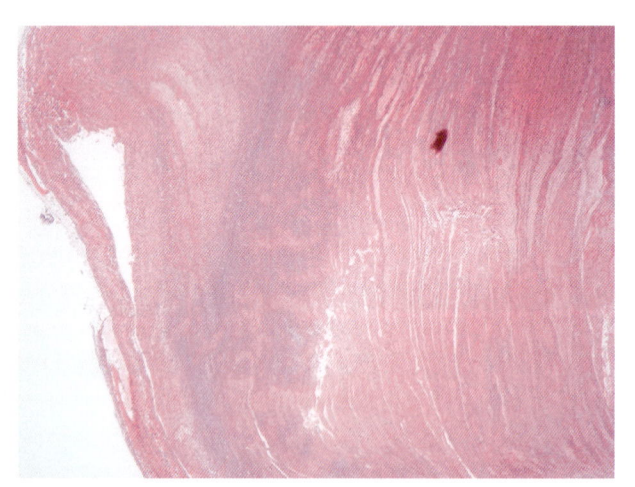

図34 Zahn線条
生前に形成された血栓には，血小板と白血球が層状に堆積するZahn線条が認められる(深部静脈血栓)．

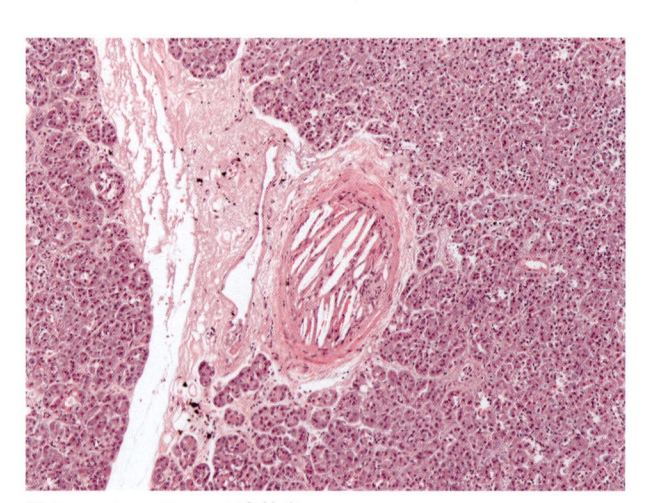

図35 コレステロール塞栓症
膵組織内の細動脈にコレステリンクレフトが確認される粥腫の塞栓を認める．

●血栓症と血栓塞栓症　thrombosis and thromboembolism

　血管内で血液が凝固したものを血栓とよぶ．動脈血栓症と静脈血栓症がある．動脈血栓と静脈血栓の両方をきたしうる疾患として，抗リン脂質抗体症候群やTrousseau症候群などがある．冠状動脈の血栓は急性心筋梗塞の原因となる(図32)．血栓が遊離し，動脈の場合はより末梢に，静脈の場合はより中枢に塞栓を形成したものが血栓塞栓症である．動脈の血栓塞栓症では心房細動などの不整脈が原因となる場合がある．長期臥床状態の患者の下腿などに形成された深部静脈血栓が遊離し，肺動脈に塞栓をきたす肺動脈血栓塞栓症は突然死の原因となりうる(図33)．病理解剖では，血管内の凝血が生前に形成された血栓か，死後に形成されたものかの鑑別が問題となることがあるが，生前に形成された血栓には，血小板と白血球が層状に堆積するZahn線条が観察されることから区別が可能である(図34)．

●コレステロール塞栓症とその他の塞栓症　cholesterol embolism and other embolism

　高度の粥状硬化症を有する患者では，カテーテルによる血管内操作が行われた後などに，粥腫が剝離し，末梢の動脈に粥腫の成分が塞栓を形成することがある．これをコレステロール塞栓症という(図35)．大動脈の粥腫が剝離し，急激に全身にコレステロール塞栓が形成されると，多臓器不全をきたすことがある(俗に，コレステロールシャワーという)．そのほか，血管内に侵入した腫瘍細胞塊が腫瘍塞栓を形成することがある．また，血管内に急激に大量の空気が流入した場合，末梢動脈に空気塞栓が生じることがある．空気そのものは気体なので標本化されないが，周囲に凝集した血小板や白血球成分が観察されることから，それと同定しうる．心臓マッサージに伴う肋骨骨折などの際に骨髄塞栓が見られることもある．

3. 頭頸部・鼻腔・咽頭・喉頭・耳

鍋島一樹

総論　28
　I．標本を見る前に　28
　II．標本の見方　28
各論　30
　■鼻咽頭　30
　　▶角化型扁平上皮癌　30
　　▶非角化癌（分化型）　30
　　▶非角化癌（未分化型）　30
　　▶鼻咽頭血管線維腫　30
　■鼻腔・副鼻腔　31
　　▶炎症性ポリープ（鼻茸）　31
　▶内反性乳頭腫　31
　▶非角化癌（円柱細胞癌/移行上皮癌）　31
　▶基底細胞様扁平上皮癌　31
　▶NUT midline carcinoma　32
　▶腺癌（非腸型）　32
　▶嗅神経芽腫　32
　▶悪性黒色腫　32
　▶節外性NK/T細胞リンパ腫，鼻型　33
　▶多発血管炎性肉芽腫症　33
　▶横紋筋肉腫　33
　■中・下咽頭・喉頭　34
　　▶喉頭結節（声帯ポリープ）　34
　　▶上皮内癌　34
　　▶喉頭癌・扁平上皮癌　34
　　▶疣状癌　34
　　▶紡錘形細胞癌　35
　　▶横紋筋腫　35
　■耳　35
　　▶真珠腫　35
　　▶内リンパ嚢腫瘍　35

総論

I 標本を見る前に

　鼻腔・咽頭・喉頭・耳を含む頭頸部領域は構造が複雑で，発生する腫瘍の種類が多いため，診断に困難を感じることが多い．リンパ節転移から先に発見され，原発部位の同定に苦労する症例があるのもこの領域の特徴である．得られてくる生検材料は小さく，挫滅などのアーチファクトが加わり，HE標本での診断を困難にしている．しかし，免疫原性は残っていることが多く，鑑別診断があがれば，それに応じた抗体の応用によって，診断に至ることが可能となる．残存した観察可能な部分でのHE所見と，部位・年齢に応じた鑑別診断のリストアップが診断への「かぎ」となる．

　上気道で多彩な病変・腫瘍を示すのは鼻腔・副鼻腔・鼻咽頭よりなる上部であって，中・下咽頭・喉頭では生じる腫瘍は比較的限られている．それは組織や発生の違い，中枢神経系に近いという部位の差異に基づいている．上気道の上部をなす鼻腔・副鼻腔は外胚葉由来であるのに対して，鼻咽頭は内胚葉由来である．前者は呼吸上皮（シュナイダー粘膜 schneiderian mucosa）にて被覆されるが，篩板に接して認められる嗅上皮は特殊で神経細胞（嗅細胞）を含む．角化型扁平上皮癌のみならず非角化癌や鼻腔副鼻腔乳頭腫が存在し，神経系由来の嗅神経芽腫や乳児色素性神経外胚葉性腫瘍，異所性グリア組織も生じるという病変の多彩さのもととなっている．一方，鼻咽頭は上部4割ほどは豊富なリンパ組織を伴った呼吸上皮にて覆われ（リンパ上皮組織），EB virus（EBV）流行地帯ではその感染に伴って癌が生じ，未分化型非角化癌はリンパ上皮癌のプロトタイプをなす．

II 標本の見方

1．上気道癌

　上気道癌の90％は扁平上皮癌だが，「鼻腔・副鼻腔・上咽頭」と「中・下咽頭・喉頭」では特徴が異なっている．前者では呼吸上皮被覆部が多いため，扁平上皮癌のみならず非角化癌（円柱細胞癌／移行上皮癌）が認められ，上咽頭ではこれらの癌が上述のごとくEBV感染と密接な関係を示す．一方，後者ではほとんどが扁平上皮癌で，発がんには酒，タバコの生活習慣が関連し，p53の変異が多い．中咽頭では，ヒトパピローマウイルス（HPV）関連の扁平上皮癌が比較的若年者に多くみられ，特に扁桃のものでは治療反応性も良い．また，異時性，同時性を含めてsecond primary tumors（両者ともに病理組織学的に悪性で，病変は正常粘膜にて隔てられているもの）が生じやすい（上気道癌の10～35％）．

2．上気道の非上皮性腫瘍

　非上皮性腫瘍にも部位別の特徴がある．鼻腔・副鼻腔では扁平上皮癌に次いで非Hodgkinリンパ腫が多く，鼻腔で最も多いのは節外性NK/T細胞リンパ腫，副鼻腔で最も多いのはびまん性大細胞型B細胞リンパ腫（DLBCL）である．一方，下咽頭・喉頭では原発性は少なく，頸部，縦隔のリンパ腫からの進展が主となる．軟部腫瘍としては，鼻腔・副鼻腔・鼻咽頭では，悪性には横紋筋肉腫，良悪性中間型にはグロムス血管周皮腫，孤在性線維性腫瘍，良性腫瘍には鼻咽頭血管線維腫，粘液腫，血管腫などがある．下咽頭・喉頭では悪性軟部腫瘍は稀で，紡錘形細胞腫瘍をみたら，まず紡錘形細胞癌（扁平上皮癌の亜型）の可能性を考えるべきである．

3．耳の疾患

　外耳では再発性多発性軟骨炎などの耳介の病変，外耳道由来の扁平上皮癌，耳垢腺癌や腺様嚢胞癌などがある．中耳・内耳では非腫瘍性疾患として真珠腫，コレステロール肉芽腫などがあり，腫瘍性疾患としては中耳腺腫，内リンパ嚢腫瘍，聴神経鞘腫，扁平上皮癌などがある．

4．診断の概略

　鼻腔・副鼻腔・鼻咽頭腫瘍および中・下咽頭・喉頭腫瘍の診断の概略を図1に示す．まず，病変が上皮性のものか，非上皮性のものかを判断する．分類上は非上皮性である神経外胚葉性腫瘍や神経内分泌腫瘍の一部も上皮性パターンをとってくる．上皮性のもので細胞学的に悪性と判断できるものでは，角化を示す扁平上皮癌（角化癌）と非角化癌，腺癌に大別できる．非角化癌はEBV感染との関連の深い鼻咽頭癌では，更に分化型と未分化型に分けられる．未分化型は各臓器でのリンパ上皮癌のプロトタイプをなす．鼻腔・副鼻腔では，上記の分化型が円柱細胞癌ともよばれる非角化癌に相当し，未分化型がリンパ上皮癌に当たる．更に鼻腔・副鼻腔未分化癌に加えて，現在のWHO分類にはまだ入っていないが，NUT midline carcinomaというNUT遺伝子の転座によって生じる稀でaggressiveな癌が認められる．一方，非上皮性のリンパ腫では，壊死を伴うことが多く，更に腫瘍細胞が挫滅で不明瞭なことが多いので，非腫瘍性病変ではあるが，壊死を伴って血管周囲性病変が多いという点で，多発血管炎性肉芽腫症（Wegener肉芽腫症）も鑑別すべき疾患となる．挫滅や核の延長等のアーチファクトは生検組織では比較的よく遭遇し，診断を困難にする．免疫原性は比較的よく保たれており，前述のごとく診断に有用であるが，CD56陽性は鼻腔・副鼻腔・鼻咽頭領域腫瘍における鑑別診断ではpitfallともなりうる（表1）．CD56陽性すなわちNK/T細胞リンパ腫ではない．特に，横紋筋肉腫でも陽性となることは忘れられていることが多く，この腫瘍は小児のみならず成人にも生じてくるので要注意である．

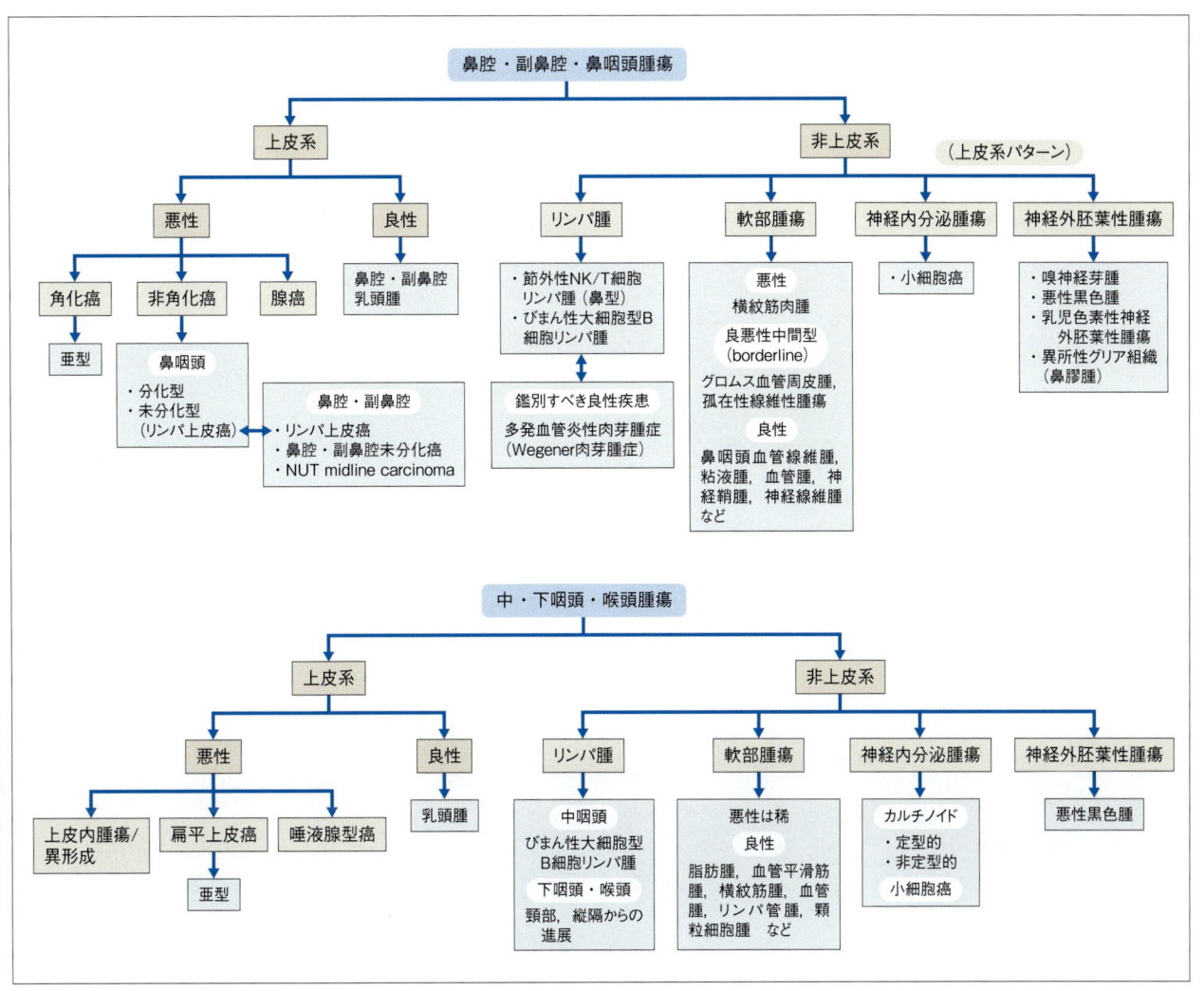

図1 鼻腔・副鼻腔・鼻咽頭腫瘍および中・下咽頭・喉頭腫瘍の診断概略

表1 アーチファクト（挫滅）を伴ったCD56陽性鼻腔・副鼻腔・鼻咽頭腫瘍の鑑別診断

	節外性NK/T細胞リンパ腫（鼻型）	横紋筋肉腫	嗅神経芽腫	原始神経外胚葉腫瘍（PNET）	小細胞癌（神経内分泌型）
好発年齢	成人（40歳代以降）	小児，若年成人	成人（20歳代と50歳代）	10歳代～若年成人	成人（年齢中央値約50歳）
組織所見（残存部）	多形な中型細胞，血管中心性浸潤，多彩な炎症細胞	小胞巣形成あるいは粘液腫状間質，好酸性細胞質	線維血管性隔壁をもつ小葉・小胞巣を形成	small blue round cell tumor	びまん性増殖，小葉・小胞巣構造は不明瞭
CD56	+	+	+	+	+
TIA1	+	−	−	−	−
EBER-ISH	+	−	−	−	−
CD99	−	−	−	+	−
NSE	−	−	+	+	−
S-100	−	−	+	−	−
desmin	−	+	−	−	−
CK AE1/AE3	−	−	−	−	+

EBER-ISH：EBER *in situ* hybridization, CK：cytokeratin.

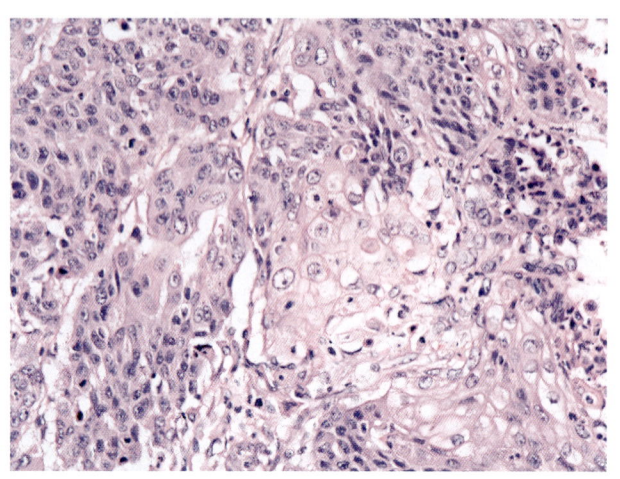

図1 角化型扁平上皮癌
類円形核を有し，N/C比の大きな多稜形細胞が胞巣構造を呈しながら増殖し，一部では角化様好酸性細胞質と細胞間橋を呈する．

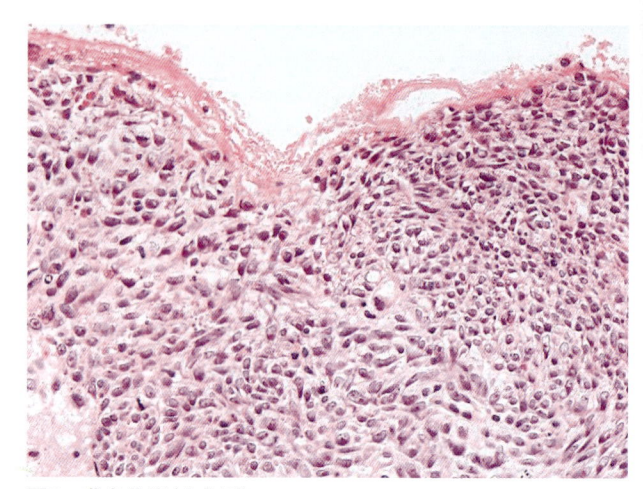

図2 非角化癌（分化型）
比較的明瞭な細胞境界を有する異型な上皮細胞が，層構造を呈しながら増殖し，移行上皮様を呈する．明らかな角化を欠く．

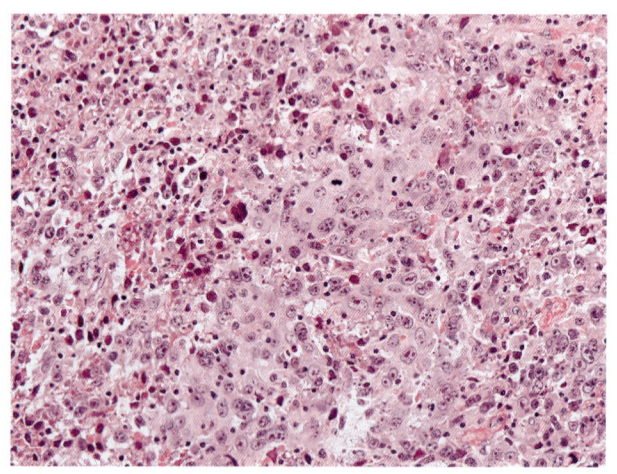

図3 非角化癌（未分化型）
大きな明るい核，明瞭な核小体を有し，細胞境界の不明瞭な細胞が腫瘍胞巣を形成しつつ増殖し，間質にはリンパ球浸潤を伴う．

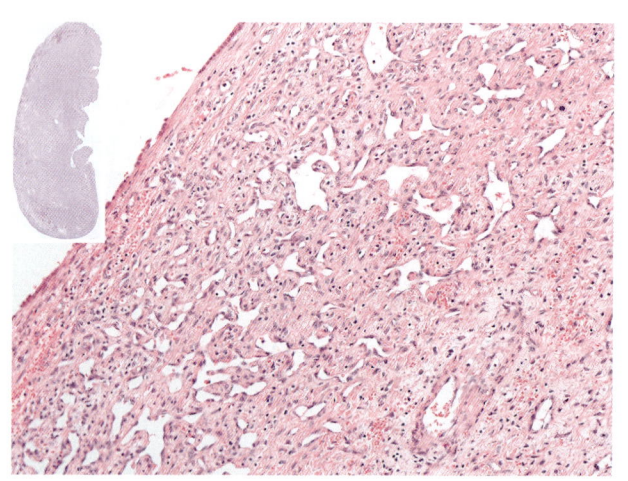

図4 鼻咽頭血管線維腫
病変は様々なサイズの血管と線維芽細胞を伴う線維性間質よりなり，被膜近くでは陰茎海綿体様を呈する（inset：ポリープのルーペ像）．

■鼻咽頭

▶角化型扁平上皮癌 keratinizing squamous cell carcinoma

鼻咽頭癌が角化型と非角化型に分けられているのは，臨床的にも特徴があるからである．非角化型はEBV陽性で，頸部リンパ節転移は多いが，放射線感受性は高い．一方，角化型（図1）はEBV感染率の高い地域（鼻咽頭癌多発地域）では少ないが，低感染地域では25〜50％と多く認められる．非角化型に比べてリンパ節転移や遠隔転移は少ない．注意するべきは高分化から低分化まで含まれている点である．

▶非角化癌（分化型） nonkeratinizing carcinoma, differentiated type

非角化癌は分化型と未分化型に分けられるが，臨床的には差がなく，その意味ではこの2つの亜型の鑑別にこだわる必要はないとされている．この分化型では細胞境界は明瞭で，互いにつながり合う腫瘍胞巣や層構造を形成し（図2），後述の鼻腔・副鼻腔の円柱細胞癌に類似する．

▶非角化癌（未分化型） nonkeratinizing carcinoma, undifferentiated type（リンパ上皮癌）

未分化型では，細胞は大きな明るい核，大きな核小体をもち，細胞境界は不明瞭で合胞体様を呈する．腫瘍胞巣を形成するか，リンパ球に富んだ間質を伴って緩く配列する（リンパ上皮癌 lymphoepithelial carcinoma のプロトタイプ）のが特徴である（図3）．生検では挫滅を伴うことが多いが，免疫形質は保たれているので，免染は鑑別に有用である．

▶鼻咽頭血管線維腫 nasopharyngeal angiofibroma

思春期男性の鼻咽頭に，境界明瞭で比較的大きな（平均4cm）隆起性病変を形成し，アデノイド増殖症類似の症状を呈する．組織学的には血管に富む線維性結合織よりなる良性腫瘍で，壁の薄い様々なサイズの血管よりなり，被膜近くでは陰茎海綿体様を呈する（図4）．免疫染色ではアンドロゲン受容体陽性，β-catenin 陽性．再発率は約20％．

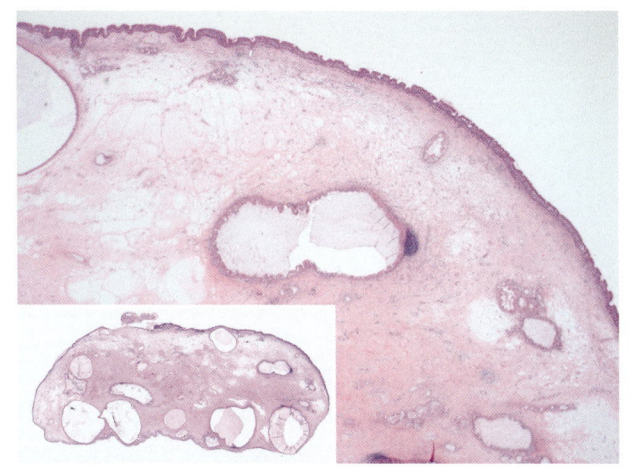

図5 炎症性ポリープ（鼻茸）
表層は多列線毛円柱上皮にて覆われ，浮腫性間質よりなり，拡張した鼻腺の導管，炎症細胞浸潤を伴う(inset：ルーペ像).

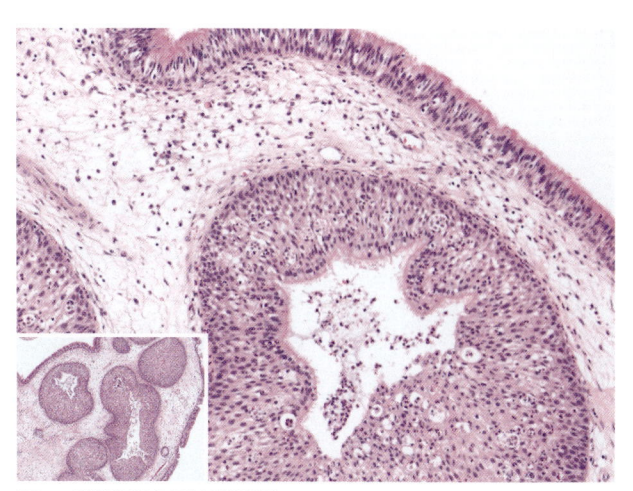

図6 乳頭腫（内反性乳頭腫）
間質に嵌入した上皮が，陰窩を形成しながら増殖する(inset：低倍像)．ここでは上皮は線毛円柱上皮よりなる.

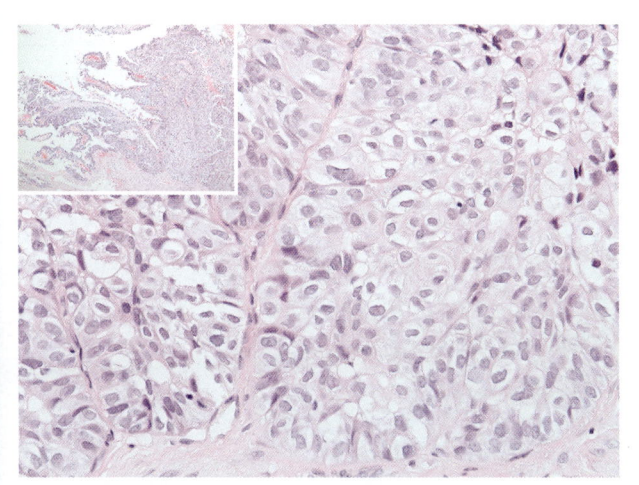

図7 鼻腔・副鼻腔非角化癌（円柱細胞癌／移行上皮癌）
表層では乳頭状増殖(inset)を，下方では胞巣を形成して圧排性増殖を示す．細胞は表層では円柱状，深部では移行上皮様である.

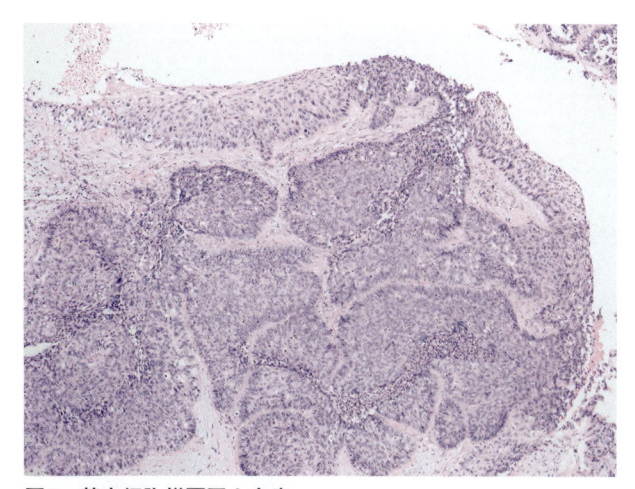

図8 基底細胞様扁平上皮癌
基底細胞様の癌細胞が不整な腫瘍胞巣を呈しながら増殖し，一部に偽腔構造を伴う．表面の上皮も異型細胞の増殖よりなり，腫瘍胞巣と連続している.

■鼻腔・副鼻腔

▶炎症性ポリープ（鼻茸） inflammatory polyp（nasal polyp）

多くは慢性炎症に基づいて，鼻腔あるいは副鼻腔粘膜より生じる．両側，多発性のことが多い．表面を呼吸上皮にて覆われた浮腫状の豊富な結合織よりなり，リンパ球・形質細胞・好酸球の浸潤を伴い，鼻腺の導管や腺房の拡張も見られる(図5)．アレルギー性のものは好酸球浸潤が強く，基底膜の肥厚も見られる.

▶内反性乳頭腫 inverted papilloma

シュナイダー乳頭腫 schneiderian papilloma の一型．成人男子の鼻腔中鼻甲介部の側壁に好発し，副鼻腔発生例もある．発生にはHPVが関与する．上皮が基底膜を伴って間質に嵌入し，陰窩を形成しながら増殖する(図6)．上皮は扁平上皮，線毛円柱上皮よりなり，粘液産生細胞を混じる．高率に再発する(平均60％)．癌の併存は約1割に認められ，扁平上皮癌が最も多い．異形成，上皮内癌も見られる.

▶非角化癌（円柱細胞癌／移行上皮癌） nonkeratinizing（cylindrical cell，transitional）carcinoma

鼻腔・副鼻腔の非角化癌は，非角化性の移行上皮類似の細胞からなる癌で，表層では円柱状の腫瘍細胞が乳頭状に発育し，下方では胞巣状に増殖し，圧排性浸潤を示す(図7)．乳頭腫との鑑別が問題となるが，非角化癌では細胞極性の異常と核異型が見られるので識別できる.

▶基底細胞様扁平上皮癌 basaloid squamous cell carcinoma

基底細胞様細胞の胞巣状増殖よりなり，面皰型壊死や高分裂能を伴う高悪性度の腫瘍である(図8)．腺様嚢胞癌，充実型(solid variant)との鑑別が困難なことがある．時に見られる偽腺腔が篩状構造に似るためであるが，基底細胞様扁平上皮癌では表面を覆う上皮に異型が認められ，腫瘍部分に扁平上皮分化も見られることから鑑別可能である.

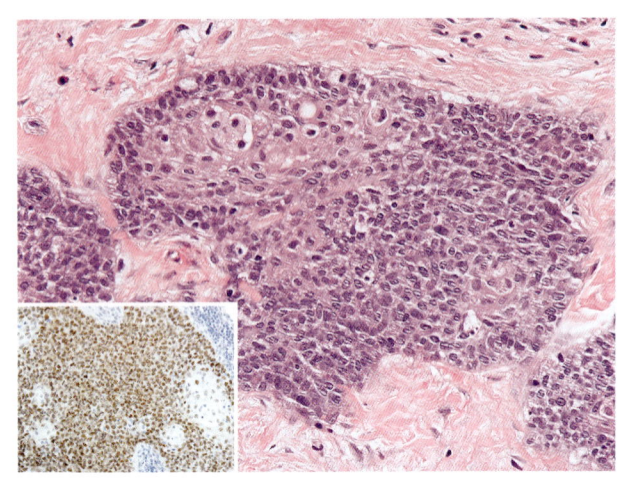

図9 NUT midline carcinoma
未分化な癌細胞の胞巣状増殖の中に，角化を伴う扁平上皮分化が唐突に認められる．BRD-NUT融合蛋白を発現する(inset)．

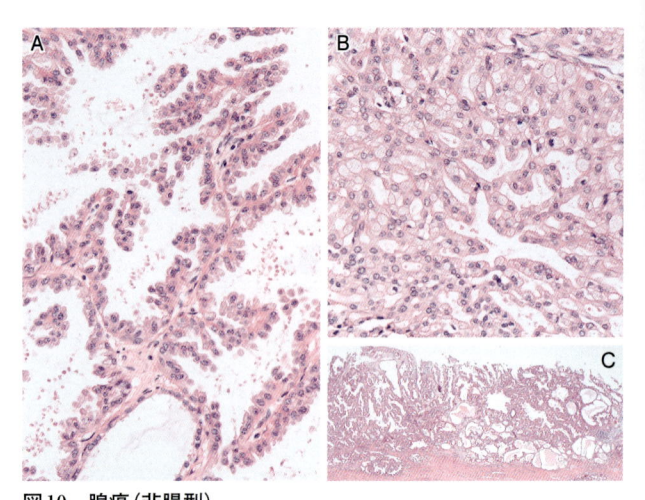

図10 腺癌（非腸型）
低異型度で非腸型の円柱状細胞が，管状あるいは乳頭状構造を呈しながら増殖し，筋上皮による裏打ちは見られない．

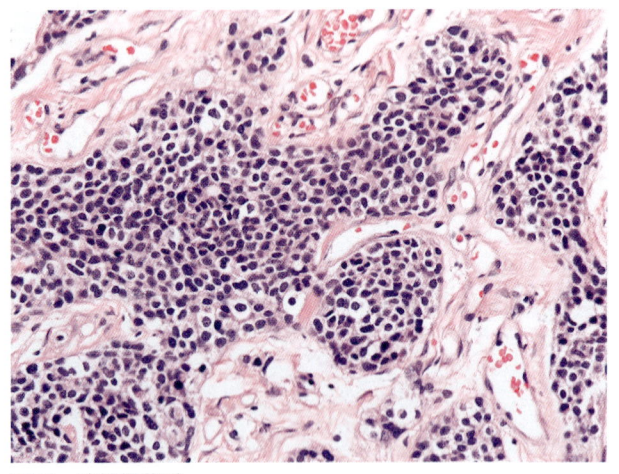

図11 嗅神経芽腫
小円形濃染核を有する腫瘍細胞が線維血管性隔壁を伴って，小葉状構造を呈しながら増殖している．

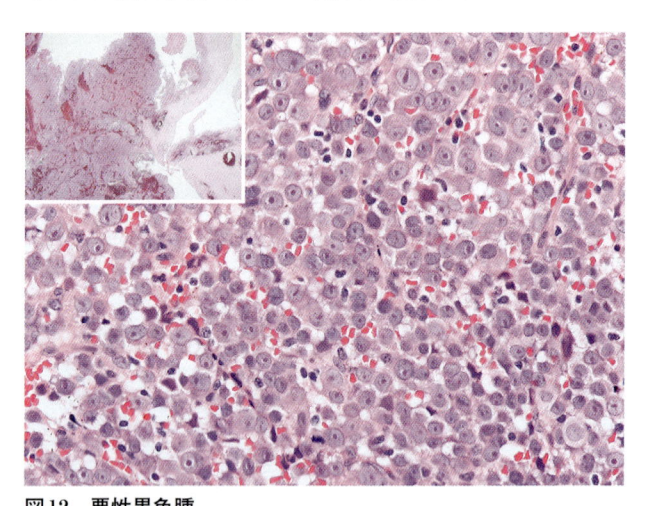

図12 悪性黒色腫
内腔に突出する腫瘤を形成し(inset)，N/C比が高く，大きな類円形核と大型の核小体，両染性の細胞質を有する腫瘍細胞の増殖よりなる．

▶ NUT midline carcinoma

　稀な高悪性度の癌で，NUT（nuclear protein in testis）遺伝子（15q14）の転座によって生じる．多くはBRD-NUT融合蛋白を作る．診断は免疫染色による融合蛋白の検出，PCR，FISHによる融合遺伝子の検出による．発生は全年齢層にわたり，頭頸部にも多く見られる（35％）．組織学的には，未分化癌細胞のシート状増殖の中に唐突に角化巣を認めるのが特徴的である（図9）（症例は森谷鈴子先生のご厚意による）．

▶ 腺癌（非腸型） non-intestinal type adenocarcinoma

　唾液腺型腺癌を除いた腺癌は，腸型，非腸型に大別される．非腸型腺癌には低悪性度と高悪性度のものがある．低悪性度は篩骨洞に好発し，管状構造を主とするが，乳頭状構造も見られる（図10）．高悪性度のものは上顎洞に好発し，充実性増殖を示し，多形性，高分裂能，壊死を伴う．筋上皮を欠く点は唾液腺型腺癌との鑑別に有用で，被膜がなく浸潤性増殖を示す点で，良性腫瘍と鑑別できる．

▶ 嗅神経芽腫 olfactory neuroblastoma

　鼻腔上部の嗅上皮部より生ずる悪性腫瘍で，好発年齢は10代と50代の2峰性を示す．組織学的に，線維血管性隔壁をもつ小葉・小胞巣を形成する（図11）．細胞は揃っていて，細胞質は乏しく，小円形核を有し，核小体は目立たない．腫瘍細胞はNSE，synaptophysin陽性で，腫瘍胞巣の辺縁にS-100蛋白陽性の支持細胞を伴う．

▶ 悪性黒色腫 malignant melanoma

　上気道粘膜の上皮および間質にあるメラノサイトに由来する悪性腫瘍．好発年齢は50〜70歳で，部位は鼻腔，前庭，篩骨洞の順に多く，充実性ポリープ状腫瘤を形成する．組織学的には，円形，多稜形，上皮様，形質細胞様の細胞の増殖よりなり，N/C比が高く，大きな核と大型の核小体，両染性の細胞質を有する（図12）．

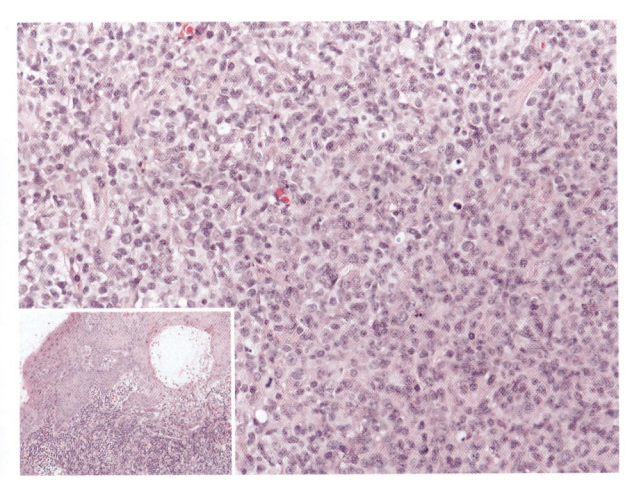

図13　節外性NK/T細胞リンパ腫，鼻型
比較的淡明な細胞質を有し，多形を示す小〜中型異型リンパ球の増殖よりなる．鼻粘膜上皮は反応性過形成を示す(inset)．

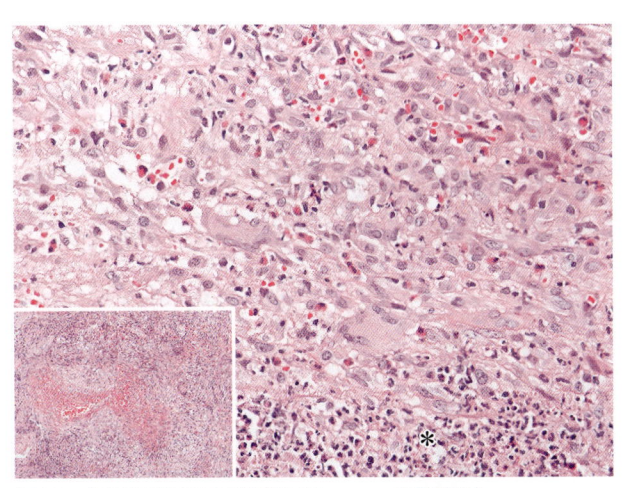

図14　多発血管炎性肉芽腫症(Wegener肉芽腫症)
類上皮細胞，Langhans型巨細胞よりなる肉芽腫を認め，リンパ球，形質細胞，好酸球の浸潤を伴う．＊は壊死部(inset：低倍像)．

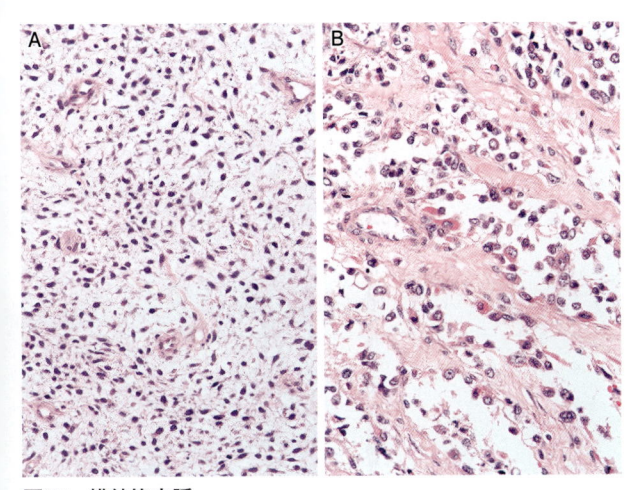

図15　横紋筋肉腫
胎児型(A)では類円形・短紡錘形の腫瘍細胞が粘液腫状間質を伴って増殖する．胞巣型(B)では未分化円形腫瘍細胞が線維性隔壁に沿って列状配列を示し，内側に裂隙を伴う．

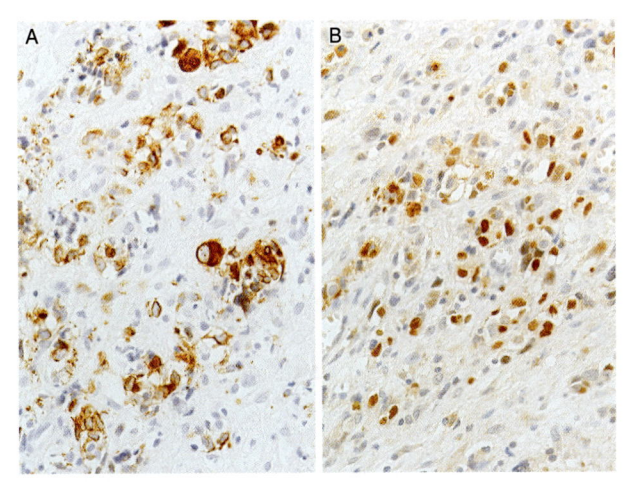

図16　横紋筋肉腫
腫瘍細胞は，desmin(A)が細胞質に，myogenin(B)が核に陽性である．

▶節外性NK/T細胞リンパ腫，鼻型　extranodal NK/T cell lymphoma, nasal type

　鼻腔・副鼻腔では，扁平上皮癌に次いで非Hodgkinリンパ腫が多い．鼻腔で最も多いのはこの節外性NK/T細胞リンパ腫で(副鼻腔ではびまん性大細胞型B細胞リンパ腫が最多)，潰瘍を伴う進行性の組織破壊を特徴とする．比較的淡明な細胞質を有し，多形を示す小〜中型異型リンパ球の増殖よりなる(図13)．血管中心性浸潤，鼻腺の破壊，多彩な炎症細胞の浸潤，壊死，上皮の反応性過形成を示す．EBV陽性とNK/T細胞性形質が特徴である．

▶多発血管炎性肉芽腫症　granulomatosis with polyangiitis

　主に上気道と肺，腎を侵す原因不明の壊死性血管炎を伴う肉芽腫性炎症で，その発症機序にはPR3-ANCA(c-ANCA)(細胞質型抗好中球細胞質抗体)が関与し，ANCA関連血管炎の一つである．上気道・肺・腎を侵す古典的病型(3割程度)と1つあるいは2領域だけを侵す病型がある．
　組織学的には，血管周囲の肉芽腫形成を伴う小〜中動脈の壊死性血管炎，地図状壊死を認め，肉芽腫にはLanghans型巨細胞も認める(図14)．周囲には炎症性背景が広がる．

▶横紋筋肉腫　rhabdomyosarcoma(RMS)

　5歳未満の小児に胎児型embryonal RMSが多く，5歳以上の小児や若年成人に胞巣型alveolar RMSが多い．小児では鼻咽頭に多く，成人では篩骨洞，上顎洞，鼻咽頭の順に多い．組織学的(図15)に，胎児型では類円形・短紡錘形の腫瘍細胞が粘液腫状間質を伴って増殖する．胞巣型では未分化円形腫瘍細胞が隔壁に沿って列状配列を示し，内側に裂隙を伴う(吊るし柿状パターン)．胞巣型では，転座による融合遺伝子形成を認める[t(2;13)(PAX3-FKHR)＞t(1;13)(PAX7-FKHR)]．免疫染色にて，腫瘍細胞はdesmin, MyoD1, myogeninに陽性である(図16)．

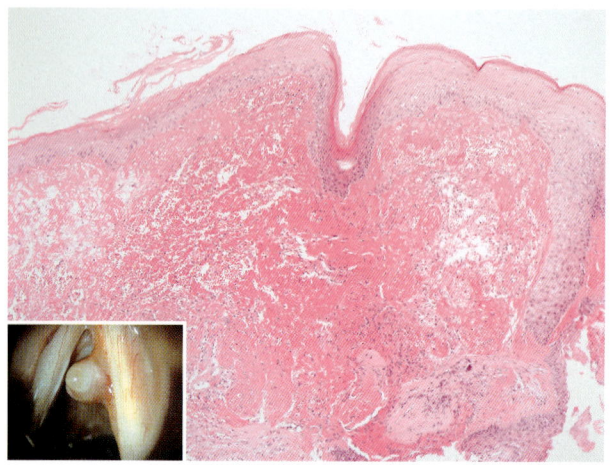

図17 喉頭結節（声帯ポリープ）
表面は扁平上皮にて覆われ，上皮下には浮腫，フィブリン沈着，部分的な線維芽細胞の増殖が認められる（inset：マクロ像）．

図18 上皮内癌
上皮は肥厚し，全層が異型細胞の増殖にて置換されている（inset：周囲の扁平上皮の基底部にも進展する）．間質浸潤は見られない．

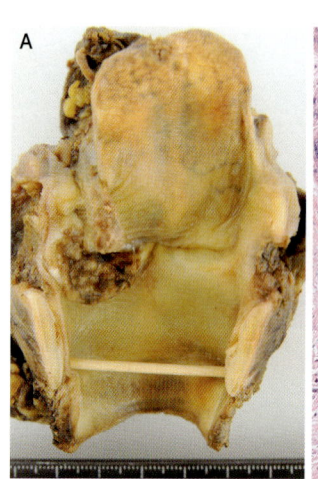

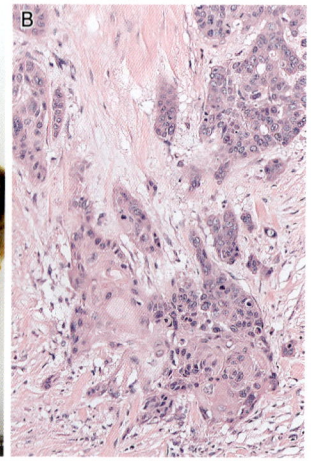

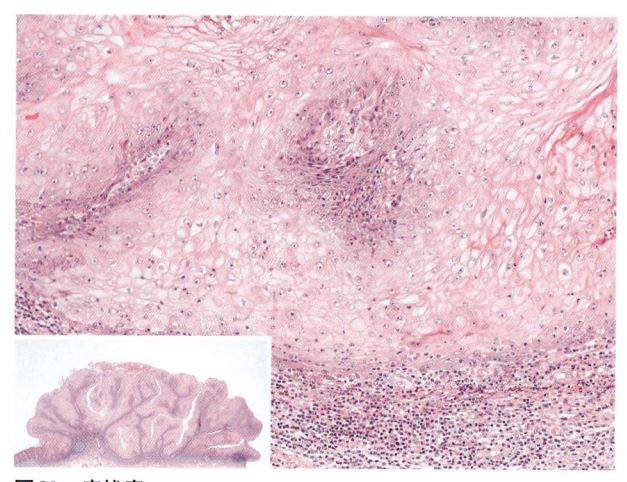

図19 扁平上皮癌
A：左声門部に生じた扁平上皮癌．B：浸潤先端部において，数個の癌細胞よりなる小集簇や単個での飛び出しを認める（tumor budding）．有意な予後不良因子である．

図20 疣状癌
疣状に発育し，釘脚が著明に肥厚・延長した圧排性浸潤を示し（inset），細胞異型に乏しい．

■中・下咽頭・喉頭

▶喉頭結節（声帯ポリープ）　laryngeal nodule/polyp

　非腫瘍性の小結節/ポリープで，声帯の前1/3に，声帯の酷使によって生じる．表面は異型のない扁平上皮にて覆われ，上皮下には早期には浮腫，線維芽細胞の増殖が認められ，後には血管拡張，線維素沈着，硝子化が顕著となる（図17）（マクロ写真は末田尚之先生のご厚意による）．

▶上皮内癌　carcinoma in situ

　上皮性前駆病変の定義は，扁平上皮癌へ進行する可能性の高い上皮の変化（構造/細胞異型）で，声帯（自由縁～下面）に好発する．上皮内癌では高度の異型を示す細胞が上皮の全層を置換するように増殖しているが，基底膜を越えての間質浸潤はない状態を指す（図18）．

▶喉頭癌・扁平上皮癌　laryngeal carcinoma, squamous cell carcinoma

　喉頭癌は部位によって声門上部型（30％），声門型（65％）

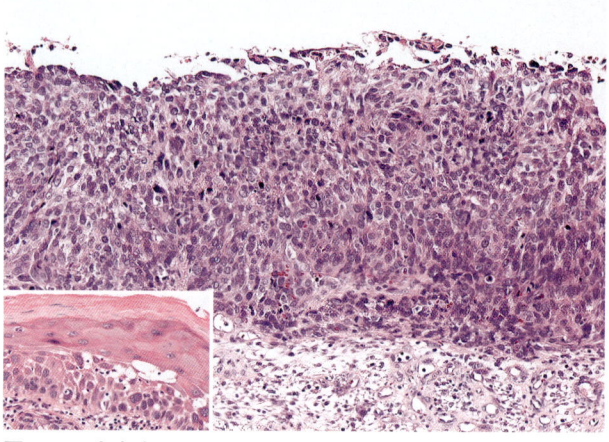

（図19A），声門下型（5％未満）に分けられる．

　組織学的に浸潤癌の95％は扁平上皮癌で，角化の程度によって高分化，中分化，低分化に分類される．声門型癌の大部分は高・中分化癌で，他の部位は中・低分化癌が多い．浸潤先端部における形態（圧排性vs浸潤性，tumor buddingの有無（図19B））は予後と相関する．

▶疣状癌　verrucous carcinoma（vc）

　高分化扁平上皮癌の転移をきたさない亜型である．疣状に発育し，釘脚が著明に肥厚・延長した圧排性浸潤が特徴で，細胞異型に乏しい（図20）．上気道では喉頭に最も多い．喫煙，HPV16，18が関連する．疣状癌（vc）と通常型扁平上皮癌が併存することがある（hybrid vc）．放射線治療後に転移を生じるとの報告もあったが，その後の検討で多くはhybrid vcの見逃しであったことが判明した．

各論　35

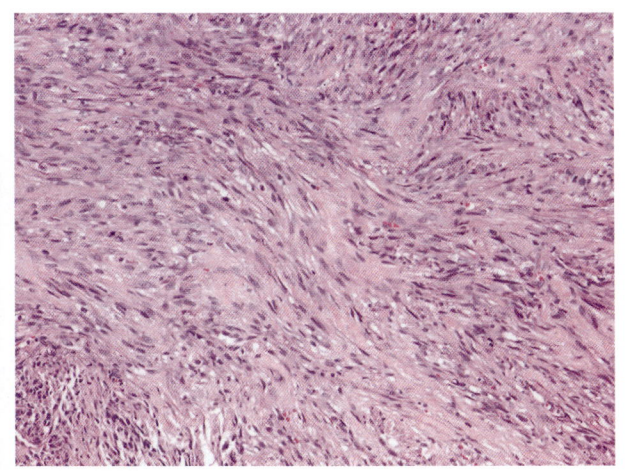

図21　紡錘形細胞癌
紡錘形細胞の増殖よりなり，互いに交錯する束状あるいは花むしろ状構築を呈しながら増殖する．

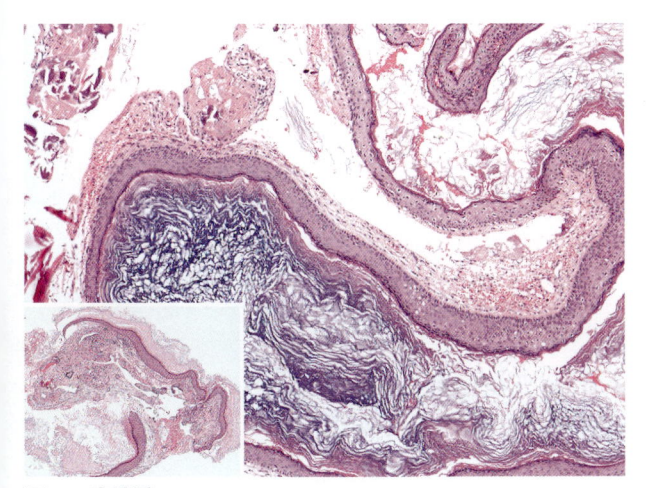

図22　横紋筋腫
豊富な好酸性顆粒状あるいは空胞状細胞質を有する多稜形横紋筋細胞よりなる（inset：desminの免疫染色にて横紋を認める）．

図23　真珠腫
内腔側は顆粒層と角化を示す重層扁平上皮にて覆われ，内腔には層状の角化物が充満している（inset：低倍像）．

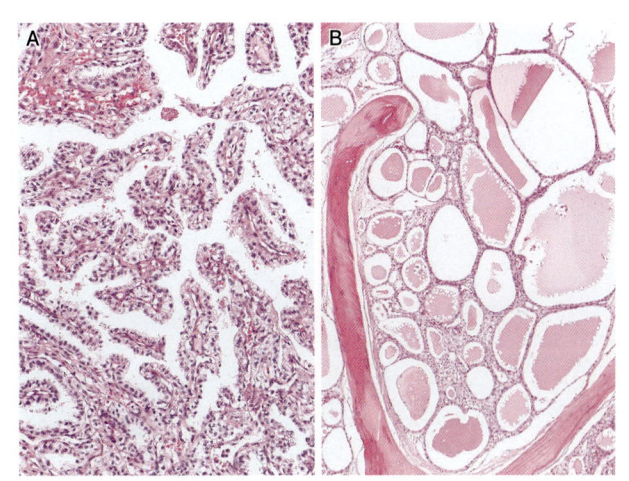

図24　内リンパ嚢腫瘍
異型度の低い腺腫様細胞が，乳頭状（A）・管状（B）構築を呈しながら増殖する．淡明で比較的豊富な細胞質を有する立方状から低円柱状の細胞よりなる．

▶紡錘形細胞癌　spindle cell carcinoma

　主として紡錘形細胞よりなり，肉腫様形態を示す稀な亜型で，通常型扁平上皮癌成分を伴う．高齢男性の喉頭声門部に好発する．紡錘形細胞部分は線維肉腫あるいは未分化多形性肉腫（MFH）様を呈し（図21），免疫組織化学的に上皮性マーカーが様々な程度に陽性となる．扁平上皮癌成分と紡錘形成分が診断の要件であるが，前者が見られず，紡錘形成分に上皮性マーカーが明瞭でないとしても，下咽頭・喉頭では肉腫は極めて稀であるので，紡錘形細胞癌の可能性は完全には除外できない．

▶横紋筋腫　rhabdomyoma

　90％は頭頸部領域（咽頭，口腔，喉頭）に生じ，骨格筋束内に境界明瞭な腫瘍を形成する．組織学的に，ほぼ均一な多稜形横紋筋細胞よりなり，豊富な好酸性顆粒状/空胞状細胞質を有する（図22）．細胞質の辺縁に空胞を有し，クモの巣様を呈する細胞（spider cells）も見られる．

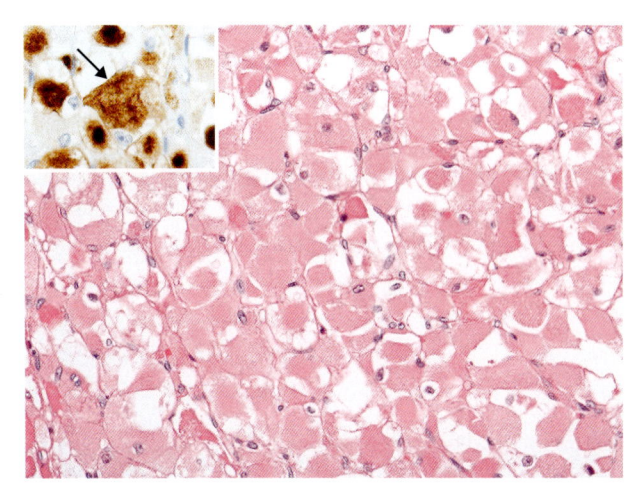

■耳

▶真珠腫　cholesteatoma

　中耳の組織破壊性の囊胞状病変で，真珠様の灰白色を呈する．表皮芽が胎生期に迷入して生じた先天性のものと，中耳内圧の低下による鼓膜の嵌入や慢性中耳炎の合併症として鼓膜穿孔に伴ってみられる後天性のものがあり，後者が多い．類表皮嚢胞に類似し，壁は顆粒層をもった重層扁平上皮にて被覆され，内腔は角化物にて充満する（図23）．

▶内リンパ嚢腫瘍　endolymphatic sac tumor

　本腫瘍は内リンパ嚢由来の極めて稀な腫瘍で，von Hippel-Lindau病に合併するものと，孤発性のものがある．異型度の弱い腺腫様の組織像を呈し，ほとんど遠隔転移を示さないが，その局所浸潤性の性格から腺癌の範疇とされている．組織学的には，乳頭状および腺管状構築を呈し，細胞異型は弱く，通常，核分裂像は観察されない（図24）．

4. 肺・縦隔

深山正久

総論 38
  A）びまん性肺疾患 38
    Ⅰ．標本を見る前に 38
    Ⅱ．標本の見方 38
  B）肺腫瘍，限局性肺病変 38
    Ⅰ．標本を見る前に 38
    Ⅱ．標本の見方 39
各論 40
  ■細菌性肺炎 40
  ■肺結核症 41
  ■非結核性抗酸菌症 42
  ■肺真菌感染 43
    ▶肺アスペルギルス症 43
    ▶クリプトコッカス症 43
  ■その他の病原性微生物による肺炎 44
    ▶ニューモシスチス肺炎 44
    ▶サイトメガロウイルス肺炎 44
  ■びまん性肺胞傷害 45
  ■特発性間質性肺炎 46
  ■その他の間質性肺炎，喫煙者肺 47
    ▶喫煙者に見られる肺病変 47
  ■びまん性肺疾患 48
    ▶びまん性汎細気管支炎 48

  ▶過敏性肺炎 48
  ▶サルコイドーシス 49
  ▶多発血管炎性肉芽腫症 49
  ▶珪肺症 50
  ▶石綿肺 50
  ▶虚脱性線維化 51
  ▶肺リンパ脈管筋腫症 51
  ▶肺ランゲルハンス細胞組織球症 51
  ▶ブラ，ブレブ 52
  ▶肺胞蛋白症 52
■肺循環障害 52
  ▶肺循環障害 52
  ▶肺動脈血栓塞栓症 53
■肺動脈性肺高血圧症 54
■異型腺腫様過形成 54
■上皮内腺癌 54
■浸潤性腺癌 55
  ▶微小浸潤性腺癌 55
  ▶浸潤性腺癌 55
  ▶特殊型浸潤性腺癌 56
■扁平上皮癌 57
  ▶扁平上皮癌・上皮内癌 57
  ▶扁平上皮癌 57
■神経内分泌癌 58

■神経内分泌腫瘍 59
  ▶神経内分泌腫瘍 59
  ▶肉腫様癌 59
■その他の腫瘍，腫瘍様病変 60
  ▶転移性腫瘍 60
  ▶リンパ腫様肉芽腫症 60
  ▶肺過誤腫 61
  ▶肺硬化性血管腫 61
■その他の疾患 62
  ▶肺内リンパ節 62
  ▶炎症性偽腫瘍 62
  ▶テューモレット 62
  ▶微小髄膜細胞様結節 62
■胸膜の疾患 63
  ▶孤在性線維性腫瘍 63
  ▶膿胸関連リンパ腫 63
  ▶線維性胸膜炎 63
  ▶胸膜中皮腫 64
■胸腺の疾患 65
  ▶胸腺嚢胞 65
  ▶胸腺リンパ濾胞過形成 65
  ▶胸腺腫 65
  ▶胸腺癌 66

総論

肺・縦隔病変の病理診断には，びまん性肺疾患（主として非腫瘍性），限局性肺病変（腫瘍性）でアプローチの仕方が異なっている．

A) びまん性肺疾患

I 標本を見る前に

びまん性肺疾患，あるいは非腫瘍性肺疾患の病理診断には，末梢肺のランドマークを確認し，病変の分布パターンを捉えることが重要である（図1）．小葉は小葉間間質（隔壁）に区切られた1cm四方程度の領域を指しているが，病変の分布をこの中で整理してみよう．次の4点を押さえておきたい．1) 小葉は複数個の終末細気管支，これに付属する肺胞領域（細葉：機能的，細胞生物学的ユニット）が含まれている．2) 肺動脈は気管支に伴行しているが，肺胞壁には正常では認められない．3) 肺静脈は気管支血管系とは別個に存在し，小葉間間質内に存在する．4) リンパ管は気管支肺動脈周囲，小葉間隔壁と胸膜にみられる．気道に沿ってみられるリンパ装置は気管支関連リンパ組織bronchus associated lymphoid tissue (BALT) とよばれているが，通常では目立たない．

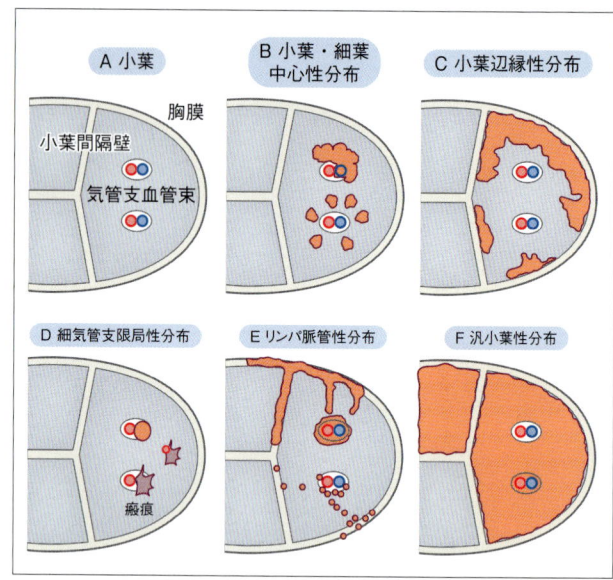

図1 肺小葉のランドマークとびまん性肺疾患の病変分布

表1 汎小葉性分布あるいは分類不能例の組織学的特徴

病変の時相が比較的均一なグループ	時相が不均一なグループ
びまん性肺胞傷害 細胞性間質性浸潤 肺胞出血 肺胞性肺炎-器質化肺炎	通常型間質性肺炎-蜂巣肺 治療修飾を受けた肺炎

II 標本の見方

以下，代表的な病変分布である（図1）．

小葉中心性：過敏性肺炎では外来抗原による反応であることから呼吸細気管支中心性の分布をとる．また，びまん性汎細気管支炎 diffuse panbronchiolitis (DPB) では閉塞性機転のため病変のある細気管支周囲に泡沫状マクロファージが集簇する．

小葉辺縁性：通常型間質性肺炎では胸膜近傍，小葉隔壁に病変の主座がある．

細気管支限局性：拘束性細気管支炎などが代表例である．瘢痕化した場合は認識しがたいが，伴行する肺動脈を指標として評価する．閉塞性細気管支炎 bronchiolitis obliterans は，末梢の器質化肺炎に伴って認められるため，小葉中心性病変の一要素として認識される．

リンパ脈管性：気管支血管束，小葉間間質，胸膜を含んだ広がりで，癌性リンパ管症，リンパ腫，あるいはサルコイドーシスなどの肉芽腫性病変．

分類不能，あるいは汎小葉性：病変分布は種々の組み合わせとして理解できる場合もあるが，これらの特徴的分布が明確ではないこともある．また，小葉全体に広がる病変は，反応パターンによって区別することが重要である（表1）．

病変の時相が比較的均一なグループとして，びまん性肺胞傷害，細胞性間質性浸潤，肺胞出血，肺胞性肺炎-器質化肺炎が挙げられる．細胞性間質性浸潤は，肉芽腫性，リンパ球・形質細胞浸潤性，あるいは線維化病変として細分類することができる．一方，時相が不均一という点では，通常型間質性肺炎-蜂巣肺，あるいはさまざまな治療修飾を受けた肺炎を挙げることができる．

肺の「間質性病変」は，気管支血管束，小葉間間質，肺胞壁に病変の主座のある場合に用いられる．大葉性肺炎の場合は，肺胞充填型の反応がおき，肉眼的に「実質臓器」である肝臓のように見え，赤色肝変期，灰色肝変期などと表現されたことと対比的である．

「瘢痕」は肺胞領域の虚脱，凝集，破壊によって生じ，肺病変の可逆性を知るために重要である．このためには弾性線維を染める染色，elastic van Gieson (EvG) 染色が必要になる．

B) 肺腫瘍，限局性肺病変

I 標本を見る前に

限局性肺病変の特徴をマクロレベル，ミクロレベルで把

マクロレベルの特徴	ポリープ状	肺炎様	壊死	嚢胞性・空洞性病変
	扁平上皮癌 気管支乳頭腫 気管支乳頭腫症 線維上皮性ポリープ 唾液腺型腫瘍 粘液類上皮癌 粘液腺癌 多形性腺腫 カルチノイド 癌肉腫 平滑筋腫 気管支結石 転移性腫瘍 癌 平滑筋腫・肉腫	細気管支肺胞癌 粘液産生性 非産生性 リンパ腫 器質化肺炎(一次性/二次性)	原発(治療の有無の確認) 　癌 　リンパ腫様肉芽腫症 　転移 梗塞 感染症 　結核 　真菌 　寄生虫(犬糸状虫など) 　細菌 非感染性炎症 　Wegener肉芽腫症 　壊死性サルコイドーシス 　リウマチ結節	過誤腫性病変 　分画症 　気管支嚢胞 　間葉性嚢胞性過誤腫 閉塞性気管支病変 感染症 　肉芽腫性病変 　膿瘍 腫瘍性病変 　cystic blastoma of childhood 　粘液嚢胞腺腫・腫瘍 　嚢胞性線維組織球性腫瘍 　転移性悪性腫瘍 　縦隔嚢胞性腫瘍の穿破 外傷性嚢胞 梗塞後嚢胞

ミクロレベル構築の特徴 ミクロレベル間質の特徴	乳頭状構築	多嚢胞状	粘液	嚢胞性・空洞性病変
	中枢気管支: 　乳頭状扁平上皮癌 　気管支乳頭腫 　気管支乳頭腫症 　線維上皮性ポリープ 末梢肺: 　乳頭状腺癌 　転移性癌 　肺硬化性血管腫 　II型上皮乳頭状腺腫	肺胞腺腫 リンパ管腫 肺硬化性血管腫	粘液癌(原発, 転移) 細気管支肺胞癌(杯細胞型) 粘液嚢胞腺腫・腫瘍 気管支嚢胞 感染症 (クリプトコッカス症)	過誤腫 軟骨腫 軟骨肉腫(原発/転移) 類上皮血管内皮腫 唾液腺型気管支腺腫瘍
		リンパ球・形質細胞	肉芽腫	線維化・硝子化
		細胞浸潤の強い癌(リンパ上皮腫類似癌) リンパ腫 炎症性偽腫瘍(形質細胞肉芽腫) 肺内リンパ節 胸腺腫(原発/肺浸潤)	感染症 　結核 　真菌(アスペルギルス, クリプトコッカス) 　原虫 Wegener肉芽腫症 壊死性サルコイドーシス リウマチ結節 気管支中心性肉芽腫症 気管支拡張症 リンパ腫(血管免疫増殖性病変)	結節性アミロイドーシス 硝子化肉芽腫 炎症性偽腫瘍・肉芽腫 肺内限局性線維性腫瘍 珪肺結節 硬化性リンパ腫

図2　肺腫瘍性・限局性病変のマクロ・ミクロレベルでの特徴と鑑別診断

握し，鑑別診断を進めることができる(図2).もっとも，それぞれの項目の中の代表的な腫瘍，病変については基本的な臨床病理学的知識を押さえておく必要がある．各論と鑑別診断を交互に繰り返すことにより診断力向上を図ることができる．

II 標本の見方

　腫瘍性病変についても，病変の中にランドマークを探すことは重要である．EvG染色を積極的に用いて，胸膜，小葉間間質，気管支血管束への浸潤を評価する．また，肺腺癌による瘢痕形成，活動性線維化病変の評価にも有用である．
分子標的治療とコンパニオン診断：EGFR遺伝子変異，ALK遺伝子融合変異を有する肺腺癌では，これらの変異遺伝子が腫瘍形成，進展のドライバーとなっており，変異タンパクの機能を阻害する分子標的薬により高い治療効果が期待できる．変異を有する癌は，腺癌，あるいは腺癌成分を含む混合型肺癌であり，腺癌と扁平上皮癌の鑑別に4つの抗体パネル(TTF-1, p40, Napsin A, CK5/6)での判定が推奨されている．
肺・縦隔腫瘍の迅速診断：肺・縦隔腫瘍の迅速診断では腫瘍性病変の画像診断上の特徴を把握しておく必要がある．孤立性すりガラス様病変(ground glass opacity：GGO)の場合には，肉眼での病変の認識が困難なことがあり，数mmおきの割面を作製し，相互に比較し病変を選んで凍結切片を作製する．
　一方，肺硬化性血管腫の場合は，組織所見上，乳頭状上皮細胞の増生が乳頭状腺癌との鑑別が問題になることがある．ここで，病変が極めて境界明瞭な腫瘤であることを認識して，診断に臨むことで誤診を避けることができる．
　縦隔腫瘍の場合には，胸腺腫，リンパ腫の判断が困難な場合がある．胸腺腫の場合はケラチン染色で上皮細胞のネットワークが明確になることから，迅速免疫染色を応用することで自信を持って鑑別することができる．

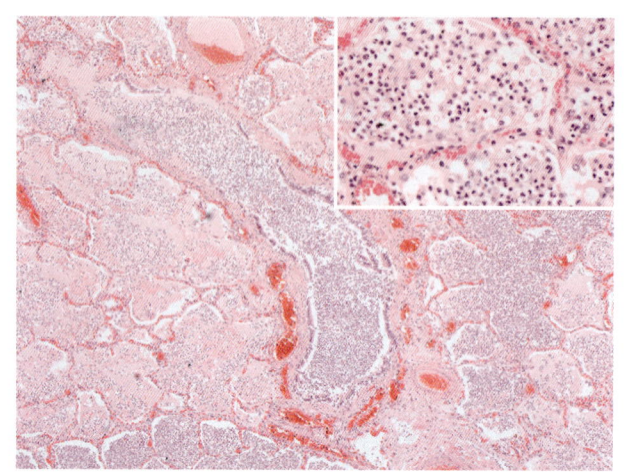

図1 肺胞性肺炎(大葉性肺炎)
肺胞性肺炎の特徴的な広がり．insetは肺胞内に充満するように浸潤している好中球．

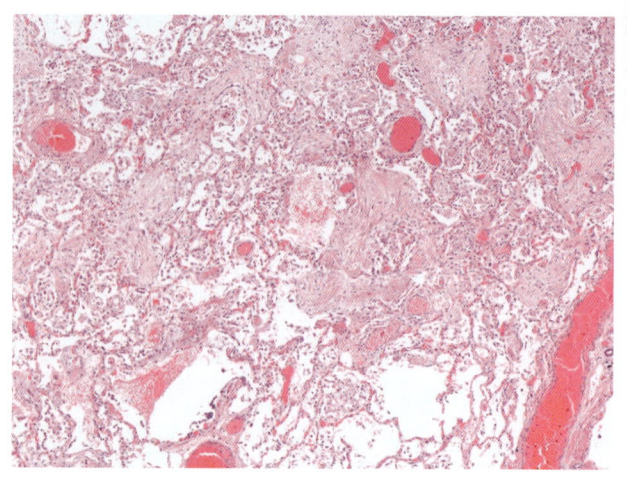

図2 器質化肺炎
肺胞内を充填する器質化滲出物．

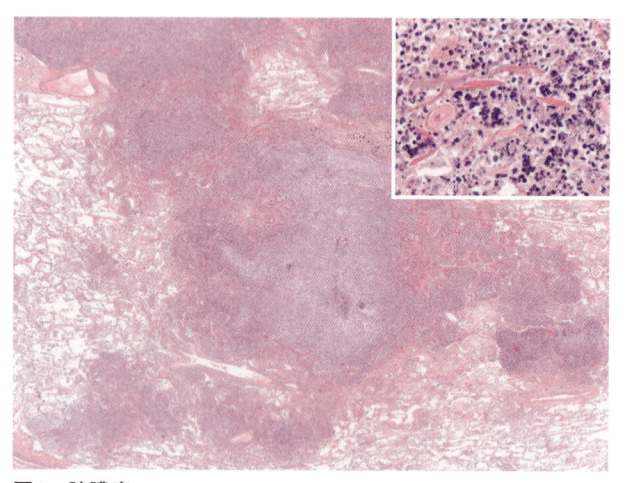

図3 肺膿瘍
誤嚥性肺炎に合併して生じた膿瘍を伴う細気管支肺炎．insetは口腔内に由来する角化物，細菌．

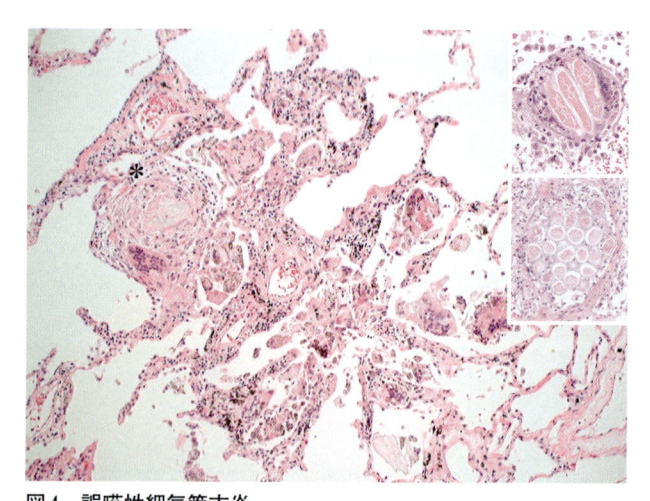

図4 誤嚥性細気管支炎
細気管支中心性の広がりを示す．異物の存在(＊)．insetsは植物繊維由来の異物．

■細菌性肺炎

細菌性肺炎は，肺胞壁の毛細血管拡張から肺胞内への滲出，炎症細胞浸潤を引き起こし，肺胞性肺炎の形をとる．

組織像としては，汎小葉性分布で，肺胞充填型となる(図1)．マクロ・レベルの病巣の広がりによって，大葉性肺炎と気管支肺炎，巣状肺炎(小葉・細葉性肺炎など)に大別される．

起炎菌は，市中肺炎では肺炎球菌(青壮年)，ブドウ球菌(幼児，老年者)，インフルエンザ桿菌(慢性肺疾患患者)，クレブシエラ肺炎桿菌(老人，衰弱者)で，院内肺炎ではグラム陰性桿菌，MRSAなどである．

肺炎の自然経過：大葉性肺炎は充血期，赤色肝変期，灰白肝変期と表現される肉眼病変を経て，融解期に至って治癒する．赤色肝変期は肺胞内にフィブリンを含む滲出液，多数の赤血球，白血球の浸潤が起こり，肝臓のような外観をとる．灰白肝変期には，肺胞内の滲出物が吸収されるとともに，マクロファージの浸潤が加わり，肉芽組織に置換された状態となる(器質化)(図2)．発症7〜10日で肺胞内の病変は吸収され，発症前の状態にもどり，治癒する．

器質化肺炎：器質化滲出物が吸収されず，臨床上，肺異常陰影が続き，肺癌との鑑別が必要になる場合がある．

肺膿瘍：肺炎の重症化によって好中球浸潤部で肺胞壁の融解が生じ，空洞を形成する．口腔咽頭内容物の誤嚥によっても生じ(図3)，嫌気性菌，混合感染の頻度が高い．

誤嚥性肺炎：臨床的には，嚥下障害，誤嚥のある症例に生じた肺炎として広くとらえられている．肺炎が小葉大に広がる場合があるが，細気管支腔，周囲肺胞領域に限局して誤嚥物(植物，肉片，角化物等)，異物巨細胞が認められることも多い(図4)．

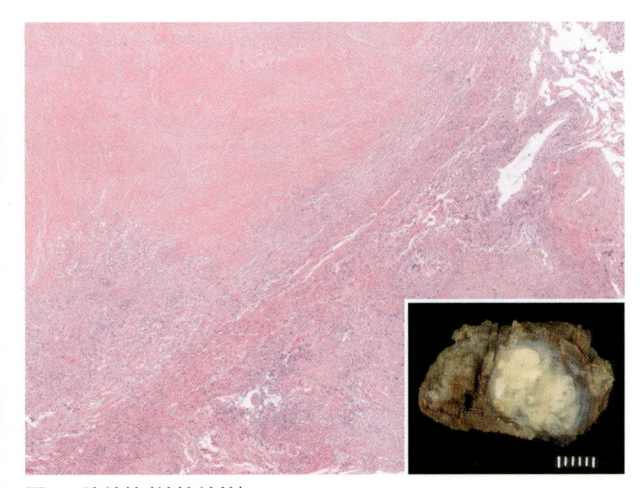

図5　肺結核（結核結節）
被包化された乾酪壊死病変．inset：肉眼像．

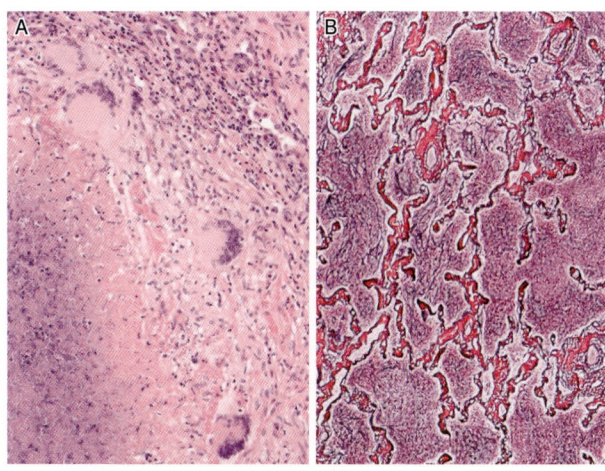

図6　乾酪壊死を囲む肉芽腫病変
ラングハンス型多核巨細胞(A)．乾酪壊死病変の中に残存した肺胞構造が認められる(B)．

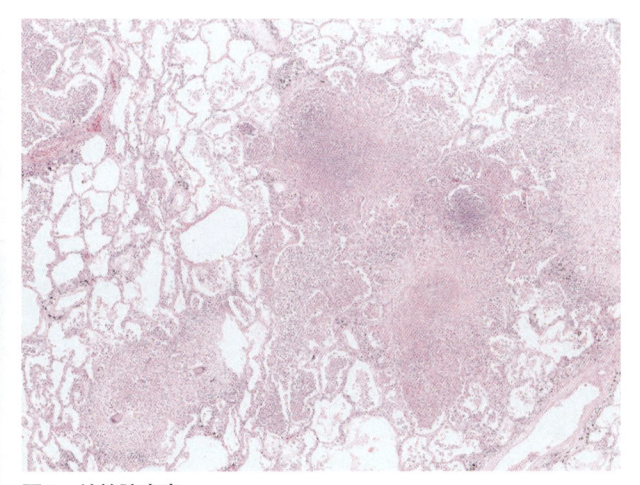

図7　結核肺病変
粟粒結核症に見られた肺病変．壊死性，乾酪性，肉芽腫性炎症が種々の程度に組み合わさっている．

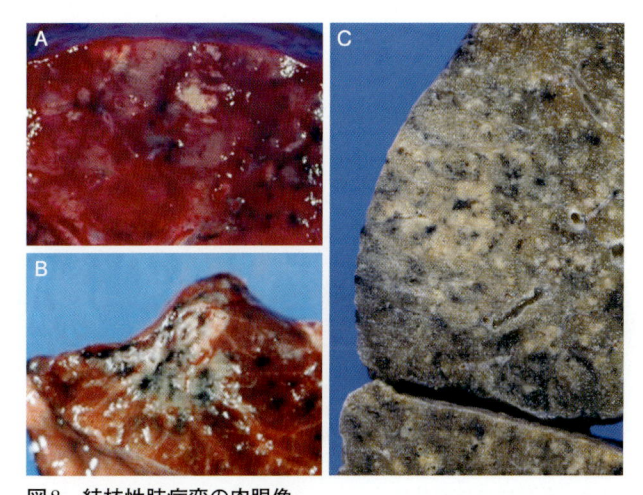

図8　結核性肺病変の肉眼像
A：肺炎様病変．一部に乾酪壊死病変．B：結核病巣．肺癌との鑑別が困難な病変．C：粟粒結核．

■肺結核症　pulmonary tuberculosis

ヒト型結核菌（Mycobacterium tuberculosis）によって肺，気管支に起こる慢性肉芽腫性肺疾患である．罹患率は減少したとはいえ，欧米諸国に比べ3～5倍で，高齢者での再燃，HIV感染者での広がりなど，依然として臨床的に重要な呼吸器感染症である．

結核菌はグラム陽性桿菌で長さ2～4μm，細胞壁には豊富な脂質を含んでいる．Ziehl-Neelsen法などで検出されるが，これは一旦染色された色素が酸でも脱色されない性質（抗酸性）に基づいている．

結核菌は飛沫核感染により肺組織に到達し，マクロファージに貪食された後，マクロファージ，T細胞の活性化により肉芽腫が形成される．

肺結核症の病理：外科材料としての肺結核は被包化結節（結核結節）の形をとることが多い（図5）．壊死病変辺縁に類上皮細胞が柵状に配列し，ラングハンス型巨細胞が出現する（図6A）．その外側にリンパ球が浸潤し，血管新生が起こり線維結合織で囲まれる．乾酪壊死病変では肺組織の枠組みが凝固，残存しており，鍍銀染色によって認識できる（図6B）．

肺結核症の亜型：肺結核症では壊死，好中球浸潤，滲出，壊死が主体の滲出性病変，乾酪性病変と結核性肉芽腫を形成する増殖性病変が組み合わさり，種々の大きさ，形状の病変として現れる（図7）．病変の性状は症例により多様で，肺炎様あるいは腫瘍様で肉眼での診断がしばしば困難である（図8A，B）．血行性に全身に広がり，肺に多数の粟粒大の結節性病巣が生じた状態を粟粒結核と呼ぶ（図8C）．

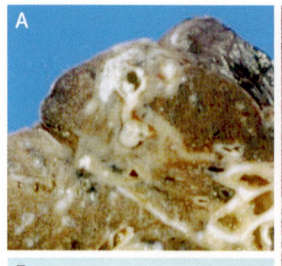

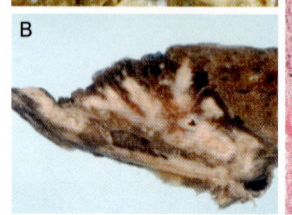

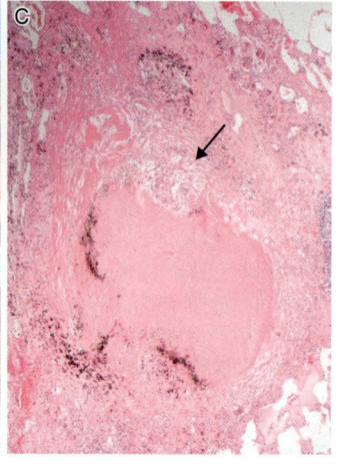

図9　結核病変の二次的変化
A：空洞形成のみられる肺病巣．B：気管支結核による気管支の閉塞のため，拡張した末梢気管支腔内に壊死物が充満．C：硝子化結核結節．無構造，一様となった乾酪壊死巣(矢印は肉芽腫)．

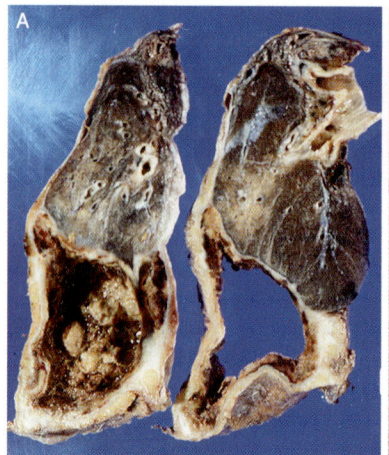

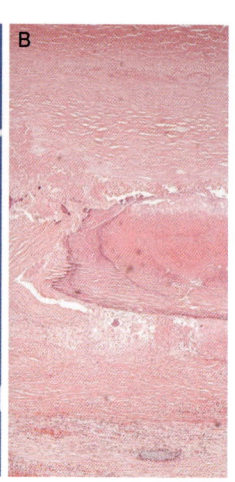

図10　陳旧性膿胸
A：厚い膿胸壁．膿胸腔には粥状物質，フィブリンが貯留．B：膿胸壁は細胞成分に乏しい硝子化膠原線維の層に石灰が沈着．

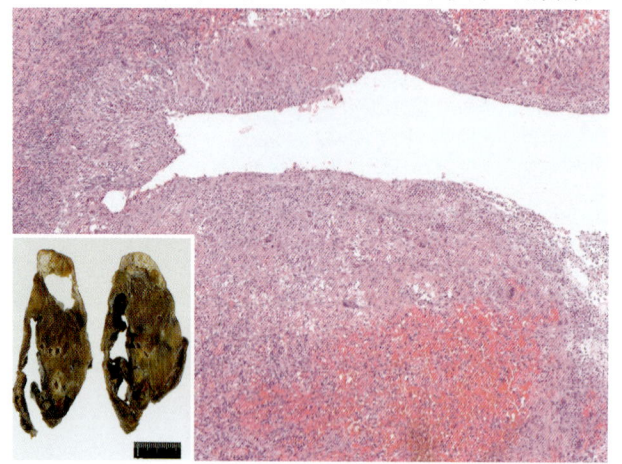

図11　非結核性抗酸菌症
空洞病変につながる気管支に見られた肉芽腫性気管支炎(inset：空洞性病変)．

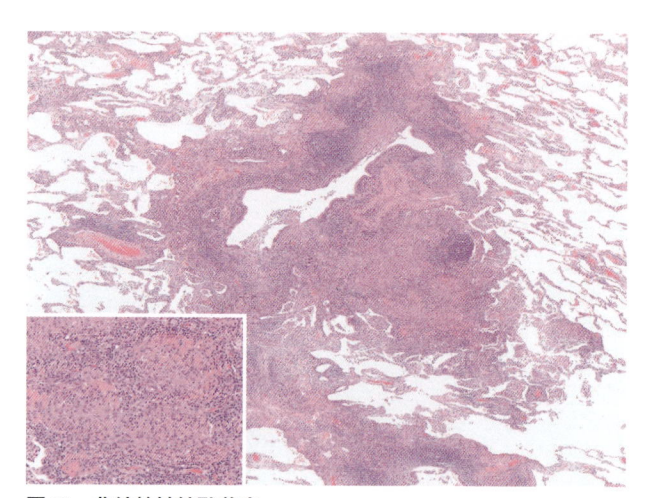

図12　非結核性抗酸菌症
細気管支中心性の肉芽腫性炎症．肉芽腫の辺縁はやや不明瞭で，癒合傾向が明らか(inset)．

　結核病変が気管支に及び，気管支を介して壊死物が排出されると，空洞を形成する(図9A)．気管支を主体に病変が広がると，瘢痕を形成して気管支の狭窄，末梢の拡張症を引き起こす(図9B)．

　大きな結核結節では中心部の乾酪巣を残したまま周囲を線維性結合織が取り囲んで治癒することがある．

　乾酪巣は無構造，一様な物質となり，肉眼的にチョークのように見える(白亜化)(図9C)．しばしば石灰や骨化を伴う．

　核性胸膜炎，あるいは治療のために行われた人工気胸の結果，胸膜が著しく肥厚した状態で陳旧性膿胸が形成されることがある(図10)．壁側，臓側壁は細胞成分に乏しい硝子化膠原線維で肥厚し，無構造の粥状物質，フィブリンなどが貯留している．

■非結核性抗酸菌症　nontuberculous mycobacterial infection

　結核菌以外の抗酸菌(non-tuberculous mycobacteria, NTM)による感染症で，かつて非定型抗酸菌感染症と呼ばれていた．主な菌は*M. avium*, *M. intracellulare*で両者をあわせ*M. avium* complex(MAC)とよんでいる．土壌・水系に生育する菌で，ヒトからヒトへの感染はない．臨床的には典型的な胸部画像所見とともに，喀痰から同一のNTMが2回培養されることで診断される．上肺野に空洞を伴う線維空洞型(図11)，中葉・舌区に気管支拡張を伴う小結節・気管支拡張型をとることが多い．病理組織学的には，結核症類似の壊死性肉芽腫，あるいは非壊死性肉芽腫が細気管支，肺組織にひろがる(図12)．一般に難治性であるが，*M. kansasii*では完治が期待できるため，菌種の同定が重要である．バスタブ汚染水からの吸入により過敏性肺炎に類似した症状を示すことが知られている(ホットタブ肺 hot tub lung)．

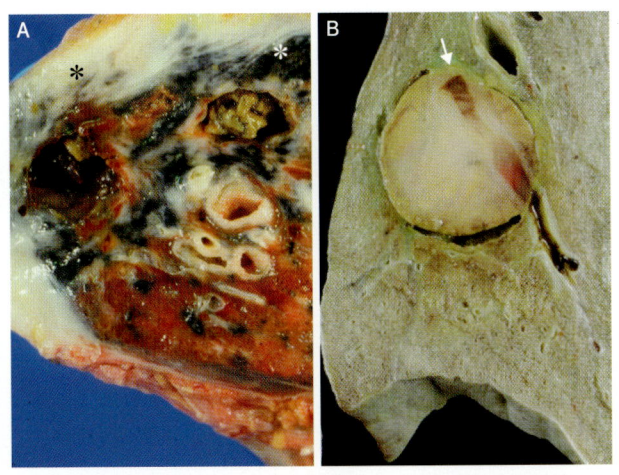

図13 アスペルギローマ(A)と侵襲性アスペルギルス症(B)
A：肺結核症による空洞内(*)に生じた菌球．B：円形の壊死性肺炎病変が血管を巻き込んでいる．

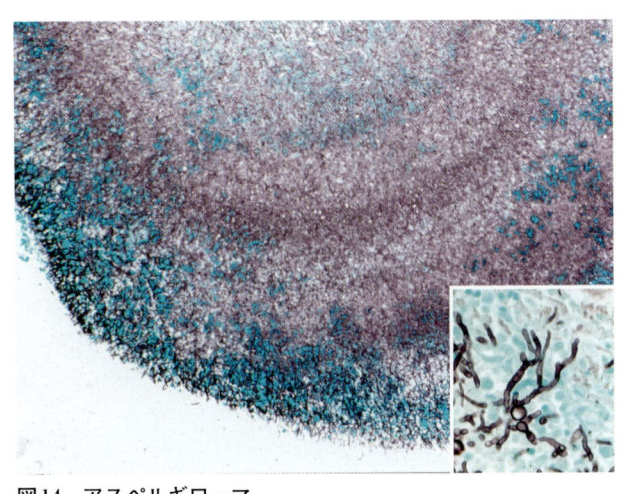

図14 アスペルギローマ
菌糸の増殖は，層を形成して球状となる．inset：グロコット染色．二分岐，隔壁をもつ菌糸．

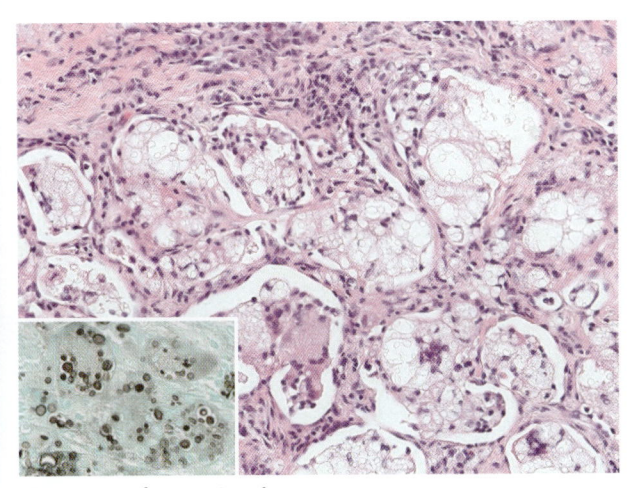

図15 クリプトコッカス症
肉芽腫病変．マクロファージや多核巨細胞には多数の円形空胞が存在．inset：グロコット染色．円形空胞は酵母型真菌の菌体．

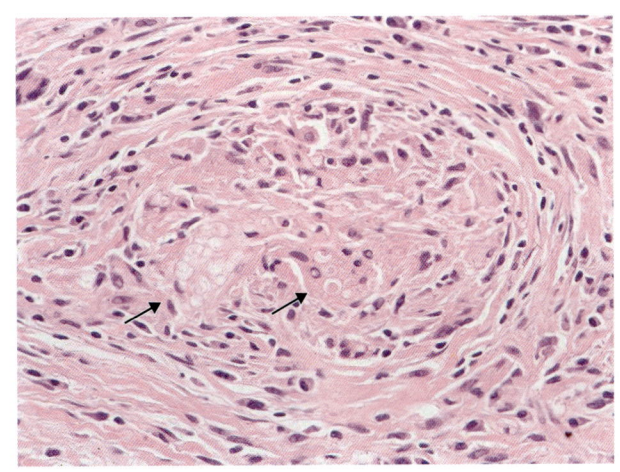

図16 クリプトコッカス症
肉芽腫病変．少数の病原体(矢印)しか見られない症例．

■肺真菌感染

▶肺アスペルギルス症　aspergillosis

肺真菌症の中では最も頻度が高い．通常は*Aspergillus fumigatus*による．1)単純性肺アスペルギローマ，2)侵襲型に分類される．アスペルギローマは菌球(fungus ball)とも呼ばれ，肺結核症などによる遺残空洞内で増殖し，菌糸が密に絡み合って球形の結節を形成する(図13A)．単純性肺アスペルギローマは，腐生的な増生で，空洞壁への侵入，破壊はない．侵襲性アスペルギルス症は，日和見感染の場合に起こり，急激に進行する壊死性肺炎である．血管を破壊することが多く(図13B)，肺梗塞を合併し，菌体が肺動脈，肺組織内にみとめられる．最近，1)，2)の中間的臨床経過(慢性，亜急性に空洞，肺病変が進行)を呈する症例群を，慢性進行型として分類することが提唱されている．菌糸はヘマトキシリン好性で，直径3〜11μmで，隔壁をもち，

Y字型の2分岐をしている(図14)．アレルギー性気管支肺アスペルギルス症は真菌に対するアレルギー反応による気管支中心性炎症である．

▶クリプトコッカス症　cryptococcosis

*Cryptococcus neoformans*は土壌，ハトの糞中で増殖し，これを吸入することにより感染する．症状がなく，一ないし数個の結節性陰影として発見される症例が多い．肉芽腫性病変であり，ラングハンス型ないし異物型巨細胞を伴う類上皮細胞肉芽腫を認める(図15)．マクロファージや多核巨細胞の胞体内に，円形で5-10μmの球形で，均一な酵母型真菌が貪食されている．HE染色では染色されないため，真菌が少数の場合もあるので，注意が必要である(図16)．貪食細胞の外では厚い粘液性莢膜をもつため，アルシアンブルー染色などで陽性になる．

44　4. 肺・縦隔

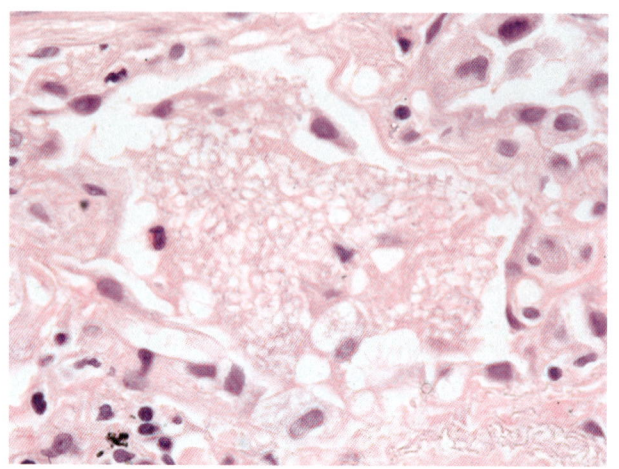

図17　ニューモシスチス肺炎
肺胞内に存在する病原体集塊．嚢子によって泡沫状に見える．

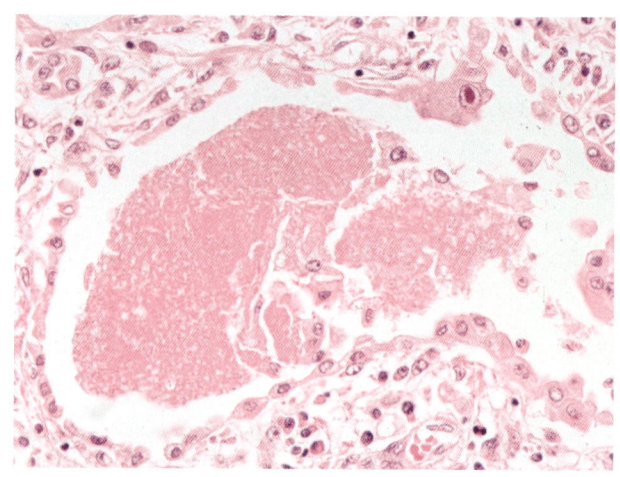

図18　ニューモシスチス肺炎
AIDS患者にみられたニューモシスチス肺炎．エオジン好性の強い病原体集塊．肺胞上皮にCMVによる核内封入体も認められる．

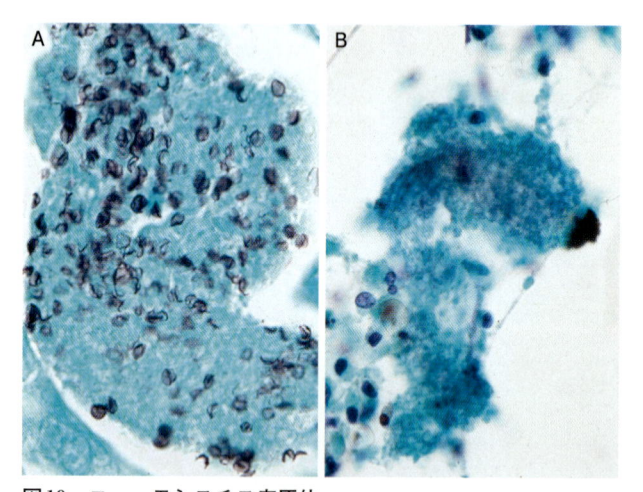

図19　ニューモシスチス病原体
A：グロコット染色．多彩な形状を示す嚢子．芯状構造物を示すものもある．B：ニューモシスチス肺炎喀痰細胞診．栄養体，嚢子からなる病原体集塊．

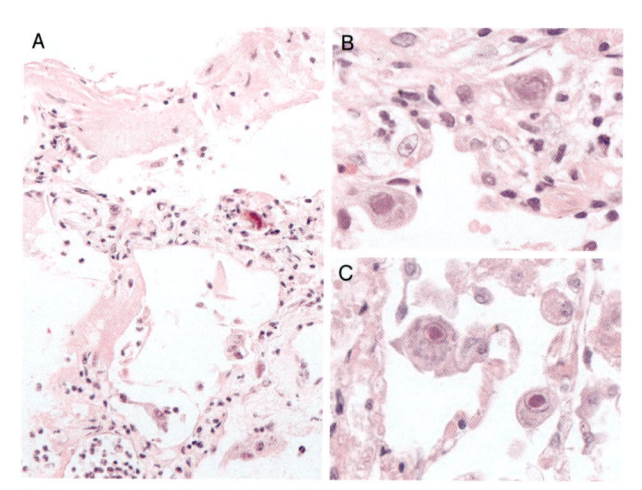

図20　サイトメガロウイルス肺炎
A：好中球浸潤，硝子膜形成を伴う間質性肺炎．間質細胞，肺胞上皮内に感染細胞が存在．B：核内，細胞質内封入体のみられる肺胞上皮．C：ハローが明瞭な核内封入体．

■その他の病原性微生物による肺炎

▶ニューモシスチス肺炎　pneumocystis pneumonia（PCP）

　*Pneumocystis jirovecii*の感染による肺炎．HIV患者において罹患率が高く，AIDS患者の半数はニューモシスチス肺炎で発症する．最近，関節リウマチなどに対する各種生物学的製剤の使用に伴った合併症としても注目されている．また，感染者の近傍の環境中に広がり，空気感染することも明らかになり院内感染対策上，重要である．組織学的には，肺胞壁の炎症とともに，肺胞内に微細泡沫状構造物を認める（図17）．AIDS患者では菌量の多さを反映して，好エオシン性の滲出物が気腔を埋め，その内部に球状の空隙が存在しているように見える（図18）．ニューモシスチスは現在，真菌に属することが明らかになっている．栄養体（栄養形），シスト（胞子ケース）の二種類の形態をとる．グロコット染色では直径8μmのシストが染色され，形状は球形，杯状，三日月状と多彩で（図19A），内部に芯状の構造が認められる．壁にはβグルカンを多く含む．栄養体は壁が薄く1-4μmで，血小板に類似し，集塊状を呈する（図19B）．

▶サイトメガロウイルス肺炎　cytomegalovirus（CMV）pneumonia

　CMVによる感染症は巨細胞封入体症とも呼ばれ，日和見感染症の代表的なウイルス感染症である．潜在感染ウイルスの再活性化による．肺では間質性肺炎の形をとり，好中球浸潤，壊死，出血，硝子膜形成がみられることがある（図20A）．肺胞上皮，間質細胞，血管内皮細胞やマクロファージなど種々の細胞に封入体が認められる（図20B，C）．核内封入体は大型で，好酸性，周辺は明るいハローを伴っている（Cowdry A型，owl's eye sign）．細胞質内に好塩基性の封入体を認めることがある．

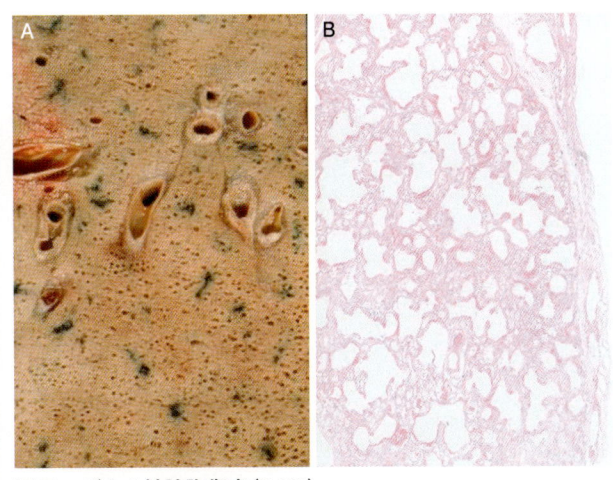

図21 びまん性肺胞傷害（DAD）
A：肉眼像．目の粗い硬いスポンジ状の割面．B：ルーペ像で肺胞道が強調されている．一見，整った印象を受ける．

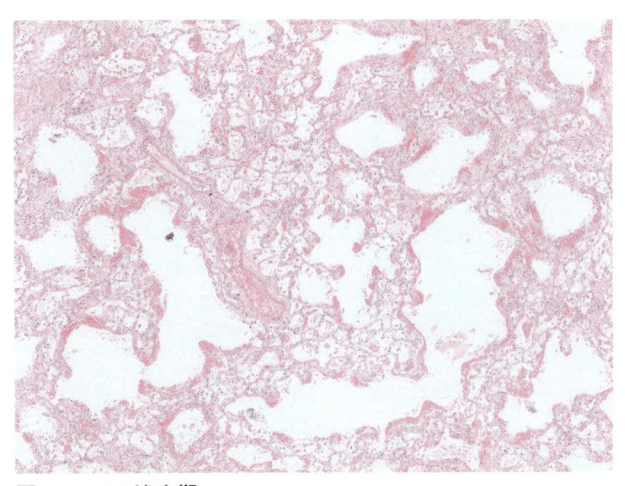

図22 DAD滲出期
肺胞入口部を塞ぐように存在する硝子膜．

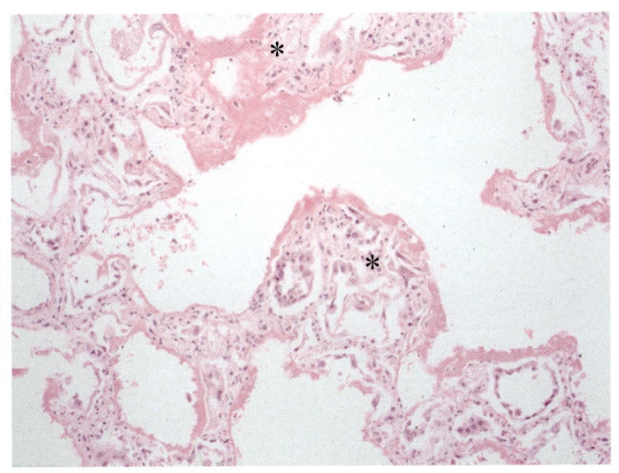

図23 DAD滲出期
硝子膜により肺胞は虚脱し（*），全体として隔壁化している．残存肺胞腔ではⅡ型肺胞上皮が目立つ．

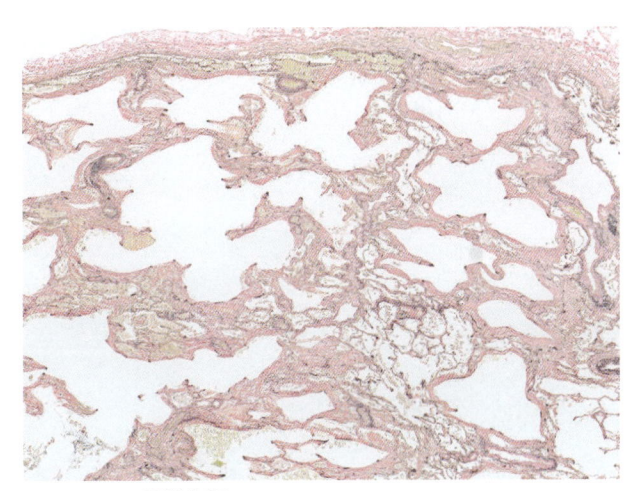

図24 DAD器質化期
EvG染色．硝子膜，虚脱肺胞は一体となって，膠原線維の沈着による線維性隔壁となる．

■びまん性肺胞傷害　diffuse alveolar damage（DAD）

　DADは，臨床的に急性呼吸促迫症候群acute respiratory distress syndrome（ARDS）と診断される病態に対応した肺病変である．

　ARDSは，ベルリン基準（2012年）に基づき，1）心不全では説明のつかない急性呼吸不全で，2）胸部画像所見で両側の広範囲な陰影があり，3）発症の時期が肺損傷から1週間以内か，あるいは呼吸症状の出現・悪化から1週間以内であり，4）人工呼吸器で呼気終末陽圧PEEP＞5cmH$_2$Oをかけている状態，とされている．なお，酸素化率（PaO$_2$/FiO$_2$，P/F比）の値で軽症（＜300mmHg）から重症（＜100mmHg）の3群に分類される．

　汎小葉性病変で，開存している気腔と厚い隔壁の均一なパターンを示す（図21A，B）．開いている腔は肺胞道に相当する．隔壁部分は虚脱した肺胞であり，その入り口に注目すると硝子膜が認められる（図22，23）．好酸性で均一な膜状構造物で，電子顕微鏡所見では，血漿蛋白と剥離した上皮細胞の細胞質，核の残骸から構成されている．隔壁部分には虚脱した肺胞と，これを被覆するⅡ型肺胞上皮が確認できる．時間の経過とともに，虚脱した肺胞群の部分に肉芽組織が形成され，さらに膠原線維主体の線維性組織に置き換わる（図24）．

　ARDSの時間経過に伴い，組織像も変化するが，両者の間には，おおまかな対応がある．硝子膜の出現を特徴とする1週間までの段階は急性（滲出）期である（図22，23）．肺胞内外に線維化が起こる2〜3週間は器質化（増殖）期（図24），さらに4〜8週間後の進行した線維病変は線維化期と分類される．

　拡張した気腔は，細気管支上皮，気管支上皮，あるいは扁平上皮化生に覆われる．

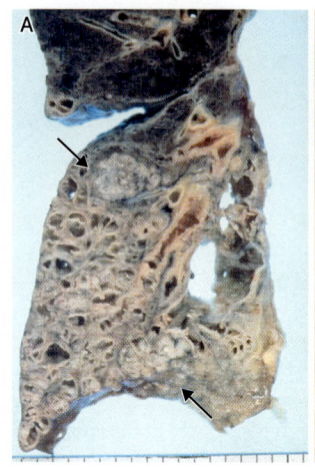

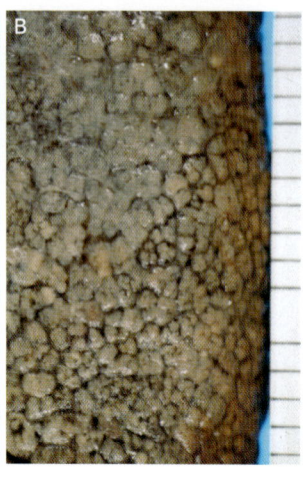

図25 蜂窩肺
A：割面肉眼像．癌が2ヵ所に合併（矢印）．B：胸膜面からの肉眼像．ワニ肌様と形容される粗大な小葉紋理．

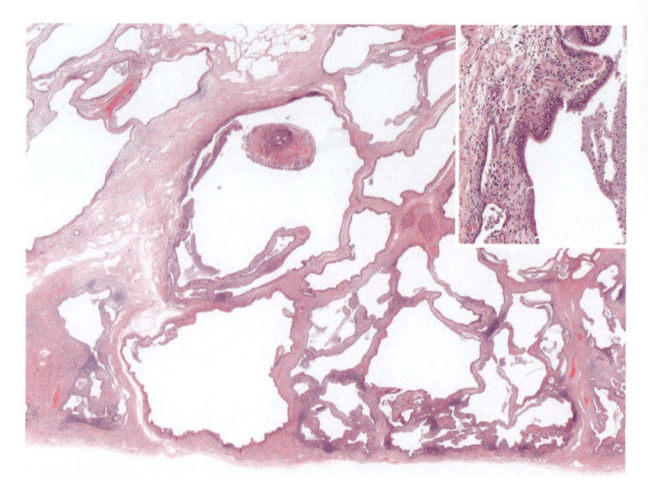

図26 蜂窩肺
肺胞のつぶれにより改変，拡張した気腔．inset：気管支上皮，扁平上皮により覆われる．

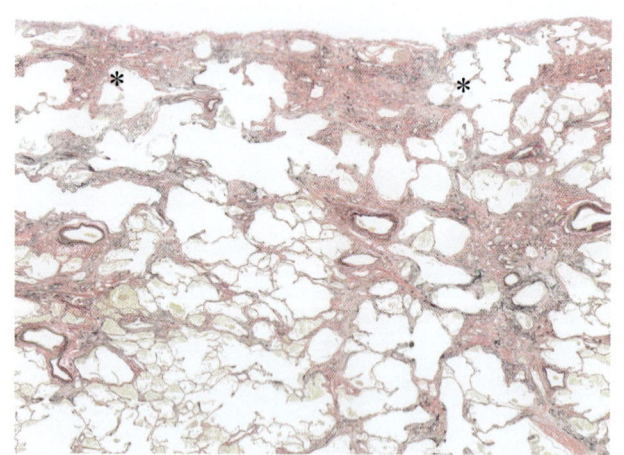

図27 特発性間質性肺炎（通常型間質性肺炎）
胸膜直下（＊）とともに肺内に広がる線維化病変．比較的正常な肺組織が介在．

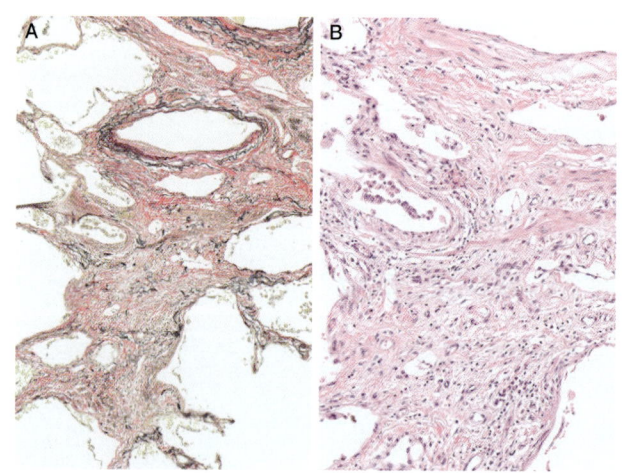

図28 通常型間質性肺炎（UIP）
A：EvG染色．線維化病変内には膠原線維（赤色）の量に差が見られる．B：肉芽組織様病変（fibroblastic foci）．

■**特発性間質性肺炎** idiopathic interstitial pneumonia（IIP）

　原因が特定できない間質性肺炎を総称して特発性間質性肺炎（IIP）とよんでいる．主要なIIPとして6疾患が挙げられ，各々に対応した病理組織パターンがある．リンパ球性間質性肺炎（LIP）は希少IIPに分類された．過去のLIP症例の多くはNSIPに属すると考えられる．

慢性線維化性間質性肺炎（chronic fibrosing IP）
　　特発性肺線維症 idiopathic pulmonary fibrosis, IPF
　　特発性非特異性間質性肺炎 idiopathic nonspecific IP, INSIP
喫煙関連間質性肺炎（smoking-related IP）
　　呼吸細気管支炎関連間質性肺疾患 respiratory bronchiolitis-ILD, RBILD
　　剥離性間質性肺炎 desquamative IP, DIP
急性／亜急性間質性肺炎（acute/subacute IP）
　　特発性器質化肺炎 cryptogenic organizing pneumonia, COP
　　急性間質性肺炎 acute interstitial pneumonia, AIP

特発性肺線維症（IPF）：IIPの中の代表的な臨床病型である．両側肺に進行性の線維化が起こり，とりわけ下葉が縮小，硬化し，拘束性肺障害をきたす．急性増悪，高率の肺癌合併がみられる予後の悪い疾患である．病理学的には，通常型間質性肺炎 usual IP（UIP）の病理組織パターンをとり，胞巣肺 honeycombing が特徴とされている．胸膜に沿って径5～10mm大の囊胞ができ，蜂の巣のような肉眼像で，胸膜面ではワニ肌状となる（図25）．組織学的には，虚脱した肺胞領域が器質化，線維化をきたし，大きな気腔を生じる．改変気腔は気管支上皮におおわれ，扁平上皮化生がみられる（図26）．UIPでは小葉辺縁性の病変分布を示すが（図27），間質性病変と，ほとんど健常である肺組織が不規則に混在する．線維化部では虚脱した肺胞の壁の弾性線維が規則性なく埋没しているが（図28A），境界部には壁在性の線維化病巣 fibroblastic focus が見られる（図28B）．IPFでは空間的，時間的に異なった病変が，両肺の各所で進行してい

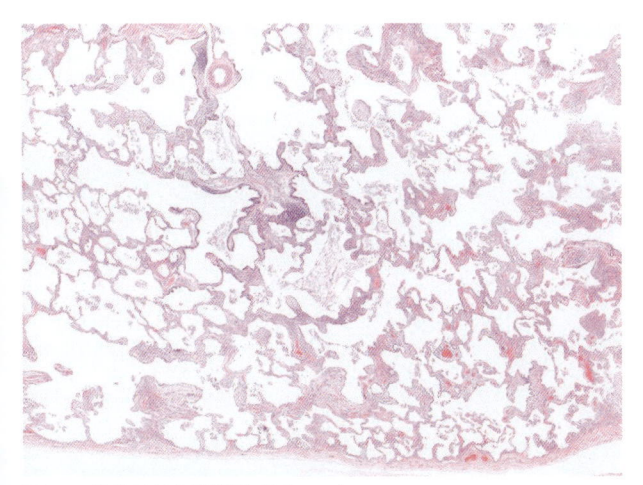

図29 非特異性間質性肺炎（NSIP）
比較的均一な病変の広がり．肺胞構造のつぶれは小範囲，器質化滲出物も目立たない．

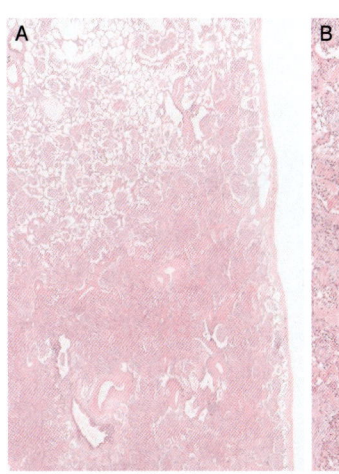

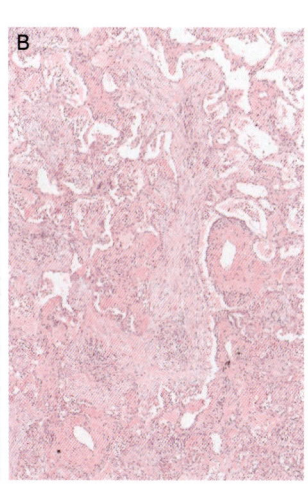

図30 特発性器質化肺炎（COP）
A：細気管支，肺胞腔内に連続的に連なる器質化滲出物．B：肺のポリープ状器質化滲出物（閉塞性細気管支病変）．

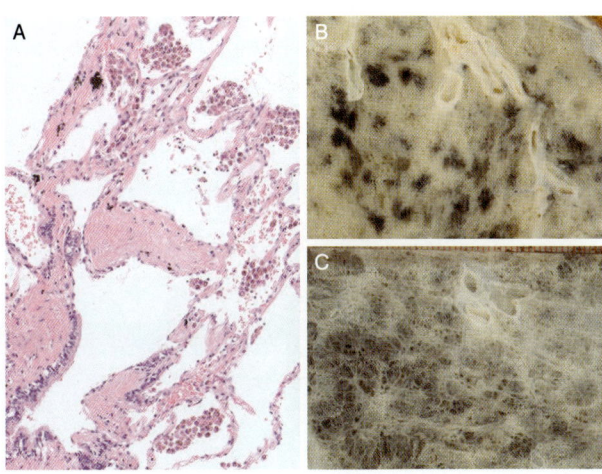

図31 喫煙に関係した肺病変
A：呼吸細気管支炎．呼吸細気管支腔内に認められるマクロファージ集簇巣．細気管支壁の病変は種々である．B：肺気腫，小葉中心性．C：肺気腫，汎小葉性．B，C：硫酸バリウム浸漬標本．

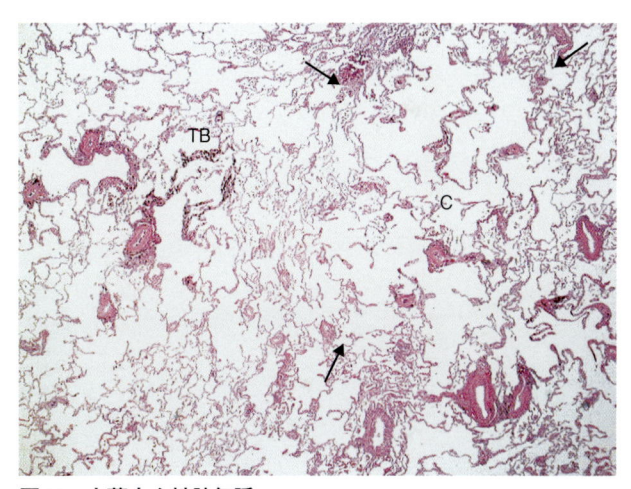

図32 小葉中心性肺気腫
終末気管支（TB），細気管支を中心にして拡大した気腔．

るため，臨床，HRCT所見と開胸肺生検所見を合わせて総合的に診断することが重要である．

特発性非特異性間質性肺炎（INSIP）：NSIPはUIPとは異なる慢性線維化性IIPの病理学組織パターンで，病変の性状が一様であることが特徴である（図29）．病変は間質の肥厚，慢性炎症細胞浸潤，線維化で，線維化の程度でcellular, fibrosing NSIPに2大別される．膠原病関連，過敏性肺炎，薬剤性肺炎でもNSIPパターンが見られ，疾患としての独立性について課題が残っている．

特発性器質化肺炎（COP）：急性～亜急性の臨床症状，両側性の浸潤影，斑状影を示す．抗菌薬に反応しないが，ステロイドが著効する例が多い．organizing pneumonia（OP）パターンは小葉中心性で，気腔内滲出物が肉芽組織に置換されたポリープ型の腔内線維化巣が特徴的である．肺胞内から連続して呼吸細気管支腔内にも病変が認められることもある（bronchiolitis obliterans-OP：BO-OP病変）（図30）．

■その他の間質性肺炎，喫煙者肺
▶喫煙者に見られる肺病変

間質性病変：呼吸細気管支炎関連性間質性肺疾患（RB-ILD），剝離性間質性肺炎（DIP）は喫煙者の間質性肺病変である．RB-ILDは，呼吸細気管支中心性に褐色調細胞質をもつマクロファージの集積，細気管支周囲の間質性変化が見られる（図31A）．DIPでは，褐色調細胞質マクロファージがびまん性に末梢気腔に存在し，肺胞壁が線維性に肥厚する．

肺気腫：肺実質が破壊され，細い気道がつぶれたため生じる異常な気腔である．慢性気流障害である慢性閉塞性肺疾患（COPD）に対応した肺病変．小葉中心性，汎小葉性に分類され（図31B，C）．小葉中心性肺気腫では，壁に炭粉沈着のある細気管支を中心に気腫が広がる（図32）．

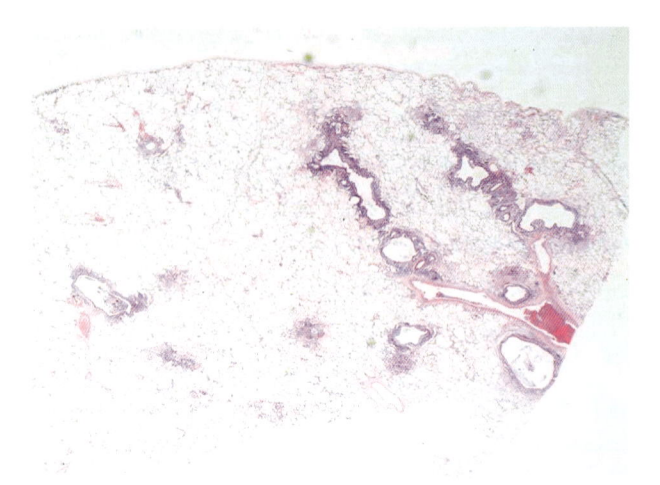

図33　びまん性汎細気管支炎(DPB)
ルーペ像．比較的新しい病変が細気管支中心性に分布．

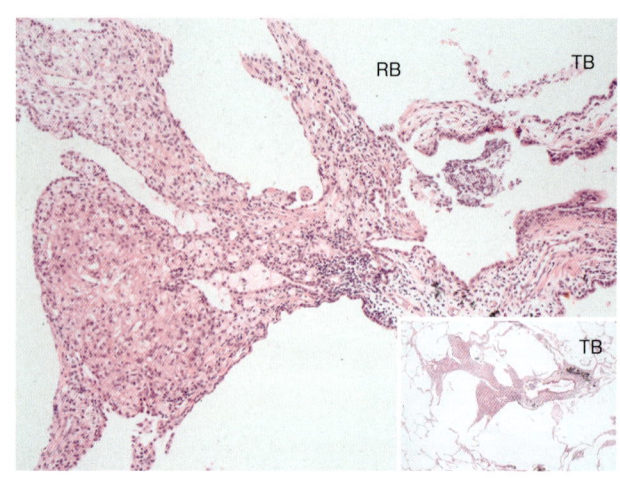

図34　びまん性汎細気管支炎(DPB)
細気管支は炎症により狭小化し，末梢胞隔にマクロファージが浸潤．inset：終末細気管支(TB)周囲気腔は拡張し，気腫状となる．

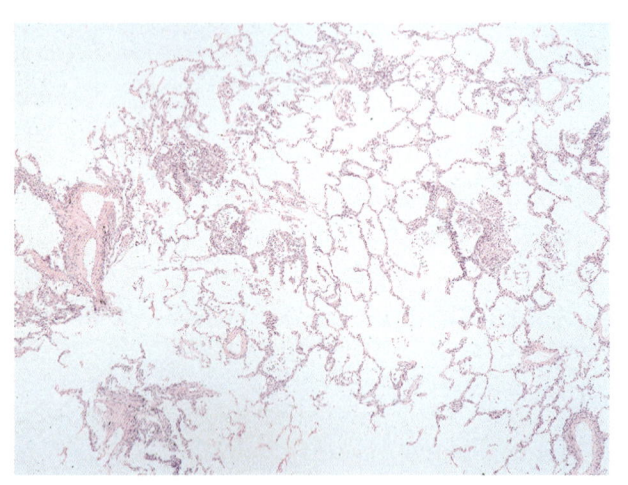

図35　過敏性肺炎
TBLBルーペ像．病変は細気管支肺胞性に分布．

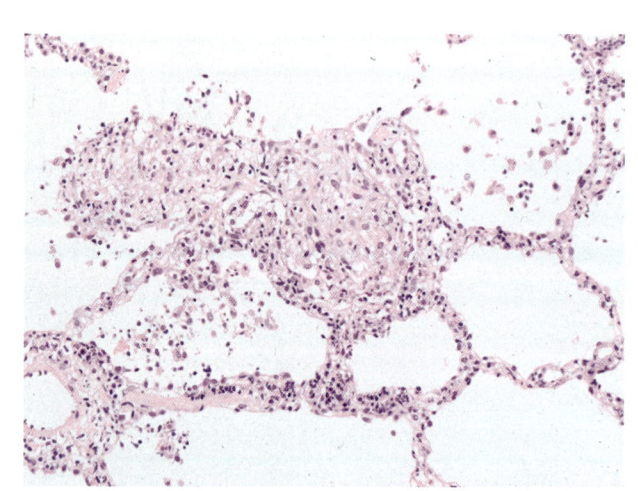

図36　過敏性肺炎
気腔内に存在する小肉芽腫，およびリンパ球による胞隔炎．

■びまん性肺疾患

▶びまん性汎細気管支炎　diffuse panbronchiolitis

　呼吸細気管支を中心とする慢性炎症で，日本人に多く，副鼻腔炎を合併し，無治療では強い呼吸障害をきたす．気道の終末部分は，終末細気管支，呼吸細気管支からなるが，導管と肺実質をつなぐ中間部分に相当し，反回枝が生じ，換気の面からみると渦が発生しやすい．本症では，両肺の呼吸細気管支中心性に病変がひろがり(図33)，経過の長いものでは閉塞病変のため，中枢側の細気管支拡張，末梢側の気腫性変化を伴う．細気管支病変部では，炎症細胞浸潤，肉芽組織がみられる．さらに閉塞によって，呼吸細気管支周囲の間質あるいは肺胞内にマクロファージの浸潤がみられる(図34)．一種の閉塞性肺炎である．かつては緑膿菌感染を合併，予後不良であったが，エリスロマイシン長期少量療法が奏効，予後が著しく改善した．

▶過敏性肺炎　hypersensitivity pneumonia(HP)

　塵埃中にあるカビ，動物蛋白などが抗原となり，過敏性の間質性肺炎を起こす．Ⅲ型，Ⅳ型アレルギーが関与しており，外因性アレルギー性肺胞炎 extrinsic allergic alveolitis とも呼ばれる．

　病理組織学的には，細気管支，胞隔炎と肉芽腫が特徴である(図35)．細気管支，胞隔炎はリンパ球を主体とした炎症細胞浸潤であり，また，肉芽腫は小型で，肺胞内の器質化した滲出物の中に存在しているという特徴がある(図36)．干し草による農夫肺，鳥の糞による鳥飼病などが含まれるが，日本では，6〜11月に発症する夏型過敏性肺臓炎が多くを占める．居住環境に増殖している酵母の一種，トリコスポロンが原因抗原である．過敏性肺炎の臨床像には急性型，慢性型があるが，慢性型で進行した症例では，特発性肺線維症IPF/UIPと鑑別が困難な場合もある．

各 論　49

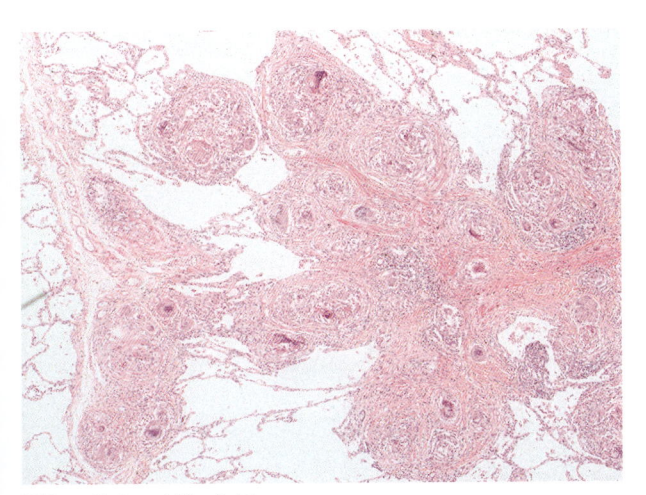

図37　サルコイドーシス
小葉間間質に沿って分布する肉芽腫．相互の融合傾向はない．

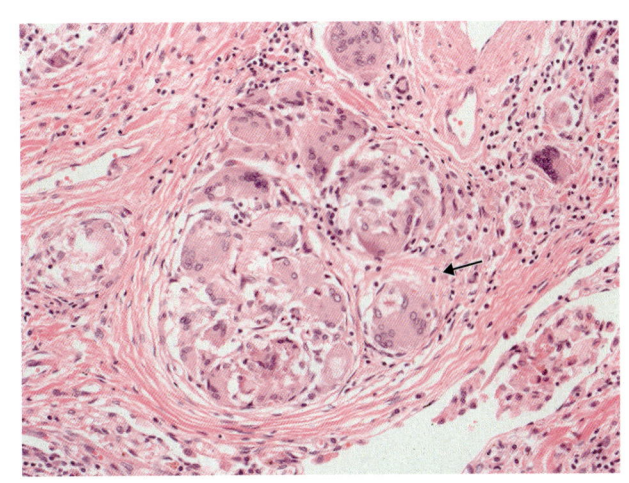

図38　サルコイドーシス
境界明瞭な肉芽腫．多核巨細胞内に asteroid body が認められる（矢印）．

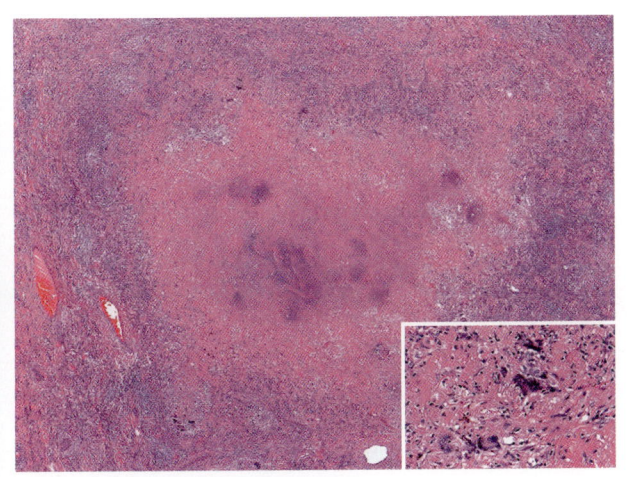

図39　多発血管炎性肉芽腫症（GPA）
結節状病変内にみられた壊死病変．中心部に好塩基性壊死物．inset：壊死病変の周囲に多核巨細胞が散在．

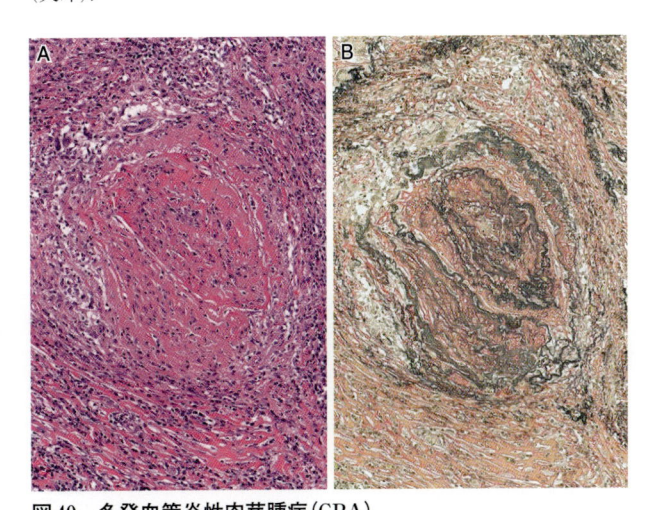

図40　多発血管炎性肉芽腫症（GPA）
A：壊死病変近傍の動脈にみられた肉芽腫性血管炎．フィブリノイド壊死と肉芽腫．B：EvG染色．内膜が多層化しているのは過去の血管炎によって生じたものと推定される．

▶サルコイドーシス　sarcoidosis

　全身に非乾酪性（壊死を伴わない）肉芽腫を生じる疾患で，肺門リンパ節，肺，眼などに好発する．多くは治癒するが，一部の症例では肺に広範な線維化をきたす．気管支肺胞洗浄液で細胞数の増加，リンパ球の増加，CD4＋/CD8＋比の増加（0.4以上）が特徴である．血清ACEが高値を示す．
　肺胞壁にリンパ球が浸潤している胞隔炎が最も初期の病変であり，その後肉芽腫形成がみられる．特徴的な組織像は類上皮細胞性肉芽腫であり，個々の肉芽腫は癒合せず，壊死を伴わない．気道，肺血管壁，臓器胸膜にも肉芽腫が形成される（図37）．巨細胞中にシャウマン体 Schaumann body（カルシウムを含む層状構造物）や，星状体 asteroid body（フィラメント，微小管構造）をみる（図38）．線維化の強い症例では，上葉に強い囊胞性病変を伴うことが多い．

▶多発血管炎性肉芽腫症　granulomatosis with polyangiitis（GPA）

　GPAはWegener肉芽腫症とよばれていた疾患である．両側肺に多数の結節性の壊死性肉芽腫性病変が形成される．壊死の形態は好中球浸潤が主体の微小膿瘍から，種々の大きさの病変がみられ，広範に及ぶと不整形な蛇行状輪郭をした「地図状壊死」とよばれる病変となる（図39）．浸潤した好中球の壊死，核崩壊で好塩基性を呈し，'dirty' な壊死とも表現される．肉芽腫としての形態も，広い壊死領域の境界に沿ったマクロファージの柵状配列から，多核巨細胞の散在まで種々の形態をとる．境界明瞭な肉芽腫結節の形成はみられない．もう一つの特徴は血管炎で，好中球浸潤を全層に認める壊死性血管炎である（図40）．好中球浸潤を伴った毛細血管炎の所見もしばしば認められるが，広汎におこるとびまん性肺胞出血となる．

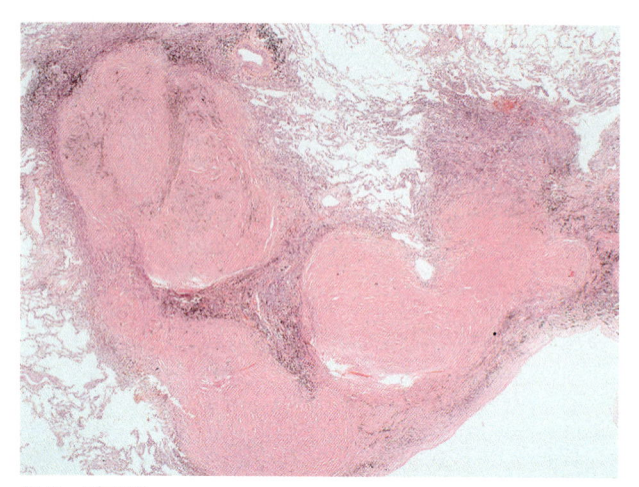

図41 珪肺症
塵肺結節．数個の結節性病変が癒合．

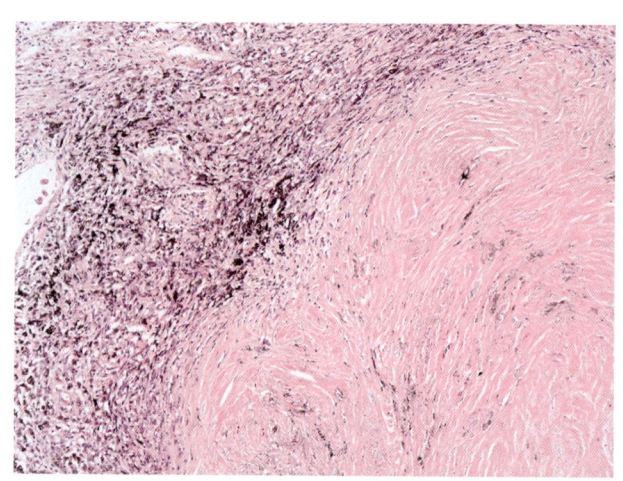

図42 珪肺症
硝子化した厚い膠原線維からなる結節．内部にはシリカ粒子が存在している．

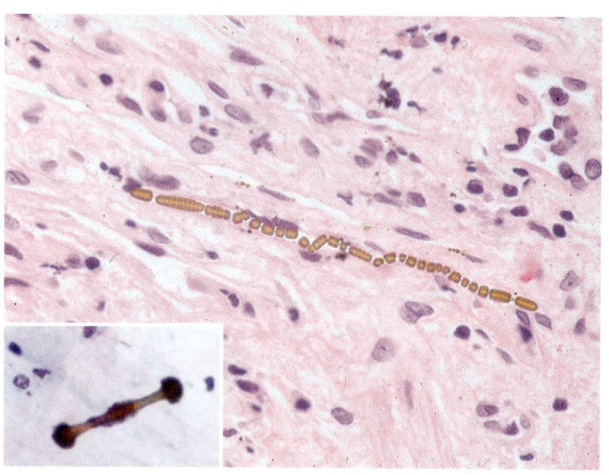

図43 石綿肺（アスベスト小体）
黄金色の数珠状の構造物．inset：喀痰中に見られたアスベスト小体．

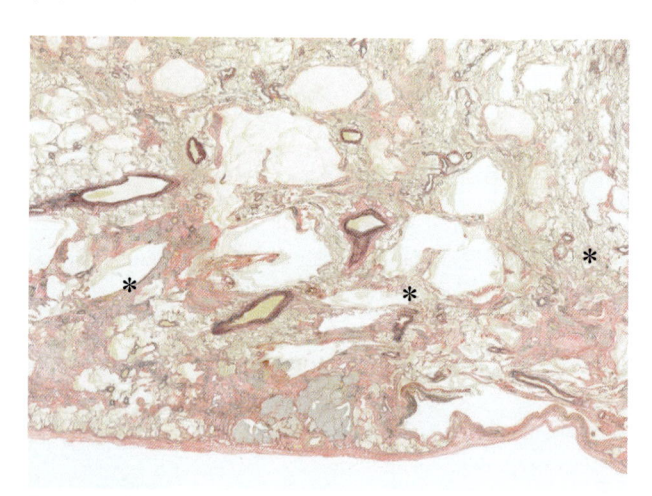

図44 石綿肺
肺の線維化病変．

▶珪肺症　silicosis

シリカの吸入，沈着によって引き起こされる塵肺症である．病理組織学的には，リンパ管に沿った散布性の小粒状結節から塊状結節までの塵肺結節を認める（図41）．初期のものは線維芽細胞と組織球の浸潤が強く，古くなるほど硝子化，線維化瘢痕状となる（図42）．大きい塊状結節病変では強い収縮がおこるため，病変部位外の肺組織には気腫性病変を引き起こす．また，塊状結節にも壊死や空洞が生ずる．silicateは偏光顕微鏡で5μm以下の針状物として観察されるが，シリカ粒子には重屈折性はない．

▶石綿肺　asbestosis

アスベスト繊維の長期的，持続的曝露によって生じるびまん性の肺線維化である．アスベストの職業的，長期的な曝露によってこのほか，良性胸膜疾患（良性石綿胸水，びまん性胸膜肥厚，円形無気肺，胸膜プラーク）が起こり，肺癌の危険率が高くなる．石綿曝露は胸膜中皮腫の原因であるが，腫瘍発生と曝露量には量比関係はないとされている．

石綿肺の組織学的特徴は，びまん性の間質線維化とアスベスト小体である．アスベスト体asbestos bodyは長さ20〜200μm，直径2〜5μm，黄金色の数珠状の形状をした構造物である（図43）．繊維状アスベストに鉄が沈着したもので，含鉄小体ともよばれる．肺胞腔内，間質，マクロファージ内に認められる．

間質の線維化は，初期には呼吸細気管支壁に起こり，細気管支に直接連結する肺胞壁に波及する．細気管支中心性病変が連なり，胸膜下に線状に病変を形成する（画像上のsubpleural curvilinear lines）（図44）．さらに進行すると胞巣肺を形成することもあるが，通常型間質性肺炎に比べ囊胞化が強くない．

各論 51

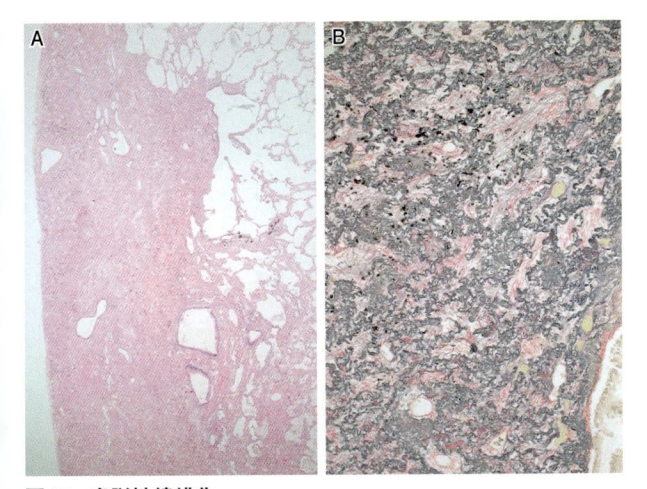

図45 虚脱性線維化
A：胸膜直下の帯状の病変．細胞成分は乏しい．B：EvG染色．著明な弾性線維症．

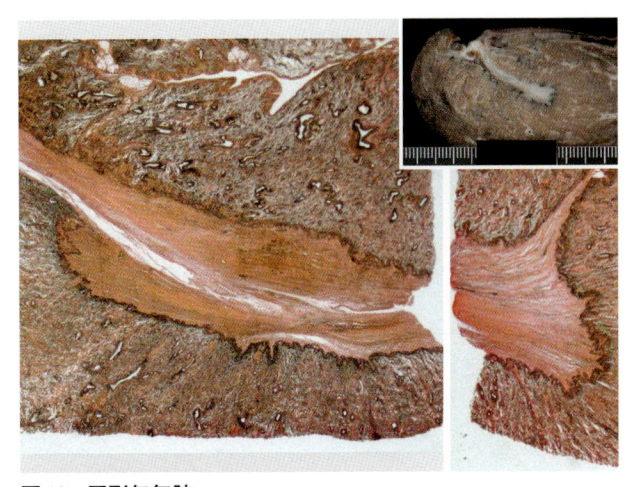

図46 円形無気肺
EvG染色．肥厚した胸膜が肺の内部に引き込まれ，二重になっている．周囲は無気肺．inset：肉眼像．白色の肥厚胸膜病変．

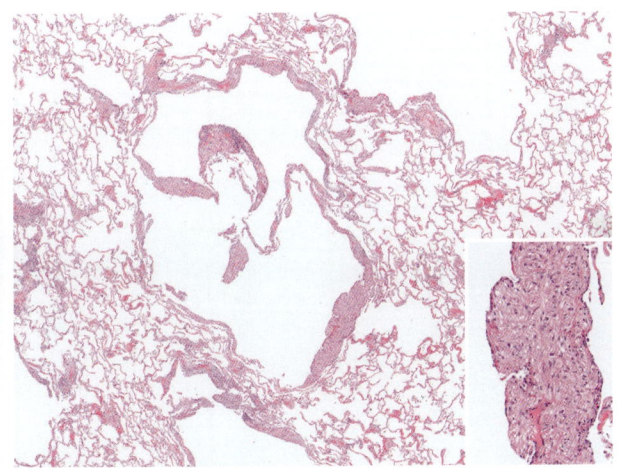

図47 肺リンパ脈管筋腫症（LAM）
多数の囊胞性病変．囊胞壁の厚さが不均一である．inset：肥厚した壁には平滑筋細胞類似の短紡錘形細胞が増生．

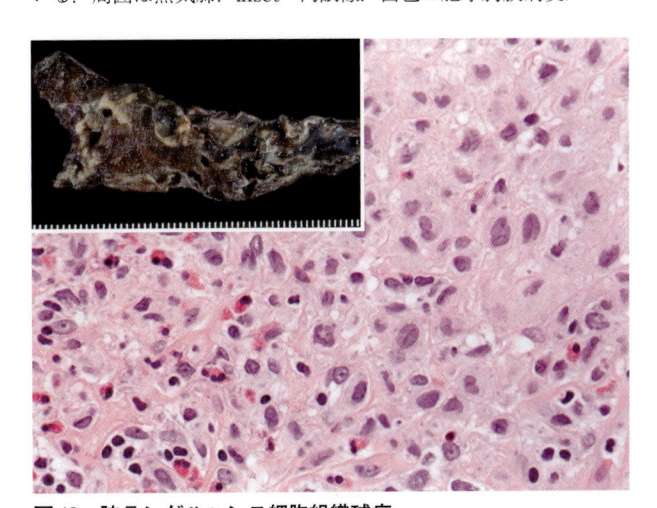

図48 肺ランゲルハンス細胞組織球症
囊胞性病変に連続した細胞浸潤巣．ランゲルハンス細胞（核溝の所見に注意），組織球，好酸球の浸潤．inset：多数の囊胞．辺縁が黄色に肥厚した囊胞壁も存在．

▶**虚脱性線維化　atelectatic fibrosis**

　無気肺などの機序で肺胞領域が一挙に虚脱し，線維化した病変．肺尖部胸膜下線維化病変や放射線による肺線維症の場合に，この型の線維化をとる．帯状の線維化病巣で（図45A，B），一様で高度の弾性線維症で，高度に折りたたまれ，凝集した弾性線維間に線維化がみられる．胸膜肺線維弾性線維症では類似した線維化が広範にみられる．

　円形無気肺は肺野末梢に生じる円形（類円形）の無気肺．アスベスト吸入歴がある場合が多い．肺下葉の肺底部背側もしくは側方部胸膜直下に好発する．画像所見上，下方から円形巣に曲線を描いて入る血管，気管支の走行が特徴的である（commet sign）．臓側胸膜の肥厚，引き込みを伴った無気肺が腫瘤影に対応している（図46）．

▶**肺リンパ脈管筋腫症　pulmonary lymphangiomyomatosis（LAM）**

　平滑筋細胞類似の短紡錘形細胞（LAM細胞）の広範な間質浸潤より両肺に多数の囊胞を形成する．妊娠・出産可能年齢の女性に生じ，結節性硬化症を伴う例と伴わない例がある．囊胞状腔の軽度に肥厚した壁，あるいは胸膜下，気管支血管束に沿ってLAM細胞を認める（図47）．LAM細胞は平滑筋細胞の特徴を持っているが，メラノソーム糖タンパクに対する抗体HMB-45に陽性である．

▶**肺ランゲルハンス細胞組織球症　pulmonary Langerhans cell histiocytosis（PLCH）**

　肺LCH（PLCH）の多くは喫煙歴のある中年の成人に生じ，病変は肺に限局する．両肺にランゲルハンス細胞（核溝が特徴的で，CD1a，CD207，S100陽性）の多結節性増殖からなる病変がびまん性に生じ，病変の進行とともに上肺優位の囊胞性変化や蜂窩肺の形成に至る（図48）．近年，LCHの半数以上にBRAF変異（V600E）があることが示された．

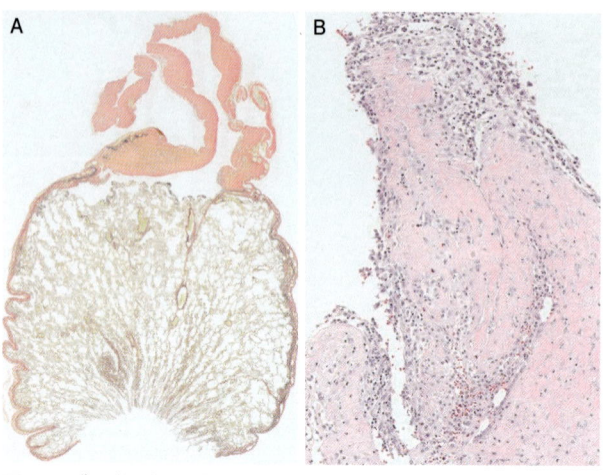

図49　ブラ（気胸症例）
A：EvG染色．気胸で発症したMarfan症候群患者のブラ．胸膜弾性線維板は消失．B：胸膜側に好酸球を含む炎症細胞浸潤．

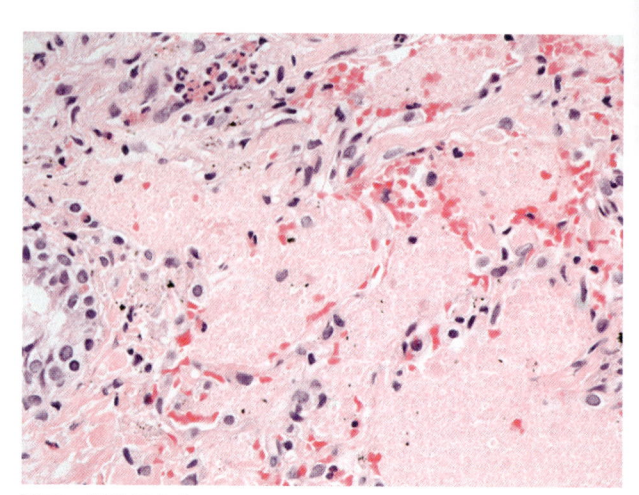

図50　肺胞蛋白症
肺胞内に存在する顆粒状物質．

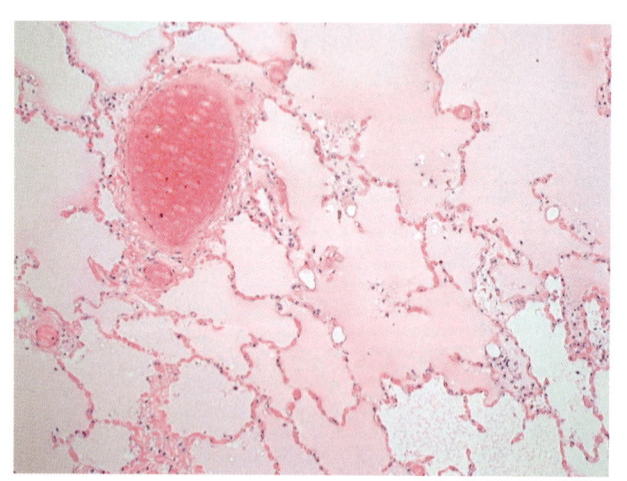

図51　肺水腫
肺胞内を満たす一様な漏出液．

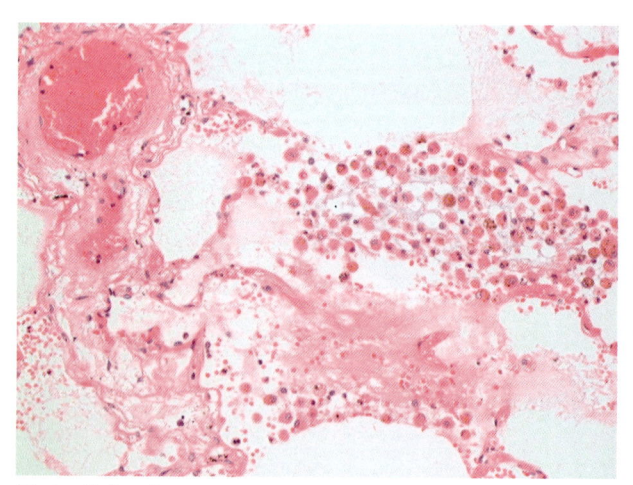

図52　肺うっ血
肺胞内に赤血球とともに認められる肺胞マクロファージの集団．ヘモジデリンを貪食している．

▶ブラ，ブレブ　bulla, bleb

　ブラは肺胞壁の破壊，融合，拡張によって生じた大きな空間，ブレブは肺臓側胸膜の間に入り込んだ気腔を指す（図49）．両者を厳密に区別することなく，ブラと総称することが多い．自然気胸の原因となる．嚢胞性肺疾患の原因となる子宮内膜症，LAM，PLCH，および全身性系統疾患（Marfan症候群，Birt-Hogg-Dube症候群）等を除外する．

▶肺胞蛋白症　alveolar proteinosis

　サーファクタントの生成，分解の障害により，肺胞腔内にサーファクタント由来リポタンパク物質が貯留する疾患群．気管支肺胞洗浄液は白濁した液となる．先天性，原発性，二次性（感染症や血液疾患に続発）の三病型がある．原発性は抗GM-CSF中和自己抗体による肺胞マクロファージの成熟障害による．エオジンに濃く染まる蛋白様物質（PAS陽性，顆粒状）が肺胞腔内に充満する（図50）．

■肺循環障害
▶肺循環障害

肺水腫 pulmonary edema：肺水腫では肺胞壁の毛細血管から漏出した液が肺胞内に貯留する状態である（図51）．急性心不全以外にも，過剰の輸液，血液浸透圧の減少（ネフローゼ症候群，肝疾患などによる低蛋白血症）などで起こる．

肺うっ血 pulmonary congestion：肺の血管床に血液が貯留する状態で，肺静脈圧上昇によりおこる．肺胞内にヘモジデリンを貪食したマクロファージ（心不全細胞 heart failure cell）が多数出現する（図52）．時間が経過すると，肺胞壁の間質にもヘモジデローシス，線維化が起こる．このような状態は慢性の肺うっ血で起こり，肺は肉眼的に暗赤色で硬度を増し，褐色硬化 brown inductionとよばれる．

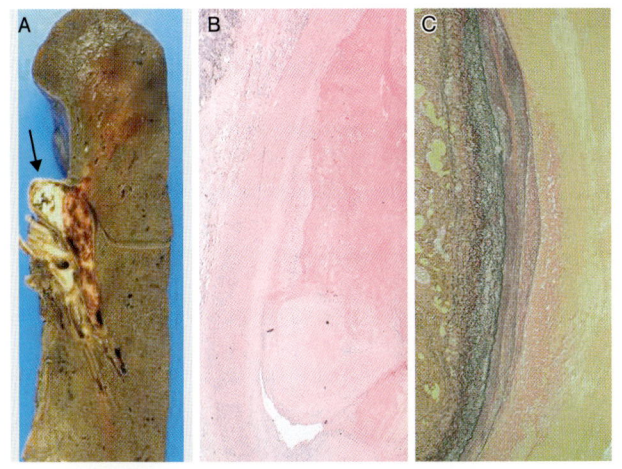

各論　53

図53　肺動脈血栓塞栓症
A：左肺動脈本幹に認められる白色血栓（矢印）．連続して赤色血栓が末梢に伸びている．B：層状構造をとるフィブリン．C：EvG染色．内膜の肥厚と血栓の器質化傾向．

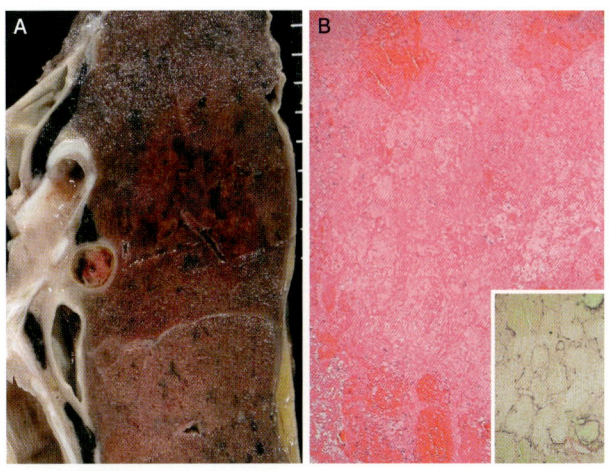

図54　肺梗塞
A：肺門部の肺動脈区域枝の血栓を頂点とした楔状の梗塞巣．B：病変内には出血，壊死（肺胞構造の不明瞭化）．inset：EvG染色．新しい病変では肺胞弾性線維の枠組みが保持されている．

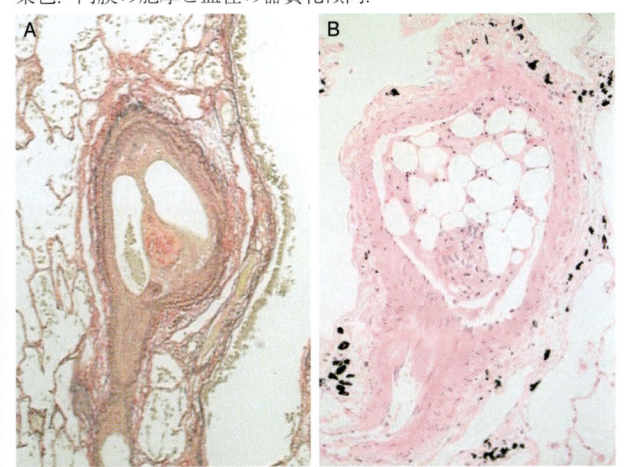

図55　末梢肺小動脈病変
A：EvG染色．末梢の小肺動脈に見られた器質化血栓．B：細動脈に見られた骨髄塞栓．

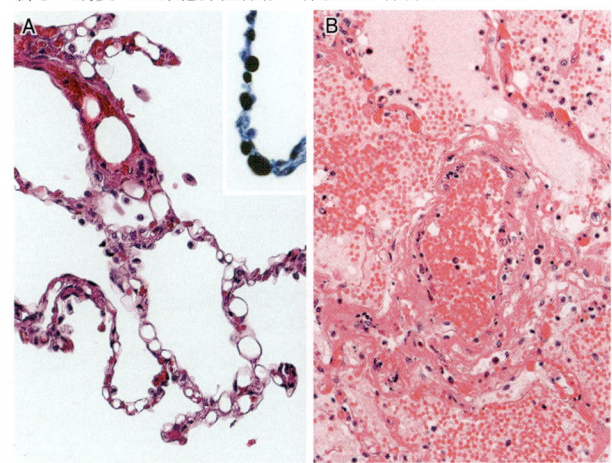

図56　肺毛細血管病変
A：脂肪塞栓．肺胞壁毛細血管腔の拡張が目立つ（三井記念病院の森，三浦両先生のご厚意による）．inset：オスミウム固定，Sudan Black染色．B：びまん性肺出血．毛細血管炎による（SLE症例）．

▶**肺動脈血栓塞栓症**　pulmonary thromboembolism（PTE）
急性型：下肢，骨盤の静脈に生じた血栓が肺に塞栓を起こす肺血栓塞栓症が増加している．肺動脈本幹，あるいは一側の主肺動脈に生じた場合は，突然の胸痛，呼吸困難が生じ突然死の原因となる．病理解剖例では，初期の器質化がみられる（図53）．
肺梗塞：心不全状態などを背景に中〜小肺動脈に血栓塞栓が起こると，出血性梗塞となる．肺動脈血流の途絶，末梢肺に虚血とともに，気管支動脈系からの血流が続き，病変部の血管の破綻が生じるため出血が生じる（図54）．
慢性血栓塞栓症：肺動脈血栓塞栓が繰り返される状態では，血栓塞栓に収縮，器質化が起こる．血管内膜が肥厚し，血栓内に毛細血管が侵入，肉芽組織が形成されて，新たな血管腔が形成される（図55A）．慢性血栓塞栓症は器質化した血栓により，肺循環動態の異常が6ヵ月以上続く病態を指す．平均肺動脈圧が25mmHg以上の肺高血圧を合併している例を慢性血栓塞栓性肺高血圧症（CTEPH）とよぶ．
種々の肺塞栓症：骨髄塞栓は人工蘇生術施行時の肋骨骨折からも起こり，剖検肺にしばしば認められる（図55B）．空気塞栓は，大静脈の損傷，輸液，輸血時の事故として起こり，100mLを超える場合に肺塞栓を起こす．羊水塞栓は出産時の母親に稀に生じ，肺血管内に羊水由来の扁平上皮，脂質などが認められる．交通事故などの外傷後に脂肪塞栓（図56A），骨髄塞栓が生じることがある．

びまん性肺胞出血 diffuse alveolar hemorrhage（DAH）：Goodpasture症候群，ANCA関連血管炎，膠原病，特発性肺ヘモジデローシスなどで両肺に出血が起こる．ANCA関連血管炎，膠原病では肺毛細血管炎が見られる（図56B）．

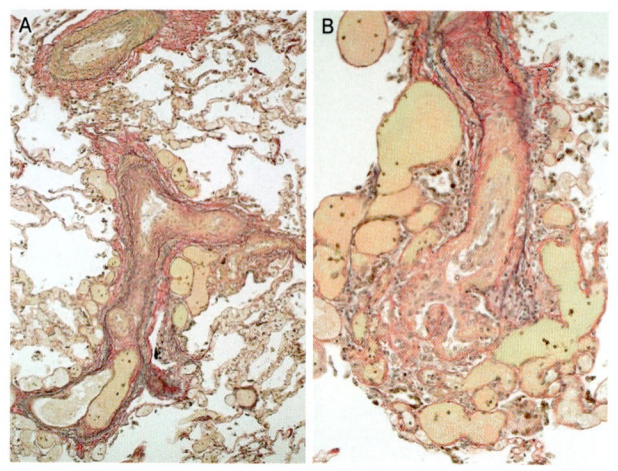

図57　肺高血圧症複合病変
A：EvG染色．細動脈病変．末梢細動脈内膜肥厚から叢状病変に連なる．B：EvG染色．叢状，拡張病変で血管腫様となっている．

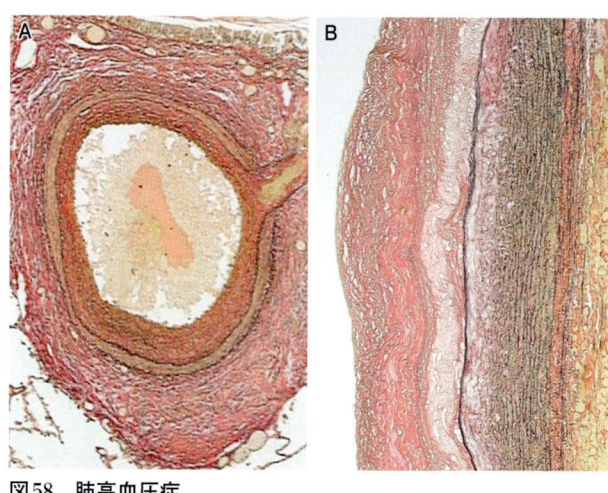

図58　肺高血圧症
A：筋型動脈の内膜，中膜の肥厚．B：中枢肺動脈の粥腫形成．

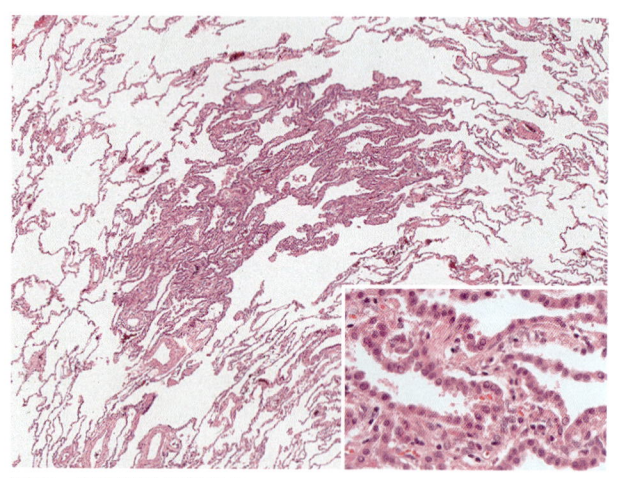

図59　異型腺腫様過形成
5mm以内の肺胞上皮置換性病変．inset：立方状，ドーム状細胞の増生．癌に比べ異型性に乏しい．

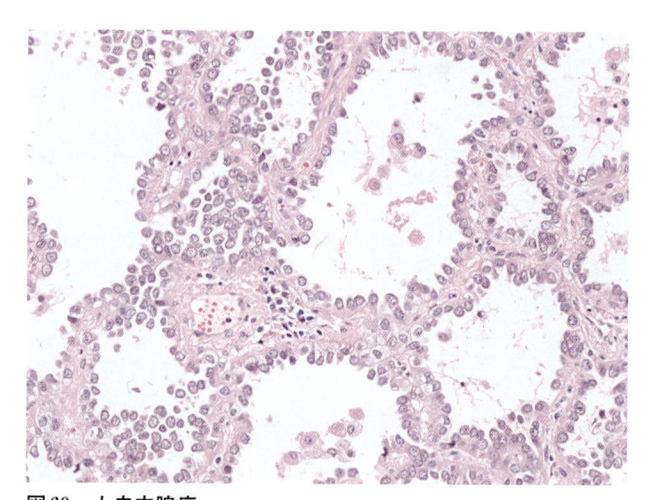

図60　上皮内腺癌
既存胞隔を這うように密に広がる．粘液産生の乏しいドーム状，木釘状の腫瘍細胞．

■肺動脈性肺高血圧症　pulmonary arterial hypertension（PAH）

　肺高血圧症は平均肺動脈圧が25mmHg以上の病態を指す．なかでもPAHは末梢肺動脈病変による肺高血圧症で，特発性，遺伝性，薬物/毒物誘発性を含んでいる．特発性PAHは若年女性に優位に発生する予後不良な疾患であるが，最近，PAH特異的治療薬の使用で改善がみられる．直径500μm以下の末梢肺小動脈にびまん性狭窄性病変と複合病変（叢状病変 plexiform lesion，拡張病変，動脈炎）が出現する．叢状病変は筋性動脈狭小部の遠位側に，壁の破壊，瘤状の突出，微小血管腔が形成される（図57A）．拡張性病変は，さらに拡張した細静脈様血管が連続してみとめられ，血管腫を思わせる病変である（図57B）．

　肺動脈性肺高血圧症では，一般に細動脈の筋性化，筋性型動脈の中膜肥厚がみられ（図58A），中枢肺動脈に粥腫の形成をみることもある（図58B）．

■異型腺腫様過形成　atypical adenomatous hyperplasia（AAH）

　末梢肺呼吸単位 terminal respiratory unit（TRU）を構成するクララ細胞，Ⅱ型肺胞上皮に類似した異型上皮細胞が肺胞構造に沿って（肺胞置換性に）増生している病変で5mm以内である（図59）．後述の上皮内腺癌との鑑別は異型度，大きさによる．肺腺癌の前駆病変と考えられている．

■上皮内腺癌　adenocarcinoma in situ（AIS）

　かつて細気管支肺胞上皮癌 bronchiolo-alveolar carcinoma（BAC）に分類されていた病変の多くがAISに相当する．3cm以下の限局した病変で，肺胞置換性の増殖様式だけからなり，間質や血管，胸膜への浸潤を示さない（図60）．ほとんどの症例で癌細胞は粘液非産生性でTUR構成細胞に類似し，TTF1，Napsin Aに陽性である．肺末梢がすりガラス陰影 ground glass opacity（GGO）を呈し，切除により完治する．

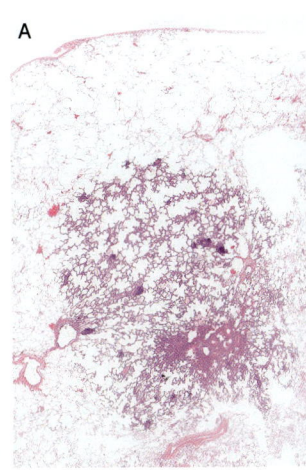

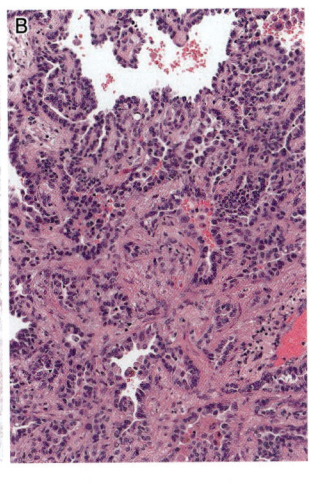

図61 微小浸潤腺癌
A：肺胞上皮置換性病変の内部に微小な線維化病変が認められる.
B：線維化病変間質には線維芽細胞が明確に認識できる.

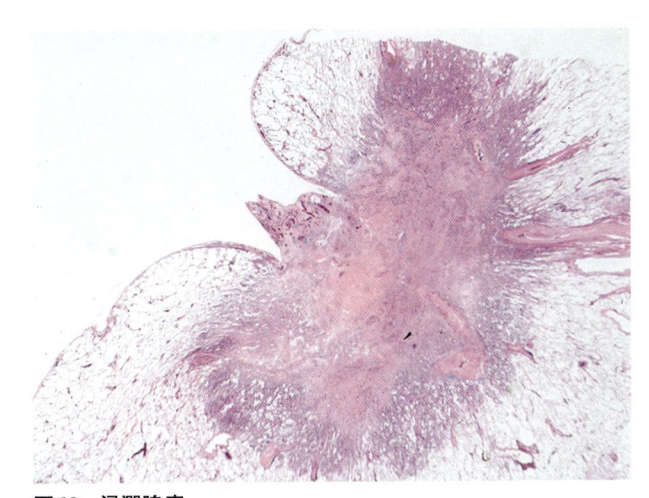

図62 浸潤腺癌
ルーペ像.胸膜の引き込みを伴う瘢痕病変の形成.

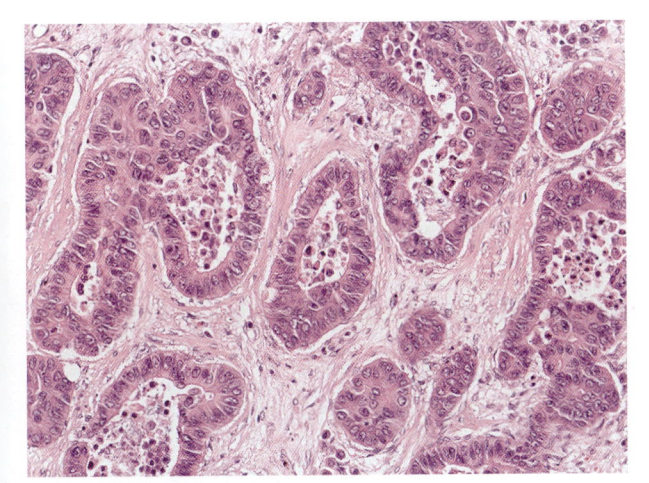

図63 浸潤性腺癌：腺房状増殖
間質を伴い腺管,腺房を形成し増殖する腺癌.

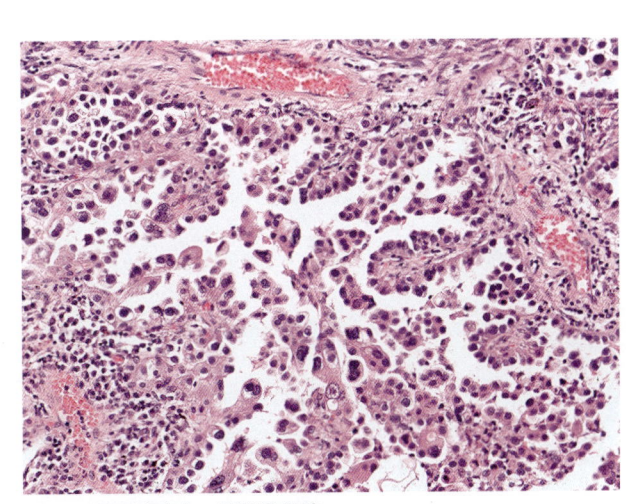

図64 浸潤性腺癌：乳頭状増殖
気腔に突出するような乳頭状発育を示す腺癌.

■浸潤性腺癌

▶微小浸潤性腺癌　minimally invasive adenocarcinoma (MIA)

　肺末梢に発生した小型（3cm以下）の腺癌でAISに類似するが,限られた領域で浸潤（5mm以内）を示す（図61A）.切除により完治が期待できる.中心部で虚脱線維化病変を伴い,肉眼的には浸潤の有無が不明な場合も多いが,病理組織学的には,浸潤巣では筋線維芽細胞の増生が認められ,置換性増殖とは異なる癌細胞胞巣が見られる（図61B）.浸潤巣が複数存在する場合は最大の浸潤巣を計測する.また,脈管侵襲,胸膜浸潤,気腔内の腫瘍細胞増殖,腫瘍壊死が存在した場合には,浸潤性腺癌,置換性増殖優位型腺癌に分類される.

▶浸潤性腺癌　invasive adenocarcinoma

　腺管形成,粘液産生を示すか,肺胞上皮細胞マーカーを発現する悪性上皮性腫瘍である.浸潤性肺腺癌は癌の中心部が収縮,瘢痕化することが多く,胸膜表面が牽引され,陥凹する（図62）.また,たとえ小型の腺癌でも進行している場合もあり,所属リンパ節などに転移していることもある.EGFレセプター遺伝子変異を認めることが多い.5つの増殖パターンが認識されている.置換性lepidic (L),腺房状acinar (A),乳頭状papillary (P),微小乳頭状micropapillary (MP),ならびに充実性増殖solid (S)である.最も優位にあるパターンで亜型-predominant adenocarcinoma (PA)に分類する.

置換性増殖優位型（L-PA）：肺胞置換性増殖が主体で,3cmを超えるか,3cm以内でも5mm以上の浸潤巣が存在する.
腺房状増殖優位型（A-PA）：管状構造をとる（図63）.
乳頭状増殖優位型（P-AP）：固有間質を有する乳頭状発育により構築を破壊性に増殖する癌と,置換性増殖とともに二次性,三次性の乳頭状構造を示す場合である（図64）.

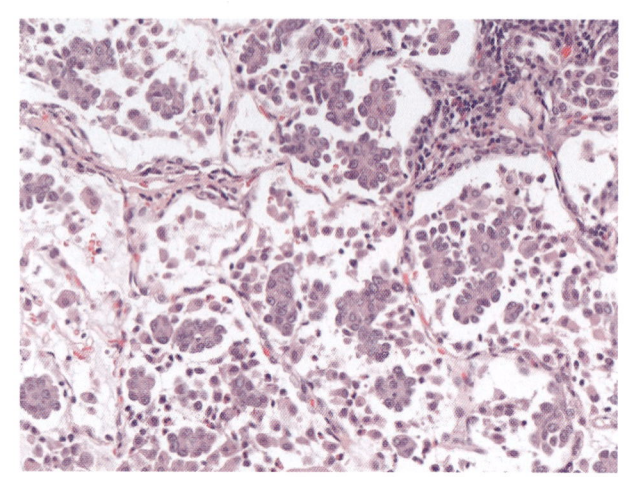

図65　浸潤性腺癌：微小乳頭状増殖
間質軸のない細胞集塊．極性が外向きになるinside-outパターン．

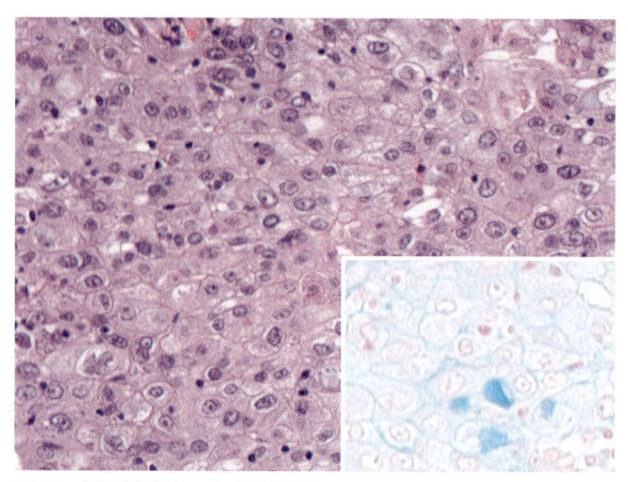

図66　浸潤性腺癌：充実性増殖
分化傾向が明確でない癌細胞の充実胞巣．ヘマトキシリン好性の細胞質，粘液に注意する（右上）．inset：粘液染色（アルシアンブルー）．

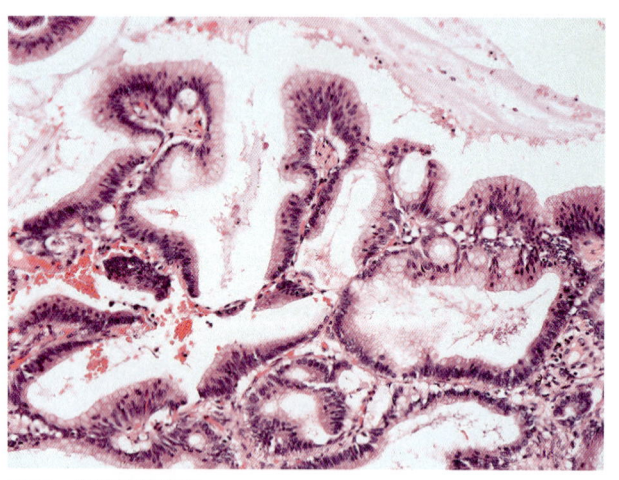

図67　浸潤性粘液癌
腫瘍細胞は高円柱状で粘液に富み，既存肺構築が破壊されている．

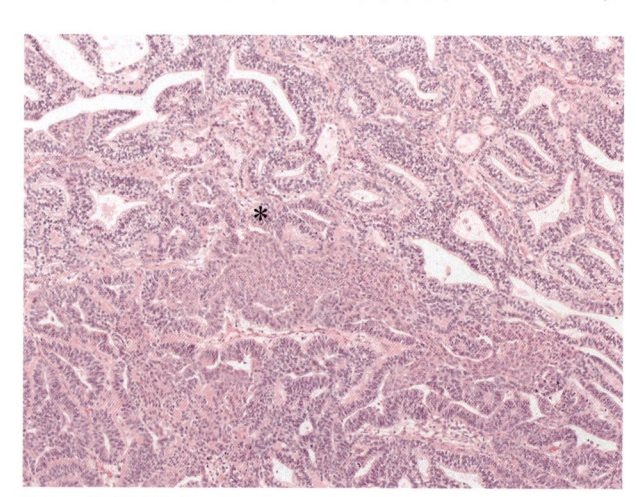

図68　胎児型腺癌
胎児肺偽腺管期に似た構造を示す．morula（桑実胚）構造（＊）も認められる．

微小乳頭状増殖（優位）型（MP-PA）：線維血管性の間質軸のない細胞小集塊で，極性が外向きになるinside-outパターンをとる．優位性ではなく，存在の有無が重要である（図65）．
（粘液産生）充実性増殖型（S-PA）：充実胞巣内に粘液を産生する癌細胞が相当数ある場合で（図66），2高倍視野に5個以上の粘液産生細胞を基準に分類する．
分子標的治療との関係：進行肺腺癌にはEGFR阻害薬が有効であることから，肺腺癌の診断が重要である．低分化腺癌の場合にはTTF1，NapsinA陽性所見，p40，CK5/6陰性所見で判定する．扁平上皮癌では逆のパターンとなる．多くの低分化肺癌は腺癌，扁平上皮癌のいずれかに分類されることになり，大細胞癌の位置付けは低くなった．また，ALKを代表とする融合遺伝子陽性肺癌では特徴的な組織像（充実性印環細胞，粘液篩状）を示すことが多い．

▶**特殊型浸潤性腺癌**　variants of invasive adenocarcinoma
　下記の腺癌以外に，コロイド腺癌，腸型腺癌がある．
浸潤性粘液 invasive mucoid 腺癌：粘液性細気管支肺胞上皮癌として分類されていたが，現在，KRAS変異を伴う浸潤性腺癌として特殊型とされた．細胞質に豊富な粘液を有する高円柱状の細胞からなる（図67）．しばしば肺内に娘結節を作り，大葉性肺炎のように肺葉全体が腫瘍と粘液に置換される場合もある．
胎児型 fetal 腺癌：胎児肺の腺管に似た構造を示す（図68）．低悪性度胎児型では，腫瘍細胞は核下，あるいは核上にグリコーゲン空胞をもち，多角形細胞が集合した円形のmorula（桑実胚）構造をとる．β-catenin遺伝子変異を認め，2相型の肺芽腫の上皮型と考えられている．高悪性度胎児型は，遺伝子異常が異なり別個に扱うべきである．

各論　57

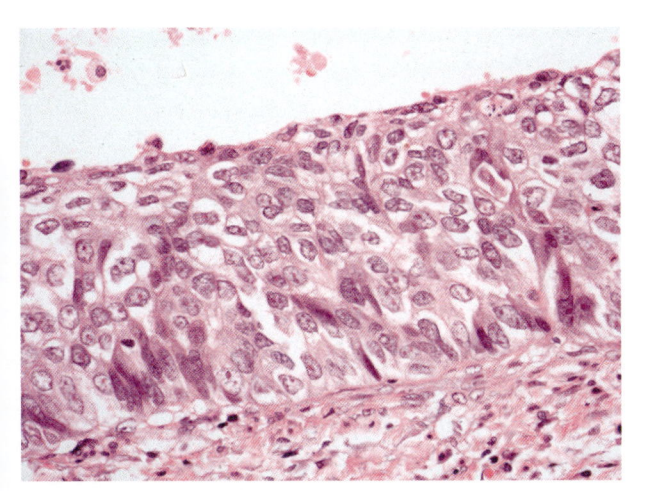

図69　扁平上皮・上皮内癌
上皮内の全層を占める異型細胞．上皮下への浸潤はない．

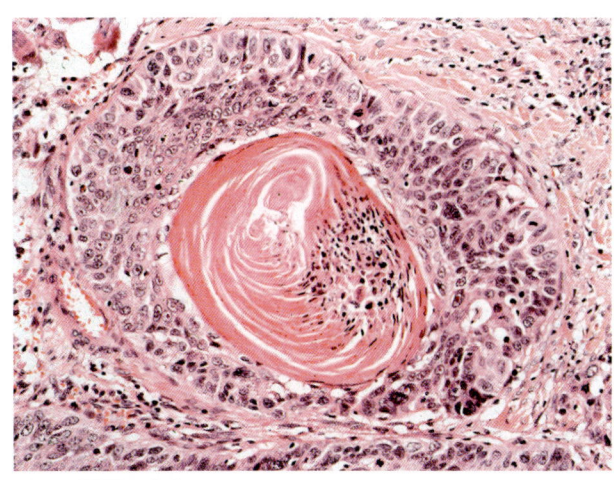

図70　扁平上皮癌
癌真珠の形成を見る．

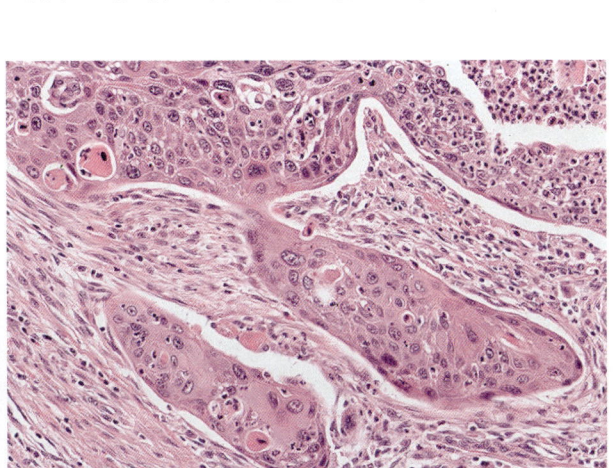

図71　扁平上皮癌
個別細胞に角化が見られる．

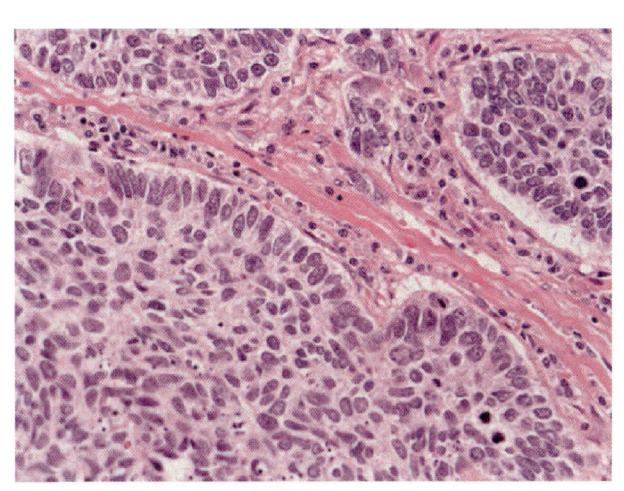

図72　扁平上皮癌類基底細胞型
内腔側へ層状に基底細胞，多辺形細胞と配列し，細胞間橋まで見られるが，角化細胞はない．

■扁平上皮癌

▶扁平上皮癌・上皮内癌　squamous cell carcinoma/carcinoma in situ

　上皮内癌は，癌細胞が上皮の全層あるいはほぼ全層を占めるが，上皮下に浸潤していない状態である（図69）．内視鏡的には平坦型，結節型（腫瘍の高さが鉗子の短径，2mm以上），早期ポリープ型（有茎性）に分類される．

▶扁平上皮癌　squamous cell carcinoma

　角化あるいは細胞間橋が認められる癌である．低分化な場合は扁平上皮マーカー（p40，CK5/6）の発現で扁平上皮癌と診断する．圧倒的に男性に多く発生する．
　肺門部（主気管支あるいは区域支）の扁平上皮癌は気管支腔内に発育し，気管支壁を破壊するとともに，内腔を狭窄，閉塞する．組織学的には充実性胞巣をつくり，重層扁平上皮に類似して基底細胞から角化に至る層状の構造をもつ．

渦巻き状に配列した癌組織の中心部に同心円状の角化巣が見える場合があり，癌真珠cancer pearlと呼ばれている（図70）．また，単独の細胞が角化を示す場合もある（図71）．角化に至らない場合でも，多辺形の腫瘍細胞の間に細胞間橋が認められる．扁平上皮癌の腫瘍中心部が壊死に陥り，空洞を形成することもある．気管支の閉塞，破壊により末梢に無気肺，閉塞性肺炎，気管支肺炎を合併しやすい．末梢部発生の扁平上皮癌では，胸膜を越え，胸壁に直接浸潤することがある．肺尖部で腕神経叢に浸潤するとPancoast症候群をきたす．
　特殊型として類基底細胞型（図72）がある．基底細胞成分が50％を超える扁平上皮癌である．
腺扁平上皮癌：扁平上皮癌，腺癌の成分，いずれも10％以上の構成成分である場合，腺扁平上皮癌に分類される．腺癌，扁平上皮癌いずれよりも予後不良との報告がある．

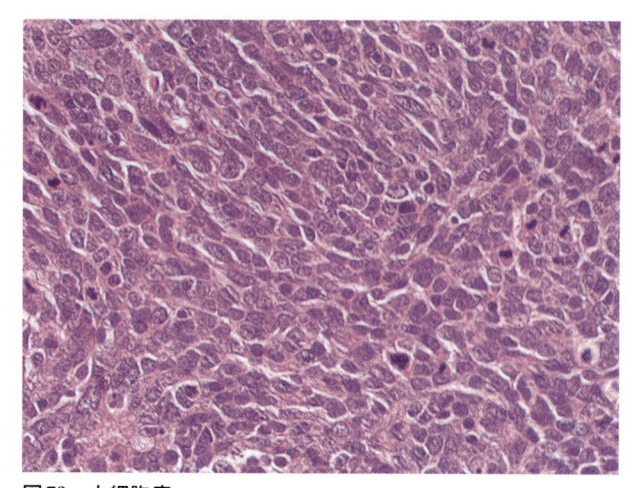

図73 小細胞癌
核細胞質比の高い腫瘍細胞の増生．豊富で繊細なクロマチンを有し，隣接細胞と核が重なり合う．

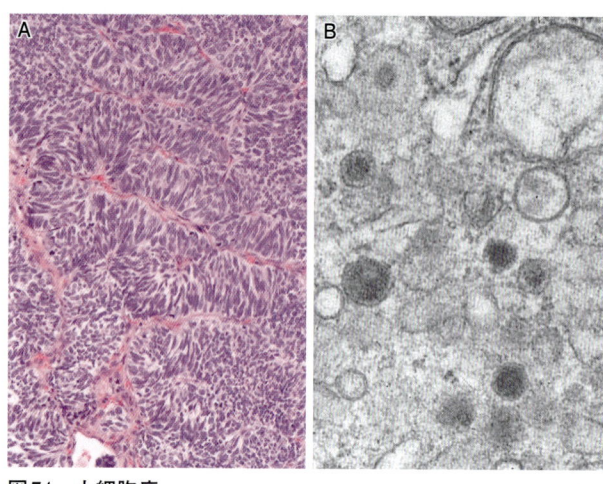

図74 小細胞癌
A：リボン状配列．B：電子顕微鏡像．少数の高電子密度芯状顆粒(神経内分泌顆粒)．

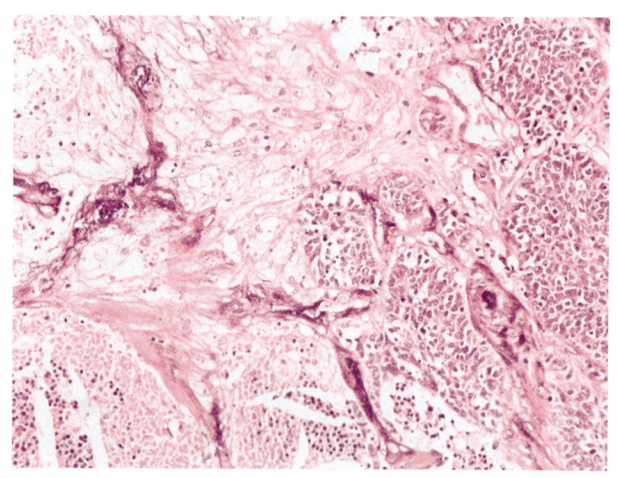

図75 小細胞癌の二次的変化
小細胞癌壊死部の血管壁に壊死腫瘍細胞に由来するDNAが沈着，好塩基性となる．

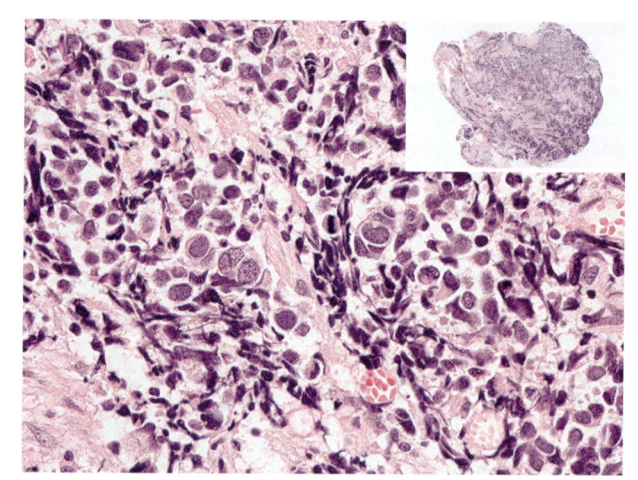

図76 小細胞癌(気管支生検)
圧挫を免れた細胞を観察すると，相互封入像が見出される．inset：気管支生検弱拡大像．

■神経内分泌癌　neuroendocrine carcinoma

神経内分泌腫瘍の中に小細胞癌，大細胞神経内分泌癌が位置付けられている．

小細胞癌 small cell lung carcinoma(SCLC)：扁平上皮癌と同様，中枢性に発生することが多いとされ，喫煙との関係も深い．気管支粘膜下から壁に沿って増殖・進展する場合がある．小細胞癌は発見時に既に胸郭外に広がっていることが多いが，化学療法・放射線療法に感受性が高い．組織学的には，核細胞比の大きい，比較的小型の腫瘍細胞が増殖する．腫瘍細胞の核はクロマチンが豊富で，微細顆粒状，核小体は目立たない．細胞質は乏しく，隣り合う細胞との境界が不明瞭で，核が重なりあう．細胞分裂像は多数認められる(図73)．形態学的にロゼット，偽ロゼット，リボン状配列などの特徴や，電子顕微鏡的に高電子密度芯状顆粒が認められる場合がある(図74)．腫瘍内に壊死を生じやすく，腫瘍内の血管壁にクロマチンDNAが沈着し，ヘマトキシリンで青く染まる(blue vessel)(図75)．小細胞癌は生検時に圧挫され，腫瘍全体がヘマトキシリンに染色された塊のように見える場合があり，注意が必要である(図76)．なお，小細胞癌に扁平上皮癌または腺癌が混在している場合は混合型SCLCである．

神経内分泌腫瘍の分類：カルチノイドならびに小細胞癌以外にも神経内分泌細胞への分化を示す腫瘍が存在し，現在，形態学的に1つのスペクトラムとして捉えられている．小細胞癌に大細胞神経内分泌癌を合わせ神経内分泌癌とし，非定型(異型)カルチノイドとは核分裂像の頻度で線を引くことになっている．前者は高倍10視野(2mm²)当たり10個以下，後者では10個を超える．

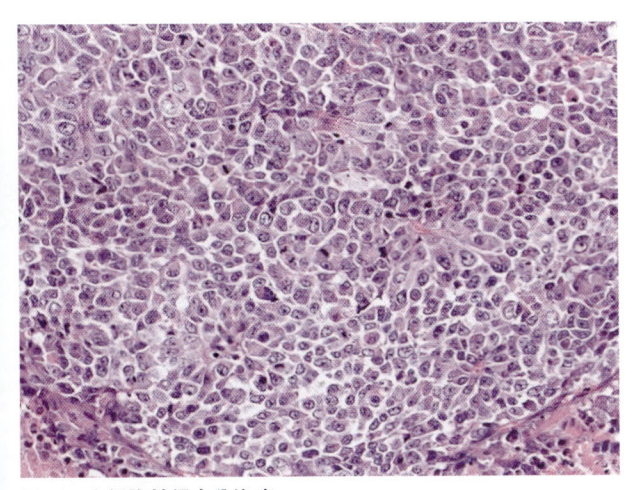

図77　大細胞神経内分泌癌
細胞相互の接着性に乏しい大細胞癌．小細胞癌とは核の所見が異なる．

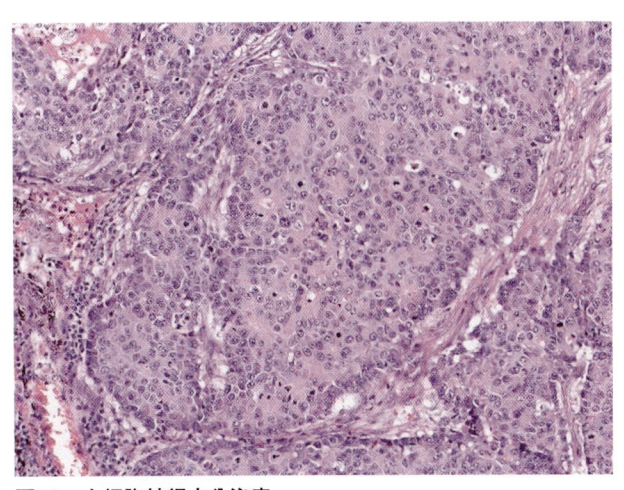

図78　大細胞神経内分泌癌
ロゼット様構築が見られる胞巣．核分裂像多数．

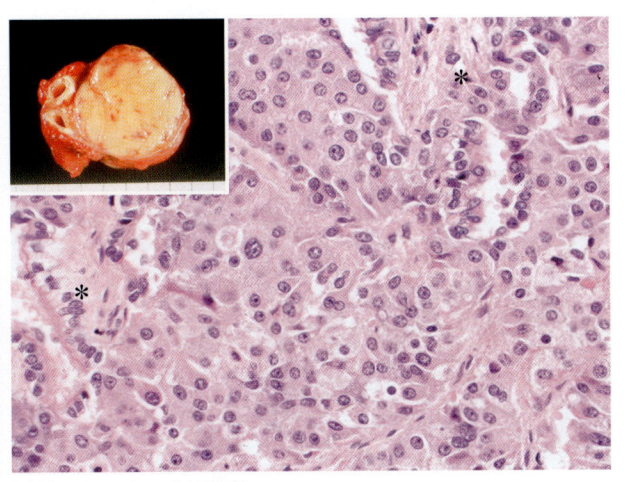

図79　カルチノイド腫瘍
腫瘍細胞は気管支上皮（＊）の下で増殖している．腫瘍細胞の細胞質は好酸性で顆粒状．inset：黄色味を帯びた乳白色，充実性の腫瘍．

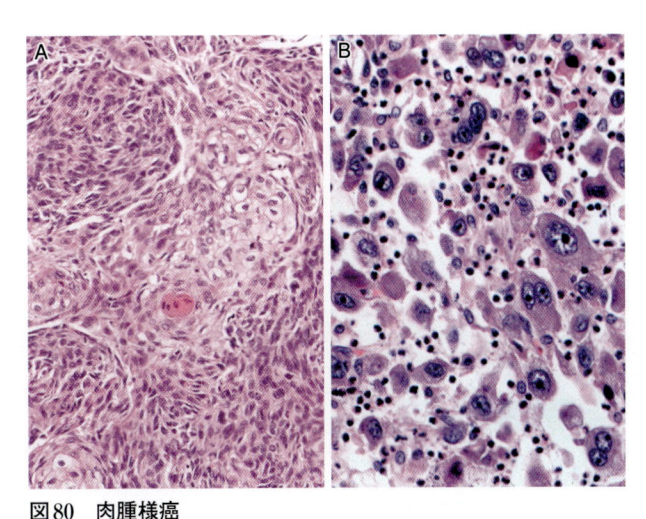

図80　肉腫様癌
A：多形癌．扁平上皮癌胞巣と紡錘形腫瘍細胞の増生．B：巨細胞癌．巨細胞の増殖．背景には好中球の浸潤．

■神経内分泌腫瘍
▶神経内分泌腫瘍

大細胞神経内分泌癌 large cell neuroendocrine carcinoma (LCNEC)：小細胞癌と異なる細胞形態であるが，神経内分泌細胞への分化を反映した組織構築（神経内分泌形態）を示し，神経内分泌マーカーが陽性の癌である（図77，78）．神経内分泌形態はカルチノイド腫瘍で典型的にみられるが，類器官(organoid)，索状，島状，柵状，リボン状，ロゼット様などの増殖パターンである．代表的神経内分泌マーカー synaptophysin, chromogranin, NCAM のいずれかが陽性．

肺カルチノイド腫瘍 carcinoid tumor：神経内分泌細胞の性質をもつ低悪性度上皮性腫瘍で，全肺腫瘍の中で1％程度である．中枢気管支に発生した場合は，粘膜下腫瘍の形をとり，ポリープ状となる場合もある．黄色味を帯びた乳白色，充実性で壊死はない（図79）．組織学的に，腫瘍細胞は比較的均一で，細胞質は好酸性で顆粒状，核は細顆粒状のクロマチンをもつ．間質は乏しいが血管は豊富で，まれにアミロイドが沈着する．細胞分裂像は稀で，10高倍視野（$2mm^2$）に核分裂像が2個未満．2個以上あるか，壊死巣がある場合は，非定型的カルチノイド腫瘍に分類される．好銀性顆粒を認め（Grimelius染色陽性），免疫組織化学的に神経内分泌細胞マーカーが陽性で，高電子密度芯状顆粒も多数認められる．

▶肉腫様癌　sarcomatoid carcinoma

肉腫様形態（紡錘細胞，巨細胞）を成分（腫瘍全体の10％以上）としてもつ癌は，肉腫様癌に分類される（図80）．腺癌，扁平上皮癌の成分があるものを多形癌，伴わないものは紡錘細胞癌，巨細胞癌に細分類する．小細胞癌，大細胞癌とともに組織学的グレードG4に分類される．

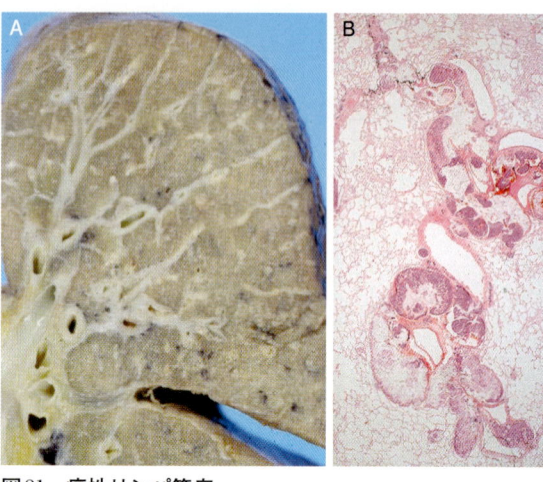

図81 癌性リンパ管症
A：気管支血管束，小葉間結合織が白く肥厚．B：気管支血管束に沿うリンパ管内で増殖する腺癌．

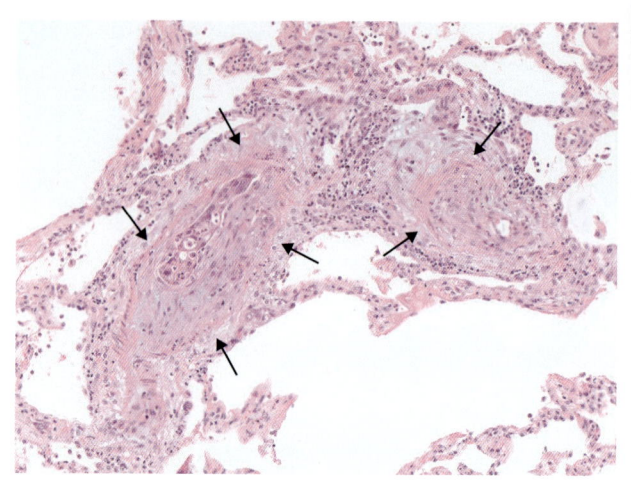

図82 肺腫瘍塞栓性微小血管症
細動脈内膜の肥厚（矢印：中膜平滑筋）．

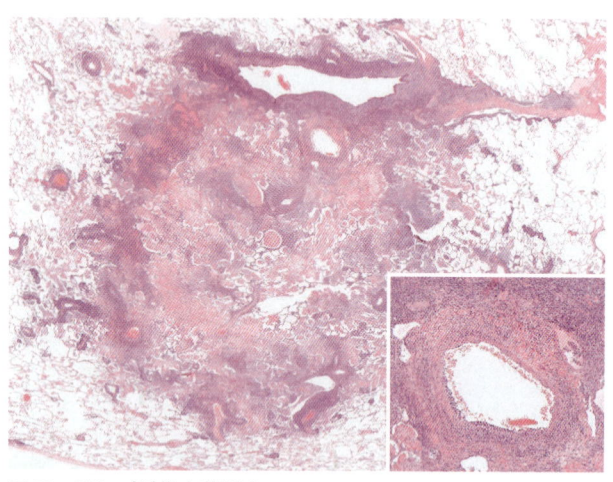

図83 リンパ腫様肉芽腫症
中心部壊死が見られる結節状病変．inset：血管壁にも細胞浸潤が及び，血管炎様に見える．

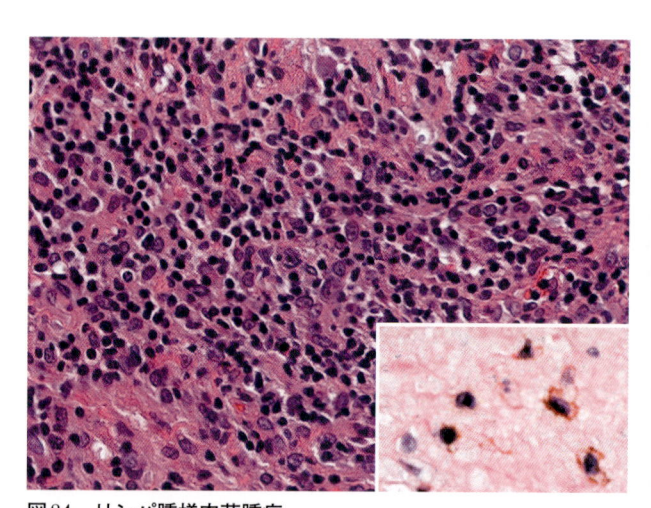

図84 リンパ腫様肉芽腫症
多彩な細胞浸潤．大型リンパ球様細胞が散在．inset：CD20，EBERの二重染色．

■その他の腫瘍，腫瘍様病変

▶転移性腫瘍

肺には全身の静脈血が還流するので，悪性腫瘍の転移の頻度が高い．特殊な転移形態として，以下のものがあげられる．

癌性リンパ管症：胃癌，乳癌，肺癌によることが多く，広範におこった場合は呼吸不全を引き起こす．胸膜のリンパ管が網状に浮き上がって見え，割面では気管支血管束や小葉間結合織が線状に際立っている（図81）．リンパ管内における癌細胞の増殖を反映したものである．

肺腫瘍塞栓性微小血管症 pulmonary tumor thrombotic microangiopathy（PTTM）：腫瘍塞栓とは異なり，末梢肺動脈内で腫瘍細胞により内皮細胞が増殖するため，肺高血圧症を引き起こす（図82）．胃癌によることが多い．

▶リンパ腫様肉芽腫症 lymphomatoid granulomatosis（LYG）

肺の単発ないし多発性の結節性病変で発する．壊死・血管炎様病変（血管浸潤）とともに異型細胞を含む多彩な細胞浸潤がみられる（図83）．肺以外には，脳，腎，肝，皮膚に病変が認められる．

LYGは現在，EBウイルスに関連したリンパ増殖性疾患として位置付けられている．多彩な細胞浸潤の中でも大型のB細胞が，EBウイルスに感染し増殖した腫瘍細胞の本体で（図84），他の多数の浸潤細胞は非腫瘍性のT細胞で，EBウイルス感染細胞が産生するサイトカインによって病変部に浸潤していると考えられている．皮膚病変では，しばしばEBウイルス陽性細胞を見出すことができない．EBウイルス陽性細胞の多寡により組織学的なgradingがされており，高倍視野あたり5個未満，5から20個，20個以上がgrade Ⅰ〜Ⅲに対応している．

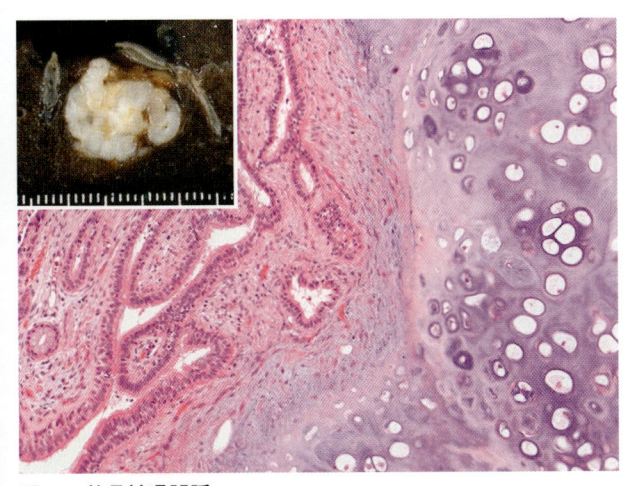

図85　軟骨性過誤腫
軟骨塊の間に間葉細胞の増生が見られ，気管支上皮に覆われた腔も存在．inset：白色，分葉状の軟骨様腫瘍．

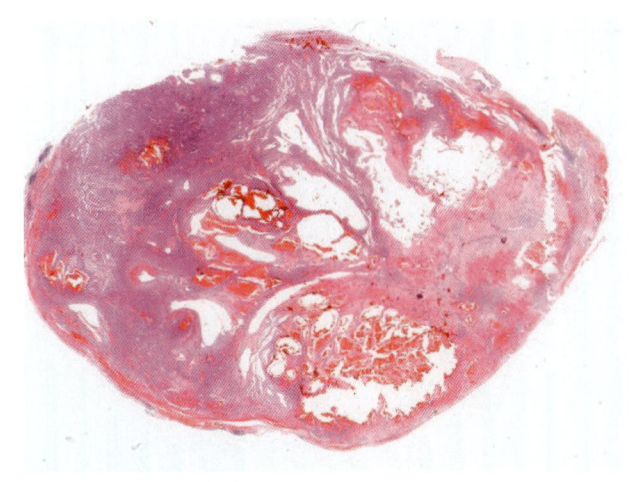

図86　肺硬化性血管腫
境界明瞭な腫瘍．細胞成分に富む部分，血管腫様，硬化性病変など多彩な割面．

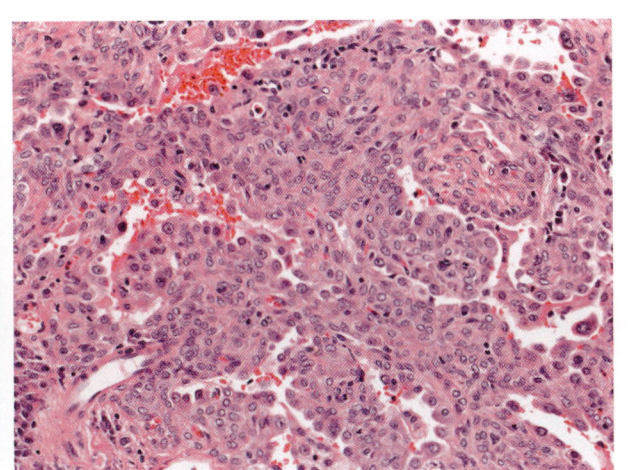

図87　肺硬化性血管腫
細胞成分に富む充実性パターン．表面にはⅡ型肺胞上皮様の細胞．

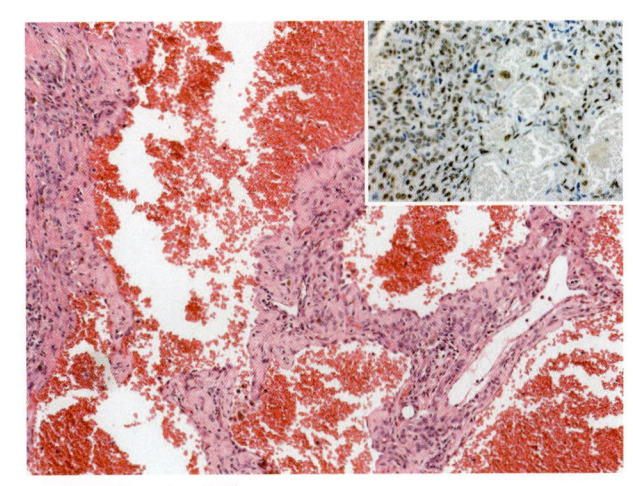

図88　肺硬化性血管腫
血管腔様に見える出血性パターン．inset：いずれの部分の腫瘍細胞も核がTTF1陽性となる．

▶肺過誤腫　hamartoma

　肺を構成する組織成分が混在する組織奇形的腫瘍であるが，現在，間葉系細胞の腫瘍性増殖と考えられている．肺良性腫瘍の中で最も頻度が高い．40歳以上の成人に，胸部X線上 coin lesion として発見されることが多い．肺末梢部に発生することが多い（末梢型）が，気管支の内腔にポリープ状に発育するもの（中心型）もある．軟骨腫性過誤腫が最も多く，軟骨成分が分葉状に増生し，しばしば石灰化や化骨を伴う．

　組織学的に軟骨塊の間に，脂肪織や上皮成分が認められる（図85）．平滑筋，気管支腺，神経，血管，粘液腺腫様組織，結合織などが混じることがある．構造上は不均衡な配列であるが，細胞自体は異型性を全く示さない．上皮成分は，腫瘍内に取り込まれた気管支上皮，細気管支上皮が管腔を作り，過形成を示す．

▶肺硬化性血管腫　so-called sclerosing hemangioma

　かつて血管腫と考えられ命名されたが，肺末梢上皮（TTF1陽性）由来の良性腫瘍である．ほとんどが女性で，平均40歳代で，胸部X線写真撮影で偶然発見される末梢肺実質の腫瘍であるが，しばしば葉間に存在する．平均3cm程度の大きさで，境界は明瞭だが，被膜形成はない（図86）．

　割面は非常に多彩で，赤色で出血性，血管腫に類似した部分，白色から黄白色の充実性または硬化性の部分からなる．組織構築上，乳頭状，充実性（図87），硬化性，出血性（図88）パターンをとるが，ほとんどの場合，ひとつの腫瘍の中に少なくとも3つの成分を観察することができる．立方状，平坦，星芒状の腫瘍細胞はすべてTTF1陽性となる（図88 inset）．迅速診断で腺癌との鑑別が問題なる腫瘍で，肉眼的特徴を十分念頭に入れて鑑別する必要がある．

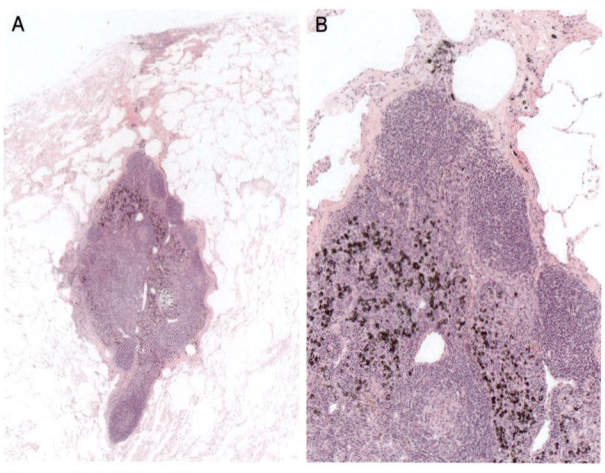

図89 肺内リンパ節
A：肺内腫瘍性病変として迅速診断に提出された病変．小葉間間質につながる肺内リンパ節．B：胸膜側に炭粉沈着．

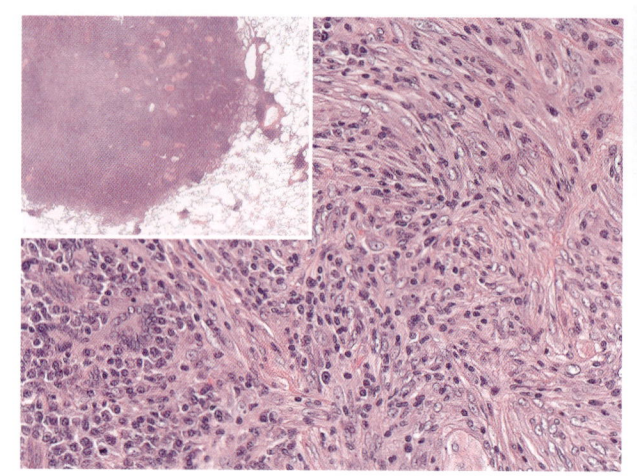

図90 炎症性偽腫瘍
形質細胞肉芽腫型．線維化とともに形質細胞，マクロファージ，多核巨細胞の浸潤．inset：肺内結節性病変の弱拡大像．

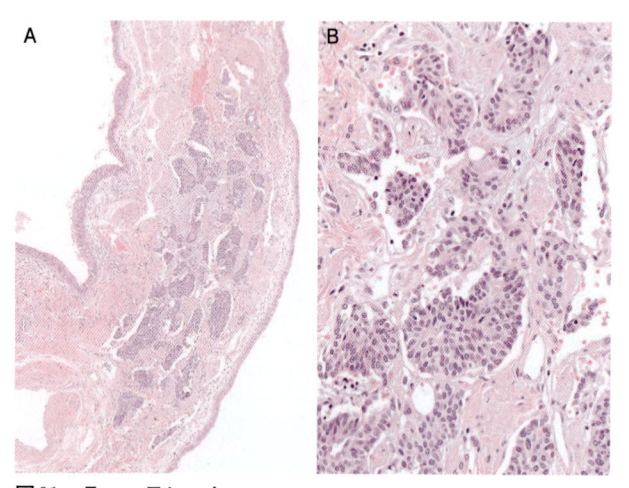

図91 テューモレット
A：気管支拡張症の線維化肺に認められた内分泌細胞胞巣．B：間質を伴い増生する内分泌細胞胞巣．

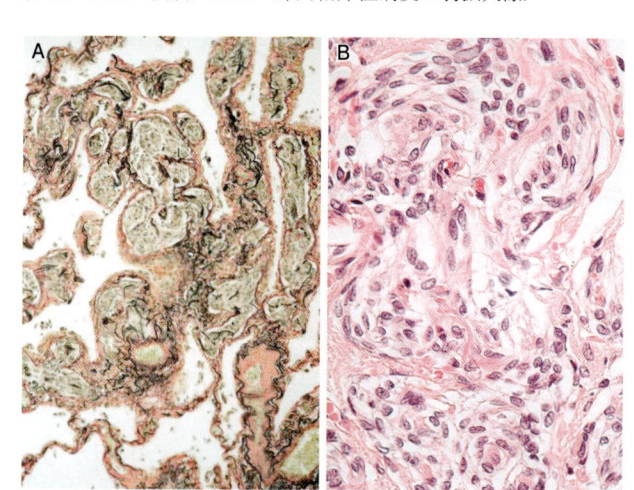

図92 微小髄膜細胞様結節
A：胞隔内，静脈周囲に増生する小型上皮様細胞．B：細胞境界不明瞭で，一様な短紡錘状腫瘍細胞．

■その他の疾患

▶肺内リンパ節　intrapulmonary lymph node

径1cm以下の腫瘍性病変で，肺癌との鑑別のために切除される．胸膜，小葉間隔壁の接合部に生じることが多く（図89），画像所見でも腫瘍に付随した線状陰影として認識される．病理組織学的に診断は容易である．

▶炎症性偽腫瘍　inflammatory pseudotumor

限局性，孤立性で周囲との境界が比較的明瞭な病変であり，膠原線維，炎症細胞および間葉系細胞が種々の程度に混じりあっている．単一の疾患ではなく，少なくともALKキメラによる炎症性筋線維芽細胞性腫瘍（小児，若年者）とIgG4関連病変が含まれている（図90）．

▶テューモレット　tumorlet

気管支上皮外の神経内分泌細胞の増殖病変（図91）．びまん性特発性肺神経内分泌細胞過形成（DIPNECH）に伴う場合もあるが，偶発的に切除肺，剖検肺に発見されることが多い．気管支拡張症などの病的肺では頻度が高い．テューモレットは数mm程度の大きさのことが多く，過形成と腫瘍との中間に位置する病変である．便宜的に5mmを超える病変はカルチノイドに分類する．

▶微小髄膜細胞様結節　minute menigotheliomatous nodule

小葉間間質，とくに静脈周囲に存在する，微小な紡錘形細胞の増殖病変（図92）である．かつてchemoreceptorの過形成とされ，chemodectomaと命名された．しかし，超微形態学的には，不思議なことに髄膜腫に似ており，相互に嵌入する細胞突起と多数のデスモゾームを特徴とし，形態学的に髄膜細胞に類似する．顕微鏡的に偶然発見される場合が多く，肺動脈血栓塞栓症に多く認められることから，肺内の虚血が増殖を促進するという考えもある．

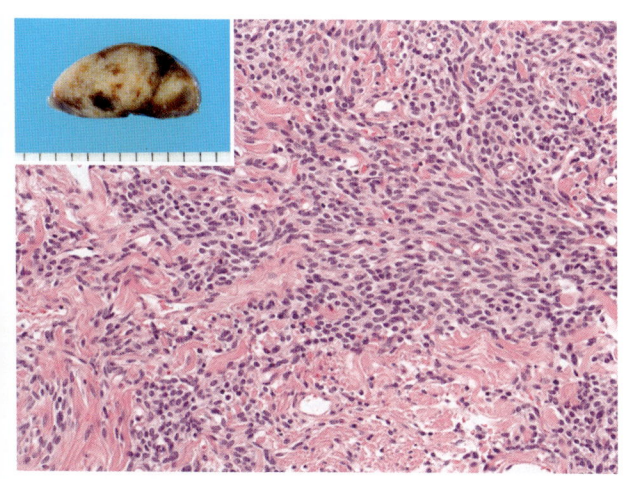

図93 孤在性線維性腫瘍
紡錘形細胞が規則的とはいえない配列（patternless pattern）で増生．inset：胸腔内に突出していた平板状腫瘍．

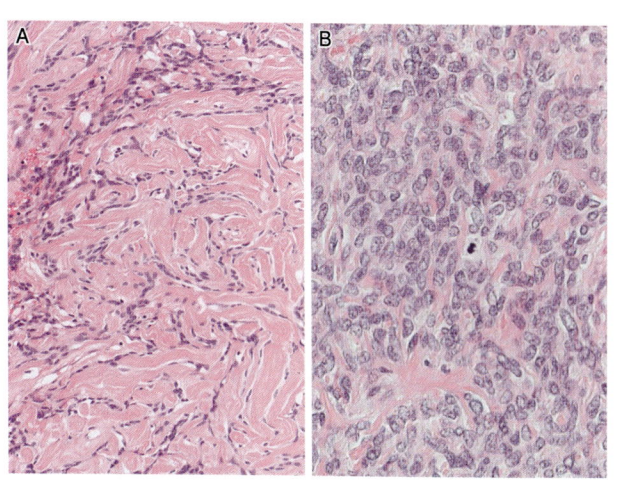

図94 孤在性線維性腫瘍
A：ケロイド様の膠原線維束が目立つ腫瘍成分．B：腫瘍細胞の増生が目立つ．核分裂像も認められる．

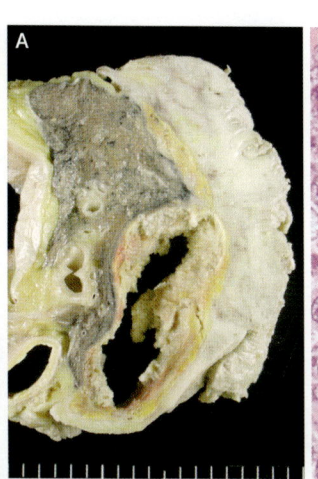

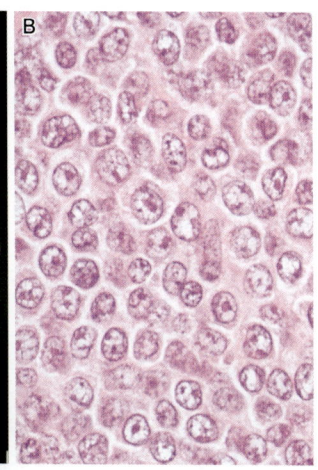

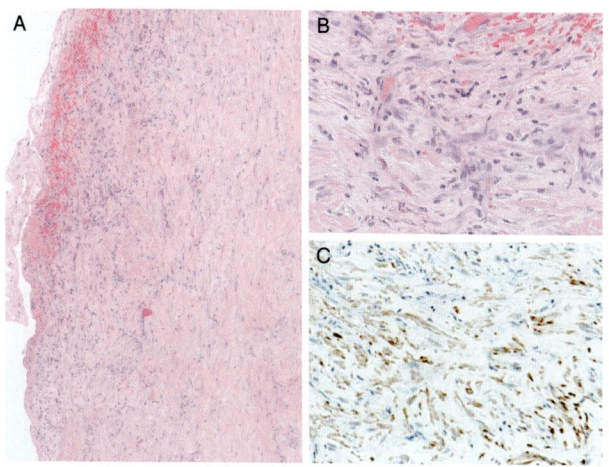

図95 慢性膿胸関連リンパ腫
A：膿胸壁から外側に圧排性に増殖する腫瘍．肋骨を破壊，浸潤していた．B：びまん性大細胞性リンパ腫．

図96 線維性胸膜炎
A：表層から深部にかけ細胞密度が異なり，層形成が見られる．B：炎症細胞とともに紡錘形細胞が増生．異型性は乏しい．表面（上方）に直交する小血管．C：中皮細胞はデスミン発現陽性．

■胸膜の疾患

▶孤在性線維性腫瘍　solitary fibrous tumor

　紡錘形間葉細胞の増生から成る腫瘍で，胸部では臓側胸膜から発生することが多く，有茎性，円盤状で胸腔内に突出する．組織学的には紡錘形細胞が規則的とはいえない配列（patternless pattern）で増生している（図93）．レース状あるいはケロイド様の膠原線維が個々の腫瘍細胞間に介在する（図94A）．血管周皮腫に類似した拡張，分岐する薄壁性血管がみられる．細胞密度が高く，多形性で，核分裂像が10高倍率視野当り4個以上，壊死がある場合は局所再発，転移を生じやすい（図94B）．CD34が腫瘍細胞に陽性で，NAB2-STAT6融合遺伝子の存在，SATA6の恒常的発現が特徴的である．

▶膿胸関連リンパ腫

　肺結核症のために人工気胸術を受けた既往のある慢性膿胸患者に，結核初発から20〜40年後，発症する．膿胸腔ならびに壁に腫瘤がみられ周囲臓器に浸潤する（図95A）．組織学的には大細胞性ないし免疫芽球性リンパ腫である（図95B）．大部分はB細胞性であるが，CD20の発現が減弱していることがある．腫瘍細胞はEBウイルス感染B細胞由来で，Ⅲ型潜伏期（EBNA2, LMP1発現）である特徴をもつ．

▶線維性胸膜炎

　慢性線維性胸膜炎は，結核性胸膜炎，石綿曝露などで生じる．とくに石綿曝露症例では，線維形成型中皮腫との鑑別が問題となる（図96）．線維性胸膜炎では表面に細胞密度が高く，深部では低い層状分布をとる（zonation）．また，厚みは均一で，細小血管が胸膜表面に対し垂直に走行する．葉反応性中皮細胞ではdesmin発現陽性，EMA陰性であり，中皮腫では逆のパターンをとる．

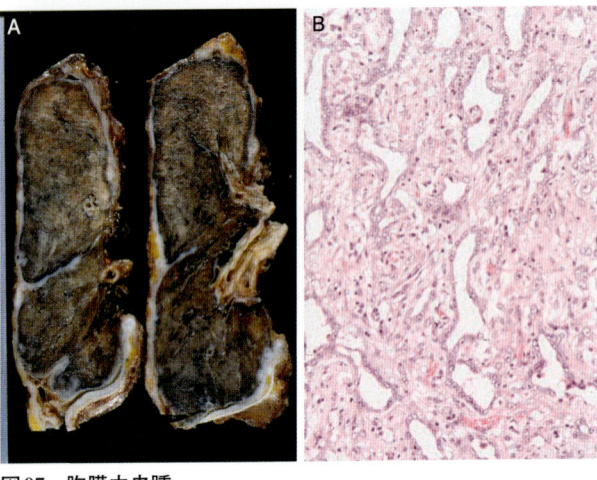

図97　胸膜中皮腫
A：びまん性に胸膜が肥厚し，肺を取り囲むように広がる．B：上皮成分が主体で管腔形成が明らか．

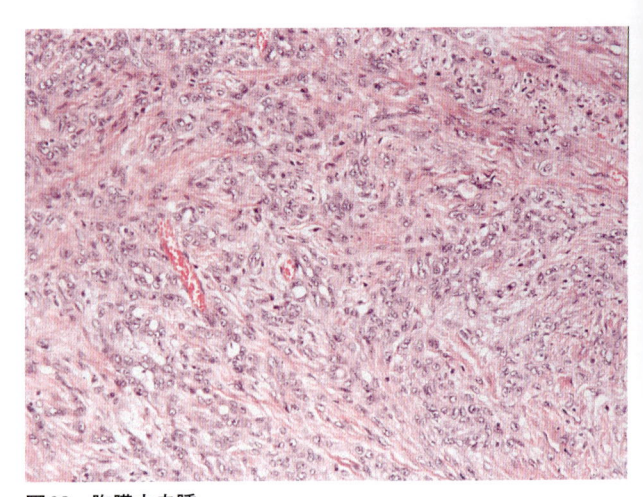

図98　胸膜中皮腫
図97と同一症例．非上皮成分が主体だが，小さな管腔も認識できる（2相性）．

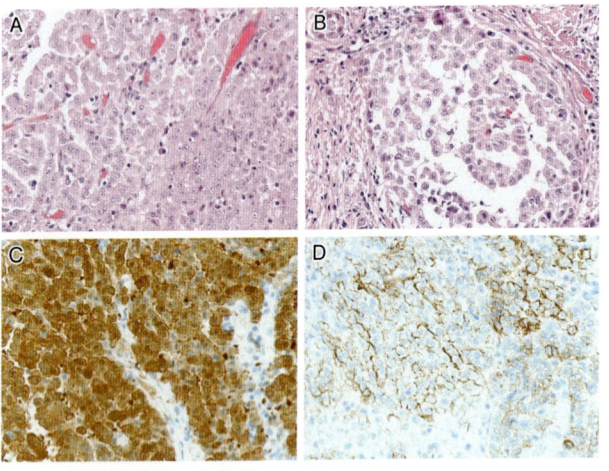

図99　胸膜中皮腫，上皮型
A：内腔側に乳頭状に増殖する腫瘍性中皮細胞．B：胸膜側には管腔を形成し，その内部に乳頭状に増殖．C：カルレチニンの発現が細胞質，核に認められる．D：D2-40に対して腫瘍細胞膜が陽性．

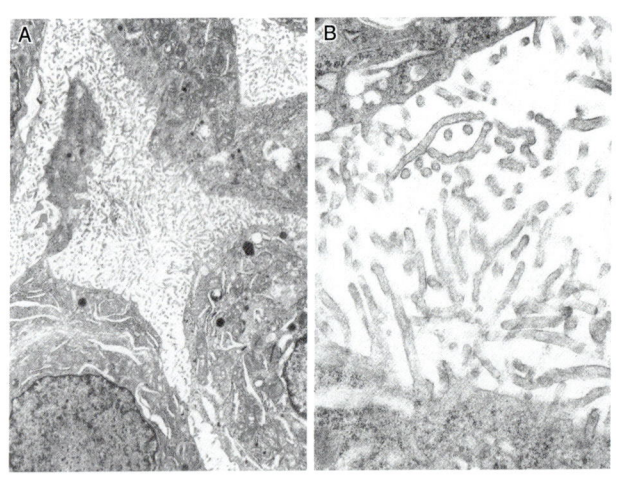

図100　胸膜中皮腫，上皮型
A：電子顕微鏡所見．B：細長く，幅の10倍以上の長さをもつ微絨毛．

▶胸膜中皮腫　malignant mesothelioma

中皮腫は中皮細胞に由来する悪性腫瘍で，発生部位は胸膜が圧倒的に多い．胸膜中皮腫の発症には，職業的，環境的なアスベスト被曝が関係しており，被曝から発症までに平均40年と言われている．壁側胸膜の顆粒状腫瘍として発症し，早期には無症候性の胸水のみが臨床所見である．進展とともにびまん性に胸膜が肥厚し，肺を取り囲み，周囲臓器に浸潤する（図97A）．ヒアルロン酸を含む多量の胸水が特徴的である．

中皮腫は様々な組織構築パターンをとるが，上皮型，肉腫型，2相型に大きく分類され，2相型では，上皮成分と非上皮成分が混在して増殖する．各々の成分が10％を超えている．おおよそ3：1：1の頻度である．

上皮型：異型性をもつ立方状円柱状細胞が，腺管，腺房，乳頭状構造あるいはシート状構造を作る（図97B）．

肉腫型：核異型をもつ紡錘形，あるいは多形細胞が増殖する（図98）．とくに多量の膠原線維を伴う症例は線維形成性中皮腫 desmoplastic mesothelioma と呼ばれ，慢性線維性胸膜炎，胸膜瘢痕との鑑別が難しい．

補助診断：上皮型中皮腫と肺腺癌との鑑別には，免疫組織化学的に中皮マーカー（核calretinin，核WT1，D2-40）の陽性所見，肺癌マーカー（CEA，TTF1，Napsin A，PE10）の陰性所見を組み合わせて診断する（図99）．電顕的には，細長く（長さ：幅が10倍以上），分岐する微絨毛が中皮腫に特徴的である（図100）．上皮型中皮腫と反応性中皮細胞の鑑別にはGlut-1，細胞膜EMAが陽性である場合は中皮腫の可能性が高く，desmin陽性の場合は反応性中皮細胞の可能性が高い．FISH法によるp16遺伝子欠失の解析が反応性中皮細胞の鑑別，線維性胸膜炎の鑑別に有用である．

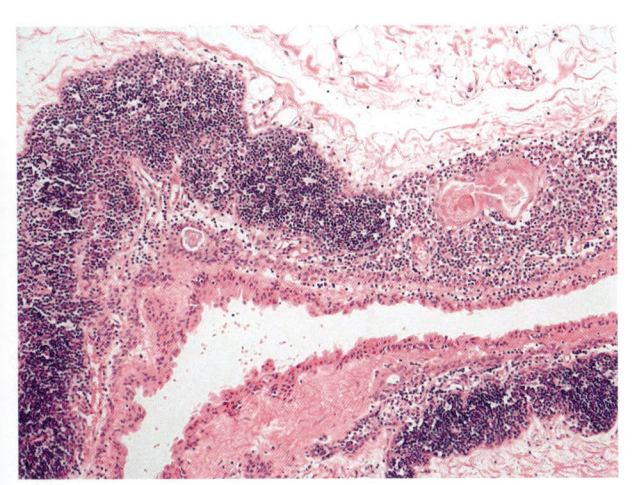

図101　胸腺囊胞
囊胞の壁は種々の上皮細胞で覆われるが，壁に胸腺組織が存在．

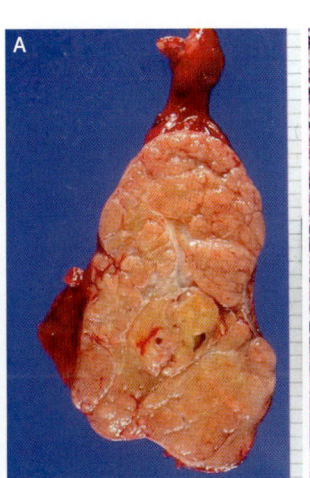

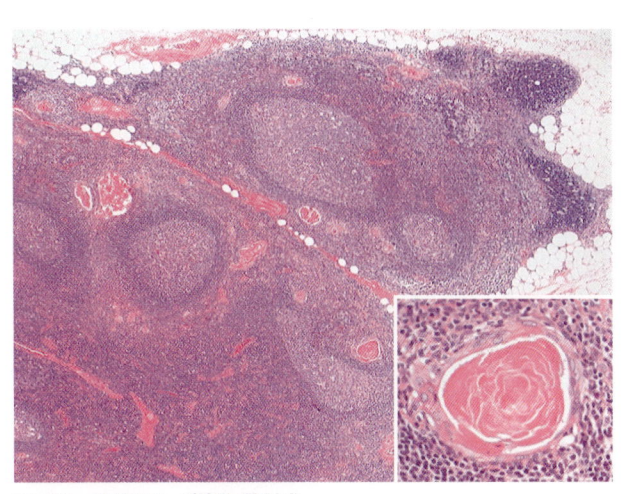

図102　胸腺リンパ濾胞過形成
胸腺髄質にみられる胚中心をもつリンパ濾胞が存在．inset：ハッサル小体が散在．

図103　胸腺腫
A：被膜に囲まれた分葉状の腫瘍．B：胸腺腫B1型．リンパ球浸潤を背景にした腫瘍．大型の淡明な核が腫瘍細胞．

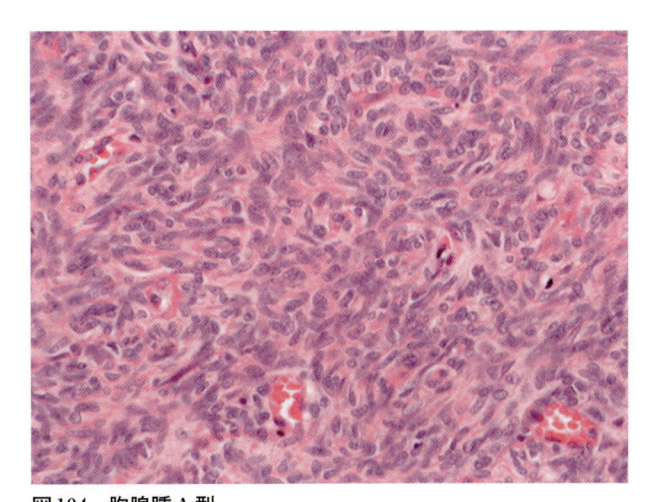

図104　胸腺腫A型
腫瘍細胞の形態は紡錘形だが，上皮細胞の形質を保持している．

■胸腺の疾患

▶胸腺囊胞　thymic cyst

胸腺囊胞は胸腺由来の先天性囊胞で，通常単房性，薄壁で内腔に漿液が貯留している．囊胞壁に退縮した胸腺組織を伴い，内面は単層の円柱，立方上皮で覆われる（図101）．胸腺は第3鰓弓内胚葉に由来し，側頸部から縦隔に下降する．胸腺囊胞はその遺残と考えられており，頸部にも発生する．

▶胸腺リンパ濾胞過形成　thymic follicular hyperplasia

胸腺髄質に胚中心を伴う多数のリンパ濾胞が形成されている（図102）．胸腺実質が全体に増加する稀な真性胸腺過形成とは区別される．重症筋無力症で高頻度にみられる胸腺の異常であるが，他の自己免疫疾患にも合併する．

▶胸腺腫　thymoma

胸腺上皮由来の腫瘍細胞と胸腺Tリンパ球が混在した低悪性度腫瘍．胸腺腫の30％に重症筋無力症が合併する．その他，赤芽球癆，低ガンマグロブリン症なども合併する場合がある．胸腺腫は，胸腺内に被膜をもった腫瘍として発生する（図103）．被膜に広く浸潤し，近接臓器・組織に浸潤する場合がある（浸潤性胸腺腫）．

胸腺腫の組織学的分類の基本は胸腺本来の皮質，髄質上皮細胞の細胞性格で，指標としてTdT，CD1a，CD99陽性の胸腺皮質型未熟Tリンパ球の浸潤があげられ，皮質上皮細胞の機能を反映している．

A型胸腺腫では髄質上皮細胞の性格を反映し未熟Tリンパ球浸潤は稀であるが，B1，B2型胸腺腫では皮質上皮細胞性格を反映してリンパ球浸潤が優勢である（図103B）．一方，A型胸腺腫（図104）は，短紡錘形，卵円形で異型の乏しい腫瘍細胞が充実性，あるいは束状に増殖し，リンパ球浸潤は乏しい．

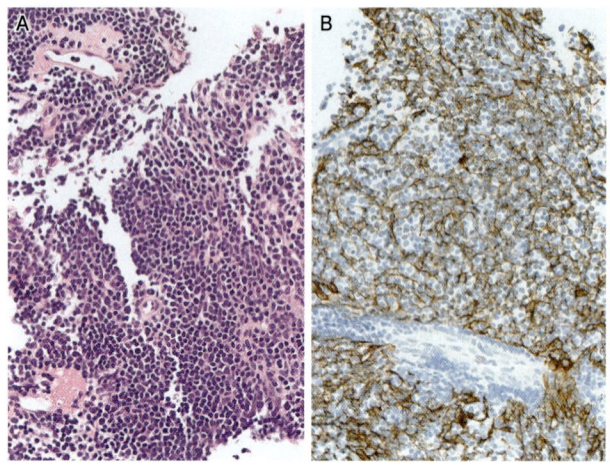

図105 胸腺腫CTガイド下生検
A：リンパ球浸潤を背景にした腫瘍．血管周囲腔が認められる．
B：ケラチン染色．網目状の上皮細胞の存在が明瞭化．

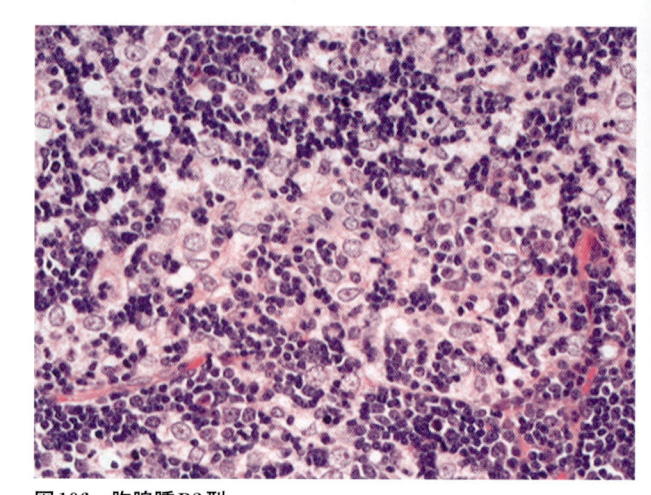

図106 胸腺腫B2型
リンパ球浸潤を背景に上皮細胞を集団として認識できる．

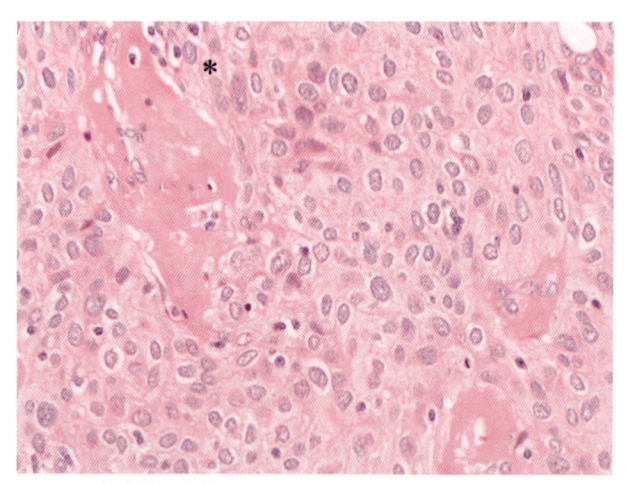

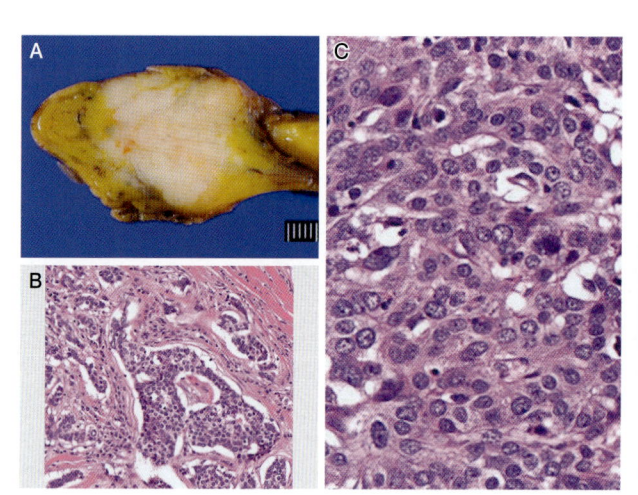

図107 胸腺腫B3型
腫瘍細胞は軽度の核異型を示す．血管周囲腔の存在（＊）．

図108 胸腺癌
A：肉眼像．白色，辺縁不整の腫瘍で周囲脂肪織への浸潤．B：大小不同，不整形状の腫瘍細胞の胞巣と，硝子化した膠原線維の幅広い間質．C：腫瘍細胞は明らかな核異型を示す．

　AB型胸腺腫はA型，B型が混在する腫瘍である．
　B1型胸腺腫では，リンパ球浸潤が優勢で，上皮細胞はHE染色では目立たず，大型で淡明な核だけが認識されるが，免疫組織学的にケラチン陽性でネットワークを形成している（図105）．迅速診断では，大型核が集合している所見，腫瘍内の小血管周囲が疎な結合織で囲まれている血管周囲腔の所見に注意する．
　B2型胸腺腫（図106）では上皮細胞が集団として容易に認識でき，血管周囲腔が目立つ．
　B3型胸腺腫（図107）では，多辺型上皮細胞が敷石状となり，リンパ球浸潤は乏しい．上皮細胞の核は大小不同，核形不整，クロマチンの増加など種々の程度の細胞異型を示す．このような場合にも，血管周囲腔の存在，乏しいながらも未熟Tリンパ球の浸潤などは保持されている．
　胸腺組織型はおおまかに予後に対応し，A，AB型，B1型の予後は良好であるが，B3型では臨床病期が進んだものが多く，胸腺癌と他の胸腺腫との中間的な悪性度を示す．

▶**胸腺癌** thymic carcinoma
　胸腺上皮由来の高悪性度腫瘍である．辺縁不整，白色から黄白色，充実性で硬い腫瘍で，内部に分葉構造はなく，小壊死巣が散在する．被膜はなく，周囲臓器に浸潤することが多い．
　組織学的には扁平上皮癌の形をとることがほとんどで，腫瘍細胞は小胞巣を形成し，硝子化した膠原線維の幅広い間質を伴う．腫瘍細胞は明らかな異型性を示し，核分裂像も多い（図108）．胸腺癌では胸腺腫とは異なり，胸腺皮質型未熟Tリンパ球の浸潤はない．さらに本来は末梢性Tリンパ球のマーカーであるCD5が異所性に上皮細胞に発現しており，肺扁平上皮癌と鑑別可能である．

5. 口腔

高田　隆

総論　68
　Ⅰ．標本を見る前に　68
　Ⅱ．標本の見方　69
各論　70
　●エナメル上皮腫　70
　●角化嚢胞性歯原性腫瘍　70
　●石灰化上皮性歯原性腫瘍　71
　●エナメル上皮線維腫　71
　●口腔扁平苔癬　71
　●顆粒細胞腫　71
　●扁平上皮癌　72
　●上皮異形成　72
　●疣贅癌　73
　●紡錘細胞癌　73
　●含歯性嚢胞　74
　●歯根嚢胞　74
　●術後性上顎嚢胞　74
　●鼻口蓋管（切歯管）嚢胞　74
　●線維性骨異形成症　75
　●セメント質骨性異形成症　75
　●骨形成性線維腫　75

総論

I 標本を見る前に

　口腔には粘膜や骨など身体他部と共通する組織から生じる疾患に加えて，この部に特有な歯や小唾液腺に関連する病変が発生する（小唾液腺由来の病変は「唾液腺」の項参照）．

　口腔粘膜に生じる疾患はその肉眼的形状から，水疱性病変，潰瘍性病変，白色病変，赤色・紫色病変，黒色病変，疣贅・乳頭状病変に大別される（表1）．局所の炎症や腫瘍に加えて，しばしば扁平苔癬や尋常性天疱瘡などの皮膚に生じる疾患の部分症が生じる．口腔に生じる悪性腫瘍（口腔癌）の殆どは口腔粘膜を被覆する重層扁平上皮に由来する扁平上皮癌である．前癌病変としての上皮異形成とともに，病理診断を必要とする口腔領域の疾患として最も重要である．軟組織由来の腫瘍も発生するが頻度は低く，むしろ反応性の過形成が多い．

　歯の形成にかかわる組織に由来する腫瘍を，歯原性腫瘍とよぶ．歯原性腫瘍の頻度は高くないが，口腔領域に特有な病変として重要である．WHO国際組織分類（表2）では，歯原性腫瘍を悪性と良性に分類し，後者を更に，1）上皮性腫瘍，2）歯原上皮と間葉組織の両者からなる腫瘍，3）間葉性腫瘍の3つのグループに分けている．第2のグループは歯原性腫瘍に特徴的な腫瘍群で，歯の発生過程でみられる上皮・間葉相互誘導が腫瘍において再現された腫瘍群である．最も代表的で頻度の高い腫瘍は，第1のグループに属するエナメル上皮腫と角化嚢胞性歯原性腫瘍，第2のグループに属する歯牙腫である．

　口腔顎顔面領域は嚢胞の好発部位である．口腔領域に発生する嚢胞は，歯に由来する嚢胞（歯原性嚢胞）とそれ以外の嚢胞（非歯原性嚢胞）に分類される．また，これらは成り立ちによって，発育過程の異常に基づく嚢胞（発育性嚢胞）と炎症性の成り立ちを有する嚢胞（炎症性嚢胞）に分類される．更に発生部位から，顎骨内に生じるものと軟組織に生じるものとに分類される（表3）．口腔領域で最も頻度の高い嚢胞は炎症性の歯原性嚢胞である歯根嚢胞であり，発育性の歯原性嚢胞である含歯性嚢胞がこれに次ぐ．一方，非歯原性嚢胞では発育性嚢胞である鼻口蓋管嚢胞が多い．

　顎骨には他部位の骨および骨髄に生じる腫瘍や腫瘍様病変が生じる．時に，歯に関連したセメント質あるいは骨性の異形成症が生じ，他の線維骨性病変や歯原性腫瘍との鑑別が必要となることもある．

　歯原性腫瘍，嚢胞，骨原性の病変など，顎骨内に生じる疾患の病理診断には，画像所見（周囲骨との境界，単房性/多房性，埋伏歯や硬組織形成の有無，歯根との関係や歯根吸収の有無など）が極めて重要な情報となる．正確な診断を得るために，臨床医や放射線医との情報共有が必要不可欠

表1　口腔粘膜に生じる主な疾患

水疱性病変	単純ヘルペス，帯状ヘルペス，手足口病，口腔扁平苔癬，尋常性天疱瘡，良性粘膜類天疱瘡，表皮水疱症
潰瘍性病変	結核，梅毒，カンジダ症，アフタ性口内炎，Behçet病，多形性紅斑，紅斑性狼瘡，扁平上皮癌
白色病変	摩擦性過角化症，ニコチン性口内炎，カンジダ症，口腔扁平苔癬，地図舌，Fordyce顆粒，毛舌，白板症
赤色・紫色病変	出血，猩紅熱，周辺性巨細胞肉芽腫，貧血に伴う萎縮性舌炎，血管腫，紅板症
黒色病変	アマルガム入れ墨，喫煙に伴うメラニン色素沈着，McCune-Albright症候群に伴う色素沈着，神経線維腫症に伴う色素沈着，乳児の神経外胚葉性腫瘍，母斑，黒色腫
疣贅・乳頭状病変	乳頭状過形成，疣贅状黄色腫，扁平上皮乳頭腫，疣贅癌，扁平上皮癌

表2　歯原性腫瘍の分類（WHO2005年）

悪性腫瘍
　歯原性癌腫
　　転移性（悪性）エナメル上皮腫
　　エナメル上皮癌―原発型
　　エナメル上皮癌―二次型（脱分化型），骨内性
　　エナメル上皮癌―二次型（脱分化型），周辺性
　　原発性骨内扁平上皮癌―充実型
　　角化嚢胞性歯原性腫瘍に由来する原発性骨内扁平上皮癌
　　歯原性嚢胞に由来する原発性骨内扁平上皮癌
　　明細胞性歯原性癌
　　幻影細胞性歯原性癌
　歯原性肉腫
　　エナメル上皮線維肉腫
　　エナメル上皮線維象牙質肉腫およびエナメル上皮線維歯牙肉腫

良性腫瘍
　1）上皮性腫瘍
　　エナメル上皮腫，充実型/多嚢胞型
　　エナメル上皮腫，骨外型/周辺型
　　エナメル上皮腫，類腱型
　　エナメル上皮腫，単嚢胞型
　　扁平上皮性歯原性腫瘍（歯原性扁平上皮腫）
　　石灰化上皮性歯原性腫瘍（歯原性石灰化上皮腫）
　　腺腫様歯原性腫瘍
　　角化嚢胞性歯原性腫瘍
　2）歯原上皮と間葉組織の両者からなる腫瘍
　　エナメル上皮線維腫
　　エナメル上皮線維象牙質腫
　　エナメル上皮線維歯芽腫
　　歯芽腫
　　　歯芽腫，複雑型
　　　歯芽腫，集合型
　　歯牙エナメル上皮腫
　　石灰化嚢胞性歯原性腫瘍
　　象牙質形成性幻影細胞腫瘍
　3）間葉性腫瘍
　　歯原性線維腫
　　歯原性粘液腫/歯原性粘液線維腫
　　セメント芽細胞腫

である．

　以上のように，口腔顎顔面領域のそれぞれの部位において頻度の高い病変を中心として，画像所見や臨床情報から可能性の高い病変を，標本を見る前に絞り込んでおくことが重要である．

II 標本の見方

1．顎骨に生じる病変

　顎骨内に生じた病変から作製した標本に上皮組織が観察されるときには，まず歯原性腫瘍や歯原性嚢胞の可能性を考える．歯原性病変で説明できないときには，顎顔面の発生と関係した上皮の迷入や遺残に関連する病変，とりわけ非歯原性の発育性嚢胞の可能性を考える．また，近接する粘膜や歯肉由来の癌が顎骨内に浸潤したり，身体他部に生じた癌が顎骨内に転移したりすることがあるので，その可能性が疑われるときには，原発巣の確認が必須となる．

　歯原性腫瘍の診断に当たっては，発生頻度の高いエナメル上皮腫，角化嚢胞性歯原性腫瘍，歯牙腫を中心とした病理診断を行う．

　前述のように，歯原性腫瘍では上皮と間葉組織の間に生じる相互誘導現象の結果，細胞分化や硬組織形成が生じる．歯乳頭様の間葉組織や象牙芽細胞の分化ならびに象牙質の形成には歯原上皮からの誘導が必要で，エナメル芽細胞の分化とエナメル質の形成には象牙質の形成が先行する．したがって，組織標本で歯原上皮と間葉との界面に最初に形成される基質は象牙質と解釈し，反対に象牙質・骨様の硬組織形成が観察されるときにはそれが誘導現象によって生じたものかどうかを，周囲の歯原上皮と間葉組織の状況から確認する必要がある．

　極めて稀に悪性歯原性腫瘍が原発性に，あるいは先行する良性歯原性腫瘍や嚢胞を背景として二次的に悪性腫瘍が生じることがある．そこで，臨床ならびに画像所見に加えて，組織学的にも常にその可能性を考えて，細胞密度，細胞異型の程度などを確認することが重要である．一方で，細胞・核の大小不同，核の複数や核小体の明瞭化を示す扁平上皮よりなる歯原性石灰化上皮腫を悪性腫瘍と誤認しないよう注意する必要がある．

　嚢胞状の疾患の病理診断に際しては，角化嚢胞性歯原性腫瘍，エナメル上皮腫，腺腫様歯原性腫瘍，石灰化嚢胞性歯原性腫瘍などの嚢胞化しやすい腫瘍と，真の嚢胞とを鑑別する必要がある．典型例では診断に困ることはないが，二次的な感染に伴う組織変化が加わると診断に迷うことがある．臨床所見や画像所見を確認するとともに，組織標本全体にわたってあるいは多くの組織標本を観察することに

表3　口腔顎顔面領域の嚢胞

歯原性嚢胞	非歯原性嚢胞
発育性嚢胞	発育性嚢胞
原始性嚢胞[1]	鼻口蓋管嚢胞（切歯管嚢胞）[1]
含歯性嚢胞[1]	鼻唇嚢胞（鼻歯槽嚢胞）[2]
萌出嚢胞[2]	鰓嚢胞（側頸嚢胞）[2]
歯肉嚢胞[2]	甲状舌管嚢胞（正中頸嚢胞）[2]
側方性歯周嚢胞[1]	類皮嚢胞[2]
腺様歯原性嚢胞[1]	類表皮嚢胞[2]
炎症性嚢胞	炎症性嚢胞
歯根嚢胞[1]	術後性上顎嚢胞[1]
残留嚢胞[1]	
歯周嚢胞（炎症性傍側性嚢胞）[1]	

[1]：顎骨の嚢胞，[2]：軟組織の嚢胞．

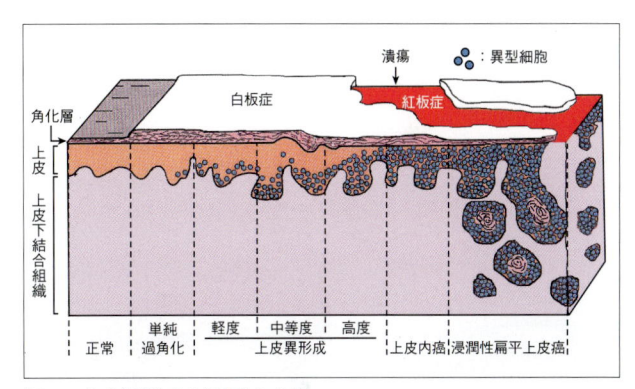

図1　上皮異形成と扁平上皮癌

よって，炎症性変化による修飾の少ない部位を探し，それぞれの病変に特徴的な像を見つける必要がある．

2．口腔粘膜に生じる病変

　口腔粘膜は上皮と粘膜固有層よりなる．上皮は一般に重層扁平上皮で，厚さや角化の程度は部位により異なる．例えば，歯肉は発達した角化層を有する厚い上皮で覆われているが，口底では角化層も粘膜自体の厚さも薄い．上皮下の軟組織も部位によって厚さが異なるとともに，組織構成も部位特異的である．標本を観察する際は，病変の発生部位における正常の所見との比較が必要となる．

　口腔粘膜の水疱性病変は多様であり，水疱の形成部位を確認する必要がある．ヘルペス性口唇炎（口唇ヘルペス）や尋常性天疱瘡では上皮内水疱を生じるのに対して，良性粘膜類天疱瘡や口腔扁平苔癬では上皮下水疱を示す．

　白色病変や赤色病変あるいは潰瘍性病変には，しばしば上皮異形成や扁平上皮癌が生じている．したがって，これらの病変の診断に当たっては，常に悪性腫瘍の可能性を考えて，上皮の異形成の程度や浸潤の有無を確認する習慣を身に着けておく必要がある（図1）．

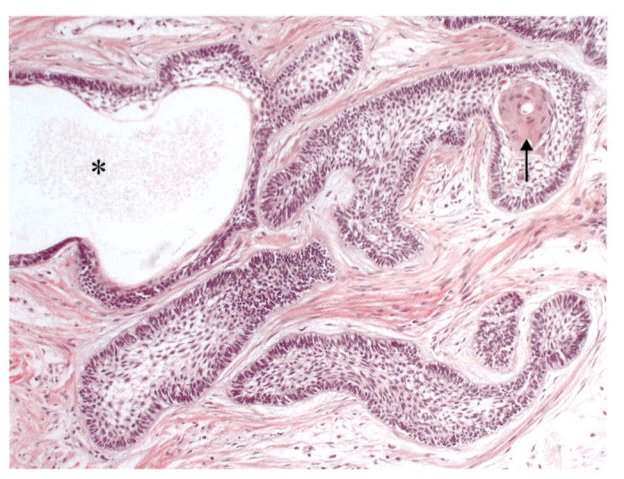

図1　エナメル上皮腫（濾胞型）
胞巣中心部のエナメル髄様組織をエナメル芽細胞様細胞が取り囲むように増殖している．＊：実質嚢胞　↑：扁平上皮化生

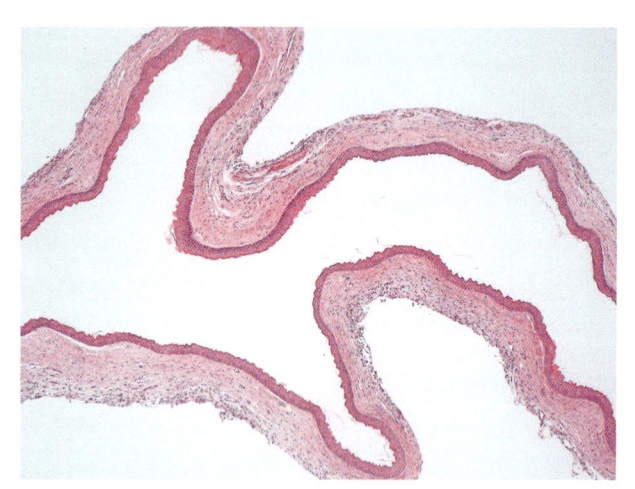

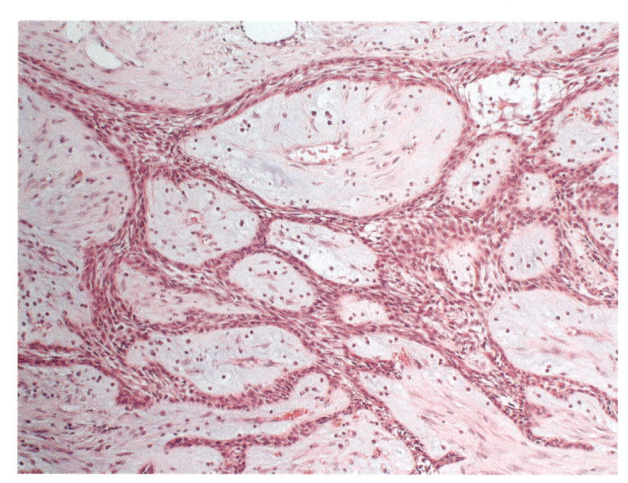

図2　エナメル上皮腫（叢状型）
腫瘍細胞が索状に増殖している．

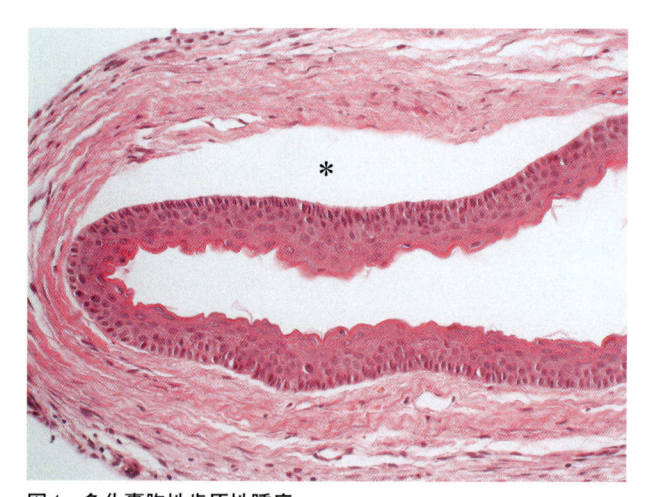

図3　角化嚢胞性歯原性腫瘍
嚢胞壁様の結合組織内面に薄い錯角化重層扁平上皮が裏装上皮様に増殖している．

図4　角化嚢胞性歯原性腫瘍
上皮表面の角化層は波状を呈する．上皮の基底面は平坦で，円柱状細胞の柵状配列が目立つ．＊：剥離

●エナメル上皮腫　ameloblastoma

　最も代表的な歯原性腫瘍で，充実型/多嚢胞型，骨外型/周辺型，類腱型，単嚢胞型に分けられる．このうち充実型/多嚢胞型が最も多い．組織学的には濾胞型と叢状型に大別される．濾胞型はエナメル器を，叢状型は歯堤を模倣している．濾胞型エナメル上皮腫では，胞巣中心部の星芒状〜紡錘形細胞からなるエナメル髄様組織をエナメル芽細胞様の立方形〜高円柱細胞が柵状に取り囲むように増殖している（図1）．胞巣内にはしばしば扁平上皮化生や嚢胞化が観察される．一方，叢状型エナメル上皮腫は腫瘍細胞が索状の増殖を示す（図2）．間質に嚢胞化が観察されることがある．濾胞型と叢状型はしばしば共存する．エナメル上皮腫の長期存在例や再発例では，稀にエナメル上皮癌が発生することがあるので，その可能性を考えて，骨外への浸潤傾向，細胞密度，細胞異型の程度などを確認する必要がある．

●角化嚢胞性歯原性腫瘍　keratocystic odontogenic tumor

　嚢胞状の形態を示す腫瘍で，エナメル上皮腫に次いで多い．嚢胞壁様の結合組織間質の内面に，薄い錯角化重層扁平上皮が裏装上皮様に観察される（図3）．通常，嚢胞様腔内には大量の角化物が貯留しているが，標本作製過程で流失することが多い．上皮表面の角化層は波状を呈する．一方，上皮の基底面は平坦で，立方形〜円柱状基底細胞の柵状配列が目立つ（図4）．上皮は結合組織からの剥離傾向を示し，時に娘嚢胞状の胞巣や小上皮塊が結合組織内に観察される．顎骨に本腫瘍が多発する場合には，基底細胞母斑症候群の部分症であることが多い．なお，嚢胞腔を裏装する上皮全体が明瞭な顆粒層と正角化を示す類表皮嚢胞様の顎骨内嚢胞が稀に生じる．これは正角化性歯原性嚢胞とよばれる．術後の再発が少ないことから，角化嚢胞性歯原性腫瘍とは別の疾患と考えられている．

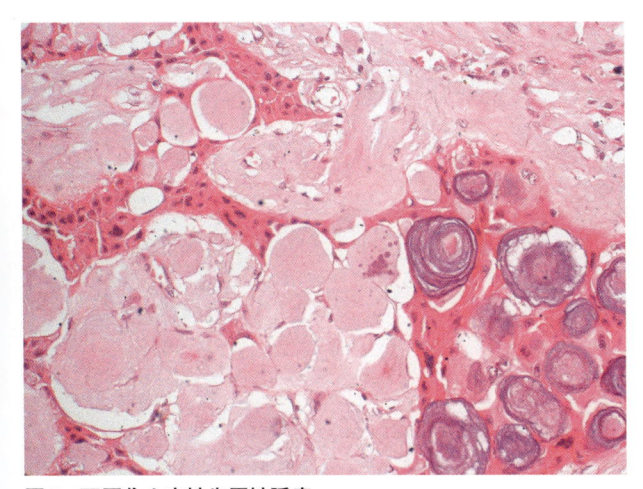

図5 石灰化上皮性歯原性腫瘍
多形性を示す扁平上皮様腫瘍細胞の索状増殖よりなる．胞巣内外に石灰化を伴う球状のアミロイド様物質の沈着が見られる．

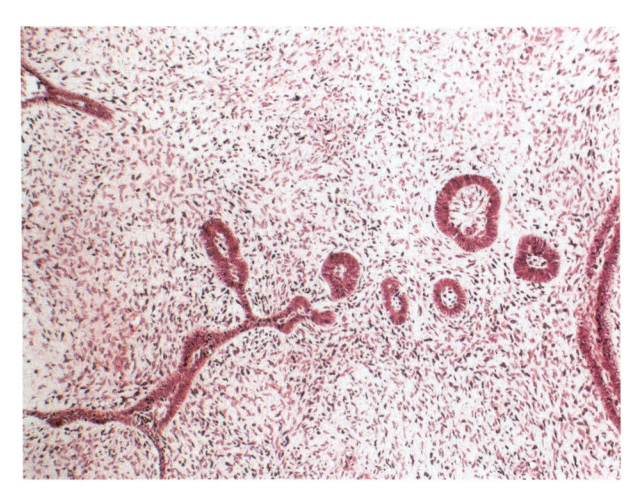

図6 エナメル上皮線維腫
エナメル上皮腫様上皮と歯乳頭様間葉成分が増殖している．

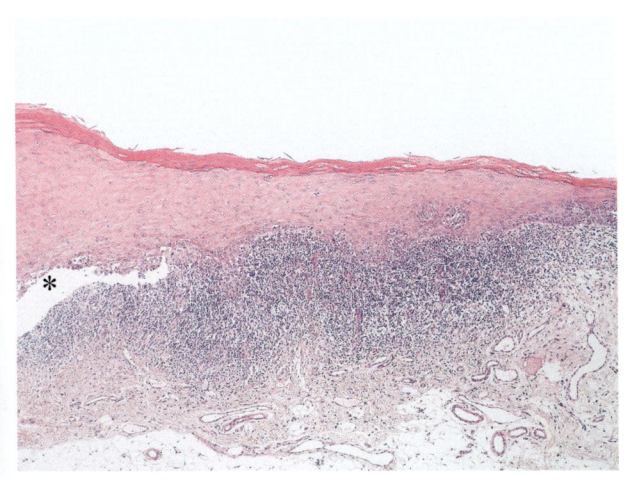

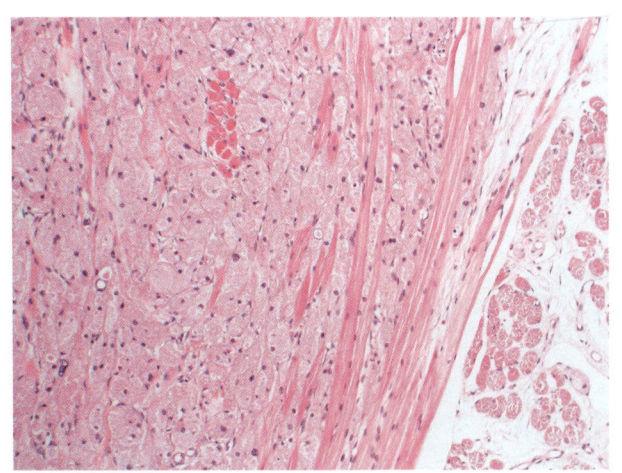

図7 口腔扁平苔癬
上皮直下にリンパ球が帯状に浸潤している．基底層細胞の破壊により上皮が剥離している（＊）．

図8 顆粒細胞腫
舌の筋線維間に腫瘍細胞が集団を作りながら増殖している．

●石灰化上皮性歯原性腫瘍　calcifying epithelial odontogenic tumor

稀な上皮性歯原性腫瘍で，石灰化を伴うアミロイド様物質の沈着を特徴とする（図5）．石灰化は二次的な変化で，上皮-間葉誘導現象による歯牙硬組織形成ではない．腫瘍は明らかな細胞間橋を示す扁平～多角形細胞のシート状～索状増殖よりなる．腫瘍細胞に多形性が目立つが，分裂像は観察されない．時に腫瘍細胞の明細胞化が見られる．

●エナメル上皮線維腫　ameloblastic fibroma

エナメル上皮腫に類似する上皮成分と歯乳頭を思わせる間葉成分よりなる混合性歯原性腫瘍である（図6）．上皮胞巣の最外層には円柱状～立方状のエナメル上皮様細胞が配列し，胞巣内部は星芒状細胞が疎に配列するエナメル髄様組織よりなる．ところによって細胞が2列に並んで歯堤様に増殖する像も観察される．一方，間葉成分は細胞成分に富む幼若な線維性組織からなる．

●口腔扁平苔癬　oral lichen planus

口腔粘膜の代表的な皮膚粘膜疾患で，上皮直下のリンパ球の帯状浸潤を特徴とする．リンパ球はT細胞が主体を占める．T細胞性の傷害により，上皮基底細胞の水症性変性や消失が観察される．基底細胞の傷害が進行すると，上皮が固有層から剥離して上皮下水疱を形成したり，上皮釘脚の形状が先鋭化し，鋸歯状の上皮脚を呈したりする（図7）．しばしば，変性した上皮細胞（Civatte小体）が認められる．

●顆粒細胞腫　granular cell tumor

好酸性の細顆粒状細胞質を有する大型細胞の増殖からなる．核は一般に小型で濃縮性である．舌に生じることが多く，筋線維間に腫瘍細胞が集団を作りながら増殖するが，細胞の異型性はない（図8）．被覆粘膜上皮が反応性の過形成を示し，時に偽上皮腫様増生を示す．腫瘍細胞はS-100蛋白とNKI-C3に陽性で，シュワン細胞起源を支持する．

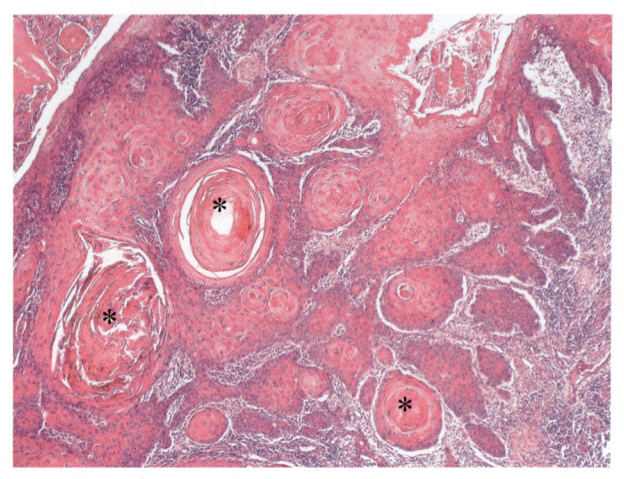

図9 扁平上皮癌(高分化型)
胞巣を形成しながら癌組織が増殖している．胞巣中心部では癌真珠(＊)が観察される．

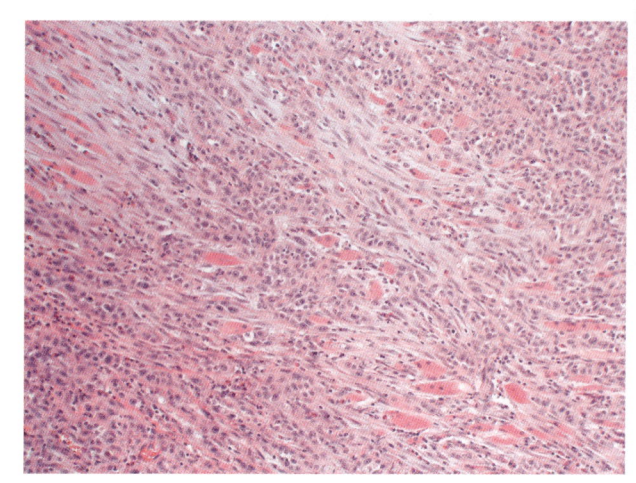

図10 扁平上皮癌(低分化型)
索状〜小島状の胞巣が間質内に浸潤している．角化巣は見られない．

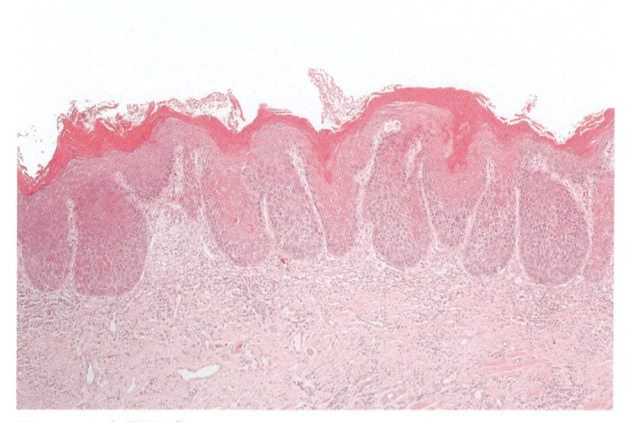

図11 上皮異形成
過角化を伴う滴状型の上皮釘脚が観察される．基底膜の連続性は保たれており，結合組織内への浸潤はない．

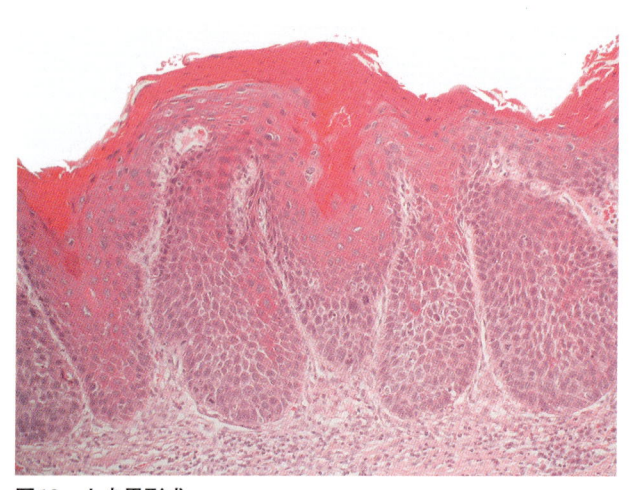

図12 上皮異形成
細胞や核の多形性，棘細胞層における単一細胞あるいは細胞群の角化，核の過染性，核分裂像の増加などの細胞異型が観察される．

●扁平上皮癌　squamous cell carcinoma

　重層扁平上皮の性格を示す腫瘍細胞が癌胞巣を形成しながら増殖する．癌細胞の分化度によって高分化型，中等度分化型，低分化型に分類される．高分化型では，腫瘍胞巣周辺は基底細胞様細胞で囲まれ，腫瘍胞巣内部に向かって棘細胞様の分化を示し，胞巣中心部では癌真珠とよばれる角化巣を示す(図9)．中等度分化型も基本的に同様の構造を示すが，角化巣を伴う胞巣は少ない．低分化型では角化巣の形成は殆ど見られず，索状〜小島状の胞巣が間質内に浸潤する(図10)．癌細胞は細胞や核の大小不同，核の過染性，異型核分裂像を交じえた核分裂像の増加などの異型性を示す．間質は種々の程度にリンパ球や形質細胞の浸潤を伴う線維性結合組織からなる．癌組織は粘膜表面で癌性潰瘍を形成するとともに，深部に向かっては下在の筋組織や骨組織を破壊しながら浸潤性に増殖する．リンパ管内に浸潤する像もしばしば観察される．

●上皮異形成　epithelial dysplasia

　粘膜上皮の増殖や分化の異常で，組織構築レベルの異常(構造異型)と細胞レベルの異常(細胞異型)が観察される．構造異型としては，不規則な上皮の重層，滴状型の上皮釘脚の出現，基底細胞の過形成と極性の消失，棘細胞層における単一細胞あるいは細胞群の角化，細胞間結合の減退が観察され(図11)．細胞異型としては，細胞や核の多形性，核/細胞質比の増加，核小体の数と大きさの増大，核の過染性，核分裂像の増加，異型核分裂像の出現などが観察される(図12)．白板症や紅板症に高率に上皮異形成が観察され，これらを背景として口腔癌が発生する頻度が高いため，前癌病変とよばれる．WHO分類(2005年)では上皮異形成を扁平上皮内新生物とよんでいる．

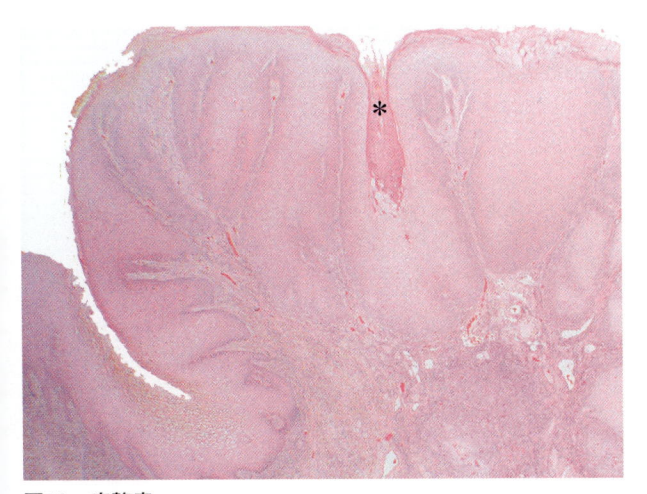

図13 疣贅癌
外向性ならびに内向性に増殖する太い上皮釘脚が見られる．基底膜の連続性を辿ることができる．＊：角化栓

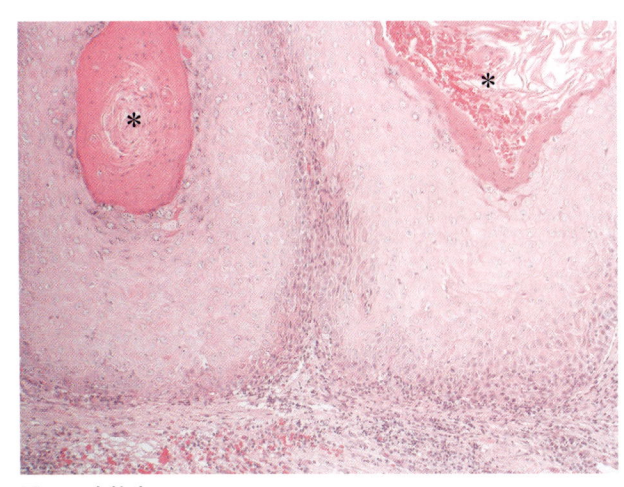

図14 疣贅癌
腫瘍細胞の異型性は明らかでない．＊：角化栓

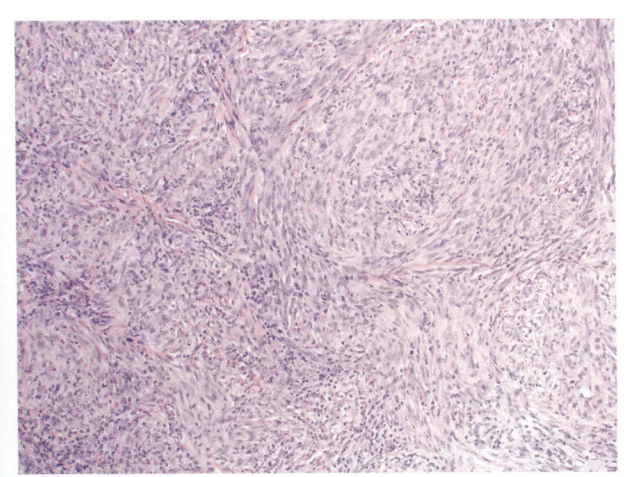

図15 紡錘細胞癌
腫瘍は線維肉腫様の紡錘形腫瘍細胞の束状増殖からなる．

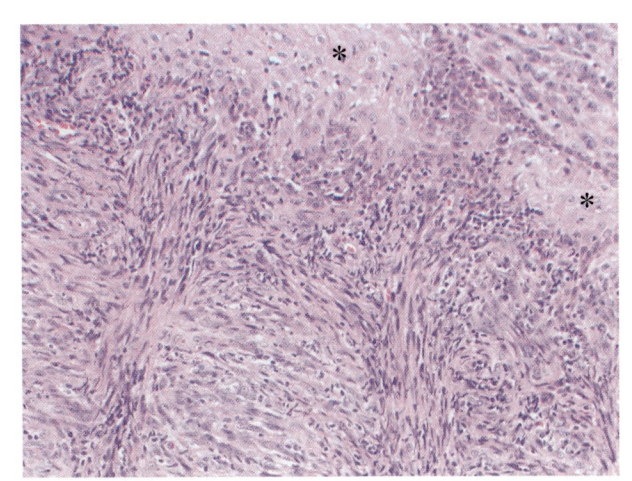

図16 紡錘細胞癌
紡錘形腫瘍細胞と扁平上皮癌胞巣（＊）との移行像が見られる．

●疣贅癌　verrucous carcinoma

　高齢の男性の下顎歯肉に好発する高分化重層扁平上皮癌の一型で，腫瘍組織は疣贅状ないし乳頭状の著明な外向性増殖を示すとともに，上皮下に向かって圧排性の増殖を示す（図13）．上皮と結合組織の境界は明瞭で，基底膜を破壊して深部に向かって浸潤する像は見られない．腫瘍の表層は厚い正角化〜錯角化層で覆われている．棘細胞層は著明に肥厚し，太い上皮釘脚を形成する．上皮釘脚内には角質層が深く陥入し，いわゆる角化栓 keratin plugging が観察される．腫瘍細胞の異型性は明らかでなく，分裂像も少ない（図14）．約20％の症例で，通常の扁平上皮癌の像が標本の一部に認められる．ヒト乳頭腫ウイルスの関与が考えられている．なお，反応性に生じる疣贅性過形成との鑑別が重要な場合もある．疣贅性過形成では内方性増殖はなく，上皮釘脚が不規則に融合する傾向がある．

●紡錘細胞癌　spindle cell carcinoma

　腫瘍全体にわたって紡錘形細胞の束状〜びまん性の増殖からなる扁平上皮癌の一型を紡錘細胞癌という．紡錘形細胞の増殖部では，線維肉腫や平滑筋肉腫などの肉腫に類似している（図15）．時には化生性の骨基質を伴って骨肉腫様の像を示すこともある．紡錘形細胞のみからなるときには診断が困難となるが，標本の一部に扁平上皮癌の像を示す被覆上皮や腫瘍組織内に見られる扁平上皮癌胞巣との移行像が観察されることがある（図16）．腫瘍細胞の核は一般に淡明で，核小体が目立つ．腫瘍間質は乏しく，膠原線維の量も少ない．腫瘍細胞はビメンチンに陽性反応を示すとともに，一部ではサイトケラチン陽性所見を示す．腫瘍細胞の上皮性格を免疫組織化学的検討や電顕的検索によって示すことが，診断の確定に重要である．

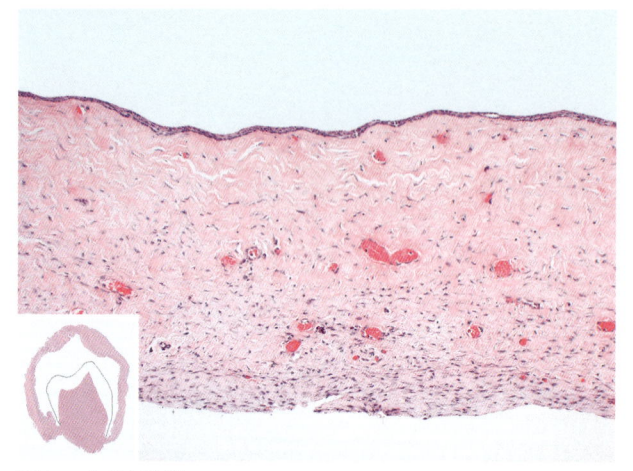

図17 含歯性囊胞
歯冠を取り巻いて囊胞腔が観察される(inset). 囊胞壁は線維性結合組織からなり, 薄い上皮により裏装されている.

図18 歯根囊胞
感染歯の根尖部に囊胞が観察される(inset). 囊胞壁は裏装上皮, 肉芽組織ならびに線維性結合組織からなる.

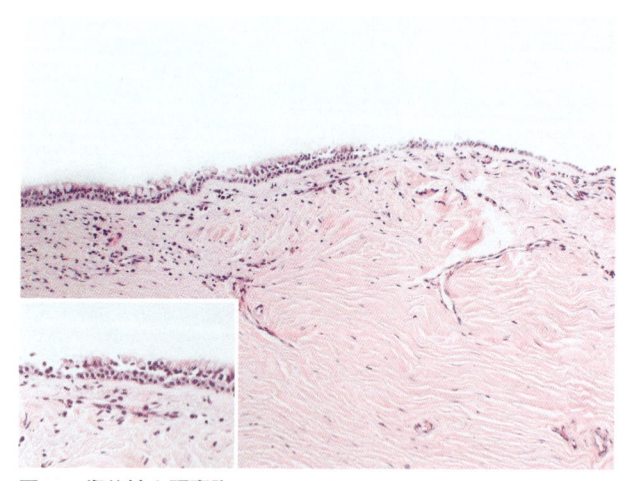

図19 術後性上顎囊胞
瘢痕様の線維性結合組織からなる囊胞壁の内面は, 線毛円柱上皮によって裏装されている.

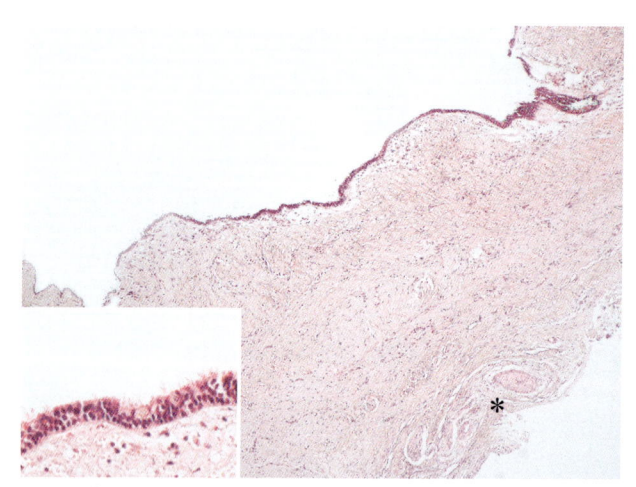

図20 鼻口蓋管(切歯管)囊胞
囊胞内面は多列線毛円柱上皮が裏装している. 囊胞壁の結合組織に神経線維束や小動静脈(*)が含まれている.

●含歯性囊胞　dentigerous cyst

最も代表的な発育性歯原性囊胞で, 囊胞は埋伏歯の歯頸部に付着し, 歯冠を含むように囊胞腔が観察される(図17). 囊胞壁は炎症を伴わない線維性結合組織からなり, その内面は薄い非角化重層扁平上皮により裏装されている(図17). 通常, 裏装上皮の基底面は平坦であるが, 二次的な炎症が加わると, 上皮釘脚が伸長し, 時に角化する.

●歯根囊胞　radicular cyst

最も頻度の高い歯原性囊胞で, 感染した歯の根尖部に生じる(図18). 囊胞壁は内腔側から裏装上皮, 肉芽組織ならびに線維性結合組織の3層構造を示す(図18). 裏装上皮は非角化重層扁平上皮からなるが, 時に錯角化したり, 線毛細胞や粘液産生細胞への化生を示したりする. 上皮下の肉芽組織にはリンパ球や形質細胞を主体とする種々の程度の炎症細胞浸潤が見られる.

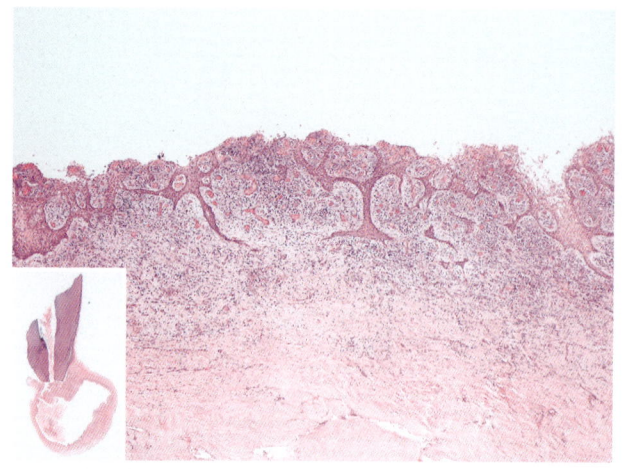

●術後性上顎囊胞　surgical ciliated cyst of maxilla

上顎洞炎の根治術後, 数年から十数年を経て生じる囊胞で, 術後に残存する粘膜上皮から発生する. 囊胞内面は線毛円柱上皮あるいは化生性の扁平上皮によって裏装される(図19). 上皮が剝離し, 硝子化を示す結合組織が露出する像もしばしば観察される. 囊胞壁は種々の程度の炎症細胞浸潤を伴う線維性結合組織～瘢痕様組織からなる.

●鼻口蓋管(切歯管)囊胞　nasopalatine duct (incisive canal) cyst

代表的な非歯原性の発育性囊胞で, 鼻口蓋管の上皮遺残に由来する. 切歯管内に生じ, 上顎中切歯根尖部の顎骨内に卵円形からハート形のX線透過像を示す. 囊胞内面は多列線毛円柱上皮, 非角化重層扁平上皮あるいはその両方が種々の割合で裏装している. 囊胞壁の結合組織には, 切歯管に存在する神経線維束や小動静脈が認められる(図20).

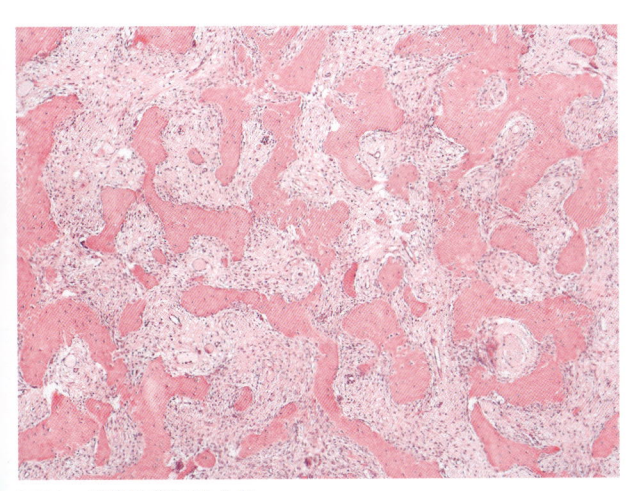

図21 線維性骨異形成症
線維性結合組織の増生を背景として，不規則な形をした幼若な骨（線維骨）が形成されている．

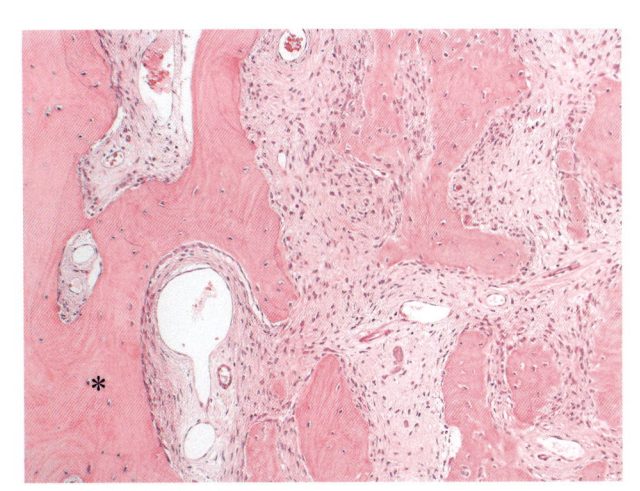

図22 線維性骨異形成症
病変部に形成された線維骨と病変周囲の正常層板骨（＊）に連続性が見られる．

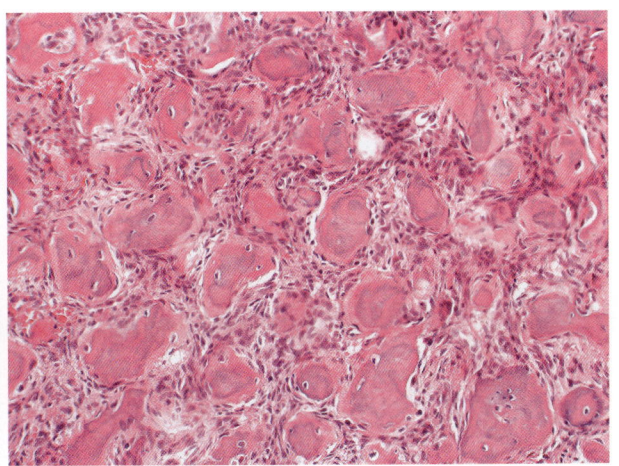

図23 セメント質骨性異形成症
線維性結合組織内に骨ないしセメント質様の硬組織形成が観察される．

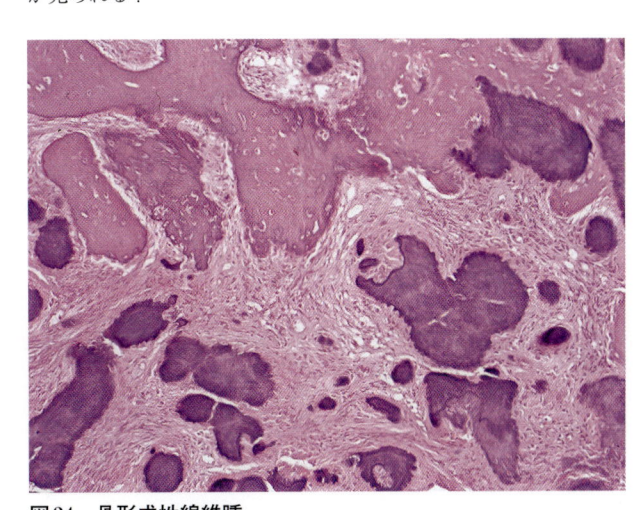

図24 骨形成性線維腫
骨～セメント質様硬組織の形成を伴う線維性結合組織が増殖している．

●線維性骨異形成症　fibrous dysplasia of bone

未熟な骨形成を伴う線維性結合組織が正常の骨組織を置換する非腫瘍性病変で，*GNAS1*遺伝子の変異に起因する発育異常と考えられている．単骨性病変あるいは多骨性病変の一部として，主に若年者の顎骨に生じる．多骨性線維性骨異形成に，皮膚の色素沈着および内分泌異常を伴うものはMcCune-Albright症候群とよばれる．病変部では，結合組織の増生を背景として不規則な形をした幼若な骨（線維骨）が形成されている（図21）．通常，線維骨周囲には骨芽細胞による縁取りは観察されない．病変部に形成された骨組織と病変周囲の正常骨（層板骨）に連続性が見られ，明らかな被膜形成は認められない（図22）．

●セメント質骨性異形成症　cemento-osseous dysplasia

骨ないしセメント質様の硬組織形成を伴う線維性結合組織の増生からなる非腫瘍性病変で，顎骨の歯の萌出領域に発生する．臨床的特徴に基づいて，根尖性セメント質骨性異形成症と開花性セメント質骨性異形成症に大別される．前者は中年女性の下顎前歯根尖部に好発する．病期によって組織像が異なり，初期には線維性結合組織の増生が主体であるが，後期には硬組織形成が著明となる（図23）．一方，後者は主として中年女性の下顎臼歯部に好発するが，顎骨全体にわたって多発することもある．塊状の無細胞性セメント質様硬組織の形成が特徴的である．

●骨形成性線維腫　ossifying fibroma

顎骨に生じる非歯原性の良性腫瘍で，骨様硬組織の形成を伴う線維性結合組織が増殖する（図24）．硬組織成分は梁状の線維骨や層板骨あるいはセメント質様硬組織からなる．硬組織表面にはしばしば骨芽細胞の縁取りが見られる．周囲の正常骨との間には明瞭な境界が観察される．

6. 唾液腺

長尾俊孝

総論 78
  Ⅰ. 標本を見る前に 78
  Ⅱ. 標本の見方 78
各論 80
  ●シェーグレン症候群 80
  ●IgG4 関連唾液腺炎 80
  ●唾石症 81
  ●粘液囊胞 81

●良性リンパ上皮性囊胞 81
●多形腺腫 81
●筋上皮腫 82
●基底細胞腺腫 83
●ワルチン腫瘍 83
●粘表皮癌 84
●腺様囊胞癌 85
●腺房細胞癌 85

●乳腺相似分泌癌 86
●多型低悪性度腺癌 86
●上皮筋上皮癌 86
●唾液腺導管癌 86
●筋上皮癌 87
●多形腺腫由来癌 87

総論

I 標本を見る前に

唾液腺にも他臓器と同様に様々な疾患が発生するが，病理診断上問題となるのは，炎症，化生・過形成性病変，囊胞，および腫瘍である．

炎症で重要なのが，シェーグレン Sjögren 症候群，IgG4 関連唾液腺炎，および唾石症に伴う慢性閉塞性唾液腺炎である．囊胞では粘液囊胞が最も多く，そのほか良性リンパ上皮性囊胞などがある．化生・過形成性病変では壊死性唾液腺化生，唾液腺腺症などがみられる．

唾液腺腫瘍は，組織像が非常に多彩で，筋上皮系細胞が関与するものが多いことが特徴的である．組織分類は WHO 分類に従うのが一般的であるが(表1)，多数の組織型が存在するため，病理診断に難渋することが稀ではない．臨床的には，唾液腺腫瘍の約80％が耳下腺に発生する．全体的な頻度は悪性よりも良性の方が高いが，良性：悪性の比率は，耳下腺では約4：1，顎下腺では約2：1，舌下腺と小唾液腺では約1：1と部位によって異なる．比較的発生頻度の高い組織型としては，良性では多形腺腫（全唾液腺腫瘍の約60％），ワルチン Warthin 腫瘍（同10％），および基底細胞腺腫（同5％），悪性では粘表皮癌（同8％），腺様囊胞癌（同5％），および多形腺腫由来癌（同5％）があげられる．これら上皮性腫瘍に比べて非上皮性腫瘍の発生頻度は低く，唾液腺腫瘍全体の約5％を占めるにすぎない．軟部腫瘍の中では血管腫が最も多く（全体の40％），また血液リンパ系腫瘍の中では MALT リンパ腫が多く発生するのが唾液腺に特徴的である．

唾液腺腫瘍の術前診断には，組織針生検や開放生検は一般的ではなく，穿刺吸引細胞診が行われることが多い．穿刺吸引細胞診の良・悪性の正診率は高く，治療方針に有用な情報を与えるが，組織型の推定は難しいことが少なくない．また，術前診断が不確実な場合や腺様囊胞癌など神経に沿った発育を示す腫瘍のときには，術中迅速診断が行われることがある．唾液腺腫瘍の確定診断はもっぱら摘出検体の組織学的な観察に委ねられるが，その際，腫瘍の部位によって組織像に著しい違いがみられることがあるため，できる限り多くの標本を作製する．それでもなお的確な組織型診断に至らない場合には，組織学的悪性度を判定することが，治療方針の決定に重要な手助けとなる．

II 標本の見方

1. 唾液腺腫瘍の病理診断へのアプローチ

唾液腺腫瘍を病理診断する際には，臨床情報，腫瘍の肉眼的性状と発育様式，腫瘍の組織構築，腫瘍細胞の形態・

表1 唾液腺腫瘍の病理組織分類と発生頻度，筋上皮分化の有無，および悪性度

	良性	悪性
筋上皮分化（＋）	多形腺腫 [60％] 筋上皮腫 基底細胞腺腫 [5％]	・低悪性度：上皮筋上皮癌，基底細胞腺癌，**多形腺腫由来癌**（非・微小浸潤型），転移性多形腺腫，唾液腺芽腫 ・中悪性度：**腺様囊胞癌**（篩状・管状型）[5％]，筋上皮癌 ・高悪性度：**多形腺腫由来癌**（浸潤型）[5％]，腺様囊胞癌（充実型）
筋上皮分化（－）	**Warthin 腫瘍** [10％] オンコサイトーマ 細管状腺腫 脂腺腺腫 リンパ腺腫 導管乳頭腫 囊胞腺腫	・低悪性度：腺房細胞癌 [3％]，**粘表皮癌**（低悪性度）[8％]，多型低悪性度腺癌，硝子化明細胞癌，囊胞腺癌，低悪性度篩状囊胞腺癌，粘液腺癌，**乳腺相似分泌癌**，腺癌 NOS（低悪性度） ・中悪性度：**粘表皮癌**（中悪性度），脂腺癌，腺癌 NOS（中悪性度），リンパ上皮癌 ・高悪性度：**粘表皮癌**（高悪性度），オンコサイト癌，**唾液腺導管癌** [3％]，腺癌 NOS（高悪性度），癌肉腫，扁平上皮癌，小細胞癌，大細胞癌

［ ］内は全唾液腺腫瘍における発生頻度を示す．［ ］のない組織型の発生頻度は全唾液腺腫瘍の2％以下である．太字は本項で取り上げた組織型．

表2 唾液腺腫瘍の病理診断へのアプローチと着目点

1. 臨床情報
   患者の年齢，性，発生部位，および臨床所見の把握
2. 腫瘍の肉眼的性状と発育様式
   充実性か囊胞性か，出血や壊死の有無など
   境界明瞭（被膜形成の有無を含む）か不明瞭か：良悪の鑑別に最も重要
3. 腫瘍の組織構築
   篩状，管状，乳頭状，充実性，索状，囊胞状，微小囊胞状，濾胞状，束状，柵状など
4. 腫瘍細胞の形態・性状と分化
   1）形態・性状：立方，円柱，紡錘形，扁平，類基底，類上皮，軟骨様，脂腺，淡明，好酸性（オンコサイト様，類形質），好塩基性など
   2）分化：筋上皮（最も重要），導管上皮など―免疫染色が有用
5. 腫瘍間質成分
   基底膜様細胞外物質（粘液様・硝子様：筋上皮／基底細胞への分化），リンパ球性など

性状と分化，および腫瘍間質成分の各項目について順を追って注意深く把握し，総合的に判断する必要がある（表2）．

1）臨床情報

まず，患者の年齢，性，発生部位，および臨床所見を把握する．発症年齢に関して，唾液腺腫瘍の多くは成人に発生するが，例えば粘表皮癌は小児に発生することも稀ではない．性に関しては，少数の組織型においては明らかな性差が指摘されている（例えば，Warthin 腫瘍や唾液腺導管癌は男性に多い）．発生部位に関しては，大多数の唾液腺腫瘍は大・小の唾液腺に発生するが，組織型によってはその発生頻度に著しい偏りがある（大唾液腺優位：Warthin 腫瘍［もっぱら耳下腺］，基底細胞腺腫，オンコサイトーマ，腺房細胞癌，唾液腺導管癌，上皮筋上皮癌，基底細胞腺癌など．小唾液腺優位：細管状腺腫［特に上口唇］，導管乳頭腫，多型低悪性度腺癌，硝子化明細胞癌など）．臨床所見としては，4cm を超える腫瘍径，腫瘍の急速な増大傾向，疼痛，

周囲組織との癒着，潰瘍形成，頸部リンパ節腫脹，および顔面神経麻痺が悪性の徴候としてあげられる．

2）腫瘍の肉眼的性状と発育様式

肉眼的な腫瘍割面の性状で重要なのは，充実性か囊胞性かという点と出血や壊死の有無である．囊胞性となる腫瘍には，Warthin腫瘍，囊胞腺腫・癌，粘表皮癌，基底細胞腺腫，腺房細胞癌などがある．出血や壊死は悪性を示唆するが，術前の穿刺吸引細胞診操作によって，良性腫瘍でもこれらの所見を呈することがある．

周囲唾液腺組織を含む腫瘍検体において，肉眼的に，あるいは顕微鏡下弱拡大で腫瘍が圧排性の増殖をしているのか，それとも周囲との境界不明瞭な浸潤性の増殖をしているのかを見定めることが唾液腺腫瘍における良悪の鑑別に最も重要である．ただし，多形腺腫では被膜外へ進展し，真の浸潤と見間違えることがあるので注意を要する．

3）腫瘍の組織構築

唾液腺腫瘍では多様な組織構造を呈するが，それを把握することは唾液腺腫瘍の確定診断に直接結びつくことが多い．特に，囊胞状[前記]，篩状[腺様囊胞癌，唾液腺導管癌，基底細胞腺腫など]，管状，乳頭状，充実性，索状，微小囊胞状[腺房細胞癌，乳腺相似分泌癌]，濾胞状[腺房細胞癌，乳腺相似分泌癌]，束状[筋上皮腫・癌，多形腺腫など]，柵状等の構造は重要であり，これらの像を的確に捉えることにより，数多くある唾液腺腫瘍の組織型からかなり特定のものに絞り込める．

壊死の有無やその性状(例えばコメド様[唾液腺導管癌])も診断に重要な情報の一つとなる．一般的に言えることは，唾液腺腫瘍においては部分的に極めて類似した組織像を異なった組織型で共通して示すことがあるので，ある組織型に特有の所見を見いだすことが正しい診断への鍵となる．

4）腫瘍細胞の形態と分化

唾液腺腫瘍細胞は，立方，円柱，紡錘形，扁平，基底細胞様[基底細胞腺腫・癌，腺様囊胞癌充実型など]，類上皮[多形腺腫，筋上皮腫・癌]，軟骨様[多形腺腫]，脂腺，淡明[硝子化明細胞癌，上皮筋上皮癌，粘表皮癌など]，好酸性(オンコサイト様[Warthin腫瘍，オンコサイトーマなど]，形質細胞様[多形腺腫，筋上皮腫・癌]，アポクリン様[唾液腺導管癌])，好塩基性[腺房細胞癌]等，種々の形態あるいは性状を呈する．

正常の唾液腺組織になぞらえた細胞分化の観点から，唾液腺腫瘍は筋上皮細胞への分化の有無で2つの群に分類すると理解しやすい(**表1**)．頻度的には，筋上皮分化を有する組織型が唾液腺腫瘍全体の約7割を占める．筋上皮分化を有する腫瘍群は更に導管上皮分化の有無によって分けられ，それがないものには筋上皮腫と筋上皮癌がある．そして，筋上皮分化がみられない腫瘍群の中で，腺房細胞への分化を示す腫瘍は腺房細胞癌のみである．このように，腫瘍の細胞分化を同定することが唾液腺腫瘍を診断する上で非常に重要になってくる．しかし，HE染色標本のみでは細胞分化を同定することは必ずしも容易であるとは限らず，下記の免疫組織化学的検索が必要となることも少なくない．

また，当然のことながら細胞の異型性や核分裂像も診断に重要な情報を与えるが，細胞異型が弱い悪性腫瘍も多く，注意を要する．

5）腫瘍の間質成分

粘液様あるいは硝子様の基底膜様細胞外物質の存在は筋上皮/基底細胞への分化を示唆する．また，リンパ球性はWarthin腫瘍，リンパ腺腫，リンパ上皮癌，粘表皮癌，腺房細胞癌などで見られる．

2．免疫組織化学

病理組織学的に，唾液腺腫瘍細胞は種々の形態あるいは性状を呈するため，HE染色標本のみでは診断に苦慮することが少なくない．そこで必然的に免疫組織化学染色(免疫染色)を診断の補助として用いることが多くなる．免疫染色を行う大きな目的は，腫瘍の筋上皮分化の有無をみることにある(**表1**)．筋上皮マーカーは多数報告されているが，感度と特異性の面から，pan-CK(AE1/AE3)，α-SMA，calponin，p63，およびS-100蛋白の検索を基本とする．これらの中で，α-SMAとcalponinの特異性が高い．一方，p63とS-100蛋白は感度は高いが特異性が低く，スクリーニングに適する．特定の組織型の診断に有用なマーカーは限られているが，例えばandrogen receptorとHER2の発現は唾液腺導管癌を強く示唆する．また，Ki-67(MIB-1)を用いた細胞増殖能の検索は良悪の鑑別診断や予後の判定に役立つことがある．

3．遺伝子解析

多形腺腫(*CTNNB1-PLAG1*など)，粘表皮癌(*CRTC1/3-MAML2*)，腺様囊胞癌(*MYB-NFIB*)，乳腺相似分泌癌(*ETV6-NTRK3*)などでは，腫瘍特異的な融合遺伝子形成が認められる．特に，粘表皮癌と乳腺相似分泌癌ではFISH法やRT-PCR法による融合遺伝子の検出が診断に有用である．

4．病理組織学的悪性度評価

唾液腺癌では組織型によって生物学的態度が規定され，表1のように悪性度別に各組織型を分類することができる．ただし，粘表皮癌(低・中悪性度)，腺様囊胞癌(中悪性：篩状・管状型，高悪性度：充実型)，腺癌NOS(低・中悪性度)および多形腺腫由来癌(癌成分の組織型や浸潤の程度)などでは組織像によって悪性度が異なるため，これらの腫瘍を診断する場合には，病理診断報告書に悪性度を反映させた記載が必要である．

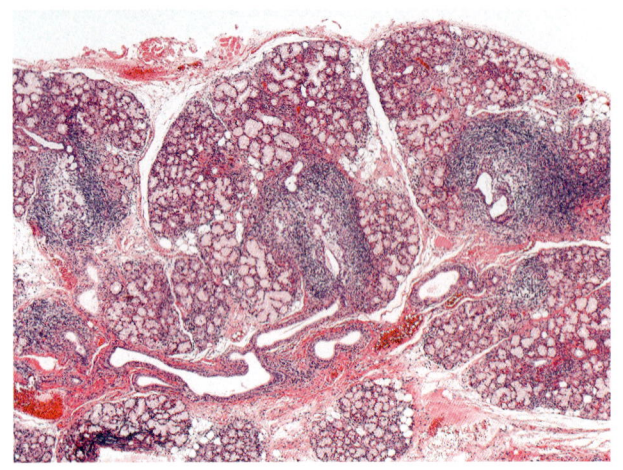

図1　Sjögren症候群
口唇小唾液腺導管周囲性に数個のリンパ球の密な集簇像をみる．

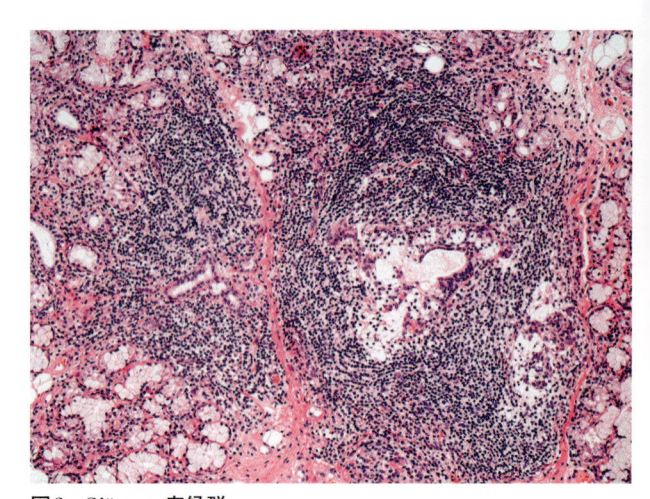

図2　Sjögren症候群
口唇小唾液腺導管周囲性にリンパ球の集簇像を認め，リンパ上皮性病変を伴う．

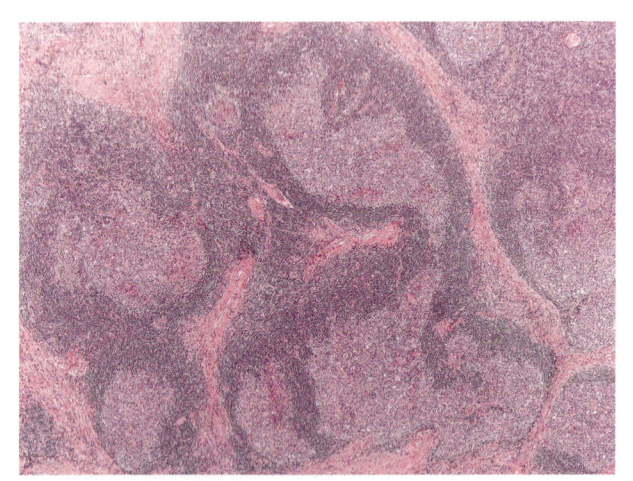

図3　IgG4関連唾液腺炎
大型胚中心を伴うリンパ濾胞形成と小葉間の線維化を認める．

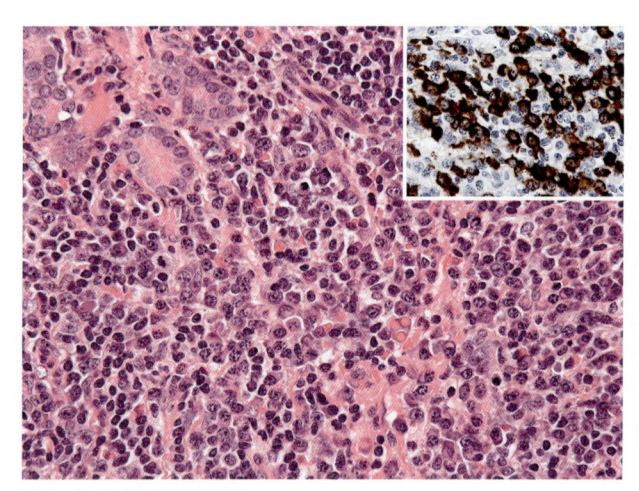

図4　IgG4関連唾液腺炎
リンパ球を混じる著明な形質細胞の浸潤を認める．免疫染色で多数のIgG4陽性細胞をみる(inset)．

● シェーグレン症候群　Sjögren syndrome

　唾液腺と涙腺を侵す臓器特異的自己免疫疾患である．中年女性に好発し，口腔乾燥症および乾燥性角結膜炎を主訴に，涙腺や唾液腺（特に耳下腺）の腫脹を呈する．抗SS-A抗体や抗SS-B抗体が陽性を示すことが多い．また，関節リウマチやその他の自己免疫疾患をしばしば合併する．経過が長い場合には悪性リンパ腫（特にMALTリンパ腫）を発症することがある．耳下腺では，腺実質の消失，高度のリンパ球浸潤，およびリンパ上皮性病変の形成がみられる（リンパ上皮性唾液腺炎）．本疾患の診断には，口唇腺の組織生検が一般的に行われる．この際，本疾患では巣状リンパ球性唾液腺炎の所見を呈し，小唾液腺の小葉内導管周囲に50個以上のリンパ球の集簇像が同一小葉内4mm^{2}当たりに少なくとも1ヵ所以上認められる（図1, 2）．腺房を含む周囲の腺組織は通常ほぼ正常に保たれる．

● IgG4関連唾液腺炎　IgG4-associated sialadenitis（ミクリッツ病　Mikulicz disease）

　従来，キュットナーKüttner腫瘍や慢性硬化性唾液腺炎とよばれていた炎症性病変で，臨床的に主として顎下腺が腫瘍様に硬く触れる．血清IgG4値が高値を呈し，自己免疫性膵炎，硬化性胆管炎など，他臓器のIgG4関連疾患やアレルギー性疾患をしばしば合併する．特に，両側性の涙腺と顎下腺・耳下腺の腫脹をきたすものをMikulicz病と称する．治療としてはステロイドの内服が著効する．組織学的に，唾液腺が部分的に，あるいはびまん性に侵される．病変部では，大型胚中心を伴うリンパ濾胞が目立つ高度のリンパ球・形質細胞の浸潤と著明な硬化性線維化が認められる（図3, 4）．種々の程度に好酸球が混在する．唾液腺本来の小葉構造は保たれるが，腺房は破壊され，高度に萎縮する．免疫染色にて，浸潤する形質細胞の多くがIgG4陽性となる（図4 inset）．

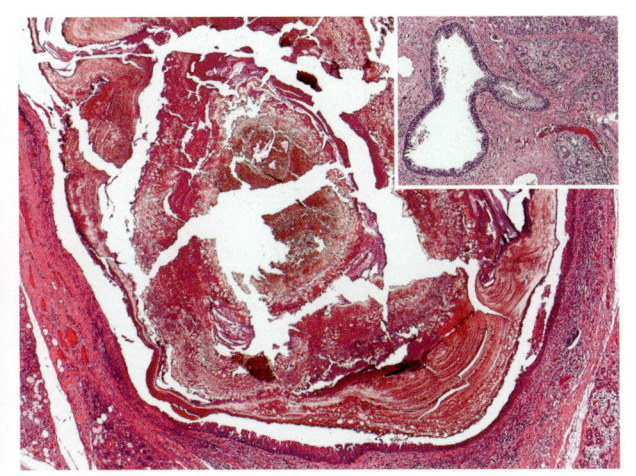

図5 唾石症
拡張した導管内には求心性層状の唾石をみる．insetは慢性閉塞性唾液腺炎を示す．

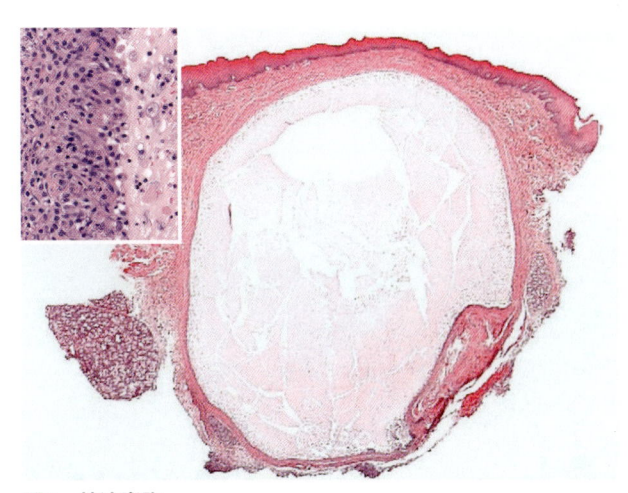

図6 粘液囊胞
粘膜上皮下には囊胞状に粘液が貯留している．囊胞壁は炎症性肉芽組織からなる（inset）．

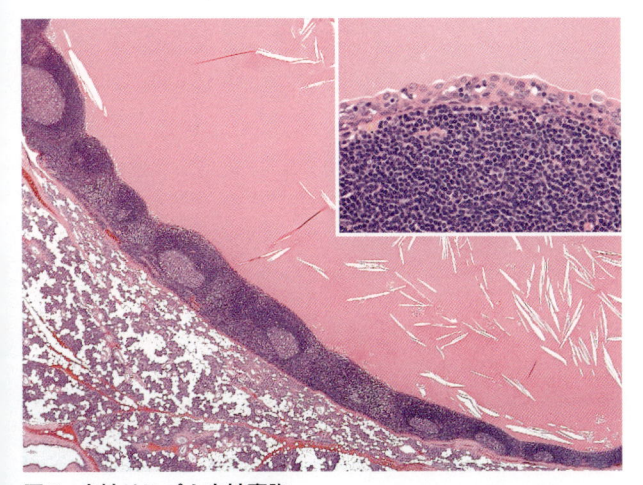

図7 良性リンパ上皮性囊胞
耳下腺内にはリンパ組織に囲まれた囊胞をみる．囊胞被覆上皮はリンパ球浸潤を伴う重層扁平上皮からなる（inset）．

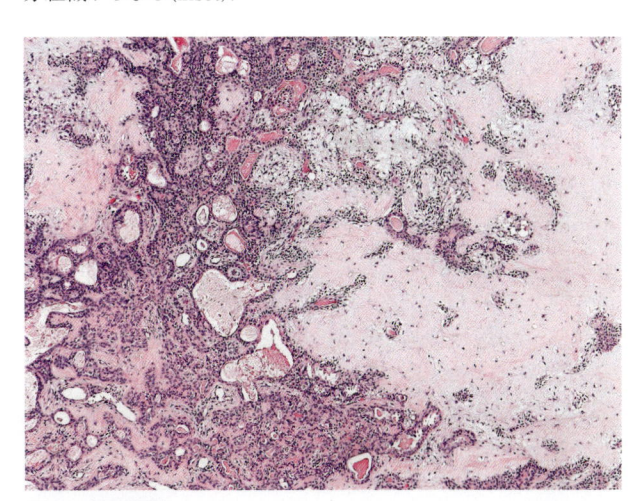

図8 多形腺腫
管腔形成を示す上皮性成分と粘液腫様・軟骨様の間葉系成分が混在し，多彩な像を示す．

●唾石症　sialolithiasis

　大多数の症例では顎下腺が腫脹し，しばしば痛みを伴う．唾石は肉眼的に白色〜黄土色を呈し，組織学的には拡張した導管内に求心性層状の石灰塩の集積として認められる（図5）．慢性唾液腺炎の最も多い原因となる．導管の拡張，リンパ球を主体とする慢性炎症性細胞浸潤，導管周囲性の線維化，および腺房の萎縮が特徴的である（図5 inset）．導管上皮には，扁平上皮や粘液細胞への化生がよくみられる．

●粘液囊胞　mucous cyst

　最も頻度の高い唾液腺囊胞性病変で，多くは下口唇に発生する．粘液瘤mucoceleともよばれる．排出管の外傷による粘液の流出がその原因として考えられている．組織学的には，泡沫組織球を含む囊胞状の粘液の貯留として認められる（図6）．囊胞壁は炎症性肉芽組織あるいは線維性組織からなり，通常，被覆上皮を欠く（図6 inset）．

●良性リンパ上皮性囊胞　benign lymphoepithelial cyst

　稀な唾液腺囊胞であり，耳下腺に好発する．単房性かつ境界明瞭な病変で，囊胞内面は異型性に乏しい上皮に裏打ちされ，上皮下にはリンパ濾胞の形成を伴うリンパ組織を認める（図7）．被覆上皮は通常重層扁平上皮であり，リンパ球浸潤を伴う（図7 inset）．時として立方上皮あるいは線毛上皮を混じ，粘液細胞や脂腺細胞への化生がみられることもある．

●多形腺腫　pleomorphic adenoma（図8〜11）

　最も頻度の高い良性の唾液腺腫瘍であり，全唾液腺腫瘍の約60％を占める．平均発症年齢は40歳で，女性の耳下腺に好発する．多くは直径2〜5cm大である．通常，緩徐な発育を示す，無痛性で可動性良好の硬い腫瘤として認められる．周囲正常唾液腺組織を含めた腫瘍の完全摘除が治療の基本となる．放置しておくと約6％が悪性化する．

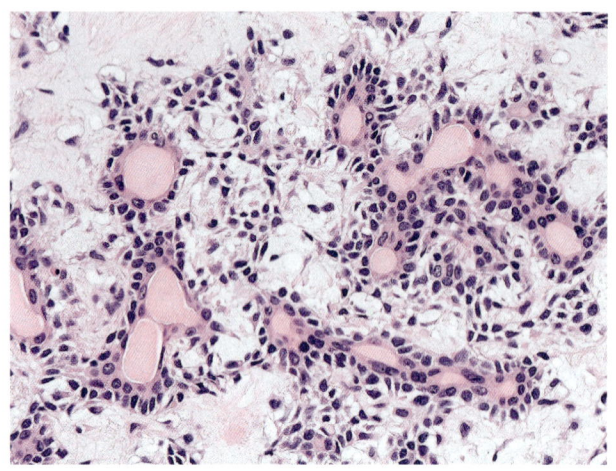

図9 多形腺腫
管状構造は内腔側の導管上皮系細胞とその周囲の筋上皮系細胞からなり，後者の細胞は粘液腫様成分へと移行している．

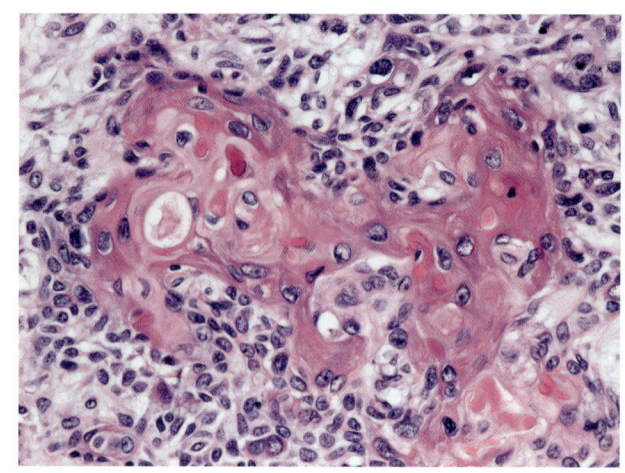

図10 多形腺腫
角化を伴う扁平上皮への分化をみる．

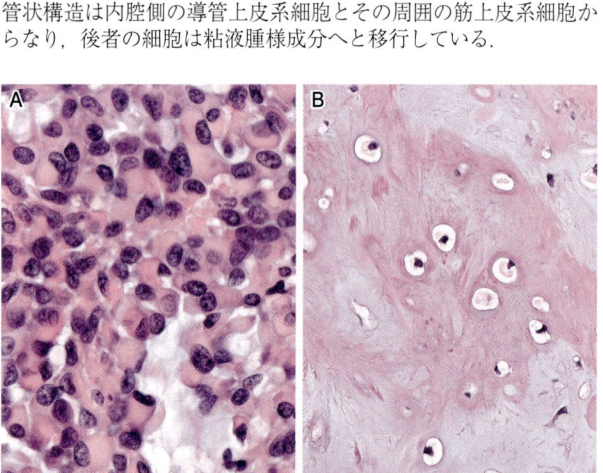

図11 多形腺腫
A：類形質細胞．硝子様・好酸性の細胞質と偏在核を有している．
B：軟骨様成分を示す．

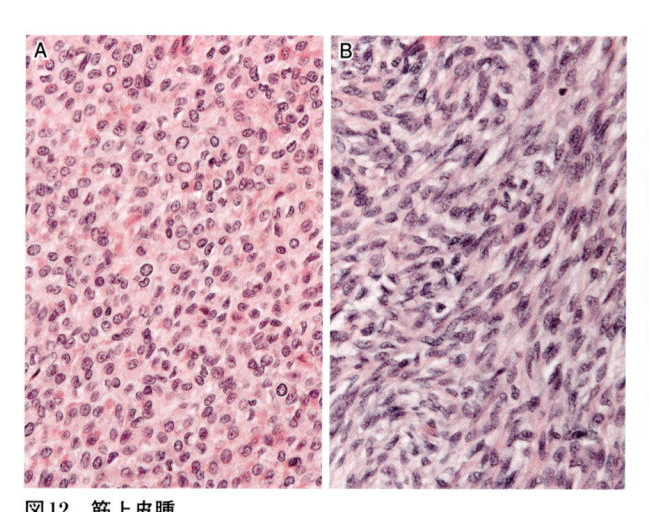

図12 筋上皮腫
A：類上皮細胞型腫瘍細胞のシート状増殖をみる．B：紡錘形腫瘍細胞の束状・錯綜配列がみられる．

　肉眼的に周囲との境界が明瞭な充実性で結節状の腫瘤として認められ，通常被膜を有する．割面は灰白色調で光沢をもっていることが多い．組織学的には，導管構造を主体とする上皮性成分と粘液腫様や軟骨様の間葉系成分からなり，両者の成分は互いに移行し合いながら混在し，極めて多彩な像を呈する（図8）．上皮性成分は，腫瘍細胞の管状，シート状，索状，あるいは網状の配列からなる．腫瘍細胞は立方状，基底細胞様，扁平上皮様，紡錘形，類形質細胞等の種々の形態をとる．管状構造を示す部分では立方状の導管上皮系細胞の周囲に筋上皮系細胞からなる層を認める（図9）．扁平上皮様部分では角化を伴うことも多い（図10）．また，類形質細胞は好酸性・硝子様細胞質と偏在核を有する（図11A）．間葉系成分は粘液腫様，軟骨様（図11B），線維性，あるいは硝子様を呈する．骨形成や脂肪細胞がみられることもある．概して腫瘍細胞は異型性に乏しく，核分裂像はほとんどみられない．免疫組織化学的に，導管上皮系細胞と筋上皮系細胞の2種類の細胞が同一腫瘍内に混在してみられ，筋上皮系細胞は α-SMA，calponin，S-100蛋白，p63などが陽性となる．染色体転座によってPLAG1遺伝子が活性化されることが一部の腫瘍発生に重要な役割を果たしている．

●筋上皮腫　myoepithelioma

　ほぼ筋上皮系細胞のみからなる稀な良性腫瘍である．耳下腺と口蓋に好発する．平均発症年齢は約45歳で，明らかな性差はない．被膜を有する境界明瞭な充実性腫瘍で，組織学的に類上皮細胞型（図12A），紡錘細胞型（図12B），類形質細胞型，および明細胞型等の形態を示す異型性に乏しい腫瘍細胞が，充実性，粘液腫様，網状，あるいは束状に増殖する．原則的に腺管形成や軟骨様成分は認められない．

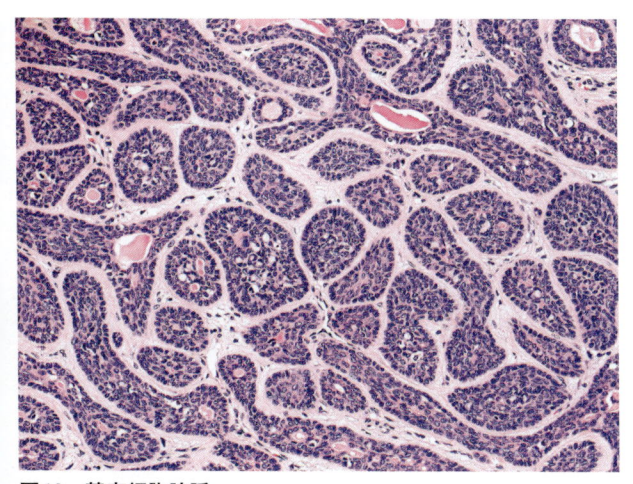

図13 基底細胞腺腫
充実性胞巣形成，索状配列，および管状構造をみる．胞巣と間質の境界は明瞭である．

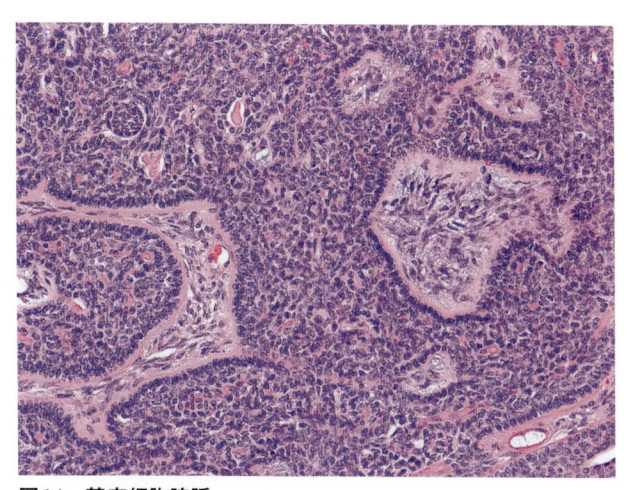

図14 基底細胞腺腫
類基底型細胞の充実性増殖が認められ，胞巣辺縁の細胞は柵状配列を示す．

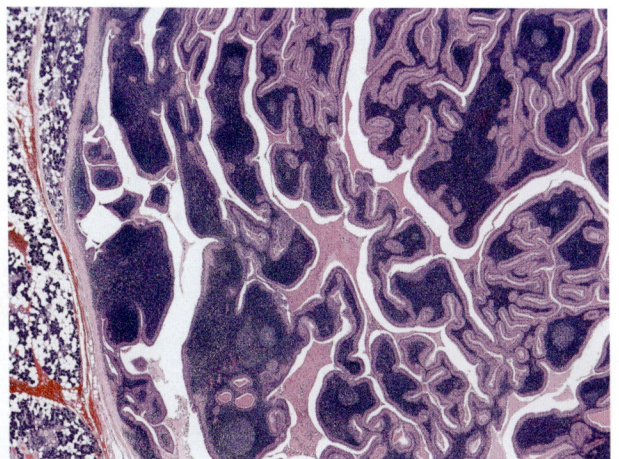

図15 Warthin腫瘍
腫瘍は境界明瞭で，上皮の囊胞・乳頭状増生とリンパ球性間質からなる．

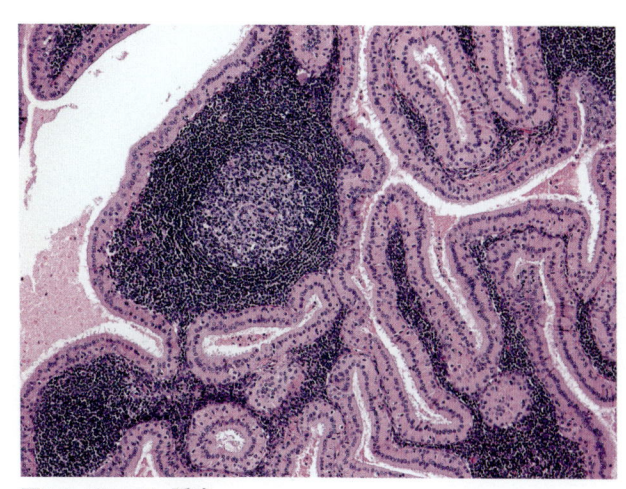

図16 Warthin腫瘍
上皮の囊胞・乳頭状および管状の増生とリンパ濾胞の形成を伴うリンパ球性間質がみられる．

●基底細胞腺腫　basal cell adenoma

　全唾液腺腫瘍の約5％を占める良性腫瘍で，高齢者の耳下腺に好発する．多形腺腫に比して再発や悪性化率は低い．被膜を有する境界明瞭な腫瘍で，充実性あるいは一部囊胞状を呈する．組織学的には充実性，索状，および管状を示す増殖からなる（図13）．しばしば腫瘍胞巣がジグソーパズルのごとく複雑に組み合わさって認められる．胞巣と間質との境界は明瞭で，各胞巣は基底膜に縁取られ，時にそれが厚く目立つ．また，胞巣辺縁で腫瘍細胞が1列に並ぶ柵状配列がみられる（図14）．部分的に偽囊胞形成からなる腺様囊胞癌類似の篩状構造がみられることがある．多形腺腫に特徴的な粘液腫様・軟骨様成分を欠く．主体となる腫瘍細胞は，基底細胞に類似しており，N/C比が高く，クロマチンに富む卵円形核を有する．腫瘍細胞は異型性に乏しく，核分裂像は殆どみられない．

●ワルチン腫瘍　Warthin tumor（図15～17）

　多形腺腫に次いで頻度の高い唾液腺良性腫瘍で，全唾液腺腫瘍の約10％を占める．発生はほぼ耳下腺に限られる．高齢者の男性に好発し，喫煙との関連性が強い．緩徐な発育を示す軟らかい結節性病変として認められる．両側性あるいは多発性であることも少なくない．悪性化は極めて稀である．肉眼的に境界明瞭な腫瘤をなし，囊胞状の部分と充実性の部分が種々の程度で混在する．囊胞内にはしばしば褐色の内容物を入れる．組織像は特徴的で，上皮の囊胞・乳頭状あるいは管状構造を示す増殖と密なリンパ球性の間質成分からなる（図15，16）．上皮成分は，囊胞や管腔の内腔側にみられる円柱状好酸性細胞（オンコサイトとよぶ）と，基底膜側に位置する小型の立方状あるいは扁平な基底型細胞の2層性配列を示す（図17A）．電顕的に，オンコサイトは腫大したミトコンドリアに富む（図17B）．時に杯細胞や

84 6. 唾液腺

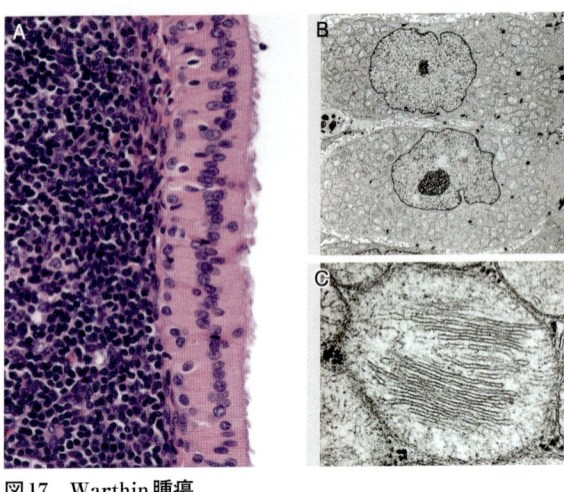

図17 Warthin腫瘍
上皮はオンコサイトと基底型細胞の2層性を示す(A). 電顕的に上皮細胞は多数の腫大したミトコンドリアを有する(B, C).

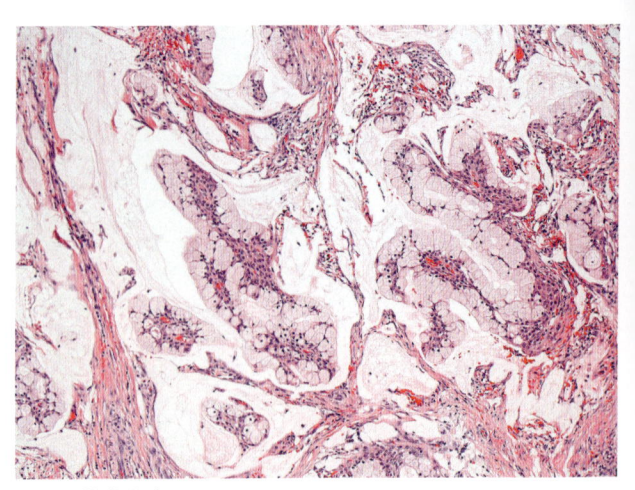

図18 粘表皮癌
低悪性度型. 多囊胞形成と乳頭状増殖を示す. 多数の粘液細胞が認められ, 囊胞腔内には粘液を入れる.

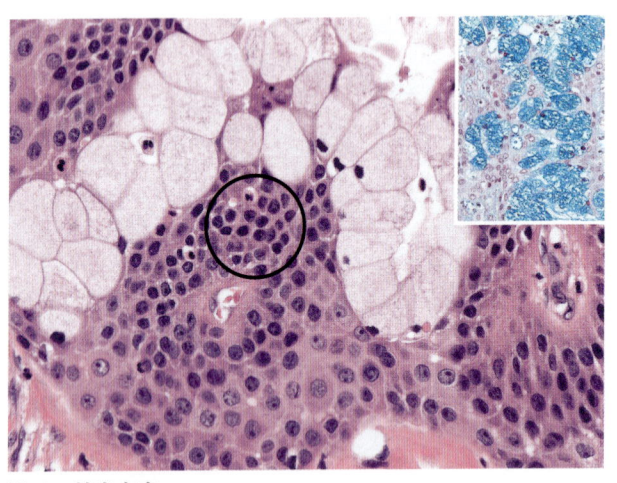

図19 粘表皮癌
低悪性度型. 粘液細胞, 類表皮細胞, および中間細胞(サークル内)をみる. 粘液細胞がアルシアン・ブルー染色陽性となっている(inset).

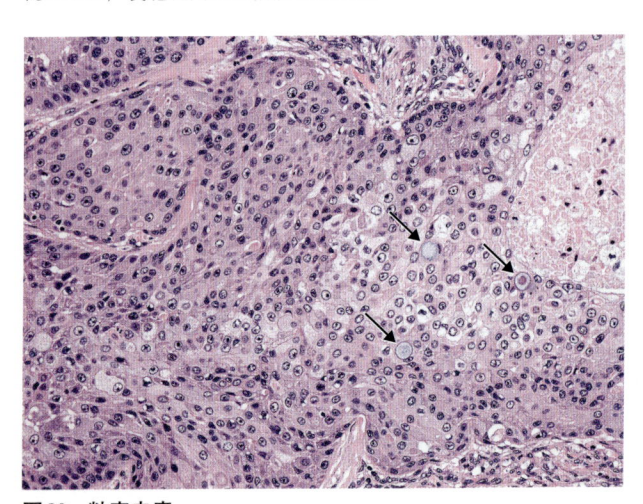

図20 粘表皮癌
高悪性度型. 異型的な類表皮細胞を主体とし, 少数の粘液細胞(矢印)を混じる. 壊死を伴う(図右).

扁平上皮細胞を混じる. この所見が目立つ症例では粘表皮癌との鑑別が必要になってくる. リンパ球性間質にはしばしば胚中心を伴うリンパ濾胞の形成をみる. 術前に穿刺吸引細胞診を行った症例では, 上皮の著明な扁平上皮化生, 広範な壊死, および間質の線維化と泡沫細胞の集簇を伴う肉芽腫の形成を認めることがある.

粘表皮癌　mucoepidermoid carcinoma

発生率は全唾液腺腫瘍の約8％に相当し, 唾液腺悪性腫瘍の中では最も頻度が高い. 耳下腺のほかに口蓋などの小唾液腺にもよくみられる. 一般的に緩徐な発育を示す無痛性の腫瘤を主訴とする. 悪性度は症例によって様々であるが, 低悪性度のものが多い.

組織学的に, 粘液細胞, 類表皮細胞, および中間細胞が種々の割合で混在し, 囊胞形成や充実性増殖を示す(図18, 19). 粘液細胞は偏在する核と淡明な細胞質からなり, 杯細胞の形態をとる. 類表皮細胞は淡好酸性で細胞間橋がみられるが, 癌真珠を伴うような角化は稀である. 中間細胞は小型で中央部に位置する類円形の核を有する. そのほか, 淡明細胞やオンコサイトが目立つ症例もある. 腫瘍間質は線維性で, 時にリンパ球性間質を伴う.

囊胞形成の割合, 神経周囲浸潤の有無, 壊死の有無, 核分裂像数, 異型性等を参考にして組織学的に悪性度(低・中・高)を判定する. 低悪性度腫瘍では多数の囊胞形成がみられ, 粘液細胞を多数含む(図18, 19). 細胞の異型性は軽度である. 一方, 高悪性度腫瘍では充実性成分が主体をなし, 粘液細胞は少ない(図20). 細胞の異型性が強く, 核分裂像や壊死が目立つ. 低悪性度腫瘍では*CRTC1-MAML2*融合遺伝子形成が高率に検出される.

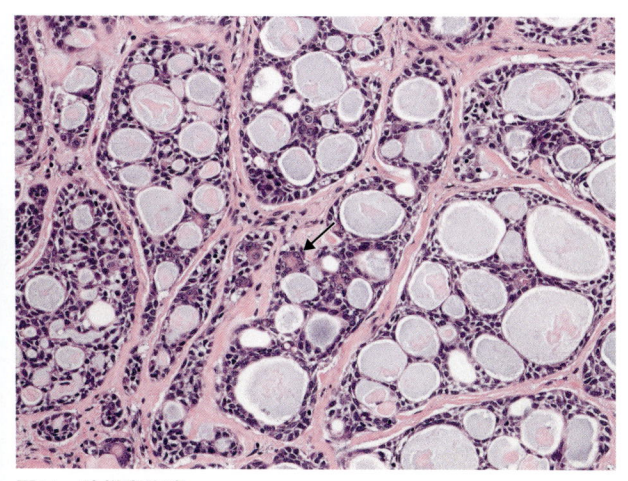

図21 腺様囊胞癌
篩状型．多数の偽囊胞からなる篩状構造をみる．導管構造（矢印）も少数認められる．

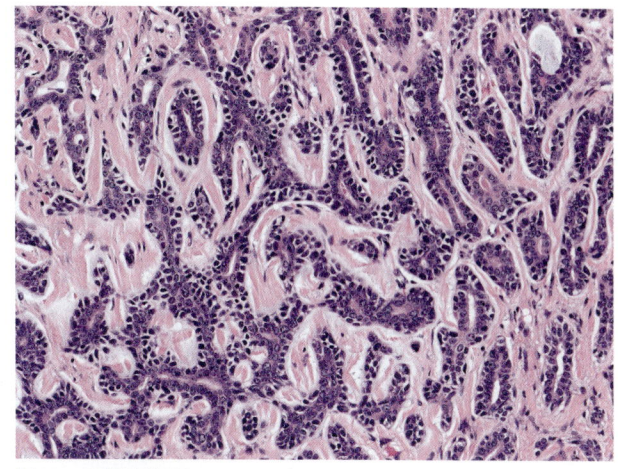

図22 腺様囊胞癌
管状型．2層性の細胞配列を示す．各腺管は癒合し索状になっている．

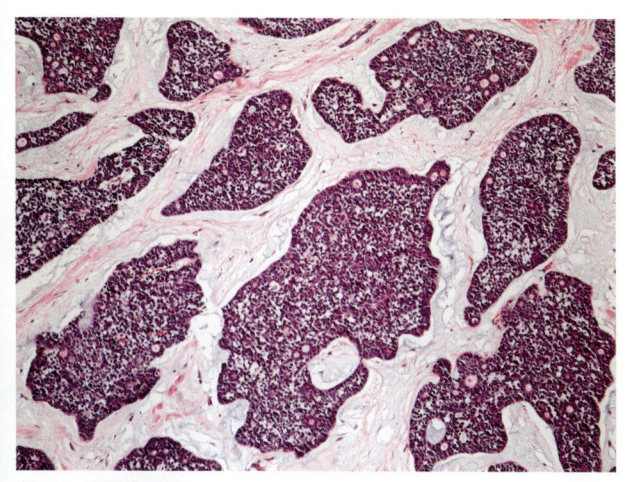

図23 腺様囊胞癌
充実型．小型で核クロマチンに富む腫瘍細胞からなる充実性胞巣を認める．粘液様間質を伴う．

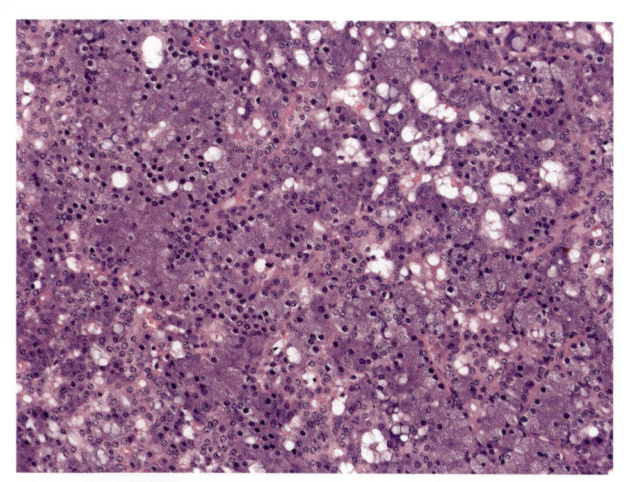

図24 腺房細胞癌
好塩基性腫瘍細胞の充実性および微小囊胞状の増殖をみる．

●腺様囊胞癌　adenoid cystic carcinoma

全唾液腺腫瘍の約5％の発生率で，唾液腺悪性腫瘍の中では粘表皮癌の次に頻度が高い．大唾液腺よりも小唾液腺にやや多くみられる．有痛性の腫瘤として認識され，しばしば顔面神経麻痺を伴う．中～高悪性度腫瘍で，局所再発しやすい．肉眼的に，腫瘍は充実性で周囲浸潤性の増殖を示す．組織学的に，篩状構造（図21），腺管形成（図22），および充実性胞巣（図23）が種々の割合で混在する．優位な増殖形態によって，それぞれ篩状型，管状型，および充実型に分類する．充実型は他2型に比べて予後不良である．篩状構造は本腫瘍に特徴的で，スイスチーズに例えられ，胞巣内にみられる多数の偽囊胞からなる．偽囊胞は淡好塩基性あるいは好酸性を呈する粘液様基底膜物質の間質への貯留によって生じる．偽囊胞腔内が硝子化することもある．また，胞巣内には導管構造もみられる．腺管形成部は，内腔側の立方状導管上皮系細胞とその外側に位置する淡明な筋上皮系細胞の2層構造からなる．各腺管は癒合し，しばしば索状に配列する．充実性胞巣は大型で，胞巣内には小型導管様構造が散見される．通常，腫瘍細胞はN/C比が高く，均一で，クロマチンに富む小型卵円形核を有する．また，いずれの増殖形態であっても神経線維周囲浸潤像が高率にみられる．

●腺房細胞癌　acinic cell carcinoma

漿液性腺房細胞への分化を示す低悪性度癌である．全唾液腺腫瘍の約3％を占める．肉眼的に結節性で，時に囊胞状を呈する．組織学的には充実性，微小囊胞状，あるいは腺房様の構築をとる（図24）．腫瘍細胞としては，ジアスターゼ消化後PAS陽性となるチモーゲン顆粒を有する好塩基性細胞が主体となるが，空胞状細胞が種々の割合で混在する．腫瘍細胞の異型性は軽度で，核分裂像は少ない．

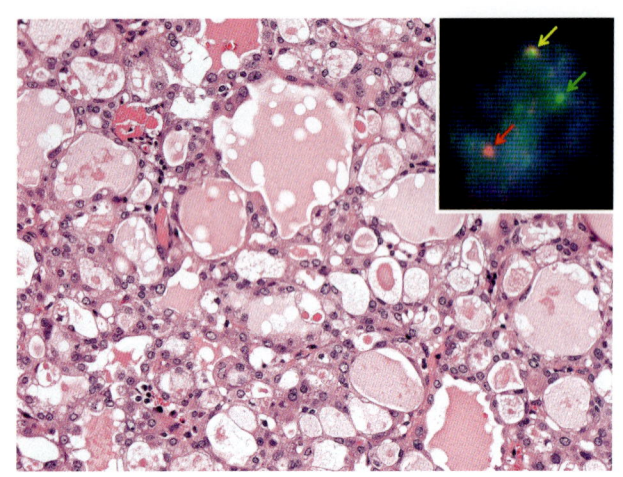

図25　乳腺相似分泌癌
好酸性分泌物を入れた濾胞や微小囊胞をみる．insetはFISH法．ETV6遺伝子再構成を示す（緑と赤：分離した異常シグナル）．

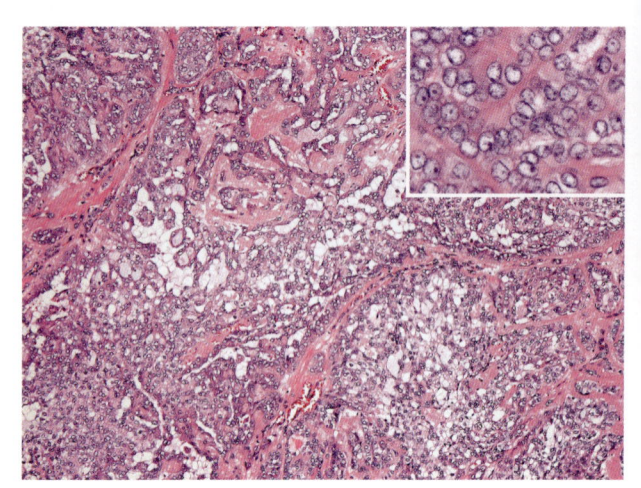

図26　多型低悪性度腺癌
充実性，管状，篩状，乳頭状など多彩な増殖形態を呈する．insetは淡い核クロマチンを有する均一な腫瘍細胞を示す．

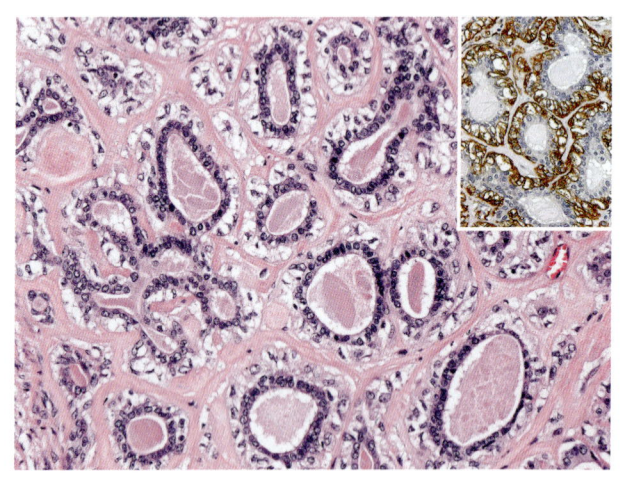

図27　上皮筋上皮癌
内腔側の立方状好酸性導管上皮系細胞と外層の淡明な大型筋上皮系細胞からなる2層性導管様構造を認める．導管外側細胞がcalponin陽性になっている（inset）．

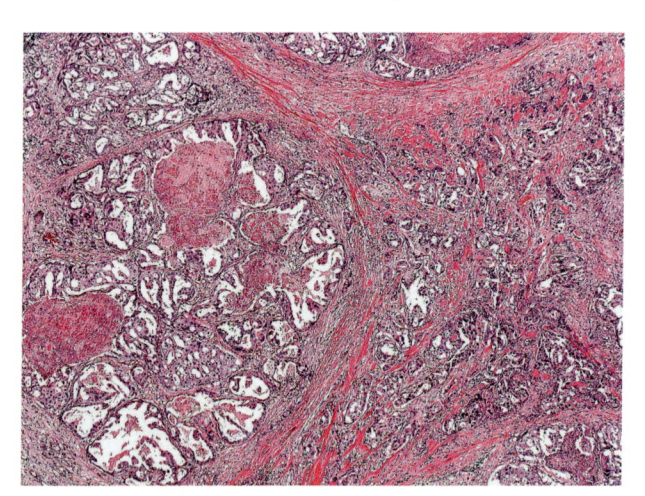

図28　唾液腺導管癌
大小に拡張した乳頭状導管様構造（図左）と硬癌様（図右）の増殖パターンをみる．

● 乳腺相似分泌癌　mammary analogue secretory carcinoma
　乳腺分泌癌に類似した組織像を呈する低悪性度癌である．組織学的に濾胞状，微小囊胞状，管状，あるいは囊胞・乳頭状に増殖する（図25）．管腔内には好酸性のPAS陽性の分泌物を入れる．腫瘍細胞は小〜中型，均一で，しばしば空胞状の細胞質を有し，チモーゲン顆粒を欠く．ETV6-NTRK3融合遺伝子が検出される（図25 inset）．免疫染色にてmammaglobinとS-100蛋白に強陽性を示す．

● 多型低悪性度腺癌　polymorphous low-grade adenocarcinoma
　多彩な組織学的増殖形態を示す稀な腫瘍で，もっぱら小唾液腺に発生する．充実性，管状，索状，篩状，乳頭状，標的など種々の構造を呈しながら浸潤する（図26）．腫瘍細胞は小型，均一で，淡い核クロマチンを有する（図26 inset）．

● 上皮筋上皮癌　epithelial-myoepithelial carcinoma
　2層性配列を示す導管構造を特徴とする低悪性度癌である．発生率は全唾液腺腫瘍の約1％に相当する．組織学的に分葉状構造を呈し，局所的に浸潤性である．2層性導管様構造は内腔側の立方状好酸性導管上皮系細胞と外層の淡明な筋上皮系細胞からなる（図27）．時に脂腺やオンコサイトへの分化を伴う．

● 唾液腺導管癌　salivary duct carcinoma
　乳管癌に類似した組織像を示す高悪性度腫瘍である．全唾液腺腫瘍の約3％の発生率である．半数近くの症例では多形腺腫から発生する．組織学的には，非浸潤性および浸潤性乳管癌にみられるごとく，充実性あるいは篩状構造を示す癌細胞巣からなる"導管内"病変と，硬癌様に線維性結合組織への小癌胞巣の浸潤性増殖を認める（図28, 29）．大型の癌胞巣ではしばしばコメド壊死を伴う．癌胞巣は囊胞状拡張を呈したり，乳頭状形態をとることもある．腫瘍細胞

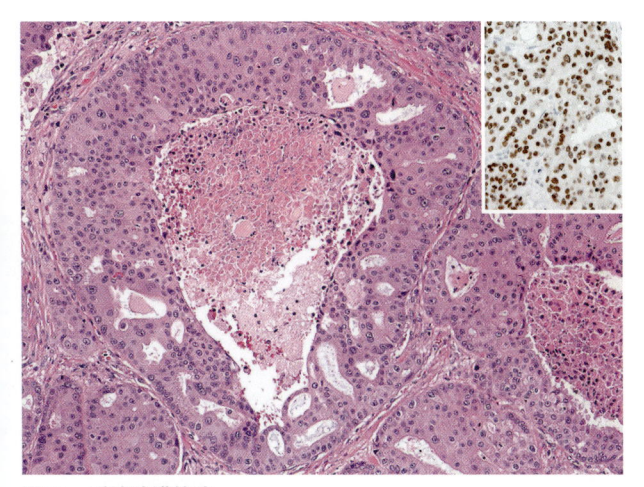

図29 唾液腺導管癌
篩状の大型癌細胞巣の中心部はコメド壊死に陥っている．腫瘍細胞は好酸性細胞質を有し，乳管癌に似る．inset：AR陽性像．

図30 筋上皮癌
A：類上皮細胞型，B：明細胞型．ともに異型細胞の上皮様索状の増殖をみる．

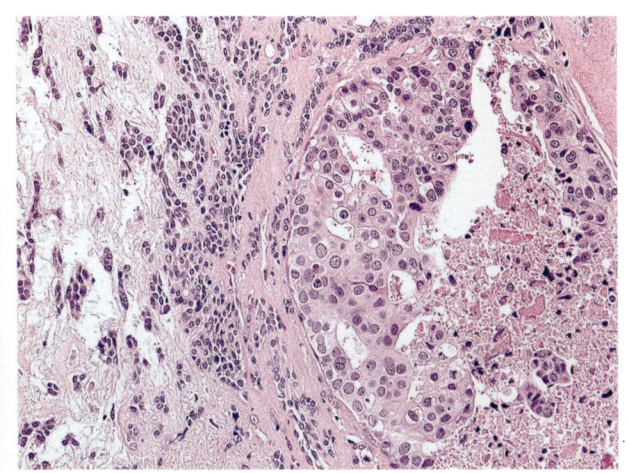

図31 多形腺腫由来癌
多形腺腫の成分（図左）とともに，唾液腺導管癌の特徴を有する癌腫成分（図右）がみられる．

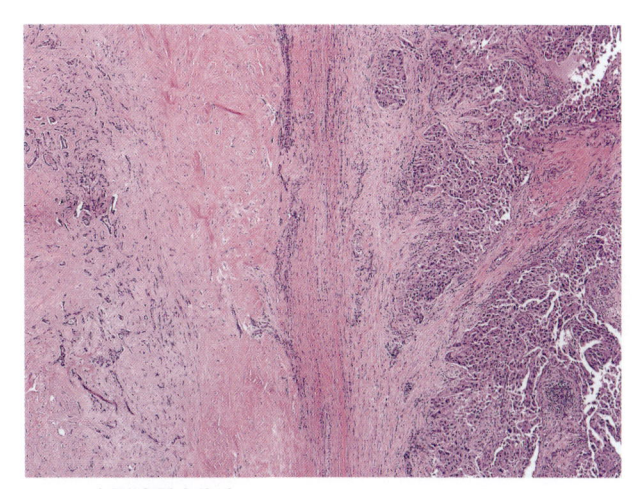

図32 多形腺腫由来癌
硝子化した多形腺腫結節（図左）と，そこから発生したと考えられる癌腫の浸潤性増殖（図右）がみられる．

は好酸性の豊かな細胞質を有し，核は大型で多形性が強く，核小体は明瞭である．核分裂像が目立つ．また，神経周囲浸潤や脈管侵襲も半数以上の症例で認められる．肉腫様，富粘液，浸潤性微小乳頭といった組織亜型が報告されている．免疫染色にてARが高率に陽性となり（図29 inset），HER2も半数近くの症例で強発現を示す．

●筋上皮癌　myoepithelial carcinoma
　筋上皮腫の悪性型とみなされる．組織構造は充実性，索状，網状，粘液腫様，束状など多岐にわたり，種々の程度の粘液性や硝子様の基質を伴う．腺管形成は原則的にみられない．腫瘍を構成する優位な細胞形態により，類上皮細胞型（図30A），紡錘細胞型，類形質細胞型，および明細胞型（図30B）の4型に亜分類される．診断には筋上皮マーカーを用いた免疫染色が必要である．

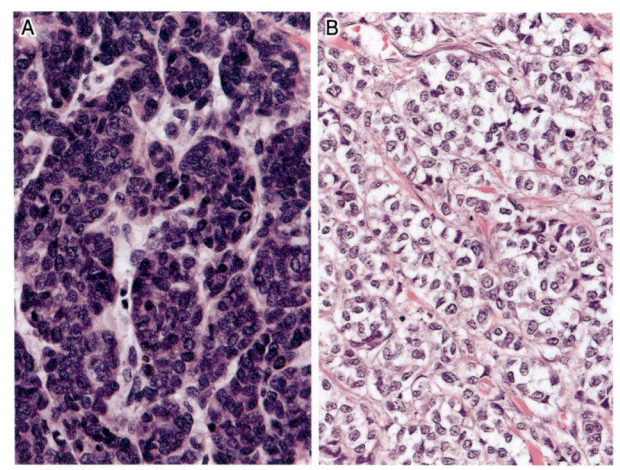

●多形腺腫由来癌　carcinoma ex pleomorphic adenoma
　多形腺腫から発生した癌腫であり，全唾液腺腫瘍の約5％を占める．同一腫瘍内に多形腺腫成分と癌腫成分を種々の割合で認めるが（図31），後者が優位な症例が多い．癌腫成分では，通常，多形性と異常核分裂数がみられ，壊死を伴うこともある．癌腫成分の組織型は大抵高悪性度に相当し，唾液腺導管癌であることが最も多いが，ほかにも筋上皮癌，腺癌NOSなどが発生する．癌腫成分の既存多形腺腫成分からの被膜外浸潤の程度により，非浸潤型，微小浸潤型，および広範浸潤型に分類される．広範浸潤型が最も一般的で，予後不良のものが多く，その場合には多形腺腫成分はしばしば著しい硝子化を示す（図32）．非浸潤型と微小浸潤型の予後は良好である．病理診断には，癌腫成分の組織型や浸潤の程度による分類を明記する必要がある．

7. 食道・胃

九嶋亮治

総論　90
　Ⅰ．標本を見る前に　90
　Ⅱ．標本の見方　90
各論　92
　■食道　92
　　▶異所性胃粘膜　92
　　▶食道皮脂腺　92
　　▶食道静脈瘤　92
　　▶アカラシア　93
　　▶逆流性食道炎　93
　　▶感染性食道炎　94
　　▶乳頭腫　94
　　▶平滑筋腫　94
　　▶顆粒細胞腫　94
　　▶Barrett食道と腺癌　95
　　▶食道扁平上皮癌：表在癌と前

癌病変　96
　　▶食道扁平上皮癌：進行癌　97
　　▶類基底細胞（扁平上皮）癌　97
　　▶癌肉腫　98
　　▶悪性黒色腫　98
　■胃　99
　　▶胃炎：*Helicobacter pylori*胃炎　99
　　▶自己免疫性胃炎（A型胃炎）　100
　　▶特殊型胃炎　100
　　▶胃潰瘍　101
　　▶過形成性ポリープ（腺窩上皮型）　102
　　▶胃底腺ポリープ　102
　　▶壁細胞過形成　102
　　▶粘膜下異所性胃腺　102
　　▶異所性膵　103
　　▶黄色腫　103

　　▶アミロイドーシス　103
　　▶炎症性線維状ポリープ　103
　　▶胃腺腫　104
　　▶胃癌の肉眼型分類　105
　　▶胃癌の組織分類（一般型）：
　　　分化型癌　106
　　▶胃癌の組織分類（一般型）：
　　　未分化型癌と粘液癌　107
　　▶胃癌の組織分類（特殊型）：
　　　リンパ球浸潤癌　108
　　▶胃癌の組織分類（特殊型）：
　　　肝様腺癌　108
　　▶カルチノイド腫瘍　109
　　▶内分泌細胞癌　109
　　▶胃リンパ腫　110
　　▶消化管間質腫瘍　111

総論

I 標本を見る前に

■食道の主な疾患

1. 非腫瘍性病変：形態・機能異常，循環障害，炎症

先天性食道閉鎖症，食道裂孔ヘルニアと食道アカラシアが重要である．循環障害としては食道静脈瘤が重要である．逆流性食道炎では，胃内容物の逆流により下部食道の粘膜が傷害される．その結果，食道胃接合部から連続的に重層扁平上皮が円柱上皮粘膜に化生することがあり，バレットBarrett上皮といわれる．感染性食道炎としては，ヘルペス，サイトメガロウイルスなどのウイルス感染や，カンジダなどの真菌感染がある．好酸球性食道炎やCrohn病の食道病変も知っておきたい．

2. 食道の腫瘍様病変と腫瘍

腫瘍様病変として，糖原病過形成，異所性胃粘膜，食道胃接合部に発生する炎症性ポリープなどがある．良性上皮性腫瘍として扁平上皮乳頭腫がある．

食道癌には扁平上皮癌と腺癌があるが，扁平上皮癌が日本では食道癌の90％以上を占める．粘膜下層までに留まる表在癌は肉眼的に平坦あるいは浅い陥凹や低い隆起を示す．固有筋層以深に浸潤する進行癌では明瞭な隆起や潰瘍性病変を呈することが多い．腫瘍と診断できるが明らかな癌とまではいえない病変を上皮内腫瘍あるいは異形成という．腺癌の殆どはBarrett上皮から発生する．食道胃接合部の上下2cm以内に腫瘍中心がある癌腫を食道胃接合部癌とよぶ．そのほか，悪性黒色腫，リンパ腫，平滑筋腫，消化管間質腫瘍と顆粒細胞腫などが発生する．

■胃の主な疾患

1. 炎症性病変（胃炎）

原因論的にヘリコバクター・ピロリ胃炎Helicobacter pylori (H. pylori) gastritis，化学性（反応性）胃炎，自己免疫性胃炎などに分類される．

H. pylori感染が持続し炎症が慢性化すると，粘膜が萎縮する．この過程で，腸上皮化生や偽幽門腺化生が生じる．自己免疫性胃炎では壁細胞や主細胞が傷害され，胃底腺粘膜が萎縮し，ガストリン値が高くなり，カルチノイドが続発することもある．化学性胃炎は非ステロイド性抗炎症薬や十二指腸液の逆流によって生じ，胃亜全摘術後の残胃炎もここに含まれる．その他，アニサキス症，肉芽腫性胃炎，好酸球性胃炎などが知られている．

2. 胃潰瘍 gastric ulcer

塩酸を含む攻撃因子と粘膜側の防御因子の均衡が崩れ，粘膜が欠損する．重度の火傷や頭部外傷に際して生じる急性潰瘍をそれぞれCurling ulcer, Cushing ulcerというが，一般的な胃潰瘍はH. pylori胃炎に二次的な要因が加わることで発症する．急性期には境界明瞭な円形の粘膜欠損が見られ，潰瘍底は白苔と称される滲出物に覆われる．再生反応が進むと潰瘍が瘢痕化し，胃粘膜ヒダが集中する．

3. 腫瘍様病変 tumor-like lesion

胃底腺ポリープ，過形成性ポリープや異所性膵などがある．胃底腺ポリープはH. pyloriのいない胃粘膜に見られ，家族性大腸腺腫症の患者で多発する．プロトンポンプ阻害薬が原因となってこれによく似た変化が見られる．腺窩上皮の過形成からなるポリープを過形成性ポリープとよび，H. pylori胃炎を伴って見られることが多い．異所性膵では，膵臓の外分泌組織や内分泌組織が色々な組み合わせで観察される．Cronkhite-Canada症候群やPeutz-Jeghers症候群でも過形成性ポリープに類似した病変が胃に多発する．

4. 良性腫瘍（腺腫）と悪性腫瘍（腺癌）

腺腫には腸上皮化生に類似した腺管から形成される腸型腺腫と頚部粘液細胞～幽門腺に類似した腺管から形成される胃型腺腫（幽門腺腺腫）がある．

胃癌のほとんどは腺癌であり，胃固有上皮あるいは腸上皮化生に類似した異型細胞が増殖する．粘膜あるいは粘膜下層に留まった癌を早期癌，それより深部に浸潤した癌を進行癌という．腺癌は乳頭腺癌，管状腺癌，低分化腺癌，印環細胞癌などに分類される．管状腺癌と乳頭腺癌を「分化型癌」，低分化腺癌と印環細胞癌を「未分化型癌」という．

5. 特殊型上皮性腫瘍と非上皮性腫瘍

特殊型として内分泌細胞腫瘍（神経内分泌腫瘍）があり，低悪性度のカルチノイドと高悪性度の内分泌細胞癌（神経内分泌癌）に分類される．間葉系腫瘍では消化管間質腫瘍が最も多く，神経鞘腫，平滑筋腫，平滑筋肉腫などが発生する．血液系腫瘍ではB細胞性リンパ腫が多い．

II 標本の見方

1. 食道生検の見方

1) 生検診断の基本と期待される臨床的対応：「非腫瘍」，「腫瘍」，「わからない」

生検診断は「非腫瘍」，「腫瘍」，「どちらかわからない」が基本であり，臨床医が内視鏡所見などを合わせて「経過観察」，「再検」，「治療」を判断し，治療方針を決定する（表1）．

- 生検部位：食道胃接合部か否か？（GERDは？）
- 内視鏡所見：ヨード染色で淡染か不染か？ NBI所見は？

2) 正常食道重層扁平上皮のイメージを熟知しておく

- 核間距離の保たれた基底細胞列が明瞭である
- 表層分化・核の方向性が保たれる
- 乳頭血管の分布が規則的である

表1 食道生検の考え方，診断名と主な治療選択

考え方	診断名		主な治療選択
非腫瘍	esophagitis（食道炎）など		経過観察
わからない	atypical squamous epithelium, indefinite for neoplasia		再検，経過観察
腫 瘍	欧米の一般的な呼び方	取扱い規約第10版，WHO分類	
	low-grade dysplasia	低異型度上皮内腫瘍	経過観察
	high-grade dysplasia	高異型度上皮内腫瘍，上皮内癌	内視鏡治療以上
	squamous cell carcinoma	扁平上皮癌（浸潤を伴う）	内視鏡治療以上

3）食道扁平上皮における腫瘍診断のポイント
①弱拡大〜中拡大で着目すべき所見
・領域性（フロント，oblique line）の有無
・上皮突起の伸び方と乳頭部血管分布様式
②中拡大〜強拡大で着目すべき所見
・基底細胞列の乱れ，核間距離の不整
・核の大小不同，核配列の方向性，核密度
・表層（近傍）に異型・腫大核，変性細胞の出現
・紡錘形細胞の出現やN/C比の高い細胞の単調な増殖

2．食道腫瘍切除検体の見方

評価項目は胃切除検体（後述）と同様であり，占拠部位，肉眼型，大きさ，組織型，壁深達度，脈管侵襲，切除断端，浸潤形式，リンパ節転移の有無を評価する．なお，ホルマリン固定検体でもヨード液を塗布するとよい．

3．胃生検の見方

1）胃炎の見方

臨床所見を参考にして，H. pylori 胃炎とそれ以外の胃炎を鑑別する．H. pylori 胃炎の評価を目的として生検された場合は採取部位（胃底腺粘膜，幽門腺粘膜）を考慮しつつ，萎縮，腸上皮化生，慢性炎症細胞浸潤と好中球浸潤の有無・程度ならびに H. pylori の有無を評価する．

2）胃生検のグループGroup分類

胃癌や胃腺腫を診断するために狙撃生検された組織に対してはGroup分類が用いられ，組織診断に付記される（図1）．Group 1は非腫瘍と判断できるもので，正常，過形成，化生などである．再生性の異型腺管もここに含まれる．Group 2は非腫瘍か腫瘍か鑑別困難例（indefinite for neoplasia）であり，癌が含まれる可能性があるので注意する．深切り切片などを作製し再検討し，臨床側に経過観察と再検を勧める．Group 3以上は腫瘍と判断できるもので，Group 3は腺腫を指す．Group 4は癌が疑われる病変で，腺腫と腺癌の鑑別困難例もここに含まれる．Group 5は癌と確定できるものである．

4．胃癌切除検体の見方

外科切除検体と内視鏡切除検体では少し異なるところも

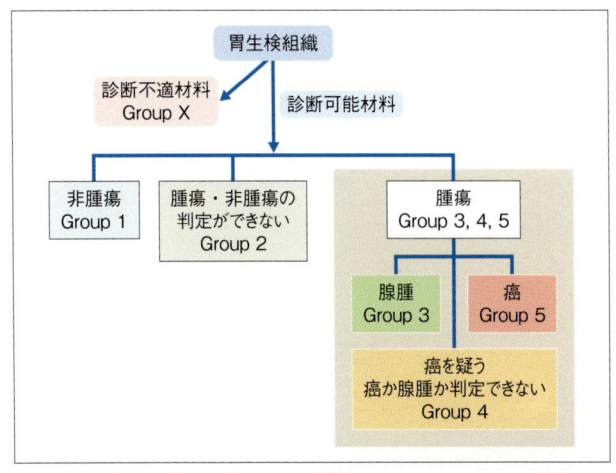

図1 胃生検のグループGroup分類

あるが，基本的には下記のような所見を評価する．
・占拠部位：上部，中部，下部／前壁，後壁，小彎，大彎
・肉眼型：0型（表在型），1型（腫瘤型），2型（潰瘍限局型），3型（潰瘍浸潤型）と4型（びまん浸潤型）に分類し，0型は0-Ⅰ，0-Ⅱa，Ⅱb，Ⅱcと0-Ⅲ型に亜分類する．
・大きさ：長径×（長径に直交する最大径）（38×16mmなど）
・組織型：pap, tub1, tub2, por1, por2, sig, muc など．異なる組織型が混在する場合は優勢像から列記する（por2＞sigなど）．特殊型があればそれも記載する．
・壁深達度：T1a（M），T1b（SM），T2（MP），T3（SS），T4a（SE），T4b（SI）
・脈管侵襲：リンパ管侵襲（ly）と静脈侵襲（v）の有無と程度
・切除断端への癌浸潤の有無
・潰瘍（UL）と潰瘍瘢痕（ULs）の合併有無
・間質量（T1b以深例）：髄様型，中間型，硬性型
・浸潤様式（T1b以深例）：INFa，INFb，INFc
・リンパ節転移の有無：UICC-TNM分類に従う．

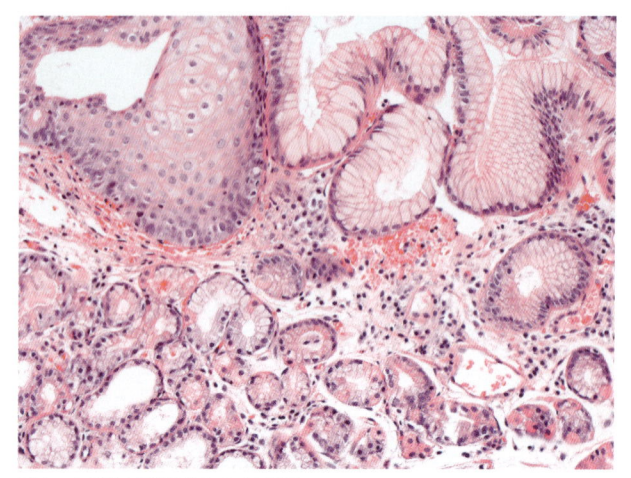

図1 異所性胃粘膜の生検組織
重層扁平上皮とともに胃型の粘膜が認められる.

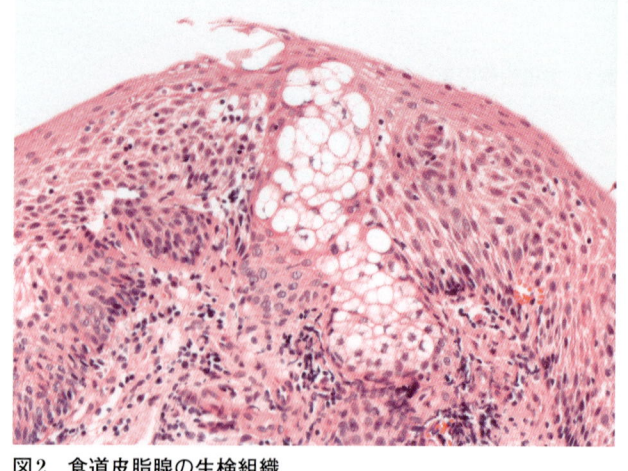

図2 食道皮脂腺の生検組織
重層扁平上皮に連続して皮膚の皮脂腺と同様の細胞が認められる.

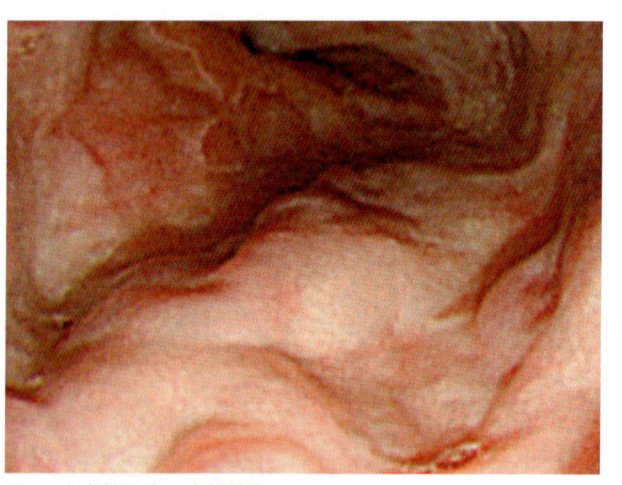

図3 食道静脈瘤の内視鏡像
食道粘膜が連珠状, 結節状に腫大している.

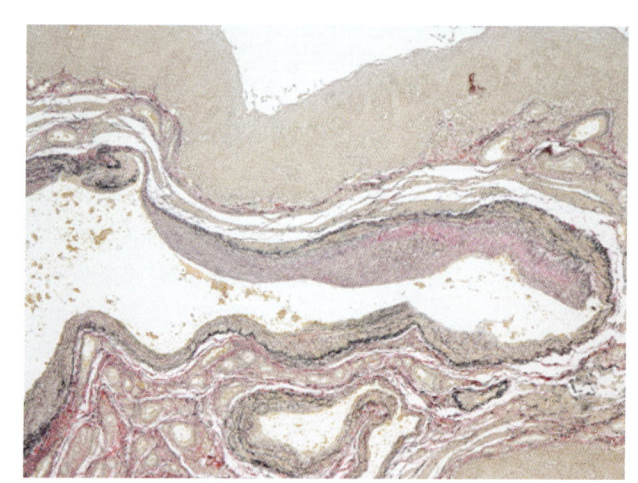

図4 食道静脈瘤
粘膜固有層から粘膜下層の静脈が著しい拡張を示している(elastica van Gieson染色).

■食 道

▶異所性胃粘膜　heterotopic gastric mucosa

　食道入口部～頸部食道に好発する. 類円形の発赤した病変あるいはヨード不染域として約10％の頻度で発見され, 最大径が5cmに達することもある. inlet patchとも称される. 組織学的には扁平上皮内に領域性を示す胃型粘膜が認められる(図1). 胃底腺型の粘膜であることが多いが, 噴門腺(幽門腺型)のこともある. ほとんどは偶然に発見され無症状であるが, ごく稀に炎症, 狭窄, 腸上皮化生や腺癌などが生じる. 先天的な異常が想定されており, Barrett食道とは関係がないとされている.

▶食道皮脂腺　esophageal sebaceous gland

　肉眼的, 内視鏡的には小さな黄色調の斑点, 丘疹状病変や低い隆起性病変として偶発的に発見される稀な病変で, 食道上部から下部まで認められる. 組織学的には重層扁平上皮に連続して皮膚と同様の泡沫状で淡明な細胞質を有する皮脂腺組織が集簇して認められる(図2). 先天的な異常(外胚葉組織の迷入), あるいは炎症に伴う化生性の変化が原因として考えられている.

▶食道静脈瘤　esophageal varices

　食道下部では門脈系と大静脈系が吻合し, 食道静脈叢が形成されている. ウイルス性, アルコール性肝硬変やBudd-Chiari症候群などで門脈圧が亢進すると, 左胃静脈から食道静脈叢を経て奇静脈に至る経路が側副血行路となり, 静脈が拡張し破裂すると吐・下血を生じる. 粘膜下の静脈拡張が高度になると, 連珠状～結節状, 腫瘤状になって蛇行するのが内視鏡的に観察される(図3). 組織学的には粘膜固有層から外膜まで各層の静脈拡張が認められる(図4).

各論　93

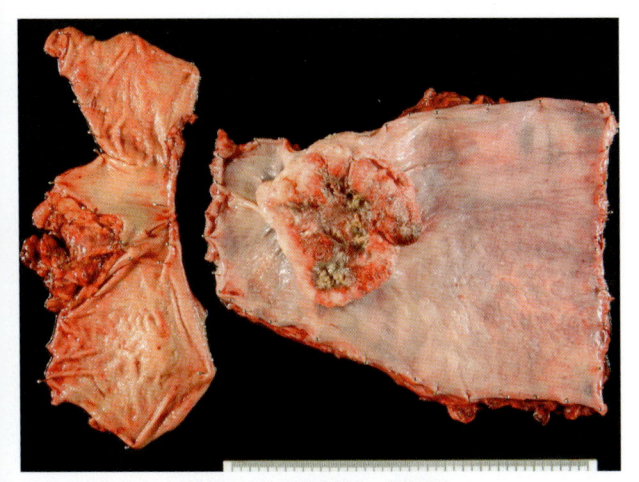

図5　アカラシア（扁平上皮癌併発例，肉眼像）
食道が著しく拡張し，上部では壁が薄く血管が透見されるが，下部では厚みがあり肥厚している．

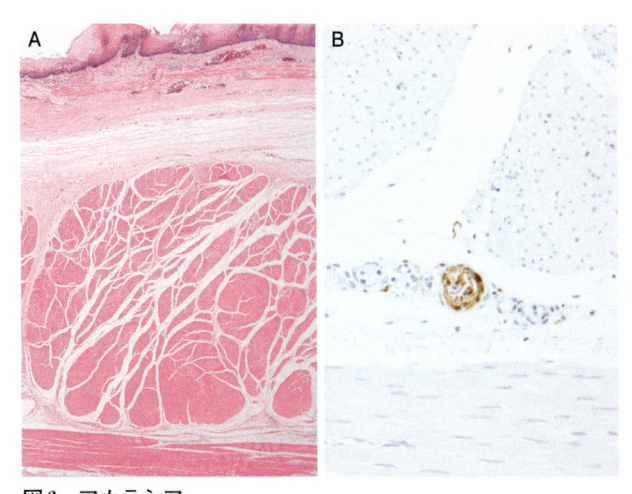

図6　アカラシア
A：内輪筋が肥厚し，粘膜下層の線維化が認められる．B：アウエルバッハ神経叢では神経節細胞が欠如している（S100蛋白染色）．

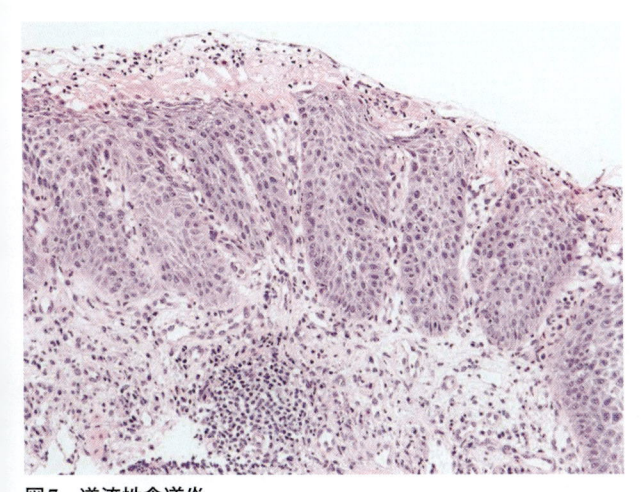

図7　逆流性食道炎
びらんを伴う粘膜で上皮突起が延長，粘膜固有層乳頭が上昇し，種々の炎症細胞が浸潤する．再生性・反応性の異型が見られる．

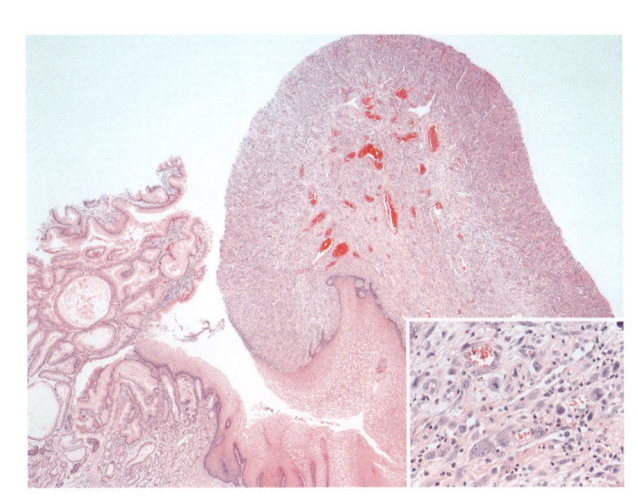

図8　炎症性ポリープ
肉芽組織の形成，食道扁平上皮と胃腺窩上皮の過形成性・再生性変化が見られる．insetはbizarre stromal cellとよばれる反応性の異型細胞．

▶アカラシア　achalasia

　食道壁，特に下部食道括約筋が機能不全（弛緩不全）になった状態である．下部食道が狭窄・閉塞，それより口側の食道が拡大する．胸やけや嚥下障害の原因となり，比較的若い年齢で生じる食道癌の発生母地になりうる（図5）．

　狭窄部の食道壁では固有筋層，特に内輪筋が肥厚し（図6A），拡大部ではそれが菲薄化する．粘膜固有層から粘膜下層に強い線維化が生じる．原因はよくわかっていないが，神経支配の異常が示唆されており，固有筋層間のアウエルバッハ神経叢にTリンパ球主体の細胞浸潤が観察され，神経節細胞の減少や欠如が認められる（図6B）．

▶逆流性食道炎　reflux esophagitis

　胃内容が食道に逆流する病態を胃食道逆流症 gastro-esophageal reflux disease（GERD）とよび，食道粘膜に炎症が認められるもの逆流性食道炎という．特異的な組織像はないが，下部食道粘膜にびらん，潰瘍と再生性変化が生じ，好中球，好酸球とリンパ球が浸潤する．扁平上皮の突起が延長し，粘膜固有層乳頭の上昇が見られる．核が腫大し，基底細胞の配列や表層分化傾向がわかりにくくなり，腫瘍との鑑別が問題となる（図7）．更に，Barrett上皮が形成されることがある（「Barrett食道と腺癌」の項参照）．

　GERDに関連して，食道胃接合部の粘膜に炎症性（過形成性）ポリープが認められることがある．食道の重層扁平上皮や胃の腺窩上皮が再生性・過形成性変化を示し，肉芽組織が形成される（図8）．上皮細胞や間質細胞が反応性の異型性を示すことがあり，注意が必要である（図8 inset）．

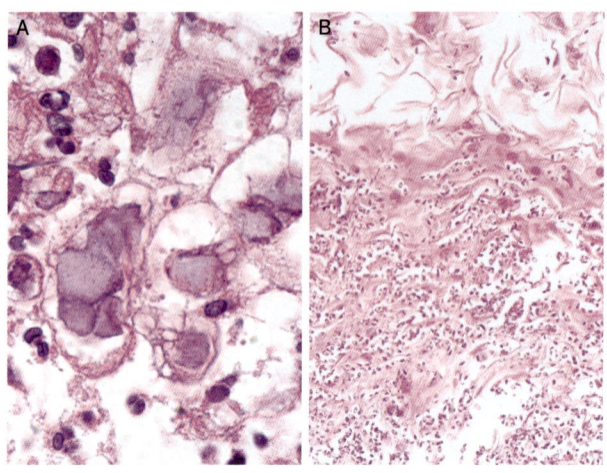

図9　ヘルペス食道炎(A)とカンジダ食道炎(B)
すりガラス状核の相互圧排像，多核巨細胞が見られる(A). 扁平上皮内に酵母状細胞が多数認められる(B).

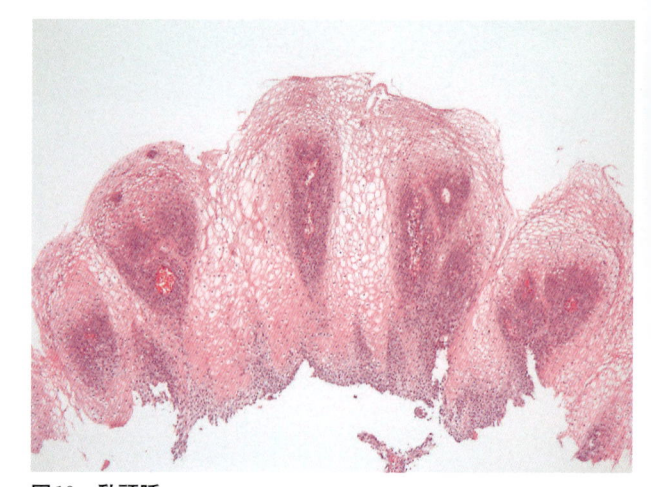

図10　乳頭腫
血管軸周囲で核密度の高い基底層・傍基底層が拡大し，淡明な細胞質を有する有棘細胞層も目立つ.

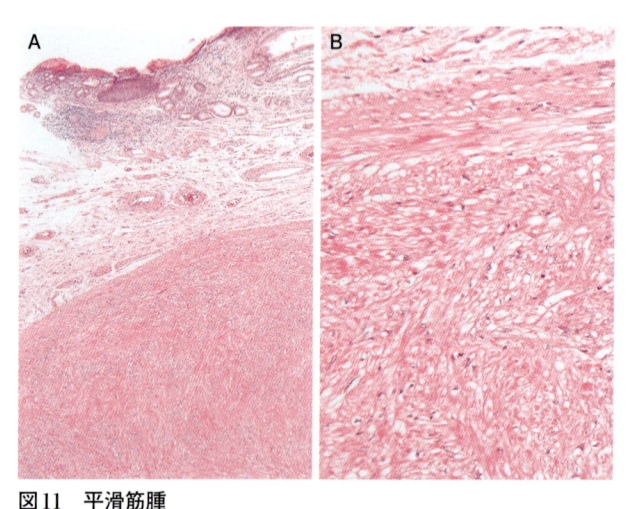

図11　平滑筋腫
食道胃接合部の固有筋層レベルに境界明瞭な腫瘍を認める(A). 好酸性の細胞質を有する紡錘形細胞の束状増殖を見る. 細胞異型に乏しく，核密度も低い(B).

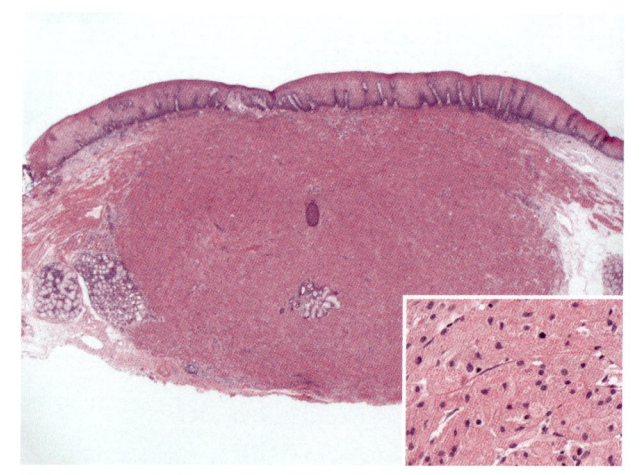

図12　顆粒細胞腫
粘膜下層から粘膜固有層に浸潤性に増殖する腫瘍を認める. 好酸性顆粒状の豊富な細胞質と小型核を有する細胞が増殖する(inset). 直上の扁平上皮が肥厚している.

▶感染性食道炎　infectious esophagitis

　食道の感染症は免疫不全状態の患者での頻度が高い. ウイルス感染ではヘルペスウイルスとサイトメガロウイルスが重要である. ヘルペスウイルスは扁平上皮細胞に感染し，びらん・潰瘍を形成する. Cowdry A型核内封入体，すりガラス状核，多核巨細胞，核相互圧排像が特徴的であるが，生検組織で癌と誤らないように注意する(図9A). 真菌ではカンジダ感染の頻度が高い. 扁平上皮の表層部に3～5μmの酵母状細胞が見られ，仮性菌糸，真性菌糸も見られる(図9B). 背景に好中球が浸潤することが多い. PASやGrocott染色を行うとわかりやすくなる.

▶乳頭腫　papilloma

　重層扁平上皮が小血管を軸として乳頭状に増殖する(図10). 内視鏡的には桑実状の白色小隆起として観察される.

他臓器の同名腫瘍と異なり，ヒトパピローマウイルスの関与は乏しく，反応性の病変と考えられるものが多い. 稀に高分化扁平上皮癌との鑑別が問題となる.

▶平滑筋腫　leiomyoma

　消化管平滑筋腫の約10％が食道下部から食道胃接合部周囲の固有筋層に発生する. 境界明瞭な腫瘍で，好酸性細胞質を有する異型性に乏しい紡錘形細胞が束状に増殖する(図11). 消化管間質腫瘍や神経鞘腫などと鑑別する.

▶顆粒細胞腫　granular cell tumor

　神経原性腫瘍の一種で消化管では食道に好発する. 好酸性細顆粒状の豊富な細胞質と小型円形核を有する細胞が主に粘膜下層で充実性に増殖し，粘膜固有層に浸潤する. 被覆する扁平上皮が反応性に肥厚する(図12). 免疫染色ではS100蛋白とCD68が陽性になる.

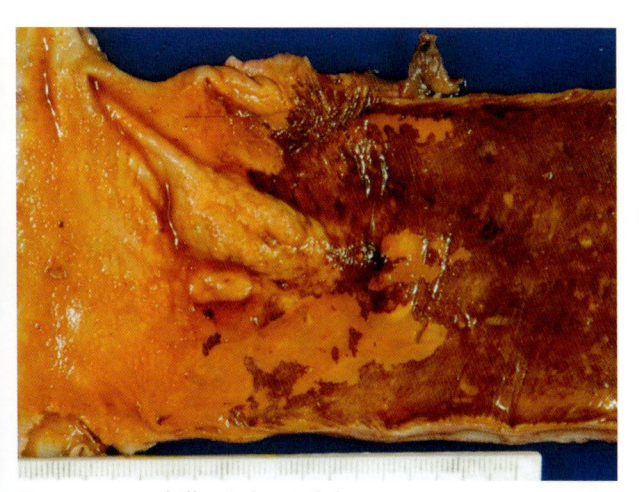

図13 Barrett食道に発生した腺癌
Barrett上皮は扁平上皮(右)に染まるヨード液に不染を示す．隆起した部分に腺癌がある．

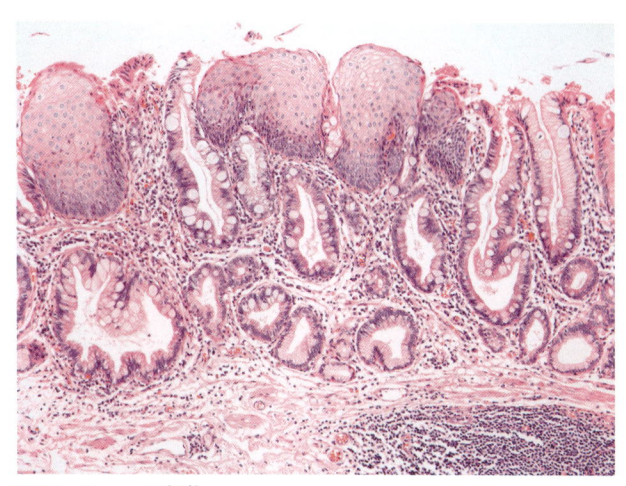

図14 Barrett食道
円柱上皮内に杯細胞が認められ，胃の不完全型腸上皮化生と同様の上皮である．扁平上皮島が見られる．

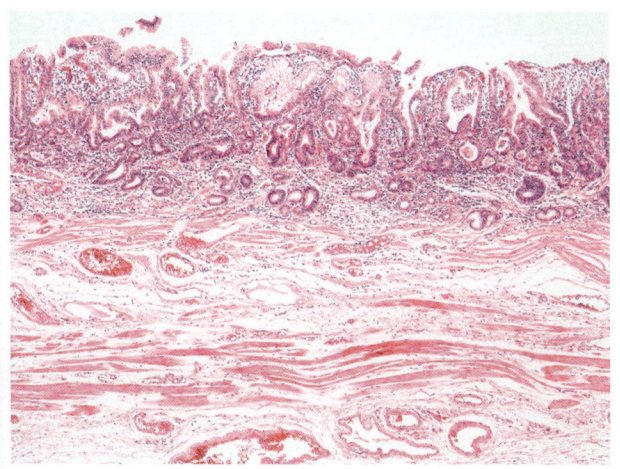

図15 Barrett腺癌
粘膜内に腺癌が認められ，粘膜筋板の二重化が見られる．

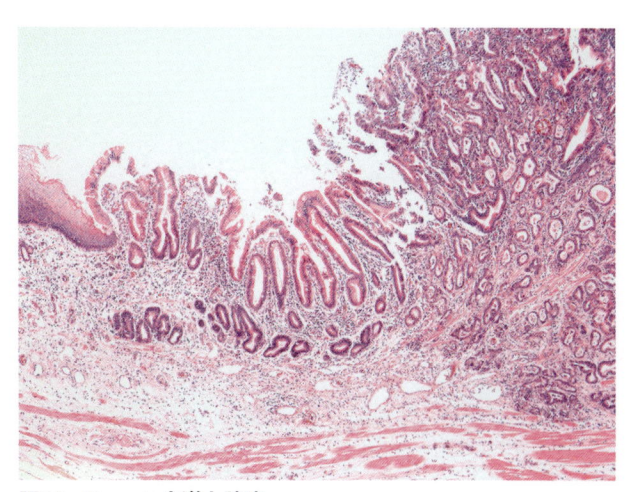

図16 Barrett食道と腺癌
図右に粘膜筋板まで浸潤する腺癌が認められ，その左(肛門側)にBarrett上皮と扁平上皮島を見る．

▶Barrett食道と腺癌

食道胃接合部 esophagogastric junction (EGJ) から連続的に重層扁平上皮が円柱上皮粘膜に変化(化生)した粘膜をBarrett食道(粘膜)という．肉眼的には胃粘膜から連続して同じ色調の粘膜が観察され，ヨード(ルゴール)液に染色されない(図13)．全周性に3cm以上のBarrett粘膜を認める場合を long segment Barrett esophagus (LSBE) といい，それに満たないものを short segment Barrett esophagus (SSBE) という．日本人ではSSBEが多い．

組織学的には噴門腺型や胃底腺型の胃粘膜や杯細胞を伴う腸上皮化生型の粘膜からなる．腸上皮化生型のBarrett粘膜を特殊円柱上皮 specialized columnar epithelium ともいう(図14)．Barrett粘膜の診断に際して，欧米では杯細胞の存在を重視するものが多いが，日本では内視鏡所見が重視され，食道下部の柵状血管の下端をEGJとし，組織所見と合わせて診断する．組織学的には，杯細胞の有無を問わず，円柱上皮粘膜領域内に①食道固有腺(あるいはその導管)，②扁平上皮島，③粘膜筋板の二重構造(図7)のいずれかを確認する．

食道原発腺癌のほとんどはBarrett食道から発生しBarrett腺癌とよばれる．欧米では扁平上皮癌より頻度の高い国が多く，日本でも少しずつ増加している．食道腺由来の腺癌もごくまれに経験される．腺癌は胃癌と同様に分類するが，分化型癌(管状腺癌，乳頭腺癌)の頻度が高く(図15, 16)，胃癌と異なり，背景胃粘膜にH. pylori胃炎が見られないことが多い．

なお，食道胃接合部の上下2cm以内に腫瘍中心がある癌腫を食道胃接合部癌という．腺癌ではBarrett食道と胃噴門腺粘膜から発生するものが含まれる．

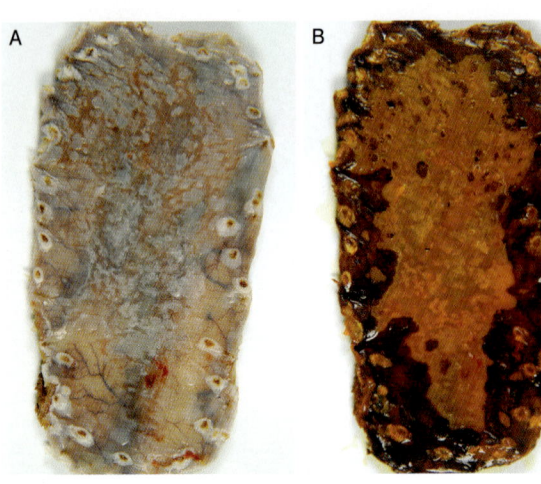

図17　食道表在癌のESD検体
ホルマリン固定標本(A)に2％ヨード液を塗布した(B)．

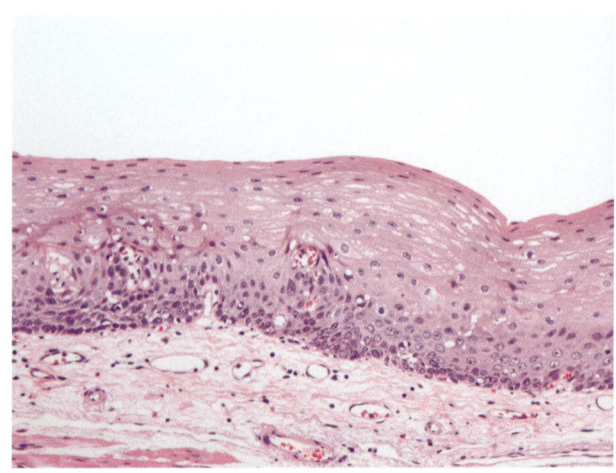

図18　低異型度上皮内腫瘍(軽度異形成)
上皮層の下部で核腫大，配列異常，核分裂像の上昇が見られる．表層分化は明瞭．

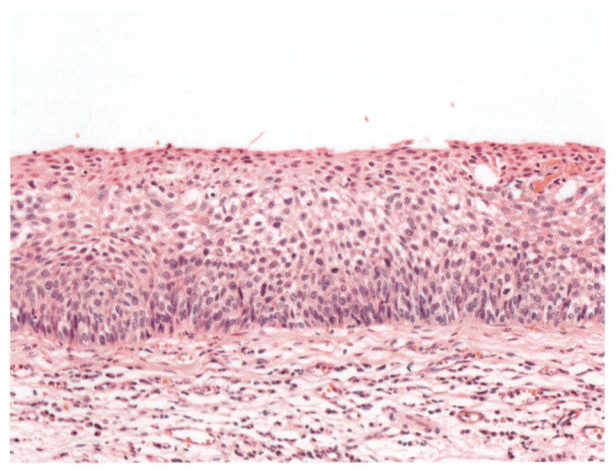

図19　表在癌：上皮内扁平上皮癌
上皮全層性に核腫大，配列異常，核分裂像が見られ，表層分化は不明瞭．

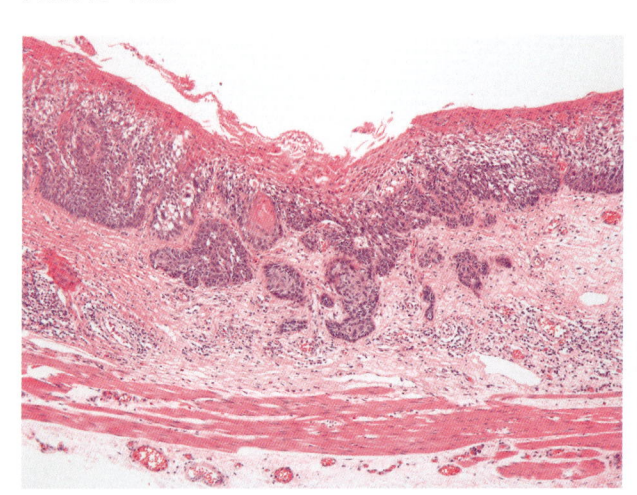

図20　表在癌：粘膜固有層に浸潤する扁平上皮癌
既存の基底細胞層のレベルより深部に癌が浸潤している．

▶食道扁平上皮癌　squamous cell carcinoma of esophagus：表在癌と前癌病変

　日本では食道癌の90％以上を扁平上皮癌が占める．飲酒・喫煙歴のある中高年男性の中部から下部食道に多く発生する．リンパ節転移の有無を問わず，癌腫の壁深達度が上皮内，粘膜固有層あるいは粘膜下層までのものを表在癌という．

　肉眼的に表在癌と推定される病変を表在型(0型)とし，0-Ⅰ(表在隆起型)，0-Ⅱ(表面型)と0-Ⅲ(表在陥凹型)に分類する．0-Ⅱ型は更に0-Ⅱa(表面隆起型)，0-Ⅱb(表面平坦型)，0-Ⅱc(表面陥凹型)に亜分類され，0-Ⅱbと0-Ⅱcの頻度が高い(図17)．

　食道扁平上皮には組織学的に腫瘍性といえる異型性を示すが，癌とはいい難い病変が見られ，欧米では伝統的に異形成dysplasiaといわれる．WHO分類と食道癌取扱い規約(2007)では上皮内腫瘍intraepithelial neoplasiaという用語が提唱されている．再生か腫瘍か判断できない病変はdysplasiaというべきではなく，indefinite for neoplasiaなどと診断する．

　上皮層下部で核腫大，配列異常，核分裂像の上昇が見られ，表層分化が明瞭なものは低異型度上皮内腫瘍low-grade intraepithelial neoplasiaあるいはlow-grade dysplasiaと診断され，経過観察されることが多い(図18)．全層性に核異型が見られ，表層分化が不明瞭になれば，上皮内扁平上皮癌と診断され，治療の対象になる(図19)．欧米の消化管病理では間質への浸潤が明らかでない腫瘍を癌ということを嫌うので，このような病変でも高異型度上皮内腫瘍high-grade intraepithelial neoplasiaあるいはhigh-grade dysplasiaと診断される．

　上皮内や粘膜固有層に留まる癌(図20)はリンパ節転移

各　論　97

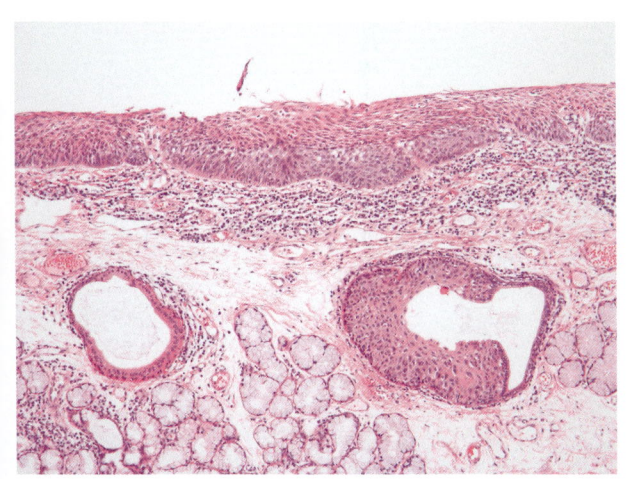

図21　表在癌：食道腺の導管内進展を示す扁平上皮癌
食道腺内への進展は浸潤とはしない．

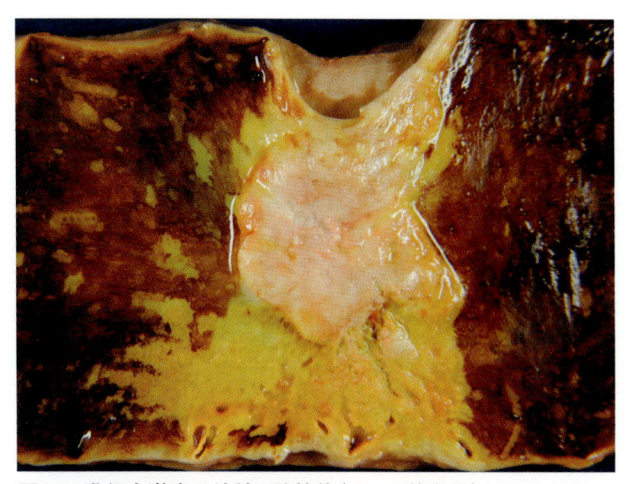

図22　進行食道癌の外科切除検体（ヨード染色像）
中央の潰瘍を伴い厚みのある部分は進行した扁平上皮癌で，周囲のヨード不染域には表在癌が広がっている．

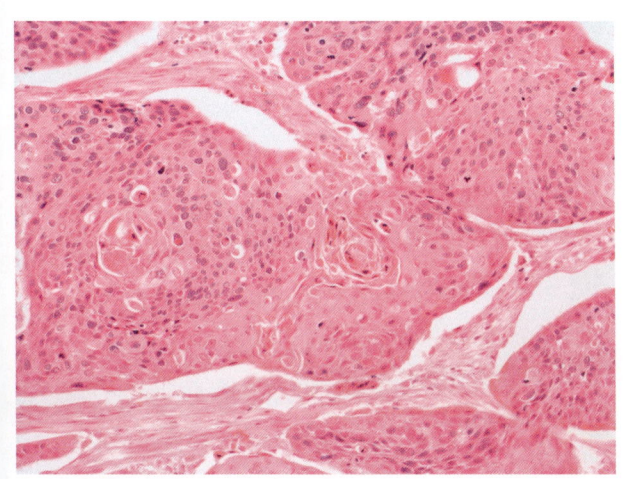

図23　扁平上皮癌
角化傾向を示す高分化の扁平上皮癌である．

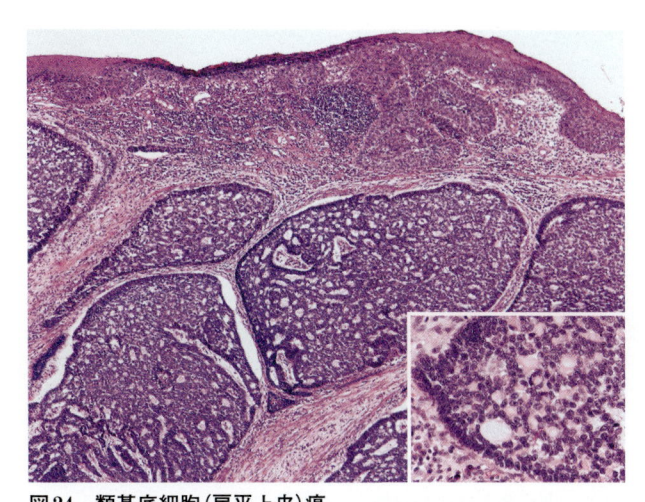

図24　類基底細胞（扁平上皮）癌
通常型の扁平上皮癌に被覆されている．小型細胞が腺様，小嚢胞を伴う胞巣を形成する．硝子様物質も見られる（inset）．

が極めて稀で，内視鏡的切除で根治性が得られる．表在癌でも腫瘍が粘膜筋板に達したものと粘膜下層に僅かに浸潤するもの（＜200μm）はリンパ節転移の可能性があり，粘膜切除は相対的適応とされている．粘膜下層にある食道腺の導管〜腺房内に進展したものでも周囲に浸潤がなければ浸潤とはしない（図21）．粘膜下層浸潤がより深いもの（≧200μm）は進行癌に準じた治療が選択される．

▶食道扁平上皮癌：進行癌

　癌腫の壁深達度が固有筋層，外膜あるいは周囲組織に及ぶものを進行癌という．肉眼的に進行癌が推定される病変を1型（隆起型），2型（潰瘍限局型，図22），3型（潰瘍浸潤型），4型（びまん浸潤型）と5型（分類不能型）に分類する．他臓器と同様，角化傾向や細胞間橋が扁平上皮への分化の指標である．食道癌取扱い規約では角化傾向と層状分化を指標として，高・中・低分化に亜分類すると定められている．高分化型とは広範囲にわたり層状分化と角化が認められる癌であり（図23），低分化型とはそれらが殆ど見られないものを指す．ただし，表在癌では角化傾向が見られることは少ないので分化度は層状分化に着目する．

▶類基底細胞（扁平上皮）癌　basaloid（-squamous）cell carcinoma

　基底細胞に類似した比較的小型で細胞質の乏しい細胞が特徴的な配列を示し，粘膜下主体に増殖する傾向を有する腫瘍である．腫瘍細胞は腺様，小嚢胞状，充実性あるいは索状に増殖し，硝子様（基底膜様）物質の沈着も特徴的である．導管様の分化も観察されることがある．通常型の扁平上皮癌成分を上皮内や浸潤部に伴うことが多い（図24）．腺様嚢胞癌と混同されることもあり注意が必要である．

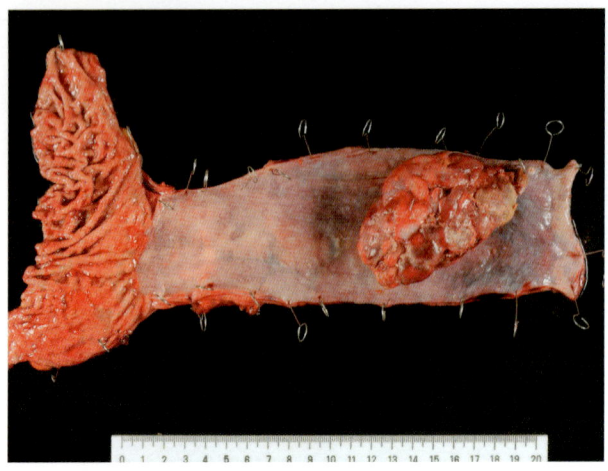

図25　癌肉腫の肉眼像
大型のポリープ状隆起が特徴的である．

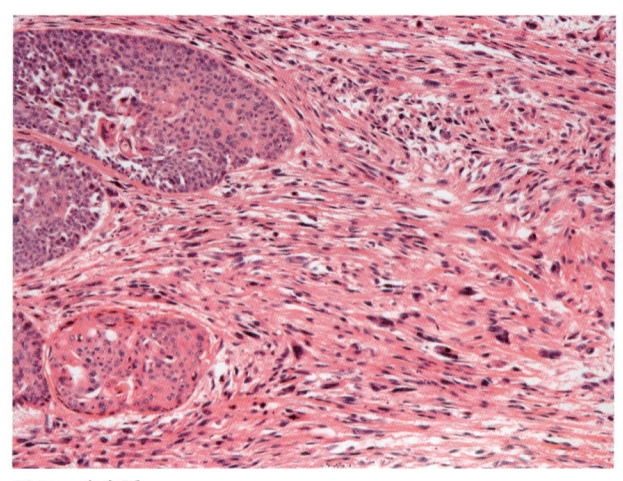

図26　癌肉腫
明瞭な扁平上皮癌（左）と紡錘形細胞の束状増殖が見られる．

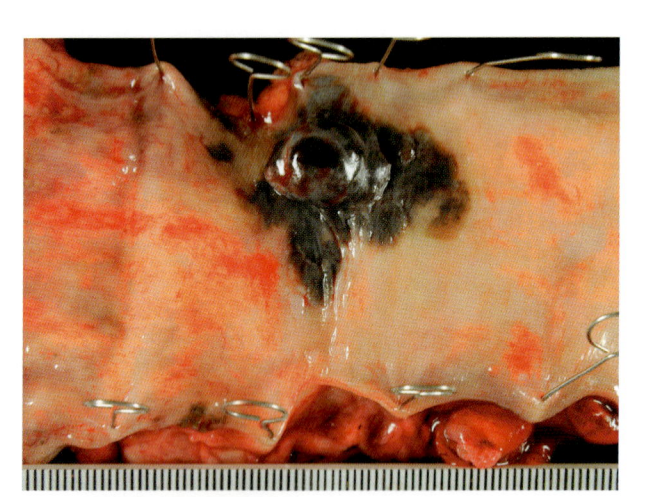

図27　悪性黒色腫の肉眼像
黒色の隆起性病変の周囲に黒色斑が広がっている．

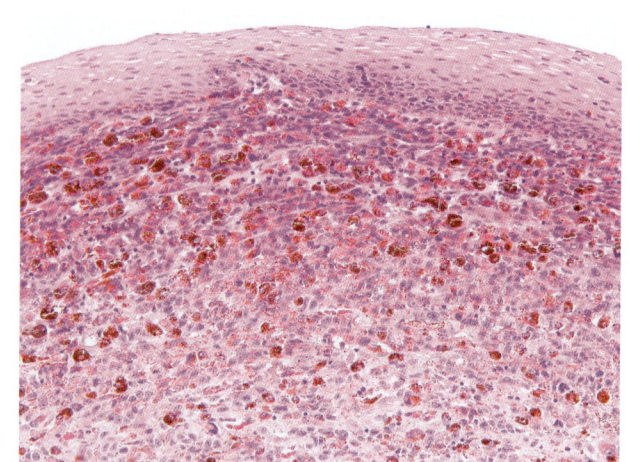

図28　悪性黒色腫
非腫瘍性の扁平上皮下に類円形異型細胞が増殖し，茶褐色のメラニン色素を有する．

▶癌肉腫　carcinosarcoma

　癌と肉腫あるいは肉腫様成分からなる腫瘍である．肉眼的に細い茎を有するポリープ状隆起性病変を形成することが特徴的であり，中部食道に多い（図25）．高分化型～中分化型の扁平上皮癌から移行するように束状増殖する紡錘形細胞が種々の割合で見られる．WHO分類ではspindle cell (squamous) carcinomaとされており，肉腫様癌や化生癌と同義語である（図26）．骨軟骨形成や横紋筋分化などが見られることもある．腫瘍の大きさの割には深達度が浅い傾向がある．
　扁平上皮癌，腺癌以外の特殊な癌腫として，癌肉腫以外に腺扁平上皮癌，粘表皮癌，内分泌細胞癌（神経内分泌癌），未分化癌などが発生する．

▶悪性黒色腫　malignant melanoma

　メラノサイト由来の高悪性腫瘍で，食道の中部から下部にかけて黒褐色の隆起性病変として発見され，周囲に色素が沈着した平坦な病変をしばしば伴う（図27）．組織学的には類円形核と茶褐色のメラニン色素を有する上皮様の細胞が中小の胞巣を形成することが多いが（図28），肉腫様の紡錘形細胞が主体のこともある．色素が見られない場合は，低分化な癌腫や肉腫との鑑別のため，免疫染色陽性像（S100蛋白，MART-1/Melan-A, HMB45）を確認する必要があり，C-KIT蛋白を発現することもある．皮膚などからの転移を否定する必要もある．
　食道重層扁平上皮に皮膚と同様のメラノサイトが認められることがあり，悪性黒色腫との関連性が考えられている．

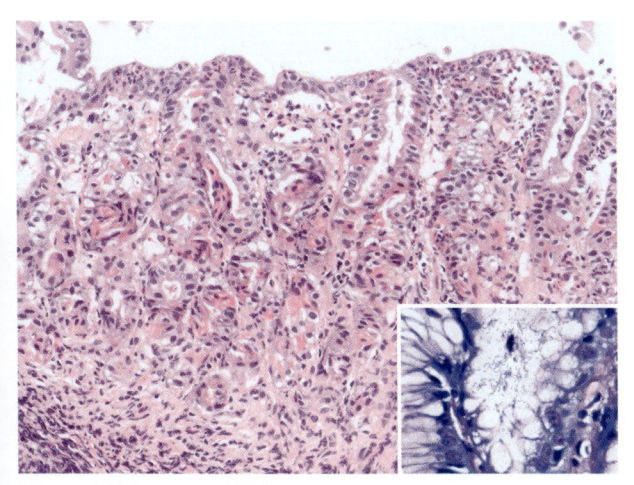

図29 急性(*H. pylori*)胃炎
萎縮のない胃底腺粘膜に好中球が浸潤している．insetは表層粘液内に見る*H.pylori*(Giemsa染色)．

図30 びらんを伴う急性(*H. pylori*)胃炎
図29の所見に加えて，表層部に好中球の多い滲出物を認める．

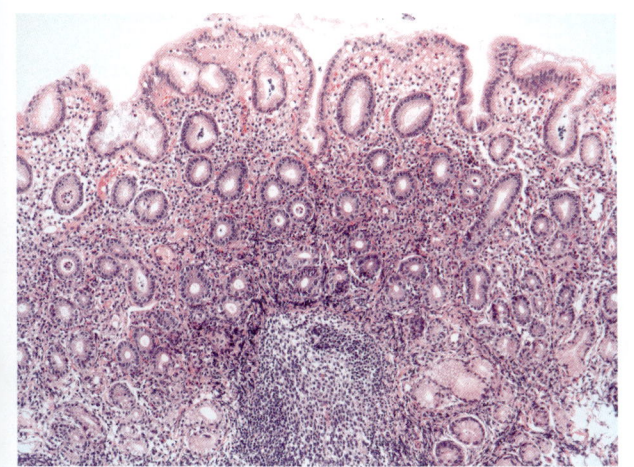

図31 慢性活動性胃炎
リンパ濾胞を伴う慢性炎症と好中球浸潤が見られる．

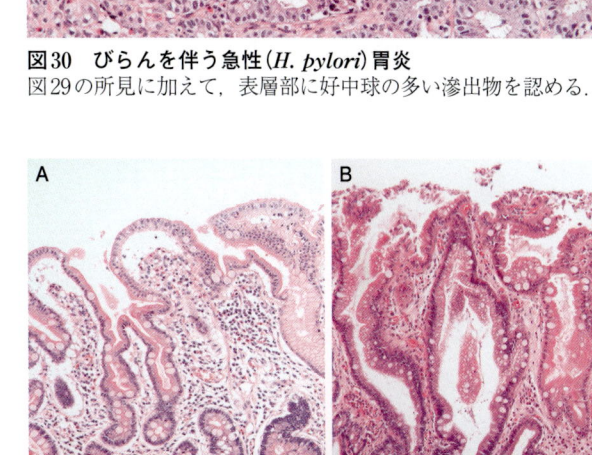

図32 腸上皮化生
完全型(小腸型)腸上皮化生(A)と不完全型(胃腸混合型)腸上皮化生(B)．

■胃

▶胃炎：*Helicobacter pylori*(*H. pylori*)胃炎　*H. pylori* gastritis

日本で最も多い胃炎である．*H. pylori*は胃粘膜表層部の腺窩上皮(表層粘液細胞)に付着している粘液内に生着する(図29 inset)．初感染が成立すると急性胃炎が生じ，粘膜固有層内から上皮内に好中球が浸潤する(図29)．上皮が剥がれてびらんが生じると，好中球の多い炎症性滲出物が表層部に付着する(図30)．感染した*H. pylori*が除菌治療あるいは自然除菌によって排除されない場合，慢性持続的な炎症が生じ，好中球浸潤に加えてリンパ球と形質細胞の浸潤が粘膜全層性に見られるようになり，リンパ濾胞が形成されることもある．好中球浸潤の存在を"活動性"と称し，このような状態を慢性活動性胃炎という(図31)．リンパ濾胞が目立つ慢性活動性胃炎は結節性胃炎(内視鏡的には鳥肌胃炎)といわれ，発癌リスクが高いと考えるものもいる．

慢性活動性炎症が持続すると胃粘膜は萎縮する．腺管密度が低下し，粘膜の丈が低くなり，慢性萎縮性胃炎といわれる状態となる．萎縮が進む過程で，胃底腺を構成する主細胞と壁細胞が減少し頸部粘液細胞が増加する"偽幽門腺化生"と，胃粘膜内に腸型の細胞が出現する"腸上皮化生"が見られるようになる．腸上皮化生には小腸型の吸収上皮，杯細胞とパネート細胞が出現する完全型(小腸型)腸上皮化生(図32A)と，それらが揃わない不完全型腸上皮化生(図32B)があり，後者は胃型の細胞が混在していることが多く胃腸混合型化生ともいう．腸上皮化生は分化型癌との関連性が強いと考えられている．

なお，胃生検の診断に際しては，採取部位，萎縮，慢性炎症細胞浸潤，好中球浸潤および腸上皮化生の程度と*H. pylori*の有無を判定することが，Updated Sydney Systemで推奨されている．

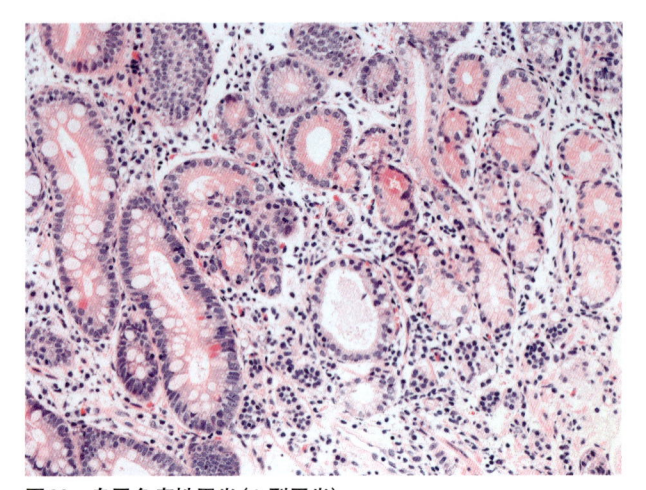

図33 自己免疫性胃炎（A型胃炎）
腸上皮化生と偽幽門腺化生を伴う萎縮性胃底腺粘膜内に内分泌細胞小胞巣を見る．

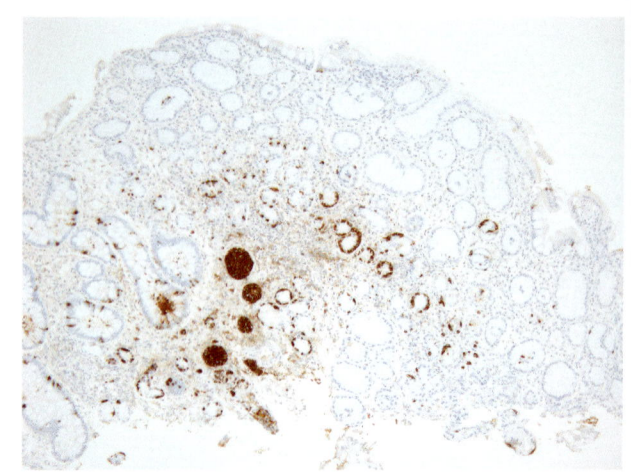

図34 自己免疫性胃炎（A型胃炎）
過形成性の内分泌細胞と内分泌細胞小胞巣がクロモグラニンA免疫染色で染まる．

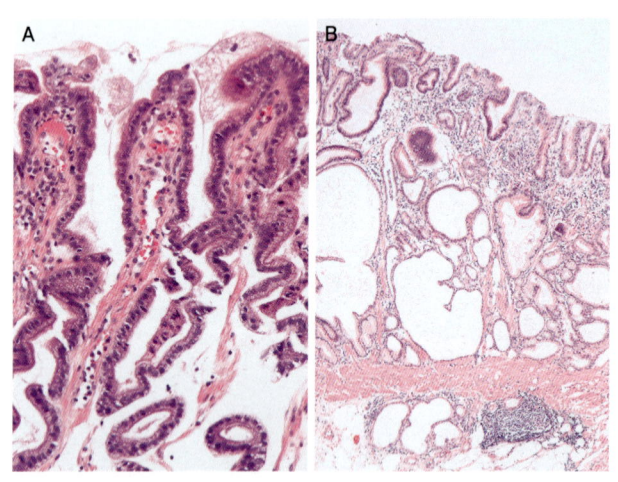

図35 化学性（反応性）胃炎
NSAIDs胃炎（A）と吻合部胃炎（残胃炎）（B：gastritis cystica profunda）

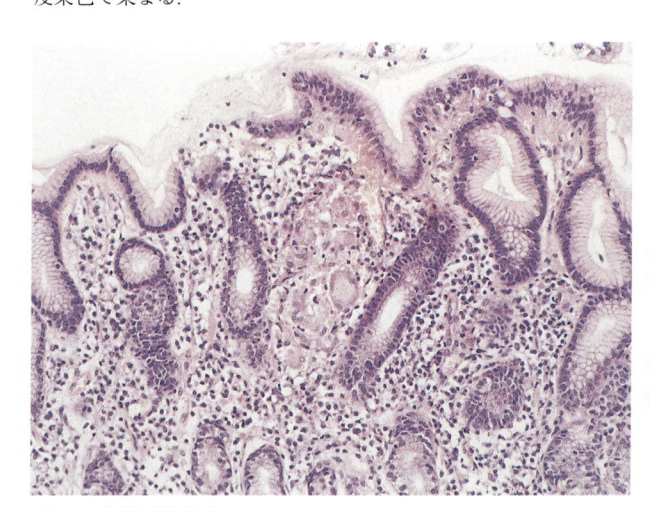

図36 肉芽腫性胃炎
類上皮細胞肉芽腫はサルコイドーシス，Crohn病やH. pylori胃炎などで認められることがある．

▶自己免疫性胃炎（A型胃炎）

　欧米人に多く日本人には少ない胃炎とされてきたが，近年報告が相次いでいる．壁細胞あるいはVB$_{12}$の吸収に必要な内因子に対する自己抗体が見られ，壁細胞だけではなく主細胞も減少，胃底腺粘膜が萎縮し，腸上皮化生や偽幽門腺化生が生じる（図33）．H. pylori胃炎では胃の下部から萎縮が進むが，A型胃炎は胃の上部・中部から萎縮するので逆萎縮性胃炎ともいわれる．低酸症で，ペプシノーゲンIが低値となる一方，高ガストリン血症を示す．更に，鉄欠乏性貧血と巨赤芽球性貧血が続発する．ガストリンの作用により胃底腺内の内分泌細胞（enterochromaffin-like cell：ECL細胞）が増殖し，内分泌細胞小胞巣endocrine cell micronest（ECM）が見られ（図33, 34），カルチノイド腫瘍が続発することがある（図69, 70参照）．

▶特殊型胃炎　special forms of gastritis

　Updated Sydney SystemではH. pylori胃炎とA型胃炎以外の胃炎を特殊型胃炎という．最も多いのが化学性（反応性）胃炎 chemical（reactive）gastritisで，非ステロイド性抗炎症薬や逆流胆汁が原因となる．蛇行するような腺窩上皮過形成，浮腫と平滑筋増生が特徴的である（図35A）．逆流胆汁によって胃切除後の胃粘膜に生じる胃炎を吻合部胃炎あるいは残胃炎というが，粘膜深部から粘膜下層に拡張した粘液腺が目立つようになり，gastritis cystica profundaと称されることもある（図35B）．このほかに肉芽腫性胃炎（図36），リンパ球性胃炎，好酸球性胃炎，collagenous gastritisなどの特徴を知っておく必要がある．

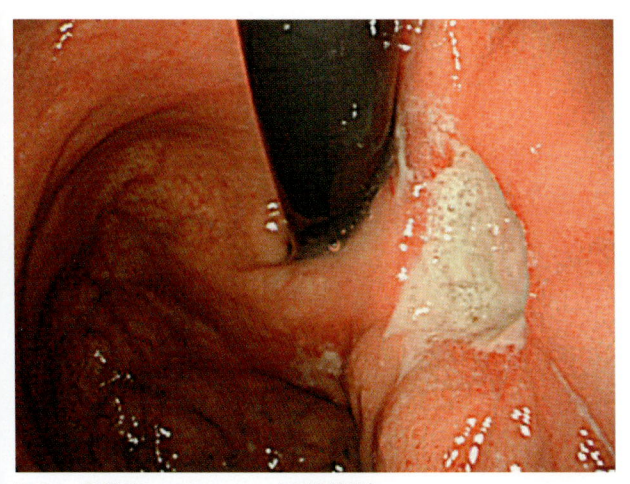

図37　胃潰瘍healing stage（内視鏡像）
開放性の潰瘍で潰瘍底に白苔が見られ，右下ではヒダの集中像を見る．

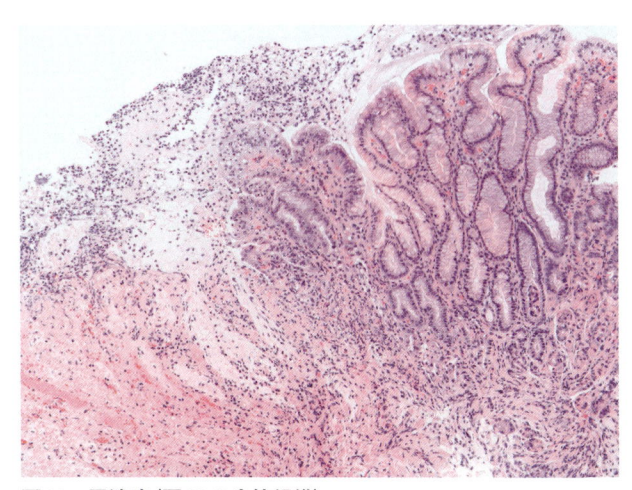

図38　胃潰瘍（図37の生検組織）
潰瘍底の壊死性滲出物（左）と再生性・過形成性変化を示す粘膜（右）を認める．

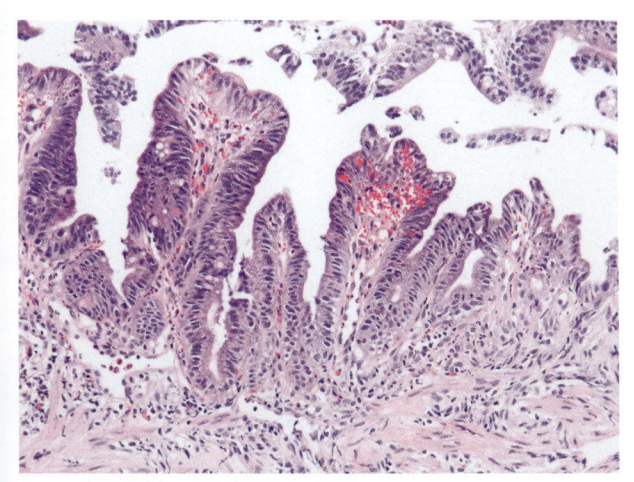

図39　潰瘍瘢痕（再生異型）（生検組織）
再生粘膜が房状になっており，上皮は再生異型を示すが，表層分化が明瞭である．

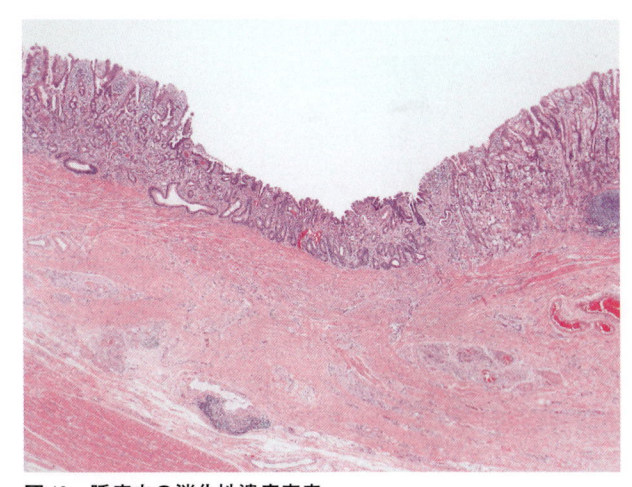

図40　腫瘍内の消化性潰瘍瘢痕
粘膜には中分化管状腺癌がある．粘膜筋板が断裂し，粘膜下層に線維化が広がる．

▶胃潰瘍

　消化液に曝露される部位に生じる組織欠損を消化性潰瘍（UL）という．潰瘍の深さによりUL-ⅠからUL-Ⅳに分類するが（村上分類），UL-Ⅰは粘膜のみの"びらん"であるので，一般的にはUL-Ⅱ～Ⅳを潰瘍とする．瘢痕化している場合は"ULs"と記載する．潰瘍底の壊死・肉芽組織がむき出しになっているものを開放性潰瘍，再生粘膜で覆われた状態を潰瘍瘢痕という．内視鏡やX線画像では，活動期active stage，治癒過程期healing stage（図37）と瘢痕期scar stageに分類する．潰瘍辺縁や集中するヒダの性状などの所見を合わせて良悪性を鑑別するが，内視鏡下生検組織を病理学的に診断する必要がある．活動期から治癒過程期の開放性潰瘍からの生検では，潰瘍底からの好中球の多い滲出物，肉芽組織と，辺縁の再生性・過形成性変化を示す粘膜が認められる（図38）．再生粘膜が異型性を示し（再生異型），腺癌との鑑別が困難な場合もある．再生異型では異型の強い部分には"領域性"が認められず，核が表層に向かって小さくなっていく所見（表層分化）が保たれていることが多い（図39）．胃生検組織で腫瘍と非腫瘍の鑑別が難しい場合は"atypical glands, indefinite for neoplasia, Group 2"などと診断し，内視鏡像の再確認，深切り切片作製などを行い，再検査やコンサルテーションを依頼する．

　また，胃癌組織内にもULまたはULsを伴うことがあり，深達度診断が困難になる．更に，癌組織内のULの有無は内視鏡治療の適応を決定する上で重要な因子の1つとなっている．組織学的には粘膜筋板の断裂を見ることが重要で，筋板の断裂幅以上に粘膜下層の線維化が広がっている所見（図40）があればUL（+）と診断し，生検瘢痕と区別する．

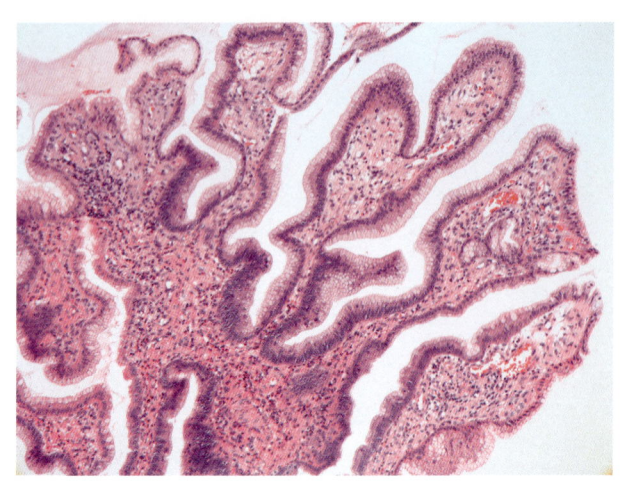

図41 過形成性ポリープ（腺窩上皮型）
丈の高い過形成性の腺窩上皮と浮腫性で炎症の強い粘膜固有層からなる．

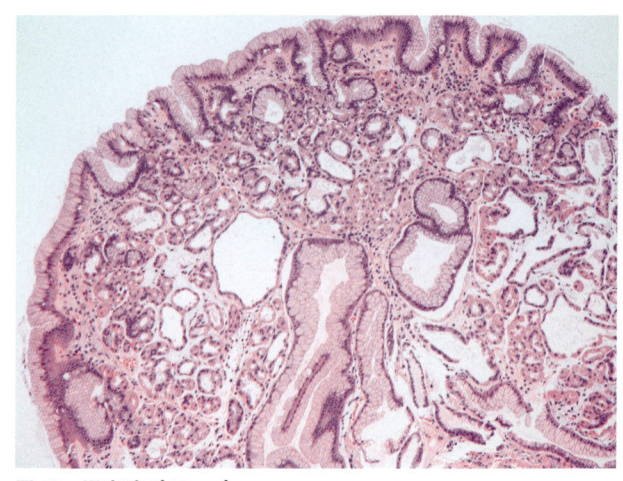

図42 胃底腺ポリープ
胃底腺細胞の構築異常と腺管の嚢胞状拡張が見られる．

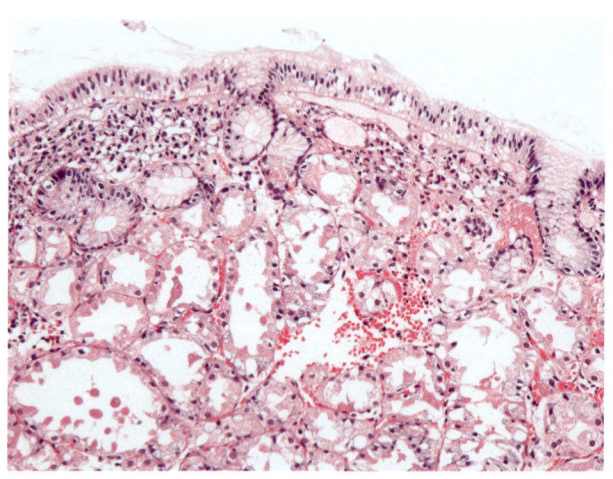

図43 壁細胞過形成
壁細胞が増加し，拡張した内腔に突出するように見える．拡張腺管もある．

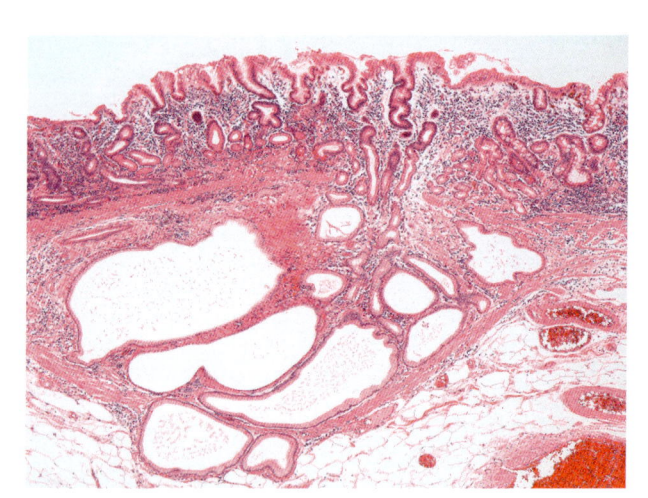

図44 粘膜下異所性胃腺
胃粘膜が内反性（下方）に増殖している．

▶**過形成性ポリープ（腺窩上皮型）** hyperplastic polyp

　過形成性ポリープには種々の分類があったが，現在，過形成性ポリープといえば腺窩上皮型を指す．通常 H. pylori 胃炎を背景とし，浮腫が強く慢性活動性炎症を示す粘膜固有層を伴って，過形成の腺窩上皮が増殖する（図41）．稀に癌化する．逆流性食道炎のある食道胃接合部に生じる"炎症性ポリープ"の胃粘膜側も同様の組織像を示す（図8参照）．

▶**胃底腺ポリープ** fundic gland polyp

　H. pylori 陰性の胃底腺粘膜に発生する．胃底腺組織の構築異常と嚢胞状拡張が特徴的である（図42）．家族性大腸腺腫症の胃病変として多発して見られることがあり，APC 変異が認められる．散発性にみられる胃底腺ポリープでも CTNNB1（β-catenin）の変異があり腫瘍性性格が示唆されており，腫瘍性異型を示す上皮も稀に出現する．

▶**壁細胞過形成** parietal cell hyperplasia

　プロトンポンプ阻害薬（PPI）や高ガストリン血症の影響で壁細胞が増加し，腺管内に突出"parietal cell protrusion"するように見える（図43）．腺管の嚢胞化も見られるので胃底腺ポリープとの区別が難しく，胃底腺ポリープが PPI の影響で形成されるという考え方もある．

▶**粘膜下異所性胃腺** submucosal heterotopic gastric gland

　粘膜固有層を伴う非腫瘍性の胃上皮が内反性に粘膜下層レベルで増殖する（図44）．粘膜筋板を伴うことが多いが，そうでないこともある．発生機序は gastritis cystica profunda や吻合部胃炎（図35B）と同様である．H. pylori 胃炎の見られる胃壁に見られ，癌の背景病変として認められることもある．著明な隆起性病変を形成すると"hamartomatous inverted polyp"とよばれることもある．

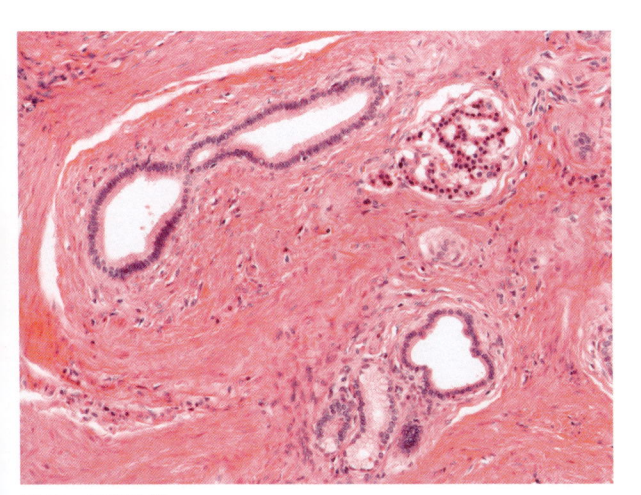

図45 異所性膵
固有筋層内にランゲルハンス島と導管が認められる.

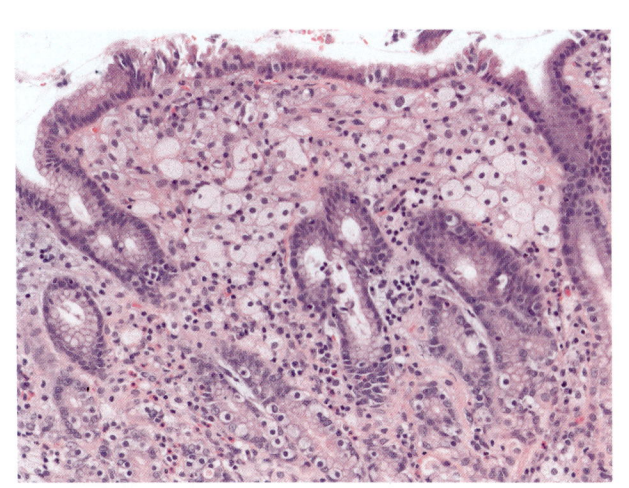

図46 黄色腫
粘膜固有層に泡沫細胞が集簇している.

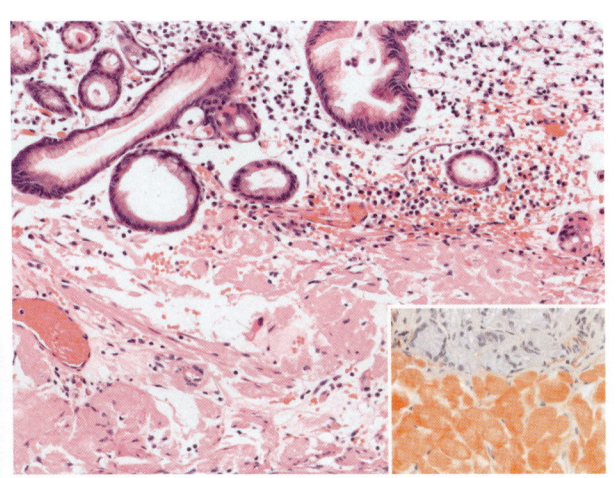

図47 アミロイドーシス（AL-amyloidosis）
粘膜筋板〜粘膜下層に好酸性物質が結節状に沈着し，ダイロン染色で柿色を呈する.

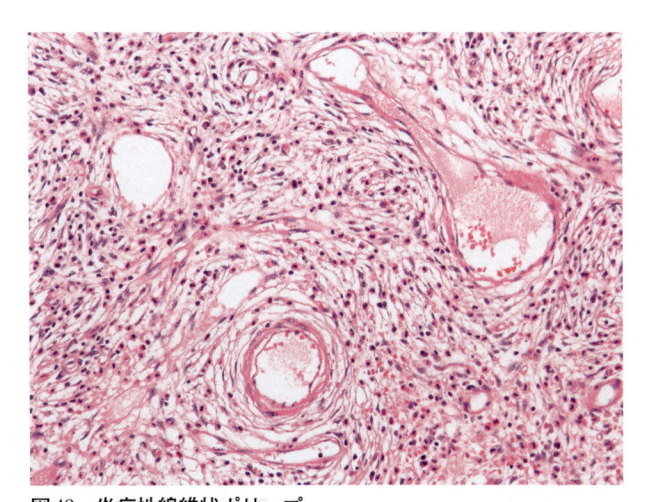

図48 炎症性線維状ポリープ
紡錘形細胞が血管を取り巻くように増殖している．背景に好酸球浸潤が目立つ．

▶ **異所性膵　heterotopic pancreas**

　膵臓以外に見られる膵組織のことで，胃幽門部から十二指腸の固有筋層内〜粘膜下層に見られることが多く，粘膜下腫瘍として鑑別診断の一つにあがる．Ⅰ型（ランゲルハンス島，腺房，導管の膵上皮3成分を伴う），Ⅱ型（膵上皮2成分を伴う）（図45），Ⅲ型（1成分のみ）などと分類される．膵炎と同様の炎症や癌化の報告例がある．食道胃接合部粘膜に好発する膵（腺房）上皮化生とは区別する．

▶ **黄色腫　xanthoma**

　粘膜固有層に脂肪を貪食したマクロファージ（泡沫細胞）が集簇し（図46），内視鏡的には黄白色の斑点〜小隆起として観察される．*H. pylori* 胃炎が背景にあることが殆どで，高コレステロール血症とは無関係である．印環細胞癌と間違えられることが稀にある．

▶ **アミロイドーシス　amyloidosis**

　胃壁にHE染色で好酸性無構造のアミロイドが沈着し，潰瘍や腫瘤を形成することがあり，他の炎症性，腫瘍性疾患との鑑別が問題となる．アミロイドは，AA-amyloidosisでは粘膜固有層に，AL-amyloidosisでは粘膜筋板〜粘膜下層に結節状に沈着する傾向がある（図47）．コンゴ赤やダイロン染色（図47 inset），あるいは免疫染色が必要となる．

▶ **炎症性線維状ポリープ　inflammatory fibroid polyp**

　粘膜下腫瘍あるいは陰茎亀頭様のポリープとして発見される．粘膜筋板〜粘膜下層レベルで，異型性には乏しい紡錘形細胞が強い好酸球浸潤を伴って増殖し，血管を取り囲む"onion skin様パターン"を呈する（図48）．紡錘形細胞はCD34免疫染色陽性となる．*PDGFRA*変異が高頻度に認められ，腫瘍性性格が示唆されている．

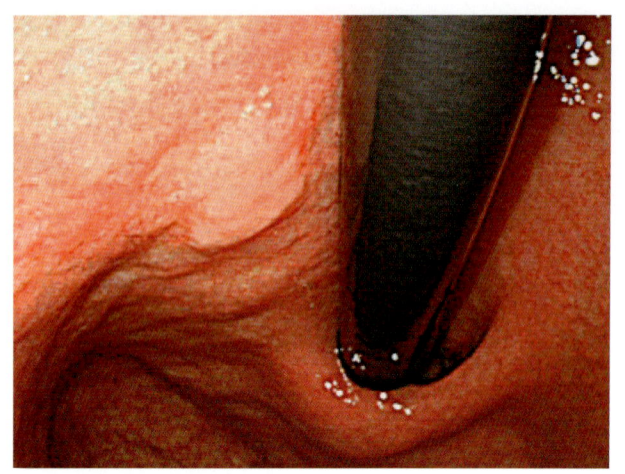

図49 腸型管状腺腫(内視鏡像)
褪色調の広基性で低い隆起性病変を示す.

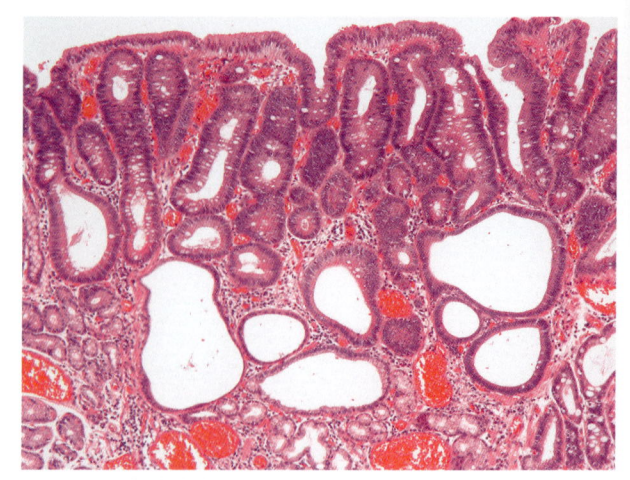

図50 腸型管状腺腫
軽度の異型性を示す小腸型上皮がよく揃った管状構造を形成している.

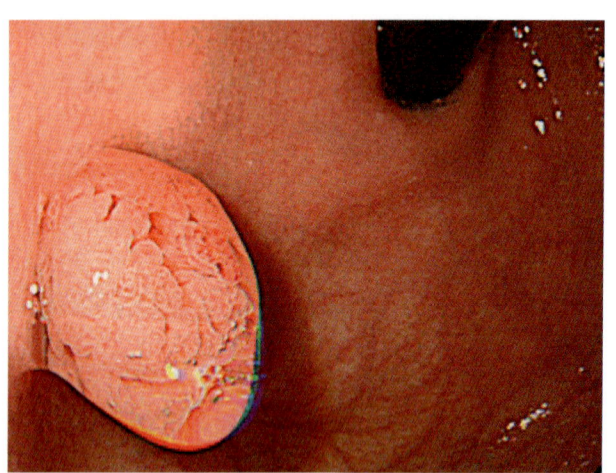

図51 胃型管状腺腫(内視鏡像)
くびれのある隆起性病変で,表面は平滑.

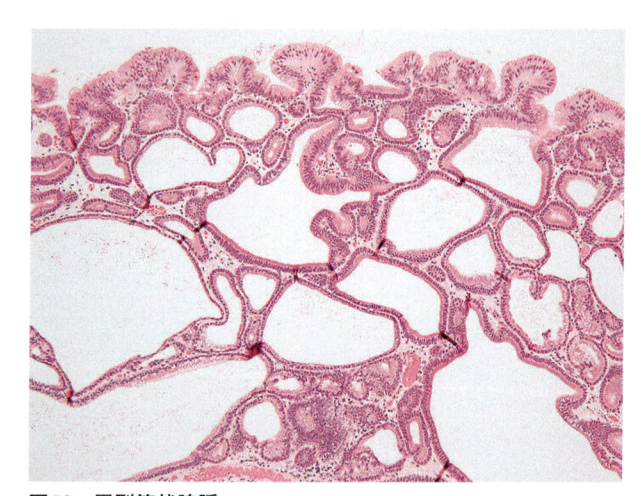

図52 胃型管状腺腫
幽門腺腺腫ともよばれる.大小の嚢胞・管状構造が密生している.

▶胃腺腫

　胃腺腫とは境界明瞭な良性上皮性腫瘍で,軽度の腫瘍性異型を示す腸型あるいは胃型の円柱細胞からなる管状構造が主体の粘膜内非浸潤性腫瘍と定義される.乳頭状・絨毛状構造が目立つ場合は癌の可能性を考慮すべきである.
　"腸型管状腺腫"は慢性萎縮性胃炎を背景粘膜として,褪色調の扁平～広基性の低い隆起性病変である(図49).小腸上皮への分化を示す異型細胞,すなわち好酸性細胞質をもつ吸収上皮型細胞と杯細胞型細胞からなる高円柱細胞が管状に増殖する.腺管の下部には赤い顆粒を有するパネート細胞を伴うこともある.細長い紡錘形の核が基底側に配列するが,深部と表層部では核が小型化する(図50).最表層より少し下部に増殖の盛んな領域があり,核密度が高くなる.免疫染色では吸収上皮型と杯細胞型の腫瘍細胞がそれぞれCD10とMUC2に染色される.

　"胃型管状腺腫"は胃上部(胃底腺領域)でポリープ状の平滑な隆起性病変として発見される(図51).文献的には幽門腺腺腫 pyloric gland adenoma とよばれているが,胃底腺の頸部粘液細胞への分化が主体の腫瘍であり,"幽門部"には殆ど発生しない.背景粘膜には*H. pylori*胃炎を伴うことが多いが,正常胃底腺粘膜に発生することもある.淡明な粘液性の細胞質をもつ丈の低い円柱細胞からなる嚢胞状～管状腺管が狭い間質を挟んで密に増殖する(図52).最表層の細胞は腺窩上皮細胞に分化し,やや丈が高くなる傾向を示す.核は全体に小型円形,単調で異型性には乏しいが,よく見ると小さな核小体が見られる.免疫染色では最表層以外の腫瘍腺管がMUC6に染まるのが特徴的である.MUC5ACは表層部主体に染まるが,MUC6と共陽性を示す細胞も見られる.*GNAS*,*KRAS*と*APC*変異が高頻度に認められる.

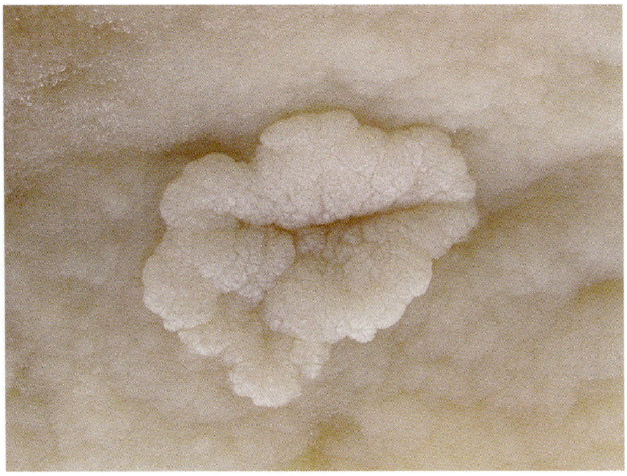

図53 早期癌0-Ⅱa型（表面隆起型）
固定検体の接写で，高分化管状腺癌からなる粘膜内癌である．

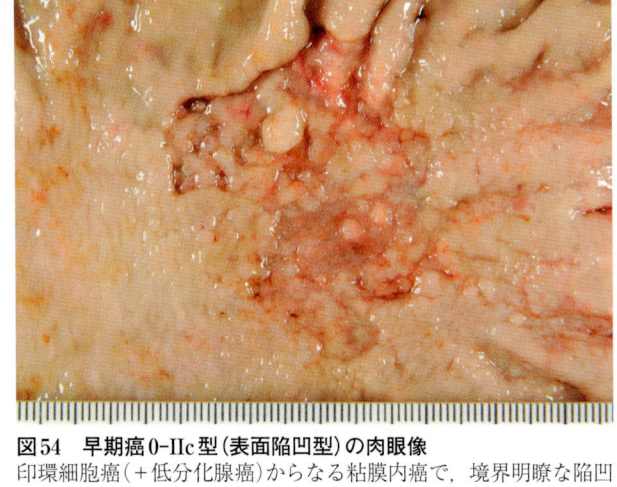

図54 早期癌0-Ⅱc型（表面陥凹型）の肉眼像
印環細胞癌（＋低分化腺癌）からなる粘膜内癌で，境界明瞭な陥凹内に再生粘膜島を見る．

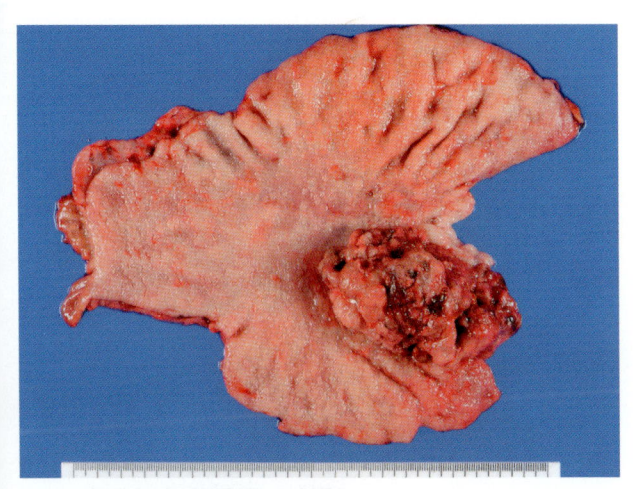

図55 進行癌1型（腫瘤型）の肉眼像

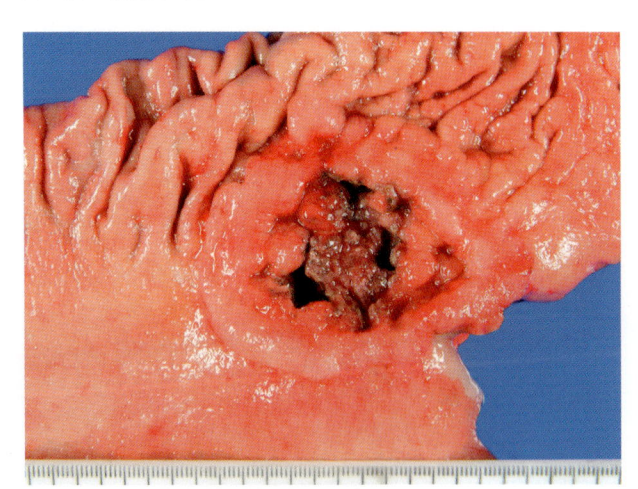

図56 進行癌2型（潰瘍限局型）の肉眼像

▶胃癌の肉眼型分類

　癌腫の壁深達度が粘膜あるいは粘膜下層に留まる場合（早期癌）に多く見られる肉眼形態を表在型，固有筋層以深に及んでいる場合（進行癌）に多くが示す肉眼形態を進行型とする．胃癌を粘膜面から観察して表在型を0型，進行型を1型から5型に分類する．進行型の分類はBorrmann分類（1901），表在型は日本内視鏡学会（1962）の分類に基づいている．

0-Ⅰ　隆起型：明らかな腫瘤状の隆起が認められるもの（隆起の高さが3mmを超える．

0-Ⅱa　表面隆起型：低い隆起が認められるもの（隆起の高さは2～3mm程度）（図53）．

0-Ⅱb　表面平坦型：正常粘膜に見られる凹凸を越えるほどの隆起・陥凹が認められないもの．

0-Ⅱc　表面陥凹型：僅かなびらん，または粘膜の浅い陥凹が認められるもの（図54）．

0-Ⅲ　陥凹型：明らかに深い陥凹が認められるもの．
（混在する場合はより広い順から0-Ⅱc＋Ⅲなどと記載する）

1型　腫瘤型：明らかに隆起した形態を示し，周囲粘膜との境界が明瞭なもの（図55）．

2型　潰瘍限局型：潰瘍を形成し，潰瘍を取り巻く胃壁が肥厚し，周囲粘膜との境界が比較的明瞭な周堤を形成するもの（図56）．

3型　潰瘍浸潤癌：潰瘍を形成し，潰瘍を取り巻く胃壁が肥厚し，周囲粘膜との境界が不明瞭な周堤を形成するもの．

4型　びまん浸潤型：著明な潰瘍形成も周堤もなく，胃壁の肥厚・硬化を特徴とし，病巣と周囲粘膜の境界が不明瞭なもの．

5型　分類不能：上記0～4型のいずれにも分類し難いもの．

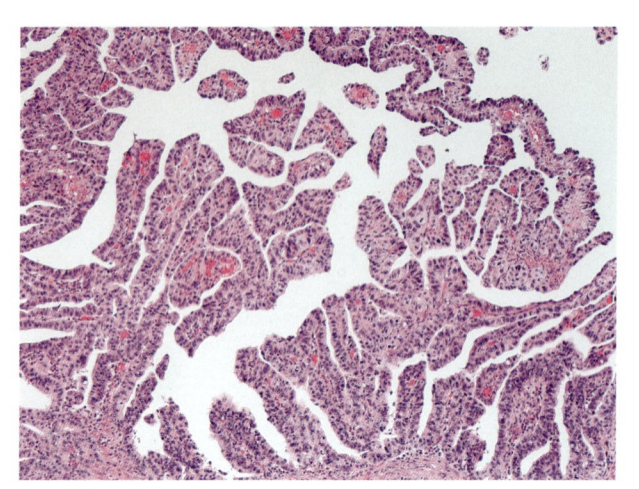

図57 乳頭腺癌 papillary adenocarcinoma(pap)
血管軸をもち, 先の尖った乳頭状・絨毛状構造が見られる.

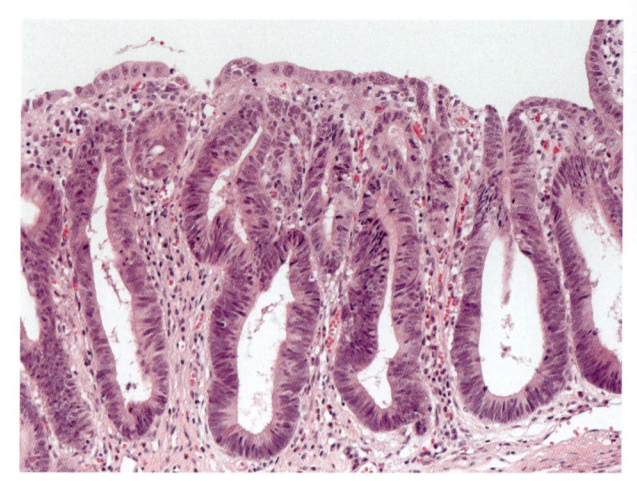

図58 高分化管状腺癌 tubular adenocarcinoma, well differentiated(tub1)
異型性の高い円柱細胞が明瞭な管状構造を形成している.

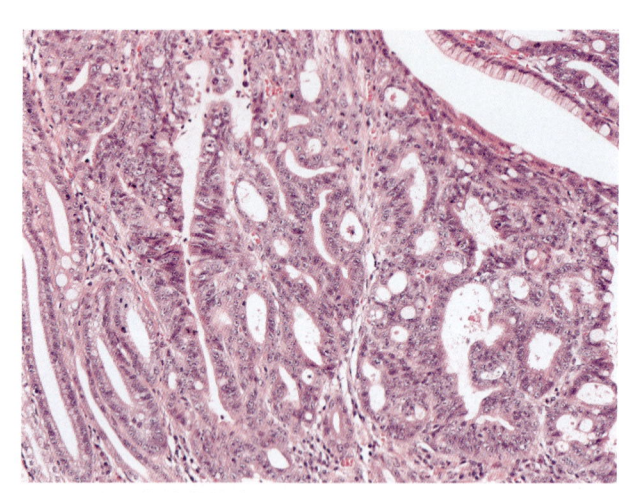

図59 中分化管状腺癌 tubular adenocarcinoma, moderately differentiated(tub2)
篩状構造が目立つタイプである.

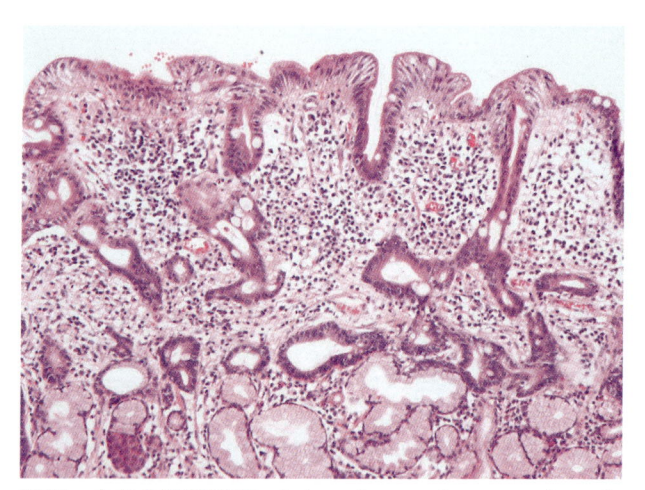

図60 中分化管状腺癌 tubular adenocarcinoma, moderately differentiated(tub2)
手つなぎ・横ばい型といわれるタイプである.

▶胃癌の組織分類(一般型): 分化型癌

　胃癌は組織学的に一般型と特殊型に分類し, 一般型には乳頭腺癌, 管状腺癌(高分化, 中分化), 低分化腺癌(充実型, 非充実型), 印環細胞癌と粘液癌がある. 臨床病理学的観点と組織発生論から分化型と未分化型に2大別することもあり, 乳頭腺癌と管状腺癌を分化型, 低分化腺癌と印環細胞癌を未分化型とする. 胃癌は腫瘍内多様性・不均一性が強く, 種々の組織型が混在することが多い(組織混在型癌). 診断に際しては, 最も量的に優勢な組織型を主病診断名とし, 異なる組織型を含む場合は優勢像から列記する.

　乳頭腺癌(図57)は狭い間質(線維血管軸)を伴って先端が尖ったような構築が目立つ腺癌を指す. 消化管病理では乳頭状と絨毛状は同義語である. 乳頭腺癌成分を有する分化型癌は, そうでない症例より脈管侵襲や転移を生じる可能性が高いことが証明されている.

　管状腺癌は筒状の構造が明瞭な腺癌で, 高分化管状腺癌(図58, tub1)と中分化管状腺癌(tub2)に分類される. 高分化管状腺癌で細胞異型・構造異型の乏しいものは管状腺腫との鑑別が難しい場合があり, 病理医間で意見が分かれる. 小型腺管や篩状構造が目立つもの(図59)は中分化管状腺癌とする. また, 非腫瘍性の腸上皮化生と区別できないほど細胞異型の乏しい腺管が粘膜固有層内で水平方向へ不規則に分岐・吻合が見られるタイプの中分化管状腺癌を「手つなぎ・横ばい型」癌とよび(図60), 肉眼的(内視鏡的), 病理組織学的に範囲診断がしばしば困難である.

　分化型癌は癌細胞の形質発現から胃型, 腸型, 胃腸混合型, 分類不能型など, 細胞異型や細胞分化の観点から低異型度癌/高異型度癌, あるいは超高分化腺癌などと亜分類することもある.

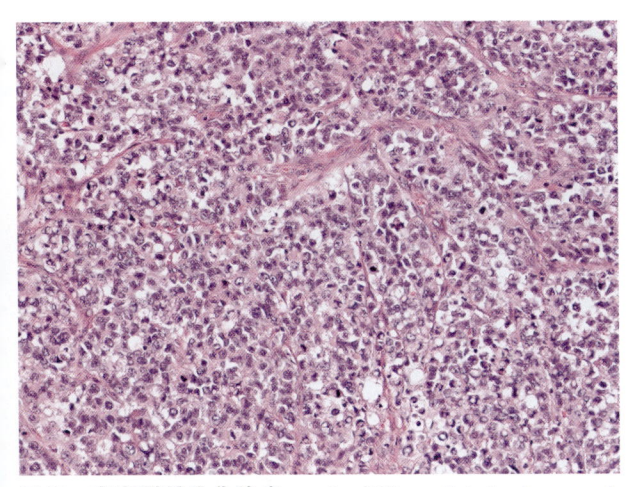

図61 充実型低分化腺癌 poorly differentiated adenocarcinoma, solid-type (por1)
癌細胞が髄様に増殖し，間質は乏しく管腔構造は不明瞭．

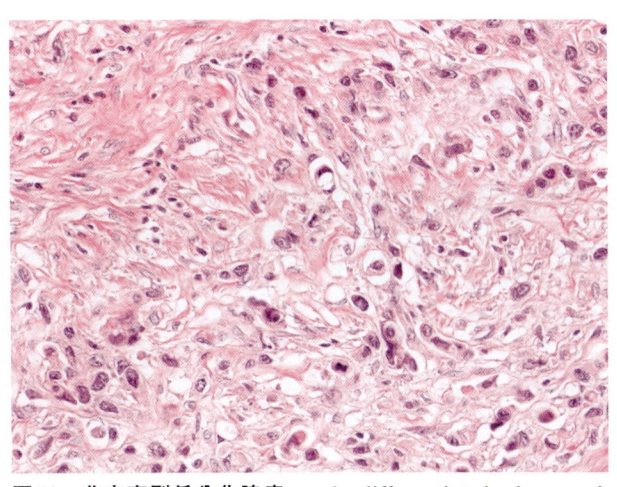

図62 非充実型低分化腺癌 poorly differentiated adenocarcinoma, non-solid type (por2)
線維性成分を背景に癌細胞がバラバラ〜小索状に浸潤している．

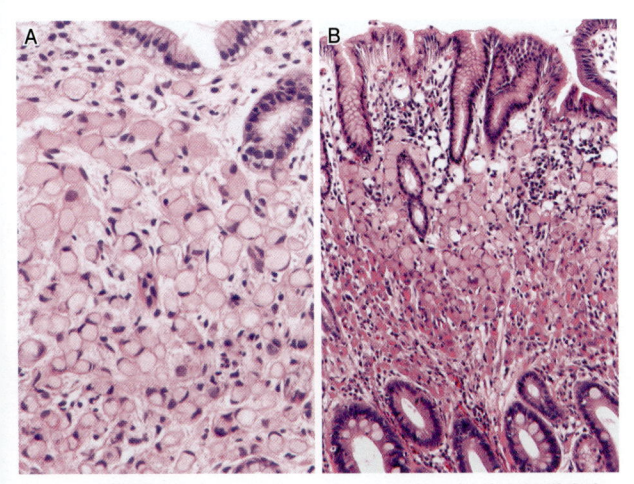

図63 印環細胞癌 signet-ring cell carcinoma (sig) の粘膜病変
細胞内粘液の貯留により核が偏在し指輪のようになっている(A)．
癌細胞が粘膜内で上下方向に分化し"層構造"を形成している(B)．

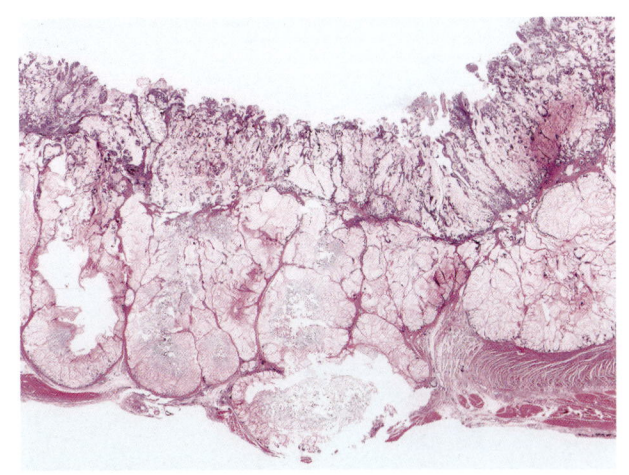

図64 粘液癌 mucinous adenocarcinoma (muc) (ルーペ像)
癌細胞が産生する細胞外粘液が結節状になっている．

▶胃癌の組織分類(一般型):未分化型癌と粘液癌

　管状構造や乳頭状構造が明らかでなく，癌腫細胞が充実性，敷石状あるいは腺房状に増殖するものを充実型低分化腺癌(por1)と診断する(図61)．乳頭腺癌や管状腺癌の深部浸潤部がこの組織型に変化することもある．脈管侵襲，特に静脈侵襲の頻度が高く，肝転移を生じやすい．内分泌腫瘍，肝様腺癌，消化管間質腫瘍(GIST類上皮型)，扁平上皮癌やリンパ腫との鑑別が問題となることもある．

　豊富な線維成分を背景にして，癌細胞がバラバラ，索状，小胞巣状に境界不明瞭な浸潤を示すものを非充実型低分化腺癌(por2)に分類する(図62)．4型(びまん浸潤型)の進行癌ではこの組織型が主体となっていることが多いが，詳細に検索すると印環細胞癌からなる0-Ⅱc領域が粘膜病変(原発巣)として見いだされる．

　癌細胞内に粘液が貯留，核が偏在し，印環型の形態を示す細胞が主体となるものを印環細胞癌(sig)という(図63A，B)．典型的な印環細胞の形態を示す領域は粘膜固有層内で認められることが多く，癌細胞が正常腺窩に似た分化傾向を示し，層構造を呈することもある(図63B)．印環細胞癌は肉眼的に早期胃癌としては表面平坦型(0-Ⅱb)あるいは図54のような表面陥凹型(0-Ⅱc)を呈することが多いが，進行すると深部浸潤部では非充実型低分化腺癌(por2)の像を呈し，4型(びまん浸潤型)や3型(潰瘍浸潤型)の進行癌となる．

　癌細胞が細胞外に粘液を産生し，粘液結節(mucous lake, mucin-pool)が形成されるものを粘液癌(muc)という(図64)．分化型・未分化型の種々の組織型の胃癌が深部浸潤部で粘液癌の形態を示しうるが，早期癌で粘液癌と診断されるものは極めて稀である．

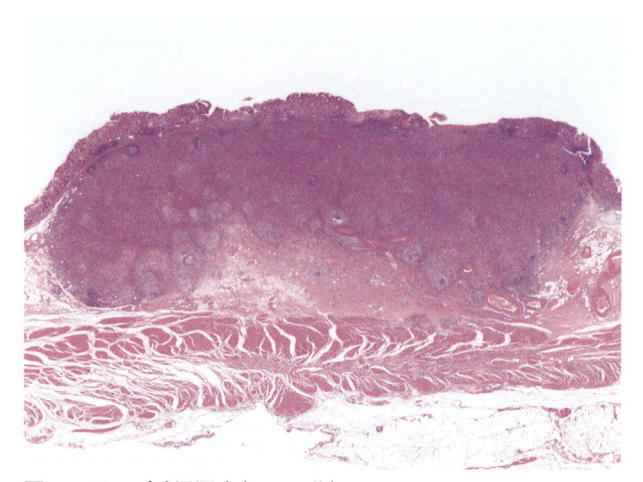

図65 リンパ球浸潤癌（ルーペ像）
リンパ濾胞を伴う著しいリンパ球浸潤が認められる．

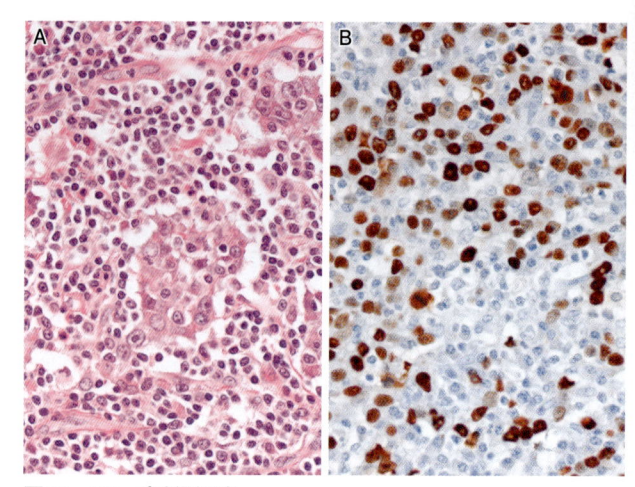

図66 リンパ球浸潤癌
核小体の目立つ大型細胞巣内と周囲にリンパ球浸潤が強い(A)．Epstein-Barrウイルスの感染を in situ hybridization で示す(B)．

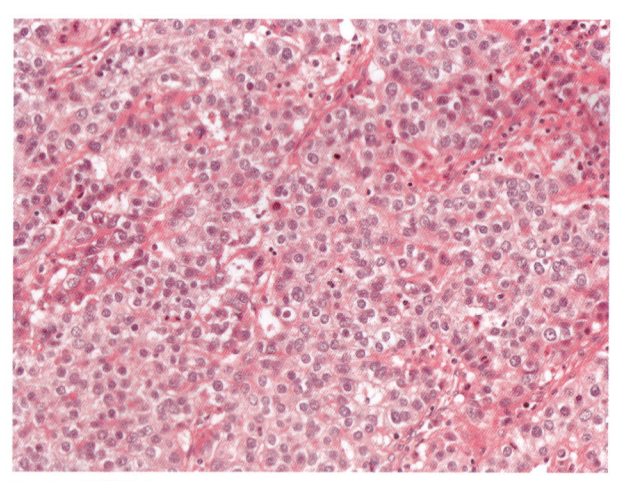

図67 肝様腺癌
肝細胞癌に似た細胞が充実性に増殖している．

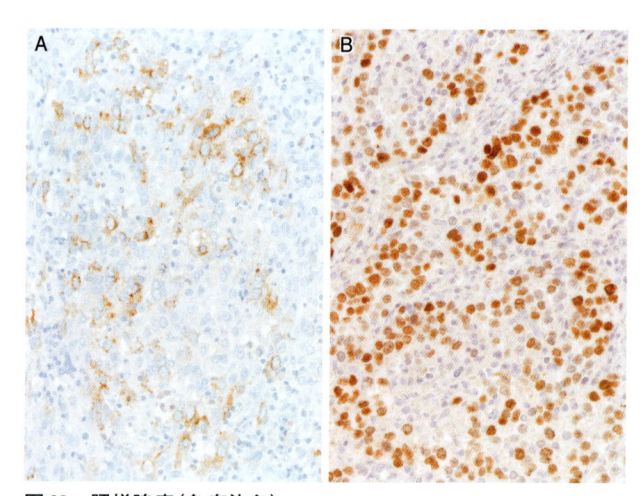

図68 肝様腺癌（免疫染色）
AFP(A)とSALL4(B)がそれぞれ細胞質と核で発現している．

▶胃癌の組織分類（特殊型）：リンパ球浸潤癌　carcinoma with lymphoid stroma

　リンパ球浸潤癌（図65）は以前，充実型低分化腺癌の一亜型とされていたが独立した組織型となった．充実性，腺房状，小胞巣状に増殖する低分化な腺癌で，腫瘍上皮内とその周囲に著明なリンパ球浸潤を伴い，胚中心を伴ったリンパ濾胞の形成も特徴的である．そのため，癌細胞胞巣は不明瞭である（図66A）．粘膜内病変は分化型癌であることが多い．Epstein-Barrウイルス（EBV）の感染を in situ hybridization 法（EBER-1染色）によって90％以上の症例で証明されるが（図66B），背景粘膜は H. pylori 感染を伴う慢性萎縮性胃炎像を示すことが殆どである．胃上部に発生し，粘膜下腫瘍様の肉眼像・内視鏡像を示すことが多い．一般型の低分化腺癌より予後が良好であると報告されている．なお，EBVはこの組織型以外の胃癌でも認められることがある．

▶胃癌の組織分類（特殊型）：肝様腺癌　hepatoid adenocarcinoma

　肝様腺癌（図67）は肝細胞癌類似の組織形態を示す腺癌で，α-fetoprotein（AFP）産生が証明されることが多い（図68A）．分化型癌の浸潤部でのみ認められる．静脈侵襲の頻度が高く早期に肝臓へ転移しやすいとされている．充実型低分化腺癌（por1），内分泌細胞癌や胃に転移・浸潤する肝細胞癌との鑑別も問題となる．AFP産生が証明される類縁腫瘍として胎児消化管類似癌と卵黄嚢腫瘍類似癌があり，免疫染色で胎児癌蛋白であるSALL4（図68B）やGlypican 3が証明される．

　このほかに特殊型の胃癌として，内分泌腫瘍，腺扁平上皮癌，扁平上皮癌，未分化癌，絨毛癌，癌肉腫などの報告があるが，内分泌腫瘍（カルチノイド腫瘍，内分泌細胞癌：次頁参照）以外は極めて稀である．

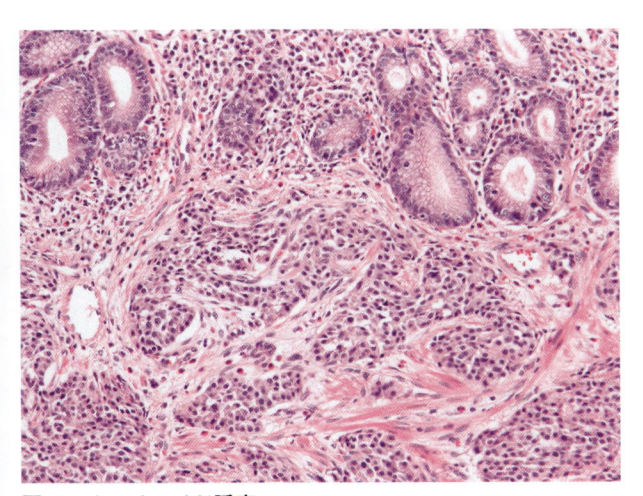

図69　カルチノイド腫瘍
小型細胞が粘膜深部から粘膜下層で充実性に増殖している．

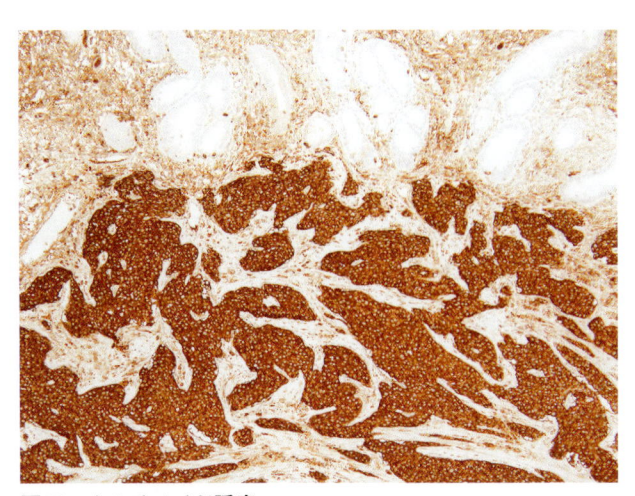

図70　カルチノイド腫瘍
図69のクロモグラニンA免疫染色．

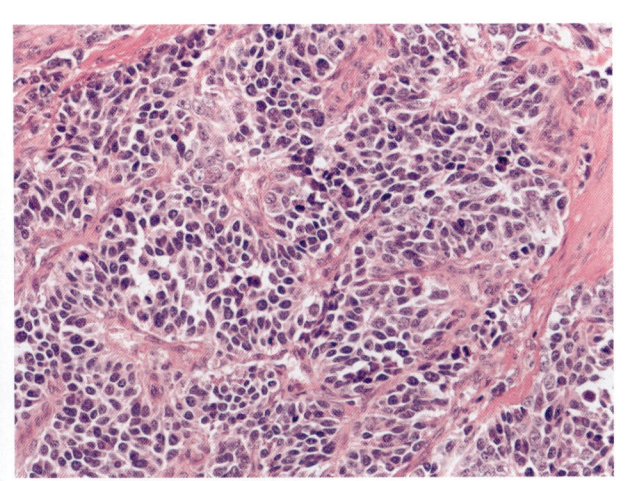

図71　内分泌細胞癌（小細胞型）
小型〜中型の類円形細胞が密に増殖している．

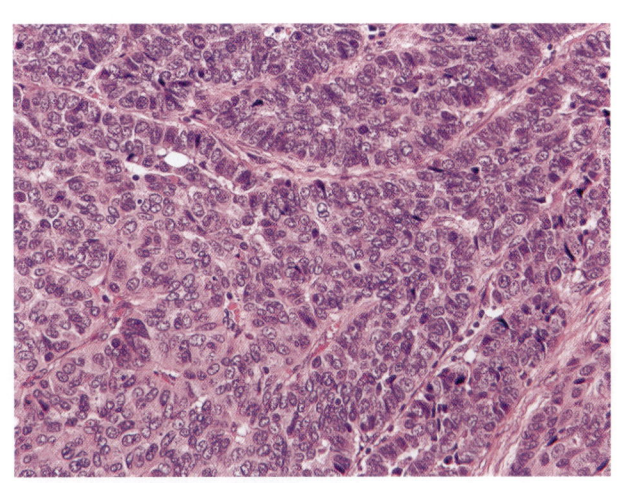

図72　内分泌細胞癌（大細胞型）
大型異型細胞が充実性に増殖し柵状配列も見られる．

▶カルチノイド腫瘍　carcinoid tumor

　WHO分類ではneuroendocrine tumor（NET）とよばれる．内分泌細胞への分化を示す低異型度で比較的低悪性度の上皮性腫瘍である．粘膜下腫瘍様の外観を示すことが多い．小型で均一な細胞が充実性（**図69**），索状，リボン状，ロゼット様，腺管様に増殖する．免疫染色ではクロモグラニンA（**図70**），シナプトフィジンやNCAM（CD56）が陽性となる．背景病変によってⅠ型（自己免疫性胃炎関連）（**図33，34参照**），Ⅱ型（MEN-1あるいはZollinger-Ellison症候群併発）とⅢ型（散発性）に分類される（Rindiの分類）．Ⅰ型は胃底腺領域に多発するが予後良好とされる．Ⅲ型は幽門部にも発生し単発例が多い．Ⅱ型は極めて稀である．核分裂数とKi-67指数によってNET G1，G2，G3に分類することが提案されている．カルチノイド腫瘍から内分泌細胞癌へ進展することはほとんどない．

▶内分泌細胞癌　endocrine cell carcinoma

　WHO分類ではneuroendocrine carcinoma（NEC）とよばれる．内分泌細胞への分化が証明される高悪性度の癌腫で，血管侵襲性が強く予後不良である．肉眼的には2型（**図56参照**）を示すことが多い．分化型癌（腺癌）に続発することが殆どであり，腺癌成分が30％未満のものをNECとし，腺癌成分とNEC成分が混在し，両成分それぞれ30％以上あるものを"mixed adeno-neuroendocrine carcinoma（MANEC）"とよぶことが提案されている．NEC成分は更に肺癌の組織分類に倣って，小細胞型（**図71**）と大細胞型内分泌細胞癌（**図72**）に分類する．小細胞型では細胞質に乏しく大きさが均一な小型〜中型の卵円形〜円形細胞が増殖し，核分裂像や個細胞壊死が目立つ．大細胞型では大型で比較的細胞質の豊富な細胞が充実性に増殖し，しばしば柵状配列（palisading）を示す．

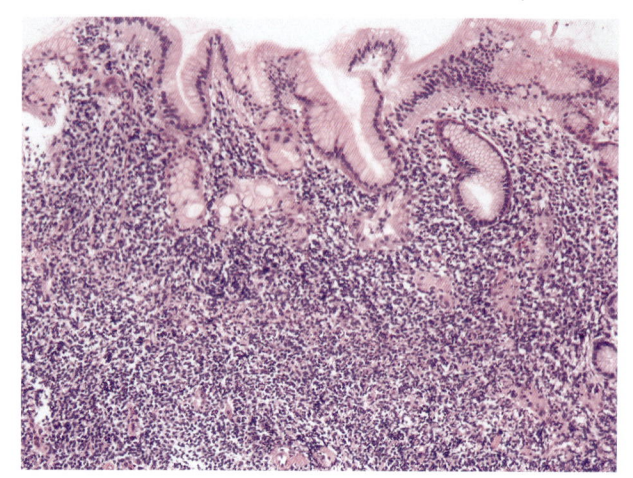

図73 MALTリンパ腫
粘膜固有層内にリンパ腫細胞がびまん性に増殖する.

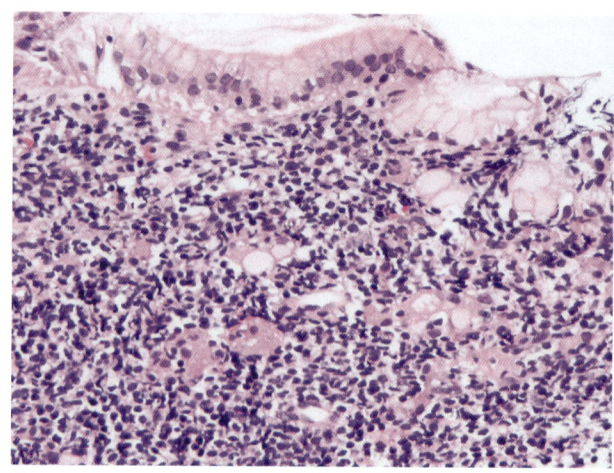

図74 MALTリンパ腫のlymphoepithelial lesion(LEL)
小型〜中型リンパ球の浸潤により上皮が破壊され,一部は印環細胞のようにも見える.

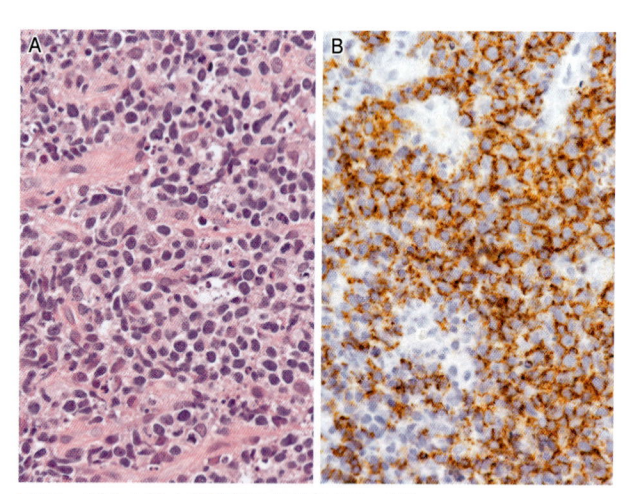

図75 びまん性大細胞型B細胞性リンパ腫
大型リンパ球のびまん性浸潤(A). CD20免疫染色(B).

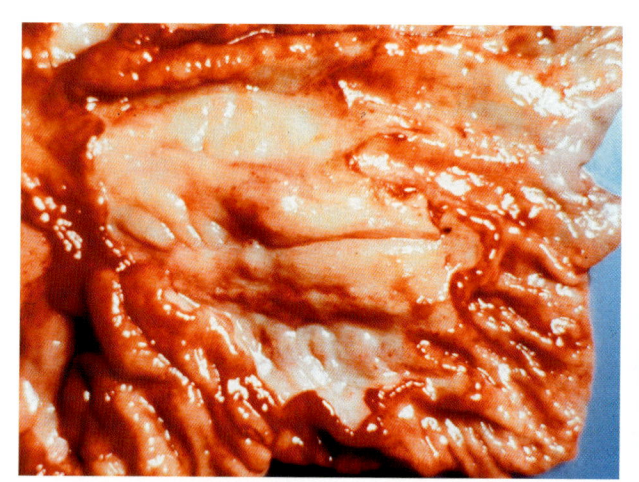

図76 びまん性大細胞型B細胞性リンパ腫の肉眼像
2型進行胃癌類似で周囲の皺襞は"耳たぶ様"である.

▶**胃リンパ腫** lymphoma of stomach

リンパ腫は前駆型リンパ球系腫瘍,成熟B細胞腫瘍,成熟T細胞性およびNK細胞性腫瘍,Hodgkinリンパ腫などに分類されるが,胃に発生するのは殆どが成熟B細胞腫瘍で,節外性濾胞辺縁帯粘膜関連リンパ組織リンパ腫 extranodal marginal zone B-cell lymphoma of mucosa-associated lymphoid tissue(MALTリンパ腫)とびまん性大細胞型B細胞性リンパ腫 diffuse large B-cell lymphomaが大半を占める.

MALTリンパ腫では小型から中型のリンパ腫細胞が主に粘膜固有層で増殖する(図73). 肉眼的には胃炎や早期胃癌に類似する. リンパ腫細胞にはcentrocyte-like cellあるいはmonocytoid B cell像を示し,形質細胞への分化を示すものが多い. 上皮を破壊性に浸潤して形成されるlymphoepithelial lesion(LEL)も特徴的である(図73, 74). MALTリンパ腫の背景には高率にH. pylori胃炎が認められ,除菌療法で完全寛解が得られる症例が多いが,除菌抵抗性を示すものもあり,化学療法や放射線療法が施行される. MALTリンパ腫にはt(11;18)(q21;q21)(API2-MALT1)など,種々の染色体・遺伝子異常が報告されている. リンパ球浸潤の強い胃炎,マントル細胞リンパ腫や濾胞性リンパ腫などと鑑別する. 形質細胞への分化が著明な場合は形質細胞腫との区別が議論となる.

びまん性大細胞型B細胞性リンパ腫は正常リンパ球の2倍以上の大きさ示すリンパ腫細胞が増殖しCD20を発現する(図75). 肉眼的には進行癌2型に類似するもの(図76)が多いが,隆起型や早期胃癌類似の症例もある. 線維化が少ないので癌腫に比べて軟らかい. 低分化腺癌,内分泌細胞腫瘍,節外性NK/T細胞性リンパ腫,腸管症関連T細胞性リンパ腫やリンパ腫様胃症などと鑑別を要する.

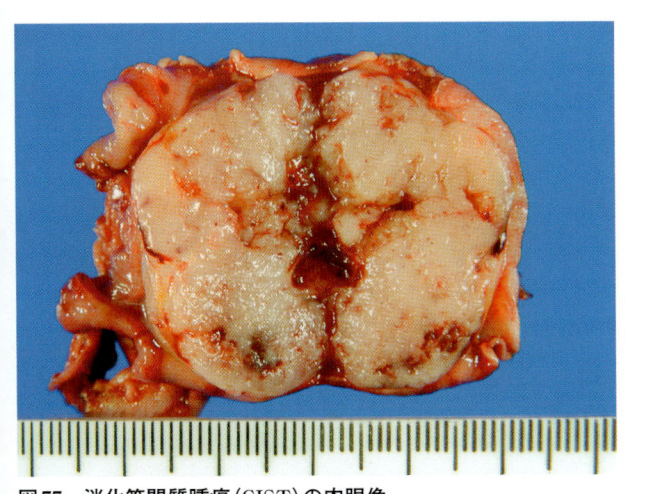

図77　消化管間質腫瘍(GIST)の肉眼像
黄白色充実性の境界明瞭な腫瘍で一部で,囊胞状の変性を示す.

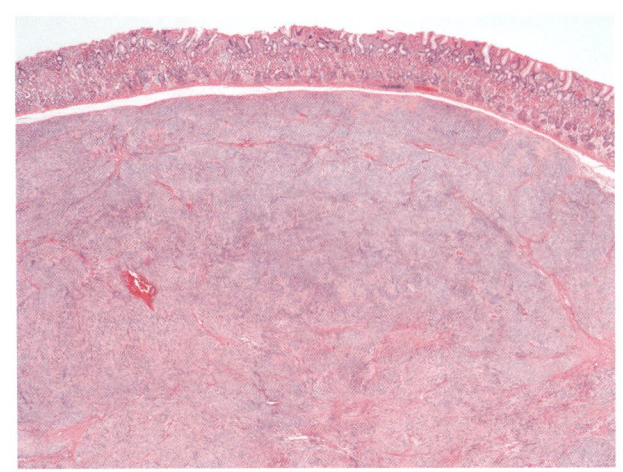

図78　GISTのルーペ像
粘膜下腫瘍の形態を示している.

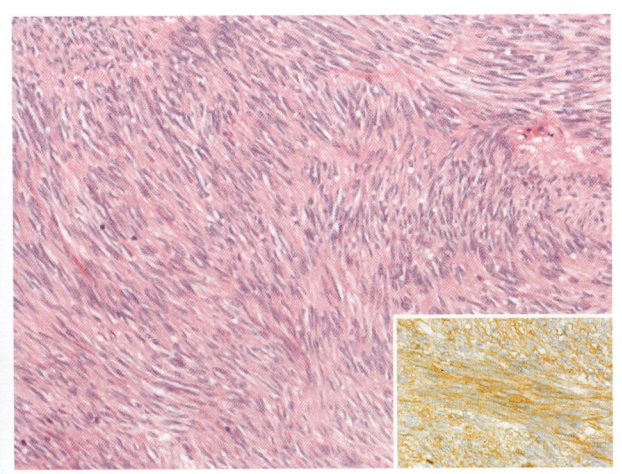

図79　GIST
細長い紡錘形細胞が束状増殖を示し,柵状配列(palisading)も見られる(inset：KIT免疫染色像).

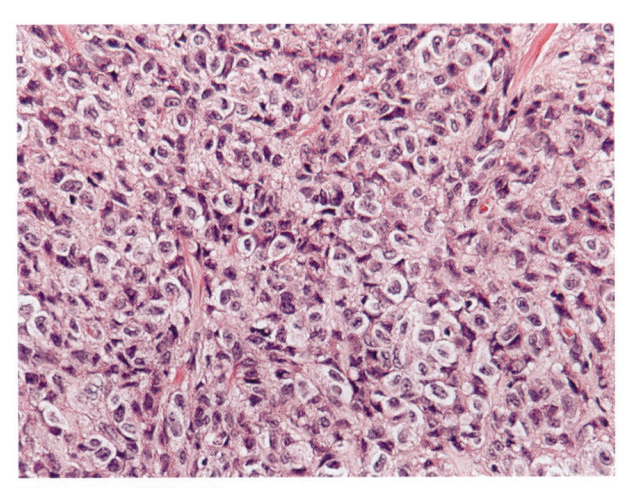

図80　GIST類上皮型
円形核をもつ細胞が充実性に増殖している.

▶消化管間質腫瘍　gastrointestinal stromal tumor(GIST)

　消化管運動に関与するカハール介在細胞への分化を示す間葉細胞腫瘍で,多くの場合,免疫組織学的にKIT(CD117)を発現する.胃,次いで小腸壁に好発する.食道と大腸壁にも見られるが頻度は低い.GISTの概念が広まるまでは平滑筋芽腫という名称や平滑筋肉腫として報告されていたものが殆どである.

　GISTは固有筋層に連続して発生し,境界明瞭な腫瘤を形成し粘膜下腫瘍として発見されることが多いが(図77,78),漿膜側への突出やダンベル状の形態を示すこともある.好酸性の線維性細胞質をもつ紡錘形細胞の束状増殖を示す症例が最も多く,しばしば柵状配列(palisading)を示す.腫瘍細胞は一般に異型性に乏しく全体に均一である(紡錘形細胞型,図79).円形核をもつ細胞が充実性に増殖し,上皮性腫瘍に似た構築を示すものもある(類上皮型,図80).免疫染色では通常KIT(CD117)(図79 inset)とCD34が陽性を示すが,類上皮型ではKIT陰性例や弱陽性例が多い.DOG1(discovered on GIST)の免疫染色も有用である.腫瘍径および核分裂像などに基づいて再発リスクを推定するMiettinen分類,Fletcher分類,modified-Fletcher分類が提唱されている.

　紡錘形細胞型GISTは神経鞘腫,平滑筋腫,平滑筋肉腫,孤在性線維性腫瘍やデスモイド型線維腫症などと,類上皮型GISTでは低分化腺癌,内分泌細胞腫瘍,悪性リンパ腫などとの鑑別が重要である.

　GISTの大半で*KIT*または*PDGFRA*変異が認められ,類上皮型には*PDGFRA*変異を有するものが多い.また,変異KIT蛋白のチロシンキナーゼ領域に作用する薬剤を用いた分子標的治療が行われている.

8. 腸管

八尾隆史

総論 114
 I. 標本を見る前に 114
 II. 標本の見方 115
各論 116
 ■十二指腸，小腸 116
  ▶異所性胃粘膜/胃腺窩上皮化生 116
  ▶ブルンネル腺過形成 116
  ▶異所性膵 117
  ▶メッケル憩室 117
  ▶エルシニア腸炎 118
  ▶糞線虫症 118
  ▶ランブル鞭毛虫症 118
  ▶アミロイドーシス 119
  ▶十二指腸腺腫（腸型） 120
  ▶十二指腸腺腫（胃型） 120
 ■大腸 121
  ▶偽膜性大腸炎 121
  ▶腸管出血性大腸菌大腸炎 121
  ▶大腸アメーバ症 122
  ▶腸管スピロヘータ症 122
  ▶細菌性腸炎（非特異性炎） 123
  ▶腸結核 123
  ▶虚血性腸炎 124
  ▶大腸憩室症 124
  ▶腸嚢胞気腫症 125
  ▶放射線性腸炎 125
  ▶潰瘍性大腸炎 126
  ▶クローン病 128
  ▶薬剤性腸炎 130
  ▶過形成ポリープと広基性鋸歯状腺腫/ポリープ 131
 ▶若年性ポリープ 132
 ▶ポイツ・ジェガーズ症候群 132
 ▶クロンカイト・カナダ症候群 133
 ▶カウデン病 133
 ▶炎症性筋腺管ポリープ 134
 ▶粘膜脱症候群 134
 ▶大腸腺腫 135
 ▶大腸表面型腫瘍 137
 ▶大腸癌 138
 ▶虫垂炎 139
 ▶虫垂嚢胞性腫瘍 140
 ▶神経内分泌細胞性腫瘍 141
 ▶悪性リンパ腫 142
 ▶炎症性腸疾患関連癌 143

総論

I 標本を見る前に

　腸管の疾患は，先天異常（奇形），腫瘍様病変，循環障害，筋肉ならびに機械的障害，炎症性疾患，感染症，上皮性腫瘍，非上皮性腫瘍と様々な疾患が存在する（表1）．そして，十二指腸，小腸，大腸の基本的壁構造は共通であるが，粘膜を構成する細胞やリンパ組織の分布，腸内環境が異なるため，同様の病変でも部位により頻度が異なり，発生する病変のいくつかは部位特異性がある．すなわち，腸の多彩な疾患の病理診断においては，組織中に見られる変化からどのような病態であるか病理総論的知識を基に判断し，部位特異性を加味して，病変の本質を見極める必要がある．そして，最終的には臨床的背景を考慮して確定診断を行う．

　感染症を含む炎症性疾患は様々なものがあり，病理組織像のみでは鑑別診断が困難なものが多いが，治療方法の違いを考慮して分類することを心がける必要がある．特に感染症とinflammatory bowel disease（IBD）（潰瘍性大腸炎とCrohn病）の鑑別は最も重要である．そして，炎症性疾患と鑑別が困難な悪性リンパ腫（低異型度のMALTリンパ腫や腸管T細胞リンパ腫など）や炎症性腸疾患に合併する上皮性腫瘍（dysplasia／癌）の存在も忘れてはいけない．

　上皮性腫瘍に関しては，大腸においては頻繁に遭遇するが，十二指腸では低頻度で，小腸では極めて稀である．大腸癌は左側大腸に好発し多くは腺腫由来と考えられていたが，近年では腺腫を介さないde novo癌も多く存在することが判明してきた．最近では，鋸歯状病変からの発癌経路も注目されている．特殊な発癌経路として，家族性大腸腺腫症や非腫瘍性ポリポーシス（Peutz-Jeghers症候群，Cronkhite-Canada症候群，若年性ポリポーシスなど）の存在も念頭に置いておく必要がある．

　非上皮性腫瘍は粘膜下に発生することが多く，生検診断では鑑別困難なことが多い．確定診断では内視鏡的切除や手術材料で診断することになるが，その多くはHE像に加え免疫染色の併用により確定診断は容易である．

　また，WHO分類（2010年）で新たな名称の採用や疾患概念の変更がいくつかあるので，それらも理解しておく必要がある．虫垂の粘液囊胞腺腫と診断されていた病変のうち，特に腹膜偽粘液腫を伴うものは低異型度の癌であり，低異型度粘液性腫瘍という用語が採用された．虫垂に好発する杯細胞カルチノイドは内分泌細胞性腫瘍ではなく腺癌の一亜型に変更された．また，カルチノイドに対してはneuroendocrine tumor（NET）という用語が用いられ，その増殖能（核分裂，Ki-67標識率）により悪性度を2つのグレードに分類するようになった．鋸歯状病変においては，sessile serrated adenoma／polyp（SSA/P）という病変が記載され，これは右側大腸に好発し，マイクロサテライト不安定性を示す癌の前駆病変として注目されている．ただし，その本態が腫瘍か過形成かが判明していないためSSA/Pという用語が採用されている．

表1　腸管の各部位における代表的疾患

	十二指腸	小腸	虫垂	結腸	直腸
先天異常（奇形）	異所性胃粘膜，異所性膵，重複	Meckel憩室，腸回転異常，重複，閉塞，異所性膵	無形成		Hirschsprung病，鎖肛
腫瘍様病変	Brunner腺過形成，胃腺窩上皮化生	Peutz-Jeghers症候群，Cronkhite-Canada症候群	過形成ポリープ，過形成結節，貯留囊胞	過形成ポリープ，過形成結節，SSA/P，粘膜脱症候群，Peutz-Jeghers症候群，Cronkhite-Canada症候群，若年性ポリープ，Cowden病	
循環障害		虚血性腸炎，梗塞，腸間膜血栓症		虚血性腸炎，特発性腸間膜静脈硬化症	痔核，宿便性潰瘍
筋肉ならびに機械的障害		腸重積，捻転，ヘルニア，イレウス		腸重積，捻転，ヘルニア，イレウス，閉塞性大腸炎，憩室症	粘膜脱症候群
炎症／感染症	十二指腸炎，十二指腸潰瘍，原虫感染症（糞線虫症，ランブル鞭毛虫症，戦争イソスポーラ症，など），Schönlein-Henoch症候群	Crohn病，Behçet病，単純性潰瘍，慢性出血性小腸潰瘍症，感染症（結核，エルシニア腸炎，サイトメガロウイルス腸炎など）	虫垂炎（カタル性，蜂窩織炎，壊疽性），感染症（エルシニア腸炎，放線菌症など）	Crohn病，潰瘍性大腸炎，Behçet病，単純性潰瘍，偽膜性腸炎，膠原線維性大腸炎，感染症（結核，キャンピロバクター腸炎，アメーバ赤痢，腸管スピロヘータ症，サイトメガロウイルス腸炎など）	
上皮性腫瘍	良性：腺腫，胃型腺腫，Brunner腺腫　悪性：腺癌，カルチノイド腫瘍	良性：腺腫，悪性：腺癌，カルチノイド腫瘍，転移性腫瘍	良性：腺腫，悪性：低異型度粘液性腫瘍，腺癌，カルチノイド腫瘍，杯細胞カルチノイド	良性：腺腫，悪性：腺癌，カルチノイド腫瘍，転移性腫瘍	
非上皮性腫瘍	リンパ管腫，GIST，悪性リンパ腫	リンパ管腫，脂肪腫，血管腫，GIST，悪性リンパ腫		平滑筋腫，リンパ管腫，脂肪腫，GIST，悪性リンパ腫	
その他		蛋白漏出性胃腸症，アミロイドーシス，子宮内膜症	子宮内膜症	子宮内膜症，大腸メラノーシス，GVHD	

図1　腸炎の鑑別

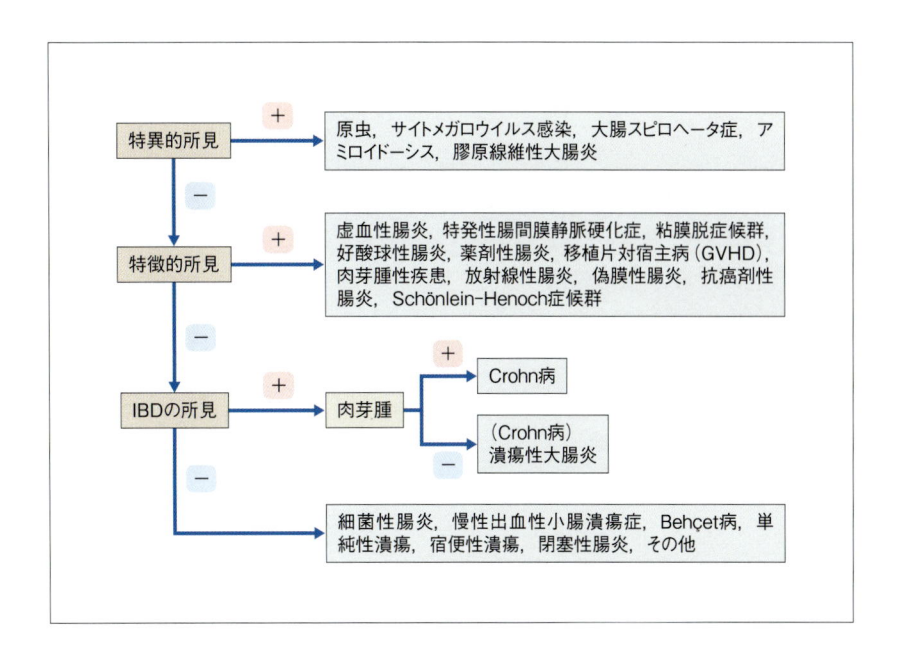

```
特異的所見 ─+→ 原虫，サイトメガロウイルス感染，大腸スピロヘータ症，ア
              ミロイドーシス，膠原線維性大腸炎
     │
     −
     ↓
特徴的所見 ─+→ 虚血性腸炎，特発性腸間膜静脈硬化症，粘膜脱症候群，
              好酸球性腸炎，薬剤性腸炎，移植片対宿主病（GVHD），
              肉芽腫性疾患，放射線性腸炎，偽膜性腸炎，抗癌剤性
              腸炎，Schönlein-Henoch症候群
     │
     −
     ↓
IBDの所見 ─+→ 肉芽腫 ─+→ Crohn病
                      │
                      −
                      ↓
                   （Crohn病）
                   潰瘍性大腸炎
     │
     −
     ↓
細菌性腸炎，慢性出血性小腸潰瘍症，Behçet病，単
純性潰瘍，宿便性潰瘍，閉塞性腸炎，その他
```

Ⅱ 標本の見方

　奇形・先天異常は発生部位と肉眼所見（あるいは内視鏡像や手術所見）が最も重要である．例えばMeckel憩室は成人では回盲弁から口側へ約0.8～1mの小腸の腸間膜付着側対側に発生する．重複腸管はどの部位にも発生するが腸間膜付着側に存在する．両者はともに真性憩室で，異所性組織も併存することがあり，憩室のみの肉眼像と組織像からは鑑別できない．

　炎症性の腸管病変の診断においては，発生部位や罹患範囲，肉眼所見が重要であるが，組織所見のみでもある程度の鑑別診断は可能である．肉眼像は，①縦走潰瘍，②輪状潰瘍，③円形潰瘍，④びらん・発赤の順に優先順位が低くなり，これに特殊型である，⑤敷石像・炎症性ポリポーシス，⑥多発隆起性病変の2型を加えた6型に分類するのが基本である．

　手術材料では全体の肉眼像と壁全層性の組織所見の観察が可能であるが，生検組織診断においては粘膜下層表層部までしか採取されない数mm大の小さな組織片での評価という制約がある．実際の生検診断においては（図1），最初に組織像のみでも確定診断が可能である特異的所見の有無をチェックする．次に特定の疾患を示唆することができる特徴的所見の有無をチェックする．そして，特異的・特徴的所見が見られない場合は，IBDであるか否かの判定が重要である．IBDを積極的に支持する所見（basal plasmacytosisを伴うびまん性慢性活動性炎症，陰窩の捻れ，陰窩深部での陰窩膿瘍，左側大腸でのPaneth細胞化生など）をチェッ

クし，IBDが示唆され肉芽腫を認める場合はCrohn病，認めない場合は潰瘍性大腸炎またはCrohn病と判定する．特異的・特徴的所見やIBDを支持する所見がない場合は，細菌性腸炎などの疾患を考える必要があるが，その疾患の病態を表している適切な部位から採取されていない場合や時相・病期の違いで所見が出現しないことも考慮して診断する必要がある．

　また，好中球に乏しく単調なリンパ球の密な浸潤を認めた場合，細胞異型が明らかでなくとも，低異型度のリンパ腫（MALTリンパ腫や濾胞性リンパ腫，Grade 1）や腸管T細胞性リンパ腫の可能性を疑う必要がある．その際，免疫染色が鑑別に有用であるが，MALTリンパ腫においては多くのT細胞の浸潤を伴うことがあるので，HE像と併せた総合的判定が重要である．

　腫瘍と腫瘍様病変は，その細胞異型の有無により腫瘍と非腫瘍を鑑別することが最も重要である．炎症性腸疾患においては上皮が再生性変化を示す場合に核腫大を認めるので，腫瘍性か再生性かの判定が困難なことがあるが，腸では通常は炎症を伴わないので腫瘍性病変の判定は容易である．腫瘍性と判定した場合は良悪性の鑑別が問題となるが，核異型と構造異型を総合して判定することになる．悪性腫瘍においては，高悪性度である内分泌細胞癌や低悪性度であるカルチノイド/NETなど特殊型組織型を鑑別することも重要であるが，その際には免疫染色を併用して判定する．非腫瘍性の腫瘍様病変の場合は，上皮の増殖様式や間質，平滑筋の状態を総合して鑑別するが，生検では表面のみしか採取されず，それらの鑑別は困難なことが多い．

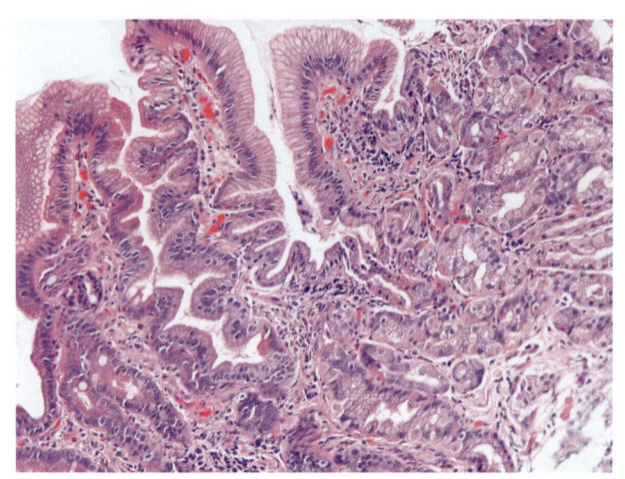

図1 十二指腸異所性胃粘膜
十二指腸粘膜内に腺窩上皮と頸部粘液腺，胃底腺(主細胞と壁細胞)からなる胃底腺粘膜を島状に認める．

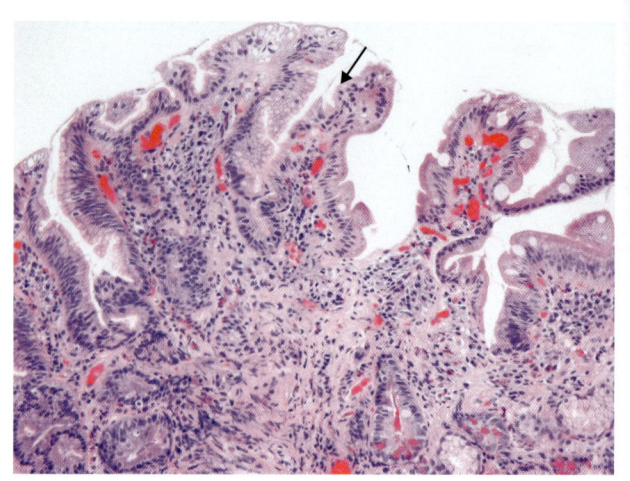

図2 十二指腸腺窩上皮化生
十二指腸の絨毛上皮(右)と連続して胃腺窩上皮が見られる(左).両者の上皮が接する部分(矢印)がある．

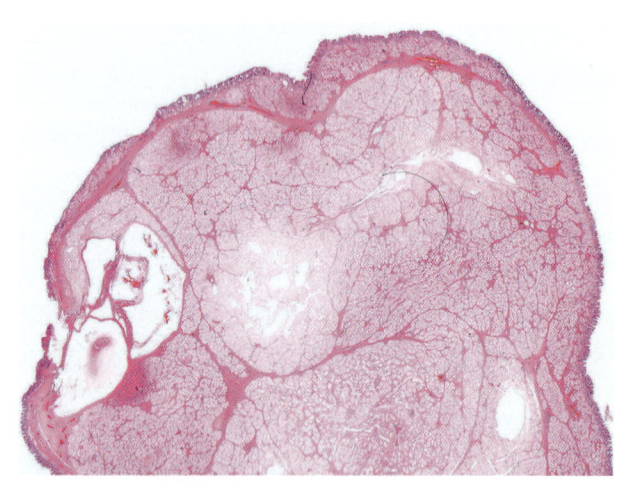

図3 Brunner腺過形成
十二指腸粘膜に覆われ，粘膜下層に過剰に増生したBrunner腺および導管線維性隔壁で区画され分葉状構造をとる．粘膜のLieberkühn腺とBrunner腺の連続は保たれている．

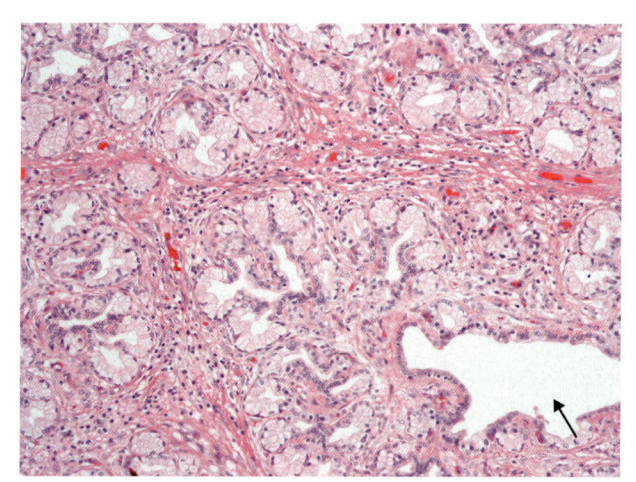

図4 Brunner腺過形成
細胞異型は示さないBrunner腺が導管(矢印)と腺房の構築を保ちながら，過剰に増生しているため腫瘍性でなく過形成と判断される．核分裂も見られない．

■十二指腸，小腸

▶異所性胃粘膜 heterotopic gastric mucosa／胃腺窩上皮化生 gastric foveolar metaplasia

　異所性胃粘膜は，胃腺窩上皮と胃底腺(主細胞と壁細胞)からなるもので(図1)，先天的病変(迷入)と考えられている．比較的頻度の高い病変で，十二指腸球部に好発し，無茎性の小隆起を形成する．しばしば多発する．

　胃型形質を示す腺腫や癌の発生母地となる可能性がある．

　腺窩上皮化生は，腺窩上皮が十二指腸の絨毛上皮を置換した後天的病変で，幽門腺を伴うことがあるが胃底腺を欠く(図2)．炎症やびらんの修復過程で生じたものと考えられ，高頻度に見られる．腺窩上皮はしばしば再生性変化のため幼若化する．

　生検診断において胃底腺が認められない場合は両者の鑑別は困難である．

▶ブルンネル腺過形成 Brunner gland hyperplasia

　Brunner腺過形成は，Brunner腺過誤腫 Brunner gland hamartomaともいわれる非腫瘍性病変である．十二指腸球部から下行脚にかけて好発し，正常のBrunner腺の分布範囲とほぼ一致する．通常は数mmから1cm程度の無茎性隆起であるが，稀に5cm以上の有茎性ポリープの形態をとるものもある．

　組織学的には，正常なBrunner腺と同様の異型のないBrunner腺と導管が粘膜下層を中心に分葉状構造をとりながら増生し，一部粘膜固有層にも広がっている(図3，4)．二次的に炎症を伴うとBrunner腺は核腫大や粘液減少をきたす．しばしば導管の拡張を伴い，嚢胞主体の病変はBrunner腺嚢胞とよばれる．

　稀ではあるが，異型を伴い腫瘍性と考えられるBrunner腺腫も存在する．

各論　117

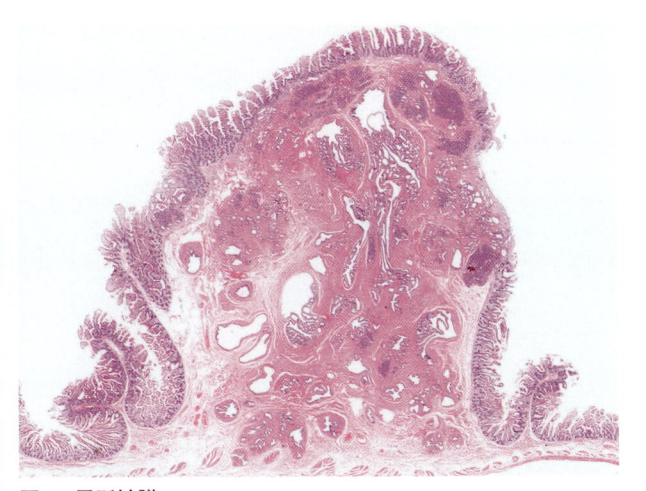

図5　異所性膵
粘膜下腫瘍の形態を示す病変で，小腸の粘膜下から固有筋層を主体に膵組織が筋組織の増生を伴い結節状に見られる．

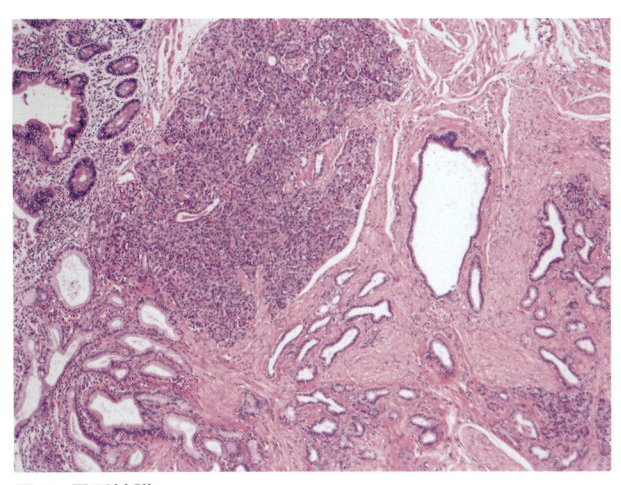

図6　異所性膵
導管と腺房細胞組織が混在している．一部粘膜内にも膵組織が見られる．ランゲルハンス島は認めない．Heinlich 2型に相当する．

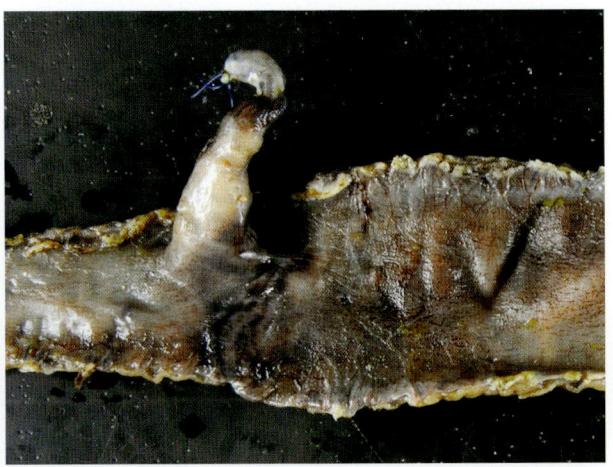

図7　Meckel憩室
腸間膜付着側で開かれた小腸の漿膜側からの肉眼像であり，腸間膜付着側対側に発生した憩室である．

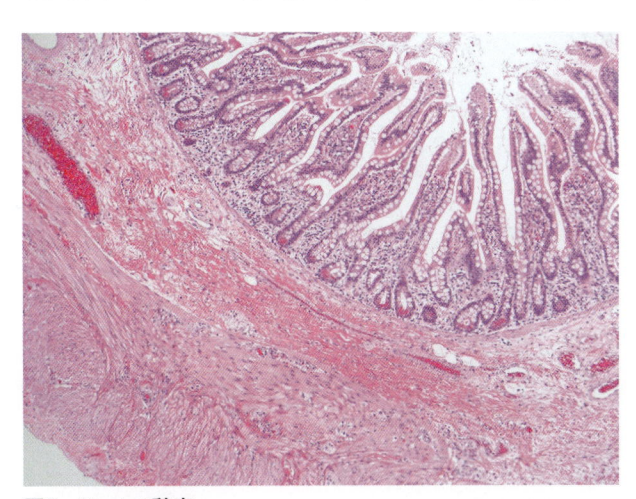

図8　Meckel憩室
憩室壁は腸壁全層(粘膜，粘膜下層，固有筋層，漿膜)から構成され，基本的に粘膜は小腸粘膜であり，異所性胃粘膜や膵組織を伴うこともある．

▶異所性膵　heterotopic pancreas

　異所性膵は，胎生期の前腸回転時，膵臓芽から細片が異常に分離したため起こる先天異常である．小腸では十二指腸ファーター乳頭部に多く，次いで空腸上部で，回腸は稀．また，Meckel憩室や重複腸管でも見られる．主として粘膜下～固有筋層にかけて存在し，筋層の肥厚を伴っている．大きな病変では狭窄症状を起こすが，大部分は偶発的に発見される．
　組織学的に正常膵組織(ランゲルハンス島，腺房，導管)の様々な割合から構成され(図5)，平滑筋組織の増生も伴う．Heinlich分類では全て揃ったⅠ型，腺房と導管からなるⅡ型(図6)，導管のみのⅢ型に分けられる．Ⅲ型で平滑筋組織の増生が顕著なものは腺筋腫adenomyomaや筋上皮過誤腫myoepithelial hamartomaともよばれる．悪性化は稀である．

▶メッケル憩室　Meckel's diverticulum

　先天性の回腸憩室．胎生期に存在する卵黄嚢と腸管を結ぶ卵黄腸管は発生が進むと消失するが，数％で遺残することがある．成人では回盲弁から約0.8～1m，新生児では0.3～0.5m口側の回腸で，腸間膜付着部対側に1～10cmの憩室(図7)として認められる遺残物がMeckel憩室である．
　組織学的には，小腸壁全層から構成される真性憩室であり(図8)，粘膜は回腸の粘膜であるが，時に胃粘膜や膵組織が迷入する．憩室は剖検時に偶然発見される場合が多いが，消化性潰瘍，腸閉塞，腸軸捻転，憩室炎，出血，穿孔などの合併のため発見されることもある．胃粘膜(胃底腺粘膜)の面積が広いほど胃酸の分泌量が増えて，消化性潰瘍が起こりやすい．他の卵黄腸管遺残としては卵黄腸管靱帯中央部が嚢胞を形成する卵黄腸管嚢胞や臍瘻がある．

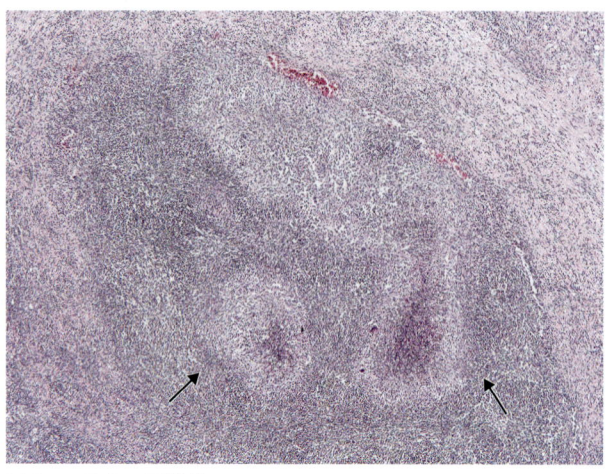

図9　エルシニア腸炎
Y. pseudotuberculosis感染例．リンパ濾胞集簇からなるパイエル板の中に弱好酸性の明るい領域を認める(矢印).

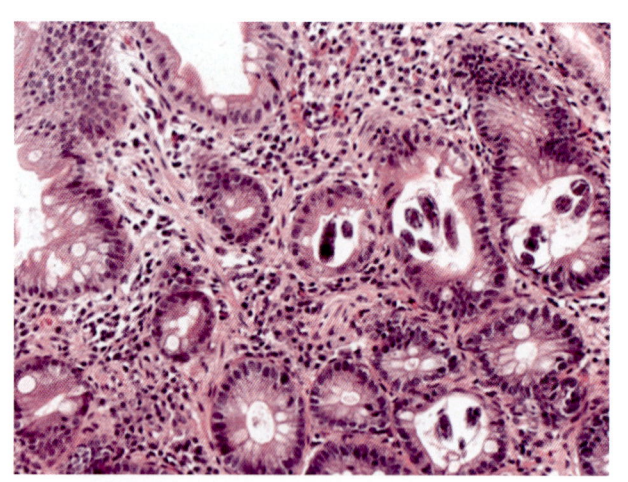

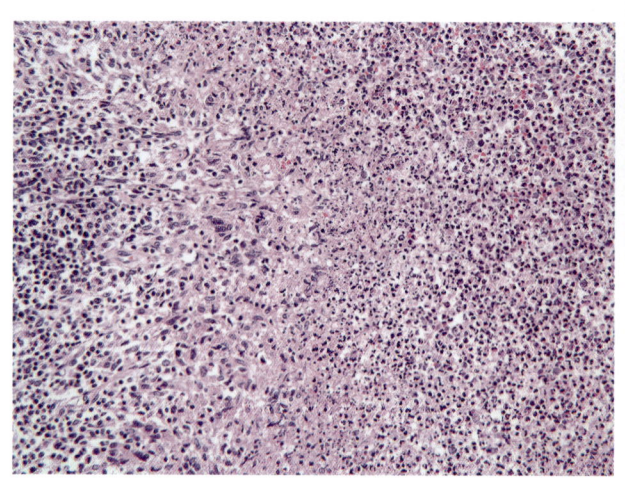

図10　エルシニア腸炎
図9矢印部の拡大を示す．好中球集簇巣(膿瘍)を囲んで腫大した組織球からなる肉芽腫が見られる．

図11　糞線虫症
十二指腸粘膜の腺腔内に糞線虫の幼虫を多数認める．粘膜には中等度の慢性炎症細胞浸潤を伴っている．

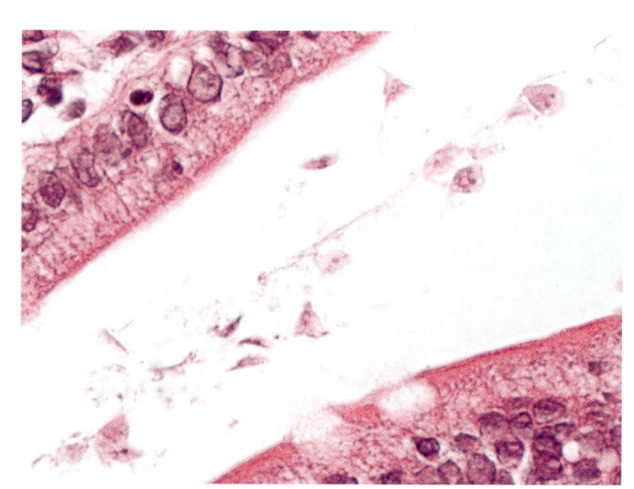

図12　ランブル鞭毛虫症
眼鏡様の対になった核を有し西洋梨状の特徴的形態を示す栄養型の虫体を絨毛間に認める．虫体の向きにより様々な形態を示す．本疾患の認識がないと塵と誤認される．

▶エルシニア腸炎　yersiniosis

　病原菌はYersinia enterocoliticaが殆どで，ほかにYersinia pseudotuberculosisもある．小腸炎，小・大腸炎，急性虫垂炎ないし急性腸間膜リンパ節炎の型で出現する．小児と若年者にみられ，男性に好発する．腸管は回盲部の病変が強く，腸壁は浮腫を伴い肥厚し，粘膜には出血や潰瘍を伴い，腸間膜のリンパ節は著明に腫大する．
　組織学的には，粘膜のリンパ組織部にびらんや潰瘍形性を伴う炎症があり，中心に壊死や好中球浸潤(膿瘍)を伴う大型の類上皮細胞肉芽腫(急性壊死性肉芽腫)の出現が特徴的所見である(図9，10)．腫大したリンパ節にも同様の肉芽腫を形成する．
　急性壊死性肉芽腫は，稀に野兎病菌感染や急性結核でもみられ，確定診断には便培養による菌の検出や血清抗体の測定が必要である．

▶糞線虫症　strongyloidiasis

　糞線虫のフィラリア型幼虫の雌が経皮感染し，血流にて肺を経由し，消化管に達し病変を惹起する．消化管では十二指腸と上部空腸に多く，下痢や腹痛，粘血便，消化不良をきたす．肉眼的には粘膜の腫脹，発赤，びらんを認め，組織学的には幼虫が粘膜の陰窩内や粘膜固有層に認められ，浮腫，充血，好酸球・好中球を含む炎症細胞浸潤，びらん，絨毛の萎縮などが認められる(図11)．

▶ランブル鞭毛虫症　giardiasis/ lambliasis

　ランブル鞭毛虫Giardia lambliaの囊子の経口摂取にて感染し，十二指腸，空腸および胆道に寄生する原虫．腹満，下痢，倦怠感，脂肪便などをきたす．肉眼的には粘膜面の粗糙を認め，組織学的には西洋梨状の特徴的形態を示す栄養型の虫体を，絨毛間(図12)や陰窩内，粘膜固有層に認める．

各論　119

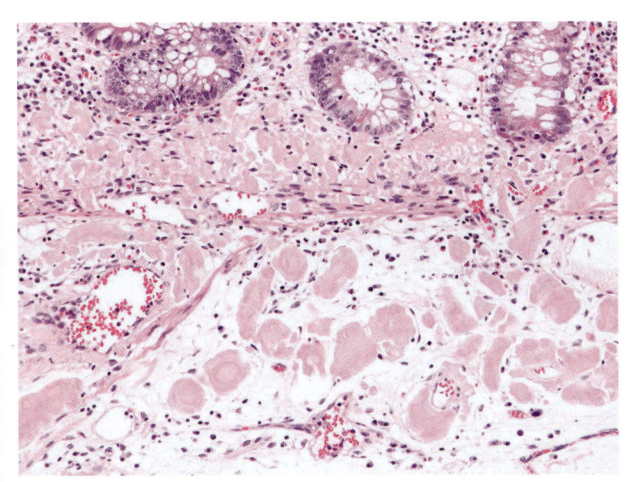

図13　AAアミロイドーシス
粘膜固有層および粘膜下層に斑状のアミロイドの沈着を認める．アミロイド沈着は小血管を主体に見られる．

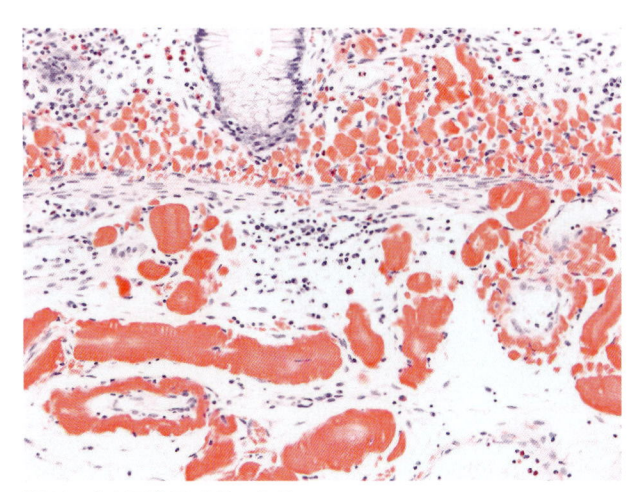

図14　AAアミロイドーシス
アミロイドはコンゴー・レッド染色で橙赤色に染色される．

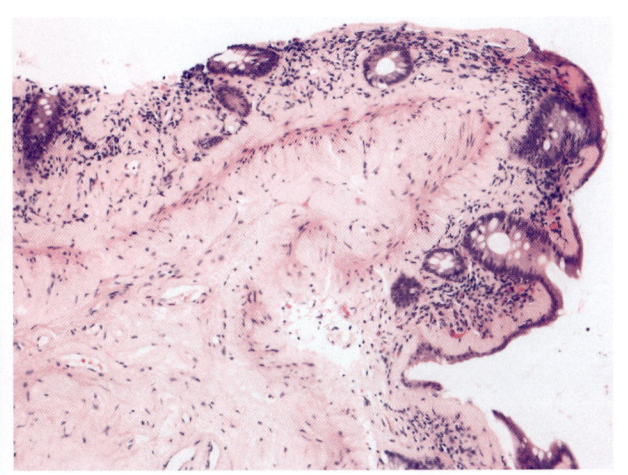

図15　ALアミロイドーシス
粘膜筋板から粘膜下層にかけて塊状のアミロイドの沈着を認める．AA型と比較すると染色性が薄いピンク状を示す．

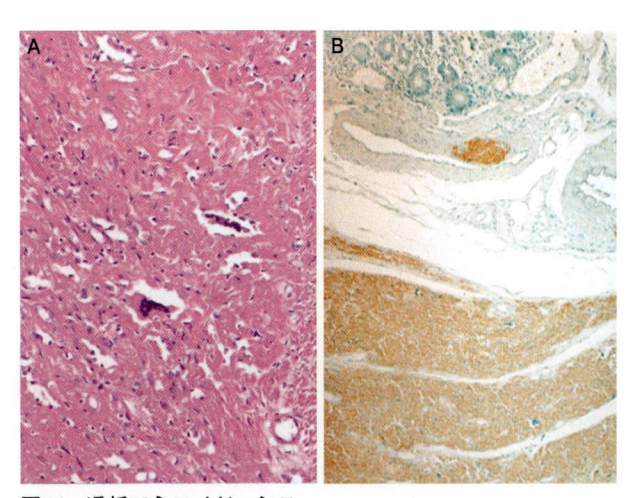

図16　透析アミロイドーシス
HE像(A)では固有筋層に沈着したアミロイドは不明瞭で，多核巨細胞が散見される．β_2ミクログロブリンの免疫染色(B)では固有筋層にびまん性の沈着が確認される．

▶**アミロイドーシス**　amyloidosis

　アミロイドは澱粉に似た線維性構造をもつ特異な蛋白で，アミロイドーシスはこれが全身の臓器・組織の細胞外に沈着し臓器障害をきたす，原因不明の難治性疾患である．アミロイド沈着は消化管においても高頻度に見られ，十二指腸と空腸は特に沈着頻度が高い．原疾患を有しない原発性や遺伝性以外に多発性骨髄腫や関節リウマチ，炎症性腸疾患（潰瘍性大腸炎，Crohn病）などの慢性炎症性疾患，血液透析患者などに合併するが，アミロイド構成蛋白により沈着部位，沈着形態，臨床像が異なる．日常の臨床では，関節リウマチや炎症性腸疾患で沈着するAA型が最も多く，原発性や多発性骨髄腫で沈着するAL型や血液透析に伴うものもしばしば認める．

　組織学的に，アミロイドは好酸性無構造物質の沈着物で，細胞外，細胞間に沈着する．コンゴー・レッド染色で橙赤色に染色され，偏光顕微鏡で緑色偏光を示す．アミロイドの型の鑑別には，amyloid P（アミロイド全般），amyloid A（AA蛋白），β_2ミクログロブリンによる免疫染色が有用である．消化管におけるアミロイド沈着は通常はびまん性であるが，限局性腫瘤を形成するものもある．

　慢性炎症性疾患で沈着するAA型では塊状結節を形成せず，粘膜固有層と粘膜下層の間質および血管周囲に斑状に沈着し（**図13，14**），内視鏡的には微細顆粒状隆起の多発からなる粘膜粗糙を示し，吸収不良や虚血性変化をきたす．原発性や多発性骨髄腫で沈着するAL型では，粘膜筋板，粘膜下層，固有筋層に塊状に沈着し（**図15**），内視鏡的に粘膜下腫瘍様隆起や雛襞の肥厚を示し，沈着が高度となると腸管運動障害による偽性腸閉塞をきたす．また，長期の血液透析で沈着するβ_2ミクログロブリンでは，固有筋層主体に沈着し，偽性腸閉塞をきたす（**図16**）．

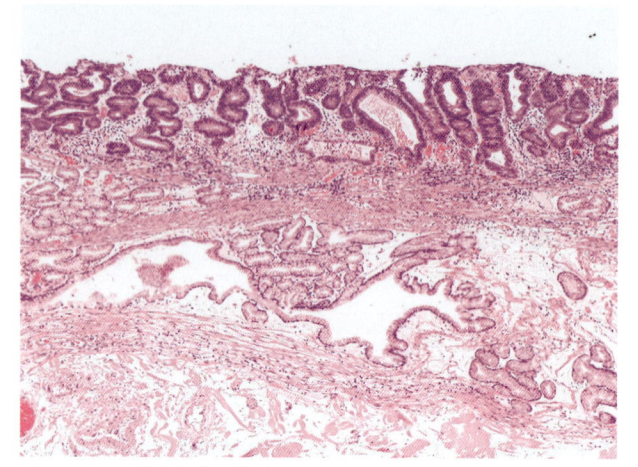

図17　十二指腸腺腫（腸型）
粘膜表層部に管状腺腫の増生がある．本例では腺腫自体は平坦な病変であるが，深部にブルンネル腺を伴うため隆起を形成する．

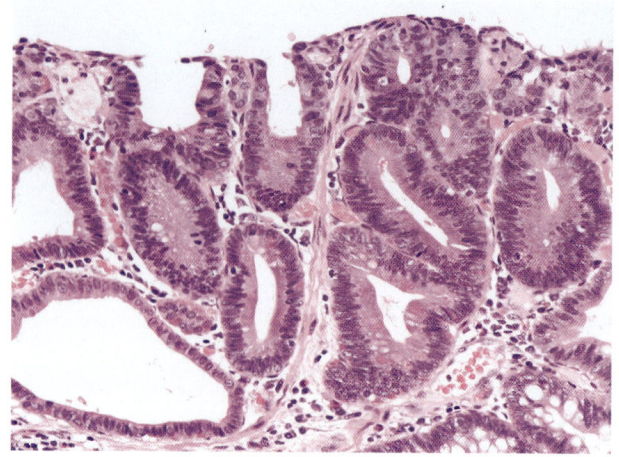

図18　十二指腸腺腫（腸型）
小腸吸収上皮に類似した細胞に杯細胞が混在し腸型分化を示す．核は紡錘形で基底膜側に整然と配列．構造の不整に乏しい．

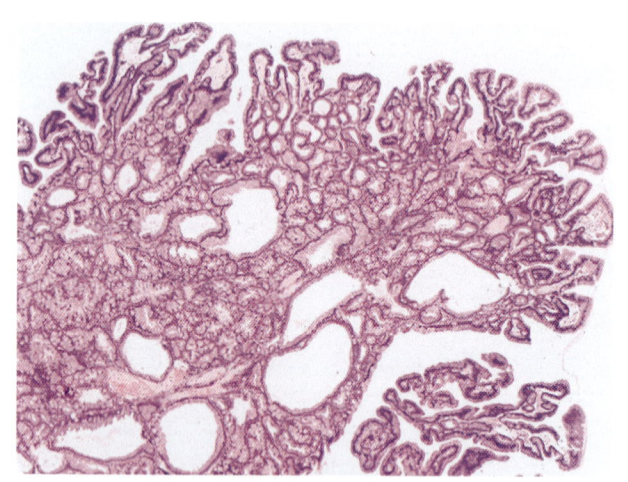

図19　十二指腸腺腫（胃型・幽門腺型）
広基性隆起性病変で拡張腺管を伴うが小型腺管を主体に増生し，表面では軽度の乳頭状構造を示す．

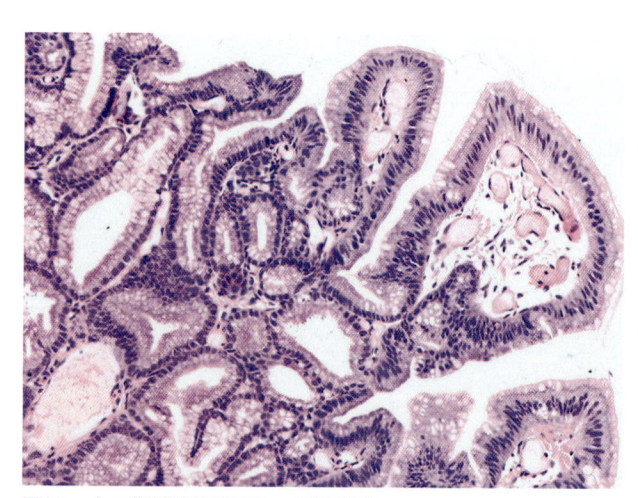

図20　十二指腸腺腫（胃型・幽門腺型）
構成細胞は，主体は淡明な細胞質を有する幽門腺様細胞と表層部の腺窩上皮様細胞からなり，N/C比は低く，核は円形で軽度腫大し基底膜側に整然と配列している．

▶**十二指腸腺腫（腸型）**　duodenal adenoma, intestinal-type

　十二指腸にも腺腫が発生するが，大腸と比較すると頻度は低い．好発部位はファーター乳頭を含む下行部で，単発性のものが多い．大部分は隆起性病変であるが，平坦・陥凹性病変も存在する．家族性大腸腺腫症では，十二指腸にも腺腫が多発する．

　組織学的には，大腸と同様に，異型度は核の形態，偽重層化の程度，極性の乱れなどの所見により判定され，組織型は管状腺腫，管状絨毛腺腫，絨毛腺腫に亜分類される．腸型腺腫は小腸粘膜の細胞（吸収上皮，杯細胞，Paneth細胞）へ分化を示す細胞から構成されている（図17，18）．絨毛腺腫は稀であるが，大腸と同様に悪性化の割合が高く，表層部では腺腫であっても深部で癌の像をとり浸潤していることがあるので，生検診断では注意が必要．また，腺腫がブルンネル腺内に進展したものを浸潤と誤認しない．

▶**十二指腸腺腫（胃型）**　duodenal adenoma, gastric-type

　胃の幽門腺に類似した腺上皮の増殖からなる腺腫（幽門腺型腺腫adenoma of pyloric gland typeが稀ながら十二指腸にも存在する．好発部位は十二指腸球部で，広基性あるいは有茎性隆起性病変である．しばしば，腫瘍周囲や深部に異所性胃粘膜を伴い，異所性胃粘膜が発生母地と考えられている．

　組織学的に，腫瘍は淡明〜弱好酸性の細胞質を有し，小型円形核を有する幽門腺に類似した細胞が管状構造をとりながら増生する．部分的に乳頭状や絨毛状構造を呈することもある（図19，20）．異型は軽度で，核分裂像も僅かである．免疫染色では腫瘍の大部分はMUC6に陽性であり，幽門腺（あるいは頸部粘液細胞）への分化を示すが，表層部ではMUC5AC陽性であり，胃腺窩上皮への分化を示す．部分的に胃底腺（主細胞，壁細胞）への分化を示すこともある．

各論　121

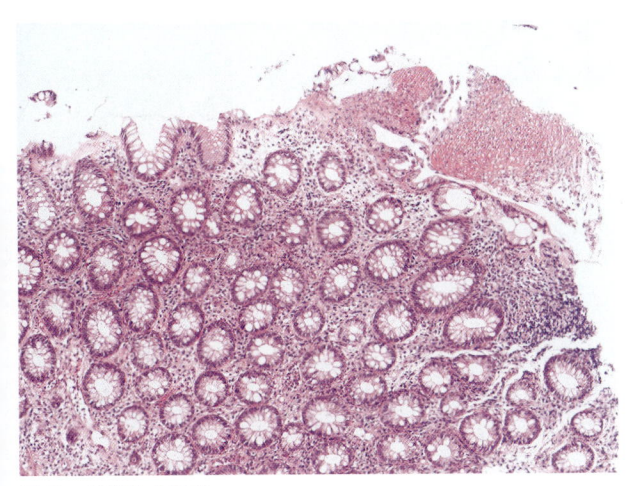

図21　偽膜性大腸炎
粘膜の一部が破壊され粘膜表面に炎症性滲出物(偽膜)が噴出する像が見られる．軽度の慢性炎症を伴うが活動性炎症に乏しい．

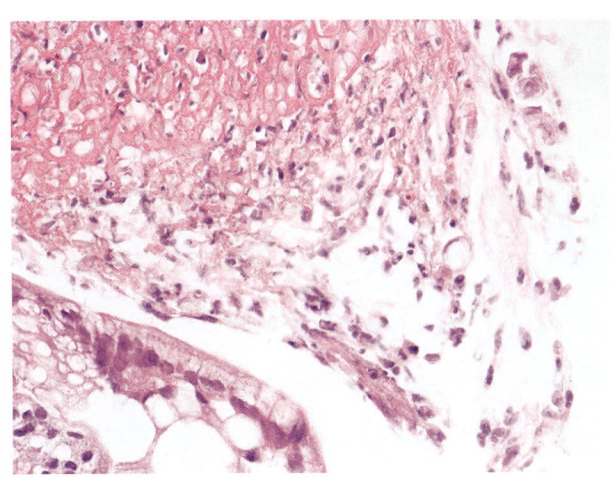

図22　偽膜性大腸炎
炎症性滲出物(偽膜)の強拡大像．偽膜は好中球を含むフィブリンや粘液から構成されている．

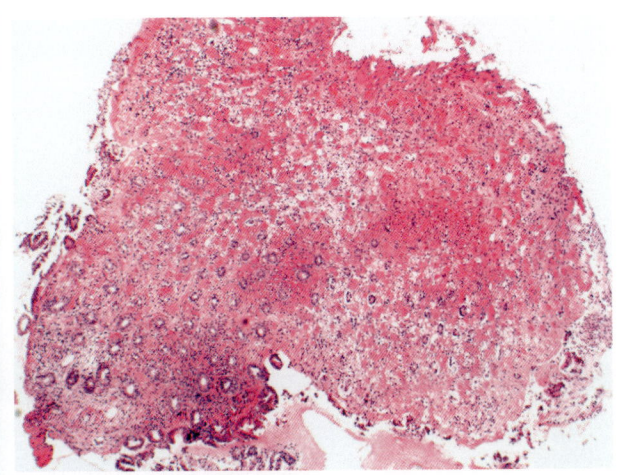

図23　腸管出血性大腸菌大腸炎
大腸粘膜固有層に著明な出血とフィブリン析出を認め，陰窩は消失・減少している．粘膜傷害が高度な割には，炎症細胞浸潤は少ない．

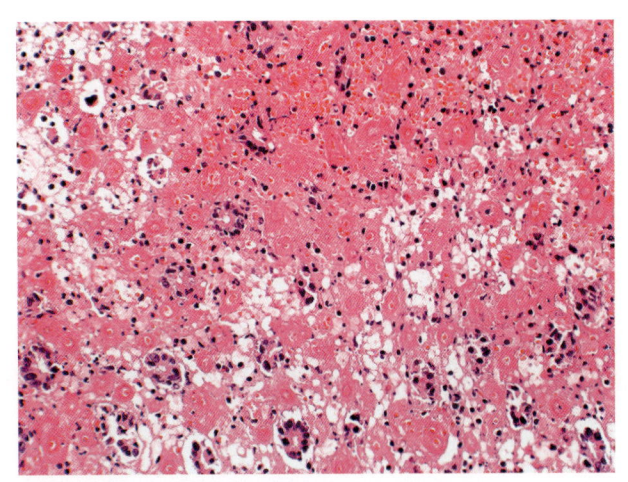

図24　腸管出血性大腸菌大腸炎
腺管は消失・減少しているが，間質の炎症細胞浸潤は乏しく，残存した陰窩上皮は著明な杯細胞減少を認め，虚血性腸炎に類似する．

■ 大　腸

▶ 偽膜性大腸炎　pseudomembranous colitis

　抗生物質投与による菌交代現象によりClostridium difficileが増殖し，それが産生する毒素によって発症するとされ，大腸粘膜に1～10mm大で類円形の黄白色付着物(偽膜)を有する扁平隆起が多発する．病変が進行すると拡大・融合をし，不規則形となる．症状は下痢(水様から膿・粘血性)が主体で，重篤な基礎疾患を有する高齢者に好発する．
　組織学的には，偽膜は粘膜の表面から腸管内に析出した好中球を含むフィブリンや粘液からなり，陰窩表層部は破壊され，偽膜に移行している．通常，陰窩深部は保たれており，偽膜付着部周囲は炎症に乏しいほぼ正常な粘膜からなる(図21, 22)．病変は粘膜に限局するが，腺管の破壊が高度な場合は炎症が広範囲に及び，より炎症が高度な病変では粘膜下にも及ぶことがある．

▶ 腸管出血性大腸菌大腸炎　enterohemorrhagic E. coli-associated colitis

　腸管出血性大腸菌感染による腸炎で，O157:H7の血清型によるものが最も多いが，他の血清型大腸菌でも起こりうる．経口摂取されたO157:H7が大腸内で爆発的に増殖し，産生したベロ毒素verotoxin(志賀毒素Shiga-like toxin)が病原因子であり，大腸粘膜から吸収され血管内皮細胞に傷害を与える．右半結腸に病変が強く，粘膜は発赤，浮腫，出血があり，虚血性腸炎に類似した感染性腸炎の像を示す．確定診断には，糞便あるいは生検時の細菌培養検査が必要である．
　組織学的には，粘膜間質に出血とフィブリン析出が顕著で，陰窩上皮の杯細胞は減少し，立ち枯れ壊死像も認め，虚血性腸炎に類似した像を示す(図23, 24)．偽膜を伴うこともあるが，偽膜性腸炎のような区域性はない．

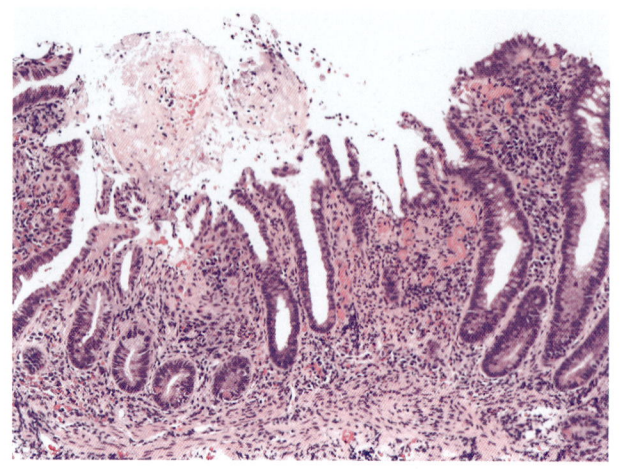

図25 大腸アメーバ症
大腸粘膜には高度の慢性活動性炎症とびらんを認める．びらん面には滲出物の付着を認め，球形の細胞が見られる．

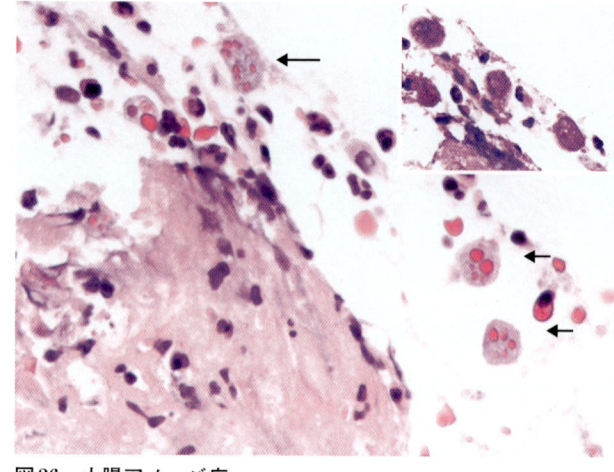

図26 大腸アメーバ症
滲出物中には栄養型アメーバ(矢印)を認め，胞体内に貪食した赤血球が見られる．虫体はPAS染色陽性(inset)．

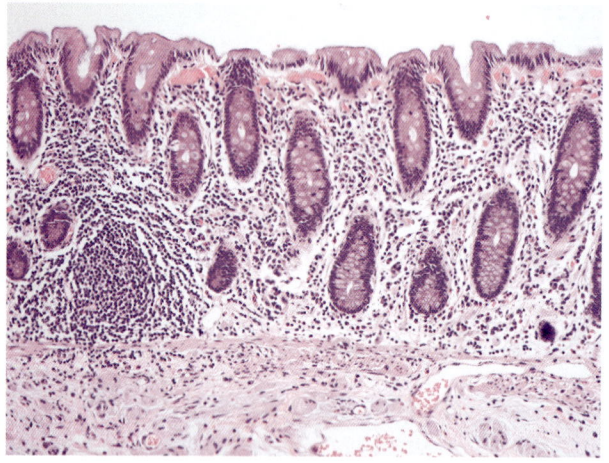

図27 腸管スピロヘータ症
弱拡大では，大腸粘膜には軽度から中等度の慢性炎症細胞浸潤を認めるのみで，びらんや粘膜構造の乱れを認めない．

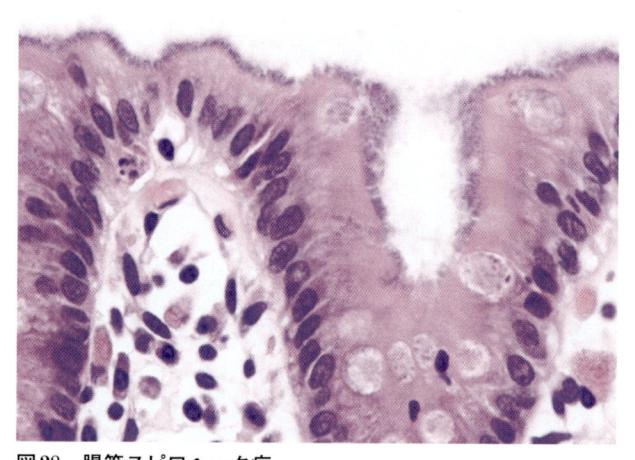

図28 腸管スピロヘータ症
強拡大で，表層上皮表面に好塩基性の繊細な毛羽立ち状構造物を帯状に認め，これがスピロヘータである．上皮の傷害は乏しい．

▶大腸アメーバ症　amoebiasis of the large intestine

赤痢アメーバ Entamoeba histolytica の経口感染で発症する疾患で，イチゴゼリー状の粘血便，腹痛，下痢が主な症状．好発部位は盲腸と右半結腸ならびに直腸で，肉眼的には粘膜浮腫，多発びらん，下掘れ傾向のある地図状潰瘍など多彩な像が特徴である．輸入感染症として重要であるが，近年，海外渡航歴のない国内感染例も増加しており，男性同性愛者間での性感染症としても注目される．

組織学的に，栄養型アメーバから産生された組織融解物質により形成されたびらん・潰瘍部の融解壊死組織中に，弱好酸性から弱好塩基性の胞体と偏在した小型の円形核を有する，20〜40μm大の栄養型アメーバを認める(図25)．しばしば赤血球貪食像を示す(図26)．胞体はPAS染色で強陽性に染色される(図26 inset)．生検の際，壊死物質を含む組織採取が必要．

▶腸管スピロヘータ症　intestinal spirochetosis

グラム陰性桿菌である Brachyspira 属の aalborgi あるいは pilosicoli が原因で起こる大腸炎で，人畜共通感染症の一つである．本邦では0.2〜0.9％の頻度でみられると報告されているが，最近増加傾向にある．症状としては下痢や血便であり，多くは特異的な自覚症状を欠き，同性愛者や免疫低下患者の日和見感染のみならず他の腸疾患に合併して偶然発見されることが多い．

組織学的には，大腸粘膜には活動性炎症に乏しい軽度から中等度の慢性炎症細胞浸潤と浮腫，しばしば出血を認める(図27)．表層上皮表面に好塩基性の繊細な毛羽立ち状構造物の付着として認められる(図28)．PAS反応陽性で，Warthin-Starry染色では黒色に染色される．菌体の長さは通常10μm以下であり，注意深く観察しないと容易に見逃される．

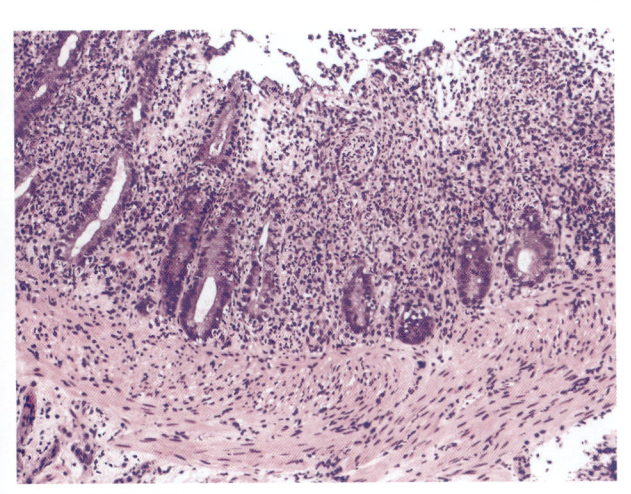

図29 細菌性腸炎
大腸粘膜には密な炎症細胞浸潤を認める．表層部の一部が破壊され，杯細胞は著明に減少している．

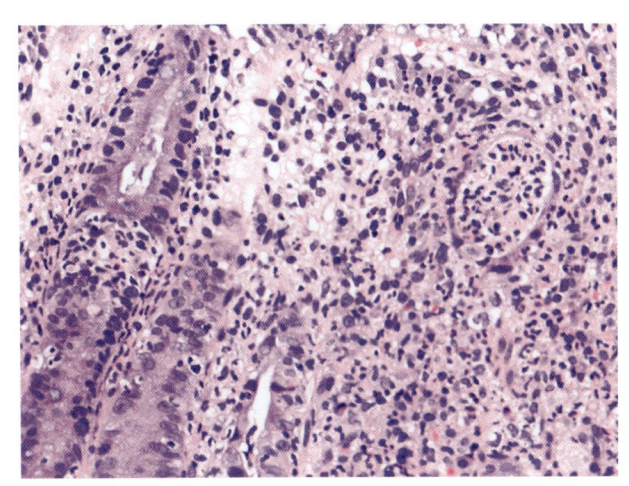

図30 細菌性腸炎
腺管の破壊部の強拡大．浸潤する炎症細胞は好中球優位で，陰窩膿瘍は表層部の陰窩にのみ認める．

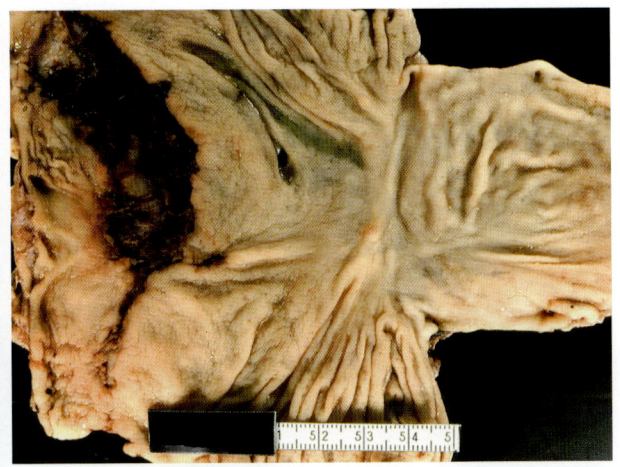

図31 腸結核（肉眼像）
回盲部腸管の切除材料．盲腸に輪状方向の開放性潰瘍を認め，回盲弁から回腸にかけて認める粘膜萎縮も特徴的所見である．

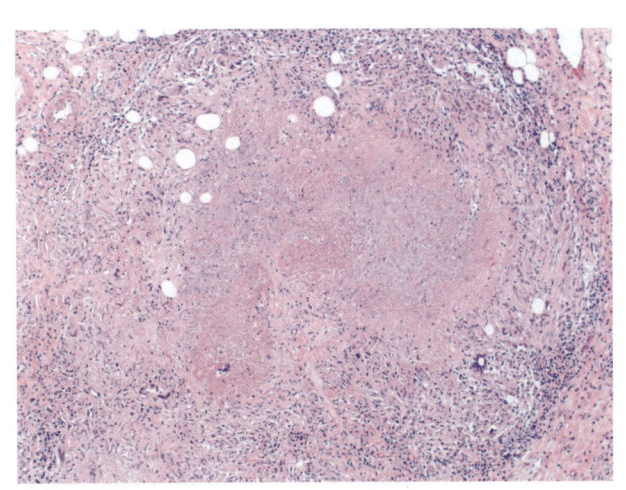

図32 腸結核
腫大した組織球の集簇からなる類上皮細胞肉芽腫の中心に乾酪壊死を認める．ラングハンス型巨細胞も見られる．

▶細菌性腸炎（非特異性炎） bacterial colitis

細菌性腸炎には，①カタル性腸炎，②出血性腸炎，③偽膜性腸炎，④蜂窩織炎性腸炎，⑤肉芽腫性腸炎，⑥非特異性腸炎がある．

キャンピロバクター腸炎は非特異性腸炎で，血性下痢をきたし潰瘍性大腸炎との鑑別が必要なことがある．*Campylobacter jejuni/coli*などの細菌の経口感染により，急性腸炎をきたす．症状は，腹痛，下痢，血性下痢，発熱．肉眼的に，広範囲に粘膜の点状・小斑状発赤，浮腫，びらんを認める．

組織学的には，びまん性活動性炎症に伴う上皮破壊と杯細胞減少，出血，充血，浮腫を認める（図29，30）．潰瘍性大腸炎との鑑別点は，basal plasmacytosisは認めず，好中球浸潤は粘膜表層部主体で，陰窩膿瘍は小型で表層部にのみ認めることや陰窩の捻れを認めないことである．

▶腸結核 intestinal tuberculosis

結核菌*Mycobacterium tuberculosis*が経口的に腸に達し，そこのリンパ装置から腸壁内に侵入して病変を形成する．稀であるが，肺結核から血行性やリンパ行性に感染することもある．潰瘍は下部回腸から上行結腸，特に回盲部に好発し，多発する傾向がある．肉眼的に，潰瘍は輪状ないし帯状で，腸管の狭窄をきたす．潰瘍周囲粘膜には広範囲に瘢痕萎縮帯を伴うのも特徴的所見である（図31）．

組織学的には，潰瘍は通常浅いUl-Ⅱであるが，一部に深いUl-Ⅲ～Ⅳを伴うこともある．潰瘍周囲や潰瘍底に乾酪壊死を伴う類上皮細胞肉芽腫が特徴的な像で（図32），周囲には非特異的炎症を伴っている．陳旧性病変では肉芽腫は消失した潰瘍瘢痕を示すことが多い．確定診断にはZiehl-Neelsen染色で好酸性に染色される結核菌（抗酸菌）の検出が必要だが，PCR法による検出も有用である．

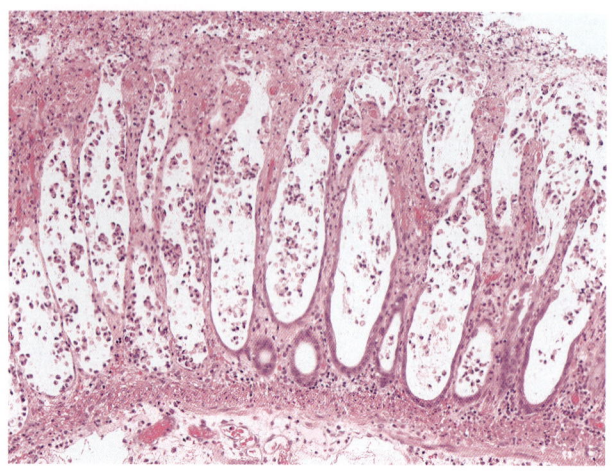

図33　虚血性腸炎
腺管の枠が残存したまま上皮が脱落した立ち枯れ壊死が最も特徴的な所見．粘膜固有層の炎症細胞浸潤は軽度である．

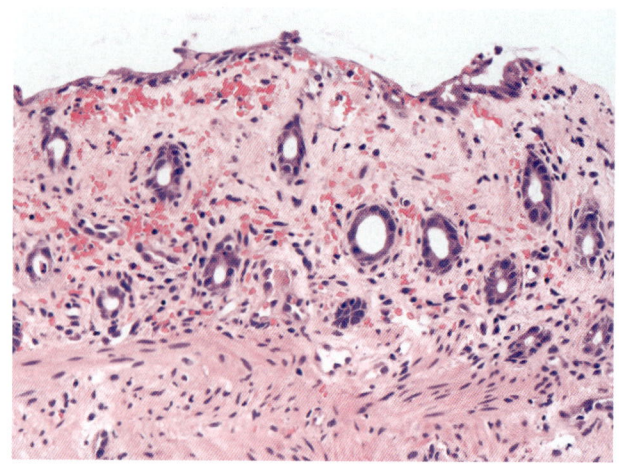

図34　虚血性腸炎
急性期の生検組織．粘膜破壊は明らかではないが，炎症細胞浸潤は軽度であるにもかかわらず陰窩上皮の杯細胞減少が著明．

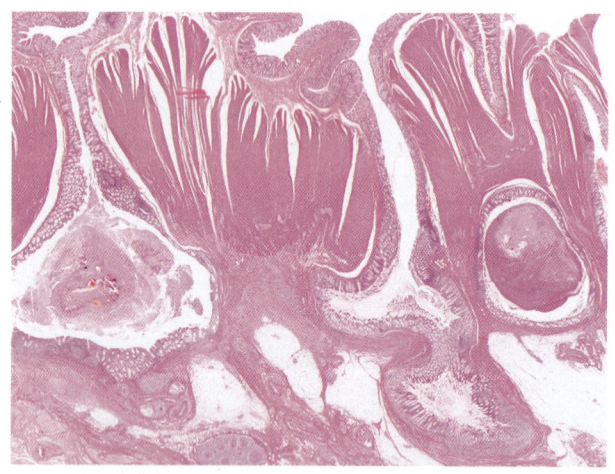

図35　大腸憩室症
大腸粘膜が粘膜筋板を伴ったまま固有筋層を貫通し漿膜下脂肪組織へ至る．先進部には固有筋層は伴わない仮性憩室．憩室内には粘液や便が貯留し，内腔は拡張している．

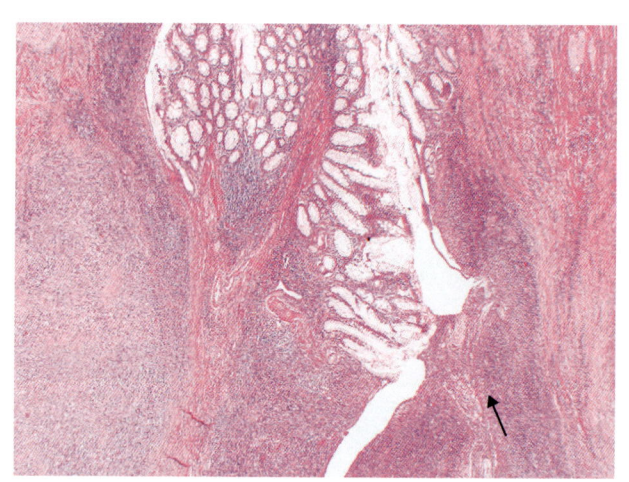

図36　大腸憩室症
憩室内で感染などによる活動性炎症が生じると，粘膜は潰瘍化し（矢印），漿膜下脂肪組織へ炎症が波及し，膿瘍を形成する．

▶虚血性腸炎　ischemic enteritis

虚血性腸炎は，血流の相対的不足により腸管の障害を起こす病態．腸間膜の動脈血栓・閉塞症や静脈血栓症などにより血流の途絶による絶対的不足は梗塞として区別される．大腸では下行結腸からS状結腸に好発し，肉眼的に区域性で全周性の浅い潰瘍と辺縁に伸びる縦走潰瘍を伴う．小腸では縦走潰瘍は稀で全周性の区域性潰瘍をきたす．

組織学的には，急性期では粘膜固有層のフィブリン析出や出血を伴った粘膜の壊死が見られ，腺管の枠が残存したまま上皮が脱落した特徴的な立ち枯れ壊死（ghost crypts）が見られる（図33）．壊死が軽度な粘膜では炎症細胞浸潤は乏しいが，上皮の杯細胞減少が著明であることが虚血に特徴的所見である（図34）．

特殊な虚血性大腸炎として腸間膜静脈硬化症によるものもあり，右側大腸に好発し，進行は緩徐である．

▶大腸憩室症　diverticular disease of the colon

大腸粘膜が陥入し漿膜側に向かってできるポケットのような小さな袋が憩室で，これが多発したものが憩室症である．腸内圧の上昇と腸管壁（特に筋層）の脆弱性に起因し，本邦では右側結腸に多いが，左側のもの（欧米型）も増加している．円形の穴状陥凹として認められることが多いが，浅いものでは管腔側へ反転してポリープ状の形態をとることもある．合併症として，憩室炎，出血，穿孔がある．繰り返す憩室炎の結果，線維化による管腔狭窄を呈し，臨床的に癌との鑑別が問題となる症例も存在する

組織学的には，粘膜筋板を含む粘膜組織が粘膜下層以深に突出した仮性憩室 pseudodiverticulum であり，浅いものは粘膜下層までの浅いものから，固有筋層の血管貫通部から壁外（漿膜）へ突出する深いものまである（図35, 36）．憩室炎を併発すると膿瘍形成や穿孔をきたすことがある．

各　論　125

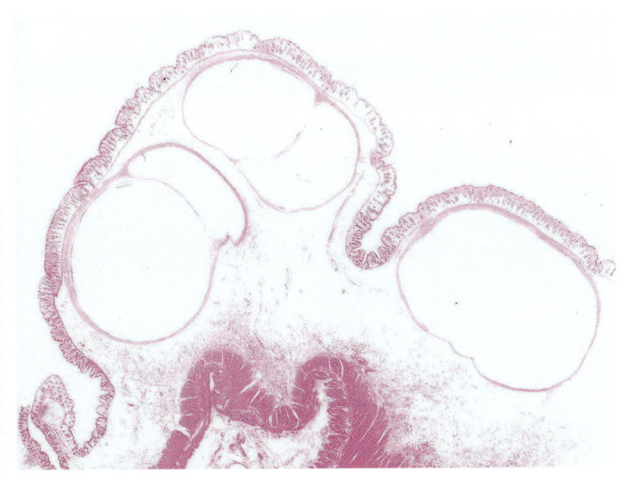

図37　腸嚢胞気腫症
大腸粘膜下層に空洞様構造が多発している．粘膜に炎症性変化やびらん，潰瘍など病的異常を認めない．

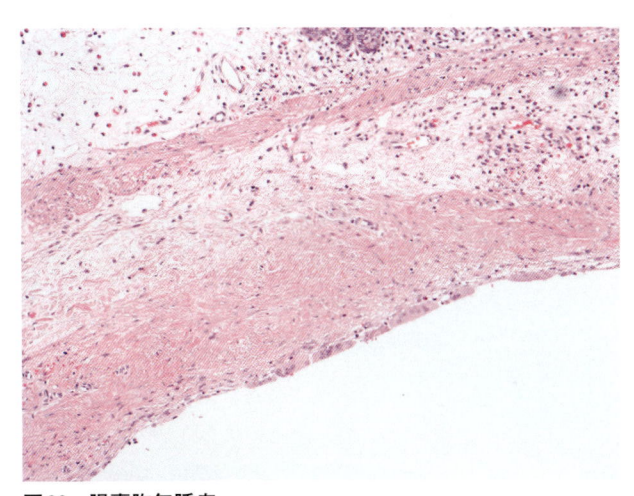

図38　腸嚢胞気腫症
嚢胞壁は線維性組織からなり，上皮の被覆は見られず，異物型巨細胞が集簇する．周囲には活動性炎症は見られない．

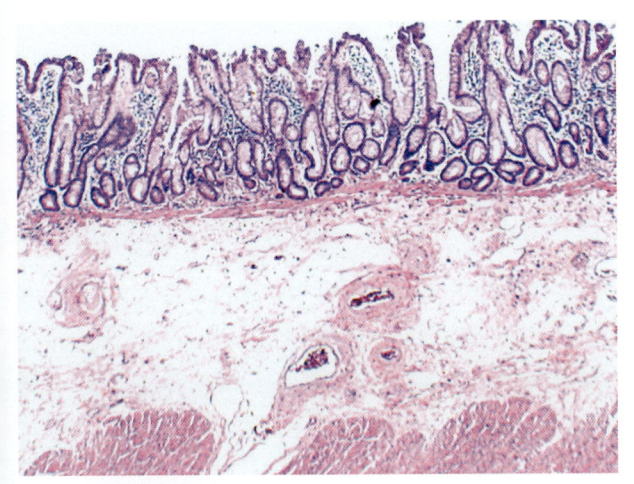

図39　放射線性腸炎
大腸の粘膜下層には浮腫を認め，不規則な線維化と好酸性に肥厚した血管が散見される．粘膜上皮は配列の乱れを認め，放射線傷害後の再生性変化と考えられる．

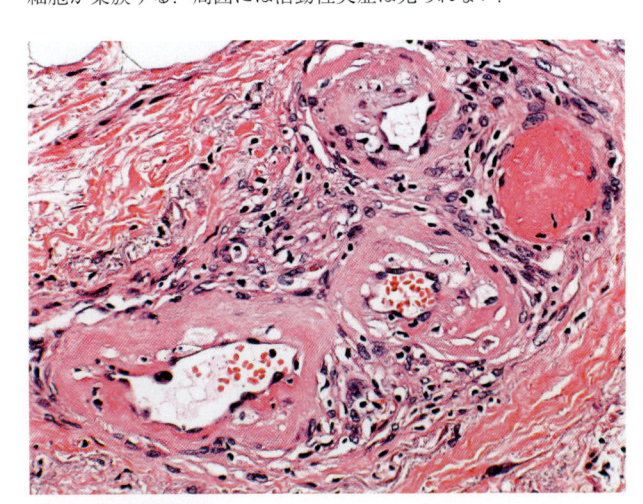

図40　放射線性腸炎
動脈の変化が特徴的で，動脈壁は硝子化を伴い肥厚し，一見アミロイドーシスを思わせる．血管内皮下に泡沫細胞の集簇を認める．

▶**腸嚢胞気腫症**　pneumatosis cystoides intestinalis

　回腸や大腸（特にS状結腸）の粘膜下層から漿膜にかけて多数の気腫が発生するもので，肉眼的に大小の粘膜下腫瘍様の軟らかい隆起が多発する．気腫内容は80％が窒素で，ほかに酸素，炭酸ガス，メタン，水素を含む．トリクロロエチレン使用の職業歴を有する人に好発する．本症の発生原因として，外傷や粘膜破損，腸内圧上昇などによる腸管への機械的なガス侵入や細菌によるガス産生などが想定されている．
　組織学的に，腸壁の粘膜下層以深に被覆上皮を伴わないガス空胞が存在し，その内面をマクロファージや異物型巨細胞が被覆し，周囲にはリンパ球・形質細胞の浸潤と線維化を伴う（図37，38）．通常は粘膜に著変を認めないが，しばしば粘膜固有層にpseudolipomatosisとよばれる微小ガス空胞を認める．

▶**放射線性腸炎**　radiation-induced enteritis

　子宮癌などの骨盤腔内の悪性腫瘍に対する放射線治療後に，小腸，S状結腸，直腸に炎症や潰瘍を生じることがある．初期には充血，出血，びらん，潰瘍（円形，帯状，輪状）を生じ，晩期には潰瘍の瘢痕化と腸管の狭窄をきたし，周囲粘膜萎縮を伴う．漿膜の変化が主体で癒着性イレウスを生じることもある．長期経過例で癌発生の危険もある．
　組織学的には，初期に充血，出血，浮腫，粘膜壊死，腺管の変性と再生性変化，血管内皮細胞や線維芽細胞の腫大などを認め，晩期には奇異な核を有する線維芽細胞の出現と内皮下に泡沫細胞の集簇を伴う動脈壁の硝子変性（図39，40）が本症に殆ど特異的な組織像である．そのほか，潰瘍部ではない腸壁の粘膜下層から漿膜の線維化や固有筋層の変性，粘膜萎縮，血管・リンパ管拡張なども特異的な所見である．

126　8. 腸　管

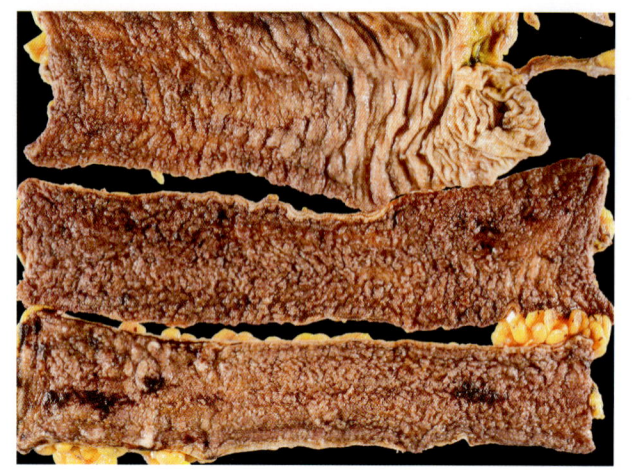

図41　潰瘍性大腸炎（肉眼像）
直腸から上行結腸まで連続性・びまん性に粘膜は褐色調を呈し，顆粒状変化を示し粗糙化している．大きな潰瘍は見られない．

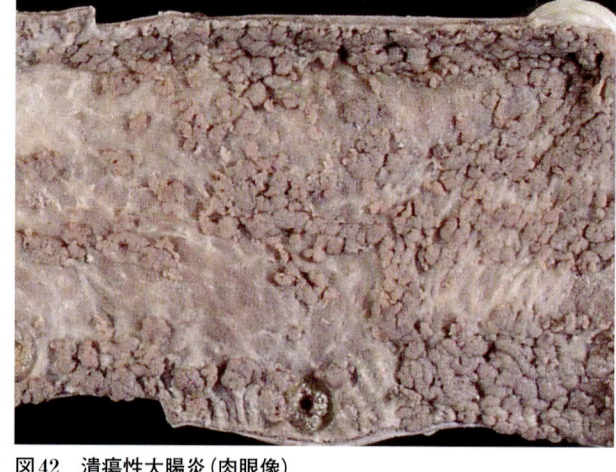

図42　潰瘍性大腸炎（肉眼像）
地図状の潰瘍を形成しており，島状に残存した粘膜が相対的に隆起として認識されるものが偽ポリープである．

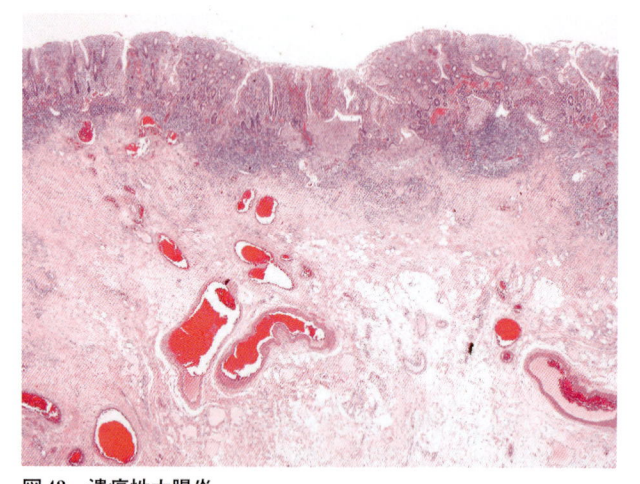

図43　潰瘍性大腸炎
粘膜と粘膜下層表層部にはびまん性の密な炎症細胞浸潤を認める．大腸壁に対して表層部のみの強い炎症所見が潰瘍性大腸炎の特徴である．

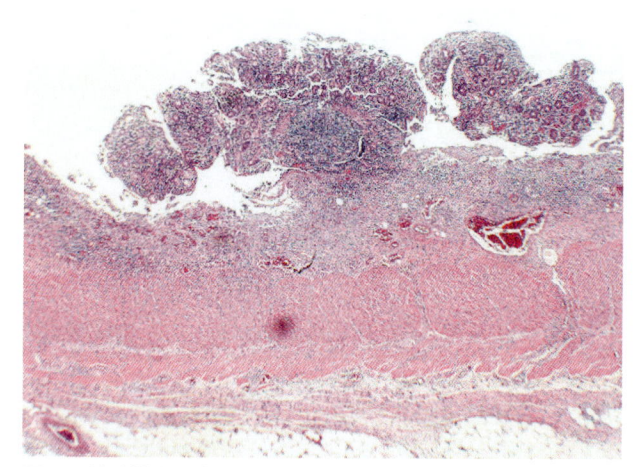

図44　潰瘍性大腸炎
潰瘍間に島状に残存した粘膜が相対的に隆起（偽ポリープ）を示す．潰瘍は通常はUl-Ⅱまでの浅い潰瘍である．残存粘膜にびまん性の密な炎症細胞浸潤を認める．

▶潰瘍性大腸炎　ulcerative colitis

　潰瘍性大腸炎は主として粘膜を侵し，びらんや潰瘍を形成する．大腸の原因不明のびまん性非特異性炎症をきたす疾患と定義されている．活動期active stageと寛解期remission stageを繰り返しながら慢性の経過を辿る難病である．活動期から寛解期への状態を回復期resolving stageという．病変は原則として直腸から近位大腸に連続性・びまん性に見られるが，稀に非連続性の例も存在し，最近ではしばしば胃・十二指腸にも炎症性病変を合併することが知られている．30歳以下の成人に多いが，小児や50歳以上のものにもみられる．持続性または反復性の粘血・血便が特徴的症状であり，下痢・腹痛・発熱も伴う．病因として感染，アレルギー，自己免疫などの説があるが，真の病因は不明である．増悪因子として過労，精神的ストレス，妊娠などがある．

【肉眼像】活動期では，びまん性・連続性に広がる粘膜の発赤（充血・出血），顆粒状変化，多発びらん・潰瘍，炎症性ポリープなど多彩な像が見られるが（図41），潰瘍は通常Ul-Ⅱまでの浅いものが主体であるが，劇症型ではUl-Ⅲ～Ⅳの深いものもしばしば見られる．潰瘍間の残存粘膜は相対的隆起（偽ポリープ）となり，多発・密生すると偽ポリポーシスpseudopolyposisを呈する（図42）．粘膜の過剰再生した真の隆起からなる炎症性ポリープが多発・密生した炎症性ポリポーシスinflammatory polyposisを伴うこともある．劇症型ではしばしば腸管が著明に拡張して中毒性巨大結腸症を呈することがある．

　寛解期では粘膜の発赤は消退し，粘膜の萎縮や半月ヒダの消失が見られる．粘膜面は粗糙・不整顆粒状を呈し，結節や隆起（炎症性ポリープの残存）が散在する．長期経過により腸管内腔の狭小化を認めることがあるが，通過障害を

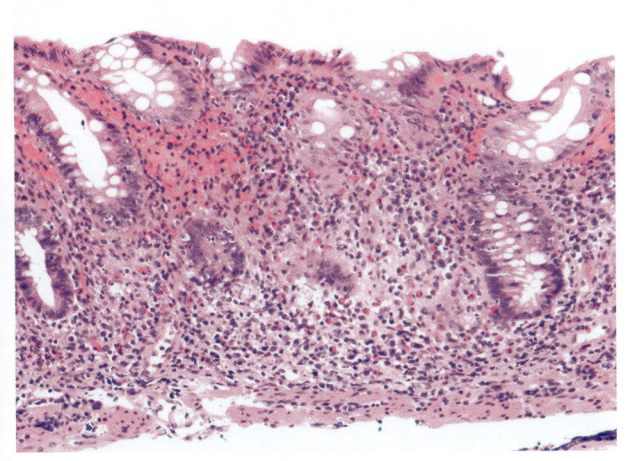

図45 潰瘍性大腸炎(初期像)
粘膜破壊の軽度な時期では,陰窩底部と粘膜筋板間に形質細胞を含む慢性炎症細胞浸潤(basal plasmacytosis)が重要な所見.

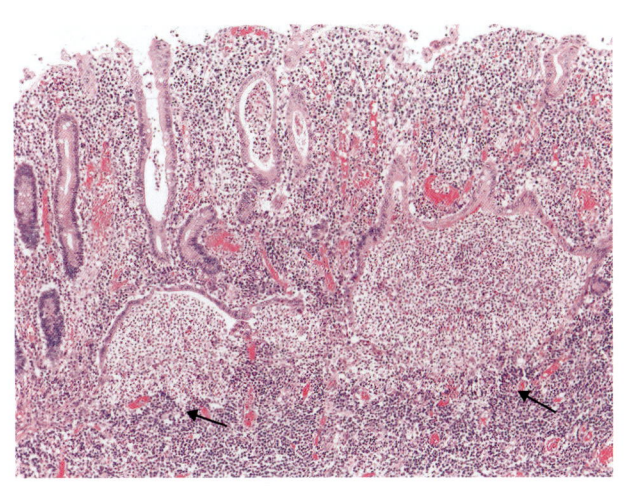

図46 潰瘍性大腸炎(活動期)
高度な活動性炎症により陰窩深部が破壊され,好中球の噴出・貯留により拡張した陰窩内で陰窩膿瘍(矢印)を形成.

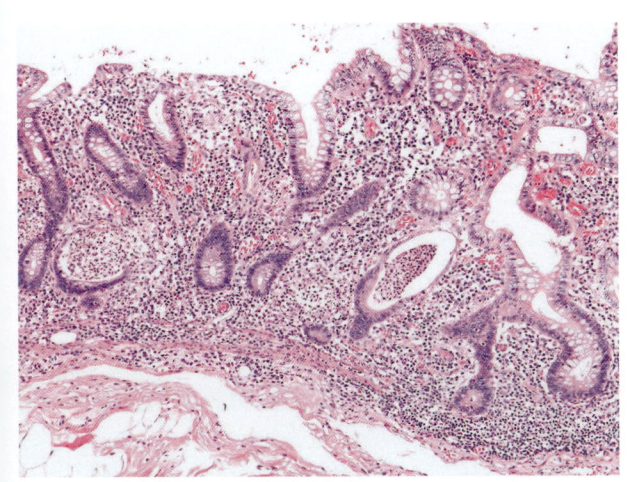

図47 潰瘍性大腸炎(活動期～再生期)
陰窩深部(増殖帯)が破壊されるため,陰窩の再生においては既存の構築から逸脱した方向へ陰窩が形成されるため,陰窩の捻れとして認められる.

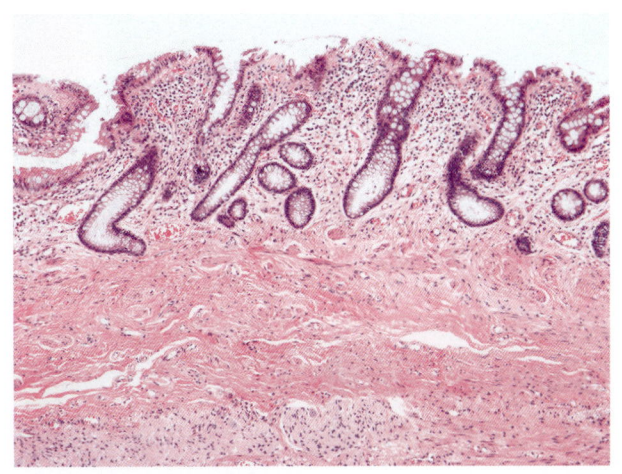

図48 潰瘍性大腸炎(寛解期)
寛解期には炎症細胞浸潤はごく軽度であり,腺管密度が低下(粘膜萎縮)を認める.陰窩の捻れや粘膜筋板の線維化を伴う肥厚は寛解期においても残存する.

きたすような狭窄は稀である.

【組織像】活動期は,リンパ球と形質細胞を主体とし好中球と好酸球を混じた密なびまん性炎症細胞浸潤を粘膜内から粘膜下層に認める(図43).大腸壁においては表層性炎症であるが,粘膜内では深層部での活動性炎症が特徴的所見である.陰窩底部と粘膜筋板間での形質細胞を含む炎症細胞浸潤(basal plasmacytosis)が第一に重要な所見である.そして,腺管の破壊は陰窩底部で起こり,陰窩破壊部から噴出・貯留した好中球の集簇により拡張した陰窩内で陰窩膿瘍crypt abscessを形成する.陰窩深部の破壊に伴い漏出した粘液に対する異物反応として,多核巨細胞を伴う類上皮肉芽腫(cryptolytic granuloma)を認めることがあり,Crohn病などの肉芽腫とは区別が必要である.腺管の破壊が高度となり領域性をもって欠損すると潰瘍として認められ,島状に残存した粘膜が偽ポリープとして認められる(図44).増殖帯が破壊された陰窩は基盤を失うため,再生過程で腺管の蛇行・捻れ・分岐(crypt distortion)を示す(図45～47).炎症に伴い上皮の幼若化が起こり粘液が減少したものが杯細胞減少goblet cell depletionである.この現象は潰瘍性大腸炎の特徴的所見ではあるが,感染性腸炎や虚血性腸炎などでも特徴的所見の一つであり,特異的所見ではないので注意が必要である.

炎症の長期化あるいは再燃・寛解の繰り返しにより陰窩の萎縮,crypt distortion,左側結腸におけるパネート細胞化生(右側大腸では正常でもしばしばパネート細胞は認める),粘膜筋板の錯綜・肥厚,粘膜下層の線維化を伴う(図48).これらの所見は炎症が消退した寛解期においても残存するので,診断的に重要な組織所見である.

10年以上の長期経過例ではしばしば癌を合併する.前癌病変として異形成dysplasiaが重要である(後述).

128　8.　腸　管

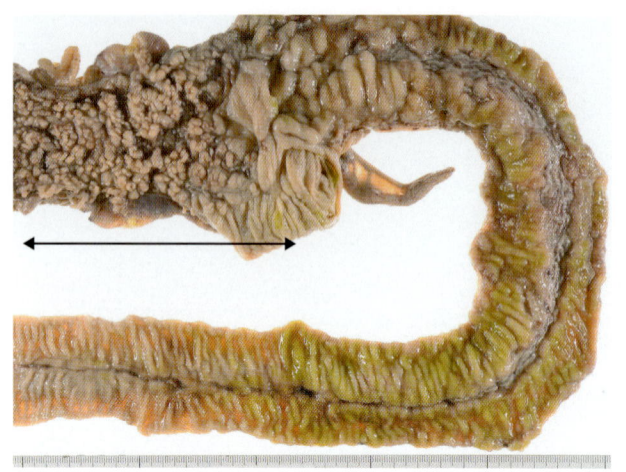

図49　Crohn病（肉眼像．回腸から上行結腸の切除材料）
回腸には腸間膜付着側に長い縦走潰瘍を認める．大腸（両矢印）では敷石像あるいは炎症性ポリポーシスを示す．

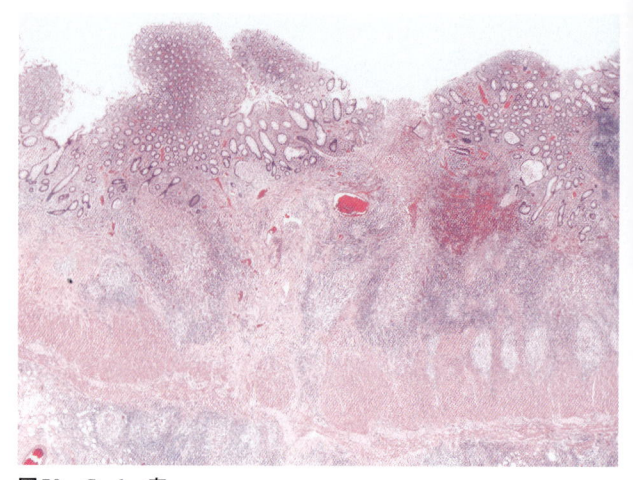

図50　Crohn病
表面の殆どが粘膜に覆われているにもかかわらず，小腸壁全層性にリンパ球集簇を伴う慢性炎症細胞浸潤を認める．

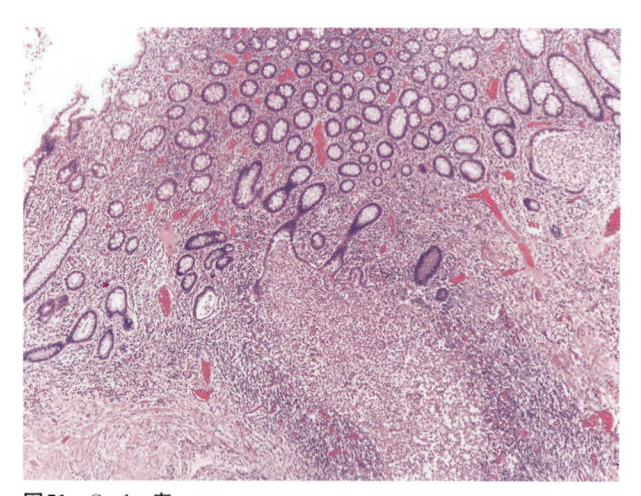

図51　Crohn病
粘膜深部での炎症が高度で陰窩膿瘍を形成し，潰瘍性大腸炎と類似した像を示すが，炎症が高度な割には，杯細胞が保たれている点が潰瘍性大腸炎と異なる．

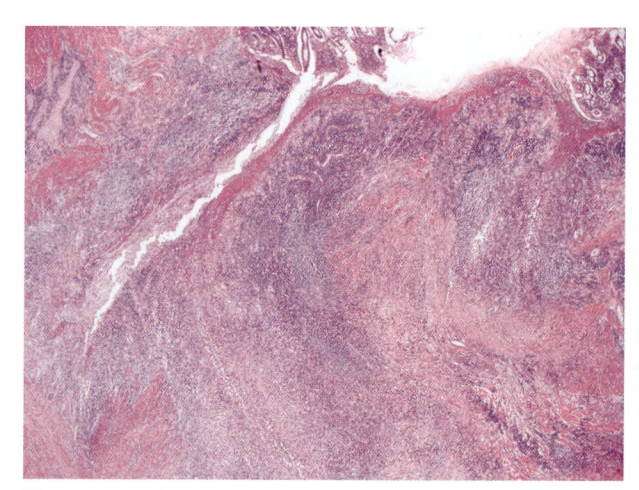

図52　Crohn病
潰瘍部に，幅が狭いがナイフで切り込みを入れたような深い裂孔形成が見られる．裂孔はCrohn病に特徴的である．裂孔が固有筋層を貫き，他の腸管や臓器に穿通すると瘻孔を形成する．

▶クローン病　Crohn's disease

　報告初期の頃は限局性回腸炎とされていたが，その後大腸も侵されることが明らかになり，最近では消化管のどの部位も侵されることに加え，皮膚，関節，肝，眼球など全身性合併症が起こりうることが知られている．小腸や大腸，肛門に病変の頻度が高く，線維化や潰瘍を伴う肉芽腫性炎症性疾患である．遺伝子，食餌，細菌，免疫などの因子の関与が考えられているが，原因は未だ不明である．10歳代後半から30歳代前半の青年に好発し，下痢，軟便，発熱，体重減少，肛門痛などの症状で発症することが多い．しばしば増悪と寛解を繰り返す難病である．

　【肉眼所見】基本的には区域性あるいは非連続性病変 skip lesionとして多発する．縦走潰瘍と敷石像（あるいは密集性の炎症性ポリポーシス）はCrohn病診断基準の主要所見にもあげられているように，最も特徴的かつ重要な所見である．縦走潰瘍は腸管の長軸方向に5cm以上の長さを有する幅の狭い潰瘍で，小腸では腸間膜付着側に沿って1条の潰瘍（**図49**），大腸では結腸ヒモに沿って3条の潰瘍として認められる．敷石像（あるいは密集性の炎症性ポリポーシス）（**図49**）は非連続性炎症による不規則な潰瘍形成と残存した粘膜の再生と浮腫により形成される．このような肉眼像を呈するものはCrohn病以外では見られない．狭窄，壁肥厚，瘻孔，アフタ性潰瘍も特徴的肉眼所見である．また，円形・卵円形や輪状・亜輪状，地図状など様々な形態の潰瘍も伴うことがあり，これらの像の複雑な組み合わせにより多彩な肉眼像を呈する．

　【組織所見】炎症は粘膜から漿膜に至る全ての層にリンパ球の集簇を主体とした慢性炎症，すなわち全層性炎症が特徴的である（**図50**）．粘膜では深部の炎症が高度で，陰窩深部での腺管破壊による陰窩膿瘍をしばしば認め（**図51**），

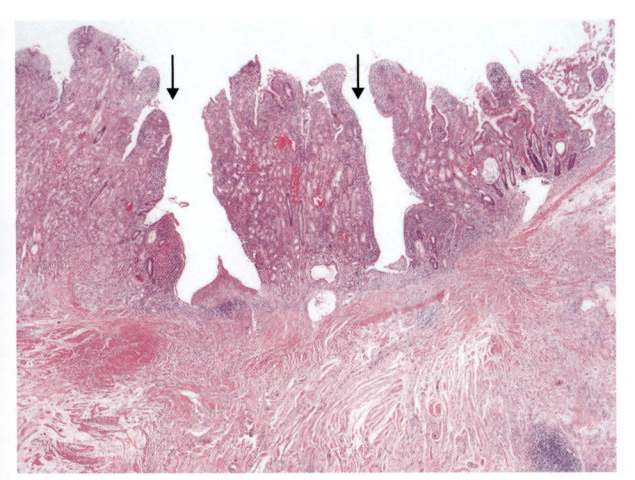

図53 Crohn病
飛び飛びに形成される潰瘍(矢印)の間の過剰な再生を示す残存粘膜の集簇で,敷石像あるいは炎症性ポリポーシスを形成.

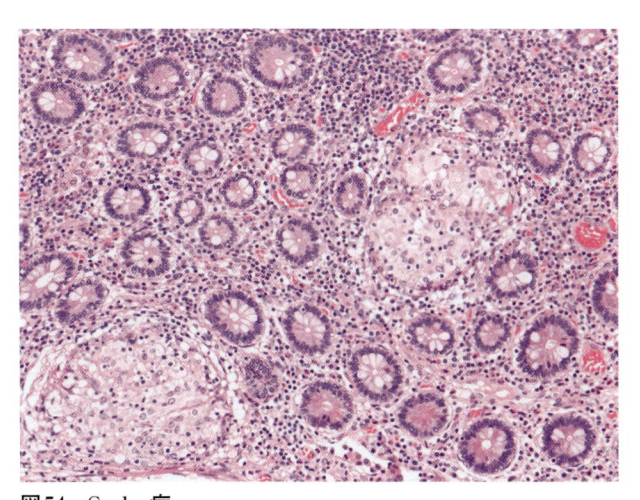

図54 Crohn病
粘膜に腫大した組織球(類上皮細胞)が集簇した結節が類上皮細胞肉芽腫であり,乾酪壊死を伴わないことがCrohn病に特徴的.

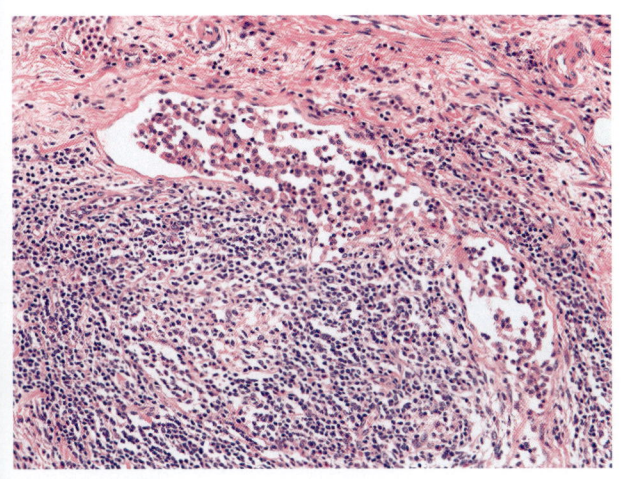

図55 Crohn病
リンパ管内で類上皮細胞の集簇巣を認める.これは閉塞性リンパ管炎とよばれ,Crohn病における特徴的所見の一つである.

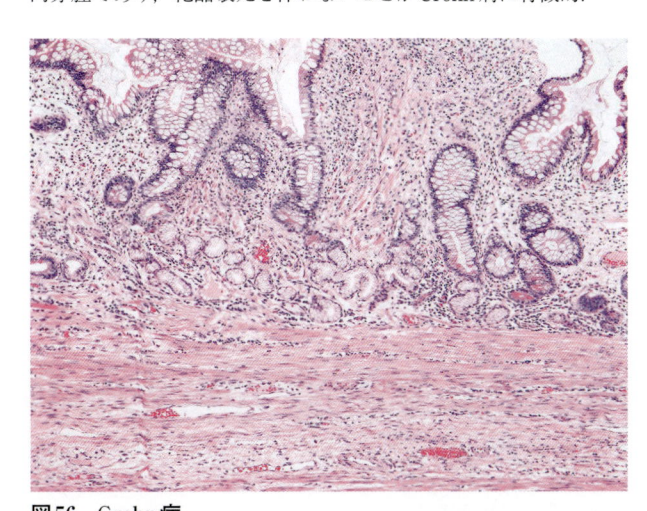

図56 Crohn病
基本的には小腸上皮からなる粘膜であるが,腺管の減少と絨毛の萎縮・鈍化,粘膜筋板の肥厚を認める再生性粘膜である.粘膜深部には幽門腺と同様の腺が出現している.

少なくとも局所的には潰瘍性大腸炎と類似することがあるが,粘膜より粘膜下層の炎症が高度である像(不均衡炎症 disproportionate inflammation)や活動性炎症を認める割には杯細胞減少が軽度であることが潰瘍性大腸炎との相違である.そして,狭い領域で高度の活動性炎症により生じる,ナイフで切り込んだような幅が狭いが深い潰瘍(裂溝 fissuring ulcer)(図52)も特徴的像である.潰瘍はUl-Ⅱ～Ⅳまで様々であるが,潰瘍が漿膜側に及ぶと穿通性潰瘍や瘻孔 fistulaを形成し,近接した腸管や腹膜に癒着し腸管の運動を制限し通過障害をきたす.潰瘍の治癒過程で肉芽組織増生と線維化により腸壁は肥厚し,しばしば狭窄をきたす.敷石像は非連続性炎症による溝状の潰瘍と再生上皮による隆起の集簇で形成される(図53).

非乾酪性類上皮細胞肉芽腫(図54)はCrohn病診断基準の主要所見の一つでもある重要な組織所見である.これは腫大した組織球の集簇巣であり,腸壁全層に分布するが,リンパ濾胞周囲やリンパ管・血管周囲,Auerbach神経叢周囲に多く出現する.リンパ管内に類上皮細胞の集簇を認める閉塞性リンパ管炎も特徴的像の一つである(図55).

慢性持続性炎症による再生性変化の結果生じる幽門腺化生(図56)や,潰瘍により切断された末梢神経の再生による断端神経腫なども特異的ではないが,しばしば見られる特徴的な組織像である.

生検診断では,壁全層性炎症や裂溝は確認できないので,類上皮細胞肉芽腫の有無は最も重要な所見であるが,肉芽腫は結核やエルシニア腸炎などでも見られるので注意が必要である.なお,前者は乾酪壊死を,後者では中心に膿瘍を伴うことが鑑別点である.また前述したように,潰瘍性大腸炎において出現するcryptolytic granulomaとの区別も重要である.

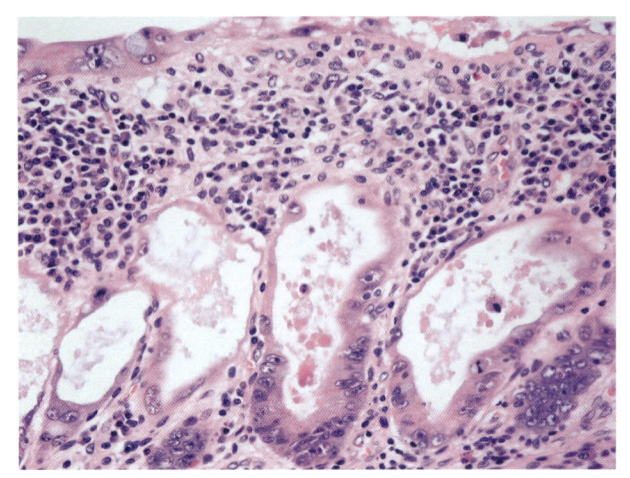

図57 抗癌剤性腸炎
大腸粘膜の腺管破壊を認め，残存上皮には核の腫大と好酸性化や泡沫状変化を伴う細胞質の腫大を認める．

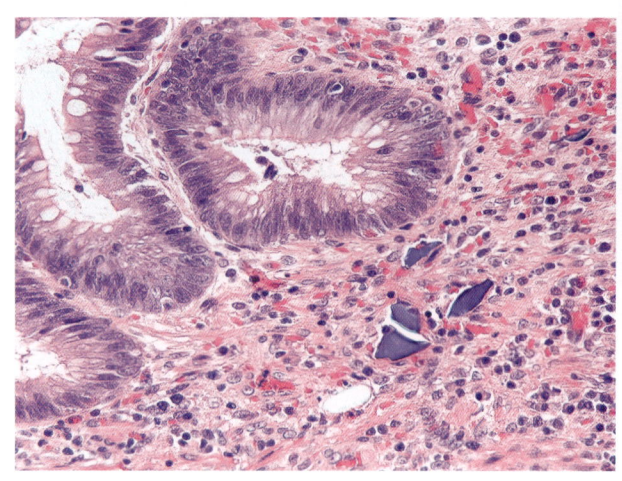

図58 ケイキサレート®腸炎
大腸に発生した潰瘍辺縁粘膜には上皮の再生性変化を認め，好塩基性で無構造の結晶物の沈着を認める．

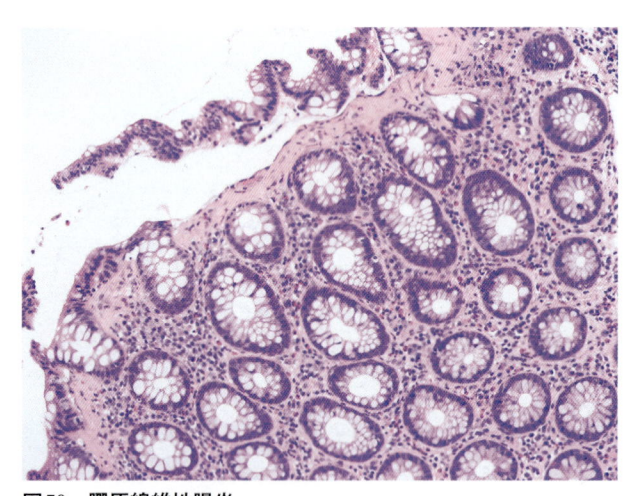

図59 膠原線維性腸炎
大腸粘膜の表層上皮直下の膠原線維束沈着が特徴的像であるが，粘膜固有層の著明な慢性炎症細胞浸潤も重要な所見である．アーチファクトと思われるが上皮の剥離もよく見られる像である．

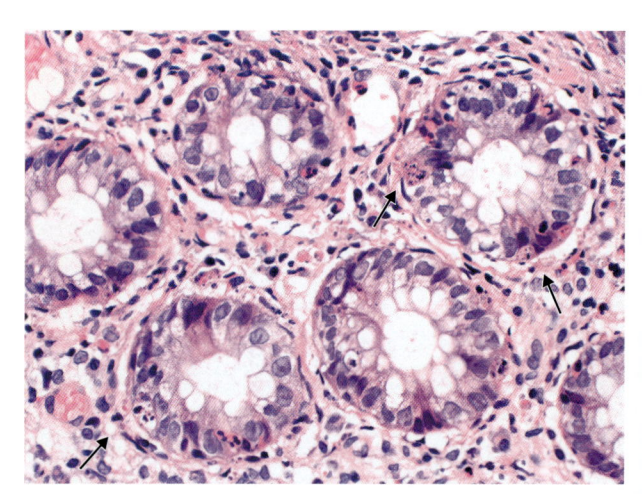

図60 非ステロイド性抗炎症薬起因性腸潰瘍
活動性炎症に乏しいにもかかわらず，陰窩深部における核腫大と多数のアポトーシス小体(矢印)を認めることが特徴的像である．ただし，この像は本疾患に特異的ではない．

▶薬剤性腸炎　drug-induced enteritis

特徴的な組織像により，ある特定の薬剤の影響が疑われる場合があるが，確定診断には薬剤使用歴が必須である．

抗癌剤(5-FUなど)が投与されている人に消化管障害が発生することがある．症状は食欲不振，悪心，下痢，血便などである．組織学的には，消化管粘膜の破壊と上皮の核腫大，細胞質の泡沫状膨化が特徴的で(図57)，しばしば癌と誤認しそうな大型の奇異な核も出現する．

ケイキサレート®は，急性・慢性腎不全に伴う高カリウム血症の改善のため投与されるが，ソルビトール溶液に懸濁したケイキサレート®で結腸壊死・穿孔を発症することが報告されている．組織学的には，潰瘍周囲粘膜は虚血性腸炎の慢性期に類似した像を示し，潰瘍底の壊死・肉芽組織中および周囲の再生性粘膜に好塩基性無構造物の沈着を認める(図58)．

膠原線維性腸炎collagenous colitisは，慢性の水様性下痢を主訴とする疾患で，内視鏡的には粘膜の著変は認めないが，組織学的に，著明な慢性炎症細胞浸潤と表層上皮直下の10μm以上の肥厚した膠原線維束沈着を認めることが特徴的所見である(図59)．膠原線維束の確認にはAzanあるいはMasson trichrome染色が有用である．膠原線維性大腸炎の原因や機序は不明だが，その一部は非ステロイド性抗炎症薬non-steroidal anti-inflammatory drug(NSAID)やプロトンポンプ阻害薬proton-pump inhibitor(PPI)との関連が示唆されている．

NSAIDの投与により潰瘍を誘発することもある．回盲弁が好発部位で，小腸では特徴的な膜様狭窄をきたす場合もある．組織学的に，潰瘍辺縁の粘膜は活動性炎症に乏しいが，陰窩深部の核腫大とアポトーシス小体の出現が特徴的像である(図60)．

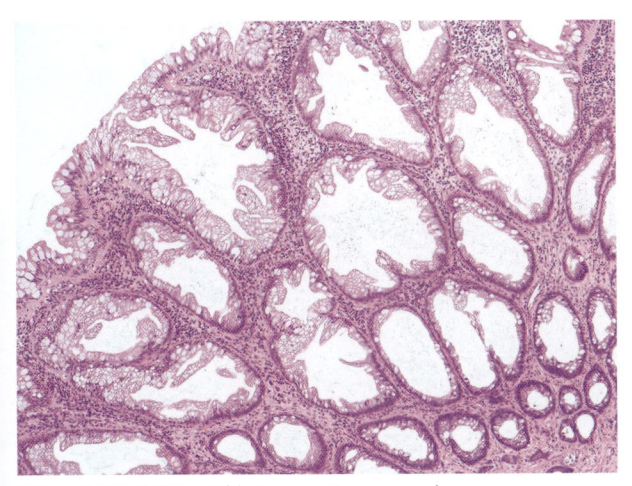

図61 過形成ポリープ（microvesicular type）
陰窩が延長し内腔が鋸歯状構造を示す．細胞質は微小空胞様構造を示す．陰窩底部での拡張腺管の分岐や変形は認めない．

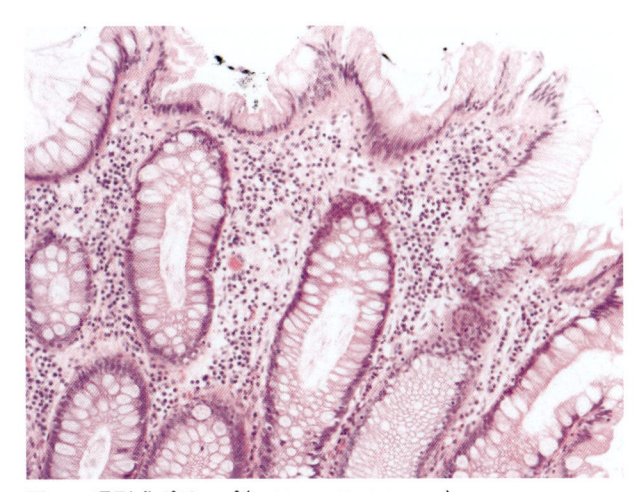

図62 過形成ポリープ（goblet cell rich type）
陰窩が延長しているが，内腔の鋸歯状構造は不明瞭．細胞質は微小空胞様構造に乏しく，杯細胞が多く見られる．

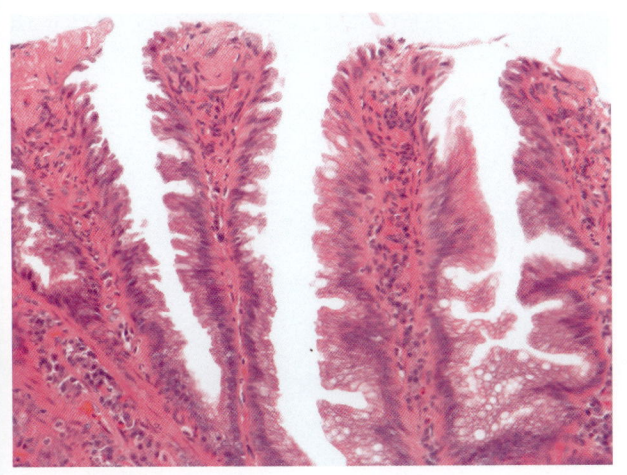

図63 過形成ポリープ（mucin poor type）
陰窩が延長し内腔が鋸歯状構造を示すが，細胞質は好酸性化し粘液の著しい減少を認める．稀な病変で，過形成ポリープあるいは腺腫に再生性変化が加わったものの可能性がある．

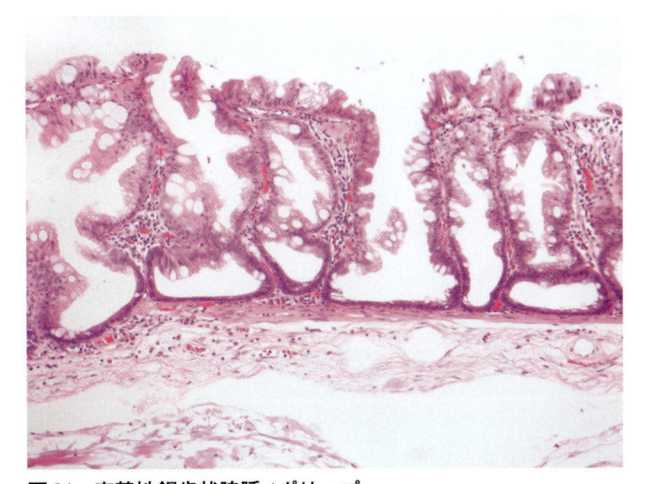

図64 広基性鋸歯状腺腫/ポリープ
過形成ポリープ（goblet cell rich type）と同様の細胞から構成されるが，陰窩底部での拡張や変形，分岐を認める．様々な程度の核腫大を認めるが，不規則な分布を示し，領域性がない．

▶**過形成ポリープ hyperplastic polyp と広基性鋸歯状腺腫/ポリープ sessile serrated adenoma/polyp（SSA/P）**

　過形成ポリープは非腫瘍性上皮性ポリープである．左側結腸に好発し，しばしば多発するが，癌化の危険は少ないと考えられている．組織学的に，延長した陰窩からなり，陰窩の変形や分岐に乏しい．細胞質が微小空胞状を示すmicrovesicular type（図61），鋸歯状構造が不明瞭で杯細胞が豊富な goblet cell rich type（図62），鋸歯状構造は認めるが粘液の減少が著明な mucin poor type（図63）に分類される．goblet cell rich type は本邦における過形成結節に含まれる．

　最近，鋸歯状構造を有し microvesicular type と同様の細胞からなる陰窩上皮の増生からなるポリープで，種々の程度の核腫大と構造の不整を伴う病変に対して広基性鋸歯状腺腫/ポリープ（SSA/P）という名称が用いられている．

SSA/P は右側結腸に好発し，1cm 前後の平坦な隆起として認められるが，2cm を超える大きな病変も存在する．SSA/P では BRAF 変異と CIMP（CpG islands methylation phenotype）が高頻度にみられ，マイクロサテライト不安定性（MSI）陽性大腸癌の前駆病変として注目されている．組織学的に，鋸歯状陰窩の深部での拡張，変形，不規則分岐を特徴とする（図64）．核腫大（異型）を示すため腺腫とする考えがあるが，核腫大は不規則に分布し明瞭な領域性（腫瘍性）を示さないため，ポリープという名称が適当であるという考えもあり，WHO 分類（2010）では SSA/P という名称が採用されている．Ki-67 による増殖細胞の分布を見ると，陰窩深部以外でも不規則に認められ，この増殖帯の乱れにより腺管の不規則な増殖が起こり，構造の不整を示すと考えられている．なお，これらの鋸歯状病変では胃型粘液の発現が共通した特徴である．

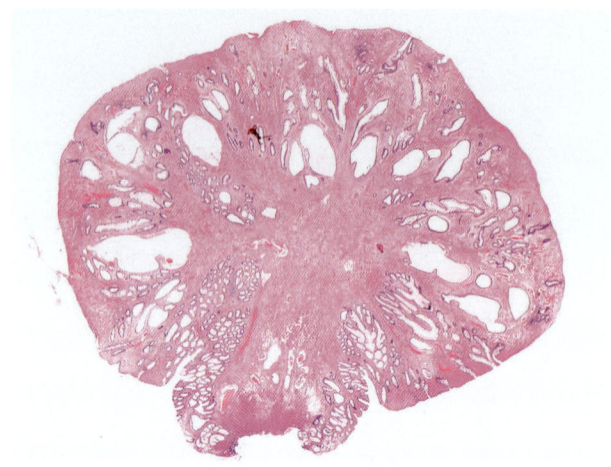

図65　若年性ポリープ
延長・拡張した大腸陰窩と浮腫状・炎症性の豊富な間質からなるポリープで，表面は平滑で，びらんと肉芽組織の増生を伴う．

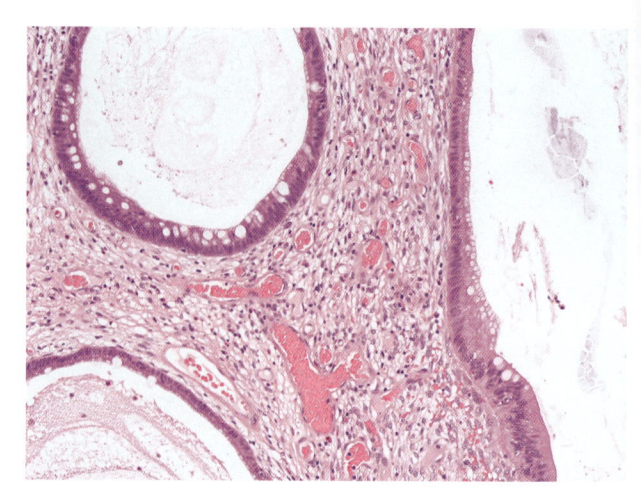

図66　若年性ポリープ
間質は疎な線維性結合組織からなり，種々の程度の炎症は伴うが，平滑筋の増生は認めない．上皮は粘液が減少し幼若化を示す．

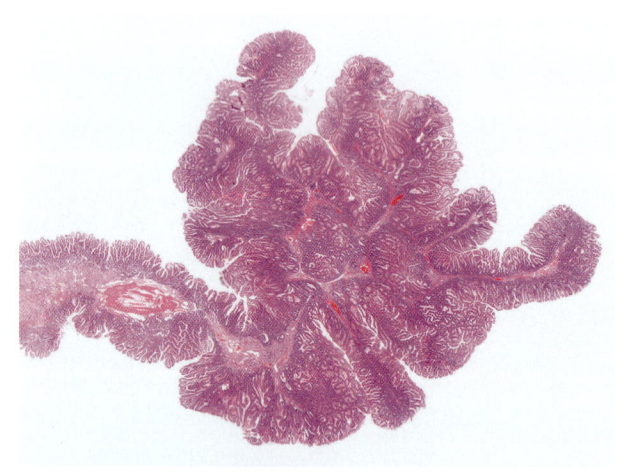

図67　Peutz-Jeghers症候群
小腸の病変を示す．有茎性ポリープで，樹枝状に延びる平滑筋束（粘膜筋板）とそれを縁取るような非腫瘍性粘膜からなる．

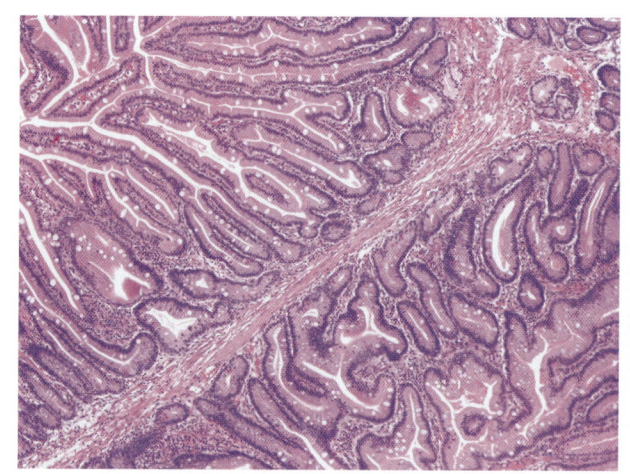

図68　Peutz-Jeghers症候群
平滑筋線維束を覆う粘膜は，軽度過形成を示す小腸粘膜であり，異型は認めない．腺管群が粘膜筋板を圧排した結果，平滑筋を挟んで両側に粘膜が存在するため，樹枝状構造を形成する．

▶若年性ポリープ　juvenile polyp

過誤腫性ポリープで，乳幼児・小児に好発するが成人にも発生する．直腸，S状結腸に好発し，通常単発である．大きさは1cmから数cmの細い茎を有する球状のポリープで，小さいものは無茎性である．症状は出血と肛門からの脱出が最も多く，また自然脱落が起こり，ポリープが肛門から排出されることがある．散発性のものは癌化の危険は低いが，先天異常を伴った家族性多発症例（juvenile polyposis）がごく稀にあり，発癌の危険因子と考えられている．

組織学的には，延長および拡張した大腸陰窩と浮腫状・炎症性の豊富な間質からなり，ポリープ表面は平滑で，びらんと肉芽組織の増生を伴う（図65）．粘膜筋板は茎の基部で終わりポリープ内への延長はない．すなわち，間質には平滑筋組織（粘膜筋板）の増生がなく（図66），これが自然脱落の原因と考えられている．

▶ポイツ・ジェガーズ症候群　Peutz-Jeghers syndrome

消化管ポリポーシスと口唇，口腔粘膜，指趾末端の色素沈着を認める，常染色体優性遺伝疾患である．原因遺伝子は癌抑制遺伝子STK11/LKB1（19番染色体短腕の遺伝子）である．ポリープは食道以外の消化管のいずれにも見られるが，小腸に多く見られる．出血と腸重積が高頻度に合併する．ポリープは分葉状あるいは多結節状で，表面は脳回状構造を示す．症候群を示さないが，同一のポリープが単発で発生したものはPeutz-Jeghers（PJ）ポリープあるいはPJ型ポリープとよぶ．

組織学的には，樹枝状の平滑筋束（粘膜筋板）と異型のない腺管の増生からなる．これは増生した腺管が粘膜下方向へ陥入した結果，腺管と粘膜筋板の複雑な入り組みにより特徴的組織像が形成される（図67，68）．粘膜下への上皮の陥入は固有筋層以深へ及ぶこともある．

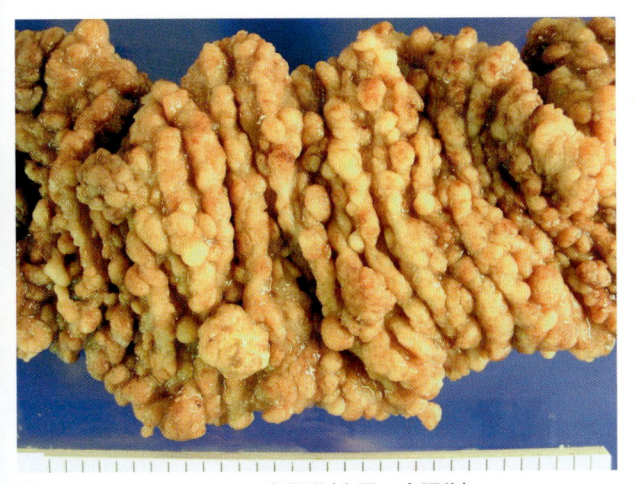

図69 Cronkhite-Canada症候群（小腸，肉眼像）
輪状ヒダ上に数mm〜1cm程度の大小不同の無茎性隆起が密集している．

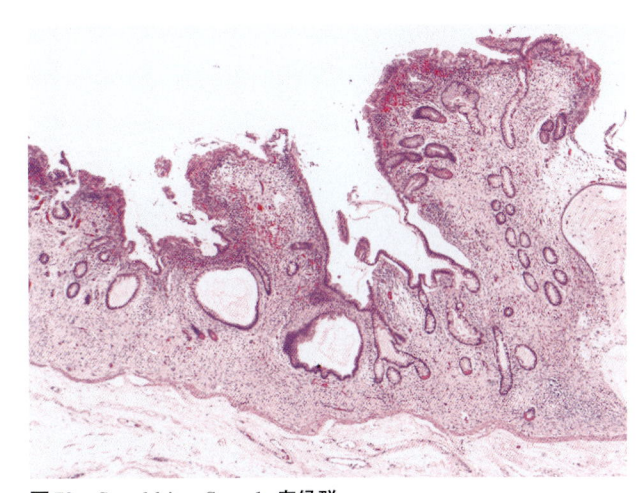

図70 Cronkhite-Canada症候群
ポリープは延長および拡張した陰窩と浮腫状の間質からなり，表面で炎症細胞浸潤が強く毛細血管の拡張・増生を伴う．

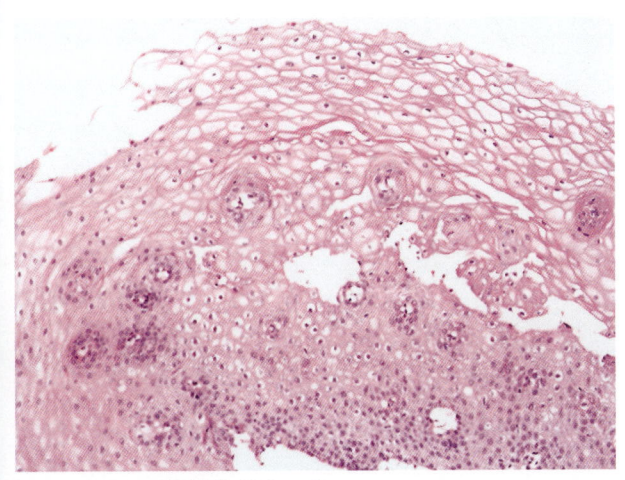

図71 Cowden病（食道ポリープ）
食道の多発する扁平隆起は糖原過形成であり，扁平上皮表層部における細胞質へのグリコーゲン沈着のため細胞質が拡大し淡明化する．

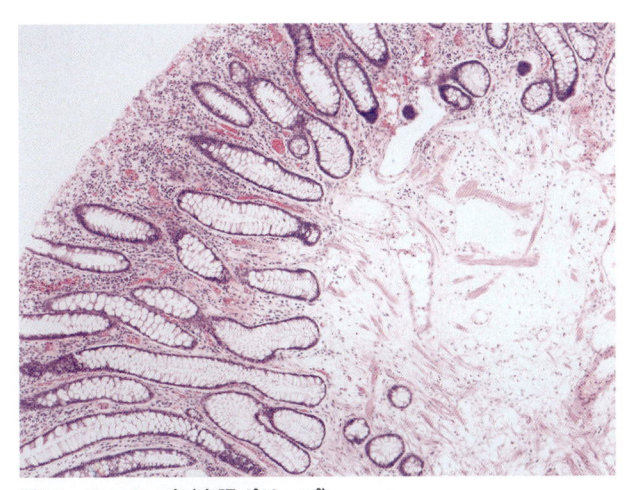

図72 Cowden病（直腸ポリープ）
直腸に多発する小隆起は，陰窩の延長と間質の浮腫，粘膜筋板の離開，リンパ管と血管の拡張からなる特徴的であるが分類不能な非腫瘍性ポリープである．

▶クロンカイト・カナダ症候群　Cronkhite-Canada syndrome

消化管ポリポーシス（食道以外）と，頭髪を含む全身の脱毛，爪の萎縮，色素沈着，蛋白漏出を認める非遺伝性の疾患．亜鉛欠乏時の臨床症状（味覚障害，発疹など）に類似しているが亜鉛欠乏のない例もあり，原因は不明である．中・高年者に多く，腹部症状として腹痛，下痢，食欲不振などがある．副腎皮質ステロイド治療が奏効する．肉眼的に，大小種々の半球状隆起ないし芋虫状の粘膜肥厚を示し，表面は浮腫状で発赤，びらんを伴う．介在粘膜も浮腫状である．組織学的に，ポリープは延長および拡張した陰窩と浮腫状の間質からなり，表面で炎症細胞浸潤が強く毛細血管の拡張・増生を伴う．若年性ポリープに類似した組織像を示すが，ポリープ間の非隆起部粘膜にも同様の組織像を示すことから鑑別可能である（図69，70）．原則的に悪性化はない．

▶カウデン病　Cowden disease

*PTEN*遺伝子変異を伴う多発性過誤腫症候群である．常染色体優性遺伝性疾患であるが，多くは孤発性と考えられる．特徴的な病変として，顔面の外毛根鞘腫，四肢角化症，乳頭腫，粘膜病変，Lhermitte-Duclos病があげられる．全消化管にポリポーシスも伴う．消化管ポリープ自体が臨床的に問題になることはないが，甲状腺，乳腺，子宮内膜などの臓器の悪性腫瘍発生を監視する必要がある．

消化管ポリープは大きさ数mmまでの過形成あるいは過誤腫性病変で，食道の白色扁平ポリポーシスが疾患特異的で，胃や直腸にも数mmのポリープが密生する．組織学的には，食道は糖原過形成（glycogenic acanthosis）による隆起で（図71），胃や直腸の隆起は上皮の延長と間質の浮腫，粘膜筋板の乱れなどの像を示すが，特異的な像は示さない（図72）．

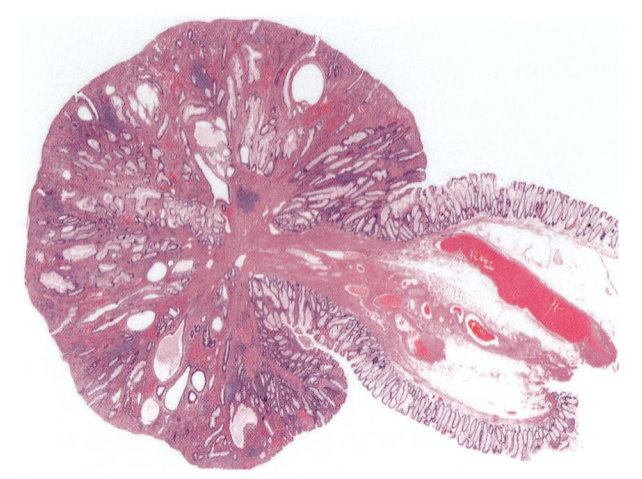

図73　炎症性筋腺管ポリープ
延長および拡張した過形成性陰窩上皮と炎症性間質からなる有茎性ポリープで，平滑筋の放射状増生を認める．

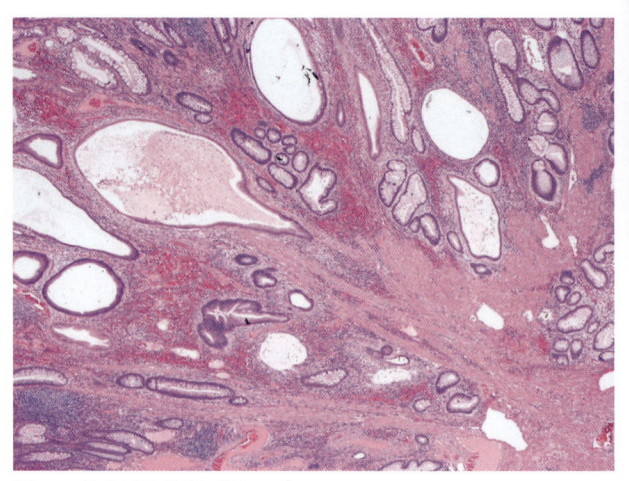

図74　炎症性筋腺管ポリープ
平滑筋組織の放射状増生とそれに沿って過形成性陰窩上皮が見られる．間質には高度の活動性炎症と出血を認める．

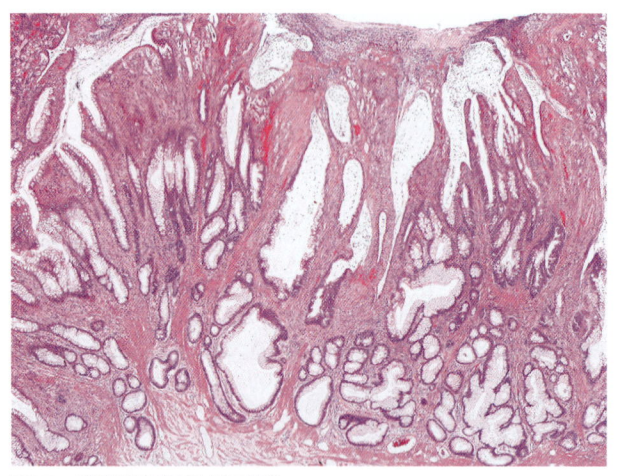

図75　粘膜脱症候群（隆起型）
腺管上皮は蛇行・分岐しながら著明に延長し，表面ではびらんを伴う．粘膜固有層には毛細血管の増生，血管の拡張に加え，線維筋症 fibromuscular obliteration を認める．

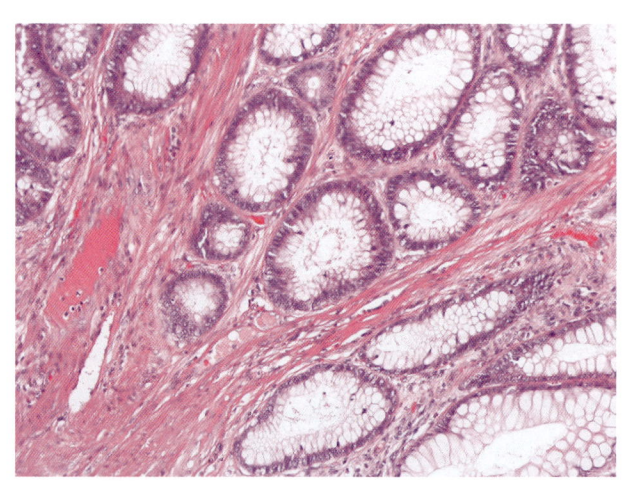

図76　粘膜脱症候群
粘膜深部の拡大像を示す．陰窩上皮間の間質が粘膜筋板から延び出す線維筋組織で占められる．線維筋症 fibromuscular obliteration が特徴的組織像．

▶炎症性筋腺管ポリープ　inflammatory myoglandular polyp

大腸の非腫瘍性ポリープで，高齢者の男性のS状結腸に好発する．数mmから2〜3cmの大きさで，単発性である．殆どが長い茎を有し，頭部が球状のポリープで，表面は平滑でびらんや白苔を伴い，内視鏡像では"傷んだイチゴ状のポリープ"と表現される．

組織学的には，延長および拡張した過形成性陰窩上皮と炎症性間質からなり，粘膜筋板から延び出した平滑筋束の放射状増生が特徴的である（図73）．腺管の囊状拡張が著明な症例は弱拡大像では若年性ポリープに類似しているが，間質の平滑筋束の増生がある点が異なる（図74）．間質の筋組織の増生がある点で粘膜脱症候群と類似しているが，平滑筋束は放射状で表面は平滑で，組織構築の大きな改変がない点が異なる．

▶粘膜脱症候群　mucosal prolapse syndrome

粘膜が局所的に引き延ばされる慢性的機械的刺激により，潰瘍や隆起をきたす疾患の総称．直腸孤立性潰瘍，深在性囊胞性大腸炎および肛門管の炎症性総排出腔ポリープも含まれる．排便時の息みによって発生する直腸肛門部の病変で，初期像としては発赤・びらんを呈するが，芋虫状の広基性隆起や潰瘍を形成する．隆起は歯状線から2cm以内，潰瘍は歯状線から2〜17cmの直腸前壁に好発する．

組織学的に，粘膜上皮は幼若化を伴い著明な過形成をきたし，しばしば絨毛状となり，粘膜固有層には毛細血管の増生・拡張や線維筋組織の増生（線維筋症 fibromuscular obliteration）を認める（図75，76）．上皮は再生性変化のため核腫大を伴い，腫瘍との鑑別が問題となる場合がある．深在性囊胞性大腸炎では粘膜下層に粘液湖を伴う腺管の迷入を認め，臨床的に粘液癌との鑑別が問題となる．

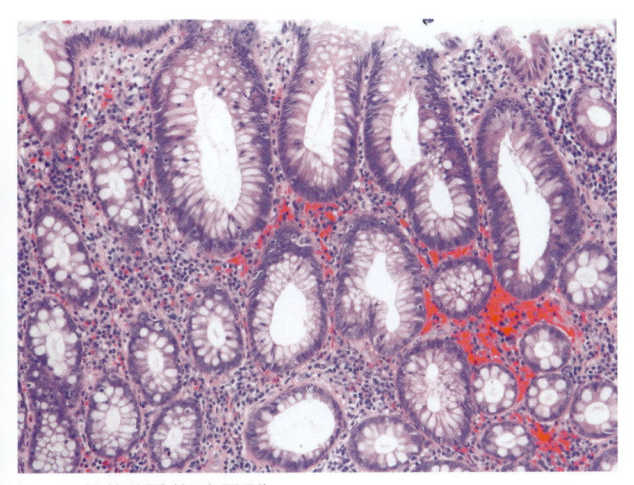

図77 管状腺腫（軽度異型）
粘液の豊富な高円柱上皮からなり，N/C比は30％程度と低く，核は紡錘形に腫大し基底膜側に配列し，軽度の偽重層化を示す．

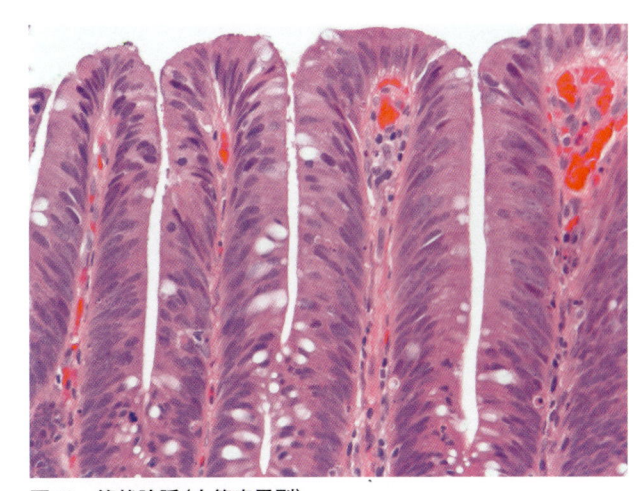

図78 管状腺腫（中等度異型）
上皮の粘液産生は減少し，N/C比は50％程度に増加し，核は紡錘形だがより腫大し，基底膜側で著明な偽重層化を示す．

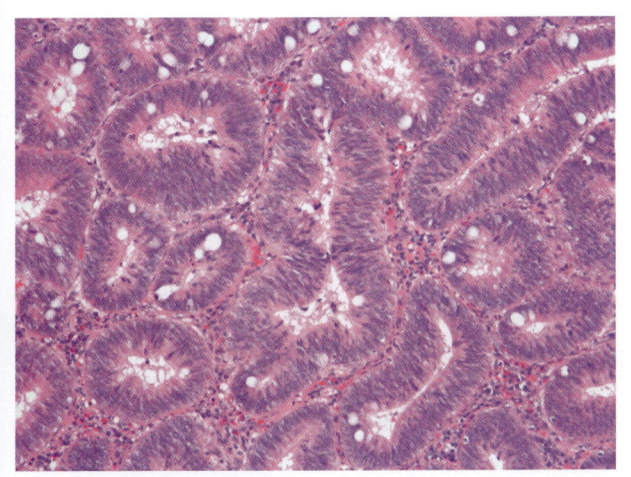

図79 管状腺腫（高度異型）
上皮の粘液産生に乏しく，N/C比は50％を超え，核は円形化し，著明な偽重層化と配列の乱れを示す．

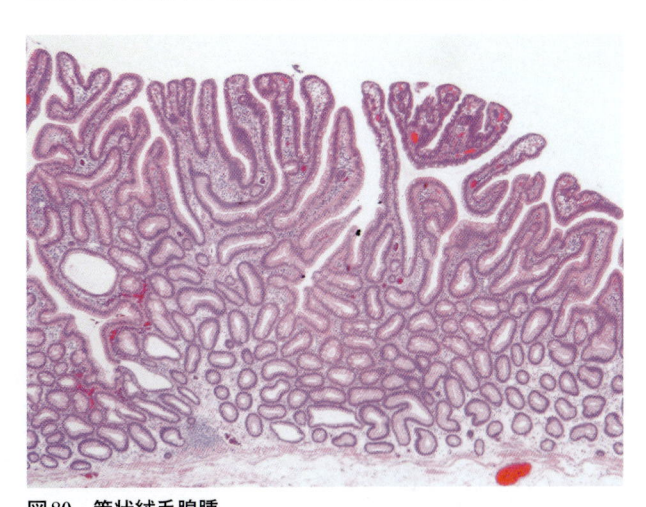

図80 管状絨毛腺腫
管状構造と絨毛構造が混在する腺腫．複雑な構造をとるため構造異型があるように見えるが，細胞異型は軽度である．

▶**大腸腺腫** colorectal adenoma

大腸腺腫は上皮性良性腫瘍であるが，癌化の前駆病変として重要である．多くは管腔に突出する有茎性あるいは無茎性ポリープの形態をとるが，表面型腫瘍（後述）とよばれる平坦・陥凹性病変も存在する．腺腫は組織形態から管状腺腫 tubular adenoma（**図77〜79**），管状絨毛腺腫 tubulovillous adenoma（**図80**），絨毛腺腫 villous adenoma（**図81，82**），鋸歯状腺腫 serrated adenoma（**図83，84**）に亜分類される．頻度的には管状腺腫が最も多く，高齢者に好発する．大腸のいずれの場所にも発生する．絨毛腺腫は稀であり，より高齢者の直腸，S状結腸，盲腸に好発する．腺腫が多発する腺腫症があり，家族性大腸腺腫症 familial adenomatous polyposisは大腸に100個以上腺腫が存在し，主として家族性に発生する．常染色体5q21上の*APC*遺伝子の変異による．

組織学的には，異型の軽度なものでは粘液産生が著明な高円柱状細胞が均一・円形の管腔を形成しながら増生し，紡錘形に腫大した核が1〜2層の偽重層化を示し基底膜束に整然と配列している．異型度の増加に伴い核/細胞質比（N/C比）の増大，核の円形，クロマチンの粗大化，核配列の乱れ，高度の核偽重層化を示す．細胞異型の増加に伴い，腺管の構造不整（分岐や蛇行）や細胞粘液低下が高度となる．これらの細胞異型と構造異型の総合的評価により軽度異型（**図77**），中等度異型（**図78**），高度異型（**図79**）に分けられる．最近では低異型度（軽度と中等度異型）と高異型度の2分類が一般的である．高異型度のもの，サイズの大きいものは癌の合併の頻度が高い．有茎性腺腫では時に粘膜下層に腺腫腺管の迷入を認めることがあり，偽癌性浸潤 pseudo-carcinomatous invasionとよばれ，癌の浸潤とは区別される．

絨毛腺腫は，肉眼的に広基性病変を形成し，表面は絨毛

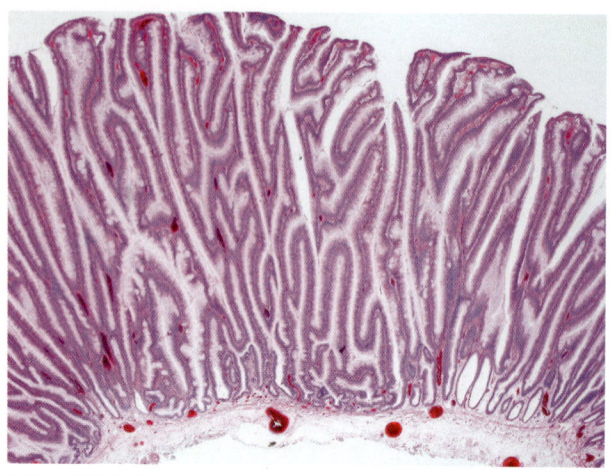

図81　絨毛腺腫
狭い血管結合組織を取り巻くように腫瘍細胞が配列し，ほぼ同じ幅の長い腺管からなる腫瘍で，櫛の歯状の配列が特徴像である．

図82　絨毛腺腫
腫瘍細胞は高円柱状で，核は紡錘形で基底膜側に配列し，N/Cは50％程度である．間質は狭く，血管と疎性結合組織からなる．

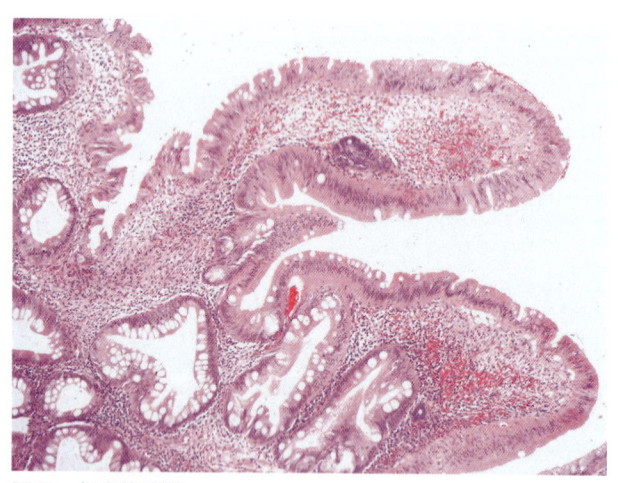

図83　鋸歯状腺腫
腺腫の腺腔が鋸の歯の形態を示す．腺管自体の構造は管状から絨毛状まで様々な形態を示す．図のような幅の広い乳頭状を呈すると，内視鏡的表面構造が松毬状に見える．

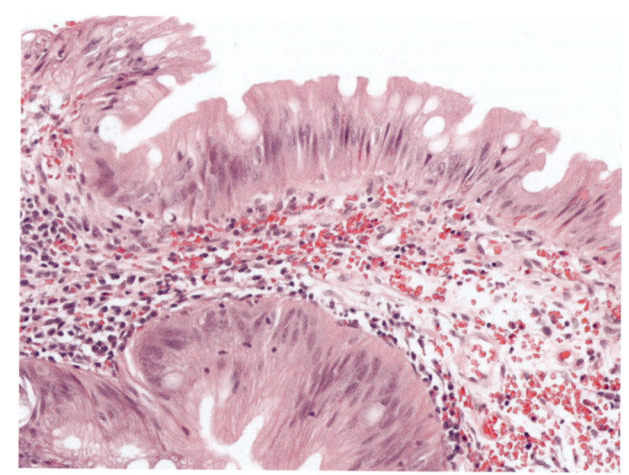

図84　鋸歯状腺腫
基底膜側は凹凸を示さないが腺腔側は鋸歯状構造を示す．細胞質は弱好酸性を示し，細長い鉛筆状の核が基底膜側から離れて配列する傾向がある．

状ないしは微細顆粒状を呈し，5cm以上の大きな病変が多く，腸管全周性の巨大病変もしばしば認める．癌の併存率が高い．絨毛腺腫は粘液を多量に分泌し，粘液性下痢が起こり，水分や蛋白の喪失や低カリウム血症をきたすことがある．癌化した場合，粘液癌の頻度が高い．細胞異型は軽度でも癌合併率が高いこと，腺腫相当の異型しか示さないが間質反応を伴い浸潤する超高分化腺癌の存在から，潜在的悪性腫瘍と考えられ，絨毛腫瘍という概念が用いられることがある．

組織学的に，繊細な血管結合組織を軸として異型を示す高円柱上皮が配列し，基底部から櫛の歯状に突出する．核は基底膜に位置し極性は保持されている．細胞質内粘液が顕著なものもあるが，粘液が乏しい例もある（図81，82）．一般的に，絨毛腺腫成分が全体の80％以上の領域に認められるものを絨毛腺腫に分類する．

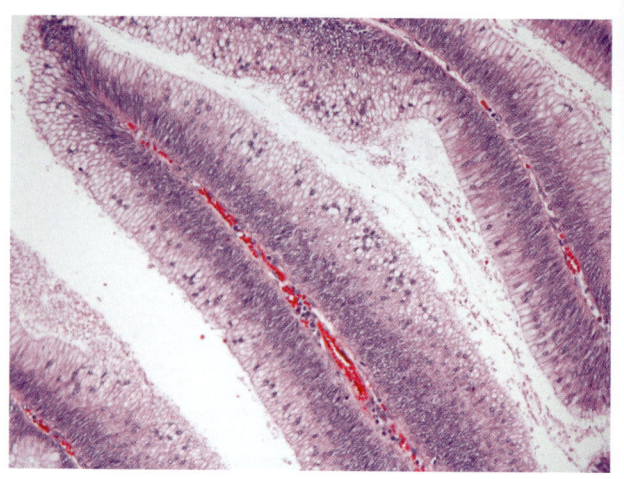

鋸歯状腺腫は近年提唱された腺腫の一亜型である．S状結腸・直腸に好発する．頻度は低いが他の腺腫の部分像として認められることがある．癌化率は管状腺腫と同等と考えられている．肉眼的に，表面構造が樹枝状あるいは松毬様構造を呈する．

組織学的には，管状から絨毛状の構造を示すが，腺腔が過形成ポリープと類似した鋸の歯のような形態を示すのが特徴である．鋸歯状腺腫では領域性をもって腫大した異型核を認めることが腫瘍性としての特徴であり，他の鋸歯状病変（過形成ポリープやSSA/P）と区別されるが，しばしば鑑別が困難な病変や種々の組織像が混在した鋸歯状病変も存在する．腫瘍細胞は好酸性の高円柱状細胞からなり，核は鉛筆状で基底膜から離れて配列する特徴がある（図83，84）．ectopic crypt fociとよばれる，腺窩の芽出像も鋸歯状腺腫に特徴的所見である．

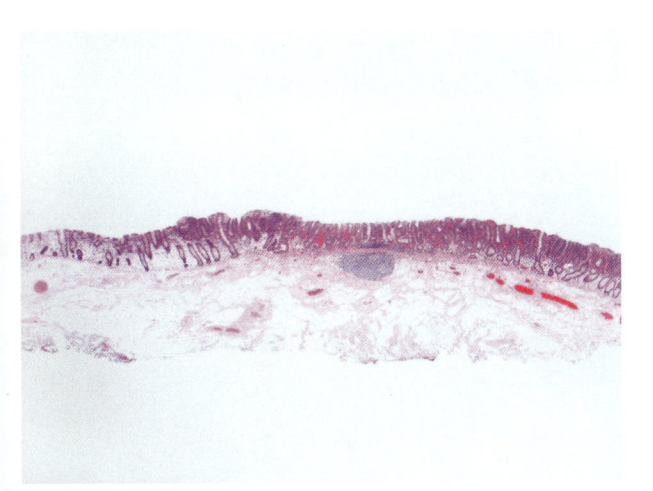

図85　表面隆起型腺腫
内視鏡的に切除された平坦な病変．弱拡大の組織像で，病変部は正常粘膜より僅かに厚みを示すのみで，粘膜内に限局している．

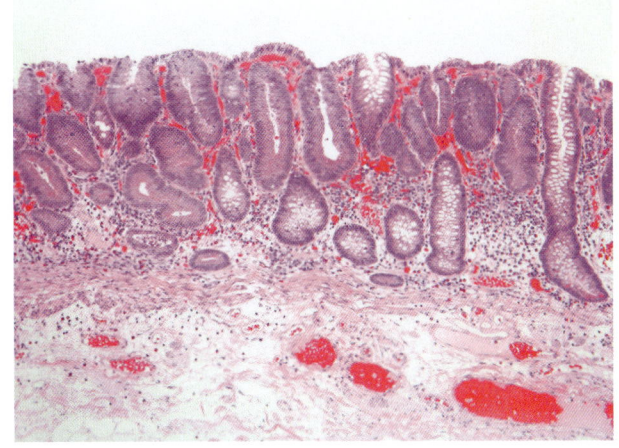

図86　表面隆起型腺腫
腫瘍腺管は径が小型で直立し，粘膜表層部で密に増殖している．異型が軽度な割には粘液減少が著明である．

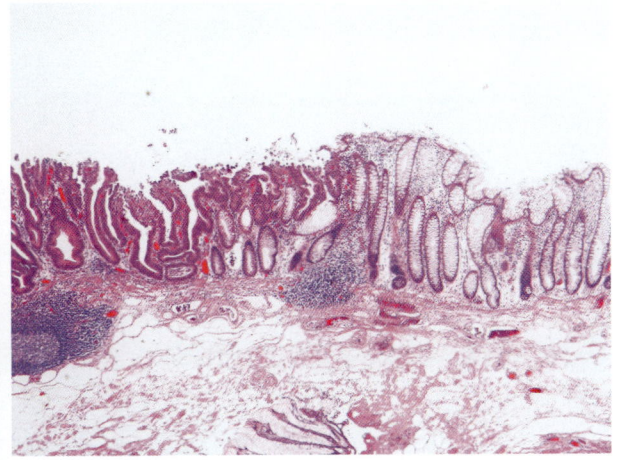

図87　表面陥凹型癌
内視鏡的に切除された平坦な病変．弱拡大の組織像で，病変部は正常粘膜より僅かに陥凹しているが，粘膜内に限局している．

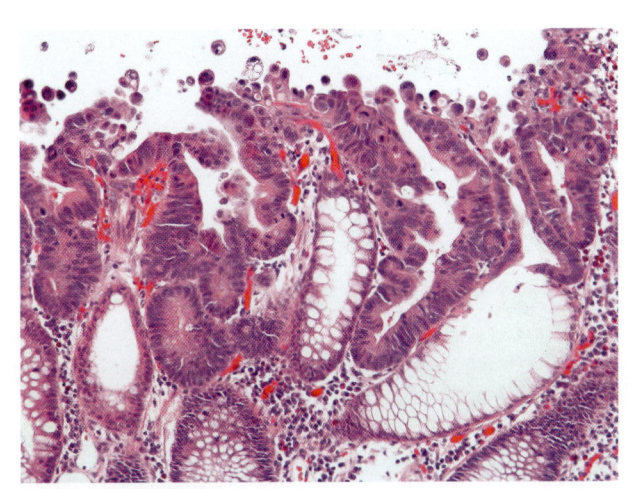

図88　表面陥凹型癌
腫瘍細胞の核は円形に腫大し配列が乱れ，細胞質は粘液に乏しく，腺管の不規則な構造と配列を示し，高分化腺癌と判定される．腺腫成分は伴っていない．

▶大腸表面型腫瘍　colorectal superficial neoplasm

内視鏡を含めた肉眼観察で，腫瘍が粘膜や粘膜下層に限局すると推定される病変を表在型腫瘍とし，粘膜の高さにより隆起型，表面型，陥凹型に分類される．表面型は更に表面隆起型(0-Ⅱa型)，表面平坦型(0-Ⅱb型)，表面陥凹型(0-Ⅱc型)に亜分類される．大部分は0-Ⅱa型であり，この中には粘膜内水平方向への進展が著しい側方発育型腫瘍 laterally spreading tumor(LST)も含まれる．0-Ⅱc型は稀で，0-Ⅱb型は殆どない．これらには腫瘍径が小さくても担癌率が高く，深部浸潤をきたしやすい群と大きくても担癌率が低い群があり，臨床的取扱いを決める上でそれらの生物学的態度を理解しておくことが重要である．

表面型腫瘍には腺腫と癌があるが，0-Ⅱa型は殆どが腺腫である．表面型腺腫は，組織構築と細胞像が隆起型腺腫とは異なっている．表面型腺腫の腫瘍腺管は隆起型と比較すると径が小さく，丈も低い直立した腺管が粘膜表層部で正常腺管に割り込むように増殖し，腺管密度が高い．腫瘍自体は隆起性発育を示さないが，過形成性陰窩を伴うため平坦な隆起性病変として認められる．細胞異型が軽度でも粘液の減少が著しい例が多く，細胞分化や遺伝子変異的にも隆起型とは異なるとされている(図85，86)．

0-Ⅱc型は一部腺腫も含まれるが，多くは腺腫を介さない発癌であるde novo癌に相当する(図87，88)．小さくても高率に深部へ浸潤し，悪性度の高い癌である．

LSTは一般的に10mm以上の平坦病変に対して用いられる用語で，顆粒型(顆粒均一型，粗大結節型)と非顆粒型(扁平隆起型，偽陥凹型)に分類される．顆粒型では担癌率は低いが，粗大結節型の1割程度は粘膜下層浸潤癌を含む．非顆粒型ではなだらかな陥凹を伴う偽陥凹型で高率に粘膜下層浸潤癌を含む．

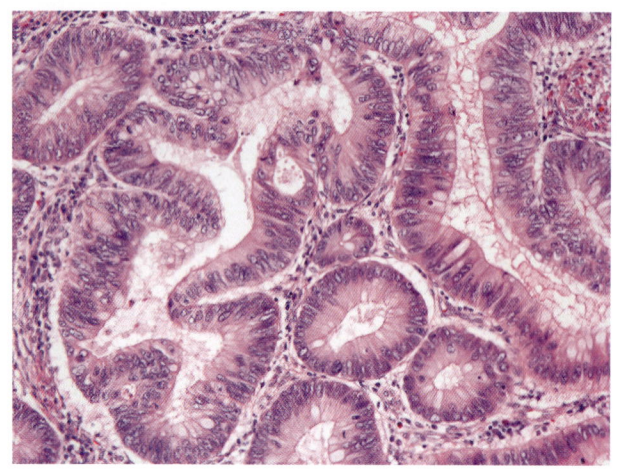

図89　大腸癌(高分化腺癌)
腫瘍細胞は高円柱状で管腔形成が明瞭な大型の腺管からなる．核は楕円形から円形で，著明に腫大している．

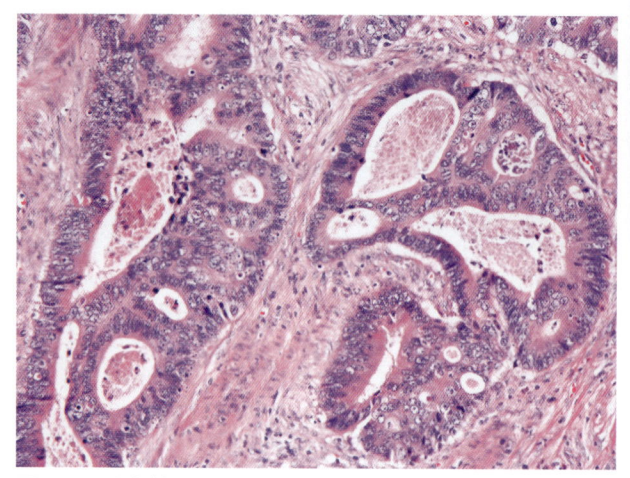

図90　大腸癌(中分化腺癌)
大小不同の腺管が複雑に分岐・融合した構造を示す．小型腺管が密集すると篩の目構造 cribriform とよばれる特徴的像を示す．

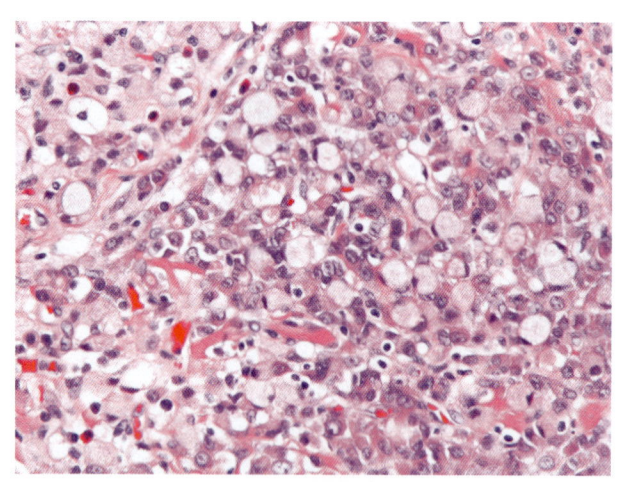

図91　大腸癌(低分化腺癌／印環細胞癌)
細胞質内に粘液産生を認めるが管腔は形成せず，孤在性に増殖する印環細胞癌である．

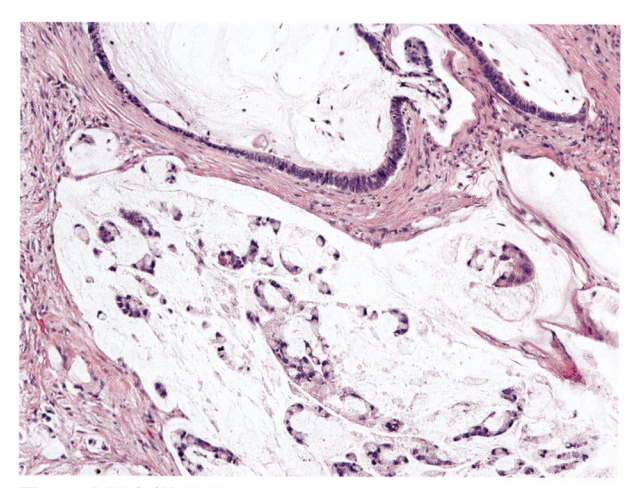

図92　大腸癌(粘液癌)
多量の粘液が産生され粘液湖を形成する．粘液中に癌細胞が浮遊している．癌細胞自体は高分化腺癌主体のものから印環細胞癌のように低分化腺癌主体のものがある．

▶大腸癌　colorectal carcinoma

　大腸癌は60, 70歳代に多く発生し，男性にやや多い．約7割は直腸とS状結腸に発生する．本邦では癌の浸潤が粘膜下層までのものを早期癌，それより深いものを進行癌と分類している．進行癌は早期癌より転移率が高く予後不良であり，転移は所属リンパ節や肝の頻度が高く，肺にもしばしば転移する．原因は不明であるが，高蛋白・高脂質の食餌が癌発生の一因と考えられている．また，家族性大腸腺腫症や遺伝性非腺腫症性大腸癌など遺伝性のものや，潰瘍性大腸炎やCrohn病などの炎症性腸疾患や若年性ポリポーシスやPeutz-Jeghers症候群なども大腸癌発生の危険因子である．

　胃癌の分類に準じた肉眼型分類が一般的に用いられる．早期癌は従来では殆どが腺腫成分を伴う隆起型(0-Ⅰ, Ⅱa型)であったが，最近では腺腫成分を伴わない陥凹型(0-Ⅱc型)も多く発見されている．進行癌では，潰瘍限局型(2型)が圧倒的に多く，びまん浸潤型(4型)は稀である．大腸癌の組織分類も胃癌とほぼ同様であり，殆どは腺癌である．

　組織学的に，腺癌は腺管形成程度により明瞭な大型の腺管からなる高分化，大小不同の腺管の複雑な分岐・癒合からなる中分化，管腔形成に乏しい低分化腺癌に分類され(図89〜91)．大腸癌では殆どが高〜中分化腺癌である．

　その他の組織型のうち細胞外に多量の粘液を産出し粘液の結節を形成する粘液癌(図92)は数％存在するが，印環細胞癌を含む低分化腺癌や特殊型(扁平上皮癌，腺扁平上皮癌，内分泌細胞癌など)は極めて稀である．また，腺管形成を認め特定の細胞への分化を示さないものは未分化癌とよばれるが，この中には極めて予後不良である内分泌細胞癌が含まれるので，免疫染色などで鑑別する必要がある．

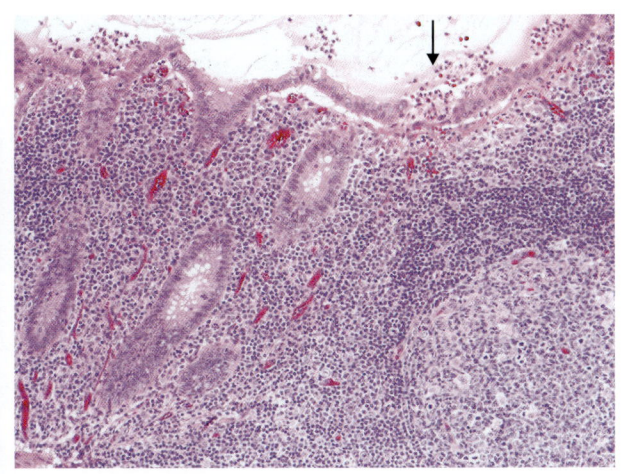

各論　139

図93　カタル性虫垂炎
粘膜表層の一部にびらんがあり，内腔に好中球が滲出している（矢印）．上皮内に好中球浸潤を僅かに認める．

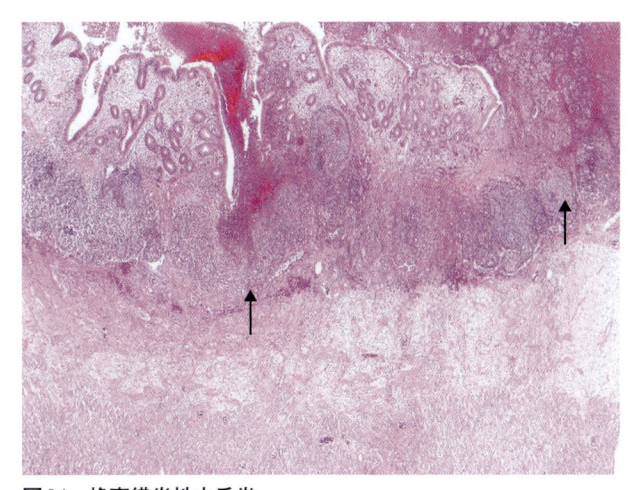

図94　蜂窩織炎性虫垂炎
粘膜の一部が潰瘍化し内腔に炎症性滲出物の噴出と出血を伴い（矢印），壁全層性にびまん性の好中球浸潤を認める．

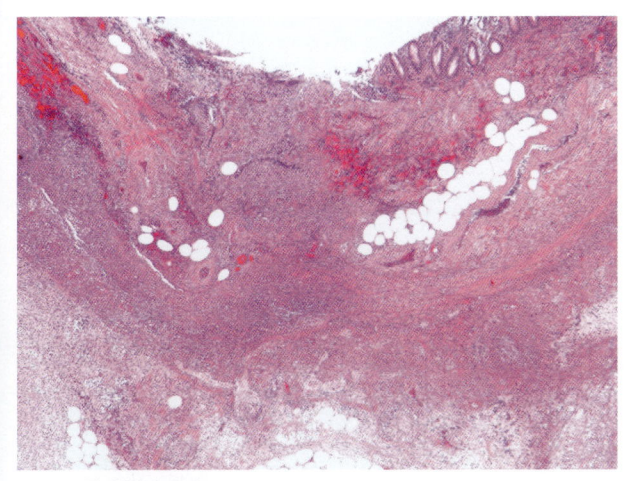

図95　壊疽性虫垂炎
広範囲に潰瘍を形成し，壁全層性にびまん性の好中球浸潤を認め，壁構造は破壊されている．内腔に炎症性滲出物の噴出を伴う．化膿性腹膜炎も合併している．

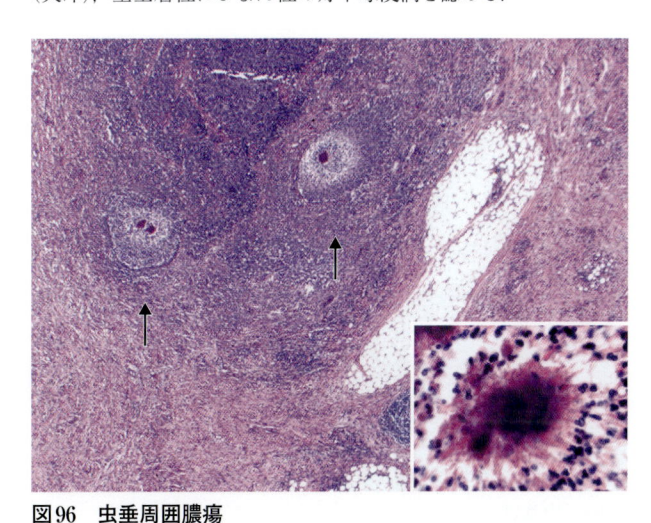

図96　虫垂周囲膿瘍
壊疽性虫垂炎の周囲への波及により膿瘍を形成している．好中球の集簇巣中に菌塊を認める（矢印）．菌塊はヘマトキシリンに濃染する菌糸が放射状配列を示す放線菌である（inset）．

▶虫垂炎　appendicitis

　虫垂炎はあらゆる年齢，性別に関係なく発生する疾患であるが，本邦では10歳代後半～20歳代前半に好発し，やや男性に多い．本症の多くは虫垂内腔の閉塞・狭窄を誘因として発生するとされている．その原因は糞石であることが多いが，寄生虫や腫瘍も閉塞・狭窄の原因となり，虫垂炎として切除されて初めて悪性腫瘍が明らかになることもある．虫垂炎の多くは急激に発症する急性虫垂炎であり，慢性虫垂炎は稀であるとされる．

　本邦では古くから，炎症の進展の程度により，カタル性虫垂炎，蜂窩織炎性虫垂炎，壊疽性虫垂炎の亜分類が用いられている．カタル性虫垂炎 catarrhal appendicitis は粘膜面に粘液の付着を伴い，粘膜および粘膜固有層に限局して好中球浸潤を伴う活動性炎症が認められる．壁構造は保たれ，粘膜下層以深には殆ど変化がない（図93）．蜂窩織炎性虫垂炎 phlegmonous appendicitis では，虫垂壁が浮腫状に肥厚して漿膜面にフィブリンの付着を見る．組織学的には活動性炎症が虫垂壁全層性に認められ，一部にびらん，潰瘍を伴うこともあるが，基本的な壁構造は保たれる（図94）．炎症が進行して血行障害や血栓性静脈炎などを合併すると壊疽性虫垂炎 gangrenous appendicitis となり，虫垂は暗赤色調を呈して漿膜面には膿苔が付着し，虫垂壁は脆く穿孔を伴うこともある．組織学的には高度の活動性炎症，粘膜の脱落，虫垂壁構造の破壊と壊死が認められる（図95）．

　虫垂が穿孔すると，虫垂周囲膿瘍を形成する．重症例では炎症が他臓器に波及し膀胱や子宮付属器の障害，腸管などの骨盤内臓器の癒着，肝膿瘍や菌血症といった合併症を引き起こすことがある．膿瘍の内部には放線菌などの細菌塊が見いだされることもある（図96）．

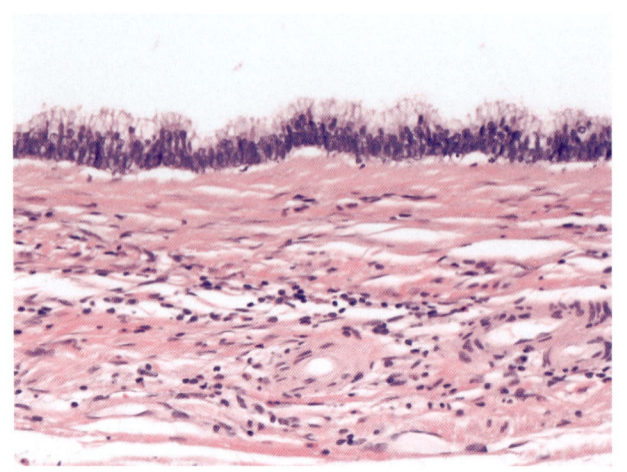

図97　虫垂粘液性腫瘍
豊富な粘液を含む，細胞異型は低異型度の腺腫相当の腫瘍であるが，粘膜固有層は存在せず線維組織上に存在している．

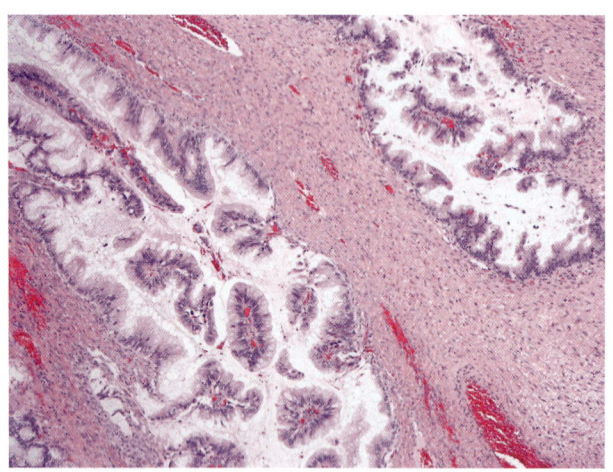

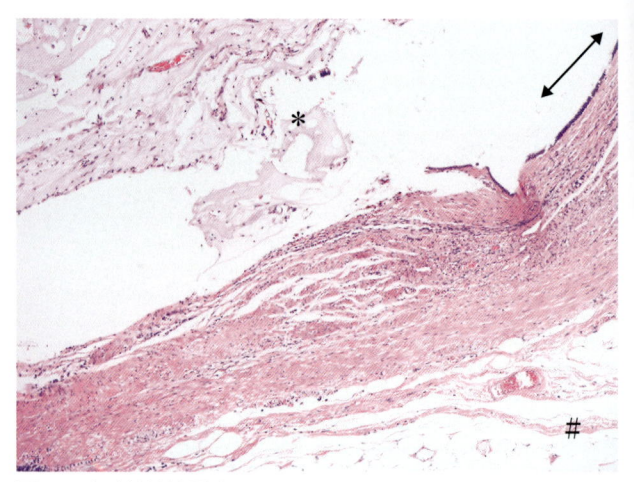

図98　虫垂粘液性腫瘍
内腔の一部には腫瘍(両矢印)を認めるが壁構造は消失し，粘液湖(＊)と漿膜(#)の間には線維化組織が介在．

図99　虫垂癌
粘液産生が著明で細胞異型が高度な高円柱状細胞の腫瘍細胞が，不規則な腺管構造をとりながら，虫垂壁に浸潤している．

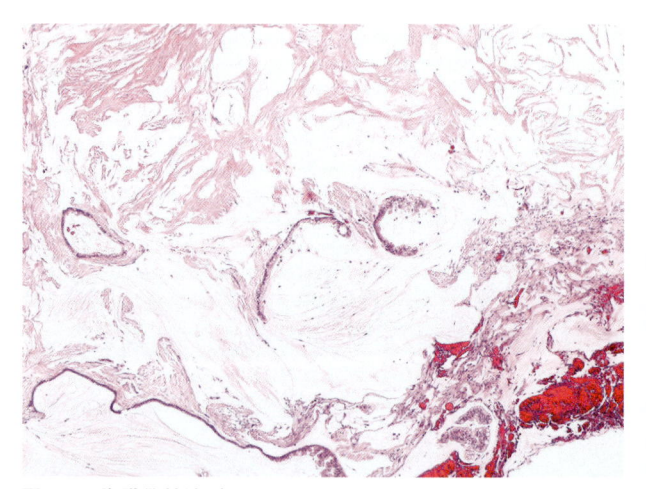

図100　腹膜偽粘液腫
腹腔内に認めた多量の粘液中に癌細胞の断片が浮遊する．通常，癌細胞は少数であり，確認困難な場合もある．

▶虫垂嚢胞性腫瘍　appendiceal epithelial neoplasia

虫垂には，結腸・直腸に見られるような腺腫も発生するが，非常に稀である．虫垂の上皮性腫瘍は多量の粘液産生を伴うことが多く，嚢胞状に拡張した肉眼所見を呈し，粘液嚢腫 mucocele とよばれる．粘液嚢腫には，腺腫や過形成もあるが，多くは低異型度虫垂粘液性腫瘍 low-grade appendiceal mucinous neoplasm (LGAMN) や粘液癌 mucinous adenocarcinoma である．

LGAMNは，粘液産生を伴う細胞異型や構造異型が腺腫相当である上皮の増生からなる腫瘍である．粘膜固有層を伴わず，腫瘍は線維性組織で裏打ちされていることがこの腫瘍の診断において重要な所見である(図97)．腫瘍細胞の旺盛な粘液産生により虫垂の内腔が拡張し，粘液による圧排と腫瘍の浸潤により壁が破壊され，線維化・硝子化を伴い壁構造が不明瞭化する(図98)．壁の破綻をきたすと腹膜偽粘液腫 pseudomyxoma peritonei の原因となり，臨床的に悪性の経過を辿ることがあることから，最近では低異型度の腺癌と考えられている．従来，腹膜偽粘液腫を伴う粘液嚢胞腺腫の多くはこれに該当すると考えられる．

虫垂癌の組織分類は大腸癌に準じるが，大腸癌に最も多い管状腺癌が虫垂に発生することは稀であり，粘液癌の割合が最も高い．虫垂粘液癌はLGAMNに比べ細胞異型，構造異型が高度であり，虫垂壁の破壊性浸潤を伴う(図99)．壁外へ破綻すると，腹膜偽粘液腫をきたす．

腹膜偽粘液腫は腹腔内に播種した腫瘍が多量の粘液を産生し，腹腔内が粘液により満たされた状態である(図100)．組織学的には，粘液内に少量の腫瘍細胞が浮遊して認められる．外科的に全てを取り除くことは困難であり，再発を繰り返し，粘液の貯留による臓器の圧迫症状により死に至る．

各 論　　141

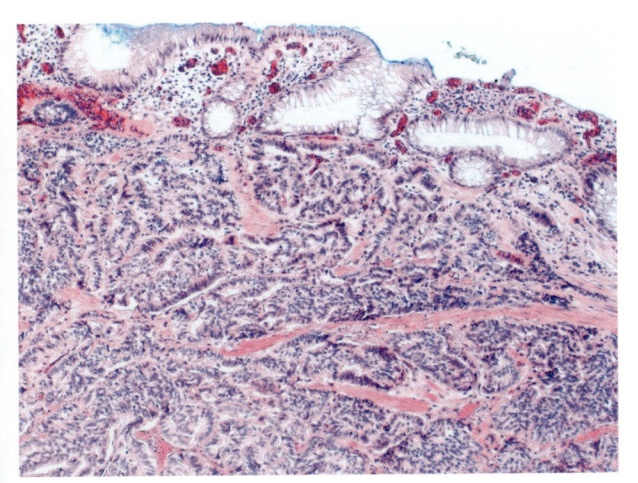

図101　大腸カルチノイド
粘膜深層から粘膜下層にかけて，小型で均一な類円形細胞が胞巣状，索状，リボン状，時に管状配列を示しながら増生する．

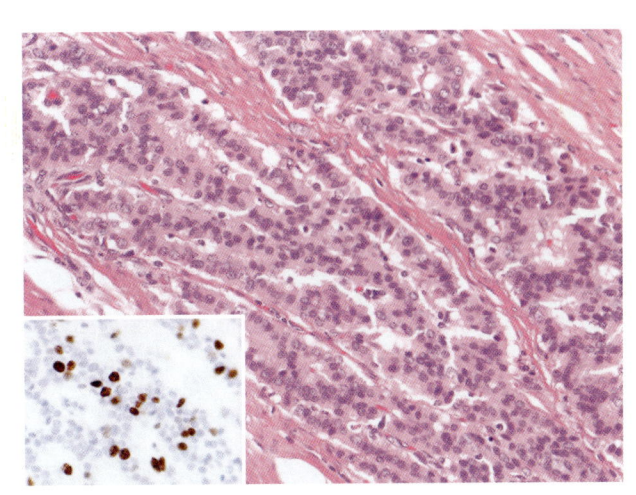

図102　大腸カルチノイド
組織像はカルチノイドの像であるが，Ki-67標識率は3％以上であり(inset)，WHO分類のNET, G2に相当する．

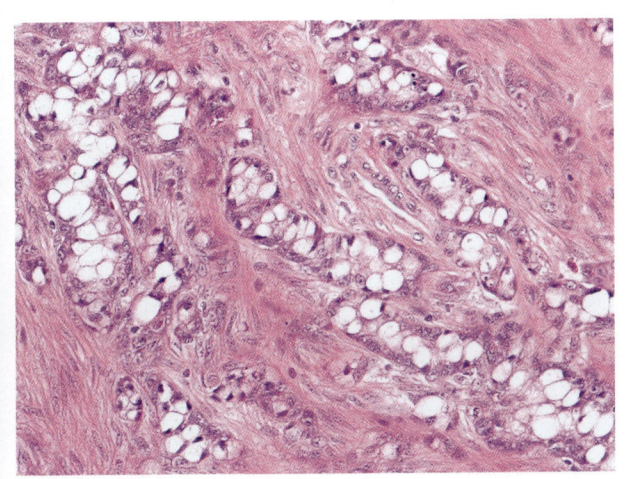

図103　杯細胞カルチノイド
異型に乏しい杯細胞様腫瘍細胞の小胞巣状，索状の増生からなる腫瘍で，少数の内分泌細胞が介在する．

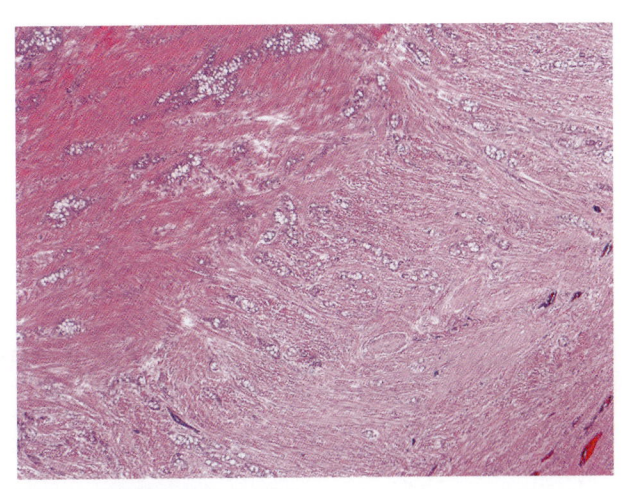

図104　杯細胞カルチノイド
カルチノイドと異なり，腫瘍を形成することなく，びまん性の浸潤を示し，粘膜下層から漿膜まで広範囲に進展する．

▶ **神経内分泌細胞性腫瘍**　neuroendocrine cell neoplasm

内分泌細胞の形質を有する神経内分泌細胞性腫瘍は，その悪性度により，低悪性度のカルチノイド腫瘍 carcinoid tumor と高悪性度の神経内分泌癌 neuroendocrine carcinoma (NEC) とに分類される．WHO分類(2010)では，低悪性度の神経内分泌細胞性腫瘍を神経内分泌腫瘍 neuroendocrine tumor (NET) と称し，核分裂像やKi-67標識率によりNET G1とNET G2に亜分類しているが，カルチノイド腫瘍とNETは同義語と考えてよい．

カルチノイド腫瘍は内分泌細胞に分化した低悪性度腫瘍であり，下部消化管では直腸に好発する．小型の類円形細胞が胞巣状，索状，リボン状，時に管状配列を示しながら増生し，ロゼット形成が見られることがある（図101, 102）．粘膜深部から粘膜下層以深に発育の主座があるが，固有筋層以深に浸潤したものは肝転移率が高い．

NECは胞巣状，索状，リボン状に増生し，時にロゼット形成が見られるが，カルチノイド腫瘍に比して大型の核を有する腫瘍細胞で構成され，核分裂像が多い．小細胞型と大細胞型に分類される．大腸では粘膜内に腺腫や腺癌成分を伴うことが多く，腺腫や腺癌に由来する腫瘍であると考えられている（組織像は胃と同様であり省略する）．

なお，虫垂に発生する杯細胞カルチノイド goblet cell carcinoid は異型に乏しい杯細胞様腫瘍細胞の小胞巣状，索状の増生からなる腫瘍で，内分泌細胞が介在するため"カルチノイド"という用語が用いられてきた（図103）．腫瘤を形成することなく，虫垂内腔から同心円状にびまん性に浸潤し，高率に脈管侵襲や神経周囲浸潤をきたす（図104）．腫瘍細胞が内分泌細胞への分化を示すが，カルチノイドと異なり悪性度が高く予後は不良で，内分泌細胞への分化を伴う低分化腺癌として扱う．

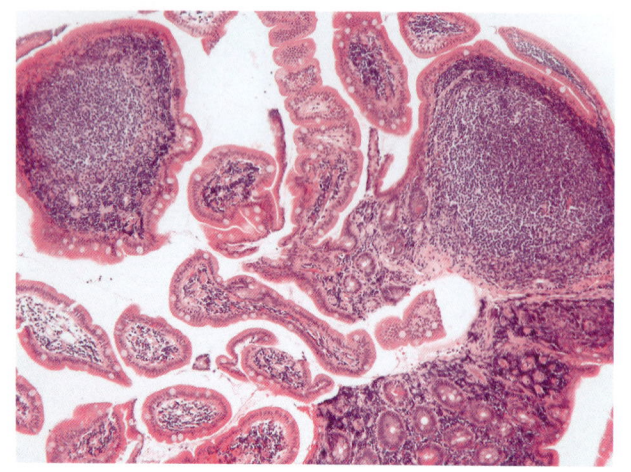

図105 濾胞性リンパ腫（Grade 1）（小腸粘膜生検の弱拡大像）
リンパ球が濾胞構造を示すが比較的均一な細胞からなり，tingible body macrophageは見られず，腫瘍性が疑われる．

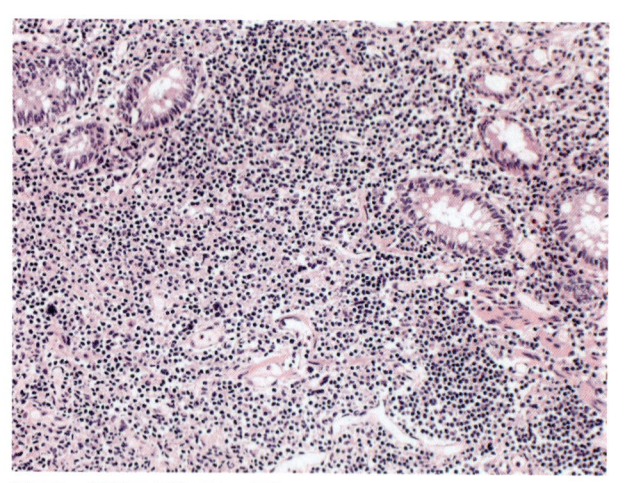

図106 濾胞性リンパ腫（Grade 1）（小腸粘膜生検の強拡大像）
異型に乏しいが単調なリンパ球のみの浸潤で，絨毛の先端まで密に浸潤している点が炎症性変化では説明できない．

図107 腸管T細胞リンパ腫
大腸粘膜全層から粘膜下層へ及ぶ小型リンパ球に密な浸潤を認める．濾胞構造は見られない．一見，潰瘍性大腸炎などの炎症性腸疾患を思わせる．

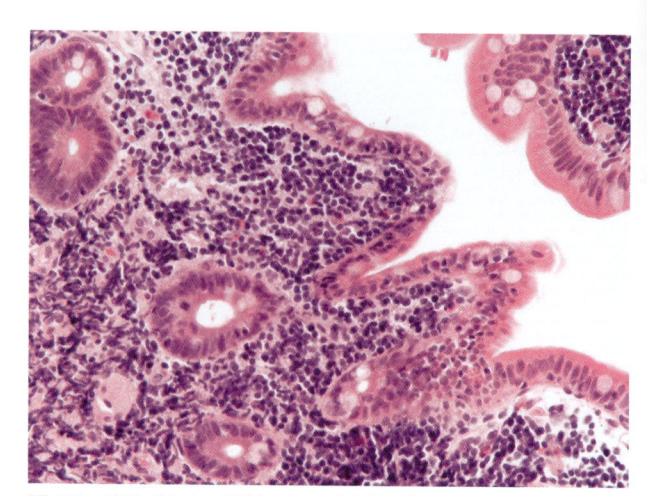

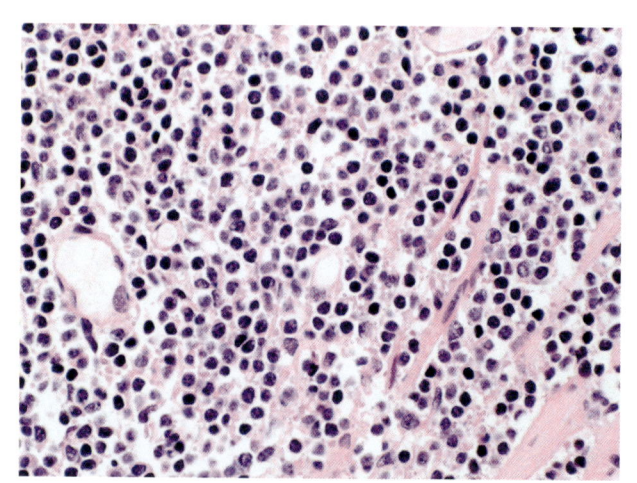

図108 腸管T細胞リンパ腫
浸潤リンパ球の拡大像で，形質細胞や好酸球，好中球の混在がなく，単調なリンパ球の浸潤であり，正常リンパ球より僅かに大きい核を有する異型リンパ球である．

▶**悪性リンパ腫** malignant lymphoma

消化管は悪性リンパ腫の好発部位であり，節外性リンパ節の約30％を占める．リンパ節と同様の種々の組織型が見られ，癌に類似した腫瘍や潰瘍性病変，腸管狭窄を形成することもあるが，腸特有な臨床病理像を示すものもある．

腸においては，多発隆起をきたしmultiple lymphomatous polyposisという特徴的像を示すことがある．組織学的にはMALTリンパ腫，濾胞性リンパ腫（図105，106），マントル細胞リンパ腫のいずれでも起こりうる．生検診断においては全体像が把握できないため確定診断が困難なことがある．特に，MALTリンパ腫や濾胞性リンパ腫（Grade 1）では細胞異型に乏しく，炎症や反応性病変との鑑別が問題となる．確定診断には，HE像におけるリンパ球を含む炎症細胞の浸潤パターンに着目し，胚中心様構造の有無との関係に注意しながら，T細胞，B細胞のマーカーに加えてCD10，bcl-2，CD5，cyclin D1などを用いた免疫染色を施行することが有用である．なお，胚中心の同定にはCD10，bcl-2，Ki-67，CD21，CD23の免疫染色が有用である．

また，腸管T細胞リンパ腫は，欧米ではセリアック病との関連があることが言われenteropathy-associated T cell lymphomaという用語も用いられていたが，関連のない症例も存在する．明瞭な腫瘤を形成しないことが多く，臨床的に炎症性腸疾患に類似した像を示す．生検組織においてもリンパ球がびまん性に浸潤しているが，核異型が明らかでない場合があり，しばしば炎症性疾患との鑑別が困難である．細胞異型は乏しくとも，形質細胞や好酸球，好中球の混在に乏しい単調なリンパ球の浸潤であることに着目すればリンパ腫の可能性を疑うことが可能であり（図107，108），免疫染色を施行することで確定診断に至る．

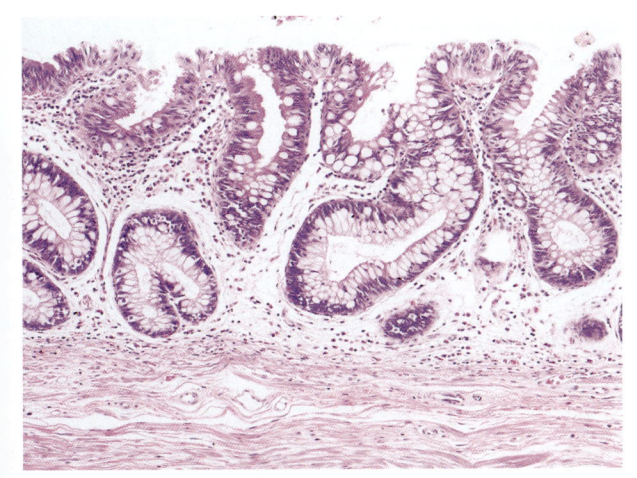

図109　炎症性腸疾患関連 low-grade dysplasia
密な腺管の増生は認めずむしろ萎縮調であるが，腫瘍性と判定される．N/D 比は低く low-grade dysplasia に相当する．

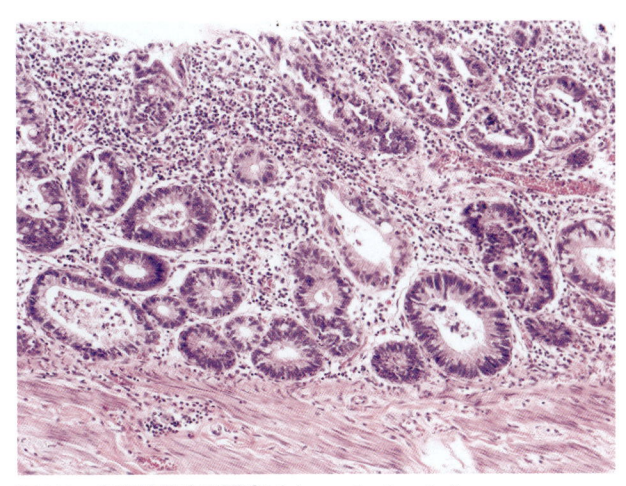

図110　炎症性腸疾患関連 high-grade dysplasia
腺管密度の著明な増加はないが高度異型を示す腺管群を認め，明らかな浸潤像はなく，high-grade dysplasia に相当する．

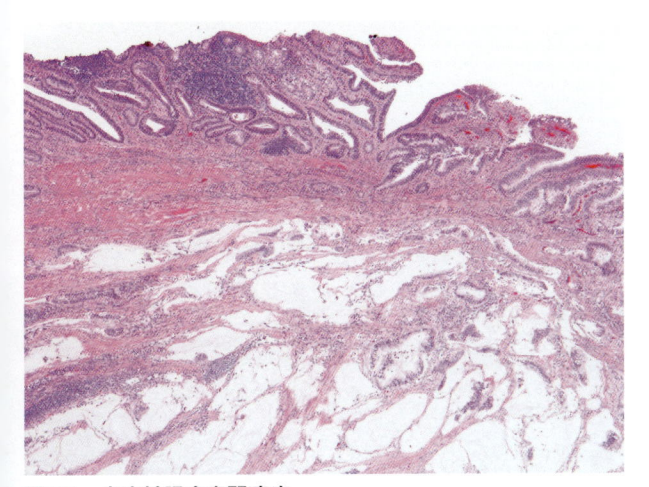

図111　炎症性腸疾患関連癌
粘膜面では分化型腺癌を認めるが，浸潤部では粘液癌へと変化している．表面が潰瘍化せず粘膜下層へ浸潤する像も，炎症性腸疾患関連癌における特徴である．

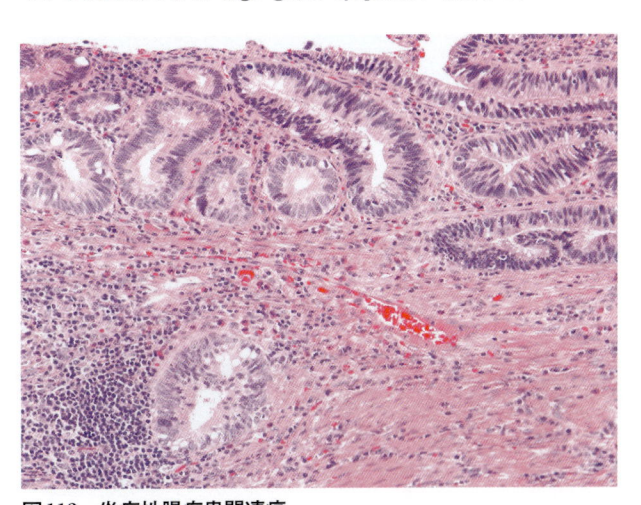

図112　炎症性腸疾患関連癌
図111の粘液癌の浸潤癌の粘膜内の高分化腺癌部の拡大像を示す．一部粘膜筋板への浸潤も認める．

▶**炎症性腸疾患関連癌**　inflammatory bowel disease-associated cancer

　潰瘍性大腸炎 ulcerative colitis(UC)の慢性炎症性粘膜が大腸癌の発生母地となる．癌発生の危険因子は，罹病期間(10年以上)および罹患範囲(全大腸型)である．UC関連癌では異形成 dysplasia とよばれる非浸潤性腫瘍を経て浸潤癌に進展する (dysplasia-carcinoma sequence) と考えられている．dysplasia は粗大隆起を呈することもあるが，内視鏡や肉眼で認識困難な境界不明瞭な平坦な病変であることも多く，しばしば多発する．dysplasia は組織学的にその異型度により low-grade(図109)と high-grade(図110)に分類され，high-grade dysplasia は癌と同等に扱われる．UC関連癌あるいは high-grade dysplasia が発生した場合，その患者の大腸全体が癌発生の危険の高い状態であると考えられるため，大腸全摘を施行することが原則であり，散発性の大腸癌の治療方針と異なる．そのため，UC関連腫瘍/dysplasia か散発性腫瘍かの鑑別が重要である．

　組織学的に，UC関連癌は早期病変ではほとんどが分化型腺癌であるが，進行すると低分化腺癌や粘液癌の割合が高くなる(図111, 112)．dysplasia は隆起を示し構造的にも散発性腺腫と類似したものもあるが，平坦な粘膜で腺窩密度の増加なく腫瘍性と判定可能な異型腺窩が見られた場合は，組織像からも dysplasia と判定可能である．しかしながら，隆起性腫瘍を認めた場合は組織像のみでは dysplasia か散発性腺瘍かの鑑別は困難であり，その周囲粘膜の注意深い観察と生検採取による肉眼的および組織学的な総合的評価が必要である．

　なお，頻度は低いが UC 以外でも，Crohn 病や腸結核などの慢性持続性の炎症性疾患および放射線性腸炎においても癌の発生の危険がある．特に Crohn 病では，痔瘻癌の発生に注意が必要である．

9. 肝　臓

坂元亨宇

総論　146
　Ⅰ. 標本を見る前に　146
　Ⅱ. 標本の見方　146
各論　148
　◉急性肝炎　148
　◉慢性肝炎・肝硬変　148
　◉脂肪肝　150
　◉非アルコール性脂肪肝炎　150
　◉自己免疫性肝炎　151
　◉原発性胆汁性肝硬変　151
　◉原発性硬化性胆管炎　151
　◉胆管炎（化膿性，急性，慢性）　151
　◉ヘモクロマトーシス　152
　◉ウィルソン病　152
　◉Ⅰ型糖原病　152
　◉Dubin-Johnson症候群　152
　◉多嚢胞肝　153
　◉カロリ病　153
　◉慢性うっ血肝　153
　◉肝紫斑病　153
　◉肝静脈閉塞症　154
　◉肝移植後の拒絶反応　154
　◉移植片対宿主病　154
　◉日本住血吸虫症　155
　◉エキノコッカス症　155
　◉肝吸虫症　155
　◉孤立性壊死性結節　155
　◉肝細胞癌　156
　◉早期肝細胞癌　157
　◉肝内胆管癌　158
　◉混合型肝癌　159
　◉細胆管細胞癌　159
　◉肝芽腫　160
　◉肝細胞腺腫　160
　◉限局性結節性過形成　161
　◉結節性再生性過形成　161
　◉異型結節　161
　◉血管腫　162
　◉血管肉腫　162
　◉類上皮血管内皮腫　162
　◉血管筋脂肪腫　163
　◉胆管腺腫　163
　◉胆管過誤腫　163
　◉転移性腫瘍　164
　◉悪性リンパ腫　164

総論

I 標本を見る前に

1. 非腫瘍性肝疾患の分類

非腫瘍性の肝疾患は，表1のように分類される．肝臓に特徴的な疾患としては，肝炎ウイルスによる慢性肝炎が，頻度的にも肝炎の主体をなしている．肝臓は栄養・薬剤の主たる代謝臓器であることから，アルコール性・非アルコール性・薬剤性の肝障害・肝炎も重要である．肝臓には動脈血と門脈血が流入する二重血行支配が認められることから，梗塞性の循環障害は稀であるのに対して，門脈圧亢進症は，全身性の病態としても重要である．

2. 腫瘍性肝疾患の分類

肝腫瘍の組織学的分類は，これまで1994年のWHO分類に基づく分類が用いられてきた．2010年のWHO分類では，胆管上皮系腫瘍を中心に改訂されており，現在この分類に移行しつつある．表2は，後者に準じた分類である．

II 標本の見方

1. 非腫瘍性病変の見方

肝障害が疑われる際に，血液生化学検査によって，肝細胞系か胆道系の酵素のいずれが優位の異常かをみるように，組織学的に，肝細胞の炎症・障害か，胆道系か，その他脈管系等の異常かをまず評価する．

病変の局在は大きく門脈域と小葉内に分けて評価する．門脈域でまず注目すべきは，門脈域の炎症の有無，そして門脈域の炎症が小葉との境界部にまで波及し，境界部の不明瞭化，門脈域の拡大が見られるか，すなわち境界活性の有無を評価する．境界活性を伴う門脈域の炎症は，広義の肝炎を，一方で門脈域の中でも胆管周囲性の炎症が主体で，境界活性に乏しい場合は広義の胆管炎を考えて診断を進める．頻度的には少ないが，門脈域における門脈の不明瞭化・狭小化，胆管の減少・不明瞭化の所見は，先天性の疾患や，移植後の病理診断などにおいては重要である．

小葉内でまず注目すべきは，実質の主体をなす肝細胞からなる小葉構造が保たれているか，それとも肝細胞の変性，肝細胞の脱落・壊死が見られるかということである．肝細胞の変性所見としては，好酸性変性，淡明化，脂肪化，マロリー小体，胆汁・鉄などの色素沈着が重要である．肝細胞の壊死は，融解壊死による肝細胞の脱落として認められる場合と，好酸体・凝固壊死を認める場合に大きく分けられる．前者では，炎症細胞浸潤を伴い壊死炎症反応として認められることが多い．変性・壊死所見が，小葉内で局在をもって見られるか，小葉のゾーン構造，門脈域・中心静脈との関係に着目しながら評価する．小葉中心性の変化は，

表1 非腫瘍性肝疾患の分類

肝炎	胆管炎
急性肝炎・慢性肝炎・肝硬変	細菌性(上行性)胆管炎
肝炎ウイルス性	原発性胆汁性肝硬変
(その他)感染性	原発性硬化性胆管炎
自己免疫性	
	循環障害
代謝障害による肝炎・代謝疾患	門脈圧亢進症
アルコール性肝炎・肝障害	Budd-Chiari症候群
非アルコール性脂肪肝炎・肝障害	肝うっ血
薬剤性肝炎・肝障害	
ヘモクロマトーシス	
Wilson病	
(その他)代謝異常	

表2 腫瘍性肝疾患の分類

肝細胞性腫瘍	混合性
良性	混合型肝癌
肝細胞腺腫	癌肉腫
限局性結節性過形成	間葉系腫瘍
前癌病変	良性
肝細胞ディスプラジア	血管腫
異型結節	血管筋脂肪腫
悪性	間葉性過誤腫
肝細胞癌	孤立性線維性腫瘍
肝細胞癌，フィブロラメラ	悪性
肝芽腫	血管肉腫
未分化癌	類上皮性血管内皮腫
胆管上皮性	未分化肉腫
良性	その他
胆管腺腫	
微小嚢胞腺腫	
胆管周線維腺腫	
境界病変・悪性	
胆管上皮内腫瘍	
胆管内乳頭状腫瘍・胆管内乳頭状腺腫	
粘液性嚢胞性腫瘍・粘液性嚢胞性腺癌	

薬剤性やアルコール性の肝障害，NASHの診断に重要である．小葉内における肝細胞以外の変化として，類洞・静脈の障害，毛細胆管における胆汁うっ滞などがあげられる．類洞の拡張，類洞壁細胞の色素沈着，中心静脈，肝静脈の壁肥厚，内膜肥厚等を評価する．

〈病変の主座と鑑別診断〉

・門脈域・小葉内の炎症＋境界活性→肝炎
・門脈域・胆管の炎症→胆管炎
・小葉中心性の脂肪化・バルーニング変性・線維化→アルコール性肝炎・NASH
・肝細胞内色素沈着→肝内胆汁うっ滞，ヘモクロマトーシス，Wilson病
・小葉中心性うっ血・肝細胞萎縮・脱落→肝うっ血，Budd-Chiari症候群

2. 結節性病変の見方(図1)

肝臓の結節性病変の診断に当たっては，腫瘍性病変以外に，再生結節，過形成性結節等の反応性の腫瘍類似病変を鑑別する必要がある．更に，腫瘍性結節の診断においては，

図1 結節性病変の見方

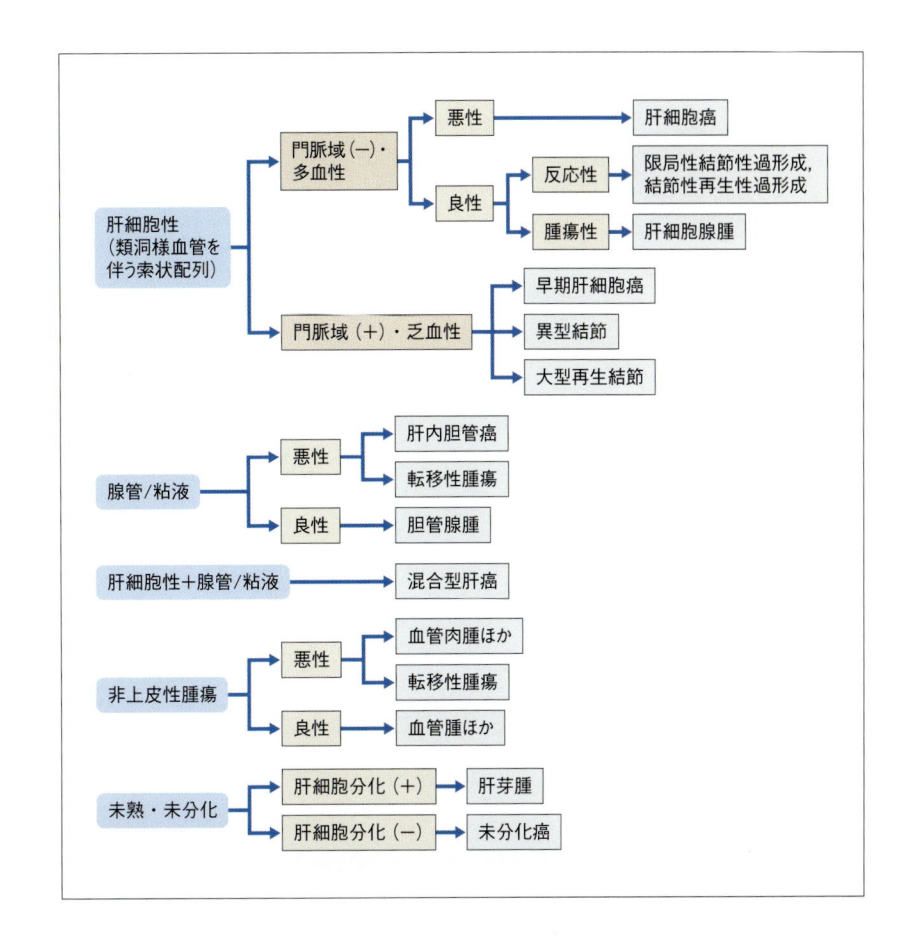

肝細胞性腫瘍か非肝細胞性腫瘍か，原発性か，転移性かの鑑別が重要である．

非腫瘍性の結節性病変である再生結節，過形成性結節においては，異型を有する占拠性病変と異なり，まず結節自体を標本上で認識することが難しいことも少なくない．既存の肝小葉の構造が保たれているか，門脈域と中心静脈・肝静脈は規則的に認められるかを参考に観察することで，結節の領域が認識しやすくなる．門脈や胆管の不明瞭化，異常な血管の増加等を観察する．

腫瘍性病変においては，頻度的に最も多い肝細胞系の腫瘍性結節を中心に，胆管上皮系か，あるいは非上皮系かの鑑別をまず行う．肝細胞系以外の場合は，原発性か転移性かを常に念頭に置く必要があることは，転移の代表的臓器である肝臓の特徴である．

肝細胞癌は，肝臓に見られる腫瘍性病変の中でも最も頻度が高いため，常に鑑別の対象となる．典型的な症例では，肝臓の本来の色調である褐色調ないし脂肪化に相当する黄色調，胆汁産生に相当する緑色調を混じ，髄様で膨張性の腫瘤を形成し，肉眼像のみでも診断が可能である．組織学的には，類洞様血管に裏打ちされた索状配列を認め，好酸性に富む細胞質を有する．免疫組織化学的には，特異的なものはないが，carbamoyl phosphate synthetase-1 (Hep-Par1)が細胞質内に陽性を示す．低分化型あるいは硬化型の肝細胞癌では陽性率は低い傾向にあり，陰性でも肝細胞癌を否定することはできない．ポリクローナル抗CEA抗体，抗CD10抗体ないし抗MDR1抗体は，肝細胞癌の特徴的な構造である毛細胆管構造を認識するのに有用である．しばしばalpha-fetoprotein (AFP)陽性である．

肝内胆管癌は，他臓器の腺癌と類似の特徴を有するため，上記の肝細胞癌とは肉眼所見，組織所見ともに大きく異なる．肝門部を含む比較的大型の胆管内に主座を置く肝内胆管癌においては，肝細胞癌との鑑別が問題となることはないが，末梢発生の腫瘤形成型肝内胆管癌の場合は，背景に障害肝を有することも多く，また一部に肝細胞癌様の像を有する例も認められるため，主体をなす所見と典型像の有無で鑑別をする．

非上皮性腫瘍では血管腫が頻度的に最も多くみられるが，上皮性腫瘍との鑑別では，血管筋脂肪腫，類上皮性血管内皮腫との鑑別が重要である．

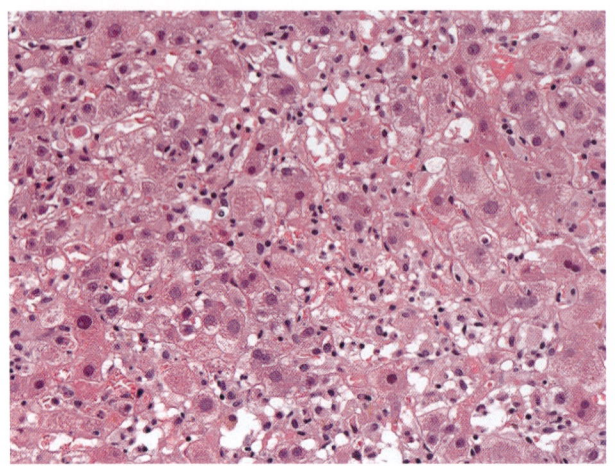

図1 急性肝炎
肝細胞の高度の変性，脱落とリンパ球浸潤．

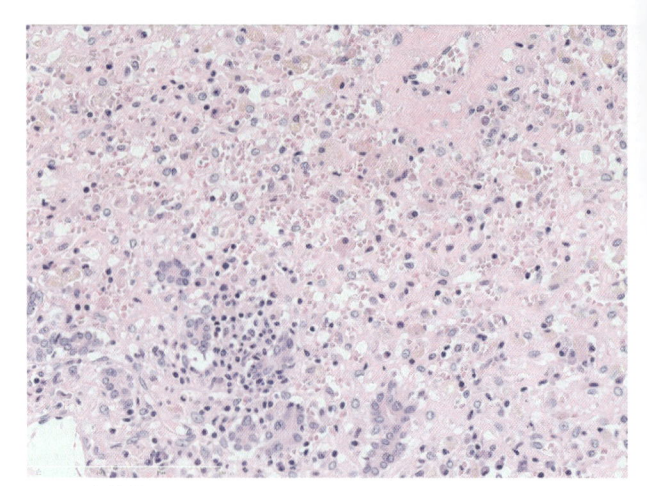

図2 広範壊死
肝細胞は殆ど脱落しており，細胆管と炎症細胞が見られる．

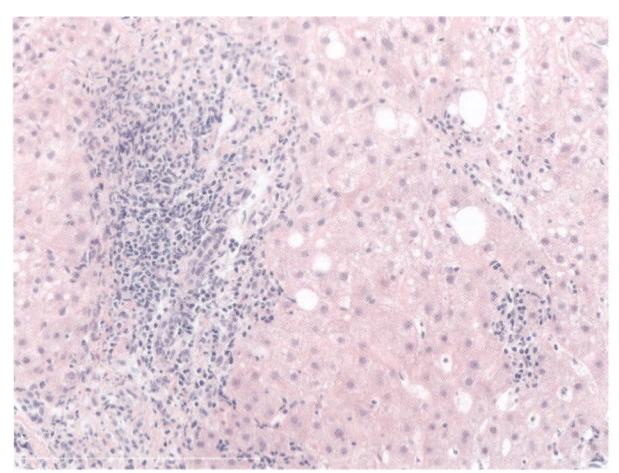

図3 慢性肝炎
削り取り壊死，小葉内壊死炎症反応を示す．

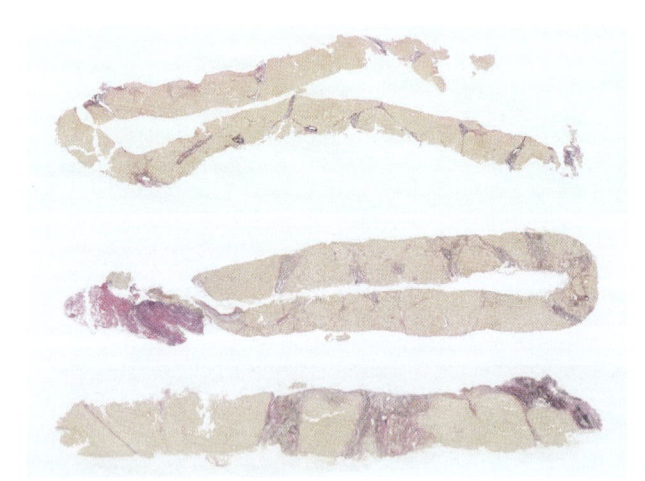

図4 慢性肝炎
架橋状線維化の進展．上：F2　中：F3　下：F4(EVG染色)．

●急性肝炎　acute hepatitis

　肝臓の急性炎症により主として肝細胞が傷害された病態．肝炎ウイルス感染，ならびにアルコール，薬剤，自己免疫，代謝異常などによる肝炎・肝障害による．肝細胞の変性・壊死ならびに小葉内・門脈域の炎症反応を基本とする(図1)．肝細胞は水腫変性をきたし，腫大するが，この像は風船化ballooningとよばれる．肝細胞の壊死は，アポトーシスに陥った肝細胞がエオジンに濃染する球状の好酸体からなる単細胞壊死と，数個の肝細胞が壊死脱落(融解壊死)した巣状壊死が見られる．この巣状壊死巣には巣状のリンパ球浸潤を伴っており，壊死炎症反応とよばれる．門脈域は炎症細胞浸潤，浮腫のため拡大する．更にクッパー細胞の動員，肝内胆汁うっ滞を認める．回復期には肝細胞の再生像が見られ，また，消耗色素を貪食したクッパー細胞，組織球を認める．急速な経過で高度の肝機能障害，肝不全に陥る劇症肝炎では，帯状ないし広範な肝細胞の壊死・脱落を認め(図2)，肝臓は高度に萎縮する．胆汁うっ滞，出血を伴う．マクロファージの動員を高度に認め，リンパ球浸潤を伴う．経過とともに偽胆管形成，肝小葉の再生像を認める．

●慢性肝炎・肝硬変　chronic hepatitis/liver cirrhosis

　肝炎が持続した状態(臨床的に6ヵ月以上の肝機能検査値の異常)で，急性肝炎後にウイルスなどの原因が排除されず慢性化する．B型のキャリア，C型肝炎では，急性肝炎が明らかでなく慢性化することも多い．門脈域のリンパ球主体の炎症細胞浸潤と線維化，小葉内の壊死・炎症所見からなる(図3)．肝細胞の再生像を伴う．門脈域と小葉の境界部の炎症による肝細胞の切り崩し現象を削り取り壊死piecemeal necrosisとよぶ．小葉内には，巣状壊死，壊死炎症反応を認める．線維化は門脈域を主体に進展し，門脈域間，中心

各 論　149

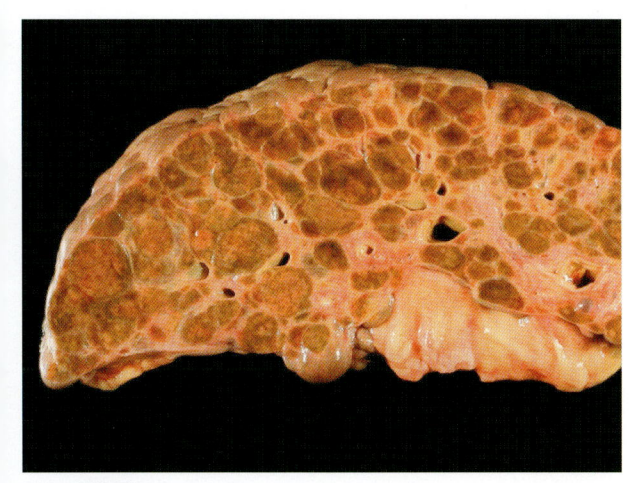

図5　肝硬変
大結節性，B型肝硬変のマクロ像．

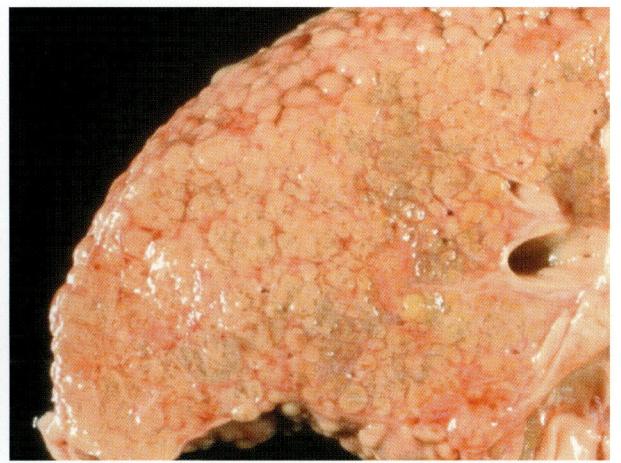

図6　肝硬変
小結節性，C型肝硬変のマクロ像．

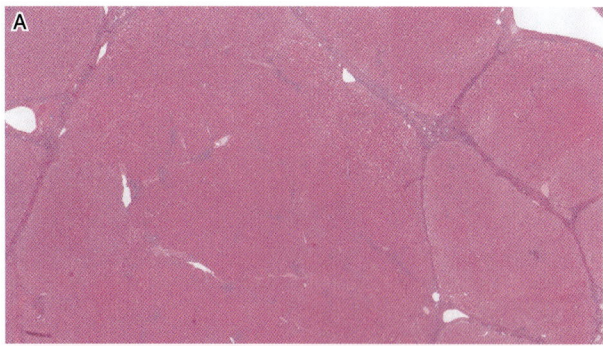

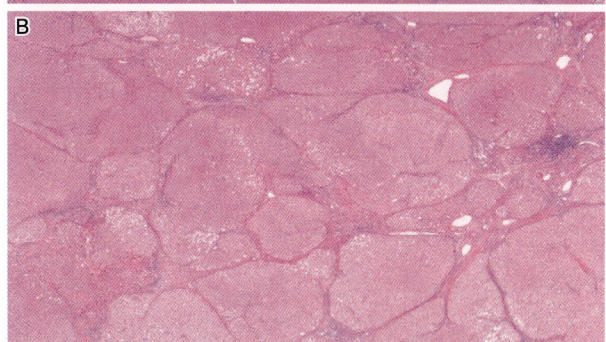

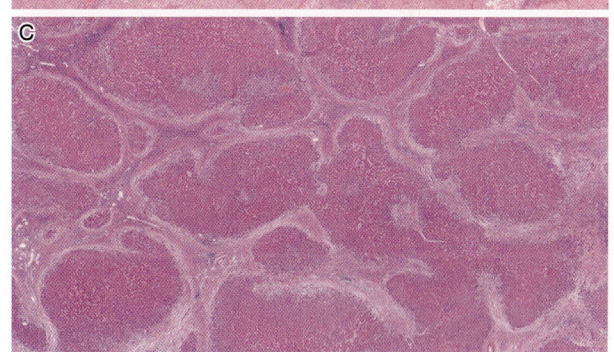

図7　肝硬変
A：大結節性肝硬変，B：大小結節混合型肝硬変，C：胆汁性肝硬変で見られるはめ絵状再生結節．

　静脈との間に架橋状線維化を形成するに至る．慢性肝炎の病期分類として，新犬山分類（F0：線維化なし，F1：門脈域の線維性拡大，F2：架橋状線維化，F3：小葉のひずみを伴う線維化，F4：肝硬変）が広く用いられている（図4）．
　ウイルス肝炎，アルコール性肝炎などの慢性の肝障害が持続した場合，最終的に肝硬変liver cirrhosisとよばれる終末像に到達する．肝細胞の壊死，再生，線維化が繰り返される中で，隔壁状の線維性結合組織が発達して，再生結節（偽小葉）が肝臓全体に形成される．正常の肝臓は，表面が平滑であり，割面では小葉が均一に分布しているが，肝硬変では，表面は不規則な凹凸が目立ち，割面では大小の結節状を呈する．肝硬変の分類には，形態的な特徴による分類と成因による分類とがある．日本では長く，長与・三宅の甲・乙2型を基本とした分類が用いられてきたが，最近は再生結節の大きさにより大結節性，小結節性，大・小結節混合型に分類される（図5～7）．大結節性（図5）はB型肝炎による肝硬変の典型的な像，小結節性（図6）はC型肝炎あるいはアルコールによる肝硬変の典型的な像とされている．
　一方，肝硬変の病因が明らかなものが増え，臨床的に病因に基づく分類が使われることから，病理学的にも病因に基づいてよばれる傾向にある（図7）．例えばB型肝硬変，C型肝硬変とよばれる．そのほか，慢性の胆汁うっ滞による場合は胆汁性肝硬変，慢性のうっ血による場合はうっ血性肝硬変，アルコールによる場合はアルコール性肝硬変等とよばれる．ウイルス性肝硬変は大結節性や混合結節性肝硬変が多く，アルコール性肝硬変は飲酒継続症例は小結節性肝硬変となり，断酒後症例では再生結節は大結節性となる．慢性の胆汁うっ滞による胆汁性肝硬変は，はめ絵状の再生結節と緻密な線維性間質を特徴とする．

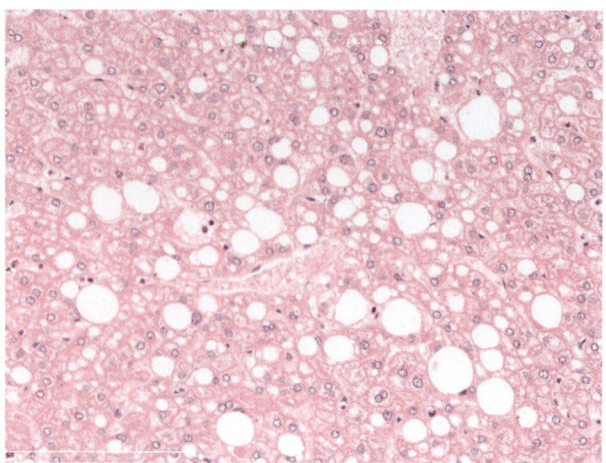

図8 単純性脂肪肝
小葉中心性の大滴性脂肪化.

図9 非アルコール性脂肪肝炎
脂肪化に加えてballooning変性，炎症を認める.

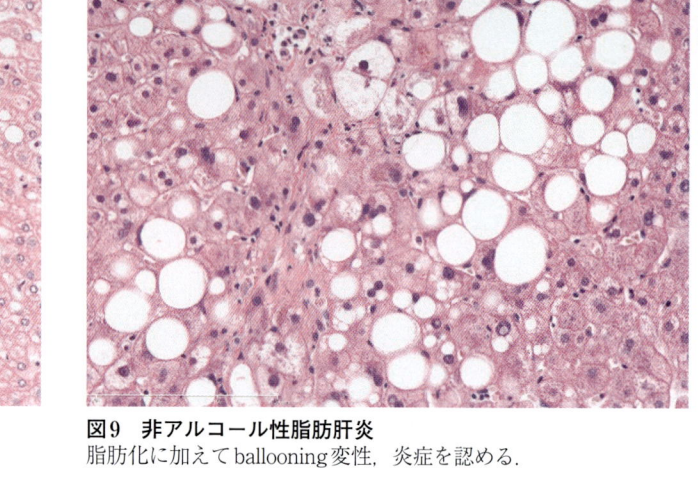

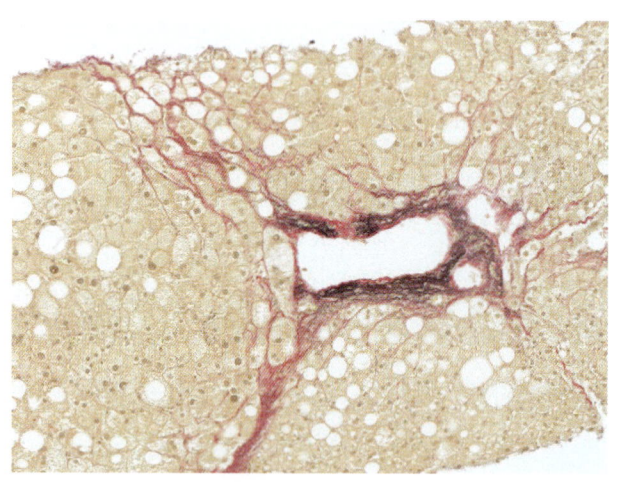

図10 非アルコール性脂肪肝炎
細胞周囲性線維化(EVG染色).

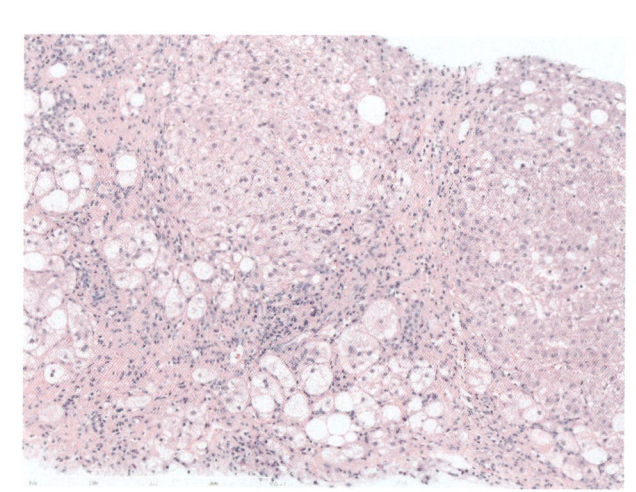

図11 非アルコール性脂肪肝炎
肝硬変となったもの.

●脂肪肝　fatty liver

　脂肪代謝の中心臓器である肝に中性脂肪が蓄積する．貯蔵脂肪からの脂肪酸動員の増加，肝細胞内での脂肪酸合成の増加，脂肪酸酸化の低下，肝細胞からの脂肪の放出の低下により，肝細胞内に過剰の中性脂肪が蓄積し，肝細胞内に脂肪滴の形成を認める．脂肪滴の大きさにより，小滴性と大滴性に分けられる．また原因により小葉内の分布に違いが見られ，中心脂肪化，周辺脂肪化，びまん性脂肪化に分けられる．中心脂肪化は低酸素血症，敗血症，アルコール性などに見られ，周辺脂肪化は高脂肪食の摂取，飢餓などで見られる．アルコールの過剰摂取による肝疾患には，病理組織像からアルコール性脂肪肝，アルコール性肝線維症，アルコール性肝炎，アルコール性肝硬変といくつかの病型に分類される．組織像は，次に述べるNASHと同じ像を呈する．

●非アルコール性脂肪肝炎　nonalcoholic steatohepatitis(NASH)

　非多飲者で大滴性の脂肪沈着を伴う非アルコール性脂肪性肝疾患の病理所見はアルコール性肝疾患に類似しており，その進行性の病態はアルコール性肝炎に類似し，NASHとよばれる．主に肝小葉中心部に大滴性脂肪沈着が見られ，炎症・障害所見を伴わないものは単純性脂肪肝(図8)と分類される．NASHは脂肪沈着に加え，肝細胞の風船様腫大(ballooning変性)，肝小葉の好中球浸潤を伴う炎症，肝細胞周囲性線維化，Mallory体形成が見られるが，アルコール性肝炎と比べ炎症は軽度症例が多く，Mallory体は小型で不完全なものが多い(図9)．静脈閉塞病変も通常見られない．線維化は中心静脈周囲性，肝細胞周囲性が主体で，進行とともに架橋性線維化が生じる(図10)．NASHは進行すると肝硬変となる(図11)．NASHの病期と活動度にはBruntの分類が用いられている．

各論　151

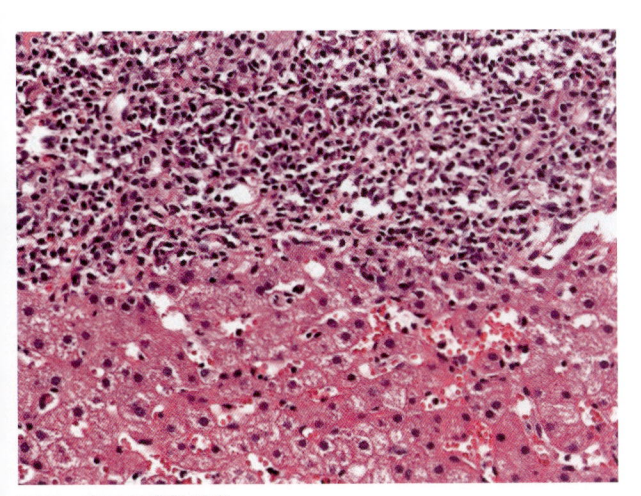

図12　自己免疫性肝炎
高度のリンパ球・形質細胞浸潤を門脈域と小葉との境界部に認める.

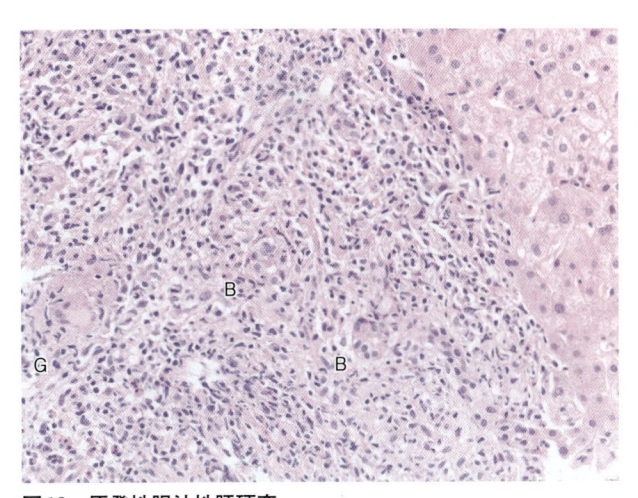

図13　原発性胆汁性肝硬変
リンパ球浸潤による小型胆管の破壊, 胆管上皮の変性像(B)と, 肉芽腫の形成(G)を認める.

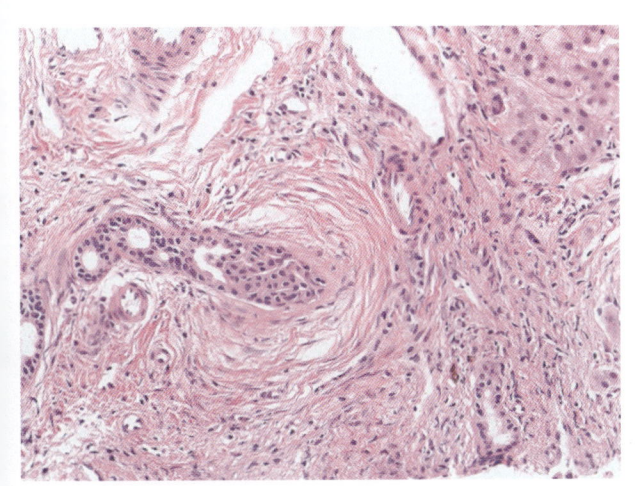

図14　原発性硬化性胆管炎
小型胆管の周囲に層状の線維化を認める.

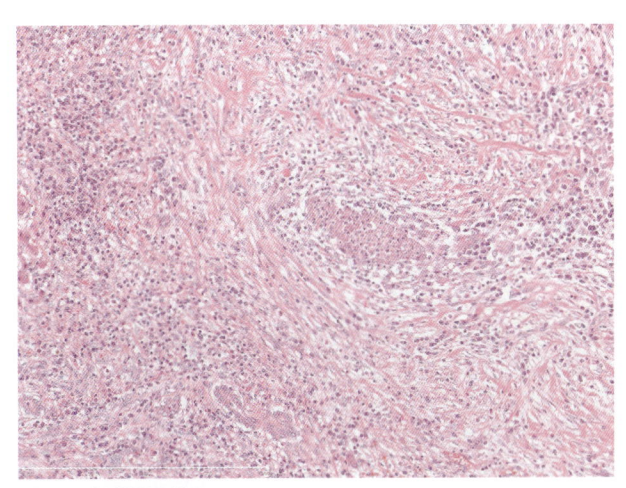

図15　化膿性胆管炎
小型胆管内とその周囲の好中球浸潤, 膿瘍形成を認める.

●自己免疫性肝炎　autoimmune hepatitis

門脈域のリンパ球, 形質細胞浸潤, インターフェイス肝炎, 肝小葉の種々の程度の壊死炎症反応像を呈する. いずれも非特異的な炎症所見であるが, 最も特徴的な組織学的所見は門脈域と門脈域周辺の顕著な形質細胞浸潤である(図12). 小葉内に巣状壊死, 帯状壊死を伴うこともある.

●原発性胆汁性肝硬変　primary biliary cirrhosis

外径40〜80μmの小葉間胆管が選択的に傷害される. 胆管上皮細胞の腫大, 好酸化, 細胞極性の乱れ, 胆管上皮の多層化, 胆管の破綻と消失, 胆管周囲のリンパ球形質浸潤と胆管上皮へのリンパ球浸潤を認める. これらの胆管病変は慢性非化膿性破壊性胆管炎とよばれ, 原発性胆汁性肝硬変の特徴的な病理所見である(図13). 胆管周囲の類上皮細胞肉芽腫形成もしばしば見られる.

●原発性硬化性胆管炎　primary sclerosing cholangitis

潰瘍性大腸炎に併発しやすく, 肝内, 肝外の胆管壁の線維化による狭窄と拡張を主体とする. 胆管周囲性の層状の線維化(オニオンスキン状線維化)を特徴とする(図14). リンパ球主体の炎症細胞浸潤を伴う. 経過とともに胆汁うっ滞に伴う線維化が進行し, 最終的には肝硬変に至る.

●胆管炎(化膿性, 急性, 慢性)　cholangitis(suppurative, acute, chronic)

胆石や手術後の合併症など, 種々の原因に伴う胆管の閉塞・胆汁のうっ滞に伴い, 上行性の感染症を生じることによる非特異的な胆管炎である. 先にあげた原発性硬化性胆管炎, 原発性胆汁性肝硬変との鑑別が重要である. 胆管周囲に化膿性変化を伴うもの, 急性炎症細胞浸潤を主体とするもの, 慢性に経過し胆管周囲に軽度の線維化を伴うものまで認められる(図15).

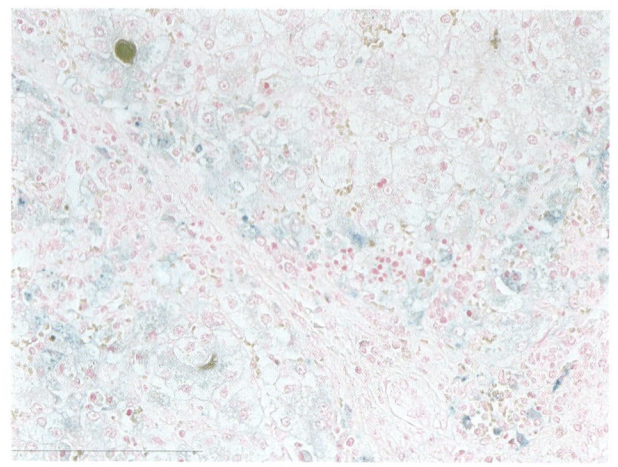

図16 ヘモクロマトーシス
新生児ヘモクロマトーシスの肝臓である．肝細胞内に鉄沈着を認める（鉄染色）．

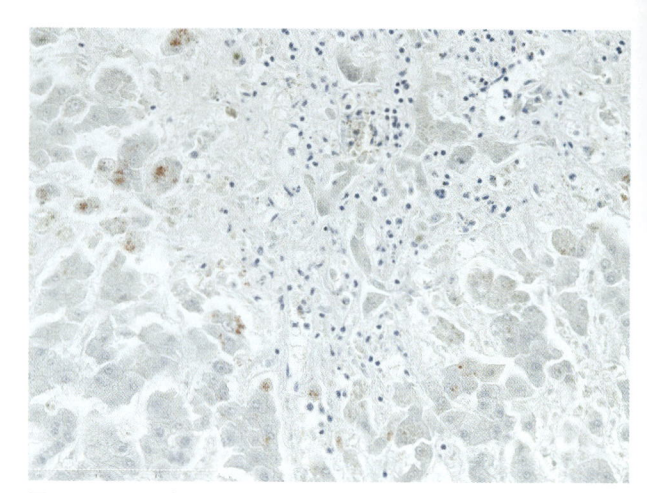

図17 Wilson病
肝細胞内に銅の沈着を認める（ロダニン染色）．

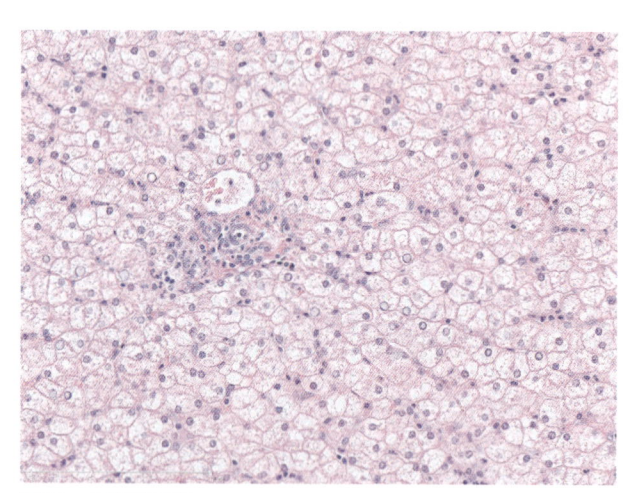

図18 Ⅰ型糖原病
肝細胞の淡明化と核糖原を認める．

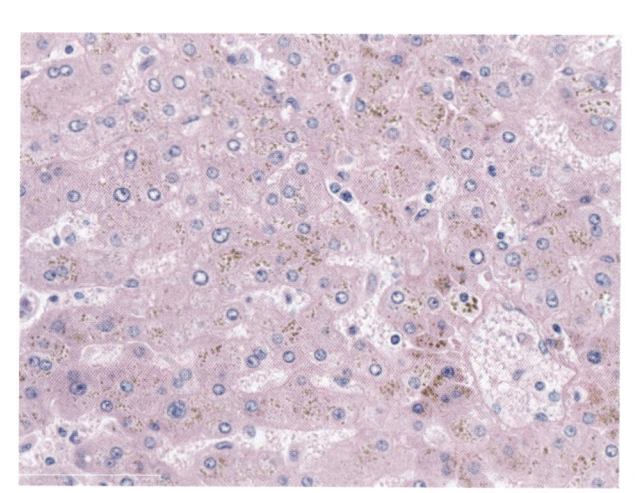

図19 Dubin-Johnson症候群
肝細胞内に褐色顆粒状の色素沈着を認める．

●ヘモクロマトーシス　hemochromatosis

鉄の代謝異常により，実質臓器にヘモジデリンが沈着する．遺伝性の原発性ヘモクロマトーシスは，6番染色体短腕にあるヘモクロマトーシス遺伝子HLA-Hの異常により腸管からの鉄吸収が亢進することが原因とされ，主として肝細胞内に沈着する（図16）．一方，続発性ヘモジデローシスは大量の輸血や溶血などによる鉄の供給過剰が原因となり，主として網内系に沈着する．肝細胞内の鉄沈着は細胞の障害，線維化を起こし，肝硬変（色素性肝硬変）に至る．

●ウィルソン病　Wilson disease

13番染色体長腕にあるWilson病遺伝子ATP7Bの変異により，銅輸送膜蛋白の障害，生体内銅蓄積をきたす．銅蓄積は肝障害，錐体外路障害，角膜のKayser-Fleischer ringsを生じる．肝臓では慢性肝炎から最終的には肝硬変に至る（図17）．

●Ⅰ型糖原病　type Ⅰ glycogen storage disease

グリコーゲンの沈着により肝細胞は腫大し，細胞質が淡明化し，核は細胞中央に位置する（図18）．グリコーゲンはPAS染色で陽性で，d-PAS染色で陰性化する．Ⅳ型糖原病では肝細胞内にすりガラス様封入体が出現し，封入体はPAS染色陽性，オルセイン染色陰性で，B型肝炎で見られるすりガラス状封入体と区別される．

●Dubin-Johnson症候群　Dubin-Johnson syndrome

血液中のビリルビンが肝細胞に取り込まれて毛細胆管に分泌されるまでの経路の先天性代謝異常による高ビリルビン血症を体質性黄疸とよぶ．間接ビリルビン上昇が優位のCrigler-Najjar症候群，Gilbert症候群と，直接ビリルビン優位のDubin-Johnson症候群，Rotor症候群に分けられる．組織学的には，Dubin-Johnson症候群におけるリポフスチン様物質のリソソームへの沈着が特徴的である（図19）．

各論　153

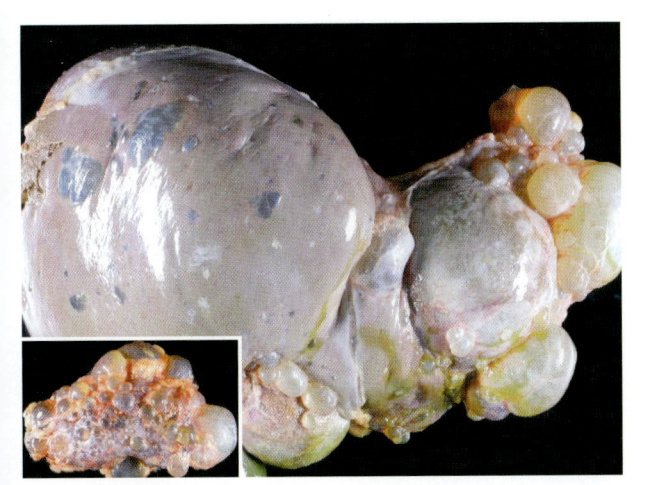

図20　多嚢胞肝
肝に多発性の嚢胞を認める（inset：同症例の腎臓）.

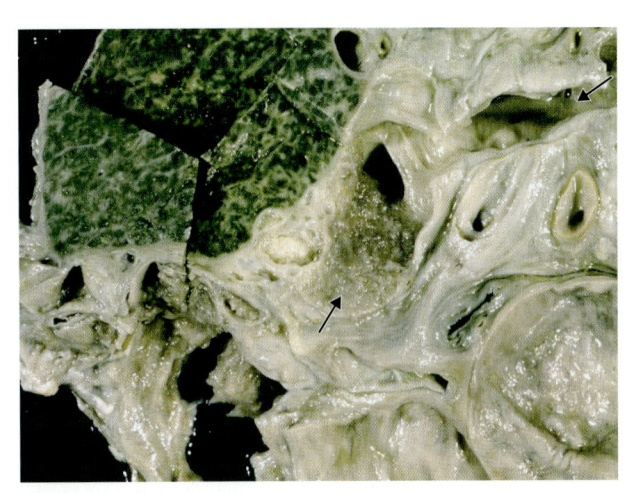

図21　Caroli病
本例では肝内外の胆管拡張を認める.

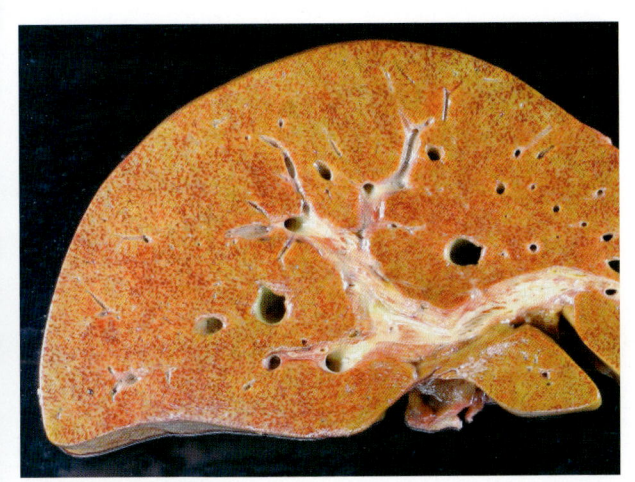

図22　慢性うっ血肝
小葉中心性に赤褐色調を呈する.

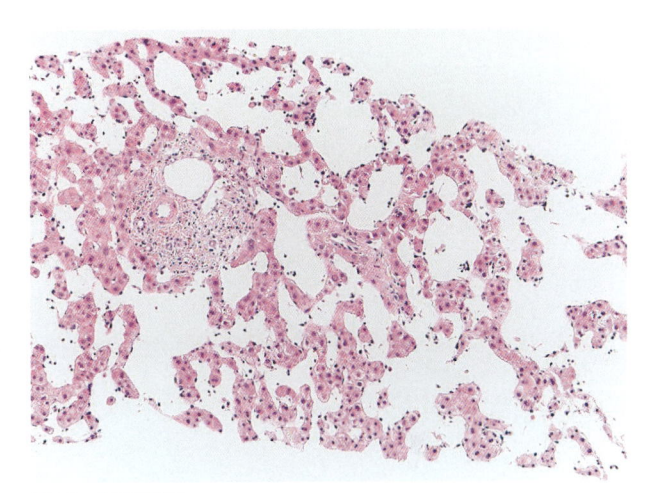

図23　肝紫斑病
類洞の嚢胞状の拡張を認める.

●**多嚢胞肝**　polycystic liver

　肝に多発嚢胞が発生する疾患で，常染色体優性多発性嚢胞腎（ADPKD）と関連して発生するものと，そうでないものとがある（図20）．ポリシスチン機能喪失が嚢胞形成に関与していると考えられている．肝嚢胞は年齢とともに増加し，嚢胞の大きさは大小様々である．嚢胞による脈管の圧排による症状が見られることもあるが，一般には無症状である．

●**カロリ病**　Caroli disease

　胆道系の先天性の拡張は3型ないし5型に分類されるが，その中で，肝内および肝外胆管の嚢胞状の拡張を伴うものを指す（図21）．肝内胆管の拡張は，びまん性に見られる場合と分節状に見られる場合がある．先天性肝線維症や肝内結石症を伴うことがあり，そのため門脈圧亢進症や胆管炎を合併する．

●**慢性うっ血肝**　chronic congestive liver

　肝に慢性のうっ血をきたした状態で，肝静脈，下大静脈の血流障害，右心不全などが原因となる．急性期には小葉中心部にうっ血を認め，うっ血が持続するとうっ血部が互いに連続し，グリソン鞘周囲の残存した肝実質を取り囲み，ニクズクの割面に似た模様を呈するためニクズク肝 nutmeg liver とよばれる（図22）．更に，小葉中心部から線維化が生じ，最終的にはうっ血性肝硬変に至る．

●**肝紫斑病**　peliosis hepatis

　肝実質内に血液で充満した多発性の嚢胞腔が見られる．肉眼的には数mm大の出血巣として認められる．薬剤等による類洞内皮障害，細網線維の破壊が原因で，類洞と連続する拡張した腔が形成されると考えられている．消失した内皮は再生するため，内皮の有無は診断の根拠とはならない（図23）．

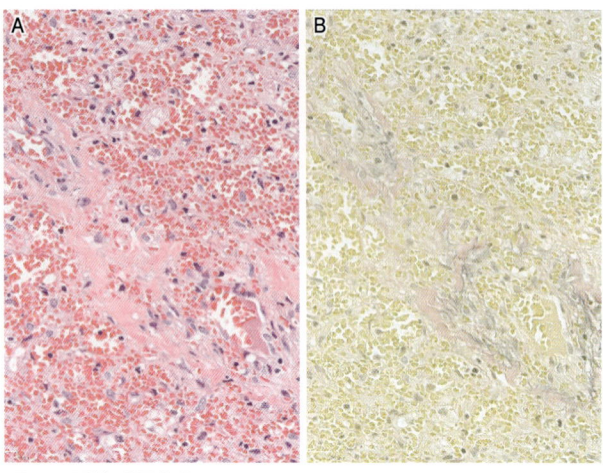

図24 肝静脈閉塞症
肝静脈内膜の肥厚による狭窄．HE染色(A), EVG染色(B)により肝静脈の壁構造, 内腔の狭小化が認識しやすくなる．

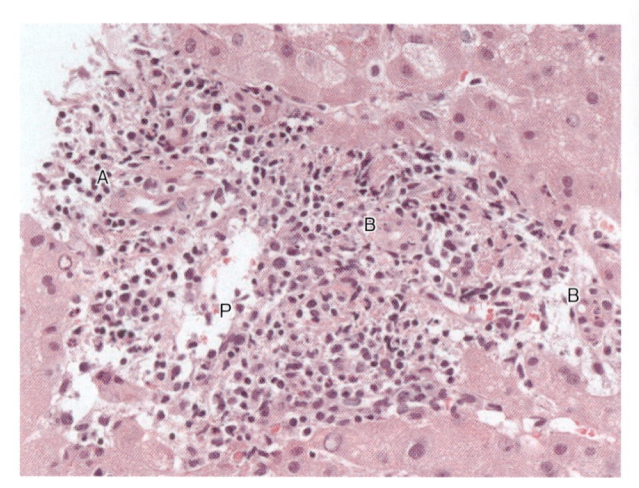

図25 急性細胞性拒絶反応
門脈域の炎症と門脈内皮炎．P：門脈, B：胆管, A：動脈．

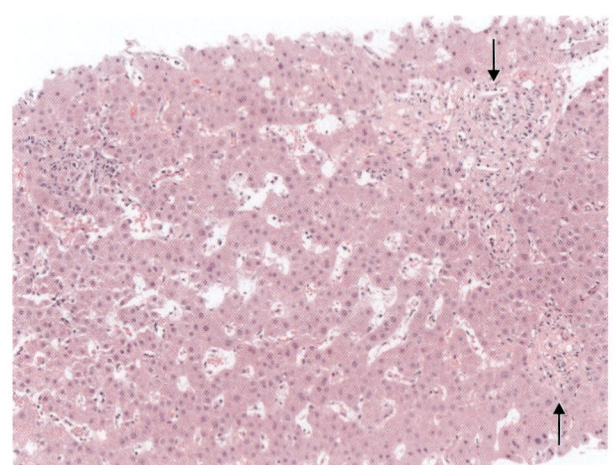

図26 慢性拒絶反応
小葉間胆管の不明瞭化．

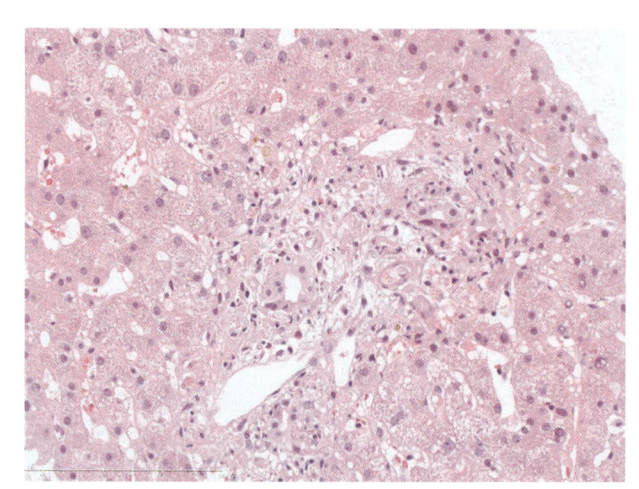

図27 移植片対宿主病
胆管の変性, 萎縮を認める．

● **肝静脈閉塞症** veno-occlusive disease

小肝静脈, 中心静脈の閉塞ないし狭窄により, 小葉中心性のうっ血と壊死をきたした状態．薬剤(抗癌薬, アルカロイドなど), 骨髄移植後の移植片対宿主反応, 放射線照射により生じる．内皮下の浮腫と線維化により静脈内腔が閉塞ないし狭窄をきたしている(図24)．一般に予後不良で, 肝腫大, うっ血, 門脈圧亢進症を伴う．慢性例では線維化を伴う．

● **肝移植後の拒絶反応** rejection post liver transplantation

拒絶反応には, 超急性/液性拒絶反応, 急性拒絶反応, 慢性拒絶反応がある．液性拒絶時の肝生検では門脈域の浮腫, フィブリン析出と好中球浸潤, 出血が見られる．小血管の血栓形成, 肝細胞凝固壊死が見られる症例があり, 高度の症例では汎小葉性の出血・壊死が見られる．リンパ球浸潤が目立たず, リンパ球による細胞性拒絶像を欠くのも特徴である．急性(細胞性)拒絶反応は門脈域の病変が特徴的であり, 門脈域の混合細胞性炎症細胞浸潤, 小葉間胆管の傷害, 門脈や中心静脈の内皮あるいは内皮直下の炎症細胞浸潤(内皮炎)などの所見が特徴的である(図25)．急性拒絶反応の重症度診断にはBanff分類が用いられ, それの半定量的評価によりrejection activity index(RAI)で重症度分類を示す．慢性拒絶反応は小葉間胆管の消失, 内皮下泡沫細胞の出現を伴う肝動脈枝傷害, 胆汁うっ滞などの組織像が見られる(図26)．

● **移植片対宿主病** graft-versus-host disease(GVHD)

骨髄移植後には, 皮膚, 消化管, 肝臓を主な標的とした組織障害を生じる．拒絶反応と類似の病態であるが, 組織像はやや異なる．GVHDでは門脈域のリンパ球浸潤は軽度で, 内皮炎も目立たない．炎症の程度が軽い割には, 胆管の変性, 核の配列の乱れ, 萎縮を認める(図27)．

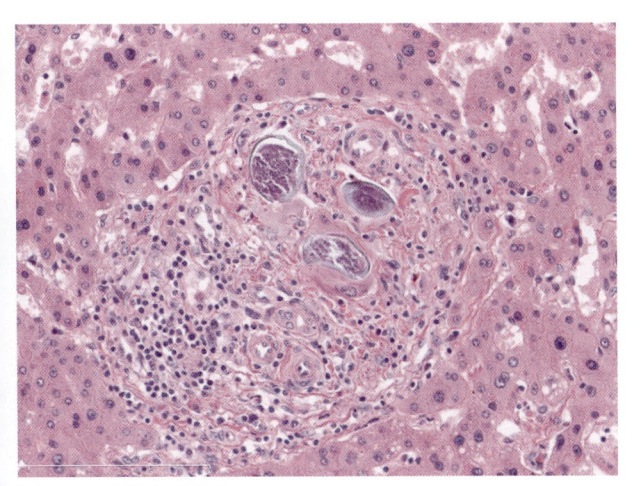

図28 日本住血吸虫症
石灰化した住血吸虫卵.

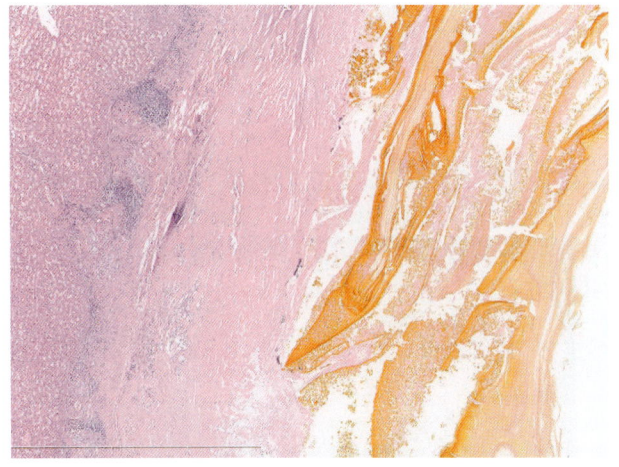

図29 エキノコッカス症
層状を呈する虫体の壁を認める.

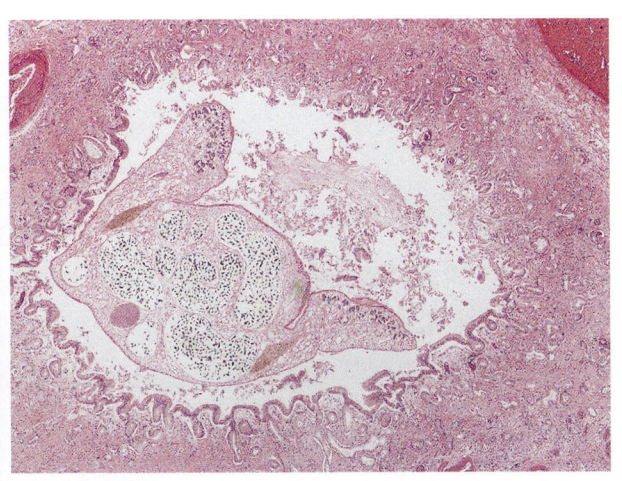

図30 肝吸虫症
胆管内に肝吸虫の虫体を認める(写真は静岡がんセンター中沼安二先生のご厚意による).

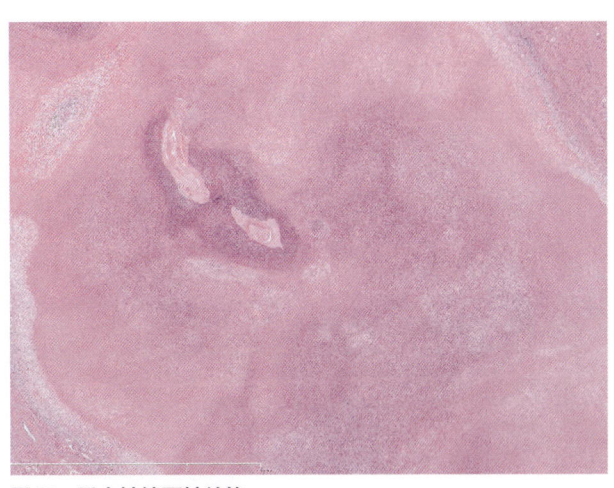

図31 孤立性壊死性結節
凝固壊死に陥った結節で,本例では虫体様の構造を内部に認めた.

●日本住血吸虫症　schistosomiasis japonica

セルカリアが経皮的に侵入して感染し,血管を介して肝に到達する.腸管に産みつけられた卵は門脈を介して肝内門脈枝を塞栓する.門脈域に住血吸虫の虫卵が見られ,時に石灰化を伴っている(図28).くり返し感染,慢性化した例では門脈枝の閉塞,門脈圧亢進をきたす.

●エキノコッカス症　echinococcosis

肝包虫症(エキノコッカス症)は主に北海道に存在する多包条虫の感染による.肝は肉眼的に,壊死組織中に囊胞状ないし空洞状病変が散在する像を呈する.組織学的に,炎症細胞浸潤と肉芽腫反応に囲まれた壊死組織中に核のない好酸性層状物質を壁とする囊胞(虫体)が認められる(図29).

●肝吸虫症　clonorchiasis

東南アジアで多く見られ,淡水魚の生食で,メタセルカリアを経口的に感染する.十二指腸から逆行性に胆管内に侵入して寄生する(図30).胆汁うっ滞と胆管,胆管周囲の慢性炎症,胆管拡張を伴う.胆管癌との関連が示されているが,わが国では稀である.

●孤立性壊死性結節　solitary necrotic nodule

凝固壊死に陥った壊死結節を通常単発性に認める(図31).寄生虫感染との関連が示唆されているが,原因が不明のことも多い.中心部は好酸球を伴う壊死組織からなり,線維性ないし炎症性肉芽組織からなる被膜に覆われている.明瞭な結節を形成するため,肝腫瘍,転移性肝腫瘍と間違えられることが多い.

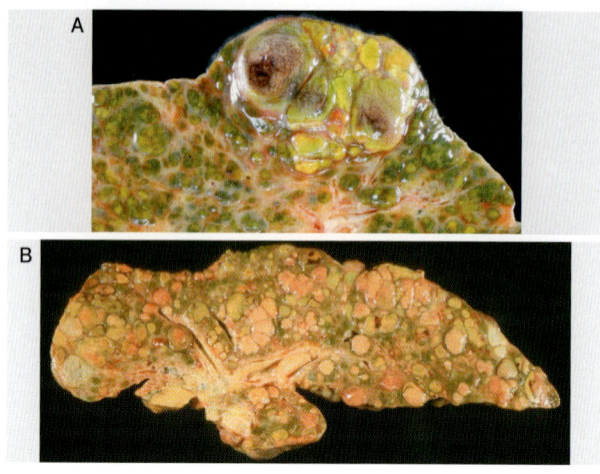

図32　肝細胞癌
A：結節型，B：びまん型肝細胞癌の肉眼像．

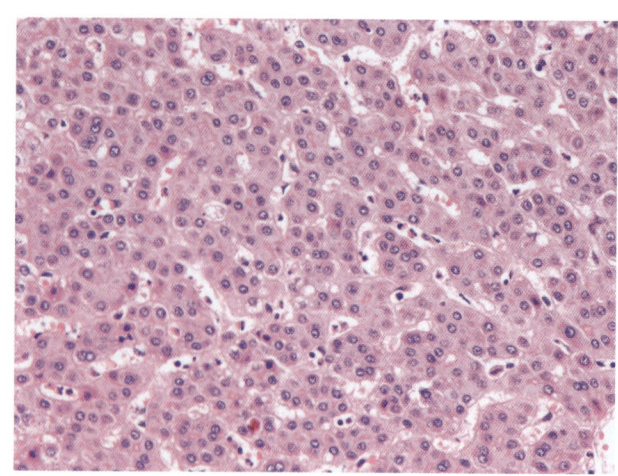

図33　高分化型肝細胞癌
細索状配列を示す．

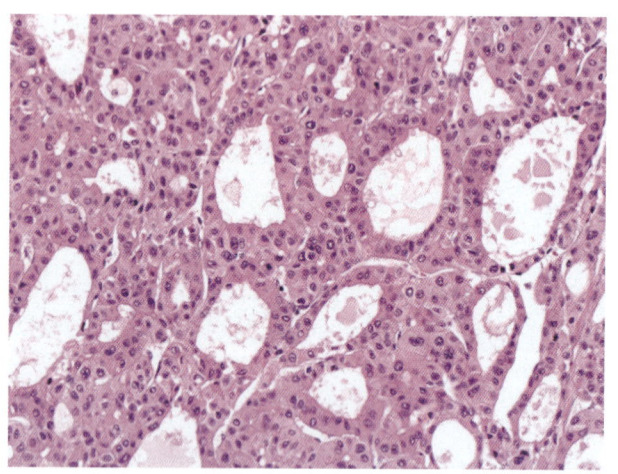

図34　中分化型肝細胞癌
偽腺管構造，中索状配列を示す．

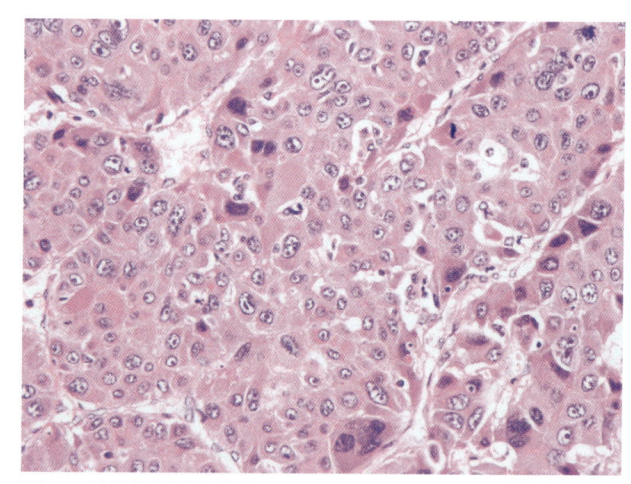

図35　低分化型肝細胞癌
大索状配列を示し，核の大小不同，大型の核を有する巨細胞も認められる．

●肝細胞癌　hepatocellular carcinoma

　肝細胞に似た細胞からなる上皮性悪性腫瘍で，慢性肝炎・肝硬変を併存することが多い．実質性の軟らかい髄様の腫瘍で，出血や変性・壊死を起こす傾向が強い．その色調は灰白色調，黄色調(脂肪化による)，暗赤色調(出血による)，緑色調(胆汁産生によりホルマリン固定後著明となる)など多彩である．部分的ないし全周性に線維性被膜を有し，境界明瞭な結節型の腫瘍を形成する(図32)．

　肝細胞癌は，正常の肝臓の構造を模倣した索状構造と，それを裏打ちする1層の内皮細胞に覆われた類洞様血管(血洞)からなる．索の厚さにより細索状，中索状，大索状型に分類する．高分化型では細索状型を示し，中分化型，低分化型ではそれぞれ中索状，大索状型を主体とする(図33～35)．索状型以外に，大小種々の大きさの腺管様構造をとる偽腺管型(図34)，類洞様血管が減少，不明瞭化し，腫瘍細胞が充実性に増殖した充実型，腫瘍細胞索が大量の線維性間質によって取り囲まれた構造をとる硬化型の組織構造を呈する．

　細胞学的には，肝細胞類似の好酸性顆粒状の細胞質を基本とするが，淡明細胞，多形性，脂肪化，胆汁産生，細胞質内封入体(マロリー小体，球状硝子体，pale body)を認める．

　肝細胞癌のグレード分類は，一般的には分化度分類が用いられるが，Edmondson and Steinerによる Edmondson分類は，核・細胞異型に基づきグレードⅠ～Ⅳに分類される．おおむね，高分化型はEdmondson分類Ⅰ型およびⅡ型の一部，中分化型はEdmondson分類Ⅱ型の大部分とⅢ型で索状構造が明瞭なもの，低分化型はEdmondson分類Ⅲ型およびⅣ型の一部，未分化癌はEdmondson分類Ⅳ型に相当する．

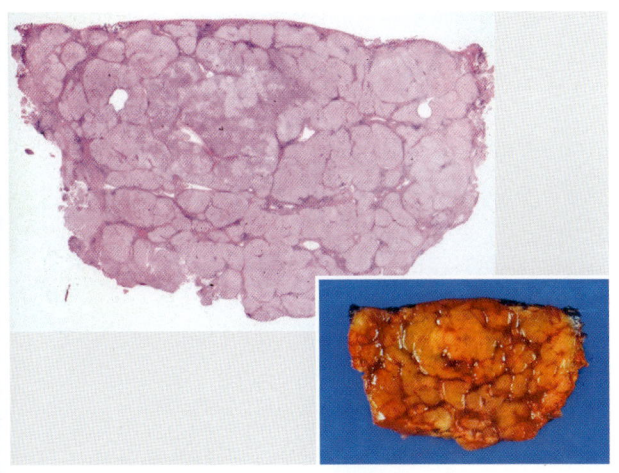

図36　早期肝細胞癌のルーペ像と肉眼像(inset)
結節内部に偽小葉間間質が残存して見られる．

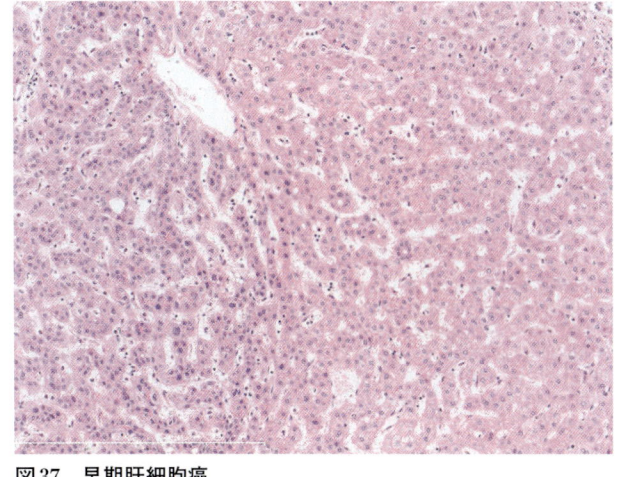

図37　早期肝細胞癌
軽度異型を増した領域(左側)を内部に認める．

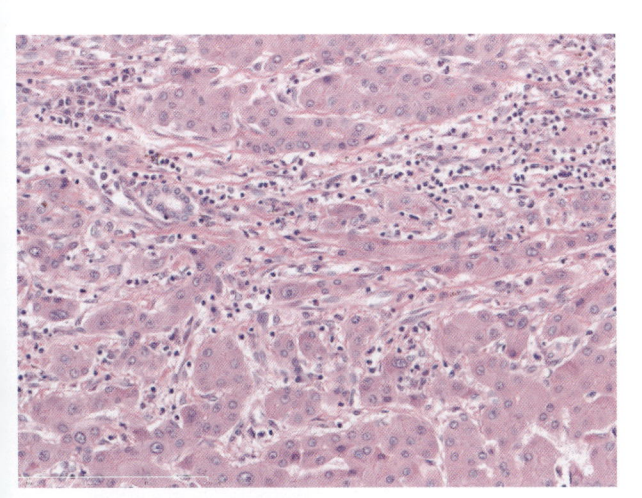

図38　早期肝細胞癌の間質浸潤
結節内の門脈域に索状に浸潤する．

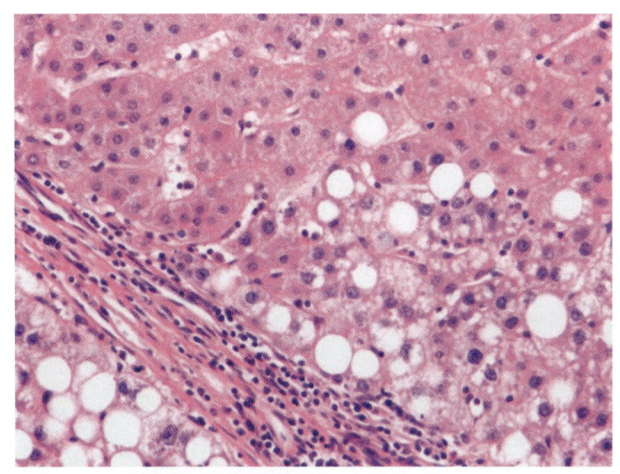

図39　早期肝細胞癌の境界部
脂肪化を伴う高分化型肝細胞癌が背景の肝細胞を置換するように発育する．

●早期肝細胞癌　early hepatocellular carcinoma

　早期肝細胞癌は，肉眼的には既存の肝構築を大きく破壊することなく，結節内部に偽小葉間間質ないし門脈域の残存を認め，小結節境界不明瞭型に分類される．

　組織学的には高分化型肝細胞癌からなり，小結節境界不明瞭型高分化型肝細胞癌と定義される．画像上，周囲肝に比して動脈血流の増加を認めない乏血性の腫瘍で，門脈血流が見られるため画像診断のみでは癌とは診断できない．結節内には種々の程度に門脈域が残存する(図36)．多血性の結節型高分化型肝細胞癌は進行肝細胞癌に分類して，早期肝細胞癌とは区別する．

　早期肝細胞癌の組織像は細胞密度の増大に加え，腺房様あるいは偽腺管構造，索状配列の断裂，不規則化などの構造異型が領域性をもって見られる．核の軽度腫大，濃染を認めるが，核異型の程度は一般に軽度である(図37)．門脈域間質への浸潤を多くの場合認める(図38)．間質浸潤の存在は癌と診断する上で有用である．細胞密度の増大は周囲肝組織の約2倍以上で，しばしば脂肪化，淡明細胞化を伴う．

　周囲肝組織との境界では被膜の形成は認めず，腫瘍細胞は隣接する肝細胞を置換するように増殖し，境界は不明瞭なことが多い(図39)．

　高度異型結節との鑑別に際して，結節内残存門脈域への腫瘍細胞浸潤像が重要な所見である．また，種々の免疫染色(heat shock protein 70, glypican-3, glutamine synthetase)も鑑別に有用とされている．血管侵襲はなく，肝内外への転移は見られない．

　早期肝細胞癌結節の内部に中～低分化型肝細胞癌結節が，結節内結節像を呈して認められることがある．進行癌への移行を示す像と捉えられている．

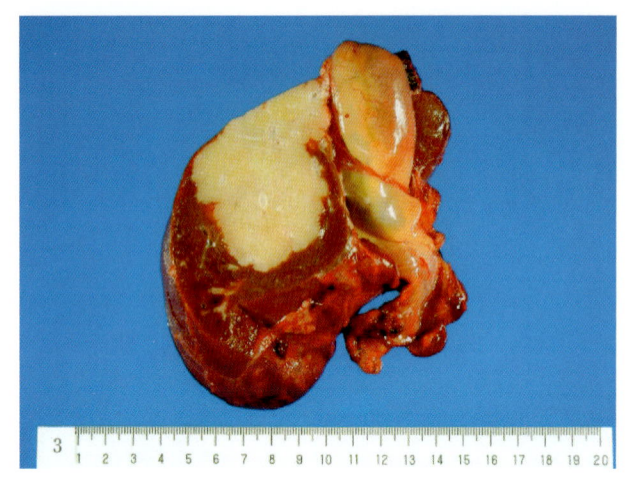

図40 肝内胆管癌
腫瘤形成型の肉眼像.

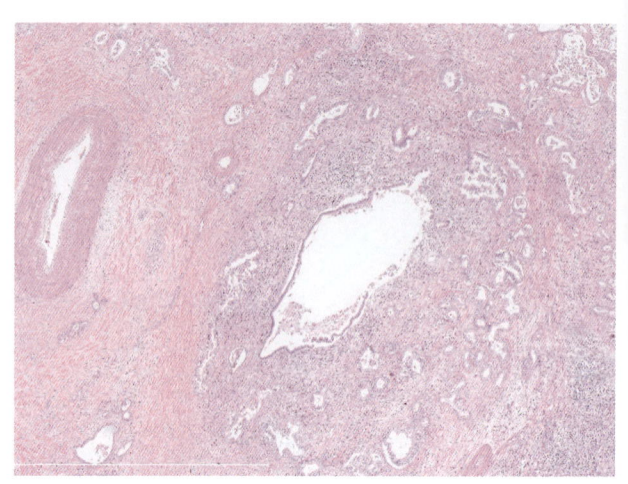

図41 肝内胆管癌
胆管, 肝動脈周囲への浸潤.

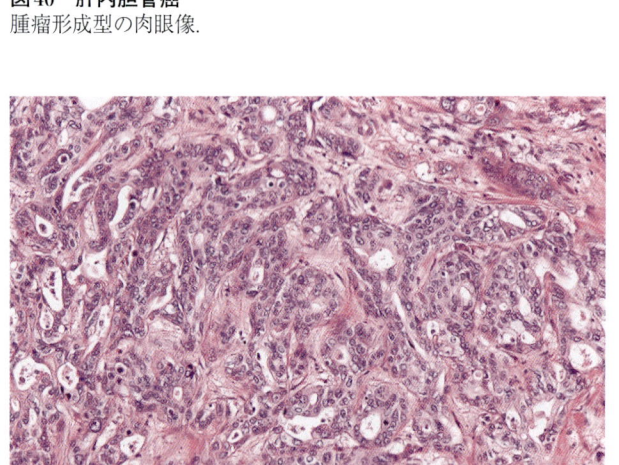

図42 肝内胆管癌
中分化型腺癌.

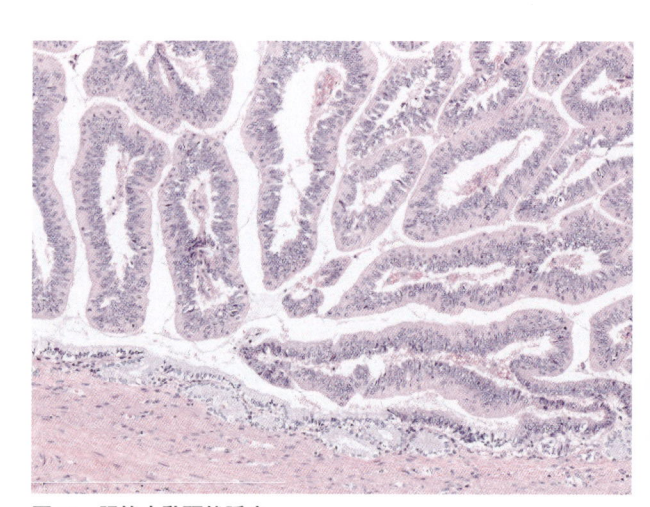

図43 胆管内乳頭状腫瘍
胆管内に乳頭状に発育する.

● **肝内胆管癌** intrahepatic cholangiocarcinoma

　肝内胆管癌は肝悪性腫瘍において肝細胞癌に次いで2番目に多い腫瘍である. 肝内胆管に由来, あるいは胆管上皮に類似する細胞からなる上皮性悪性腫瘍である. 肝門部に近い大型胆管に発生する肝門型肝内胆管癌と, 肝内小型胆管から発生する末梢型肝内胆管癌に分類されることもある.

　肉眼像は腫瘤形成型, 胆管浸潤型, 胆管内発育型の3型を基本型とする. 腫瘤形成型では, 境界明瞭で隆起を伴わない灰白色・充実性の硬い腫瘍で, 腫瘍被膜はもたず, いわゆる八つ頭状を呈する(図40).

　胆管浸潤型では, 腫瘍増殖の場は胆管周囲門脈域間質内で, 門脈域の長軸方向に沿った進展を示す(図41).

　胆管内発育型では, 胆管内腔を占拠するように乳頭状に発育し, 時に粘液の過剰産生を伴う. 病変部胆管が嚢胞状に拡張を示すこともある.

　組織学的には管状腺癌が主体をなす. 腺管形成の程度により, 高分化型腺癌, 中分化型腺癌(図42), 低分化型腺癌に分類される. 多くの場合, 粘液産生を伴う. 豊富な線維性間質を伴い, 線維芽細胞, 炎症細胞が目立つことが多い.

　腫瘍は門脈, リンパ管, 胆管に浸潤するとともに, 肝門部付近では神経周囲浸潤をきたす.

　膵の膵管内乳頭粘液性腫瘍(IPMN)と類似の発育様式を示す上皮内腫瘍を胆管内乳頭状腫瘍(IPNB)と呼ぶ.

　IPNBは肉眼的に乳頭状構築を示して増殖し, およそ1/3程度に著明な粘液産生を伴うこともある. 高円柱状から立方状の腫瘍細胞が, 線維血管性間質を有する著明な乳頭状〜絨毛状構築を示し, 胆管内腔を占拠するように増生する(図43). 胆管は単房性ないし多房性の嚢胞状の拡張を示す.

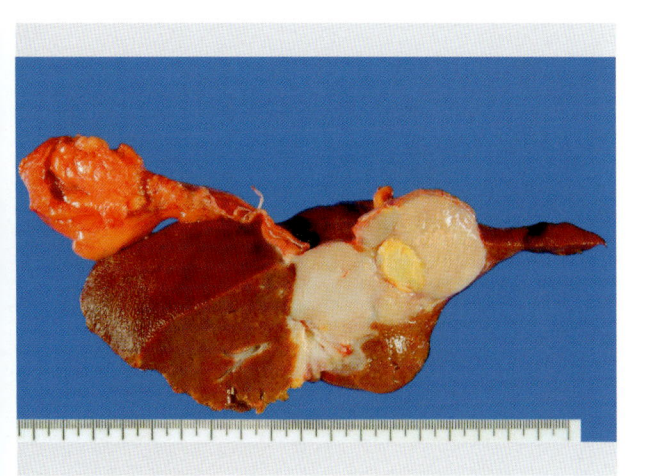

図44 混合型肝癌
肝細胞癌様(右)と肝内胆管癌様(左)の肉眼所見を呈する.

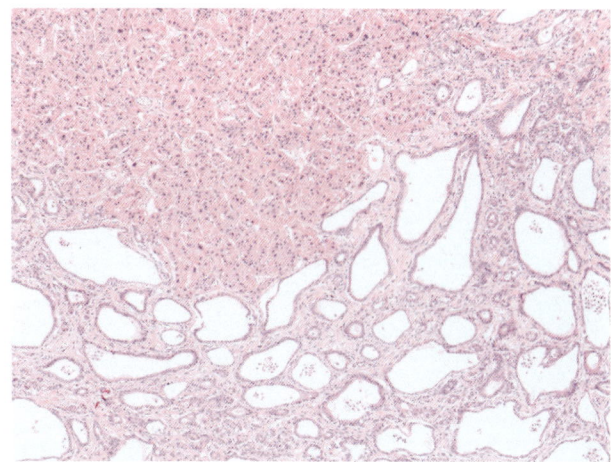

図45 混合型肝癌
肝細胞癌から腺癌への移行像.

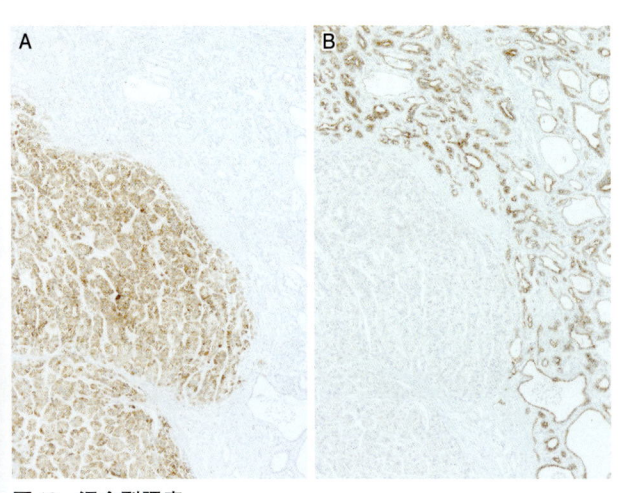

図46 混合型肝癌
A：Hep-par1は肝細胞癌の成分に陽性，B：CK-7は腺癌成分に陽性.

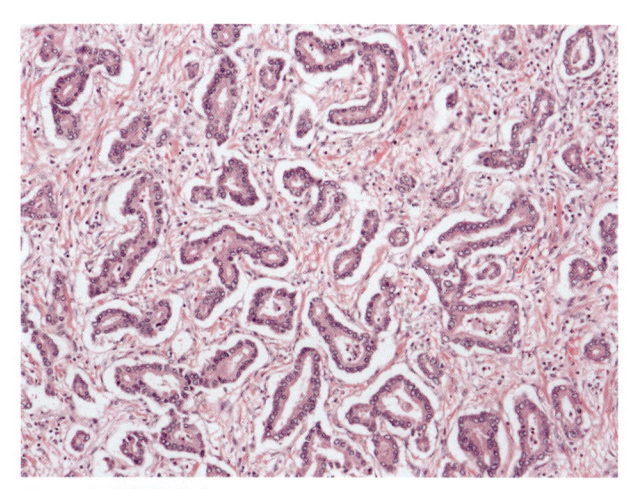

図47 細胆管細胞癌
鹿の角状の小型腺管からなる.

● 混合型肝癌　combined hepatocellular and cholangiocarcinoma

混合型肝癌は単一腫瘍内に肝細胞癌成分と肝内胆管癌成分が混ざり合っている腫瘍であり(図44)，肝内で肝細胞癌の腫瘍と肝内胆管癌の腫瘍が離れて存在するものは重複癌として別に扱う．肉眼的な所見は肝細胞癌と類似する．サイズは2cmから10cm以上と様々報告されている．割面は通常白色調を呈し，胆汁色や出血を伴う例もよく見られる．胆管癌成分が多い症例は線維性間質が多いため，割面が硬い．混合型肝癌は通常，被膜形成はなく，手術摘出症例の約30％に門脈侵襲が認められる．胆管癌成分も含まれているため，リンパ節転移は肝細胞癌よりは多くみられる．

混合型肝癌の組織像は，定義のとおり肝細胞癌成分と腺癌の肝内胆管癌成分からなる(図45)．肝細胞癌成分は，類円形核が中心にある腫瘍細胞が索状構造を形成して増殖する像を呈し，間質は類洞様血管からなる．肝内胆管癌成分は，立方〜円柱状の細胞が管状構造を形成し，粘液産生を伴い増殖する像を呈する．腫瘍間質は線維組織からなる．明瞭に分化した両成分は形態像のみで判断しうるが，分化度の低いあるいは分化傾向の不明瞭な成分があると，免疫染色の情報が有用である．肝細胞癌の成分は肝細胞抗原Hep-par1やcytokeratin(CK)-8，CK-18陽性であり(図46A)，胆管細胞癌の成分はCK-7，CK-19陽性であり(図46B)，染色結果によって鑑別ができる．

● 細胆管細胞癌　cholangiolocellular carcinoma

細胆管細胞癌は異型に乏しい小型，類円形の腫瘍細胞が，増生細胆管やHering管に類似する小管腔構造を示し増殖する．粘液産生を認めない．腺腔は互いに不規則に吻合するように増殖し，"鹿の角"状の特徴ある組織像を示す(図47)．胆管細胞癌とは違うカテゴリーに分類される．

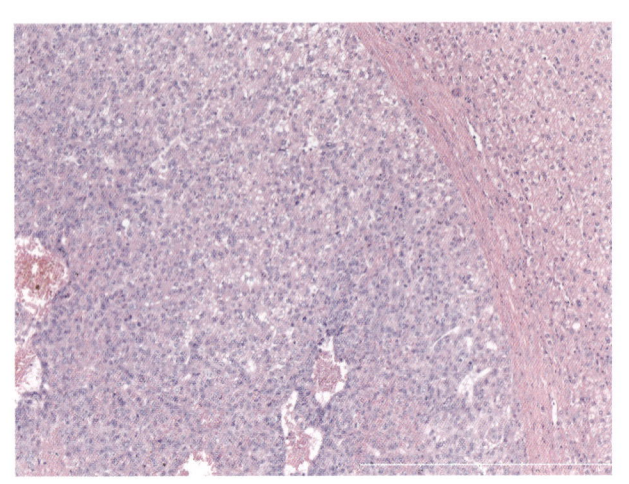

図48　肝芽腫（胎児型）
腫瘍細胞は索状構造をとる．

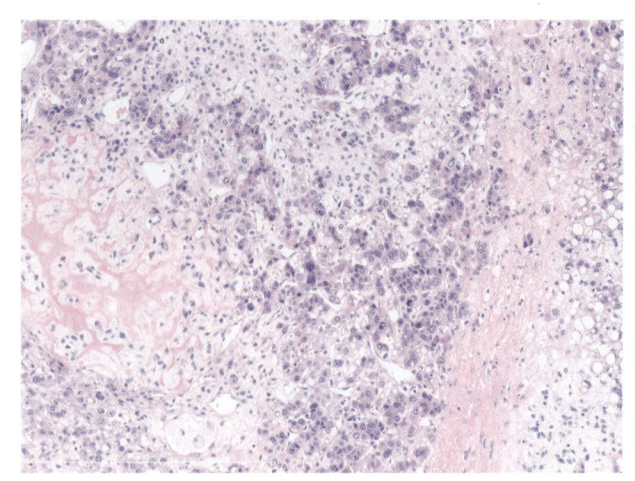

図49　肝芽腫（上皮間葉混合型）
類骨成分を伴う．

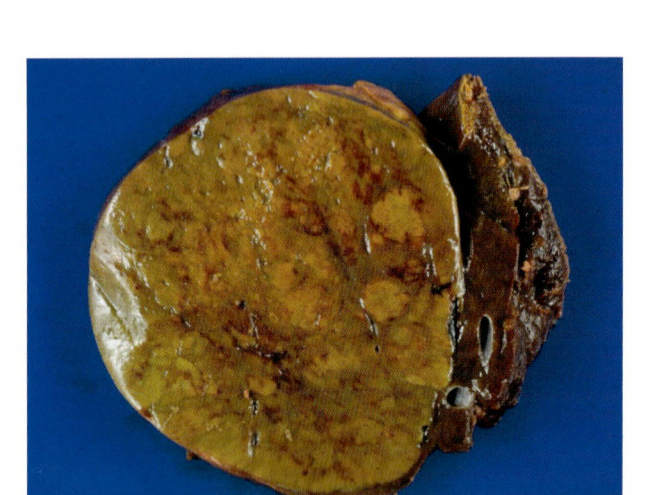

図50　肝細胞腺腫
境界明瞭な結節を認める．

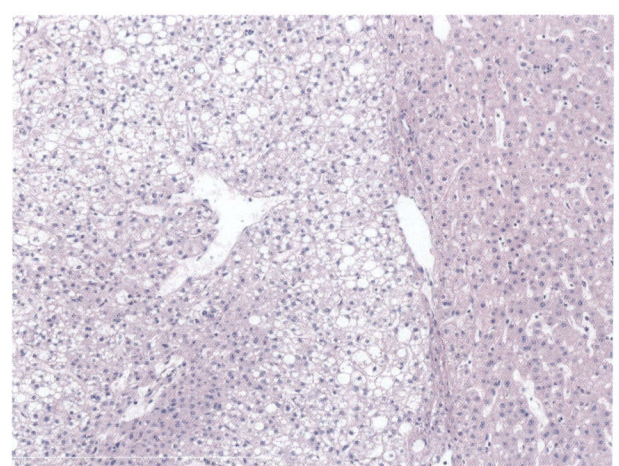

図51　肝細胞腺腫
異型の弱い肝細胞の均一な増生からなる．

● 肝芽腫　hepatoblastoma

　肝芽腫は胎生期肝組織に類似し，種々の分化度の上皮成分や間葉成分を含む．胎児型 fetal type では胎児肝細胞に似る小型細胞がシート状あるいは細索状構造にて増殖する像を呈し，しばしば造血細胞を伴う（図48）．胚芽型 embryonal type では細胞は小型で核/細胞質比が高く，クロマチンは濃染し，管状やロゼット様構造を形成する．従来，これら2型の分類が行われてきたが，近年，胎児・胎芽混合型以下，6型に分類されている．大索状型 macrotrabecular type は腫瘍細胞が太い索状配列ないし集塊状構造をとり増殖する．未分化小細胞型 small cell undifferentiated type は接着性の乏しい小型細胞による．上皮間葉混合型では，類骨や軟骨，未熟間葉系細胞の増殖巣を伴う（図49）．化学療法後に切除されることも多く，そのような場合，組織型診断は難しいこともある．

● 肝細胞腺腫　hepatocellular adenoma

　肝細胞腺腫は非硬変肝に発生する良性腫瘍である．大きさは様々で，数mm〜数十cmに至るものまである．近年，遺伝子型，免疫染色による4つの亜型分類も提唱されている．

　肉眼的には，周囲肝組織と境界明瞭でやや隆起を伴う．脂肪化や時に出血を伴う（図50）．組織像は，非常に均一な肝細胞の増生像からなり，淡明な細胞質を有する腫大した肝細胞が目立つ．基本的には，構成する肝細胞に異型は見られない（図51）．異常筋性血管や線維性隔壁が見られることがあるが，胆管を有する門脈域構造は腫瘍内には見られない．

　殆どが経口避妊薬を服用している妊娠可能な若年女性に発生する．ステロイドや筋肉増強剤との関連も報告されている．

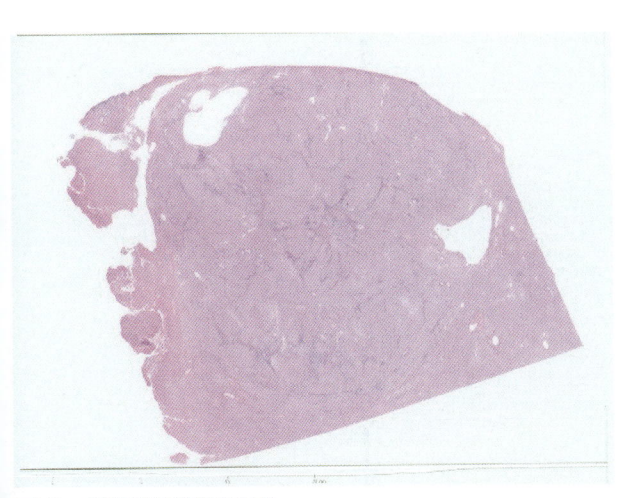

図52　限局性結節性過形成
ルーペ像．中心瘢痕，隔壁状の線維化．

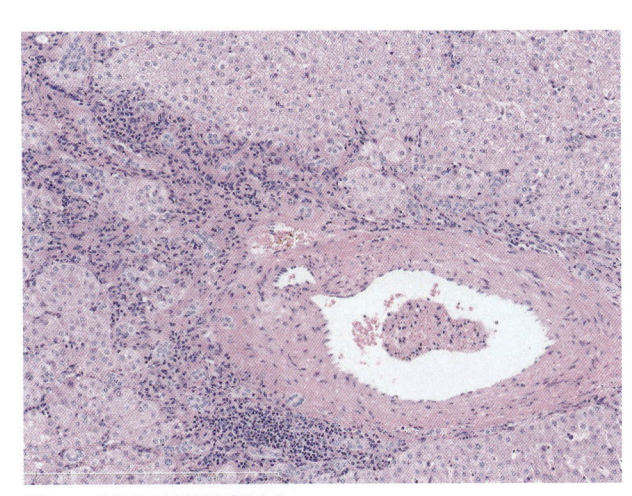

図53　限局性結節性過形成
隔壁には大型の血管と細胆管増生を認める．

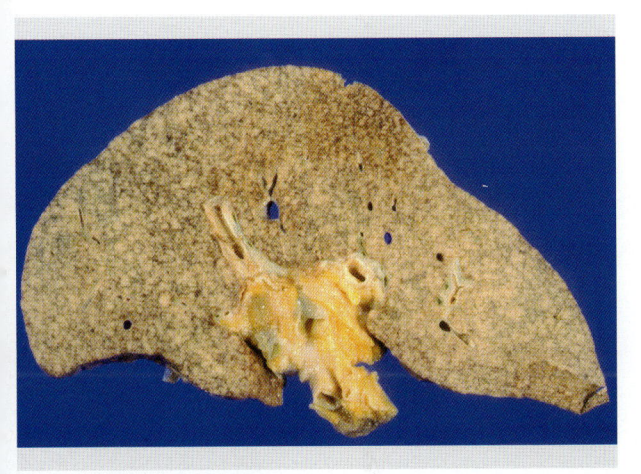

図54　結節性再生性過形成
小結節をびまん性に認める．

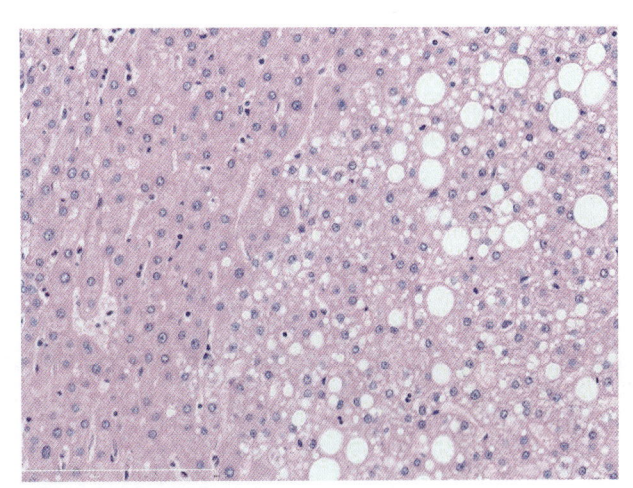

図55　高度異型結節
脂肪化を伴い細胞密度の増加した結節を認める．

●限局性結節性過形成　focal nodular hyperplasia

　正常肝に発生する良性の腫瘍類似性病変である．周囲肝実質より淡明な病変部は中心に線維性瘢痕があり，瘢痕部から伸びた線維性隔壁により病変がいくつかに区分されるという特徴的な割面肉眼所見が見られる(**図52**)．組織学的には，病変部の肝細胞は正常肝細胞あるいは大型，淡明化肝細胞であり，線維性隔壁に炎症細胞浸潤と細胆管増生が見られるが，固有胆管構造はない．大型ないし壁の肥厚を伴う異常な筋性血管を認める(**図53**)．

●結節性再生性過形成　nodular regenerative hyperplasia

　結節性再生性過形成(NRH)は，数mm大の小結節が肝内にびまん性に見られる(**図54**)．血行動態異常に対する反応性病変と考えられ，周囲に線維組織を伴わない結節状の肝細胞過形成像を呈する．

●異型結節　dysplastic nodule

　異型結節は通常，肝硬変肝に見られ，大きさと色調の違いで周囲の再生結節と区別される．組織形態学的に，軽度異型結節 low-grade dysplastic nodule と高度異型結節 high-grade dysplastic nodule に分類される．

　軽度異型結節は単調な配列で細胞密度が軽度増大，大細胞化が見られることがあるが，細胞異型はない．偽腺管や肝細胞索肥厚はない．鉄・銅沈着が見られることがある．大型の再生結節との鑑別が困難なことがある．

　高度異型結節では細胞異型と細胞密度の増加がより目立ち，不規則な索状配列を一部に示すことが多い．脂肪変性の見られる例もある(**図55**)．

　高度異型結節は境界病変であり，早期肝細胞癌との鑑別が困難なことがある．

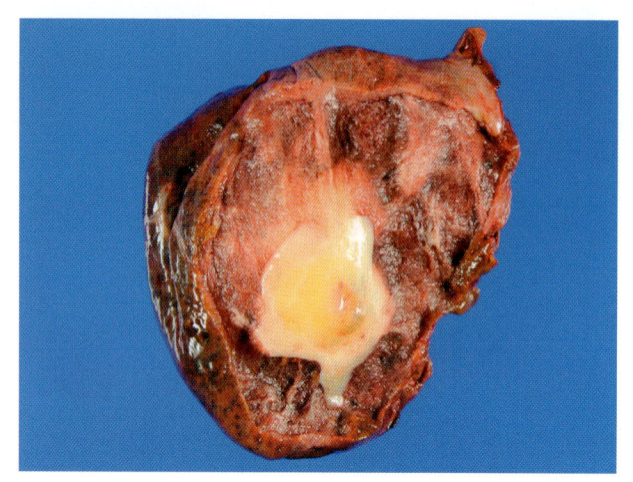

図56　血管腫
巨大血管腫で，中心部に硝子化を認める．

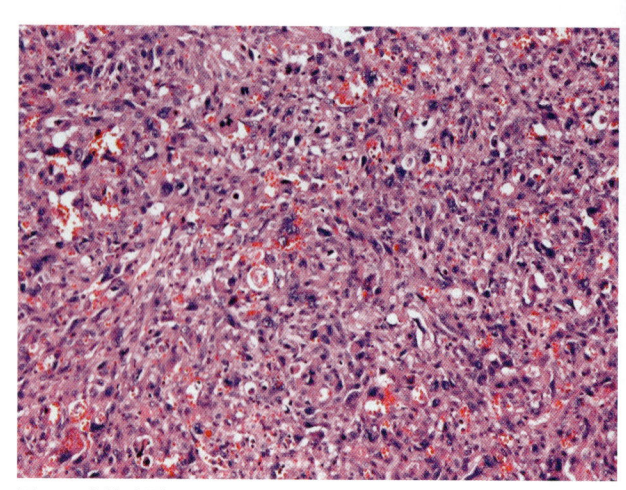

図57　血管肉腫
異型の目立つ紡錘形細胞の増殖を認める．

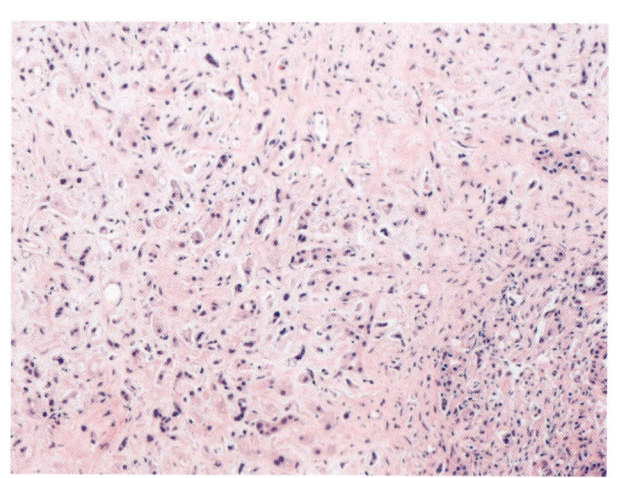

図58　類上皮血管内皮腫
上皮様の腫瘍細胞からなる．

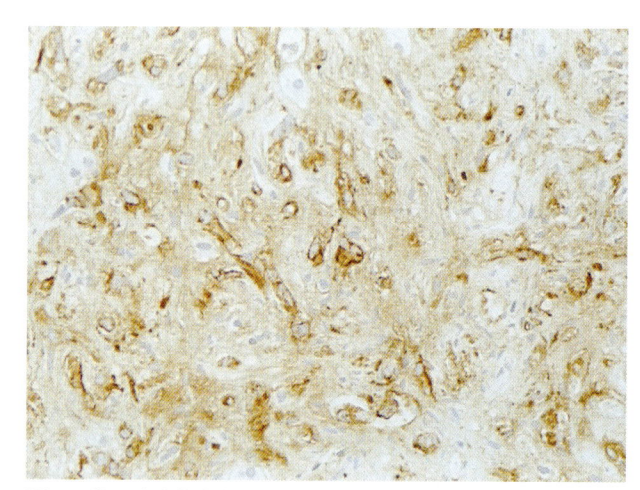

図59　類上皮血管内皮腫
factor Ⅷの免疫染色．

●血管腫　hemangioma

　肝血管腫は最も多くみられる肝良性腫瘍である．多くは径4cm以下で，割面は海綿状を呈し，血液の貯留を反映して黒色を呈することが多いが，間質の硝子化を伴い白色調を呈することもある(図56)．

　組織学的には平坦な内皮細胞に覆われる種々なサイズの血管ないし洞状構造の集簇像が見られる．血管腔と血管腔との間には，線維性間質が介在している．

　高度の硝子化を生じた病変は，硬化性血管腫と呼ばれる．

●血管肉腫　angiosarcoma

　悪性非上皮性肝腫瘍の中では最も頻度が高い．

　肉眼的には，腫瘍は境界が不明瞭で，時に肝臓の大部分を腫瘍が占める．紡錘形ないしは非常に不整な形態を示す異型内皮細胞が，充実性または不規則な血管構築形成を伴った偽乳頭状構築を示し増殖する(図57)．核分裂像が目立つ．

　腫瘍細胞は多くの場合，血管内皮マーカー(CD31，CD34，第Ⅷ因子)陽性である．非常に予後不良であり，多くの患者は1年以内に死亡する．

●類上皮血管内皮腫　epithelioid hemangioendothelioma

　血管肉腫に対して低悪性度の腫瘍で，一般に発育は遅い．肉眼的には，紫から白色調の硬い弾性のある結節性腫瘍である．腫瘍細胞は上皮様ないし紡錘形で，類上皮細胞は，典型的には類洞内を置換性に進展し，肝細胞を萎縮，消失させる(図58)．腫瘍中心部には間質の硝子化を認める．細胞内空胞(血管内腔)は腺癌と紛らわしい．

　免疫染色では，血管内皮系マーカーであるCD31，CD34，FⅧ，UEA-1の免疫染色が有用である(図59)．

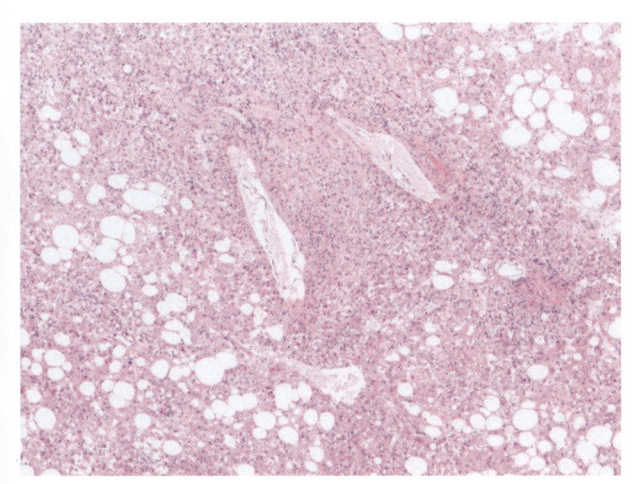

図60　血管筋脂肪腫
脂肪組織，血管，上皮様の筋組織からなる．

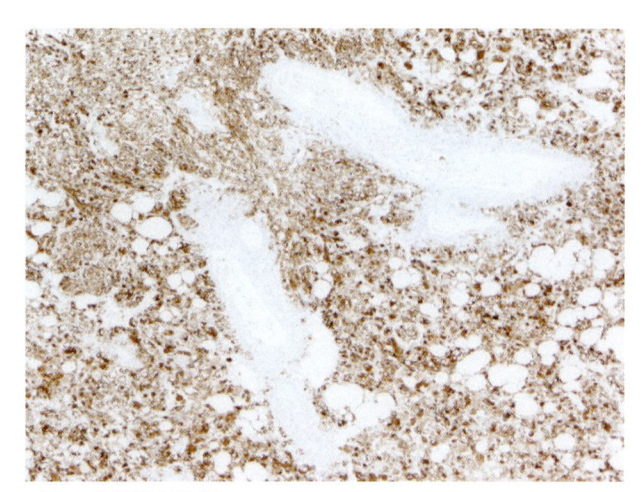

図61　血管筋脂肪腫
HMB45免疫染色．

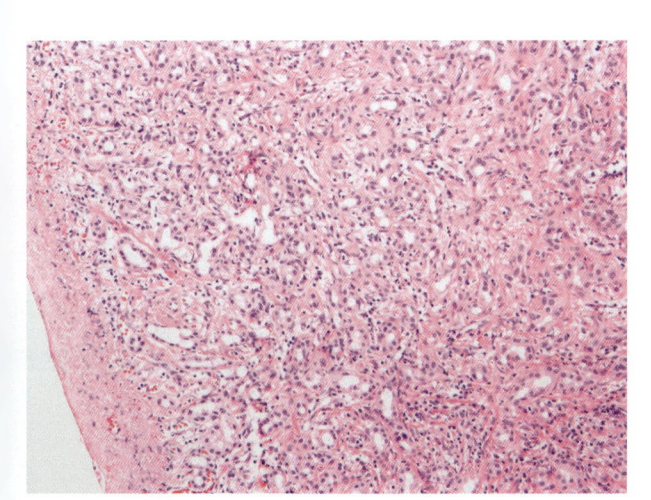

図62　胆管腺腫
小型で均一な胆管の増生．

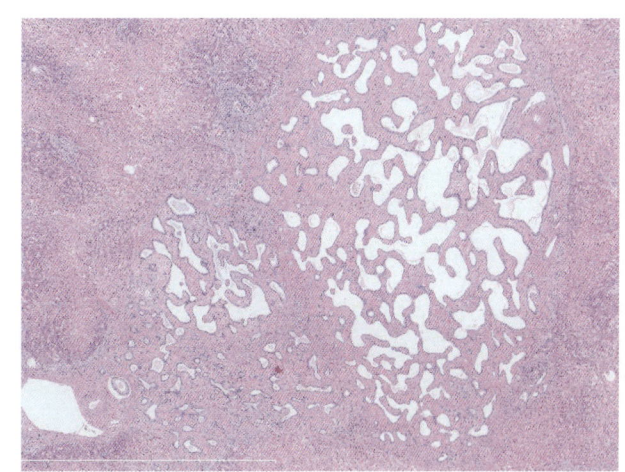

図63　胆管過誤腫
種々に拡張した胆管からなる．

● 血管筋脂肪腫　angiomyolipoma

　脂肪組織，紡錘形〜類上皮様の筋組織，そして壁の厚い血管が様々な割合で混在する像からなる良性腫瘍である（図60）．

　perivascular epithelioid cell（PEC）由来の腫瘍で，脂肪成分を殆ど認めない平滑筋成分のみからなる場合はPEComaとよばれている．結節性硬化症との関連が報告されており，その場合は腎病変や時に多発性肝病変を伴う．

　肉眼所見では，境界が明瞭な腫瘍で被膜はもたない．黄褐色調が基本であるが，脂肪が多ければ黄色調の強い割面を示す．平滑筋成分の多くは紡錘形で，整然と配列するかシート状に配列する類上皮様細胞からなる．類上皮様細胞は淡明ないし好酸性の胞体を有し，多形性を示すこともある．肝細胞癌と誤診されることが多く，時に生検例では注意が必要である．HMB45をはじめとするメラノサイト系の

マーカーやα-SMAが陽性所見を示す（図61）．

● 胆管腺腫　bile duct adenoma

　多くは肝被膜直下に偶発的に見つかる境界明瞭な1cm以下の小型の腫瘍である．異型のない小型・立方状細胞からなる小型で均一な胆管の増生像からなり，線維性間質には種々の程度に炎症細胞浸潤を伴う（図62）．腫瘍内部に門脈域が認められることもある．

● 胆管過誤腫　bile duct hamartoma

　門脈域外の肝実質に認められる数mm程度の大きさの病変であり，肝臓全体に種々の程度に多発性に分布している．門脈域の辺縁部に，扁平から立方状細胞が種々の拡張を伴った類円形の不規則な腺腔を形成する（図63）．線維性の間質を伴う．拡張した胆管内には胆汁栓が認められることが多い．

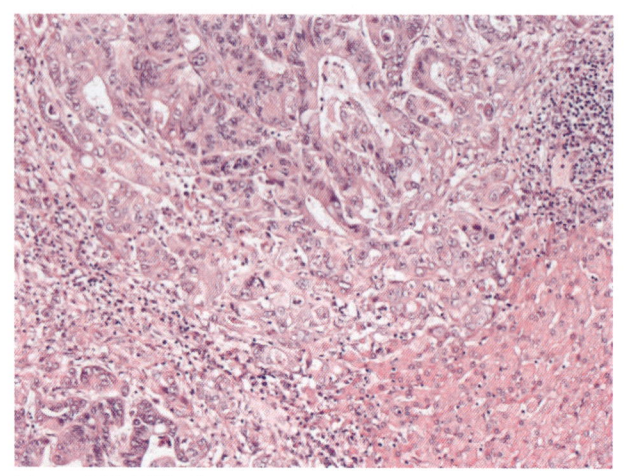

図64　大腸癌肝転移
壊死，炎症細胞浸潤が目立つ．

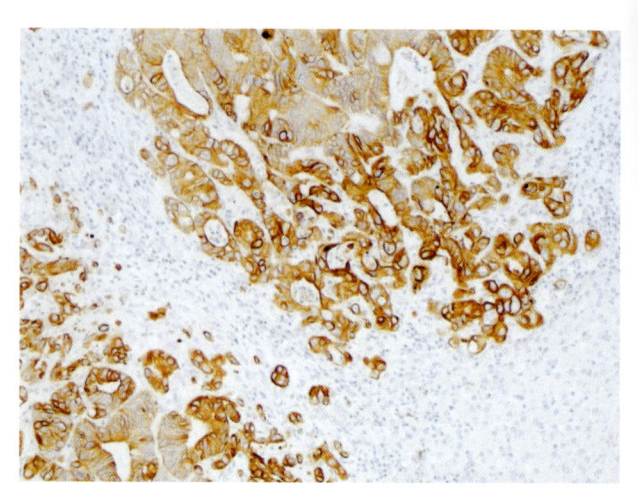

図65　大腸癌肝転移
腫瘍細胞はCK20陽性である．

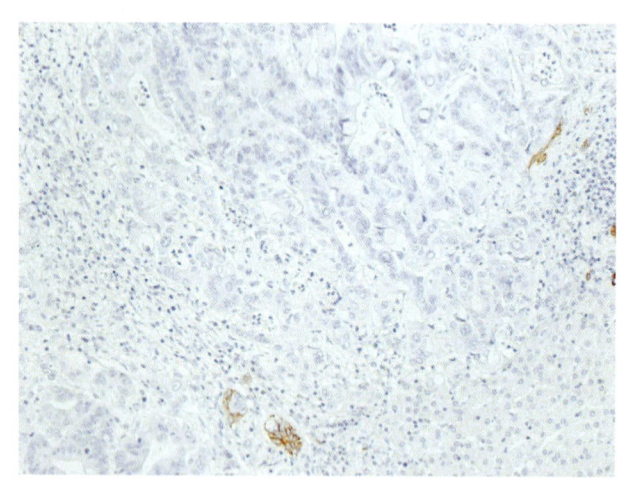

図66　大腸癌肝転移
腫瘍細胞はCK7陰性である．既存の胆管上皮はCK7陽性．

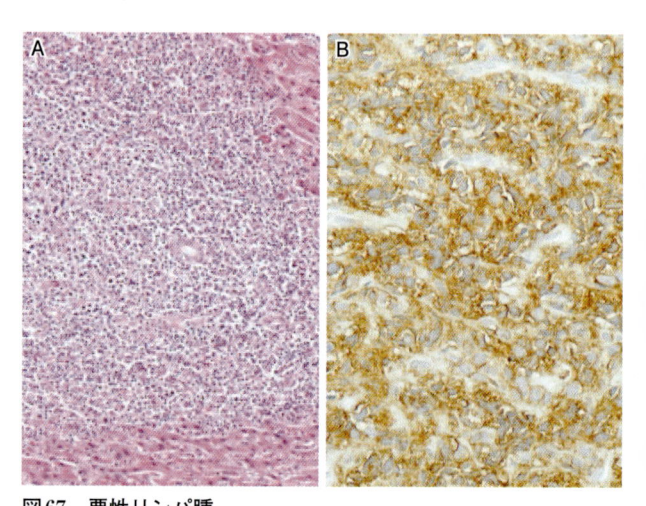

図67　悪性リンパ腫
A：びまん性大細胞型B細胞性リンパ腫，B：腫瘍細胞はCD20陽性．

●転移性腫瘍　metastatic tumor

　肝臓は，血行性転移を受けやすい代表的な臓器であり，ほとんど全ての腫瘍の転移が鑑別にあがる．中でも大腸癌の肝転移は，臨床の現場で最もよく遭遇する転移性腫瘍である．腫瘍割面は肉眼的に著明な壊死を伴い，背景肝組織との境界が明瞭で，いわゆる八つ頭状を示す．時に，門脈域に沿った進展や胆管内進展を示す．

　組織学的には，既存の構築を破壊した著明な増殖像からなり，線維化と壊死を伴った腺癌の増殖像からなる（図64）．

　肝原発の腺癌である肝内胆管癌との鑑別が問題となる．他部位の原発巣の有無，転移性大腸癌では線維化に比して壊死が高度であることに加えて，免疫染色等で鑑別が可能である．大腸癌では大部分がCK20陽性（図65），CK7陰性（図66）であるのに対し，肝内胆管癌はCK7陽性，CK20陰性のことが多い．

●悪性リンパ腫　malignant lymphoma

　原発性肝リンパ腫は，肝臓に発生し肝臓に主病変がある節外性のリンパ腫のことであり，非常に稀で，中年の男性に多い．

　最も多いのは，びまん性大細胞型B細胞性リンパ腫 diffuse large B-cell lymphoma（DLBL）で（図67），次に粘膜関連リンパ組織リンパ腫 mucosa-associated lymphoid tissue（MALT）lymphomaである．C型肝炎ウイルスとの関連性も報告されている．

　多くの症例は，肝臓内で単発か多発の病変を形成するため，肝細胞癌や転移性肝癌と誤診されることがある．組織所見，免疫学的形質発現は，節性の悪性リンパ腫の組織所見，免疫学的形質発現と同様である．

10. 胆道・胆嚢

鬼島　宏

総論　166
　Ⅰ．標本を見る前に　166
　Ⅱ．標本の見方　166
各論　168
　◉急性胆嚢炎　168
　◉慢性胆嚢炎　168
　■肝外胆管炎　169
　　▶原発性硬化性胆管炎　169
　　▶IgG4関連硬化性胆管炎　169
　◉コレステロールポリープ　169
　◉胆嚢腺筋腫症　170
　◉腺腫　170
　◉胆管内乳頭状腫瘍　170
　◉胆道癌　171
　◉胆嚢癌　171
　◉肝外胆管癌（胆管癌）　171
　◉乳頭腺癌　171
　◉管状腺癌　171
　■胆道癌（特殊な組織型）　172
　　▶腺扁平上皮癌　172
　　▶扁平上皮癌　172
　◉術中迅速診断　172

総論

I 標本を見る前に

1. 胆道・胆嚢の主な疾患

胆道は，胆管（肝内胆管・肝外胆管）・胆嚢・十二指腸乳頭部（以下，乳頭部）を含み，肝臓で産生された胆汁が十二指腸に分泌されるまでに通過する臓器であり，胆汁の分泌制御や濃縮などを行っている．主な疾患としては，胆汁成分の析出による結石症，消化管から上行性感染や結石症が原因となる炎症，腫瘍との鑑別が問題となるポリープ・腫瘍様病変，および癌を含む腫瘍が挙げられる．

胆道の結石症は，胆石症とも称され，発生する部位により胆嚢結石・胆管結石・肝内結石に分類される．結石症の多くは，無症状であるが，胆石発作と称される突然の疝痛，胆道閉塞に伴う黄疸の発生や，炎症の合併が生じるために，種々の治療の対象となる．胆道の炎症では，結石による胆嚢炎が多いが，胆管壁の線維化・狭窄が特徴的である硬化性胆管炎も重要な病態である．

2. 胆道・胆嚢の悪性腫瘍の特徴

胆道癌は，高悪性度の癌の代表で，膵癌に次いで患者予後が不良である．但し，癌の浸潤が粘膜（TNM分類のpTis〜pT1に相当）ないし固有筋層（pT2）までに留まると提起されている早期胆道癌は，転移の頻度が低く，良好な予後が期待される．また，胆道癌は，発生する部位によって，肝外胆管癌（胆管癌）・胆嚢癌・乳頭部癌の3つに分類される（図1）．胆道癌の大部分（90％以上）は，腺癌 adenocarcinomaであり，粘膜側では高分化型を呈し，深部浸潤部では中分化型から低分化型を呈しながら浸潤性発育を示す．その他の組織型は，比較的稀である．

II 標本の見方

1. 肉眼所見および外科材料の切出し

外科切除材料では，3次元的な解剖学的構築の十分な理解が不可欠であり，これにより胆道疾患（特に胆道癌）の広がりが把握できる．このため，ホルマリン固定材料の切出しに際しては，術式および合併切除（門脈・結腸など）の有無を確認し，病巣の主座・進展範囲を把握しながら，切除断端を含めて系統的に外科材料の切出しを行うことが肝要

表1 胆道腫瘍のWHO分類

上皮性腫瘍 Epithelial tumours
前癌病変 _Premalignant lesions_
腺腫 Adenoma
管状腺腫 Tubular，乳頭腺腫 Papillary，管状乳頭腺腫 Tubulopapillary
胆道（胆管内）上皮内腫瘍 Biliary intraepithelial neoplasia, grade 3(BilIN-3)
胆道内乳頭状腫瘍 Intraluminal papillary neoplasm of biliary tract
胆嚢内乳頭状腫瘍 Intracystic papillary neoplasm of gallbladder (ICPN)
胆管内乳頭状腫瘍 Intraductal papillary neoplasm of extrahepatic bile ducts (IPNB)
粘液囊胞性腫瘍 Mucinous cystic neoplasm (MCN)
癌腫 _Carcinoma_
腺癌 Adenocarcinoma
腺癌，胆道型 Adenocarcinoma, biliary type
腺癌，胃腺窩型 Adenocarcinoma, gastric foveolar type
腺癌，腸型 Adenocarcinoma, intestinal type
明細胞腺癌 Clear cell adenocarcinoma
粘液癌 Mucinous adenocarcinoma
印環細胞癌 Signet-ring cell carcinoma
腺扁平上皮癌 Adenosquamous carcinoma
浸潤癌を伴う胆嚢内乳頭状腫瘍ないし胆管内乳頭状腫瘍 Intracystic (gallbladder) or intraductal (bile ducts) papillary neoplasm with an associated with invasive carcinoma
浸潤癌を伴う粘液囊胞性腫瘍 Mucinous cystic neoplasm with an associated with invasive carcinoma
扁平上皮癌 Squamous cell carcinoma
未分化癌 Undifferentiated carcinoma
神経内分泌腫瘍 _Neuroendocrine neoplasms_
神経内分泌腫瘍 Neuroendocrine tumor (NET)
神経内分泌腫瘍（カルチノイド）NET G1 (carcinoid)
神経内分泌腫瘍 NET G2
神経内分泌癌 Neuroendocrine carcinoma (NEC)
大細胞型神経内分泌癌 Large cell NEC
小細胞型神経内分泌癌 Small cell NEC
混合型腺神経内分泌癌 Mixed adenoneuroendocrine carcinoma (MANEC)
杯細胞カルチノイド Goblet cell carcinoid
管状カルチノイド Tubular carcinoid
間葉系腫瘍（非上皮性腫瘍）Mesenchymal tumours
顆粒細胞腫 Granular cell tumour
平滑筋腫 Leiomyoma
カポジ肉腫 Kaposi sarcoma
平滑筋肉腫 Leiomyosarcoma
横紋筋肉腫 Rhabdomyosarcoma
悪性リンパ腫 Lymphomas
二次性腫瘍 Secondary tumours

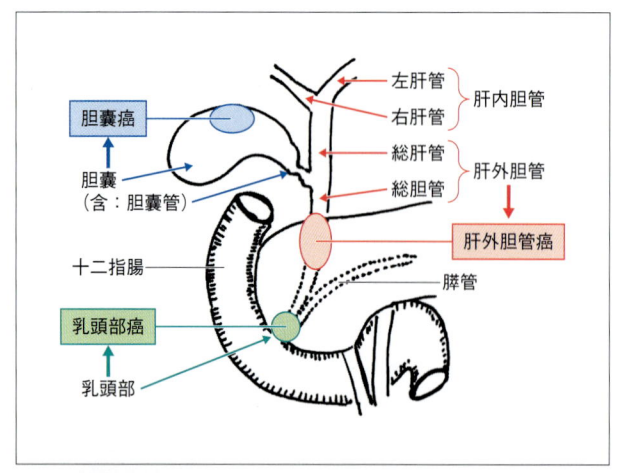

図1 胆道癌の模式図
胆道は，胆管・胆嚢・十二指腸乳頭部に分けられ，各々の部位より胆管癌（肝外胆管癌）・胆嚢癌・乳頭部癌が発生する．

図2 胆道癌の術式と断端の術中迅速診断
胆管癌は，遠位胆管癌と肝門部領域胆管癌とに分けられる．遠位胆管癌では，肝側胆管もしくは肝管断端（近位側断端）の評価が求められる．肝門部領域胆管癌では，腫瘍の局在により肝右葉切除術もしくは肝左葉切除術，肝亜区域切除術が行われ，肝管断端（近位側断端）および総胆管断端（遠位側断端）の評価が求められる．胆嚢癌および乳頭部癌では，膵頭十二指腸切除術が施行されることが多い．

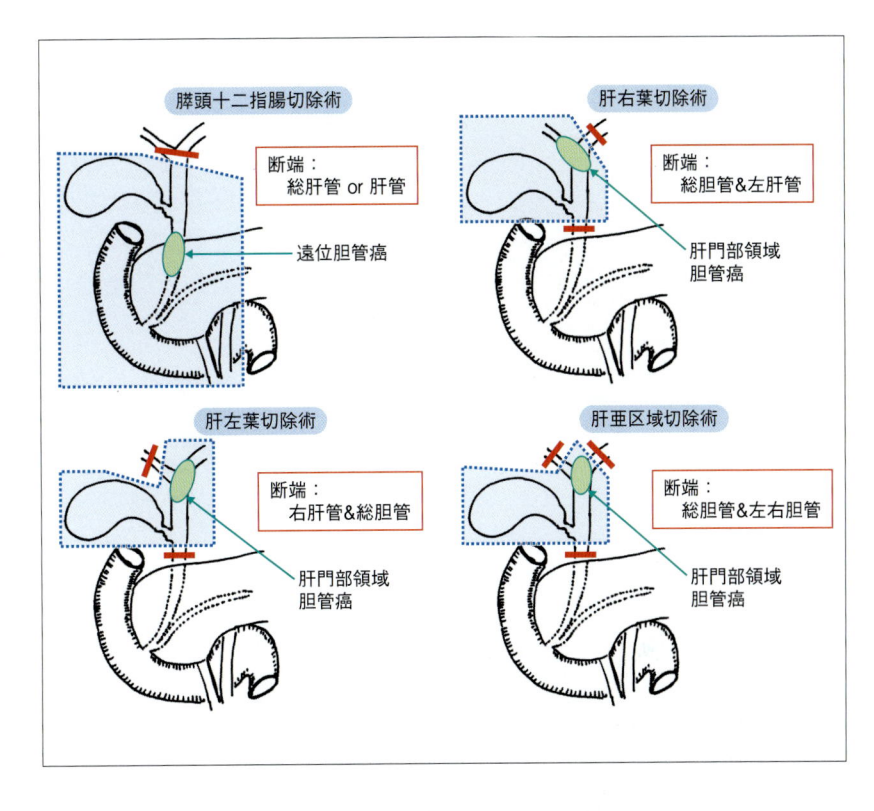

である．

2. 組織学的所見

現在，胆道腫瘍の組織型は，2010年発刊 "WHO Classification of Tumours of the Digestive System"（WHO分類2010）に収められている分類が基盤とされ，上皮性腫瘍 epithelial tumors，間葉系腫瘍 mesenchymal tumors，悪性リンパ腫 lymphomas，二次性腫瘍 secondary tumorsに大きく分類されている（**表1**）．更に上皮性腫瘍は，前癌病変 premalignant lesions，癌腫 carcinoma，神経内分泌腫瘍 neuroendocrine neoplasmsに分類されている．胆道腫瘍の大部分は，高悪性度の癌腫（特に腺癌）であり，前癌病変との鑑別が重要である．

3. 術中迅速診断への対応

術前に組織採取が困難な胆道疾患では，術中迅速診断がしばしば行われる．胆道領域の術中迅速診断の目的は，(1)切離断端の評価，(2)転移の評価，(3)主病変の評価であり，特に切離断端の評価を的確に求められることが多い．これは，近年の画像診断技術をもってしても胆道腫瘍の進展範囲を術前に正確に把握することは困難である一方で，癌遺残の有無は予後に最も大きな影響を与えるためである（図2）．術中に，肝転移，腹膜播種や傍大動脈リンパ節転移疑いとして，転移の評価が依頼されることもある．さらに，

表2 原発性硬化性胆管炎とIgG4関連硬化性胆管炎との鑑別

	原発性硬化性胆管炎	IgG4関連硬化性胆管炎
性，年齢	男＞女，若年者＞中高年	男＞女，中高年
検査成績	抗核抗体陽性 ANCA陽性 IgG4低値	抗核抗体陽性 IgG4高値 sIL-2R高値
合併症	炎症性腸疾患（潰瘍性大腸炎）	自己免疫性膵炎 他臓器のIgG関連病変
組織学的特徴		
病変の局在	びまん性（腫瘤形成なし） 胆管内腔側	限局性＞びまん性 胆管全層性
リンパ球・形質細胞	あり	あり
IgG4陽性細胞の浸潤	なし	あり
黄色肉芽腫性炎症	あり	なし
上皮のびらん形成	強い	弱い
胆管上皮の異型	あり	なし
上皮周囲の円状線維化	弱い	強い
閉塞性静脈炎	なし	あり

胆道病変では，良性疾患（硬化性胆管炎，**表2**）でも閉塞性黄疸をきたしうるために，術中迅速診断による良悪性の判定が必要とされる場合もある．

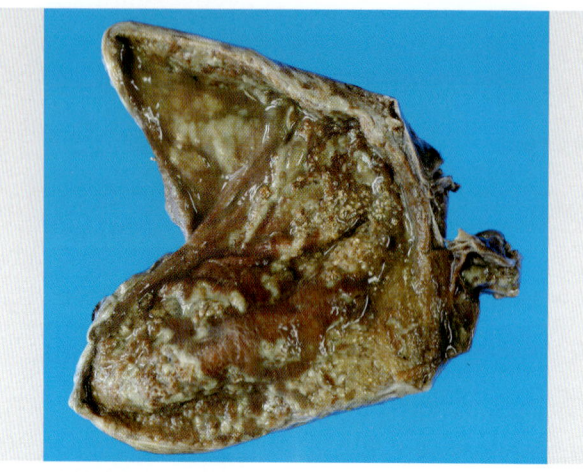

図1 急性胆囊炎(肉眼像)
胆囊全体が炎症性・浮腫性に壁肥厚を示し，無構造の壊死物質が地図状に付着している．一部に残存した粘膜も見られる．

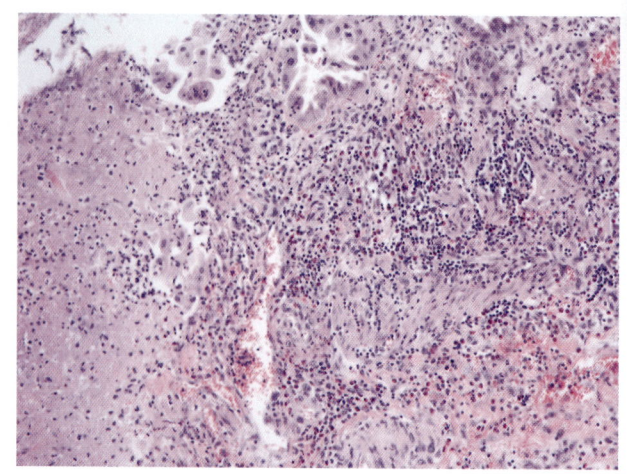

図2 急性胆囊炎(組織)
胆囊壁が壊死に陥り，壁構造が破壊されている(図左側)．高度の炎症細胞浸潤，出血も認められる(図中央～左側)．

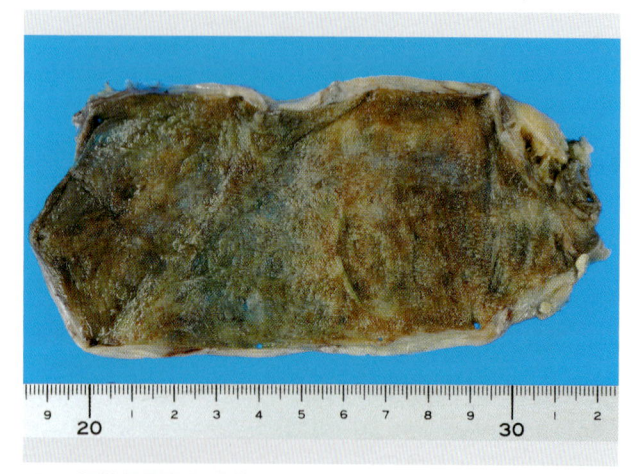

図3 慢性胆囊炎(肉眼像)
慢性炎症に伴う線維化で，胆囊壁の肥厚と硬さの増加が認められる．部分的な線維化による粘膜の線状隆起も見られる．胆囊底部では，化生性変化により，粘膜表面が顆粒状を呈している．

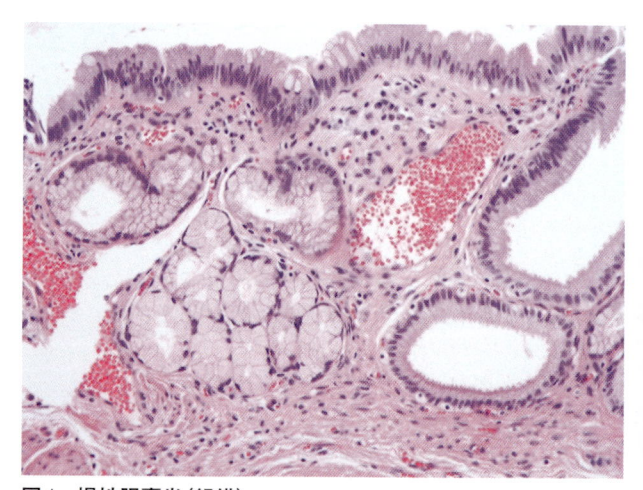

図4 慢性胆囊炎(組織)
慢性炎症で，粘膜固有層内には幽門腺が形成されている(胃型化生)．肉眼所見での顆粒状粘膜に相当する．粘膜表層の上皮には杯細胞も出現している(腸型化生)．

●急性胆囊炎　acute cholecystitis

急性有石胆囊炎と急性無石胆囊炎に分類される．急性有石胆囊炎が多くを占め(90～95％)，結石による胆囊組織傷害・炎症や結石嵌頓による血流障害が原因となる(図1)．胆囊壁や粘膜の状態から(a)急性胆囊炎，うっ血・浮腫型，(b)壊疽性胆囊炎，(c)化膿性胆囊炎に分類される．

組織学的には，(1)壊死による胆囊壁構造の破壊が特徴的である(図2)．(2)出血が認められ，好中球が主体の炎症細胞浸潤を伴う．(3)肉芽組織の形成が認められ，黄色調の胆汁成分を貪食した異型型巨細胞を含む．(4)急性炎症のため，粘膜上皮は反応性過形成を示し，炎症性異型を伴う．

急性胆囊炎が寛解期に入ると，肉芽組織，リンパ球，マクロファージ(胆汁色素・ヘモジデリンを貪食)が増加する．泡沫細胞(泡沫状マクロファージ)が集簇して腫瘍様の肉眼形態を呈するものは，黄色肉芽腫性胆囊炎 xanthogranu-lomatous cholecystitis と称される．

●慢性胆囊炎　chronic cholecystitis

慢性胆囊炎は，発作を伴う急性胆囊炎の遷延化よりも，胆石による持続的な慢性刺激により発生する(図3)．慢性胆囊炎の95％では胆囊胆石を合併している．

組織学的特徴は，慢性炎症細胞浸潤・線維症・粘膜上皮の変化である．(1)慢性炎症細胞浸潤の程度は様々で，リンパ濾胞形成の著明な場合もある．(2)線維症は，主に漿膜下層で認められ，線維芽細胞が多いものから，膠原線維に富むものまで存在する．(3)胆囊固有上皮は，正常に近い状態から，萎縮・過形成まで様々である．しばしば，化生が認められ，粘膜固有層内に幽門腺が形成されたり(胃型化生)，胆囊上皮に杯細胞が出現したりする(腸型化生，図4)．上皮の憩室様陥入である Rokitansky-Aschoff 洞が認められ，洞内には胆汁，胆泥，胆石が確認されることがある．

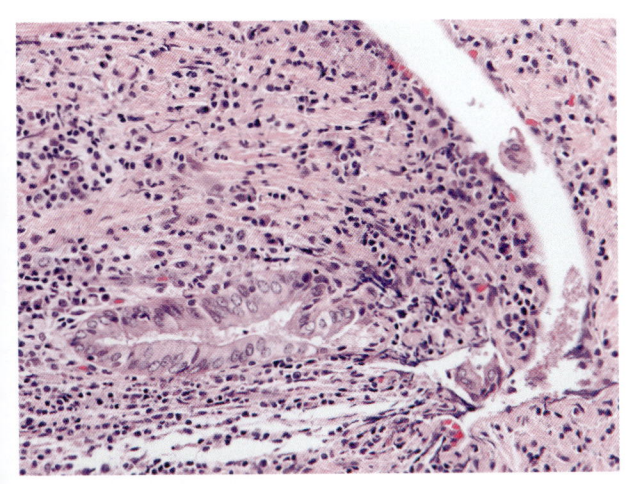

図5 原発性硬化性胆管炎
リンパ球主体の炎症細胞浸潤，肉芽組織形成，線維化により，胆管内腔（図右上）が狭窄している．胆管上皮も脱落している．

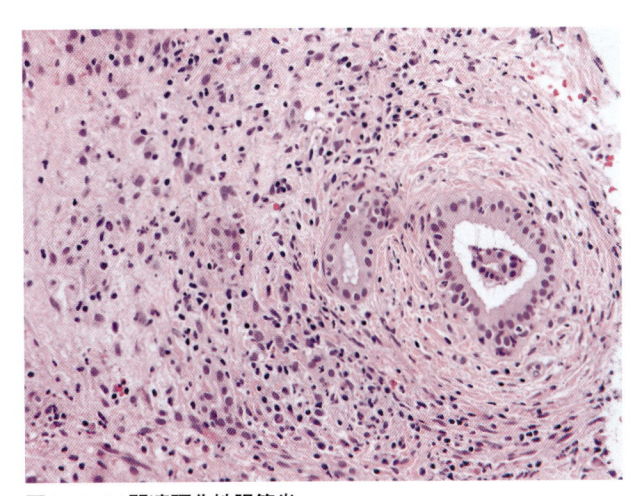

図6 IgG4関連硬化性胆管炎
胆管内腔より離れた部分にリンパ球・形質細胞主体の炎症細胞浸潤と線維化が認められる．胆管上皮細胞の異型は目立たない．

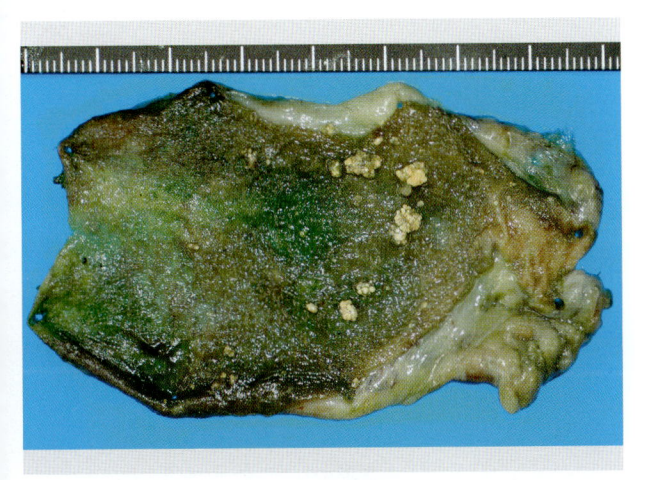

図7 コレステロールポリープ（肉眼像）
黄色調で，細い茎を有する桑実状の有茎性ポリープが，胆囊内に多発している．ポリープ周囲の粘膜表面にも，黄色調のコレステロール成分の沈着が軽度に認められる（コレステロール症）．

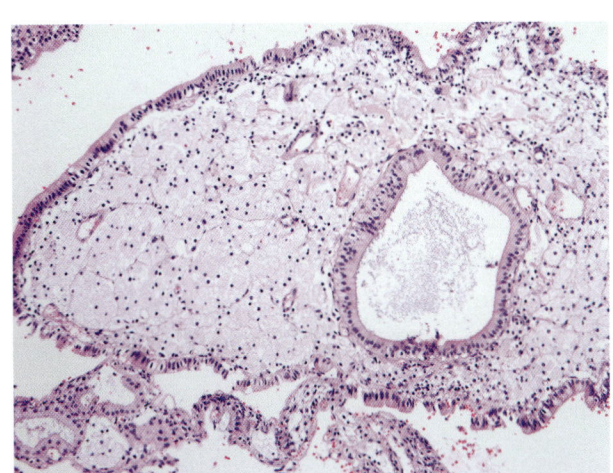

図8 コレステロールポリープ（組織）
脂質を貪食したマクロファージ（泡沫細胞）が粘膜固有層に多数集簇することで，ポリープを形成している．ポリープ表面は胆囊固有上皮で覆われている．

■肝外胆管炎　extrahepatic cholangitis

　肝外胆管炎は，胆汁うっ滞とそれに加わる細菌感染により惹起される．硬化性胆管炎は，胆管狭窄や閉塞をきたす慢性閉塞性胆管炎の特殊型であり，原発性と続発性（手術・結石・外傷・感染などに起因）がある．

▶原発性硬化性胆管炎　primary sclerosing cholangitis（PSC）

　原発性硬化性胆管炎は若年（20～40歳程度）に好発し，自己免疫の関与が示唆される硬化性胆管炎である．リンパ球主体の炎症細胞浸潤，肉芽組織形成，線維化により，胆管内腔が狭窄する．びらんにより胆管上皮が脱落し，残存した胆管上皮細胞では異型が認められる（図5）．

▶IgG4関連硬化性胆管炎　IgG4-related sclerosing cholangitis

　IgG4関連硬化性胆管炎は中高年に好発し，自己免疫の関与が示唆される硬化性胆管炎である．胆管内腔より若干離れた部分に，リンパ球・形質細胞主体の炎症細胞浸潤と線維化が認められる．免疫染色では，形質細胞はIgG4陽性を示す．上皮細胞を同心円状に取り囲むように線維化が認められる（図6）．

●コレステロールポリープ　cholesterol polyp

　コレステロールポリープは，胆囊で最も高頻度に認められるポリープである．肉眼的には，細い茎を有する桑実状の有茎性ポリープで，黄色調を呈する．組織学的に，ポリープは脂質を貪食したマクロファージ（泡沫細胞）が粘膜固有層に多数集簇することで，隆起を形成してくる．ポリープ表面は，過形成を伴う胆囊固有上皮で覆われる（図7，8）．

　コレステロール症 cholesterolosisは，コレステロールポリープの類縁疾患であり，泡沫細胞がポリープ状を呈さずに，粘膜固有層内に集簇する．なお，コレステロールポリープ・コレステロール症ともに脂質代謝障害が病因とされ，胆汁中の脂質成分が組織内へと沈着する病態である．

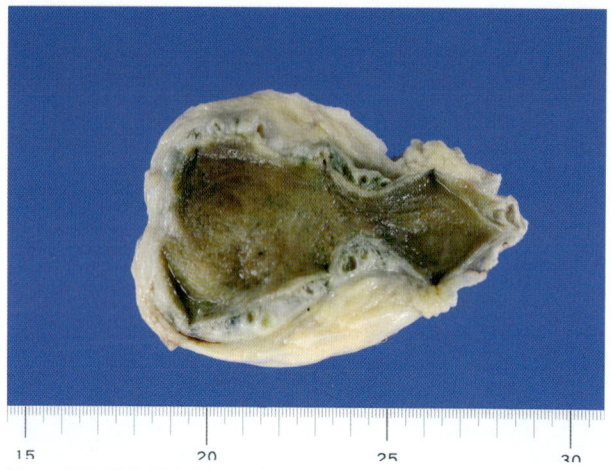

図9　胆嚢腺筋腫症（肉眼像）
腺筋腫症，diffuse type である．胆嚢壁がびまん性に肥厚している．壁断面では拡張した Rokitansky-Aschoff 洞が確認される．

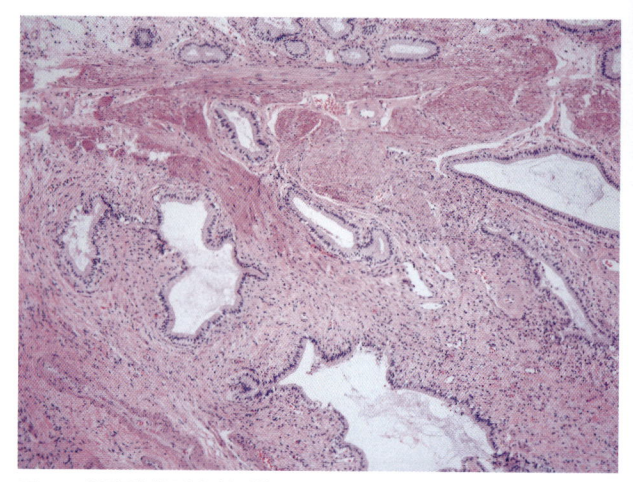

図10　胆嚢腺筋腫症（組織）
著明に肥厚した胆嚢壁では Rokitansky-Aschoff 洞が増生し，それを取り囲むように平滑筋線維と膠原線維が増生している．

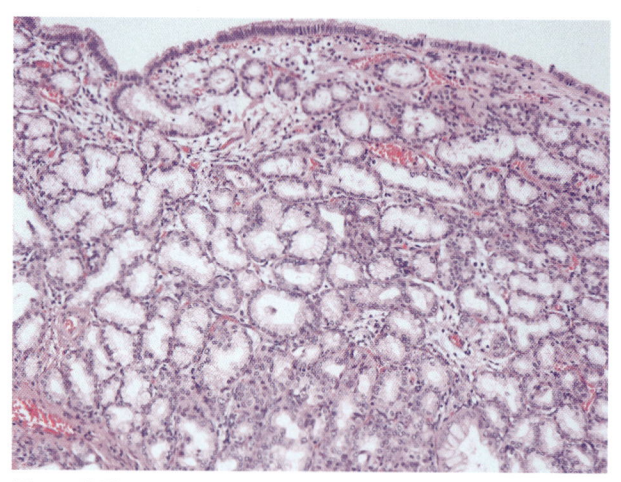

図11　腺腫
胆嚢の管状腺腫である．軽度～中等度の異型を呈する腫瘍性腺管が密に増生している．腫瘍性腺管は胃幽門腺に類似しており，粘液産生が認められる．

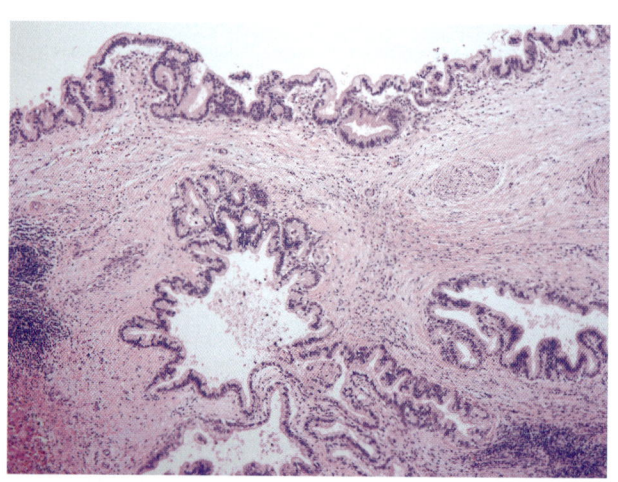

図12　胆管内乳頭状腫瘍
囊胞状に拡張した胆管は，異型を示す上皮性腫瘍細胞で裏打ちされている．腫瘍細胞は乳頭管状に増生し，粘液産生・分泌を伴う．本症例は軽度～中等度の異型を呈し，腺腫に相当する．

●胆嚢腺筋腫症　adenomyomatosis

胆嚢腺筋腫症とは，Rokitansky-Aschoff 洞と線維筋組織の増生で，胆嚢壁が限局性もしくはびまん性に肥厚を呈する病変である（図9）．腺筋腫症の部位と広がりにより，(a) fundal type：胆嚢底部に限局し，隆起ないし腫瘤を形成，(b) segmental type：胆嚢短軸の輪状狭窄を示し，胆嚢が砂時計様に変形，(c) diffuse type：胆嚢全体，ないしは体部から底部にかけて胆嚢壁がびまん性に肥厚，の3型に分類される．

組織学的には，Rokitansky-Aschoff 洞が固有筋層から漿膜下層にかけて増生・拡張し，それを取り囲むようにして平滑筋線維と膠原線維が増生する（図10）．

●腺腫　adenoma

胆道の上皮性良性腫瘍で，胆嚢と乳頭部に発生するが，頻度は腺癌（悪性腫瘍）と比較して稀である．肉眼的には褐色調で結節状の構造を呈する．組織学的には管状腺腫，乳頭腺腫，管状乳頭腺腫に分けられ，癌の組織異型度には達しない上皮細胞の腫瘍性増殖よりなる（図11）．腺腫の大部分は管状腺腫であり，しばしば一部に分化型管状腺癌を伴い，腺腫内癌 carcinoma in adenoma の形態を呈する．

●胆管内乳頭状腫瘍　intraductal papillary neoplasm of the bile duct（IPNB）

胆道で肉眼的に同定される乳頭状腫瘍性病変で，膵管乳頭粘液性腫瘍 intraductal papillary-mucinous neoplasm（IPMN）の対比病変 counter part として提唱されている．WHO分類では，前述の腺腫とともに，胆道の前癌病変に位置付けられている．病変部胆管は拡張を示し，囊胞状拡張を呈する症例もある．組織学的には，異型を示す上皮細胞が乳頭状ないし乳頭管状に増生し，粘液産生・分泌を伴うことが多い（図12）．軽度～中等度の異型は，腺腫に相当し，高度の異型は，上皮内癌（腺癌）に相当すると考えられている．

各論　171

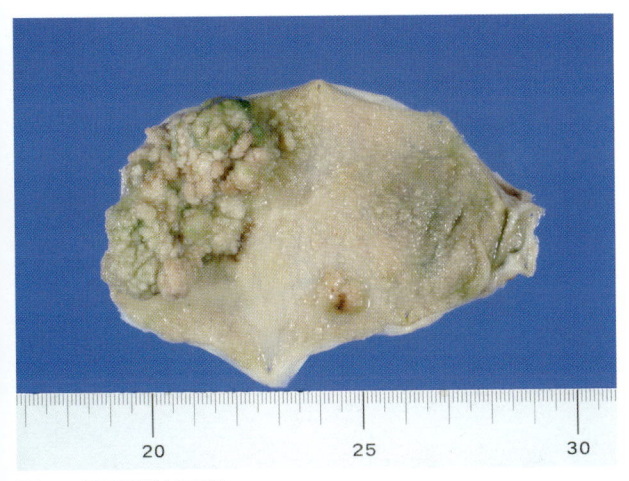

図13　胆囊癌(肉眼像)
胆囊底部(図左側)に，乳頭状に発育する腫瘍が認められる．乳頭状腫瘍の表面には，癌の産生した粘液と胆汁成分が付着している．

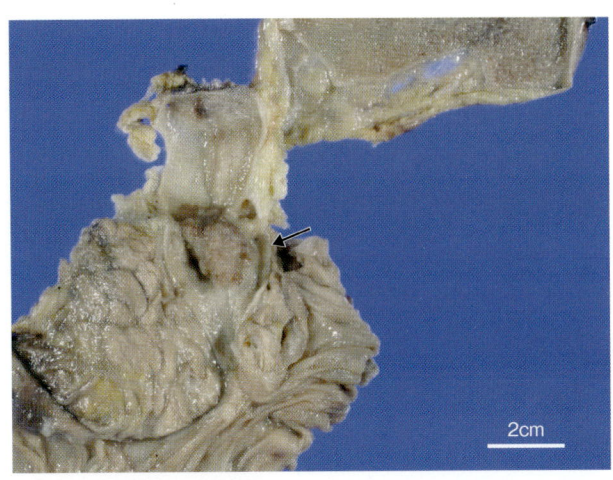

図14　肝外胆管癌(肉眼像)
遠位胆管(膵内の総胆管)に結節状に発育する腫瘍が認められる(矢印)．胆管壁に浸潤しているため，胆管の狭窄が認められる．

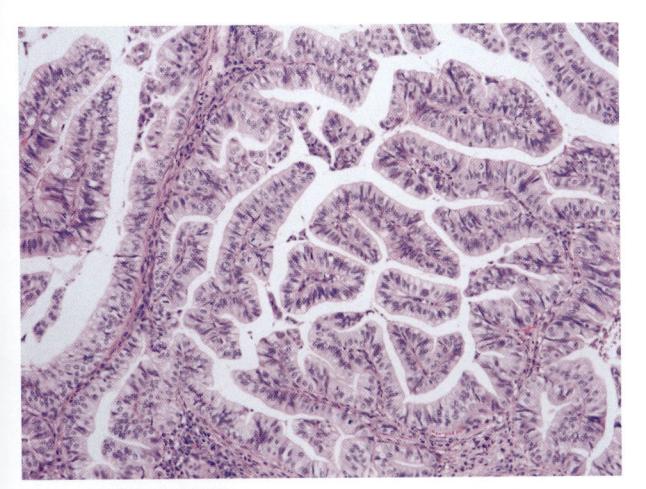

図15　乳頭腺癌(組織)
細い血管間質を軸に，癌細胞が乳頭状に発育する腺癌である．一部の癌細胞では粘液産生が確認される(明るい細胞質部分)．

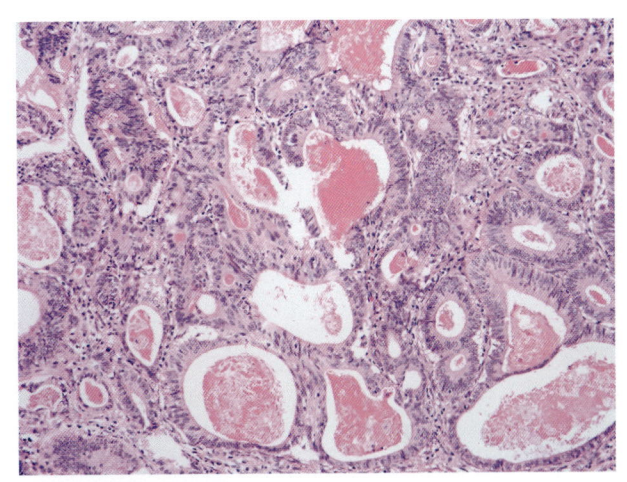

図16　管状腺癌(組織)
癌細胞が腺管を形成しながら発育する腺癌である．大小不同の腫瘍性腺管が癒合状に増生しており，中分化型管状腺癌に相当する．

●胆道癌　cancer of the biliary tract

胆道癌は，発生部位により胆囊癌，肝外胆管癌(胆管癌)，乳頭部癌(十二指腸乳頭部癌)に分類される．いずれの胆道癌も，大部分(約90％)は腺癌よりなり，多くは胆道内腔側では乳頭状ないし高分化型管状に増生し，胆道壁内では中分化型から低分化型を呈しながら浸潤性発育を示す．

●胆囊癌　cancer of the gallbladder

胆囊内に発生する悪性腫瘍である．早期癌は，「癌の浸潤が粘膜内ないし固有筋層内に留まるもの」と定義され，脈管侵襲やリンパ節転移が稀なことより，予後良好の癌である(図13)．進行癌では脈管侵襲・リンパ節転移・肝への直接浸潤などが認められるため，予後は不良となる．

胆囊癌は高齢者の女性に好発し，ハイリスクとしては胆囊胆石症，胆囊ポリープ(特に腺腫)，胆囊腺筋腫症，肥満，高脂血症などがあげられている．

●肝外胆管癌(胆管癌)　cancer of the extrahepatic bile duct

肝外胆管に発生する悪性腫瘍である(図14)．進行癌症例が多く，胆道閉塞による血中ビリルビン・胆道系酵素上昇が認められる．胆管癌は，閉塞性黄疸や肝・膵への浸潤などが認められ，予後不良である．胆管癌は中高年の男性に好発し，ハイリスクとしては膵・胆管合流異常，原発性硬化性胆管炎，胆管結石症などがあげられている．

●乳頭腺癌　papillary adenocarcinoma

腺癌の一型である．細い血管間質を軸に，癌細胞が乳頭状に発育する腺癌である(図15)．肉眼的にも胆道内腔に乳頭状腫瘤を形成することが多い．

●管状腺癌　tubular adenocarcinoma

腺癌の一型である．癌細胞が腺管を形成する腺癌である(図16)．腺管形成が明瞭なものを高分化型管状腺癌，癒合腺管や篩状腺管が主体のものを中分化型管状腺癌と称する．

図17 腺扁平上皮癌
腺管構造を示す腺癌成分(中分化型,管状腺癌相当)と,シート状胞巣を形成し角化を伴う扁平上皮癌成分とが混在している.

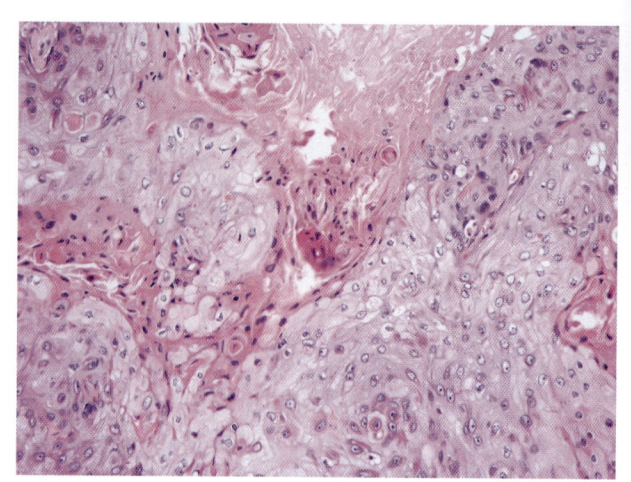

図18 扁平上皮癌
シート状に発育し,角化を伴う扁平上皮癌が認められる.角化(癌真珠・単個細胞角化)が顕著で,高分化型扁平上皮癌に相当する.

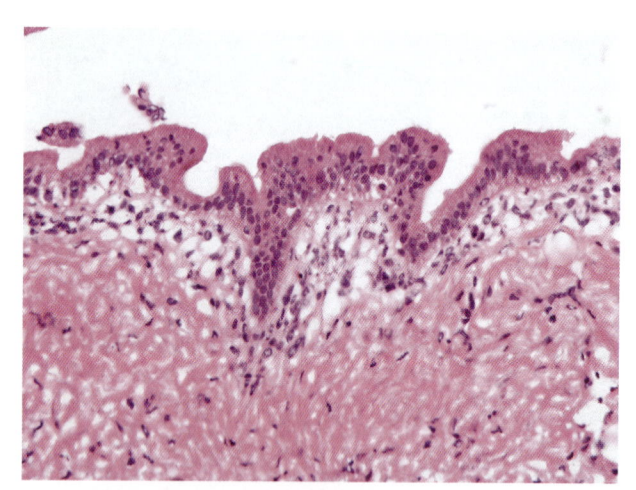

図19 術中迅速診断:胆管切離断端「陰性」
軽度の過形成を示す胆管上皮が認められる.核腫大や軽度の極性の乱れが見られるが,核異型は顕著ではなく,反応性上皮と判断される.

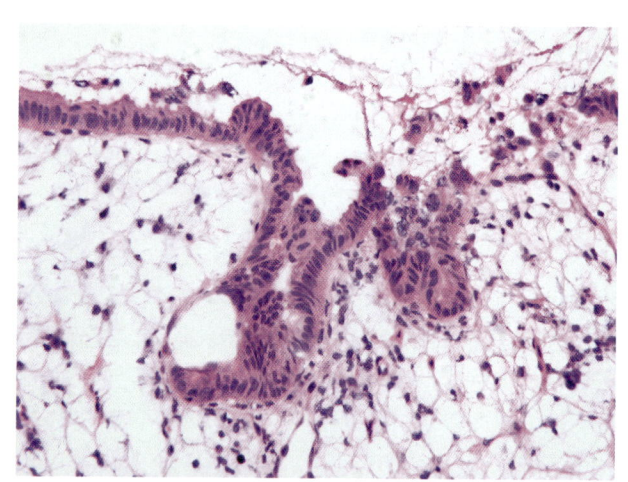

図20 術中迅速診断:胆管切離断端「陽性」
低乳頭状を示す異型胆管上皮が認められる.核クロマチンの増加,核の大小不同,核腫大や極性の乱れが見られるため,上皮内癌(腺癌の上皮内進展)と判断される.

■胆道癌(特殊な組織型)　specific type of biliary tract cancer

腺癌以外の組織型には腺扁平上皮癌,扁平上皮癌,未分化癌,AFP産生腫瘍,神経内分泌腫瘍などがある.

▶腺扁平上皮癌　adenosquamous carcinoma

腺管構造や粘液産生を示す腺癌成分と,角化や細胞間橋・棘細胞への分化を示す扁平上皮癌成分とが混在する腫瘍である(図17).両成分の多寡は症例により種々であるが,胆道癌取扱い規約では,扁平上皮癌成分が全体の1/4以上を占めることが必要であるとしている.扁平上皮癌成分が全体の1/4未満の場合には,腺癌に分類して扁平上皮癌成分の存在を付記する.腺扁平上皮癌の発生は,腺癌が発育・進展する段階で扁平上皮癌成分が発生・分化してきたものと考えられる.

▶扁平上皮癌　squamous cell carcinoma

病巣全てが扁平上皮癌で構成される腫瘍をいう(図18).胆道では,純粋の扁平上皮癌は稀であり,腺扁平上皮癌の発育進展の過程で,腺癌成分が脱落・消失したものと示唆される.

●術中迅速診断　intraoperative diagnosis

胆道癌の術中迅速診断の対象となるのは,悪性腫瘍の切離断端の評価,転移(肝転移,播種など)の確認,腫瘍の質的診断(良性狭窄との鑑別など)である.特に,外科切除時における切離断端の評価は頻度も高く,切除範囲に影響するため重要である(図19,20).

切離断端評価で留意すべきことは,(1)低異型度癌の粘膜内進展による断端陽性は,炎症異型や乳頭状過形成を示す胆道上皮との鑑別が問題となる点と,(2)胆道壁内の浸潤癌による断端陽性は,線維化した間質(desmoplastic stroma)に低分化癌が存在した場合や,漿膜下層の神経浸潤・脈管侵襲・リンパ節転移として癌組織が存在する場合は,凍結標本上では癌組織を認識しにくい点である.

11. 膵　臓

福嶋敬宜

総論　174
　Ⅰ. 標本を見る前に　174
　Ⅱ. 標本の見方　174
各論　176
　■膵組織の非腫瘍性変化　176
　　▶脂肪浸潤　176
　　▶ヘモシデローシス　176
　　▶ラ氏島硝子化（糖尿病）　176
　　▶扁平上皮化生　176
　■非腫瘍性囊胞　177
　　▶仮性（偽性）囊胞　177
　　▶貯留囊胞　177
　　▶リンパ上皮性囊胞　177
　　▶膵内副脾の類表皮囊胞　177
　■膵炎　178
　　▶急性膵炎　178
　　▶慢性膵炎　178
　　▶自己免疫性膵炎　178
　■膵管内腫瘍　179
　　▶膵管内乳頭粘液性腫瘍　179
　　▶膵管内管状乳頭腫瘍　179
　■囊胞性膵腫瘍　180
　　▶漿液性囊胞腫瘍　180
　　▶粘液性囊胞腫瘍　180
　■浸潤性膵管癌　181
　■神経内分泌腫瘍　182
　　▶神経内分泌腫瘍　182
　　▶神経内分泌癌　182
　■その他の腫瘍　183
　　▶充実性偽乳頭状腫瘍　183
　　▶腺房細胞癌　183
　　▶膵芽腫　183
　　▶未分化癌　183

総論

I 標本を見る前に

これまで膵臓(表1)の病変を見る機会は，腫瘍性疾患は外科切除例，非腫瘍性疾患は剖検例であることが多かった．しかし，最近，盛んに行われるようになった超音波内視鏡下穿刺生検(EUS-FNA)をはじめとした新しい病変へのアプローチにより，様々な病変を生検標本として見る機会が増えてきている．また，非腫瘍性疾患は，剖検膵での観察が主体となるが，腫瘤状の病変(自己免疫性膵炎など)は切除されたり生検されたりすることがある．検体が小さいと，これまで肉眼所見から鑑別疾患を考えながら検索していたプロセスがスキップされ，いきなり組織所見の検討から入らざるを得なくなる．このため，臨床情報の収集と膵に生じうる病変全体の概要を知っておくことはこれまで以上に重要である．

1. 臨床情報からのアプローチ

臨床的には，年齢，性別のほか，膵内における病変の部位も診断の助けとなる．

一般に予後の良い嚢胞状の腫瘍は比較的若年〜中年の女性に多い傾向があり，特に粘液性嚢胞腫瘍mucinous cystic neoplasm(MCN)はその殆どが女性に発生する．一方，通常の浸潤性膵管癌(膵腺癌)pancreatic ductal adenocarcinoma(PDAC)および膵管内乳頭粘液性腫瘍intraductal papillary mucinous neoplasm(IPMN)などは高齢の男性に多い．

膵臓は解剖学的に頭部，鉤部，体部，尾部などに分けられるが，疾患の鑑別上は，「膵頭・鉤部」「膵体尾部」程度の把握でも有用である．その上で，どの部にも生じうるもの，部位によらず多発性に見られるもの，びまん性に見られるものなどの所見も加味して考えていく．

PDAC，IPMNは膵頭部に多い腫瘍としてよく知られている．腺房細胞癌acinar cell carcinoma(ACC)はどこにでも生じるが，頭部に発生するものがやや多い．漿液性嚢胞腫瘍serous cystic neoplasm(SCN)やMCN，充実性偽乳頭状腫瘍solid pseudopapillary neoplasm(SPN)は体尾部に多い．特にMCNの頭部発生例は例外的であり，IPMNとの鑑別が必要である．神経内分泌腫瘍neuroendocrine tumor(NET)はどこにでも見られるが，インスリノーマは体尾部に多い．

2. 画像(肉眼)所見からのアプローチ

画像所見(や肉眼所見)が得られれば有用であり，病変の形態から「結節状」と「嚢胞状」に分けて考えると整理しやすい(図1，2)．結節状病変は，腫瘍であればPDAC，ACC，NET，IPMNから進展した浸潤癌，膵芽腫などが鑑別にあがるが，SPNや漿液性腫瘍にも充実性形態を示すものがあ

表1 膵臓の主な疾患

	疾患
形態異常	輪状膵，分割膵，異所性膵組織，膵胆管合流異常症，膵管非癒合
炎症・感染症	急性膵炎(浮腫性，出血・壊死性)，慢性膵炎，自己免疫性膵炎，仮性(偽性)嚢胞
代謝・変性	膵萎縮，脂肪浸潤，ヘモシデローシス，ヘモクロマトーシス，嚢胞性線維症，糖尿病性変化
腫瘍	膵管内腫瘍，粘液性嚢胞腫瘍，漿液性嚢胞腫瘍，浸潤性膵管癌，腺房細胞癌，神経内分泌腫瘍，充実性偽乳頭状腫瘍，膵芽腫，未分化癌，など
腫瘍性病変	膵上皮内腫瘍性病変(PanIN)

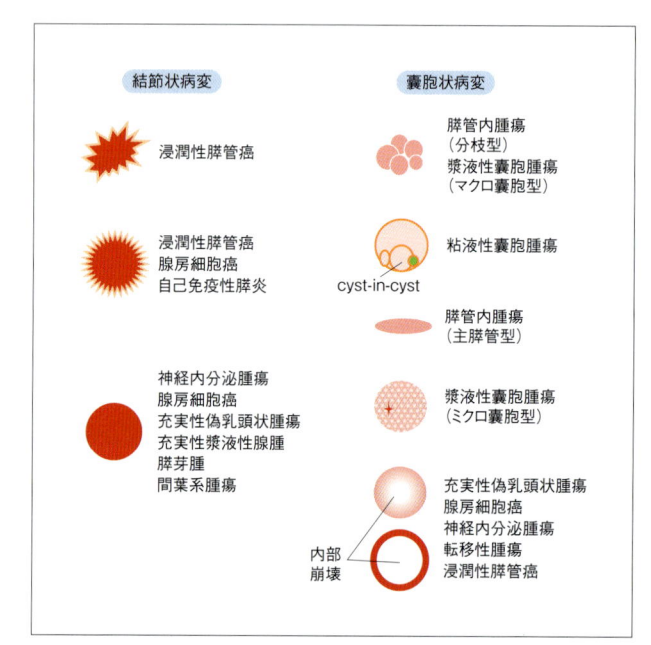

図1 画像(肉眼)所見からのアプローチ

ることは念頭に置いておく必要がある．非腫瘍性病変の多くは，いわゆる腫瘤形成性膵炎であり，更にその多くは自己免疫性膵炎autoimmune pancreatitis(AIP)である．嚢胞状病変にはIPMN，MCN，SCNなどの腫瘍があるが，サイズを考慮しなければ貯留嚢胞が最も多い．嚢胞状の腫瘍には，もともと充実性腫瘍であったものの内部が変性崩壊して，結果として嚢胞状を示すものもあり，嚢胞壁の性状などに注意することも大切である．

II 標本の見方

1. 組織細胞分化からのアプローチ

膵臓の上皮系腫瘍は，正常膵臓組織を構成する膵管上皮系，腺房細胞系，神経内分泌系への分化を示す腫瘍および

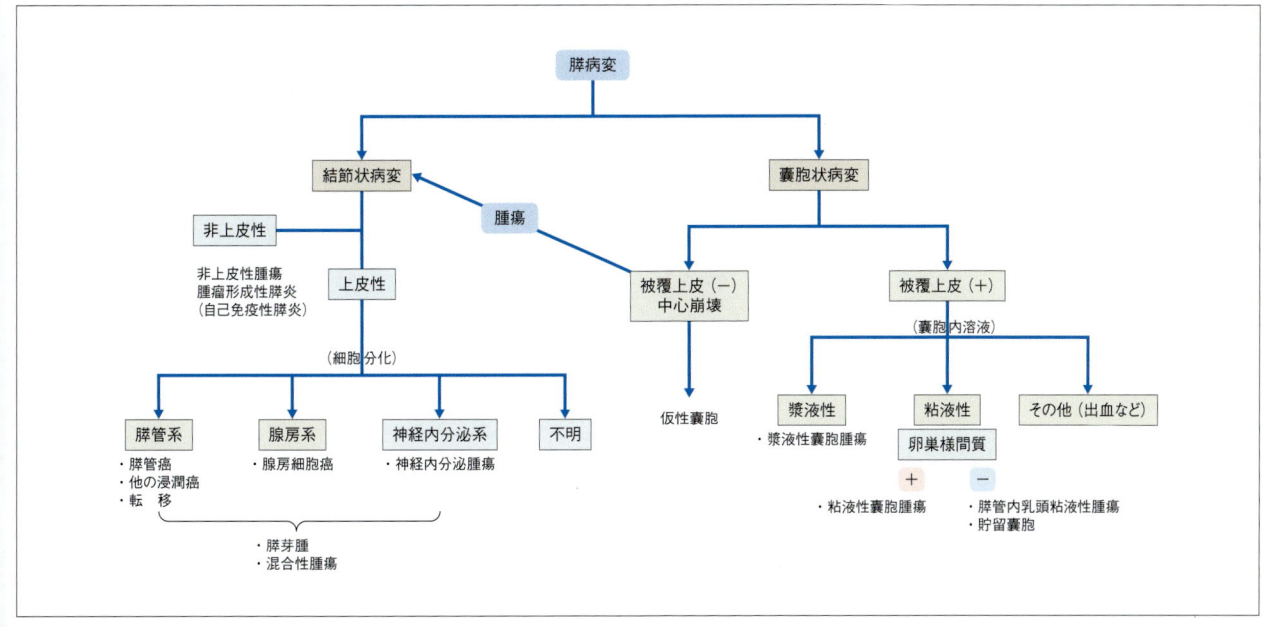

図2 膵病変診断のアルゴリズム

その他の腫瘍に分けることができる（図2）. 膵管上皮系の分化を示す腫瘍には, PDAC, IPMN, 膵管内管状乳頭腫瘍 intraductal tubulopapillary neoplasm（ITPN）, MCN が, 腺房細胞への分化を示す腫瘍には ACC, 神経内分泌系への分化を示す腫瘍には NET や神経内分泌癌 neuroendocrine carcinoma（NEC）などが, そしてそれらが混在する腫瘍として混合腫瘍, 膵芽腫などがある. 漿液性腫瘍（SCN など）, SPN などは, 分化方向が未だに明確にわからない腫瘍である. 針生検の小さな標本で, ACC, NET, 特殊な PDAC などの鑑別が問題になる場合は, 免疫組織化学での各細胞分化マーカー（CK7, 19, trypsin, BCL10, chromogranin A, synaptophysin, CD56 など）の検索が有用である. また SPN との鑑別が必要な場合は β-catenin を行うべきである.

2. 組織細胞形態からのアプローチ

組織細胞形態を最後に書くが, それを観察するときには, 当然, 組織細胞の分化も同時に考えながら観察することになる.

膵管上皮系であれば, 少なからず管状構造を示したり粘液の存在が確認されたりする. ACC では両染性の胞体を有して腺房様構造がどこかに認められる. NET は, 柵状, リボン状配列やロゼット形成が見られることが多い. SPN では多くの場合, 偽乳頭状構造が見られる.

非上皮性細胞からなる病変には, 例えばリンパ管腫, 平滑筋腫, 孤発性線維性腫瘍などは生じうるが極めて稀である. 膵病変ではないが, 十二指腸の胃腸管間葉系腫瘍 gastrointestinal stromal tumor（GIST）はあたかも膵頭部腫瘍のように発育することがあるので注意する必要がある.

3. 間質およびその関係性からのアプローチ

病変はその間質および間質との関係にも特徴がある. 腫瘍では, PDAC が "desmoplasia" と表現される間質線維組織の強い増生を伴うことはよく知られている. また周囲に閉塞性慢性膵炎を伴うことが多く, この線維化のため腫瘍と非腫瘍部との境界が不明瞭になる. 硝子様間質が見られることもあるが, 部分的であることが多い. ACC は, 一般に腫瘍成分に富み, 間質増生は少なく, 非腫瘍部との境界は明瞭なことが多い. しかし, 悪性性格を有しているので小胞巣状で間質にばらばらと浸潤する像を伴うこともある. その場合の間質は線維性であるが, PDAC で見られるような強い増生を示すことは比較的少ない. NET は, その悪性度と関係なく, 間質に乏しいものから豊富なものまで様々であるが, 間質に富むものでは硝子様膠原線維の増生であることが多い. 特にインスリノーマは硝子様で, アミロイドの沈着を伴うこともある.

AIP における炎症細胞を伴った線維束の錯綜増生は特徴的で, "花むしろ状" 線維化 storiform fibrosis と表現される. 通常の慢性膵炎でも腺房組織が脱落し線維化に置き換わることがあるが, 線維束が錯綜増生することはほとんど見られない.

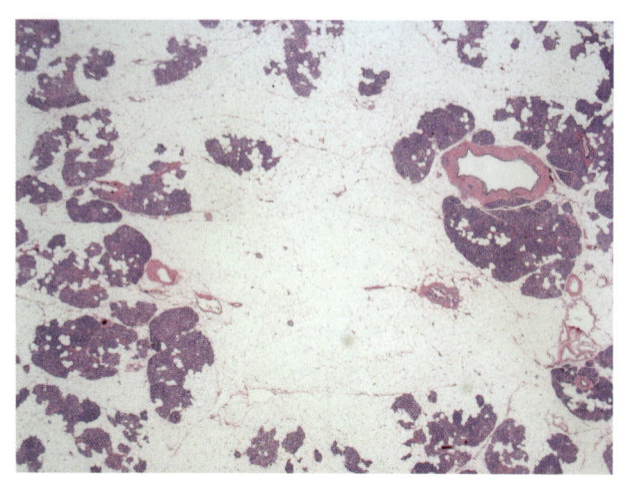

図1 脂肪浸潤
膵実質領域に脂肪組織が著明に増加しており，既存の膵管，腺房組織，ランゲルハンス島は島状に見られる．

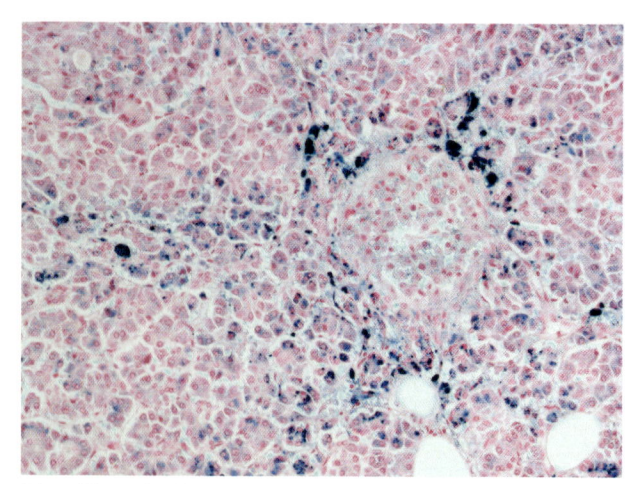

図2 膵ヘモシデローシス
細胞に沈着したヘモシデリンがベルリンブルー染色で青色に染め出されている．

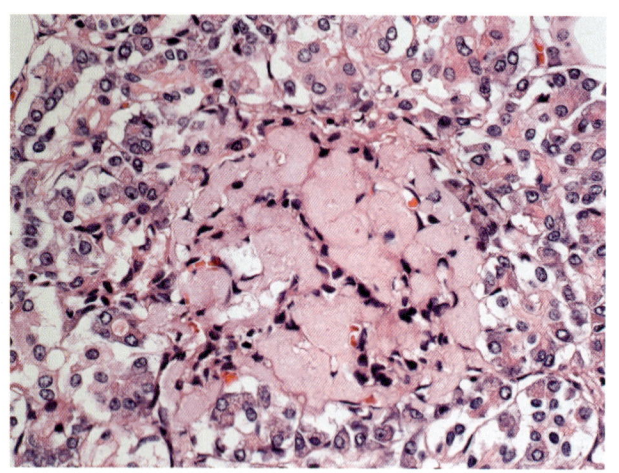

図3 ラ氏島硝子化（糖尿病）
ランゲルハンス島に硝子様無構造物（アミロイド）が沈着している．

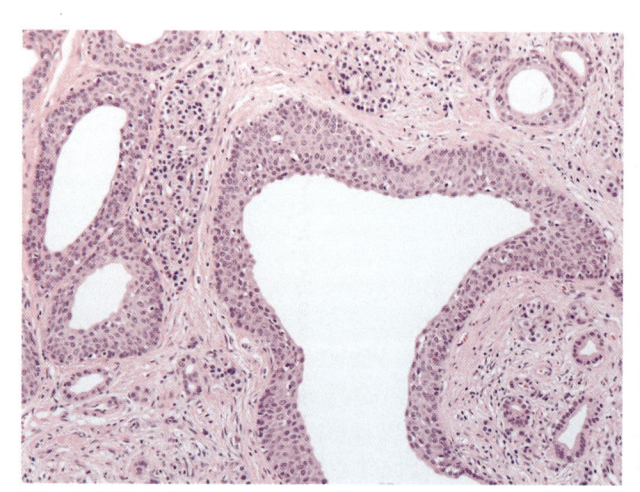

図4 扁平上皮化生
膵管上皮が多層化した扁平上皮様上皮に置換されている．

■膵組織の非腫瘍性変化

▶脂肪浸潤　fat infiltration

膵小葉内に成熟脂肪細胞が置換性に増加したもの（図1）．加齢や肥満などで高頻度に出現する．糖尿病，慢性膵炎，肝疾患，栄養障害，ステロイド，膵管閉塞などに合併して見られることもある．小葉内に散在して見られる程度のものから，ランゲルハンス島を島状に残し小葉全体がほぼ脂肪組織に置き換わるものまである．また，結節状を呈したものはlipomatous pseudohypertrophyとよばれることがある．

▶ヘモシデローシス　hemosiderosis

膵組織への鉄沈着症である．生体内では，鉄の一部はフェリチンとヘモシデリンに結合して細胞内に貯蔵されている．なんらかの原因で生体内の鉄量が増えると，細胞内のヘモシデリン貯留量も増え，黄褐色（ベルリンブルー染色で青色）の顆粒として観察されるようになる（図2）．

▶ラ氏島硝子化（糖尿病）　hyalinization of Langerhans island

ランゲルハンス島に好酸性無構造な硝子様物質が沈着したもの（図3）．硝子様物質はコンゴーレッド染色で陽性を示すアミロイドである．2型糖尿病の際に見られることが多いが，臨床所見（年齢，血糖値，重症度など）とは相関しない．

▶扁平上皮化生　squamous metaplasia

単層立方上皮である膵管上皮が，扁平上皮のような形態に変化したもの（図4）．慢性の炎症や化学的/物理的刺激などに対する組織の適応現象と考えられている．主膵管から小葉間膵管枝で見られる．慢性膵炎で観察される頻度が高い．膵管上皮の化生性変化として，このほか粘液細胞化生mucinous metaplasia，杯細胞化生goblet cell metaplasia，オンコサイト化生oncocytic metaplasiaなどが知られている．いずれも腫瘍性病変ではなく，研究者間でも用語の統一がなされていないものもある．

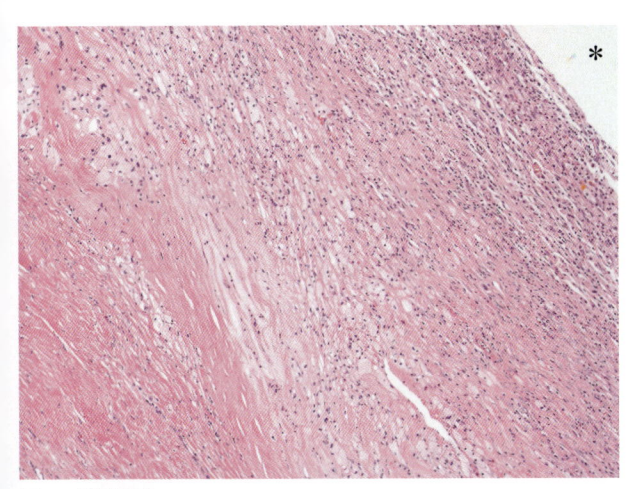

図5 仮性嚢胞
嚢胞壁は炎症細胞浸潤を伴った線維組織からなり，内腔面に上皮の被覆はない（＊：嚢胞内腔）．

図6 貯留嚢胞
浸潤性膵管癌の近傍に生じた貯留嚢胞．嚢胞内腔面は1層の立方〜円柱上皮に覆われる（inset）．

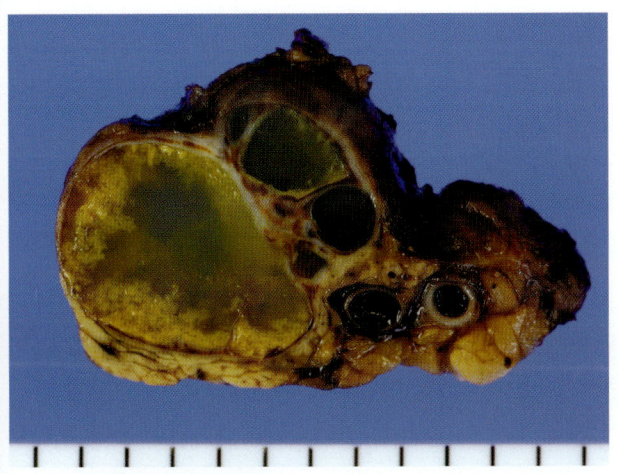

図7 膵内副脾の類表皮嚢胞
膵尾部の多房性嚢胞．内腔には黄褐色泥状物を含む寒天様物質を入れる．嚢胞周囲には圧排された膵臓組織がほぼ全周性に見られる．

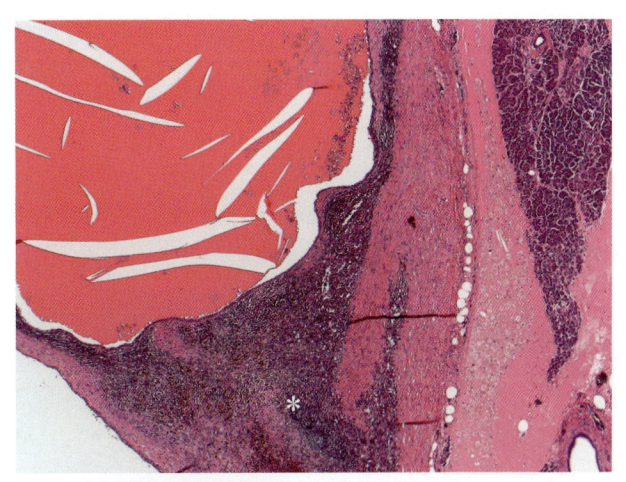

図8 膵内副脾の類表皮嚢胞
嚢胞内腔面の上皮直下には，脾臓と同様の組織が認められる（＊）．

■非腫瘍性嚢胞

▶仮性（偽性）嚢胞　pseudocyst

　嚢胞内腔面が上皮に被覆されていない嚢胞．急性膵炎や膵外傷などによって漏れ出した膵液が周囲の組織を消化，破壊することによって形成される．急性膵炎発症後1〜2週間で明らかになることが多い．嚢胞壁は炎症細胞浸潤を伴った線維性組織や肉芽組織からなり，嚢胞腔にむき出しになっている（図5）．

▶貯留嚢胞　retension cyst

　膵管の閉塞機転により末梢膵管内腔に分泌物がたまってできた嚢胞．嚢胞壁は膵管上皮によって覆われている（図6）．被覆上皮には粘液細胞化生がしばしば見られ，内容物はわずかに粘液性であることが多い．慢性膵炎や膵癌など腫瘍による膵管閉塞で生じることが多い．嚢胞が形成され大きくなると膵管系との連続性は不明瞭になる．

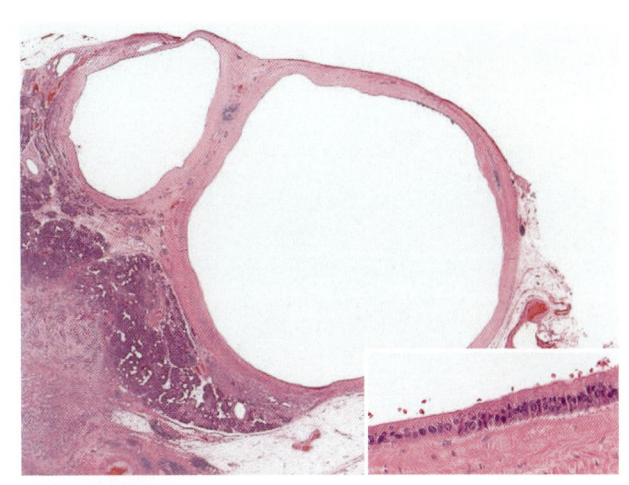

▶リンパ上皮性嚢胞　lymphoepithelial cyst

　内腔に角化物を貯留した嚢胞性病変で，嚢胞内腔面は通常，重層扁平上皮が被覆し，その上皮下には豊富なリンパ組織を認める．被覆上皮には重層扁平上皮のほかに杯細胞，円柱上皮，皮脂腺などの混在を見ることがある．嚢胞壁には線維化，炎症，異物反応などを伴うことがある．悪性化の報告はない．

▶膵内副脾の類表皮嚢胞　epidermoid cyst in heterotopic spleen

　膵尾部内の副脾に発生したと考えられる類表皮嚢胞．単房性，多房性のいずれもあり，嚢胞壁は厚い線維性組織からなる．内腔には粘液性成分と脂肪様の内容物が充満している（図7）．内腔面は平滑で内腔に隆起する病変や主膵管との交通はない．重層扁平上皮で覆われており，上皮直下に脾臓組織（赤脾髄，白脾髄）を伴っている（図8）．周囲には萎縮した膵組織を認める．脾臓とは連続性を欠く．

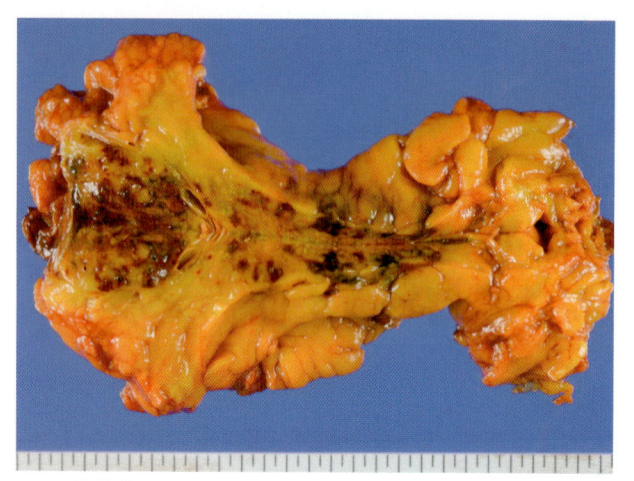

図9　急性膵炎
膵全体にわたって地図状の出血壊死が見られる．

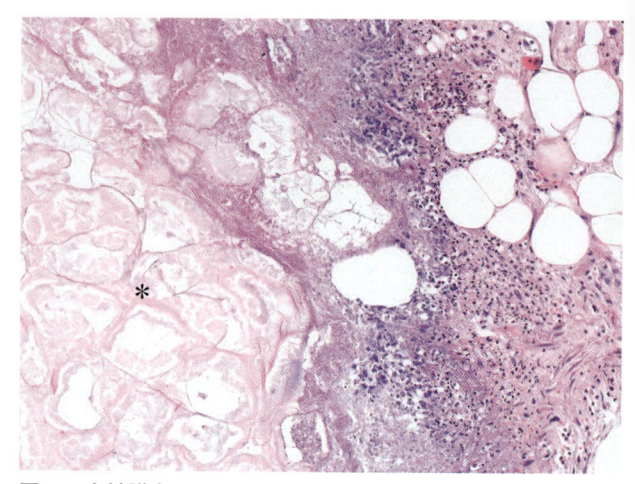

図10　急性膵炎
脂肪壊死（*）の周辺に強い炎症細胞浸潤が見られる．

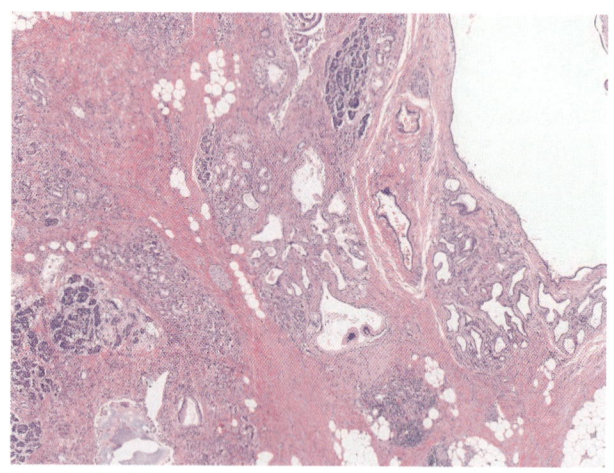

図11　慢性膵炎
膵管は拡張し，周囲には腺房組織の脱落，線維増生が見られる．

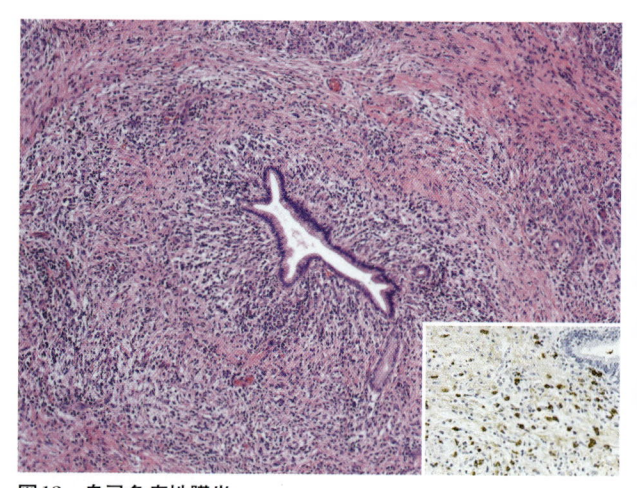

図12　自己免疫性膵炎
膵管周囲にリンパ球，形質細胞を主体とした強い炎症細胞浸潤があるが，上皮は傷害されていない．浸潤している形質細胞の多くはIgG4陽性を示す（inset）．

■膵炎

▶急性膵炎　acute pancreatitis

急性膵炎は，膵臓の急性炎症であるが，膵臓，周辺臓器の局所的自己消化，脂肪壊死のみならず全身諸臓器に影響を及ぼしうる病態である．成因としては，アルコール性，胆石，特発性の順に多い．浮腫性膵炎は急性滲出性炎症の像で，間質浮腫と毛細管の拡張があり軽度の炎症細胞浸潤を伴う．壊死性膵炎は，腺房細胞や脂肪壊死と出血，急性炎症細胞浸潤などを特徴とし（**図9，10**），後腹膜腔，腸間膜，大網などに及ぶこともある．急性期を過ぎた場合の合併症として仮性（偽性）嚢胞の形成がある．

▶慢性膵炎　chronic pancreatitis

慢性膵炎は，膵臓の内部に不規則な線維化，肉芽組織，実質の脱落，炎症細胞浸潤などの慢性変化が生じ，進行すると膵外分泌・内分泌機能の低下をきたす病態である．アルコール性慢性膵炎，腫瘍などによる閉塞性慢性膵炎が多い．膵実質組織は脱落・萎縮し，線維組織に置換される（**図11**）．ランゲルハンス島は線維組織の中にしばしば残存して見られる．

▶自己免疫性膵炎　autoimmune pancreatitis（AIP）

自己免疫の関与が示唆されている膵炎で，病理学的にリンパ形質細胞性硬化性膵炎 lymphoplasmacytic sclerosing pancreatitis（LPSP）の特徴を示すものが殆どである（AIP 1型）．好中球の膵管内侵入を特徴とするものも自己免疫性膵炎として報告されている（AIP 2型）が，頻度はかなり低い．AIP 1型は膵管周囲性に高度のリンパ球，形質細胞の浸潤と花むしろ状線維化があり，この中にはIgG4陽性形質細胞が多く含まれる（**図12**）．閉塞性静脈炎を認めることも多い．病変の辺縁部では膵小葉をそぎ落とすような不整な広がりを示し，膵周囲脂肪組織にもしばしば及んでいる．

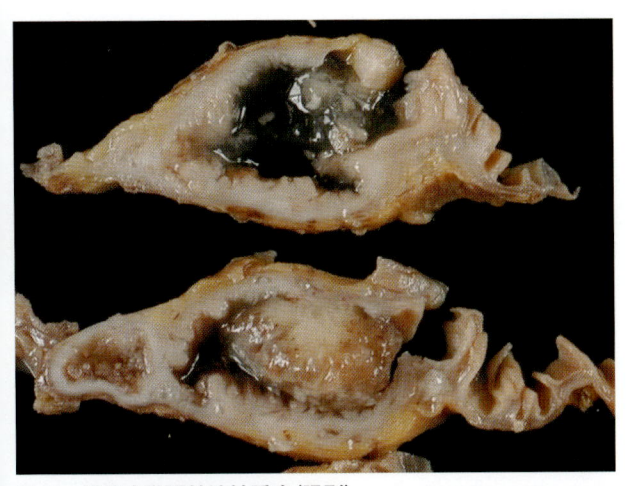

図13 膵管内乳頭粘液性腫瘍（腸型）
粘液を入れ，著明に拡張した主膵管内に乳頭状の腫瘍が見られる．

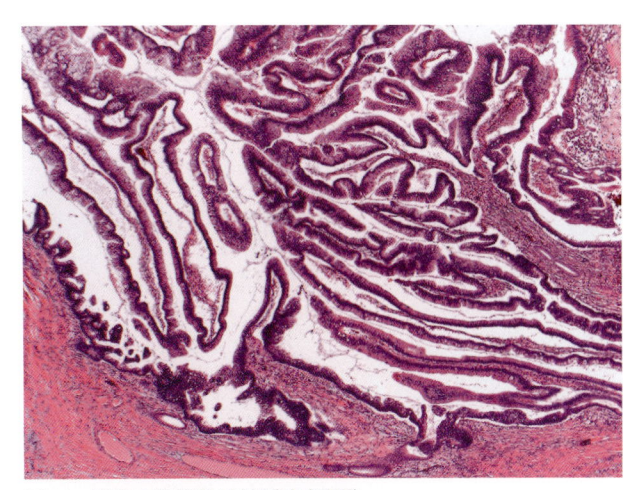

図14 膵管内乳頭粘液性腫瘍（腸型）
大腸の絨毛状腺腫に似た丈の高い乳頭状構造を示す．

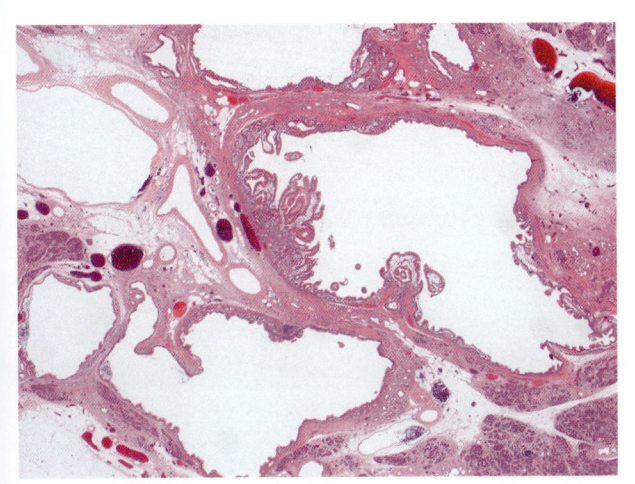

図15 膵管内乳頭粘液性腫瘍（胃型）
拡張した膵管枝の集簇からなる．

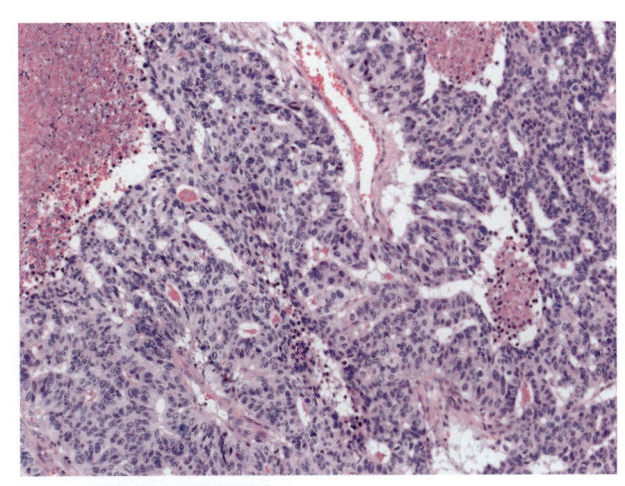

図16 膵管内管状乳頭腫瘍
壊死を伴う管状構造主体の病変．

■膵管内腫瘍

▶膵管内乳頭粘液性腫瘍　intraductal papillary mucinous neoplasm（IPMN）

　膵管上皮細胞から発生する腫瘍で，乳頭状に増生する粘液性腫瘍細胞からなり，膵管内での外向性増殖と膵管内進展傾向が強い．多量の粘液を産生することが多く，膵管は拡張している．主膵管（主膵管型）（図13）にも分枝膵管（分枝型）（図15）にも発生する．細胞異型性に乏しい腫瘍から高異型度のものまであり，同一腫瘍内にこれらが混在して見られることがある．更に，浸潤癌を伴っていることがある．
　腫瘍細胞には，腸上皮，胃腺窩上皮，胆膵上皮および好酸性細胞などへの分化を示すものがある．腸型は，絨毛状腺腫に似た丈の高い乳頭状構造を示す（図14）．主膵管型に多く，高異型度のものが多い．粘液産生が目立ち，浸潤部は粘液癌の像を示すことが多い．胃型は胃腺窩上皮（図15）または幽門腺に類似した形態を示す．分枝型に多く，一般に異型性が弱く緩徐な発育を示す．胆膵型や好酸性細胞型は，樹枝状の発育形態を特徴とし，異型性の強いものが多く，管状腺癌像での浸潤を示す．
　IPMN例では同時性，異時性に10%程度で浸潤性膵管癌を合併することが知られており，その腫瘍発生に共通因子の関与が示唆されている．

▶膵管内管状乳頭腫瘍　intraductal tubulopapillary neoplasm（ITPN）

　比較的稀な膵管内腫瘍である．異型性の強い腫瘍細胞が乳頭状・管状に発育するが，粘液産生性に極めて乏しく，しばしば巣状の腫瘍壊死を伴っている（図16）．K-rasやp53遺伝子の変異を欠いており，IPMNの発生とは異なる経路が示唆されている．

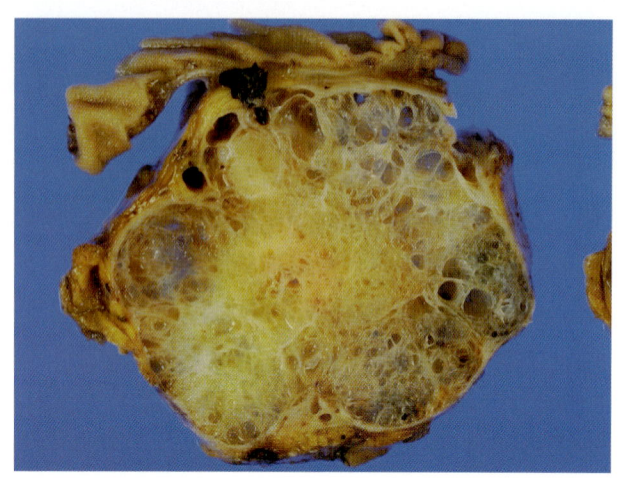

図17 漿液性嚢胞腫瘍
海綿様の小さな嚢胞の集簇からなる．

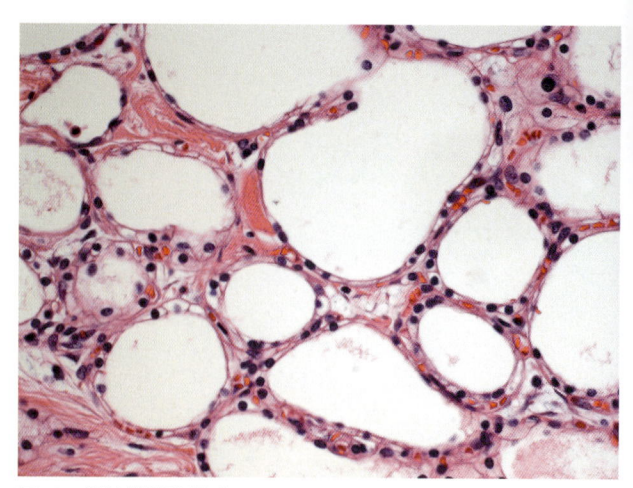

図18 漿液性嚢胞腫瘍
嚢胞の被覆細胞は立方状で，核は小型類円形を示す．

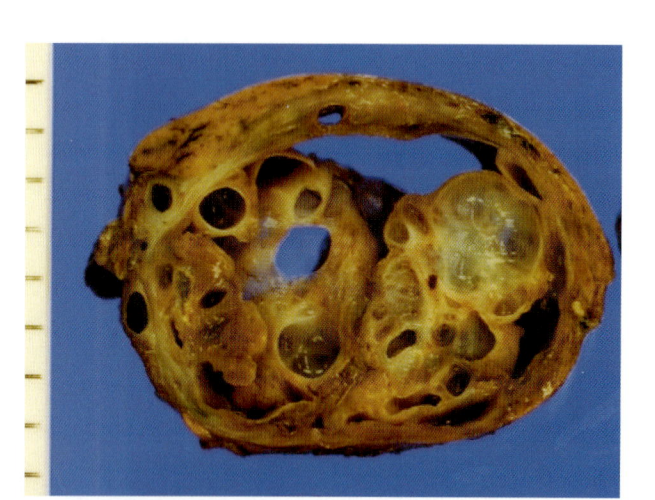

図19 粘液性嚢胞腫瘍
大きな嚢胞内に小さな嚢胞が形成されている(嚢胞内嚢胞)．

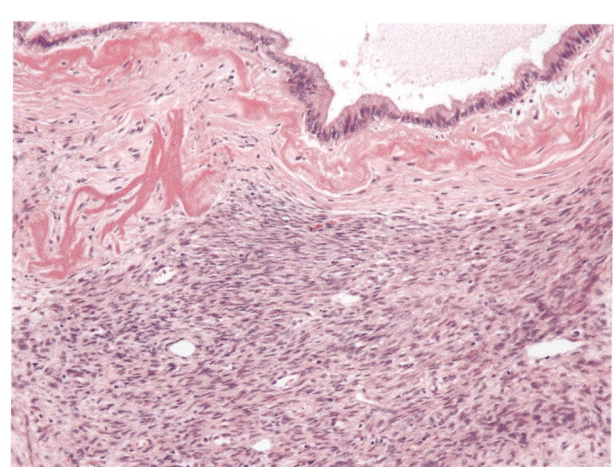

図20 粘液性嚢胞腫瘍
上皮下粘液性で，上皮下には細胞密度の高い卵巣様間質が見られる．

■嚢胞性膵腫瘍

膵臓にはいくつかの種類の嚢胞性病変が認められるが，膵管と関係なく膵内に発生する嚢胞形成性腫瘍は，漿液性嚢胞腫瘍と粘液性嚢胞腫瘍だけである．

▶漿液性嚢胞腫瘍　serous cystic neoplasm

無色透明の漿液を入れた嚢胞性腫瘍．殆ど良性で，悪性例は例外的である．von Hippel-Lindau(VHL)病に合併することがあり，それぞれの発見の契機となることがある．

嚢胞は通常，径0.5～5mm程度のものが集簇して見られる(図17)．径1cm以上の嚢胞形成を見るもの(macrocystic type)や肉眼的に充実性の腫瘍と捉えられるもの(solid serous adenoma)もある．腫瘍と非腫瘍部の境界は明瞭で，中心部に瘢痕様構造(時に石灰化を伴う)を見ることが多い．

嚢胞内腔面は単層立方上皮が被覆している．グリコーゲンを豊富に含有しているため細胞質は明るく，PAS染色強陽性を示し，ジアスターゼ消化後のPASでは陰性となる．細胞核は小型類円形均一で，異型性に乏しい(図18)．免疫組織化学では，α-inhibin，MUC6が陽性を示す．

▶粘液性嚢胞腫瘍　mucinous cystic neoplasm

粘液産生細胞に嚢胞内腔面を被覆された嚢胞性腫瘍で，上皮を支える間質が卵巣間質に類似した特徴的な像を示す．

周囲との境界は明瞭で，通常は膵管系との連絡はない．大きな嚢胞内に小型嚢胞が存在する"嚢胞内嚢胞 cyst-in-cyst"の形態を示すことが多い(図19)．嚢胞内腔面の上皮は異型性の弱いものから高度のものまであり，乳頭状増生の程度も様々である．浸潤癌に発育・進展することもある．上皮下には紡錘状細胞が細胞密度高く増生した"卵巣様間質 ovarian-type stroma"が見られる(図20)．卵巣様間質細胞の核にはプロゲステロンレセプター(PgR)，エストロゲンレセプター(ER)蛋白などが発現している．

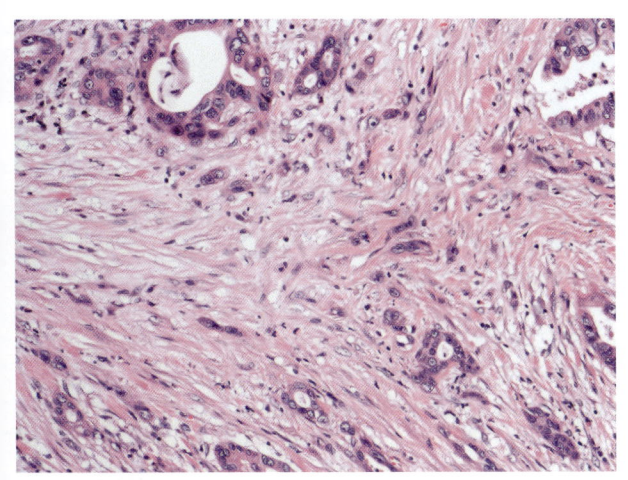

図21　管状腺癌
内腔の明瞭な管状腺癌像や孤在性の低分化腺癌像が混在して見られる．

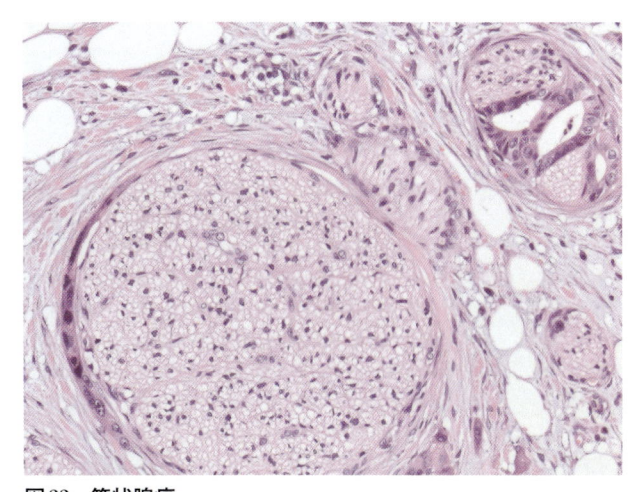

図22　管状腺癌
膵周囲には神経組織も多く，しばしば神経周囲腔への進展像が認められる．

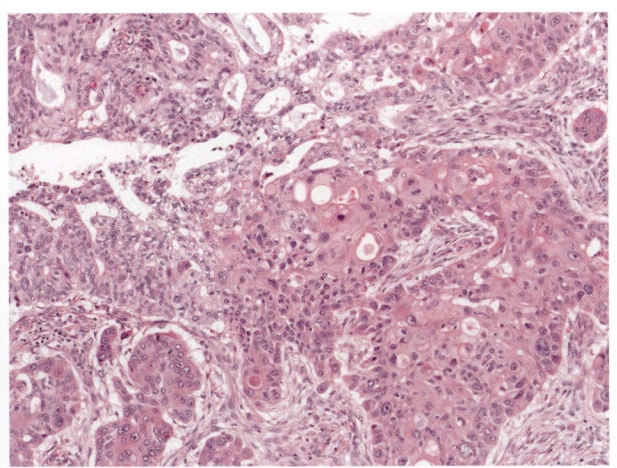

図23　腺扁平上皮癌
腺腔を作る腺癌像と胞巣状でやや好酸性を帯びた扁平上皮癌像が移行・混在している．

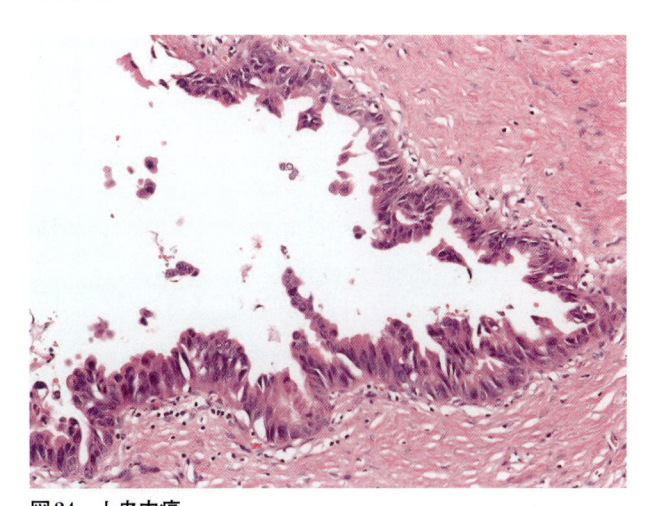

図24　上皮内癌
強い異型性を示す膵管上皮（上皮内癌）が見られる．PanIN-3（高異型度PanIN）と同義である．

■**浸潤性膵管癌**　invasive pancreatic ductal carcinoma
　膵頭部に好発する悪性度の高い癌腫．膵頭部では腫瘍径3～5cmで見つかることが多いが，膵体尾部のものはより進行した状態で見つかる傾向がある．膵全体にびまん性に広がる症例や多発性に見られるものもある．腫瘍割面は白色調で硬く，周囲の非腫瘍部膵組織との境界は不明瞭である．組織型は中～高分化型管状腺癌が多いが，大きな内腔を有した管状腺癌，異型性の弱い細胞からなる管状腺癌，腺管形成傾向に乏しく孤在性に近い低分化腺癌像などを示す例や混在する例が多い（図21，22）．癌浸潤部は種々の程度に間質線維の増生（desmoplasia）を伴っている．
　進展度評価は，腫瘍径と胆管，十二指腸，膵周囲組織，大血管への浸潤，膵外神経叢および他臓器への浸潤の有無によって行う．これらにリンパ節転移，遠隔転移の有無を総合して進行度が決定される．

・亜型：膵管癌に他の細胞分化を示す成分がある程度の量をもって存在することがあり，膵管癌の亜型と考えられている．腺扁平上皮癌（図23），粘液癌，印環細胞癌，肝様癌，髄様癌，退形成癌，腺房細胞や神経内分泌細胞への分化を伴う混合型膵癌などがある．

・浸潤性膵管癌の前駆病変：膵管癌の前駆病変と考えられている膵管の異型上皮で，膵上皮内腫瘍性病変 pancreatic intraepithelial neoplasia（PanIN）と呼ばれている（図24）．細い膵管枝に見られることが多いが，主膵管にも見られることがある．異型性が増すにつれ多段階的に膵癌と共通した遺伝子異常などが検出される．ほかに膵管内乳頭粘液性腫瘍（IPMN）や粘液性嚢胞腫瘍（MCN）も，浸潤性の腺癌に進展しうることから前駆病変として捉えることもできる．膵管上皮の変化のうち扁平上皮化生，炎症を伴った再生性変化などはPanINには含まれない．

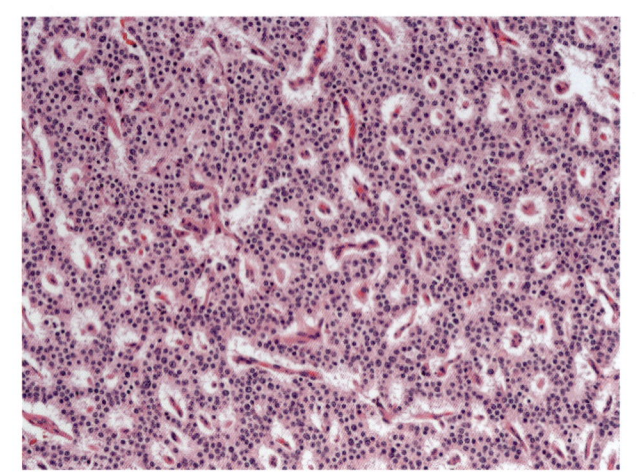

図25　神経内分泌腫瘍
血管を中心にした偽ロゼット状を示す腫瘍.

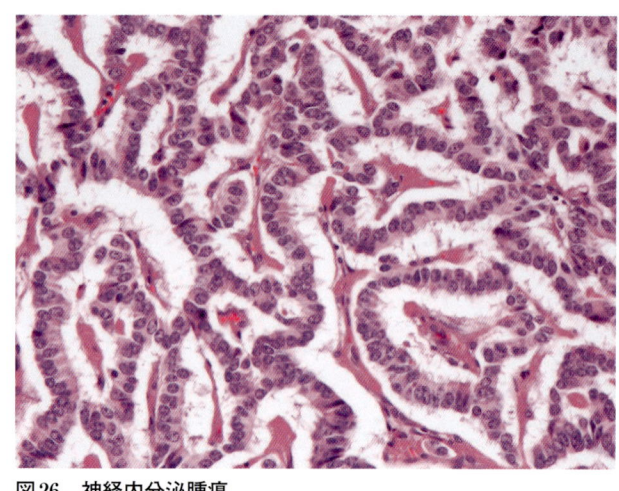

図26　神経内分泌腫瘍
偽ロゼット状や索状を示す腫瘍.

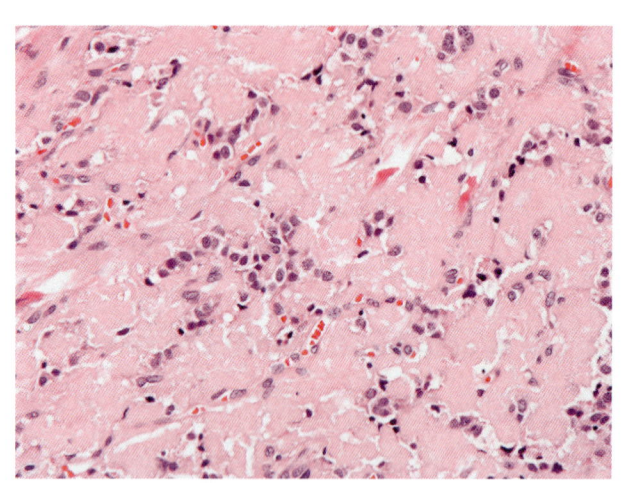

図27　神経内分泌腫瘍(インスリノーマ)
間質に硝子様沈着物が多量に見られる.

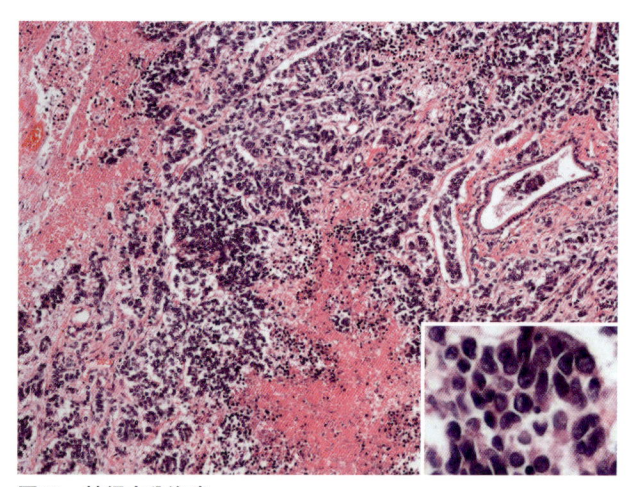

図28　神経内分泌癌
特定の細胞配列は示さない. 細胞はN/C比が非常に高い(inset).

■神経内分泌腫瘍

神経内分泌細胞への分化を示す腫瘍. ホルモンを産生し臨床症状を示すものと, ホルモン非産生性のものがある. また現行の国際分類では, 細胞増殖能(核分裂像またはKi-67の頻度で評価)を基に, 神経内分泌腫瘍(NET)と予後不良な神経内分泌癌(NEC)に大別している.

▶神経内分泌腫瘍　neuroendocrine tumor (NET)

腫瘍割面は境界明瞭で淡褐色調の充実性病変を示すことが多いが, 線維成分が目立つと硬く白色調を増し, また多結節性のものや内部が崩壊し囊胞状になったものもある.

組織学的には, 胞巣状, 索状, 腺様, 腺房様, 偽ロゼット配列などで特徴づけられるオルガノイドパターンを示す(図25, 26). 腫瘍細胞は比較的均一で, 淡好酸性細胞質と中心に位置する類円形核を有している. 核質の性状は, いわゆるごま塩状("salt-and-pepper")を示す. 症例によっては核の大小不同などの多形性が目立つものがあるが, 悪性度とは必ずしも相関しない. 細胞結合性が低下したもの, 胞体がより好酸性を示すもの, 粘液産生, 紡錘形化, 淡明化等, かなりのバリエーションが見られる. 組織形態と産生ホルモンの相関性は高くないが, 間質にアミロイド沈着を伴うものの殆どはインスリノーマで(図27), また砂粒体を含む腺管様構造を示すものはソマトスタチノーマに多い. 腫瘍は非腫瘍部と明瞭に境されることが多いが, 境界部に膵組織が取り込まれるように交わって見えることもある.

▶神経内分泌癌　neuroendocrine carcinoma (NEC)

膵神経内分泌癌は, オルガノイドパターンなどに乏しい, 低分化, 未分化な像を示す(図28). 腫瘍細胞の増殖能は高く, 充実性に増殖し, しばしば壊死を伴う. NETとは増殖能の違いのみではなく, その組織像の違いから腫瘍発生が異なる可能性が示唆されている.

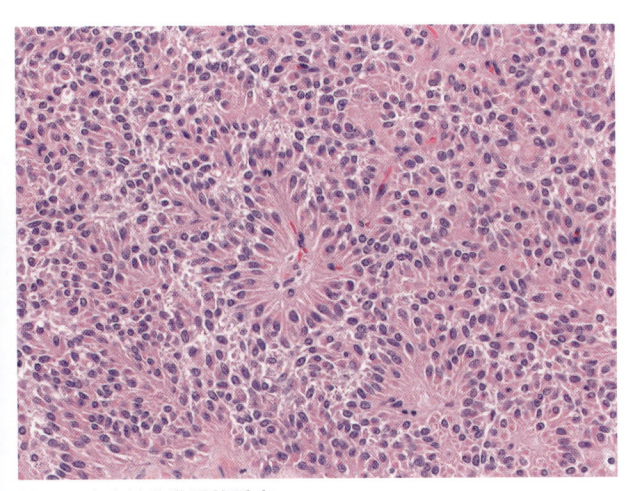

図29　充実性偽乳頭状腫瘍
血管を中心にした偽乳頭状構築 pseudopapillary structure が見られる．

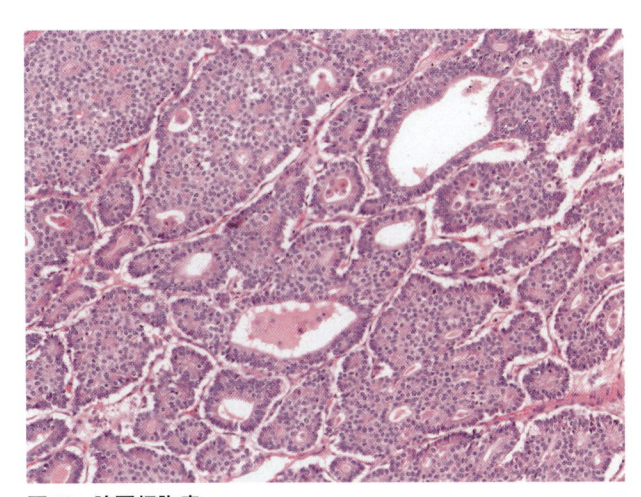

図30　腺房細胞癌
充実性成分に腺管様，腺房様構造が混在して見られる．

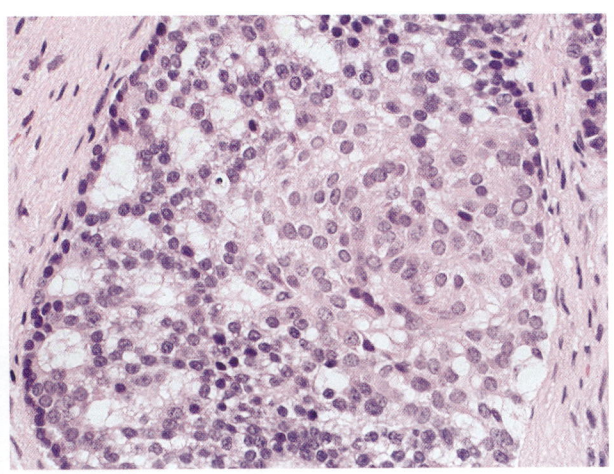

図31　膵芽腫
腺房細胞への分化を示す成分に連続して，扁平上皮への分化成分（squamoid nests）が見られる．（写真は昭和大学藤が丘病院・大池信之先生のご厚意による）

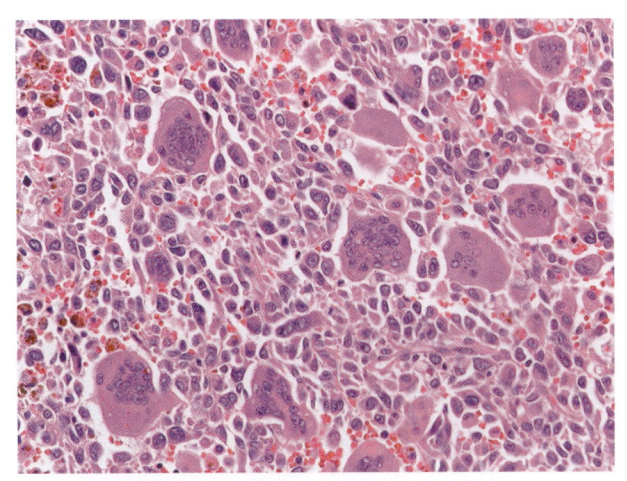

図32　破骨細胞型多核巨細胞の出現を伴う未分化癌
多核巨細胞と異型の強い未分化な腫瘍細胞が見られる．

■その他の腫瘍

▶充実性偽乳頭状腫瘍　solid pseudopapillary neoplasm (SPN)

腫瘍の充実性増殖部分と出血壊死を伴う囊胞状部分が様々な割合で混在した腫瘍．組織学的には淡好酸性の細胞質と類円形小型の核を持つ細胞が比較的充実性に増生し，その中心に硝子様間質を伴う小血管が見られる（この像を"偽乳頭状 pseudopapillary"構築と表現する）（図29）．PAS陽性の好酸性小体，泡沫細胞の集簇，コレステリン結晶，石灰沈着などがしばしば認められる．免疫組織化学では，細胞質だけでなく核もβ-catenin陽性となる．

▶腺房細胞癌　acinar cell carcinoma (ACC)

線維成分が少なく比較的髄様な増殖を示している．狭い腔を囲むように腫瘍細胞が配列している腺房様配列（acinar pattern），腺房構造が拡張したような形態の腺管様（glandular pattern），充実性増殖像（solid pattern）などが種々の割合で混在して見られる（図30）．個々の腫瘍細胞は，淡好酸性～両染性の細胞質を有しており，核小体が目立つものもある．膵管枝内に腫瘍が乳頭状に発育するものもある．

▶膵芽腫　pancreatoblastoma

様々な分化傾向を示す小児に多い悪性腫瘍である．径10cm程度の境界明瞭な分葉状形態を示す．腺房細胞への分化を示す成分が主体をなすことが多く，それに扁平上皮への分化成分（squamoid nests）（図31）や他（膵管，内分泌細胞，間葉細胞など）への分化成分が混在して見られる．

▶未分化癌　undifferentiated carcinoma

分化方向の不明瞭な未分化な癌である．破骨細胞様多核巨細胞を伴うもの（図32）と伴わないものとがある．腫瘍辺縁などに浸潤性膵管癌や上皮内癌が連続して見られることが多い．

12. 腎臓 1（糸球体疾患など）

城　謙輔

総論　186
　Ⅰ．標本を見る前に　186
　Ⅱ．標本の見方　187
各論　188
　■微小変化糸球体病変　188
　　▶微小変化型ネフローゼ症候群　188
　　▶その他の疾患　188
　■巣状分節性糸球体硬化症　189
　　▶二次性巣状糸球体硬化症　189
　■膜性腎症　190
　　▶続発性膜性腎症　190
　■膜性増殖性糸球体腎炎　191
　　▶続発性膜性増殖性糸球体腎炎　191
　■IgA 腎症　192
　■溶連菌感染後性急性腎炎　193
　　▶IgA 優勢感染後糸球体腎炎　193
　◉ANCA 関連腎症（半月体形成性腎炎）　194
　◉ループス腎炎　195
　◉多発血管炎性肉芽腫症（Wegener 肉芽腫症）　196
　■血栓性微小血管症　197
　　▶溶血性尿毒症症候群　197
　　▶血栓性血小板減少性紫斑病　197
　　▶播種性血管内凝固症候群　197
　◉糖尿病性腎症　198
　◉アミロイドーシス　199
　◉アルポート症候群　200
　◉家族性ネフロン癆　201
　■移植腎　202
　　▶超急性拒絶反応　202
　　▶促進型急性拒絶反応　202
　　▶急性細胞性拒絶反応　202
　　▶慢性拒絶反応　203
　　▶calcineurin 阻害薬（シクロスポリン，タクロリムス）腎毒性　203
　　▶移植後糸球体腎炎　203
　　▶ウイルス感染症　203

総論

I 標本を見る前に

腎臓は，泌尿器系に属し，血液から尿を産生し，これを体外に排泄する器官である．この作用によって，生体から蛋白代謝終末物など有害な代謝老廃物や薬物（その代謝産物）などの外来からの不要物質が取り除かれ，電解質，ことにNaイオンとKイオンを介して水分代謝が調節され，Hイオンと重炭酸塩の排泄を介して酸・塩基平衡が保たれる．また，血圧の上昇を引き起こすレニンやプロスタグランディン，そして造血に関与するエリスロポイエチンなどを産生する内分泌臓器でもある．

腎生検は，腎疾患を診断するほかに，治療方針を決め，予後を判断する上で極めて有効な検査法の一つである．光顕診断，免疫診断，電顕診断の3点セットにより最終診断がなされる．光顕診断では，ホルマリン固定，3μmのパラフィン切片を用いて，HE染色，PAS染色，Masson染色，そしてPAM染色を行う．免疫診断は，凍結切片，免疫蛍光染色によって，免疫グロブリン(IgG, IgM, IgA)，補体系(C3, C1q)の沈着状況を診断する．電顕診断は，グルタール固定，電子染色により観察され，糸球体疾患の診断に重要な役割を果たす．

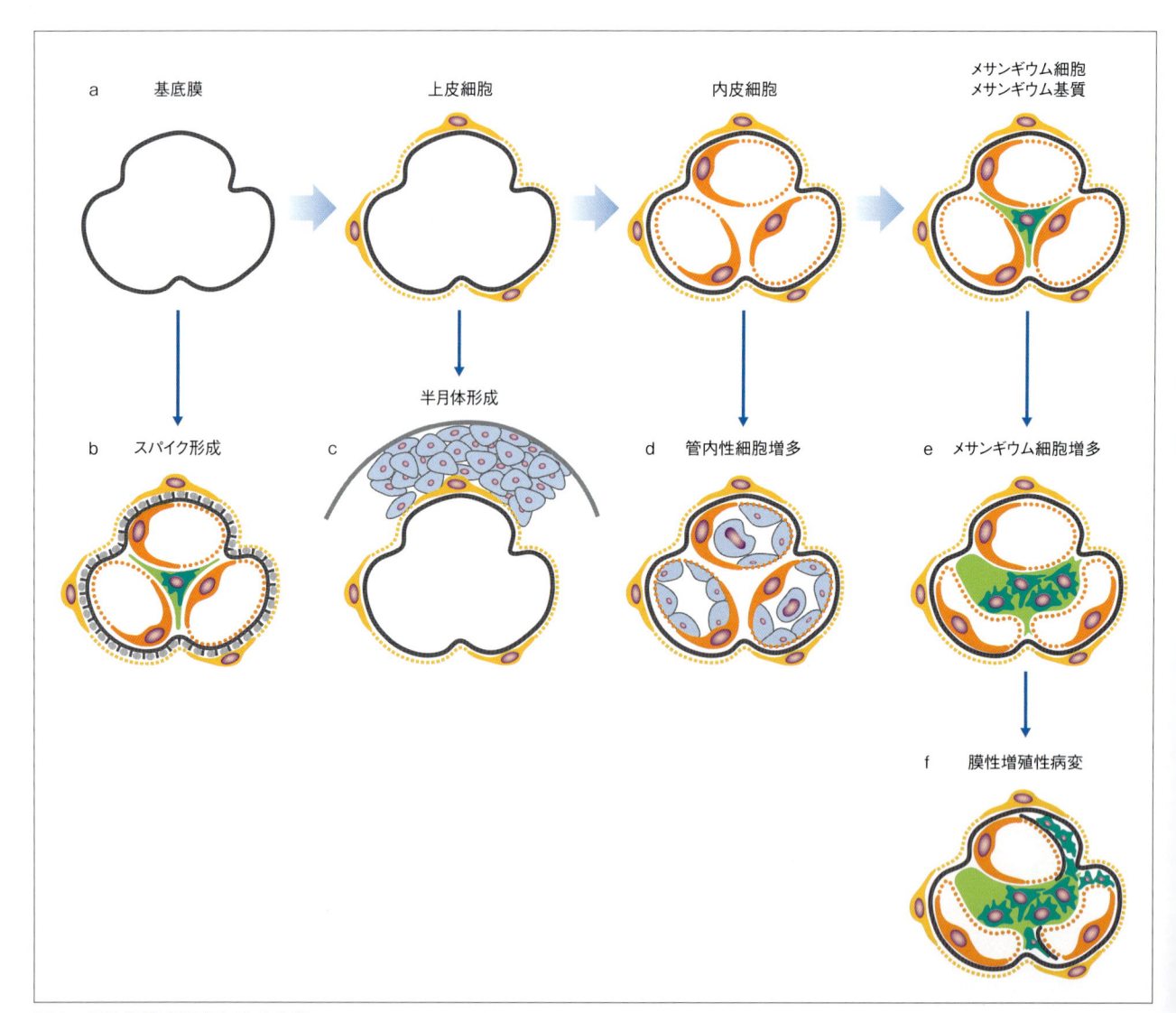

図1 糸球体構成要素とその病変

II 標本の見方

腎臓の構造は糸球体，尿細管と間質，血管系に分かれる．糸球体は，メサンギウム細胞とそれを取り巻くメサンギウム基質，そして，その周囲の糸球体毛細管係蹄，その尿腔側の足細胞，更にボウマン嚢上皮とその基底膜によって構成される(図1-a)．糸球体腎炎においては，上記のそれぞれの細胞が特有の動きをして糸球体病変を形態的に特徴付けている(図1-b〜f)．糸球体の炎症活動性病変として，メサンギウム細胞増多(図1-e)，毛細血管係蹄内に好中球，マクロファージなどの炎症細胞浸潤を伴う管内性細胞増多(図1-d)，そして，糸球体毛細血管外に細胞増多を伴う半月体形成(図1-c)があげられる．これらの病変が慢性化すると，分節性硬化ならびに線維性半月体を経由して糸球体の全節性硬化に進展する．そして，硬化糸球体が多くなると，それに付属していた尿細管も萎縮し，腎臓内のネフロンの減少，荒廃と間質の線維化が進行する．上記の病変の分布様式によって，微少変化(光顕的に病変がない)，巣状糸球体病変(病変が50％未満)，びまん性糸球体病変(病変が50％以上)に分類される．糸球体基底膜の病変では，膜性腎症のときはPAM染色にて棘形成や点刻形成が見られ(図1-b)，膜性増殖性糸球体腎炎では基底膜の二重化が見られる(図1-f)．

日本腎臓学会腎生検診断標準化委員会では，日本腎生検レジストリーを行うに当たり，分類法を考案した．1症例につき，臨床診断，そして，腎病理診断を病因分類と病型分類に分け，この3つの基準により分類している(表1)．臨床診断はWHOの臨床症候群の5型(急性腎炎症候群，急速進行性腎炎症候群，反復性または持続性血尿，慢性腎炎症候群，ネフローゼ症候群)．以上が糸球体病変に伴う臨床症候群で，それに尿細管間質病変に伴い急性腎不全がある．病理診断では，病因分類は二次性(続発性)糸球体疾患を機軸として，原発性糸球体疾患以外に，IgA腎症，紫斑病性腎炎，ループス腎炎，MPO-ANCA腎炎，PR3-ANCA腎炎，抗GBM抗体腎炎，高血圧性腎硬化症，血栓性微小血管症，糖尿病性腎症，アミロイド腎症，アルポートAlport症候群，菲薄基底膜病，感染症関連腎症，移植腎，その他の16項目とした．病型分類では，微小変化糸球体，巣状分節性糸球体硬化症，メサンギウム増殖性糸球体腎炎，膜性増殖性糸球体腎炎(I型，III型)，dense deposit disease，半月体形成性壊死性糸球体腎炎，硬化性糸球体腎炎，腎硬化症，急性間質性腎疾患，慢性間質性腎疾患，急性尿細管壊死，移植腎，その他の15項目とした．上記の分類は，腎疾患を診断する上でわかりやすく有用である．以下の各論も，臨床像，光顕所見，免疫染色所見，電顕所見を基軸として解説する．

表1　日本腎臓学会腎病理診断標準化委員会による腎病理診断分類(2007)

臨床診断	病理組織診断1(病因分類)	病理組織診断2(病型分類)
急性腎炎症候群	原発性糸球体疾患	微小糸球体変化
急速進行性腎炎症候群	IgA腎症	巣状分節性糸球体硬化症
反復性または持続性血尿	紫斑病性腎炎	膜性腎症
慢性腎炎症候群(慢性腎臓病：CKD)	ループス腎炎	メサンギウム増殖性糸球体腎炎
ネフローゼ症候群	MPO-ANCA陽性腎炎	管内増殖性糸球体腎炎
	PR3-ANCA陽性腎炎	膜性増殖性糸球体腎炎(I型，III型)
急性腎不全	抗GBM抗体型腎炎	Dense Deposit Disease
移植腎	高血圧性腎硬化症	半月体形成性壊死性糸球体腎炎
その他(備考入力)	血栓性微小血管症	硬化性糸球体腎炎(糸球体疾患関連)
	糖尿病性腎症	腎硬化症(動脈硬化関連)
	アミロイド腎症	急性間質性腎疾患
	アルポート腎症	慢性間質性腎疾患
	造血器異常関連腎症	移植腎
	感染症関連腎症	急性尿細管壊死
	移植腎	その他(備考入力)
	その他(備考入力)	

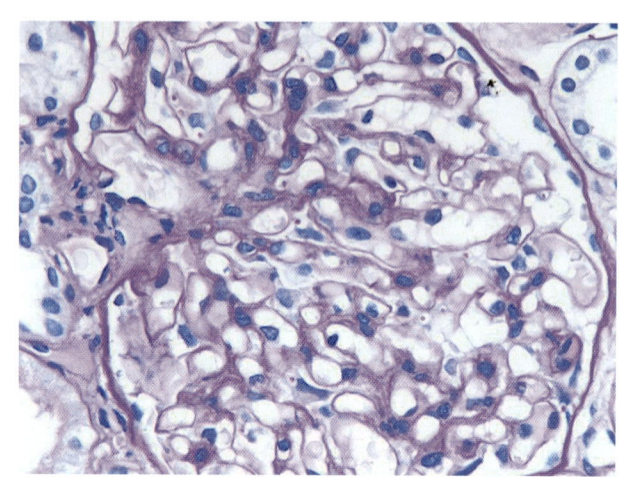

図1 微小変化糸球体病変
PAS染色：各分節のメサンギウム基質内の核数は3個以内．

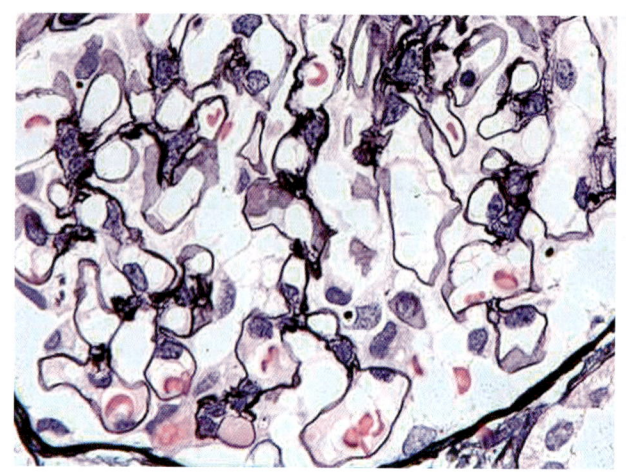

図2 微小変化糸球体病変
PAM染色：糸球体基底膜の肥厚はなく，二重化・スパイクならびに点刻像は認めない．

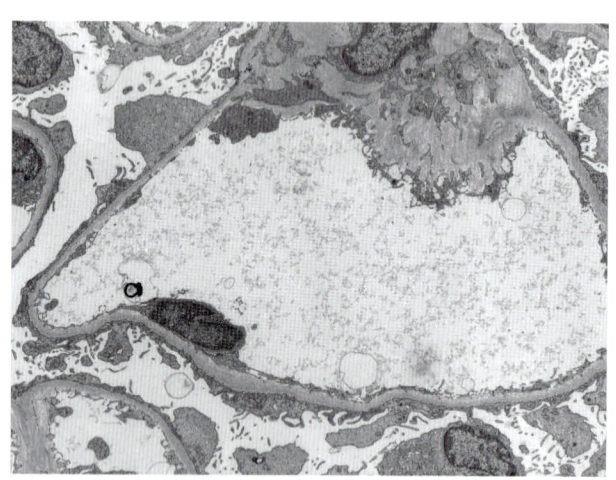

図3 微小変化糸球体病変
電顕像：足細胞の脚突起消失と微絨毛形成．

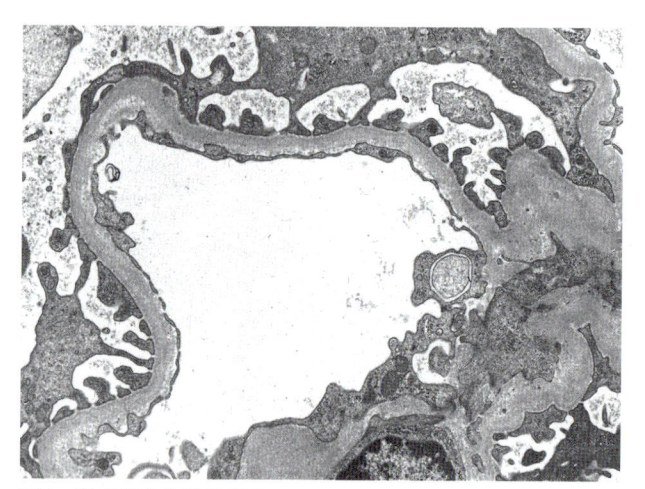

図4 微小変化糸球体病変
電顕像：正常糸球体では，足細胞脚突起の消失や高電子密度沈着物はない．

■微小変化糸球体病変

光顕上，糸球体に明らかな病変を認めない群である．臨床的にネフローゼ症候群を示す微小変化型ネフローゼ症候群が最も重要であるが，反復する顕微鏡的血尿のある菲薄基底膜病も微小糸球体変化を呈する．

▶微小変化型ネフローゼ症候群

臨床像：小児期，6歳以下に多く，臨床的に急激なネフローゼ症候群を発症し，一般にステロイドによく反応して寛解する．予後は一般に良好である．時に成人でもみられる．
光顕所見：メサンギウム細胞増多はなく（図1），基底膜の肥厚も明らかではない（図2）．
免疫所見：免疫グロブリンは原則として証明されない．
電顕像：足細胞の脚突起消失と足細胞表面に無数の微絨毛形成が見られる．高電子密度沈着物は認められない（図3）．

寛解期になると再び足細胞脚突起が現れ，正常に戻る（図4）．
鑑別診断：ネフローゼ症候群を示す疾患群のうち，初期の膜性糸球体腎炎および巣状糸球体硬化症の鑑別が重要である．前者とは，免疫染色が陰性で鑑別される．後者との鑑別は腎生検の限られた糸球体数から困難なこともある．臨床的にステロイドに抵抗性で，組織学的に糸球体肥大や泡沫細胞の浸潤が見られたときには，巣状糸球体硬化症の可能性を疑う．

▶その他の疾患

臨床的に非ネフローゼ型蛋白尿症例では，無症候性高血圧，起立性蛋白尿，nut cracker症候群があげられる．また，血尿単独症例としては，IgA腎症，遺伝性腎炎（Alport症候群）の初期，そして菲薄基底膜病があげられる．

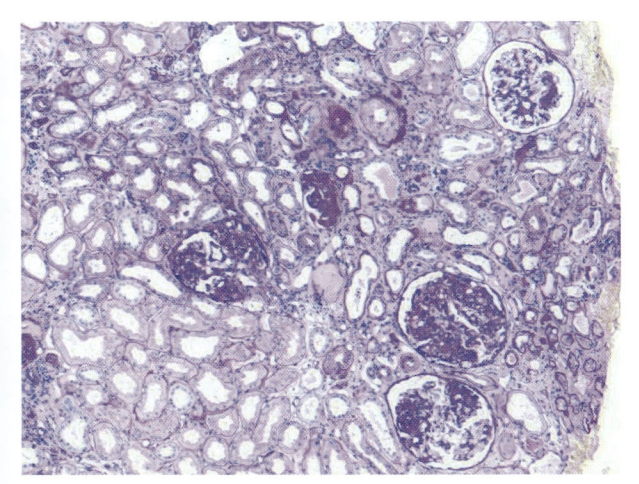

図5　巣状分節性糸球体硬化症
PAS染色：巣状分節性に糸球体硬化，硝子化.

図6　巣状分節性糸球体硬化症
A：門部周囲型亜型(PAM染色)．門部周囲の分節状硝子化．B：細胞型亜型(Masson染色)．内に泡沫細胞の浸潤．

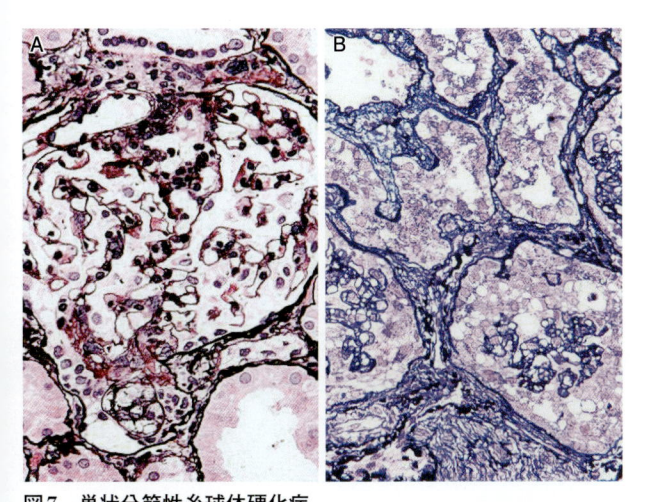

図7　巣状分節性糸球体硬化症
A：尖型亜型(PAM染色)．糸球体毛細血管が近位尿細管に嵌頓．
B：虚脱型亜型(PAM染色)．糸球体毛細血管係蹄は全節性に虚脱し，上皮の腫大と過形成．

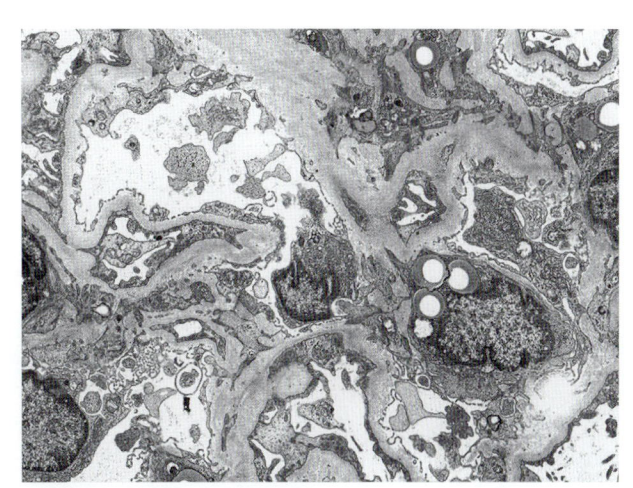

図8　巣状分節性糸球体硬化症
電顕像：巣状分節性糸球体硬化．足細胞の脚突起消失とメサンギウム細胞内の脂肪滴．

■巣状分節性糸球体硬化症　focal segmental glomerulosclerosis
　臨床的に高度の蛋白尿，通常はネフローゼ症候群を呈し，光顕的には糸球体に巣状focal分節性segmentalの硬化・硝子化病変を認め，電顕的に広汎な足細胞脚突起消失を呈し，免疫複合体性腎炎が否定された臨床病理学的症候群と定義される．
臨床所見：ネフローゼ症候群，高血圧，血尿を伴い，ステロイドには反応せず，再発を繰り返し，数年の経過で腎不全に移行する．
光顕所見：一部の糸球体で分節性に硬化・硝子化病巣を形成し，泡沫細胞の浸潤を認め，ボウマン嚢壁との癒着を伴う．その他の糸球体は光顕的にほぼ正常に見える(図5)．分節状硝子化は，傍髄質糸球体juxtamedullary glomeruliの血管極に始まる．コロンビア分類(2004年)では，以下の4亜型に分類している．

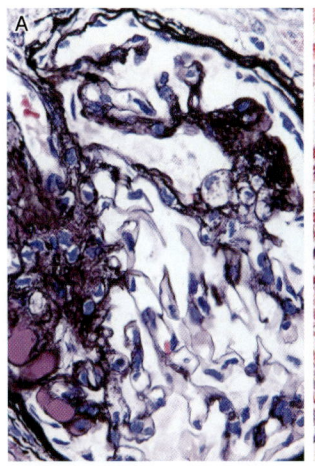

　糸球体の50％以上が糸球体門部周囲に限局し，分節状の硝子化・硬化を呈する亜型を門部周囲型亜型(図6A)，50％以上が門部周囲以外の場所に硬化を伴っている亜型を非特異型亜型，泡沫細胞や核破壊を伴う管内型細胞増多が分節性にある糸球体が少なくとも1つある亜型を細胞型亜型(図6B)，糸球体尖部に分節状病変を伴う糸球体が少なくとも1つある亜型を尖型亜型(図7A)，そして，分節性あるいは全節性に糸球体毛細血管係蹄が虚脱し，虚脱部位の上皮細胞の腫大と過形成がある亜型を虚脱型亜型(図7B)という．
免疫所見：C3とIgMの沈着が巣状・分節状病変部に見られる．
電顕所見：足細胞の部分的剝離が見られ，足突起癒合は広汎に見られる．侵入した血漿成分が凝固した病変を認める(図8)．
▶二次性巣状糸球体硬化症
　高血圧腎症に伴う良性腎硬化病変，片腎や逆流腎症に伴う．

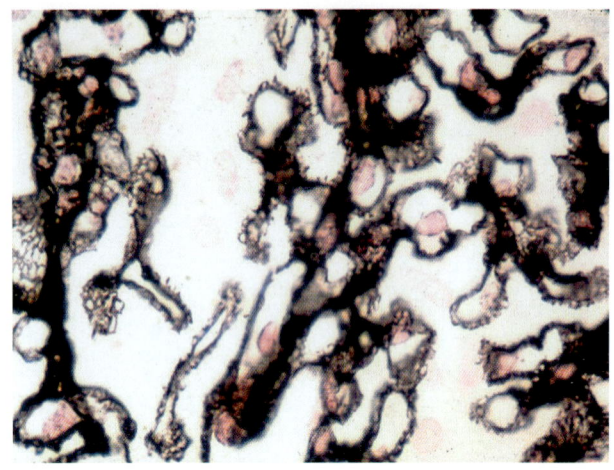

図9　膜性腎症
PAM染色：膜性腎症stage 2. 棘(スパイク)形成.

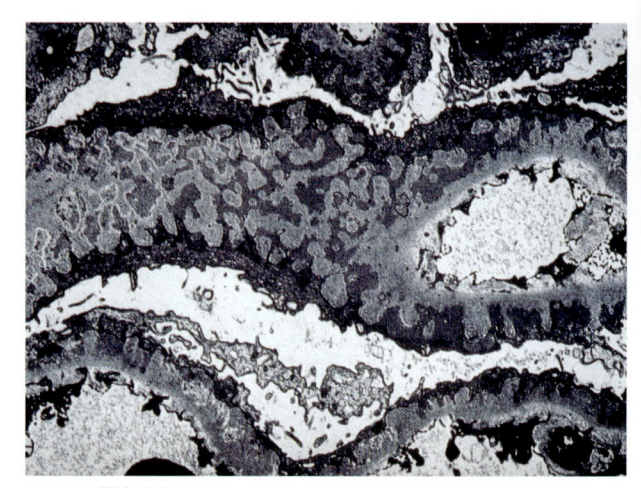

図10　膜性腎症
電顕像：高電子密度沈着物が顆粒状に上皮下に見られ，緻密層が取り囲む.

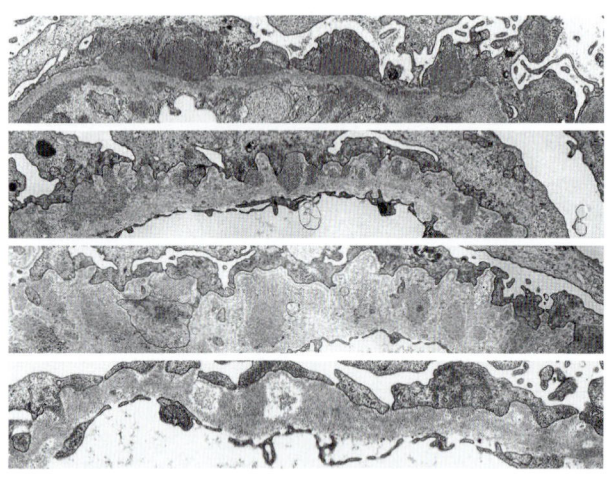

図11　膜性腎症
電顕像：Ehrenreich-Churgのstage分類(stage 1～4).

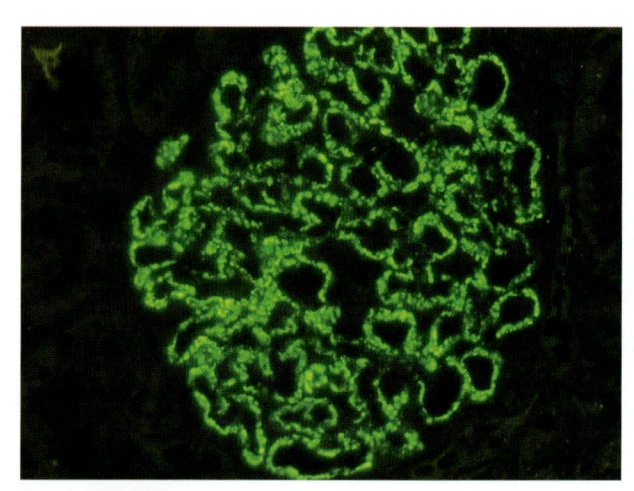

図12　膜性腎症
FITCラベル 抗ヒトIgG抗体．糸球体末梢係蹄に顆粒状に陽性.

■膜性腎症　membranous nephropathy
臨床所見：60～70歳代に頻度が高い．多くはネフローゼ症候群を呈し，血尿も見られる．一般にステロイド抵抗性であるが，自然寛解することもある．
光顕・電顕所見：全ての糸球体にびまん性の毛細血管係蹄壁の肥厚が見られる．この肥厚は上皮下沈着物によるもので，量が多いとMasson染色で赤く見える．また，PAM染色で棘(spike)あるいは点刻像(bubling)が観察される(図9)．電顕的に観察すると，高電子密度沈着物の間に基底膜が新生し棘状となり，接線方向では点刻状に観察される(図10)．Ehrenreich-Churgのstage分類が有用である．stage 1では小さな上皮下沈着物が散在し，全節性足細胞脚突起消失が見られ，その時点では基底膜の新生はない．stage 2では多数の大きな上皮下沈着物とともにその沈着物周囲に基底膜はspike状に形成され，stage 3では沈着物が基底膜内に取り込まれ，PAM染色で蚕に食われた葉のような透明巣(moth-eaten appearance)が見られる．stage 4では沈着物の吸収と消失により基底膜の肥厚が減少する(図11)．メサンギウム領域の軽度の拡大はあるが，細胞成分の増加はない．
免疫所見：糸球体毛細血管壁に沿ってIgGとC3の沈着が顆粒状を呈する(図12)．ループス腎炎では上記のほかにC1qやIgMも陽性となり鑑別点となる．IgGのサブタイプでは，一次性膜性腎症はIgG4優位で，一方，ループス腎炎ではIgG3が優勢となる．

▶続発性膜性腎症
　全身性エリテマトーデス(SLE)，B型・C型肝炎，住血吸虫症，悪性腫瘍(大腸癌，リンパ腫)，薬物投与(ペニシラミン，ブシラミン，金製剤)，骨髄移植などにもしばしば合併する．移植腎においてはde novoに発生する頻度も高い．

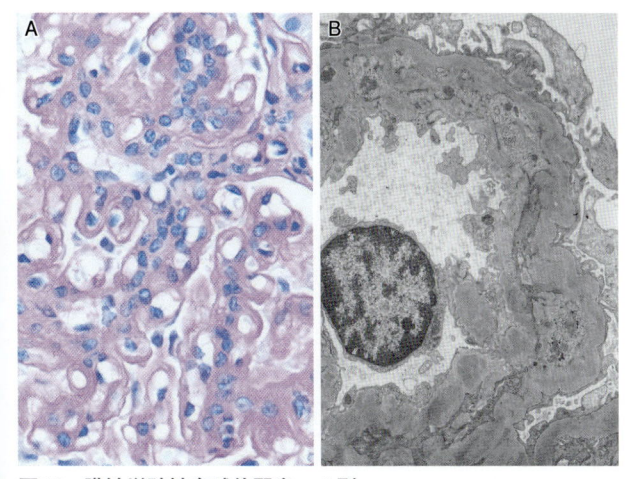

図13 膜性増殖性糸球体腎炎：Ⅰ型
A：メサンギウム細胞増多ならびに糸球体基底膜の二重化．PAS染色．B：電顕像．メサンギウム間入．

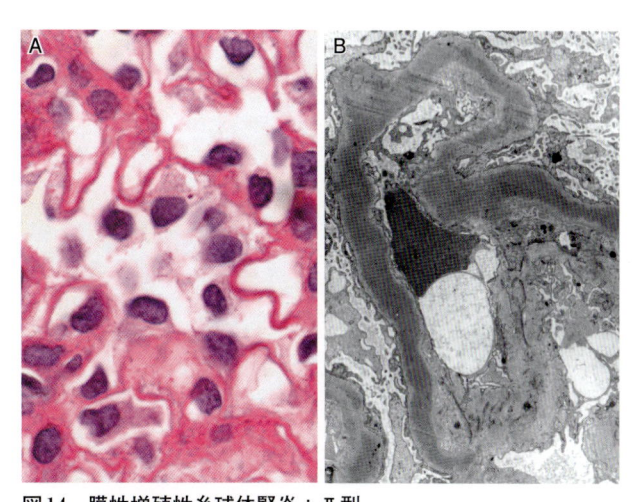

図14 膜性増殖性糸球体腎炎：Ⅱ型
A：糸球体基底膜がリボン状に肥厚．PAS染色．B：電顕像．糸球体基底膜緻密層が連続的に高電子密度沈着物に類似して肥厚．

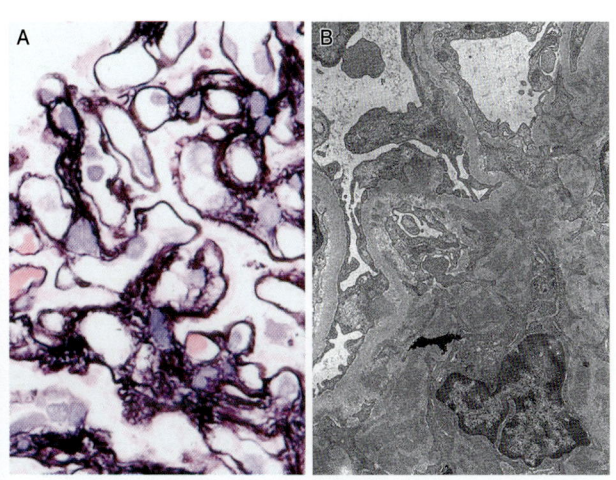

図15 膜性増殖性糸球体腎炎：Ⅲ型 first form
A：PAM染色．糸球体基底膜の棘形成．B：電顕像．高電子密度沈着物が上皮ならびにメサンギウム基質内に分布．

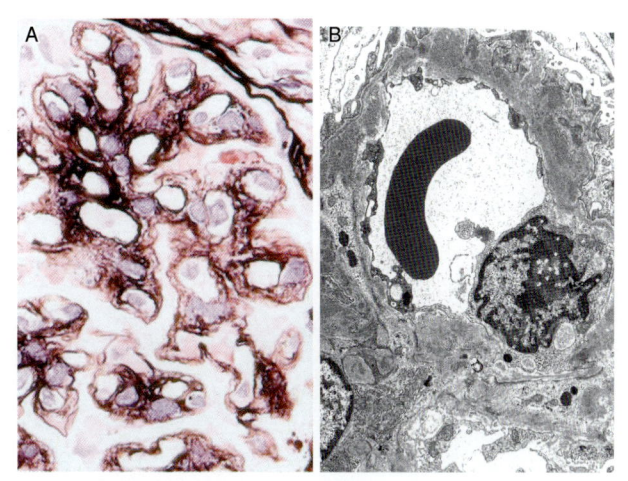

図16 膜性増殖性糸球体腎炎：Ⅲ型 second form
A：PAM染色．糸球体基底膜が肥厚・二重化しハシゴ状．B：電顕像．高電子密度沈着物が糸球体基底膜内に分布．

■膜性増殖性糸球体腎炎　membranoproliferative glomerulonephritis

臨床所見：慢性腎炎症候群を呈するが，しばしばネフローゼ症候群に進展する．一次性膜性増殖性糸球体腎炎では血清補体価の低下が特徴的である．特にC3値の低下が持続する．少年期から青年期にかけて多く，1/3の症例に先行感染がみられる．

光顕・電顕所見：その共通項としてメサンギウム細胞増多と糸球体基底膜の肥厚を特徴としている．Ⅰ型では基底膜の肥厚は毛細血管係蹄における緻密層の内皮側にメサンギウム細胞の細胞質突起が伸長し（メサンギウム間入），基底膜がその内皮側から新たに産生され，PAM染色では2重化として確認される（図13）．Ⅱ型は dense deposit disease ともよばれ，光顕像は糸球体基底膜はリボン状に肥厚し，電顕的には糸球体基底膜の緻密層自体が変性して一様に肥厚し，あたかも電子密度沈着物が存在しているかのように観察されるが，免疫複合体の沈着はない（図14）．Ⅲ型は，上皮下沈着物を新生した基底膜が取り囲み，棘 spike 形成として確認されるMPGN Ⅲ型（first form）（図15）と，免疫複合体が塊状に糸球体基底膜緻密層内に沈着するMPGN Ⅲ型（second form）（図16）に大別される．更に，急性管内性病変や管外性病変が付加され，病変を多様化している．

免疫所見：C3が糸球体末梢係蹄に粗大顆粒状に沈着する．IgGやIgMがともに局在を示すこともある．

▶続発性膜性増殖性糸球体腎炎

膠原病関連腎炎や慢性感染症（シャント腎炎，C型肝炎，パルボウイルス感染），抗リン脂質抗体症候群やHUS/TTPなどの血栓性微小血管症の慢性期，そしてパラプロテインによる糸球体沈着症型腎炎に分類される．

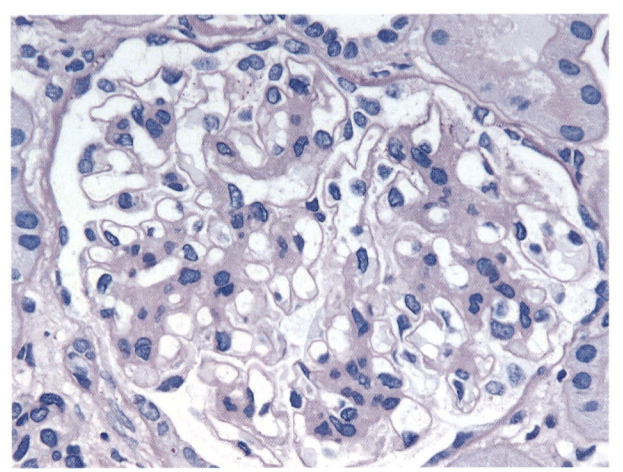

図17　IgA 腎症
メサンギウム増殖性糸球体腎炎（PAS染色）：メサンギウム基質内にメサンギウム核数4個以上．

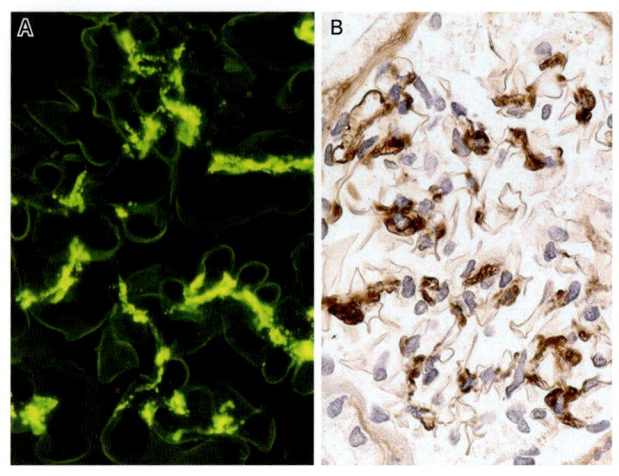

図18　IgA 腎症
A：FITCラベル抗ヒトIgA抗体による凍結切片免疫染色．メサンギウム領域に顆粒状沈着．B：抗ヒトIgA抗体によるパラフィン切片免疫組織化学染色．半球状沈着物．

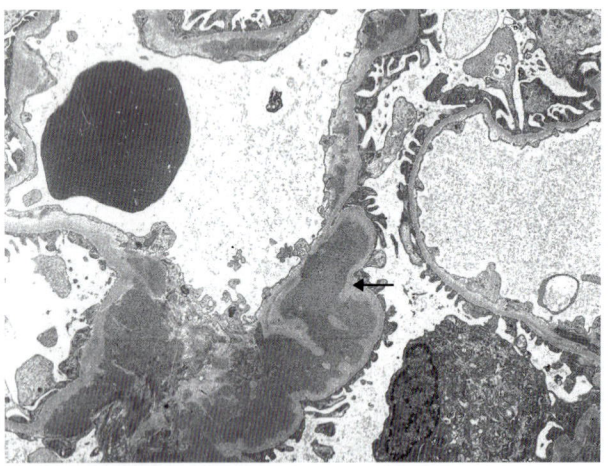

図19　IgA 腎症
電顕像．傍メサンギウム領域への高電子密度沈着物．分節性菲薄基底膜病変（矢印）．

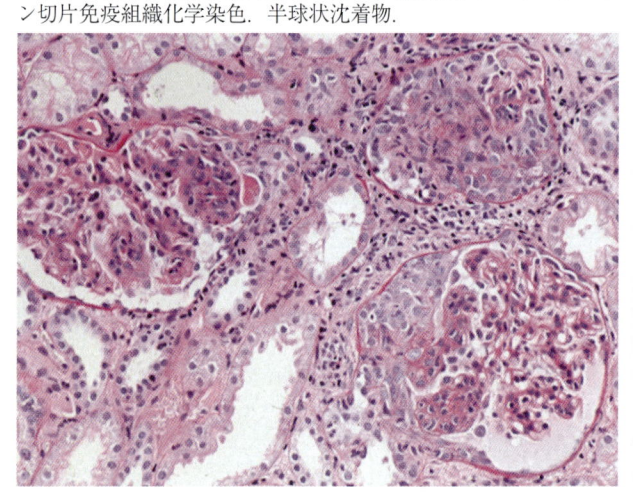

図20　IgA 腎症
IgA血管炎（PAS染色）．メサンギウム細胞増多ならびに細胞性半月体形成．

■ **IgA 腎症**　**IgA nephropathy**

わが国においては慢性腎炎の40％以上を占める主要な腎疾患である．

その診断基準は，必発所見として持続的顕微鏡的血尿，頻発所見として血清IgA値の高値があげられるが，腎生検により確定診断がなされる．

臨床所見：上気道炎とともに肉眼的血尿を初発症状とすることもあれば，持続性蛋白尿，ミクロ血尿などの慢性腎炎症候群を呈することもある．年長児あるいは若年成人に発症し，慢性に経過する．

光顕所見：IgA腎症の組織像は多彩である．メサンギウム細胞増多が病変の主軸にあり（図17），その分布様式によって，微小変化群，巣状メサンギウム増殖性糸球体腎炎，びまん性メサンギウム増殖性糸球体腎炎，膜性増殖性糸球体腎炎に分類される．PAS陽性，Massonで赤染する傍メサンギウム沈着物である半球状沈着物が特徴的である．

免疫所見：IgAが傍メサンギウム領域に大量のびまん性沈着物（稀に糸球体基底膜に沈着）を証明することで確定診断される（図18）．IgG，IgMやC3も同時に沈着していることが多いが，C1qは陰性である．

電顕所見：傍メサンギウム領域に半球状沈着物が見られる．糸球体基底膜の菲薄化，融解状変化，断裂像を見ることがある（図19）．

鑑別すべき疾患：IgA血管炎（紫斑病性腎炎）との鑑別では，皮膚での紫斑の既往が鑑別点となる．IgA優位の糸球体沈着があり，IgA腎症と類似しているが，半月体形成など糸球体毛細血管炎が前景となる症例が多い（図20）．胆汁うっ滞が著明な肝硬変症にIgA優位の糸球体沈着があり，IgA沈着症とよばれる．

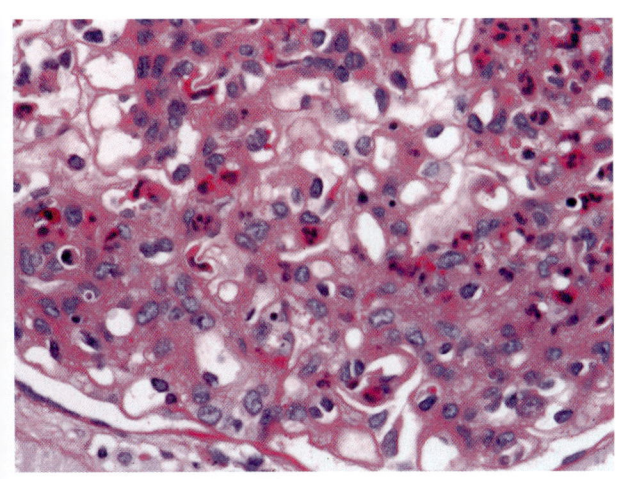

図21 溶連菌感染後性急性腎炎
びまん性管内増殖性糸球体腎炎．PAS染色．糸球体毛細血管係蹄に好中球浸潤ならびに内皮の賦活．

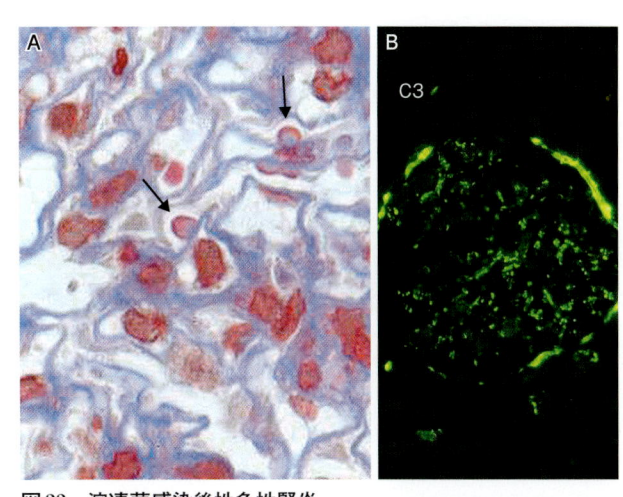

図22 溶連菌感染後性急性腎炎
A：humpの形成（矢印）（Masson染色）．
B：FITCラベル抗ヒトC3抗体．humpに抗C3抗体陽性．

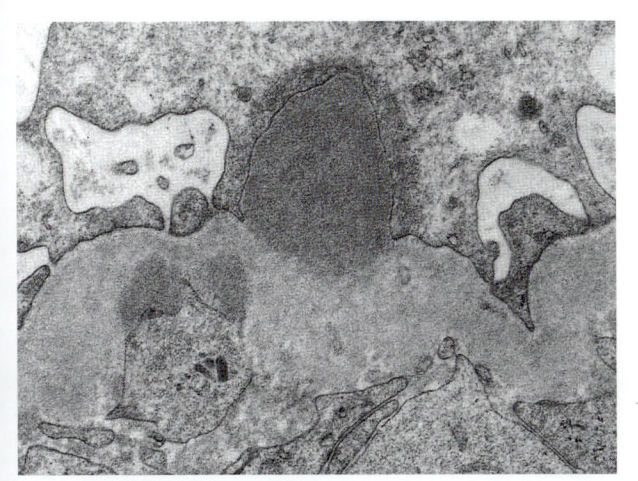

図23 溶連菌感染後性急性腎炎
humpの電顕像．

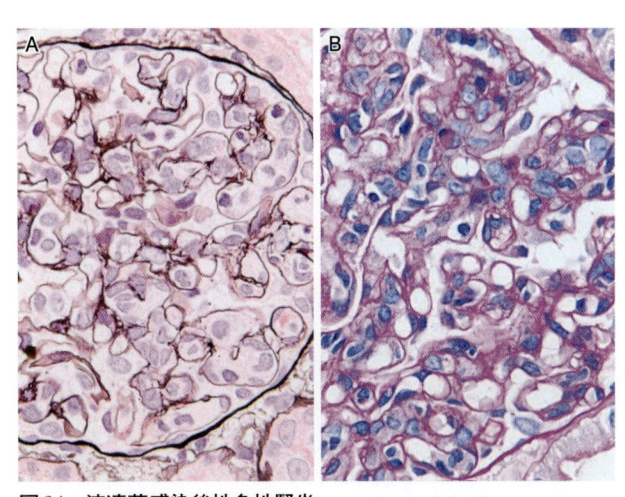

図24 溶連菌感染後性急性腎炎
A：IgA優勢感染後糸球体腎炎（PAM染色）．B：IgA優勢感染後糸球体腎炎（PAS染色）．マクロファージ浸潤による管内性細胞増多．

■ **溶連菌感染後性急性腎炎** poststreptococcal acute nephritis

　組織学的にびまん性管内増殖性糸球体腎炎を呈し，起炎菌としてはβ溶血性連鎖球菌が代表的であり，ASLOやASK値の上昇を伴う．ブドウ球菌，肺炎球菌，ウイルス（麻疹，パルボ）の感染後に管内増殖性糸球体腎炎を認める．

　臨床所見：上気道の感染が先行し，1〜2週間の潜伏期の後，急性腎炎症候群として血尿，蛋白尿，浮腫，高血圧，乏尿，そして，一過性低補体血症をもって発症する．IgA腎症では潜伏期を経ず1〜3日で発症するので，鑑別点となる．小児に多く，予後良好な腎炎である．

　光顕所見：80％以上の糸球体のメサンギウム領域と毛細血管内腔に富細胞性変化が見られ，糸球体は腫大している．どの糸球体にもほぼ均等に内皮の腫大や多核球，マクロファージの浸潤を伴い，毛細血管内腔は狭小化している（図21）．塊状の上皮下沈着物（hump）が係蹄壁に確認できる．4ヵ月以後は消失する．

　免疫所見：C3が係蹄壁に沿って顆粒状に認められる．特にhumpはC3で顕著に染まる．starry sky pattern（図22）が一般的であるがGarland patternの場合があり，その場合は半月体を伴うことが多い．

　電顕所見：大きな塊状の上皮下沈着物（hump）を認める（図23）．

▶ **IgA優勢感染後糸球体腎炎**

　近年，溶連菌感染後性急性腎炎の発症率は低下している．感染部位は，扁桃以外に，皮下疎性結合織や肺，尿路などで，起因菌としてはブドウ球菌が最も多く，次いで連鎖球菌が同定される．IgA優勢感染後管内増殖性糸球体腎炎はブドウ球菌感染による（図24）．

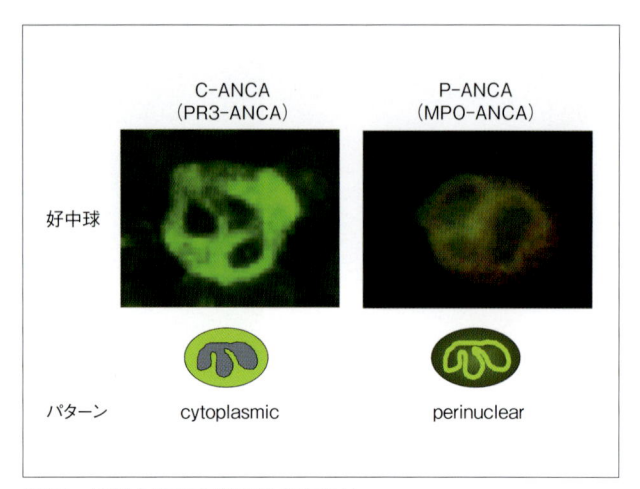

図25　抗好中球細胞質抗体(ANCA)
C-ANCAは細胞質全体に陽性．P-ANCAは好中球の核周囲全体に陽性．

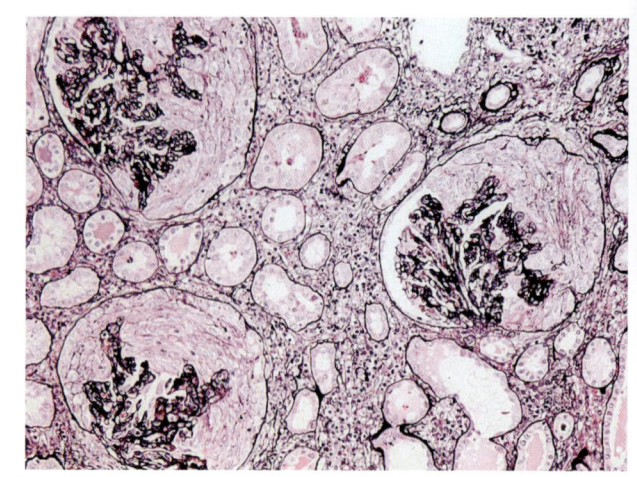

図26　ANCA関連腎症（半月体形成性腎炎）
びまん性半月体形成性腎炎(PAM染色)．ボウマン腔内に上皮が増生し糸球体毛細血管係蹄を圧迫．

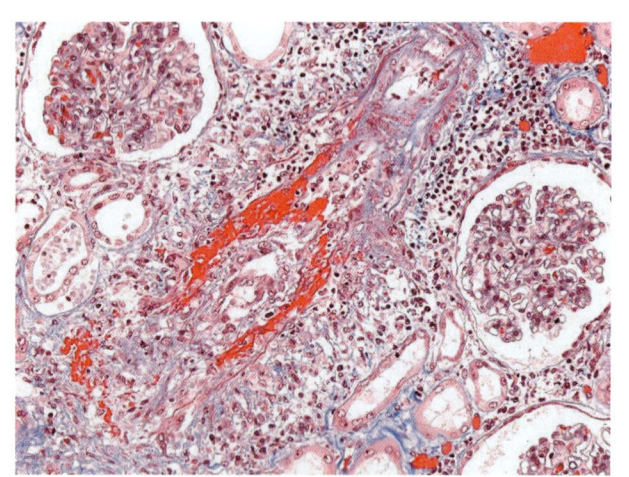

図27　ANCA関連腎症（半月体形成性腎炎）
細動脈のフィブリノイド壊死(Masson染色)．

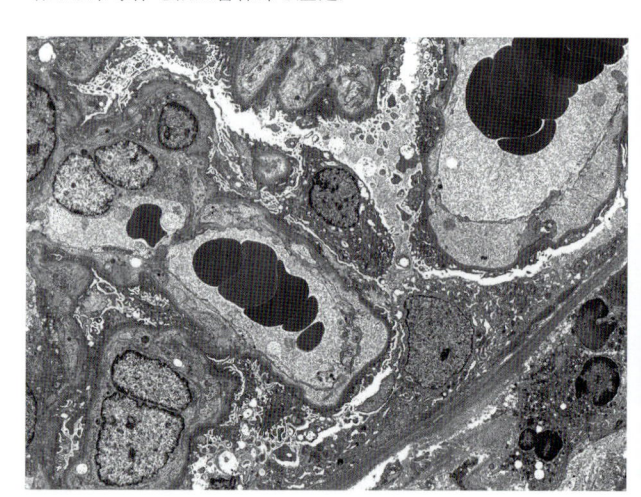

図28　ANCA関連腎症（半月体形成性腎炎）
電顕像：糸球体内皮障害と内皮下腔の著明な開大．

● ANCA関連腎症（半月体形成性腎炎）　ANCA-related nephritis(crescentic nephritis)

　抗好中球細胞質抗体anti-neutrophil cytoplasmic autoantibodies(ANCA)の発見を契機に，1994年Chapel Hill分類が発表された．この分類では，全身性血管病変を血管の次序により，大血管炎，中血管炎，そして小血管炎に分類している．その中で，ANCA関連腎症は小血管炎に位置する．その後，2012年に改訂され，これまでの名称が変更された．すなわち，Wegener肉芽腫症は多発血管炎性肉芽腫症granulomatosis with polyangiitis(GPA)，Churg-Strauss症候群は好酸球性多発血管炎性肉芽腫症eosinophilic granulomatosis with polyangiitis(EGPA)，そして，紫斑病性腎炎はIgA血管炎(IgA vasculitis)となった．顕微鏡的多発血管炎microscopic polyangiitis(MPA)はそのまま使用される．
臨床所見：急速進行性糸球体腎炎症候群を呈し，1～数ヵ月で腎不全に陥る．C-ANCA(PR3-ANCA)あるいはP-ANCA(MPO-ANCA)が陽性となり(図25)，前者は多発血管炎性肉芽腫症，後者は顕微鏡的多発血管炎と好酸球性多発血管炎性肉芽腫症に多い．
光顕所見：50%以上の糸球体に半月体形成を認め，びまん性管外増殖性糸球体腎炎あるいは半月体形成性糸球体腎炎と診断される(図26)．小動脈にフィブリノイド血管炎を呈することもある(図27)．
免疫所見：免疫複合体沈着物の殆どないpauci-immune型を示す．
電顕所見：高電子密度沈着物は認めない．糸球体毛細血管係蹄の内皮下腔の著明な浮腫(図28)，そして，基底膜の破壊とともにフイブリン血栓とボウマン嚢上皮のボウマン腔内での増殖が見られる．

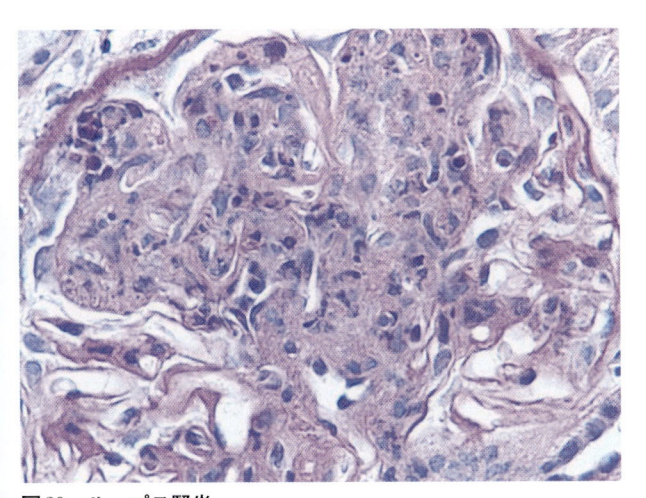

図29 ループス腎炎
管内性細胞増多の活動性病変（PAS染色）.

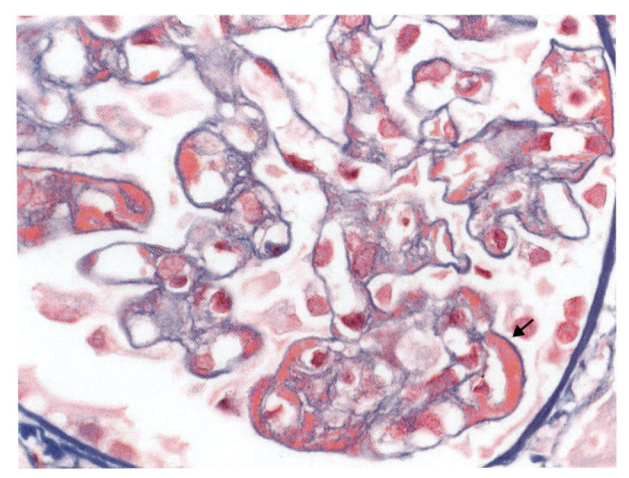

図30 ループス腎炎
ワイヤーループ病変（Masson染色）.

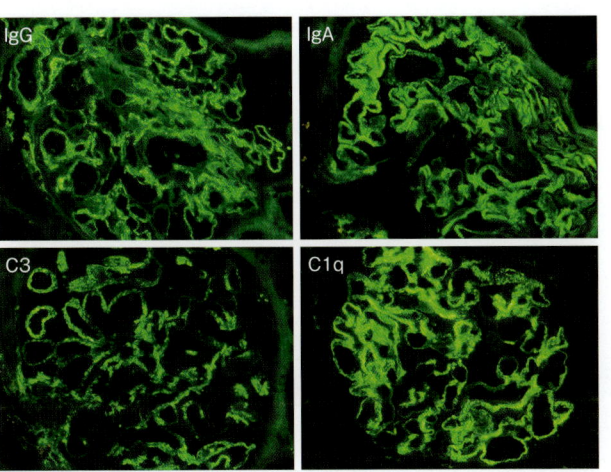

図31 ループス腎炎
凍結切片免疫染色. C1q優勢で各種免疫グロブリン・補体が糸球体末梢係蹄メサンギウム領域に塊状に陽性.

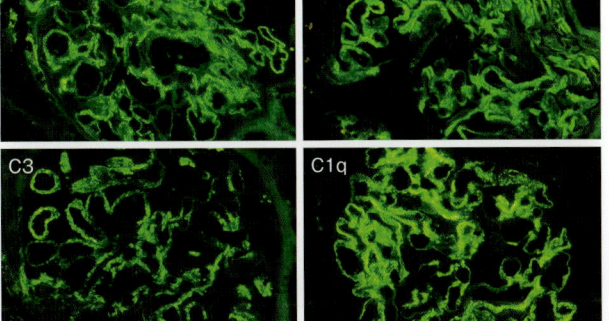

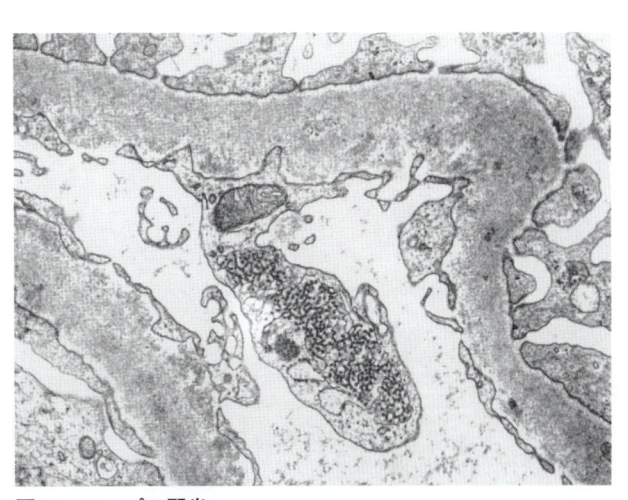

図32 ループス腎炎
電顕像. 内皮細胞内のmicrotubular structure.

●ループス腎炎　lupus nephritis

　全身性紅斑性狼瘡systemic lupus erythematosus（SLE）に合併する腎病変をループス腎炎という.

臨床所見：SLEは自己抗原, 特に核膜や核成分に対する抗体の過剰産生による自己免疫疾患である. 10〜15歳, 特に若い女性（女7：男1）に多い. 腎障害はSLEの予後に関連する最大の危険因子である.

光顕所見：class Ⅰは光顕上, 正常糸球体であるが, 蛍光抗体法でメサンギウム領域に免疫グロブリン・補体（特にC1q）が沈着する病変をいう. class Ⅱはメサンギウム細胞増多病変をいい, 管内性病変や活動性・壊死性病変を伴わないものをいう. class Ⅲはメサンギウム細胞増多病変に, 巣状・分節状（50％以下）に活動性の伴った病変を指す. class Ⅳはびまん性（50％以上）に活動性病変を伴った病変を指す. 活動性病変とは管内性細胞増多（図29）, 半月体形成, そしてワイヤーループ病変（図30）を指す. class Ⅴは膜性腎症型であるが, 更に, 管内性病変や活動性・壊死性病変が膜性ループス腎炎に追加されるものでは, その分布が巣状（＜50％）のものはclass Ⅴ＋Ⅲ, びまん性（50％≦）のものはclass Ⅴ＋Ⅳと分類される. class分類のclass Ⅲとclass Ⅳに関して活動性病変（A）, 全節性糸球体硬化や線維性半月体などの慢性病変（C）, そして活動性と慢性病変の混合（A/C）に亜分類されている.

蛍光抗体：顆粒状あるいはlumpy（塊状）な沈着物が糸球体や血管壁に観察される. IgG, IgA, IgM, C3, C1qの沈着があるが, 特にC1qが強く染まることがループス腎炎の特徴である（図31）.

電顕所見：電子密度の高い沈着物が内皮下, 上皮下, 基底膜内, メサンギウム領域等に不規則に観察されるのが特徴的である. この沈着物内のfinger printと内皮細胞内のmicrotubular structure（図32）がループス腎炎に特徴的である.

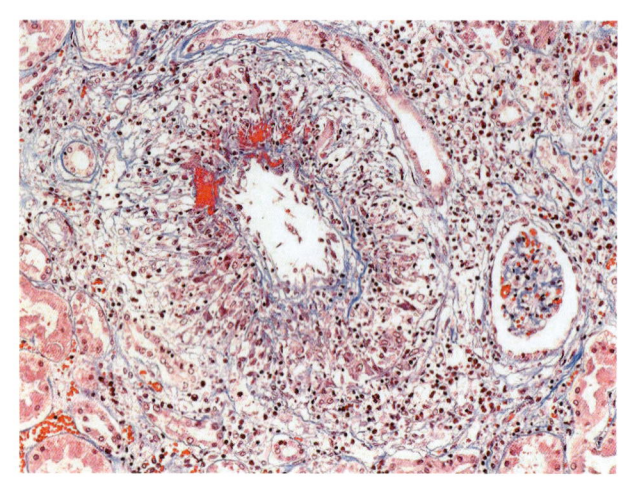

図33 多発血管炎性肉芽腫症（Wegener肉芽腫症）
細動脈壁のフィブリノイド壊死とその周囲のマクロファージ浸潤．Masson染色．

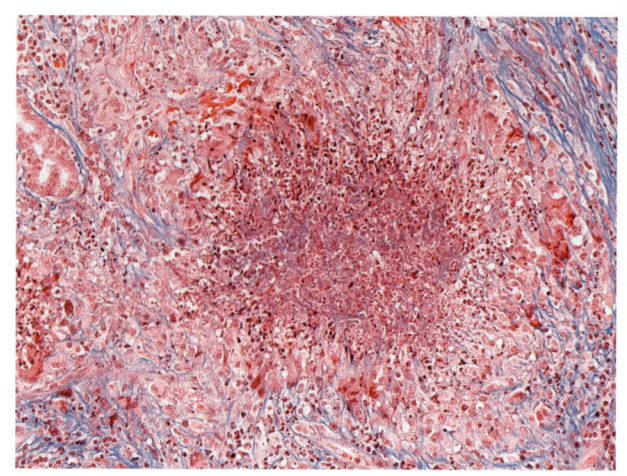

図34 多発血管炎性肉芽腫症（Wegener肉芽腫症）
鼻腔に壊死性肉芽腫を形成．Masson染色．

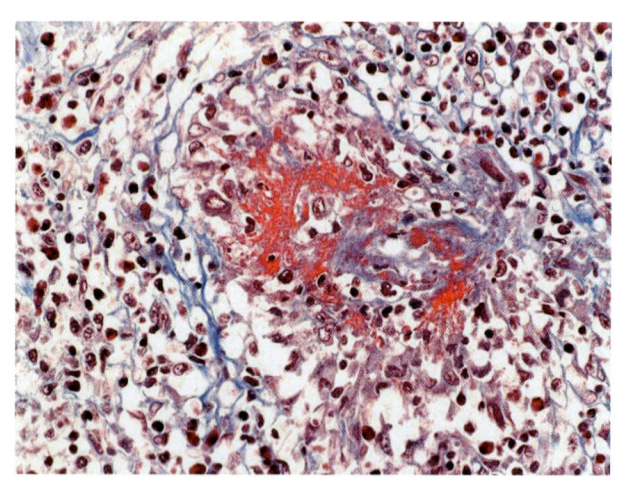

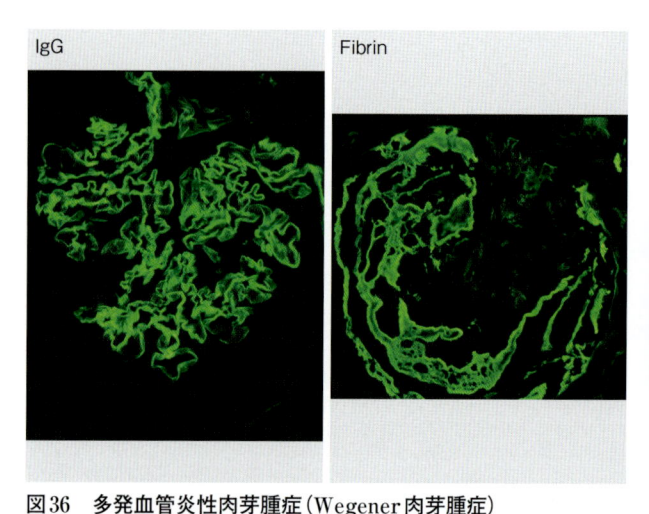

図35 多発血管炎性肉芽腫症（Wegener肉芽腫症）
好酸球性多発血管炎性肉芽腫症．Masson染色．

図36 多発血管炎性肉芽腫症（Wegener肉芽腫症）
抗糸球体基底膜抗体腎炎の凍結切片免疫染色．抗糸球体基底膜IgG抗体が糸球体末梢係蹄に線状に陽性．ボウマン腔内半月体形成の部位にフィブリンの析出．

● **多発血管炎性肉芽腫症（Wegener肉芽腫症）** granulomatosis with polyangiitis（Wegener granulomatosis）

臨床所見：鼻，眼，耳，上気道，および肺の壊死性肉芽腫性血管炎，全身の小・中型血管の壊死性肉芽腫性血管炎，腎の壊死性半月体形成性腎炎の3つを特徴とする難治性血管炎であり，C-ANCA（cytoplasmic ANCAあるいはproteinase 3（PR3）-ANCA）が特異的に陽性となる（**図25**参照）．

光顕所見：糸球体毛細血管の壊死性血管炎により半月体形成を認め，びまん性管外増殖性糸球体腎炎あるいは半月体形成性糸球体腎炎と診断される．小動脈に肉芽腫性動脈炎（**図33**），鼻腔に壊死性肉芽腫（**図34**）を伴う．

免疫所見：免疫複合体沈着物の殆どないpauci-immune型を示す．

電顕所見：高電子密度沈着物は認めない．糸球体毛細血管係蹄の内皮下腔の著明な浮腫，そして基底膜の破壊とともにフィブリン血栓とボウマン嚢上皮の増殖が見られる．

〈ANCAによる半月体形成性糸球体腎炎の鑑別診断チャート〉
半月体形成はIgA腎炎，IgA血管炎（紫斑病性腎炎），ループス腎炎などにも合併するが，高頻度（50〜80％）の半月体形成を伴う疾患群となると，顕微鏡的多発血管炎や多発血管炎性肉芽腫症などのANCA陽性で，全身性血管炎に伴う疾患群に多い．pauci-immune型では，MPO-ANCA陽性ならば顕微鏡的多発血管炎や好酸球性多発血管炎性肉芽腫症（**図35**）が鑑別疾患としてあげられる．また，PR3-ANCA（C-ANCA）陽性ならば多発血管炎性肉芽腫症と診断される．ANCA陰性の場合，抗糸球体基底膜（GBM）抗体陽性と陰性に分かれる．抗GBM抗体腎炎は抗GBM抗体が糸球体基底膜に沈着して，IgGが糸球体末梢係蹄に線状に陽性を示す（**図36**）．半月体形成のほかに肺出血を伴うものをGoodpasture症候群とよぶ．

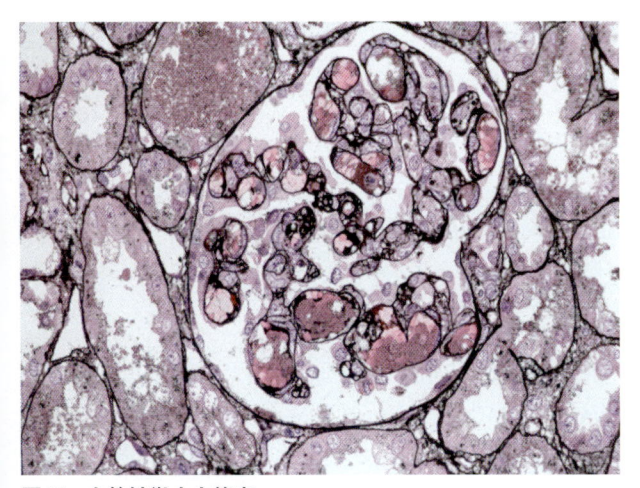

図37 血栓性微小血管症
溶血性尿毒症症候群の糸球体毛細血管係蹄内血栓とメサンギウム融解．PAM染色．

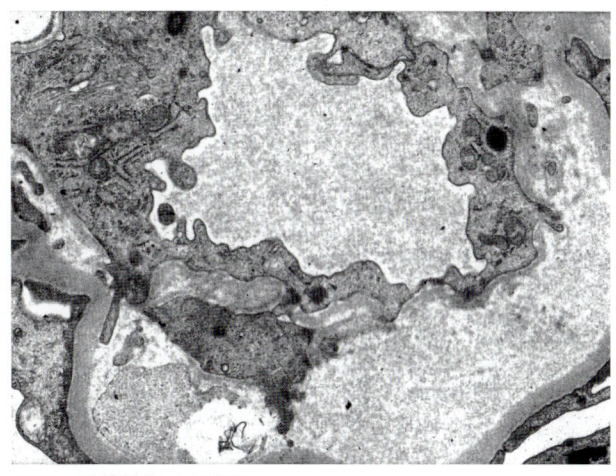

図38 血栓性微小血管症
溶血性尿毒症症候群の電顕像：糸球体基底膜内皮下腔の著明な拡大．

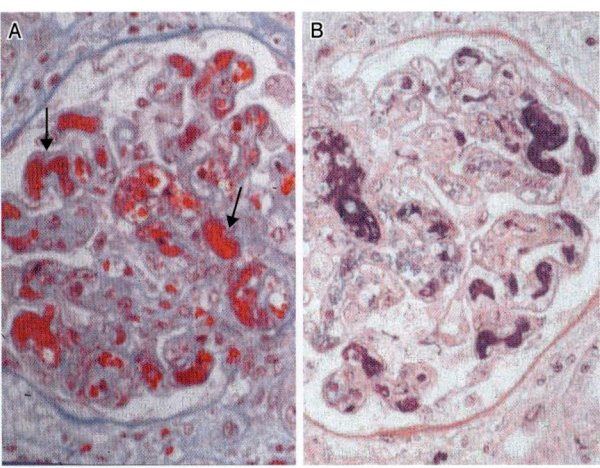

図39 血栓性微小血管症
播種性血管内凝固症候群の組織像．糸球体毛細血管内にフィブリン血栓の形成．

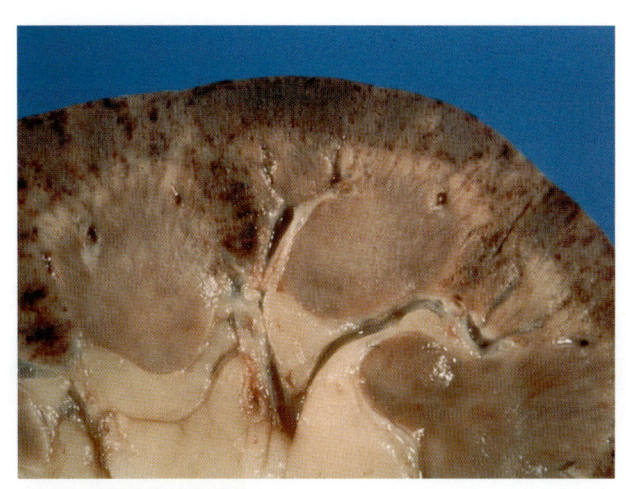

図40 血栓性微小血管症
播種性血管内凝固症候群による腎皮質壊死．

■血栓性微小血管症　thrombotic microangiopathy（TMA）

溶血性尿毒症症候群 hemolytic uremic syndrome（HUS），血栓性血小板減少性紫斑病 thrombotic thrombocytopenic purpura（TTP），そして播種性血管内凝固症候群（DIC）は形態的な鑑別は難しく，血栓性微小血管症（TMA）と総称される．鑑別は臨床症状による．

▶溶血性尿毒症症候群

非免疫性溶血性貧血，血小板減少，および腎不全を示す症候群で，小児に多い．赤血球の破砕も見られる．病原性大腸菌（O157株）からの verotoxin の産生が原因であることが多い．

糸球体病変では，係蹄内皮細胞のびまん性腫脹と剥離があり，内皮下に浮腫を認める（図37）．電顕的には電子密度の低い血漿由来物質の内皮下腔への貯留による毛細血管腔の著しい狭小化を認め，メサンギウム融解に進展する（図38）．

▶血栓性血小板減少性紫斑病

成人女性に多く，中枢神経系症状を伴い HUS 類似の病変を腎に起こす．血尿や蛋白尿を呈し，急速に乏尿（無尿）性尿毒症に進行する．組織像は HUS に類似する．

▶播種性血管内凝固症候群

全身の毛細血管内における持続性の著しい凝固活性化により微小血栓が多発し，微小循環障害により臓器障害をきたす．一方，線溶活性化も見られ，止血血栓が過剰な線溶により溶解することも出血の原因となる．線維素性血栓は Masson 染色にて赤染して，PTAH 陽性，抗 FDP（fibrinogen degradation product）抗体陽性を示す（図39）．血栓が広範囲にわたるときは腎皮質壊死を起こす（図40）．

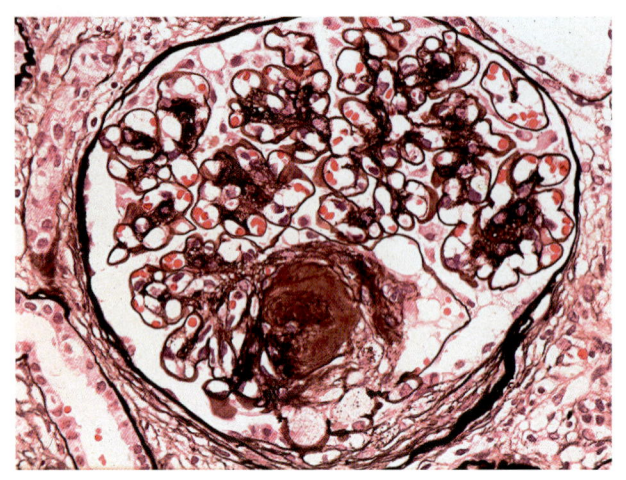

図41 糖尿病性腎症
糖尿病性糸球体硬化症，結節型（PAM染色）．Kimmelstiel-Wilson結節の形成．

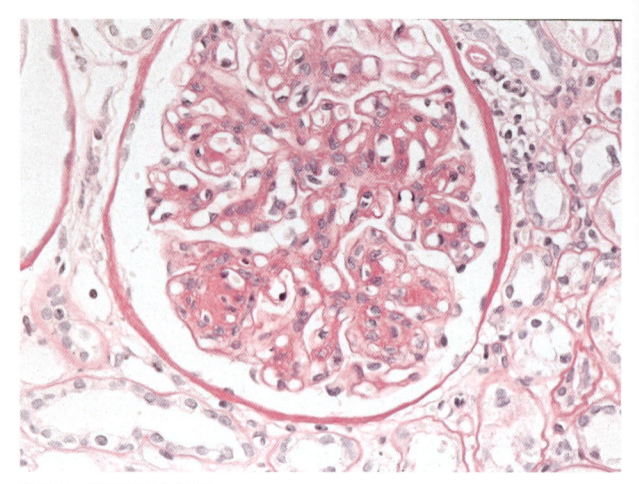

図42 糖尿病性腎症
糖尿病性糸球体硬化症，びまん型（PAS染色）．拡大したメサンギウム基質内に濾過面をもたない小血管の増生．

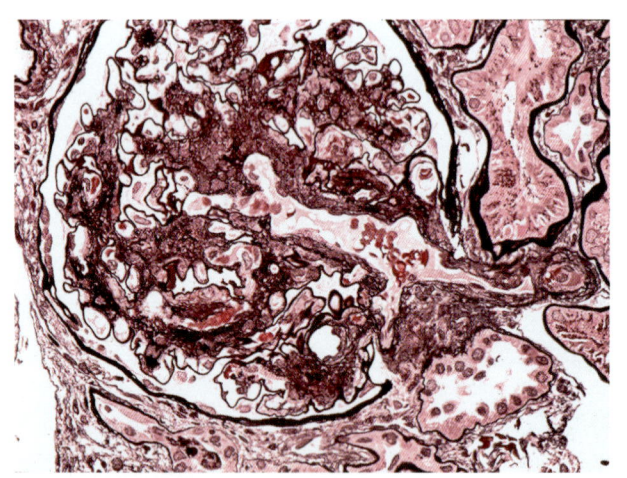

図43 糖尿病性腎症
糖尿病性糸球体硬化症，びまん型（PAM染色）．ドーナツ病変の形成．

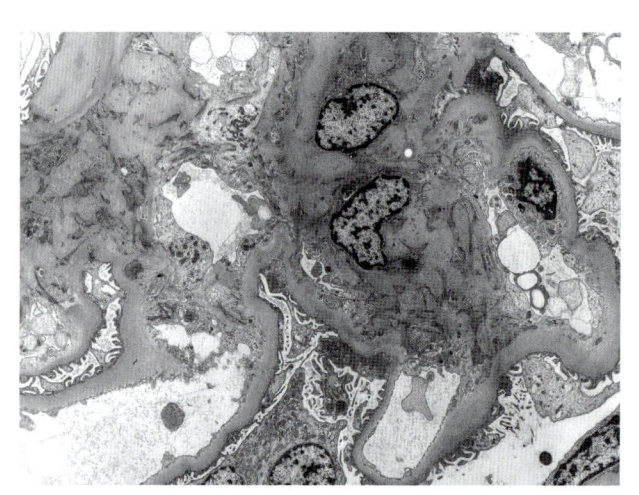

図44 糖尿病性腎症
電顕像：糸球体基底膜の肥厚ならびにメサンギウム基質の拡大．

●糖尿病性腎症　diabetic nephropathy

臨床所見：糖尿病とはインスリン作用の不足に基づく慢性の高血糖状態を主徴とする代謝疾患群と定義される．そして，インスリン作用の不足はインスリンの絶対的，相対的供給不全と臓器（細胞）のインスリン感受性の低下によって決まる．また，糖尿病は膵β細胞の破壊によるインスリン依存状態（insulin dependent diabetes mellitus：IDDM）の1型糖尿病と，インスリン抵抗性が主体でそれにインスリンの相対的不足が加味された（non-insulin-dependent diabetes mellitus：NIDDM）に分類される．日本の糖尿病の95％以上が2型糖尿病である．

光顕所見：糖尿病性腎症の病理分類では，結節性硬化病変（nodular sclerosis）として，メサンギウム基質の結節状拡大（Kimmelstiel-Wilson nodule：KW結節）を伴うものと（図41），びまん性硬化病変（diffuse sclerosis）として，メサンギウム基質のびまん性拡大とメサンギウム細胞の増生を伴うものに分けられる（図42）．糖尿病性腎症の病理形態的特徴として，糸球体病変では，(1)上記の結節性，びまん性のメサンギウム基質の拡大，(2)微小動脈瘤ならびに滲出性病変の出現，(3)ドーナツ病変，すなわち拡大したメサンギウム領域に濾過面をもたない血管が存在し，糸球体内小動脈化が生じる（図43）．そして，輸入・輸出細動脈内膜の硝子様肥厚や，小葉間，弓状動脈領域の著明な動脈硬化を認める．

電顕所見：電顕は糖尿病性腎症の初期病変（病期1-2期）を診断するのに有効である．糸球体基底膜の肥厚は病期1-2期から，メサンギウム基質の拡大は病期2期から見られる（図44）．

鑑別診断：軽鎖沈着症も光顕的に糸球体結節性硬化を認めるが，免疫染色と電顕所見により鑑別される．

各論　199

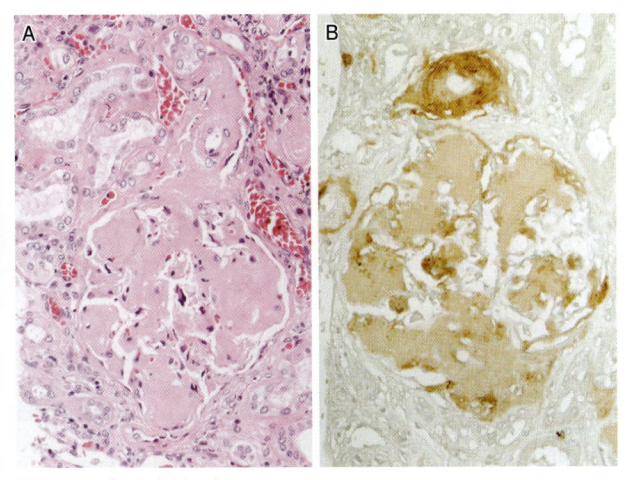

図45　アミロイドーシス
A：アミロイドーシス光顕像（HE染色）：家族性アミロイドーシス．
B：抗プレアルブミン抗体染色（パラフィン切片免疫組織化学染色）．

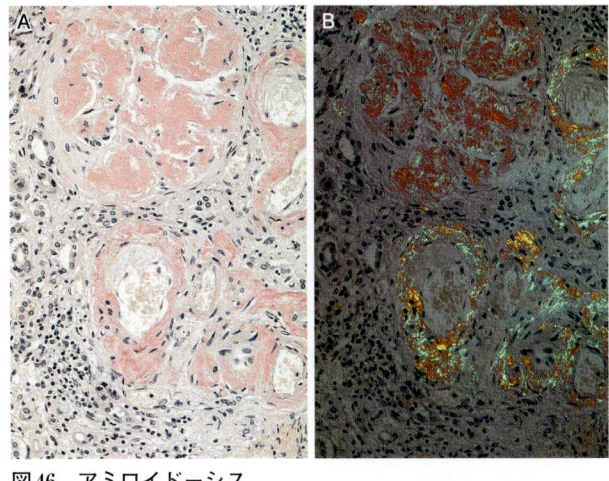

図46　アミロイドーシス
A：Congo red染色．B：偏光顕微鏡下でのCongo red染色．

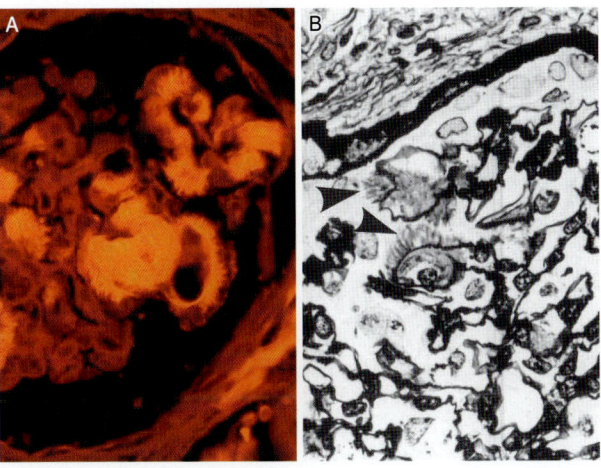

図47　アミロイドーシス
A：アミロイドスパイク（Green filter下でのCongo red染色）．B：アミロイドスパイク（PAM染色）．

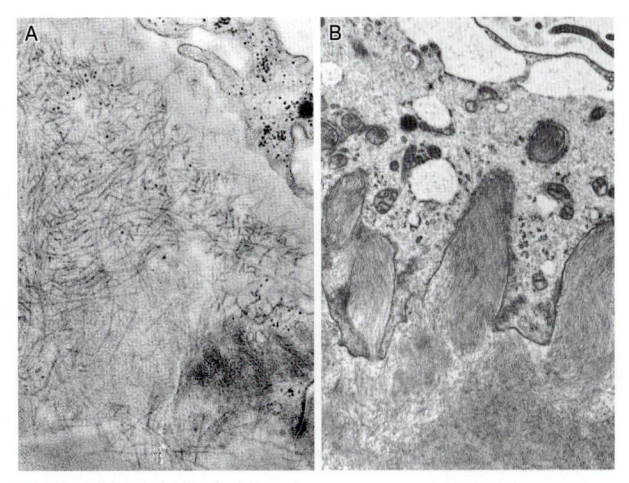

図48　アミロイドーシス
A：電顕像：アミロイド細線維．B：電顕像：アミロイドスパイク．

● アミロイドーシス　　amyloidosis
定義：アミロイド蛋白が細胞間基質に沈着し，全身諸臓器に機能障害をきたす疾患である．そのアミロイド蛋白とは，アミロイド線維の集積で，コンゴーレッド染色，偏光顕微鏡下で緑色複屈折性を認め，電子顕微鏡下で幅8～12nm，長さ50～1,000nmの1対のねじれた細線維構造を呈し，X線回折で逆平行βシート構造を示し，各種溶媒に難溶性である．
分類：アミロイド蛋白の構成成分により以下に分類される．第1は，免疫グロブリン軽鎖（L鎖）を前駆蛋白とするALアミロイドーシスで，多発性骨髄腫に伴うベンス・ジョーンズ蛋白がκ型が多いのに対して，原発性アミロイドーシスはλ鎖が多い傾向がある．第2に，血清アミロイドA（serum amyloid A：SAA）からなるAA蛋白が，関節リウマチや骨髄炎などの慢性炎症性疾患において産生され，続発性アミロイドーシスを招来する．そして，プレアルブミン（トランスサイレチン）からなるアミロイド蛋白AFは家族性アミロイドーシスをきたす（図45）．一方，β_2ミクログロブリンからなるAβ_2M蛋白は透析アミロイドーシスをきたすが，腎障害は稀である．
臨床所見：蛋白尿が初発症状となる．非選択性で，経過とともにネフローゼ症候群に進展する．AL蛋白型において，血中，尿中のM蛋白やベンス・ジョーンズ蛋白が陽性となる．
光顕所見：沈着するアミロイドはコンゴーレッドが陽性，偏光顕微鏡下で緑色の偏光を呈する（図46）．更に過マンガン酸（$KMnO_4$）処理により，AA蛋白では染色性が減弱し，AL蛋白では抵抗性を示す．いわゆるアミロイド・スパイクがPAM染色にて確認できる（図47）．
電顕所見：8～10nmの幅をもち30～1,000nmの長さのアミロイド細線維を認める（図48）．細線維は分岐せず（non-branching），交叉する．

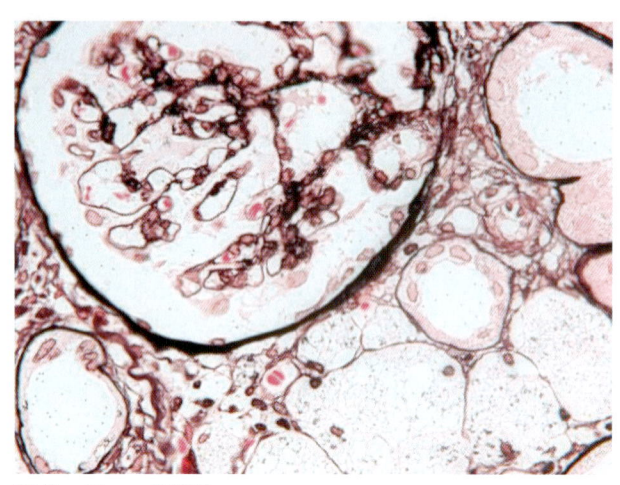

図49　Alport症候群
間質に泡沫細胞出現．PAM染色．

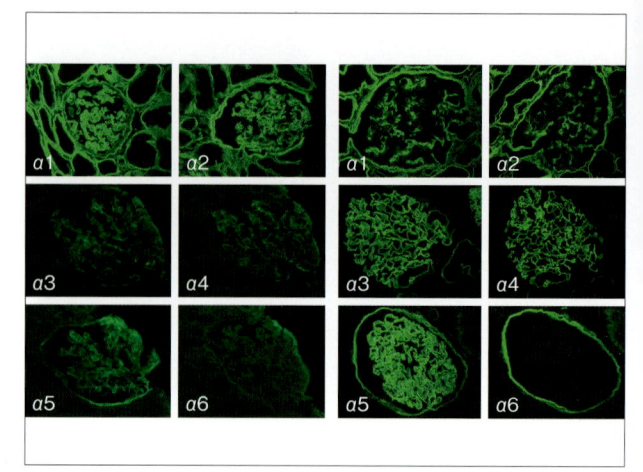

図50　Alport症候群
Ⅳ型コラーゲンα1鎖～α6鎖の免疫染色．左2列はX連鎖型Alport症候群男性患者．右2列は正常人の糸球体．

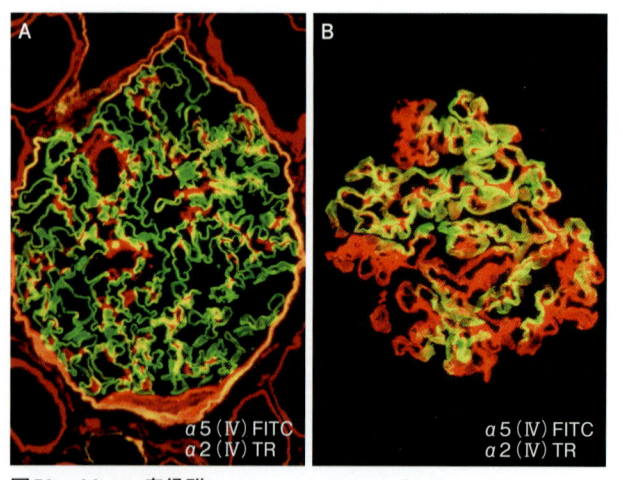

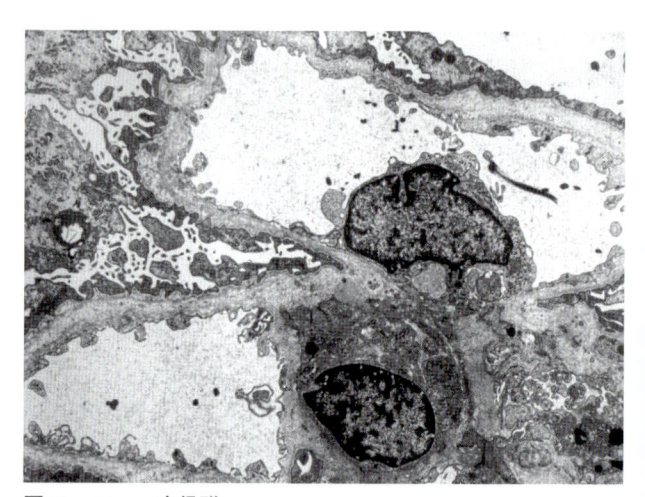

図51　Alport症候群
A：正常糸球体の Ⅳ型コラーゲンα2鎖α5鎖2重染色（FITCラベル抗Ⅳ型α5（Ⅳ）抗体とTexas redラベル抗Ⅳ型α2抗体）．B：X連鎖型Alport症候群女性患者（Ⅳ型α5鎖のモザイク型陽性）．

図52　Alport症候群
X連鎖型Alport症候群の電顕像：糸球体基底膜緻密層の網目状病変．

●アルポート症候群　Alport syndrome

遺伝形式の大部分はX連鎖型遺伝であるが，常染色体劣性遺伝も報告されている．

臨床所見：同一家族で3代以上にわたり発症し，血尿，蛋白尿があり，特に男性において，血尿に始まり，蛋白尿も増加し，徐々に腎機能障害が現れ，20～30歳代までには腎不全に陥る．この腎障害と難聴を伴う疾患群はAlport症候群といわれる．

光顕所見：糸球体は正常であるが，間質に泡沫細胞の集簇が認められる（図49）．

免疫所見：免疫グロブリンの沈着は見られないが，Ⅳ型コラーゲンα5鎖は，X連鎖型の男性患者の糸球体と皮膚の基底膜には全く染色されず，女性患者にはモザイク状に染色される（図50）．すなわちα5（Ⅳ）鎖と3量体を形成するα（Ⅳ）鎖は全て分解される．常染色体劣性遺伝の患者では電顕像はX連鎖型と同じであるが，α3（Ⅳ）とα4（Ⅳ）鎖に変異があり，抗α5モノクローナル抗体の染色では，糸球体毛細血管係蹄のみが染色されず，ボウマン嚢基底膜だけが染色される特徴をもつ（図51）．

電顕所見：糸球体毛細血管基底膜の緻密層が数層に分裂し（層板化），互いに絡み合って網目状（basket weave）を呈するのが特徴的である（図52）．糸球体基底膜は菲薄化する場合がある．

類似疾患：菲薄基底膜病はAlport症候群より頻度の高い遺伝性疾患で家族性良性血尿とよばれる．学校検尿により顕微鏡的血尿から発見される．特別な治療をしなくとも予後の良い疾患で，Alport症候群と鑑別すべき疾患である．臨床的には無症候性血尿のみで性差はなく，腎機能不全を呈することはない．組織学的にはほぼ正常の腎組織で，泡沫細胞も認められないが，電顕的に糸球体毛細血管基底膜が同年齢のものと比較すると菲薄である．

各論　201

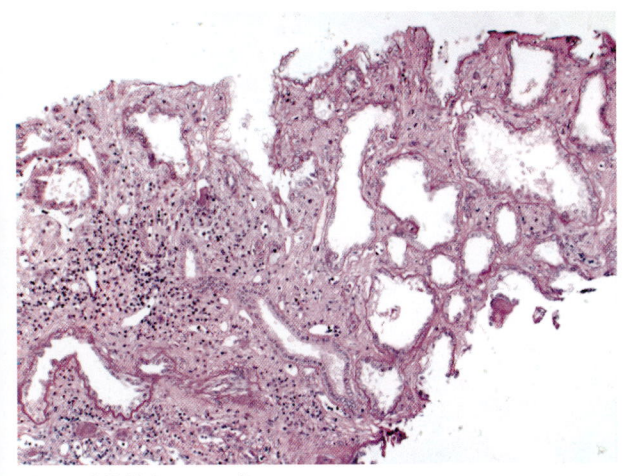

図53　家族性ネフロン癆
家族性ネフロン癆(HE染色)．遠位尿細管の拡張と尿細管基底膜のジグザグ状輪郭．

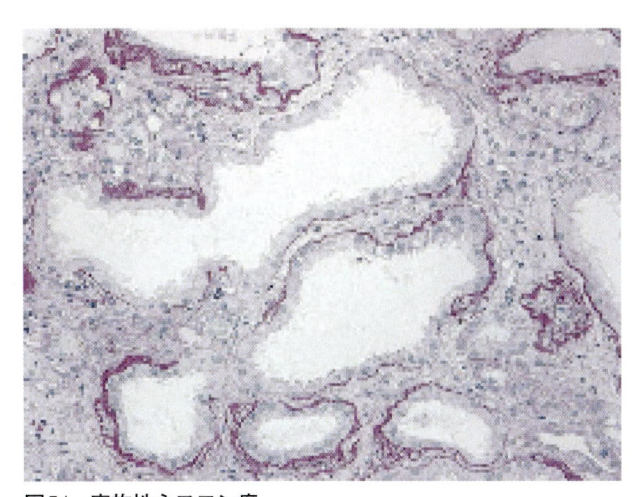

図54　家族性ネフロン癆
髄質嚢胞性腎疾患の光顕像(PAS染色)：尿細管上皮の拡張とジグザグ状輪郭，基底膜の形成不全．

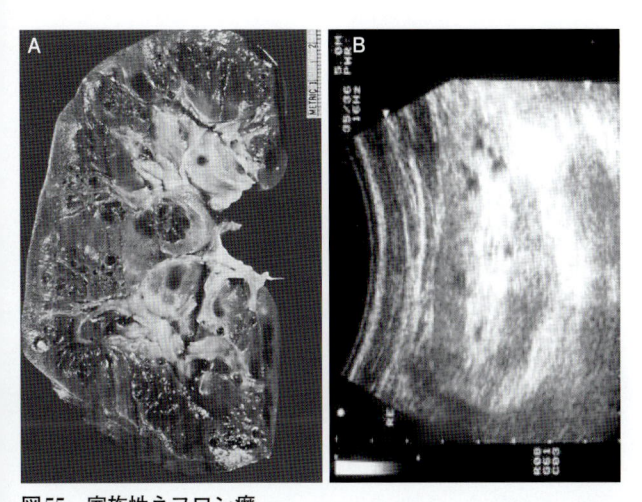

図55　家族性ネフロン癆
A：髄質嚢胞性腎疾患のマクロ所見：小囊胞が傍皮髄境界領域に分布．B：髄質嚢胞性腎疾患の超音波写真．

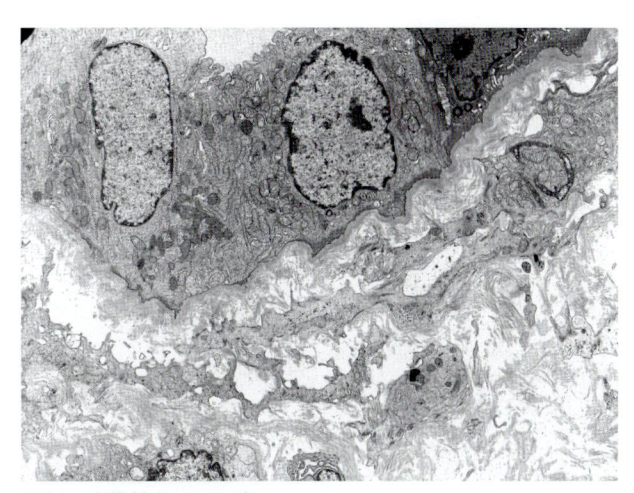

図56　家族性ネフロン癆
家族性ネフロン癆(電顕像)：尿細管基底膜の崩壊とジグザグ状輪郭．

● 家族性ネフロン癆　familial nephronophthisis

臨床所見：常染色体劣性遺伝であるが，孤発例もある．病初期には尿濃縮力低下，多尿多飲，貧血があり，漸次慢性腎不全になる．網膜色素変性を伴うことがある(Senior-Loken症候群)．両側の腎は小さく萎縮状で表面は細顆粒状である．髄質と皮質の境界に多数の囊胞を認める．若年性(1型，NPH1の責任遺伝子(NPHP1)は2q13，発症年齢の中央値13歳)，乳児期(2型，NPH2(9q22-31)，発症年齢の中央値1～3歳)，青少年期(3型，NPH3(3q21-22)，発症年齢の中央値19歳)に分類される．最も頻度が高いものが若年性ネフロン癆で，現在ではNPHP1～NPHP11まで責任遺伝子が同定されている．一方，髄質性囊胞腎は常染色体優性遺伝で30代から70代で発症する．2つの型があり，1型の責任遺伝子はMCKD1，1番染色体にあり，発症年齢の中央値は62歳．そして，2型の責任遺伝子はMCKD2，16番染色体にあり，発症年齢の中央値は32歳である．家族性若年性ネフロン癆は髄質性囊胞腎と臨床症状が類似しているため，同一の疾患群として扱われる．

光顕所見：組織学的には尿細管の萎縮は高度で基底膜は肥厚を示す(図53，54)．間質には線維化とリンパ球，形質細胞の浸潤が見られ，その間に島しょ状に拡張した尿細管群が残存し奇妙なコントラストを呈する．ネフロン癆の尿細管基底膜における病理学的特徴は，特に皮髄境界部に，主として遠位尿細管を起源とする直径数mmから数十mm程度の小囊胞が多数認められ，進行すると尿細管の萎縮，尿細管基底膜の肥厚や萎縮などの出現を見る(図55)．更に末期に至ると，腎間質や糸球体周囲の線維化，硬化糸球体が出現し，腎萎縮の状態に至る．

電顕所見：尿細管基底膜崩壊およびジグザグの輪郭を呈し，間質の線維化を伴う(図56)．

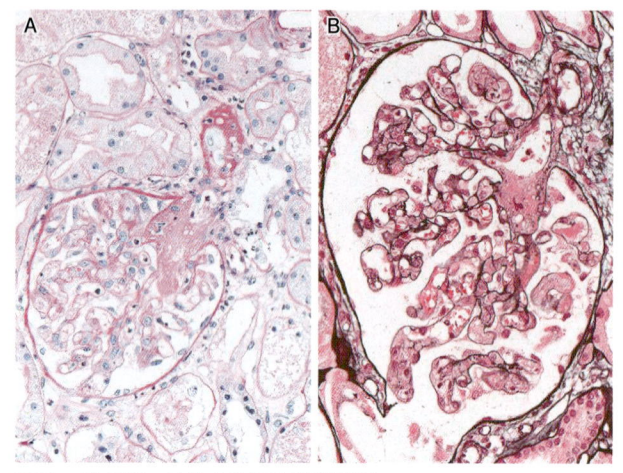

図57 移植腎：抗体介入型移植拒絶腎
A：PAS染色．糸球体ならびに傍尿細管毛細血管内の好中球浸潤．
B：PAM染色．糸球体毛細血管内ならびに門部動脈内の血栓形成．

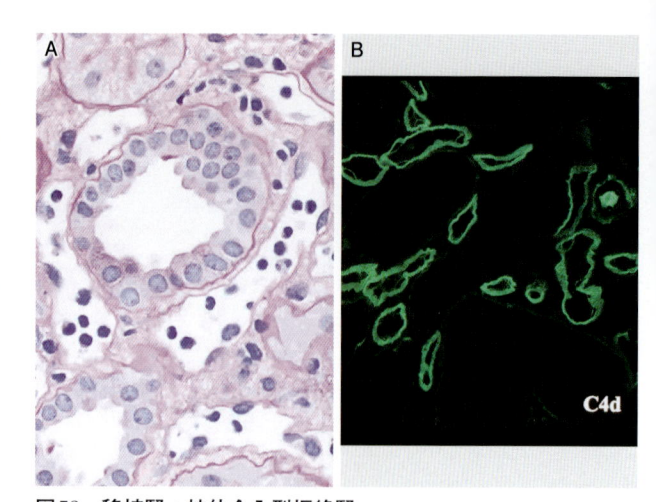

図58 移植腎：抗体介入型拒絶腎
A：傍尿細管毛細血管に好中球浸潤．B：凍結切片C4d染色．傍尿細管毛細血管に陽性．

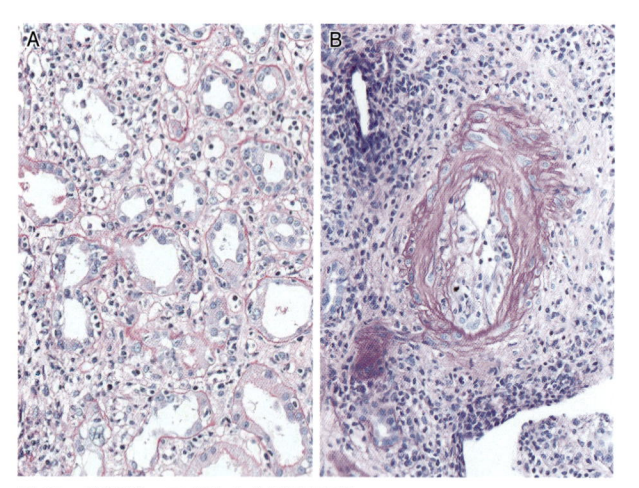

図59 移植腎：T細胞介入型拒絶腎
A：PAS染色．間質のリンパ球浸潤と尿細管炎．B：PAS染色．動脈内膜炎．

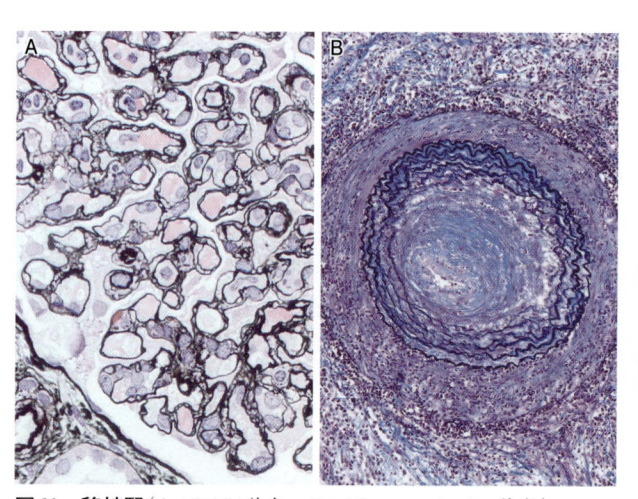

図60 移植腎（A：PAM染色，B：Masson-elastica染色）
A：抗体介入型慢性拒絶腎．糸球体基底膜二重化による慢性拒絶糸球体病変．B：T細胞介入型慢性拒絶動脈病変．小動脈に新生内膜の形成（弾性線維の形成なし）．

■移植腎　renal graft

　移植腎に出現する病変を質的に大別すると，①ドナーに存在していた腎病変を移植腎にもち込んだ病変，②移植腎固有の病変である急性・慢性拒絶反応，③通常の腎に出現する病変が移植腎に出現したもの（recurrentとde novo）がある．更に，④免疫抑制療法に用いられるcalcineurin阻害薬には急性・慢性腎毒性の副作用がある．免疫抑制効果が不足すれば拒絶反応が出現し，過剰免疫抑制下では薬剤性腎毒性やウイルス・細菌などの感染症が出現しやすい．このように移植腎では複数の異なった機序の病変が混在する．

　拒絶反応は抗ドナー抗体関連型の液性免疫による拒絶反応と，細胞性免疫機序による拒絶反応に大別され，それぞれに急性・慢性型が存在する．

▶超急性拒絶反応

　レシピエント血中にドナーリンパ球ないしは赤血球に対する抗体が存在していると，移植後短時間に急速な血管内皮細胞傷害や血栓形成により，血流が途絶し壊死に陥る．

▶促進型急性拒絶反応

　移植後3～5日頃に出現する抗体関連型拒絶反応である．レシピエントの抗ドナー抗体の存在，光顕での好中球優位の傍尿細管毛細血管炎があるが，尿細管炎がない．蛍光抗体法で傍尿細管毛細血管内皮にC4dの沈着を認める（図57, 58）．

▶急性細胞性拒絶反応

　細胞性免疫が関与し，移植手術から約1週間経過後から出現する．尿細管上皮細胞内へのリンパ球の浸潤を特徴とする尿細管炎，そして動脈内皮細胞下への浸潤細胞と泡沫細胞を特徴とする動脈内膜炎を認める（図59）．更に，血管壁壊死を示すと重症型の血管型拒絶反応に移行し，不可逆性障害に至る．

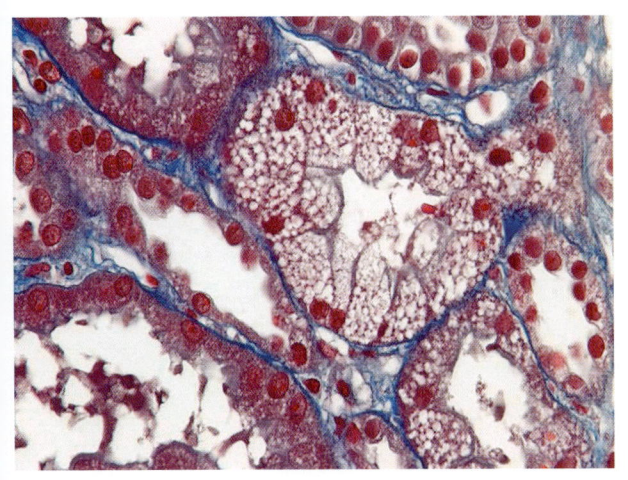

図61 移植腎
カルシニューリン阻害薬による急性毒性．尿細管上皮の細空胞化（isometric vacuolization）．

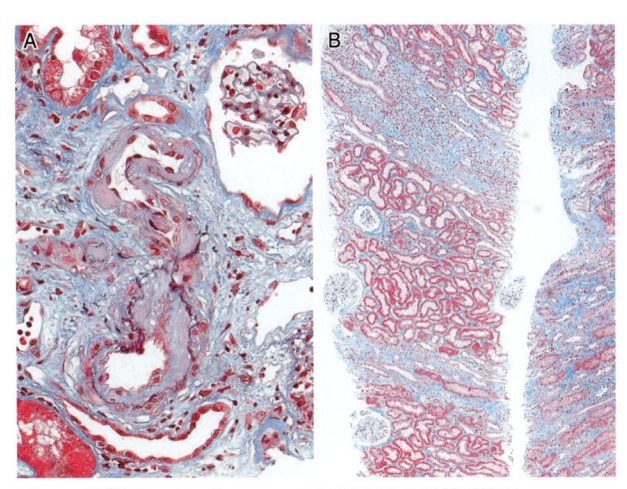

図62 移植腎：カルシニューリン阻害薬の慢性腎毒性
A：Masson染色．輸入細動脈全層性の硝子化と中膜筋の消失．B：Masson染色．髄放線領域の縞状の線維化．

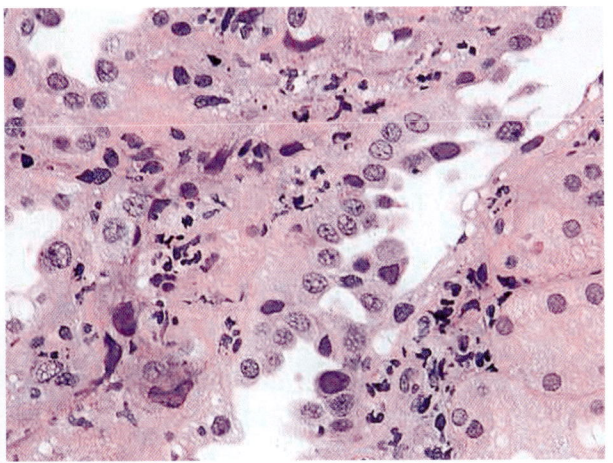

図63 移植腎
ポリオーマウイルス感染症（HE染色）．BKウイルスの核内封入体．

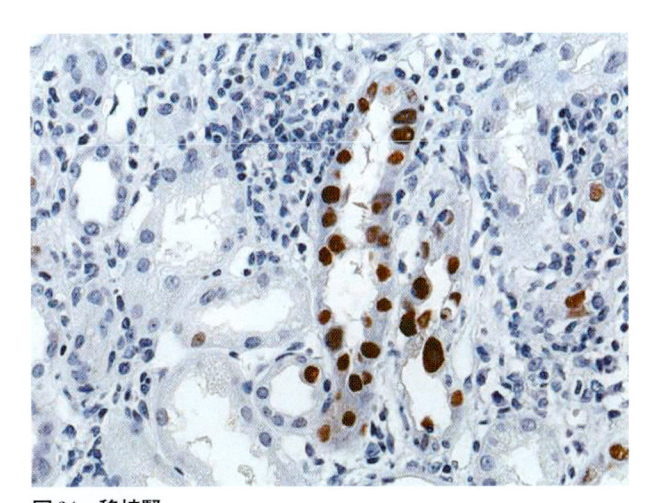

図64 移植腎
抗SV40抗体による免疫組織化学染色：核内に陽性．

▶慢性拒絶反応

移植数ヵ月後より出現し，緩徐な腎機能低下と蛋白尿，高血圧症などを示し，細胞性・液性免疫の両者が病因に関与している．動脈内膜に新生内膜の求心性肥厚が出現し，血管腔が狭小化する．糸球体では係蹄壁の二重化による慢性移植糸球体病変chronic transplant glomerulopathyを呈する（図60）．間質の線維化や尿細管萎縮も進行する．

▶calcineurin阻害薬（シクロスポリン，タクロリムス）腎毒性

近位尿細管上皮細胞の均質空胞（isometric vacuolization）（図61），巨大ミトコンドリア，尿細管内の微小な石灰化などである．投与後6ヵ月以降に増加する慢性シクロスポリン腎毒性として，細小動脈中膜に認められる平滑筋壊死と全層性の硝子化が特徴的で，間質尿細管には髄放線領域に縞状の線維化を認める（図62）．

▶移植後糸球体腎炎

移植後糸球体腎炎は，原疾患の再発（recurrent），異なる新たな腎炎の出現（de novo），そして，ドナーから持ち込まれる腎炎に分類される．

巣状分節状糸球体硬化症（FSGS）の再発頻度が高く，移植後早期から高度なネフローゼ症候群を呈する．de novo腎炎では，膜性腎症の発生頻度が高い．

▶ウイルス感染症

従来はサイトメガロウイルスやEBウイルスが注目されてきたが，最近は，ポリオーマBKウイルス感染による尿細管間質病変が増加している．尿細胞診での封入体陽性細胞（decoy cell）の確認と，血液中のBK-ポリオーマウイルスのPCRでの検出，腎組織上の免疫組織学的SV40の検出などが診断に有用である（図63，64）．

13. 腎臓2
（腫瘍性疾患など）

長嶋洋治

総論　206
　Ⅰ．標本を見る前に　206
　Ⅱ．標本の見方　206
各論　208
　●淡明細胞型腎細胞癌　208
　●多房嚢胞性腎細胞癌　208
　●乳頭状腎細胞癌　209
　●嫌色素性腎細胞癌　209
●集合管癌　210
●腎浸潤性尿路上皮（腎盂）癌　210
●オンコサイトーマ　211
●血管筋脂肪腫　211
●類上皮性血管筋脂肪腫　211
●Xp11.2転座型腎細胞癌　212
●粘液管状紡錘細胞癌　212
●透析関連腎細胞癌　212
●腎芽腫　213
●後腎性腺腫　213
●多嚢胞性腎症　214
●腎盂腎炎（黄色肉芽腫性腎盂腎炎を含む）　215
●腎硬化症（良性，悪性）　216

総論

I 標本を見る前に

　本章では腫瘍性疾患を中心とした腎疾患を扱う．総論では腎腫瘍性疾患の診断に当たっての注意，求められる予備知識について述べる．腎腫瘍は頻度こそ低いが各種家族性腫瘍症候群に合併する症例があることから（表1），責任遺伝子が単離されてきた．2004年に出版されたWHO分類（表2）は形態学的特徴に分子生物学的知見を加えたものとなっている．本邦ではこれを受けて2011年に腎癌取扱い規約第4版が出版された．本規約での病理組織分類はWHO分類を踏襲したものとなっている．表3に本邦取扱い規約分類項目の推移を示す．最も大きな変更点は，以下のとおりである．①これまで顆粒細胞癌と診断されてきた症例は淡明細胞型腎細胞癌，乳頭状腎細胞癌，嫌色素性腎細胞癌といった他組織亜型やオンコサイトーマ，類上皮性血管筋脂肪腫に再分類されて，診断名として用いられなくなった．②Xp11.2転座型腎細胞癌，粘液管状紡錘細胞癌，腎髄質癌，神経芽腫随伴腎細胞癌が加えられた．③紡錘細胞癌は既存の組織型から進行したものとされ，診断に当たっては基盤組織型に分類し，紡錘細胞変化を伴うことを記載する．基盤組織型が不明である場合は腎細胞癌，分類不能，紡錘細胞癌と診断する．

　2008年，進行期腎細胞癌に対し分子標的薬が認可された．組織型ごとに分子標的薬の効果を知り，蓄積された知見を正しく次の治療に生かすため腎腫瘍組織型の正しい診断が求められていることを銘記されたい．

II 標本の見方

　腎腫瘍の病理診断に当たっては患者情報や放射線画像情報を把握する必要がある．更に各論で示すように，腫瘍の肉眼的観察を十分に行うことが重要である．腎腫瘍では，腎癌取扱い規約の対象である腎実質上皮性腫瘍（腎細胞癌，上皮性良性腫瘍）のみならず，WHO分類にあるように後腎性腫瘍，非上皮性腫瘍，混合性腫瘍，小児腫瘍，転移性腫瘍も鑑別の対象に含まれる（表2）．表4に各組織型を示唆する事項を示す．最も高頻度に見られる淡明細胞型腎細胞癌は基本的に黄色，境界明瞭な腫瘍を形成するが，時に硬化，出血，嚢胞性変化を生じる．黄色を示さない腫瘍を見たときは臨床的事項や放射線画像を併せて，他組織型を考える．

　以上を踏まえて表5に示すように組織像のパターンを分け，鑑別を行う．最近では鑑別に有用な免疫組織化学的マーカーが普及しているが（表6），過度に依存することなく，鑑別項目を絞った上でこれらを使用することを勧める．

表1　腎腫瘍と家族性腫瘍症候群

腎腫瘍組織型		家族性腫瘍症候群	責任遺伝子（染色体部位）
淡明細胞型腎細胞癌		von Hippel-Lindau（VHL）病	VHL（3p25）
乳頭状腎細胞癌	1型	家族性乳頭状腎細胞癌	c-met（7q31）
	2型	皮膚および子宮平滑筋腫随伴家族性腎細胞癌	fumarate hydratase（1q42-43）
嫌色素性腎細胞癌 オンコサイトーマ		Birt-Hogg-Dubé（BHD）症候群	FCLN（17p11.2）
腎芽腫（Wilms腫瘍）		WAGR症候群 Denys-Drash症候群	WT1（11p13）
血管筋脂肪腫 類上皮性血管筋脂肪腫		結節性硬化症	TSC1（9q34） / TSC2（16p13）

WAGR：Wilms tumor（Wilms腫瘍）-Aniridia（無虹彩症）-Genitourinary malformation（泌尿生殖器奇形）-mental Retardation（精神発達遅滞）

表2　腎腫瘍のWHO分類

〈腎細胞性腫瘍〉
　淡明細胞型腎細胞癌
　多房嚢胞性腎細胞癌
　乳頭状腎細胞癌
　嫌色素性腎細胞癌
　集合管癌
　腎髄質癌
　Xp11転座型腎細胞癌
　神経芽腫随伴性腎細胞癌
　粘液管状紡錘細胞癌
　腎細胞癌，分類不能
　乳頭状腺腫
　オンコサイトーマ

〈後腎性腫瘍〉
　後腎性腺腫
　後腎性線維腺腫
　後腎性間質性腫瘍

〈間葉性腫瘍〉
　小児期に好発
　　明細胞肉腫
　　ラブドイド腫瘍
　　先天性中胚葉性腎腫
　　乳児骨化性腎腫瘍
　成人に好発
　　平滑筋腫（腎静脈由来も含む）
　　血管肉腫
　　横紋筋肉腫
　　悪性線維性組織球腫
　　血管周皮腫
　　骨肉腫

　血管筋脂肪腫
　類上皮性血管筋脂肪腫
　平滑筋腫
　血管腫
　リンパ管腫
　傍糸球体細胞腫瘍
　腎髄質間質性腫瘍
　神経鞘腫
　孤在性線維性腫瘍

〈混合性間葉系および上皮性腫瘍〉
　嚢胞性腎腫
　混合性上皮間質性腫瘍
　滑膜肉腫

〈神経内分泌腫瘍〉
　カルチノイド腫瘍*
　神経内分泌癌*
　原始神経外胚葉性腫瘍
　神経芽腫
　褐色細胞腫

〈造血系およびリンパ球系腫瘍〉
　悪性リンパ腫
　白血病
　形質細胞腫

〈胚細胞性腫瘍〉
　奇形腫
　絨毛癌

〈転移性腫瘍〉

*他臓器ではneuroendocrine tumor（NET）と言い換えられつつある．

表3 本邦腎癌取扱い規約の病理組織学的分類の変遷

第1版 1983.12出版	第2版 1992.12出版	第3版 1999.12出版	第4版 2011.4出版
(a) 組織学的構築型 1) 胞巣型 2) 腺管型 3) 乳頭型 4) 嚢胞型 5) 充実型 (肉腫様型)	1) 組織学的構築型 ①胞巣型 ②腺管型 ③乳頭型 ④嚢胞型 ⑤充実型 ⑥混合型	良性-腺腫 乳頭状/管状乳頭状腺腫 オンコサイトーマ 後腎性腺腫 悪性-腎細胞癌 淡明細胞癌 顆粒細胞癌	淡明細胞型腎細胞癌 多房嚢胞性腎細胞癌 乳頭状腎細胞癌 嫌色素性腎細胞癌 集合管癌 (Bellini) 腎髄質癌 Xp11.2/TFE3転座型腎細胞癌
(b) 組織学的細胞型 1) 通常型 （ⅰ）淡明細胞亜型 （ⅱ）顆粒細胞亜型 （ⅲ）混合亜型 2) 紡錘細胞型 3) 多形細胞型	2) 組織学的細胞型 ①通常型 a. 淡明細胞亜型 b. 顆粒細胞亜型 c. 混合亜型 ②紡錘細胞型 ③多形細胞型 ④混合型 ⑤分類不能	嫌色素細胞癌 紡錘細胞癌 嚢胞随伴性腎細胞癌 嚢胞由来腎細胞癌 嚢胞性腎細胞癌 乳頭状腎細胞癌 集合管癌 (Bellini管癌)	神経芽腫関連腎癌 粘液管状紡錘細胞癌 腎細胞癌, 分類不能 乳頭状腺腫 オンコサイトーマ 付記事項 後腎性腺腫 透析関連腎腫瘍 紡錘細胞癌
(c) 特殊な腎癌 Bellini管癌 透析腎に発生した腎癌	3) その他 ベリニ管癌 透析腎癌 癌肉腫 小細胞癌	特殊な腎癌 透析腎癌	

表4 組織型推定に役立つ臨床所見

患者	若年	腎芽腫, 転座腎癌
	女性	嫌色素性癌, 後腎性腺腫, 粘液管状紡錘細胞癌
	家族歴	VHL病 (淡明細胞癌), Birt-Hogg-Dubé症候群 (嫌色素性腎細胞癌, オンコサイトーマ), 結節性硬化症 (血管筋脂肪腫, 類上皮性血管筋脂肪腫)
画像	富血管性	淡明細胞型腎細胞癌
	乏血管性	非淡明細胞癌 (乳頭状腎細胞癌, 嫌色素性癌など)
	腎外性突出	後腎性腺腫, 血管筋脂肪腫
	放射状, 浸潤性	紡錘細胞癌, 集合管癌, 腎浸潤性腎盂癌, 肉腫, 白血病, 悪性リンパ腫
	車軸状血管	オンコサイトーマ
肉眼	黄色	淡明細胞型腎細胞癌
	黄金色, 泥状	乳頭状腎細胞癌
	ベージュ色	嫌色素性腎細胞癌
	マホガニー色	オンコサイトーマ
	灰白色	集合管癌, 腎浸潤性腎盂癌, 転移性癌

表5 腎腫瘍の鑑別に役立つ細胞・組織学的所見

細胞学的所見	淡明細胞質	淡明細胞型腎細胞癌, 多房嚢胞性腎細胞癌, Xp11.2転座型腎細胞癌, 尿路上皮癌
	好酸性顆粒状細胞質	乳頭状腎細胞癌, 嫌色素性腎細胞癌, オンコサイトーマ, カルチノイド
	小型 (円形) 細胞	後腎性腺腫, 腎芽腫, カルチノイド, 未熟神経外胚葉性腫瘍 (PNET)/Ewing肉腫, 神経芽腫, 滑膜肉腫 (単相型), 悪性リンパ腫, 白血病
	紡錘形細胞	紡錘細胞癌, 粘液管状紡錘細胞癌, 血管筋脂肪腫, 肉腫, 孤在性線維性腫瘍, 血管周皮腫, 滑膜肉腫 (単相型)
組織構築	胞巣状	淡明細胞型腎細胞癌, Xp11.2転座型腎細胞癌, 尿路上皮癌
	乳頭状	乳頭状腎細胞癌, Xp11.2転座型腎細胞癌, 集合管癌
	嚢胞状	多房嚢胞性腎細胞癌, 嚢胞性腎腫, (管状嚢胞癌)
	混合性 (上皮+間葉様)	紡錘細胞癌成分を伴う腎細胞癌, 混合性上皮間質腫瘍, 腎芽腫, 滑膜肉腫 (二相型)
	浸潤性	紡錘細胞癌, 集合管癌, 腎髄質癌, 尿路上皮癌, 肉腫

表6 腎腫瘍各組織型の陽性マーカー

淡明細胞型腎細胞癌	CD10, CD15, RCC-ma, N-cadherin, CA-IX
乳頭状腎細胞癌	AMACR (P504S), CK7
嫌色素性腎細胞癌	EMA, c-kit, E-cadherin, CK7
オンコサイトーマ	EMA, E-cadherin, mitochondria antigen
集合管癌	HMW-CK, UEA-1
粘液管状紡錘細胞癌	AMACR (P504S), CK7
転座型腎細胞癌	TFE3, TFEB, cathepsin K, melanosome (HMB45)
腎芽腫/後腎性腺腫	WT1, CD57
血管筋脂肪腫	melanosome (HMB45), SMA, Melan A, tyrosinase
類上皮性血管筋脂肪腫	microphthalmia transcription factor (MiTF)
尿路上皮癌	HMW-CK, uroplakin 2, uroplakin 3, thrombomodulin, p63, GATA3

AMACR：α-methylacyl CoA racemase, CA：carbonic anhydrase, CK：cytokeratin, HMW：high molecular weight, SMA：smooth muscle-specific actin, UEA-1：*Ulex europaeus* agglutinin-1 (レクチン).

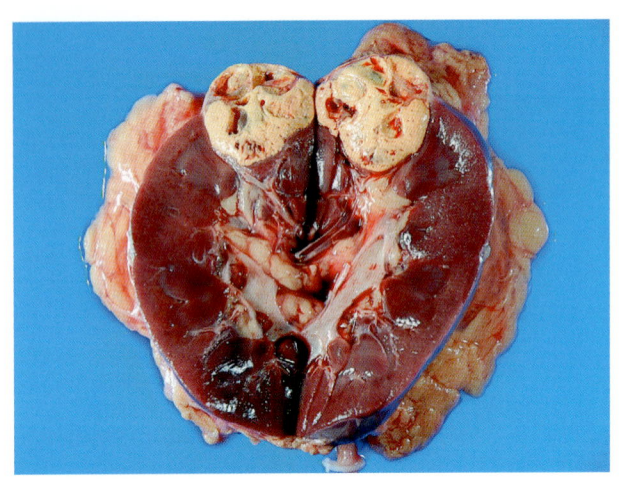

図1 淡明細胞型腎細胞癌の肉眼像
境界明瞭な黄色腫瘍である.

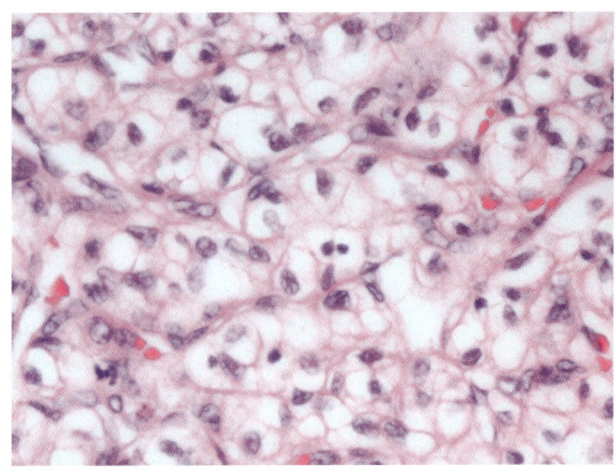

図2 淡明細胞型腎細胞癌の組織像
淡明細胞質を有する腫瘍細胞の胞巣状構築からなる. 類洞状血管網が介在する.

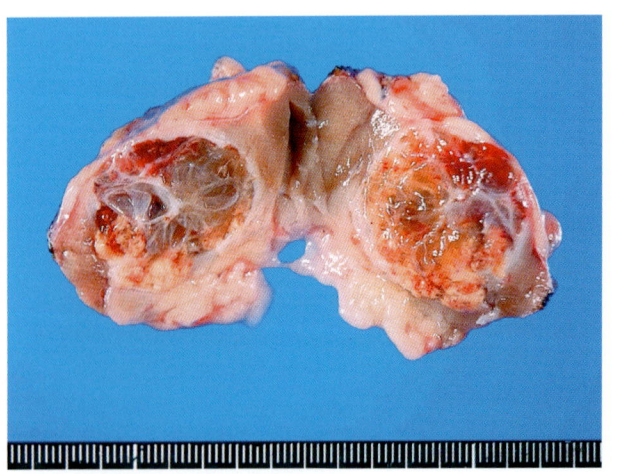

図3 多房嚢胞性腎細胞癌の肉眼像
多房性嚢胞からなる. 隔壁は薄い.

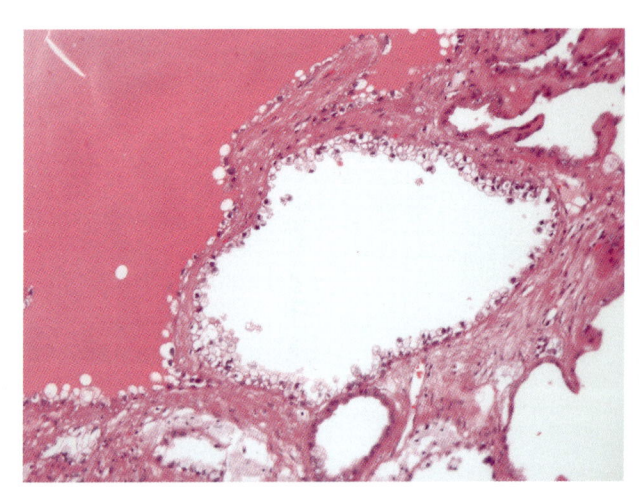

図4 多房嚢胞性腎細胞癌の組織像
嚢胞壁は淡明細胞に裏装される.

●淡明細胞型腎細胞癌　clear cell renal cell carcinoma

　腎細胞癌中，最も高頻度な組織型である．古典的3徴として血尿，腹部腫瘤，背部痛があげられる．最近では検診などで偶然発見される症例が増加しており，古典的3徴を示すものは稀である．放射線医学的には血管に富んだ境界明瞭な腫瘍である．肉眼的には黄色調を示すことが多い（図1）．

　組織学的にはグリコーゲン，脂肪滴を含む淡明細胞質を有する腫瘍細胞の胞巣状構築からなり，類洞状血管網が介在する（図2）．核異型度は本邦では従来3段階に分類されてきたが，腎癌取扱い規約ではこれに加えてFuhrmanの4段階分類によるものも併記することとしている．

　淡明細胞型腎細胞癌の責任遺伝子はvon Hippel-Lindau病（VHL）遺伝子である．VHL病は家族性腫瘍症候群で，淡明細胞型腎細胞癌のほか，中枢神経系血管芽腫，副腎髄質褐色細胞腫などの腫瘍を好発する．VHL遺伝子産物は正酸素分圧下でhypoxia-inducible factorを分解することにより，細胞の低酸素反応を抑制している．本遺伝子の異常により血管内皮成長因子 vascular endothelial growth factor（VEGF）などが過剰発現するため，異常な腫瘍血管が形成されると考えられている．2008年以来，VEGF-VEGF受容体経路に対する分子標的薬が，進行した腎細胞癌に対し適用されている．

●多房嚢胞性腎細胞癌　multilocular cystic renal cell carcinoma

　淡明細胞に裏装される多房性嚢胞からなる腎細胞癌（図3, 4）．形態およびVHL遺伝子異常を有することから，淡明細胞型腎細胞癌の亜型とされる．核異型度は低く，予後は極めて良好である．過剰な手術，補助療法を回避するためにも正確な術前画像診断が求められる．

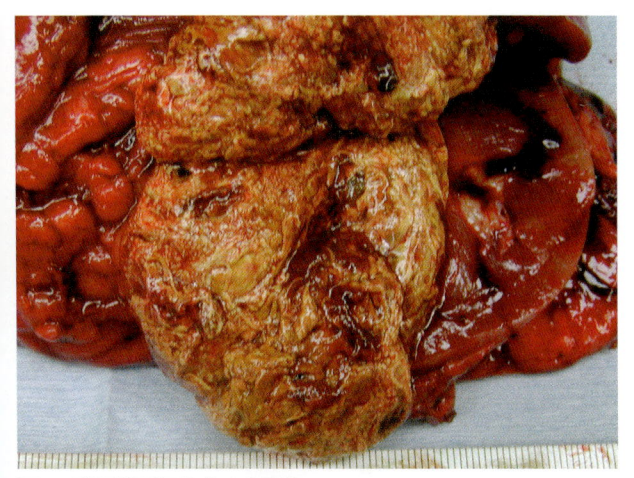

図5 乳頭状腎細胞癌の肉眼像
境界明瞭だが，割面は茶褐色，泥状，脆弱である．

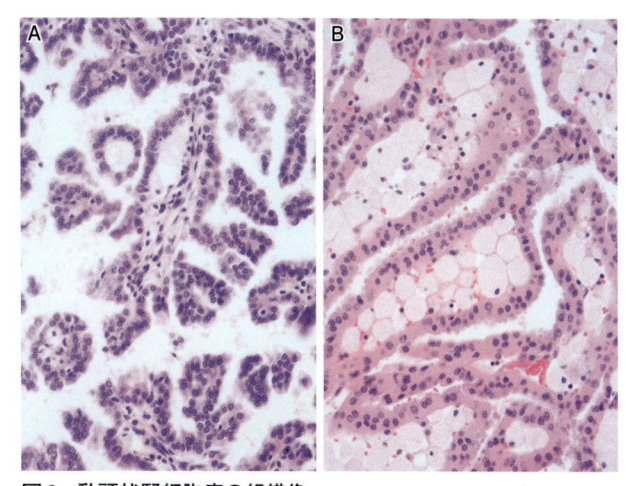

図6 乳頭状腎細胞癌の組織像
乳頭状構築をとる腫瘍細胞からなる．1型(A)では腫瘍細胞の異型性は低く，単層に配列する．2型(B)では異型性は高度で，核は偽重層を示す．

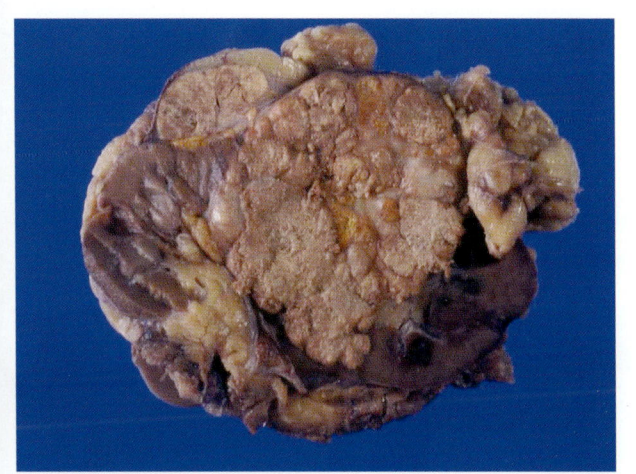

図7 嫌色素性腎細胞癌の肉眼像
境界明瞭な腫瘍で，割面はベージュ色，均質である．

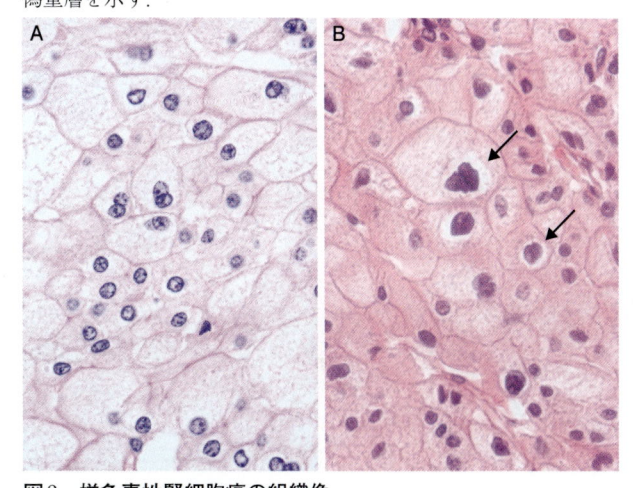

図8 嫌色素性腎細胞癌の組織像
充実性に配列する腫瘍細胞からなる．細胞質は網状，混濁(A：典型亜型)ないしは好酸性顆粒状(B：好酸性亜型)である．核周囲明庭(矢印)が見られる．

●乳頭状腎細胞癌　papillary renal cell carcinoma

腎細胞癌の約10％を占める組織型である．肉眼的には境界明瞭だが，割面は茶褐色，泥状，脆弱である(図5)．鑑別が問題となる集合管癌は浸潤性，境界不明瞭である．組織学的には，乳頭状構築をとる腫瘍細胞からなる．間質には泡沫細胞集簇，コレステリン結晶沈着を認めることが多い．乳頭状構造の表面を覆う腫瘍細胞の異型度から1型(図6A)，2型(図6B)に分類される．1型の腫瘍細胞は小型，核は単層で，細胞質は好塩基性またはpaleである．2型では腫瘍細胞は大型で，核は偽重層を示し，細胞質は好酸性である．後者の方が予後不良である．乳頭状腎細胞癌では細胞遺伝学的に7，17番染色体のトリソミー，Y染色体が報告されている．家族例では*c-met*遺伝子の機能獲得型変異，*fumarate hydratase*遺伝子の機能喪失型変異が知られている．

●嫌色素性腎細胞癌　chromophobe renal cell carcinoma

腎細胞癌の約5％を占める組織型．肉眼的には，境界明瞭な大型腫瘍を形成し，割面はベージュ色，均質で，出血，壊死を伴わない(図7)．充実性ないし管状構築をとる腫瘍細胞からなる．腫瘍細胞は大型，多角形である．核は不整な輪郭を示す楕円形(クルミ状，レーズン状)で，細胞質は網状，混濁(図8A)ないしは好酸性顆粒状(図8B)である．核周囲明庭が見られることや細胞質辺縁が強調されることも特徴である．予後は良好とされる一方，集合管癌に次いで紡錘細胞癌へ進行する頻度が高い組織型である．後出のオンコサイトーマとの鑑別がしばしば問題となる．肉眼的所見(オンコサイトーマはマホガニー色で中心瘢痕あり)，細胞所見(オンコサイトーマの細胞は小型，核周囲明庭を欠く．細胞質は好酸性顆粒状である)に加え，免疫組織化学的所見(サイトケラチン7など)が参考になる．

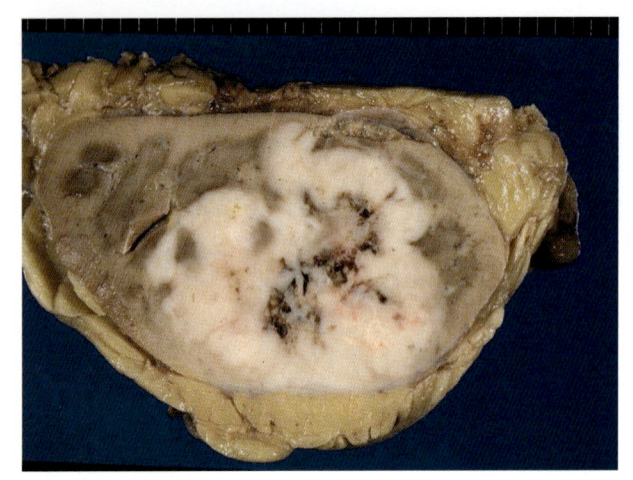

図9 集合管癌の肉眼像
髄質深部から放射状に浸潤する白色腫瘍．腎の輪郭，外形を変えないことに注意．

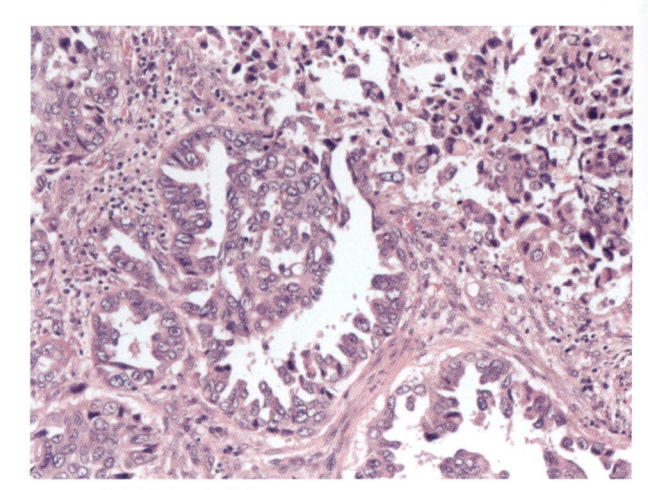

図10 集合管癌の組織像
組織学的には高度異型性を示す腺癌で，線維性間質を伴う．

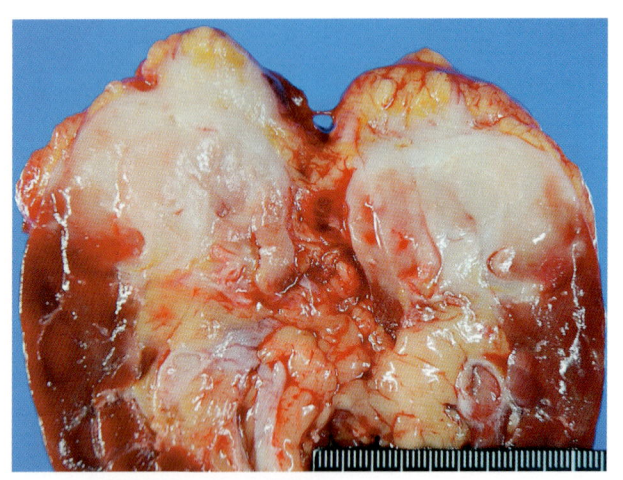

図11 腎浸潤性腎盂癌の肉眼像
腫瘤性病変が明らかでなく，腎盂は平坦である．腎実質への浸潤性増殖が目立つ．肉眼的には集合管癌と鑑別困難である．

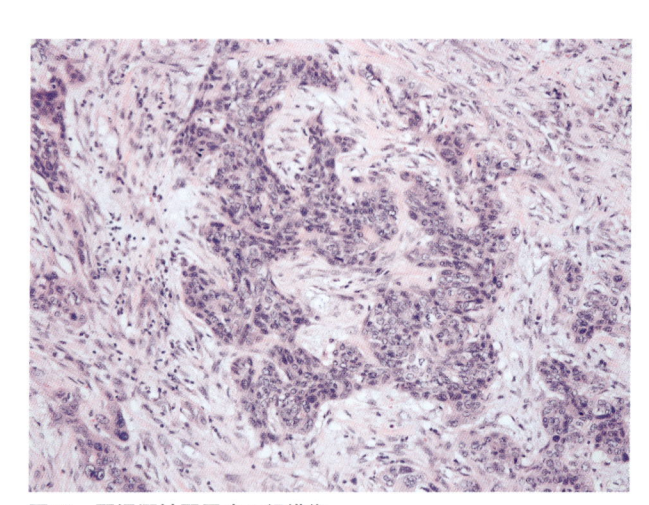

図12 腎浸潤性腎盂癌の組織像
高度異型性を示す尿路上皮癌である．集合管癌との鑑別が困難である．

● **集合管癌** carcinoma of the collecting ducts of Bellini

集合管上皮細胞由来とされる高度悪性腎腫瘍．肉眼的には髄質深部から放射状に浸潤する，白色，硬な腫瘍を形成する（図9）．腎の輪郭，外形を変えないことも特徴である．組織学的には高度異型性を示す腺癌で，多彩な構造を示す．炎症細胞浸潤を伴う線維性間質が形成される（図10）．腎細胞癌組織亜型中，最も紡錘細胞癌への progression の頻度が高い．周囲の集合管上皮に異形成が認められることがある．診断は他組織型を除外した上で行われる．乳頭状腎細胞癌，腎浸潤性腎盂癌，転移性腺癌との鑑別が求められる．乳頭状腎細胞癌は肉眼的に境界明瞭で，脆弱な腫瘍である．組織学的には乳頭状構築が大部分を占める．AMACR が陽性を示す．腎浸潤性腎盂（尿路上皮）癌とは肉眼的な鑑別は困難である．集合管癌は PAX2, PAX8 陽性，p63, GATA3, uroplakin 2 陰性である点が鑑別の手掛かりとな

る．予後は極めて不良である．

● **腎浸潤性尿路上皮（腎盂）癌** infiltrating renal pelvic carcinoma

通常の腎盂癌と異なり，腎盂に隆起性病変を形成するよりむしろ，腎実質への浸潤性増殖が目立つ症例がある．集合管癌との鑑別は肉眼的に不可能である（図11）．組織学的には，高度異型性を示す尿路上皮癌（図12）だが，浸潤するにつれて腺様化生，扁平上皮化生，紡錘細胞癌への進行を示すため，診断が困難となる．腎摘出術標本では腎盂粘膜を含む切片を多数切り出し，腎盂粘膜に in situ の尿路上皮癌成分を確認することが重要である．最近，切除不能な腎腫瘍に対し補助療法選択のために針生検が行われることがあるが，診断に当たっては腎浸潤性腎盂癌を必ず鑑別項目に入れるべきである．p63, GATA3, HMW-CK などの免疫組織化学的マーカーが陽性，PAX2, PAX8 は陰性を示すことが多い．

各論　211

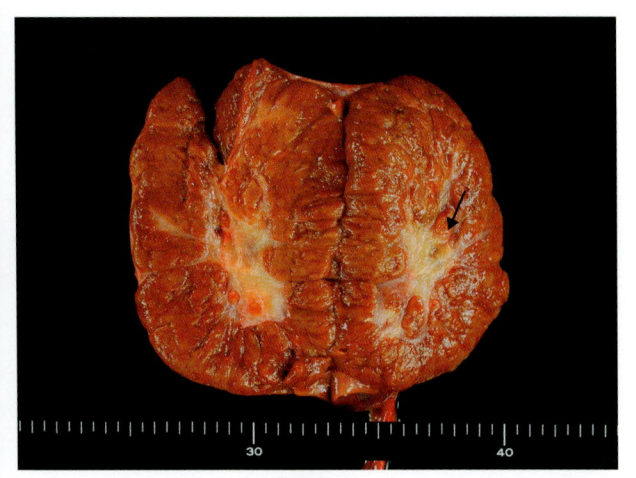

図13　オンコサイトーマの肉眼像
マホガニー色腫瘍で，中心に星芒状瘢痕（矢印）を伴う．

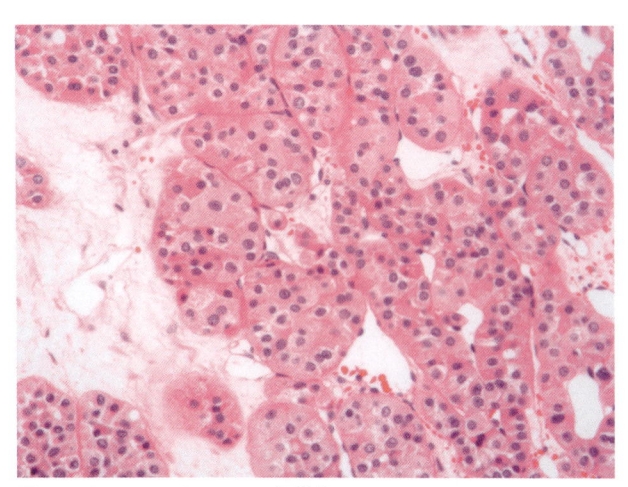

図14　オンコサイトーマの組織像
巣状構造を示す小型均一な腫瘍細胞からなる．細胞質は好酸性顆粒状である．

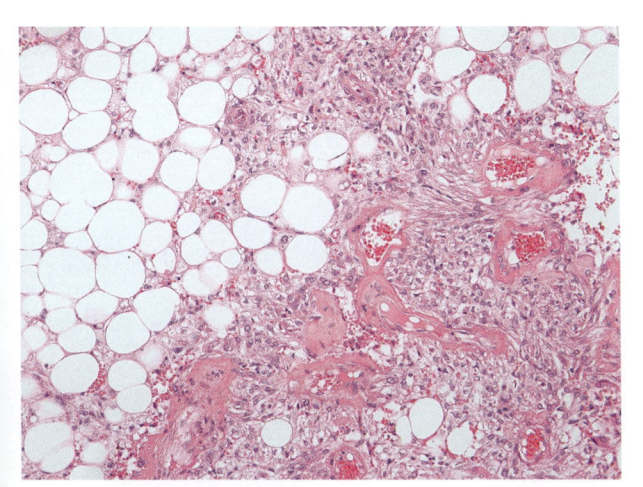

図15　血管筋脂肪腫の組織像
壁の厚い血管，周囲の紡錘形平滑筋様細胞，成熟脂肪組織からなる．

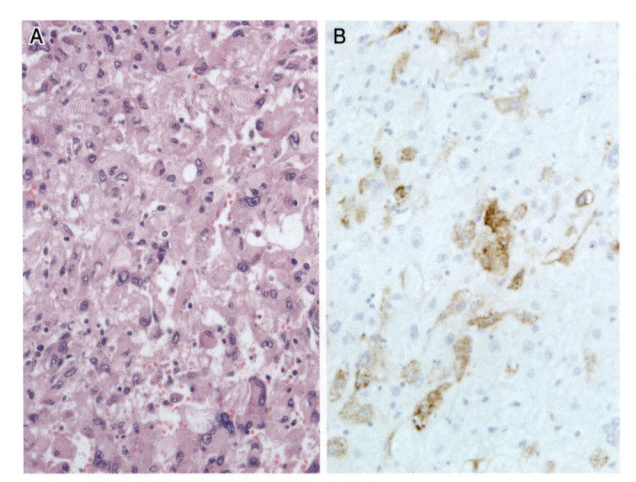

図16　類上皮性血管筋脂肪腫の組織像
A：高度異型性を示す多角形腫瘍細胞が類上皮様配列を示す．B：HMB45抗体との反応性を示す．

●オンコサイトーマ　oncocytoma

　上皮性良性腫瘍で，肉眼的にはマホガニー色と形容される濃褐色調を示す．大型のものでは中心に星芒状瘢痕が形成される（図13）．

　組織学的には巣状構造を形成する，小型均一な腫瘍細胞からなる．核は円形，染色質は繊細で，細胞質は好酸性顆粒状で豊富である．これは無数のミトコンドリアによる．間質は浮腫性である．嫌色素性腎細胞癌との鑑別がしばしば問題となる（図14）．

●血管筋脂肪腫　angiomyolipoma

　壁の厚い異常血管，周囲に増殖する紡錘形平滑筋様細胞，成熟脂肪組織からなる腫瘍で，3成分の比率は様々で肉眼的な色調に反映される（図15）．本腫瘍は結節性硬化症患者に高頻度に発生する．メラノサイトマーカーであるHMB45抗体に対する反応性を示す．脂肪成分が少なく，平滑筋成分は豊富な症例では紡錘細胞癌との鑑別が問題になる．基本的には良性腫瘍であるが，大きさを増すと切除や塞栓療法が行われる．過剰な治療を回避するためにも正確な鑑別診断が望まれる．

●類上皮性血管筋脂肪腫　epithelioid angiomyolipoma

　高度異型性を示す多角形腫瘍細胞が類上皮様配列を示す（図16）．半数以上の症例が結節性硬化症患者に発生し，約1/3は悪性の転帰をとる．高度異型性を示す腎細胞癌と誤りやすい．

　腎細胞癌と異なり上皮性マーカーは陰性で，血管筋脂肪腫と同様，平滑筋特異的アクチン陽性，HMB45抗体との反応性を示す．結節性硬化症の責任遺伝子である*TSC2*または*TSC1*の異常が報告されている．

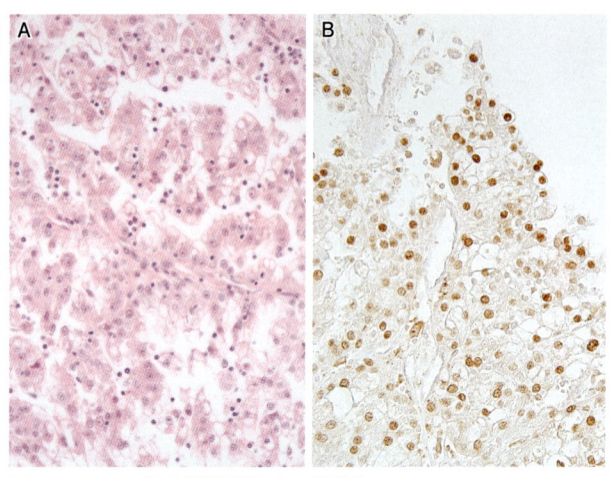

図17　Xp11.2転座型腎細胞癌の組織像
A：乳頭状構築を示す淡明ないし好酸性腫瘍細胞からなる．B：免疫組織化学的にTFE3が核に陽性になる．

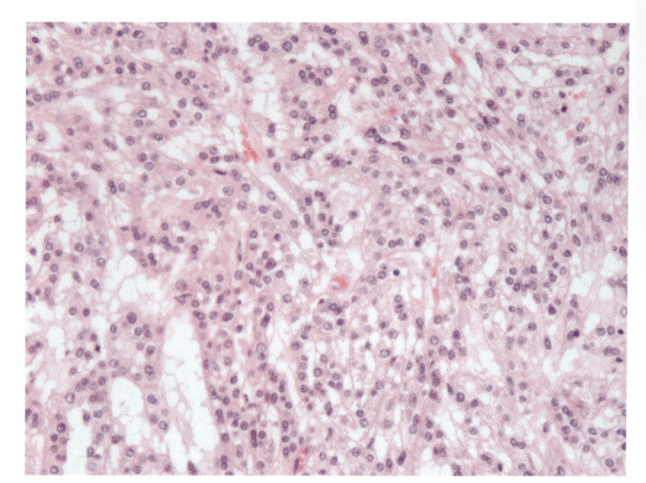

図18　粘液管状紡錘細胞癌の組織像
小型，均一な立方状腫瘍細胞が管状，あるいは紡錘形腫瘍細胞が束状配列を形成する．間質には粘液が見られる．

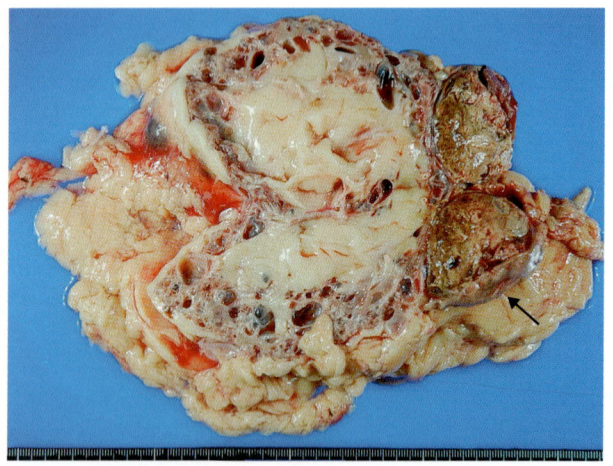

図19　透析関連腎細胞癌の肉眼像
腎実質は囊胞に置換され，萎縮している（ACDK）．腫瘍（矢印）が見られる．

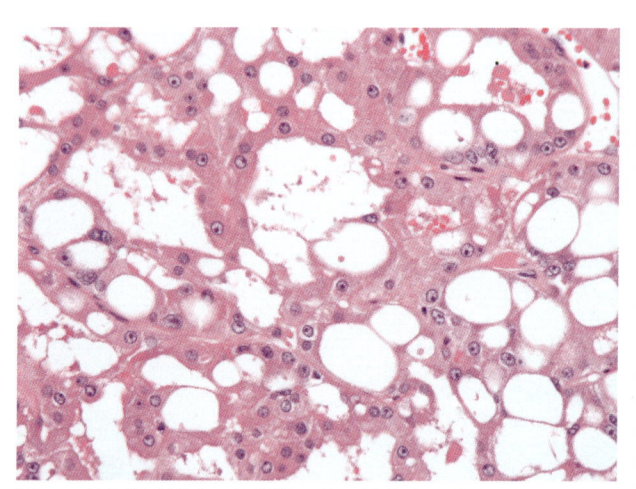

図20　透析関連腎癌の組織像：後天性囊胞腎随伴腎細胞癌とされる症例の組織像
大型腫瘍細胞の篩状配列からなる．核異型は高度で，細胞質は好酸性顆粒状である．

● Xp11.2転座型腎細胞癌　Xp11.2 translocation renal cell carcinoma

　新しく分類に加えられた腎細胞癌の組織型で，若年者に好発する．乳頭状，巣状構築を示す腫瘍細胞からなる．腫瘍細胞は大型で，核は大型，高異型度である．細胞質は淡明ないし好酸性である（図17A）．腫瘍内に砂粒小体や石灰化が見られることがある．本組織型はX染色体短腕11.2バンド上に存在する*TFE3*遺伝子が関係した染色体転座を有する．転座による融合蛋白の形成でTFE3蛋白は核に集積し，免疫組織化学的に検出される（図17B）．年長者に発生した場合は若年症例に比して予後不良であると報告されている．

● 粘液管状紡錘細胞癌　mucinous tubular and spindle cell carcinoma

　小型，均一な立方状腫瘍細胞が管状，あるいは紡錘形腫瘍細胞が束状配列を形成する．間質には粘液が見られる（図18）．AMACR陽性など，乳頭状腎細胞癌との類似点が報告されている．中高年女性に多く発生し，予後良好といわれる．しかし，転移例や死亡例の報告もある．

● 透析関連腎細胞癌　dialysis associated renal cell carcinoma

　長期にわたり血液透析を受けた患者には腎細胞癌が好発する．こうした症例の中には既存の組織型に合致しないものが多く含まれる．最近，後天性囊胞腎随伴腎細胞癌として認識されてきたものを示す（図19）．腎実質は萎縮し多くの囊胞に置換されている（後天性囊胞腎 acquired cystic disease of kidney：ACDK）．ACDKを背景に発生した腎細胞癌は大型腫瘍細胞の篩状配列からなる．核異型は高度で，細胞質は好酸性顆粒状である（図20）．本腫瘍は現行の分類項目には含まれていないが，次回改訂時に加えられると思われる．

各論　213

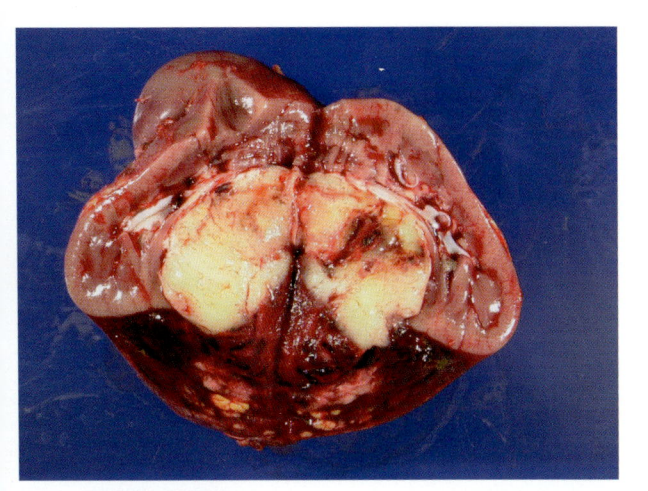

図21　腎芽腫の肉眼像
境界明瞭，白色，光沢を有する．

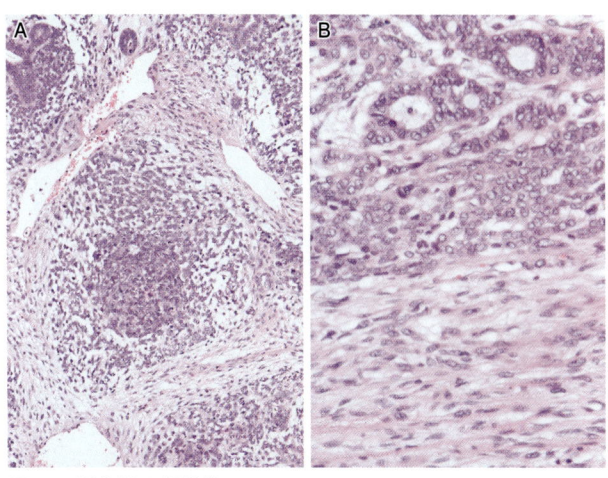

図22　腎芽腫の組織像
発生途上の腎組織を模倣する後腎芽成分，上皮成分，間葉成分からなる(A)．本症例の間葉成分は横紋筋への分化を示す(B)．

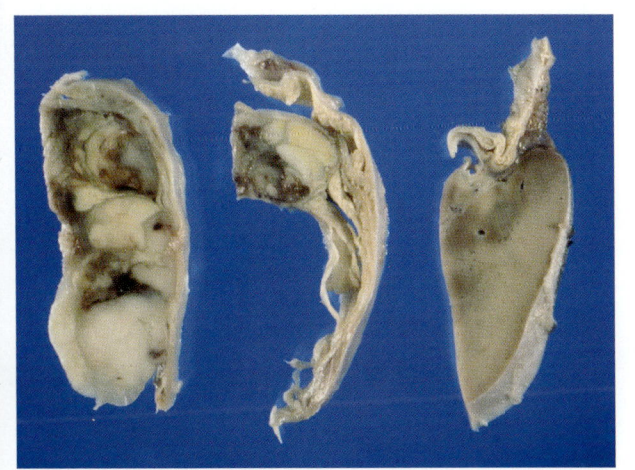

図23　後腎性腺腫の肉眼像
腎外方に突出する境界明瞭な腫瘍を形成する．

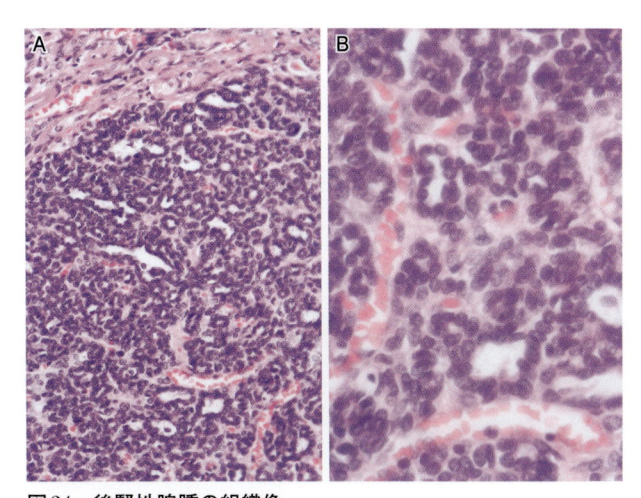

図24　後腎性腺腫の組織像
小型均一な上皮細胞が管状構造を形成する(A)．腫瘍細胞の核は円形，染色質は繊細，細胞質は僅かである(B)．

●腎芽腫　nephroblastoma

　小児腎腫瘍としては最も高頻度．肉眼的には境界明瞭，白色，光沢を有する"魚肉様"外観を示す(図21)．組織学的には発生途上の腎組織を模倣する後腎芽成分，上皮成分，間葉成分からなる(図22A)．後腎芽成分は未熟な腫瘍細胞の密な増殖からなる．一部にネフロンへの分化傾向を示す上皮成分が見られる．間葉成分は横紋筋，骨，軟骨などへの分化を示す(図22B)．WAGR症候群(腎芽腫 Wilms tumor，無虹彩症 aniridia，泌尿生殖器系奇形 genitourinary malformation，精神発達遅滞 mental retardationの合併)，Denys-Drash症候群やBeckwith-Wiedemann症候群(巨大児，巨舌症，臍ヘルニア)にみられることがある．おのおの WT1遺伝子(11番染色体短腕13バンドに位置)，11番染色体15バンドに位置する遺伝子がその発生に関わっていると考えられる．

●後腎性腺腫　metanephric adenoma

　中高年女性に発生する良性腫瘍で，胎児期の腎組織を模倣する未熟な上皮からなる．肉眼的には腎外方に突出する境界明瞭な腫瘍を形成する(図23)．石灰化，囊胞化を伴うこともある．組織学的には小型均一な上皮細胞が管状構造を形成する(図24)．免疫組織化学的にはWT1，CD57といった胎児期腎組織のマーカーが陽性となる．悪性腫瘍である腎芽腫との鑑別が重要である．腎芽腫と異なり，腎芽成分を有しない．乳頭状腎細胞癌も鑑別の対象となる．乳頭状腎細胞癌はAMACR，サイトケラチン7が陽性であるのに対し，本腫瘍では陰性である．本腫瘍は中高年女性に多く，乳頭状構造を示し，間質の硝子化が目立つことから，甲状腺乳頭癌の転移も鑑別すべき腫瘍である．甲状腺癌の既往歴，すりガラス状核所見，thyroglobulin陽性所見が鑑別のポイントである．

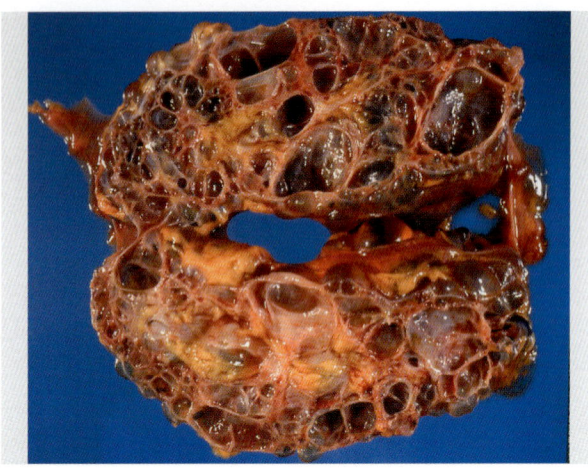

図25 常染色体優性遺伝型(成人型)多嚢胞性腎症(腎)の肉眼像
両側腎は無数の嚢胞を伴って腫大する.

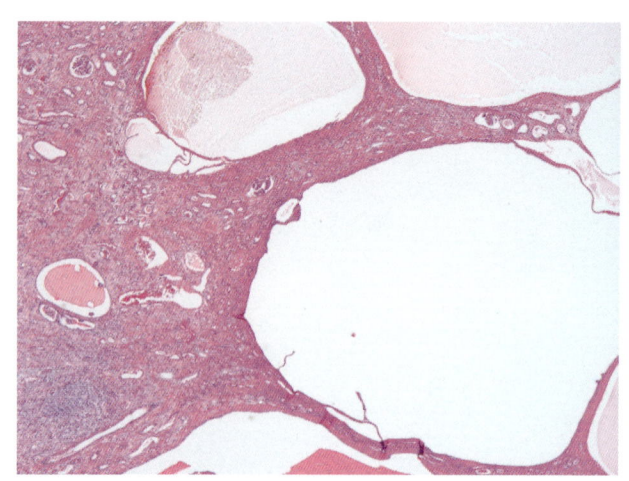

図26 常染色体優性遺伝型(成人型)多嚢胞性腎症(腎)の組織像
尿細管が拡張し嚢胞を形成する.

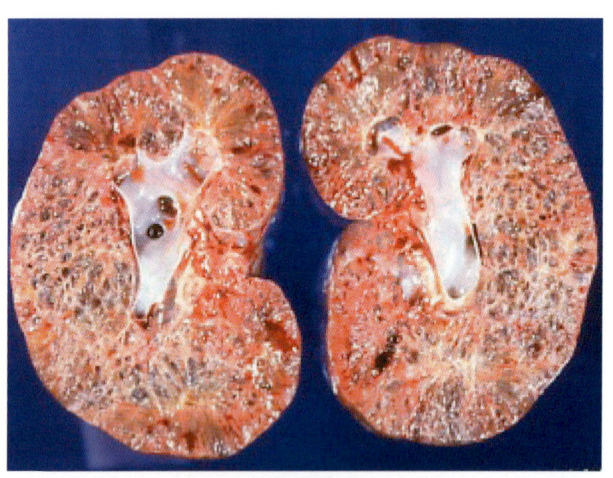

図27 常染色体劣性遺伝型(乳児型)多嚢胞性腎症(腎)の肉眼像
腎は尿細管の円筒状拡張により腫大する.

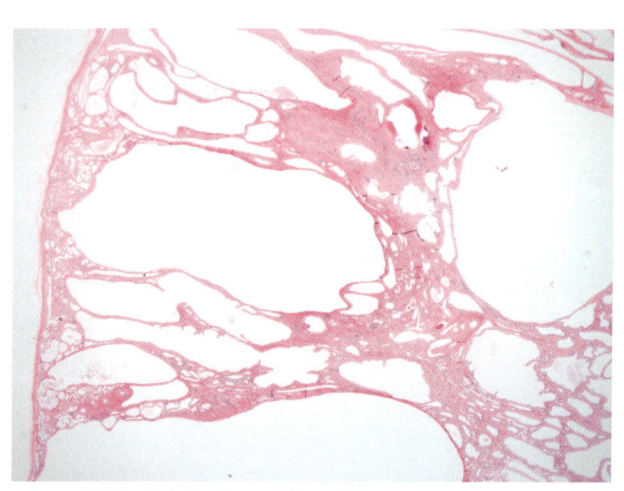

図28 常染色体劣性遺伝型(乳児型)多嚢胞性腎症(腎)の組織像
尿細管が円筒状に拡張している. 成人型の円形拡張と対照的である.

●多嚢胞性腎症　polycystic renal disease

常染色体優性遺伝型(成人型)多嚢胞性腎症は30〜40歳代に発症し, 両側腎が無数の嚢胞を伴って腫大する(図25).

組織学的には, 尿細管が嚢胞状に拡張し, 好酸性内容を含む. 機能性ネフロンは萎縮する(図26). 嚢胞は腎尿細管分節から生じ, 異常増殖する少数の細胞から構成される. 尿細管壁は核/細胞質比が高い未分化な上皮に裏装されるようになる. 最終的に尿細管から隔絶される. 嚢胞内容液は初期は糸球体で濾過された液体だが, 後に上皮からの分泌物になる. 肝, 脾, 膵などの実質臓器にも嚢胞が多発する. 腎実質は嚢胞の拡張に従って減少し, 尿毒症, 腎不全に陥る. 大脳動脈輪に嚢状動脈瘤を好発し, クモ膜下出血をきたすことがあるため, 定期的な頭部CT撮影が求められる.

責任遺伝子としては16番染色体上に位置する*PKD1*遺伝子, 4番染色体上に位置する*PKD2*遺伝子が知られている. 後々polycystin 1, polycystin 2をコードする. これらは尿細管上皮線毛に局在し, 線毛が尿流を感知し, 尿細管の成長を調節する.

常染色体劣性遺伝型(乳児型)多嚢胞性腎症は生後間もなく発症する. 妊娠経過中に羊水過少のため肺の低形成が生じ, こうした児はしばしば出生直後に死亡する(Potter症候群).

腎は尿細管の円筒状拡張により腫大し(図27, 28), 横隔膜を挙上する. 責任遺伝子は6番染色体上にある*PKHD1*遺伝子である. コードする蛋白はfibrocystinで, 腎, 肝, 脾に局在し, 細胞の増殖と接着に関与する. *PKHD1*遺伝子の変異により先天性肝線維症, 膵嚢胞, 肝内胆道閉塞が生じる.

各論 215

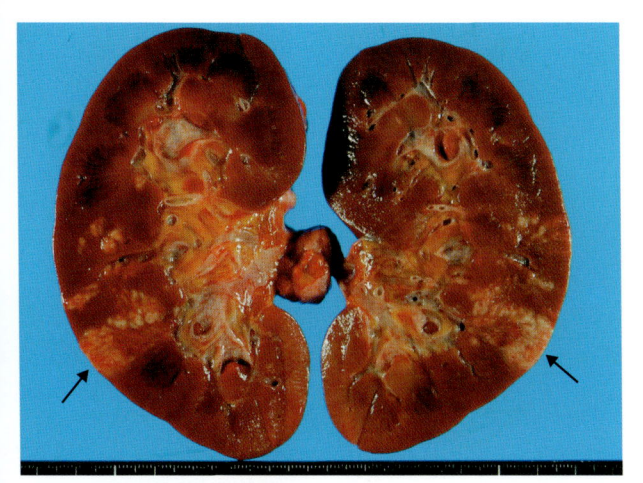

図29 急性腎盂腎炎の肉眼像
腎髄放線に沿った膿瘍(矢印)が形成される.

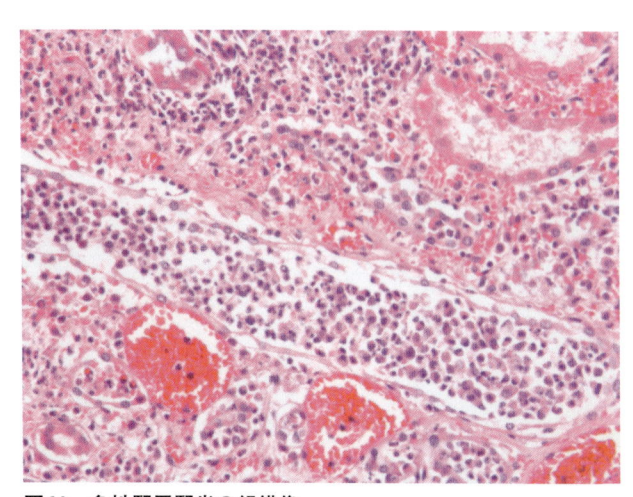

図30 急性腎盂腎炎の組織像
集合管から尿細管内に細菌塊と白血球残渣を認める.

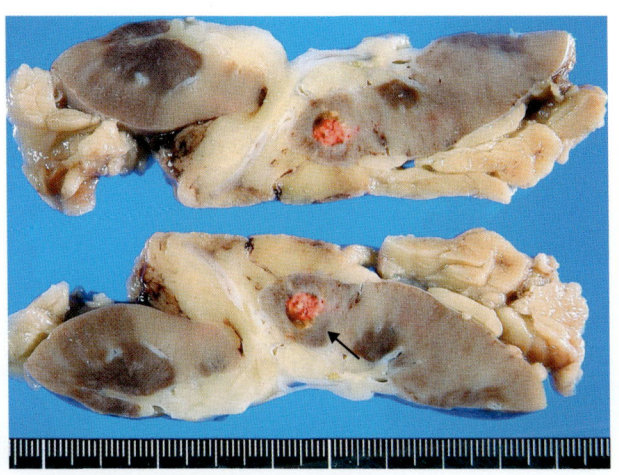

図31 黄色肉芽腫性腎盂腎炎の肉眼像
黄色腫瘤を形成する.

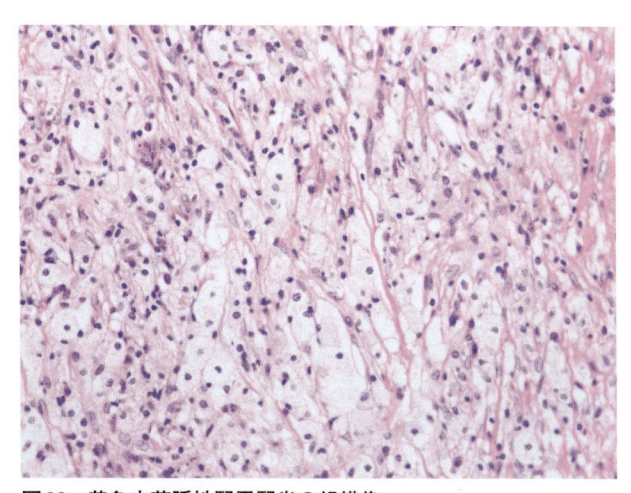

図32 黄色肉芽腫性腎盂腎炎の組織像
泡沫細胞,リンパ球,異物巨細胞の集簇,コレステリン結晶の沈着が見られる.

● **腎盂腎炎(黄色肉芽腫性腎盂腎炎を含む)** pyelonephritis

　腎盂腎炎の多くは上行性細菌感染によって生じ,腎髄放線に沿った膿瘍を形成する(図29).また,循環系から腎に微生物が侵入する場合もある(例:細菌性心内膜炎からの続発).

　組織学的には集合管から尿細管内に細菌塊を伴う白血球残渣を認める(図30).炎症細胞の主体は好中球である.

　多くの場合,一部の腎杯系のみが侵され,他は正常に見える.糖尿病患者に発生した場合は乳頭壊死をきたすこともある.重篤な症例では感染は腎被膜を越えて波及し,腎周囲膿瘍を形成する.起因菌としては大腸菌が多い.

　黄色肉芽腫性腎盂腎炎は中高年女性に好発する腫瘤形成型腎盂腎炎である.肉眼的には黄色腫瘤を形成し,時に腫瘍との鑑別が困難である(図31).

　組織学的にはリン脂質を貪食した泡沫細胞,リンパ球,異物巨細胞の集簇からなる.コレステリン結晶の沈着も見られる(図32).泡沫細胞を淡明細胞型腎細胞癌と誤らないよう留意する必要がある.

　鑑別のポイントとしては,泡沫細胞は核がpyknoticで極めて小さく,細胞質は混濁していること,類洞状血管を伴わないこと,炎症性背景が目立つことである.コレステリン結晶やこれを貪食した異物巨細胞も認められる.

　また,泡沫細胞はマクロファージマーカー(CD68)陽性,上皮マーカー(サイトケラチン,EMAなど)が陰性を示すことも参考になる.

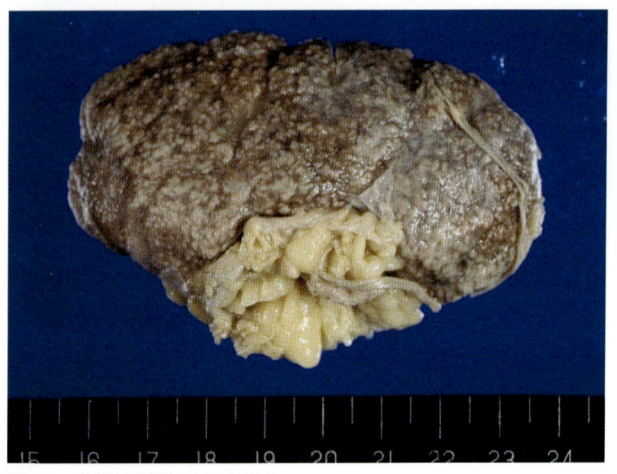

図33　良性腎硬化症の肉眼像
腎実質は微細な梗塞のため，表面は細顆粒状を示す．

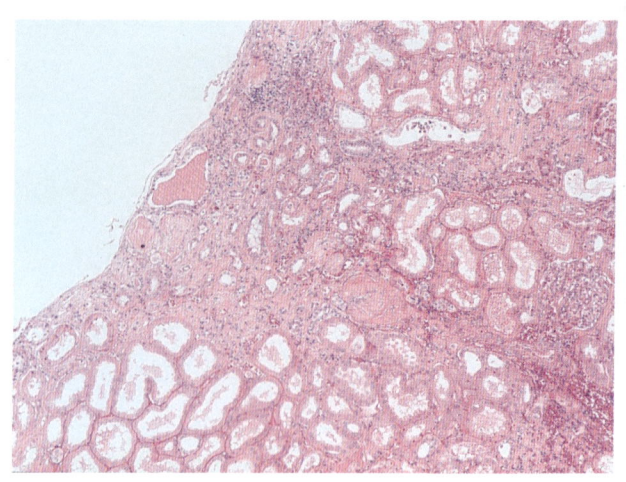

図34　良性腎硬化症の組織像
腎実質は梗塞に一致した楔状ネフロン萎縮を示す．

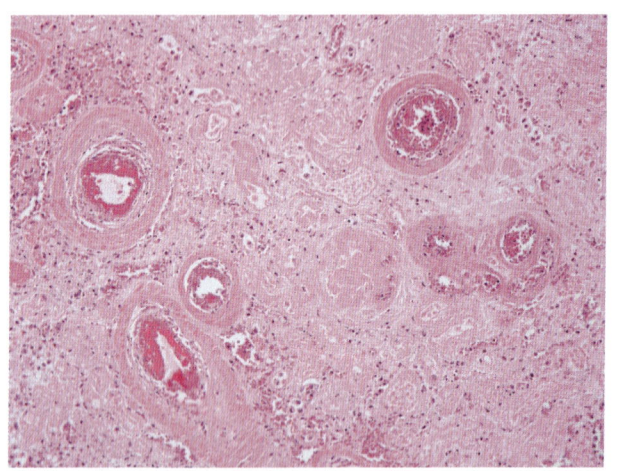

図35　悪性腎硬化症の組織像
腎血管は壁がタマネギ状に肥厚する．

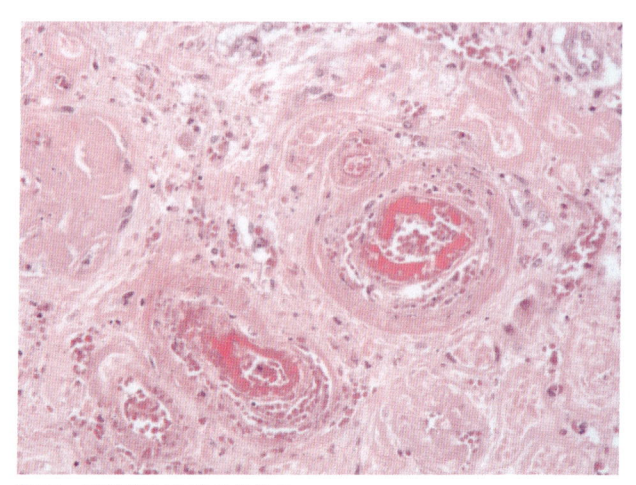

図36　悪性腎硬化症の組織像
血管壁はフィブリノイド壊死を示す．糸球体も壊死を示す．

●腎硬化症（良性，悪性）　nephrosclerosis（benign, malignant）

　高血圧では，腎血管は硬化し，壁は肥厚，内腔は狭小化する．そのため，腎実質は微細な梗塞をきたし，表面は細顆粒状を示す（良性腎硬化症）．時に粗大な瘢痕も認める（図33）．割面では腎実質は萎縮し，菲薄化する．

　組織学的には腎実質は，初期には糸球体毛細血管基底膜肥厚が生じ，糸球体は変形・虚脱する．糸球体にはコラーゲン等の細胞外基質の増量が認められる．最終的に糸球体は好酸性物質の沈着により形状を失う．これと併行して尿細管萎縮と炎症細胞浸潤，間質の線維化が進行する．

　弓状動脈レベルの中型動脈では，内膜の線維性肥厚，弾性板の多重化が生じる．小葉間動脈は中膜過形成，細動脈は求心性硝子様肥厚を示す．梗塞に一致した楔状のネフロン萎縮を示す（図34）．糸球体は硝子化を示し好酸性均質になる．

　悪性高血圧は拡張期血圧が130mmHgと定義され，網膜血管変化，眼球乳頭浮腫，腎機能不全を生じる．通常の高血圧を背景として，あるいは新たに発症することもある．アフリカ系米国人に多く，本邦では稀である．

　悪性高血圧による腎障害を悪性腎硬化症という．腎の大きさは高血圧の期間に応じて様々である．割面は赤ないし黄色で，斑状を示し，時に小型皮質梗塞を認める．

　組織学的には腎血管は壁がタマネギ状に肥厚し，フィブリノイド壊死を示す．この原因は血管内皮傷害と考えられており，細動脈部では血漿成分の漏出からフィブリノイド壊死が生じると考えられている．糸球体も壊死を示す（図35，36）．

14. 尿　路

都築豊徳

総論　218
　Ⅰ．標本を見る前に　218
　Ⅱ．標本の見方　218
各論　220
　■感染症　220
　　▶マラコプラキア　220
　　▶BK ウイルス感染症および尿
　　　細胞診　220
　　▶ビルハルツ住血吸虫症　220
　■非腫瘍性病変　221
　　▶von Brunn's nest　221

▶増殖性膀胱炎　221
▶間質性膀胱炎　221
▶腸上皮化生　222
▶扁平上皮化生　222
▶腎性腺腫　222
▶尿膜管遺残　222
■良性腫瘍　223
▶乳頭腫　223
▶内反性乳頭腫　223
▶線維上皮性ポリープ　223
▶尿道カルンクル　223

■悪性腫瘍　224
▶非浸潤性乳頭状尿路上皮癌
　（低異型度，高異型度）　224
▶尿路上皮内癌　224
▶浸潤性尿路上皮癌および尿
　路上皮癌亜型（通常型，微
　小乳頭型，胞巣型，肉腫様
　型）　225
▶扁平上皮癌　226
▶腺癌および尿膜管癌　226
▶炎症性筋線維芽腫　226

総論

I 標本を見る前に

　尿路系疾患は先天性異常，感染症，反応性変化，良性腫瘍，悪性腫瘍，原因不明病変に分けられる（表1）．病理診断を求められる疾患としては腫瘍病変が多いが，臨床的に腫瘍の可能性が疑われる，もしくはその可能性を除外する目的で検体が提出されることがある．あらかじめ，どのような病変がどのような目的で採取されているのかを知っておくことは重要である．それに加え，膀胱鏡所見や尿細胞診の結果を得ておくことは重要である．

　検体採取方法は生検，経尿道的膀胱腫瘍切除術（TUR-BT），膀胱もしくは腎尿管切除術など様々である．検体採取の目的および検体による診断の限界を十分熟知した上で，臨床の要望事項に沿った診断を行う必要がある（表2）．TUR-BTは殆どの膀胱腫瘍に対して最初に行われる手技であり，その特徴を理解しておく必要がある．TUR-BTの主な目的は腫瘍病変の有無，腫瘍の組織型，腫瘍の異型度，病期を同定し，今後の患者の治療方針を決定することにある．TUR-BT検体は断片化されて提出されるため，解剖学的なオリエンテーションが困難である．また，熱挫滅による影響を強く受ける．TUR-BT標本を評価する際には，これらの影響を熟知する必要がある．

II 標本の見方

　尿路系腫瘍の主体を占めるのは尿路上皮癌である．尿路上皮癌の診断の際には異型度評価，腫瘍細胞の間質浸潤の有無，浸潤が存在する場合にはその程度（pT分類），脈管侵襲の有無などを診断する必要がある．

①異型度分類

　尿路上皮癌の異型分類に関しては，現在はWHO/ISUP分類による2段階評価方法（低異型度および高異型度）が一般的である（参考：以前はG1，G2，G3の3段階評価方法が一般的であった）．異型度評価項目は構造異型および細胞異型の2項目で，特に前者の評価が重要となる．構造異型は弱拡大から中拡大で評価を行い，細胞極性の乱れ，腫瘍細胞の大きさおよび分布密度の均一性，成熟傾向の有無などが評価対象である（図1）．細胞異型は強拡大で評価を行い，N/C比の増大，核腫大，核縁不整，核クロマチン増量，核分裂像の多寡などが評価対象である．間質浸潤を伴った腫瘍の殆どは高異型度に分類される．

②尿路上皮内癌の診断

　尿路上皮内癌は平坦な粘膜内にて，細胞学的に明らかに悪性とすべき異型細胞が存在することと定義される．子宮頸部などの同名病名と異なり，腫瘍細胞が粘膜上皮成分を

表1　尿路系の主な疾患

先天性	尿膜管遺残，憩室
感染症	細菌感染症，malakoplakia，ウイルス感染症（特にBKウイルス），寄生虫感染症（特にビルハルツ住血吸虫）
反応性変化	von Brunn's nest，増殖性膀胱炎，腺上皮化生，扁平上皮化生，nephrogenic adenoma，尿道カルンクル
上皮性腫瘍	良性	乳頭腫，fibroepithelial polyp
	非浸潤癌	非浸潤性乳頭状尿路上皮癌，尿路上皮内癌
	浸潤癌	浸潤性尿路上皮癌，腺癌，扁平上皮癌
非上皮性腫瘍	良性	平滑筋腫，血管腫，色素性母斑
	境界病変	炎症性筋線維芽腫
	悪性	平滑筋肉腫，横紋筋肉腫，血管肉腫，悪性黒色腫
原因不明	間質性膀胱炎

表2　検体提出方法ごとの目的

方　法	目　的
膀胱生検	尿路上皮内癌の診断もしくはその否定
尿管および腎盂生検	腫瘍の診断もしくはその否定
TUR-BT	腫瘍の診断，追加手術治療の検討
手術標本	腫瘍の診断，腫瘍の根治度評価，予後予測

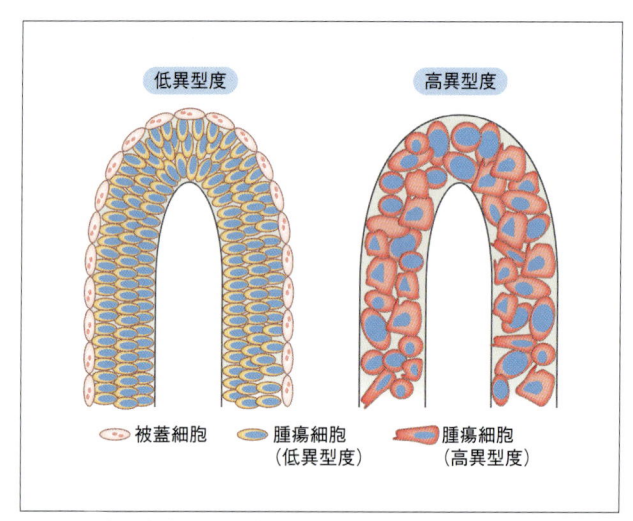

図1　尿路上皮癌の低異型度と高異型度の鑑別
低異型度では腫瘍細胞の大きさおよび分布は均一で，細胞極性の保持，被蓋細胞の残存を認める．高異型度では腫瘍細胞の大きさおよび分布は不均一で，細胞極性の乱れ，被蓋細胞の消失を認める．

全て置換する必要はない．尿路上皮内癌は腫瘍細胞の剝離傾向が強い症例（clinging pattern），正常尿路上皮内に散在性に腫瘍細胞が存在する症例（pagetoid pattern），尿路上皮下に増殖する症例（undermining pattern）などがある（図2）．診断に際しては正常組織との対比が有用である．

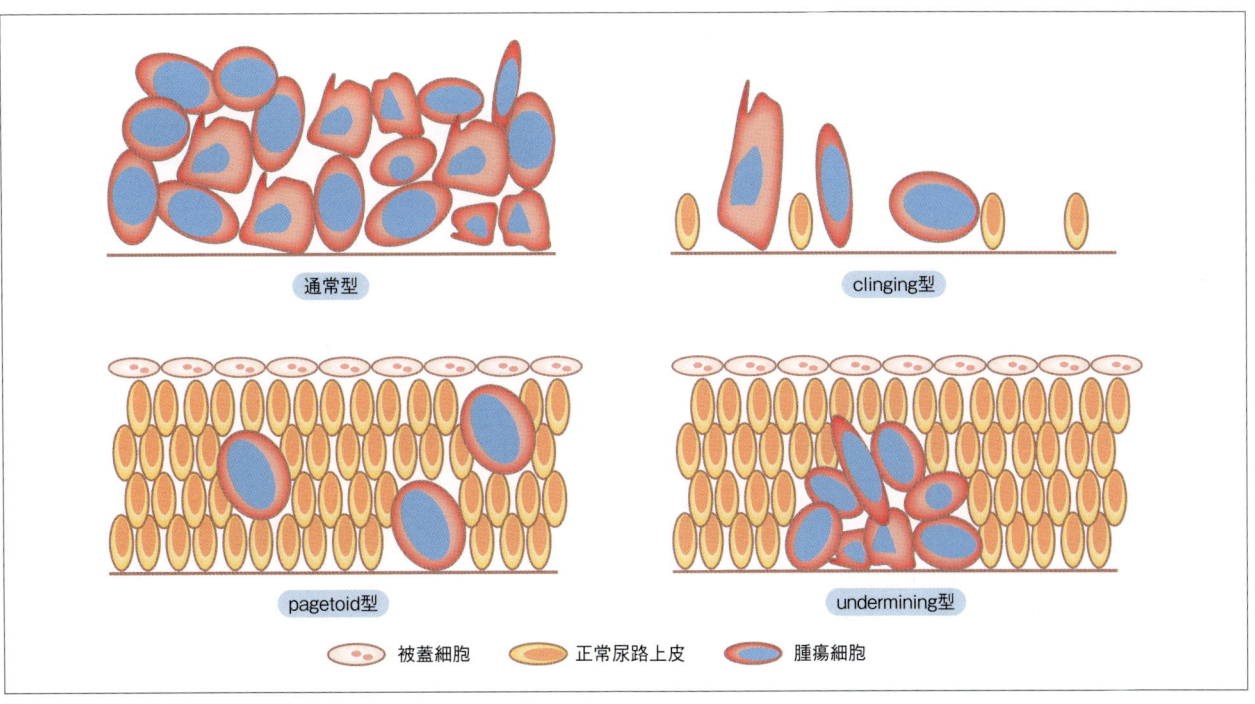

図2 尿路上皮内癌の増殖形態
通常型では腫瘍細胞が全層性に増殖する．clinging型では腫瘍細胞の剥離傾向が目立つ．pagetoid型では正常尿路上皮内に腫瘍細胞が散在性に増殖する．undermining型では正常尿路上皮下に腫瘍細胞が増殖する．

③間質浸潤の評価基準（表3）

　腫瘍細胞の間質浸潤の評価を行う際には，厳密な基準を適用する必要がある．腫瘍細胞が多いなどの曖昧な理由のみで，安易に間質浸潤ありと診断しないことが重要である．

④異型度，尿路上皮内癌，間質浸潤の診断意義（表4）

　尿路系腫瘍は，異型度や間質浸潤の有無にかかわらず，高頻度に同所性，異所性に再発を繰り返すことが知られている．尿路系腫瘍において，患者の予後に最も関係するのは病期進展である．高異型度，尿路上皮内癌および浸潤性尿路上皮癌は患者の予後に大きく影響し，治療方針決定の重要な指標となる．

⑤TUR-BT標本の評価項目（表5）

　TUR-BT標本では異型度分類に加え，固有筋層採取の有無，脈管侵襲の有無および尿路上皮内癌合併の有無を必ず観察・記載する．腫瘍細胞が固有筋層に浸潤する場合には膀胱全摘除術の対象となる．固有筋層成分が採取されていない浸潤性尿路上皮癌症例では，固有筋層浸潤の評価は困難である．腫瘍深達度確認のため，必ず再度TUR-BT（second TUR-BT）を行い，固有筋層浸潤の有無を確認する必要がある．

表3　間質浸潤の評価項目

・不明瞭な基底膜もしくは基底膜の消失
・不規則な細胞集塊
・腫瘍細胞周囲の結合織線維増生（desmoplasia）の存在
・腫瘍細胞周囲のretraction artifactの存在
・孤在性の腫瘍細胞の存在
・buddingした腫瘍細胞の存在
・腫瘍細胞の核異型の増大（paradoxical differentiation）
・胞体の拡大もしくは濃染傾向（paradoxical differentiation）
・間質の粘液腫様変化
・間質の炎症所見

表4　尿路上皮内癌のリスク分類

	再発リスク	病期進展リスク
非浸潤性低異型度	約50％	殆どない
非浸潤性高異型度	約60％	中等度
浸潤性低異型度（稀）	約50％	中等度
浸潤性高異型度	50〜70％	中等度から高度
上皮内癌	50〜90％	高度

表5　TUR-BT標本診断に必要な記載項目

・腫瘍の有無
・非浸潤性か浸潤性か
・浸潤性の場合には浸潤の深達度は
・固有筋層成分は採取されているか
・脈管侵襲像の有無
・尿路上皮内癌成分の有無

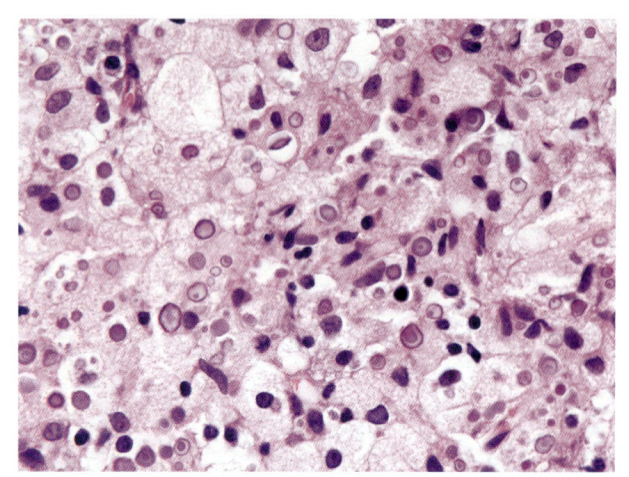

図1 malakoplakia
組織球の集簇およびMichaelis-Gutmann小体を認める.

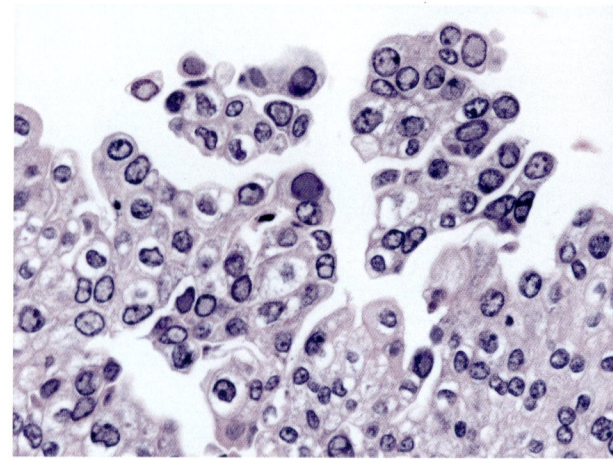

図2 BKウイルス感染症
膀胱の尿路上皮に好塩基性核内封入体を認める.

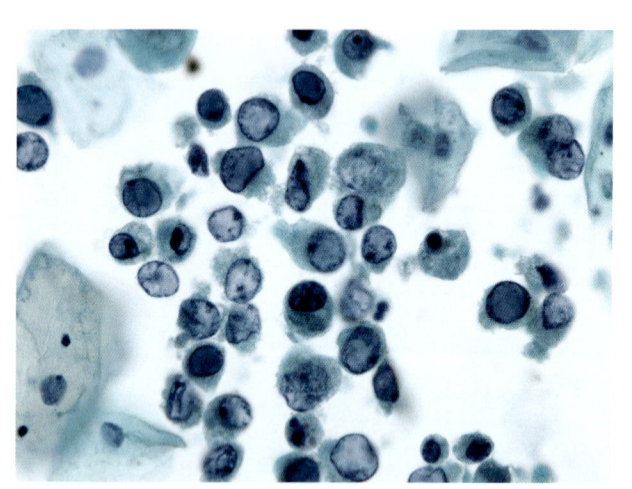

図3 デコイ細胞
核内封入体を有する細胞を多数認める.

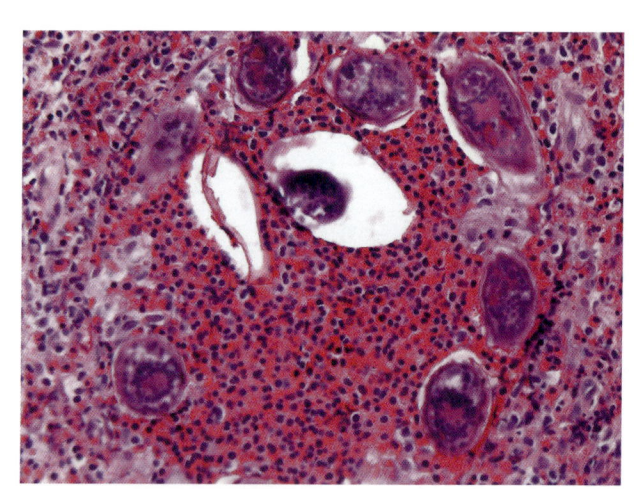

図4 ビルハルツ住血吸虫症
ビルハルツ住血吸虫の虫卵を認める.

■感染症

▶マラコプラキア　malakoplakia

malakoplakia特有の臨床所見はなく,膀胱炎症状が一般的とされる.好発年齢は40～60歳で,男女比は1:4である.肉眼的には膀胱粘膜の黄色隆起もしくは小結節状病変として認められる.組織学的には,von Hansemann細胞と称される大型の,好酸性細胞質を有する組織球から構成される(図1).その内部に好塩基性の小球状物質(Michaelis-Gutmann小体)を認める.Michaelis-Gutmann小体はPAS染色,Kossa染色陽性で,大腸菌などの細菌の細胞壁のリン酸カルシウムが層状に沈着した破砕物とする説が一般的である.

▶BKウイルス感染症および尿細胞診

ポリオーマウイルスの一種で,多くの成人では不顕性感染をきたしている.加齢による免疫能低下に伴って,再感染を生じることがある.BKウイルスが尿路上皮に感染すると,核内封入体細胞が出現する(図2).これらが尿中に出現した細胞がデコイ細胞decoy cellとよばれる.高齢者など免疫状態が低下した患者に見られることが多い.最近では腎移植後の慢性腎不全の原因として,腎移植後の尿細管上皮へのBKウイルス感染の関与が知られている.デコイ細胞が多数尿中に出現し,感染の判断材料となる(図3).

▶ビルハルツ住血吸虫症　schistosomiasis haematobia

北アフリカから中東ではビルハルツ住血吸虫症が風土病として存在する.ビルハルツ住血吸虫は経皮的に感染し,血中やリンパ管を介して膀胱静脈叢に寄生し,成虫化した後に,静脈および膀胱に産卵する(図4).ビルハルツ住血吸虫に感染した膀胱には慢性的な炎症所見が生じ,尿路上皮の扁平上皮化生に続いて扁平上皮癌を発生する症例が多い.前述の地域では膀胱の扁平上皮癌が多発していたが,近年では衛生環境の改善により,その頻度は低下している.

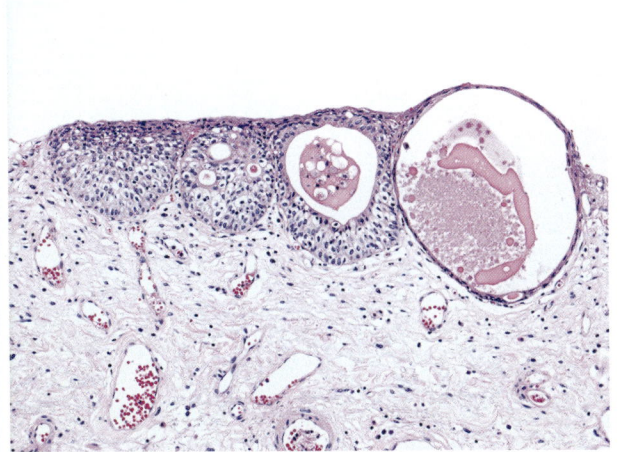

図5 von Brunn's nest
尿路上皮の胞巣形成を認める.

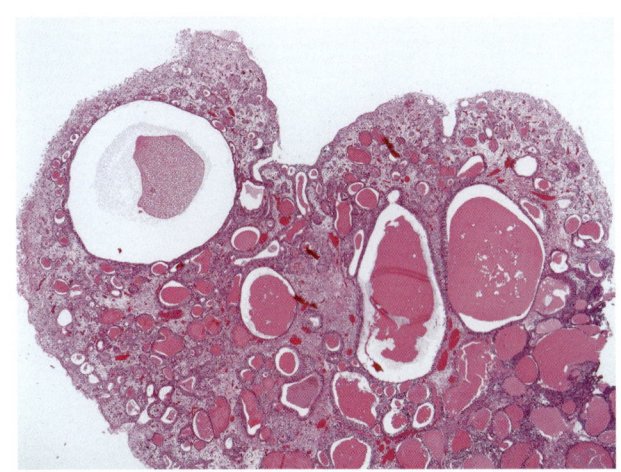

図6 増殖性膀胱炎
豊富な間質を有する膀胱粘膜の乳頭状増生を見る.

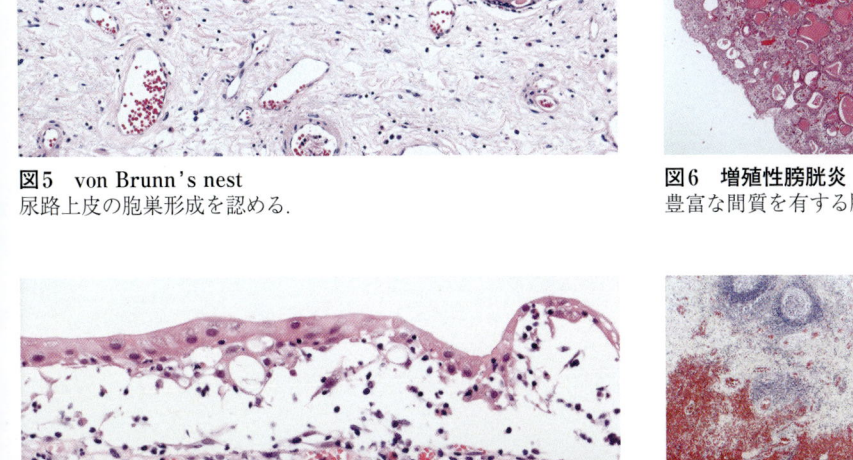

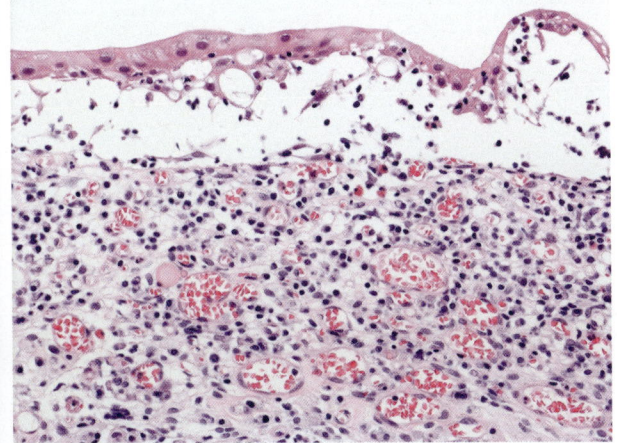

図7 間質性膀胱炎
尿路上皮が剝離傾向を示し,表層にフィブリンの析出を認める.

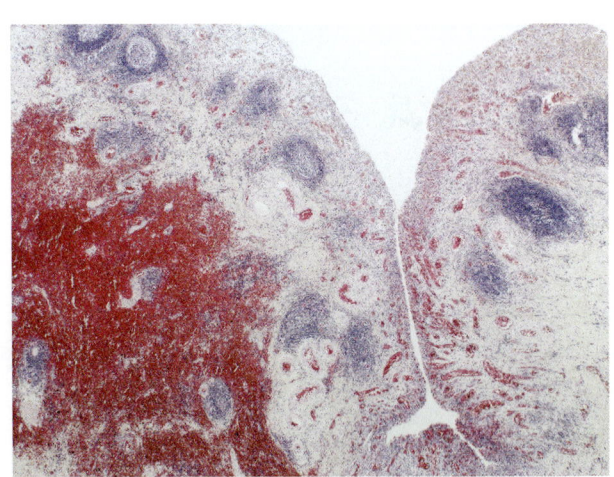

図8 間質性膀胱炎
膀胱粘膜に潰瘍形成(Hunner潰瘍)を認める.

■非腫瘍性病変

▶von Brunn's nest

von Brunn's nestは感染や刺激に伴って生じる変化とされるが,正常組織でも出現する.von Brunn's nestは尿路上皮成分が粘膜固有巣内に陥入し,小胞巣を形成したものである(図5).したがって,膀胱表層粘膜と連続することが多い.von Brunn's nestは異型の乏しい尿路上皮から構成される.von Brunn's nestでは間質浸潤は示さない.

▶増殖性膀胱炎 proliferative cystitis

増殖性膀胱炎は膀胱粘膜が刺激などにより反応性に増殖する様々な病態の総称であり,特異的な所見はない.尿路上皮が腺様もしくは囊胞状構造を示す腺性もしくは囊胞状膀胱炎,ポリープ状に膀胱粘膜が隆起するポリープ状膀胱炎などが代表例である(図6).いずれの病態も上皮に異型性は認めず,炎症所見も乏しい.時に尿路上皮腫瘍との鑑別が問題となる症例がある.

▶間質性膀胱炎 interstitial cystitis

間質性膀胱炎は頻尿・知覚過敏・尿意切迫感・膀胱痛などを主訴とし,中高年女性に好発する,原因不明の難治性疾患である.通常,感染症の関与はない.肉眼的には膀胱粘膜の発赤および出血が見られ,潰瘍型と非潰瘍型に分けられる.間質性膀胱炎に特異的な病理学的所見はない.よく認める所見としては,尿路上皮成分の脱落,同部位でのフィブリンの析出(図7),毛細血管の増生,表層部を中心とした間質の浮腫や出血がある.炎症所見は慢性炎症細胞浸潤が主体で,時に好中球や好酸球浸潤を認める.病期が進行すると,潰瘍形成(ハンナ潰瘍Hunner ulcer)(図8)や間質の線維化を認める.臨床的には尿路上皮内癌との鑑別が問題となることがあり,その除外目的で生検が行われることがある.

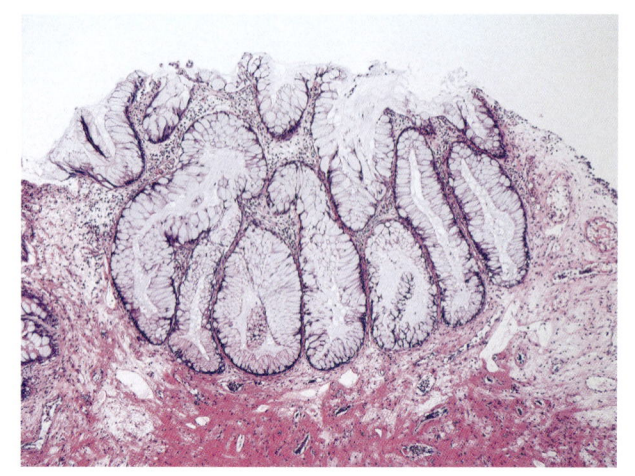

図9　腸上皮化生
大腸粘膜に類似した上皮成分を認める.

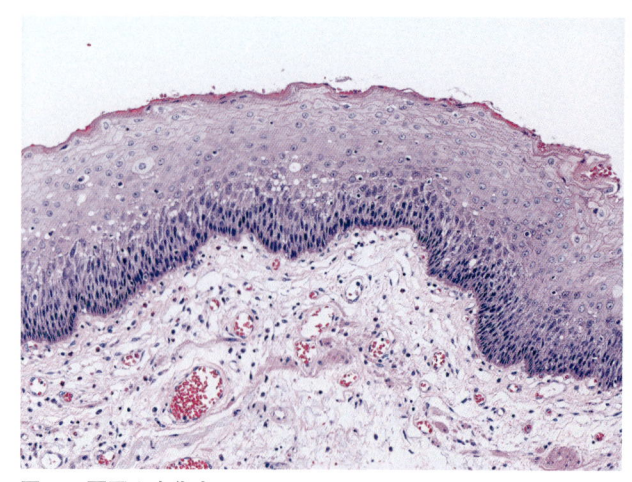

図10　扁平上皮化生
表層が扁平化した上皮成分を認める.

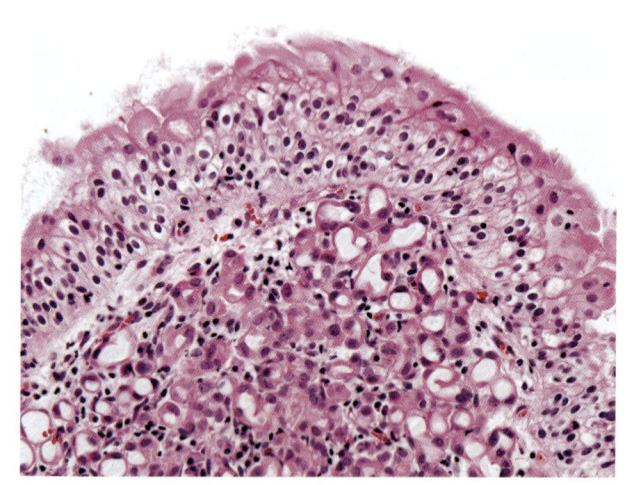

図11　腎性腺腫
尿路上皮下に尿細管類似の管腔の増生を認める.

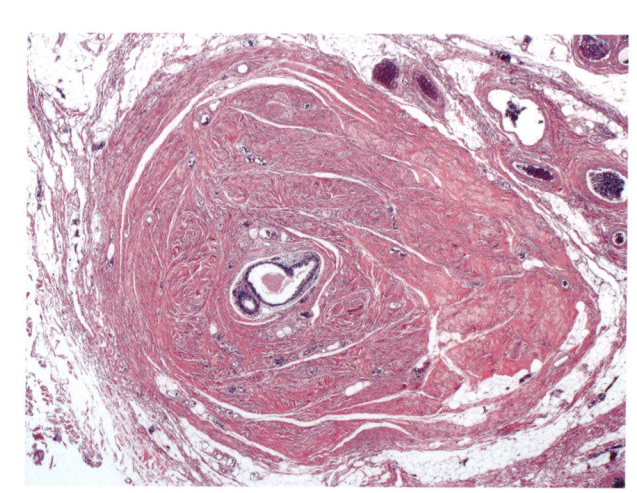

図12　尿膜管遺残
内腔の上皮層，粘膜下層および平滑筋層の3層構造からなる.

▶腸上皮化生　intestinal metaplasia

尿路上皮が腸上皮類似の上皮成分に置換された状態を指す(図9).　慢性刺激症状に伴って発生する場合や，膀胱憩室内に発生することもある．組織学的には高円柱状細胞と杯細胞から構成され，時にPaneth細胞の出現も認める．一般的に細胞異型は乏しい．以前は膀胱腺癌の発生母地と考えられていたが，今日ではその可能性は否定的とする意見が多い．

▶扁平上皮化生　squamous metaplasia

尿路上皮が扁平上皮に置換された状態を指す(図10).　扁平上皮化生には非角化型と角化型がある．扁平上皮化生はなんらかの慢性的な刺激により，尿路上皮が変化を起こした病態と考えられている．非角化型の一部は女性の尿道三角部にてしばしば観察される生理的変化である．男性および女性の上記部位以外の非角化型および全ての角化型は病的状態で，扁平上皮癌の発生母地と考えられている．

▶腎性腺腫　nephrogenic adenoma

腎臓の遠位尿細管類似の立方状細胞が乳頭状，管腔状(図11)もしくは平坦状に増殖する良性の病態を指す．hobnail様構造や甲状腺濾胞様構造を示すことが多い．一般的に増殖は膀胱粘膜表層で，細胞異型は軽度であるが，時に深部まで浸潤したり，細胞異型が目立ったりする症例も存在する．発症機序として，傷害を受けた膀胱粘膜に，腎臓の遠位尿細管細胞が付着・増殖するとする説が有力である．

▶尿膜管遺残　urachal remnants

尿膜管は胎生初期に胎盤と膀胱頂部とを結んでいるが，胎生20週頃には線維性索状物となる．成人においても尿膜管が開存・遺残していることは少なくない．尿膜管は内腔の上皮層，結合織からなる粘膜下層および平滑筋層の3層構造からなる(図12).　上皮成分は尿路上皮が一般的であるが，腺上皮への分化を示すことも少なくない．

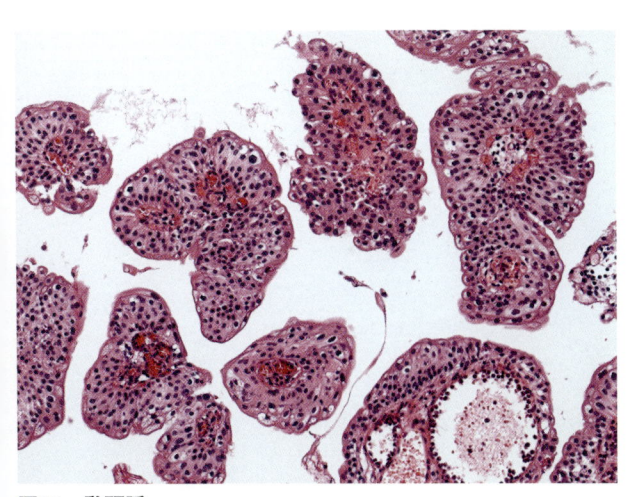

図13 乳頭腫
正常の尿路上皮が乳頭状に増殖する.

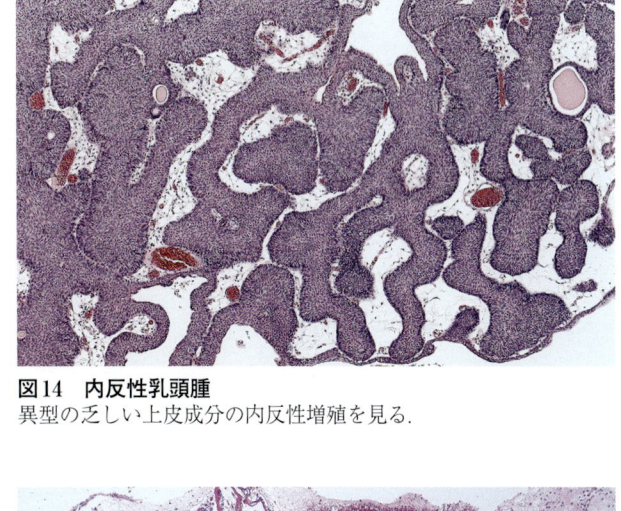

図14 内反性乳頭腫
異型の乏しい上皮成分の内反性増殖を見る.

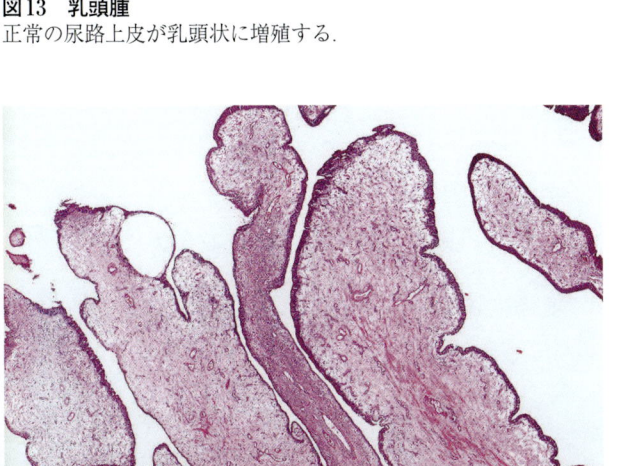

図15 線維上皮性ポリープ
外方向性のポリープ形成を見る.

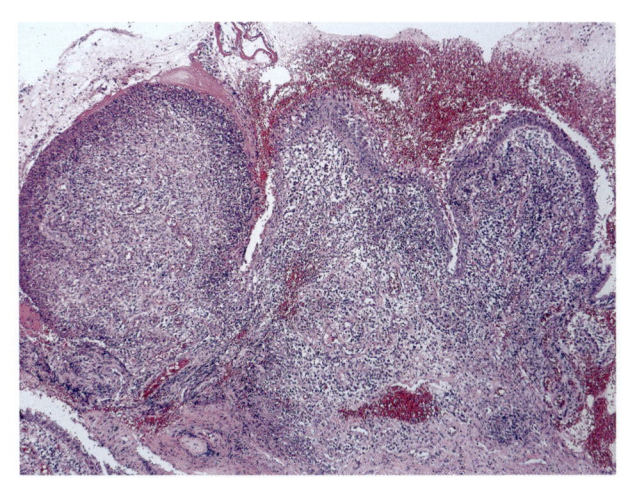

図16 尿道カルンクル
新生血管の増生および慢性炎症細胞浸潤を見る.

■良性腫瘍

▶乳頭腫　papilloma

　乳頭腫は正常の尿路上皮が繊細な血管結合織を伴って乳頭状に増殖する良性腫瘍である(**図13**). 病変は小型, 単発である. 細胞異型は認めないことが絶対条件である. 被蓋細胞は常に存在し, 時に大型化や空胞化を示す. 診断に際して細胞層の厚さは考慮しない.

▶内反性乳頭腫　inverted papilloma

　表面平滑な隆起性もしくはポリープ様良性腫瘍である. 膀胱三角部が好発部位である. 正常の尿路上皮直下に腫瘍細胞が胞巣を形成し, 内反性に増殖する(**図14**). 胞巣周囲の腫瘍細胞のpalisadingパターンや胞巣内部のコロイド様物質が特徴的である. 一般的に細胞異型は軽度である.

▶線維上皮性ポリープ　fibroepithelial polyp

　線維上皮性ポリープは尿道, 特に精阜近傍, 次いで尿管に発生する, 外方向性に発育する良性のポリープ状病変である(**図15**). 一般的に小児期を含めた若年者に好発する. 血尿, 排尿障害, もしくは水腎症状などを主訴とする. 組織学的に病変は異型の乏しい尿路上皮に被覆され, 間質は浮腫を伴った血管結合織からなる.

▶尿道カルンクル　urethral caruncle

　尿道カルンクルは尿道内腔に外方向性に発育する良性のポリープ状病変の総称である. 病変は結節状もしくは有茎性の形状を示す. 臨床的には高齢者の尿道に発生することが多い. 血尿や排尿時痛を主訴とするが, 無症状の場合も多い. 尿道カルンクルに特有の組織像はない. 病変部表層は異型の乏しい扁平上皮もしくは尿路上皮に被覆され, 間質では線維芽細胞や血管の増生および形質細胞を中心とした慢性炎症細胞浸潤を認める(**図16**).

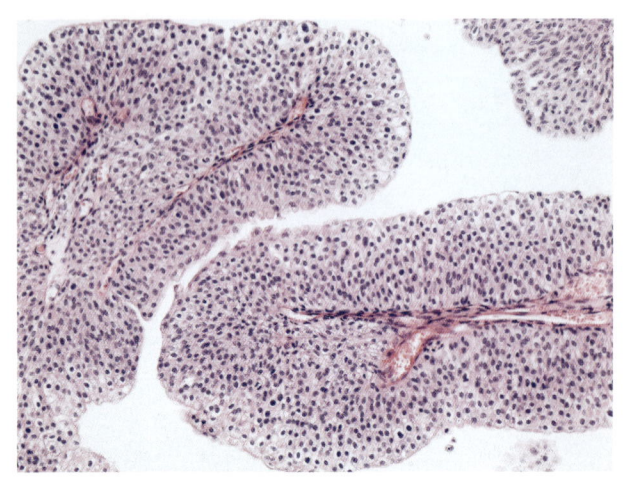

図17　非浸潤性乳頭状尿路上皮癌：低異型度
構造および細胞異型の乏しい乳頭状病変.

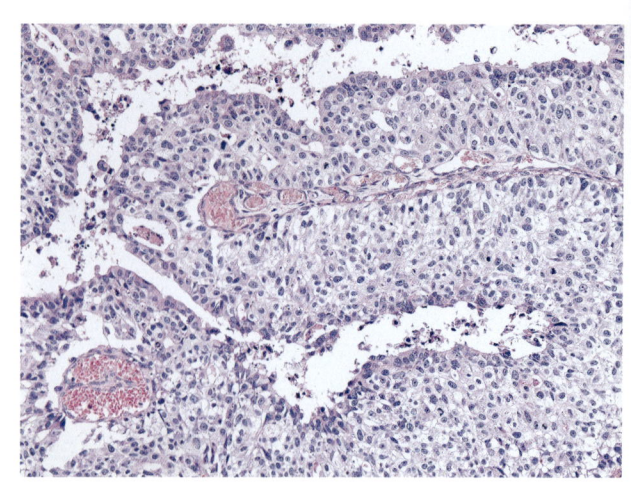

図18　非浸潤性乳頭状尿路上皮癌：高異型度
構造および細胞異型が明らかな乳頭状病変.

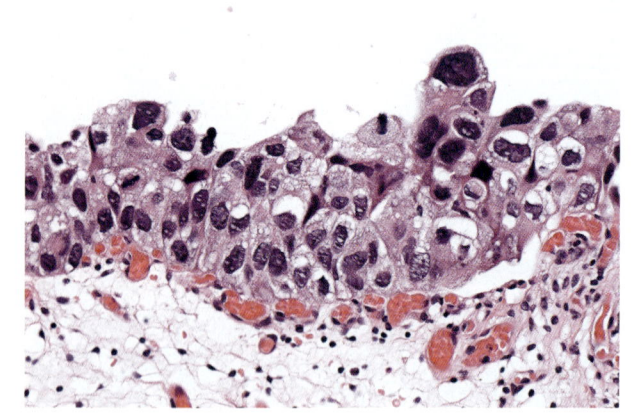

図19　尿路上皮内癌
高度な異型を伴った腫瘍細胞の平坦状増殖を見る.

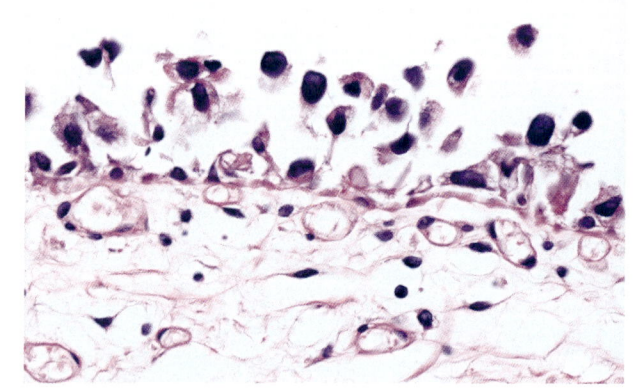

図20　尿路上皮内癌
腫瘍細胞の剥離傾向が顕著である.

■悪性腫瘍

▶非浸潤性乳頭状尿路上皮癌(低異型度，高異型度)　non-invasive papillary urothelial carcinoma

　正常の尿路上皮に類似性を見いだしうる異型細胞が繊細な血管結合織を伴って乳頭状に増殖し，間質浸潤を伴わない悪性腫瘍と定義される．一般的に，乳頭状病変は癒合傾向を示す．腫瘍細胞は7層を超えることが多いが，例外も多く，特に重要視する必要はない．
　異型分類は低異型度(図17)，高異型度(図18)の2段階評価方法(WHO/ISUP分類)が最も普及している．異型度評価対象は構造異型および細胞異型の2項目で，特に前者の評価が重要である．構造異型は弱拡大から中拡大で評価を行い，極性の乱れ，核分布密度の乱れ，成熟傾向の有無などを確認する．細胞異型は強拡大で評価を行い，N/C比の増大，核腫大，核縁不整，核クロマチン増量，核分裂像などを確認する．

▶尿路上皮内癌　urothelial carcinoma in situ

　尿路上皮内癌と診断するためには，平坦な粘膜内にて，細胞学的に明らかに悪性とすべき異型細胞を同定することが必要である(図19)．一般的に尿路上皮内癌は腫瘍細胞の剥離傾向が強く(図20)，denuding cystitisとよばれる，腫瘍細胞が少数しか存在しない症例(clinging型)が少なくない．また，正常尿路上皮内に散在性に腫瘍細胞が存在するpagetoid型や，尿路上皮下に増殖するundermining型を呈する症例では診断が困難なことがある．尿路上皮内癌は進展しやすい病変であることから，これらの病変を正確に診断する必要がある．尿路上皮内癌の細胞異型の評価対象は核腫大，核クロマチン増量，核縁不整，N/C比増大などであるが，明確な診断基準はない．細胞異型の評価に際しては，正常尿路上皮や小型リンパ球，線維芽細胞もしくは血管内皮細胞などの正常組織との比較が極めて有用である．

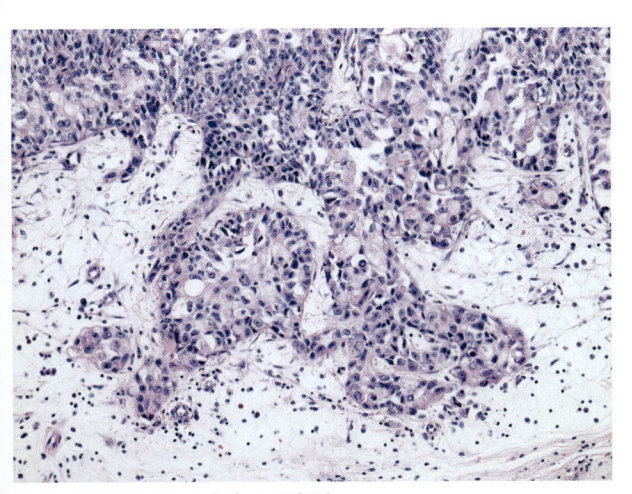

図21 浸潤性尿路上皮癌：通常型
基底膜を越え，間質に腫瘍細胞が浸潤する．

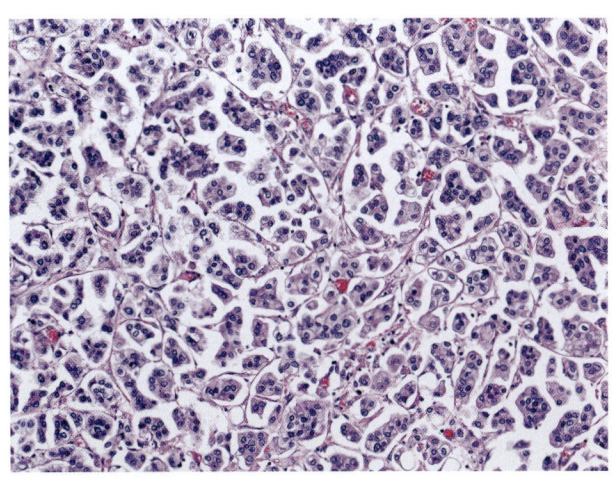

図22 浸潤性尿路上皮癌：微小乳頭型
腫瘍胞巣周囲に裂隙形成を見る．

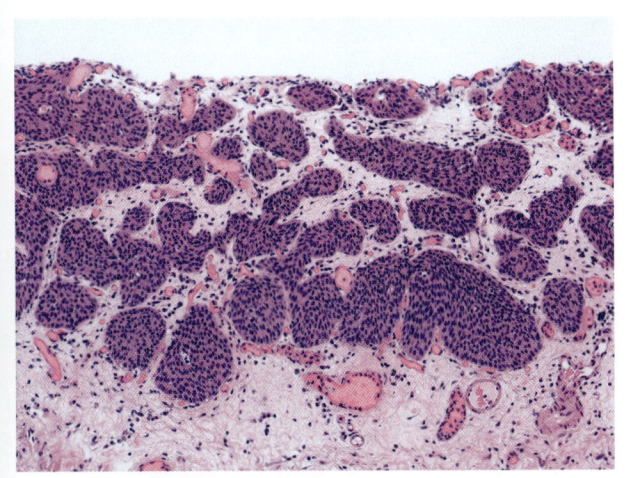

図23 浸潤性尿路上皮癌：胞巣型
異型の乏しい腫瘍細胞の胞巣状増殖を見る．

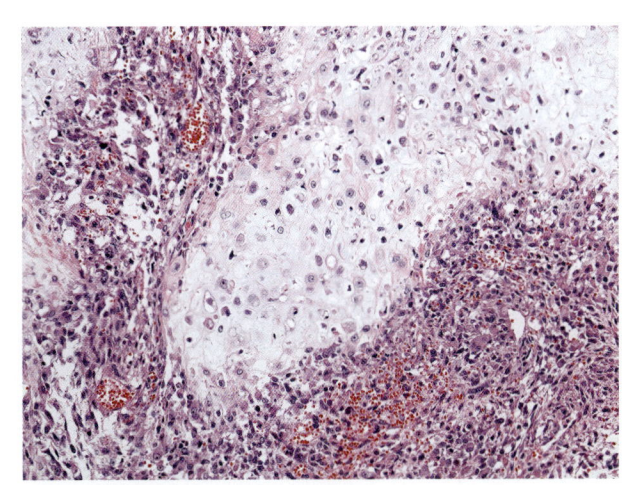

図24 浸潤性尿路上皮癌：肉腫様型
軟骨肉腫成分を認める．

▶浸潤性尿路上皮癌および尿路上皮癌亜型（通常型，微小乳頭型，胞巣型，肉腫様型） invasive urothelial carcinoma and urothelial carcinoma variant

浸潤性尿路上皮癌は腫瘍細胞が基底膜を越え，間質に浸潤する悪性尿路上皮腫瘍と定義される（図21）．浸潤性尿路上皮癌の殆どは高異型度である．腫瘍細胞の間質浸潤の判定は必ずしも容易ではない．腫瘍細胞の浸潤の判定には，間質反応の有無（desmoplasia），腫瘍細胞胞巣周囲の裂隙形成（retraction artifact），浸潤部では非浸潤部よりも細胞質が好酸性を示し豊富になる（paradoxical differentiation），孤在性の腫瘍細胞の存在，などの所見を確認する必要がある．

微小乳頭型は卵巣の漿液性腺癌に類似した形態を示す特殊型である．小乳頭状の形態を示す腫瘍細胞胞巣が間質に浸潤し，その周囲の間質との間に裂隙を形成するのが特徴である（図22）．その多くは脈管侵襲像ではなく，標本作製時の人工産物である．通常型に比して，予後不良とする説と変わらないとする説があるが，結論は得られていない．

胞巣型は比較的異型の乏しい腫瘍細胞が小胞巣を形成し，間質反応を伴うことなく増殖・浸潤する特殊型である（図23）．上皮内癌成分も明らかではなく，von Brunn's nestとの鑑別が問題になることが多い．特に，経尿道的膀胱腫瘍切除術では良性病変と誤認されることが少なくないので注意が必要である．

肉腫様型は通常の尿路上皮癌が肉腫様形態を示す特殊型である（図24）．その殆どは高異型度病変もしくは尿路上皮内癌の合併を認める．異所性成分（軟骨肉腫成分や横紋筋肉腫成分など）を含む場合のみを肉腫様型とすべきとする考え方と，紡錘形もしくは多形腫瘍細胞のみから構成される場合も肉腫様型とする考え方がある．予後はどちらも不良であり，現状ではどちらも肉腫様型に分類するのが一般的である．

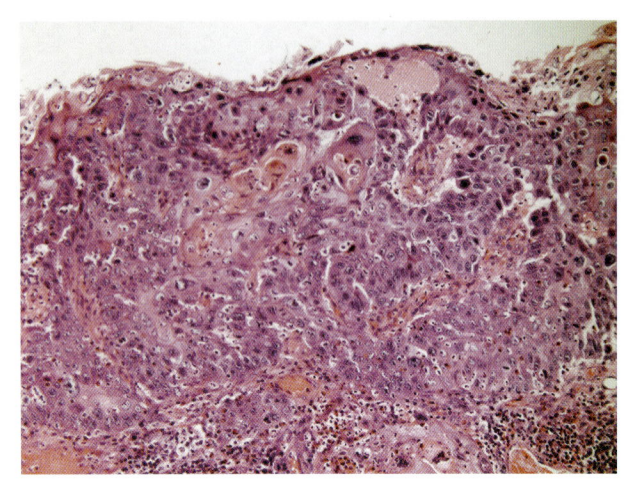

図25 扁平上皮癌
角化を伴った腫瘍細胞の増殖を見る.

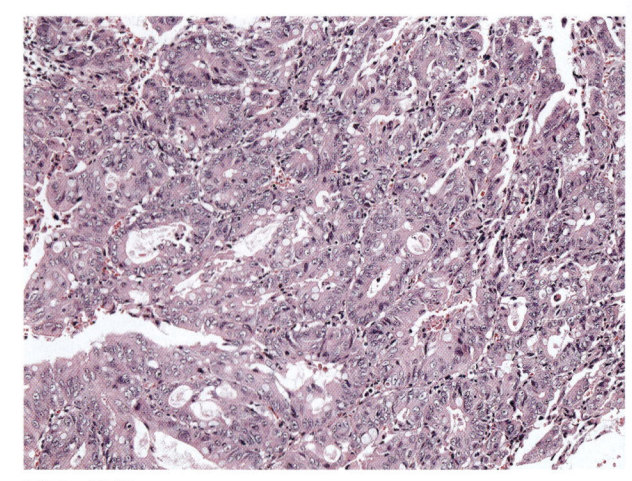

図26 腺癌
大腸癌類似の所見を示す.

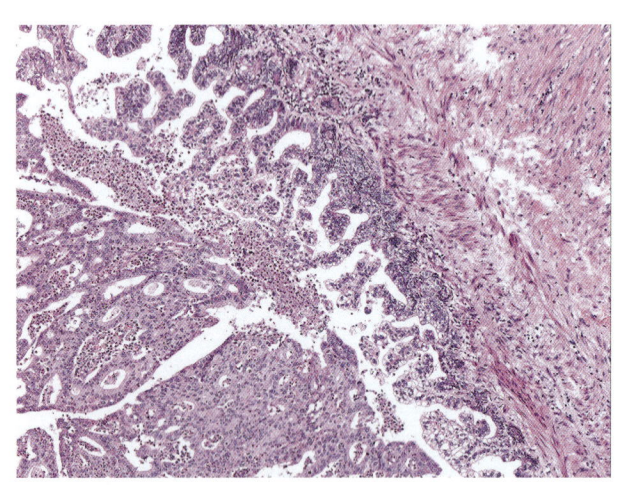

図27 尿膜管癌
尿膜管内にて腺癌成分を認める.

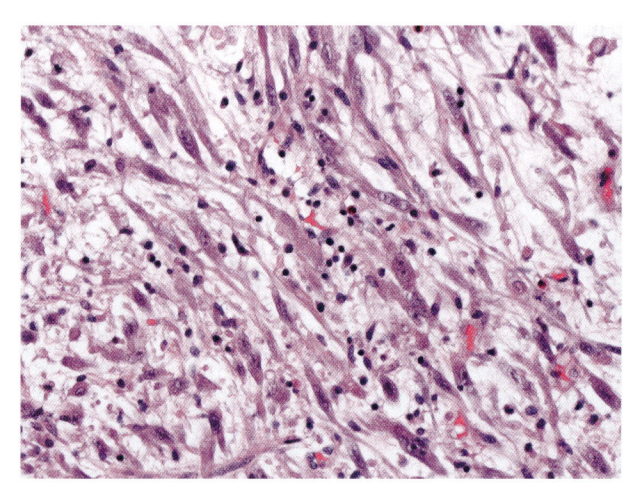

図28 炎症性筋線維芽腫
異型の乏しい紡錘形細胞の増殖を見る.

▶扁平上皮癌　squamous cell carcinoma

　組織学的には，他の部位に発生する同名の腫瘍と同様の所見を示す(図25)．腫瘍成分が扁平上皮癌成分のみから構成される場合のみに用いる．ビルハルツ住血吸虫感染との関連性がよく知られている．尿路上皮癌に扁平上皮成分を認める場合には，"扁平上皮化生を伴った尿路上皮癌"と診断する．

▶腺癌および尿膜管癌　adenocarcinoma and arachal cancer

　組織学的には，他の部位に発生する同名の腫瘍と同様の所見を示す．腫瘍成分が腺癌成分のみから構成される場合のみに用いる．尿路上皮癌に伴って腺上皮成分を認める場合には，"腺上皮化生を伴った尿路上皮癌"と診断する．多くは大腸に発生する腺癌と同じ形態を示す(図26)．

　尿膜管に稀に癌が発生することが知られている．尿膜管癌の多くは膀胱円蓋部に発生する．診断には尿膜管と腫瘍との関連性を同定することが重要である．組織学的には大腸に発生する腺癌に類似した所見を呈する症例(図27)や粘液産生が顕著な症例が多い．

▶炎症性筋線維芽腫　inflammatory myofibroblastic tumor

　発症年齢は30歳代から50歳代が多く，男性優位とする報告が多い．多くは予後良好であるが，稀に予後不良症例がある．発生部位は膀胱が最も多い．臨床症状は血尿，排尿困難，骨盤痛などが一般的で．無症状症例も多い．病変部は隆起性が多く，時に潰瘍形成を伴う．組織学的には，豊富な粘液腫様の間質を背景に腫瘍細胞が無秩序に増殖する症例が多い．腫瘍細胞は紡錘形で(図28)，細胞質は弱好酸性もしくは両染性を示し，細胞境界はやや不明瞭である．一般的には細胞および核異型は軽度である．核分裂像を比較的多数認める場合もあるが，異型核分裂像は認めない．約半数の症例でALK蛋白陽性所見を認める．

15. 男性生殖器

森永正二郎

総論 228
A) 精巣 228
　Ⅰ. 標本を見る前に 228
　Ⅱ. 標本の見方 228
B) 前立腺 228
　Ⅰ. 標本を見る前に 228
　Ⅱ. 標本の見方 228
C) 陰茎・陰嚢 229
　Ⅰ. 標本を見る前に 229
　Ⅱ. 標本の見方 229
各論 230
　●停留精巣 230
　●精子形成障害性不妊症 230
　●クラインフェルター症候群 230
　●アンドロゲン不応症症候群 230
　●急性精巣上体精巣炎 231

●結核性精巣上体精巣炎 231
●特発性肉芽腫性精巣炎 231
●精子肉芽腫 231
●精細管内胚細胞腫瘍 232
●セミノーマ 232
●合胞体性栄養膜細胞を伴うセミノーマ 232
●精母細胞性セミノーマ 232
●胎児性癌 233
●卵黄嚢腫瘍 233
●絨毛癌 233
●奇形腫 234
●混合型胚細胞腫瘍 234
●ライディッヒ細胞腫 234
●セルトリ細胞腫 235

●悪性リンパ腫 235
●腺腫様腫瘍 235
●横紋筋肉腫 235
●前立腺結節性過形成 236
●基底細胞過形成 236
●前立腺萎縮 236
●腺症 237
●肉芽腫性前立腺炎 237
●前立腺上皮内腫瘍 237
●前立腺腺癌 238
●陰部ヘルペス 239
●尖圭コンジローマ 239
●ボーエン病 239
●陰茎扁平上皮癌 240
●乳房外パジェット病 240

総論

A) 精巣

I 標本を見る前に

　精巣が病理検体として提出されてくるのは，腫瘍状病変の診断と治療を目的とした精巣摘除術組織が大部分である．そのほか，前立腺癌のホルモン療法としての両側精巣摘除術組織や，停留精巣が切除されて提出されることがある．また稀には，"女性"の鼠径部腫瘤として精巣が摘出され，病理診断でアンドロゲン不応症候群（精巣性女性化症候群）と判明することがある．精巣腫瘍の診断目的で精巣生検が行われることは通常はない．男性不妊の診断のための精巣生検も，最近は行われなくなった．

　精巣摘除術症例では，術前に触診や超音波などの画像所見，腫瘍マーカー値でどのような病変かの予想がつけられている場合もあるが，全く臨床診断がつけられていない状態で提出されてくることもある．精巣摘除術標本には非腫瘍性疾患と腫瘍性疾患とがあり，前者には精巣捻転，陰嚢水瘤，陰嚢血瘤，精巣上体炎など，後者には胚細胞腫瘍，性索性腺間質腫瘍，悪性リンパ腫，精巣付属器腫瘍などがある．頻度の点や精巣摘除術後の臨床的対応の点からも腫瘍性病変の診断が重要である．特に頻度の高い胚細胞腫瘍は，若年成人を侵す代表的な腫瘍で悪性腫瘍であると同時に，病期の進行した症例であっても化学療法で根治が望めるという点でも注目されている．精巣が病理部門に提出されたら，生の状態で最大割面を作製して写真撮影した上でホルマリン固定し，固定後に最初の割面に対して垂直方向にスライスして十分な切り出しを行う．その際，病変が精巣白膜内に存在するものか，精巣上体などの白膜外病変か，既存の精巣実質はどこにあるかに注意して，それがわかるように切り出す．精索も精巣に最も近い部位と切除断端部位と両者の中間の3ヵ所から切り出しするようにする．

II 標本の見方

　精巣摘除術標本の診断にあたっては，腫瘍性病変か非腫瘍性病変か，腫瘍性の場合，胚細胞腫瘍か性索性腺間質腫瘍か悪性リンパ腫か精巣付属器腫瘍かという4つの腫瘍群に大まかな鑑別をした上で，更にどの組織型に相当するかを診断してゆく（**表1**）．腫瘍の相互の鑑別の基本はHE染色の組織像で行うが，それぞれ免疫染色上のマーカーがあるので（**表2**），必要に応じて活用する．

　前立腺癌のホルモン療法のための精巣摘除術組織の場合には，有意な病変が認められないことが多いが，稀に前立腺癌の微小転移が見いだされることがある．

表1　主な精巣腫瘍の病理組織分類

Ⅰ．胚細胞腫瘍
　A．前駆病変
　　　精細管内胚細胞腫瘍
　B．単一型胚細胞腫瘍
　　1) セミノーマ
　　　　亜型：合胞性栄養膜細胞を伴うセミノーマ
　　2) 精母細胞性セミノーマ
　　3) 胎児性癌
　　4) 卵黄嚢腫瘍
　　5) 絨毛癌
　　6) 奇形腫
　　　　亜型：体細胞型悪性腫瘍を伴う奇形腫
　C．混合型胚細胞腫瘍
Ⅱ．性索性腺間質腫瘍
　A．ライディッヒ Leydig 細胞腫
　B．セルトリ Sertoli 細胞腫
Ⅲ．悪性リンパ腫
Ⅳ．精巣付属器腫瘍

B) 前立腺

I 標本を見る前に

　前立腺は，針生検，経尿道的前立腺切除術（TURP），全摘という3種類の採取の仕方で病理部門に提出されてくる．最近ではTURPに代わって，ホルミウムレーザー前立腺核出術（HoLEP）が施行されることもある．

　針生検は血中のPSA測定とともに前立腺癌のスクリーニングとして行われることが多い．前立腺全域をカバーすべく，部位を記録した状態で多数の生検が行われる．

　TURPとHoLEPは前立腺結節性過形成（前立腺肥大）の治療目的で行われるもので，前者では多数のチップが提出されてくる．量が多い場合には全量のどれくらいの割合，あるいはパラフィンブロック数を何個まで顕微鏡標本にするか，あらかじめ泌尿器科医との間で取り決めておく．

　前立腺全摘は生検で癌と診断された場合に，治療目的で行われる．通常は両側の精嚢が合併切除される．周囲との癒着などの理由で，変形していたり，ばらばらの状態で切除されてきたりすることがあるので，その場合にはオリエンテーションをつけておいてから切り出しをする必要がある．前立腺癌は多発性であることが多い上に，肉眼的にその範囲を判断することは困難であるため，切り出しはマッピングを前提として全割切片の作製を行う必要がある．

II 標本の見方

　針生検標本の診断は，その一本一本について癌の有無を調べる．前立腺癌の大部分は腺房由来の腺癌で，まれな腺

表2　精巣腫瘍の免疫染色マーカー

		PLAP	c-kit	OCT4	SOX2	SOX17	CD30	AFP	hCG	inhibin	calretinin	CD99
胚細胞腫瘍	精細管内胚細胞腫瘍	+	+	+	−	+	−	−	−	−	−	−
	セミノーマ	+	+	+	−	+	−	−	±	−	−	−
	精母細胞性セミノーマ	−	+	−	−	−	−	−	−	−	−	−
	胎児性癌	±	−	+	+	−	+	±	±	−	−	−
	卵黄嚢腫瘍	±	−	−	−	+	−	+	−	−	−	−
	絨毛癌	±	−	−	−	−	−	−	+	−	−	−
	奇形腫	−	−	−	−	−	−	±	−	−	−	−
性索性腺間質腫瘍	Leydig細胞腫	−	−	−	−	−	−	−	−	+	+	±
	Sertoli細胞腫	−	−	−	−	−	−	−	−	±	±	±

癌として導管腺癌，粘液腺癌，印環細胞癌がある．腺癌の場合には，その量とGleason pattern（図1）の組み合わせによるGleasonスコアを記載する（各論参照）．前立腺には癌との鑑別が問題となる種々の良性病変や境界病変が存在する．特に，前立腺上皮内腫瘍 prostatic intraepithelial neoplasia（PIN）と腺症adenosisが鑑別診断上重要である．癌かどうかの判定は，癌の部位は基底細胞が消失すること，大型核小体が認められることの2点を基本として行い，癌で認められることの多い腺腔内クリスタロイドの有無も参考とする．HE染色で判定が難しい場合には，基底細胞のマーカーである34βE12やp63の免疫染色，および癌のマーカーであるAMACRの免疫染色を同時に行い，基底細胞が消失し，AMACRが強陽性であれば癌と判定する．PINがあればそれも記載する．どうしても癌か否かが判定できない場合には，異型腺管として再生検を依頼する必要がある．臨床的に前立腺癌が疑われても，実際には非腫瘍性の肉芽腫性前立腺炎である場合や，膀胱や尿道の尿路上皮癌の前立腺内進展である場合もあるので，そのような可能性を念頭に置くことも重要である．

TUR標本の診断に当たっては，結節性過形成の診断確認のほか，潜在性の癌の有無に注意しながら行う．

全摘標本では，癌の分布をマッピングし，生検で同定された癌の部分との整合性をまず確認する必要がある．また，それぞれの癌の大きさやGleasonスコアを記載する．腺外進展や切除断端への癌の露出の有無と部位，精嚢への進展，脈管や神経周囲浸潤の有無についても判定する．

C) 陰茎・陰囊

I 標本を見る前に

この領域は皮膚組織であると同時に外生殖器であるた

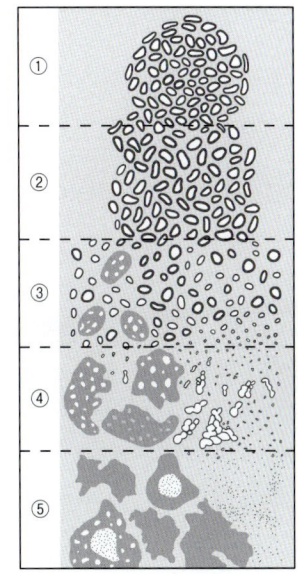

①	均一で独立した中型腺管が密在．明瞭な結節形成．
②	結節形成のほか，部分的な浸潤傾向．やや低い腺管密在性．軽度の大小不同．
③	明瞭な管腔を有する独立腺管が既存の非腫瘍性腺管の間に浸潤．
④	癒合腺管，篩状腺管，不明瞭な腺管形成．
⑤	充実性，索状，孤在性，面皰状壊死．

図1　Gleason patternと定義

め，女性の外陰と相同の疾患が発生する．すなわち，陰部ヘルペスや尖圭コンジローマといった性行為感染症，Bowen病や扁平上皮癌，乳房外Paget病といった腫瘍性病変がある．

II 標本の見方

病理組織像はそれぞれ特徴的であるため，診断は比較的容易である．ウイルス感染の証明には，単純ヘルペスウイルス herpes simplex virus（HSV）やヒトパピローマウイルス human papilloma virus（HPV）の免疫染色が役立つことがある．扁平上皮癌，乳房外Paget病では進行度や切除断端の評価も重要である．

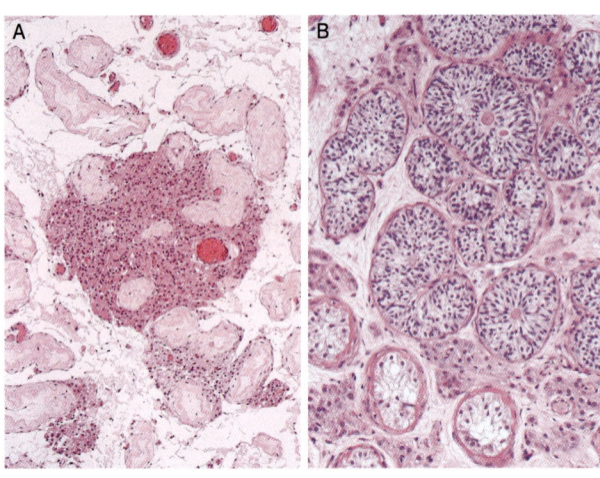

図1 停留精巣
精細管は硝子化を示し,ライディッヒ細胞の集簇を伴う(A).セルトリ細胞過形成を示す精細管が認められる(B).

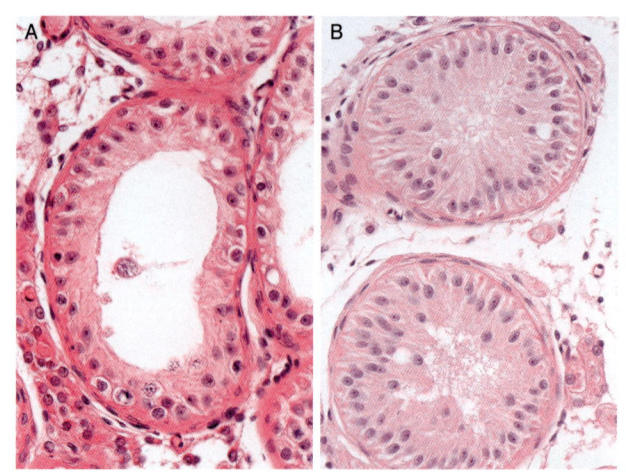

図2 精子形成障害性不妊症
精子細胞や精子の認められない成熟抑制(A)や,セルトリ細胞単独症(B)がある.

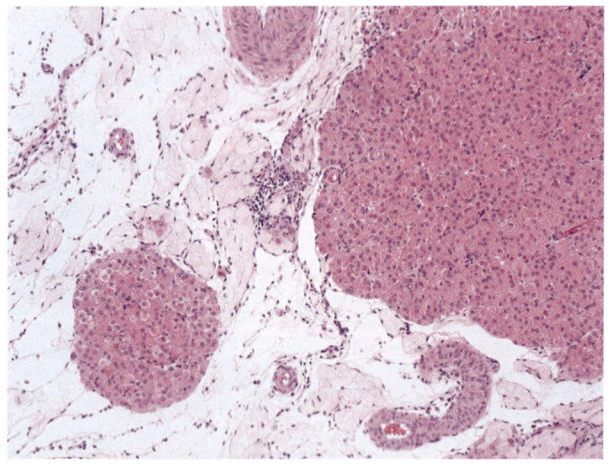

図3 Klinefelter症候群
精細管は全て硝子化しており,間質のライディッヒ細胞は結節性過形成を示している.

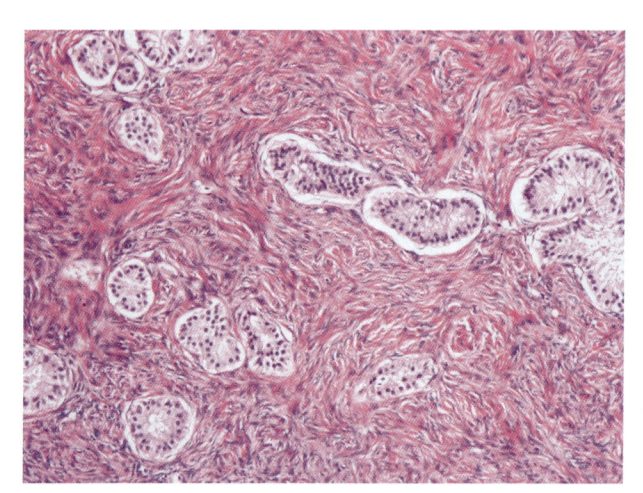

図4 アンドロゲン不応症候群
セルトリ細胞のみからなる未熟な精細管のほか,卵巣間質に類似した間質の増生が見られる.

停留精巣　cryptorchidism, undescended testis

精巣が陰嚢下部まで下降せず,腹腔内,鼠径管内,あるいは陰嚢上部に留まっている状態.胎生期の精巣導体の異常,ホルモン異常,精巣自体の形成異常などが原因とされている.停留精巣は精細管機能に障害をもたらし,不妊の原因となるほか,胚細胞腫瘍の発生危険率が高いとされている.小児期の停留精巣の精細管は正常と比べて直径が減少し,精粗細胞の数の減少がある.成人では精細管萎縮,胚細胞消失,硝子化,限局性セルトリ細胞過形成(セルトリ細胞結節),ライディッヒ細胞過形成などが見られる(図1).

精子形成障害性不妊症　dyspermatogenic sterility

精液検査上は精液減少症,乏精子症,無精子症,精子無力症,あるいは奇形精子症を示し,その原因には特発性造精機能障害,精索静脈瘤,染色体異常(クラインフェルターKlinefelter症候群など),耳下腺炎性精巣炎,両側停留精巣,X線照射,抗癌薬投与後,閉塞性無精子症などがある.成熟抑制,精子低形成,セルトリ細胞単独症(図2)のほか,精細管萎縮の終末像である精細管硝子化が見られる.

クラインフェルター症候群　Klinefelter syndrome

X染色体を過剰に有する男性の性染色体異常疾患で,核型は47XXYが最も多い.発生の段階でY染色体が働いて男性化する一方で,X染色体も同時に働き女性化するとされている.外見上は下肢が長く,痩せ型で,外性器は男性型であるが,女性型乳房がおよそ半数に見られる.無精子症ないし乏精子症のため男性不妊として外来を受診して発見されることが多い.思春期以降では,精細管は硝子化し,ライディッヒ細胞の結節性集簇が認められる(図3).

アンドロゲン不応症候群　androgen insensitivity syndrome

精巣性女性化症候群ともよばれる男性仮性半陰陽(核型は46XY)を示す代表的疾患.X染色体上のアンドロゲン受

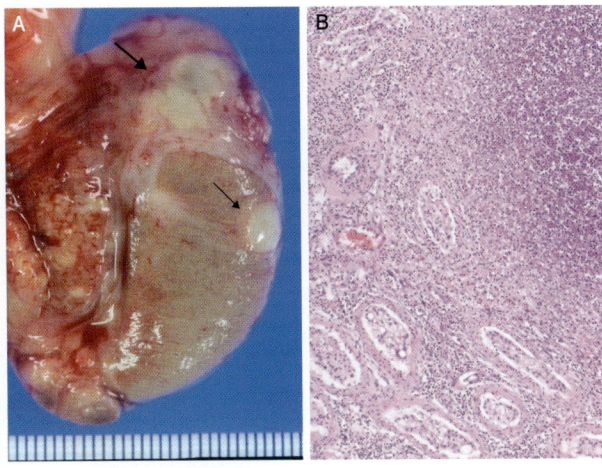

図5 急性精巣上体精巣炎
精巣上体(太矢印)および精巣実質内(細矢印)に膿瘍が形成されている(A)．精巣内に壊死を伴う膿瘍が認められる(B)．

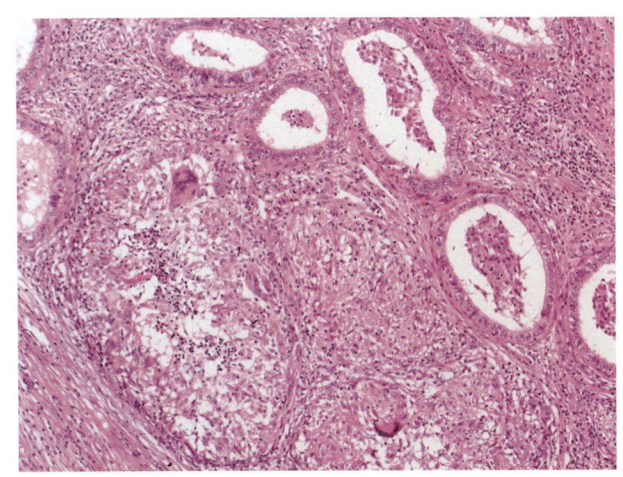

図6 結核性精巣上体精巣炎
精巣上体に乾酪壊死とラングハンス型巨細胞を伴う類上皮肉芽腫が形成されている．

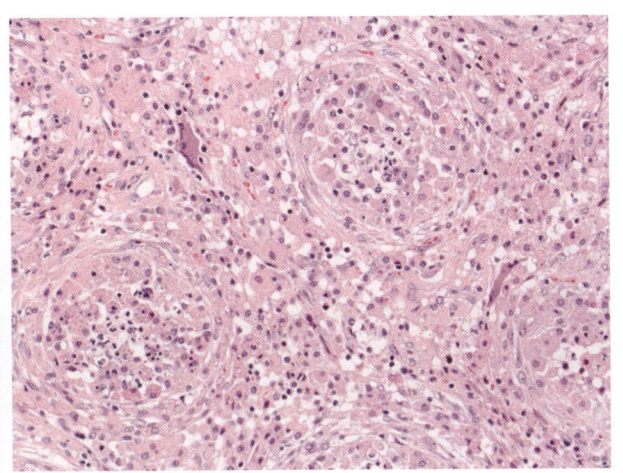

図7 特発性肉芽腫性精巣炎
精細管内外に多数の組織球がリンパ球とともに浸潤している．

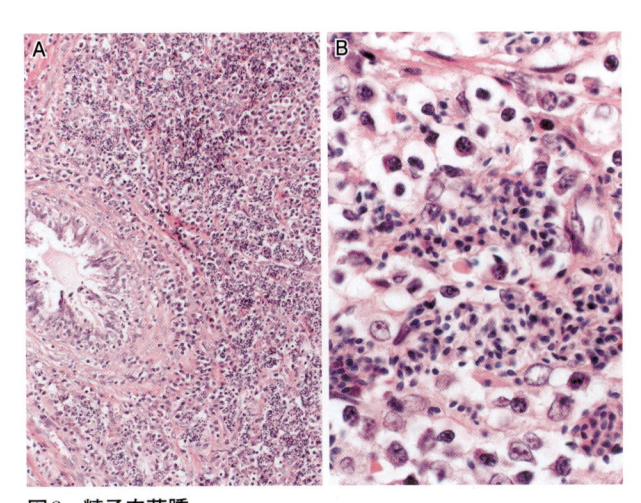

図8 精子肉芽腫
精巣上体の間質に漏出した精子と，これを貪食する多数の組織球が浸潤している(A)．Bはその強拡大．

容体遺伝子異常がこの疾患の本体であり，Y染色体によって精巣形成が誘導され，ライディッヒ細胞からはアンドロゲン産生されているにもかかわらず，その受容体の異常のために作用せず，少量分泌される女性ホルモンに反応して表現型が女性になる．患者は思春期まで女性として扱われ，無月経や鼠径部腫瘤を訴えて受診し，初めて発見される．精巣は腹腔内から鼠径管を通じて大陰唇に至るまでの間に位置している．多発性結節性を示し，精細管は未熟で，胚細胞は減少または消失している．卵巣型の間質や，ライディッヒ細胞過形成，過誤腫性結節(図4)，時に精細管内胚細胞腫瘍が認められる．

● **急性精巣上体精巣炎** acute epididymoorchitis

一側の精巣上体，陰嚢の有痛性腫大をきたす，膿瘍形成を伴う急性化膿性炎症で，通常，尿道炎，膀胱炎などの尿路感染症に引き続いて起こる．青年期には淋菌，クラミジア，壮年期には大腸菌，緑膿菌などが起炎菌となる(図5)．

● **結核性精巣上体精巣炎** tuberculous epididymoorchitis

男性生殖器の中では精巣上体が結核の好発部位で，二次的に精巣まで炎症が及ぶこともある．通常無痛性の陰嚢腫大をきたす．他の部位の結核と変わらず，乾酪壊死を伴う類上皮肉芽腫を形成する(図6)．

● **特発性肉芽腫性精巣炎** idiopathic granulomatous orchitis

臨床的に腫瘍との鑑別が問題となる原因不明の非腫瘍性疾患で，精巣腫大と疼痛をきたす．精巣はびまん性に腫大し，精細管内外に組織球を主体とする炎症性細胞浸潤がびまん性に認められる(図7)．

● **精子肉芽腫** sperm granuloma

管腔外に漏出した精子に対する組織球の異物肉芽腫性病変で，精巣上体や精管に起こる(図8)．外傷や精巣上体炎，精管結紮術が原因となる．

232　15. 男性生殖器

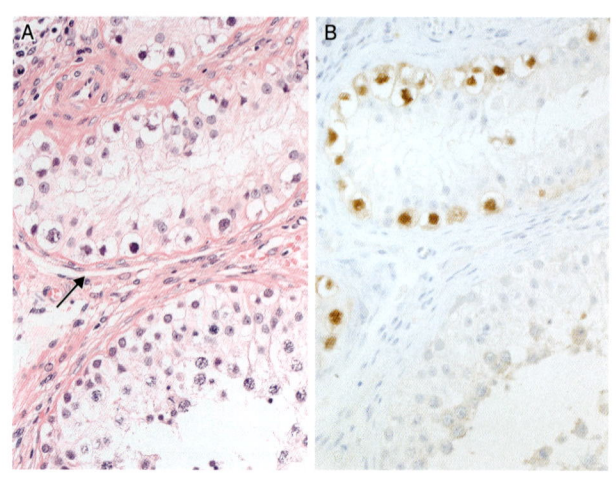

図9　精細管内胚細胞腫瘍
上方に精細管内胚細胞腫瘍の見られる精細管，下方に正常の精細管が認められる(A)．精細管内胚細胞腫瘍はOCT4陽性を示す(B)．

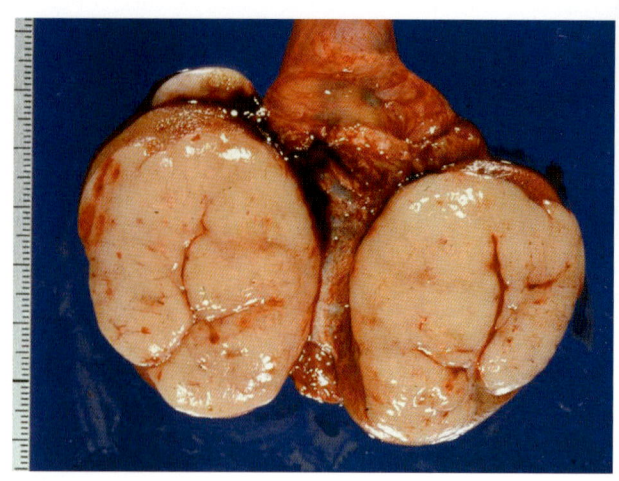

図10　セミノーマ
割面は膨隆性の腫瘍で，均一である．出血や壊死は認められない．

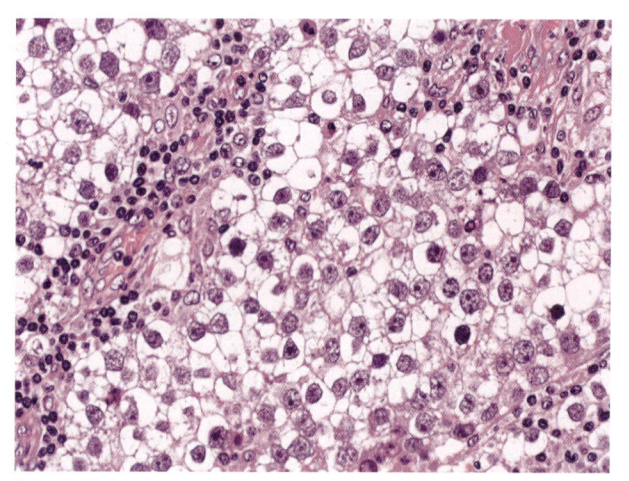

図11　セミノーマ
セミノーマ細胞は明るい細胞質をもつ均一な類円形細胞で，核小体が目立つ．間質にはリンパ球浸潤を伴っている．

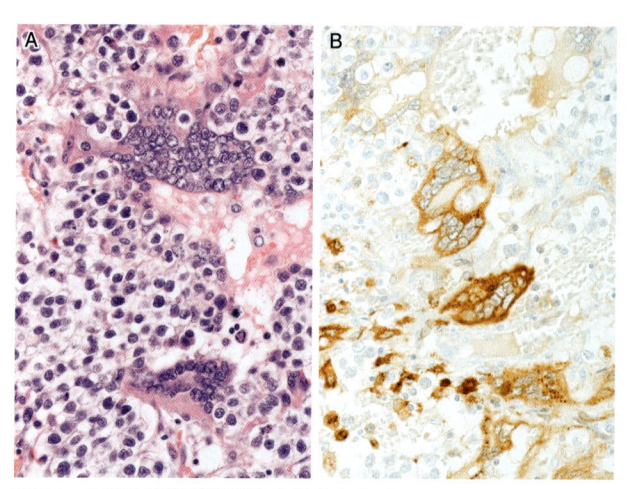

図12　合胞体性栄養膜細胞を伴うセミノーマ
セミノーマ組織中に多核の合胞体性栄養膜細胞が出現している(A)．合胞体性栄養膜細胞は免疫染色でhCG-β陽性を示す(B)．

●精細管内胚細胞腫瘍　intratubular germ cell neoplasia

精巣胚細胞腫瘍の前駆病変と考えられており，精細管内悪性胚細胞や上皮内癌とよばれることもある．明るい細胞質をもつ大型類円形細胞が精細管基底膜上に1層に配列するもので(図9)，グリコーゲンに富み，免疫染色では胎盤性アルカリフォスファターゼ placental alkaline phosphatase (PLAP)，c-kit，D2-40，OCT4など，セミノーマと同一のマーカーが陽性を示す．胚細胞腫瘍の周辺精細管には高頻度に観察される．停留精巣やアンドロゲン不応症候群の精巣に認められることもある．

●セミノーマ　seminoma

精巣腫瘍で最も頻度の高い組織型で，30～40歳代に好発する．肉眼的には灰白色の均一な充実性腫瘍を形成し(図10)，顕微鏡的には，グリコーゲンに富んだ淡明な細胞質と明瞭な核小体を持つ円形核からなる均一な大型類円形細胞が敷石状に配列して増殖する．間質には種々の程度のリンパ球や組織球の浸潤を伴う(図11)．腫瘍細胞はPLAP，c-kit，D2-40，OCT4などが陽性を示す．

●合胞体性栄養膜細胞を伴うセミノーマ　seminoma with syncytiotrophoblastic cells

セミノーマの組織中にhCG-β陽性の合胞体性栄養膜細胞が出現することがある(約20％)(図12)．術前の血中hCG値が軽度上昇する．

●精母細胞性セミノーマ　spermatocytic seminoma

極めて稀な組織型で，セミノーマより高齢者に多い．他の胚細胞腫瘍が卵巣など精巣以外でも見られるのに対して，この腫瘍は精巣にしか出現しない．類円形細胞が敷石状に配列して増殖する点ではセミノーマと類似しているが，

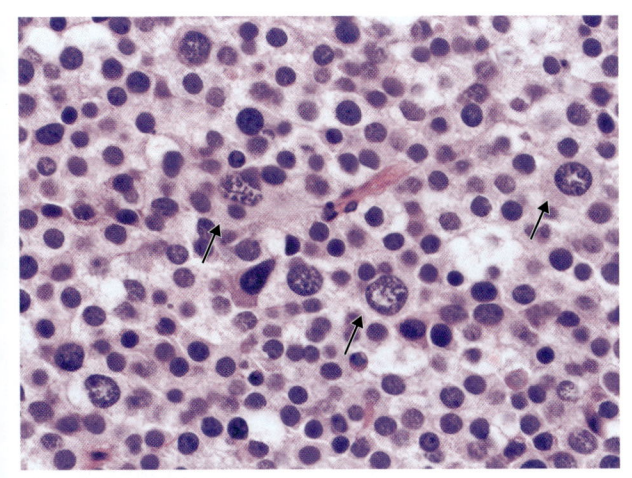

図13 精母細胞性セミノーマ
大型，中型，小型の3種類の大きさの細胞からなる腫瘍で，大型細胞のクロマチンは糸くず状を示す(矢印)．

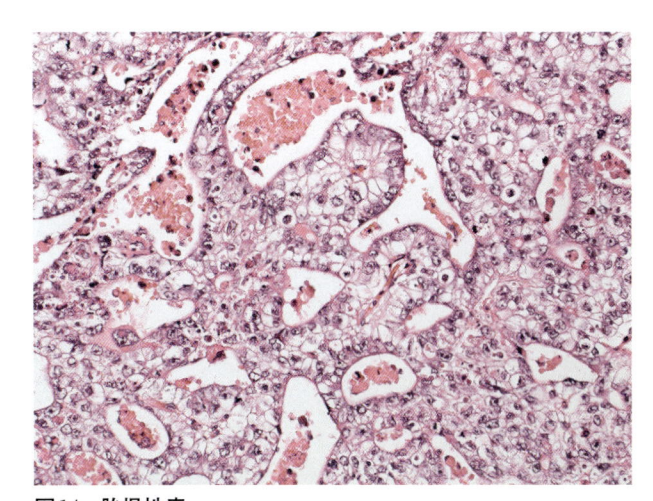

図14 胎児性癌
未熟な胎児性の上皮細胞が，腺管状や乳頭状に増殖している．

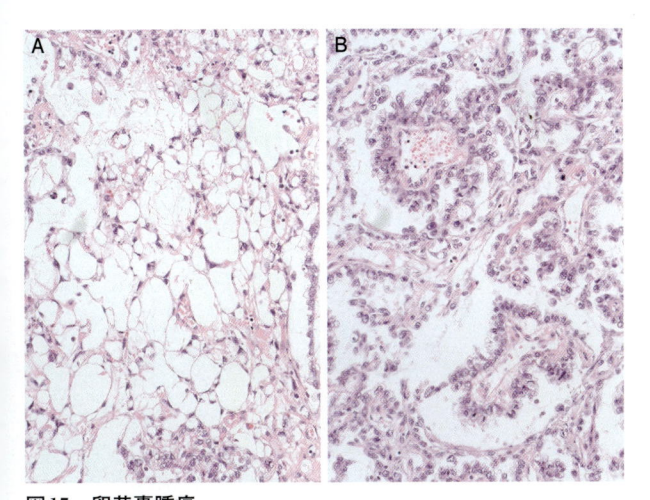

図15 卵黄嚢腫瘍
扁平細胞が網状構造を示したり(A)，立方状細胞が特徴的な乳頭状構造(Schiller-Duval body)を示したりして増殖する(B)．

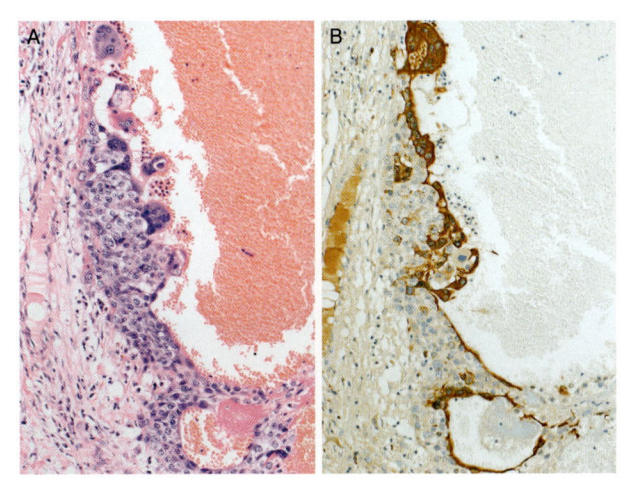

図16 絨毛癌
単核の細胞性栄養膜細胞と多核の合胞体性栄養膜細胞の2種類の細胞からなる(A)．hCG-βは合胞体性栄養膜細胞が陽性を示す(B)．

構成細胞の大きさが大中小と種々で，しかもクロマチンパターンが精母細胞に類似した糸くず状を示すという特徴がある(図13)．

● **胎児性癌　embryonal carcinoma**

30歳代に好発する悪性度の高い腫瘍である．単一組織型よりも混合型胚細胞腫瘍の一成分として出現することが多い．肉眼的には壊死を伴い，不均一な割面像を呈する．未熟で異型性の強い上皮性細胞が充実性，管状，乳頭状構造をとって増殖する腫瘍で(図14)，免疫染色ではOCT4，CD30，SOX2が良い陽性マーカーとなる．

● **卵黄嚢腫瘍　yolk sac tumor**

乳幼児期の精巣胚細胞腫瘍としては最も頻度の高い組織型で，単一組織型として出現するのに対して，成人では混合型胚細胞腫瘍の一成分として出現する．血中AFPが上昇する．肉眼的には黄色調の腫瘍で，顕微鏡的には扁平な細胞による網状構造(図15A)，立方状細胞による乳頭状構造(Schiller-Duval body：図15B)や管状構造，大型類円形細胞による敷石状構造などからなる腫瘍で，胚細胞腫瘍の中で最も多彩な組織パターンを示す．細胞質内硝子滴も特徴的である．免疫染色では，AFPとglypican-3，SOX17が陽性マーカーとして役立つ．

● **絨毛癌　choriocarcinoma**

混合型胚細胞腫瘍の一成分として出現することが多い．20〜30歳代に好発する．血中hCGが著しく高値を示す．高度の出血性壊死を伴う腫瘍で，胎盤の合胞体性栄養膜細胞と細胞性栄養膜細胞に類似した細胞が二相性パターンをとって増殖する(図16)．免疫染色上もhCG-β陽性を示す．

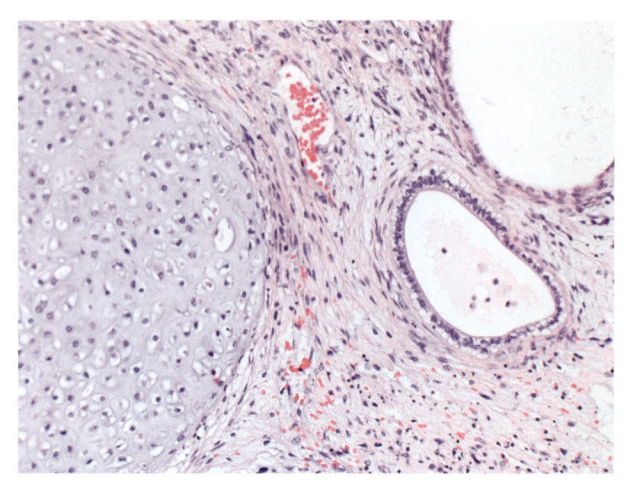

図17 奇形腫
軟骨組織(左)と消化管上皮組織(右)が認められる.

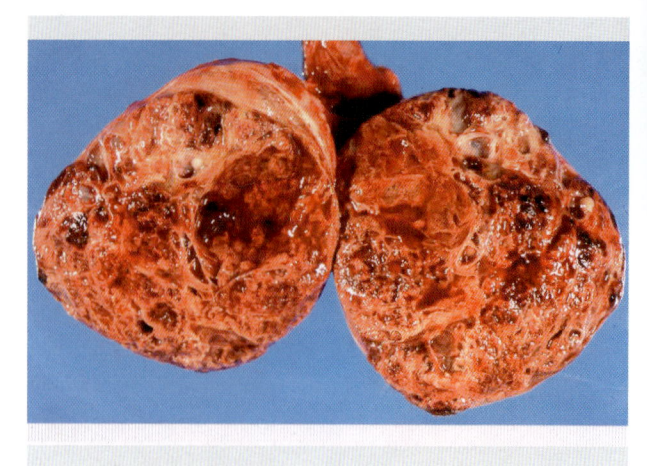

図18 混合型胚細胞腫瘍
絨毛癌(60%)＋奇形腫(35%)＋胎児性癌(5%)の混合型胚細胞腫瘍．絨毛癌部分は壊死を伴い，奇形腫部分は囊胞形成を示す．

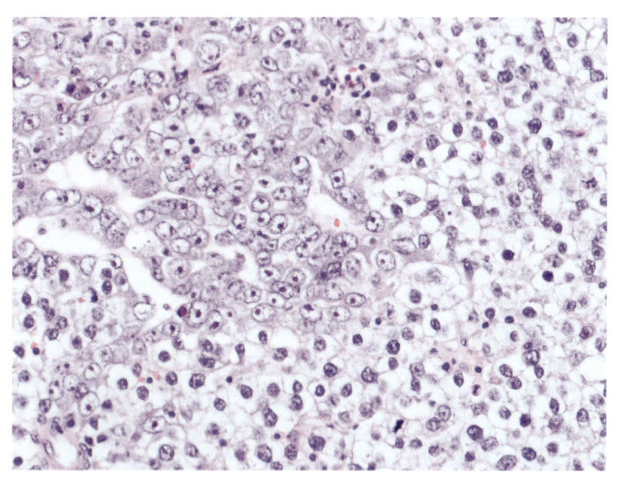

図19 混合型胚細胞腫瘍
胎児性癌(左上方)とセミノーマ(右下方)の混合からなる胚細胞腫瘍．

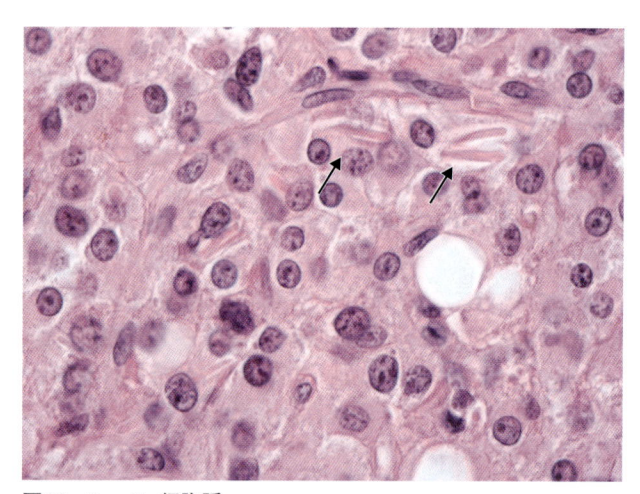

図20 Leydig細胞腫
正常のライディッヒ細胞に類似した好酸性の豊富な細胞質を有する細胞からなる腫瘍で，ラインケ結晶(矢印)も認められる．

● **奇形腫　teratoma**

　乳幼児と20歳代の成人に発症する．乳幼児では卵黄囊腫瘍に次ぐ組織型で，単一組織型として出現し，成人では混合型胚細胞腫瘍の一成分として出現することが多い．囊胞成分を含む硬い腫瘍で，三胚葉に由来する組織成分(消化管，気道上皮，神経組織，軟骨など)からなる(図17)．種々の成熟度の組織が出現するが，精巣の場合，卵巣とは異なり，小児では未熟成分があっても良性，成人では未熟成分がなくても悪性と判断される．なお，奇形腫からは二次的な体細胞型悪性腫瘍(肉腫，腺癌など)が発生することがあり，体細胞型悪性腫瘍を伴う奇形腫 teratoma with somatic type malignancies とよばれている．

● **混合型胚細胞腫瘍　mixed germ cell tumors**

　セミノーマに次いで頻度の高い精巣胚細胞腫瘍で，20歳～30歳代に好発する．血中腫瘍マーカーのhCGやAFPが高率に上昇する．胎児性癌＋奇形腫，セミノーマ＋胎児性癌，胎児性癌＋卵黄囊腫瘍＋絨毛癌＋奇形腫など，種々の組み合わせがある(図18，19)．着床直後の胎芽に似た構造の胚葉体が認められることもある．

● **ライディッヒ細胞腫　Leydig cell tumor**

　精巣腫瘍の1～3％を占める腫瘍で，性索性腺間質腫瘍の中では最も多い．性ホルモン産生性腫瘍で，小児では多くが性早熟を伴い，成人では時に女性化乳房を伴う．黄褐色から褐色の充実性腫瘤を形成し，顕微鏡的には豊富な好酸性細胞質を有する細胞がびまん性増殖を示す(図20)．Reinke結晶が1/3の症例に認められる．免疫染色では，inihibin-αやcalretinin，Melan Aなどが陽性を示す．およそ10％が悪性の経過を示す．悪性例は大型で，脈管侵襲像，壊死，高度の核異型，多数の核分裂像を示す傾向が指摘されているが，病理組織学的な良悪判定は困難である．

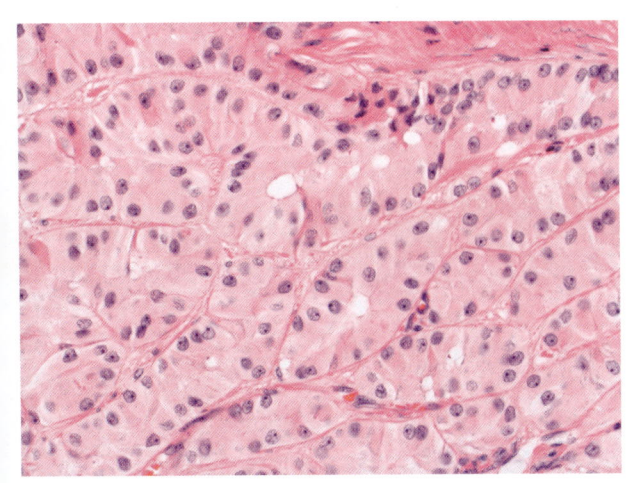

図21　Sertoli細胞腫
セルトリ細胞に類似した円柱上皮細胞様の腫瘍細胞が索状配列を示し，小腺腔構造も認められる．

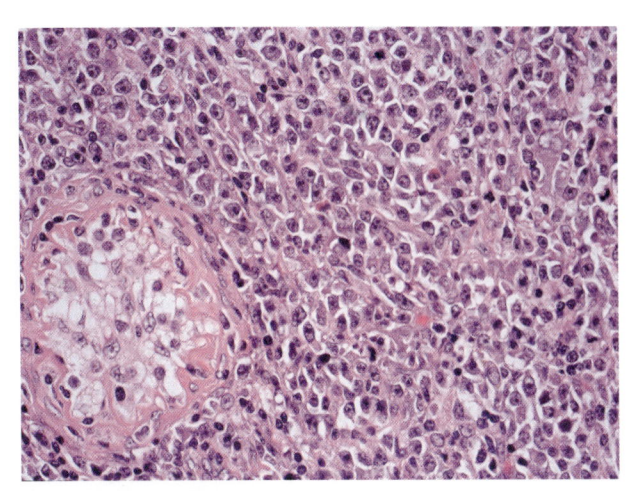

図22　悪性リンパ腫
精細管（左方）を取り巻くように異型リンパ球がびまん性に増殖している．

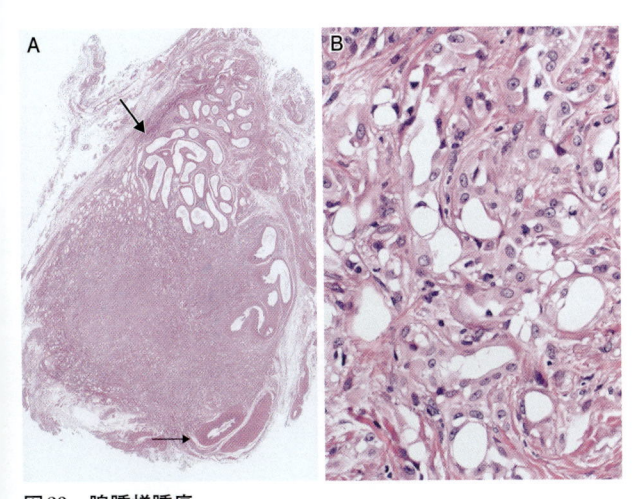

図23　腺腫様腫瘍
ルーペ像では，精巣上体（太矢印）と精管（細矢印）の間に境界不明瞭な腫瘍が認められる（A）．上皮様細胞が腺腔構造を示す（B）．

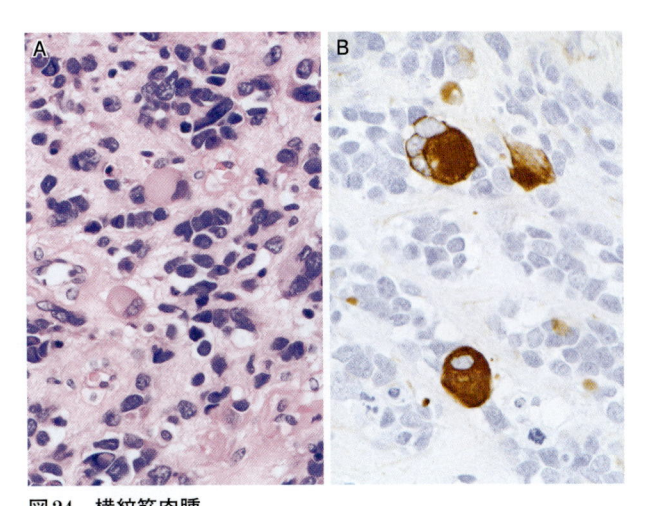

図24　横紋筋肉腫
N/C比の高い細胞に交じって，好酸性細胞質の横紋筋芽細胞が認められる（A）．横紋筋芽細胞はdesmin陽性を示す（B）．

● セルトリ細胞腫　Sertoli cell tumor

　Leydig細胞腫と並ぶ代表的な性索性腺間質腫瘍だが，頻度は稀である．約10％が悪性とされている．灰白色充実性腫瘤を形成し，時に囊胞化や出血を伴う．上皮様細胞が管状構造や索状配列を示して増殖し（**図21**），細胞質に脂肪滴を有することがある．硬化性Sertoli細胞腫や大細胞石灰化Sertoli細胞腫などの亜型が知られている．免疫染色では，cytokeratin，inhibin-αなどが種々の程度に陽性を示す．

● 悪性リンパ腫　malignant lymphoma

　精巣腫瘍の約5％を占める．高齢者に発症し，60歳以上の精巣腫瘍では最も多い．精巣と同時にリンパ節にも腫瘍を認める場合もあるが，およそ半数の症例では精巣に限局している．肉眼的にはセミノーマに類似している．異型リンパ球が主として精細管周囲にびまん性に浸潤する（**図22**）．大部分がびまん性大細胞型B細胞リンパ腫である．

● 腺腫様腫瘍　adenomatoid tumor

　精巣上体領域では最も頻度の高い良性腫瘍である．精巣上体頭部に無痛性の硬い小型充実性腫瘍を形成することが多い．立方状上皮様細胞ないし扁平な内皮様細胞が管状構造や索状配列を示して増殖する（**図23**）．間質にはしばしば平滑筋細胞が認められる．免疫染色ではcytokeratinやcalretinin，D2-40陽性を示すなど，中皮細胞の性格を示す．

● 横紋筋肉腫　rhabdomyosarcoma

　小児の傍精巣領域の肉腫としては最も頻度が高い．N/C比の高い小型類円形細胞の密な増殖からなる胎児型横紋筋肉腫が多い．好酸性の豊富な細胞質や横紋の見られる横紋筋芽細胞を探し出すことが診断上重要である（**図24**）．desminやmyoglobin，MyoD1などの横紋筋細胞マーカーの免疫染色が診断に役立つ．

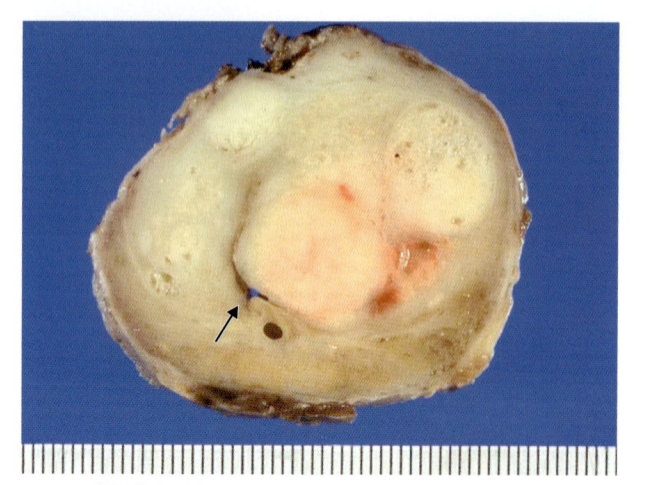

図25 結節性過形成
多結節性病変により尿道(矢印)が圧排され，偏位している．

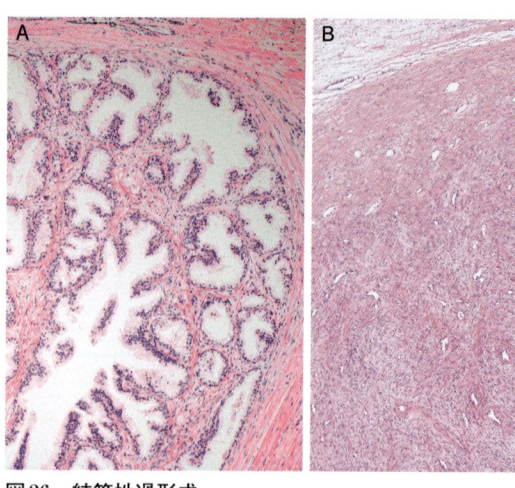

図26 結節性過形成
前立腺上皮細胞の著明な過形成が認められる(A)．線維芽細胞を主体とする間質のみが結節性増生を示すことも稀でない(B)．

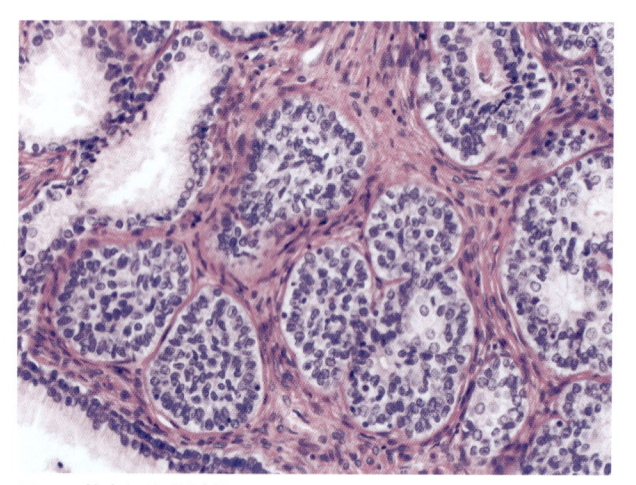

図27 基底細胞過形成
N/C比の高い基底細胞の過形成が認められる．

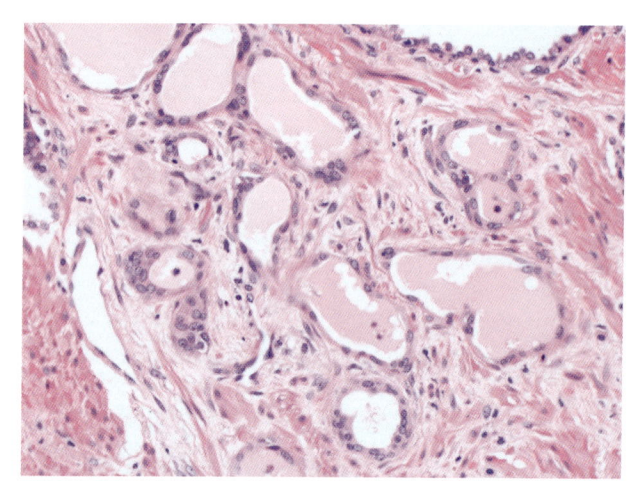

図28 前立腺萎縮
やや扁平化した細胞が不規則な小腺腔を形成しており，一見腺癌様に見える．

● 前立腺結節性過形成　prostatic nodular hyperplasia

臨床的には良性前立腺過形成benign prostatic hyperplasia(BPH)，慣用的には前立腺肥大ともよばれる．高齢男性に高率に発生し，50歳以上では50％，80歳以上では90％に認められる．臨床的には排尿困難をきたす．成因にはアンドロゲンの作用が考えられている．肉眼的には大小の多発性結節性病変を形成し，前立腺全体の容積が増す．特に移行領域(内腺)や尿道周辺に顕著で，尿道を圧排するため排尿障害をきたす(図25)．膀胱頸部の尿道周辺の前立腺組織から発生すると，膀胱粘膜に膨隆する(中葉過形成という)．顕微鏡的には腺上皮細胞，線維性間質細胞，平滑筋細胞が種々の割合で増殖する(図26)．前立腺上皮は分泌細胞と基底細胞の2層構造を示しており，結節性過形成などの良性病変ではこの構造が保持されている．発癌との関連は少ないといわれている．

● 基底細胞過形成　basal cell hyperplasia

結節性過形成で増生する上皮において，基底細胞成分の増生が特に顕著なものを基底細胞過形成とよぶ．臨床的には通常の結節性過形成と違いはないが，核小体が認められ，生検組織で癌との鑑別が問題となることがある(図27)．

● 前立腺萎縮　prostatic atrophy

前立腺上皮細胞の萎縮は加齢とともに頻度の増す病変で，前立腺生検組織や全摘組織でしばしば認められる．臨床的意義はないが，病理診断の際に癌と鑑別を要する病変として認識しておく必要がある．細胞質が乏しいために，N/C比が高く好塩基性に見えたり，また核小体が認められたりすることがあるため，腺癌と誤判定しないように注意を要する(図28)．基底細胞が保持されているので，診断に迷う場合には免疫染色で基底細胞の存在を確認すればよい．

各論　237

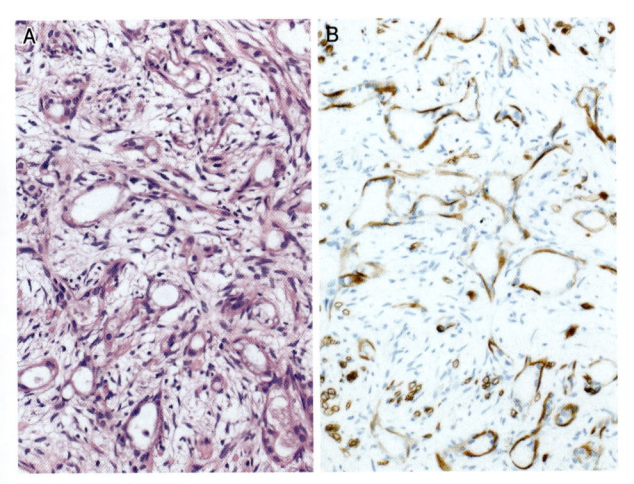

図29　硬化性腺症
小型の腺腔構造を示して腺上皮が増生する(A)．基底細胞はcalponinにも陽性を示し，筋上皮細胞への分化を示す(B)．

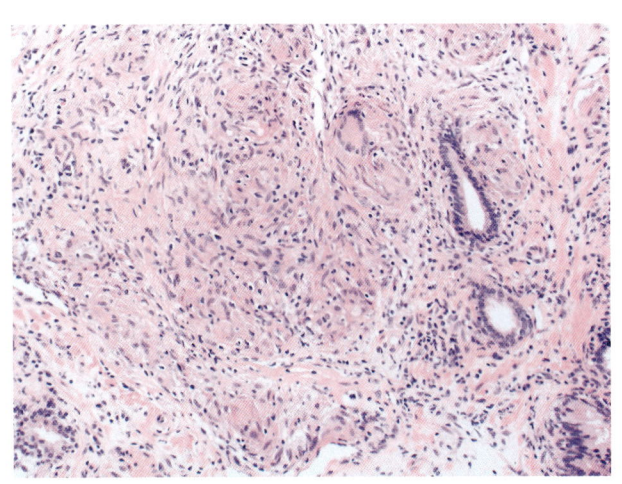

図30　肉芽腫性前立腺炎
前立腺上皮の周辺に類上皮肉芽腫が認められる．

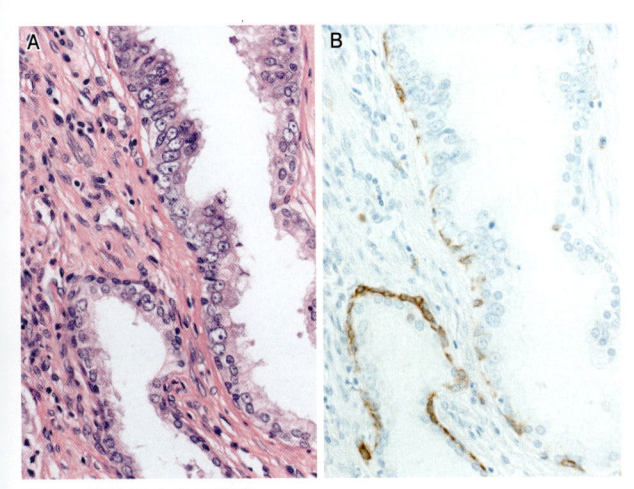

図31　前立腺上皮内腫瘍
右上部に核小体の目立つ異型細胞が認められる(A)．34βE12の免疫染色を施行すると，左下部の正常腺組織のみならず，右上部の異型腺管部分にも基底細胞の存在が確認され，PINと判定される(B)．

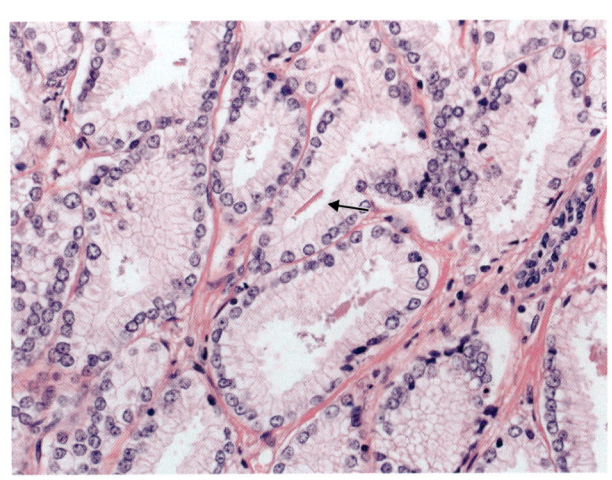

図32　前立腺腺癌
淡明な細胞質と核小体の明瞭な核をもつ単層の立方状細胞が明瞭な中型腺腔構造を示して密に増生しており(Gleason pattern 2)，クリスタロイドも認められる(矢印)．

●**腺症　adenosis**

　異型腺腫様過形成 atypical adenomatous hyperplasia ともよばれる病変と硬化性腺症 sclerosing adenosis が含まれる．いずれも結節性過形成のためのTURで偶然に見いだされることが多く，臨床的意義は乏しいが，腺癌と鑑別上問題となることがあるので認識しておく必要がある．異型腺腫様過形成は，小型腺房が密に増生して境界明瞭な結節性病変を形成する．基底細胞は保持されている．硬化性腺症は小型腺房が豊富な間質を伴って増生するもので，乳腺の硬化性腺症と類似しており，基底細胞は筋上皮細胞への分化を示す(図29)．

●**肉芽腫性前立腺炎　granulomatous prostatitis**

　肉芽腫を形成する特殊な慢性前立腺炎で，特発性が最も多く，そのほか表在性膀胱癌に対するBCG注入療法後や感染性のもの，全身性の肉芽腫性疾患によるものもある．特発性肉芽腫性前立腺炎では，prostate-specific antigen (PSA)値が上昇することがあり，また触診上も画像上も癌と類似することがあるため，臨床的に問題となる．生検組織では，前立腺導管や腺房を取り囲むように肉芽腫の形成が認められる(図30)．組織球のほかに，リンパ球，形質細胞，好中球なども混在する．

●**前立腺上皮内腫瘍　prostatic intraepithelial neoplasia (PIN)**

　良性の腺房の構造を示しながら，核小体の明瞭な異型な細胞からなる病変で，癌と共存することが多いが，癌との関連に関しては議論がある．組織学的には癌との類似性があるものの，基底細胞が完全にまたは断続的に保たれていることが癌との決定的な違いである(図31)．したがって，HE染色で基底細胞の同定が困難な場合には，基底細胞のマーカー(34βE12やp63など)の免疫染色が必要となる．

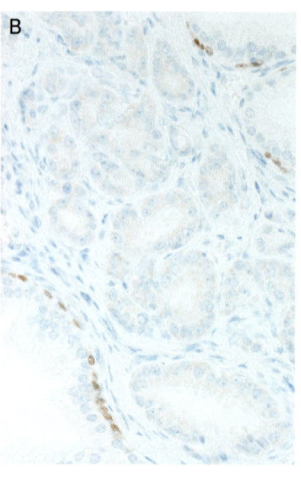

図33 前立腺腺癌
異型腺管が既存の腺組織(*)間に浸潤している(Gleason pattern 3)(A). p63の免疫染色では基底細胞を欠いているのがわかる(B).

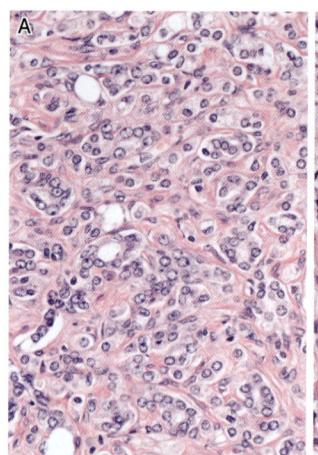

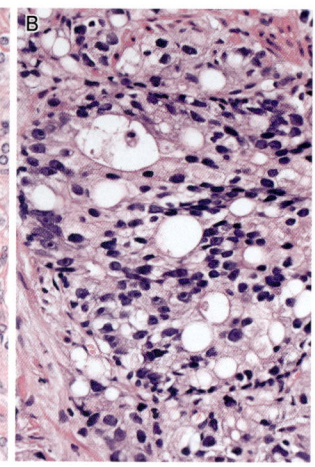

図34 前立腺腺癌
不明瞭な腺腔構造を示す腺癌(Gleason pattern 4)(A). 篩状腺管構造を示す腺癌(Gleason pattern 4)(B).

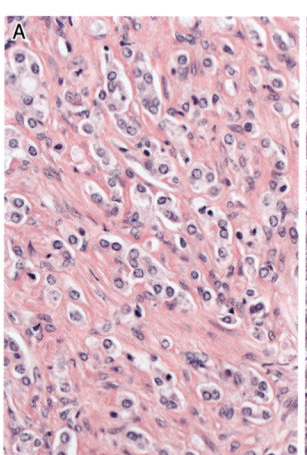

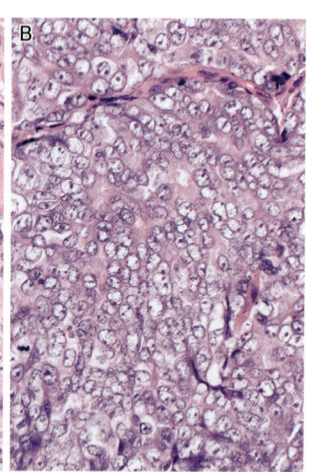

図35 前立腺腺癌
異型細胞が索状に配列して浸潤しており,腺腔構造が認められない(Gleason pattern 5)(A). 大型充実性胞巣を形成することもある(Gleason pattern 5)(B).

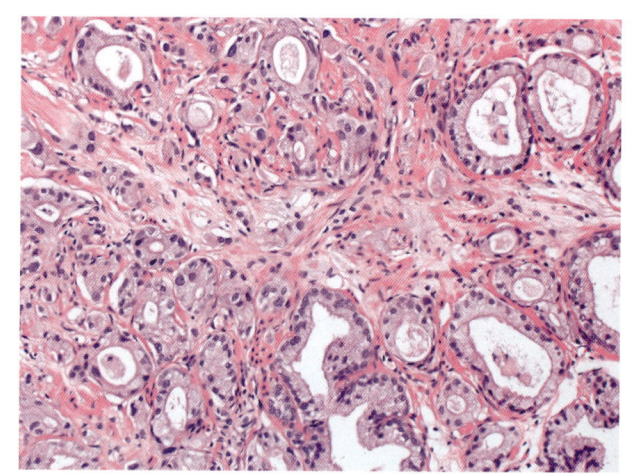

図36 前立腺腺癌
ここではGleason pattern 3を主体としてGleason pattern 4が混在しているので,Gleason scoreは3+4=7と判定される.

●前立腺腺癌　prostatic adenocarcinoma

前立腺癌のほとんどすべてが腺房由来の腺癌であり,腺房腺癌 acinar adenocarcinoma とも呼ばれる. 欧米では男性の癌としては最も頻度の高いもので,本邦でも,血中腫瘍マーカーとしてのPSA測定と前立腺針生検の普及にも関連して,年々増加傾向にある. 50歳以上の高齢者に多い. 増殖速度は一般に緩やかで,前立腺過形成のためのTUR-P標本中や,他疾患の剖検で採取した前立腺に偶然見つかることもある. 一方,骨転移(特に脊椎骨)やリンパ節転移を起こしやすく,原発不明転移性癌(オカルト癌)として発症することもある.

結節性過形成とは対照的に,辺縁領域(外腺)より発生することが多い. 組織学的特徴は,淡明ないし好酸性の細胞質と大型核小体をもつ立方状細胞が管状構造を示して増殖することで,基底細胞を欠いていることである(図32,33). 診断に迷ったら基底細胞の免疫染色を施行して確認する. 腺腔内には針状ないし長方形の好酸性の結晶構造(クリスタロイド)が認められることがあり,診断の参考になる. 腺腔構造が不明瞭あるいは篩状腺管構造を示す中分化な腺癌(図34)や,腺管構造の見られない低分化な腺癌もあり(図35),その場合には癌の診断に迷うことはない.

悪性度分類としては,現在世界的にGleason分類が使用されている. Gleason pattern(総論参照)を基本とし(図32〜35),癌巣内の最も多いパターンを第1パターン,次いで多いものを第2パターンとして,その数値の合計をGleason scoreとするものである(Gleason score:3+4=7など,図36). そして,血中PSA値,臨床病期,Gleason scoreの3者を組み合わせたリスク分類が臨床的に提唱されている.

なお,通常の前立腺腺癌である腺房腺癌が立方状細胞か管状構造を示すのに対して,高円柱状細胞か乳頭状構造を

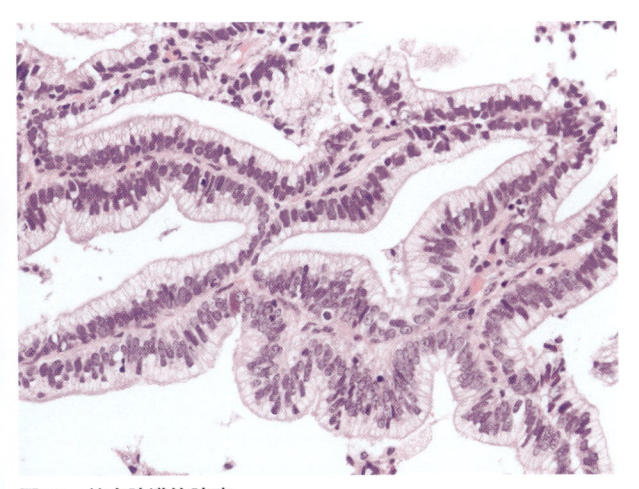

各論　239

図37　前立腺導管腺癌
高円柱上皮細胞が乳頭状に増殖している．

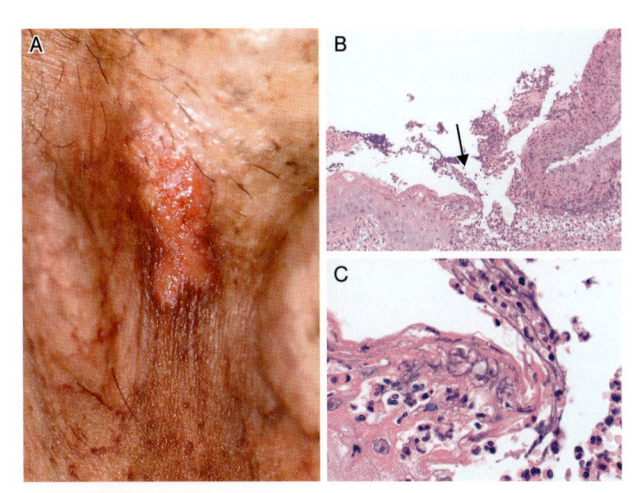

図38　陰部ヘルペス
陰囊皮膚にびらんを形成(A)．びらんと高度の炎症性細胞浸潤(B)のほか，重層扁平上皮細胞に多核化と核内封入体を認める(C)．

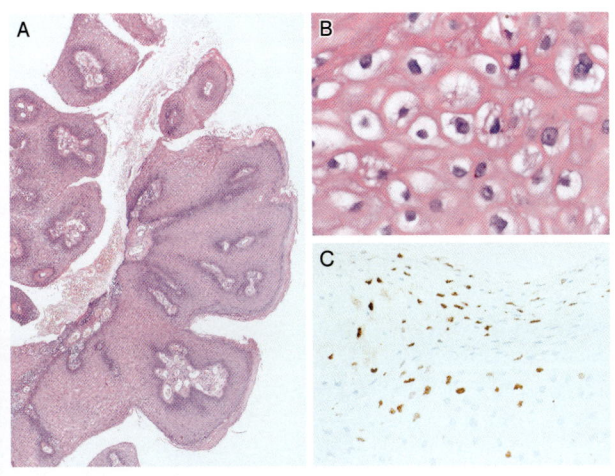

図39　尖圭コンジローマ
陰茎の重層扁平上皮の乳頭状増殖性病変(A)で，核周囲の淡明化(B)が特徴的である．パピローマウイルスに対する抗体を用いて免疫染色すると，感染細胞の核が陽性を示す(C)．

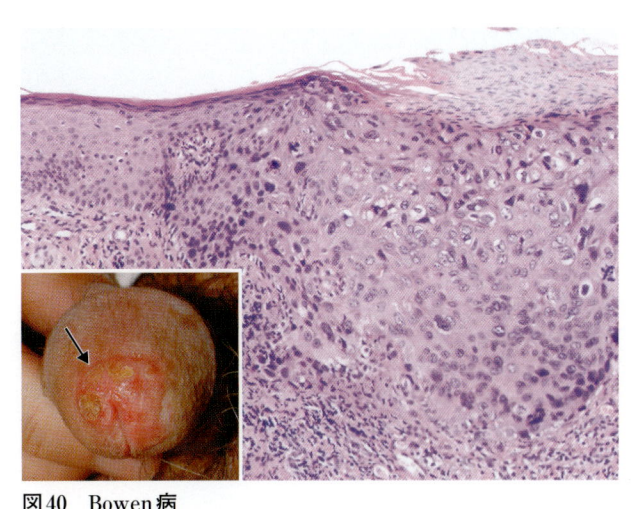

図40　Bowen病
高度の核異型を示す細胞が陰茎亀頭の重層扁平上皮を置換している．肉眼的には落屑性病変を形成する(inset)．

示す腺癌があり，導管腺癌とよばれる(図37)．前立腺部尿道付近から発生する傾向や，PSA上昇が顕著ではない場合があるなど，臨床的にも腺房腺癌とは若干異なっている．導管腺癌のGleason scoreは4＋4＝8と決められている．

●**陰部ヘルペス**　herpes genitalis
単純ヘルペスウイルス(2型)の感染によって起こる性行為感染症の一つである．外陰部に疼痛や瘙痒を伴う多発性の水疱性ないしびらん性病変を形成する(図38A)．棘細胞融解による表皮内水疱やびらんを形成し(図38B)，すりガラス状の核内封入体を有し，多核巨細胞化した特徴的な扁平上皮細胞が認められる(図38C)．

●**尖圭コンジローマ**　condyloma acuminatum
ヒトパピローマウイルス(HPV6, 11)感染によって生じる性行為感染症の一つで，20〜40歳の若年成人に多い．陰茎の腫瘍類似病変で，肉眼的には扁平，乳頭状，ないしカリフラワー状の病変を形成し，顕微鏡的には重層扁平上皮の乳頭状増殖が認められる(図39A)．核周囲細胞質の淡明化(図39B)と軽度の核異型を伴う扁平上皮の変化，すなわちコイロサイトーシスkoilocytosisがこの病変の特徴である．病変部の細胞の核には免疫染色でHPVが証明される(図39C)．陰茎癌との関連は乏しいとされている．

●**ボーエン病**　Bowen's disease
陰茎癌の前癌病変ないし上皮内腫瘍として，紅色肥厚症(erythroplasia of Queyrat)とBowen病がある．両者が異なる病変か同一病変かについては議論がある．すなわち，前者は亀頭や包皮に発生して紅斑を示すのに対して，後者は陰茎幹に発生して鱗屑性病変を形成する(図40 inset)が，組織像は同一で，非浸潤性の上皮内癌の像を示す(図40)．

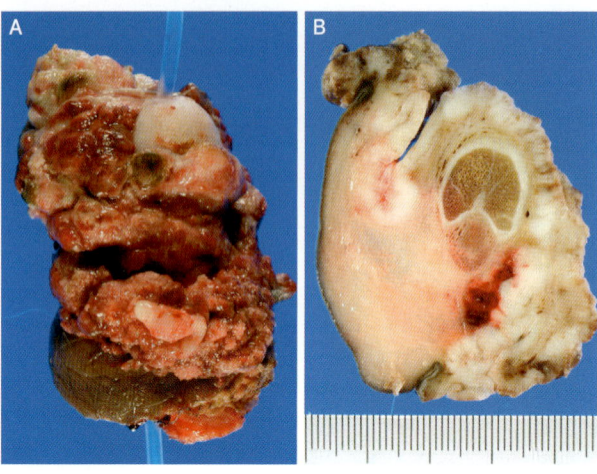

図41　陰茎扁平上皮癌
大型の腫瘍が包皮部分を主体に増生している．尿道にチューブを挿入(A)．割面では，海綿体を取り囲むように腫瘍が広がる(B)．

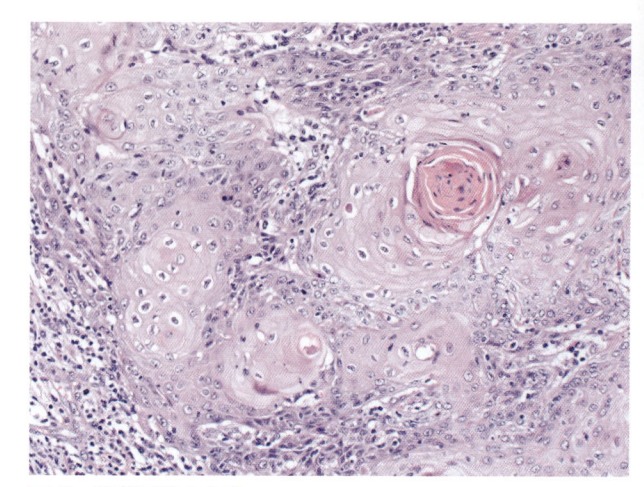

図42　陰茎扁平上皮癌
角化の明瞭な高分化な扁平上皮癌の像を示す．

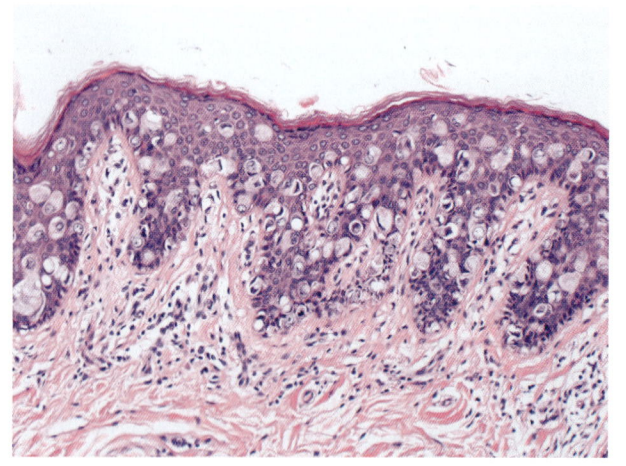

図43　乳房外Paget病
陰嚢の表皮内に異型な腺癌細胞が個在性に浸潤している．

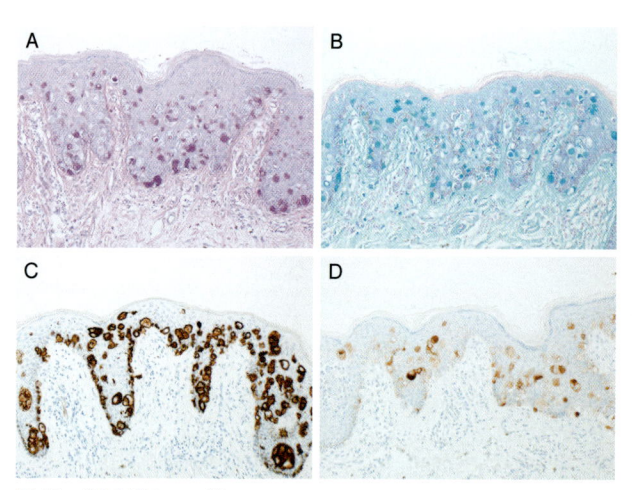

図44　乳房外Paget病
腫瘍細胞はPAS染色陽性(A)，Alcian blue染色陽性(B)の粘液を有し，免疫染色ではCK7陽性(C)，GCDFP-15陽性(D)を示す．

●陰茎扁平上皮癌　penile squamous cell carcinoma

陰茎癌の頻度には人種差があり，アジア，アフリカ，南アメリカに多いとされているが，日本では稀である．割礼をする民族では陰茎癌は殆ど見られず，多くの患者に包茎が見られることから，恥垢の貯留やウイルス感染と発癌の関連が示唆されている．特にヒトパピローマウイルス16，18が約50％に証明されることから，発癌と関連すると考えられている．50～70歳代に多く，発生部位は亀頭と包皮が多い．肉眼的には隆起性病変や潰瘍性病変を形成する(図41)．組織型は中分化～高分化扁平上皮癌が多い(図42)．表層に向かって乳頭状に増殖すると同時に，間質に浸潤性に増殖する．進行すると海綿体組織にも浸潤が及ぶ．転移はまず鼠径部リンパ節に起こる．なお，扁平上皮癌の亜型として，疣贅状癌 verrucous carcinomaがある．これは低悪性度の扁平上皮癌であり，局所浸潤するが転移はしない．

●乳房外パジェット病　extramammary Paget's disease

乳房外Paget病は，女性外陰部のみならず男性外陰部(陰茎および陰嚢)にも発生する．50～70歳代に多い．肉眼的には境界不明瞭な鱗屑を伴う湿疹様病変を形成する．治療は，多数箇所の生検によって病変の範囲を確認した後に皮膚の広範囲切除が行われる．

顕微鏡的には細胞内粘液陽性の腺癌細胞が個在性ないし胞巣を形成して表皮内に進展する(図43, 44)．腫瘍細胞は乳管癌細胞に類似しており，免疫染色上もCK7やGCDFP-15，CEAが陽性を示す．組織発生としては，汗腺由来が示唆されている．

切除組織の診断に当たっては切除断端および真皮への浸潤の評価が重要である．切除断端陽性例は局所再発，真皮浸潤陽性例はリンパ節転移を高率にきたす．

16. 卵巣・卵管

長坂徹郎

総論 242
    I．標本を見る前に 242
    II．標本の見方 242
各論 244
    ◉漿液性腺腫 244
    ◉漿液性境界悪性腫瘍 244
    ◉腹膜インプラント 244
    ◉低悪性度漿液性腺癌 245
    ◉高悪性度漿液性腺癌 245
    ◉腹膜癌 245
    ◉粘液性腺腫 246
    ◉粘液性境界悪性腫瘍 246
    ◉粘液性腺癌 247
    ◉壁在結節 247
    ◉明細胞性腫瘍 248
    ◉類内膜性腫瘍 248
    ◉癌肉腫 248
    ◉良性ブレンナー腫瘍 249
    ◉境界悪性ブレンナー腫瘍 249
    ◉悪性ブレンナー腫瘍 249
    ◉移行上皮癌 249
    ◉小細胞癌 250
    ◉大細胞神経内分泌癌 250
    ◉肝様癌 250
    ◉成熟奇形腫 251
    ◉未熟奇形腫 251
    ◉成熟奇形腫の悪性転化 251
    ◉ディスジャーミノーマ 252
    ◉卵黄嚢腫瘍 252
    ◉胎芽性癌 252
    ◉非妊娠性絨毛癌 252
    ◉卵巣甲状腺腫 253
    ◉カルチノイド 253
    ◉性腺芽腫 253
    ◉顆粒膜細胞腫 254
    ◉セルトリ・間質細胞腫 254
    ◉線維腫・莢膜細胞腫 254
    ◉転移性腫瘍 255
    ◉子宮内膜症 255
    ◉黄体嚢胞 255
    ◉卵管妊娠 256
    ◉卵管炎 256
    ◉卵管水腫 256
    ◉卵管癌 256

総論

I 標本を見る前に

1. 卵巣腫瘍の分類（表1）

卵巣腫瘍には原発性，転移性の腫瘍がある．原発性には表層上皮性・間質腫瘍，性索間質性腫瘍，胚細胞性腫瘍がある．表層上皮性・間質性腫瘍は，構成する上皮の形質から漿液性，粘液性，明細胞性，類内膜性，移行上皮性（ブレンナーBrenner腫瘍）に分けられる．卵巣自体に上皮組織が存在しないことから，その起源に関しては表層の胚上皮の陥入した封入嚢胞などが考えられてきたが，子宮内膜症由来と考えられる粘液性腫瘍，明細胞性腫瘍，類内膜性腫瘍があり，最近では漿液性腫瘍の一部は卵管上皮由来と考えられている．また胚細胞性腫瘍と合併する粘液性腫瘍もある．こうしたことから，将来的に原発性卵巣腫瘍の分類は大きく変貌する可能性がある．

2. 卵巣腫瘍に独特な境界悪性という概念

卵巣の表層上皮性・間質性腫瘍には良性腫瘍である腺腫と悪性腫瘍である腺癌の中間に境界悪性腫瘍という概念がある．もともと漿液性腫瘍において腺癌と診断されていた腫瘍の中に予後の良い群があることから作られた概念で，細胞異型は良性，悪性の中間程度，増殖の程度も中間であり，間質浸潤を認めない腫瘍と定義された．こうした特徴をもつ漿液性腫瘍はたとえ腹膜病変があっても予後良好であり，更に粘液性腫瘍や他の卵巣表層上皮性腫瘍にも境界悪性腫瘍の概念が広げられた．現在では，漿液性腫瘍や粘液性腫瘍においては間質浸潤の程度が微小浸潤に留まるものまで境界悪性腫瘍と診断される．漿液性腫瘍においては腹膜播種病変が腹膜インプラントとよばれて，詳細な分類が診断に求められ，境界悪性腫瘍の概念が，臨床医学の進歩とタイアップして拡大している．

II 標本の見方

1. 表層上皮性腫瘍

腫瘍性上皮細胞の形質によって組織型が分類される．腫瘍細胞が漿液性，粘液性，明細胞性，類内膜性，移行上皮性のいずれかを判断し分類する．更に細胞の異型度，構造，間質浸潤などを総合的に判断して，悪性，境界悪性，良性の判定がなされる．

漿液性腫瘍は管状，乳頭状に増殖し，腫瘍細胞の丈は，類内膜性腫瘍に比して低い．また，細かい乳頭状構造も類内膜性腫瘍に比して特徴的である．境界悪性腫瘍では階層性，分枝状増殖パターンを示す．腺癌は高悪性度，低悪性度に分類され，高悪性度腺癌で充実性増殖が強い症例では裂隙状の腺腔形成が見られる．高悪性度漿液性腺癌と低悪

表1　卵巣腫瘍の組織分類

I　表層上皮性腫瘍	B．セルトリ・間質細胞腫
A．漿液性腫瘍	1．セルトリ・ライディッヒ細胞腫
a．漿液性腺腫	2．セルトリ細胞腫
b．漿液性境界悪性腫瘍	C．ステロイド細胞腫
c．漿液性腺癌	
低悪性度漿液性腺癌	III　胚細胞性腫瘍
高悪性度漿液性腺癌	A．ディスジャーミノーマ
B．粘液性腫瘍	B．卵黄嚢腫瘍
a．粘液性腺腫	C．胎芽性癌
b．粘液性境界悪性腫瘍	D．多胎芽腫
腸上皮型	E．非妊娠性絨毛癌
内頸部型	F．奇形腫
c．粘液性腺癌	1．2胚葉性あるいは3胚葉性奇形腫
d．壁在結節を伴う粘液性腫瘍	a．未熟奇形腫
e．腹膜偽粘液腫を伴う粘液性腫瘍	b．成熟奇形腫
C．類内膜性腫瘍	2．単胚葉性奇形腫および成熟奇形腫に伴う体細胞型腫瘍
a．類内膜性腺腫	a．卵巣甲状腺腫
b．類内膜性境界悪性腫瘍	b．カルチノイド腫瘍
c．類内膜腺癌	c．神経外胚葉性腫瘍群
d．癌肉腫	d．癌腫群
D．明細胞腫瘍	
a．明細胞腺腫	IV　胚細胞・性索間質性腫瘍群
b．明細胞境界悪性腫瘍	a．性腺芽腫
c．明細胞腺癌	b．混合性胚細胞・性索間質性腫瘍
E．移行上皮腫瘍	
a．ブレンナー腫瘍	V　その他
b．境界悪性ブレンナー腫瘍	a．小細胞癌
c．悪性ブレンナー腫瘍	b．大細胞神経内分泌癌
d．移行上皮癌	c．肝様癌
	d．内皮性腫瘍
II　性索間質性腫瘍	e．妊娠性絨毛性疾患
A．顆粒膜・間質細胞腫瘍	f．ウォルフ管腫瘍
1．顆粒膜細胞腫	g．軟部腫瘍
a．成人型顆粒膜細胞腫	h．悪性リンパ腫・造血細胞腫瘍
b．若年型顆粒膜細胞腫	
2．莢膜細胞・線維芽細胞性腫瘍	
a．莢膜細胞腫	
b．線維腫	
c．線維肉腫	

（卵巣腫瘍取扱い規約　第2版より引用改変）

性度漿液性腺癌の特徴を**表2**に示す．

粘液性腫瘍は腫瘍細胞の細胞質に粘液が見られる．腸上皮型では，胃あるいは腸の粘膜に類似した形態を示し，管状，嚢胞状あるいは乳頭状の増生を基本とする．悪性においてはback to backな配列，篩状構造の形成が特徴的である．大腸などからの転移性腫瘍が鑑別となるが，粘液性腫瘍では腺癌以外に腺腫，境界悪性部が併存していることが多く，大腸癌では胞巣内に壊死が見られることが多い．頸管型の境界悪性腫瘍は漿液性境界悪性腫瘍に類似した分枝状の増殖パターンと粘液上皮以外に好酸性細胞や線毛円柱上皮の混在も見られる．頸管型は2014年のWHO分類ではseromucinous tumorsに分類されている．粘液性腫瘍の浸潤形式には，拡大性浸潤と侵入性浸潤がある．拡大性浸潤の頻度が高いが，両者が混在することもある．拡大性浸潤は，高度な異型を示す腺管が間質の介在を伴わないか，あるいはごく僅かに間質を伴ってback to back配列をとって増生したり，癒合性，篩状構造，迷路状の複雑な腺管構造，乳頭状構造などを呈したりして増生する．その領域が長径

表2 低悪性度漿液性腺癌と高悪性度漿液性腺癌の比較

	低悪性度漿液性腺癌	高悪性度漿液性腺癌
頻 度	10%	90%
年 齢	55歳	60歳
Ⅱ期以上の症例	90%以上	90%以上
組織構築	micropapillary pattern	乳頭状，管状，充実胞巣状
壊 死	なし	しばしばあり
核所見	低異型度	高異型度
核分裂像	少ない(12個/10HPF未満)	多い(15個/10HPF以上)
境界悪性腫瘍の混在	高頻度(60%以上)	極めて稀(2%)

（病理と臨床29(8)：812，2011より引用改変）

5mm以上の広がりを示すものを粘液性腺癌と診断する．拡大性浸潤では周囲との境界は明瞭で，間質の線維形成性反応は認めない．侵入性浸潤は，腫瘍細胞が腺管や，小胞巣を形成あるいは孤立性に不規則に増殖するもので，周囲に線維形成性反応や炎症を伴い，浸潤先進部と周囲の境界は不明瞭である．図1には粘液性腫瘍の診断フローチャートを示す．

明細胞性腫瘍は明調な細胞質が特徴的で，殆どが腺癌である．境界悪性と診断される症例は，殆どadenofibroma様の増殖を示す．子宮内膜症が併存することがある．

類内膜腫瘍は子宮内膜腺に類似した腫瘍細胞からなり，殆どは腺癌である．子宮内膜症を併存していることもある．扁平上皮への分化を示すことが子宮内膜癌と同様に多く，他の組織型との鑑別に有用である．後述の性索間質性腫瘍類似の組織像を呈することがあることも，念頭に置く必要がある．

移行上皮性腫瘍は良性のBrenner腫瘍が最も多い．線維腫様の硬い腫瘍や，嚢胞性腫瘍でも部分的に硬い腫瘍が見られる場合は，Brenner腫瘍の存在も考えて，注意深く観察する必要がある．細胞巣内の腺腔構造が拡張して，嚢胞状に拡張する場合，嚢胞を囲む細胞に注目して診断することが大切である．

2．性索間質性腫瘍

顆粒膜細胞腫は，成人型ではコーヒー豆様の核溝を有する腫瘍細胞が特徴的で，充実性，島状の増殖を示すが，紡錘状の腫瘍細胞が主体の場合もある．若年型では腫瘍細胞がびまん性あるいは濾胞性に増殖する．しばしば細胞質は黄体化を示し，好酸性である．核分裂像も目立つ．セルトリ・間質細胞腫瘍は腫瘍細胞が作る腺管構造が特徴で，ライディヒ細胞，間質細胞などが混在して増殖を示す．セルトリ細胞，ライディッヒ細胞の分化度で高分化，中分化，低分化に分けられるが，分化度が低くなるに従い，核分裂像が多くなり，ライディッヒ細胞の割合も少なくなる．

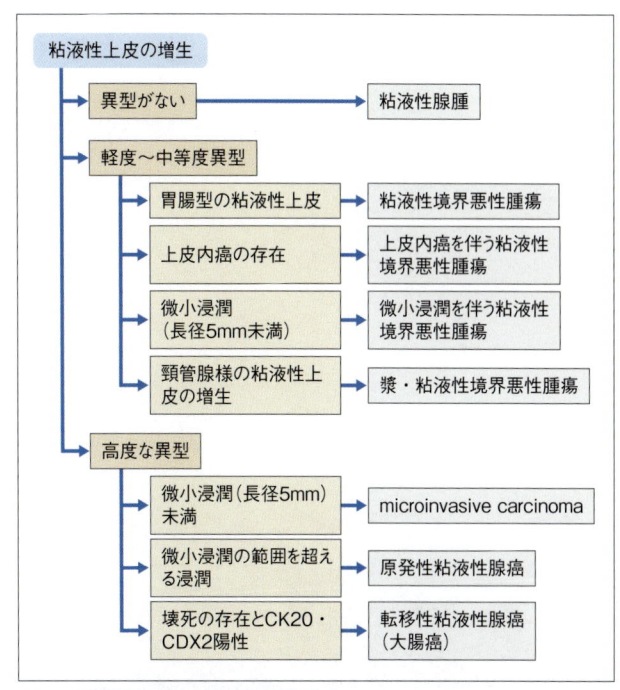

図1 粘液性腫瘍の組織診断の流れ

3．胚細胞性腫瘍

未熟奇形腫は未熟な3胚葉成分からなるが，特に未熟な神経上皮成分が特徴的で，その占める割合が予後と相関するとされ，Gradingの指標とされる．Grade 0は，いずれのスライドにも未熟な神経上皮組織を含まないものである．Grade 1は，未熟な神経上皮組織が稀にしか見られないもので，どのスライドでも量的に低倍率〈対物4倍〉1視野の面積を超えないものである．Grade 2は，未熟な神経上皮組織が中等量存在するもので，具体的には低倍率〈対物4倍〉で面積がいずれかのスライドで1視野を超えるが，いずれのスライドでも4視野を超えないものである．すなわち，最も多く未熟な神経上皮組織を含むスライドでも面積の総和は低倍率4視野分を超えないものである．Grade 3は，未熟な神経組織の面積が，いずれかのスライドで，低倍率〈対物4倍〉の4視野分を超えるものである．

4．転移性腫瘍

胃癌，大腸癌，乳癌，子宮癌などあらゆる悪性腫瘍が卵巣に転移する可能性がある．原発巣が明らかで，組織像が参照できる場合は組織像の比較が大切であるが，不明な場合は何よりも卵巣原発腫瘍の経験が大切で，原発性腫瘍の典型的な肉眼像，組織像に属さないと認識できることが大切である．また，しばしば転移性の腫瘍部が原発に比してより分化した組織像を示すことがあること(maturation phenomenon)や，転移性の腫瘍組織の周囲の間質に黄体化等の反応性の変化が生じることも知っておく必要がある．

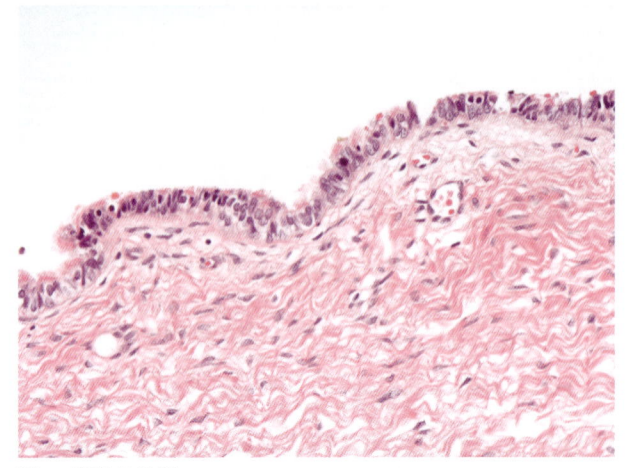

図1 漿液性腺腫
単層の円柱上皮で覆われる．線毛を有する細胞も混在する．

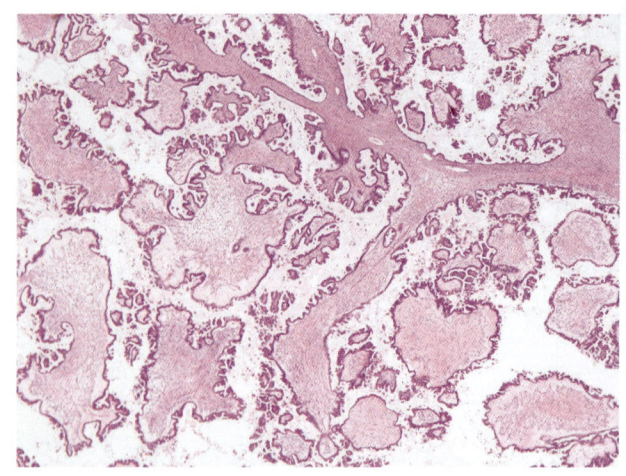

図2 漿液性境界悪性腫瘍
分枝状，階層性の増殖パターンを示す．

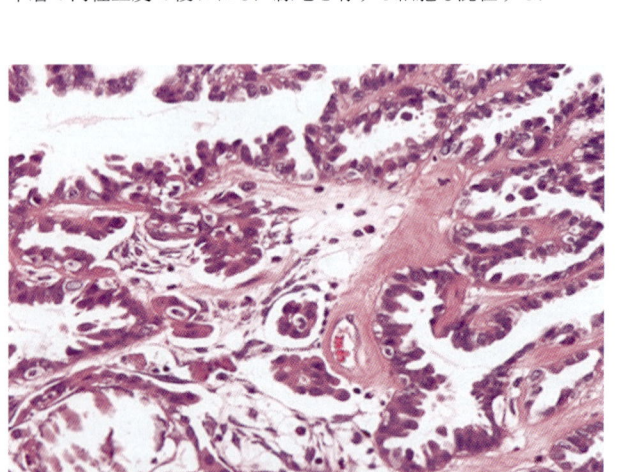

図3 微小浸潤
微小浸潤を示す漿液性境界悪性腫瘍．

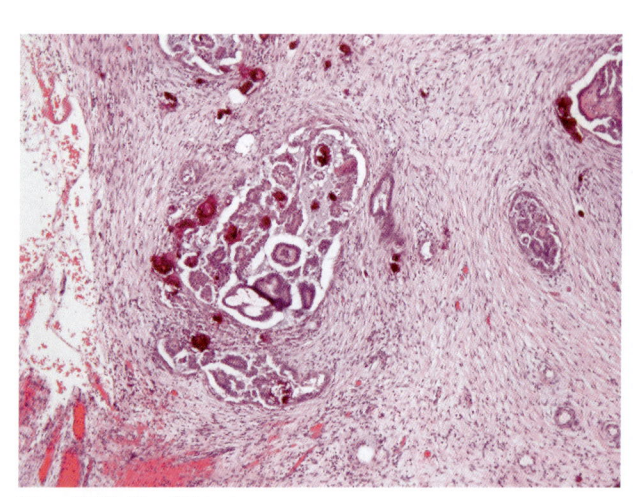

図4 腹膜インプラント
非浸潤性・線維形成性のインプラントの所見．

● **漿液性腺腫** serous adenoma

異型性を伴わない，立方状あるいは円柱状の1層の上皮によって覆われる良性の囊胞性腫瘍で，様々な程度の線維性間質を伴う．しばしば線毛円柱上皮の介在を認める(図1)．石灰化小体(砂粒体 psammoma body)の形成を認めることがある．

● **漿液性境界悪性腫瘍** serous borderline tumor

良性，悪性の中間的な異型性を示す上皮細胞が，囊胞内あるいは表層性に重層性，乳頭状に増殖する低悪性度の腫瘍である．腺癌との鑑別点として，従来明らかな間質浸潤を認めないことが強調されてきたが，新しい卵巣腫瘍取扱い規約では，微小浸潤をきたすものも境界悪性腫瘍に含まれている．組織学的には乳頭状，樹枝状の増殖パターンが特徴的で，囊胞内に腫瘍細胞が間質を伴って分枝状に存在する(図2)．

微小浸潤は，間質浸潤巣の個々の面積が10mm^{2}未満である場合をいう(図3)．取扱い規約では，漿液性境界悪性腫瘍に限ってこの微小浸潤の基準を適用している．

● **腹膜インプラント** peritoneal implant

漿液性境界悪性腫瘍では，腹膜に腫瘍細胞の播種を認めることがある．悪性腫瘍の播種と区別するためにインプラントとよぶ．非浸潤性インプラントと浸潤性インプラントに分けられる．非浸潤性は腫瘍細胞胞巣が腹膜脂肪織表面に存在し，脂肪織隔壁に存在することが多い(図4)．浸潤性インプラントでは，胞巣周囲に線維性結合織が形成される．浸潤性インプラントを有する症例は悪性の転帰をとることがある．大網等の合併切除例では注意深く切り出しをする必要がある．

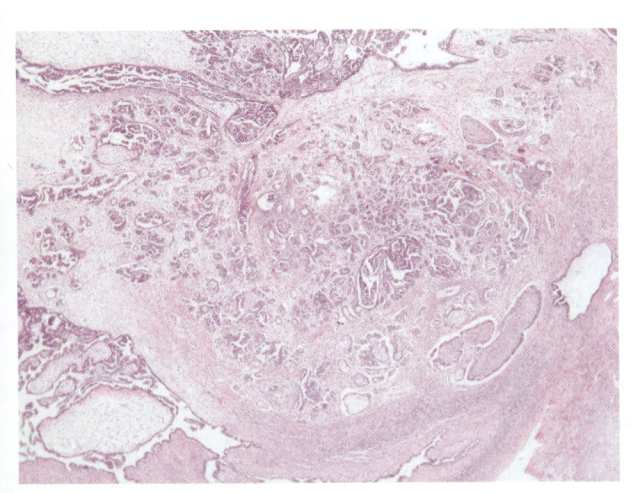

図5 低悪性度漿液性腺癌
micropapillaryな増殖，間質浸潤を示す．

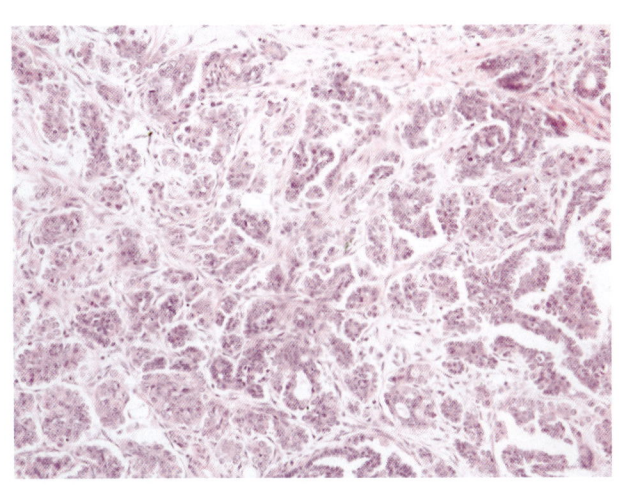

図6 低悪性度漿液性腺癌
図5の拡大でmicropapillaryな間質浸潤像．

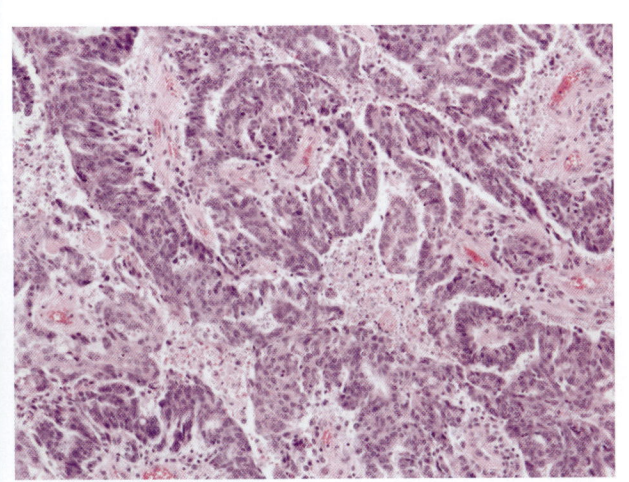

図7 高悪性度漿液性腺癌
乳頭状増生や裂隙状の腺腔を認める．

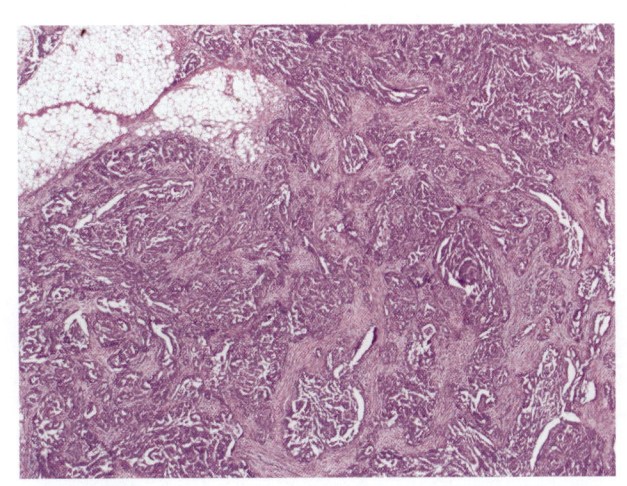

図8 腹膜癌
大網に浸潤性に増殖する漿液性腺癌が認められる．

●低悪性度漿液性腺癌　low grade serous carcinoma

境界悪性腫瘍を前駆病変に伴うことが多く，緩徐に増殖する．漿液性腺癌の10％を占める．核異型は高悪性度に比して弱く，軽度から中等度である．大型の異型核の出現は認めない．核分裂の頻度も低い．壊死も伴わない．多くは卵巣に限局し，比較的予後良好である．漿液性境界悪性腫瘍の成分を伴うことが多く，しばしばmicropapillary patternをとる．浸潤部では腫瘍細胞が小集塊状，乳頭状を示すことが多く，周囲に空隙を伴って浸潤することが多い（図5，6）．砂粒体の出現は高悪性度に比して高いとされる．分子生物学的にはKRAS，BRAFの変異が約30％に認められる．

●高悪性度漿液性腺癌　high grade serous carcinoma

90％の漿液性腺癌は，高悪性度漿液性腺癌に含まれる．核の大小不同が目立つN/C比の高い異型細胞の乳頭状，管状，充実胞巣状増生からなる腫瘍で，しばしばbizarreな核を有する腫瘍細胞が見られる（図7）．浸潤性に増殖し，境界悪性成分は伴わない．核分裂像も多く，15個以上/10高倍視野，認められる．壊死も目立つ．分子生物学的特徴はTP53変異であり，p53蛋白の発現の検索が診断にも有用である．

●腹膜癌　peritoneal carcinoma

組織学的には漿液性腺癌が多い（図8）．最大の病変が腹膜に存在し，卵管や卵巣には病変がないか，あっても微小である．卵巣に浸潤があっても表層に留まる．最近の知見では，腹膜癌の86％の症例に卵管の上皮内癌が認められるとの報告もある．腹膜癌の起源として注目されている．診断に際して，卵管病変にも注意する必要がある．

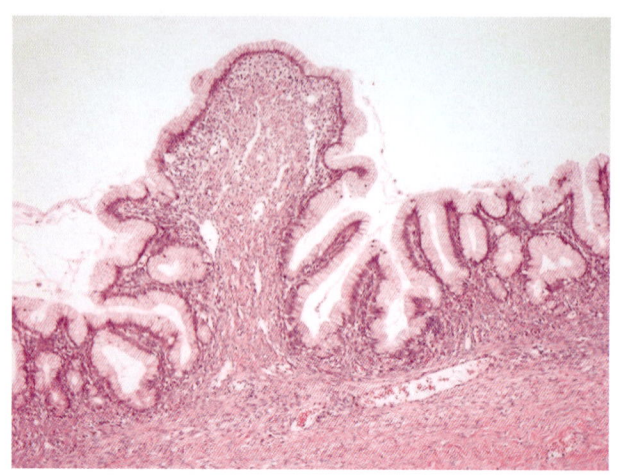

図9 粘液性腺腫
細胞質に粘液を有する単層の円柱上皮に覆われる.

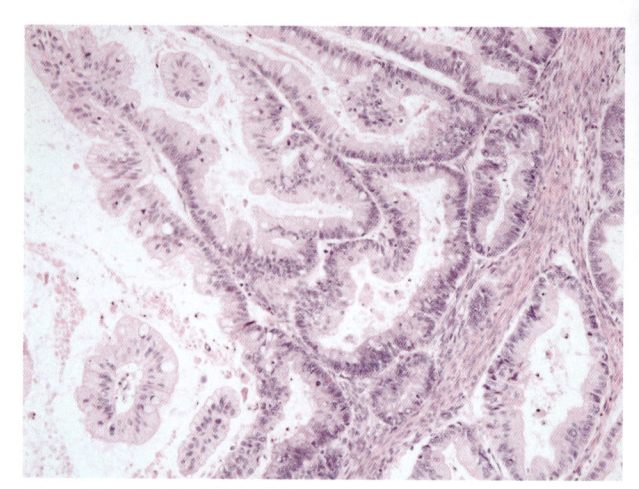

図10 粘液性境界悪性腫瘍(腸上皮型)
管状,乳頭状に増殖する異型腺上皮が見られる.浸潤は認めない.

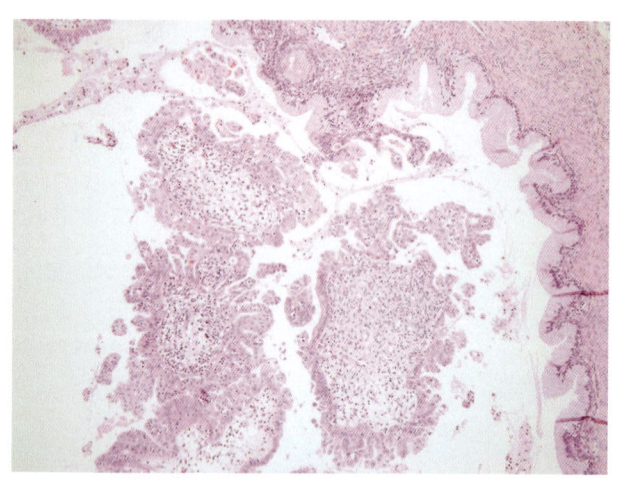

図11 粘液性境界悪性腫瘍(内頸部型)
分枝状に増殖するパターンに特徴がある.

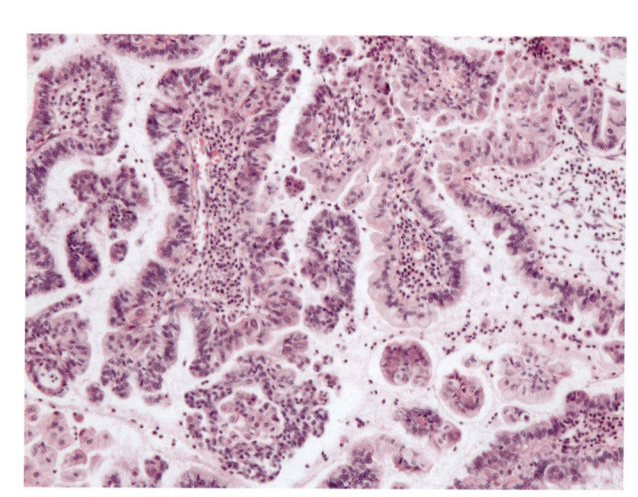

図12 粘液性境界悪性腫瘍(内頸部型)
粘液を有する細胞以外の細胞も混在し,間質に好中球浸潤を伴う.

● **粘液性腺腫** mucinous adenoma
　異型のない粘液性上皮が管腔を形成,囊胞を形成する.腫瘍細胞は杯細胞,パネート細胞などを含む腸管上皮,子宮頸管腺に類似するもので,胃幽門腺に類似するものもある(図9).

● **粘液性境界悪性腫瘍** mucinous borderline tumor
　腺腫に比して活発な増殖を示すが,間質浸潤を欠くものをいう.腸上皮型と内頸部型の2つに分類される.
・腸上皮型:杯細胞,吸収上皮,パネート細胞などによって構成される.複雑に増生を示す腺管構造や乳頭状増殖からなる.
　腫瘍細胞は多層化を示す.核異型は軽度から中等度で,間質浸潤を認めない.核分裂像も散見される.
　癌細胞に相当する高度な異型を示す場合でも上皮内に留まるものは,上皮内癌を伴う粘液性境界悪性腫瘍とする(図10).卵巣間質に粘液が漏出する場合があり,卵巣偽粘液腫とよばれる.
・内頸部型:囊胞内に漿液性境界悪性腫瘍に近似した乳頭状,樹枝状増生を示す.腫瘍細胞は,細胞質に粘液を有する円柱上皮,好酸性の細胞質を有する細胞からなり,混在する.線毛を有する細胞が混在することもある.腫瘍細胞の異型は軽度から中等度である.粘液に伴って好中球浸潤を認めるのも特徴的な所見である(図11, 12).子宮内膜症を合併していることも多く,両側発生例も多い.腸上皮型に比して若年発生が多い.

　2014年WHO分類では,微小浸潤を伴う粘液性境界悪性腫瘍の概念が導入され,内頸部型の境界悪性腫瘍はsero-mucinous tumorのカテゴリーに入っている.

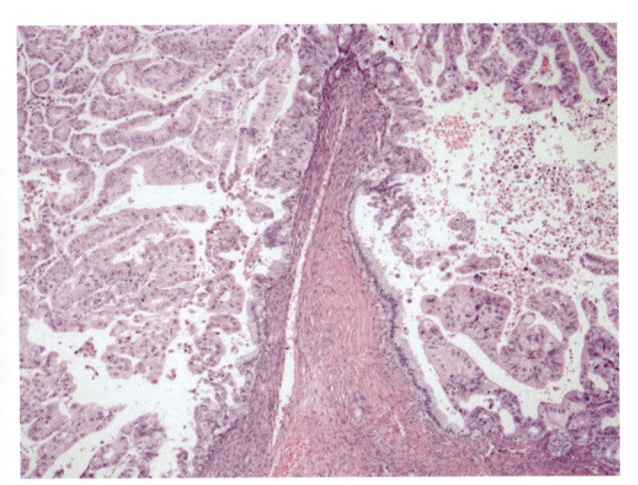

図13 粘液性腺癌
拡大性の浸潤パターンをとって間質浸潤を示す粘液性腺癌の所見.

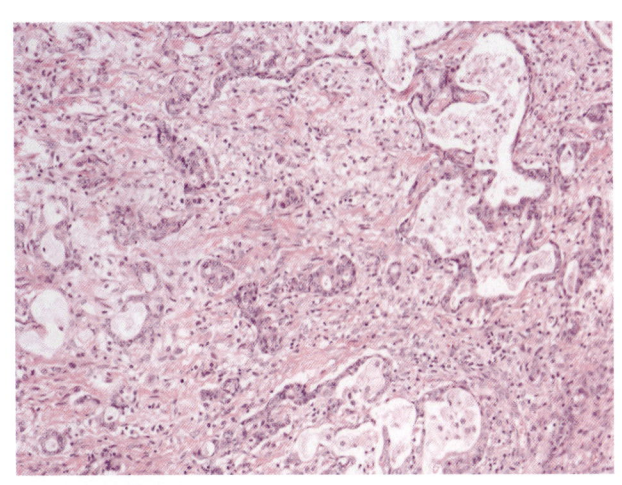

図14 粘液性腺癌
不規則な腺管を作る間質浸潤を認める. 侵入性浸潤パターンを示している.

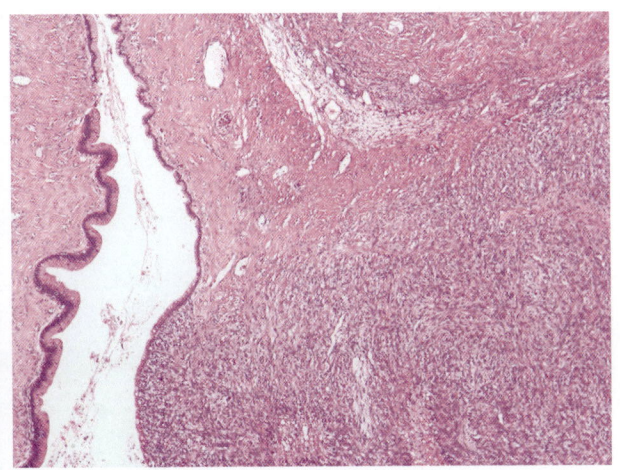

図15 壁在結節
腺腫の壁に結節状に増殖する異型細胞を認める.

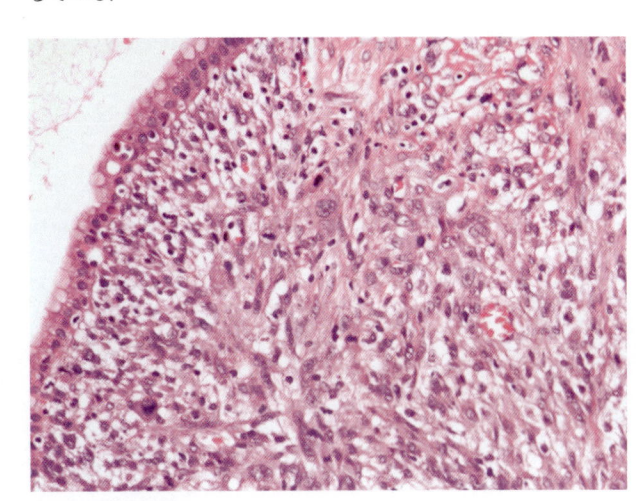

図16 壁在結節
多型性に富む肉腫様の異型細胞の増殖を示す.

●粘液性腺癌　mucinous carcinoma

　肉眼的には大型の多房性囊胞性腫瘍で，境界悪性腫瘍と鑑別が難しい場合もあるが，囊胞がより微小化し，密集していることが多い．充実性増殖の場合や囊胞内に乳頭状に増殖する場合もある．境界悪性との鑑別点は間質浸潤であるが，浸潤形式には，拡大性浸潤と侵入性浸潤がある．頻度的には拡大性浸潤の方が多い．拡大性浸潤は，高度の異型を示す腺管が間質の介在を伴わないかごく僅かな介在を有するback to back配列，癒合，篩状構造，迷路状構造，乳頭状構造を呈して増生するもので，周囲との境界は明瞭で，間質に線維形成性変化を伴わない．

　侵入性浸潤は，腫瘍細胞が不整な形の腺管や小胞巣を形成したり，孤立性に間質に増生したりするもので，間質には線維形成性変化や炎症性変化を伴う．浸潤する先端部は境界不明瞭である(**図13, 14**).

●壁在結節　mural nodule

　粘液性腫瘍の囊胞壁に単発あるいは多発性に結節性病変を認める場合があり，壁在結節とよんでいる．背景の粘液性腫瘍は，良性，境界悪性，悪性のいずれの場合もありうる．

　肉眼的には黄色調あるいは褐色調と様々で，数cmから10cm程度の病変である．結節部の組織像から非腫瘍性の肉腫様結節，未分化癌，真の肉腫に分類される．肉腫様結節は線維芽細胞，組織球，リンパ球などからなる良性病変である．未分化癌は核小体明瞭な腫大核を有する細胞が，びまん性に増殖する．肉腫は線維肉腫，横紋筋肉腫，未分化肉腫などの組織像を示す(**図15, 16**).

　未分化癌，肉腫ともに悪性の転帰をとるため，粘液性腫瘍の肉眼観察は注意深く行う必要がある．

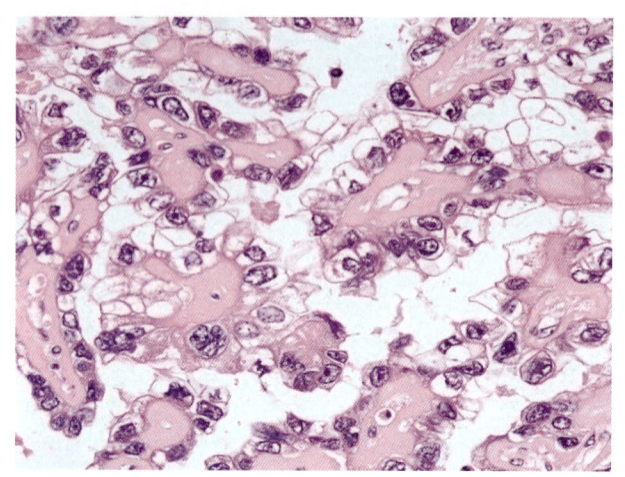

図17 明細胞性腫瘍
明調な細胞質を有する腺癌細胞が好酸性基質の豊富な間質を伴って乳頭状に増生する．一部の腫瘍細胞はhobnail patternを呈する．

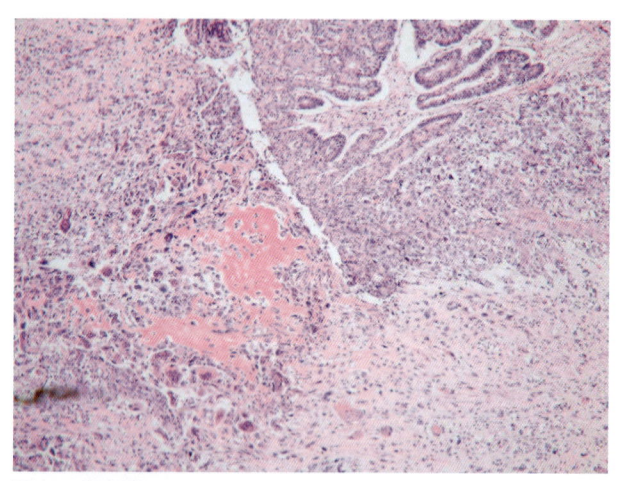

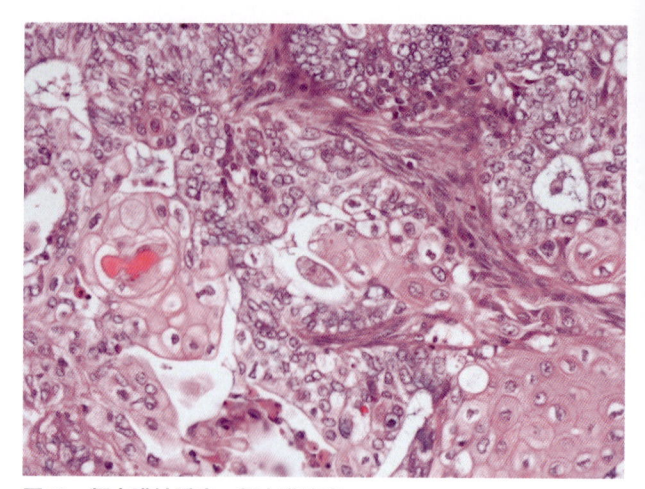

図18 類内膜性腫瘍 類内膜腺癌
扁平上皮への分化を伴う類内膜腺癌の所見．

図19 癌肉腫
右上方に腺癌の所見を認める．他は類骨基質を産生する骨肉腫の所見．

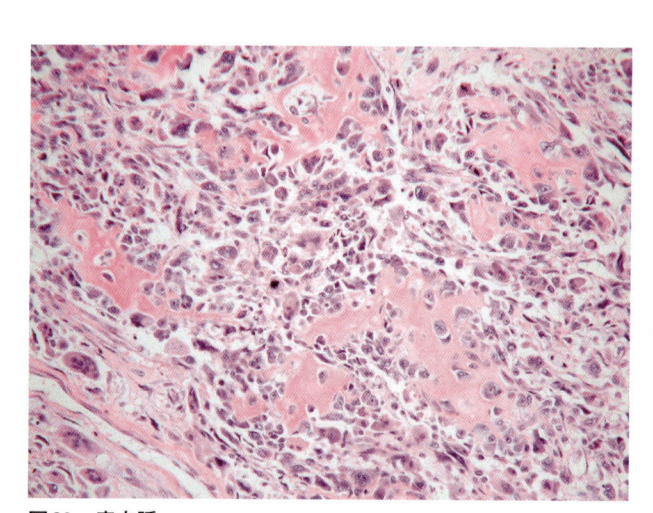

図20 癌肉腫
骨肉腫の成分を認める．破骨細胞を伴っている．

● **明細胞性腫瘍　clear cell tumor**

　囊胞内に黄色調の結節が多発する．グリコーゲンに富む明調な細胞質を有する上皮性腫瘍で，hobnail状の形態をとる腫瘍細胞の腺管形成，乳頭状増殖が特徴である．充実胞巣状に増殖することもある．好酸性細胞質を有するvariantもある．子宮内膜症を伴うことが少なくない．殆どの腫瘍は悪性である．腫瘍細胞周囲にしばしば硝子様沈着物を認める（図17）．硝子様沈着物には基底膜様物質が含まれていることが知られている．

● **類内膜性腫瘍　endometrioid tumor**

　子宮内膜に類似性を示す腫瘍で，悪性が殆どである．子宮内膜症を伴うことが少なくない．類内膜腺癌は，高分化型では，円柱状の異型細胞が管状あるいは乳頭状に増生するが，低分化になるほど充実性部分が優勢となり，異型度が増してくる．扁平上皮への分化を示すことが少なくない（図18）．また，稀に腫瘍細胞がセルトリ・ライディッヒ細胞腫，顆粒膜細胞腫に類似した形態をとることがあり，性索間質性腫瘍を模倣する類内膜腺癌とよばれる．

● **癌肉腫　carcinosarcoma**

　悪性ミューラー管混合腫瘍とよばれていたものに相当する．腺癌の分化度や，間葉成分の占める割合も様々である．

　間葉成分が平滑筋肉腫，線維肉腫や内膜間質肉腫といった卵巣に存在する組織に対応する肉腫の場合は同所性とよび，横紋筋肉腫，脂肪肉腫，軟骨肉腫，骨肉腫など卵巣には存在しない組織に対応するものを異所性とよんでいる（図19, 20）．

　癌肉腫は悪性度の高い腫瘍で，癌肉腫の肉腫成分は，癌腫成分と同一起源であると考えられている．

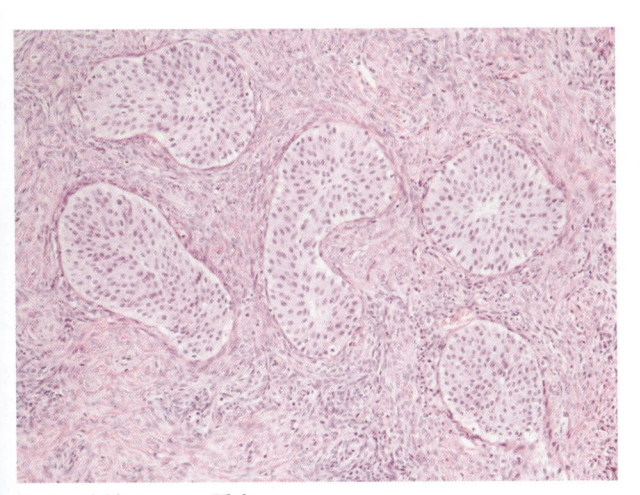

図21 良性Brenner腫瘍
線維性間質の中に移行上皮様腫瘍細胞が胞巣を作る.

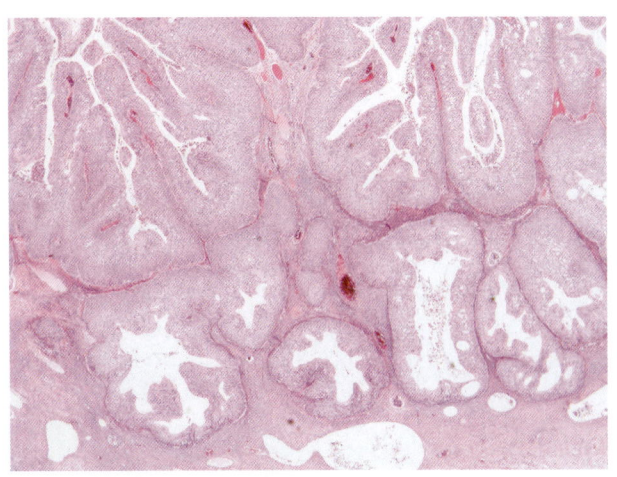

図22 境界悪性Brenner腫瘍
低悪性度尿路上皮癌相当の異型移行上皮様細胞が重層性,乳頭状に増殖する.

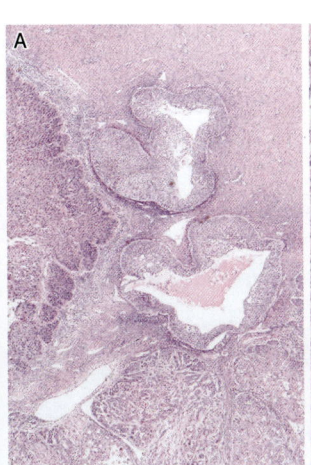

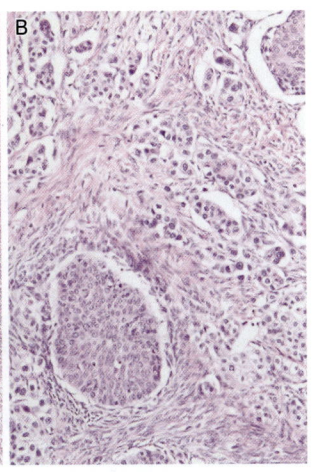

図23 悪性Brenner腫瘍
境界悪性Brenner腫瘍相当の腫瘍細胞巣の近傍に浸潤性に増殖部が認められる(A).境界悪性Brenner腫瘍の周囲に小胞巣状に浸潤する腫瘍を認める(B).

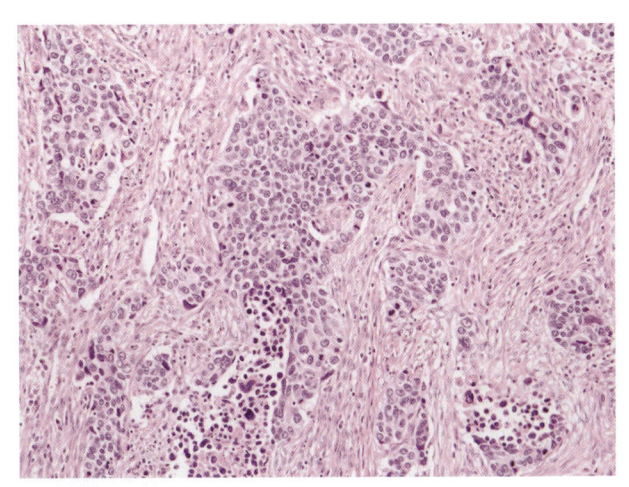

図24 移行上皮癌
異型移行上皮様の腫瘍細胞が間質浸潤を示す.

● **良性ブレンナー腫瘍** benign Brenner tumor

　線維性の間質の中に移行上皮様の形態を示す腫瘍細胞が胞巣状に増生を示す腫瘍で,胞巣内に粘液を伴う上皮や扁平化した上皮からなる腺腔構造を伴う場合もある(図21).粘液性腫瘍の一部に併存している場合もある.間質に石灰化を伴う場合や,囊胞を形成する場合もある.
　腫瘍細胞の特徴はコーヒー豆様の核で,核の中心に縦溝がある.

● **境界悪性ブレンナー腫瘍** borderline Brenner tumor

　間質浸潤を示さない異型移行上皮の増殖であり,良性Brenner腫瘍と連続性を示すこともある.囊胞腔に異型移行上皮が重層性,乳頭状に増生したり,大きな胞巣が圧排性に増殖したりする(図22).膀胱原発の低悪性度乳頭状尿路上皮癌に類似した組織像を示す.

● **悪性ブレンナー腫瘍** malignant Brenner tumor

　良性Brenner腫瘍や境界悪性Brenner腫瘍から発生したと考えられる移行像が確認され,間質浸潤像が認められる.組織像は,良性あるいは境界悪性Brenner腫瘍を伴って,高度異型尿路上皮癌に類似する腫瘍細胞が胞巣状に浸潤増殖を示す(図23).扁平上皮癌や腺癌の像を示す場合もある.

● **移行上皮癌** transitional cell carcinoma

　尿路上皮癌に類似する腫瘍で,Brenner腫瘍を伴っていない.重層化を示す異型移行上皮が乳頭状に増殖し,間質浸潤を示す(図24).部分的に扁平上皮癌の像をとる場合もある.未分化癌や高悪性度漿液性腺癌で,充実性増殖の強い症例が鑑別となり,2014年WHO分類では除かれ,漿液性腺癌に分類されている.

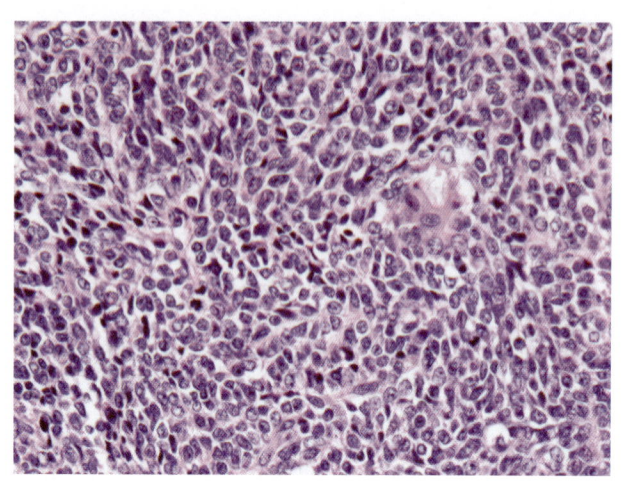

図25　小細胞癌(高カルシウム血症型)
核細胞質比の大きい小型の腫瘍細胞がびまん性に増殖する．一部に小腺管形成を伴う．

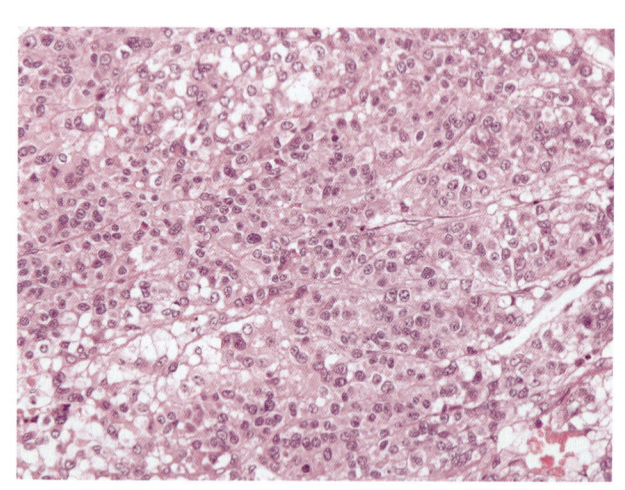

図26　大細胞神経内分泌癌
大型の腫瘍細胞が索状に配列する．

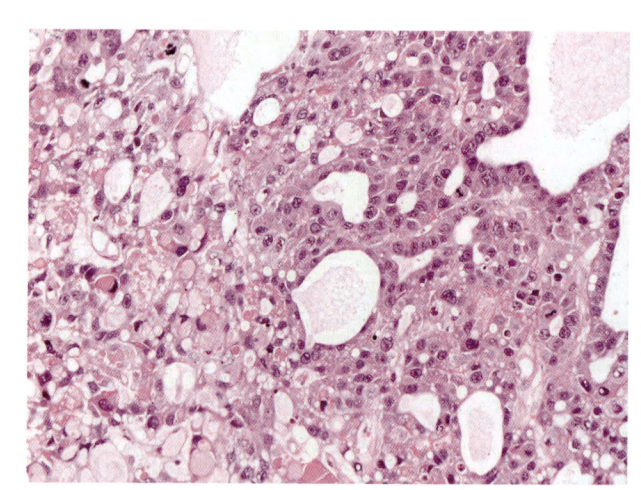

図27　肝様癌
好酸性の細胞質を有する肝細胞様の腫瘍細胞が大型索状配列し，増殖する．

図28　肝様癌
肝細胞癌様の腫瘍細胞が偽腺腔を形成して増殖する．

● **小細胞癌**　small cell carcinoma

　小型の類円形細胞からなる腫瘍で，高カルシウム血症型と肺型および分類不能なものに分類される．
・高カルシウム血症型：若年に発生する高度悪性腫瘍である．充実性あるいは囊胞性の腫瘍で，割面は白色調を示し，しばしば出血壊死を伴う．2/3の症例に高カルシウム血症を伴う．類円形の均一な核を有する小型の腫瘍細胞からなる．小胞巣や索状配列を示すこともある．好酸性細胞質の大型腫瘍細胞を混じることや，粘液性上皮からなる小腺腔を伴うことがある(図25)．
・肺型：肺に見られる小細胞癌と同様の組織像を呈する癌である．腫瘍細胞は小型で，円形あるいは紡錘状の形態を呈する．細胞質は乏しく，びまん性に増生することが多いが，胞巣状，索状，リボン状に配列，ロゼットを形成することもある．

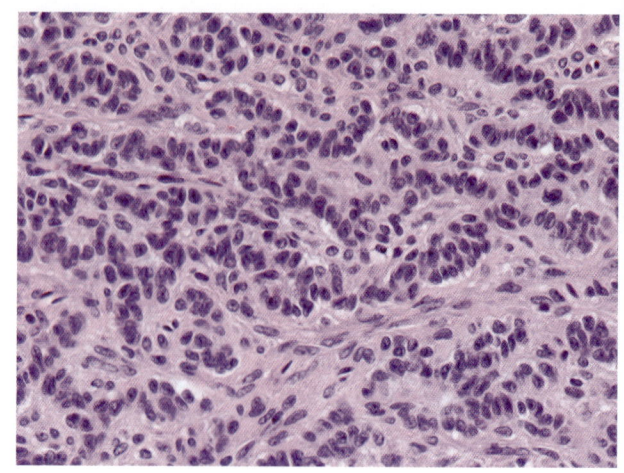

● **大細胞神経内分泌癌**　large cell neuroendocrine carcinoma

　肺に原発するものと同様の組織像を呈する(図26)．殆どの例で他の上皮性の腫瘍を伴っている．免疫組織化学染色ではクロモグラニンA，シナプトフィジン，CD56とともにc-kitの陽性率が高い．

● **肝様癌**　hepatoid carcinoma

　高齢者に発生する高度悪性腫瘍である．肝細胞癌に類似する組織像を示す非胚細胞性腫瘍である．血中AFPが高値を示す．組織学的に腫瘍細胞は好酸性の豊かな細胞質を有し，索状，管状，シート状配列を呈する．索状配列の周囲には，毛細血管を見る．硝子様小球を伴うこともある(図27, 28)．

　表層上皮性腫瘍が混在することや，移行像も認められ，表層上皮性腫瘍由来が示唆されている．

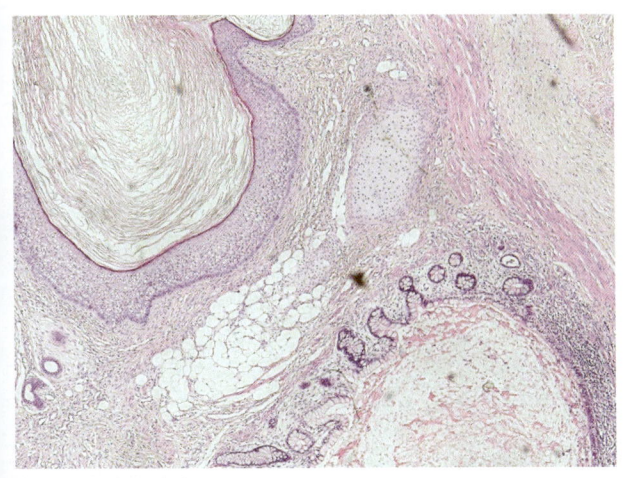

図29 成熟奇形腫
成熟した角化扁平上皮に囲まれた囊胞や腸管様の腺腔，軟骨，脂肪織などが見られる．

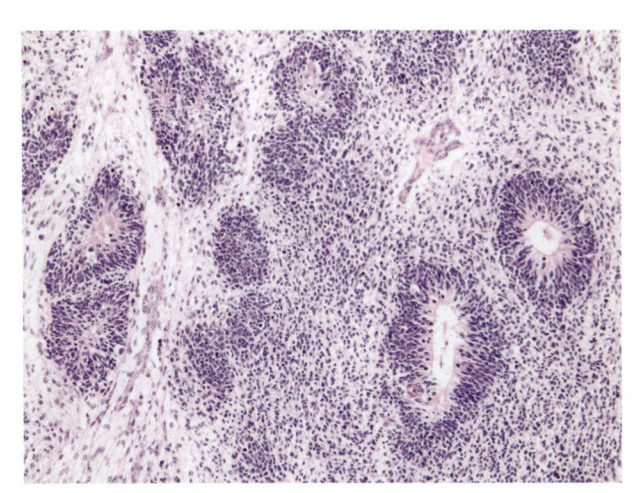

図30 未熟奇形腫
未熟な神経組織，神経管構造が密集している．

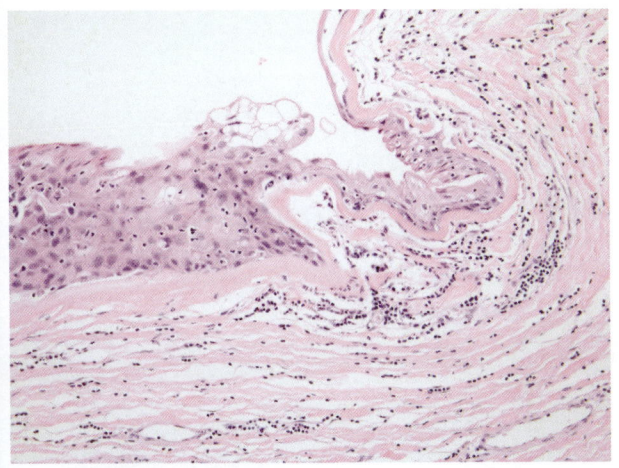

図31 成熟奇形腫の悪性転化
良性の囊胞を形成する上皮の一部が上皮内扁平上皮癌に置換されている．

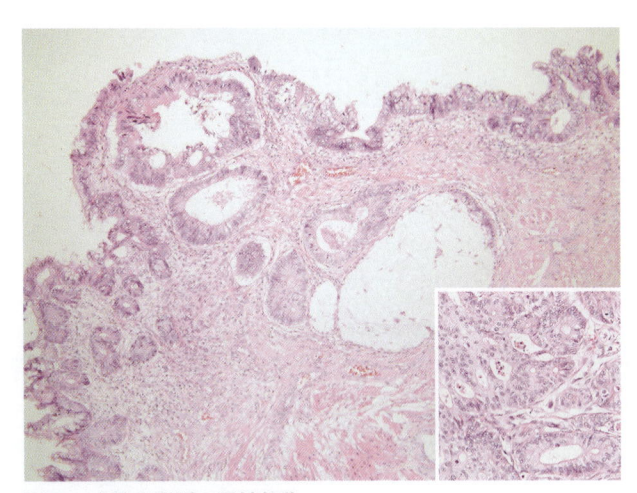

図32 成熟奇形腫の悪性転化
成熟奇形腫の一部に，比較的よく分化した腺癌が見られる．insetは悪性転化で発生した腺癌部分の拡大像．

● **成熟奇形腫** mature teratoma

　成熟した2～3胚葉の体細胞組織からなる腫瘍で，肉眼的に充実性，囊胞性，胎児型に分類される．胎児型は小人症ともよばれ，ほぼ成体に近い肉眼像示す稀な腫瘍である．囊胞性のものは皮様囊腫 dermoid cyst ともよばれ，最も多い．通常の成熟奇形腫には，表皮，毛囊，皮脂腺，汗腺，軟骨，呼吸上皮，神経膠組織，平滑筋，脂肪組織などが認められる（図29）．囊胞壁に見られる部分的結節状肥厚をRokitansky結節とよぶ．

● **未熟奇形腫** immature teratoma

　構成組織が様々な程度で，胎児様の未熟性を示す奇形腫と定義される．未熟組織は一般的に細胞密度が高く，核クロマチンは増量し，核分裂像も目立つ．未熟成分の量は予後推定の指標となり，組織学的異型度判定 grading に用いられる．この場合，未熟な神経上皮成分が切片中に含まれる割合によりGrade 0～3に分類される（図30）．神経膠組織が腹膜播種をきたしたと考えられるものを腹膜膠腫症とよぶが，成熟神経膠組織のみからなるものはGrade 0として扱われ，予後は良好である．

● **成熟奇形腫の悪性転化** malignant transformation of mature teratoma

　成熟奇形腫の組織から連続性に悪性腫瘍が発生することがあり，成熟奇形腫の悪性転化とよばれる．成熟奇形腫から発生する悪性腫瘍の大部分は扁平上皮癌である．

　多くは浸潤癌であるが，稀に上皮内癌の状態で発見される場合もある（図31）．次に腺癌の頻度が高い（図32）．小細胞癌，基底細胞癌，未分化癌，癌肉腫，メラノーマなども発生する．

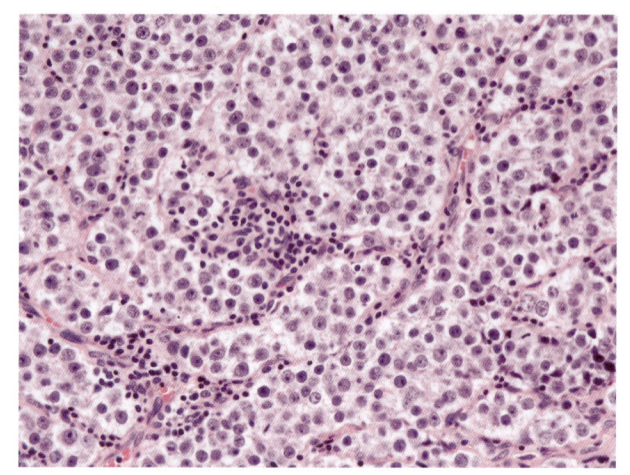

図33 ディスジャーミノーマ
明るい細胞質を有する類円形腫瘍が、血管に囲まれて胞巣状に増生する。小リンパ球を混じて2細胞パターンをとる。

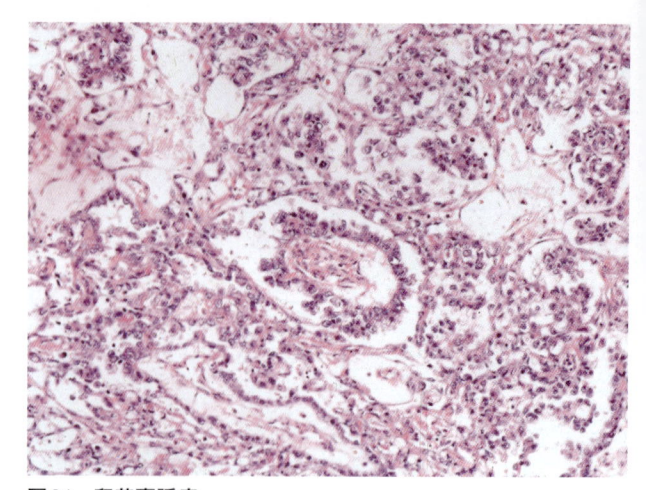

図34 卵黄嚢腫瘍
中央にSchiller-Duval小体の形成を認める。

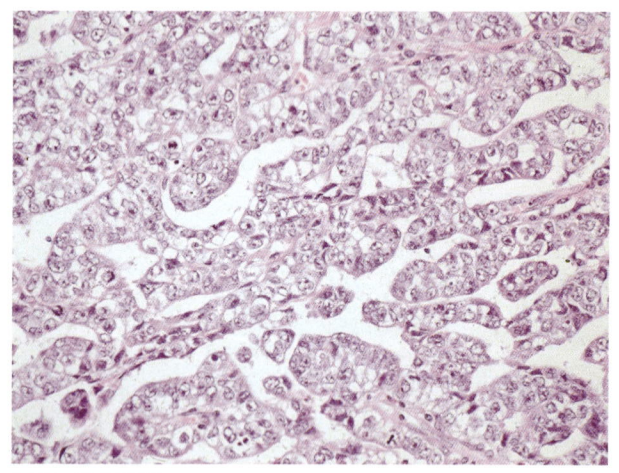

図35 胎児性癌
核小体の目立つ未熟な腫瘍細胞が管状、乳頭状、充実性に増殖する。

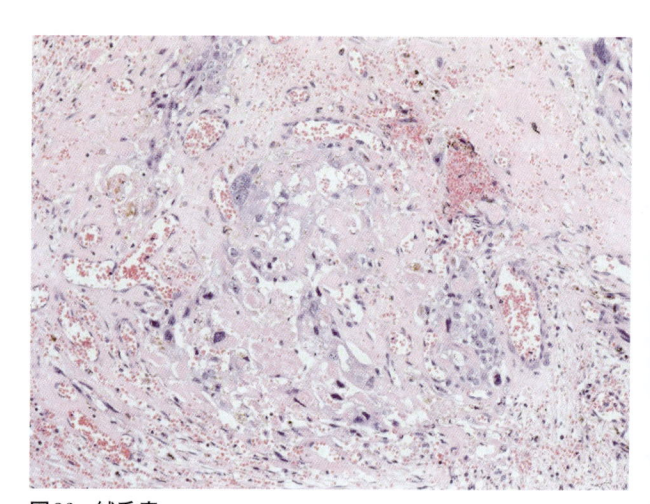

図36 絨毛癌
出血壊死性背景の中に合胞体栄養膜細胞様の腫瘍細胞が見られる。

●ディスジャーミノーマ　dysgerminoma

原始胚細胞に類似した大型腫瘍細胞からなる悪性腫瘍である。精巣に発生するセミノーマと同様の腫瘍である。腫瘍細胞は大型類円形で、細胞質は明るい。胞巣状、索状に配列し、線維性間質で囲まれた結節を形成する。小リンパ球浸潤を伴い、2細胞パターンを呈する(図33)。類上皮細胞肉芽腫を伴う場合もある。免疫組織化学染色では胎盤性アルカリホスファターゼが膜に陽性を示す。合胞体栄養膜細胞様細胞が混在することもある。Oct3/4, c-kit, D2-40等も陽性を示す。

●卵黄嚢腫瘍　yolk sac tumor

腫瘍性胚細胞が卵黄嚢方向へ分化し、AFPを産生する腫瘍である。内胚葉洞腫瘍ともよばれ様々なパターンの組織像を呈するが、腫瘍細胞が血管周囲に配列を示すSchiller-Duval小体の形成が特徴的とされる(図34)。細胞内外に好酸性硝子球が見られる。

●胎芽性癌　embryonal carcinoma

大型の未熟な腫瘍細胞が充実性、乳頭状あるいは腺管状に増殖する腫瘍で、精巣に見られるものと同様である(図35)。合胞体栄養膜細胞様細胞が混在することもある。CD30が陽性を示す。

●非妊娠性絨毛癌　non-gestational choriocarcinoma

細胞性栄養膜細胞様腫瘍細胞と合胞体栄養膜細胞様腫瘍細胞の混在する腫瘍で、β-HCGを産生する。単独で発生することはなく、混合型の胚細胞腫瘍の一部に認められることが多い。肉眼的に出血壊死を伴う部分をサンプリングすると見つかることが多い(図36)。

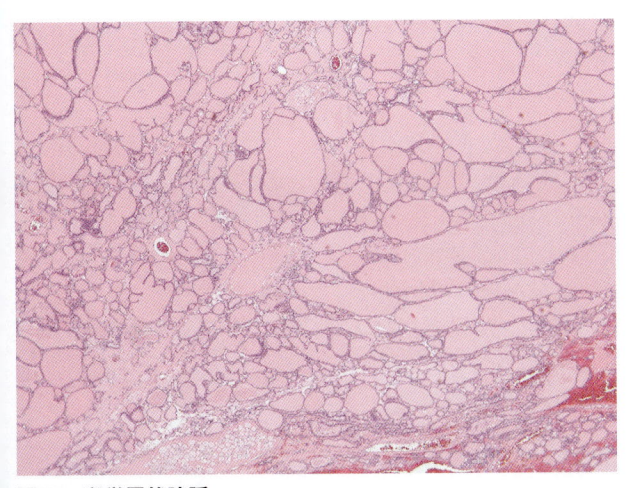

図37　卵巣甲状腺腫
大小の甲状腺濾胞様構造が増生している．

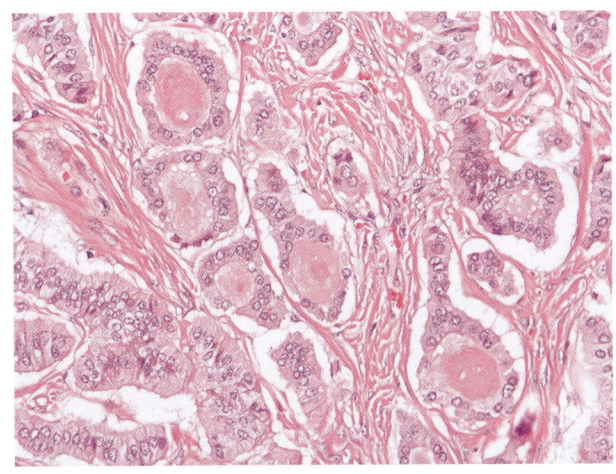

図38　カルチノイド（甲状腺性）
索状に配列する腫瘍細胞が甲状腺濾胞様構造に移行する．

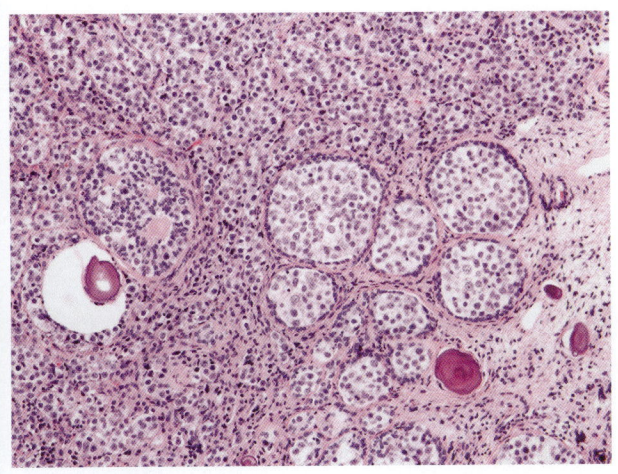

図39　性腺芽腫
性腺芽腫近傍にディスジャーミノーマが併存している．

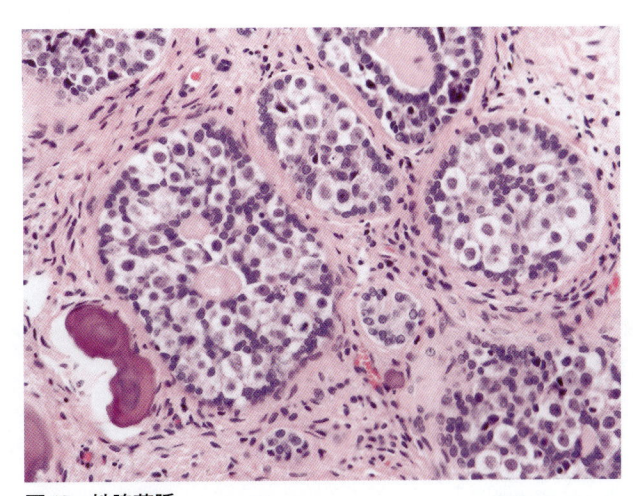

図40　性腺芽腫
性腺芽腫の胞巣は胚細胞様の腫瘍細胞とセルトリ細胞様の細胞から構成される．石灰化を伴う．

● 卵巣甲状腺腫　struma ovarii

　全てあるいは殆どが甲状腺組織からなる奇形腫である．他の奇形腫と混在するものは卵巣甲状腺腫を伴う奇形腫とよび，顕微鏡的に確認できる程度のものは奇形腫に伴う甲状腺組織と記載する．組織学的には甲状腺組織と区別できないものから腺腫様甲状腺腫，濾胞腺腫様の像を示すものまで認められる（図37）．稀に腹膜播種病変を有することや乳頭状腺癌などの悪性腫瘍が発生することがあり，悪性卵巣甲状腺腫とよんでいる．

● カルチノイド　carcinoid

　低悪性度の内分泌腫瘍で，甲状腺カルチノイド，島状カルチノイド，索状カルチノイド，粘液性カルチノイド，混合型に分類される．
・甲状腺カルチノイド：カルチノイドの部分は索状に配列することが多いが，甲状腺濾胞上皮とカルチノイドとの中間の移行細胞が存在する（図38）．
・島状カルチノイド：腫瘍細胞が大小の充実性結節を作って増殖する．結節が島状であることから名付けられている．
・索状カルチノイド：腫瘍細胞が索状に配列する．索状構造が吻合状となる場合，リボン状と表現する．
・粘液性カルチノイド：杯細胞様細胞と小円形上皮細胞が小管腔を形成して増生する．

● 性腺芽腫　gonadoblastoma

　大型の未熟な生殖細胞と未熟なセルトリ細胞に類似した小型細胞から構成される．腫瘍胞巣内に好酸性無構造沈着物を認め，しばしば石灰化を伴う．ディスジャーミノーマを伴うことが多い（図39，40）．著明な退縮傾向を示し，微小な病変として見つかることもある．

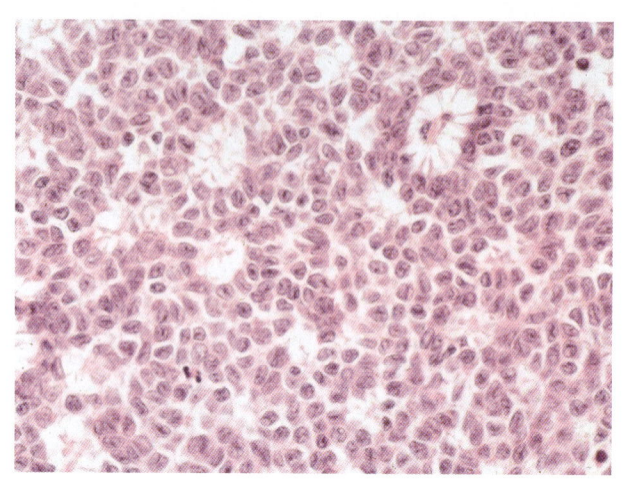

図41 顆粒膜細胞腫
成人型に見られる偽腺腔をCall-Exner小体とよんでいる.

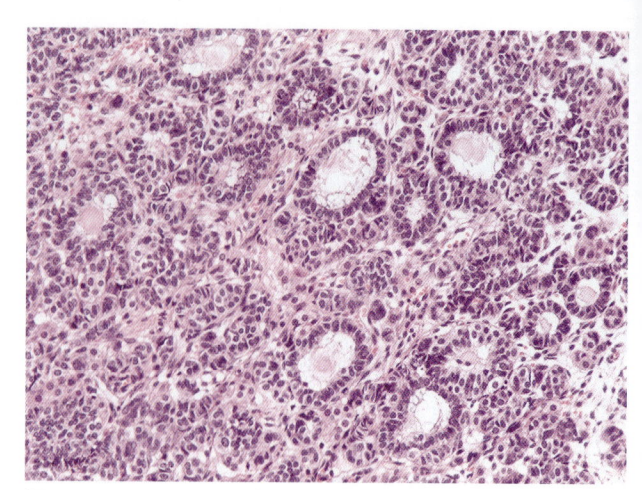

図42 セルトリ・ライディッヒ細胞腫
セルトリ細胞様の腫瘍細胞が作る腺管構造とライディッヒ細胞が混在して増生する.

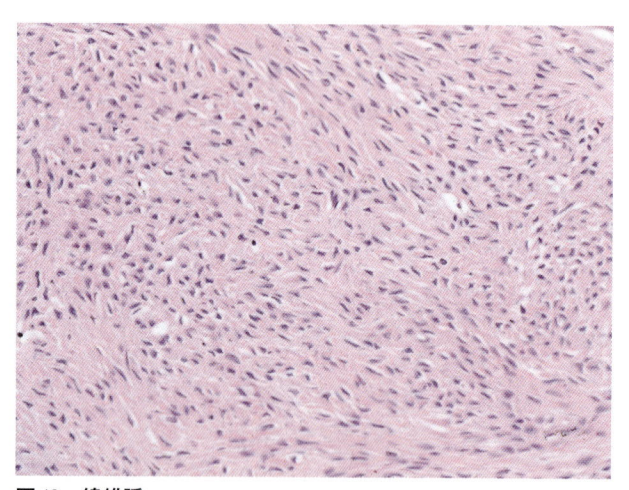

図43 線維腫
線維芽細胞様細胞と膠原線維の増生を認める.

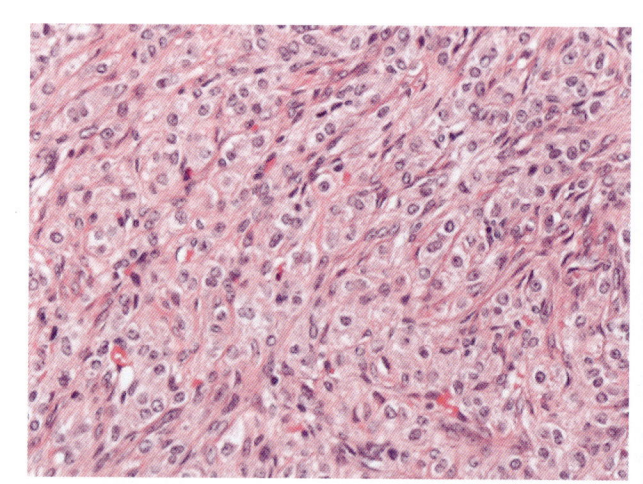

図44 莢膜細胞腫
細胞質が黄体化した間質細胞と膠原線維の増生を認める.

● **顆粒膜細胞腫** granulosa cell tumor
　成人型と若年型に分類される.
・成人型：腫瘍細胞の核にコーヒー豆様の核溝を有するのが特徴である．Call-Exner小体を伴う島状構造が特徴的であるが，大小の濾胞構造や索状，びまん性肉腫様配列を示す場合もある(図41)．
・若年型：大濾胞構造を伴う結節状あるいはびまん性増殖が特徴的で，濾胞内腔に好酸性の液状物を入れる．腫瘍細胞は好酸性あるいは空胞化した豊富な細胞質を有し，類円型核に大きな核小体を有する．多核細胞を認めることもある．核分裂像も目立つ．

● **セルトリ・間質細胞腫** Sertoli-stromal cell tumor
　セルトリ細胞，精巣網上皮細胞類似細胞，線維芽細胞，ライディッヒ細胞が単独あるいは様々な組み合わせで混在する．セルトリ・ライディッヒ細胞腫は，主としてセルトリ細胞の腺腔形成の程度で高分化，中分化，低分化に分類され，予後はそれぞれ良性，境界悪性，悪性に相当する(図42)．そのほかに網状型がある．精巣網上皮に類似した細胞から構成され，スリット状の空隙が特徴的である．セルトリ細胞腫は管状構造を示すセルトリ細胞からなる腫瘍である．

● **線維腫・莢膜細胞腫** fibroma-thecoma
　線維芽細胞に類似した細胞からなるものから，莢膜細胞に類似した腫瘍細胞が多いものまでを含む良性腫瘍群である．線維腫は膠原線維を産生する線維芽細胞が束状に増生する腫瘍で，石灰化を伴うこともある(図43)．莢膜細胞腫は莢膜細胞類似の腫瘍細胞の増生からなり，脂肪染色で細胞質が陽性を示す(図44)．

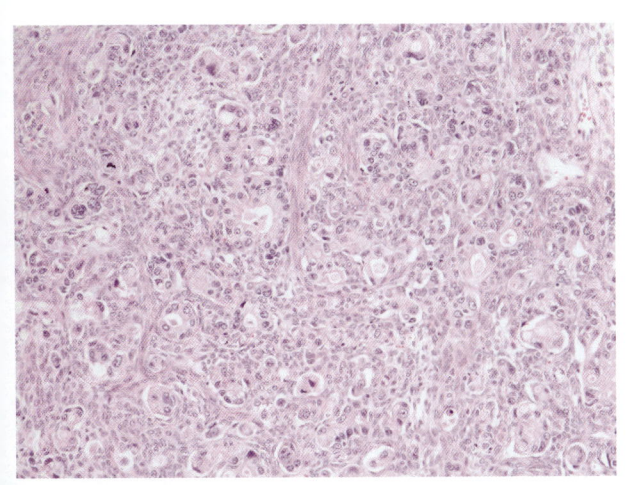

図45 転移性腫瘍（胃癌）
小腺管形成，印環細胞様の腺癌細胞が間質の線維化を伴って増生する．

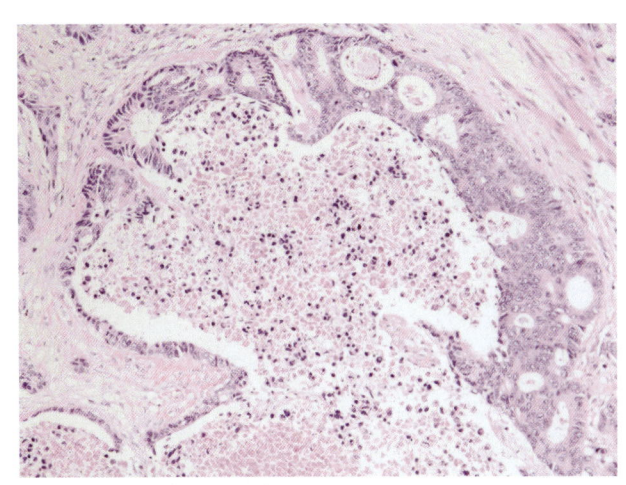

図46 転移性腫瘍（大腸癌）
篩状構造を作り増生する腺癌を認める．壊死を伴う．

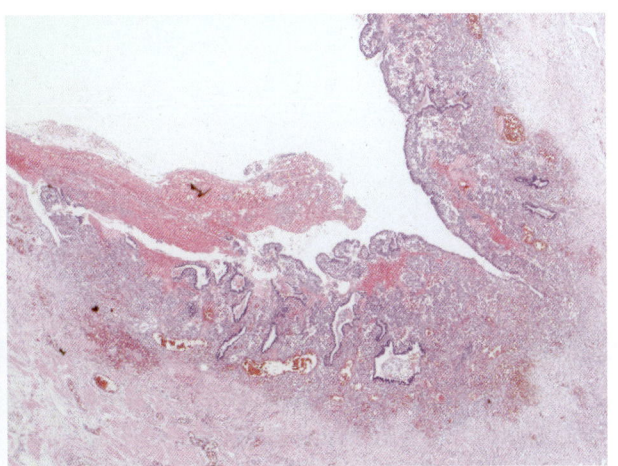

図47 チョコレート囊胞
子宮内膜組織が囊胞を形成している．出血を伴っている．

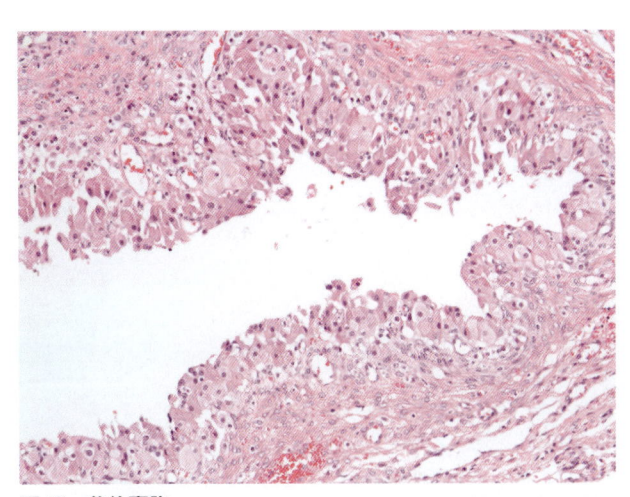

図48 黄体囊胞
黄体化した顆粒膜細胞に裏打ちされた囊胞を認める．

●転移性腫瘍　metastatic tumor

多くは両側性である．肉眼像は原発部位によって異なるが，最も多い胃癌では間質の浮腫や線維化が目立ち，充実性である．虫垂，結腸，直腸原発では粘液状の割面を呈する．胃癌の卵巣転移を狭義のKrukenberg腫瘍とよんでいる．

組織像は印環細胞型の粘液産生腺癌が間質の線維芽細胞の増殖を伴って浸潤・増殖する像が典型的である（図45）．大腸癌の転移と原発性粘液性腺癌の鑑別が問題となるが，卵巣原発では良性像から悪性像まで移行，混在が見られる．大腸癌では壊死が特徴である（図46）．免疫染色で原発性粘液性腺癌がサイトケラチン7に陽性となるのに対して，大腸癌ではサイトケラチン20が陽性であることも診断に有用である．従来，卵巣が原発とされてきた腹膜偽粘液腫の大部分は虫垂原発であることが知られている．

●子宮内膜症　endometriosis

異所性に子宮内膜組織が存在する病変を子宮内膜症とよぶ．外性子宮内膜症のうちで卵巣が約60％を占めている．内膜症は内膜腺構造と種々の程度の内膜間質から構成される．囊胞状に拡張し，内腔に変性した血液を入れるものをチョコレート囊胞とよんでいる（図47）．子宮内膜症は良性の病変であるが，類内膜癌や明細胞腺癌など悪性腫瘍の発生母地にもなりうる．意義不明な程度の異型を伴う病変を異型内膜症とよぶことがある．

●黄体囊胞　corpus luteum cyst

排卵後の黄体あるいは妊娠性の黄体が囊胞化した病変である．出血したり，破綻したりすることがあり，黄体出血とよんでいる．急性腹症の原因となる．組織学的には黄体化した顆粒膜細胞に裏打ちされた囊胞である（図48）．

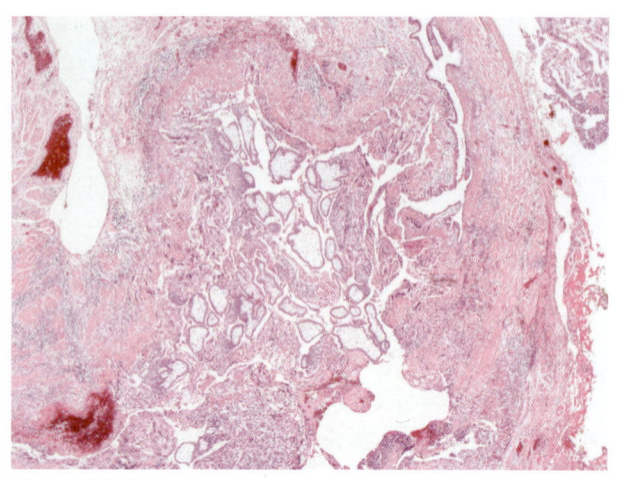

図49 卵管妊娠
拡張した卵管内に絨毛構造を認める.

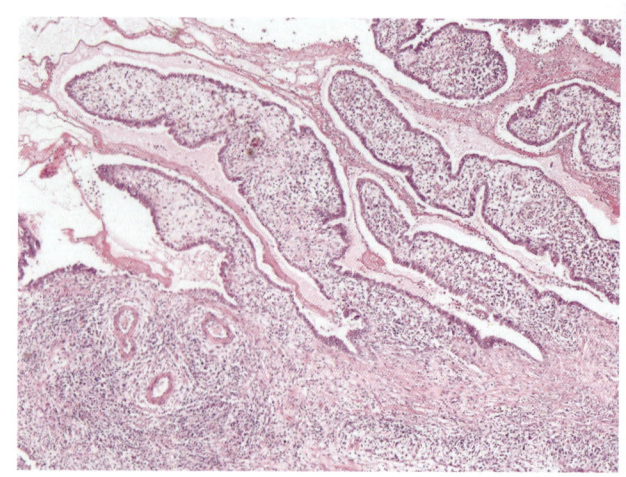

図50 卵管炎
卵管襞に好中球などの炎症細胞浸潤が見られ,内腔に滲出物が認められる.

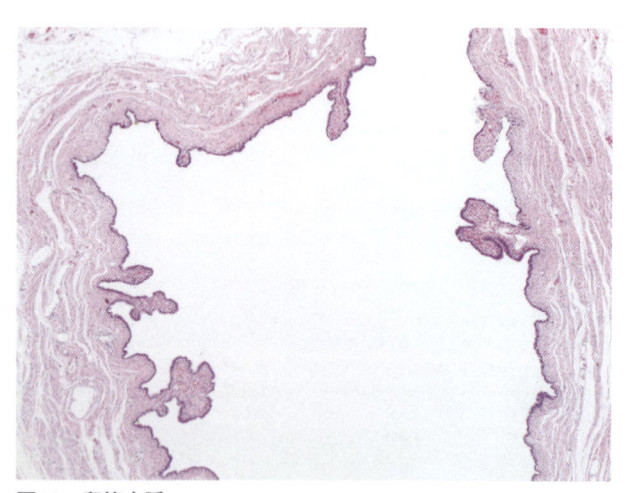

図51 卵管水腫
卵管は拡張し,襞は萎縮状となり,少数の襞が内腔に突出する.

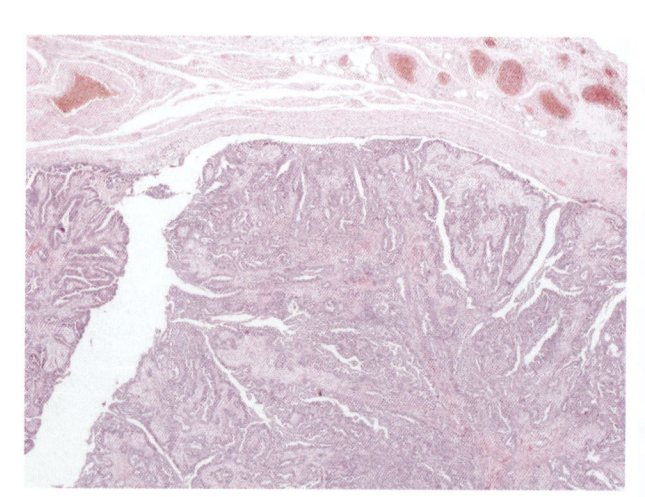

図52 卵管癌
拡張した卵管内に乳頭状に増殖する漿液性腺癌の所見.

●卵管妊娠　tubal pregnancy

　膨大部に発生することが多く,卵管は膨隆,拡張し,血腫状になる.卵管内に絨毛組織が見られ(図49),稀に胎児が認められる.卵管壁には絨毛が侵入し,着床部に脱落膜化が見られるが,内膜に比して軽度である.卵管妊娠の多くは2ヵ月以内に流産や破裂をきたし,急性腹症となる.

●卵管炎　salpingitis

　急性卵管炎は両側性のことが多く,卵管粘膜襞の間質は好中球浸潤によって腫大し,互いに癒着する(図50).慢性卵管炎は,急性卵管炎の慢性化が多く,粘膜襞の癒合とリンパ球を中心とした炎症細胞浸潤が見られる.クラミジア感染の頻度が高い.特異性卵管炎の原因は結核であることが多く,子宮内避妊器具に関連したアクチノマイコーシスの肉芽腫性卵管炎もある.

●卵管水腫　hydrosalpinx

　炎症の治癒などに伴い卵管の狭窄,閉塞などの結果,上流の卵管が拡張し,嚢胞状となる.卵管壁は薄くなり,卵管雛襞は減少し,乳頭状の分枝も少なくなる(図51).卵管水腫では,慢性炎症細胞浸潤は少ない場合が多い.

●卵管癌　tubal cancer

　卵管内に限局するものではソーセージ様の,あるいはヘビが卵を飲んだような外観を呈する.組織学的には乳頭状の増生を示す漿液性腺癌が約60%を占める(図52).腺扁平上皮癌,粘液性腺癌,明細胞性腺癌,扁平上皮癌などの報告もある.転移性腫瘍は,卵巣癌や子宮体癌からの連続性進展が大部分であるが,そのほかに消化器癌の腹膜播種からの波及も見られる.卵管原発とするには常に転移性癌の否定が必要である.

17. 子宮・外陰

三上芳喜

総論 258
　I. 標本を見る前に 258
　II. 標本の見方 259
各論 260
● 硬化性萎縮性苔癬 260
● 尖圭コンジローマ 260
● 乳房外パジェット病 260
● 外陰部上皮内腫瘍 261
● 子宮頸部扁平上皮化生 262
● 頸管ポリープ 262
● 微小腺管過形成 262
● ナボット囊胞 262
● 分葉状内頸腺過形成 263
● 子宮頸部上皮内腫瘍 263
● 子宮頸部扁平上皮癌 264
● 子宮頸部リンパ上皮腫様扁平上皮癌 265
● 子宮頸部腺扁平上皮癌 265
● 子宮頸部すりガラス細胞癌 265
● 子宮頸部上皮内腺癌 265
● 子宮頸部腺癌 266
● 子宮頸部横紋筋肉腫 267
● 無排卵性内膜剥離 267
● 内膜炎 268
● アリアス・ステラ反応 268
● ホルモン治療効果による内膜変化 268
● 不規則増殖期内膜 269
● 子宮内膜増殖症 269
● 子宮内膜異型増殖症 269
● 子宮体部類内膜癌 270
● 扁平上皮分化を示す子宮体部類内膜癌 270
● 子宮体部粘液性癌 270
● 子宮体部漿液性癌 270
● 子宮体部明細胞癌 271
● 子宮体部未分化癌 271
● 子宮体部癌肉腫 271
● 子宮体部腺肉腫 272
● 子宮体部血管周囲類上皮細胞腫 272
● 内膜ポリープ 272
● 異型ポリープ様腺筋腫 273
● アデノマトイド腫瘍 273
● 子宮腺筋症 273
● 平滑筋腫 273
● 富細胞性平滑筋腫 274
● 異型平滑筋腫 274
● 平滑筋肉腫 274
● 低悪性度内膜間質肉腫 275
● 妊娠高血圧症候群 276
● 絨毛羊膜炎 276
● 臍帯炎 276
● 胎盤腫瘍（血管腫） 276
● 胞状奇胎 277
● 侵入奇胎 278
● 絨毛癌 278
● 着床部栄養膜細胞腫瘍 278

総論

I 標本を見る前に

1. 外陰部・腟

日常の病理診断の現場で遭遇する頻度の高い外陰部疾患として，悪性黒色腫，Paget病，母斑細胞性母斑，接触性皮膚炎，硬化性苔癬，外陰部上皮内腫瘍 vulvar intraepithelial neoplasia（VIN），扁平上皮癌，囊胞（バルトリン腺囊胞など）などが挙げられる．尖圭コンジローマ，Bowen病，Bowen病様丘疹はVINの中に含められる．子宮頸部の扁平上皮病変は殆ど全てがヒトパピローマウイルス Human papillomavirus（HPV）に関連して発生するが，外陰部ではHPV関連のものは一部に過ぎず，硬化性苔癬などの慢性炎症性疾患に関連して発生する扁平上皮腫瘍が少なくない．従って，扁平上皮病変を診断する場合にはHPVや背景病変との関連を考慮する必要がある．

2. 子宮頸部

子宮頸部では扁平上皮病変と腺病変が大多数を占める．頻度の高い病変として，コンジローマ，子宮頸部上皮内腫瘍 cervical intraepithelial neoplasia（CIN），扁平上皮癌，上皮内腺癌，浸潤腺癌，頸管ポリープ，などが挙げられる．コンジローマはHPV感染であるのに対して，CINは扁平上皮癌に進展するリスクのある病変で，CIN1〜CIN3に分類される（図1）．検体は生検組織，ポリープ切除組織，円錐切除組織，子宮頸部切断術，子宮全摘組織（単純子宮全摘出術，準広汎子宮全摘出術，広汎子宮全摘出術など）により切除された組織に大別される．円錐切除および子宮頸部切断術は妊孕能温存を目的として行われるが，治療とともに診断を兼ねている．すなわち，これらの検体で浸潤の程度が微小浸潤を越えた範囲で浸潤癌が認められた場合（ⅠB期以上）は子宮全摘出術が施行される．従って，病理診断を行うためには検体を12分割するなどして多数の標本を作製し，観察する必要がある．円錐切除には頸部組織をナイフで円錐状に一塊として切除する方法と，レーザーを用いて分割切除する方法（loop electrosurgical excision procedure：LEEP）がある．

子宮頸がんの早期発見を目的として細胞診による検診が広く行われており，細胞診判定には改訂ベセスダシステム（2001年）に準拠した用語と判定基準が用いられている．扁平上皮癌ないし腺癌の他，軽度上皮内病変 Low-grade squamous intraepithelial lesion（LSIL）（コンジローマ CIN1を推定する），高度上皮内病変 High-grade squamous intraepithelial lesion（HSIL）（CIN2ないしCIN3を推定する）と判定された場合には精査（コルポスコピー検査と生検）が行われる．LSIL，HSILを疑うが断定できない場合にはそれぞれASC-US，ASC-Hと判定され，後者では精査，前者ではHPVテストによるふるい分け（トリアージ）が行われる．腺癌ないし上皮内腺癌が疑われる場合にはAGCと判定され，原則としてASC-Hと同様に精査の対象となる．従って，子宮頸部生検標本を鏡検する場合には，生検の目的と細胞診判定の結果を把握しておくことが望ましい．

前述のように円錐切除は治療とともに診断を兼ねているため，病変の広がり，切除断端への露出の有無を評価する必要がある．たとえば，腫瘍の浸潤が認められた場合にはその深達度と水平方向の広がりを計測して，進行期，病理学的T因子，脈管侵襲の有無などを決定する．

子宮全摘出術は浸潤癌に対して行われる．その目的は診断確定であるが，補助化学療法の適応を決定するために腫瘍の広がり，深達度，脈管侵襲の有無，断端の状態を評価する必要がある．

3. 子宮体部

子宮体部の検体は，生検検体，搔爬検体，ポリープ切除検体，子宮全摘検体，核出検体が大部分を占める．筋層内の病変に対して子宮筋層生検（針生検）が行われることもある．核出は子宮体部平滑筋腫に対して行われることが多い．生検は不正出血がみられた場合に施行されることが多く，遭遇する疾患としては内膜炎，不規則増殖期内膜，ホルモン依存性内膜剝離，子宮内膜ポリープ，子宮内膜増殖症，子宮内膜異型増殖症，腺癌が多い．日付診を目的として行われることもある．内膜搔爬は生検で腺癌ないし子宮内膜増殖症が疑われる場合に行われることが多い．

4. 絨毛性疾患

絨毛性疾患には全胞状奇胎，部分胞状奇胎，侵入奇胎，過大着床部，着床部結節，絨毛癌，着床部栄養膜細胞腫瘍，類上皮型栄養膜細胞腫瘍，が含まれる．胞状奇胎については肉眼的に絨毛の水腫状腫大が明瞭で，古典的なブドウの房状外観を示す例は減少しており，流産として検体が提出された搔爬検体で，顕微鏡的に診断される早期の例が増加している．そのため，早期の胞状奇胎の組織学的特徴に精通している必要がある．

5. 胎 盤

胎盤検索の主な目的は児に生じた障害の原因を明らかにすることと次回の妊娠の合併症のリスクを評価することである．そのため，外表の異常の有無，感染を示唆する炎症の有無，血栓や血腫，血管病変，梗塞の有無，絨毛の発達・成熟の度合い，などを確認する．

II 標本の見方

1. 子宮頸部

　子宮頸部の標本を観察する場合には，扁平上皮・円柱上皮境界squamocolumnar junction（SCJ）に注目する．SCJは組織学的外子宮口に相当し，エストロゲンの影響を受けて移動する．性成熟期には腟側に移動し，扁平上皮化生が生じると体部側に移動する．この領域は移行帯と呼ばれる．扁平上皮癌，CINは移行帯に好発するため，生検標本を観察する場合は検体に移行帯が含まれていることを確認する必要がある．

　移行帯で全層がN/C比の高い細胞で置換された重層扁平上皮が認められた場合は未熟扁平上皮化生とCIN3の可能性を考慮する．核大小不同，核形不整，核クロマチン増量，核の重積，核分裂像が認められる場合はCIN3であると判断する．一方，未熟扁平上皮化生では核の大きさや形が均一で，核の重積は認められない．核分裂がみられることは稀である．上皮の表面に一層の粘液上皮が認められる場合は化生である可能性が高い．

　CIN3であると判断した場合には間質浸潤がないことを確認する．非破壊性の頸管腺への進展（腺侵襲）は(1)構成細胞が典型的なCIN3と同様である，(2)辺縁が平滑である，(3)病変の輪郭と分布領域が既存の頸管腺の形，分布領域から逸脱していない，などの点で破壊性間質浸潤と区別される．真の浸潤巣は辺縁が不整で，かつ構成細胞がCIN3を構成する細胞とは異なり，角化により比較的豊富な好酸性細胞質を有する．核の多形性もより顕著である．

　上皮内腺癌は既存の頸管腺が中等度〜高度の核腫大，重積，クロマチン増量を示す異型円柱細胞で置換された状態で，核分裂像がしばしば認められる．上皮内腺癌はCIN3の直下で偶然認められることもある．

2. 子宮体部

　子宮体部内膜は既存の内膜腺の有無を確認し，これと構築あるいは細胞像が異なる腺管が存在している場合に注意深く観察する．拡張や不規則な分枝を示す内膜腺が一定の領域を占拠している場合は子宮内膜増殖症を考慮し，腺上皮の核の腫大と円形化，核小体の明瞭化が見られる場合は子宮内膜異型増殖症と診断する．異型増殖症は類内膜癌が合併ないし併存するリスクが高い．両者の鑑別点は浸潤の有無で，篩状腺管や乳頭状増殖，間質反応がみられる場合は類内膜癌を考慮する．内膜増殖症，類内膜癌と鑑別を要する病変としてポリープ，不規則増殖期内膜，ホルモン依存性内膜剝離，異型ポリープ様腺筋腫などがあげられる（図2）．

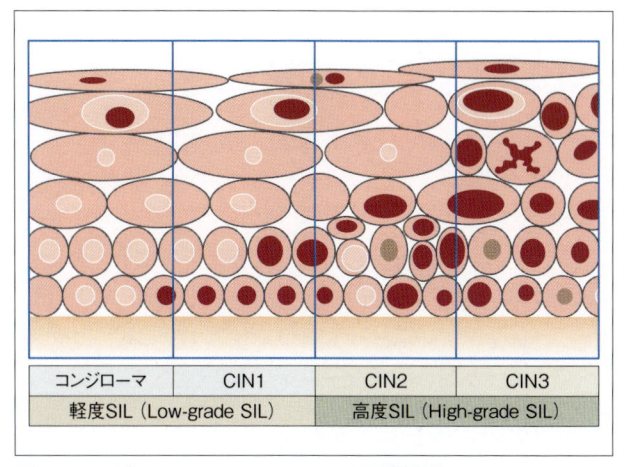

図1　コンジローマ，CIN1〜CIN3の組織形態
CIN1，CIN2，CIN3では腫瘍性の異型上皮がそれぞれ重層扁平上皮の基底側1/3，1/3〜2/3，2/3以上を占拠する．一過性のHPV感染であるコンジローマ，CIN1は軽度SILに含まれ，ともに上皮の表層でウイルス粒子の複製に伴う細胞傷害効果の結果として核の腫大や核形不整，核周囲空胞（ハロ）によって特徴づけられるコイロサイトーシスがみられるが，コンジローマでは基底側で腫瘍性の異型は認められない．CIN2，CIN3においてもコイロサイトーシスがみられることがあるが頻度は低い．

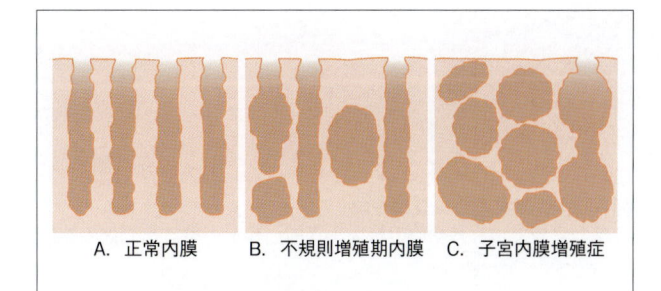

図2　子宮体部の不規則増殖期内膜と子宮内膜増殖症
正常の増殖期の子宮体部内膜では屈曲蛇行を伴いながらも内膜腺が平行に配列しており，腺管の太さは同じであるが(A)，エストロゲン刺激が遷延した状態では内膜腺が所々で拡張し，配列が不規則となる．この状態で，既存の内膜腺が介在している場合は不規則増殖期内膜とよばれる(B)．拡張した内膜腺が正常の内膜腺の介在を伴わずに密集・集簇して，一定の面積を占拠している場合に子宮内膜増殖症と診断する(C)．子宮内膜異型増殖症では核の腫大と円形化，空胞化，核小体の明瞭化がみられ，腺管の密度がより高くなるが，癒合腺管，篩状腺管，乳頭状発育，間質浸潤は認められない．

3. 胎盤

　胎盤の標本をみる場合には，炎症細胞の有無と血栓・血腫の形成，梗塞などの有無に留意しながら絨毛，絨毛膜板，絨毛間腔，脱落膜を系統的に観察する．膜は羊膜，絨毛膜，脱落膜を観察する．妊娠高血圧症では脱落膜血管で急性アテローシスが認められる．臍帯は動脈と血管，間質を見る．

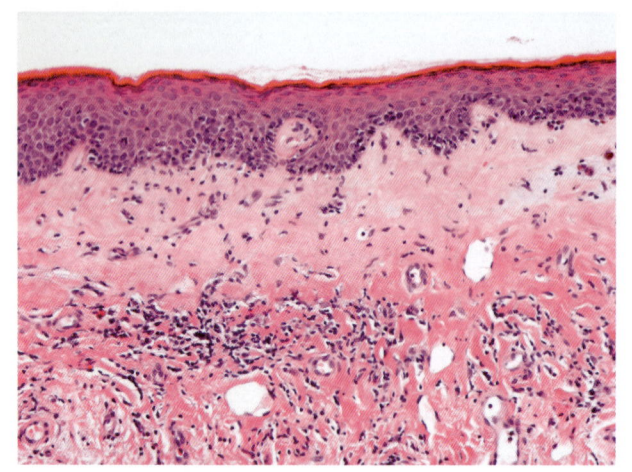

図1　硬化性萎縮性苔癬
表皮下で間質硝子化とリンパ球浸潤が認められる.

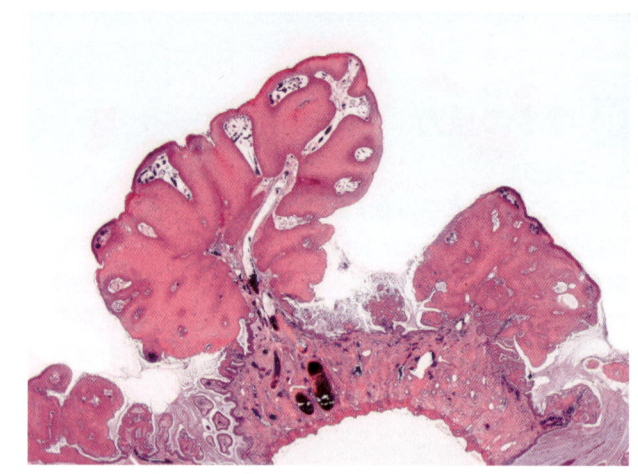

図2　外陰部尖圭コンジローマ
間質性の芯を有する表皮の乳頭状増殖で構成される隆起性病変.

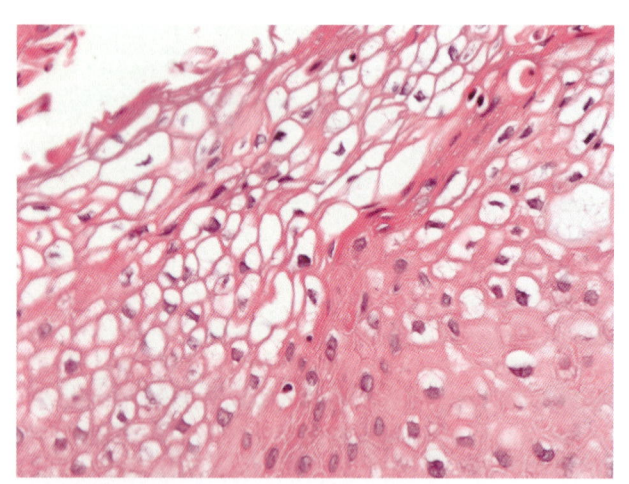

図3　外陰部尖圭コンジローマ
表皮の表層では有棘細胞の核大小不同, 核形不整, 核周囲の空胞形成が認められる(コイロサイトーシス).

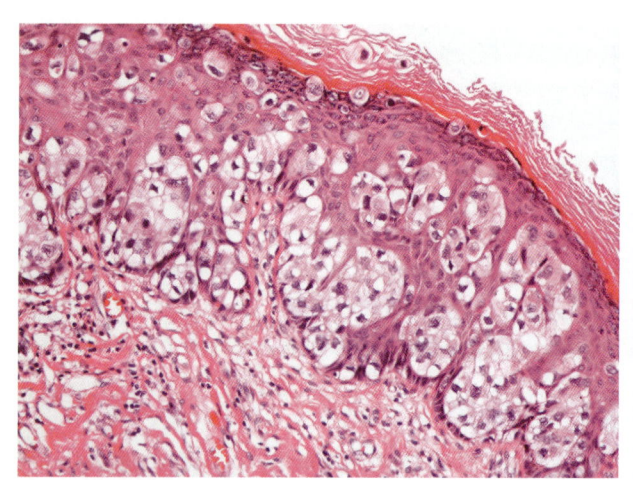

図4　外陰部Paget病
表皮内で淡明な細胞質を有する異型細胞が増殖している.

●硬化性萎縮性苔癬　lichen sclerosus et atrophicus

自己免疫的機序あるいは感染などによって発生すると考えられている病変で, 上皮直下の間質の硝子化, リンパ球浸潤によって特徴づけられる(図1). 重層扁平上皮は萎縮する. 臨床的には分化型外陰部上皮内腫瘍(differentiated VIN), 非ヒトパピローマウイルス(HPV)関連扁平上皮癌に進展するリスクがある病変として知られている.

●尖圭コンジローマ　condyloma acuminatum

低リスクHPVによる表皮の乳頭状増殖性病変で, HPV6型, 11型によって生じる. 線維血管性の芯は複雑に分枝し, これを覆う重層扁平上皮(表皮)は種々の程度の肥厚, 過角化, 錯角化を示す(図2). 表層ではウイルス粒子の自己複製による細胞傷害の結果として, 核周囲に空胞が形成される. 核は腫大し, 形が不整となる. この変化をコイロサイトーシス koilocytosis という(図3).

●乳房外パジェット病　extramammary Paget's disease

核小体が明瞭な大型の核と淡好酸性の細胞質を有する異型細胞(パジェット細胞)が表皮内で浸潤, 増殖することによって特徴づけられる. 形態的には乳房Paget病と同様である(図4). 腫瘍細胞はアポクリン形質を示すが, 豊富な細胞質内粘液を有するために印環細胞の形態を示すこともある. ときに腫瘍細胞が表皮下間質に浸潤したり, 汗管内で真皮の深部に向かって進展する. Bowen病との合併例も知られている. 鑑別診断として, 尿路上皮癌, 大腸癌などの表皮内進展による二次性Paget病, 悪性黒色腫が挙げられる. Paget病では腫瘍細胞がメラニン色素を含有することがあるが, 表皮の基底細胞が保持される点で悪性黒色腫と区別される.

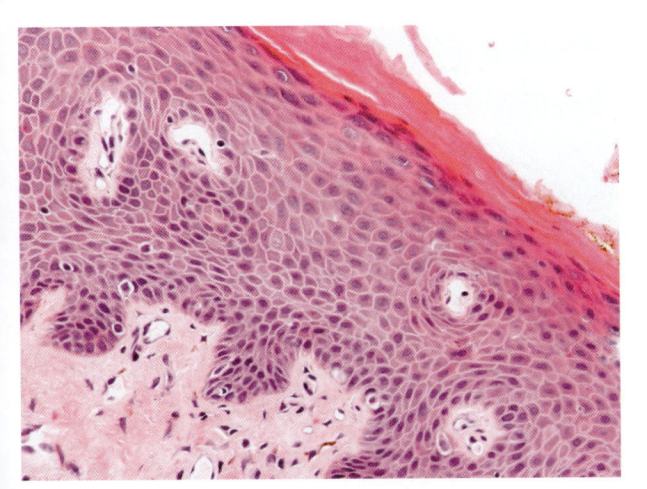

図5　VIN1
表皮の基底側で軽度の核腫大，大小不同が認められる．

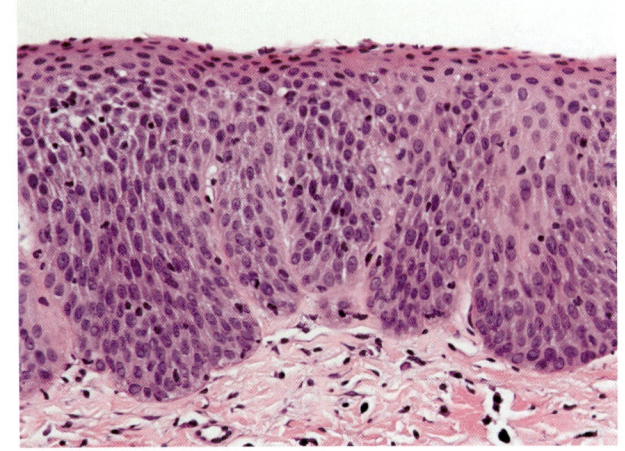

図6　VIN3（類基底細胞型 basaloid type）
表皮の全層がN/C比が高い異型細胞で置換されている．

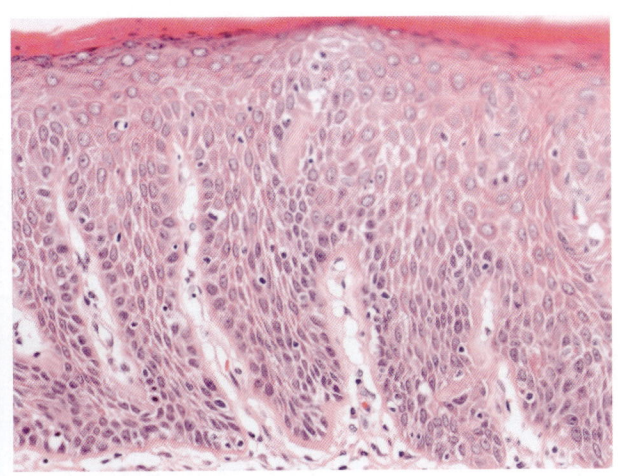

図7　分化型（differentiated）VIN
細胞異型は表皮の基底側にとどまっているが，核大小不同，核形不整が顕著である．

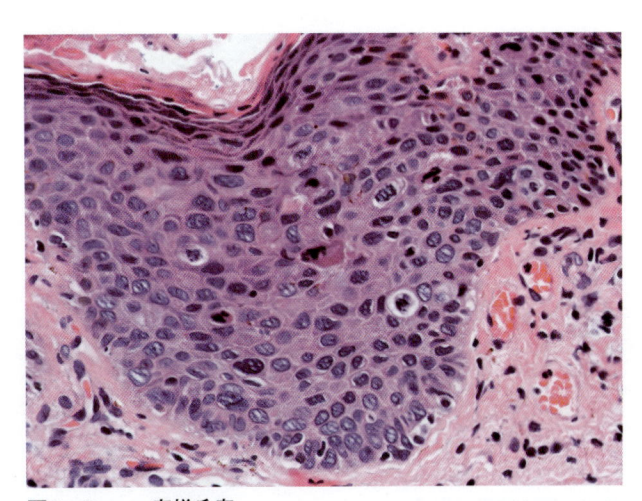

図8　Bowen病様丘疹
表皮の全層が異型細胞で置換されている．形態的には上皮内癌と同様だが，若年の多発丘疹で，自然退縮することがある．

●外陰部上皮内腫瘍　vulvar intraepithelial neoplasia（VIN）

外陰部扁平上皮癌の前駆病変で，子宮頸部上皮内腫瘍（異形成・上皮内癌）と同様に，腫瘍性の異型細胞が上皮の基底側1/3にとどまっている場合にはVIN1（図5），1/3～2/3を占める場合はVIN2，これをこえる場合はVIN3（図6）と診断されていた．すなわち，軽度異形成がVIN1，中等度異形成がVIN2，高度異形成と上皮内癌がVIN3に相当する．しかし，外陰部扁平上皮癌は子宮頸部のものとは異なり，HPVが関連する例は約40%に過ぎず，硬化性萎縮性苔癬や慢性単純性苔癬などの慢性炎症による病変を背景に発生することが少なくない．

HPVに関連するVINは主として一過性の低リスクHPV感染であるVIN1と高リスクHPVによるVIN2およびVIN3に2分される．前者には外陰部尖圭コンジローマが含まれ，多くが自然消退する．後者はコイロサイトーシスを伴う疣贅型VINと頸部のCINと同様にN/C比の高い異型細胞で構成される類基底細胞型VINに分けられる．

非HPV関連のVINの多くは浸潤リスクが高い病変で，事実上全てVIN2ないしVIN3に準じて取り扱われる．すなわち，核腫大，核クロマチン増量，核大小不同，核形不整を示す異型細胞が基底側1/3の範囲に留まっている場合であっても，そのまま間質内に浸潤して扁平上皮癌に進展することがあるため，分化型VIN（differentiated VIN）という概念が提唱された（図7）．

Bowen病様丘疹 bowenoid papulosis はHPV感染に関連する特殊なVINの亜型で，全層が異型細胞で置換されているため形態的に上皮内扁平上皮癌との判別が困難であるが（図8），臨床的には若年に好発する多発小丘疹で，自然消退することが多い．したがって，診断確定のためには臨床情報が不可欠である．

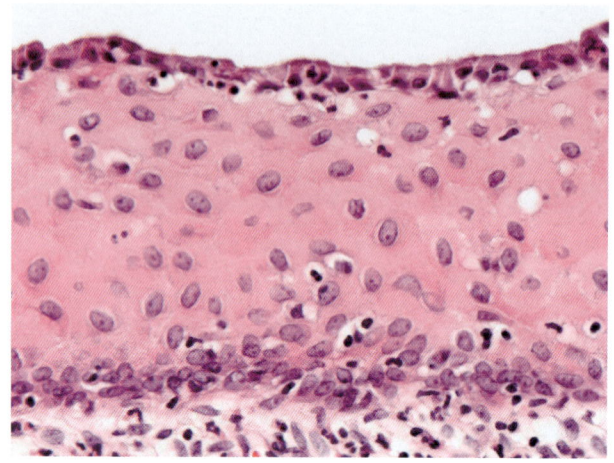

図9 扁平上皮化生
好酸性の多稜形細胞で構成され，表層に向かう分化・成熟傾向が見られない．表面では円柱細胞が認められる．

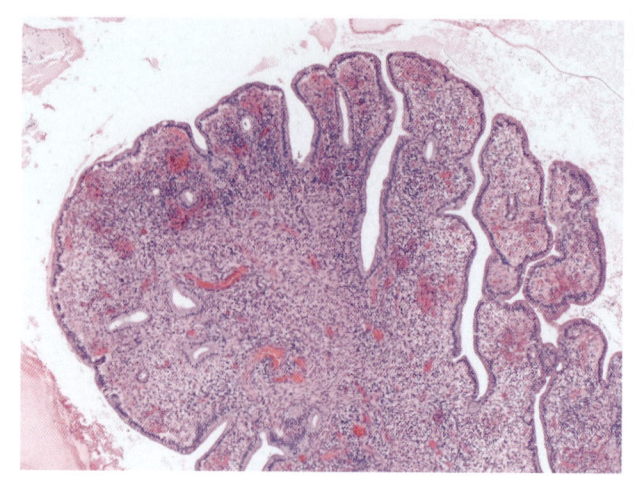

図10 頸管ポリープ
粘液産生円柱上皮で被覆された粘膜で構成される隆起性病変．

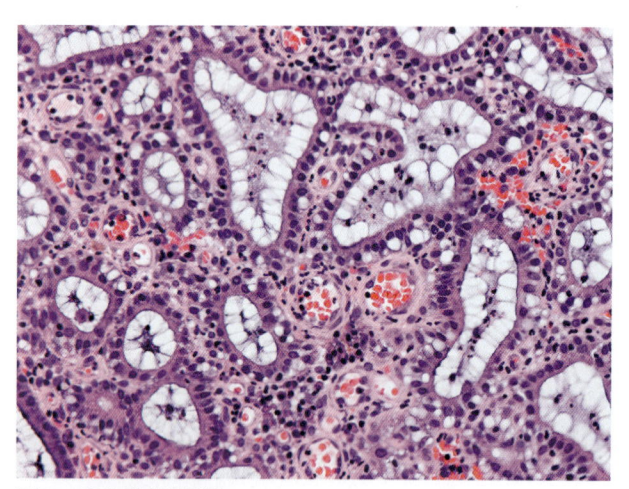

図11 微小腺管過形成
立方状ないし低円柱状の細胞で構成される小型腺管が密集して存在している．

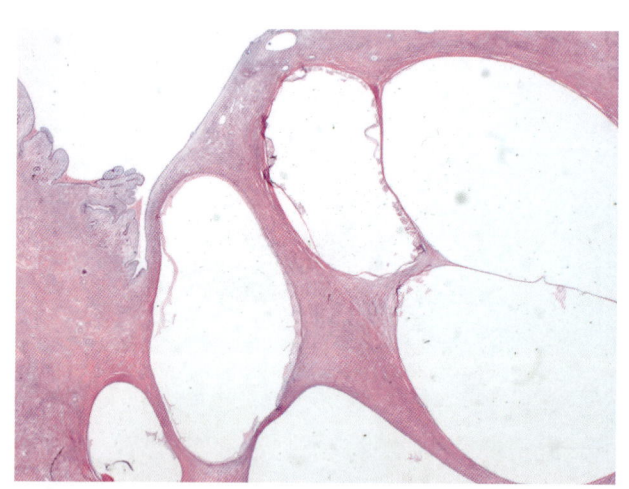

図12 Naboth囊胞
子宮頸部の表層上皮下で頸管腺が拡張し，囊胞状となっている．

● **子宮頸部扁平上皮化生** squamous metaplasia

　子宮頸部の扁平上皮円柱上皮境界 squamocolumnar junction(SCJ)は，円柱上皮が扁平上皮に置換される現象(扁平上皮化生)によって移動する．本来のSCJ(1次SCJ)から化生重層扁平上皮と円柱上皮の境界部(2次SCJ)に至る領域は移行帯 transformation zone とよばれる．扁平上皮化生は粘液産生円柱上皮の基底側で予備細胞が出現して増殖し，好酸性の細胞質を有する多稜形の有棘細胞となることによって生じる(図9)．上皮の表層ではしばしば粘液上皮が残存する．既存の重層扁平上皮と比較して表層分化に乏しい傾向があり，上皮の全層が比較的N/C比の高い細胞で置換されるため，CIN3(高度異形成・上皮内癌)に類似するが，核の重積や異型，核分裂がみられない点で区別される．

● **頸管ポリープ** endocervical polyp

　粘液産生円柱上皮，化生重層扁平上皮で構成される粘膜ポリープである(図10)．しばしばびらん，急性あるいは慢性炎症細胞浸潤，微小腺管過形成を伴う．

● **微小腺管過形成** microglandular hyperplasia

　頸管内膜でみられる小腺管の密集・集簇で構成される変化で，間質の介在が殆ど認められない(図11)．そのため構造的に腺癌に一見類似するが，核大小不同や核形不整，核重積，クロマチン増量，核分裂が認められない．円柱上皮の直下で予備細胞が一列に配列するため，随所で管腔を形成する細胞が2層となる．扁平上皮化生を伴うことが多い．

● **ナボット囊胞** Nabothian cyst

　頸管腺の開口部が扁平上皮化生などによって閉塞されるために生じる子宮頸部の貯留囊胞 retention cyst である．囊胞を被覆する上皮は粘液産生円柱上皮だが，しばしば扁平となる(図12)．

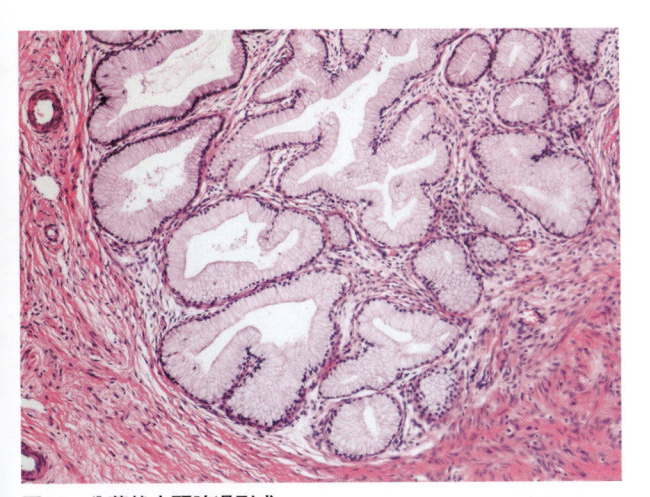

図13 分葉状内頸腺過形成
豊富な細胞質内粘液を有する円柱細胞で構成される小型腺管の分葉状増殖が見られる．

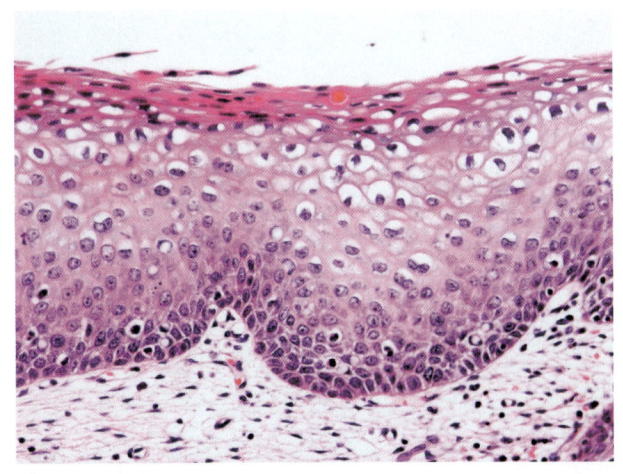

図14 CIN1
重層扁平上皮の基底側1/3の範囲で軽度の核腫大，核大小不同が見られる．表層では錯角化が見られる．

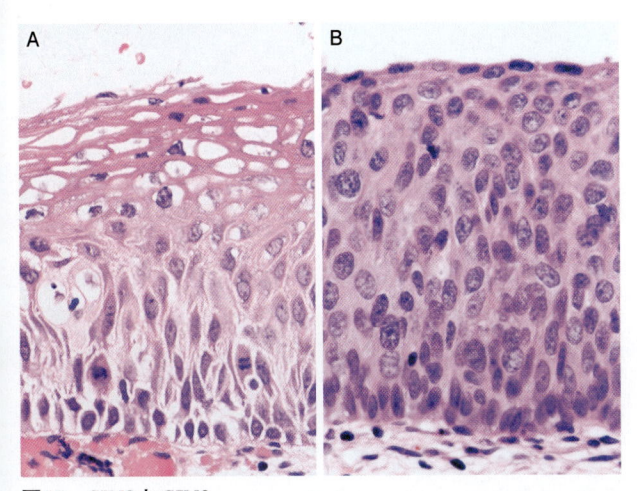

図15 CIN2とCIN3
CIN2（A）では重層扁平上皮の基底側1/3〜2/3の範囲で核形不整，核大小不同，核分裂が認められる．これに対してCIN3（B）では，N/C比の高い異型細胞が重層扁平上皮の全層を置換している．

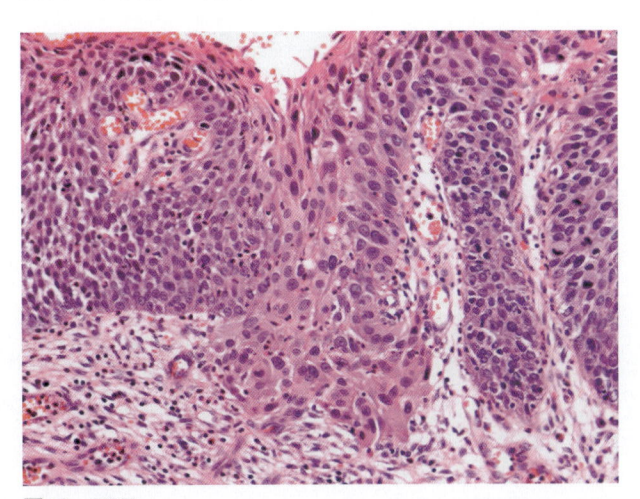

図16 CIN3
微小浸潤癌CIN3に連続して好酸性細胞質を有する異型細胞が上皮下間質に浸潤している．

● 分葉状内頸腺過形成　lobular endocervical glandular hyperplasia（LEGH）

　子宮頸部内頸腺過形成は，(1)非特異型，(2)分葉状型，(3)びまん性層状型，に分けられる．分葉状内頸腺過形成は，拡張した腺管の周囲で小型腺管が集簇して分葉状に配列して増殖する良性腺病変で，胃の幽門腺に類似する（図13）．免疫組織化学的にも胃幽門腺粘液を認識するHIK1083，抗MUC6抗体で陽性となるため，幽門腺化生 pyloric gland metaplasia とよばれることがある．近年，子宮頸部腺癌の亜型である最小偏倚腺癌（いわゆる悪性腺腫），胃型腺癌（WHO分類第4版，2014年）の前駆病変であると考えられるようになった．

● 子宮頸部上皮内腫瘍　cervical intraepithelial neoplasia（CIN）

　子宮頸部扁平上皮癌の前駆病変に対して異形成に代わり，現在はCINの用語が広く用いられている．軽度異形成がCIN1（図14），中等度異形成がCIN2（図15），高度異形成と上皮内癌がCIN3（図15）に相当する．2014年に改訂されたWHO分類第4版では，細胞診の報告様式を定めたベセスダシステムで用いられる用語である扁平上皮内病変 squamous intraepithelial lesion（SIL）が組織診断用語として用いられることになった．コンジローマとCIN1が軽度SIL，CIN2とCIN3が高度SILに対応する．組織学的には異型が基底側1/3に留まる場合はCIN1，1/3〜2/3の範囲でみられる場合はCIN2，基底側2/3を越える場合はCIN3と診断される．異型は核大小不同，核形不整，核クロマチン増量，核重積，核分裂の有無により評価する．CIN1〜3を正確に判別するためにはHPV感染による細胞傷害の結果生じるコイロサイトーシスを腫瘍性の異型と区別する必要がある．ときに微小浸潤が見られるために注意深い観察が必要である（図16）．

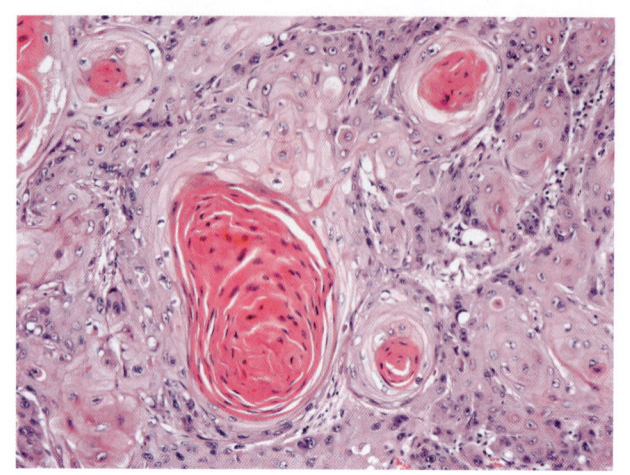

図17　扁平上皮癌(角化型)
層状の角質巣(癌真珠cancer pearl)が認められる.

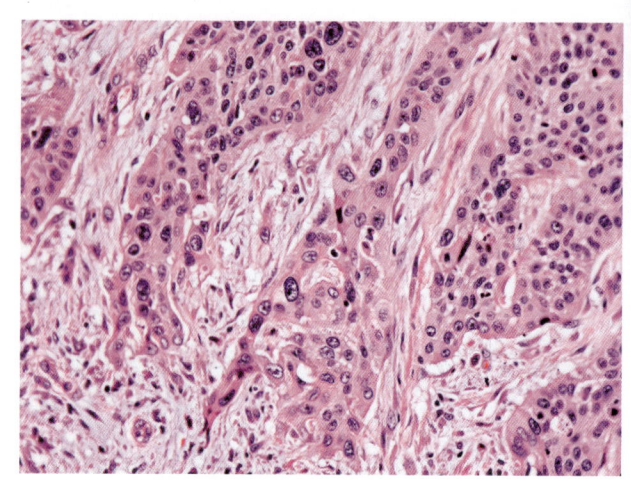

図18　扁平上皮癌(非角化型)
好酸性の細胞質を有する異型細胞が不整形の胞巣を形成して浸潤している.角化傾向に乏しいが,細胞間橋が認められる.

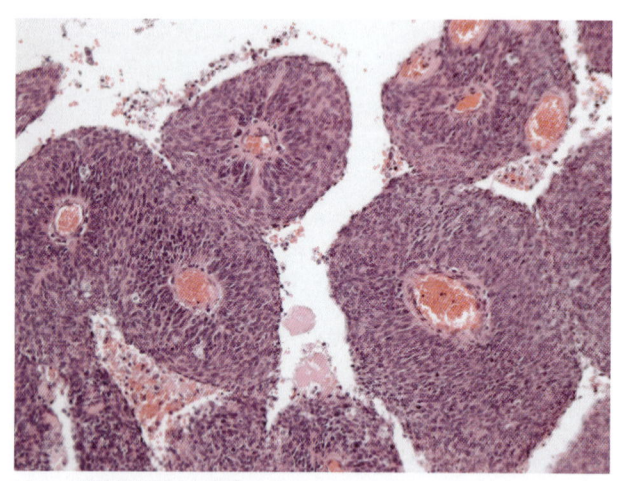

図19　乳頭状扁平上皮癌
線維血管性の芯を伴う乳頭状増殖で構成されている.

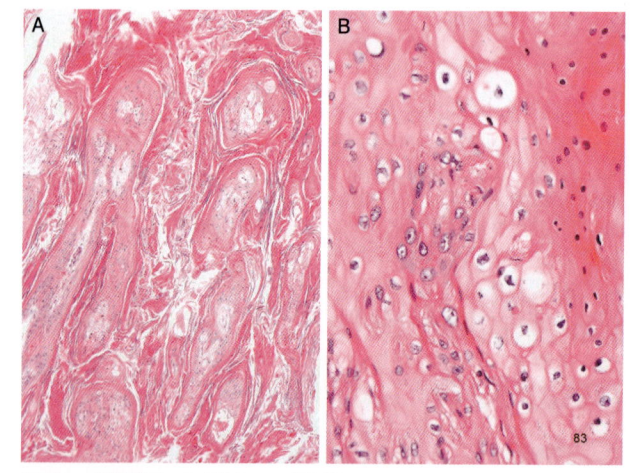

図20　疣贅様(コンジローマ様)癌
高度の過角化を伴う乳頭状増殖(A).表層ではコイロサイトーシスが認められ,尖圭コンジローマに類似している(B).

●子宮頸部扁平上皮癌　squamous cell carcinoma

扁平上皮への分化を示す上皮性悪性腫瘍で,大部分は角化型 keratinizing type(図17)ないし非角化型 non-keratinizing type(図18)に分類される.角化型は層状の角質巣(癌真珠 cancer pearl)によって特徴づけられ,主として高分化型に相当する.これに対して非角化型は中分化〜低分化型に相当する.扁平上皮への分化を示す所見として,好酸性の細胞質を有する腫瘍細胞の充実性増殖,異常角化,細胞間橋の存在,充実性胞巣の中央に向かって腫瘍細胞の細胞質が豊富となる分化極性の存在,が挙げられる.非角化型は細胞質が乏しいために,一見小細胞癌に類似することがある.また,扁平上皮癌と小細胞癌が混在することもあるため,注意を要する.免疫組織化学的には扁平上皮癌はp63,p40,サイトケラチン5/6が陽性となる点で小細胞癌と区別される.

扁平上皮癌の前駆病変は子宮頸部上皮内腫瘍 cervical intraepithelial neoplasia(CIN)で,その発生には高リスクHPVが関与する.15種類が高リスクHPVとして知られているが,扁平上皮癌で検出されるHPVの約70%が16型ないし18型である.

扁平上皮癌の亜型として,乳頭状扁平上皮癌(図19),コンジローマ(図20),疣状癌,類基底細胞癌,リンパ上皮腫様扁平上皮癌などが知られている.乳頭状扁平上皮癌は繊細な線維血管性の芯を伴う外向性乳頭状発育によって特徴づけられる腫瘍で,生検では表層のみが採取されるためにしばしば破壊性間質浸潤が確認できないが,深部では高頻度に浸潤がみられる.コンジローマ様癌は外向性発育を示す高分化型の扁平上皮癌で,コイロサイトーシスを示すために生検あるいは細胞診で悪性の診断を確定することが困難であることがある.

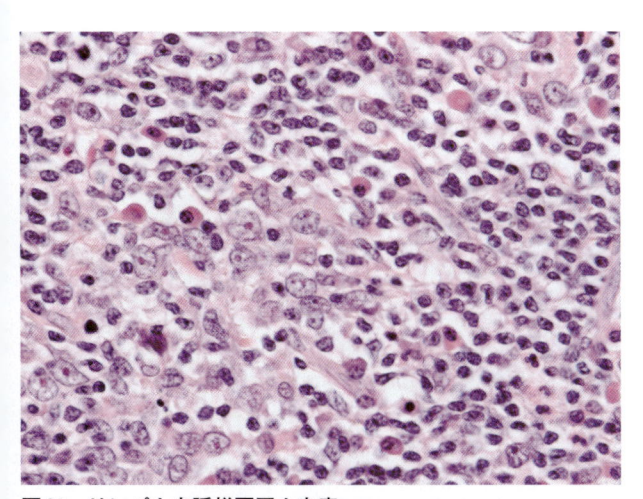

図21 リンパ上皮腫様扁平上皮癌
高度のリンパ球浸潤を背景として核小体の明瞭な大型核を有する異型細胞が増殖している．角化傾向に乏しい．

図22 腺扁平上皮癌
異型円柱細胞が管腔を形成しながら増殖する一方で，角化(右上)が認められる．

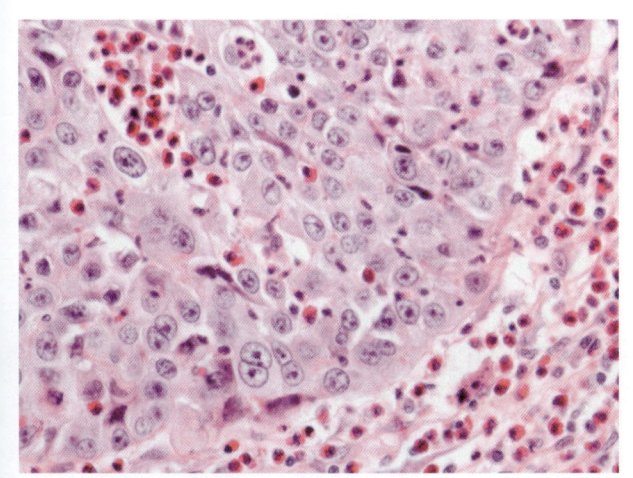

図23 すりガラス細胞癌
核小体が明瞭な空胞状の核と好酸性の細胞質を有する異型細胞のシート状増殖で構成され，間質では好酸球浸潤が目立つ．

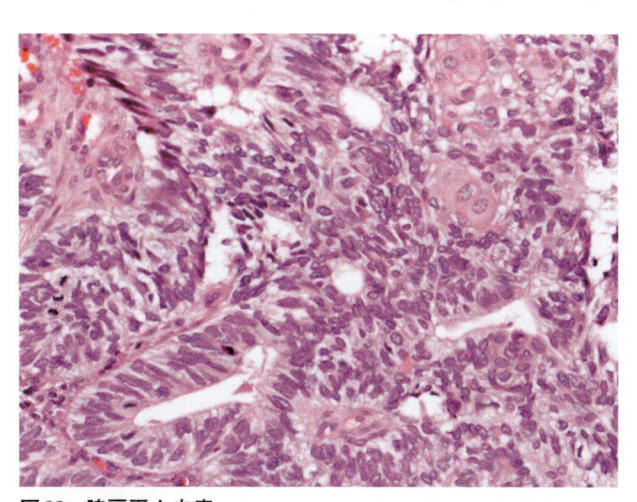

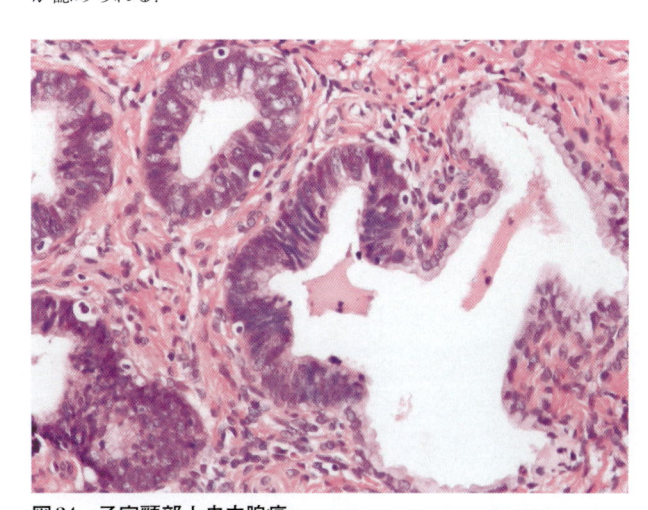

図24 子宮頸部上皮内腺癌
既存の頸管腺内で異型円柱細胞が粘液産生円柱上皮を置換している．

● **子宮頸部リンパ上皮腫様扁平上皮癌** lymphoepithelioma-like carcinoma

稀な扁平上皮癌の亜型で，高度のリンパ球浸潤を伴うために頭頸部に発生するリンパ上皮癌と同様の形態を示すが(**図21**)，Epstein-Barr virus(EBV)が検出される頻度は低い．明瞭な核小体を伴う空胞状の大型核を有する異型細胞の充実性増殖で構成され，角化は目立たない．腫瘍細胞が明瞭な充実性胞巣を形成する一方で，索状ないし網目状に配列し，リンパ球と混在することがある．

● **子宮頸部腺扁平上皮癌** adenosquamous carcinoma

扁平上皮への分化とともに管腔形成を示す上皮性悪性腫瘍で，腺癌成分は通常型腺癌(内頸部型粘液性腺癌)であることが多い(**図22**)．すりガラス細胞癌は低分化型の腺扁平上皮癌の亜型であると位置づけられている．高リスクHPV依存性に発生する．

● **子宮頸部すりガラス細胞癌** glassy cell carcinoma

豊富な淡好酸性細胞質を有する異型細胞の充実性増殖で構成される稀な上皮性悪性腫瘍で，間質では高度の好酸球浸潤，好中球浸潤がみられることが多い(**図23**)．管腔形成は見られないが，低分化型の腺扁平上皮癌の亜型として位置付けられている．

● **子宮頸部上皮内腺癌** adenocarcinoma in situ

既存の頸管腺上皮が悪性の異型円柱細胞で置換された状態で，破壊性間質浸潤を示さない．腺癌の前駆病変である(**図24**)．形態的には中等度～高度の核腫大と重積，核形不整，核クロマチン増量，核分裂像，アポトーシス像が認められる．既存の粘液産生円柱上皮との境界は明瞭である(フロント形成)．免疫組織化学的にはエストロゲン受容体が陰性であるのに対して，p16[INK4a]が強陽性であることが多い．

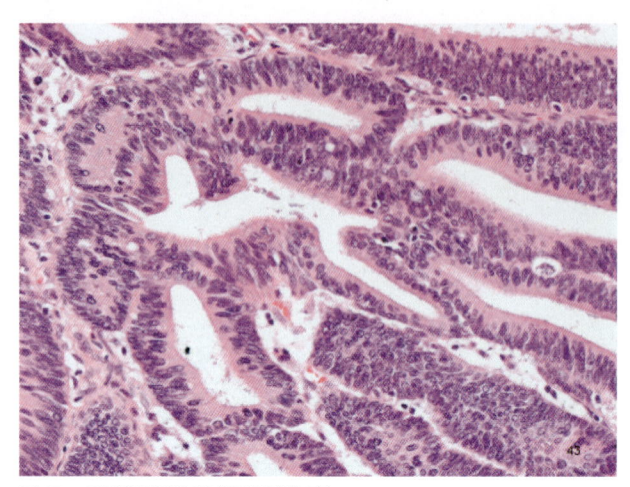

図25 子宮頸部腺癌(通常型腺癌)
異型円柱細胞が管腔を形成しながら増殖している.細胞質内粘液は僅少であるか,殆ど認められない.

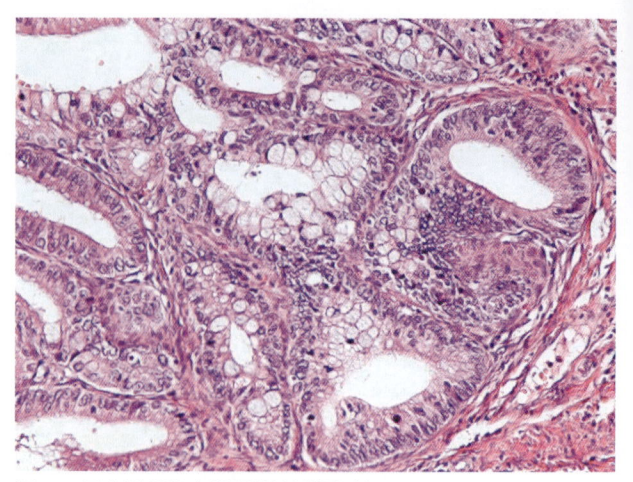

図26 子宮頸部腺癌(腸型粘液性腺癌)
杯細胞が混在している.

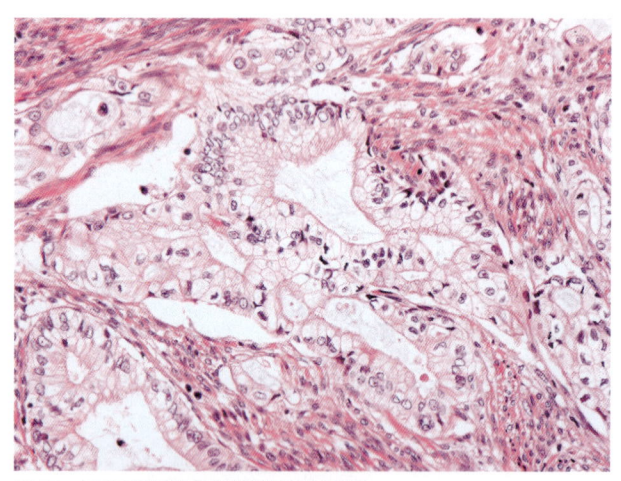

図27 子宮頸部腺癌(胃型粘液性腺癌)
淡明ないし淡好酸性細胞質を有する異型円柱細胞で構成されている.細胞境界は明瞭である.

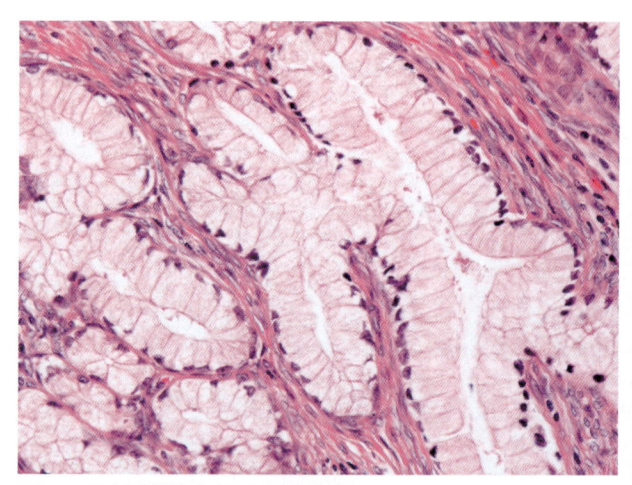

図28 子宮頸部腺癌(最小偏倚腺癌)
極めて分化度が高く,細胞異型に乏しいために良性腺管との判別が困難であることがある.

● 子宮頸部腺癌　endocervical adenocarcinoma

　管腔を形成する上皮性悪性腫瘍と定義される.頸部腺癌の約90％は通常型 usual type,残りの10％程度が腸型,胃型,印環細胞型を含む粘液性腺癌,絨毛腺管状腺癌,類内膜腺癌,明細胞腺癌,漿液性腺癌,中腎性腺癌で占められる.

　極めて分化度の高いことで知られている最小偏倚腺癌 minimal deviation adenocarcinoma(いわゆる悪性腺腫 adenoma malignum)は胃型腺癌の亜型として位置付けられている.かつて内頸部型粘液性腺癌とされていた腺癌の多くが通常型に相当する.

　通常型は正常頸管腺上皮に類似した上皮成分で構成される腺癌で,高円柱状の異型細胞が管腔を形成しながら,あるいは充実性,乳頭状に増殖する.細胞質内粘液は僅少である(図25).粘液を欠如する場合は通常型腺癌は類内膜腺癌に類似する.一方,腸型腺癌(図26)では高円柱状の腫瘍細胞が豊富な細胞質内粘液を有し,杯細胞が混在する.印環細胞癌は腸型腺癌と併存することが多く,純粋型は稀である.

　WHO分類第4版(2014年)で新たに登場した胃型腺癌は(図27)は豊富な淡好酸性ないし淡明な細胞質を有し,細胞境界が明瞭である点で特徴づけられる粘液性腺癌で,免疫組織化学的にMUC6,HIK1083が陽性となる.最小偏倚腺癌(図28)は極めて分化度の高い腺癌だが,通常は少なくとも一部で顕著な細胞異型が認められることが多い.通常型,腸型腺癌がハイリスクHPV関連腫瘍であるのに対して,胃型腺癌はHPV陰性であることが知られている.

　子宮頸部原発の類内膜腺癌,漿液性腺癌,明細胞腺癌は稀な腫瘍であり,診断する際には子宮体部内膜,卵巣などからの二次的な進展である可能性を除外する必要がある.

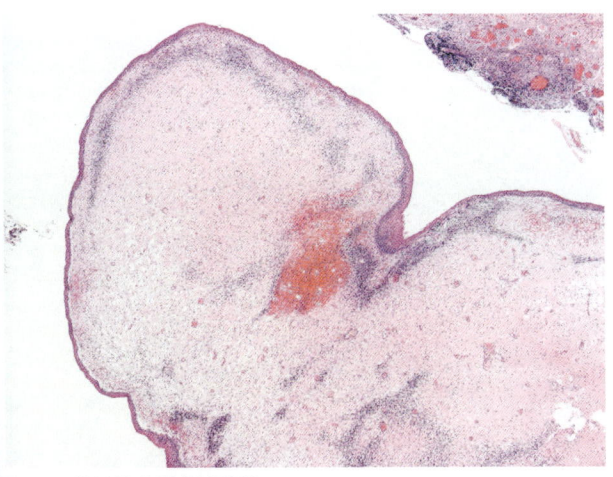

図 29　横紋筋肉腫（胎児型）
ポリープ状隆起を形成するため，ブドウ状肉腫とよばれることがある．

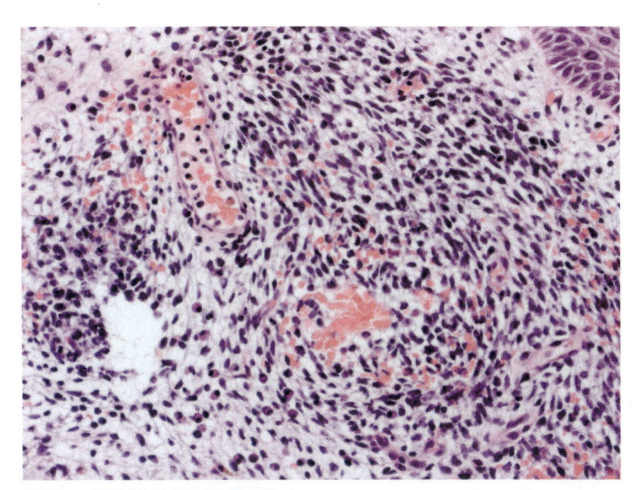

図 30　横紋筋肉腫（胎児型）
円形ないし類円形の核を有する腫瘍細胞で構成されている．細胞形態が比較的均一で異型に乏しい．

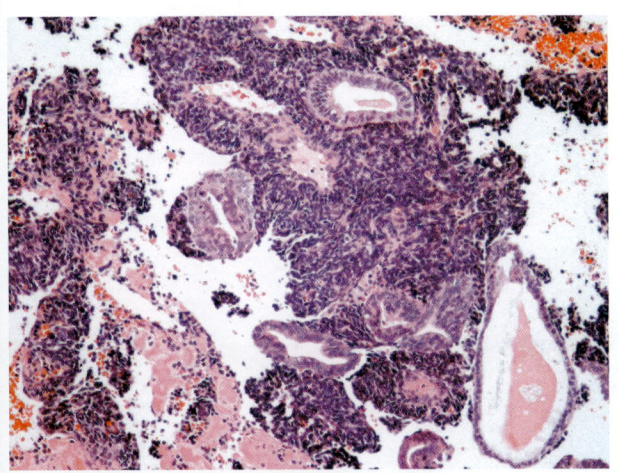

図 31　ホルモン依存性内膜剝離
間質細胞が変性・脱落しているほか，随所で凝集して暗調となっている．

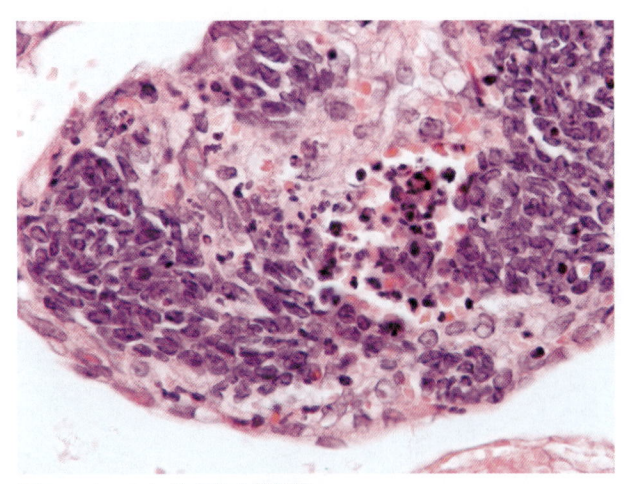

図 32　ホルモン依存性内膜剝離
間質細胞が凝集し，その周囲を好酸性細胞質を有する上皮が覆っている．

●子宮頸部横紋筋肉腫　rhabdomyosarcoma

子宮頸部で発生する横紋筋肉腫の多くは胎児型embryonal typeで，ポリープ様隆起を形成するためにブドウ状肉腫ともよばれる（図29）．10〜20代の若年に好発し，必ずしも小児で発生するとは限らないため，注意を要する．組織学的には小型の円形ないし類円形核を有する短紡錘形細胞で構成される（図30）．構成細胞は比較的均一で，一見異型に乏しいため，頸管ポリープと誤認される可能性がある．横紋を伴う好酸性細胞質を有する細胞がしばしば混在するが，これが僅少である場合は小型円形細胞腫瘍にみえることがある．上皮下で帯状に細胞密度の高い領域が存在することがある．これをキャンビウム・レイヤーという．

●無排卵性内膜剝離　glandular and stromal breakdown

エストロゲン刺激が遷延するために排卵が起こらず，月経周期が正常でないことを示唆する子宮体部内膜の形態変化である．閉経前後の不正出血の精査の際に行われた生検組織で認められることが多い．厳密には破綻出血と消退出血に分類されるが，形態像から両者を正確に判別することは困難である．

組織学的には間質細胞の凝集と変性・脱落，フィブリン血栓が認められ（図31），内膜腺は増殖期の形態を示すものの，上皮細胞が好酸性変化を示すことが多い（図32）．間質細胞や上皮細胞のアポトーシスも散見される．間質細胞が変性・脱落するため内膜腺が密集・集簇し，構造異型が顕著であるようにみえるため，これを内膜増殖症や類内膜腺癌と誤認しないように注意を要する．時にエストロゲン刺激によって既存の内膜腺の介在を伴う内膜の拡張が認められる．この状態を不規則増殖期内膜 disordered proliferative phase endometrium という．

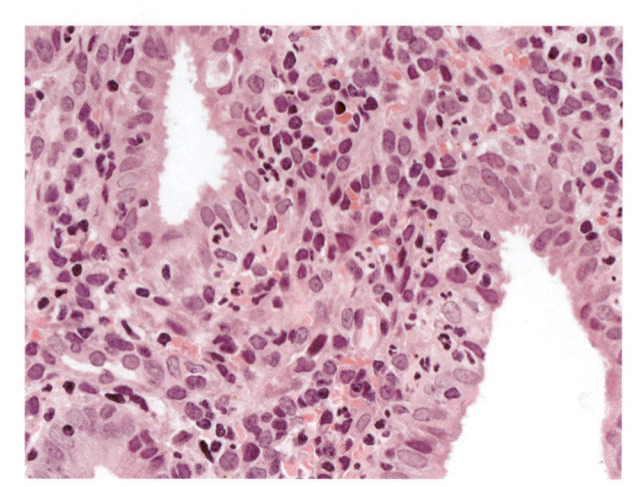

図33 急性内膜炎
上皮細胞間，間質内で好中球の浸潤が見られる．

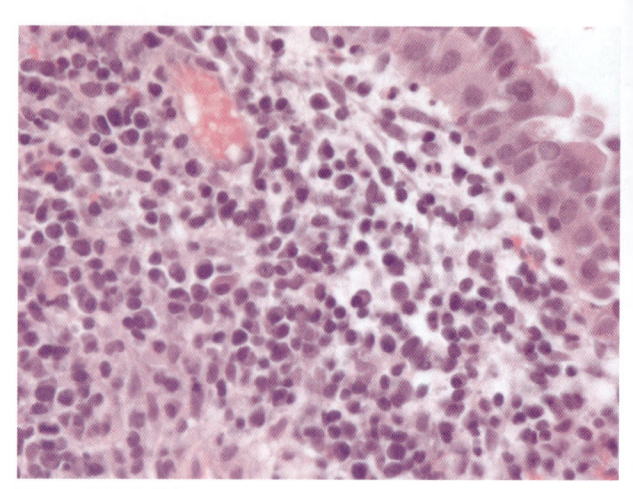

図34 慢性内膜炎
間質内でリンパ球とともに多数の形質細胞が認められる．

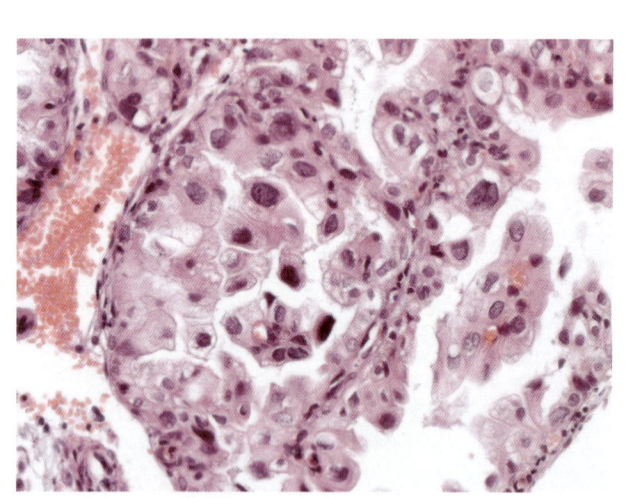

図35 Arias-Stella 反応
内膜腺を構成する円柱細胞が淡明かつ豊富な細胞質を有しており，内腔側に突出している．

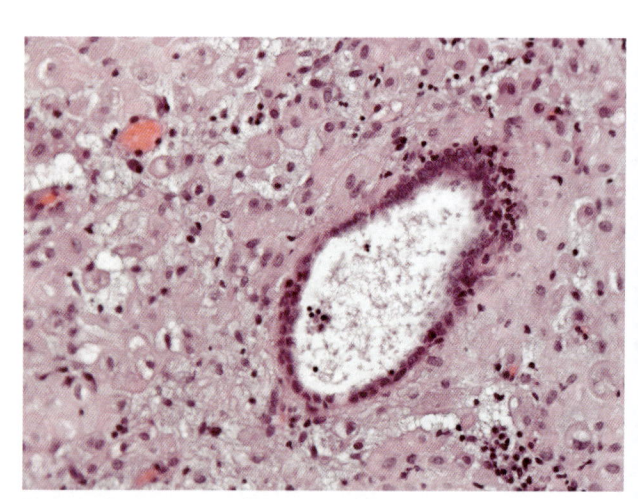

図36 プロゲステロン製剤による内膜変化
間質細胞が豊富な好酸性細胞質を有し，内膜腺上皮は萎縮により低円柱状ないし立方状となっている．

● 内膜炎　endometritis

　急性内膜炎は好中球浸潤によって特徴づけられるのに対して（図33），慢性内膜炎の診断にはリンパ球浸潤のみでは不十分で，形質細胞の存在が必須である（図34）．内膜炎は若年でみられることが多く，不正出血の原因となる．IUDを留置している場合には放線菌感染によって糸状菌の集塊である硫黄顆粒 sulfur granule がみられる．子宮溜膿腫は急性内膜炎が重篤となったもので，遷延する場合には扁平上皮化生 ichthyosis uteri が起こり，稀にこれを母地として扁平上皮癌が発生することがある．

● アリアス・ステラ反応　Arias-Stella reaction

　妊娠に関連して生じる子宮体部内膜腺上皮の形態変化で，円柱細胞が豊富な淡明ないし淡好酸性細胞質を有するのが特徴である（図35）．しばしばホブネイル様外観を示す．細胞質内ではグリコーゲンが貯留し，核は種々の程度の腫大を示す．従って，明細胞癌と誤認される可能性があるため注意を要する．内膜腺が拡張するため，内膜腺が密集しているようにみえるが，腺管の癒合や篩状構造，乳頭状増殖などの著しい構造異型は認められない．間質では脱落膜変化が生じる．

● ホルモン治療効果による内膜変化

　類内膜腺癌や子宮内膜異型増殖症に対する保存的治療として，プロゲステロン製剤が投与されることがある．経過観察中の生検組織では内膜間質細胞が豊富な好酸性ないし淡好酸性の細胞質を有し（脱落膜変化），円柱状であった内膜腺上皮は立方状ないし扁平化となる（図36）．これに対して腺癌や異型増殖症が残存している場合は異型細胞の丈は高く，既存の萎縮した内膜腺と比較して核が大きく，細胞質が好酸性であることが多い．

各論　269

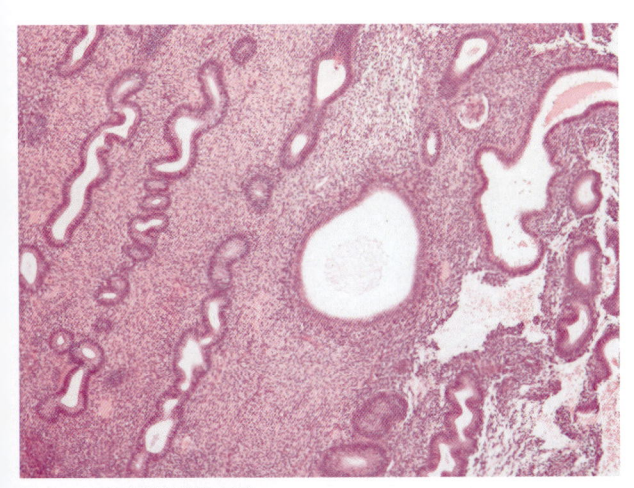

図37　不規則増殖期内膜
屈曲・蛇行を示しながら平行に配列する既存の増殖期内膜腺の間で，腺管の小嚢胞状拡張が散見される．

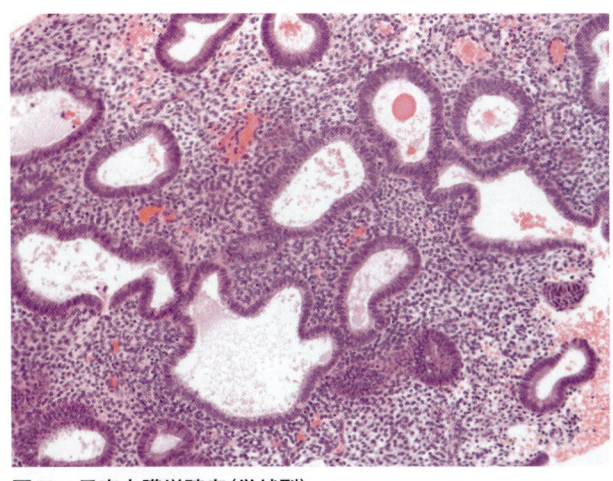

図38　子宮内膜増殖症（単純型）
内膜腺が拡張あるいは不規則に分岐しているが，著しい腺管の密集や細胞異型は認められない．

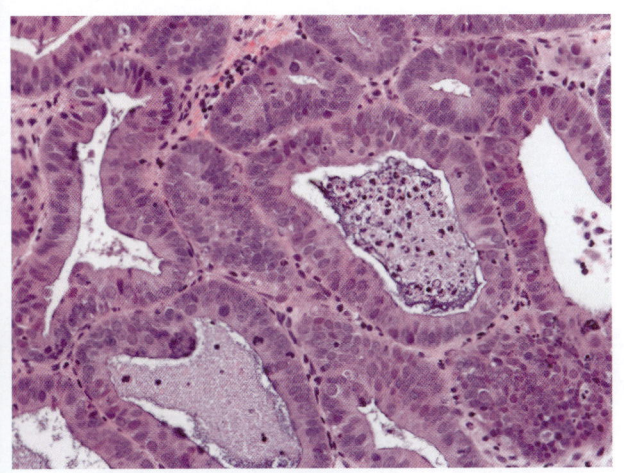

図39　子宮内膜異型増殖症（複雑型）
内膜腺が密集しており，核が腫大し，重積している．腺管の辺縁は平滑で，境界は明瞭である．篩状構造，乳頭状増殖は見られない．

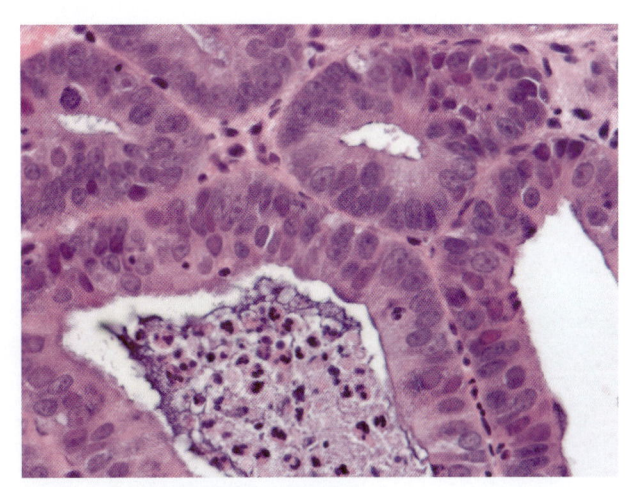

図40　子宮内膜異型増殖症（複雑型）
核は円形ないし類円形で，核小体が認められる．重積も高度である．

●**不規則増殖期内膜**　disordered proliferative phase endometrium

遷延するエストロゲン刺激によって内膜腺が小嚢胞状に拡張するが，既存の内膜腺が介在し，拡張した腺が一定の領域を占拠することがない点で子宮内膜増殖症と区別される（図37）．内膜腺の上皮は増殖期の形態を示し，拡張した腺上皮と背景にある正常の内膜腺上皮の細胞形態は同様である．すなわち核腫大や核小体の明瞭化，核重積は認められない．

●**子宮内膜増殖症**　endometrial hyperplasia

不規則増殖期内膜と同様にエストロゲン刺激が遷延することによって生じる変化で，小嚢胞状あるいは不整形となった内膜腺が一定の範囲を占拠する．間質に対して内膜腺が占める面積が優勢となる（図38）．細胞異型は認められない．不規則増殖期内膜との違いは量的なものに過ぎず，その多くは腫瘍性ではなく，反応性変化であると考えられている．

●**子宮内膜異型増殖症**　atypical endometrial hyperplasia

核の腫大と円形化，空胞化，核小体の明瞭化，核の重積などを示す内膜増殖症で，類内膜癌の前駆病変として位置づけられている（図39，40）．すなわち，類内膜癌が併存，あるいは将来発生するリスクが高いことを示す病変で，臨床的には腺癌に準じて取り扱われる．乳頭状増殖や篩状腺管，浸潤を示唆する線維形成性間質反応は認められない．類内膜癌には分類上，上皮内癌が存在しないが，概念的には子宮内膜異型増殖症が上皮内癌に相当する．組織学的には，不整形の内膜腺が密集・集簇し，間質に対して内膜腺（内腔も含む）が占める面積が3倍以上となることが多い．WHO分類第4版（2014年）では子宮内膜上皮内腫瘍 endometrial intraepithelial neoplasia（EIN）が子宮内膜増殖症の同義語として記載されている．

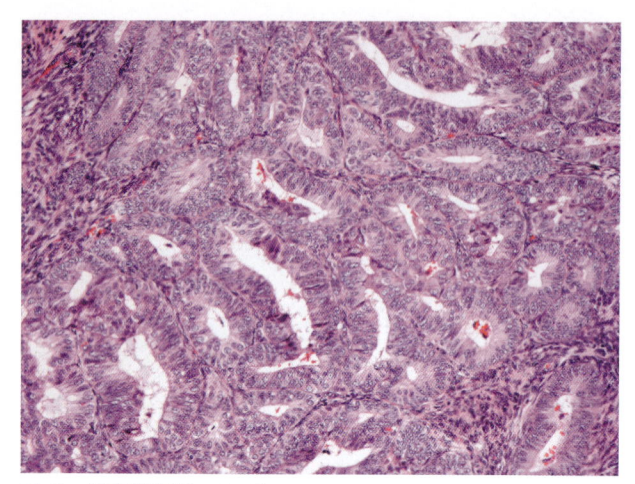

図41 類内膜癌(Grade-1)
高円柱状の異型細胞の増殖で構成される．管腔を形成しているが，複雑に分枝あるいは癒合している．

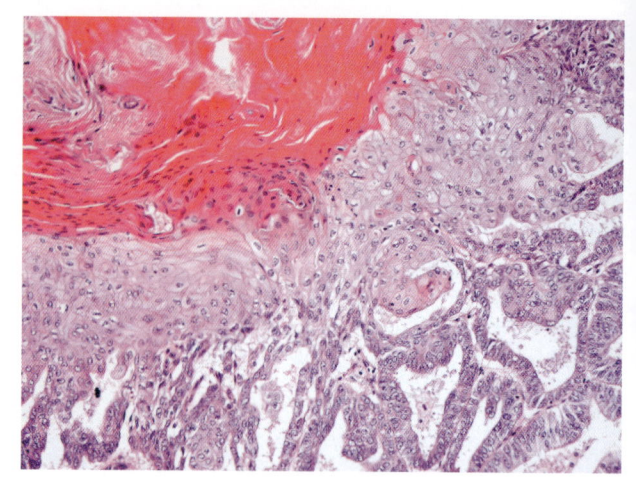

図42 扁平上皮への分化を示す類内膜癌
好酸性の細胞質を有する細胞のシート状増殖とともに，層状の角化層が認められる．

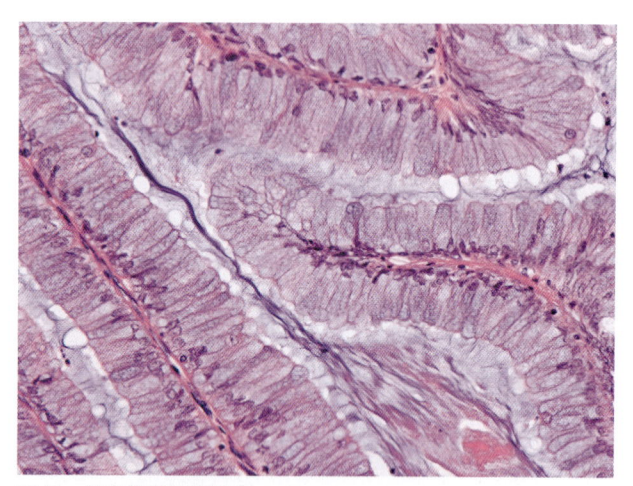

図43 子宮体部粘液性癌
豊富な細胞質内粘液を有する円柱細胞の増殖で構成されている．

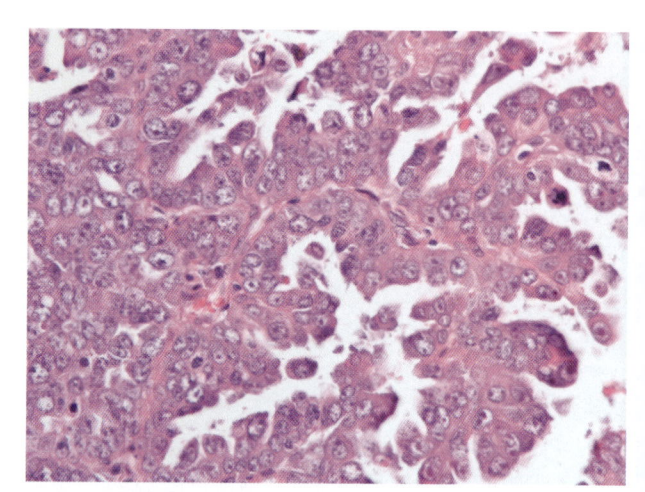

図44 子宮体部漿液性癌
高度の多形性を示す異型細胞が乳頭状ないし微小乳頭状に増殖している．

● **子宮体部類内膜癌** endometrioid carcinoma

正常の子宮体部内膜腺上皮に類似した上皮成分で構成される腺癌で，遷延するエストロゲン刺激によって子宮内膜異型増殖症を背景として発生する．腫瘍細胞は高円柱状で，通常は粘液産生に乏しいが，一部で粘液性分化を示すことがある(図41)．分泌性変化，好酸性変化，扁平上皮への分化を示すこともある．子宮内膜増殖症との鑑別点は浸潤の有無で，浸潤を示唆する所見として篩状腺管の出現，線維形成性間質反応，乳頭状発育が挙げられる．

● **扁平上皮分化を示す子宮体部類内膜癌**

類内膜癌はしばしば扁平上皮への分化や桑実胚様細胞巣 squamous morule を伴う(図42)．体部内膜において扁平上皮癌が発生することは稀であるため，内膜生検や搔爬検体で扁平上皮癌にみえる腫瘍が認められた場合は，高度の扁平上皮分化を示す類内膜癌の部分像である可能性を考慮するのが実際的である．

● **子宮体部粘液性癌** mucinous carcinoma

豊富な細胞質内粘液を含有する円柱細胞で構成される内膜癌の亜型である(図43)．典型的な類内膜癌の一部で粘液性分化が認められることがあることから，粘液性癌を類内膜癌の亜型であるとする考え方もある．粘液性分化を示す成分が腫瘍全体の50％以上を占める場合に粘液性癌と診断される．

● **子宮体部漿液性癌** serous carcinoma

卵巣に発生する漿液性癌と同様の形態を示す腺癌の亜型で，高齢者の萎縮した内膜を背景に発生することが多い(図44)．ときに内膜ポリープから発生する．多形性に富む異型細胞で構成され，乳頭状ないし微小乳頭状発育，管状増殖を示す．核分裂も多数認められる．

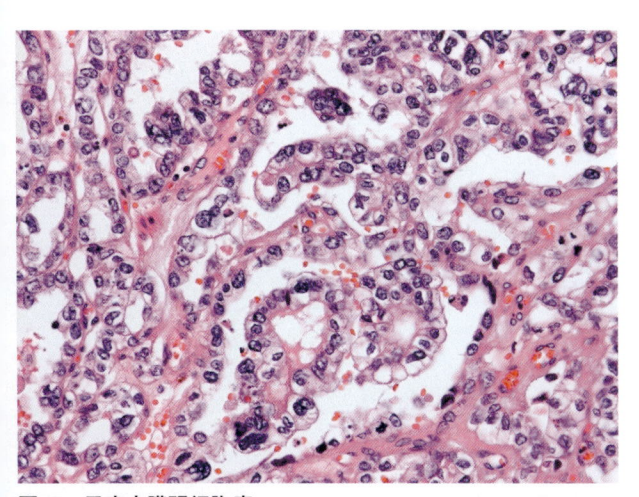

図45 子宮内膜明細胞癌
淡明な細胞質を有する異型細胞が管腔を形成しながら，あるいは乳頭状に増殖している．

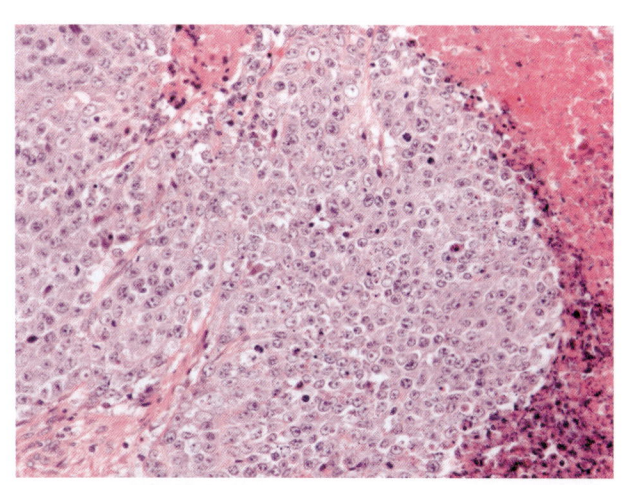

図46 子宮内膜未分化癌
核小体が明瞭な空胞状の核と好酸性細胞質を有する異型細胞の充実性増殖で構成される．随所で壊死巣が認められる．

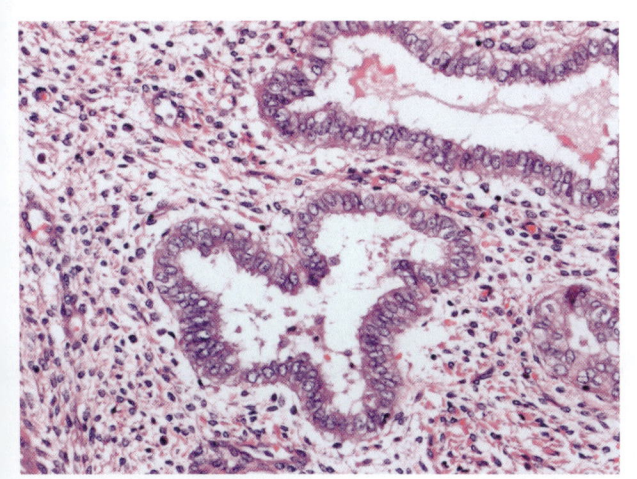

図47 子宮内膜癌肉腫（同所性）
腺癌成分と肉腫成分が混在している．

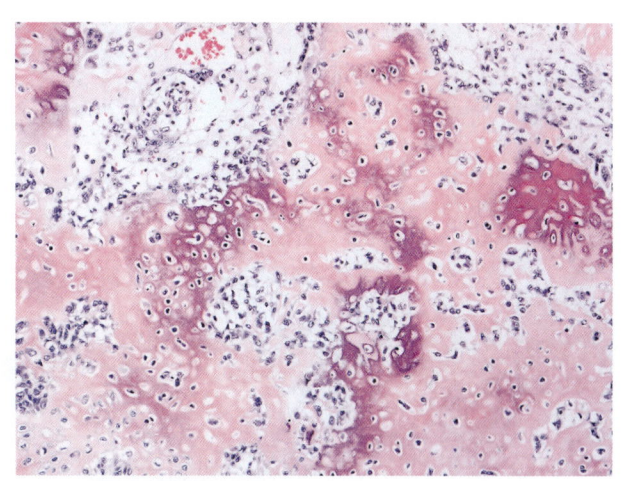

図48 子宮内膜癌肉腫（異所性）
骨形成が認められる．

● **子宮体部明細胞癌** clear cell carcinoma

　淡明な細胞質を有する異型細胞の増殖によって構成される腺癌で，漿液性癌と同様に高齢者の萎縮内膜を背景に発生することが多い．乳頭状，微小乳頭状，管状，管状嚢胞状，充実性増殖を示す（図45）．腫瘍細胞が間質側から突出するためにホブネイル（靴釘）様外観を示すことも多い．間質では基底膜物質の沈着による間質硝子化がしばしば認められる．

● **子宮体部未分化癌** anaplastic carcinoma

　明瞭な核小体を有する空胞状の大型核と淡好酸性細胞質を有する異型細胞の充実性増殖で構成される上皮性悪性腫瘍で，細胞形態が比較的均一である（図46）．凝固壊死巣が随所で認められる．典型的な類内膜癌と併存している場合には脱分化型癌dedifferentiated carcinomaとよばれる．時に腫瘍細胞が高度の多形性を示すことがある（巨細胞癌）．

鑑別診断として，小細胞癌，大細胞神経内分泌癌が挙げられる．小細胞癌では核クロマチン増量が顕著で，細胞質が乏しく，核の相互圧排像が認められる．大細胞神経内分泌癌は腫瘍細胞が索状配列，ロゼット構造を示す．

● **子宮体部癌肉腫** carcinosarcoma

　癌腫成分と肉腫成分で構成される悪性腫瘍で，悪性ミューラー管混合腫瘍ともよばれる．癌腫成分は漿液性癌であることが多いが，類内膜癌，明細胞癌が混在することもある．肉腫成分が特定の方向への分化を示していない場合には同所性homologous（図47），横紋筋，骨・軟骨などへの分化を示す場合には異所性heterologous（図48）とよばれる．悪性度が高いが，生物学的には癌腫に近いと考えられており，進行期，治療に関しては高悪性度の内膜癌に準じて取り扱われる．

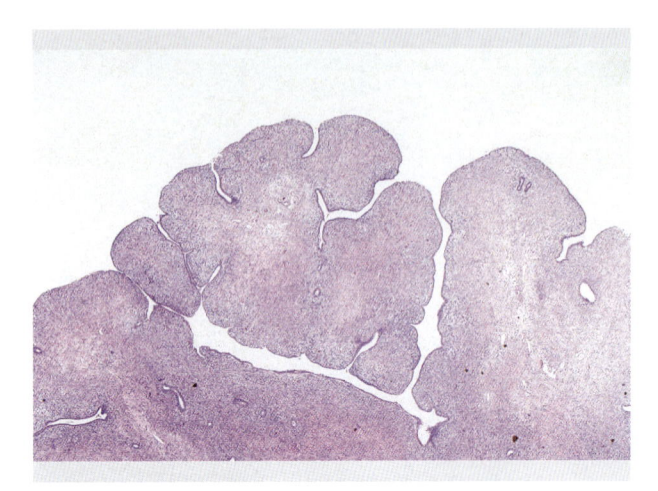

図49 子宮体部腺肉腫
肉腫成分の葉状発育が見られる．表面は1層の良性円柱上皮で被覆されている．

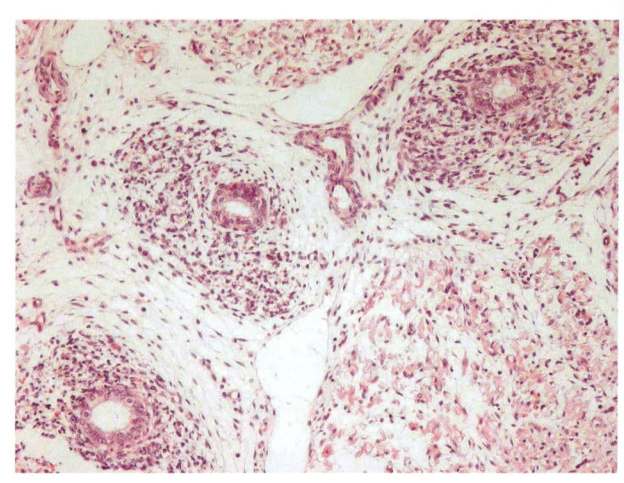

図50 子宮体部腺肉腫
上皮近傍，腺管周囲で肉腫成分の細胞密度が高い傾向がある．

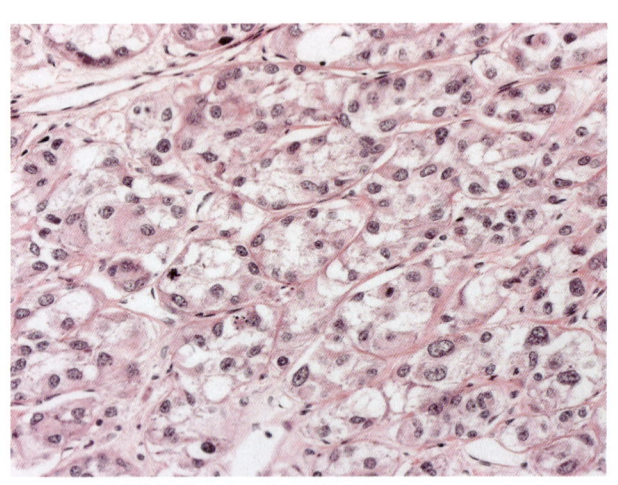

図51 子宮体部血管周囲類上皮細胞腫
淡好酸性の顆粒状細胞質が繊細な線維血管性間質の介在を伴う胞巣を形成している．

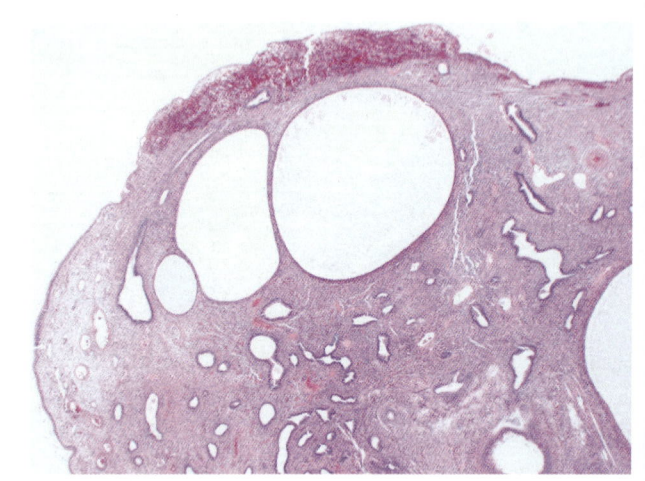

図52 内膜ポリープ
内膜間質と拡張や分岐を伴う内膜腺で構成される．

● 子宮体部腺肉腫　adenosarcoma

　良性上皮性成分と肉腫成分で構成される悪性混合腫瘍で，乳腺の葉状腫瘍に類似する特徴的な外向性発育を示す（図49）．表面は一層の円柱上皮で被覆される．表層の上皮や小囊胞状に拡張した腺管周囲で肉腫成分を構成する紡錘形ないし短紡錘形細胞の細胞密度が特に高い（periglandular cuffing）（図50）．細胞異型がしばしば軽微であるため，特徴的な葉状発育と上皮近傍の細胞密度の増加が診断の鍵となる．肉腫成分が優勢となり，多形性を示す場合（sarcomatous overgrowth）は予後不良である．横紋筋や骨・軟骨への分化を示すことがある．

● 子宮体部血管周囲類上皮細胞腫　perivascular epithelioid cell tumor（PEComa）

　メラノサイトと平滑筋細胞の性格を併せ持った腫瘍細胞で構成される腫瘍で，免疫組織化学的にはHMB-45，Melan-Aのほか，平滑筋アクチンが陽性となる．組織学的には淡好酸性の顆粒状細胞質を有する腫瘍細胞の充実性胞巣状増殖で構成され，繊細な線維血管性間質が介在する（図51）．リンパ脈管筋腫症 lymphangioleiomyomatosis（LAM）と類縁の腫瘍だが，PEComaでは孤発例が多いのに対して，子宮体部のLAMは結節性硬化症に関連することが多い．

● 内膜ポリープ　endometrial polyp

　体部内膜の基底層 zona basalis を模倣する粘膜隆起で，内膜腺ではなく間質成分のモノクローナルな増殖による病変であると考えられている．間質の細胞密度の増加と膠原線維の増加，不規則に配列する内膜腺，筋性血管の発達，によって特徴づけられる（図52）．乳癌の治療のために使用されるタモキシフェンに関連する内膜ポリープは大型で，上皮の萎縮や粘液化生がしばしば認められる．

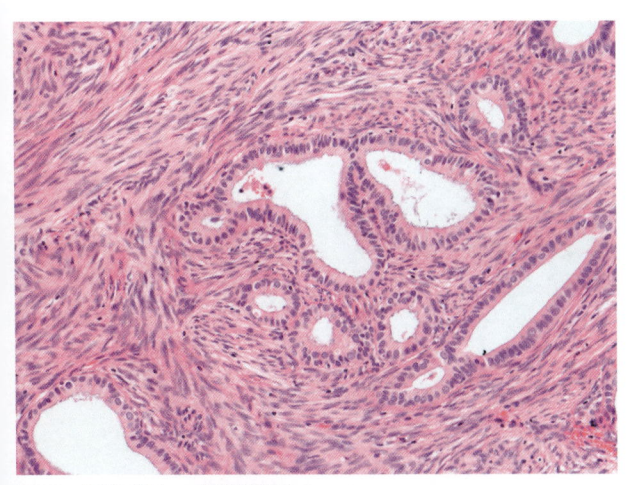

図53 異型ポリープ様腺筋腫
錯綜する平滑筋細胞の束状増殖と内膜腺で構成される．

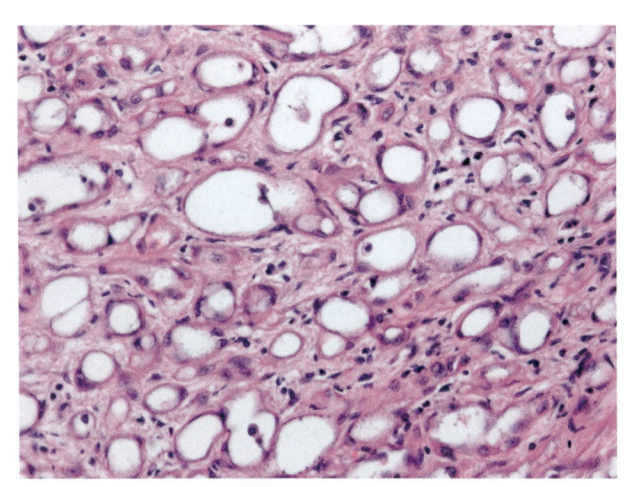

図54 アデノマトイド腫瘍
扁平あるいは立方状の細胞が大小の空隙を形成しながら増殖している．リンパ管に類似している．

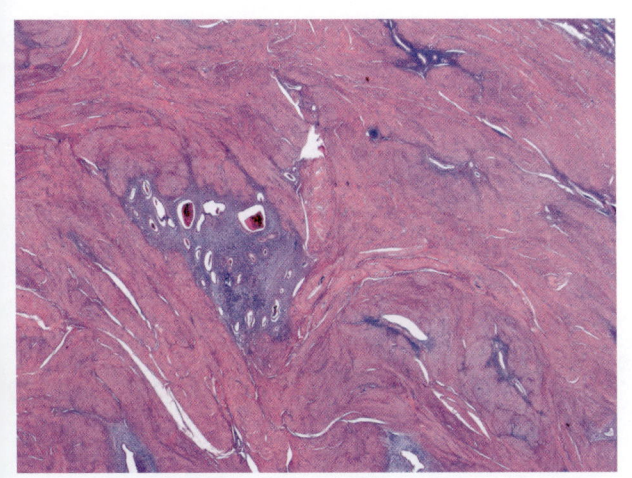

図55 子宮体部腺筋症
錯綜する平滑筋束を背景に内膜組織が島状に点在している．

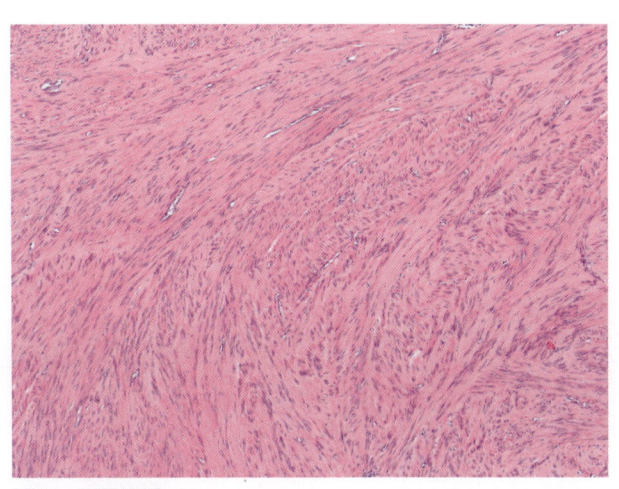

図56 平滑筋腫
平滑筋細胞の束状増殖で構成される．

●異型ポリープ様腺筋腫　atypical polypoid adenomyoma（APAM）

　内膜腺と平滑筋細胞の束状増殖によって構成されるポリープ様隆起性病変である（図53）．内膜腺は不整形で，種々の程度の密集・集簇傾向を示し，桑実胚様細胞巣を伴うために構築が不規則となるが，腺癌で認められるような篩状腺管は認められない．増殖する平滑筋細胞の束と内膜腺は接して存在する．構造異型が特に顕著な場合は低悪性度の異型ポリープ様腺筋腫（APAM-LMP）とよばれる．

●アデノマトイド腫瘍　adenomatoid tumor

　中皮細胞の増殖による良性腫瘍で，子宮体部筋層の漿膜側で好発する．腫瘍細胞は扁平ないし上皮様で，リンパ管に類似した空隙を形成する（図54）．平滑筋の増殖を伴うことが多く，平滑筋腫瘍と誤認されることがある．免疫組織化学的にはサイトケラチンの他，カルレチニンなどの中皮マーカーが陽性となる．

●子宮腺筋症　adenomyosis

　子宮筋層内に島状に内膜組織が点在している状態である（図55）．かつては内性子宮内膜症 endometriosis interna とよばれていたが，現在は体部内膜が筋層内に圧出されて生じると理解されており，子宮内膜症とは区別されている．平滑筋の増殖を伴うため，高度である場合には子宮体部全体が腫大して球状となる．

●平滑筋腫　leiomyoma

　平滑筋細胞の束状増殖で構成される良性腫瘍で，典型例は周囲境界明瞭な腫瘤を形成する（図56）．肉眼的には灰白色調を呈し，渦巻き模様が認められる．多発することが多い．液状変性，硝子変性（硝子壊死），石灰化，嚢胞様空隙の形成など，二次的な変化を示すことがある．

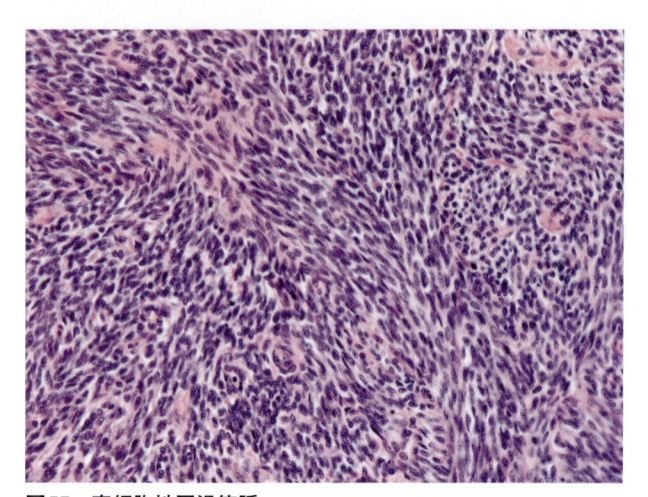

図57 富細胞性平滑筋腫
平滑筋細胞の密度が高いため，暗青色調となっている．

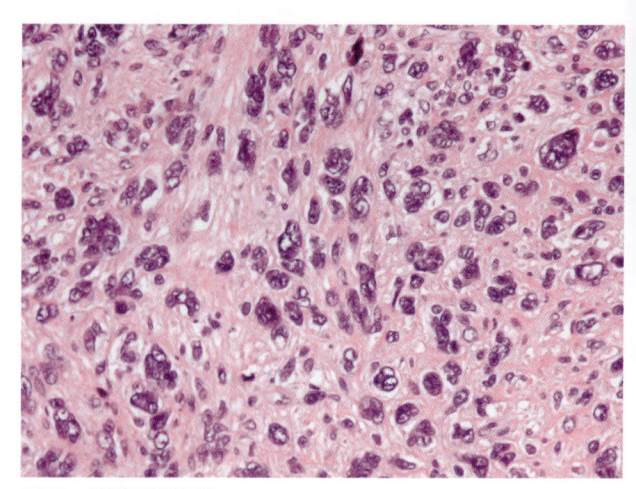

図58 異型平滑筋腫
不整形の大型核を有する細胞で構成されているが，壊死，核分裂は認められない．

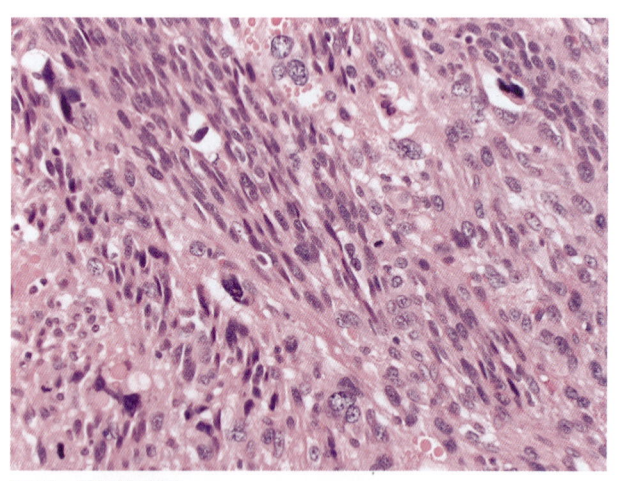

図59 平滑筋肉腫
核形不整，核大小不同を示す異型紡錘形細胞の束状増殖で構成される．核分裂が散見される．

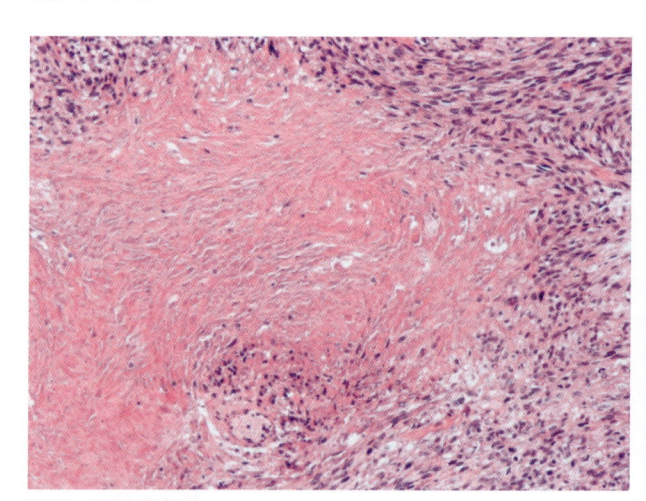

図60 平滑筋肉腫
不整形の凝固壊死巣．壊死巣は腫瘍細胞と直接接しており，肉芽組織や硝子化間質の介在は認められない．

●富細胞性平滑筋腫　cellular leiomyoma

　正常の筋層と比較して細胞密度の高い平滑筋腫で，低悪性度子宮内膜間質肉腫に一見類似する（図57）．N/C比が高い平滑筋細胞が密集して束状に増殖するために弱拡大では全体が暗調で，周囲の筋層と比較して色調のコントラストが明瞭である．肉眼的には通常の平滑筋腫と同様に周囲境界明瞭な腫瘤を形成し，破壊性間質浸潤は認められない．組織学的には凝固壊死，核分裂の増加，中等度以上の細胞異型が認められない，などの点で平滑筋肉腫と区別される．

●異型平滑筋腫　atypical leiomyoma

　平滑筋細胞が著しい多形性を示すことによって特徴づけられる平滑筋腫の亜型である（図58）．核の腫大と大小不同，核形不整，クロマチン増量が認められるものの，核分裂は少ない（対物40倍強拡大10視野あたり10個以下）．良性腫瘍として取り扱われるが，診断確定のためには，注意深い観察によって核分裂の著しい増加や凝固壊死がないことを確認する必要がある．

●平滑筋肉腫　leiomyosarcoma

　悪性平滑筋腫瘍で，(1)腫瘍細胞がびまん性に中等度〜高度の異型を示す（図59），(2)凝固壊死がみられる（図60），(3)核分裂の増加がみられる，のうち2項目以上の所見がみられる場合には平滑筋肉腫と診断される．

　(1)あるいは(3)のみがみられる場合にはそれぞれ，異型平滑筋腫，分裂活性が高い平滑筋腫と診断されるが，(2)の凝固壊死のみが認められる場合は，ホルモン製剤の使用の有無，患者の年齢や急速増大の有無，周囲筋層への浸潤の有無，サンプリングが十分であるか否か，などを確認する必要がある．

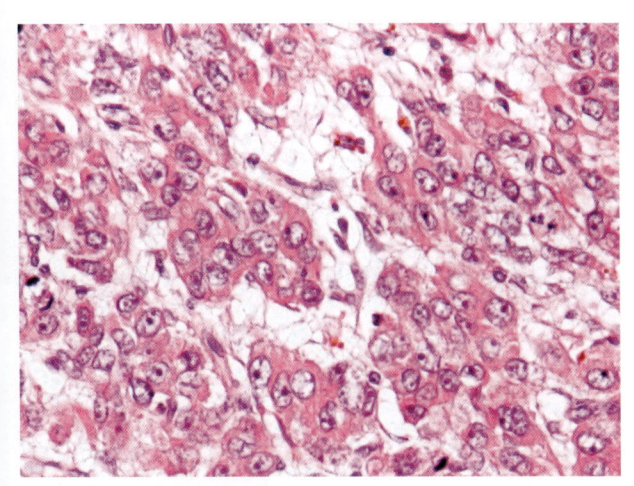

図61 類上皮型平滑筋肉腫
腫瘍細胞が豊富な好酸性細胞質を有しているため上皮細胞に類似している.

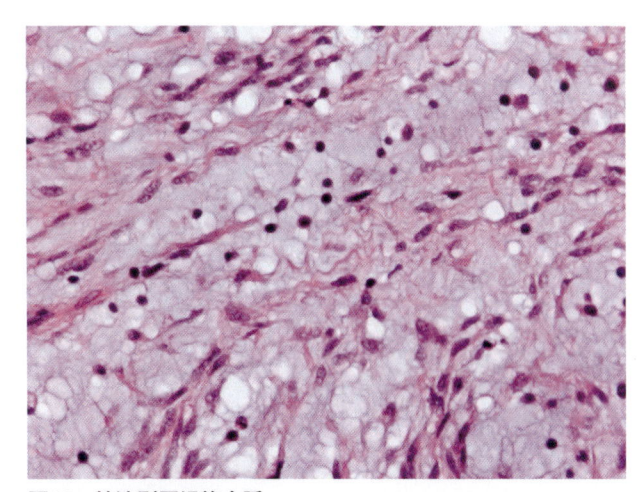

図62 粘液型平滑筋肉腫
豊富な細胞外粘液基質の沈着により,細胞密度が低い.

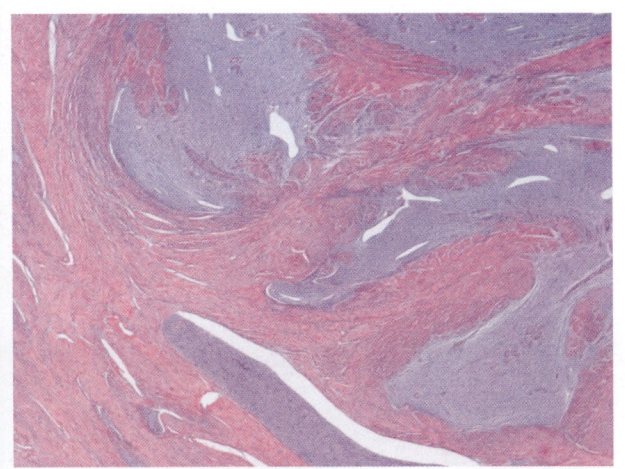

図63 低悪性度子宮内膜間質肉腫
子宮体部筋層内に侵入して増殖している.

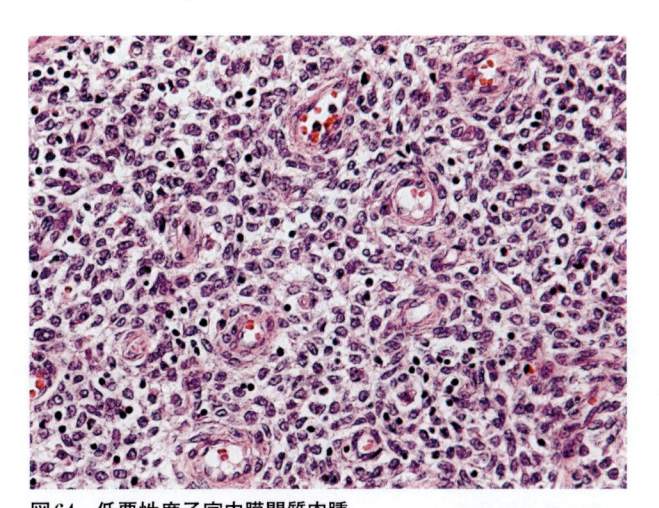

図64 低悪性度子宮内膜間質肉腫
短紡錘形の腫瘍細胞で構成されており,らせん動脈様の小血管が散見される.増殖期の内膜間質に類似している.

　平滑筋肉腫の亜型として,類上皮型平滑筋肉腫 epithelioid leiomyosarcoma(図61),粘液型平滑筋肉腫 myxoid leiomyosarcoma(図62)が知られている.いずれも通常の平滑筋肉腫と比較して核分裂像が少ない.したがって,注意深い観察に加えて腫瘍の肉眼所見,発育様式なども勘案の上,診断を確定する必要がある.

　悪性度不明の平滑筋腫瘍 smooth muscle tumor of uncertain malignant potential(STUMP)は平滑筋肉腫の診断基準を満たさないものの,平滑筋腫あるいはその亜型の典型像に合致しない形態を示し,悪性の経過をとる可能性が憂慮される場合に診断される.その中には現在の診断基準では診断し得ない平滑筋肉腫,真の境界悪性腫瘍が含まれていると考えられている.局所で再発する場合があるが,形態的には最初の腫瘍と同様の組織像を示すことが多い.

●低悪性度内膜間質肉腫　low-grade endometrial stromal sarcoma

　増殖期の内膜間質に類似した形態を示す非上皮性悪性腫瘍で,類円形の核を有する短紡錘形細胞の増殖とらせん動脈を模倣する小血管の混在によって特徴づけられる(図63).筋層内で舌状,あるいは鹿の角様外観 staghorn appearance と表現される特徴的な侵入性発育を示す.腫瘍細胞の形態は均一で,著しい多形性は認められない(図64).周囲境界が明瞭かつ平滑な腫瘍で同様の形態を示している場合には子宮内膜間質結節 endometrial stromal nodule と診断される.低悪性度子宮内膜間質肉腫では泡沫細胞の浸潤・集簇,間質硬化,粘液腫様変化,平滑筋への分化,セルトリ細胞や顆粒膜細胞に類似した細胞の混在による性索様分化を示すことがある.平滑筋分化が優勢である場合には平滑筋腫瘍に類似する.

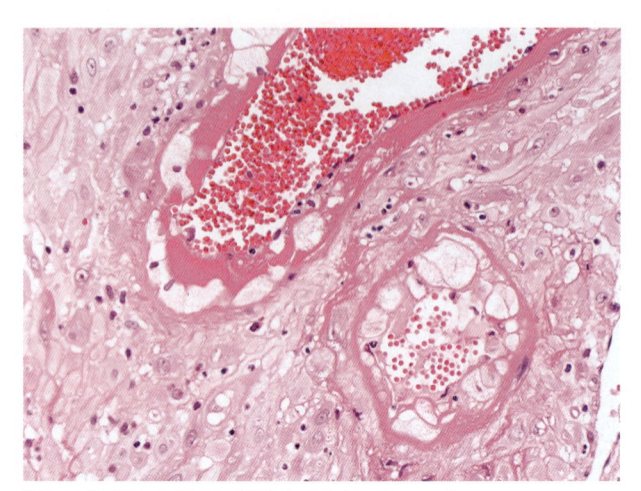

図65 妊娠高血圧症に関連する急性アテローシス
脱落膜の血管壁にフィブリンが析出しているほか，内皮直下で泡沫細胞が集簇している．

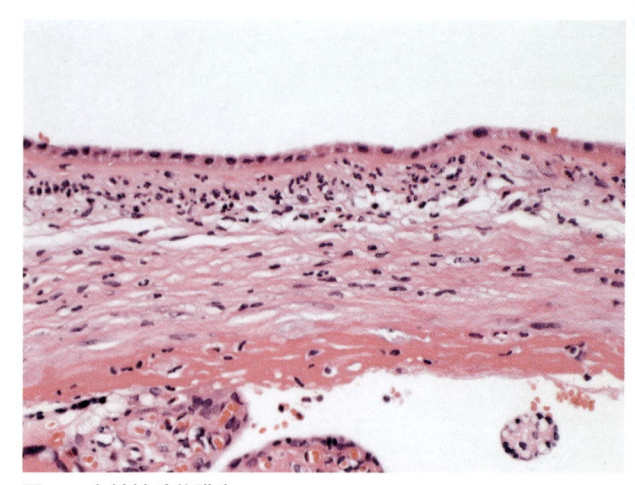

図66 急性絨毛羊膜炎
羊膜直下まで好中球が浸潤している．

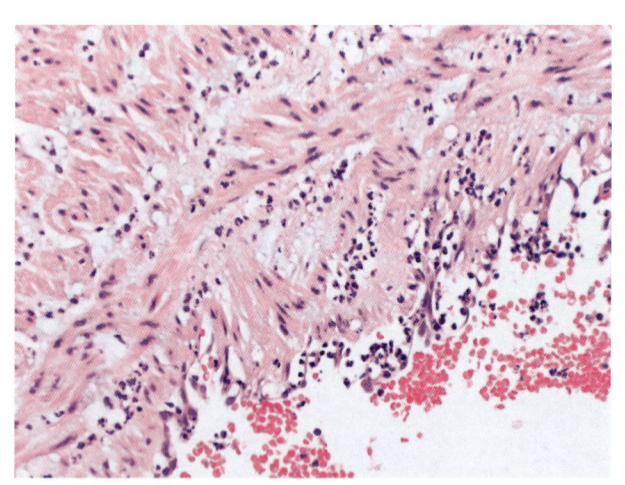

図67 急性臍帯炎
臍帯の静脈壁内に好中球が浸潤している．

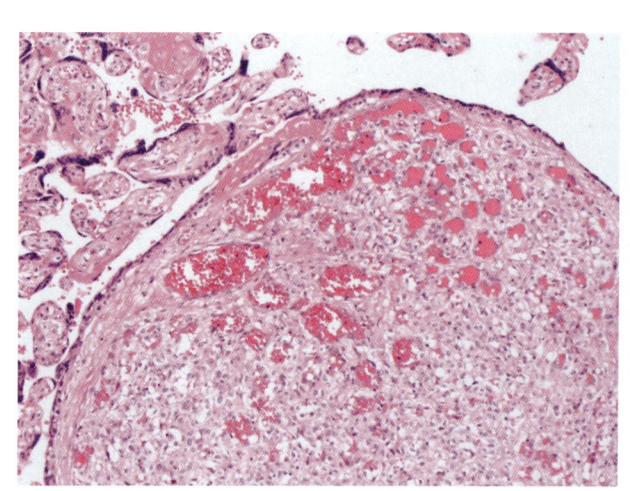

図68 胎盤血管腫
小型血管に増殖によって腫瘤が形成されている．

●妊娠高血圧症候群　pregnancy-induced hypertension(PIH)

妊娠後期に血圧が上昇し，蛋白尿が出現する病態で，痙攣を伴う場合は子癇とよばれる．以前は妊娠中毒症とよばれていた．PIHに伴う胎盤の変化として，絨毛の過成熟accelerated maturation，梗塞の他，脱落膜(母体側)血管の急性アテローシスacute atherosis(図65)があげられる．急性アテローシスは血管壁のフィブリノイド壊死，内皮直下の泡沫細胞の集簇によって特徴づけられる．原因は明らかでないが，良好な胎盤循環が得られないために子宮動脈が収縮するとともに昇圧物質が分泌され，全身性の高血圧症が生じると考えられている．その原因として中間型栄養膜細胞の機能不全が指摘されている．

●絨毛羊膜炎　chorioamnionitis(CAM)

絨毛膜板，絨毛膜・羊膜に好中球の浸潤が認められる場合には急性絨毛羊膜炎acute chorioamnionitisと診断される(図66)．早産の原因となる．多くは腟内の常在菌の上行感染によって引き起こされる．

●臍帯炎　funisitis

臍帯の静脈や動脈，周囲間質(臍帯膠質)内への好中球浸潤が認められる場合には急性臍帯炎と診断される(図67)．絨毛羊膜炎が母胎側の反応であるのに対して，臍帯炎は胎児側の反応である．

●胎盤腫瘍(血管腫　chorangioma)

胎盤腫瘍の中でも最も頻度が高いのは血管腫である．毛細血管の増殖によって構成される腫瘍が絨毛内で形成される(図68)．顕微鏡的サイズの微小なものから，肉眼的に認識可能なものまで様々である．胎盤では稀に絨毛癌が発生することがある他，胎児の白血病・悪性リンパ腫，神経芽細胞腫に由来する腫瘍細胞が絨毛内で認められることがある．

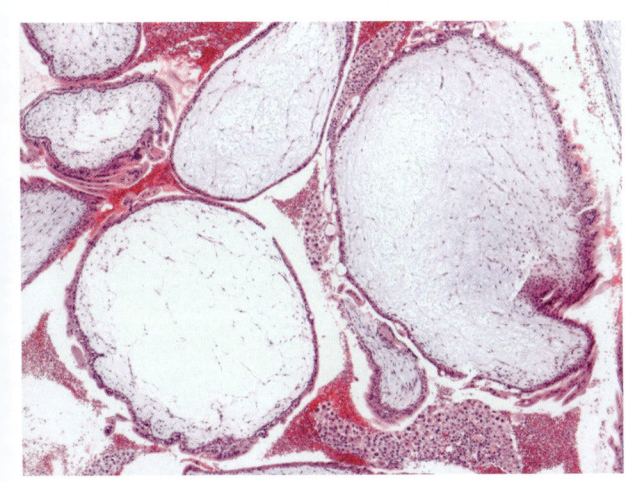

図69 全胞状奇胎
間質の水腫変性によって絨毛が腫大している．

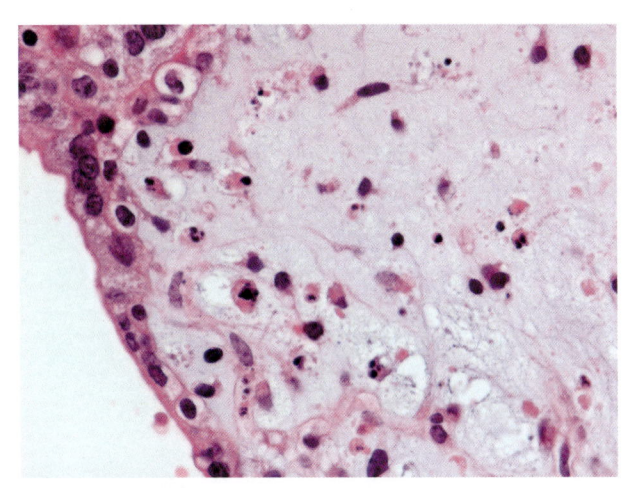

図70 全胞状奇胎
絨毛間質における粘液変性と間質細胞の壊死，核の破砕物が認められる．

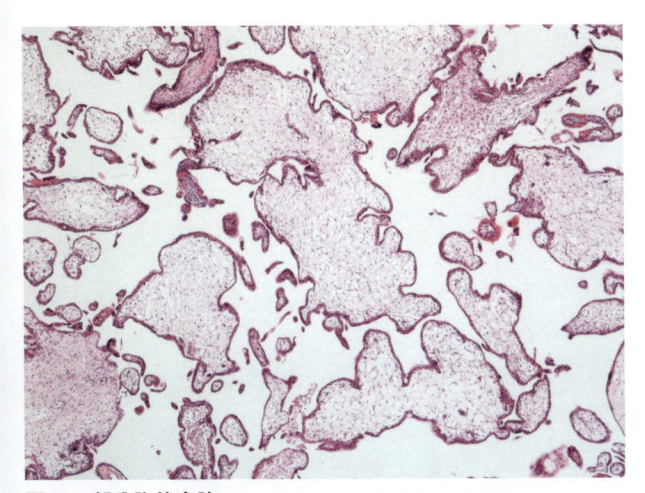

図71 部分胞状奇胎
正常の絨毛とともに不整形の異常な大型絨毛が認められる．

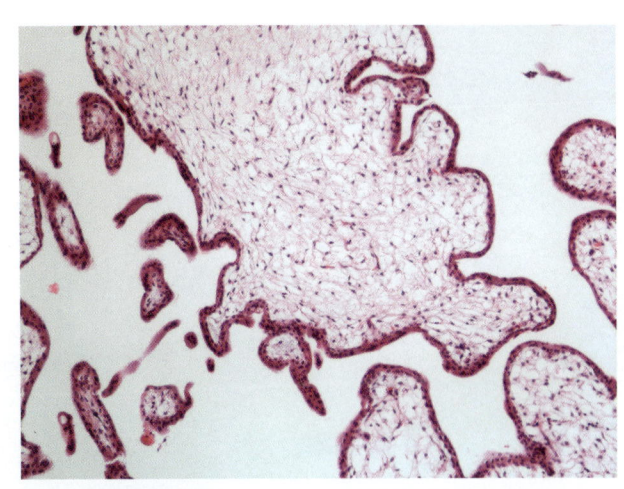

図72 部分胞状奇胎
栄養膜細胞の増殖が見られるが，全胞状奇胎と比較して軽度である．

●胞状奇胎　hydatidiform mole

染色体異常により絨毛が種々の程度の水腫様腫大を示す病態を胞状奇胎という．全胞状奇胎Complete hydatidiform moleと部分胞状奇胎Partial hydatidiform moleに2分される．

前者は核が消失した卵子に精子が受精するために生じ，父親由来の染色体により2倍体となる．これに対して後者は半数体の卵子に2個の精子が受精するために3倍体となる．存続絨毛症（侵入奇胎，絨毛癌など）が発生するリスクは全胞状奇胎においてより高く，その頻度は20～30％である．

組織学的には全胞状奇胎では全ての絨毛が腫大し，高度の浮腫，組織間液の貯留による囊胞様空隙（cistern）の形成，間質の粘液変性，絨毛の全周にわたる栄養膜細胞の増殖が認められる（図69）．栄養膜細胞では著しい核腫大，核大小不同，核形不整が認められる．かつては腫大した絨毛が径2mmを超えることが強調されていたが，妊娠5～6週では2mm未満であることが多く，水腫変性よりも間質の粘液変性が目立ち，間質細胞や血管内皮細胞の壊死により核の破砕物が多数認められる（図70）．

絨毛間質内では血管の発達が不良で，不完全な毛細血管が散見されるに過ぎない．栄養膜細胞が間質内に陥入するために，絨毛表面に凹凸が生じ，ホタテ貝様外観（scalloping）を呈する．

部分胞状奇胎は全胞状奇胎と比較して栄養膜細胞の増殖，異型が軽微で，間質の浮腫，粘液変性が目立たない（図71）．全胞状奇胎では全ての絨毛が異常な形態を示すのに対して，部分胞状奇胎では正常の絨毛が異常な絨毛の間で介在する．絨毛の形は不整で，フィヨルド様外観を示す．間質はしばしば線維性である（図72）．

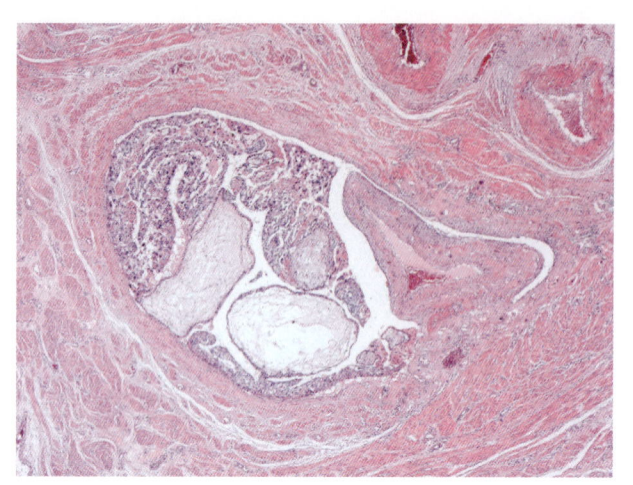

図73 侵入奇胎
筋層内に水腫状に腫大した絨毛が侵入している．

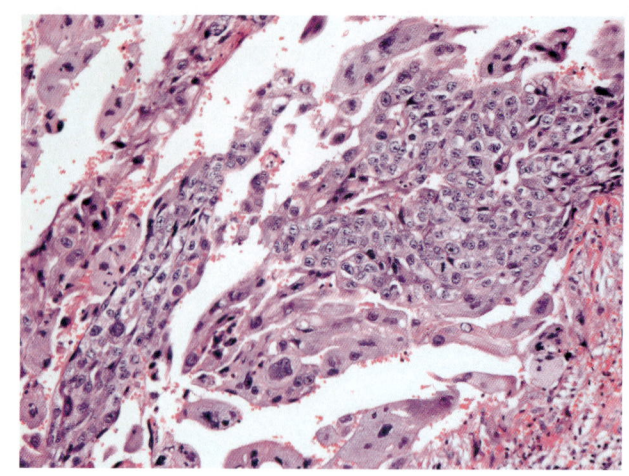

図74 絨毛癌
細胞性栄養膜と合胞性栄養膜細胞を模倣する腫瘍細胞で構成される．固有の間質は認められない．

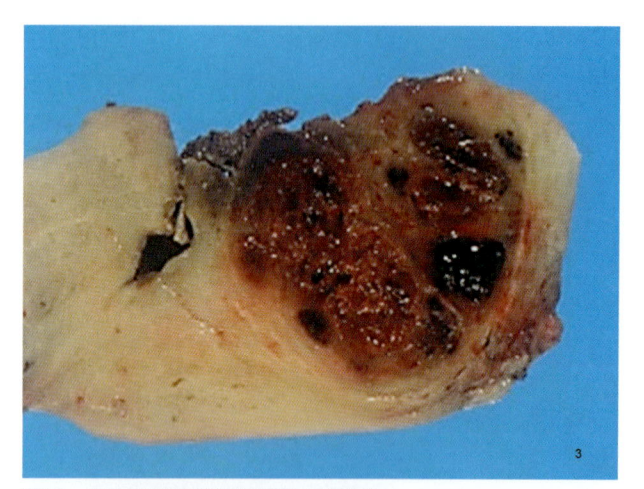

図75 着床部栄養膜細胞腫瘍の肉眼像
筋層内で周囲境界が比較的明瞭な出血性の腫瘤を形成している．

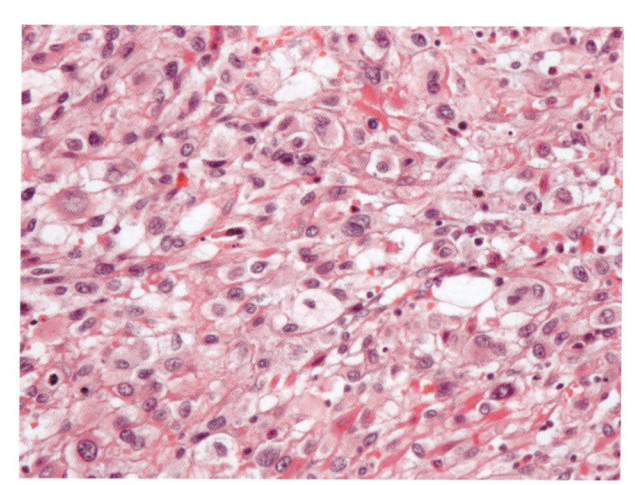

図76 着床部栄養膜細胞腫瘍
中間型栄養膜細胞を模倣する腫瘍細胞がシート状に増殖している．

●侵入奇胎　invasive mole

子宮筋層内に胞状奇胎が進展した状態で，存続絨毛症の一つである（図73）．胞状奇胎の診断後6ヵ月以内に発生することが多く，その頻度は全胞状奇胎で10％，部分胞状奇胎で3％程度である．診断確定のためには子宮全摘出術が必須である．

●絨毛癌　choriocarcinoma

合胞性栄養膜細胞と細胞性栄養膜細胞を模倣する2種類の腫瘍細胞で構成される悪性腫瘍で，固有の間質を伴わない（図74）．卵巣に発生する胚細胞腫瘍の亜型である絨毛癌と形態的に同様だが，子宮原発の絨毛癌の方が化学療法によく反応し，予後が良好である．先行妊娠は約半数が胞状奇胎，約1/4が流産，約1/5が正常妊娠で占められる．全胞状奇胎後，約40〜50例に1例の頻度で絨毛癌が発生する．

●着床部栄養膜細胞腫瘍　placental site trophoblastic tumor（PSTT）

中間型栄養膜細胞を模倣する腫瘍細胞で構成される腫瘍で，肉眼的には出血性で比較的周囲境界が明瞭である（図75）．好酸性ないし淡好酸性の細胞質を有する単核細胞の充実性増殖で構成される（図76）．類縁の腫瘍である類上皮栄養膜細胞腫瘍 epithelioid trophoblastic tumor（ETT）は淡明な細胞質を有する細胞の胞巣状，索状増殖で構成され，間質では硝子化が認められる．PSTTが着床部の中間型栄養膜細胞の性格を有する腫瘍細胞で構成されるのに対して，ETTは絨毛膜を構成する栄養膜細胞様の細胞からなる．

PSTTの症例の中には遠隔転移を伴い，予後不良な例が存在する．予後不良因子としては，年齢，細胞異型，核分裂の増加などが指摘されているが，組織形態から予後を予測することは困難である．

18. 乳　腺

森谷卓也

総論　280
　Ⅰ. 標本を見る前に　280
　Ⅱ. 標本の見方　281
各論　282
　● 乳腺症　282
　● 線維腺腫　283
　● 葉状腫瘍　283
　● 乳頭部腺腫　284
　● 管状腺腫　284
　● 授乳性腺腫　284
　● 腺筋上皮腫　284
　● 乳管内乳頭腫　285
　● 乳管腺腫　285
　● 非浸潤性乳管癌　286
　● 非浸潤性小葉癌　286
　● 浸潤性乳管癌　287
　● 浸潤性乳管癌の悪性度評価　288
　● 薬物療法・放射線療法に対する組織学的治療効果の判定　288
　● 粘液癌　289
　● 髄様癌　289
　● 浸潤性小葉癌　289
　● 腺様嚢胞癌　289
　● 紡錘細胞癌　290
　● アポクリン癌　290
　● 管状癌　290
　● 分泌癌　290
　● 浸潤性微小乳頭癌　291
　● 基質産生癌　291
　● パジェット病　291
　● mucocele-like lesion　291
　● 乳腺線維症　292
　● 肉芽腫性乳腺炎　292
　● 過誤腫　292
　● 女性化乳房　292

総 論

I 標本を見る前に

　乳腺疾患は炎症，乳腺症，上皮性良性腫瘍，悪性腫瘍，結合織性および上皮性混合腫瘍，腫瘍様病変に分類される（表1）．殆どが女性乳房の疾患だが，男性にも乳癌など同様の病変が生じうる．また，女性化乳房症のような男性特有の疾患もある．

　乳腺疾患の診断は細胞診や針生検法によってなされることが多い．穿刺吸引細胞診は侵襲性が少なく，超音波ガイド下で細針を用いて細胞を採取する．血性乳頭分泌物や，乳頭部のびらんに対する擦過細胞診も行われる．針生検法は，比較的細めの針によるコア針生検法のほか，最近では太針を用いた吸引式針生検法も実施されている．一般に針が太くなり，採取本数が多くなるほど情報量が増すが，侵襲も大きくなる．細胞診と比較した場合，針生検は採取不良等による検体不適正例が少ないこと，組織像を直接確認できるので良性疾患の種類や癌の場合に浸潤巣の有無を確認しやすいこと，必要に応じて染色を追加することが可能であることなど利点が多い．しかし，病巣の全てを観察していないため確定診断に至らない例があること（乳頭状病変や葉状腫瘍など），浸潤癌成分を捉えきれないこと（針生検法で非浸潤癌を認めた場合，14G針では30％，11G針では10％程度の症例で手術標本中に浸潤癌成分を認める）など，限界もある．現在では，針生検・細胞診いずれも同様の様式を用いて報告するよう求められている（表2）．良悪性の判定ともに可能な限り組織型を推定（ないし鑑別疾患を記載）し，画像診断を含めた臨床像と対比できるようにする．癌の症例で術前薬物療法を選択する場合には，ホルモン受容体やHER2に対する免疫染色を追加する．

　良性疾患の場合には，状況により病変の摘出が施行されるが，その場合も質的診断（組織型診断）が主体となる．ただし葉状腫瘍は再発の可能性があるため，切除断端の状況（近接している場合は切離縁までの距離）も記載しなければならない．癌に対する手術標本の場合は，術式や組織型によってその後の記載項目が異なる（表3）．乳房温存手術では5mm毎の標本全割が推奨されており，切除断端の評価を行うことを意識した切り出しが求められる．乳房全摘手術では，腫瘍の最大割面と乳頭部を含め適宜必要なブロックを作製する．リンパ節は最大割面を原則とするが，センチネルリンパ節の場合は2mmごとに割を入れて全ての面の標本を作る．施設によっては，センチネルリンパ節の検索にOSNA（one step nucleic acid amplification）法を導入している．

　浸潤性乳癌では，組織型（乳癌取扱い規約に従い，適宜WHO分類も参照する），浸潤径，乳管内癌巣を含めた腫瘍径，組織学的波及度（脂肪組織，皮膚，胸筋等への広がり），

表1　主要な乳腺疾患の組織分類

炎症	化膿性乳腺炎，肉芽腫性乳腺炎など
乳腺症（マストパチー・線維嚢胞性変化も同義）	腺症，硬化性腺症，乳管過形成，アポクリン化生，嚢胞など
上皮性良性腫瘍	乳管内乳頭腫，乳管腺腫，乳頭部腺腫，授乳期腺腫，筋上皮腫など
悪性腫瘍　非浸潤癌	非浸潤性乳管癌，非浸潤性小葉癌
浸潤性乳管癌	浸潤性乳管癌（乳頭腺管癌，充実腺管癌，硬癌），特殊型乳癌（粘液癌，髄様癌，浸潤性小葉癌，アポクリン癌，腺様嚢胞癌，管状癌，分泌癌，紡錘細胞癌，浸潤性微小乳頭癌など）
Paget病	
非上皮性腫瘍	悪性リンパ腫など
結合織性および上皮性混合腫瘍	線維腺腫，葉状腫瘍（良性～境界悪性～悪性）など
腫瘍様病変	乳管拡張症，乳腺線維症，女性化乳房症など

表2　乳腺細胞診・針生検の診断報告様式（乳癌取扱い規約より）

判定区分	検体不適正	
	検体適正	正常あるいは良性 鑑別困難 悪性の疑い 悪性
所見	判定根拠と組織型推定の記載（可能な限り）	

表3　手術例の病理組織診断に必要な記載項目

浸潤癌	組織型，浸潤径，腫瘍全体の径，グレード，脈管侵襲，ホルモン受容体，HER2，（Ki-67）
非浸潤性乳管癌	組織型，グレード，腫瘍径，ホルモン受容体
術前薬物療法施行例	組織学的治療効果
乳房温存手術	切除断端の状況
リンパ節	転移の有無と陽性リンパ節の個数（センチネルリンパ節の場合は転移病巣の径）

グレード（核グレードと，組織学的グレードの2つの方法がある），脈管侵襲（特にリンパ管侵襲）の有無と程度について検索する．また，予後推定と術後の薬物療法の選択を行うために，ホルモン受容体（エストロゲン受容体とプロゲステロン受容体），HER2に対する免疫染色の実施と結果判定が必須である．ただしHER2は最初から，あるいは免疫染色の結果が不確定の場合にISH（in situ hybridization）法も実施される．更に，最近ではホルモン受容体陽性，HER2陰性例に対する化学療法の適応を決めるための，Ki-67ラベリングインデックスの計測が推奨されている．術前薬物療法施行例では，その組織学的効果判定を行う．非浸潤癌の場合にはグレード，腫瘍径，ホルモン受容体発現の有無に対する検索が主体となる．乳房温存手術の場合は切除断端における癌遺残の有無を検索するが，近接している場合（切離縁から5mm以内）には近接している部位，先進部の状態（浸潤巣か乳管内癌成分か），切離縁までの距離を記載する

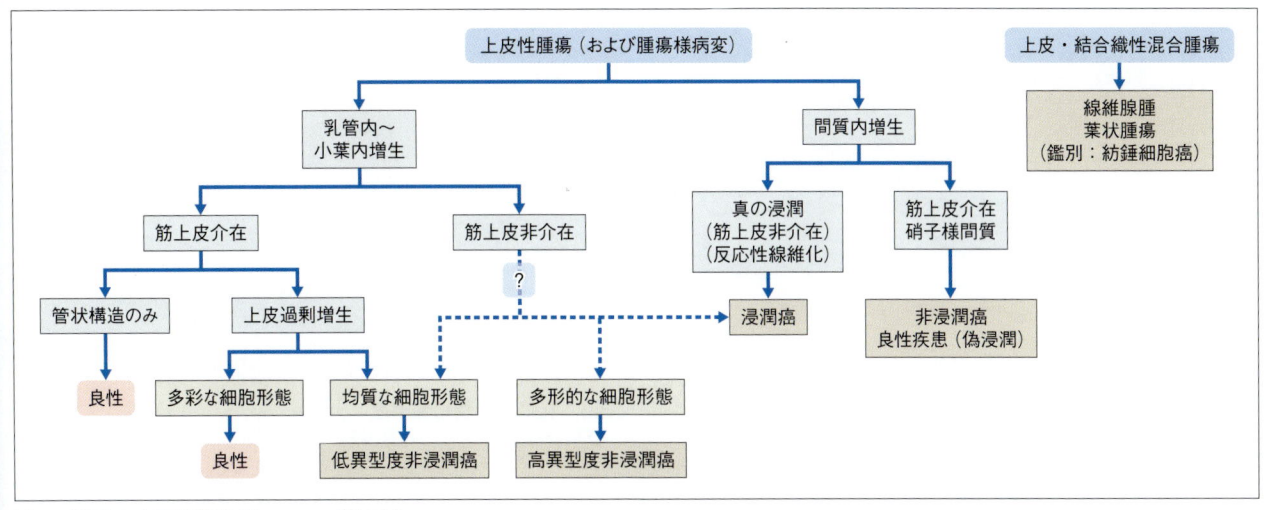

図1 乳腺の病理組織診断：アルゴリズム

II 標本の見方

　乳腺腫瘍の病理診断について，アルゴリズムの概要を図1に示す．まず，腫瘍が純粋に上皮性のものか，上皮・結合織性混合腫瘍かを弱拡大で判断する．後者であれば線維腺腫や葉状腫瘍の可能性を考えて診断を進める．特に針生検の場合や，陳旧化した線維腺腫で間質に硝子化が目立つ場合，間質の変化を見落とさないよう心がける．境界悪性～悪性葉状腫瘍を疑う場合には，紡錘細胞癌が鑑別対象になることもある．

　上皮性腫瘍では，乳管内～小葉内に限局した細胞増生か，間質内に進展するような増生かを観察する．胞巣辺縁に筋上皮の介在があれば，病巣が乳管～小葉内に留まっていることを意味する．その際，内腔に上皮の重積性増殖がなければ良性病変と判断できる．上皮の重積性増殖は，線維血管性間質を伴う乳頭状の場合と，内部に間質を伴わない場合がある．その際の鑑別診断のイメージを図2に示す．筋上皮は乳管辺縁部か乳頭状間質部の基底膜に沿ってのみ出現する．良性疾患では大きさも保持されることが多く，乳管内癌では時に癌によって圧排され目立たなくなるか，消失傾向を示す．最も重要なのは内部の増殖細胞で，良性病変（過形成）では核径，核形態，核染色性，細胞配列（核間距離）が細胞ごとに多彩である（図2b）のに対し，低異型度の乳管内癌巣では均質な形状を呈する（図2c）．高悪性度の乳管内癌巣は多形性を示し（図2d），強い核異型のために一見多彩であるように見える．

　間質内に増殖を示す上皮性病変のうち，浸潤癌では種々

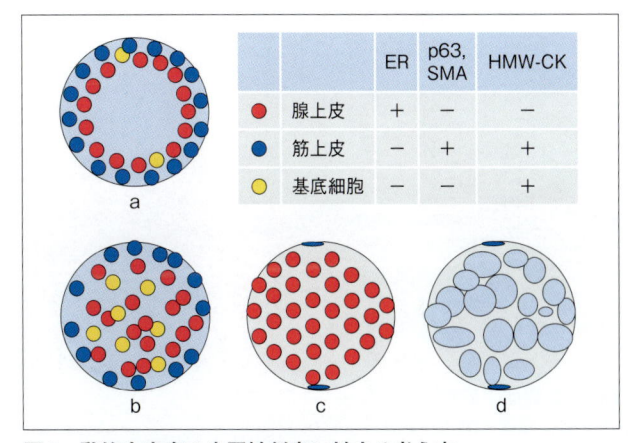

図2 乳管内病変の良悪性判定に対する考え方
a：正常の乳管，b：乳管過形成，c：低悪性度乳管内癌，d：高悪性度乳管内癌．図内の表は免疫染色を用いた鑑別診断の原則を示す．ER：エストロゲン受容体，HMW-CK：高分子サイトケラチン，SMA：平滑筋アクチン．

の程度の核異型（細胞異型）とともに，間質には少なからず反応性の線維化を生じる．浸潤している細胞塊の配列は乱れ，胞巣辺縁には筋上皮細胞を欠く．これに対し，一見間質に増生している上皮巣でも辺縁に筋上皮を介する場合には，浸潤癌とはいえない（稀に，腺様囊胞癌などの例外がある）．強い硝子様間質内に見られる場合も，過剰判定とならないよう注意が必要である．内部の上皮が癌であれば非浸潤癌巣の一型，良性であればいわゆる偽浸潤と判断する．なお，乳管内病変とみられるが辺縁に筋上皮が不明の場合は，浸潤癌を見ている可能性（圧排性浸潤という概念も提唱されているが確立までには至っていない）と，非浸潤癌ではあるが癌の増生によって筋上皮が不明瞭化している可能性の両者を考慮に入れる．

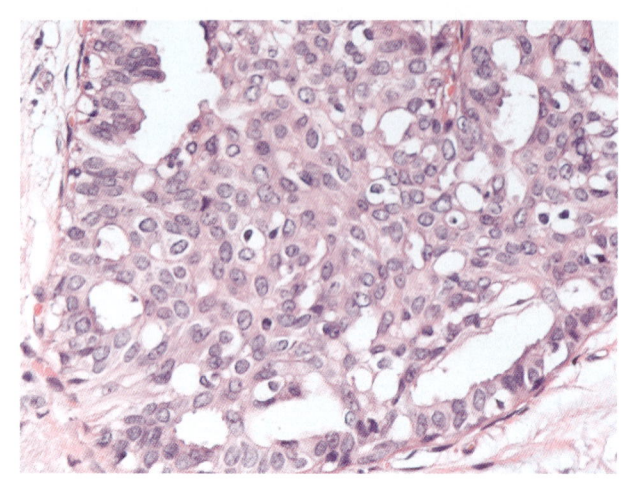

図1 乳腺症：乳管過形成
乳管内に増殖する上皮の核は多彩な形態をとる．

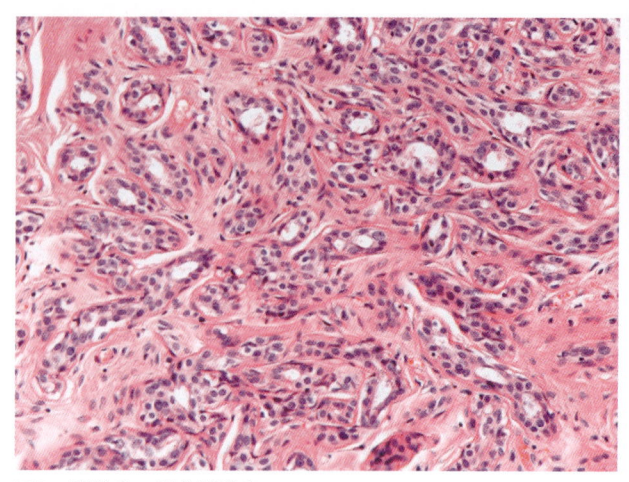

図2 乳腺症：硬化性腺症
間質の線維化を伴う腺房の増生を認める．

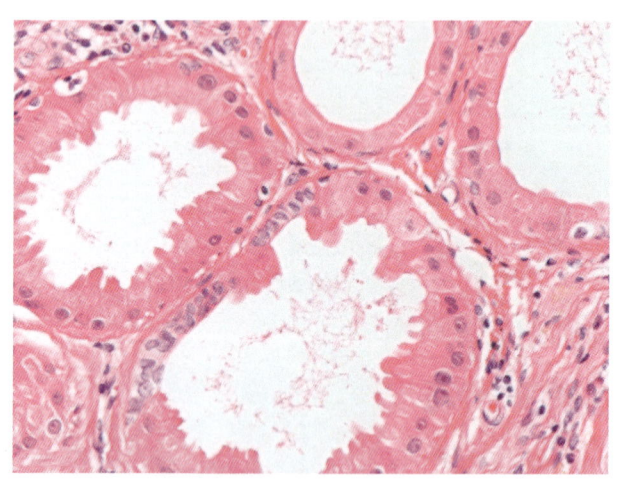

図3 乳腺症：アポクリン化生
豊富な細胞質を有する上皮が認められる．

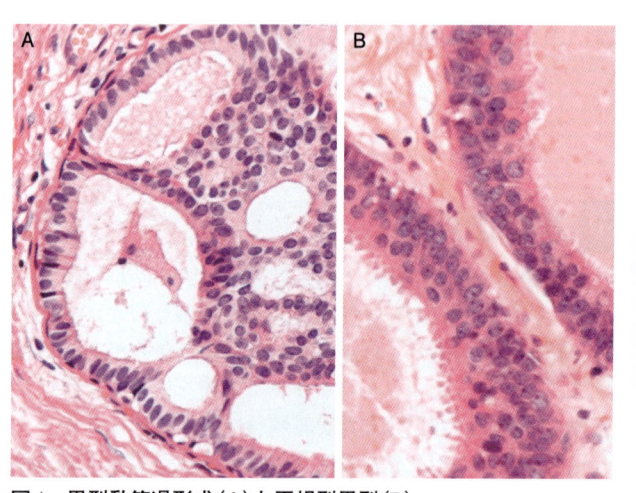

図4 異型乳管過形成（A）と平坦型異型（B）
Aは低異型度非浸潤性乳管癌に類似するが微小で，異型が弱い．Bは軽度拡張した末梢細乳管を被覆する上皮の核に軽度の異型がある．

●乳腺症 mastopathy

　線維囊胞性変化 fibrocystic change ともいう．非腫瘍性・非炎症性の良性疾患で，乳腺の増殖性変化と退行性変化が共存する．病理組織像は多彩で，乳管過形成 ductal hyperplasia（乳管乳頭腫症 duct papillomatosis），腺症 adenosis，囊胞 cyst，アポクリン化生 apocrine metaplasia，線維症 fibrosis，線維腺腫症，小葉増生症，などが含まれる．多彩な病変群の集合体ではあるが，個々の症例ではその中の一部しか現れないことも多い．臨床的には，乳腺症は乳房内の"しこり"や乳房痛として発見されるが，必ずしも病理組織学的変化の状態や程度と相関しないことがある．

　乳管過形成は，乳管上皮が管腔内に間質介在を伴わずに多層性の増殖を示すものである（図1）．乳管辺縁には筋上皮の介在を認め，2相性が保持されるが，多層性の上皮部分には筋上皮の介在はない．しかし，増殖細胞の核形態・核染色性・核間距離は多彩で，管腔は緊満感を欠き，低異型度癌とは異なる．腺症は腺房（管腔）の数的な増加として認識される．このうち間質の強い線維化を伴うものは硬化性腺症 sclerosing adenosis（図2），小葉を作らず盲端に終わる細乳管の増生は閉塞性腺症 blunt duct adenosis である．囊胞は微小なものから肉眼的に認識可能なものまで様々なサイズのものがある．アポクリン化生は好酸性で顆粒状の豊富な胞体を有し，しばしば管腔内に断頭分泌を示す（図3）．アポクリン囊胞を形成することもある．

　低異型度の非浸潤性乳管癌との鑑別が難しい2mm未満の微小病変は，異型乳管過形成 atypical ductal hyperplasia と診断される（図4A）．また，閉塞性腺症に類似した配列を示す腺管上皮に核腫大や核の偽重層を示すことがあり，平坦型異型 flat epithelial atypia といわれる（図4B）．これらは前癌病変あるいは乳癌発生のリスク病変と目されている．

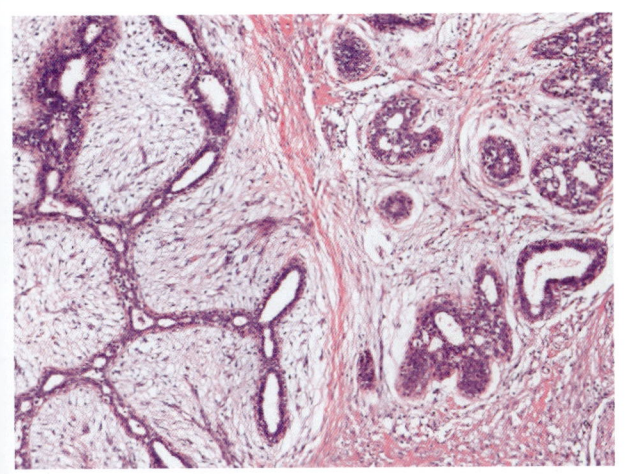

図5 線維腺腫，管内型
乳管がスリット状を呈する．一部の乳管上皮に軽い過形成を伴う．

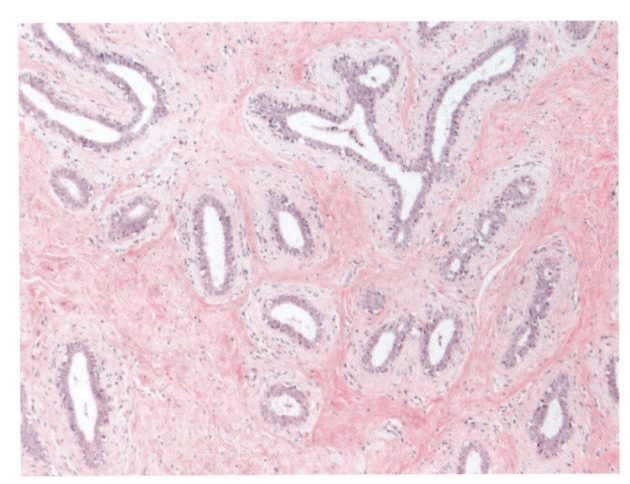

図6 線維腺腫，管周囲型
管状乳管を線維性間質が取り囲むように増殖する．

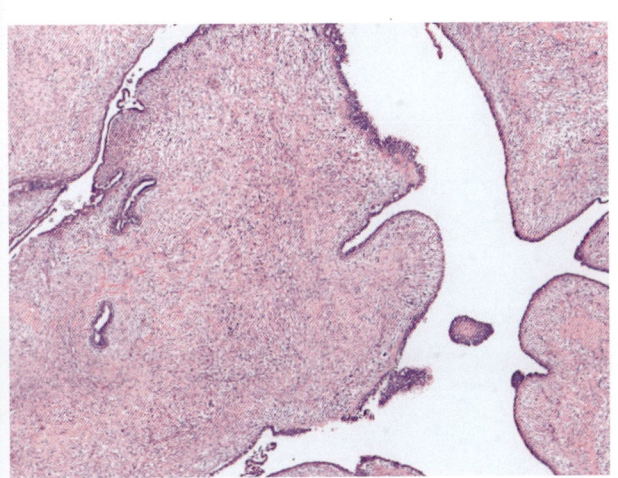

図7 葉状腫瘍
混合腫瘍だが，間質が過剰に増殖した結果，葉状構造を呈する．

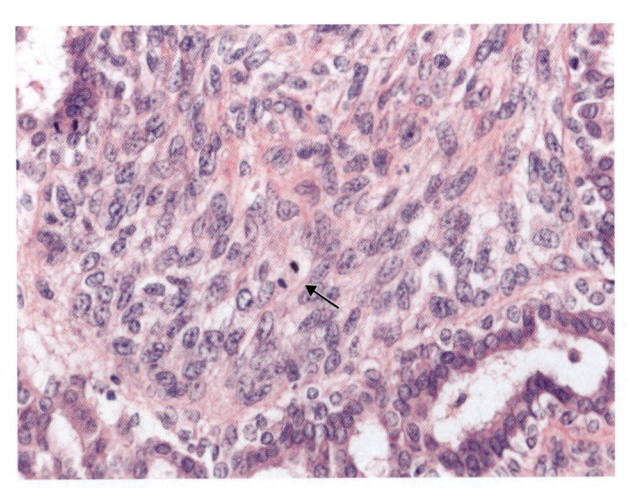

図8 葉状腫瘍
乳管上皮は2相性を示す．間質成分の核分裂像（矢印）の頻度が悪性度に関与する．

●線維腺腫　fibroadenoma

　若年女性に好発する，頻度の高い腫瘍である．乳管と線維性間質の両者がともに増殖する混合腫瘍で，周囲組織との境界が明瞭な，硬い孤立性腫瘤を形成する．乳管成分と間質成分の混在の程度は様々で，間質成分の増殖が優勢となり乳管が圧排されてスリット状となるものを管内型（図5），乳管の変形が乏しく周囲を間質が取り巻くように増殖する管周囲型（図6）に大別される．また，上皮成分が既存の乳管～小葉構造に類似する類臓器型，上皮成分が閉塞性腺症・硬化性腺症・乳管過形成などを伴う乳腺症型（海外ではcomplex fibroadenomaともよばれる）がある．乳管上皮に異型はなく2相性が保持されるが，特に乳腺症型では癌との鑑別診断に注意が必要である．本腫瘍に癌が発生するのは極めて稀である．陳旧化すると間質が硬化し萎縮する．その際，間質に粗大石灰化を伴うことがある．

●葉状腫瘍　phyllodes tumor

　葉状囊胞肉腫 cystosarcoma phyllodesともいう．線維腺腫同様，乳腺特有の線維上皮性混合腫瘍である．しかし，間質成分の増生がより優勢となり，定型例では葉状構造を示すが（図7），この構造は必ずしも診断に必須ではない．葉状構造部では乳管が囊胞状を呈することもある．乳管上皮は異型に乏しく，2相性を伴う．一方，線維腺腫とは異なり増殖の主体となる間質成分が乳管成分を凌駕する．更に，間質の一方的増殖（弱拡大視野で上皮成分の介在を認めない部が存在する，など）の有無と程度・細胞密度・核異型・核分裂像の頻度・異所性成分の存在・腫瘍境界の浸潤性増殖を総合的に判断して良性・境界悪性・悪性葉状腫瘍に分類する（図8）．悪性度は再発の頻度や転移能を表す．良性葉状腫瘍は線維腺腫と，悪性葉状腫瘍は間質肉腫や紡錘細胞癌と鑑別を要す．

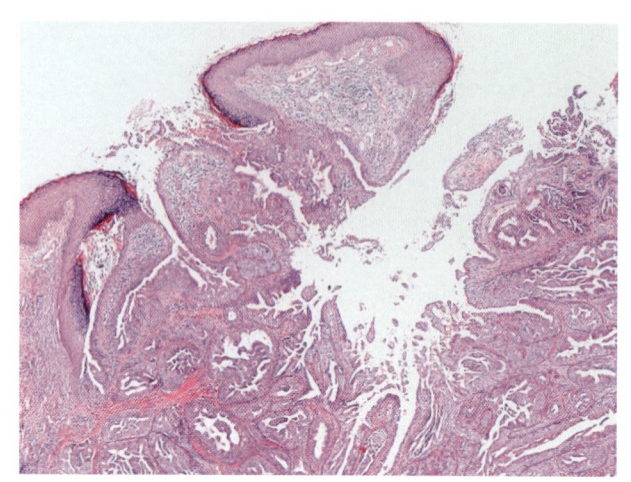

図9　乳頭部腺腫
腫瘍腺管が増殖した結果，表皮表層に腫瘍が露出している．

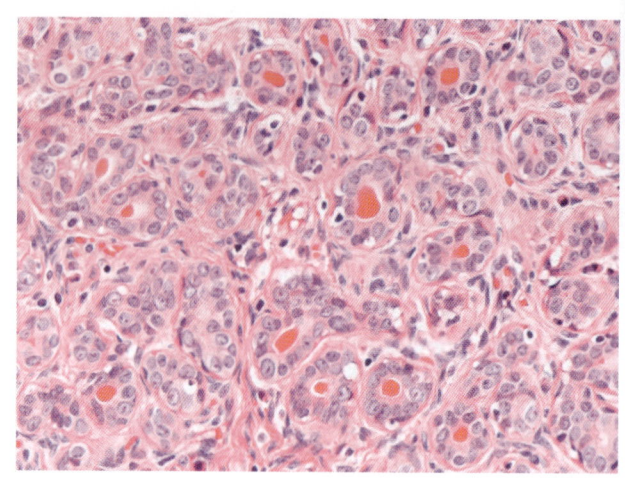

図10　管状腺腫
小型管状腺管の密な増生からなり，間質の介在は乏しい．

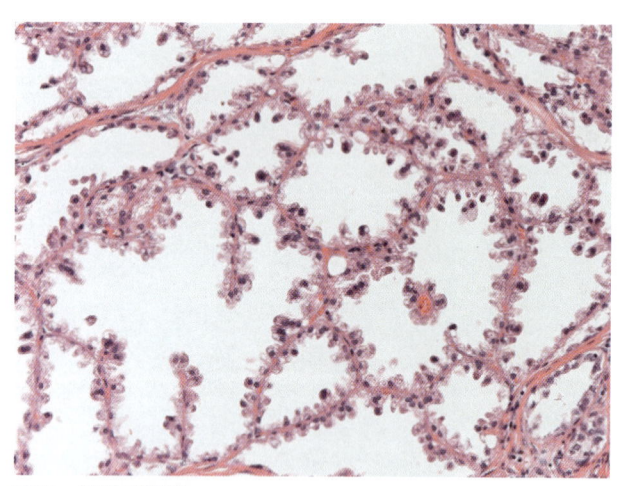

図11　授乳性腺腫
授乳期の例で，細胞質内空胞と断頭分泌像を認める．

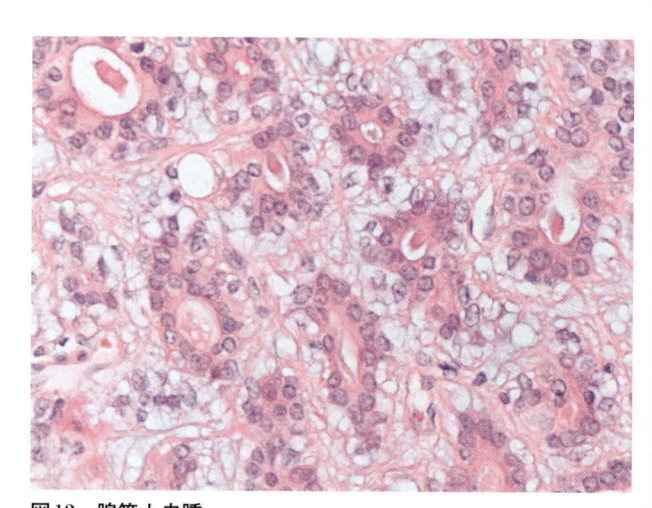

図12　腺筋上皮腫
腺上皮の周囲を，淡明な胞体を有する筋上皮が取り囲んでいる．

● 乳頭部腺腫　adenoma of the nipple

乳頭部や乳輪下に発生する良性腫瘍で，乳頭部にびらんや発赤を認める．組織学的には増殖腺管が乳頭腫～乳管過形成，あるいは腺症～硬化性腺症相当の変化を示す．上皮に異型はなく，2相性が保持されている．また，間質には種々の程度に硬化を伴う．腫瘍が皮膚表層に達すると，びらんを生じる(図9)．しばしば偽浸潤像を示し，浸潤性乳癌との鑑別を要するが，発生部位が診断の参考になる．

● 管状腺腫　tubular adenoma

腺房様の形態を示す小型管状腺管の密な増生からなる腫瘍である．腫瘍境界は明瞭で，線維性被膜を有する．上皮成分は筋上皮細胞の介在を伴い，2相性が保持されている(図10)．核異型は認められない．時に，内腔に好酸性の分泌物質を伴う例がある．間質成分の介在は乏しく，線維腺腫との鑑別点となる．

● 授乳性腺腫　lactating adenoma

妊娠中または授乳期に発生する腫瘤で，多発例もある．細胞質内空胞や断頭分泌像を示す上皮からなる腺房様構造の密生からなり，管腔内には乳汁にも似た淡好酸性の分泌物質が認められる(図11)．間質の介在は乏しい．既存の腺腫等に分泌性変化が加わったものと，妊娠によって小葉が増殖し結節化したものがあるとされる．

● 腺筋上皮腫　adenomyoepithelioma

腺上皮と筋上皮の2種類の上皮がともに腫瘍化し，境界明瞭な多結節性腫瘤を形成する．他の良性腫瘍に比して筋上皮細胞の増殖が旺盛で，しばしば腺上皮を凌駕する．筋上皮細胞は多稜形～紡錘形など多彩で，胞体は淡明(図12)または好酸性である．基本的には良性腫瘍だが，再発例や悪性化例(腺上皮と筋上皮の一方，あるいは両者がともに悪性化するものがある)が報告されている．

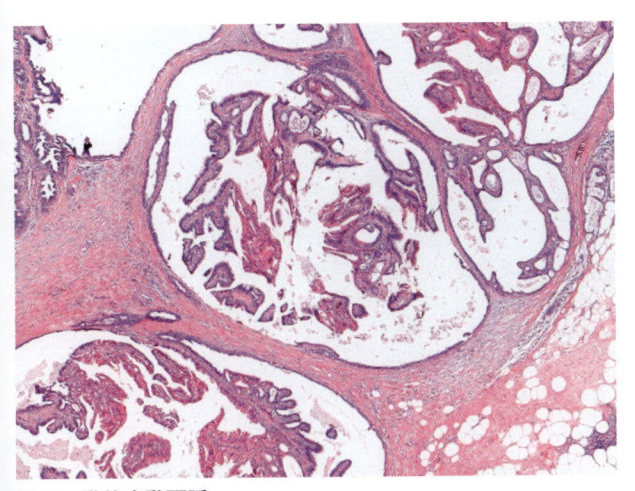

図13 乳管内乳頭腫
拡張乳管内に間質を伴う乳頭状病変が見られる.

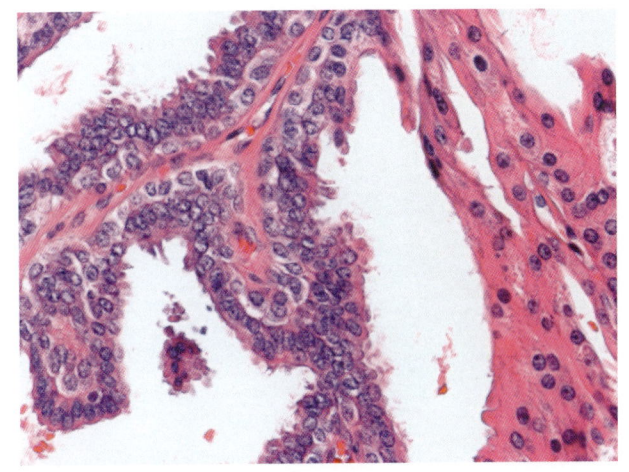

図14 乳管内乳頭腫
2相性を有する上皮介在と, アポクリン化生の混在がある.

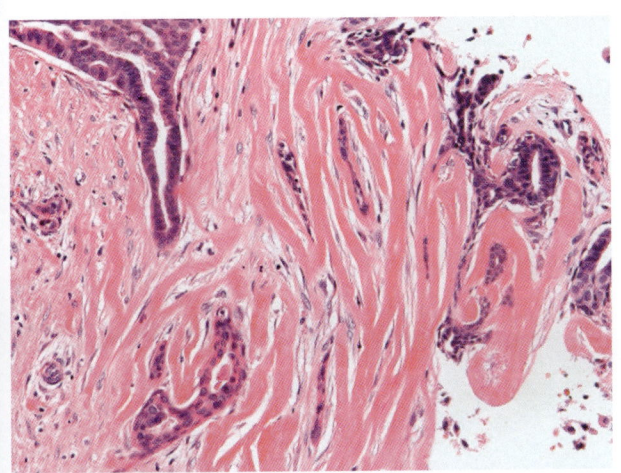

図15 乳管内乳頭腫
硬化性間質内の偽浸潤像. 判別に苦慮する際は筋上皮を確認するための免疫染色が有効.

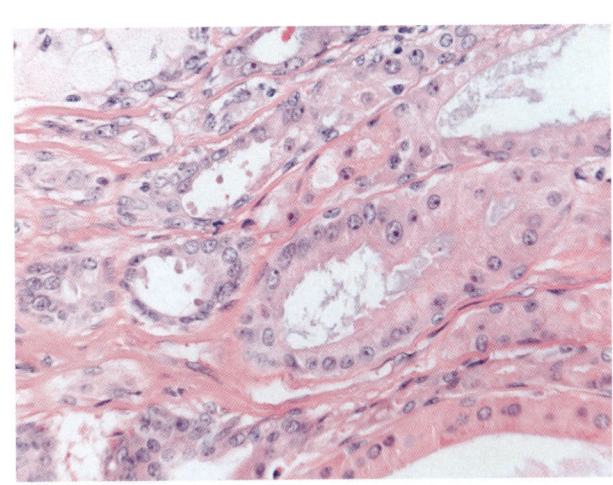

図16 乳管腺腫
異型アポクリン化生上皮を認めるが, 腫瘍内の部分像に留まる.

●乳管内乳頭腫　intraductal papilloma

乳管内に発生する良性腫瘍である. 乳頭付近に単発性病巣を形成するものと, 末梢乳管に多発するものがある. 中枢型は血清乳頭分泌や腫瘤触知により発見される. 拡張乳管内に発生するものは嚢胞内乳頭腫 intracystic papilloma ともよばれる.

乳管内に樹枝状の線維血管性間質が見られ, 周囲を上皮細胞が取り巻く(図13). 間質側には筋上皮の被覆があり, 内腔側の腺上皮とともに2相性を示す. また, 部分的にアポクリン化生も混在する(図14). 上皮細胞は過形成を示し多層化することがある. 内部や乳管壁の間質に硝子様硬化を伴うと, この中に乳管上皮が取り込まれて浸潤癌に類似する(偽浸潤)が, 筋上皮の介在や線維走行に沿った腺管配列を示すのが良性病変の特徴である(図15). 稀に病巣の一部または全体が虚血により壊死(梗塞)を生じる.

本腫瘍は基本的に良性だが, 極めて稀に乳頭腫内部に異型乳管過形成や非浸潤性乳管癌を付随する. また, 乳管内乳頭腫と乳管癌が併存・混在する例が経験されるが, 乳頭腫が癌化したのか, 両者が別々に発生し衝突したのかを厳密に鑑別することは容易でない.

●乳管腺腫　ductal adenoma

別名を硬化性(乳管内)乳頭腫 sclerosing (intraductal) papilloma といい, 乳管内乳頭腫の一型と捉えられる. 腺管の増殖と線維性間質の増生が強いため, 厚い線維性被膜(乳管壁の肥厚)に囲まれた充実性の結節として認められ, 内部に偽浸潤を認めることが多い. また, アポクリン化生上皮に核腫大を伴うことがあり(図16), 増殖形態・細胞像いずれからも過剰判定に注意すべきである. 本腫瘍は画像診断上も癌との鑑別が必ずしも容易ではないが, 病理学的には良性腫瘍であり, 癌化のリスクはない.

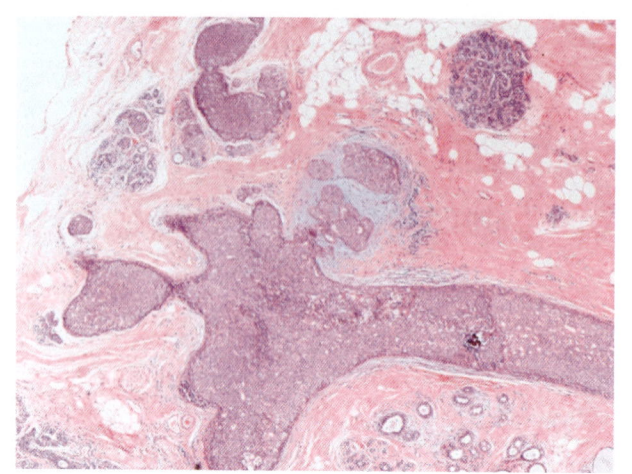

図17 非浸潤性乳管癌
乳管～小葉内に癌が広がっているが，間質浸潤を伴わない．

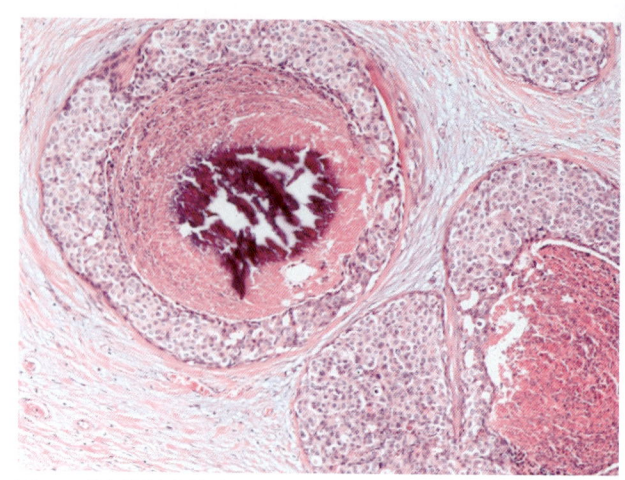

図18 非浸潤性乳管癌
コメド型．乳管内の癌巣の中心部に壊死と石灰化を認める．

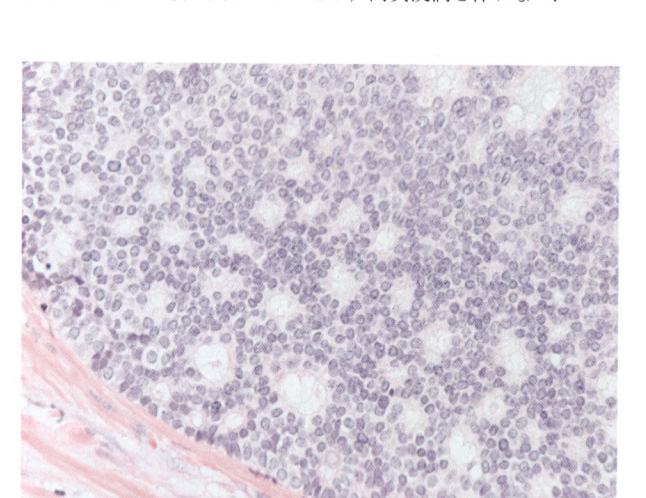

図19 非浸潤性乳管癌
非コメド，篩型．均質な円形核と規則正しい管腔形成を示す．

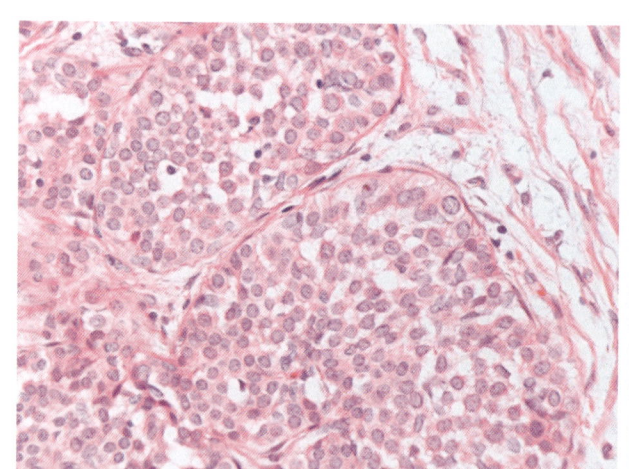

図20 非浸潤性小葉癌
結合性がやや低下した小型均質な異型上皮の増生よりなる．

● **非浸潤性乳管癌**　noninvasive ductal carcinoma

　DCIS(ductal carcinoma in situ)も同義である．乳管上皮由来の癌で，乳管～小葉内に広がるが基底膜を破らない（間質への浸潤を認めない）(図17)．上皮内癌であるため転移はみられないが，乳管に沿って広範な進展を示す例や，癌に侵された乳管～小葉が拡大し腫瘍触知を示す例がある．不完全切除による再発例では，その半数が浸潤癌の形態をとる．
　癌胞巣の中心部に凝固壊死を認めるものをコメド（面皰）型(図18)，それ以外を非コメド型とよぶ．細胞配列からは面皰型以外に篩型(図19)・低乳頭状・乳頭状・充実性などの多彩な構築を示すが，混合型が多い．局所進展性や浸潤癌への進行度を推定するために亜分類が試みられており，核異型の程度（軽度・中等度・高度）と壊死の有無が重視されている．核異型軽度・非コメド型の低異型度DCISでは，均質な核所見と幾何学的な細胞配列(図19)が良性の乳管過形成(図1)との鑑別点である．客観的指標として高分子サイトケラチンやエストロゲン受容体に対する免疫染色が参考になることがある（癌の場合は高分子サイトケラチン陰性，エストロゲン受容体びまん性強陽性）．特殊な亜型として，アポクリン型や神経内分泌型などがある．

● **非浸潤性小葉癌**　lobular carcinoma in situ (LCIS)

　乳管癌と同様，終末乳管小葉単位 terminal duct-lobular unit (TDLU)に発生する．小葉内を主体に，小型均質で結合性の緩い腫瘍細胞（E-cadherin陰性）が増殖する(図20)．腺管形成は見られない．同様の細胞が小葉の50％未満を占めるものは異型小葉過形成と診断し，両者を合わせて小葉性腫瘍 lobular neoplasia とよぶ．これらは，それ自体が前癌というよりも両側乳房における浸潤癌発生のリスク病変として捉えられており，多くが偶発的に発見される．

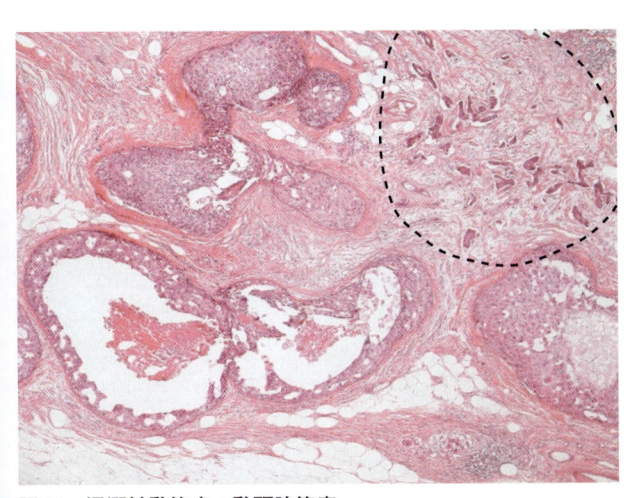

図21　浸潤性乳管癌：乳頭腺管癌
腫瘍の大半が乳管内癌成分で，一部に少量の浸潤癌成分（点で囲んだ部）を伴う．

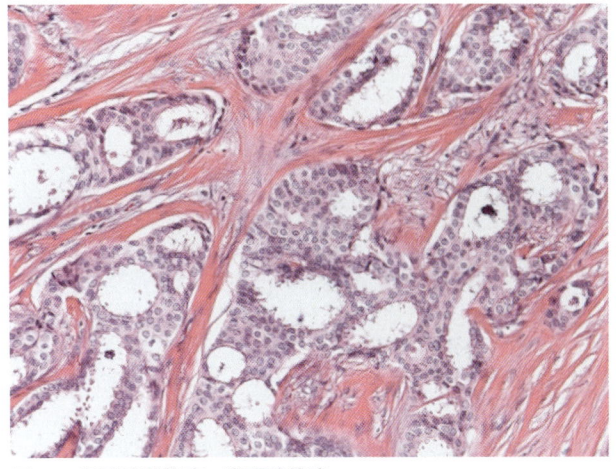

図22　浸潤性乳管癌：乳頭腺管癌
癒合腺管状（篩状）構造が目立つ，高分化腺癌の浸潤巣．

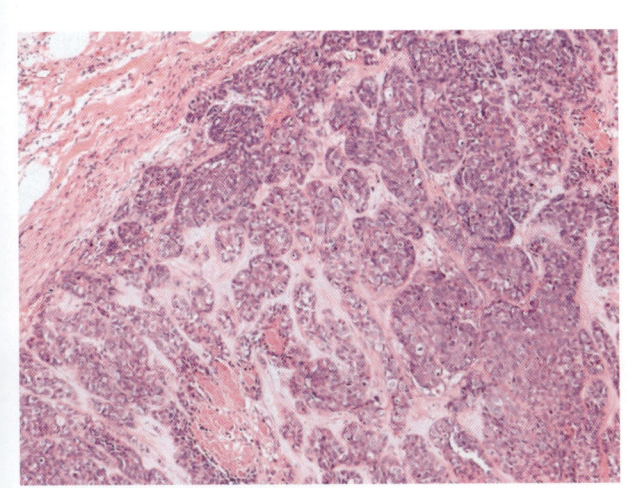

図23　浸潤性乳管癌：充実腺管癌
充実性の癌巣が浸潤し，周囲組織との境界は明瞭である．

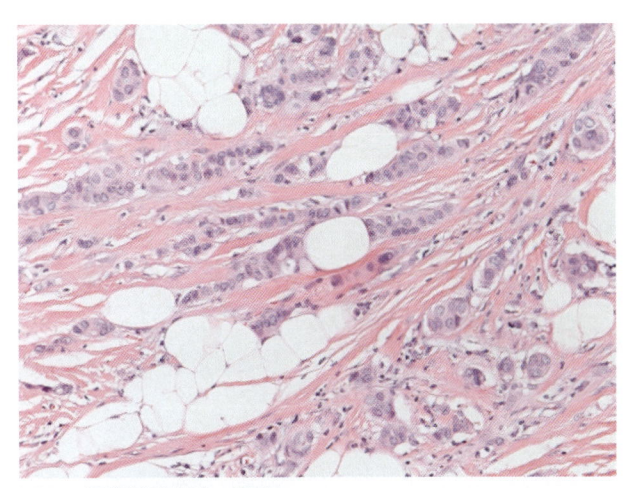

図24　浸潤性乳管癌：硬癌
豊富な線維性間質内に，索状構造を主とする浸潤癌成分を認める．

● 浸潤性乳管癌　invasive ductal carcinoma

　間質浸潤を伴う乳癌のうち特殊型を除いたもので，通常型ともいわれる．腫瘍内や周囲の実質には種々の程度に非浸潤癌成分を伴う．乳管癌はTDLUの上皮から発生し，これは小葉癌とも共通である．したがって，WHO分類（2012年）ではinvasive carcinoma of no special typeという組織型名が採用され，乳管癌ductal carcinomaという名前が削除された．
　この癌は乳癌全体の70％以上を占めるが，個々の症例の特性を明らかにし，適切な治療を行うためにも細分類が必要である．その一つは悪性度に関するもので，予後の推定や治療適応の決定に関与する（図25～27参照）．また，乳癌取扱い規約では，乳頭腺管癌 papillotubular carcinoma，充実腺管癌 solid-tubular carcinoma，硬癌 scirrhous carcinomaの3型が設定されている．予後は乳頭腺管癌，充実腺管癌，硬癌の順に良好である．組織構築を反映した分類であり，画像診断との対比に優れている．
　3型のうち乳頭腺管癌には2種類がある．一つは非浸潤癌が主体となり広がり，その一部に浸潤癌成分を伴うもので（図21），浸潤巣の形態は問わない．浸潤巣はしばしば乳管内癌成分を介して多発する．もう一つは高分化腺癌で，管状～篩状構造を主体とする（図22）．他の2型は，ともに浸潤癌巣が優勢な中～低分化腺癌である．充実腺管癌は浸潤癌巣が圧排性・膨張性の増殖を示す（図23）．充実性の癌巣による浸潤が主体で，時に管状～索状構造をとるが，特に腫瘍辺縁部では大型胞巣からなることが多い．硬癌は周囲組織に対して浸潤性・破壊性に増殖する．定型例（狭義の硬癌）では，豊富な線維性間質の中に腺管形成性に乏しい索状～小塊状の小型癌胞巣が浸潤を示す（図24）．3型が混在する場合は優位な成分を主組織型として採用するが，特に硬癌では他の2つを混じる症例（広義の硬癌ともよばれる）が多い．

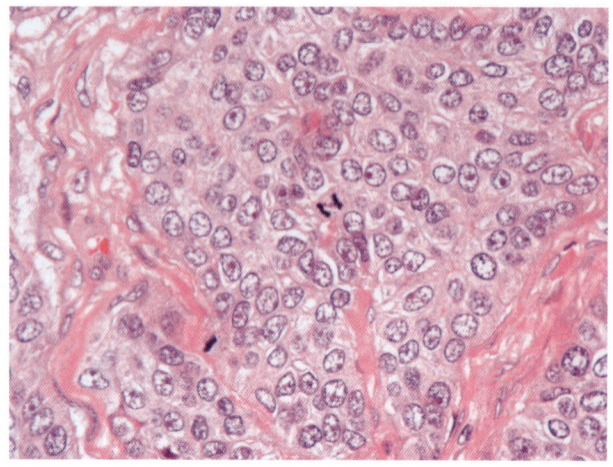

図25 グレード分類
核異型スコアと腺管形成スコアはともに3点．核分裂像は強拡大10視野で計測する．

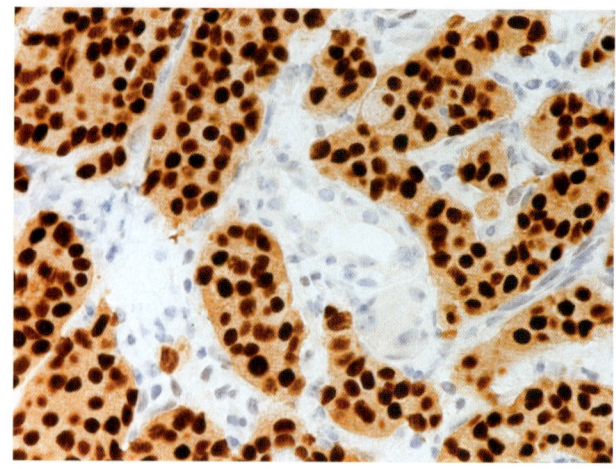

図26 estrogen receptor 強陽性例
陽性率1％以上であればホルモン治療が考慮される．

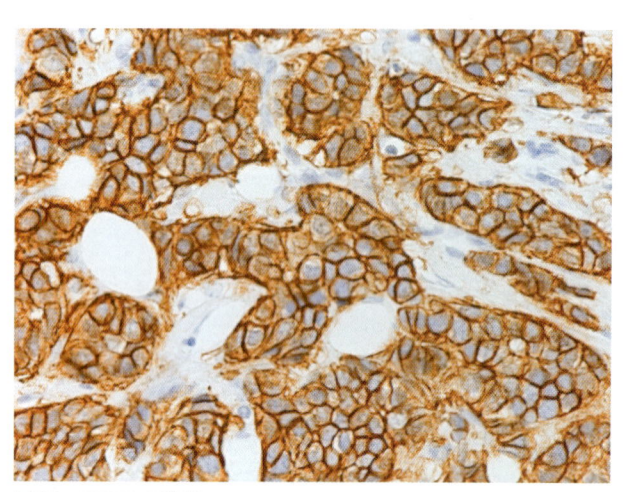

図27 HER2の検索
スコア3+の強陽性例（fishnet pattern）のみが治療対象となる．

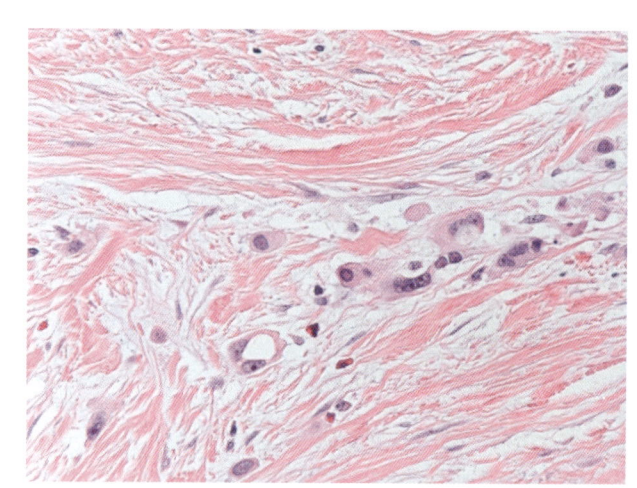

図28 術前薬物療法施行例
癌の大半は消失し，残存癌には空胞状変性を伴う．

●浸潤性乳管癌の悪性度評価

浸潤性乳管癌の手術例においては，組織型判定に加えて悪性度評価（予後因子あるいは治療予測因子）としてグレード（異型度）・脈管侵襲の有無と程度，ホルモン受容体（ER：estrogen receptor，PgR：progesterone receptor）の発現と程度，HER2/neu 遺伝子の過剰発現の有無，Ki-67 ラベリングインデックス（LI）による細胞増殖能の検索を行う．また，癌の広がり診断として浸潤径・リンパ節転移の有無と程度，乳房温存手術の場合は切除断端の状況を報告する．

グレードには，核グレードと組織学的グレードがある．前者は nuclear atypia と核分裂像の頻度（図25）の2項目で，後者は更に腺管形成の程度を加えた3項目により評価する．いずれのグレードも各項目を1〜3点とし，それらを加算して最終的にグレード1〜3（Ⅰ〜Ⅲ）の3段階とする．数値が高いものほどグレードが高く，悪性度も高い．

ホルモン受容体発現（図26）と HER2 の過剰増生（図27）の検索は薬物療法の適応を決定するためにも重要で，免疫組織学的に検索するが，HER2 は FISH（fluorescent in situ hybridization）などによる検索法もある．ER 陽性・HER2 陰性例では，ホルモン療法に加えて化学療法の実施が考慮されるが，その際の指標として PgR 発現の程度や Ki-67 LI を参考にする．ER，PgR，HER2 がいずれも陰性の乳癌はトリプルネガティブとされ，このうち高分子サイトケラチンや EGFR の発現を見るものは基底細胞様 basal-like 乳癌とされる．トリプルネガティブ乳癌は一般に予後不良である．

●薬物療法・放射線療法に対する組織学的治療効果の判定

術前に薬物療法を実施した場合，手術標本で治療効果の判定を行う（図28）．浸潤巣が完全に消失した場合，病理学的完全奏効 pathological complete response（pCR）とする．

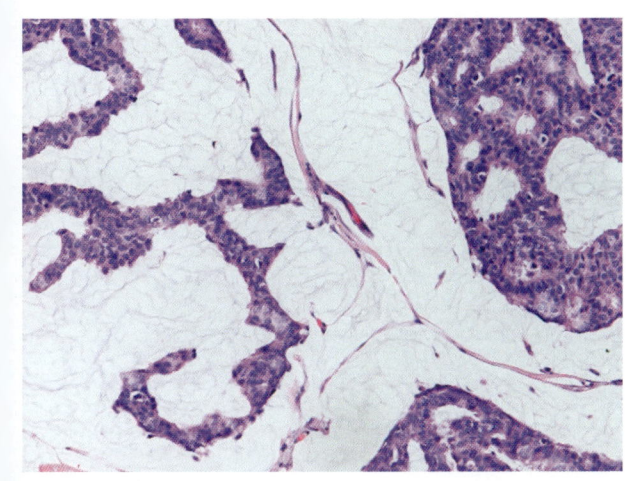

図29 粘液癌
豊富な粘液の中に癌胞巣が浮遊している．癌胞巣の大きさは様々である．

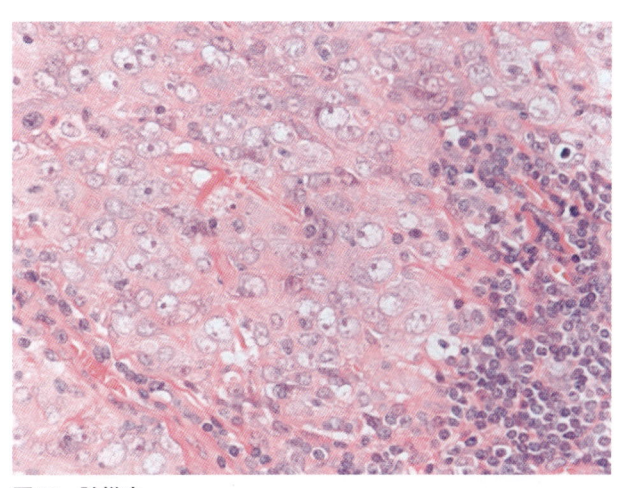

図30 髄様癌
大型の癌細胞が合胞体状の配列を示す．腺管形成や乳管内癌成分を認めない．

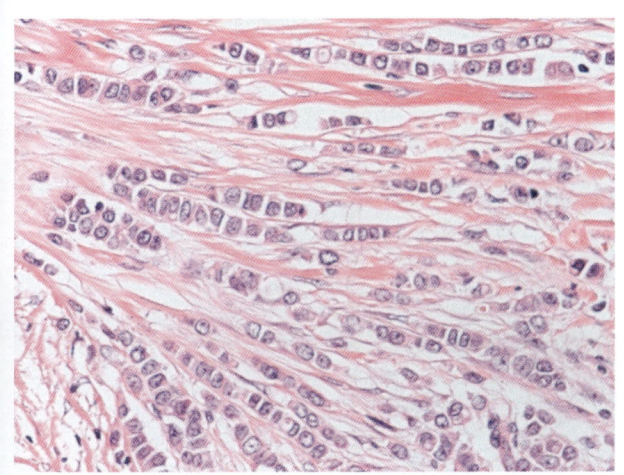

図31 浸潤性小葉癌
小型の癌細胞が線状に配列し浸潤する．細胞相互の結合性は緩い．

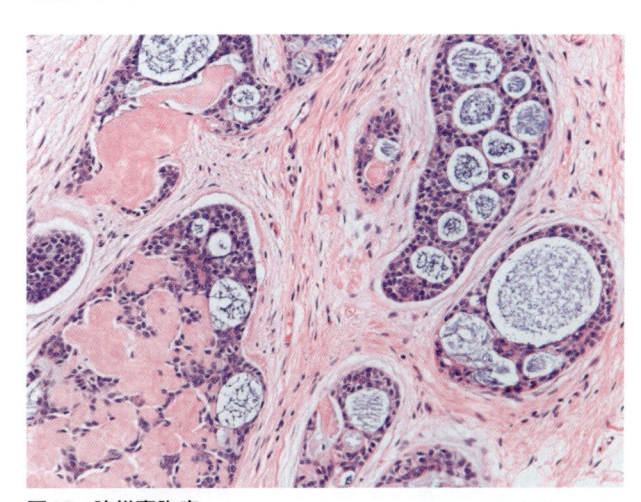

図32 腺様嚢胞癌
篩状構造には真の腺腔と，間質の介在による偽腺腔がある．

●粘液癌　mucinous carcinoma

肉眼的にはゼラチン状・髄様である．組織学的には細胞外に漏出した粘液塊の中に癌胞巣が浮遊して認められる浸潤癌である（図29）．腫瘍境界は明瞭で，全体に分葉状を呈する．粘液塊内における癌細胞島の面積は症例により様々である．通常型浸潤性乳管癌との混合型も見られるが，純型の予後は概して良好である．

●髄様癌　medullary carcinoma

周囲との境界が明瞭な，比較的軟らかい充実性腫瘍である．細胞境界が不明瞭な癌細胞が合胞体状・シート状の増殖を示す．腺管形成や乳管内癌成分の介在は見られない．核異型は高度で，核分裂像も豊富である．間質には慢性炎症を伴う（図30）．トリプルネガティブ乳癌の性格をもつが，本組織型の予後は比較的良好である．髄様癌の特徴の一部のみを示すものは非定型髄様癌 atypical medullary carcinoma とよばれる．

●浸潤性小葉癌　invasive lobular carcinoma

小型で均質な癌細胞が，線状配列を示し浸潤する（古典型ともよばれる）（図31）．正常乳管を同心円状に取り囲むこともある．病巣内には種々の程度に小葉内腫瘍（異型小葉過形成～非浸潤性小葉癌）成分を付随する．いずれも細胞相互の結合性は緩く，E-cadherin は陰性である．細胞質内に粘液を伴う例も存在する．亜型として充実型（髄様型）・胞巣型・管状小葉型・多形型などもある．多中心性発生や両側発生の頻度が高く，症例により腹腔臓器などに特殊な転移様式を示す．また，リンパ節転移巣が組織球様に見える場合があり注意を要する．全亜型を含めると，予後は通常型乳管癌とほぼ同等である．

●腺様嚢胞癌　adenoid cystic carcinoma

唾液腺の同名腫瘍と同様の組織像を示す（図32）．トリプルネガティブ乳癌だが，予後は良好である．

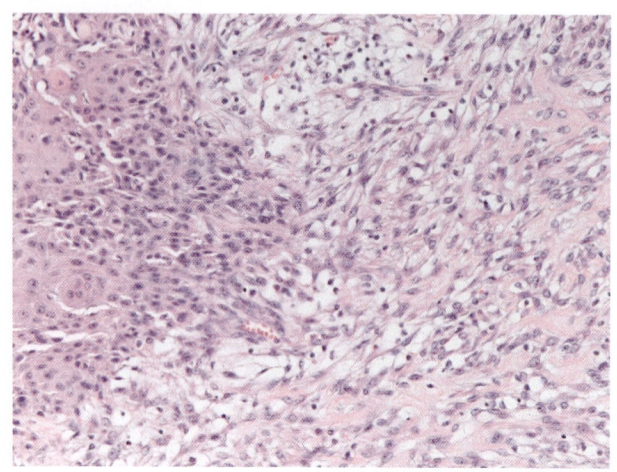

図33 紡錘細胞癌
明瞭な乳管癌から紡錘形腫瘍細胞への移行像確認が診断に役立つ.

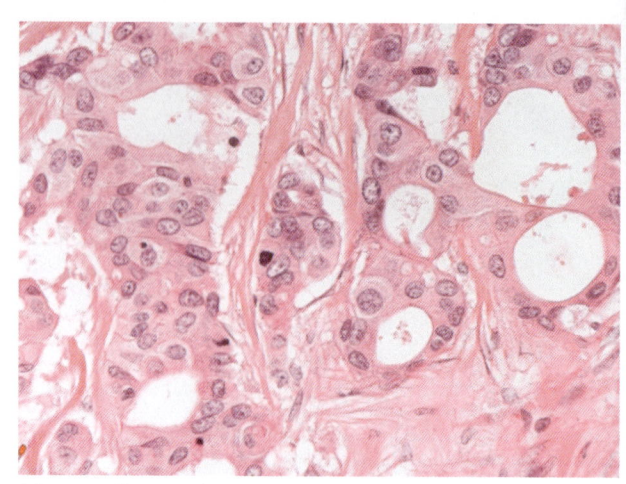

図34 アポクリン癌
乳頭腺管癌様の構築を示す例. 増殖形態は症例ごとに様々である.

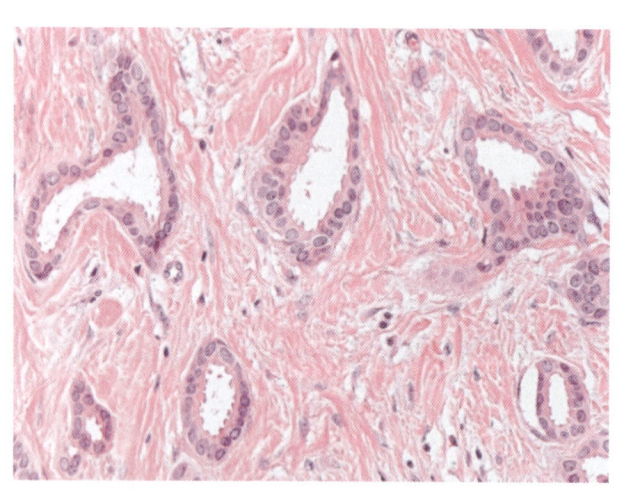

図35 管状癌
豊富な線維性間質内に増殖する不整腺管は, 筋上皮の介在を欠く.

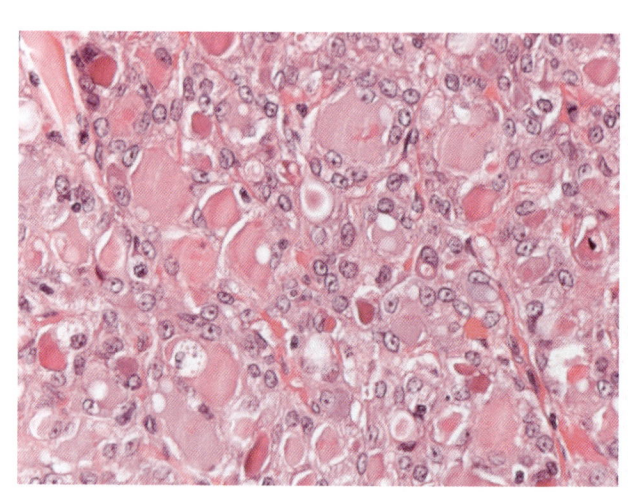

図36 分泌癌
管腔内の分泌物質はPAS陽性, ジアスターゼ抵抗性である.

●紡錘細胞癌　spindle cell carcinoma

紡錘形細胞の増殖を主体とし, 肉腫様に見える癌である. しかし, 本質は上皮性の癌がそのような形態を示すもので, 明らかな癌腫からの移行像(図33)や, 肉腫様成分における上皮性格の証明(サイトケラチンに対する免疫染色の陽性像など)により診断がなされる. 本組織型はいわゆる化生癌の一つで, 扁平上皮への分化を伴う例もある.

●アポクリン癌　apocrine carcinoma

癌細胞がアポクリン化生を示す浸潤癌である. 好酸性・顆粒状の豊富な細胞質を有し, 時に管腔面に断頭分泌様構造を伴う(図34). 癌胞巣の形態は症例ごとに様々である. どこからアポクリンとするかの基準が一定しないため, 確実なもののみを分類すべきだが, 通常, 本組織型はER/PgR陰性である. なお, DCISの一部や多形型小葉癌がアポクリン化生傾向を示すことがある.

●管状癌　tubular carcinoma

明瞭な管腔を有する高分化の浸潤癌である(図35). 核異型は軽く, コンマ状の腺管と管腔面の分泌像(apical snouts)が特徴的である. 背景には豊富な線維性間質を伴う. 硬化性腺症や放射状硬化性病変と鑑別を要する例があり, 腺管が筋上皮の介在を欠くことを確認する必要がある. 純型は稀で, 篩型構造を伴う場合は通常型浸潤性乳管癌(乳頭腺管癌)に分類される. また, 多発乳癌の一つとして発見される例がある.

●分泌癌　secretory carcinoma

若年性癌 juvenile carcinomaと同義だが, 成人にも発生する. 妊娠〜授乳期に似た旺盛な分泌像を示す癌で, 細胞質の空胞化と管腔内に淡好酸性物質の分泌が見られる(図36). トリプルネガティブ乳癌で, 免疫組織学的にS-100蛋白が強陽性を示す.

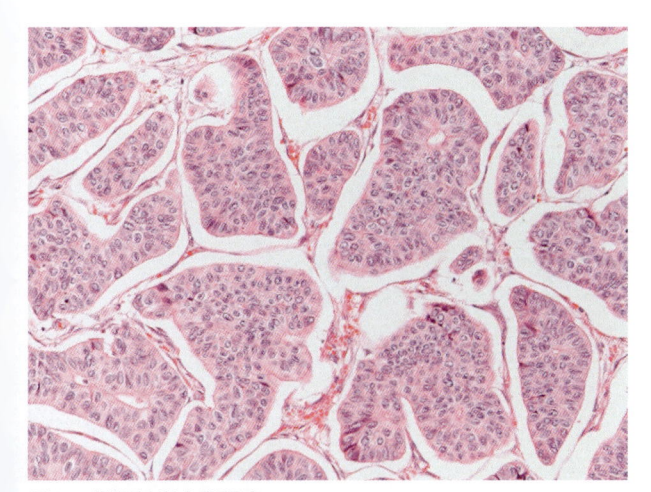

図37 浸潤性微小乳頭癌
特徴的な増殖態度はinside-out growth patternとよばれる.

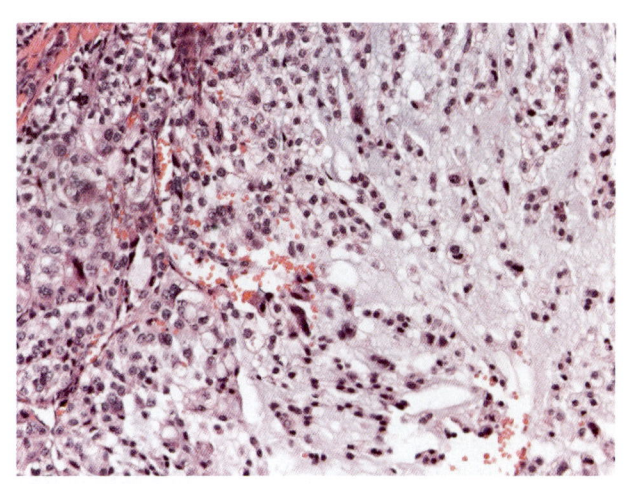

図38 基質産生癌
MRIでは浸潤癌成分がリング状に造影され，中心部は低信号を呈す.

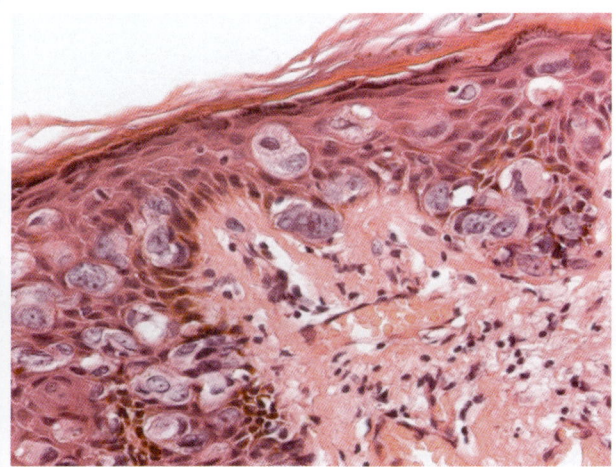

図39 Paget病
乳管内を広がった乳癌が，表皮内に進展したものである.

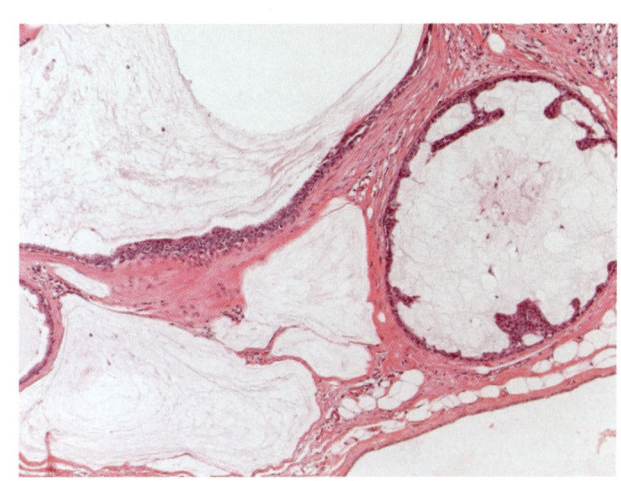

図40 mucocele-like lesion
1/3～1/2の症例で，異型上皮や癌の介在を伴う.

●浸潤性微小乳頭癌　invasive micropapillary carcinoma

血管茎を伴わない，偽乳頭状～微小腺管状の癌胞巣が組織間隙中に浮遊している．極性が逆転して管腔面が癌巣の最外層に位置しており，胞巣外縁がEMAやMUC1で線状の陽性像を示すのが特徴である．間隙内には粘液などの構造物を認めない(図37)．本組織型はリンパ管侵襲の陽性率が高く，リンパ節転移の頻度も高いため，純型のみならず通常型乳管癌との混合型においても，その存在と混在程度の記載が推奨される.

●基質産生癌　matrix-producing carcinoma

化生癌の一型で，腫瘍辺縁の浸潤癌があり，その内側に軟骨ないし骨基質の介在を伴う(図38)．癌腫と基質の間に紡錘形細胞や破骨細胞成分を伴わないことも診断の条件である．特徴的な基質の存在により，中心部に無細胞域を伴う通常型浸潤性乳管癌とは区別する.

●パジェット病　Paget's disease

乳癌細胞が乳頭～乳輪の表皮内に進展した結果，同部に湿疹様のびらんや発赤をきたす疾患である．したがって，原則的には乳房内に乳癌を認める．その多くはDCISで，ホルモン受容体陰性・HER2陽性の高悪性度例が多い．浸潤癌成分が目立つ乳癌に付随する場合，組織型はそちらを採用し，乳頭部の状態をpagetoid癌とよぶ．表皮内には明るい胞体と核小体が目立つPaget細胞が，孤立性または胞巣状に出現する(図39).

●mucocele-like lesion

粘液を含む多房性嚢胞と，間質内への粘液漏出を認める病変である．粘液内に石灰化を伴うことがある．病巣部の被覆上皮は良性のものと，近傍の乳管も含めて異型上皮を認める例があり，後者は低異型度DCISや，一部に浸潤癌成分を伴うこともある(図40).

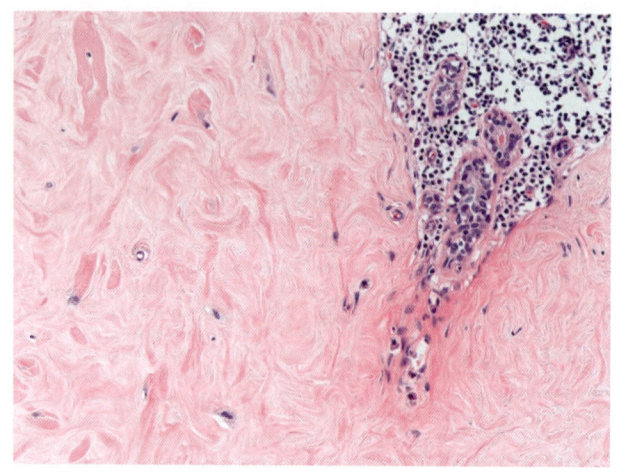

図41 乳腺線維症
厚い膠原線維性間質と萎縮した小葉(右上部)があり,慢性炎症細胞浸潤を伴っている.

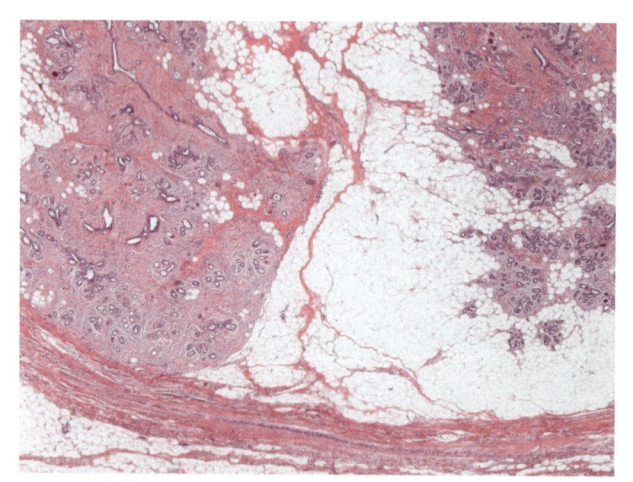

図42 肉芽腫性乳腺炎
乳房の発赤や疼痛などが目立ち,時に炎症性乳癌と鑑別を要す.

図43 過誤腫
様々な成分が増加しうるが,腺脂肪腫が最も典型的な所見である.

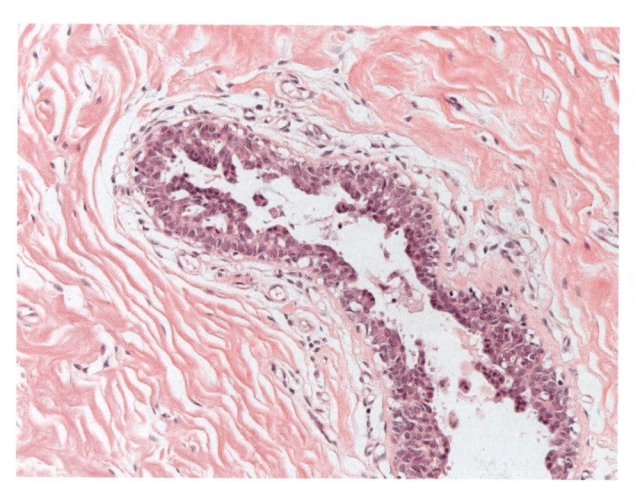

図44 女性化乳房
乳管周囲に浮腫性間質を認める.上皮は過形成性だが,異型はない.

●乳腺線維症　fibrous disease

萎縮状の乳管〜小葉と,豊富な膠原線維性間質の介在からなる病巣で,後者は細胞成分に乏しく,ケロイド状を示す.また,しばしば小葉内や血管周囲などにリンパ球浸潤を伴う(図41).臨床的には境界不明瞭な硬結として認識され,癌との鑑別を要する.また,糖尿病に合併する例がありdiabetic mastopathyとよばれ,しばしば類上皮様の筋線維芽細胞が出現する.

●肉芽腫性乳腺炎　granulomatous mastitis

妊娠(授乳)後しばらく経過した後に,乳房に生じる炎症性疾患で,リンパ節腫大を合併することもある.小葉に一致して病巣を形成し,多核巨細胞を混じる組織球集簇のほか,好中球・形質細胞・好酸球など多彩な細胞の浸潤を認める(図42).自己免疫機序などが推定されているが,病理組織学的には結核などの感染症・特異的炎症を否定することも重要である.

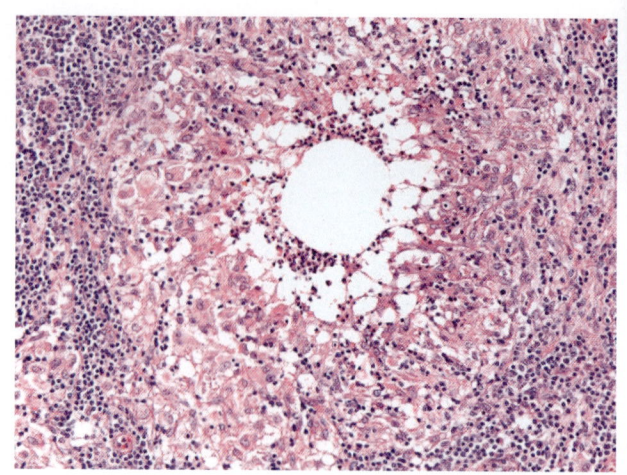

●過誤腫　hamartoma

乳房の成分と同一または一部が欠損した組織が,正常構造とは異なった割合で過剰に増殖し,境界明瞭な腫瘤を形成する.最も定型的な例は腺脂肪腫adenolipomaの形をとる(図43).

●女性化乳房　gynecomastia

男性の乳腺が肥大し,乳輪下に腫瘤を形成する.両側に生じることが多い.肝機能異常や薬剤投与に関連するものがあり,病歴は重要である.組織像は,乳管上皮の過形成および結合織増生,乳管周囲の浮腫からなる(図44).上皮は多層化を示し低乳頭状になるが,核の位置は不揃いで,2相性も保持されている点で癌と鑑別が可能である.なお,男性の乳癌は女性同様に多彩な組織型が見られ,一般的に女性乳癌に比して予後不良である.

19. NET，副腎

笹野公伸

総論　294
　I．標本を見る前に　294
　II．標本の見方　294
各論　296
　●アルドステロン産生副腎皮質腺腫　296
　●副腎皮質癌　297
　● intraadrenal paraganglioma/pheochromocytoma（褐色細胞腫）　298
　●副腎皮質好酸性細胞腫　299
　●副腎骨髄脂肪腫　299
　●神経節細胞腫　299
　●原発性色素性結節性副腎皮質疾患　300
　● ACTH 非依存性大結節性副腎皮質過形成　300
　●副腎囊胞　301
　●副腎皮質腺腫　302
　●副腎皮質色素性腺腫　302

総論

I 標本を見る前に

副腎疾患の病理は臨床医にとってはその複雑な形態学的所見，病理医にとってはその疾患が産生，分泌する多彩なホルモン動態所見がネックとなり，必ずしも取っ付きやすいものではない．しかしその患者数は従来考えられていたほど稀なものではないことから，ある程度の基本的な病理像の理解が病理診断医には求められる．例えば，現在いわゆる本態性高血圧患者の5〜6％は，原発性アルドステロン症primary aldosteronismが原因と考えられている．

表1に副腎疾患の分類をまとめるが，副腎疾患は皮質細胞，髄質細胞，その他の(皮質／髄質実質細胞以外の)細胞に由来する病変に分類される．このうち，皮質，髄質の実質細胞に由来する病変は内分泌異常を伴うことが多く，これらの病変の一部ではその病理組織所見の正確な解釈には患者の内分泌所見との対照が不可欠である．多くの場合，病理組織診断依頼書には内分泌所見のポイントが記載されていないこともあり，電子カルテではホルモン所見が十分にまとめられてはおらず，病理診断医が目を通す余裕はない．このため，他の内分泌臓器に発生する病変以上に，病理医と内分泌内科医との間のコミュニケーションが必須となる症例も副腎疾患の病理診断ではありうる．

加えて他の臓器の場合とは異なり，実際の病理組織診断では臨床医からの要請に対して"不明である"ということを明瞭に述べる場合も少なくなく，内分泌内科・内分泌外科医が当惑する．

特に針生検の解釈は，皮質系か髄質系かそれ以外の細胞由来の病変かということに対しての診断は，臨床側で後述する免疫組織化学を用いることである程度の精度で可能である．しかし皮質由来でも髄質由来でもその病変の良悪性の鑑別に関しては，針生検による病理組織所見は画像診断以上の情報量を副腎病変の場合は得ることはできないということを，臨床側に十分説明する必要がある．加えて，後述するように髄質由来の病変では，病理組織診断での良悪性の正確な鑑別は現時点では事実上不可能であり，このことを病理診断医から臨床医に明確に伝えておく必要がある．

副腎病変の場合は他の臓器に発生する病変と比較しても病理組織診断に免疫組織化学を用いる必要がある症例の割合が多い．表2に副腎疾患の免疫組織化学によく用いられる抗体をまとめる．特に悪性腫瘍の場合，副腎皮質由来かどうかに関しては通常の病理組織学的所見の検討だけでは困難な症例も少なくなく，SF-1(steroidogenic factor 1；Ad4BP：adrenal 4-binding protein)を中心とする副腎皮質細胞に特異的なマーカーの検討が必要になる．

上述の免疫組織化学が重要な検討項目であるということ

表1 主要な副腎疾患の病理組織分類（病理組織診断の対象になる疾患群）

副腎皮質由来	
過形成疾患	AIMAH(ACTH-independent macronodular adrenal hyperplasia) PPNAD (primary pigmented nodular adrenocortical disease) IHA(idiopathic hyperaldosteronism) UMN(unilateral micronodular hyperplasia)
腫瘍性疾患	副腎皮質腺腫(adrenocortical adenoma；色素性腺腫(pigmented adenoma)を含む) 副腎皮質好酸性細胞腫(adrenocoritcal oncocytoma) myelolipoma(副細胞腫腎皮質腺腫が変性した病変と考えられている) 副腎皮質癌
副腎髄質由来	
過形成疾患	adrenomedullary hyperplasia
腫瘍性疾患	intraadrenal paraganglioma(褐色細胞腫(pheochromocytoma)の現在の正式名称である) 神経節細胞腫(ganglioneuroma) 神経芽細胞腫(neuroblastoma) 神経節神経芽細胞腫(ganglioneuroblastoma) composite paraganglioma
その他	
	転移性腫瘍 副腎嚢胞(adrenal cyst)

表2 現時点で副腎疾患の病理組織診断に必要な免疫組織化学に用いる市販抗体類

副腎皮質細胞のマーカー	SF-1　インヒビンα(SF-1が望ましい)
副腎髄質細胞のマーカー	クロモグラニンA(シナプトフィジンは副腎皮質細胞の一部でも陽性となる) TH(tyrosine hydroxylase) PNMT(phenylethanolamine N-methyltransferase) (TH，PNMTは副腎内外のparagangliomaの鑑別に有効である)
副腎腫瘍の良悪性の鑑別に関係するマーカー	Ki67(測定法や標識率の閾値は皮質／髄質双方で確立していない) CD31/34とtype IVコラーゲン(副腎皮質腫瘍での良悪性の鑑別に最も有効なWeissの指標の的確な施行の一助になる)

は，同時に標本の固定を的確にすることが重要であることも示している．更に副腎病変，特に皮質病変の中でも副腎皮質癌ではいわゆるintratumoral heterogeneityが形態学的にも顕著に認められることがよく知られており，詳細な病変の肉眼的観察を行う為の切り出しが極めて重要である．

II 標本の見方

副腎病変の病理組織学的所見は非常に多彩ではあるが，検討していくにあたりいくつかの共通するポイントも見られる．ここではこれらに関して以下にまとめる．

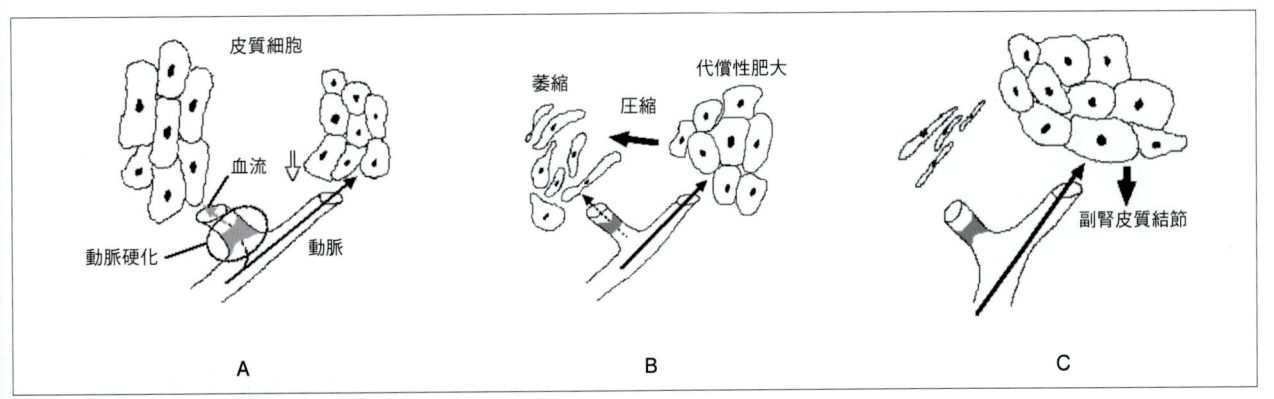

図1 ヒト副腎における副腎皮質結節の発生の模式図
A：副腎皮質内の動脈に動脈硬化性病変が発生して副腎皮質の一部への血流が低下する．
B：この低下に伴いこの血管の副腎皮質細胞が萎縮し，周囲の副腎皮質細胞が代償性に増殖し肥大する．
C：この増殖は必ずしも規則性はなく非代償性であることから副腎皮質結節として認められてくる．
このように副腎皮質結節の大部分は副腎皮質の虚血性変化に対しての適応によるもので，結節細胞の異常増殖に起因する現象ではない．

1. 副腎の正常／生理学的形態所見の把握：病的かそうではないのか？

　副腎病変，特に皮質病変の病理を考える際には，内分泌学的異常を含む病的所見と生理学的変化を明確に分けて考えることが他の臓器以上に重要である．副腎の皮質，髄質の中で髄質は年齢等によってその形態像はあまり変化しないが，副腎皮質は年齢，ストレスを含む身体の状況等によりその形態所見がかなり変化する．このような生理学的な変化といわゆる病理所見をしっかりと鑑別しておくことが何よりも重要である．特に実際副腎病変で多く見られるのは皮質結節であるが，この結節性病変は図1に示すように，副腎内の血管の高血圧あるいは動脈硬化性病変による血流の変化によって見られる一種の加齢病変であり，副腎皮質ホルモン過剰は伴わないことを十分認識しておく必要がある．近年いわゆる副腎偶発腫adrenal incidentalomaとして認められる病変の中にこの副腎皮質結節が含まれていることも多い．

2. 術前内分泌所見と病理組織学的所見の対応：付随副腎の重要性

　皮質由来，髄質由来を問わず副腎病変は機能性病変が多く，内分泌所見との対応が臨床側から求められることが多い．多くの場合，臨床的には摘出して血中ホルモン値が十分に低下すればそれで問題はない．しかし，術前の副腎皮質機能などの内分泌検索が必ずしも十分でなく，術後に臨床的に副腎皮質不全になったり高血圧が改善しなかったりする副腎皮質病変の症例では，摘出標本である程度病変のホルモン産生動態を推察することも望まれる．この場合，病理側でよく認識しておくべきこととしては，腫瘍組織の病理組織所見だけでは，多くの場合その病変のホルモン産生動態は検討できず，付随副腎の病理組織形態を詳細に検索することの重要性である．例えば，腫瘍からコルチゾールが過剰に産生されると患者の間脳-下垂体-副腎皮質系，すなわちACTH分泌が抑制され，付随副腎皮質の束状層と網状層が萎縮する．この萎縮の程度である程度はその病変のコルチゾール産生の程度を類推はできる．更に検索を行うのであれば，視床下部-下垂体-副腎皮質系（HPA axis）の動態を最もよく反映している網状層におけるDHEA-ST（dehydroepiandrosterone sulfotransferase）の発現の程度を免疫組織化学的に検討してみることがあげられる．

3. 全身／遺伝性疾患と副腎病変

　皮質，髄質由来の病変を問わず，多くの副腎疾患は全身性あるいは遺伝性の症候群の一環として発生してくることがある．例えば，II型MEN（multiple endocrine neoplasia）症候群における副腎髄質過形成／腫瘍発生，I型MEN症候群における副腎皮質腺腫，後述するカーニーCarney症候群におけるPPNAD（primary pigmented nodular adrenocortical disease）等である．これらの症候群は副腎病変の摘出で初めて判明することもあり，例えばCarney症候群等は心房粘液腫等，副腎外の病変で致死性のものも含まれていることから，その病理組織診断が重要になる．これらの病変は基本的に副腎皮質なり髄質全体に及んでおり，採取された副腎全体を詳細に見ることが必要になる．

4. サイトケラチンが陰性である

　副腎皮質，髄質細胞双方ともに間葉細胞ではないが，サイトケラチンは腫瘍性病変も含めて原則的には陰性である．このサイトケラチン陰性の所見は，転移性腫瘍で副腎由来かそうではないのかの鑑別に際して極めて重要である．

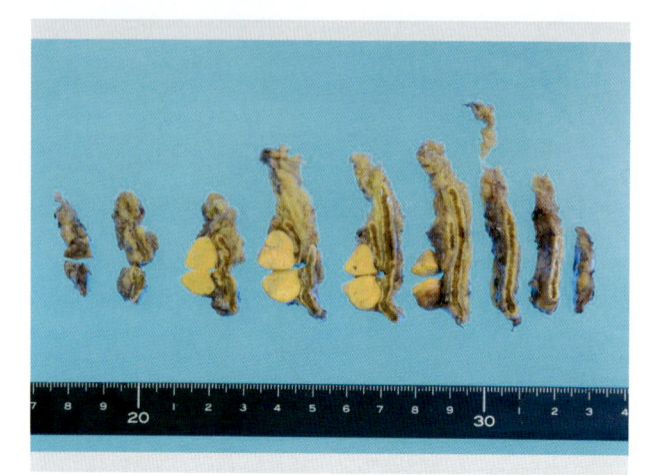

図1　アルドステロン産生副腎皮質腺腫(aldosteronoma)
腫瘍は黄金色を呈しており境界鮮明で，腫瘍内出血，壊死巣は認められない．

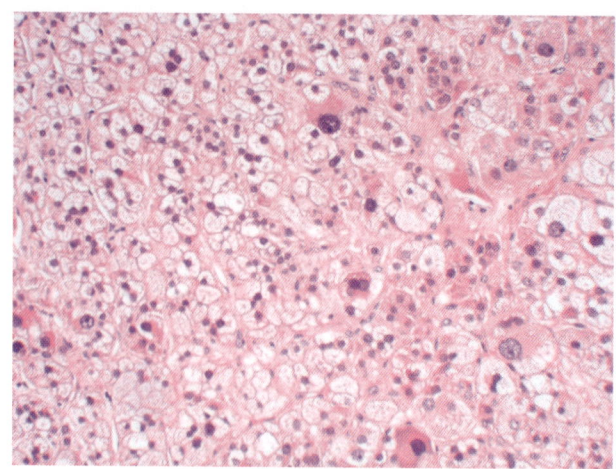

図2　アルドステロン産生副腎皮質腺腫(aldosteronoma)
細胞質内は淡明細胞が主体であるが，一部核異型を呈する細胞が認められる．この核異型は悪性所見とは関係ない．

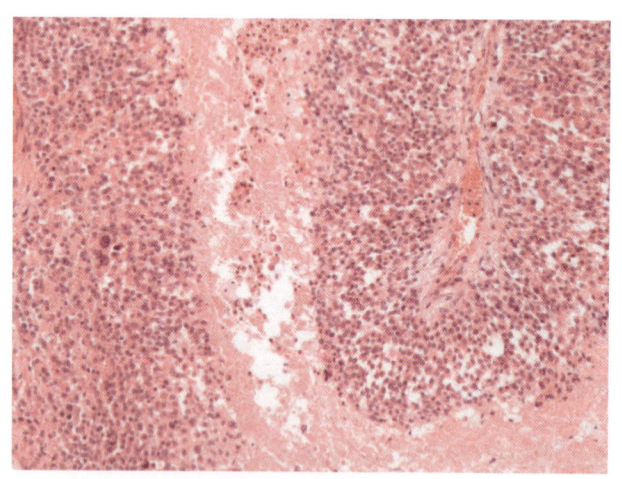

図3　アルドステロン産生副腎皮質癌
aldosteronomaで認められる淡明な細胞質を有する腫瘍細胞は殆ど認められず，好酸性の緻密な細胞質を有する異型細胞がfibrovascular coreの周囲に増殖しており，壊死，出血も認められる．

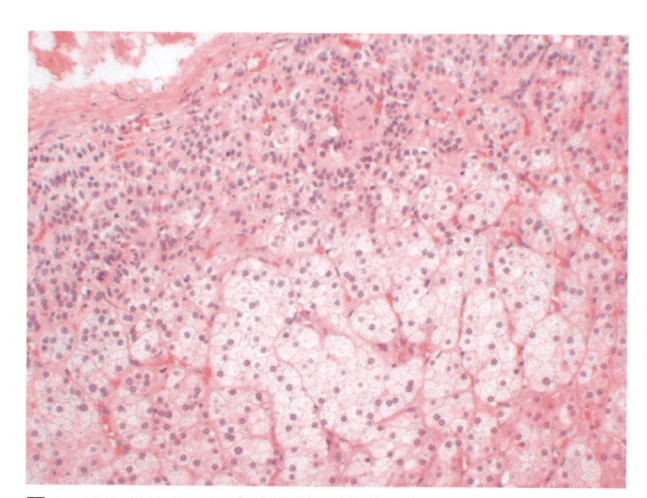

図4　アルドステロン産生副腎皮質腺腫(aldosteronoma)の付随副腎
外側にある球状層が過形成を呈している．paradoxical hyperplasiaの所見である．

●アルドステロン産生副腎皮質腺腫　aldosterone producing adrenocortical adenoma (aldosteronoma)

近年，本邦での本態性高血圧症の5～10％はアルドステロン過剰を伴う原発性アルドステロン症(PA)が原因であることが提唱され，そのうちの少なくとも60％以上では微小なアルドステロン産生腺腫に起因することが考えられてきた．従来稀と考えられてきたaldosteronomaではあるが，病理診断医が遭遇する症例も今後益々増加することが予想される．

aldosteronomaの多くは割面で黄金色を呈し被膜を有することは少ないが，境界は鮮明である(図1)．病理組織学的には構成細胞のほとんどが細胞内に脂質を有する淡明細胞から構成され，一部にはN/C比大の細胞異型を呈する形態所見が認められることもあるが(図2)，決して悪性度を示唆しているものではない．内分泌学的に原発性アルドステロン症だけを呈する副腎皮質癌は極めて稀であり，あっても淡明細胞ではなく，緻密で小型な腫瘍細胞がfibrovascular coreとよばれる構造の周囲に乳頭状に増殖してくる極めて特異的な組織形態を示す症例が多い(図3)．PAを臨床的に呈する一部の腫瘍では緻密細胞を様々な割合で混在する症例が多く，時にコルチゾールの自律合成，分泌を腫瘍が伴う症例も認められるが，これらの症例は通常，腫瘍径が大きい．

アルドステロン過剰はその直接作用により血管内皮傷害が生じ，付随副腎には皮質結節を伴うことが多い．また，腫瘍からのアルドステロンの分泌によりrenin-angiotensin系が抑制され，腫瘍近傍の非腫瘍性の副腎皮質の球状層は萎縮することが考えられる．しかし実際は図4に示すように，aldosteronomaの非腫瘍性の付随副腎皮質の球状層は逆に過形成を呈することが知られており，病態生理学的に矛盾するところから"paradoxical hyperplasia of the zona glomerulosa"と命名されている．

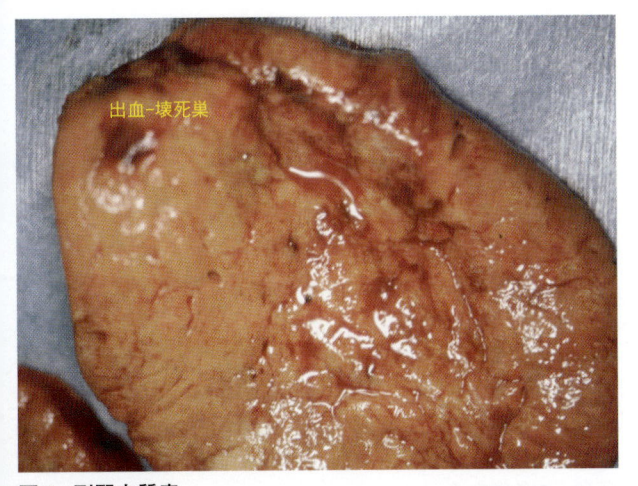

図5　副腎皮質癌
この出血-壊死巣と記載してある近傍から採取した標本の病理組織所見のみが，副腎皮質癌として矛盾のない所見を示していた．

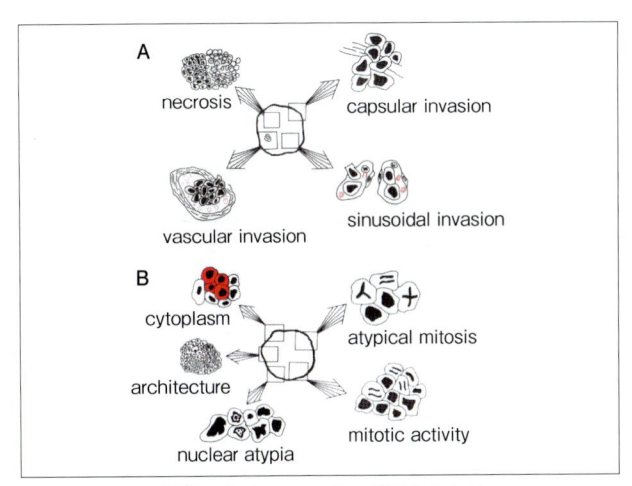

図6　Weissの指標に含まれている9項目のまとめ

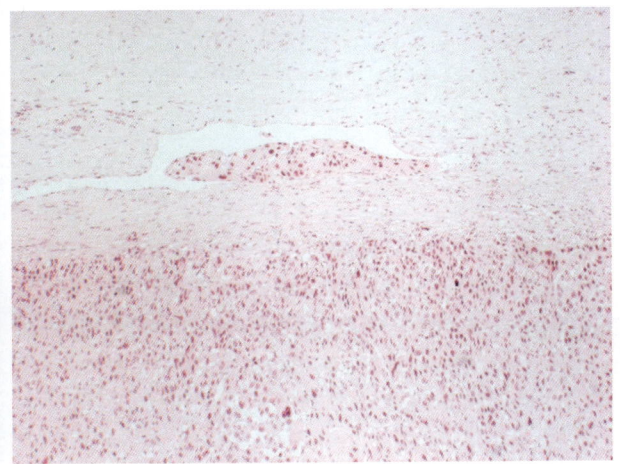

図7　副腎皮質癌
被膜に明瞭な脈管浸潤が認められる．

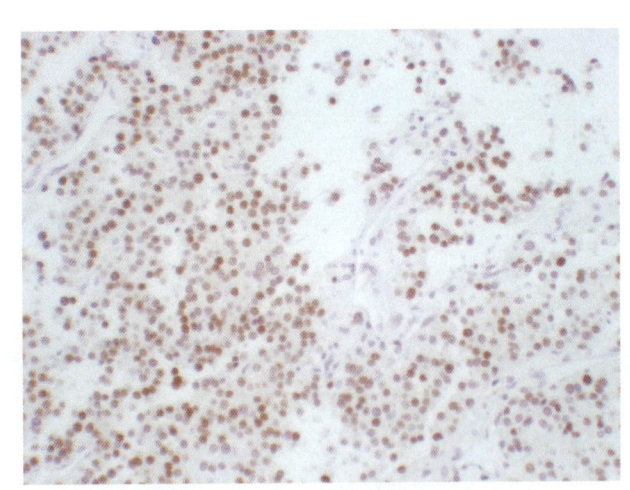

図8　副腎皮質癌におけるSF-1の免疫組織化学
ほとんど全ての癌細胞でSF-1が核に陽性所見として認められる．

●副腎皮質癌　adrenocortical carcinoma

　副腎皮質癌は比較的稀な悪性腫瘍であるが，近年本邦では副腎皮質癌と診断される症例は増加傾向にあり，種々の特異的治療も開発されてきており臨床側からの関心は高い．

　副腎癌の病理学的検索は正確な重量の測定も含め肉眼的観察が最初に重要となる．特に腫瘍内での出血，壊死を同定することが重要である（図5）．副腎皮質腫瘍の病理組織学的検索で最も重要なのは良悪性の鑑別であることは言うまでもない．しかし悪性腫瘍である場合それが副腎皮質原発であるのか，あるいは他の悪性腫瘍の副腎転移であるのかどうかということも重要である．

　前者では他の臓器に発生する癌の診断で重要な細胞の異型性や浸潤，細胞分裂像の亢進などの，通常広く使用されている病理組織学的指標は必ずしもこの鑑別に有効ではない．現時点では図6に示す病理組織学的指標9項目を同定し，そのうちで3項目が満たされたら副腎皮質癌と診断するWeissの指標が最も確実な病理組織学的な鑑別診断となっている（図7）．しかし小児の副腎皮質腫瘍，oncocytoma等ではこのWeissの指標を用いると，overdiagnosisになる傾向があることも十分に認識しておくべきである．また，Weissの指標を用いた結果は必ずしも副腎皮質癌患者の悪性度は反映していないことを認識しておくことも重要である．

　副腎原発かどうかの病理組織学的検索は針生検等で得られた標本で行われることが多いが，副腎皮質由来の腫瘍にある程度特異的に発現するSF（steroidogenic factor）-1とよばれるステロイド合成酵素の転写制御因子を，市販されている抗体を用いて免疫組織化学的に検討することで，副腎皮質由来の腫瘍ということ（図8）はある程度確実に診断が行われるようになってきている．

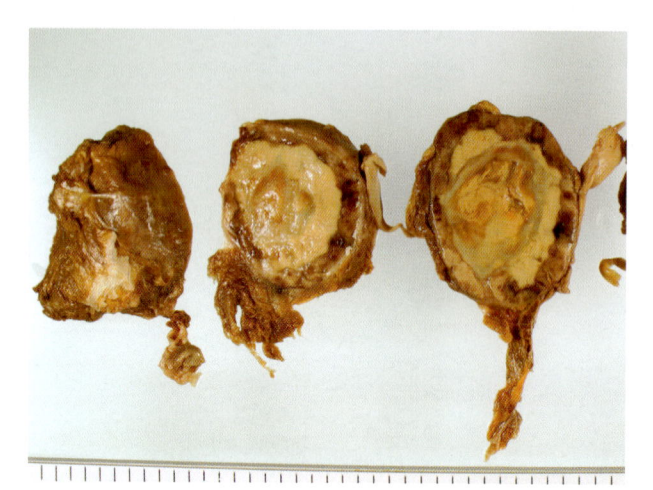

図9 褐色細胞腫
病変は境界が鮮明で被膜を有していて，黄色から茶褐色の割面を呈している．

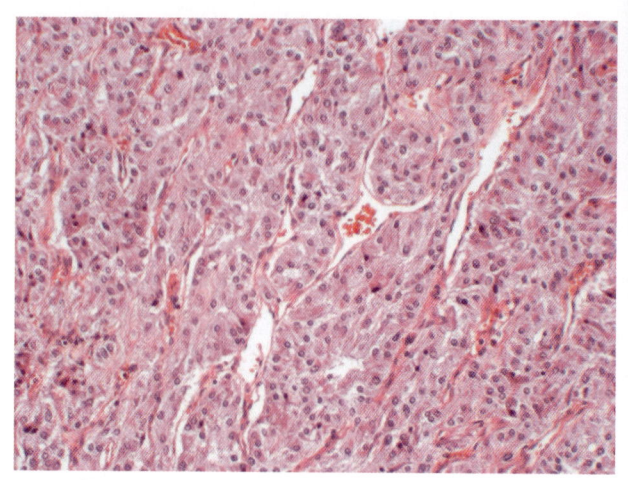

図10 褐色細胞腫
腫瘍細胞はいわゆるsustentacular cellsに周囲を囲まれた包巣を形成して増殖している．

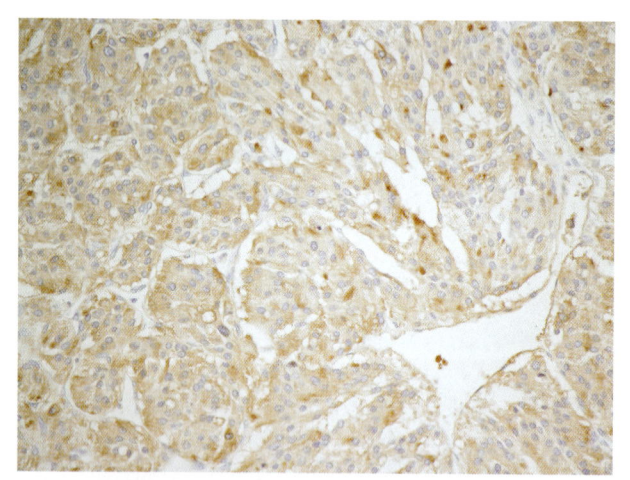

図11 褐色細胞腫のクロモグラニンAの免疫組織化学
腫瘍細胞はびまん性にクロモグラニンAに陽性所見を呈している．

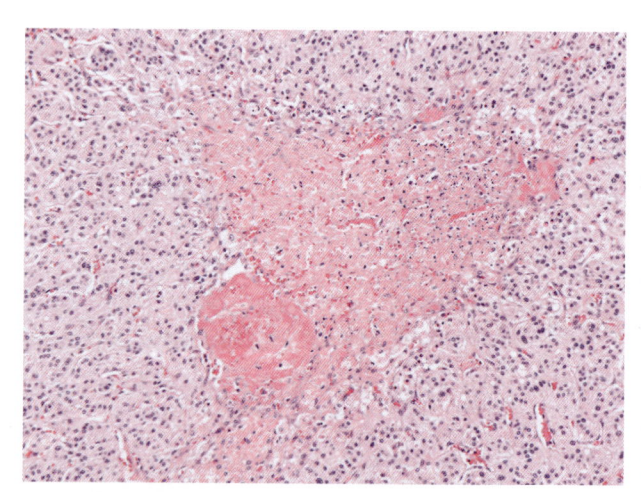

図12 褐色細胞腫に認められた腫瘍細胞の凝固壊死
この所見や脈管浸潤があると悪性の可能性が高くはなるが，これだけでは断定できない．

● intraadrenal paraganglioma/pheochromocytoma（褐色細胞腫）

副腎髄質由来の病変で最も代表的なものは褐色細胞腫である．褐色細胞腫は正確にはintraadrenal paragangliomaと命名するということが2004年のWHOの内分泌腫瘍分類で決定されたが，慣用的に褐色細胞腫（pheochromocytoma）とよばれることが多い．近年の検討ではparagangliomaの27％が家族性に発症し，15～20％が副腎外の神経節ほかで発症し，30～40％が悪性の臨床経過を辿るということが判明してきた．

肉眼的には境界鮮明で被膜を有している病変が多く，割面は黄褐色から褐色を呈することが多い（図9）．病理組織学的にはS100陽性のsustentacular cellsが周囲を囲む集塊を形成して，腫瘍細胞が増殖していることが多い（図10）．免疫組織化学的にはクロモグラニンAが必ず陽性になることから有効な診断マーカーとなる（図11）．なおシナプトフィジンは副腎皮質細胞の一部でも陽性となる．神経内分泌腫瘍との鑑別はサイトケラチンが褐色細胞腫では必ず陰性であるところが重要な鑑別ポイントである．

褐色細胞腫の病理組織学的な良悪性の鑑別は，図12に示すような腫瘍凝固壊死が認められる場合でも良性の臨床経過を辿ることがあるなど，非常に複雑である．PASS scoreのようにいくつかの病理組織学的因子を総合的に検討して良悪性を鑑別する試みはあるものの確立はしていない．併せてKi67の標識率も良悪性の鑑別の閾値は確立されてない．周囲の臓器への浸潤と遠隔転移がある症例は間違いなく悪性の臨床経過を辿るが，遠隔転移の有無を病理組織学的に検討する際には褐色細胞腫は神経節が認められるところで多発する傾向があり，その病変が原発病変から転移したのか，同時多発したのかを慎重に鑑別する必要がある．

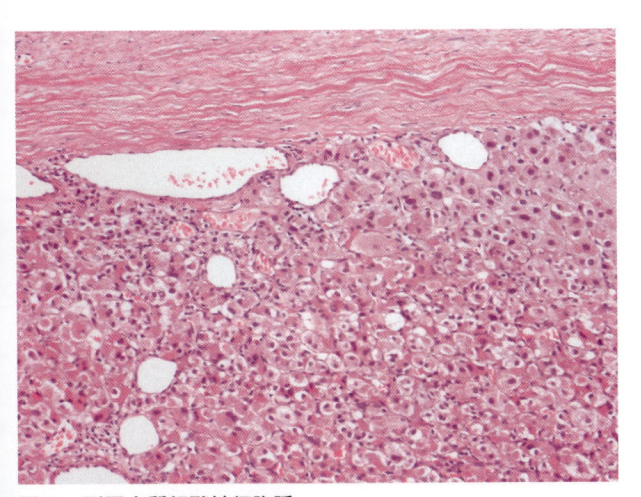

図13 副腎皮質好酸性細胞腫
よく発達した被膜とともに好酸性の細胞質を有する異型細胞が増殖している．

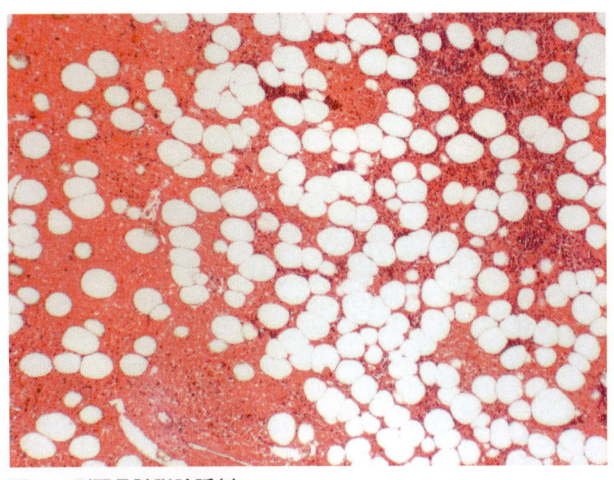

図14 副腎骨髄脂肪腫(1)
脂肪細胞を主体として，一部リンパ球等の炎症性細胞が混在する．

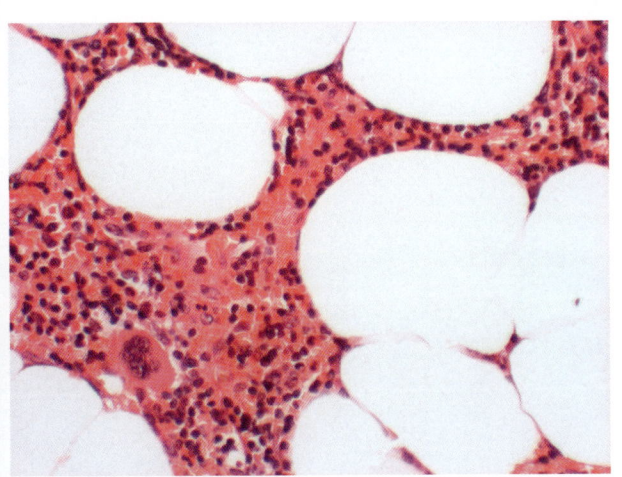

図15 副腎骨髄脂肪腫(2)
megakaryocytesを含む骨髄成分の細胞が認められる．

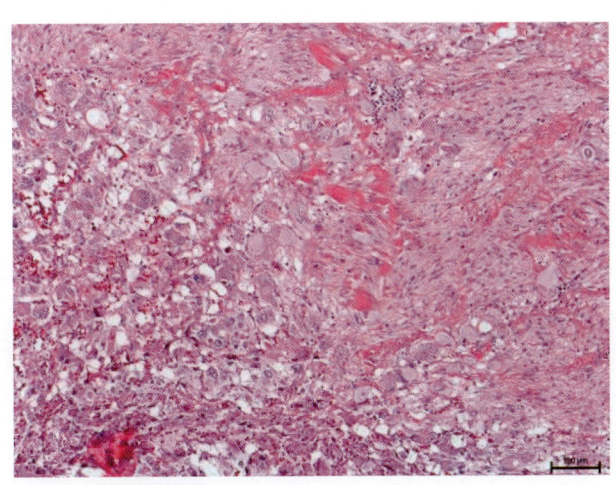

図16 神経節細胞腫
ガングリオン細胞と紡錘形細胞が混在しているのが認められる．

● **副腎皮質好酸性細胞腫　adrenocortical oncocytoma**

　adrenocortical oncocytomaは好酸性の細胞質から構成される非機能性副腎皮質腫瘍であり（**図13**），境界鮮明で多くは被膜を有している．腫瘍細胞内には他の臓器に発生するoncocytoma同様に数多くのミトコンドリアが認められている．Weissの指標では悪性になってしまうが基本的には良性腫瘍である．しかし悪性の経過を辿る症例も稀にあり，その診断基準も報告されている．いわゆるoncocyticな副腎皮質癌との鑑別が極めて重要である．

● **副腎骨髄脂肪腫　adrenal myelolipoma**

　副腎内に脂肪細胞を主体として一部リンパ球等の炎症性細胞が混在する病変であり（**図14**），中にはmegakaryocytes, myeloblasts等の骨髄細胞が認められ（**図15**），形態学的には骨髄様組織のように認められる症例も少なくないことからmyelolipomaとよばれている．10 cmを超える大きな副腎腫瘍性病変として認められる症例もあるが，多くは術前の画像診断で比較的容易に診断がつく．副腎皮質腺腫が変性した病変とも考えられており良性腫瘍である．

● **神経節細胞腫　gangliocytoma**

　神経節細胞腫は副腎髄質細胞あるいはガングリオンが認められる部位に発生する腫瘍性病変で，**図16**に示すように特有のガングリオン細胞に加えて紡錘形の細胞の増殖が認められる．紡錘形の細胞にはシュワン細胞Schwann cellsとともに神経軸索（axon）が認められる．S100, neurofilament, クロモグラニンA等の免疫組織化学も診断の一助になる．基本的に良性腫瘍であるが，神経節神経芽細胞腫の要素が認められる症例では再発，転移が見られ，いわゆるparagangliomaとganglioneuromaが混在するcomposite paragangliomaではparaganglioma成分の要素が再発，転移を生じうる．

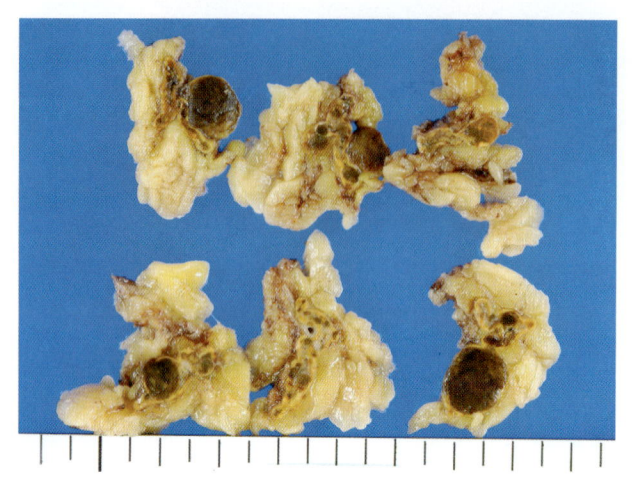

図17　PPNADで摘出された副腎病変
褐色の割面を呈する皮質結節が多発しているのが認められる.

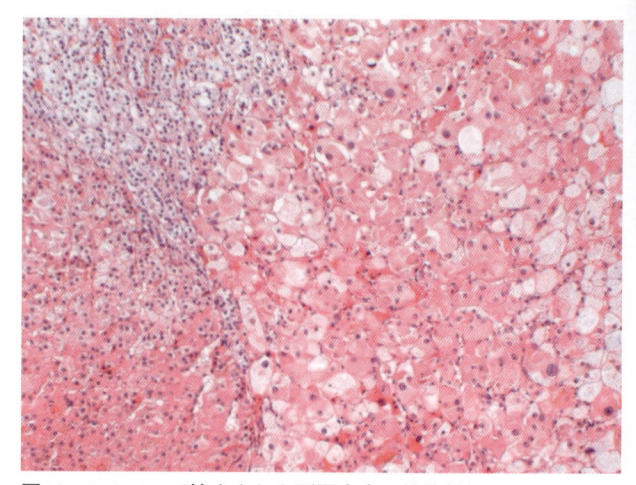

図18　PPNADで摘出された副腎病変の結節部位
好酸性の比較的豊富な細胞質を有する結節性病変が認められる.

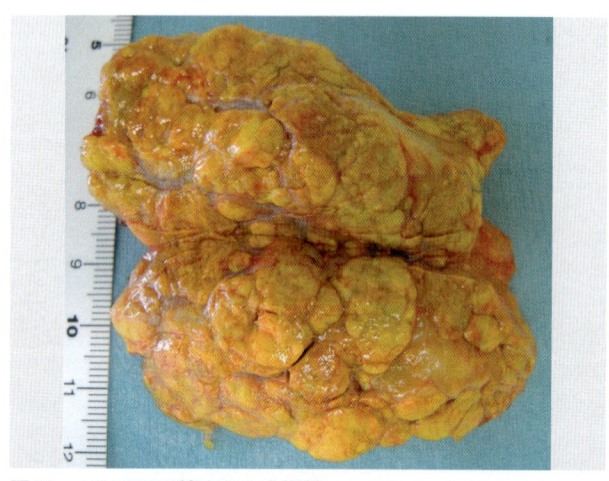

図19　AIMAHで摘出された副腎
黄色の多発性の大小不同の皮質結節から病変が構成されていることがわかる.

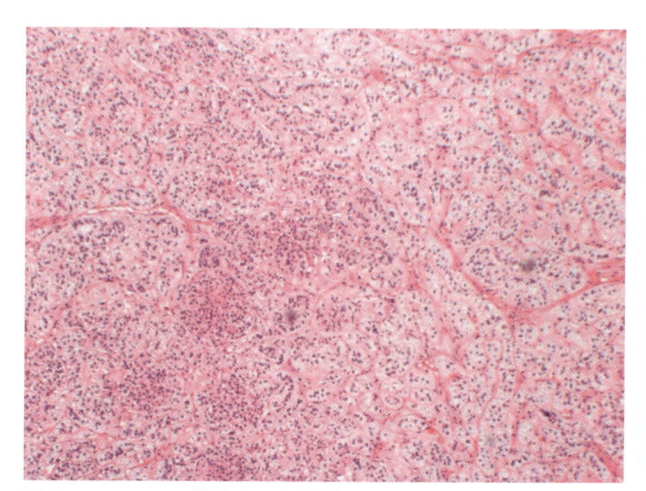

図20　AIMAHで摘出された副腎
大型の淡明な細胞質を有する皮質細胞の中に小型の皮質細胞の集塊が島状に認められる.

● 原発性色素性結節性副腎皮質疾患　primary pigmented nodular adrenocortical disease（PPNAD）

　非腫瘍性の両側性Cushing症候群を呈する病変である.
　PPNADは通常, 副腎の腫大は認められず, 黒〜黄褐色の多発性の結節から構成されている病変であり（図17）, 緻密細胞を主体としてリポフスチンを細胞質内に有する皮質結節が, 極めて特徴的な病理組織所見を呈している（図18）.
　Carney complexとして原因遺伝子も一部の症例では判明しており, 臨床的には致死性の心房の粘液腫を合併することもあるので注意が必要となる. 更に, 本病変は遺伝的背景を有している症例が多い.

● ACTH非依存性大結節性副腎皮質過形成　ACTH-independent macronodular adrenocortical hyperplasia（AIMAH）

　AIMAHは非腫瘍性Cushing症候群の一つであり両側性病変である. 肉眼的にAIMAHは黄色から黄褐色の多くの皮質結節から構成されており（図19）, 副腎全体が大小様々な皮質結節に置換され非結節性の副腎皮質はほとんど認められない. これらの結節のなかの皮質細胞は特徴的な配列を呈しており, 淡明な細胞質を有し比較的大型の皮質細胞が増殖している中に, 緻密な細胞質が比較的乏しい小型の皮質細胞が島もしくは索状に配列している病理組織所見をとる（図20）. このような病理組織所見は他の副腎皮質病変ではほとんど認められない. 最近ではこの病変内でのACTHの異所性合成も報告されていて, primary macronodular adrenal hyperplasiaともよばれている.

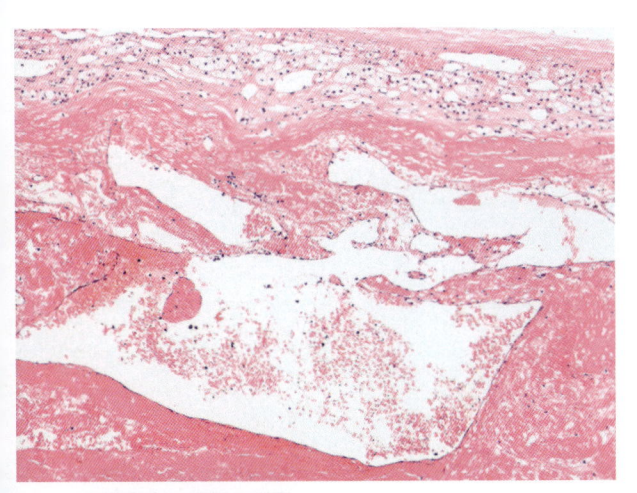

図21　副腎嚢胞の周囲の副腎
拡張した静脈様構築が認められる．

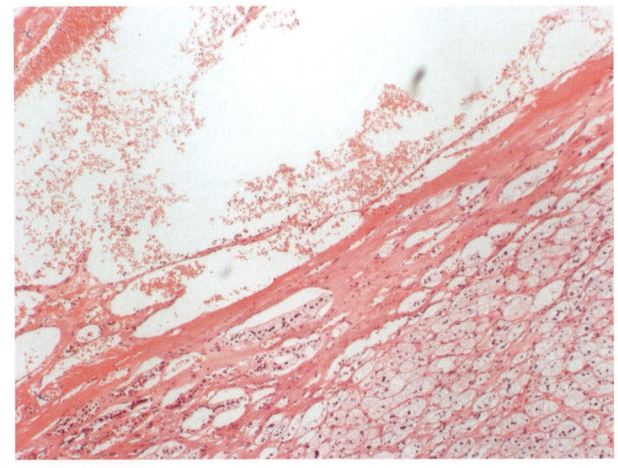

図22　副腎嚢胞
副腎嚢胞として外科的に摘出された病変の嚢胞壁．内部に多くの赤血球が認められる．

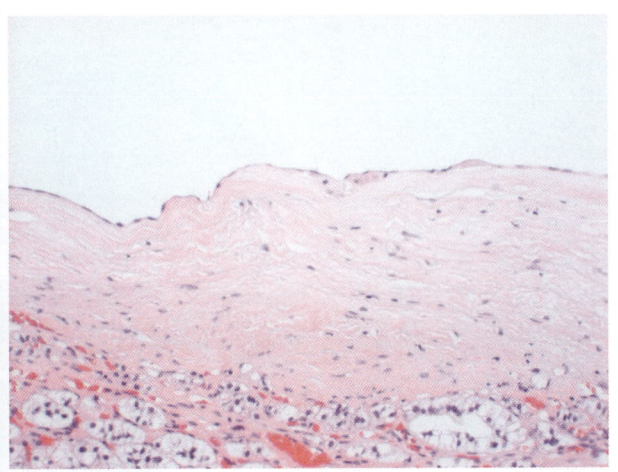

図23　副腎嚢胞
副腎嚢胞の内腔は1層の上皮により裏打ちされているのがわかる．

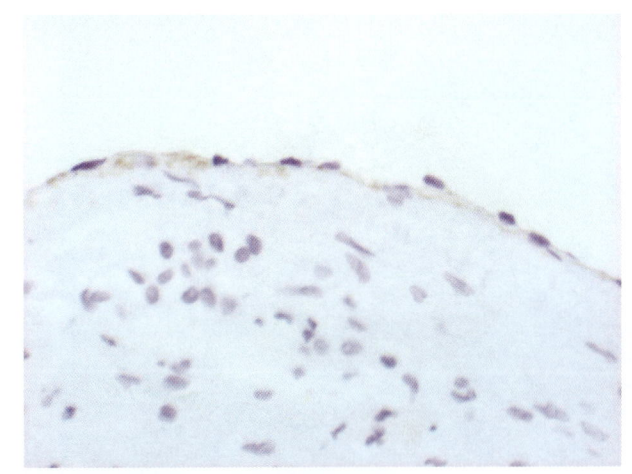

図24　副腎嚢胞のCD31免疫組織化学所見
副腎嚢胞を裏打ちしていた細胞はCD31に陽性を示す．

●副腎嚢胞　adrenal cyst

　実際，臨床的に大きな問題ではないが，比較的多くの患者に認められる病変として副腎嚢胞adrenal cystがあげられる．特に最近，人間ドック等でのCT/MRI/超音波等の画像診断で認められる症例数がかなり増加してきており，副腎偶発腫の一つとして病理診断医が経験する症例も多くなってきている．更に，穿刺吸引細胞診(fine needle aspiration cytology)の検体として提出されることもある．

　病理学的に嚢胞は内腔を裏打ちしている上皮様の細胞が認められない偽性嚢胞pseudocystと認められる真性嚢胞truecystに分類される．副腎嚢胞の大部分は真性嚢胞であり，周囲の副腎静脈が拡張していて内皮細胞が乳頭状に増殖し(図21)，更に種々の段階の血栓thrombusが形成されている症例が多く，副腎嚢胞の内部にもしばしば赤血球が認められる例が多い(図22)．また，これらの副腎嚢胞の上皮(図23)を免疫組織化学的に詳細に検討すると，完成された副腎嚢胞の上皮でも血管内皮細胞のマーカーであるCD31やCD34(図24)等が陽性になる症例が多い．すなわち，これらの所見から副腎嚢胞の多くは副腎静脈等に血栓の形成を含む循環障害が発生し，静脈が拡張して生じた血管の拡張病変に起因するとも考えられる．そしてこの出血，血栓等が時間をかけて吸収された病変とも現在では考えられている．ほかにadenomatoid tumor様の副腎嚢胞も認められる．実際に外科手術的に摘出される副腎嚢胞症例の多くは内部の圧により内皮細胞はほとんど認められなくなり，内容物も血性でなく漿液性の場合が多い．副腎嚢胞自体は破裂して周囲に炎症を生じた症例報告が散見されるものの，この病変自体が患者に何らかの影響を与えるということは原則的にはない．

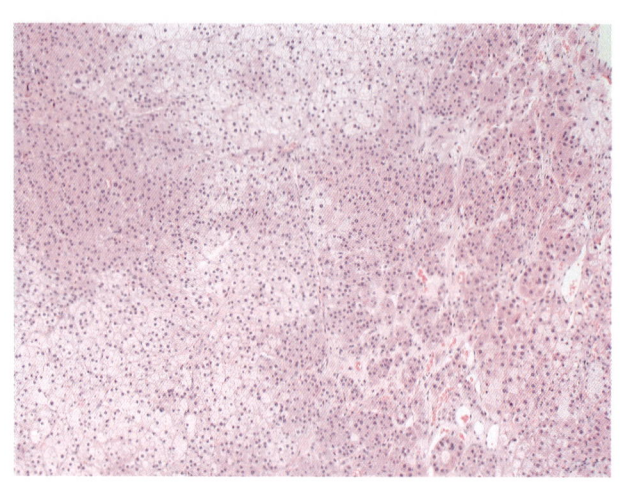

図25 副腎皮質腺腫（Cushing's adenoma）の病理組織所見
緻密細胞と淡明細胞が混在しているのがわかる．

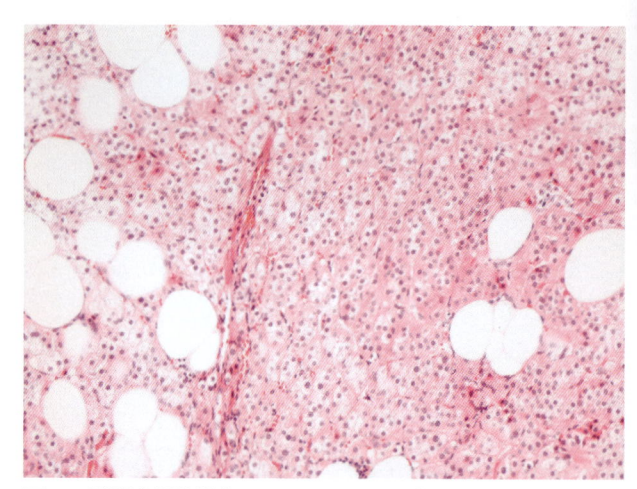

図26 副腎皮質腺腫（Cushing's adenoma）
lipomatous degenerationが認められた症例．

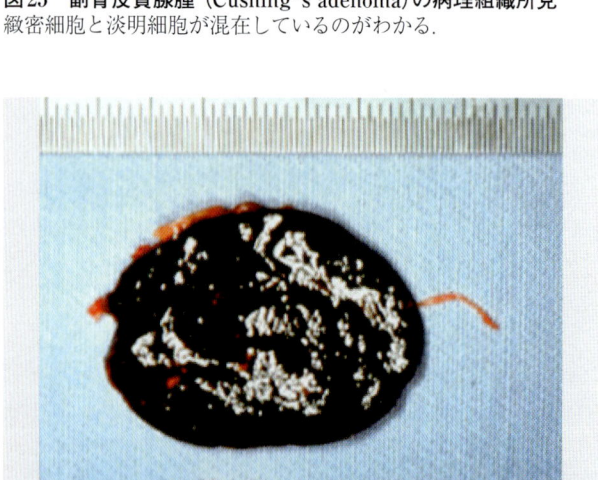

図27 pigmented adenomaの肉眼所見
黒色の割面が見られており，本症例ではCushing症候群を呈していたことから萎縮している付随副腎も認められる．

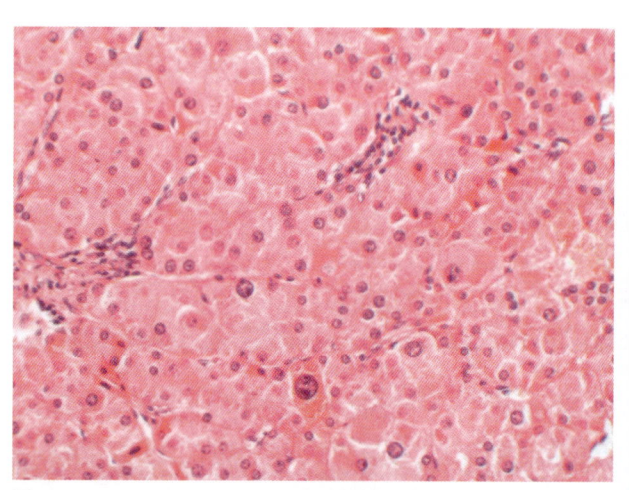

図28 pigmented adenomaの病理組織所見
好酸性の緻密細胞から構成されていて細胞質内には茶褐色の色素も認められる．

● **副腎皮質腺腫** adrenocortical adenoma

　Cushing症候群を呈する副腎皮質腺腫は基本的には緻密細胞を主体とする腫瘍で境界鮮明で被膜を有する症例が多いが，種々の程度で淡明細胞が混在する症例が多い（図25）．またCushing症候群に特異的ではないが，腫瘍組織内に骨髄芽細胞を含む炎症性細胞が浸潤したり，腫瘍細胞が変性したりして脂肪化を呈するmyelolipomatousあるいはlipomatous changesともよばれる変性所見を伴う症例が認められる（図26）．これは原発性アルドステロン症では認められることが極めて少ない．

　Cushing症候群の場合，HPA axisが副腎皮質腫瘍からのコルチゾール過剰合成，分泌により抑制され，ACTHの血中濃度も大幅に低下することから付随副腎皮質の束状層，網状層が形態学的に顕著に萎縮する（この萎縮の程度はかなりその腫瘍が長期的に合成，分泌するコルチゾール量に比例することから，付随副腎皮質の病理組織所見は重要な知見を提供している）．

● **副腎皮質色素性腺腫** adrenocortical pigmented adenoma

　色素性腺腫 pigmented adenomaはblack adenomaとも呼ばれており，図27に示すように割面が文字通り黒色を呈する．この黒色の原因としては腫瘍細胞内のリポフスチンに起因し，病理組織学的にも好酸性の緻密性細胞質の内部に茶褐色の色素が認められることが多い（図28）．

　このpigmented adenomaは腫瘍細胞内に脂肪含有がほとんどないことから画像診断的には悪性を疑われる症例もあるが，悪性の経過を辿る症例は報告されていない．また，内分泌学的にはコルチゾールや男性ホルモン過剰等が報告されているが，原則的にはアルドステロン過剰を呈する原発性アルドステロン症 primary aldosteronismの症例は原則的にないと考えてよい．

20. 甲状腺・副甲状腺

亀山香織

総論　304
　Ⅰ．標本を見る前に　304
　Ⅱ．標本の見方　304
各論　306
　●甲状舌管嚢胞　306
　●バセドウ病　306
　●亜急性甲状腺炎　306
　●橋本病　306
　●Riedel 甲状腺炎　307
　●腺腫様甲状腺腫　307
　●濾胞腺腫　307
　●好酸性細胞型濾胞腺腫　308
　●乳頭癌　308
　●濾胞型乳頭癌　308
　●びまん性硬化型乳頭癌　309
　●篩型乳頭癌　309
　●濾胞癌　309
　●髄様癌　310
　●C 細胞過形成　310
　●低分化癌　310
　●未分化癌　311
　●悪性リンパ腫　311
　●硝子化索状腫瘍　311
　●胸腺様分化を示す癌　311
　●副甲状腺過形成　312
　●副甲状腺腺腫　312
　●副甲状腺癌　312

総論

I 標本を見る前に

　甲状腺疾患は形態学的には位置の異常，炎症性疾患，腫瘍性疾患に分類されるが，甲状腺機能という観点から機能亢進をきたす疾患，機能低下をきたす疾患といった分類も行われる．甲状腺を構成する細胞は，濾胞上皮，C細胞（傍濾胞上皮）および支持組織である線維，脈管成分であり，構成細胞の種類，病変の種類とも比較的少ない．代表的な甲状腺疾患を表1に示す．

　甲状腺は胎生期に舌盲孔から正中線に沿って下方に移動し，舌とは甲状舌管で連続している．したがって，甲状舌管囊胞や異所性甲状腺は理論上，正中に発生するはずである．他の囊胞性疾患や結節とはこの点でも鑑別できる．炎症性疾患の代表的なものには，咽頭からの感染である急性化膿性甲状腺炎，ウイルス感染による濾胞の破壊により一過性の機能亢進をきたす亜急性甲状腺炎，自己免疫性疾患であり機能低下を生じる橋本病がある．甲状腺を起源とする良性腫瘍は現在のところ濾胞腺腫のみである．悪性腫瘍には濾胞上皮由来である乳頭癌，濾胞癌，低分化癌，未分化癌，C細胞由来である髄様癌，その他，悪性リンパ腫，胸腺様分化を示す癌などがある．硝子化索状腫瘍は当初は硝子化索状腺腫とよんでいたが，ごく少数の悪性例が報告されたことによりこの名称となった．そのほか，橋本病と同様，自己免疫性疾患であり機能亢進を生じるバセドウBasedow病，甲状腺結節性病変で最も頻度の高い腺腫様甲状腺腫，またアミロイド甲状腺腫，C細胞過形成といったものがある．

　表2には甲状腺腫瘍検体が提出された場合，病理医が報告書に記載する情報をあげた．各項目の詳細は甲状腺癌取扱い規約を参照されたい．

　副甲状腺は，発生学的に第3鰓囊の上半分（背側）が下副甲状腺へ，下半分（腹側）は胸腺へと分化するが，両者の分離が不完全な場合は胸腺近くに異所性の下副甲状腺が位置することになる．異所性副甲状腺腫瘍の多くは下副甲状腺に発生する．なお，第4鰓囊の上半分（背側）は上副甲状腺へ，下半分（腹側）は鰓後体ultimobranchial bodyへと分化する．

　副甲状腺組織の上皮成分の大部分が主細胞であり，少量の好酸性細胞を混在する．間質には脂肪細胞や線維組織，脈管が存在する．

　副甲状腺疾患で，日常の業務において組織を観察する機会のあるものは副甲状腺機能亢進症（HPT）で切除された病変，すなわち過形成，腺腫，癌の3疾患にほぼ限られる．原発性HPTの原因疾患は，80％以上が腺腫，15％が過形成，癌は1％未満である．臨床的には，低カルシウム血症による続発性HPTや多発性内分泌腫瘍症（MEN）の1型，2a型などの家族性HPTは多腺病変で過形成であり，原発性HPTは単腺病変で腺腫と考えられている．しかし，家族性HPTで過形成と腺腫との判断が難しい例，原発性HPTで家族歴がなくとも多腺病変であり，複数の腺腫とするか迷う例などもあり，臨床的な判断と病理診断に乖離がみられることも稀ではない．

表1　甲状腺・副甲状腺の主な疾患

	甲状腺	副甲状腺
発生異常	甲状舌管囊胞 異所性甲状腺	異所性副甲状腺 DiGeorge症候群
炎症	急性化膿性甲状腺炎 亜急性甲状腺炎 橋本病	副甲状腺炎
良性腫瘍	濾胞腺腫	副甲状腺腺腫
悪性腫瘍	乳頭癌，濾胞癌，低分化癌，未分化癌，髄様癌，悪性リンパ腫，CASTLE	副甲状腺癌
良悪不明腫瘍	硝子化索状腫瘍	
その他	Basedow病 腺腫様甲状腺腫 アミロイド甲状腺腫 C細胞過形成	副甲状腺囊胞 副甲状腺過形成

CASTLE：carcinoma showing thymus-like differentiation

表2　甲状腺手術例の病理組織診断に必要な記載項目

- 腫瘍の場所，数，大きさ（pT）
- 組織型
- 甲状腺被膜外浸潤の程度（pEx）
- リンパ節転移の有無と場所，個数
- 切除断端

II 標本の見方

　甲状腺組織を観察する場合は以下の構造や細胞所見に注目して評価したい．1つの疾患でも様々な構造をとるため，核所見を含め総合的な判断が必要となる（図1）．

1. 乳頭状構造が見られる場合

　乳頭状とは，葉脈のように分岐した血管線維性結合組織を軸に細胞が配列する構造をいう．代表的な疾患は乳頭癌である．髄様癌でも少数例でこの構造を示すものがある．囊胞を形成した腺腫様甲状腺腫で，囊胞内腔に向けて濾胞上皮が乳頭状に類似した構造をとり増殖することがある．Sanderson polsterと称されるこの所見は血管線維性結合組織の軸を有しないため，正確には乳頭状構造ではない．これは偽乳頭状とよぶ．

2. 濾胞状構造が見られる場合

　濾胞状構造とは正常甲状腺で認められる構造で，球状構

造の内面を細胞が裏打ちしているものである．腫瘍性病変では，腺腫様甲状腺腫，濾胞腺腫，濾胞癌，乳頭癌（特に濾胞型乳頭癌）で通常観察される．髄様癌でもこの構造を主とするものがある．

3. 索状構造が見られる場合

索状とは，細胞が列をなして分布する構造である．濾胞腺腫，濾胞癌，乳頭癌，低分化癌，硝子化索状腫瘍で認められる．索状構造は低分化癌の構成成分であるが，索状構造の見られる腫瘍の診断の際には他の所見も考慮し，over-diagnosisに注意したい．

4. 充実性構造が見られる場合

細胞が明らかな構造を作らずにシート状に集簇している形態である．濾胞腺腫，濾胞癌，低分化癌で観察されるが，多くは索状構造と混在している．乳頭癌にも充実型があるが，これは近年，低分化癌より独立した疾患概念となった．

5. 島状構造が見られる場合

薄い線維血管性の隔壁で囲まれた細胞の胞巣状増殖を島状とよぶが，これは甲状腺腫瘍で特徴的に使用される用語である．低分化癌で認められる構造であり，その他の腫瘍で観察されることはめったにない．

6. 好酸性細胞が見られる場合

好酸性細胞は胞体に好酸性顆粒物（ミトコンドリア）が認められる細胞であり，核は濃染腫大し，良性疾患であっても核小体が目立ち，異型的に見えることがある．この細胞が出現する疾患には橋本病，濾胞腺腫・濾胞癌・乳頭癌の各好酸性細胞型のほか，腺腫様甲状腺腫でも少なからず認められる．

7. 明細胞が見られる場合

濾胞細胞の細胞質の明澄化の原因としては，ミトコンドリアの風船化，グリコーゲンや脂質，粘液，サイログロブリンの集積といった様々なものがある．明細胞型の濾胞腺腫・濾胞癌では細胞全体が明澄となるが，核より先端の細胞質が明澄，核より基底側が好酸性とツートーンを示す好酸性細胞型濾胞性腫瘍がある．そのほか頻度は少ないながら，乳頭癌，未分化癌，髄様癌，橋本病でも細胞質の明澄な細胞が観察されることがある．

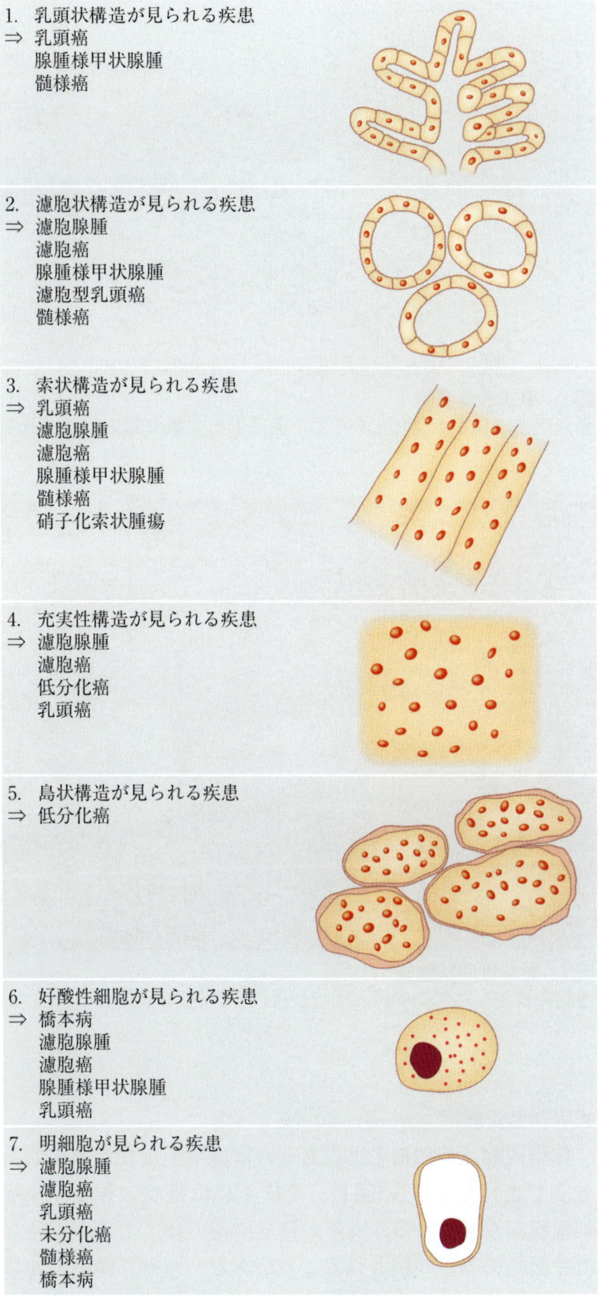

副甲状腺の過形成，腺腫，癌では，主細胞の充実性，索状，濾胞状構造が共通して認められ，この点では鑑別がつかない．過形成では，弱拡大で被膜の形成が不明瞭であること，多結節性病変であること，脂肪細胞の混在があることを確認し，強拡大では構造や細胞形態が多彩であることに注目したい．これに対し，腺腫では被膜が形成され，単結節性であり，脂肪細胞が乏しく，構造や構成細胞が単調である．また，腫瘍辺縁を観察し，normal rimとよばれる

1. 乳頭状構造が見られる疾患
   ⇒ 乳頭癌
   　腺腫様甲状腺腫
   　髄様癌

2. 濾胞状構造が見られる疾患
   ⇒ 濾胞腺腫
   　濾胞癌
   　腺腫様甲状腺腫
   　濾胞型乳頭癌
   　髄様癌

3. 索状構造が見られる疾患
   ⇒ 乳頭癌
   　濾胞腺腫
   　濾胞癌
   　腺腫様甲状腺腫
   　髄様癌
   　硝子化索状腫瘍

4. 充実性構造が見られる疾患
   ⇒ 濾胞腺腫
   　濾胞癌
   　低分化癌
   　乳頭癌

5. 島状構造が見られる疾患
   ⇒ 低分化癌

6. 好酸性細胞が見られる疾患
   ⇒ 橋本病
   　濾胞腺腫
   　濾胞癌
   　腺腫様甲状腺腫
   　乳頭癌

7. 明細胞が見られる疾患
   ⇒ 濾胞腺腫
   　濾胞癌
   　乳頭癌
   　未分化癌
   　髄様癌
   　橋本病

図1　甲状腺疾患の構造パターン・細胞形態

非腫瘍性の腺組織を確認したい．一方，甲状腺濾胞癌と同様に確実な被膜浸潤や脈管侵襲像を確認することが，副甲状腺癌と診断する根拠となっている．いずれの疾患でも，細胞の異型は診断の決定に重視されないことにも留意しておきたい．

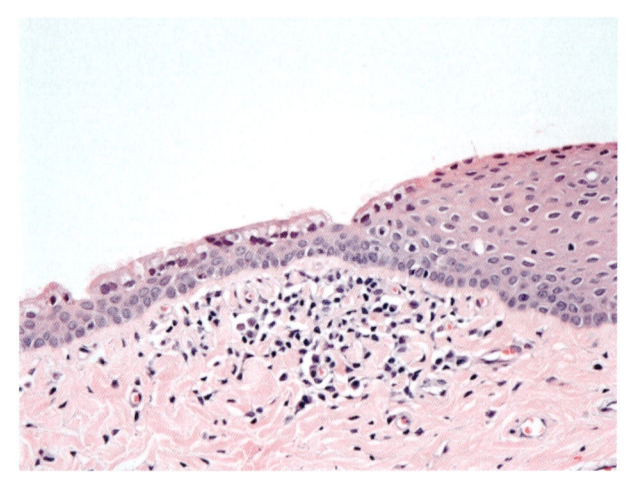

図1 甲状舌管嚢胞
嚢胞内面は扁平上皮化生を生じた線毛上皮で裏打ちされている．

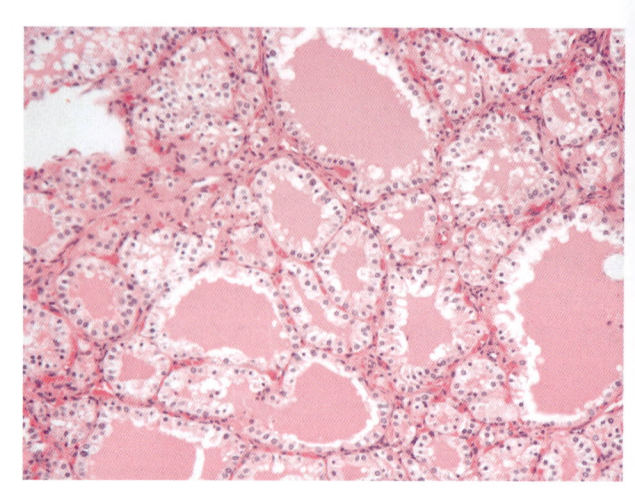

図2 Basedow病
濾胞上皮に接する部のコロイドには空胞が形成されている．

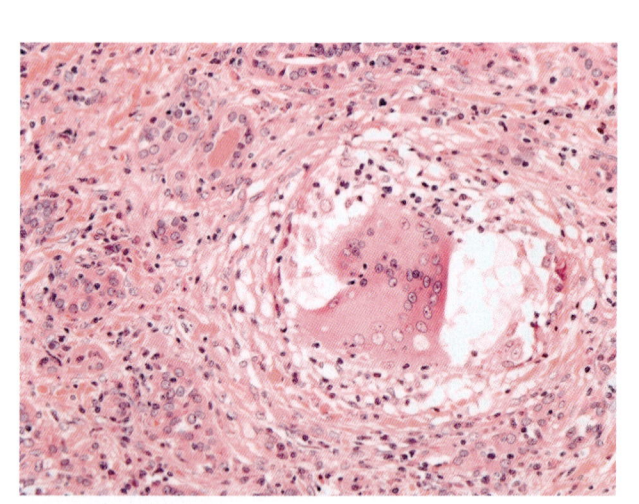

図3 亜急性甲状腺炎
濾胞の消失した部に多核巨細胞が認められる．

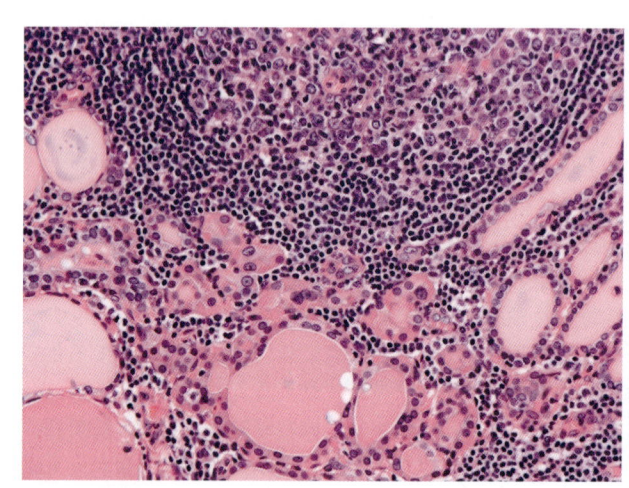

図4 橋本病
濾胞は好酸性細胞で構成される．上方にリンパ濾胞が見られる．

● **甲状舌管嚢胞** thyroglossal cyst

嚢胞内面は多列線毛上皮あるいは扁平上皮化生を生じた上皮で裏打ちされる（図1）．上皮下には種々の程度で炎症細胞浸潤が見られる．炎症の目立つ例では，上皮が脱落し肉芽組織のみが観察されることがある．通常，嚢胞近傍には甲状腺組織が認められる．

● **バセドウ病** Basedow disease

甲状腺機能の亢進の程度により組織像は様々である．一般に，甲状腺としての正常構築は保たれている．濾胞上皮の丈は高く，内腔に向かい乳頭状に増殖することがある．濾胞上皮と接する面ではコロイドに空胞（吸収空胞）が形成される（図2）．間質の血管は豊富で，炎症細胞浸潤や線維化を伴う．しかし，通常Basedow病では甲状腺機能を正常化した後に切除するため，手術材料では多くは正常あるいは腺腫様甲状腺腫と同様の所見を示す．

● **亜急性甲状腺炎** subacute thyroiditis

活動性の病変では濾胞上皮が破壊され，異物型巨細胞を伴う肉芽腫が形成される（図3）．巨細胞は多数の核を有し，時に数十個に及ぶ．病変部には主にリンパ球が浸潤するが，形質細胞，好中球，好酸球も様々な程度で混在する．修復期になると線維化が認められる．しかし，同一症例でも異なる病期の所見が混在して見られることがある．

● **橋本病** Hashimoto disease

濾胞の形成を伴うリンパ球や形質細胞の浸潤が認められ，様々な程度の線維化を伴う．濾胞は萎縮し小型であり，コロイドは減少している．濾胞上皮は膨化し好酸性を示す（図4）が，これはミトコンドリアの蓄積によるものである．核は濃染し大小不同があり，異型的に見える．これにより細胞診では乳頭癌との鑑別に注意が必要となる．橋本病が遷延化した場合，広範に線維化を生じ濾胞が不明瞭となる．

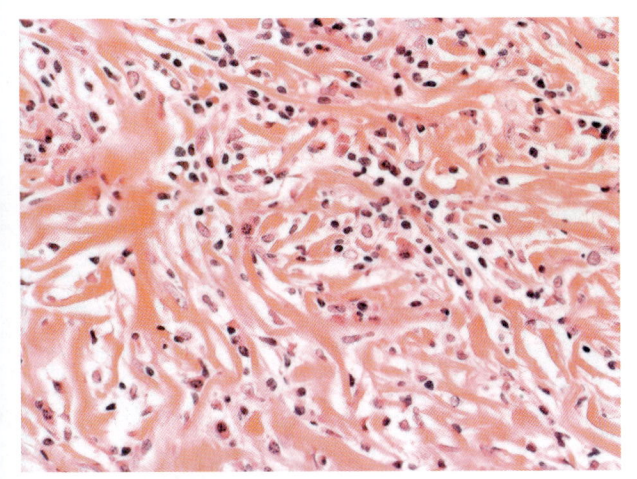

図5 Riedel甲状腺炎
膠原線維束がリンパ球，形質細胞を伴いつつ増殖する．甲状腺濾胞は明らかでない．

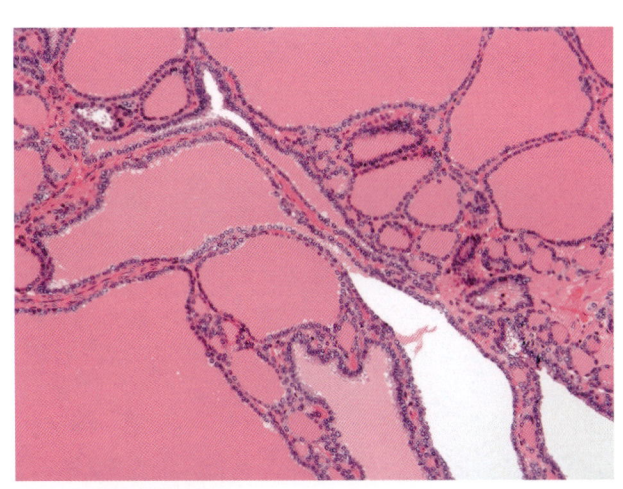

図6 腺腫様甲状腺腫
大小の濾胞が互いに圧排しつつ増殖している．

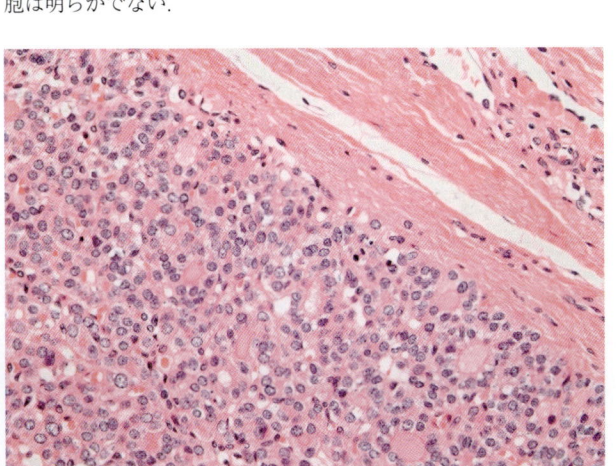

図7 濾胞腺腫
小型濾胞が増殖している．右上は被膜である．

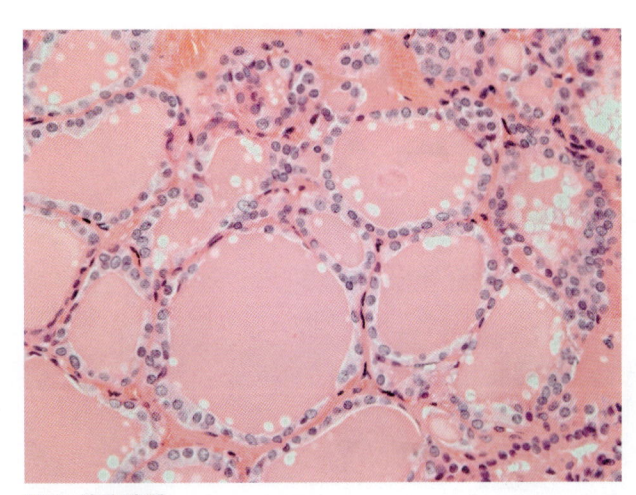

図8 濾胞腺腫
正常大の濾胞の増殖よりなる腺腫である．

● **Riedel甲状腺炎　Riedel thyroiditis**

　甲状腺の構築はほぼ失われ，硝子化を示す緻密な膠原線維束が甲状腺全体を置換するように増殖する．線維束間には様々な程度で形質細胞およびリンパ球を主とする炎症細胞浸潤が認められる（図5）．甲状腺濾胞は殆ど確認できない．筋肉など周囲組織に浸潤性に増殖し，血管や神経を取り囲む．

● **腺腫様甲状腺腫　adenomatous goiter**

　濾胞上皮の過形成性の病変であり，大小様々なサイズの濾胞が互いに圧排する形で密に増殖する（図6）．大きな濾胞では濾胞上皮細胞の丈が低く，小濾胞では丈が高い傾向にある．時間の経過した例では囊胞変性，線維化，石灰化，骨化，出血とヘモジデリン沈着といった二次的な変化が生じる．上皮が濾胞内腔に向け偽乳頭状に増殖すること（Sanderson polster）があるが，核所見をよく見て乳頭癌と誤診しないようにしたい．

● **濾胞腺腫　follicular adenoma**

　被膜に囲まれた腫瘤を形成する．被膜内には比較的サイズの揃った濾胞の増殖が見られる（図7）．症例により構成濾胞のサイズは異なり，大濾胞性，正常濾胞性（図8），小濾胞性などと称されるが，その分類に臨床的意義は乏しい．濾胞形成が目立たず索状配列を示す例も少なくない．核の異型は乏しいが，周囲の非腫瘍部の濾胞上皮細胞より腫大している．腺腫様甲状腺腫と同様，浮腫，出血，線維化などの変化も認められる．定義上，被膜浸潤や脈管侵襲の所見を欠く．なお，構造異型や細胞異型が顕著であるにもかかわらず被膜浸潤や脈管侵襲像のない濾胞性腫瘍を異型腺腫とよび，濾胞腺腫の亜型に含める．

図9 好酸性細胞型濾胞腺腫
好酸性の細胞が小型濾胞を形成している．核小体が目立つ．

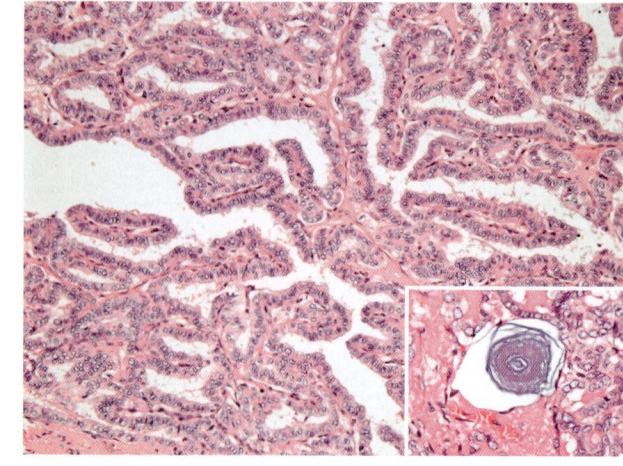

図10 乳頭癌
円柱状異型細胞が乳頭状に増殖している．insetは砂粒小体．

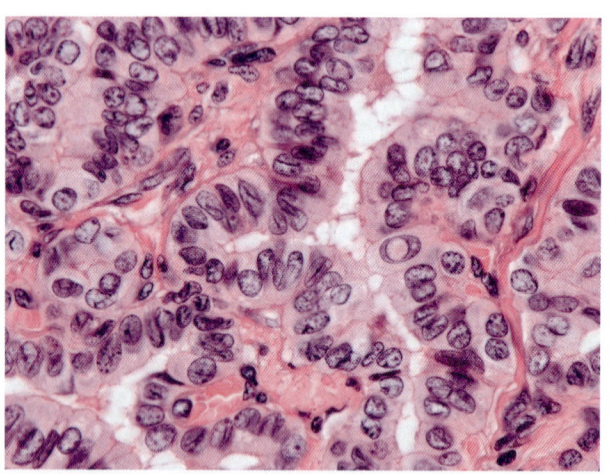

図11 乳頭癌
核溝，核内細胞質封入体が観察される．

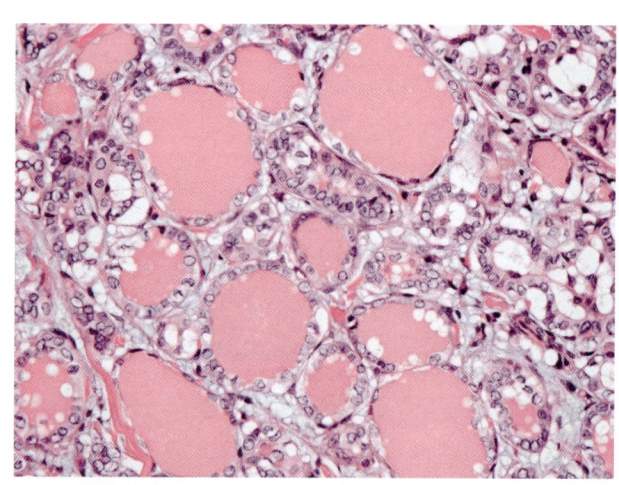

図12 濾胞型乳頭癌
乳頭癌の特徴を有する細胞が濾胞を形成している．

- **好酸性細胞型濾胞腺腫** follicular adenoma, oxyphilic cell type

濾胞腺腫の特殊型である．ミトコンドリアを多量に含む好酸性顆粒状の細胞質を有する濾胞上皮細胞で構成される．核は大型で濃染している．核小体が目立ち（図9），異型が目立つ例も多いが，好酸性細胞型濾胞癌との鑑別は通常の濾胞腺腫と同様に浸潤性の有無で行う．濾胞のサイズは症例により様々で，索状配列を示すものも多い．小濾胞で構成される腫瘍では濃縮したコロイドを入れている．

- **乳頭癌** papillary carcinoma

腫瘍細胞は立方形あるいは円柱状（図10）で，淡好酸性を呈する．核は隣接するものと重なり合い，類円形から長円形である．すりガラス状と称される微細顆粒状クロマチンを有し，コーヒー豆のような核溝や，細胞質が核内に陥入した核内細胞質封入体（図11）といった特徴的な形態を示す．三日月形に凹んだ形状のものも認められる．基本的には線維および血管を含む茎を軸とし乳頭状に増殖するが，多くは濾胞構造あるいは索状を示す部分と混在して認められる．砂粒小体psammoma bodyとよばれる同心円状の小石灰化物も乳頭癌に特徴的な所見とされる．しばしば嚢胞変性をきたすほか，時には扁平上皮化生が認められる．直径10mm以下の癌を微小癌とよぶが，その大半は乳頭癌である．乳頭癌には10種類ほどの亜型が知られているが，いずれも核の特徴は同様である．

- **濾胞型乳頭癌** papillary carcinoma, follicular type

乳頭癌の亜型で最も頻度が高い．腫瘍の全体が濾胞構造よりなり（図12），乳頭状の構築が全く認められないというのが本腫瘍の定義である．超音波所見のみならず，細胞診でも濾胞性腫瘍との鑑別が困難であることが少なくない．強拡大で細胞を注意深く観察し，特徴的な乳頭癌の核所見を見逃さないようにしたい．

各 論　309

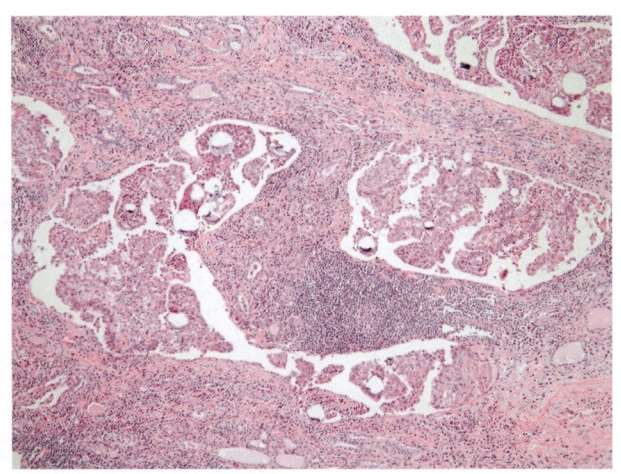

図13　びまん性硬化型乳頭癌
拡張したリンパ管内に乳頭癌が見られる．砂粒小体多数あり．

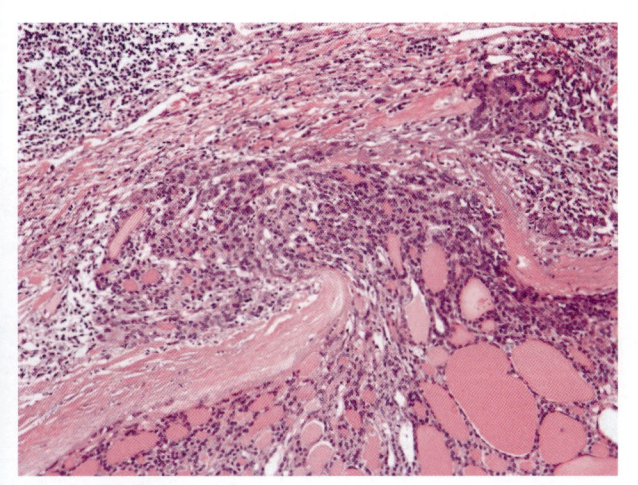

図14　篩型乳頭癌
濾胞状・充実性の増殖を示す．コロイドを欠く．右にはモルラが見られる．

図15　濾胞癌
腫瘍細胞は被膜を越えて増殖している．

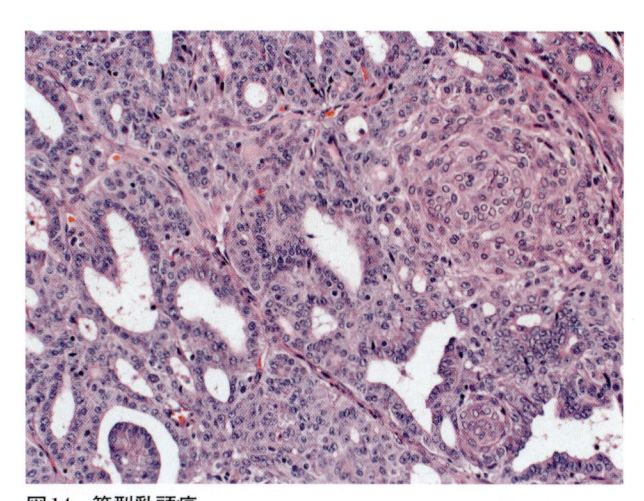

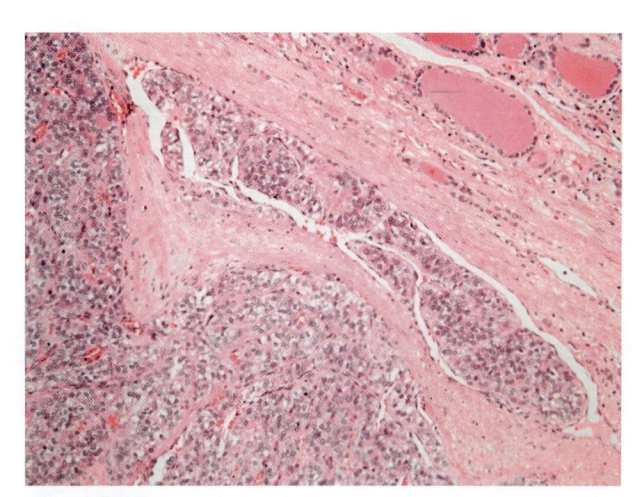

図16　濾胞癌
被膜内の血管に腫瘍が侵入している．腫瘍周囲は内皮細胞が取り囲む．

● **びまん性硬化型乳頭癌**　papillary carcinoma, diffuse sclerosing type

　広く浸潤性に増殖する腫瘍である．病変は甲状腺全体に広がる．結節の形成が不鮮明である例も多い．著明な線維化とリンパ球浸潤が見られる．乳頭癌の特徴を示す細胞が乳頭状，濾胞状，あるいは充実性に増殖する．多数の砂粒小体が観察されるほか，しばしば顕著な扁平上皮化生が認められる．拡張したリンパ管内に腫瘍塞栓が見られる（図13）が，腫瘍がリンパ管内のみにしか認められないこともある．

● **篩型乳頭癌**　papillary carcinoma, cribriform type

　家族性大腸ポリポージスに合併する例と散発性に発生する例とがあるが，組織像は同一である．多結節性腫瘤を形成するが，本腫瘍では個々の結節は被膜を有する点が特徴的である．濾胞状，篩状，索状，充実性といった構造を基本とする（図14）．時に乳頭状構造も認められる．濾胞構造を示しても，コロイドを欠くことが特徴である．モルラ morula とよばれる紡錘形扁平上皮様細胞の充実巣が観察される例もあり，同部の核には淡明な封入体様構造が認められる．

● **濾胞癌**　follicular carcinoma

　腫瘍内部の基本構造は濾胞腺腫と同様であるが，被膜浸潤（図15），脈管侵襲（図16），あるいは甲状腺外への転移の少なくとも1項目を確認することで診断される．細胞の異型が良悪の判断に関与しない点が肝要である．浸潤の程度により微小浸潤型と広範浸潤型に分類されるが，これは予後と相関するため必ず確認したい．被膜浸潤とは腫瘍細胞が被膜を完全に貫通したものをいう．腫瘍内部と同様の組織像を示す結節が被膜外に認められた場合も被膜浸潤とする．脈管侵襲は，被膜内あるいは外の脈管について判定する．脈管内に入っている腫瘍細胞集塊を内皮細胞が覆っているものを確実な脈管侵襲とする．

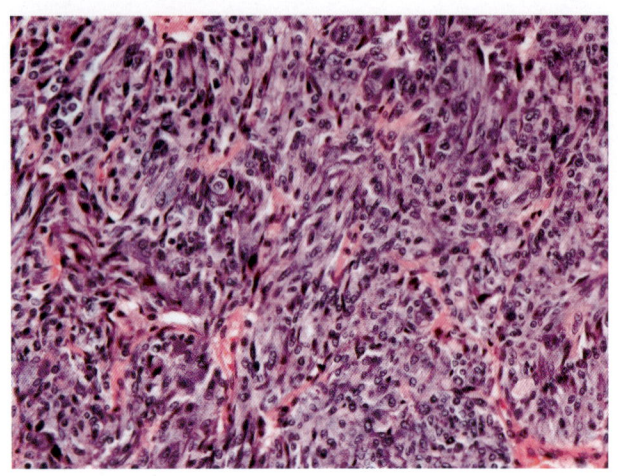

図17 髄様癌
紡錘形の好塩基性細胞が増殖している.

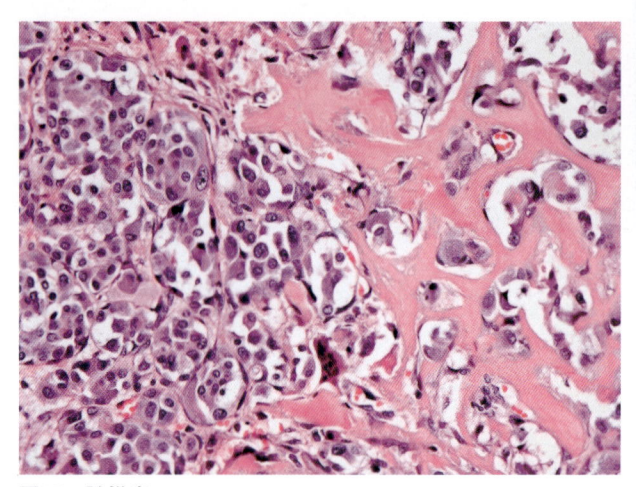

図18 髄様癌
円形・多角形の好塩基性細胞が増殖している. アミロイド沈着を伴う.

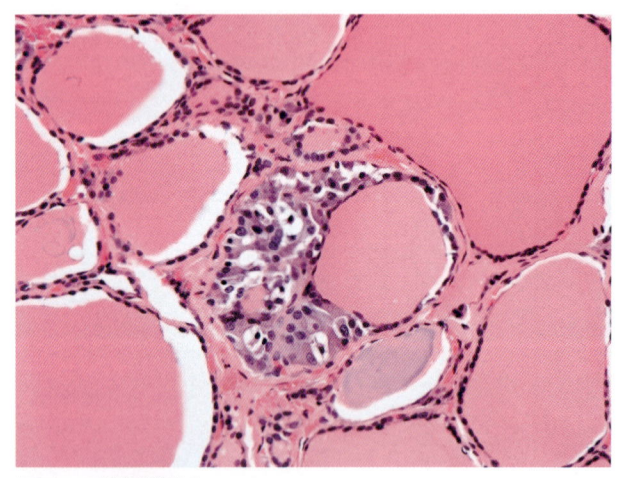

図19 C細胞過形成
濾胞周囲にC細胞が小集団を形成している.

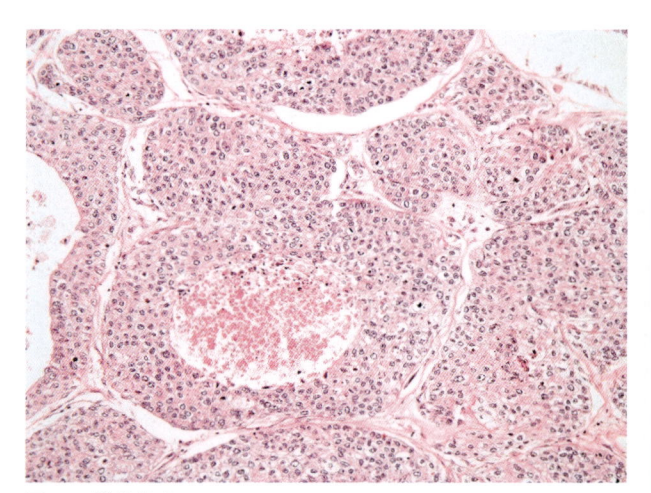

図20 低分化癌
島状構造を示す部分. 壊死を伴っている.

●髄様癌　medullary carcinoma

C細胞由来の腫瘍であり, 腫瘍細胞は免疫染色でカルシトニンが陽性となる. 散発生のものと家族性のものがあり, わが国では後者は40％ほどを占める. 構造, 細胞形態とも症例により様々である. 構造は索状, 束状, 充実性, 濾胞状, 乳頭状など, 細胞形態は紡錘形(図17), 円形, 多角形, 巨細胞などが知られている. しかし, 髄様癌細胞の共通点として, 粗顆粒状のクロマチン, 核形不整が目立たないことがあげられる. 間質にはアミロイドの沈着を見ることがあり(図18), 同部では粗大な石灰化をきたす.

●C細胞過形成　C cell hyperplasia

本病変は定義が明確ではなく, 微小な髄様癌との線引きが難しい. 濾胞に近接して, 粗大なクロマチンを有する核とやや好塩基性細胞質を有する細胞が, 数個から数十個集合し病変を形成する(図19). HE染色では病変が不明瞭なことも多いが, カルシトニンの染色で明瞭となる. MEN2型などの家族性疾患で認められることが多く, その場合は両葉に多発する.

●低分化癌　poorly differentiated carcinoma

分化癌と未分化癌の中間的な構造と臨床的振る舞いを示す腫瘍である. 島状 insular, 索状, 充実性構造が腫瘍の大部分を占め, 浸潤性増殖, 壊死, 明白な脈管侵襲を伴う(図20). 島状構造とは, 薄い線維血管性の隔壁で囲まれた胞巣の増殖をいう. その構造より, 乳頭癌の特徴を示す腫瘍, 濾胞癌の特徴を示す腫瘍があるが, どちらとも判別できない症例も少なくない. なお, 充実性, 索状構造が大部分を占める悪性濾胞性腫瘍のうち, 典型的な乳頭癌の核所見を有するものは乳頭癌充実亜型とする.

各論　311

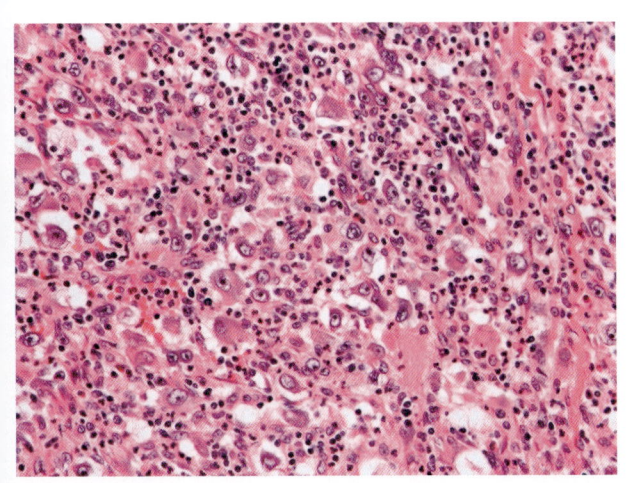

図21　未分化癌
炎症細胞を背景に，接着性の不良な異型細胞が増殖している．

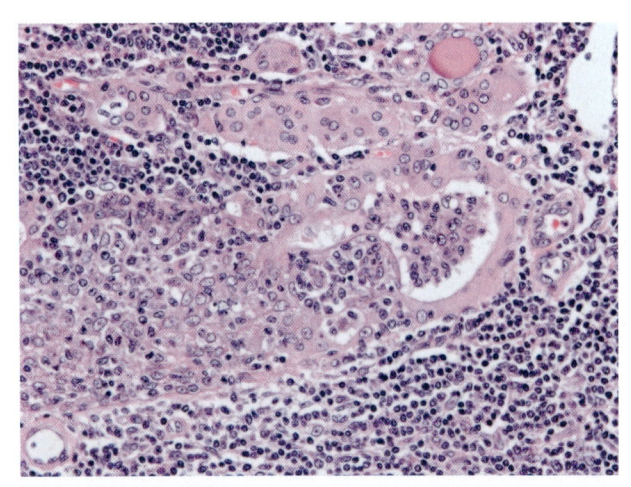

図22　悪性リンパ腫
MALTリンパ腫．lymphoepithelial lesion（左）とpacking（右）が見られる．

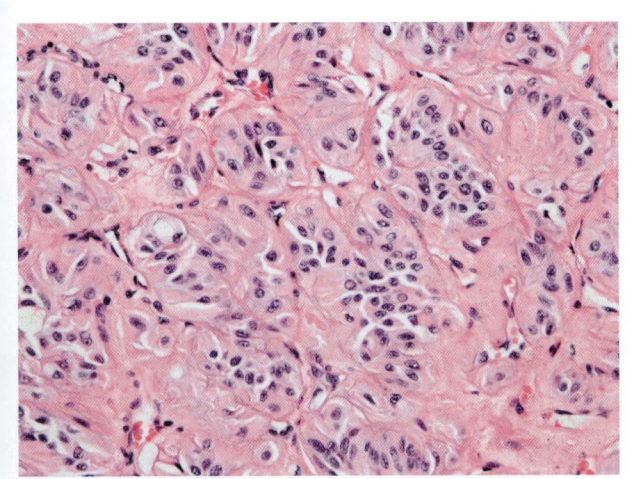

図23　硝子化索状腫瘍
腫瘍細胞は索状配列を示す．核内細胞質封入体が見られる．

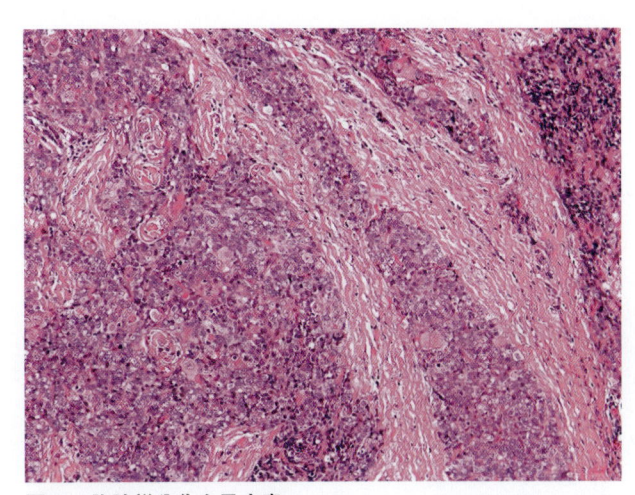

図24　胸腺様分化を示す癌
大型異型細胞が充実性に増殖しており，緻密な結合組織で島状に分割されている．角化傾向が見られる．

●未分化癌　undifferentiated carcinoma

　紡錘形細胞が目立つタイプ，巨細胞の目立つタイプ，扁平上皮への分化が目立つタイプがある．脈管侵襲（腫瘍塞栓）がしばしば認められる．壊死傾向が顕著であり，背景に好中球浸潤の目立つ例が多い．核異型が顕著で（図21）異常核分裂像が多数観察される．細胞質は好酸性で厚みがある．壊死の周辺では核の柵状配列や核濃縮を示す細胞が認められる．未分化癌と連続して分化癌（乳頭癌・濾胞癌）が認められることがあり，未分化癌が分化癌の脱分化で生じたと考える根拠の一つとなっている．

●悪性リンパ腫　malignant lymphoma

　甲状腺に発生する悪性リンパ腫の殆どはB細胞性であり，MALT（mucosa-associated lymphoid tissue）リンパ腫（図22）と，びまん性大細胞型B細胞リンパ腫に大別される．MALTリンパ腫では，胚中心細胞に類似した細胞，単球様細胞，あるいは類形質細胞の増殖よりなり，濾胞上皮の破壊（lymphoepithelial lesion）や濾胞腔に腫瘍細胞が充満する像（packing）が観察されることで橋本病と区別される．

●硝子化索状腫瘍　hyalinizing trabecular tumor

　特徴的な索状構造を示す濾胞上皮由来の腫瘍であり，大部分は良性の経過をとる．紡錘形あるいは多角形の豊富な細胞質を有する細胞が索状に配列する．索と索の間には硝子様間質が認められる．核は乳頭癌と類似しており，核溝や核内細胞質封入体が多数観察される（図23）．

●胸腺様分化を示す癌　carcinoma showing thymus-like differentiation

　甲状腺下極に境界明瞭な分葉状腫瘤を形成する．弱拡大では，腫瘍細胞は緻密な線維性結合組織により島状に分割されて見える（図24）．類円形大型核を有する腫瘍細胞が充実胞巣を形成しており，角化傾向が認められる．腫瘍細胞の細胞膜はCD5が陽性となる．

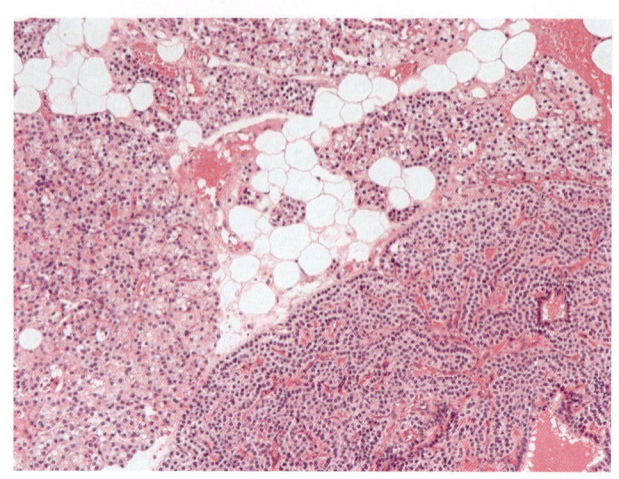

図25　副甲状腺過形成
多結節病変で，脂肪細胞を混在している．

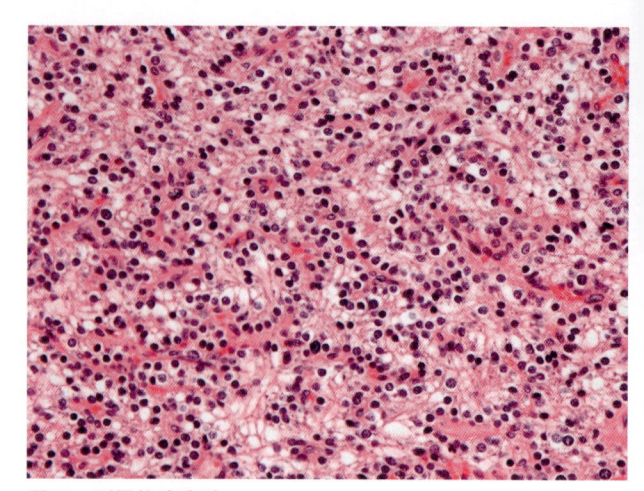

図26　副甲状腺腺腫
核の腫大した主細胞が索状構造をとり増殖している．

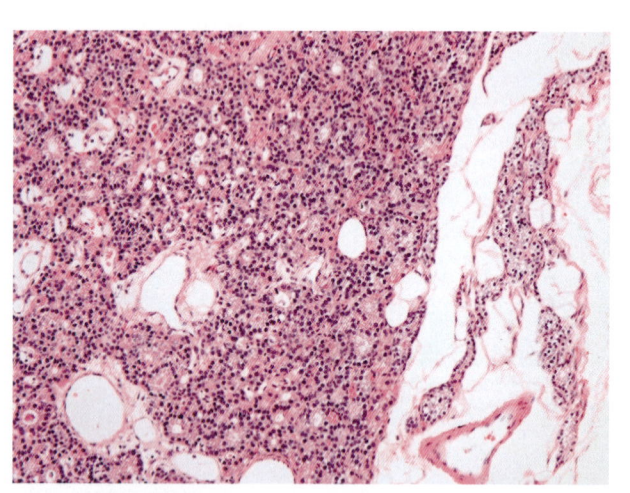

図27　副甲状腺腺腫
腫瘍周囲にnormal rimが形成されている．両者の核の大きさの違いに注意．

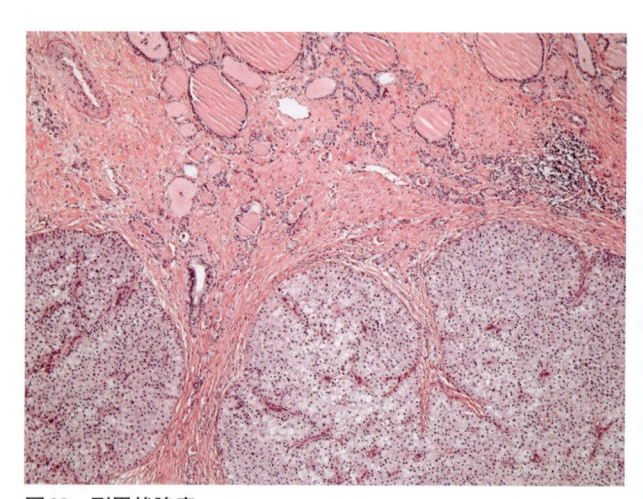

図28　副甲状腺癌
腫瘍細胞が胞巣を作り甲状腺組織内に浸潤している．

● 副甲状腺過形成　parathyroid hyperplasia

　肉眼的・組織学的に原発性あるいは続発性副甲状腺機能亢進症との区別はつかない．通常は多結節性病変を形成するが，びまん性のパターンを示す例もある．正常と類似，あるいはやや腫大した核を有する主細胞が，充実性，索状，濾胞状構造をとり，脂肪細胞を混在しつつ増殖する（図25）．好酸性細胞も種々の程度で混在する．結節間には隔壁の形成がある例とない例がある．副甲状腺腺腫とは異なり，腺全体の細胞が同様のサイズの核を有する．

● 副甲状腺腺腫　parathyroid adenoma

　腺腫は通常は単結節性であり，被膜を有する．核の腫大した主細胞の充実性，索状（図26），濾胞状の単調な増殖よりなる．濾胞状構造をとるものでは，甲状腺組織との鑑別が問題となる場合がある．腫瘍内には脂肪細胞が見られることは少ない．腫瘍と隣接してnormal rimとよばれる非腫瘍性の副甲状腺組織が認められることが古くから腺腫の診断に重要であるとされている．normal rimでは脂肪細胞が混在し，核のサイズが腫瘍内部より小型であることに注目したい（図27）．腫瘍が大型のものでは囊胞変性，線維化，石灰化，出血といった二次的な変性を認めることもある．頻度は少ないが，好酸性細胞で構成される副甲状腺腺腫も経験される．

● 副甲状腺癌　parathyroid carcinoma

　腫大核を有する主細胞が主として充実性に増殖し，被膜を有する結節を形成する．腺腫との鑑別点は，被膜を完全に越える浸潤（図28），被膜内あるいは周囲組織の脈管内への浸潤，神経周囲への浸潤，遠隔臓器への転移，のいずれかを確認することである．核分裂像，壊死，線維化，索状配列などは腺腫でも一定の頻度で認められるため，これらの所見だけで副甲状腺癌と診断してはならない．

21. 皮 膚

清水道生

総論 314
  I. 標本を見る前に 314
  II. 標本の見方 314
各論 316
  ● 接触性皮膚炎 316
  ● 蕁麻疹 316
  ● 多形（滲出性）紅斑 316
  ● 結節性紅斑 316
  ● スイート病 317
  ● 薬疹 317
  ● アナフィラクトイド紫斑 317
  ● 扁平苔癬 317
  ● 尋常性乾癬 318
  ● ジベルばら色粃糠疹 318
  ● 尋常性天疱瘡 318
  ● 水疱性類天疱瘡 318
  ● 円板状エリテマトーデス 319
  ● 強皮症 319
  ● 環状肉芽腫 319
  ● 類脂肪性仮性壊死症 319
  ● アミロイド苔癬 320
  ● 黄色腫 320
  ● 若年性黄色肉芽腫 320
  ● 肥満細胞症 320
  ● 尋常性疣贅 321
  ● 伝染性軟属腫 321
  ● 白癬 321
  ● クロモミコーシス 321
  ● 外毛根鞘嚢腫 322
  ● 脂腺嚢腫 322
  ● 脂漏性角化症 322
  ● 汗孔腫 322
  ● 汗管腫 323
  ● らせん腺腫 323
  ● 皮膚混合腫瘍 323
  ● 乳頭状汗管嚢胞腺腫 323
  ● 毛母腫 324
  ● 基底細胞癌 324
  ● ケラトアカントーマ 324
  ● ボーエン病 324
  ● 日光角化症 325
  ● 扁平上皮癌 325
  ● 脂腺癌 325
  ● メルケル細胞癌 325
  ● 母斑細胞母斑 326
  ● スピッツ母斑 326
  ● 青色母斑 326
  ● 悪性黒色腫 327
  ● 化膿性肉芽腫 328
  ● グロムス腫瘍 328
  ● 血管肉腫 328
  ● カポジ肉腫 328
  ● 皮膚線維腫 329
  ● 隆起性皮膚線維肉腫 329
  ● 皮膚原発性未分化大細胞リンパ腫 329
  ● 菌状息肉症 329

総論

I 標本を見る前に

1. 皮膚の組織像とその特徴

皮膚は表面から表皮，真皮，皮下組織の3層からなるが，各層の厚さ，構成成分の量は身体の部位によって異なる．例えば眼瞼は皮膚付属器に乏しく，頭皮では多数の毛包が見られ，いずれも太く，深部皮下組織に及ぶ．背部の皮膚では真皮が厚く，膠原線維束が横走する．腋窩の皮膚ではアポクリン腺が多く見られる．ちなみにアポクリン腺は生下時までに多くの部位で退化し，生後存在するのは主として腋窩，乳輪，外耳道，外陰部，肛囲部である．手掌や足底では角質層が厚く，透明層が存在し，表皮突起，真皮乳頭が明瞭である．また，神経終末，汗管，汗腺は多いが，毛包は見られない．脂腺は手掌・足底以外のほぼ全身の皮膚に分布するが，頭部，顔面，胸骨部，腋窩，臍囲，外陰部などでよく発達している．こういった皮膚の部位による組織像の特徴を知っておくと診断に役立つことがある．例をあげると，手掌・足底以外から採取された皮膚において，厚い角質層，透明層が見られれば，慢性単純性苔癬 lichen simplex chronicus がまず鑑別にあがる．また，頭皮からの採取でありながら，毛包が皮下脂肪織に達せず，真皮に留まる場合や，表皮に接し毛球や脂腺が見られる場合には，脂腺母斑 nevus sebaceus や脱毛症 alopecia が鑑別にあがる．

2. 炎症性疾患における組織反応パターン

炎症性疾患の診断法としては，以下の6つの組織反応パターンに分類し，鑑別していく方法が実践的で理解しやすいと思われる．

① 苔癬型組織反応パターン lichenoid reaction pattern：基底層の液状変性，シバット小体の出現，真皮上層におけるリンパ球の帯状浸潤などが特徴．

② 乾癬様組織反応パターン psoriasiform reaction pattern：表皮突起がほぼ均等の長さで，規則的に下方へ延長する表皮の肥厚が特徴．

③ 海綿状組織反応パターン spongiotic reaction pattern：表皮のケラチノサイト間の浮腫が特徴．

④ 水疱性組織反応パターン vesiculobullous reaction pattern：表皮内もしくは表皮下に水疱を認めるのが特徴．

⑤ 肉芽腫性組織反応パターン granulomatous reaction pattern：組織球，類上皮細胞，多核巨細胞からなる限局性集合巣が見られるのが特徴．

⑥ 血管病変性組織反応パターン vasculopathic reaction pattern：血管炎に属するものが主体で，それ以外に蕁麻疹，スイート Sweet 病，ベーチェット Behçet 病などが含まれる．

II 標本の見方

1. 標本を見ていく手順

まず，ガラス標本を顕微鏡に載せる前に，そのままガラス標本を透かして，セミマクロ的に観察する（ルーペ像 panoramic view）ことが大切である．次いで対物レンズの2倍から鏡検を始め，4倍，10倍と拡大を上げていく．その際，どこから採取された皮膚か，皮膚の基本構築は保たれているかなどを考慮し，病変を炎症性か，腫瘍ないしは腫瘍類似病変に大きく分類する．もちろん，これら以外に代謝障害や奇形なども念頭に置く必要はあるが，ここではそれらを腫瘍類似病変の範疇に入れて考えることにする．通常，炎症性病変では基本構築の乱れは少なく，多彩な細胞が出現することが多い．一方，腫瘍性病変では，出現細胞に多彩性がなく，単調なことが多い．

2. 炎症性病変における鑑別の進め方

炎症性病変と考えられる場合には，その出現細胞の種類や分布を考慮しつつ，上記の組織反応パターンのいずれに相当するかを分析する．また，生検標本であれば，臨床像も加味しながら大まかに湿疹・皮膚炎，水疱性疾患，膠原病，感染症，血管炎，脂肪織炎，脱毛症など，どのような範疇の疾患に相当するかを認識することで鑑別疾患を絞ることができる．

3. 腫瘍性病変における鑑別の進め方

腫瘍性病変と考えられる場合には，腫瘍細胞が結合性を示し，ある特殊な配列を示す場合（organoid pattern）は上皮性腫瘍の可能性が高い．逆に結合性を欠きびまん性に増殖している場合（histoid pattern）は，非上皮性腫瘍が考えられる．奇形腫や癌肉腫では両者が混在する organo-histoid pattern をとる．次いで，良性腫瘍か悪性腫瘍かを判定していくことになる．その判定法として，弱拡大（シルエット像）では形の対称性，大きさ，辺縁が膨張性発育か浸潤性発育か，潰瘍の有無，表在性か深部に及ぶか，などがポイントとなる．中拡大では，腫瘍細胞の分布の均一さ，形状，境界部の平滑さ，壊死巣の有無などが指標となり，強拡大では個々の腫瘍細胞の核クロマチン，細胞質，核小体，核分裂像などの所見が重要になってくる．一般に，悪性細胞は大きく，核・細胞質比（N/C ratio）も増大し，核形不整が見られ，核小体も増加・増大する傾向が見られる．

また，同時に細胞の起源（分化方向）を見ていく必要がある．すなわち，ケラチノサイト系腫瘍，メラノサイト系腫瘍，付属器腫瘍，間葉系腫瘍，リンパ・組織球・造血系腫瘍などのいずれに属するかを考えることになる．付属器腫瘍であれば，毛包系，脂腺系，アポクリン系，エクリン系などのいずれに相当するのかを判定する．また，間葉系腫瘍で

表1 炎症性疾患：組織反応パターンと主な疾患

苔癬型組織反応パターン	多形(滲出性)紅斑, 薬疹, 扁平苔癬, 円板状エリテマトーデス, 強皮症, アミロイド苔癬, 移植片対宿主病, 急性痘瘡状苔癬状粃糠疹(Mucha-Habermann病), 汗孔角化症, 光沢苔癬, 硬化性萎縮性苔癬
乾癬様組織反応パターン	尋常性乾癬, 毛孔性紅色粃糠疹, 慢性単純性苔癬, 結節性痒疹, 接触性皮膚炎, 脂漏性皮膚炎, 貨幣状湿疹
海綿状組織反応パターン	接触性皮膚炎, ジベルばら色粃糠疹, 脂漏性皮膚炎, 貨幣状湿疹, 紅色汗疹, 虫刺症, 色素失調症
水疱性組織反応パターン	尋常性天疱瘡, 水疱性類天疱瘡, 膿痂疹, 落葉状天疱瘡, 表皮水疱症, Darier病, 熱傷, 疱疹状皮膚炎, 虫刺症, 硬化性萎縮性苔癬
肉芽腫性組織反応パターン	環状肉芽腫, 類脂肪性仮性壊死症, 若年性黄色肉芽腫, クロモミコーシス, サルコイドーシス, 結核, 梅毒, スポロトリコーシス, 異物肉芽腫, リウマチ様結節
血管病変性組織反応パターン	蕁麻疹, Sweet病, IgA血管炎(アナフィラクトイド紫斑), 結節性多発動脈炎, Behçet病, 壊疽性膿皮症, リベド血管炎, Wegener肉芽腫症
その他	結節性紅斑, 黄色腫, 尋常性疣贅, 伝染性軟属腫, 白癬, 疥癬, 脂肪織炎, 毛包炎, 毛包周囲炎, 脱毛症, 肥厚性瘢痕, ケロイド

表2 腫瘍性疾患：細胞の起源と主な疾患

ケラチノサイト系腫瘍	基底細胞癌, ケラトアカントーマ, Bowen病, 日光角化症, 扁平上皮癌
付属器腫瘍	外毛根鞘嚢腫, 脂腺嚢腫, 脂漏性角化症, 汗孔腫, 汗管腫, らせん腺腫, 皮膚混合腫瘍, 乳頭状汗管嚢胞腺腫, 毛母腫, 脂腺癌, 毛芽腫, 脂腺腫, 乳房外Paget病
メラノサイト系腫瘍	母斑細胞母斑, Spitz母斑, 青色母斑, 悪性黒色腫
間葉系腫瘍	Merkel細胞腫, 化膿性肉芽腫, グロムス腫瘍, 血管肉腫, Kaposi肉腫, 皮膚線維腫, 皮膚隆起性線維肉腫, 神経線維腫, 神経鞘腫, 血管腫, リンパ管腫, 軟性線維腫, 線維腫症, 結節性筋膜炎, 皮膚粘液腫, 脂肪腫, 平滑筋腫
リンパ・組織球・造血系腫瘍	肥満細胞症, 皮膚原発未分化大細胞型リンパ腫, 菌状息肉症, 皮膚リンパ球腫, 成人T細胞白血病/リンパ腫, 皮下脂肪織炎様T細胞リンパ腫, 皮膚白血病, Langerhans細胞組織球症

あれば，血管系腫瘍，平滑筋腫瘍，横紋筋腫瘍，線維組織球性腫瘍，組織球性腫瘍，神経系腫瘍などのいずれに属するかを見ていく．悪性腫瘍の場合は分化度，浸潤の程度などを判定することも大切である．

4. 経時的変化に伴う組織像について

これらの炎症性，腫瘍性のいずれの病変においても，経時的変化に伴う組織像の多彩性が存在することを念頭に置く必要がある．すなわち，初期病変，最盛期病変，晩期病変のいずれに相当するのかを考慮することにより，診断に到達することがある．一例をあげると，湿疹反応を示す疾患（接触性皮膚炎，脂漏性皮膚炎，貨幣状皮膚炎など）では，急性期は海綿状態と軽度のリンパ球浸潤が特徴であるのに対し，慢性期では表皮の肥厚が見られ，角質増殖や不全角化が認められる．最終的には臨床所見や臨床診断と照らし合わせて矛盾しない組織像であるかを判断することになる．

5. まとめ

皮膚に生じる疾患を炎症性，腫瘍性に大きく分け，炎症性疾患は前述の組織反応パターンにより，腫瘍性疾患は細胞起源より分類する．今回掲載した疾患がそのどれに相当するかを表1および表2に記したので参考にされたい．表1を見ると，接触性皮膚炎，脂漏性皮膚炎，貨幣状湿疹といったいわゆる湿疹と称される疾患は，"海綿状組織反応パターン"のみならず，"乾癬様組織反応パターン"にも記載が見られる．これは前述した経時的変化に伴う組織像の多彩性を反映したものである．すなわち，早期（急性期）では海綿状態が見られ"海綿状組織反応パターン"を示すのに対し，慢性化すると表皮の肥厚が見られ"乾癬様組織反応パターン"を呈するためである．この慢性期に移行する過程で表皮内水疱を見ることもある．アトピー性皮膚炎，自家感作性皮膚炎もこの湿疹反応を示す疾患に含まれる．また，「標本を見る前に」の項で少し触れた"慢性単純性苔癬"は，衣服による摩擦や金属アレルギーなど，繰り返し加えられる弱い刺激とそれに対する搔破行為により生じる慢性湿疹の一型で，"乾癬様組織反応パターン"を示す．

表1の「その他」の項目には，感染症の一部の疾患，脂肪織炎，毛包炎，毛包周囲炎，脱毛症，肥厚性瘢痕，ケロイドなどが含まれる．

表2の基底細胞癌は，最近では毛包系腫瘍と考えられているが，ここではWHO分類に準じ古典的なカテゴリーに含めたため，ケラチノサイト系腫瘍として記載している．

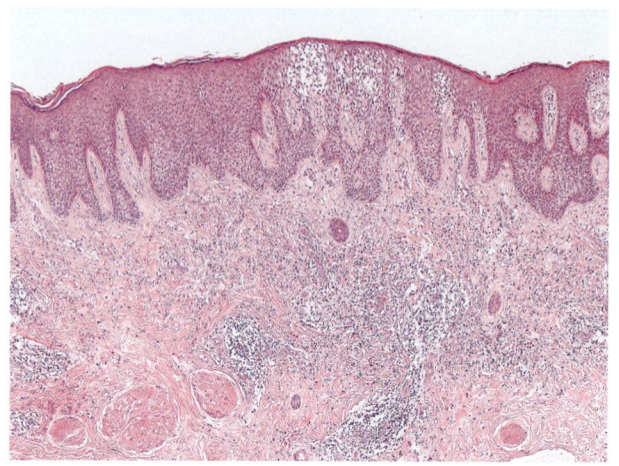

図1　接触皮膚炎
表皮中央では海綿状態spongiosisの所見が見られ，真皮ではリンパ球および好酸球の浸潤が認められる．

図2　蕁麻疹
表皮に変化は見られず，真皮上層では血管周囲に浮腫が見られ，間質では好酸球の浸潤が認められる．

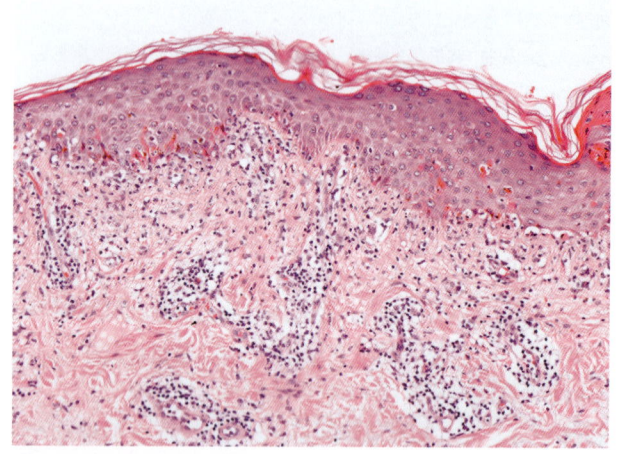

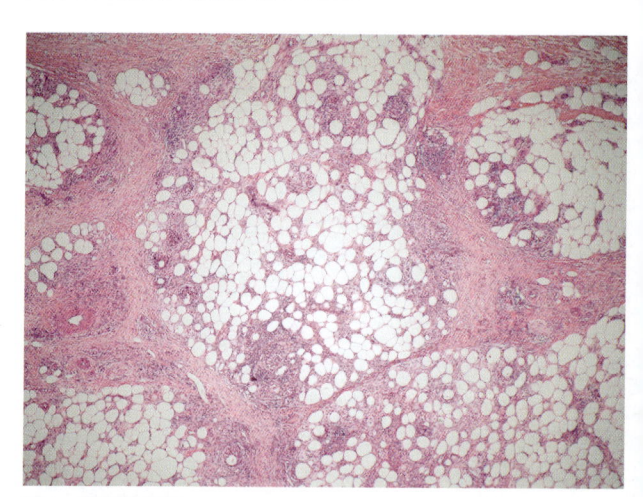

図3　多形(滲出性)紅斑
表皮内に個細胞角化が見られ，表皮・真皮境界部では液状変性が認められる．真皮上層では血管周囲性および間質性にリンパ球浸潤が見られる．

図4　結節性紅斑
皮下脂肪織に隔壁性脂肪織炎septal panniculitisの像，すなわち葉間結合織の線維化とリンパ球，組織球の浸潤が見られる．

●接触皮膚炎　contact dermatitis

接触皮膚炎は湿疹反応を示す疾患の代表例で，接触部位に一致して病変を認める．組織学的には，急性期では表皮細胞間の浮腫に基づく海綿状態が見られる(図1)．一方，慢性期では海綿状態は弱く，角質増殖と表皮肥厚が目立つ．

●蕁麻疹　urticaria

蕁麻疹とは，瘙痒を伴う限局性の膨疹と紅斑が一過性に生じる疾患である．短期間で膨疹が消失する急性蕁麻疹と，1ヵ月以上遷延する慢性蕁麻疹に分類される．組織学的には，表皮に変化は見られず，真皮では浮腫が見られ，膠原線維束間はやや開大する(図2)．真皮上層の血管周囲においても浮腫が見られ，同時に軽度のリンパ球，好酸球，好中球の浸潤が認められる．

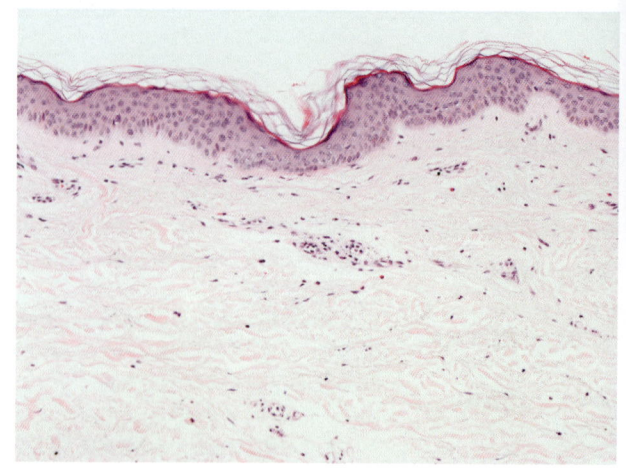

●多形(滲出性)紅斑　erythema (exsudativum) multiforme

発熱，頭痛などの前駆症状に続き，手背や関節部伸側に類円形の浮腫性紅斑が出現する．ウイルス，溶連菌，薬剤，悪性腫瘍などが誘因となる．組織学的には，表皮・真皮境界部に液状変性liquefaction degenerationが目立ち，表皮内に個細胞角化individual cell keratinizationが認められる(図3)．真皮上層では浮腫，血管周囲のリンパ球浸潤を認める．

●結節性紅斑　erythema nodosum

成人女性の下腿伸側に好発し，圧痛を伴う紅色皮下硬結を認める．皮下脂肪織の炎症で，多くは数週で消退する．通常，潰瘍をきたさない．病因としては，細菌，ウイルス，薬剤，Behçet病などがある．組織学的には，病変の主座が皮下脂肪織の葉間結合織で，炎症細胞浸潤とともに線維化(隔壁性脂肪織炎)を認める(図4)．

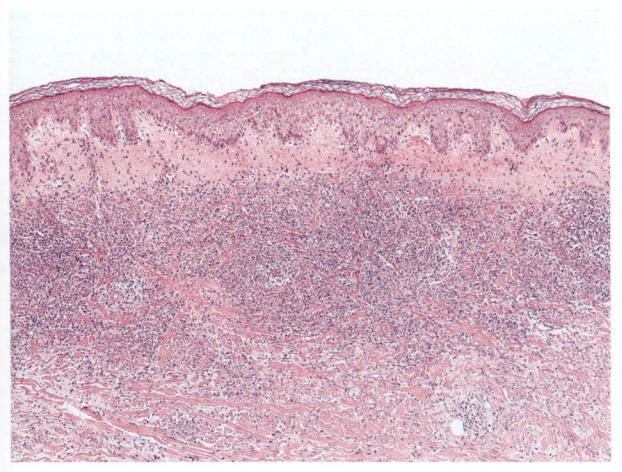

図5　Sweet病
真皮乳頭層では著明な浮腫が見られ，その直下から真皮全層にわたり，好中球がびまん性に浸潤している．

図6　薬疹
表皮・真皮境界部では液状変性が見られ，真皮上層ではリンパ球や好酸球の浸潤が認められる．薬剤歴の聴取が必須である．

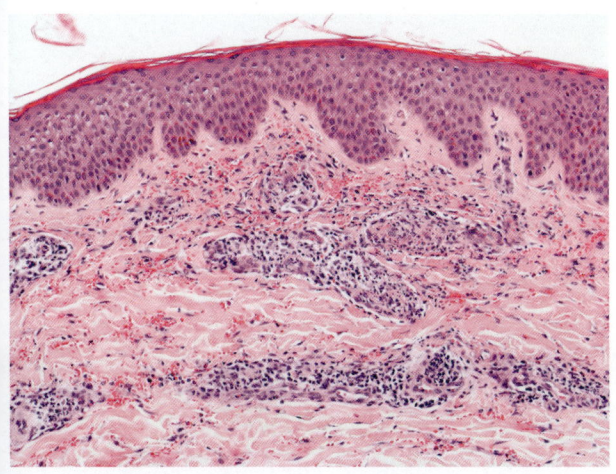

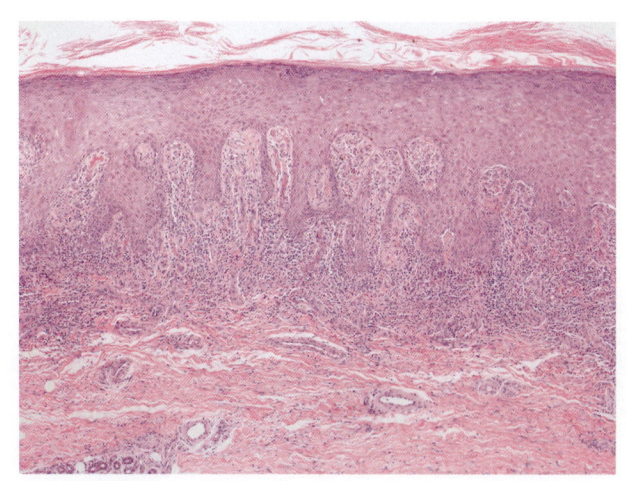

図7　IgA血管炎（アナフィラクトイド紫斑）
血管周囲性に好中球の浸潤，好中球の核破砕物 nuclear dust，出血が見られる．いわゆる白血球破砕性血管炎 leukocytoclastic vasculitisの像である．

図8　扁平苔癬
顆粒層が肥厚し，表皮突起は不規則に延長している．表皮直下から真皮乳頭層に帯状のリンパ球浸潤が見られ，表皮・真皮境界部は不明瞭になっている．

●スイート病　Sweet disease

発熱，白血球増多を伴い，顔面，頸部，四肢に滲出性紅斑が出現し，有痛性である．組織学的には，表皮に著変は見られず，真皮上層から中層の血管周囲に核破砕像を伴う好中球浸潤を認める（図5）．血管壁へのフィブリン沈着は見られず，血管炎の所見は認められない．

●薬疹　drug eruption

薬剤による有害作用のうち皮膚・粘膜に見られる病変で，症状は極めて多彩である．組織学的にも種々の組織反応パターンを示すが，日常よく遭遇するものでは表皮・真皮境界部に液状変性が見られ，真皮上層でリンパ球や好酸球浸潤を認める（図6）．他の疾患でも同様の組織像を示すことがあり，詳細な薬剤歴を聴取することが必要である．薬疹の型から原因薬剤を推定することは困難である．

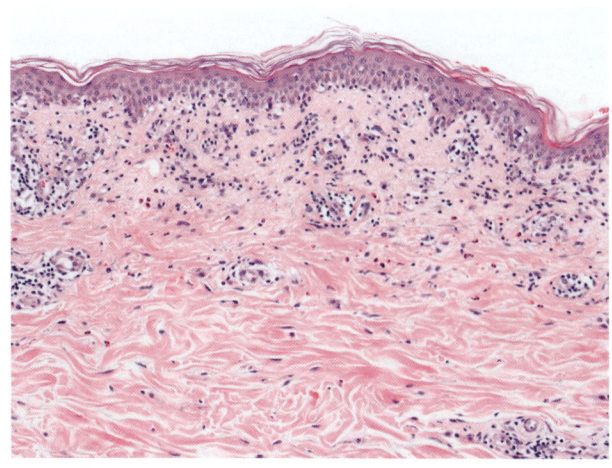

●IgA血管炎　IgA vasculitis（アナフィラクトイド紫斑　anaphylactoid purpura）

皮膚アレルギー性血管炎の特殊型で，両側の下腿を中心に浸潤を触れる紫斑が多発し，関節痛，腹痛，腎障害などを伴う．組織学的には，真皮上層の細小血管壁とその周囲に好中球浸潤が見られ，好中球の核破砕像（白血球破砕性血管炎）が見られる（図7）．

●扁平苔癬　lichen planus

四肢屈側，口腔，外陰部に扁平で隆起した紫紅色の局面が出現し，しばしば慢性に持続する．原因は不明である．組織学的には，液状変性が見られ，表皮直下から真皮乳頭層に帯状のリンパ球浸潤を認め，表皮・真皮境界部は不明瞭になる（図8）．表皮基底層部ではアポトーシスに陥ったケラチノサイトが好酸性のシバット小体 Civatte bodyとして認められる．

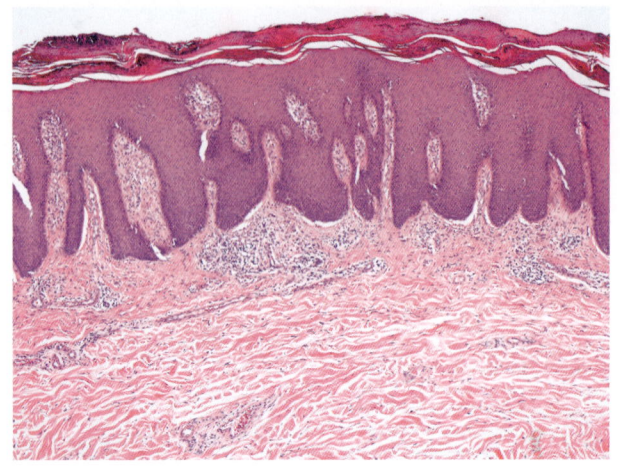

図9 尋常性乾癬
角層では不全角化が見られ，Munro微小膿瘍が認められる．表皮突起は均一に延長し，真皮乳頭層の毛細血管は蛇行する．

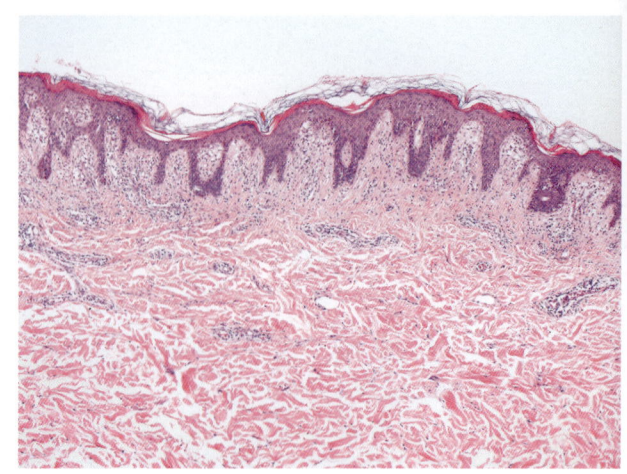

図10 ジベルばら色粃糠疹
不全角化とともに軽度の海綿状態が見られる．真皮では血管周囲性にリンパ球浸潤が認められる．

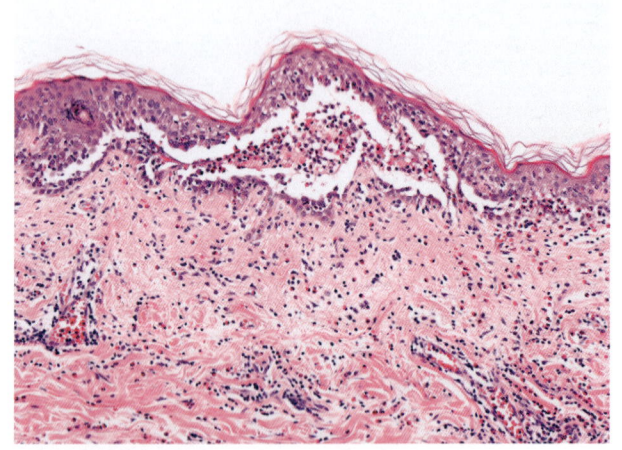

図11 尋常性天疱瘡
基底細胞層1層を残し，その上部に表皮内水疱が形成されている．真皮上層ではリンパ球，好酸球浸潤が認められる．

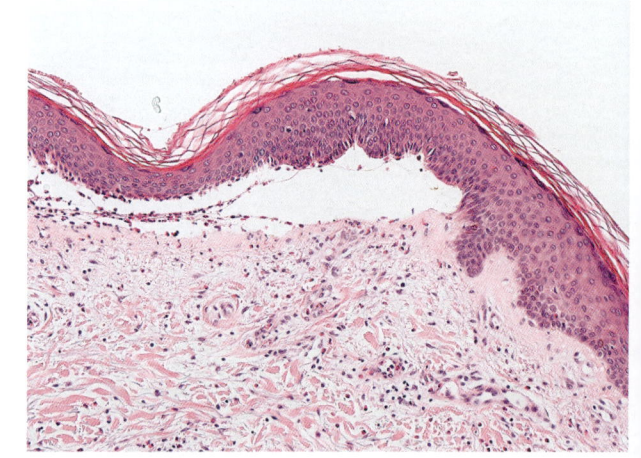

図12 水疱性類天疱瘡
表皮下水疱が見られ，真皮上層は浮腫性で，好酸球，リンパ球の浸潤が認められる．

●尋常性乾癬　psoriasis vulgaris

厚い銀白色の鱗屑を伴った紅斑，丘疹が四肢伸側，頭部に好発する．炎症性角化症の代表疾患で，原因不明である．組織学的には，表皮突起はほぼ同じ長さで延長し，真皮乳頭層の毛細血管は拡張，蛇行する．角層では鱗屑となる厚い不全角化が見られ，角層直下に好中球の小集合巣，すなわちマンローMunro微小膿瘍が見られる（図9）．

●ジベルばら色粃糠疹　pityriasis rosea Gibert

若年者によく見られ，春秋に多い．初発疹はヘラルドパッチherald patchとよばれ，主に体幹に直径2〜5 cmの卵円形の紅斑が1個発生する．その後1〜2週間遅れて小型の卵円形紅斑が多発する．組織学的には表皮は軽度肥厚し，軽度の海綿状態と不全角化が認められる．真皮では血管周囲性にリンパ球浸潤が見られる（図10）．

●尋常性天疱瘡　pemphigus vulgaris

抗表皮細胞間抗体による自己免疫性水疱症で，中高年に好発し，全身の皮膚，粘膜に弛緩性水疱と難治性びらんを形成する．組織学的には，墓石状に基底細胞を残し，その直上に表皮内水疱を認める（図11）．水疱内には剥離した棘融解細胞が見られる．真皮上層ではリンパ球，好酸球浸潤が認められる．

●水疱性類天疱瘡　bullous pemphigoid

抗基底膜部抗体による自己免疫性水疱症で，高齢者に多く，緊満性水疱が全身に多発する．尋常性天疱瘡と比較すると粘膜侵襲は少ない．内臓悪性腫瘍を合併することがある．組織学的には，好酸球浸潤を伴う表皮下水疱が見られ，真皮上層では好酸球，リンパ球，好中球の浸潤が見られる（図12）．

各論　319

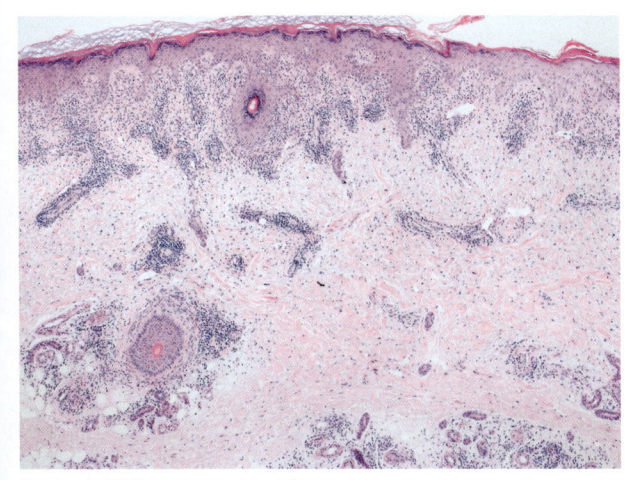

図13　円板状エリテマトーデス
液状変性が見られ，真皮では浮腫とともに血管周囲性，付属器周囲性にリンパ球浸潤が認められる．

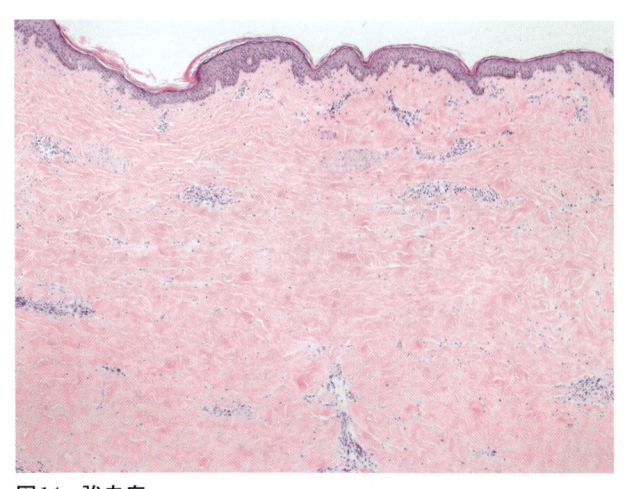

図14　強皮症
真皮上層から下層にかけて膠原線維の増生が目立つ．軽度のリンパ球浸潤が見られる．

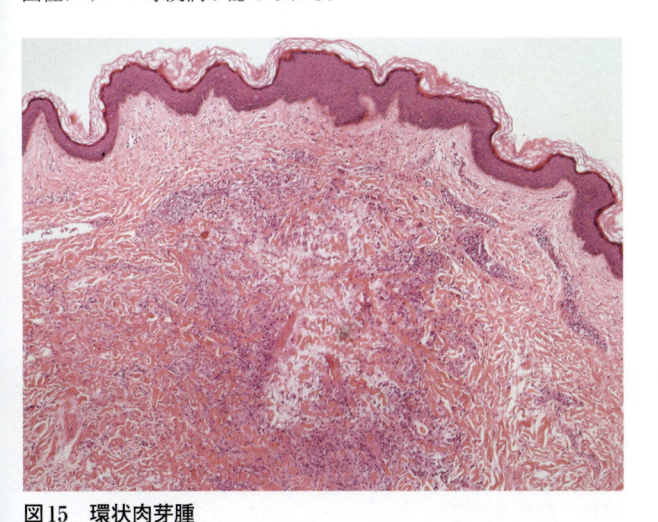

図15　環状肉芽腫
真皮内に膠原線維の変性とムチンの沈着が見られ，それを取り囲むように組織球とリンパ球が浸潤し，柵状に配列している．

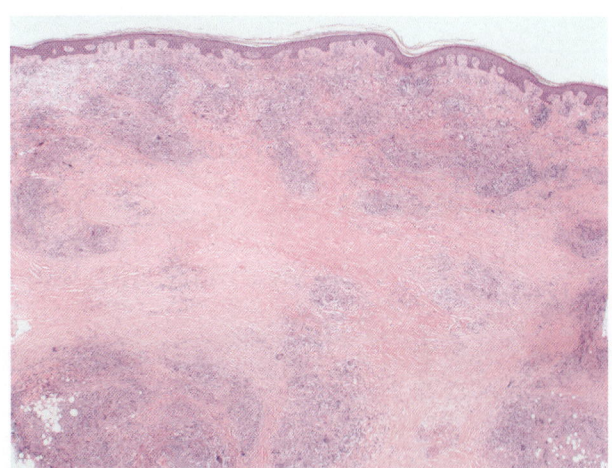

図16　類脂肪性仮性壊死症
真皮全層に膠原線維の変性が層状に見られる．それを取り囲むように組織球，リンパ球，異物型巨細胞が浸潤し，柵状肉芽腫の形成が見られる．

● **円板状エリテマトーデス**　discoid lupus erythematosus

　限局型では日光裸露部に境界明瞭な円形の紅色局面が見られる．頭部では瘢痕性の脱毛を生じやすい．汎発型では四肢や体幹などにも多発し，全身性エリテマトーデスに移行することがある．組織学的には，表皮の萎縮，液状変性，真皮上層の浮腫，ムチンの沈着，血管周囲性および付属器周囲性のリンパ球浸潤が見られる（**図13**）．

● **強皮症**　scleroderma

　原因不明の皮膚硬化をきたす疾患群で，皮膚のみに限局する限局型と，種々の内臓病変を合併する汎発型がある．浮腫期，硬化期，続いて萎縮期と進行する．初期像としては真皮中層から下層に浮腫，リンパ球浸潤が見られ（**図14**），進行すると線維化が見られ，表皮・付属器は萎縮し，真皮の膠原線維は硬化像を示す．

● **環状肉芽腫**　granuloma annulare

　手背に好発し，中心治癒性で，周辺が堤防隆起状の環状病変を呈する．病理組織学的には，真皮の膠原線維の変性とムチンの沈着を認め，その周囲を組織球やリンパ球が取り囲む柵状肉芽腫の形態をとる（**図15**）．自然治癒しやすく，生検後に病変が退縮することがある．多発する場合は糖尿病を合併していることがある．

● **類脂肪性仮性壊死症**　necrobiosis lipoidica

　40歳以上の女性の下腿伸側に好発し，糖尿病や耐糖能異常を認めることが多い．リポイド類壊死症ともいい，境界明瞭な黄褐色の萎縮性硬化局面を形成する．組織学的には，変性した膠原線維周囲に組織球，リンパ球，多核巨細胞が見られ，辺縁が不明瞭な柵状肉芽腫を形成する（**図16**）．ムチンの沈着は認められない．

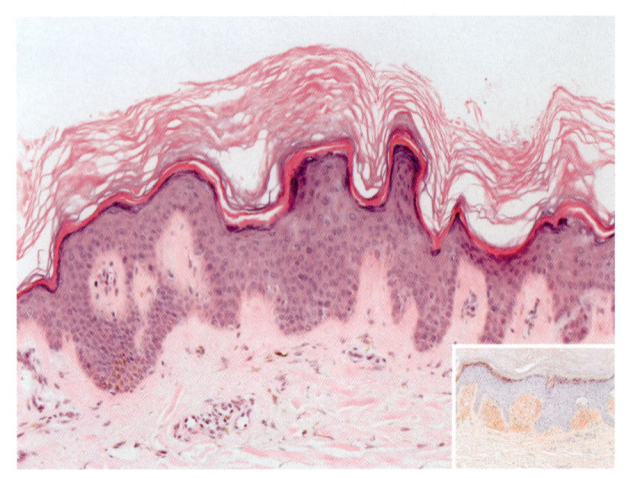

図17 アミロイド苔癬
真皮乳頭層に無構造物質の沈着が認められる。無構造物質（アミロイド）はダイロン染色で赤橙色に染色されている（inset）。

図18 黄色腫
真皮上層に泡沫細胞の集簇が認められる。軽度のリンパ球浸潤も見られる。眼瞼黄色腫の症例である。

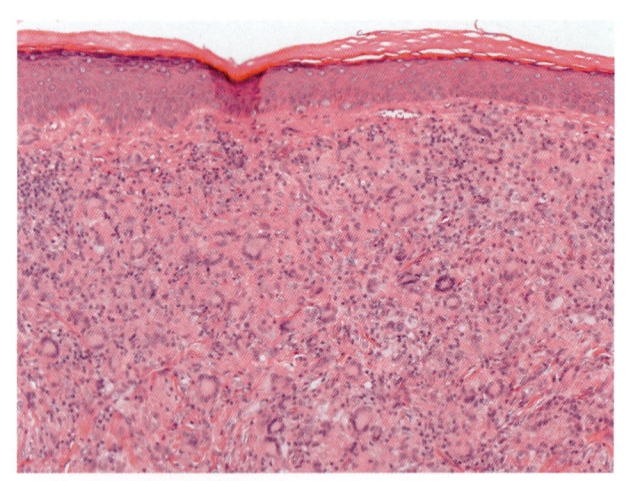

図19 若年性黄色肉芽腫
真皮上層に組織球，泡沫細胞，脂肪を貪食したTouton型多核巨細胞が多数認められる。リンパ球浸潤も見られる。

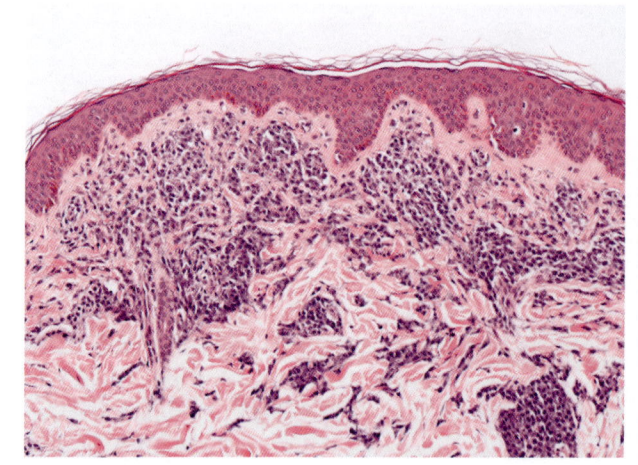

図20 肥満細胞症
真皮上層に円形ないしは類円形を示す肥満細胞がびまん性に増生している。

●アミロイド苔癬　lichen amyloidosus

　皮膚限局性アミロイドーシスであるアミロイド苔癬は，下腿前面，前腕伸側などに好発し，丘疹を認める。組織学的には，真皮乳頭層にアミロイドの沈着が見られ，散在性にメラノファージを認める（図17）。アミロイドはHE染色ではエオシンに淡染し，コンゴーレッド染色やダイロン染色で橙赤色に染色される（図17 inset）。コンゴーレッド染色では偏光顕微鏡で黄緑色を呈する。

●黄色腫　xanthoma

　脂質代謝異常により，皮膚および粘膜に黄色結節ないし扁平な黄色局面が認められる。臨床像からいくつかの病型に分かれ，発疹性黄色腫，結節性黄色腫，腱黄色腫，眼瞼黄色腫などがある。高脂血症を伴うものと伴わないものがある。組織学的には泡沫細胞の集簇が認められる（図18）。

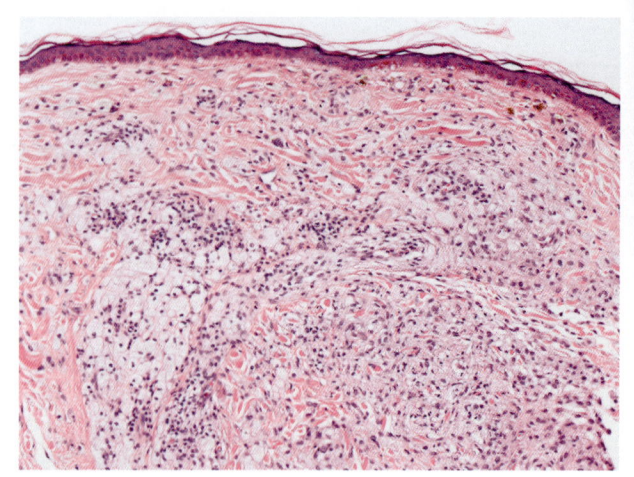

●若年性黄色肉芽腫　juvenile xanthogranuloma

　出生時より生後1年までに発生する黄色丘疹ないしは結節で，5歳頃までには自然消退する。顔面，四肢，体幹などに見られ，多くは単発性である。組織学的には，組織球，泡沫細胞がびまん性に増生し，Touton型多核巨細胞を伴う（図19）。リンパ球などの炎症細胞浸潤を伴うことが多い。

●肥満細胞症　mastocytosis

　乳幼児期に好発するが，思春期までには退縮するものが多い。色素性蕁麻疹は同義語。主に体幹に1cmまでの円形ないし紡錘形の褐色色素斑が数個あるいは多数出現する。組織学的には，真皮上層から中層にかけて肥満細胞のびまん性の増殖が見られる（図20）。肥満細胞は，トルイジンブルー染色やGiemsa染色にて異染性を示し，赤紫色に染色される。

各論　321

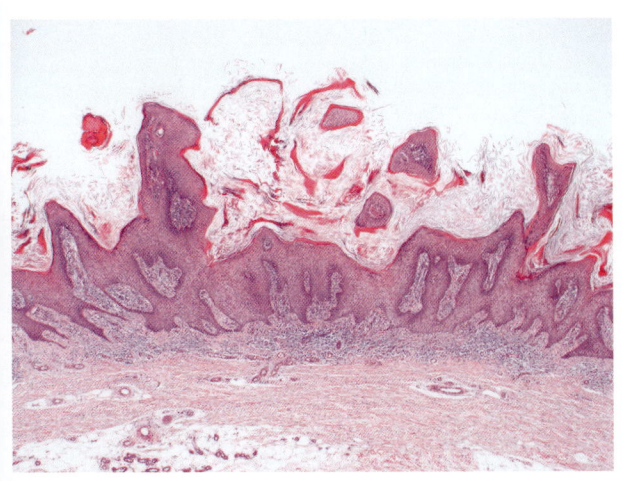

図21　尋常性疣贅
乳頭腫症papillomatosisが見られ，辺縁の表皮突起は中心部を向いている．真皮乳頭頂部では毛細血管の増生が認められる．

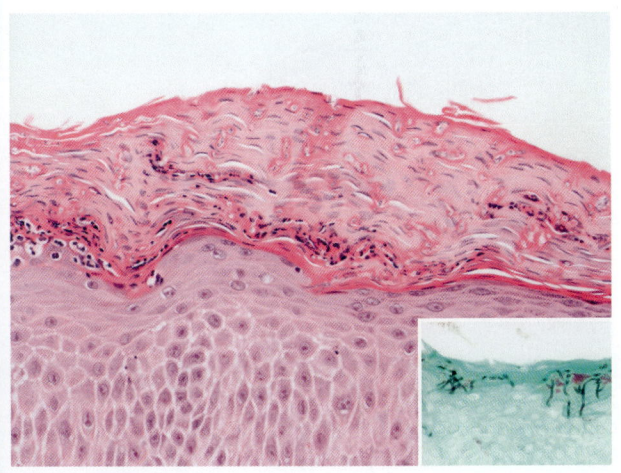

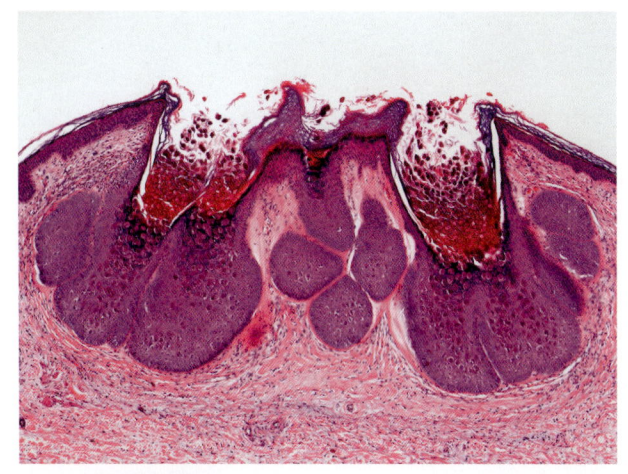

図22　伝染性軟属腫
表皮は球根状に増殖し，感染したケラチノサイトの細胞質内に好酸性の封入体（軟属腫小体）が認められる．

図23　白癬
密な角質層に糸状の菌糸を思わせる構造物がうかがえる．グロコット染色により菌糸が明瞭に確認できる(inset)．

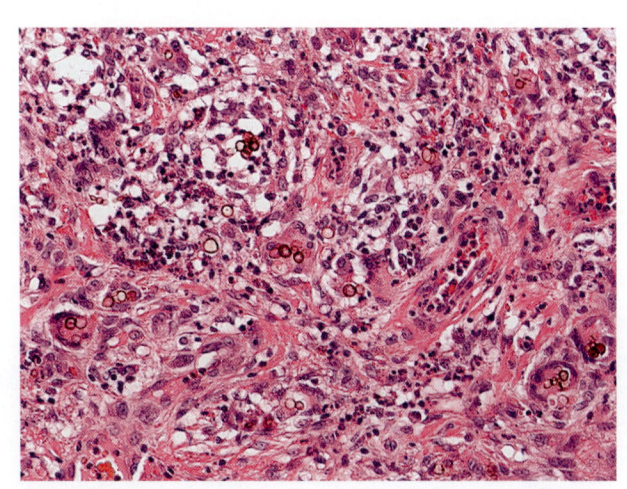

図24　クロモミコーシス
好中球の浸潤が見られ，その中に暗褐色，円形の胞子が認められる．厚い壁をもったものは硬化細胞sclerotic cellとよばれる．

●尋常性疣贅　verruca vulgaris

ヒト乳頭腫ウイルス感染症で，手足に好発する．小児，青年期に多く，乳頭腫状を呈する角化性丘疹で，多くは多発性である．組織学的には，表皮では不全角化，顆粒層肥厚，乳頭腫症が見られる（図21）．表皮上部で核周囲のhalo（空胞変性）や粗大化したケラトヒアリン顆粒を認める．

●伝染性軟属腫　molluscum contagiosum

伝染性軟属腫ウイルス（ポックスウイルス）の接触感染で生じる．多くは小児に見られ，体幹や間擦部に多い．半球状に隆起した光沢のある小結節で，中心臍窩を見る．組織学的には，表皮は中央部で真皮に食い込むように房状ないしは球根状に増殖し，表皮の基底層から1，2層上方でケラチノサイトの細胞質内に好酸性の封入体である軟属腫小体molluscum bodyが認められる（図22）．

●白癬　tinea

皮膚糸状菌の感染によって生じる．ケラチンを栄養源とするため，角層内，爪，毛包などに寄生する．発生部位により，頭部白癬，股部白癬，体部白癬，足白癬などがある．組織学的には，やや密となった角質層にPAS染色やグロコット染色にて菌糸hyphaや胞子sporeが証明できる（図23）．

●クロモミコーシス　chromomycosis

土壌，植物に腐生する黒色真菌などによる深在性真菌症である．青年以降の男女の四肢露出部，顔面に好発し，紅色の結節ないしは局面を形成する．組織学的には，表皮の偽癌性増殖が見られ，真皮内に好中球浸潤を伴う肉芽腫が認められる．通常のHE染色でも黒褐色の円形胞子が観察可能である（図24）．

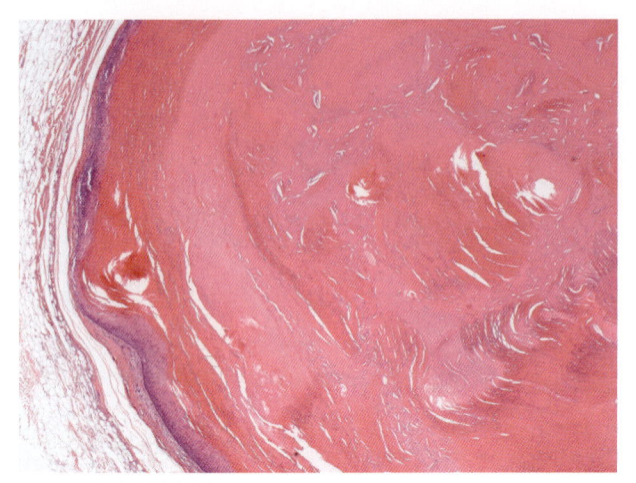

図25　外毛根鞘嚢腫
嚢腫壁の構成細胞には明瞭な細胞間橋は見られず，顆粒層も認められない．嚢腫内容は均質な好酸性無構造物質である．

図26　脂腺嚢腫
嚢腫壁の内腔面では顆粒層を欠き，波状の凹凸を示す好酸性角質が見られる．また，嚢腫壁に接して脂腺が認められる．

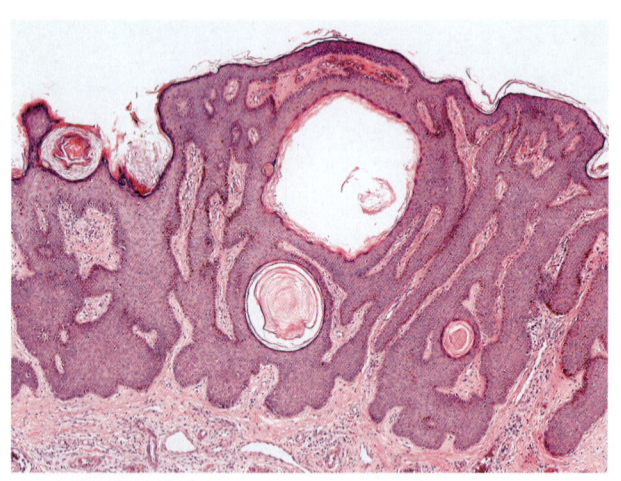

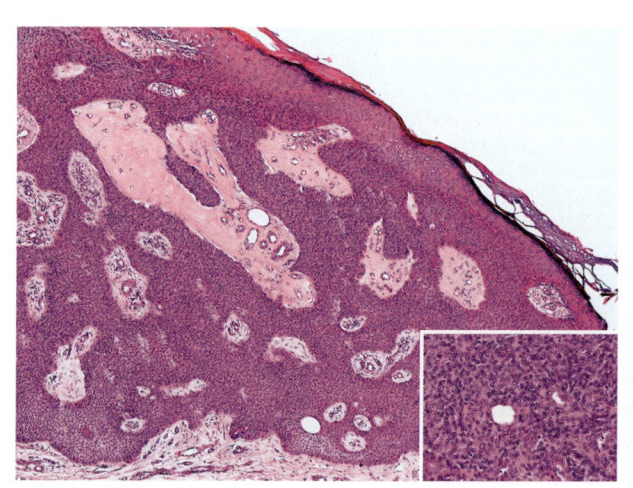

図27　脂漏性角化症
表皮は肥厚し，細長く延長し，偽角質嚢腫pseudohorn cystの形成が見られる．

図28　汗孔腫
表皮から連続性に真皮内に索状に腫瘍細胞の増殖が見られ，小管腔構造も認められる(inset)．間質では毛細血管が見られる．

●外毛根鞘嚢腫　trichilemmal cyst

嚢腫壁を構成する細胞が毛包の狭部に由来し，臨床像は表皮嚢腫に類似するが，頭部に好発する．組織学的には，嚢腫壁を構成する細胞には明瞭な細胞間橋は見られない．嚢腫壁の最内層には顆粒層は認められず(trichilemmal keratinization；ケラトヒアリン顆粒を作らずに角化)，波形の縁取り様の形態を呈する．嚢腫内容は均質，好酸性の無構造物である(図25)．

●脂腺嚢腫　steatocystoma

大きさは1〜3 mm程度の嚢腫で，前胸部，四肢などに好発する．組織学的には，嚢腫壁は数層の扁平な上皮細胞からなり，内腔面では顆粒層を欠き，波状に突出する好酸性角質が見られる(図26)．また，嚢腫壁の一部に脂腺の付着が認められる．

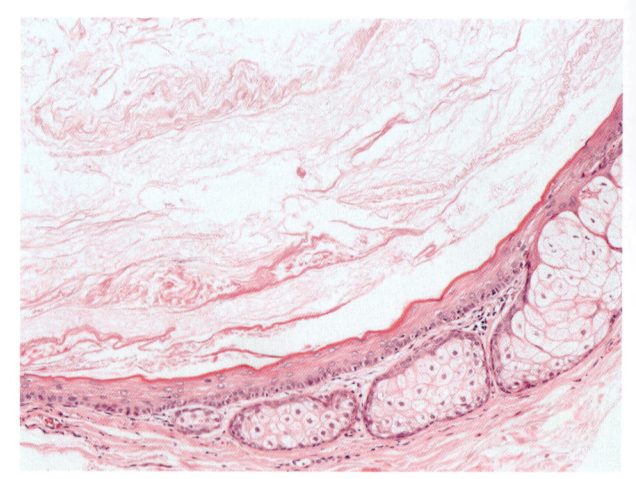

●脂漏性角化症　seborrheic keratosis

中年以降の顔面，頭部，体幹などに見られる疣贅状の良性腫瘍で，表皮や毛包漏斗部の角化細胞に由来する．20歳代から出現し，80歳代ではほぼ全員に見られる．手掌や足底には生じない．組織学的には，ドーム状の隆起性病変で，偽角質嚢腫を伴った表皮の網目状増殖による肥厚を示す(図27)．

●汗孔腫　poroma

単発性で，外方性に発育する暗赤色の広基性または有茎性の結節で，通常，手掌や足底に好発する．表皮内汗管部の細胞が腫瘍性に増殖したもので，組織学的に核溝を有する小型の円形ないしは楕円形の好塩基性の核からなる細胞と小管腔構造を呈するクチクラ細胞からなる．間質は浮腫状で，毛細血管が見られる(図28)．

各論　323

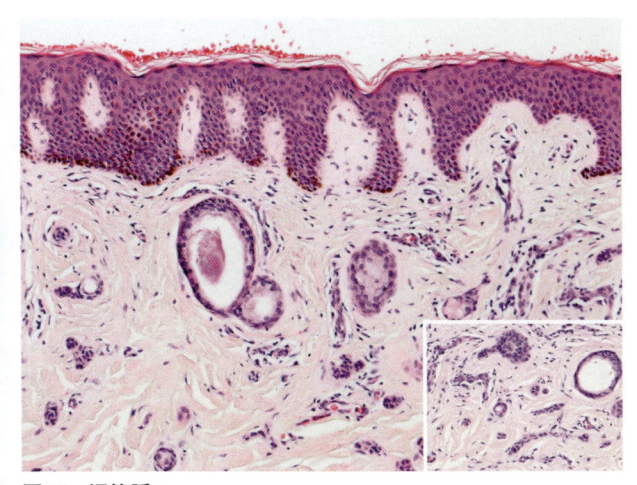

図29　汗管腫
真皮内に汗管に類似する小腺管が存在し，オタマジャクシ様やコンマ状の形態を呈している（inset）．間質は硬化を伴っている．

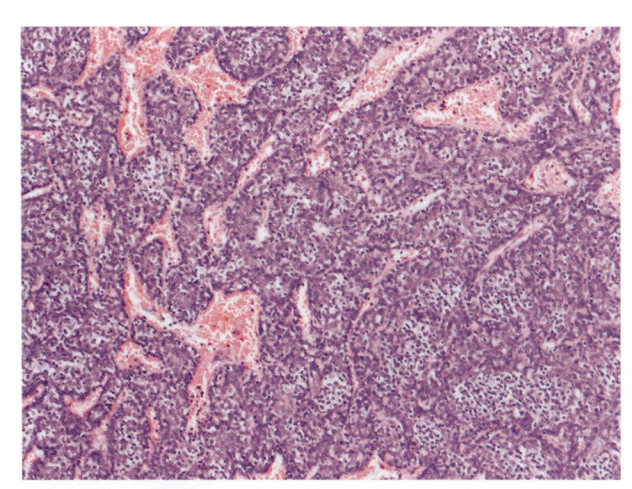

図30　らせん腺腫
腫瘍細胞は小型の暗調な細胞（dark cell）と大型の明調な細胞（clear cell）の2種類からなり，索状に増殖している．

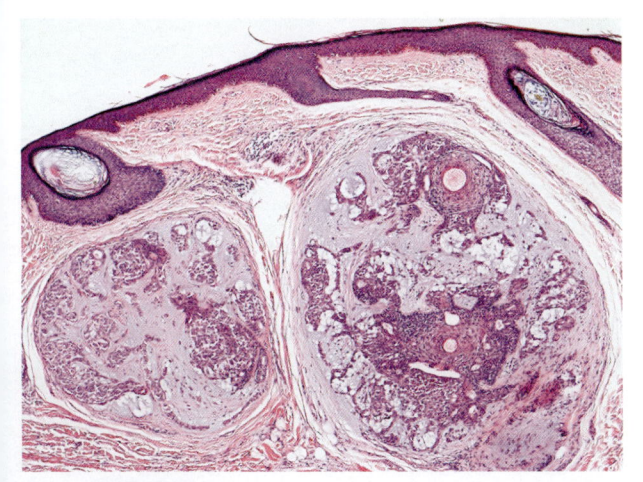

図31　皮膚混合腫瘍
境界明瞭な病変で，索状，小嚢胞状の上皮成分の間に粘液腫様の間質が混在している．

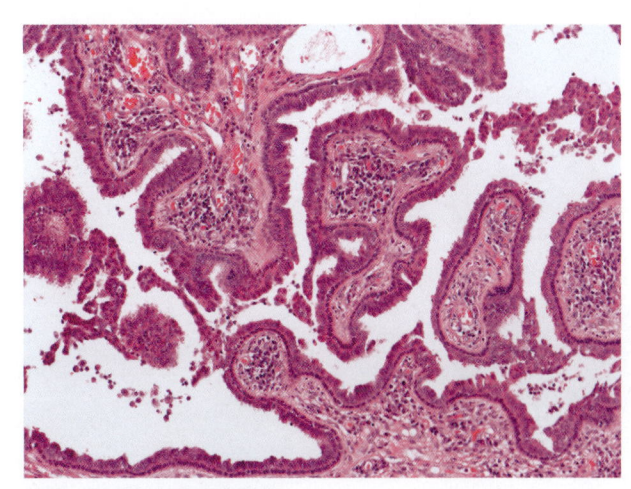

図32　乳頭状汗管嚢胞腺腫
嚢腫様構造の壁は2層の細胞からなり，内側の細胞では断頭分泌が認められる．間質では形質細胞浸潤が目立つ．

●汗管腫　syringoma

扁平に僅かに隆起した丘疹で，女性の眼瞼部に多発する．

組織学的には，真皮上層に限局して，2層の扁平ないしは立方状の細胞からなる小腺管が多数見いだされる．これらの腺管はしばしば内腔を失い，オタマジャクシ様ないしはコンマ状を示す（図29）．間質では線維化，硬化が見られる．

●らせん腺腫　spiradenoma

単発性で，ほぼ常色の硬い皮内結節として認められる汗腺系の良性腫瘍で，しばしば圧痛を伴う．組織学的には，表皮との連続性は見られず，真皮内に境界明瞭な分葉状ないしは索状の腫瘍塊を認める．腫瘍細胞は小型の好塩基性細胞と，大型の淡明な細胞からなる（図30）．腫瘍間質ではヒアリン物質の沈着が見られる．

●皮膚混合腫瘍　mixed tumor of skin

軟骨様汗管腫ともよばれ，中年以上の頭頸部に好発する汗腺系の良性腫瘍である．ドーム状に隆起する皮内結節で，比較的硬く触れる．組織学的には，真皮内に境界明瞭な結節性病変として認められる．管腔状，索状などの上皮性細胞成分とともに，粘液腫様，軟骨様の間質が認められる（図31）．

●乳頭状汗管嚢胞腺腫　syringocystadenoma papilliferum

幼児ないしは小児に出現する単発性疣贅状結節で，頭部，顔面に好発する．脂腺母斑に併発することが多い．組織学的には，表皮は乳頭状に増殖し，表皮から下方に弯入し，嚢腫様構築を示す．その壁は2層の細胞よりなり，外側は小型の立方状の細胞，内側は円柱状の細胞で，しばしば断頭分泌を示す．間質では形質細胞浸潤が目立つ（図32）．

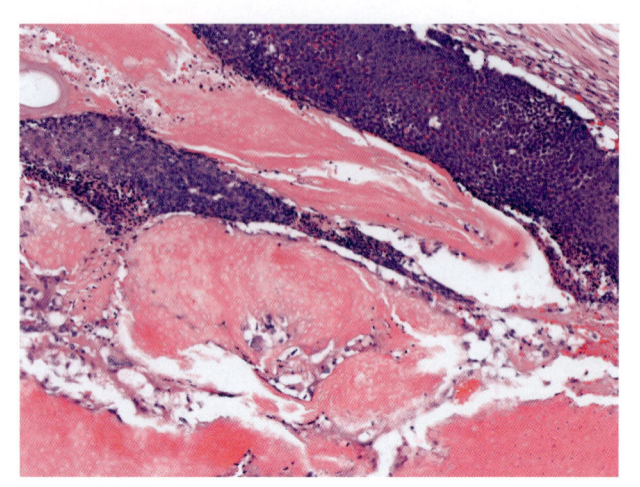

図33 毛母腫
好塩基性の基底細胞類似細胞と好酸性の陰影細胞 shadow cell（形成不全に陥った毛髪の成分）が認められる．

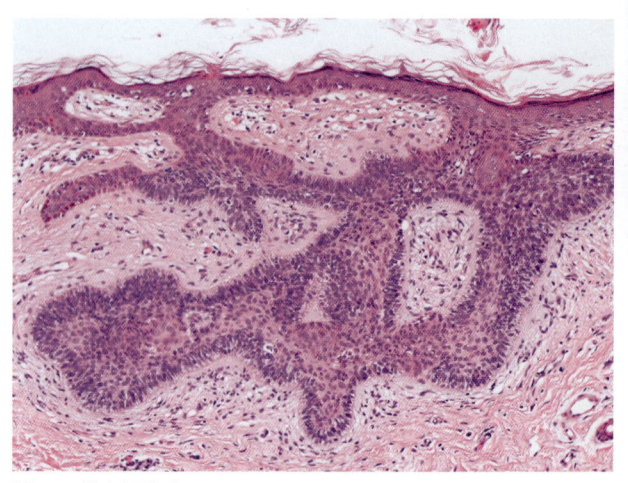

図34 基底細胞癌
表皮から連続して発生初期の毛芽の構造に類似した細胞の増殖が見られる．腫瘍胞巣辺縁では腫瘍細胞の核が柵状に配列している．

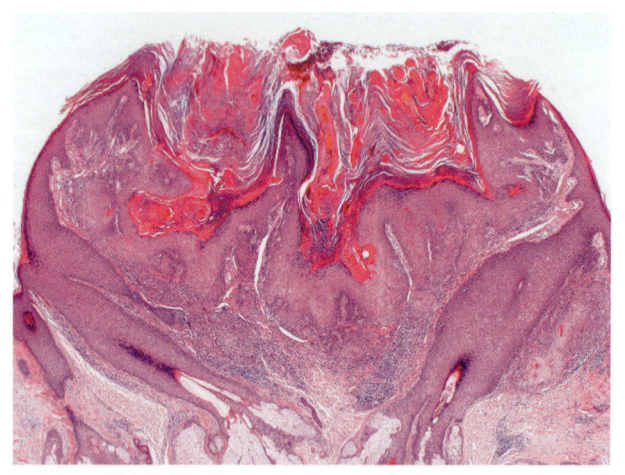

図35 ケラトアカントーマ
外方性に突出する腫瘍で，左右対称性である．カップ状を呈し，腫瘍細胞はよく分化し，下部を除き異型性は乏しい．また，腫瘍細胞の細胞質は豊富で，淡好酸性である．

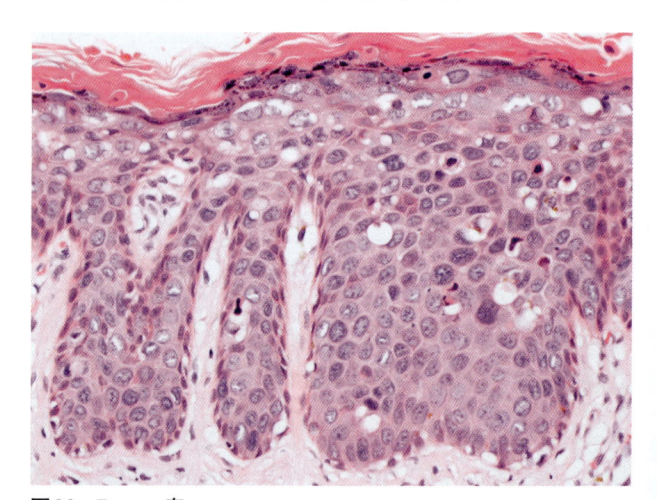

図36 Bowen病
異型細胞が表皮全層にわたって見られ，多核巨細胞（clumping cell）や異常角化細胞も認められる．

●毛母腫　pilomatricoma
石灰化上皮腫ともいい，小児の顔面，頸部，上肢に好発する毛球部内の毛母基や毛幹への分化を示す腫瘍である．

組織学的には，主に真皮下層に境界明瞭な病変を認める．好塩基性の細胞成分とともに，好酸性の陰影細胞からなり（図33），異物型多核巨細胞，石灰化，骨化を伴うことがある．

●基底細胞癌　basal cell carcinoma
40〜60歳代の顔面正中部，体幹部に好発する．中心部に陥凹あるいは潰瘍化する黒色の不整形結節として見られる．組織学的には，表皮から連続して基底細胞様の異型細胞が胞巣状に増殖する．胞巣辺縁は腫瘍細胞が柵状に配列し（図34），腫瘍間質との間にムチンの沈着による裂隙の形成が見られる．局所の破壊性は強いが，転移は殆ど見られない．

●ケラトアカントーマ　keratoacanthoma
顔面に好発し，急速に増大するが，数か月の経過を経て自然消退するものが多い．組織学的には，左右対称性の病変で，カップ状の形態を示し（図35），辺縁部では有棘細胞が増殖する．構成細胞は基底部を除きよく分化し，異型性は乏しい．腫瘍の下部ではリンパ球や好中球浸潤が見られる．

●ボーエン病　Bowen's disease
高齢者に見られる境界明瞭な直径数cm程度の扁平ないし軽度隆起性の病変で，表面に痂皮や鱗屑を付着する紅褐色角化局面として認められる．表皮内扁平上皮癌の一型で，約10％が浸潤癌に移行する．組織学的には，表皮全層に異型細胞が増殖し，多核巨細胞，異常核分裂像，異常角化細胞などが認められる（図36）．

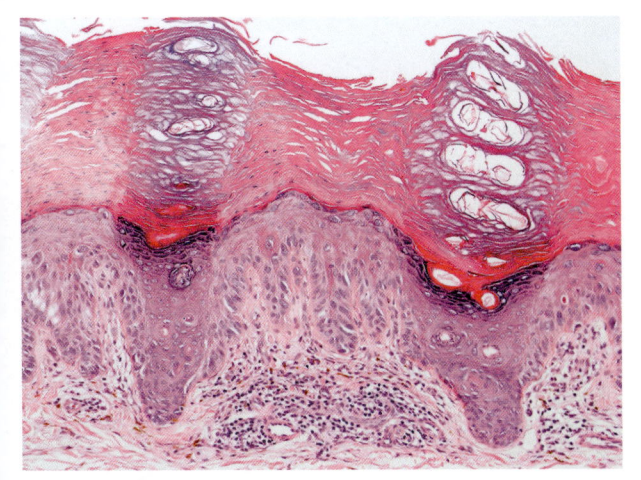

図37　日光角化症
表皮下層に異型細胞の発芽様増殖buddingが見られるが，基底膜を破っての浸潤は見られない．

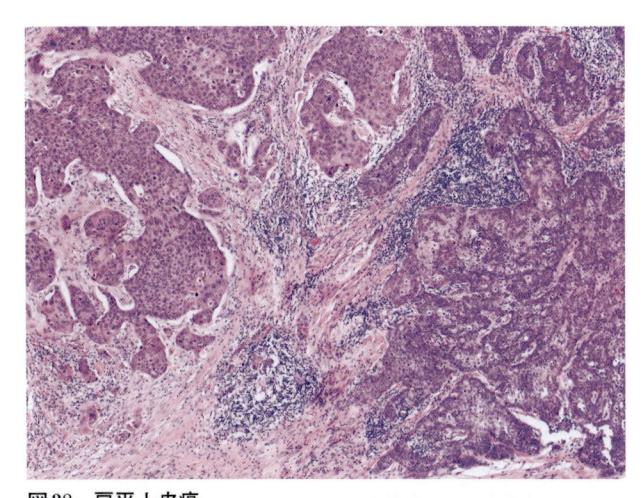

図38　扁平上皮癌
異型角化細胞が真皮内に浸潤性に増殖している．間質ではリンパ球浸潤も見られる．

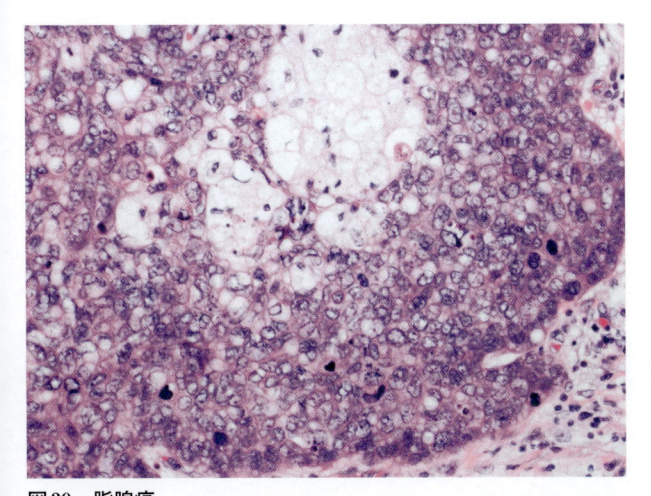

図39　脂腺癌
基底細胞様細胞に混じて淡明な泡沫状の細胞質を有する脂腺細胞が認められる．核分裂像が目立つ．

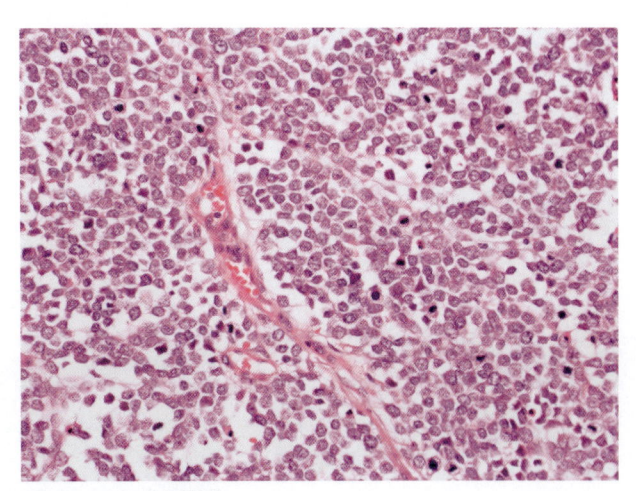

図40　Merkel細胞癌
円形ないし楕円形核を有し，細胞質が乏しい腫瘍細胞が密に増生している．

●日光角化症　actinic keratosis

　高齢者の日光露出部に生じる表皮内扁平上皮癌の一型で，通常1 cm以下である．約20％が浸潤癌に移行する．組織学的には，表皮下層に異型有棘細胞が増殖し，しばしば発芽様に増殖する(図37)．その像は表皮内毛包・汗管部を回避して存在する．病変下部には炎症細胞浸潤と日光弾性線維症を伴う．異型細胞の部位の角質層はピンクで，毛包・汗管が貫く部位では青色を呈する(pink and blue sign)．

●扁平上皮癌　squamous cell carcinoma

　高齢者に多く認められ，表皮の有棘細胞への分化を示す悪性腫瘍で，有棘細胞癌ともいう．組織学的には，表皮と連続する異型角化細胞の浸潤性増殖が見られ(図38)，中心部ではしばしば角化が見られる．個々の腫瘍細胞は好酸性の豊富な細胞質を有し，核の異型度は様々である．

●脂腺癌　sebaceous carcinoma

　眼瞼のマイボーム腺に好発する黄色調の病変で，眼瞼以外からも発生する．眼瞼のものは予後不良である．組織学的には，基底細胞様細胞や有棘細胞様細胞からなる腫瘍胞巣内に，淡明な泡沫状の細胞質を有する脂腺細胞が種々の程度で見られる(図39)．腫瘍は左右非対称性で，浸潤性に増殖する．

●メルケル細胞癌　Merkel cell carcinoma

　高齢者の頭頸部や四肢に好発し，紅色調のドーム状の結節性病変として認められる．組織学的には，円形から楕円形の核を有する細胞質に乏しい好塩基性小型異型細胞が，真皮から皮下組織にかけて索状構造を形成して密に増殖する(図40)．免疫組織化学では，CK20，クロモグラニン，ニューロフィラメントなどが陽性となる．

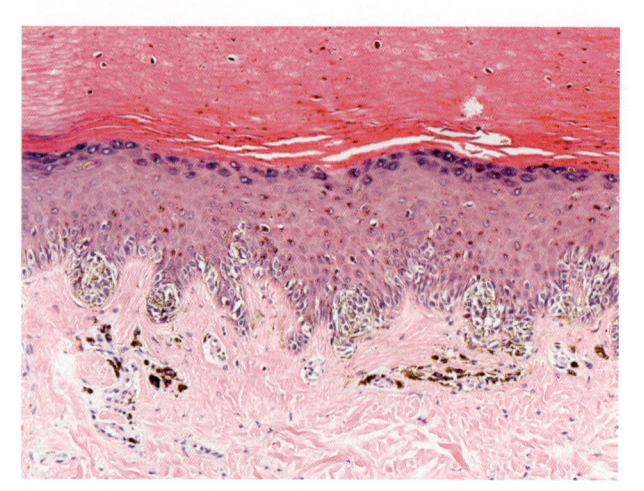

図41 母斑細胞母斑(境界母斑)
母斑細胞からなる胞巣は表皮・真皮境界部に認められる．真皮上層ではメラノファージが見られる．

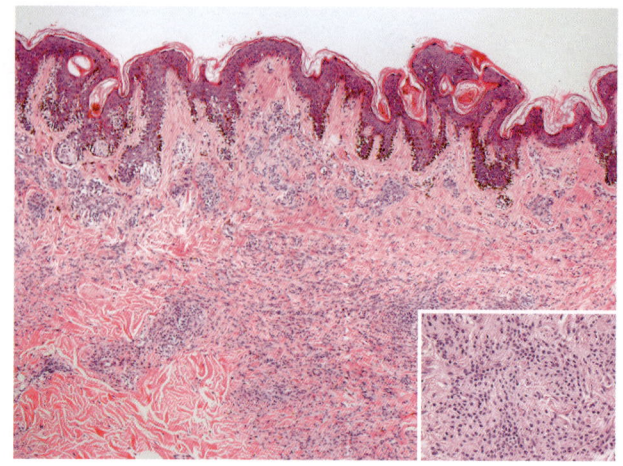

図42 母斑細胞母斑(複合母斑)
母斑細胞からなる胞巣は表皮・真皮境界部と真皮内に存在している．母斑細胞は集簇し，異型性はなく，核小体も目立たない(inset)．

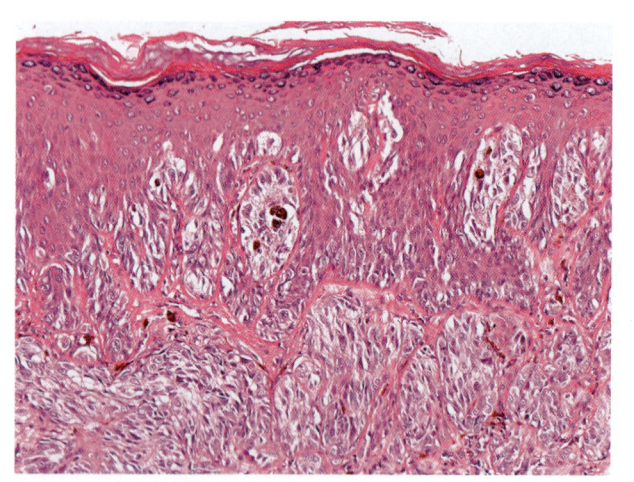

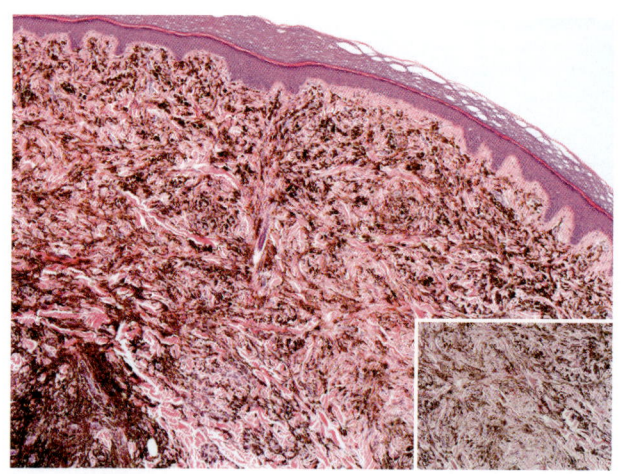

図43 スピッツ母斑
紡錘形ないしは上皮様のやや大型の細胞が表皮・真皮境界部から真皮内に増殖している．胞巣は境界明瞭で，核の濃染は見られない．下部ではやや細胞が小型になり，成熟傾向(maturation)が見られる．

図44 青色母斑
表皮内に病変は見られず，真皮内にメラニン色素を含有した樹枝状ないしは紡錘形の真皮メラノサイトが増殖している(inset)．間質には線維化が見られる．

● **母斑細胞母斑　nevus cell nevus**

　色素細胞母斑ともいい，母斑細胞(胎生期の神経堤由来の細胞がシュワン細胞やメラノサイトに分化しきれなかった細胞)の増殖巣よりなる褐色ないし黒色を呈する良性病変である．皮膚表面は軽度隆起からドーム状，もしくは乳頭状形態を示す．組織学的な母斑細胞の存在部位により，境界母斑，真皮内母斑，複合母斑に分類され，境界母斑，複合母斑，真皮内母斑へと経時的に移行する．

　境界母斑は，母斑細胞が真皮・表皮境界部に限局する(図41)．複合母斑は幼児期から思春期にかけて好発し，境界母斑と真皮内母斑の両者の組織像を示す(図42)．真皮内母斑は，母斑細胞の増生が真皮内に限局する．真皮下層に行くに従い，母斑細胞は小型円形，次いで紡錘形になる．これを母斑細胞の成熟といい，悪性黒色腫との鑑別上重要な所見である．

● **スピッツ母斑　Spitz nevus**

　多くは直径6 mm以下の単発性の赤色丘疹で，青少年に好発する．複合母斑の形態をとり，類上皮細胞様あるいは紡錘形細胞が種々の割合で混在する(図43)．病巣の輪郭は左右対称性，境界明瞭で，真皮深層に向かい細胞が小型化する成熟傾向が見られる．表皮の過形成，垂直に配列する胞巣の形成，好酸性の均一な球状物質(Kamino body)が見られる．

● **青色母斑　blue nevus**

　多くは幼児期までに出現し，頭部，四肢などに好発する．1 cm程度の青色の小結節で，組織学的にはメラニン色素を含有した樹枝状ないしは紡錘形の真皮メラノサイトが増殖する(図44)．メラニン沈着が目立ち，メラノサイトには胞巣形成傾向はない．表皮内病変は認められない．

各論　327

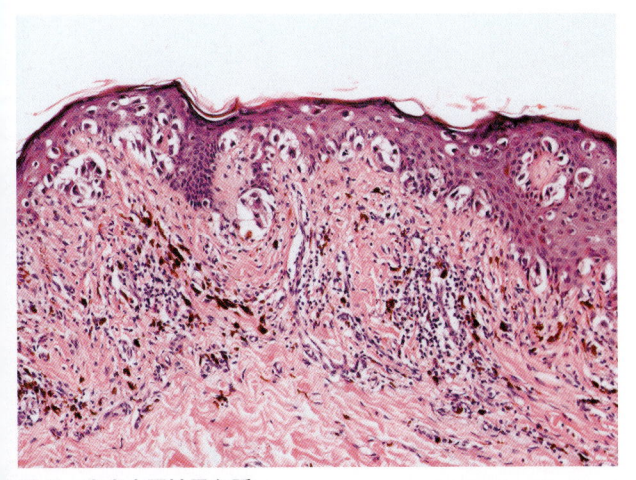

図45　表皮内悪性黒色腫
表皮内に異型を示すメラノサイトが不規則に増殖し表皮顆粒層にまで達しているが，真皮への浸潤は見られない．部位は背部．

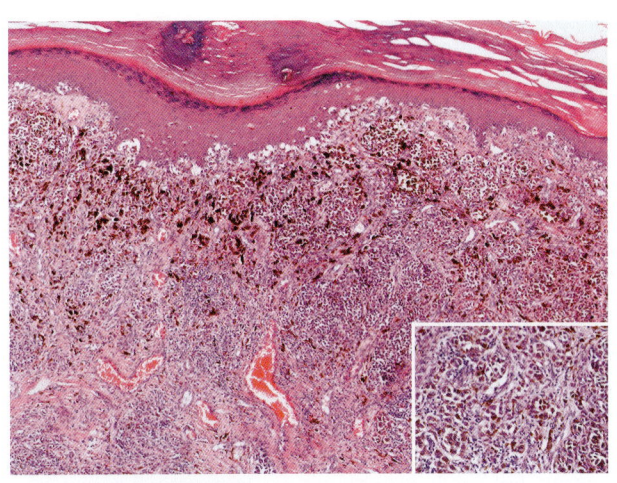

図46　浸潤性悪性黒色腫
表皮内とともに真皮内にも異型メラノサイトがびまん性に増殖している（inset）．メラニンは深部でも見られる．部位は足底．

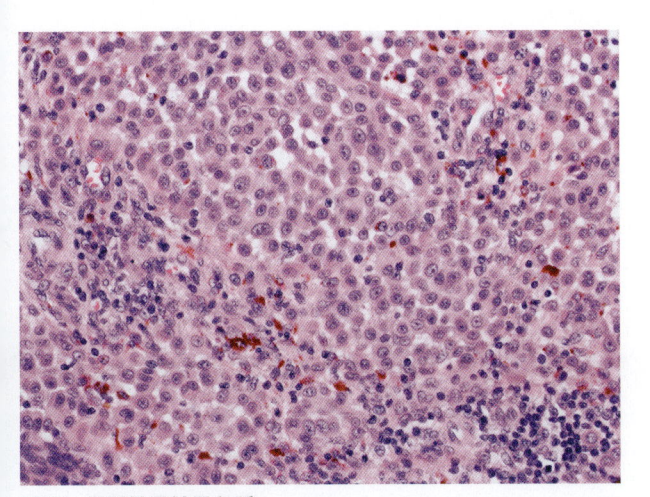

図47　浸潤性悪性黒色腫
円形ないし卵円形の核と好酸性の細胞質を有する腫瘍細胞が，びまん性に増殖している．腫瘍細胞の核小体は明瞭である．一部にメラニンも認められる．

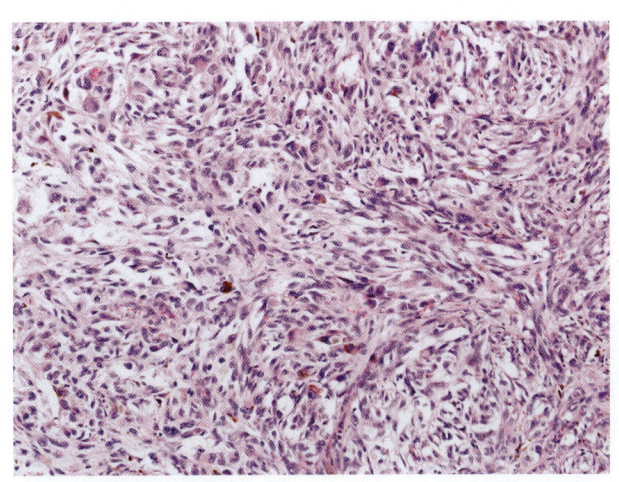

図48　浸潤性悪性黒色腫
一部に卵円形の腫瘍細胞も見られるが，短紡錘形ないしは紡錘形を示す腫瘍細胞が主体である．このように悪性黒色腫の細胞形は多彩である．一部にメラニンが認められる．

●悪性黒色腫　malignant melanoma

　メラノサイト由来の悪性腫瘍で，悪性度が高く，リンパ行性，血行性に転移しやすい．早期から転移を起こし，予後は不良である．多くは褐色ないし黒色の病変として認められる．悪性黒色腫を疑わせる臨床像としては，ABCD rule（Asymmetry：左右非対称，Border：境界が不明瞭，Color：不均一な色調，Diameter：直径6mm以上）が参考となる．これにE（Elevation：隆起）が加わることもある．これらの指標は組織診断においても有用である．病変が進行し，浸潤が真皮を越えると転移の危険性も増す．古典的には，末端黒子型（手掌，足底，爪下の皮膚に見られる），結節型（短期間で結節を形成し，予後不良なことが多い），表在拡大型（無徴候性で，四肢，体幹部に多い），悪性黒子型（高齢者の顔面などの日光露出部に出現し，長期にわたって病変が拡大する）の4病型に分類される．

　組織学的には，病変は左右非対称性，境界不明瞭で，表皮内で増殖する異型メラノサイトは散在性に不均等分布を示し，表皮顆粒層にまで達する．表皮および真皮において不整形な種々の大きさの胞巣構造を形成して増殖し，それらに融合傾向が見られ，成熟傾向は認められない．左右非対称性の不均等なメラニン沈着を示す．増殖する異型メラノサイトは明瞭な大型核小体を有し，核濃染性で核形不整である．また，核の多形性を認めるとともに，核分裂像の増加や壊死が見られることがある．

　組織学的には表皮内に限局する表皮内黒色腫 melanoma in situ（図45）と，真皮内に浸潤する浸潤性黒色腫 invasive melanoma（図46〜48）に大きく分けられる．メラニン産生が乏しい無色素性悪性黒色腫の診断には，免疫組織化学的にS-100蛋白，HMB-45，melan-Aなどが有用である．治療の第一選択は外科的治療で，遠隔転移例では化学療法，放射線療法が行われる．

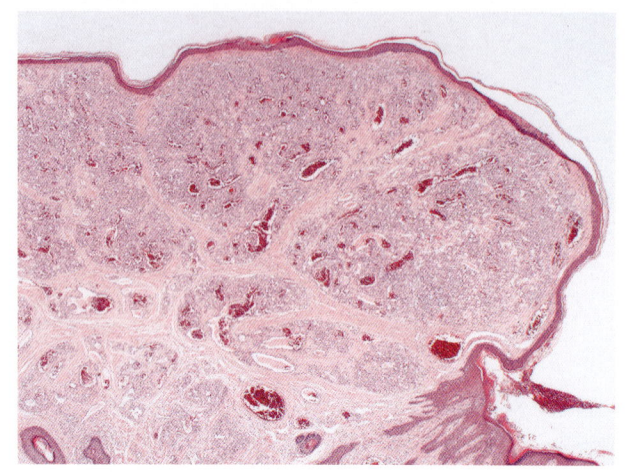

図49 化膿性肉芽腫
真皮内に毛細血管が増生する分葉状の境界明瞭な病変が見られ，その周囲の表皮稜は延長し，襟collaretteを形成している．

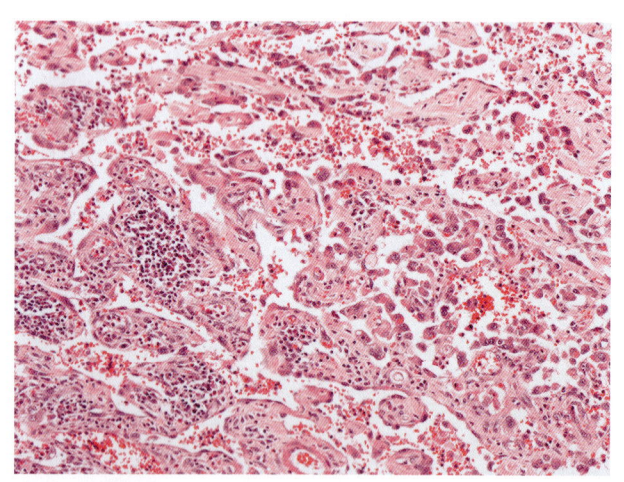

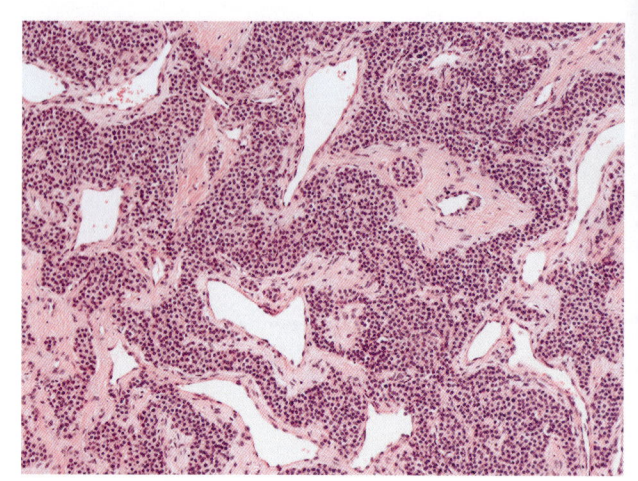

図50 グロムス腫瘍
拡張した血管腔の外側に，類円形核を有するグロムス細胞が充実性に増殖している．

図51 血管肉腫
赤血球を入れた不整な脈管腔が見られる．これらの脈管腔を構成する細胞では，核異型が目立つ．

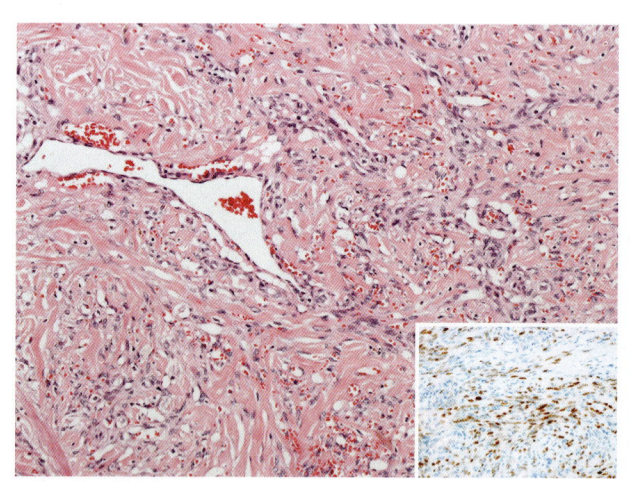

図52 Kaposi肉腫
扁平な内皮細胞に縁取られた不整形を示す空隙が見られ，開大した空隙内では突出する部分（岬徴候promontory sign）が認められる．免疫組織化学ではHHV-8の陽性像が見られる（inset）．

●化膿性肉芽腫　pyogenic granuloma

毛細血管拡張性肉芽腫ともよばれる．半球状に隆起する径1cmまでの易出血性の鮮紅色結節で，手や口唇部などに好発する．組織学的には，毛細血管が増生する分葉状の境界明瞭な病変が真皮上層に存在し，その両端を取り囲むように表皮稜の延長が見られる（図49）．被覆表皮は菲薄化し，時にびらんを伴う．

●グロムス腫瘍　glomus tumor

指趾の爪甲下に好発する暗紅色から青褐色の硬い径5mm程度の腫瘤で，強い圧痛を伴うことが多い．組織学的には，境界明瞭な結節性病変として認められ，拡張した血管腔の内皮細胞の外側に，類円形核のグロムス細胞が充実性に増殖する（図50）．間質に粘液の沈着が目立つ症例もある．

●血管肉腫　angiosarcoma

高齢者の頭皮や顔面に発生し，血行性に肺転移しやすく，予後は極めて不良である．浮腫性紅斑や挫傷様の皮疹として初発し，進行すると潰瘍，結節を形成する．組織学的には，分化型では不規則な吻合状ないし類洞様の血管形成を示し，種々の程度に核異型を示す（図51）．低分化型では，異型性の強い細胞が充実性に増殖し，核分裂像が目立つ．

●カポジ肉腫　Kaposi's sarcoma

ヒトヘルペスウイルス8型human herpesvirus 8（HHV-8）が関与し，斑状期では血管の増加，拡張が主体で，内皮細胞に縁取られた不整な空隙が形成される（図52）．局面期では脈管腔が増生し，紡錘形の内皮細胞巣やヒアリン滴が見られる．腫瘍期では，不整な脈管腔と紡錘形細胞の増殖が真皮全体を置換する．

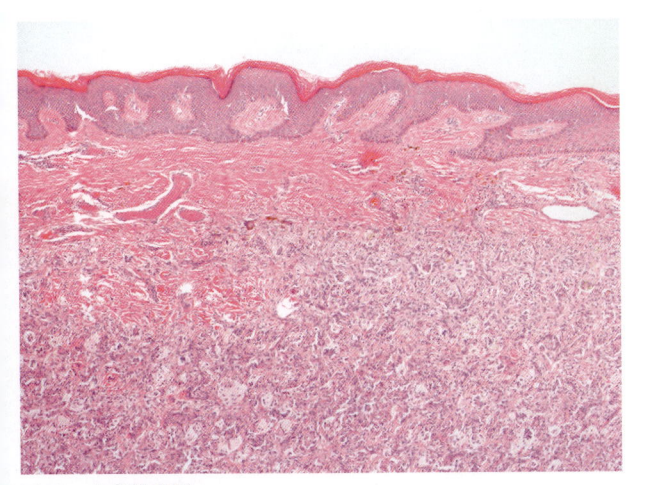

図53 皮膚線維腫
真皮内に線維芽細胞様の細胞が増殖し、組織球や膠原線維も認められる。また、泡沫細胞も散見される。

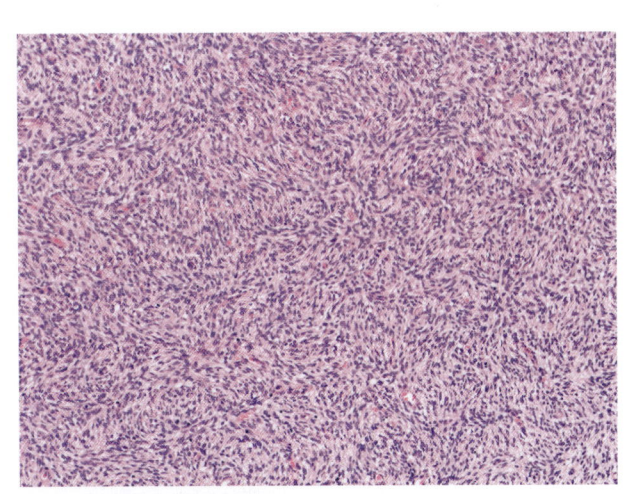

図54 隆起性皮膚線維肉腫
ほぼ均一な紡錘形細胞が花むしろ状を呈し、増殖している。炎症細胞、泡沫細胞、多核巨細胞は認められない。

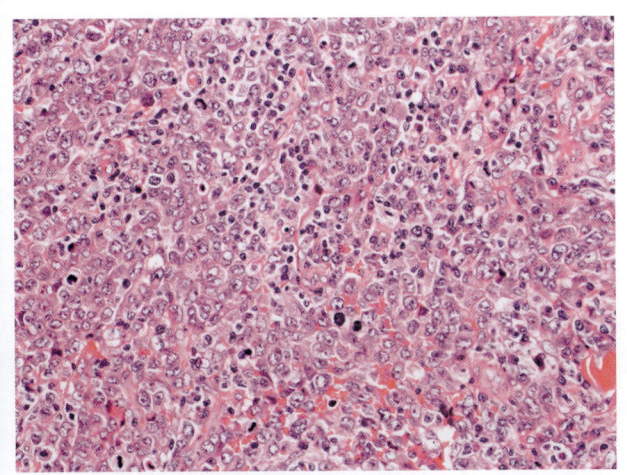

図55 皮膚原発性未分化大細胞リンパ腫
卵円形ないしやや不整な核を有し、核小体の明瞭な腫瘍細胞が密に増殖している。腫瘍細胞の細胞質は淡好酸性である。定義上、腫瘍細胞の少なくとも75％がCD30陽性を示す。

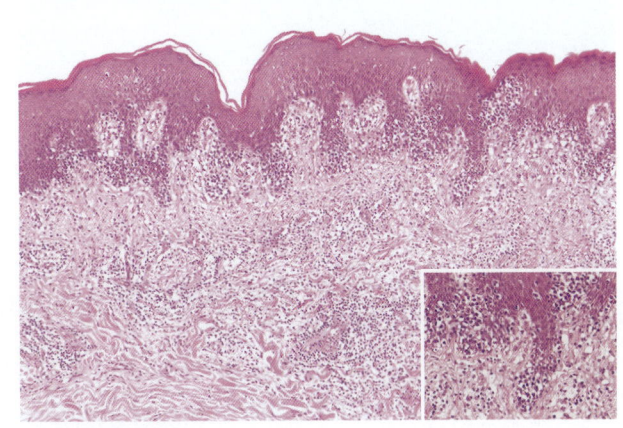

図56 菌状息肉症
表皮内および真皮内に濃染核を有する異型リンパ球の浸潤が見られ、表皮内では異型リンパ球の集簇巣であるPautrier microabscess(inset)が認められる。

●皮膚線維腫　dermatofibroma

褐色調で単発性の良性腫瘍で、四肢に好発する。組織学的には、表皮と真皮内の病巣との間に健常な真皮層(Grenz zone)が認められる。その直下から線維芽細胞様の紡錘形細胞が、組織球様細胞や膠原線維を種々の程度に混じて限局性に増殖する(図53)。不明瞭で大きな花むしろ模様storiform patternを伴う。泡沫細胞やヘモジデリンの沈着も見られる。

●隆起性皮膚線維肉腫　dermatofibrosarcoma protuberans

成年男子に好発する低悪性度の腫瘍で、転移をきたすことは少ない。組織学的には、真皮から皮下脂肪織にかけて均一な紡錘形細胞が単調に増殖し、小型で均一な花むしろ模様を呈する(図54)。腫瘍細胞は皮下脂肪間に浸潤し、蜂巣状を呈する。免疫組織化学では、CD34の発現がびまん性に見られる。

●皮膚原発性未分化大細胞リンパ腫　primary cutaneous anaplastic large cell lymphoma(PC-ALCL)

皮膚原発CD30陽性T細胞リンパ増殖性疾患で、孤立性の結節として生じる。真皮から皮下組織にかけて腫瘍細胞が密に浸潤する。腫瘍細胞は核小体が目立ち、細胞質は豊富で淡好酸性である。定義上、腫瘍細胞の75％以上がCD30を発現し(図55)、EMAとALKは陰性で、全身性のALCLとは異なる。

●菌状息肉症　mycosis fungoides

中高年に好発し、紅斑期は核に切れ込みが目立ち、核周囲に明るい細胞質をもつリンパ球が表皮内に浸潤する。真皮乳頭層に帯状にリンパ球浸潤が見られる。局面期では乾癬様表皮肥厚が見られ、表皮内に異型リンパ球が浸潤し、その集簇巣(ポートリエPautrier微小膿瘍)が見られる(図56)。腫瘍期では真皮から皮下脂肪織に密な腫瘍細胞の浸潤が見られる。

22. 骨・関節

小田義直

総論 332
　Ⅰ. 標本を見る前に 332
　Ⅱ. 標本の見方 332
各論 334
　●骨折治癒（仮骨） 334
　●急性化膿性骨髄炎 334
　●慢性化膿性骨髄炎 334
　●結核性骨髄炎 334
　●骨粗鬆症 335
　●無腐性骨壊死 335
　●骨軟化症 336
　●骨パジェット病 336
　●変形性関節症 336
　●ピロリン酸カルシウム結晶沈着症／偽痛風 337
　●慢性滑液包炎（ベーカー嚢腫） 337
　●ガングリオン 337
　●色素性絨毛結節性滑膜炎 337
　●腱鞘巨細胞腫 338
　●滑膜性骨軟骨腫症 338
　●骨軟骨腫 338
　●内軟骨腫 338
　●軟骨芽細胞腫 339
　●軟骨粘液線維腫 339
　●軟骨肉腫 339
　●間葉性軟骨肉腫 340
　●淡明細胞性軟骨肉腫 340
　●脱分化型軟骨肉腫 340
　●類骨骨腫 340
　●骨芽細胞腫 341
　●通常型骨肉腫 341
　■特殊型骨肉腫 342
　　▶小細胞性骨肉腫 342
　　▶血管拡張型骨肉腫 342
　　▶低悪性度中心性骨肉腫 342
　　▶骨膜性骨肉腫 342
　　▶傍骨性骨肉腫 343
　●非骨化性線維腫 343
　●未分化多形肉腫 344
　●血管肉腫 344
　●脊索腫 344
　●骨巨細胞腫 344
　●多発性骨髄腫 345
　●ユーイング肉腫 345
　●動脈瘤様骨嚢腫 345
　●孤立性骨嚢腫 345
　●線維性骨異形成 346
　●ランゲルハンス細胞組織球症 346
　●骨転移 346

総論

I 標本を見る前に

1. 病理組織像が問題となる骨・関節の主な疾患

外傷では骨折以外に特記すべき組織像を呈するものはない．感染症では急性および慢性骨髄炎と結核性骨髄炎が，骨代謝障害では骨粗鬆症，骨軟化症，骨 Paget 病があげられ，代謝異常と関連する関節疾患には痛風および偽痛風とがある．関節の炎症性疾患としては関節リウマチと慢性滑液包炎が，変性に伴う病変には変形性関節症がある．循環障害によるものには無腐性骨壊死および骨壊死がある．関節内の腫瘍は種類が少なく，腱鞘巨細胞腫と色素性絨毛結節性滑膜炎が代表的な腫瘍である．これらのうち痛風は「31. 代謝性疾患・全身性疾患」，関節リウマチは「32. 膠原病・IgG4 関連疾患」の各項で取り扱う．骨腫瘍はその種類が多く，以下に詳細について述べる．

2. 骨腫瘍

骨腫瘍あるいは骨病変を診断するに当たっては，単純 X 線像で良性腫瘍，悪性腫瘍には特徴的な所見があるので，画像所見を参考にすることは重要である．この作業を怠り，病理組織像のみの所見に頼ってしまうと，骨折の仮骨を骨肉腫と誤診断するようなことが起こりうる．多くの骨腫瘍には好発年齢および好発部位があり（図1，表1），画像所見と合わせればかなり診断の候補を絞り込むことができる．手足の小長管骨に原発性悪性腫瘍が発生することは稀である．

表1 骨腫瘍の好発年齢

良 性	年 齢	悪 性	年 齢
骨軟骨腫	10歳代	骨肉腫	10歳代
内軟骨腫	30〜40歳代	軟骨肉腫	50歳代以降
骨巨細胞腫	20〜40歳代	悪性リンパ腫	成 人
軟骨芽細胞腫	10歳代	骨髄腫	50〜60歳代
軟骨粘液線維腫	10〜20歳代	Ewing 肉腫	10歳代
類骨骨腫	10歳代	脊索腫	40〜60歳代
骨芽細胞腫	10歳代	未分化多形肉腫	40歳代以降
非骨化性線維腫	10歳代		
線維性骨異形成	小児〜10歳代		
孤立性骨嚢腫	小 児		
動脈瘤様骨嚢腫	10歳代		

良性腫瘍では骨軟骨腫，内軟骨腫，骨巨細胞腫，類骨骨腫の頻度が高い．悪性腫瘍では転移性骨腫瘍に比較すると原発性骨腫瘍は頻度がかなり低い．悪性では骨肉腫，軟骨肉腫，悪性リンパ腫，骨髄腫，Ewing 肉腫，脊索腫，未分化多形肉腫の順に多い．

II 標本の見方

骨は組織学的に線維性骨 woven bone と層板骨 lamellar bone に分けられる．線維性骨は胎児や線維性骨異形成に認められ，膠原線維が不規則に並んでいる．これに対して，層板骨では骨質層が平行に並んで層構造を呈する（図2）．骨組織は類骨 osteoid という基質に石灰化が加わって形成されるが，石灰化が障害される骨軟化症のような病態では類骨が増加する．骨肉腫といった骨形成性腫瘍においても類

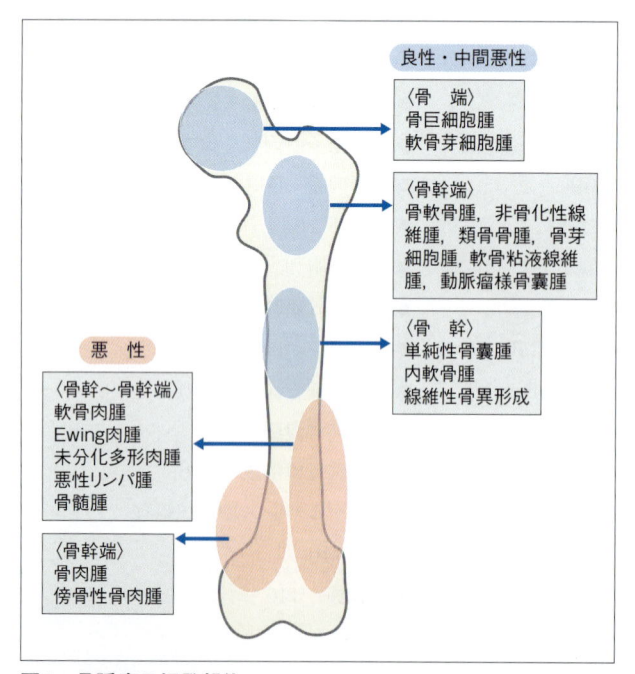

図1 骨腫瘍の好発部位

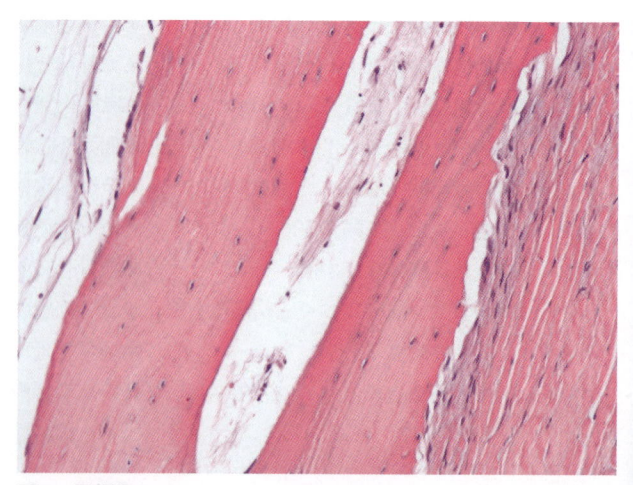

図2 層板骨
平行に走る規則正しい層状構造を認める．

骨が広く組織中に認められる．正常骨では骨芽細胞 osteoblast による骨形成(図3上)と破骨細胞 osteoclast による骨吸収(図3下)が絶えず起きており，そのバランスが崩れた状態が骨粗鬆症や骨 Paget 病である．

1．骨腫瘍の分類

骨腫瘍の分類は HE 標本で観察される腫瘍細胞の形態学的特徴(小円形，紡錘形，多形性，類上皮様，破骨細胞型多核巨細胞の有無等)と，腫瘍細胞の産生する基質(類骨，硝子軟骨(図4)，膠原線維)に基づいてなされている(表2)．したがって，軟部腫瘍の診断が頻繁に変化するのと対照的に，骨腫瘍の分類は基本的に1950年代以来変わっていない．小円形細胞腫瘍は Ewing 肉腫および間葉性軟骨肉腫が，紡錘形細胞腫瘍は線維肉腫が，多形性細胞腫瘍は未分化多形肉腫が，類上皮様腫瘍は類上皮血管内皮腫，脊索腫およびアダマンチノーマが，破骨細胞型多核巨細胞を伴う腫瘍は骨巨細胞腫および軟骨芽細胞腫が代表的な腫瘍である．基質として類骨を産生する腫瘍は，類骨骨腫，骨芽細胞腫および骨肉腫が，硝子軟骨を産生する腫瘍は内軟骨腫，骨軟骨腫および軟骨肉腫が，膠原線維を産生する腫瘍は類腱線維腫，線維肉腫および未分化多形肉腫が代表的な腫瘍である．

2．診断，良・悪性の判定と悪性度

形態学的特徴と基質の産生の有無を観察した後に，細胞密度，核異型度，異常核分裂の有無などを参考に良・悪性の判断を行う．腫瘍の全体が観察できない生検組織では良・悪性の鑑別が困難なこともしばしばあり，特に軟骨性腫瘍でこの問題が多く，画像所見が重要になってくる．悪性度に関しては，高頻度に転移をきたすものが悪性，局所破壊性に進展し頻回に再発を繰り返すもの，もしくはごく稀に転移をきたすものが中間悪性と定義されており，骨巨細胞腫は中間悪性の範疇に入る．

免疫染色は悪性リンパ腫，骨髄腫などの造血性腫瘍や癌の骨転移では有用であるが，軟部腫瘍ほど汎用されない．遺伝子診断に関しては Ewing 肉腫における *EWSR1-Fli1* や動脈瘤様骨嚢腫における *CDH11-USP6* のように特異的な融合遺伝子を有するもの，線維性骨異形成における *GNAS* 遺伝子異常および傍骨性骨肉腫などの低悪性度骨肉腫における *MDM2/CDK4* 遺伝子増幅などがあるが，軟部腫瘍ほど種類は多くない．

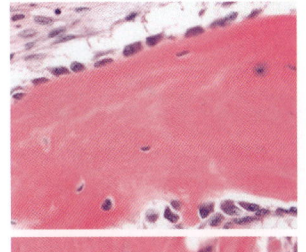

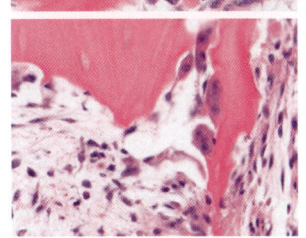

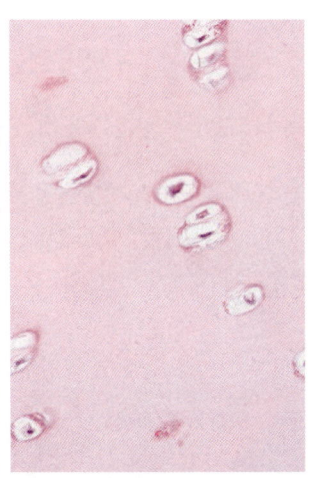

図3　骨梁を縁取る骨芽細胞(上)と骨吸収を行う破骨細胞(下)

図4　硝子軟骨基質中の小窩内に認める軟骨細胞

表2　骨腫瘍の分類

良性腫瘍および腫瘍類似病変	悪性腫瘍
[軟骨性] 骨軟骨腫，内軟骨腫，軟骨芽細胞腫*，軟骨粘液線維腫*，骨膜性軟骨腫	[軟骨性] 通常型軟骨肉腫，間葉性軟骨肉腫，淡明細胞性軟骨肉腫，脱分化型軟骨肉腫，骨膜性軟骨肉腫
[骨性] 骨腫，類骨骨腫，骨芽細胞腫*	[骨性] 通常型骨肉腫，特殊型骨肉腫，傍骨性骨肉腫，骨膜性骨肉腫
[線維性・線維組織球性] 類腱線維腫*，非骨化性線維腫/良性線維性組織球腫	[線維性・線維組織球性] 線維肉腫
[脈管性] リンパ管腫，血管腫	[脈管性] 類上皮血管内皮腫，血管肉腫
[脊索性] 良性脊索細胞腫	[脊索性] 脊索腫
[巨細胞を伴う] 骨巨細胞腫*	[造血性] 悪性リンパ腫，多発性骨髄腫
[腫瘍様病変] 孤立性骨嚢腫，動脈瘤様骨嚢腫*，線維性骨異形成，骨線維性異形成，ランゲルハンス細胞性組織球腫	[不　明] Ewing 肉腫，アダマンチノーマ，未分化多形肉腫
	[続発性] 癌の骨転移

＊：中間悪性

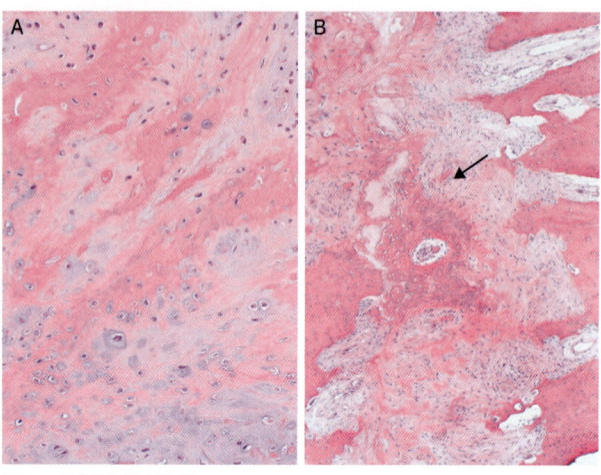

図1 骨折治癒（仮骨）
形成された軟骨内に軟骨内骨化が生じている（A）．時期がたつと成熟した骨となり，骨折部を橋渡しする（B：矢印）．

図2 急性化膿性骨髄炎
腓骨近位骨幹端部の骨膜反応を伴った溶骨像（A：矢印）．骨髄内に好中球を主体とする炎症性細胞の高度の浸潤を認める（B）．

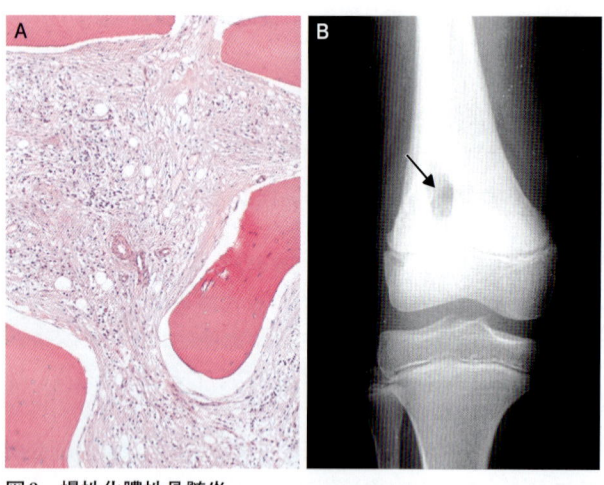

図3 慢性化膿性骨髄炎
骨髄内は慢性炎症細胞浸潤を伴った線維性組織で置換される（A）．BはBrodie膿瘍の単純X線像．大腿骨遠位骨幹端部に周囲硬化像を伴った境界明瞭な溶骨像を認める（矢印）．

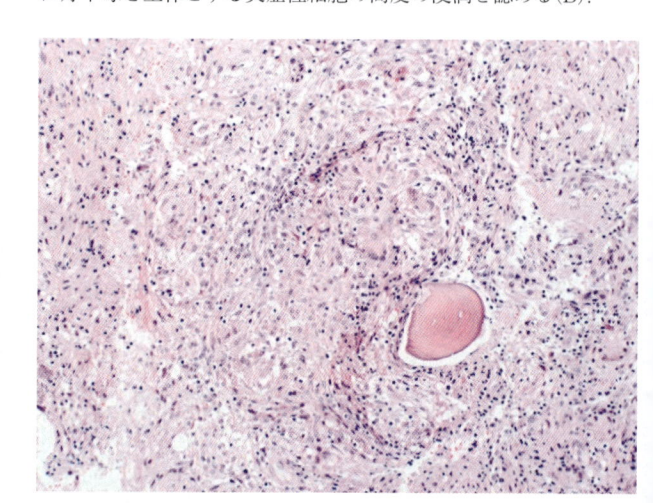

図4 結核性骨髄炎
骨髄内にリンパ球浸潤を伴った類上皮肉芽腫の形成を認め，壊死した骨梁も認める．

●骨折治癒　fracture healing（仮骨　callus）

骨折部には幼若な骨（仮骨callus）が生じ，その後骨改変が起きて元の形状に修復される．骨折部の骨には血流の遮断により骨壊死が生じる．骨折部の血腫や肉芽組織内には軟骨が形成され，内部に軟骨内骨化が生じ徐々に骨組織に置換されていく（図1A）．最初に形成される骨組織は未熟な線維性骨である．この新生骨・軟骨組織は骨折部位を橋渡しするように形成されて仮骨となる（図1B）．

●急性化膿性骨髄炎　acute pyogenic osteomyelitis

血行性に*Staphylococcus aureus*や*Haemophilus influenzae*などの細菌が骨に到達して発症する．発熱とともに罹患骨の激しい疼痛や運動制限を引き起こす．小児では大腿骨，脛骨，上腕骨などの長管骨骨幹端部に好発する（図2A）．
糖尿病や悪性腫瘍などを合併した高齢者にも多い．急性期には髄腔内の顕著な好中球浸潤と骨梁の壊死を認める（図2B）．

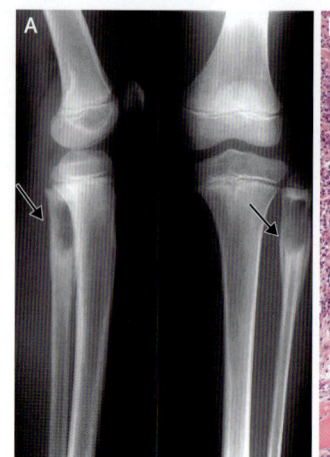

●慢性化膿性骨髄炎　chronic pyogenic osteomyelitis

開放骨折などの外傷や手術後に二次性に起こるものもあるが，急性化膿性骨髄炎から移行することが多い．慢性化した肉芽組織は線維化，瘢痕化し，炎症細胞もリンパ球と形質細胞が主体となる（図3A）．
急性期症状を欠く亜急性ないし慢性骨髄炎は単純X線で特徴的な辺縁硬化を伴った円形あるいは楕円形の骨透亮像を認め，骨腫瘍との鑑別が問題となり，Brodie膿瘍（Brodie's abscess）とよばれる（図3B）．

●結核性骨髄炎　tuberculous osteomyelitis

脊椎に発生するものが多く，下位胸椎と上位腰椎が好発部位である．進行すると椎体が圧潰し，脊柱の後弯変形をきたし対麻痺を伴うこともある．組織学的には結核症の特徴である乾酪壊死を伴った類上皮細胞肉芽腫の形成を認める（図4）．

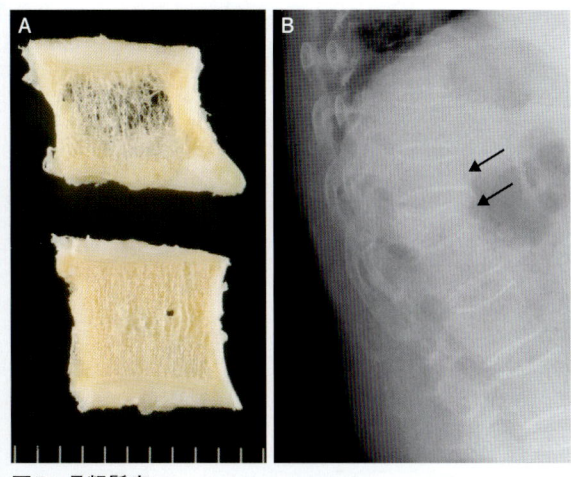

図5　骨粗鬆症
A：正常(下)に比較して骨梁の減少と菲薄化を認める(上).
B：単純X線像で，多発性圧迫骨折を伴う(矢印).

図6　骨粗鬆症
健常人(A)に比較して骨粗鬆症(B)の同一倍率の比較では，骨梁の幅が狭くなり途絶し，その量も減少する．

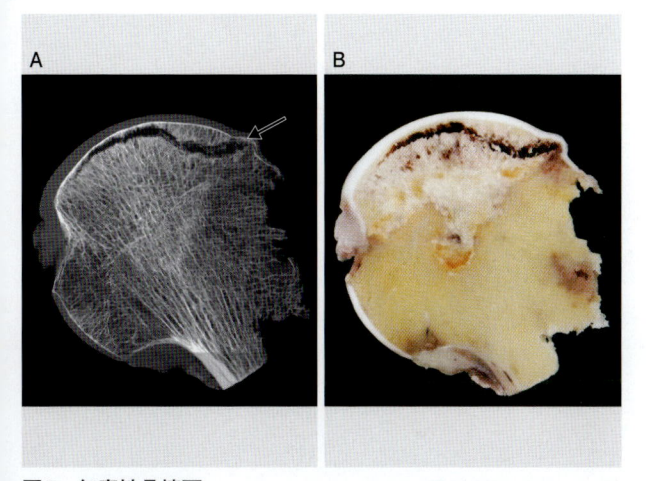

図7　無腐性骨壊死
特発性大腿骨頭壊死．切除骨頭の軟X線像では関節軟骨と軟骨下骨の間に離開(crescent sign)を認める(A：矢印)．肉眼像では軟骨下骨に黄灰白色の壊死部を認める(B)．(九州大学整形外科症例)

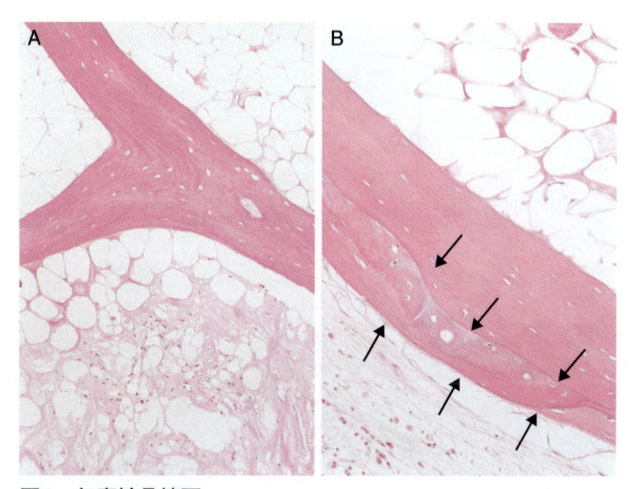

図8　無腐性骨壊死
特発性大腿骨頭壊死の組織像．骨梁の骨小窩内の骨細胞の核の消失と周囲骨髄の脂肪壊死を認める(A)．壊死した既存骨に新生骨が付加している(B：矢印)．

●骨粗鬆症　osteoporosis

　骨の骨基質や骨塩に質的な変化を認めないものの，骨梁が減少する状態である(図5A)．原発性と二次性のものとがあり，原発性のものは更に閉経後の女性に生じる閉経後骨粗鬆症と高齢の男女に生じる老人性骨粗鬆症とがある．原発性は女性に圧倒的に多く，臨床的に脊椎圧迫骨折(図5B)，大腿骨近位部骨折，橈骨遠位部骨折をきたすことが多い．
　組織学的には海綿骨の骨梁の幅の減少，先細りや途絶を認め(図6)，皮質骨では皮質骨幅の減少が観察される．骨粗鬆症に伴う高齢者の大腿骨頸部骨折の手術時に切除された大腿骨頭が病理診断に提出されることがある．このような荷重部では典型的な像に加えて，顕微鏡的に認められる微小骨折とその修復像である仮骨の像を認めることがある．そのような像は高度な骨粗鬆症を示唆する所見である．

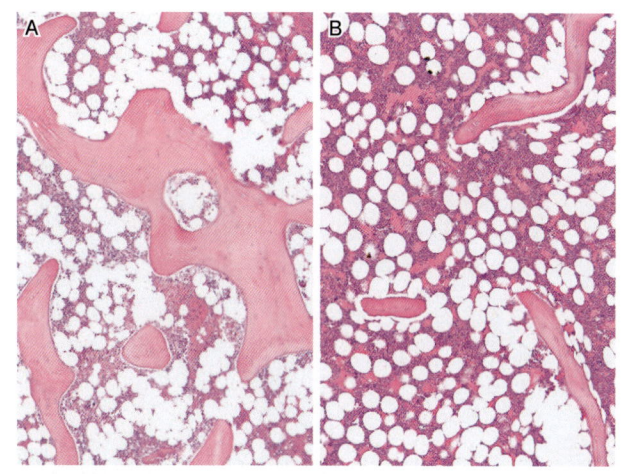

●無腐性骨壊死　aseptic necrosis

　骨髄炎に伴う骨壊死に対して非感染性の骨壊死を無腐性壊死aseptic necrosisとよぶ．原因不明なことも多く特発性骨壊死idiopathic osteonecrosisともよばれる．大腿骨頭の関節軟骨直下に発生するものが多い(特発性大腿骨頭壊死)(図7)．組織学的には関節軟骨直下の骨梁において骨小窩内の骨細胞の核が消失して空胞様に見え(empty lacuna)，周囲の骨髄脂肪も壊死に陥る(fat necrosis)(図8A)．骨髄内には好酸性のくずのような無構造物が出現しnecrotic debrisとよばれる．脂肪壊死に陥った骨髄内には膜嚢胞変性membranocystic changeや異栄養性石灰化の像を認めることもある．壊死骨の修復像として既存の壊死したempty lacunaを伴う骨梁の周囲に新生骨の付加が認められ(new bone apposition：図8B)，更に壊死骨梁を包み込む特徴的な像が認められる(creeping substitution)．

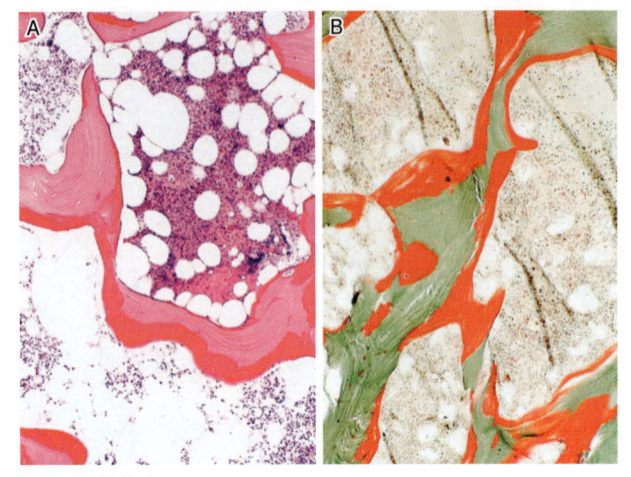

図9　骨軟化症
吉木法(A)およびVillanueva Goldner法(B)による染色．既存の骨梁周囲に赤橙色あるいはオレンジ色の類骨が増加している．

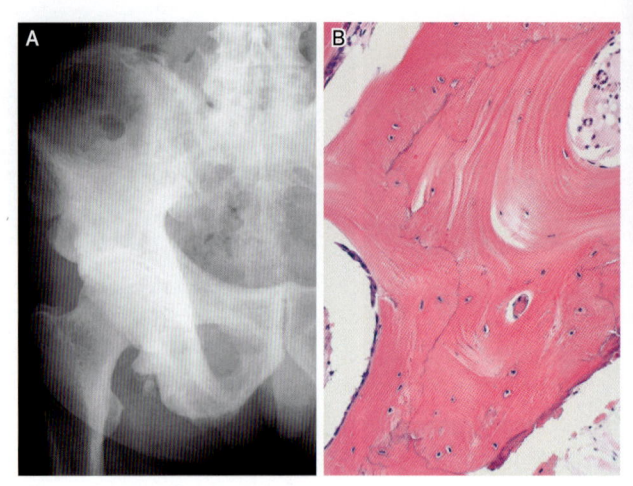

図10　骨Paget病
単純X線で大腿骨に比較して左骨盤に骨形成・骨肥大を認める(A)．骨梁は肥厚し骨基質に特徴的なモザイク模様を認める(B)．

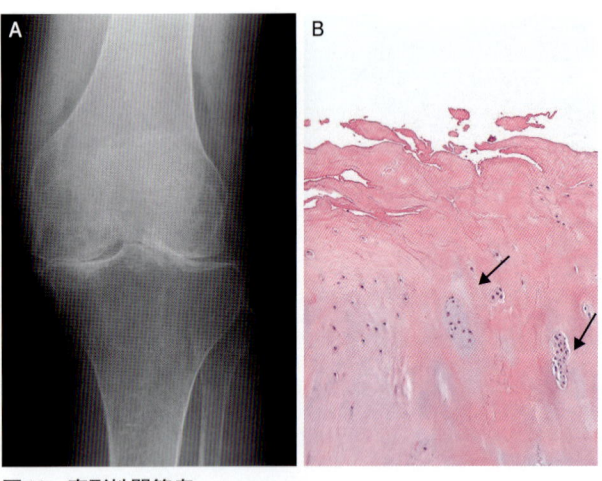

図11　変形性関節症
膝関節単純X線像で関節裂隙の狭小化と軟骨下骨の硬化像を認める(A：九州大学整形外科症例)．関節軟骨の細線維化 fibrillation と軟骨細胞集合化 chondrocytic cloning を認める(B：矢印)．

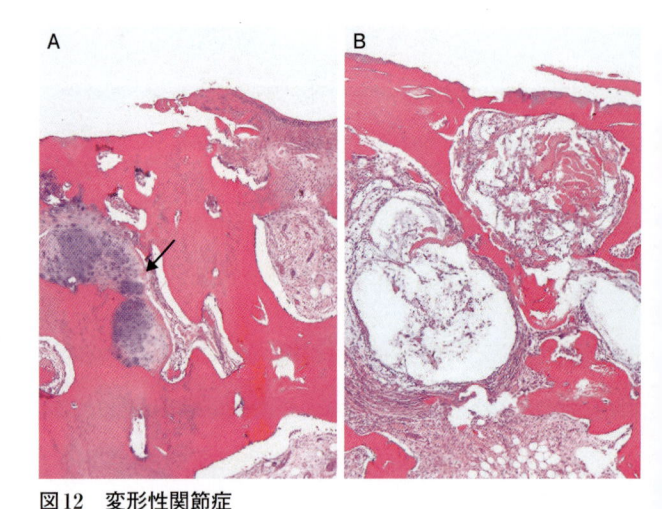

図12　変形性関節症
関節軟骨が消失後の再生性線維軟骨組織による充填像(A．矢印は fibrocartilaginous plug)．更に進行し象牙様変化を伴った軟骨下の骨嚢胞形成(B：subchondral cyst)．

●骨軟化症　osteomalacia

　骨基質の石灰化障害が起こり，石灰化が不十分な骨組織である類骨の増加をきたした状態で，ビタミンDの代謝障害によって小児に発症した場合はくる病とよばれる．組織学的に骨梁周囲および骨皮質のハバース管内面も石灰化を伴わない類骨で覆われる(図9)．類骨の確認には特殊な染色法が必要となる．

●骨パジェット病　Paget's disease of bone

　中高年者に発症する慢性骨疾患であり，家族性に発生することが多い．欧米では比較的多く認められるが本邦ではまれである．骨盤(図10A)，脊椎，頭蓋骨，大腿骨，脛骨などが好発部位である．組織学的に活動期では破骨細胞型多核巨細胞による骨吸収と骨芽細胞による骨形成が盛んな像を認める．病変後期では肥厚した新生骨に骨基質がセメント線で区画された不規則な mosaic pattern を認める(図10B)．

●変形性関節症　osteoarthritis

　最も頻度が高い関節疾患であり，加齢に伴って増加し高齢女性に多い．膝関節に最も多く(図11A)，股関節などの他の四肢荷重関節や手指関節にも認められる．組織学的に初期には軟骨細胞の消失，軟骨表面が毛羽立つ細線維化 fibrillation(図11B)，軟骨細胞が集簇して見える軟骨細胞集合化 chondrocytic cloning(図11B)が関節軟骨の変性による変化として認められる．病変が進行すると関節軟骨が欠損し，その部分は線維性軟骨により被覆される(図12A)．更に進行すると軟骨下骨が完全に露出し，この状態は象牙化 eburnation とよばれる．末期には軟骨下骨に線維性組織からなり，粘液様物質を満たした囊胞形成 cyst formation を認め(図12B)，反応性の骨増殖による骨棘が関節辺縁に形成される．滑膜組織は反応性に軽度の絨毛状増殖を示し，軽度慢性炎症細胞浸潤を伴う．

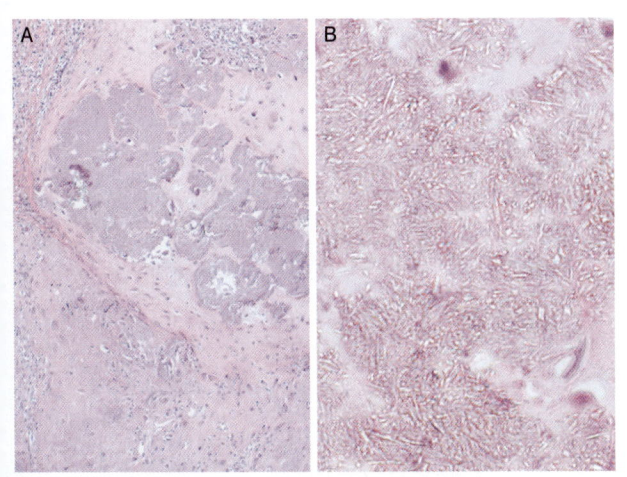

図13 ピロリン酸カルシウム結晶沈着症/偽痛風
石灰化結晶物質周囲に化生性軟骨組織を結節状に広範に認める(A). 石灰化物質の中には長方体から針状の結晶物質を認める(B).

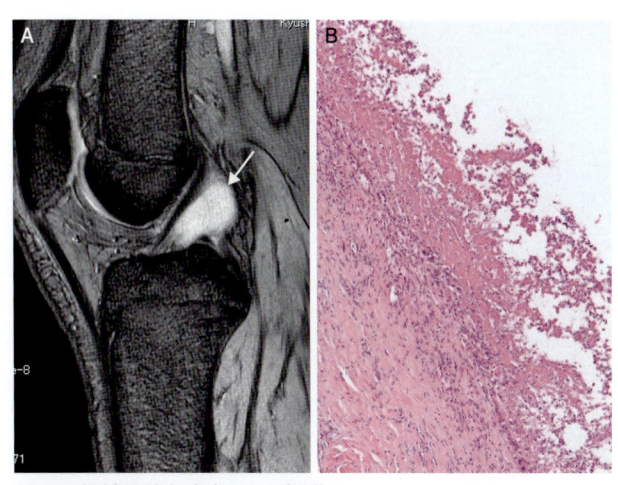

図14 慢性滑液包炎(Baker囊腫)
MRIで腫瘤性病変を膝窩部に認める(A：矢印). 慢性炎症細胞浸潤を伴った線維性囊胞内壁にフィブリン沈着を認める(B).

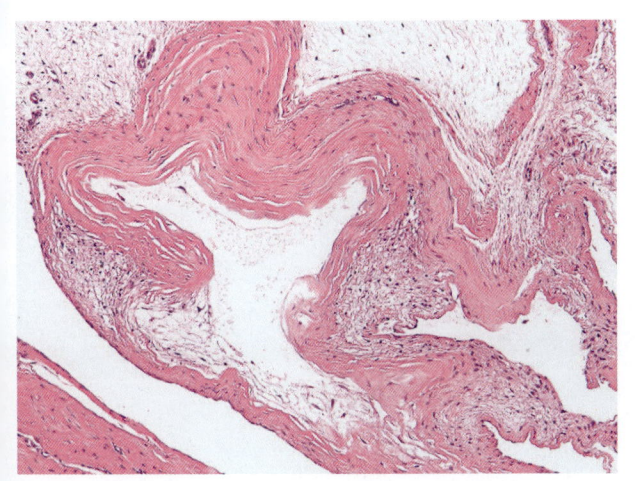

図15 ガングリオン
ゼリー状の粘液を貯留する囊胞性病変で，囊胞壁は線維性組織からなり，囊胞壁内や周囲の結合織内に粘液の貯留を認める.

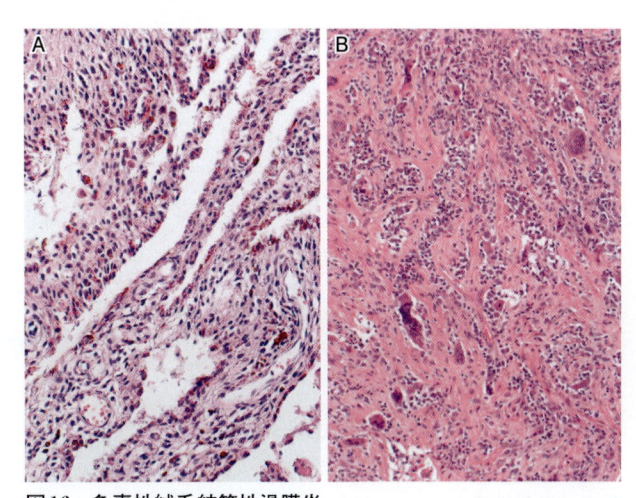

図16 色素性絨毛結節性滑膜炎
滑膜組織の絨毛状増殖を認め，茶褐色のヘモジデリン沈着を伴う(A). 結節性増殖パターンを示す部位では，組織球様類円形細胞の増殖に多核巨細胞と線維性間質を伴う(B).

- **ピロリン酸カルシウム結晶沈着症 calcium pyrophosphate dehydrate(CPPD) crystal deposition disease/偽痛風 pseudogout**

　CPPD結晶が関節に沈着し，急性関節炎様発作を起こしたものを偽痛風とよぶ. 結晶沈着は高齢者の膝半月板や椎間板などに多い. 結晶物質の沈着は島状に認められ，滑膜組織などに沈着した場合は，軟骨化生や異物反応を伴う(図13A). 結晶物質は長方体や針状を呈する(図13B).

- **慢性滑液包炎　chronic bursitis(ベーカー囊腫　Baker's cyst)**

　滑液包の慢性炎症により内腔に粘液，漿液あるいは壊死様物を入れた囊腫様病変で，肘関節，足関節，膝関節周囲に好発する. 膝窩部の滑液包に炎症による滲出液の貯留を認めるものをBaker囊腫とよぶ(図14A). 囊胞壁は線維性に肥厚し慢性炎症細胞浸潤や小血管の増生を伴う. 囊胞壁内には滑膜細胞の被覆を認めないことが多く，内壁にフィブリンの付着を伴うことがある(図14B).

- **ガングリオン　ganglion**

　手関節の背側に好発し，内部にゼリー状の粘液様物質を入れた単包性あるいは多包性の囊腫様病変である. 関節包や腱鞘などに接していることが多いが，関節との交通はない. 囊胞壁は肥厚あるいは菲薄化した線維性組織よりなり，囊胞壁内や周囲の結合組織内に粘液の貯留を認めるのが特徴である(図15).

- **色素性絨毛結節性滑膜炎　pigmented villonodular synovitis**

　腫瘍性の病変と考えられており，膝関節に好発する. びまん型腱滑膜性巨細胞腫 tenosynovial giant cell tumor, diffuse typeともよばれる. 絨毛状(図16A)および結節性の増殖パターンを示す. 主に卵円形または短紡錘形の組織球様単核細胞，慢性炎症細胞，ヘモジデリン貪食細胞，泡沫細胞および破骨細胞型多核巨細胞よりなり，間質の線維化を伴うこともある(図16B).

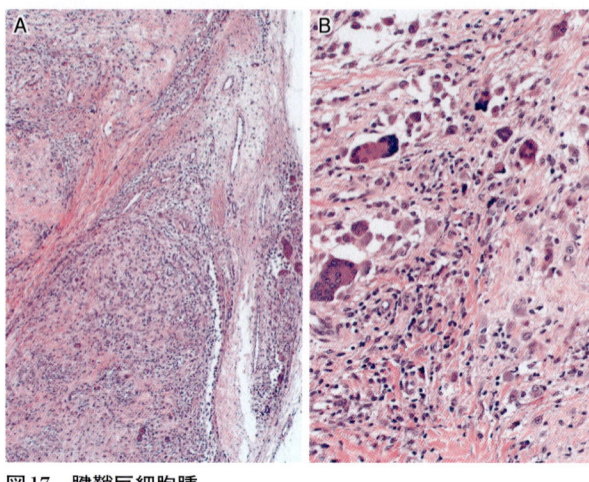

図17 腱鞘巨細胞腫
線維性隔壁で区画された多結節腫瘤(A). 腫瘍は組織球様細胞, 散在性の破骨細胞型多核巨細胞と線維性間質よりなる(B).

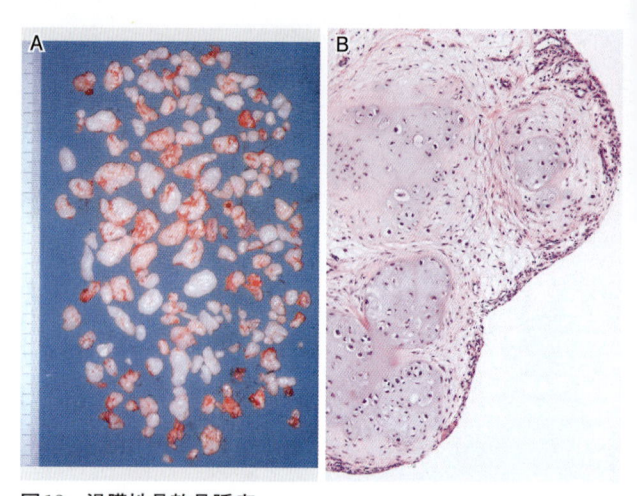

図18 滑膜性骨軟骨腫症
関節内の無数の軟骨性腫瘤(A). 腫瘤は滑膜組織に被覆された線維性結合組織および硝子軟骨結節よりなる(B).

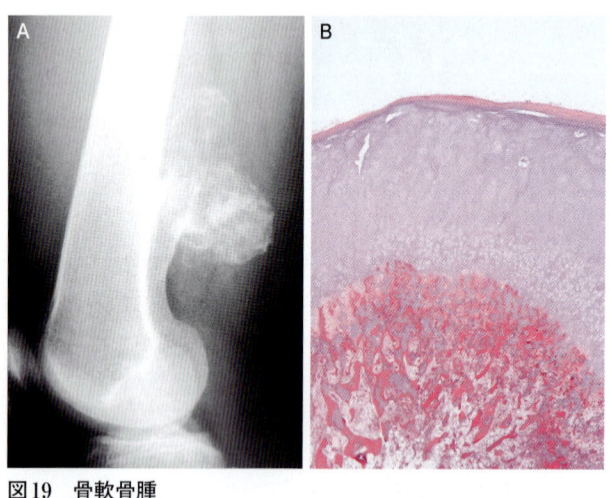

図19 骨軟骨腫
単純X線で大腿骨遠位骨幹端部に有茎性の骨性腫瘤を認める(A). 腫瘤表面は硝子軟骨による軟骨帽で覆われ, 基部で石灰化を伴いながら海綿骨組織に移行している(B).

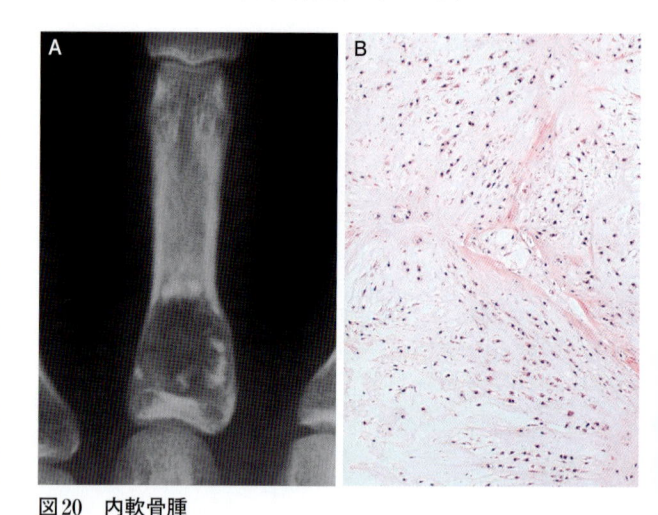

図20 内軟骨腫
単純X線で中指基節骨に石灰化を伴った境界明瞭な溶骨像を認める(A). 腫瘤は多結節性の硝子軟骨組織よりなり, 軟骨肉腫のようなpermeating patternを欠く(B).

腱鞘巨細胞腫　giant cell tumor of tendon sheath

限局性腱滑膜性巨細胞腫 tenosynovial giant cell tumor, localized typeともよばれる. 成人の女性の手指の腱鞘滑膜やIP関節に好発し, 境界明瞭な結節性の腫瘤を形成する(図17A)良性腫瘍である. 腫瘤は組織球様の単核細胞, 破骨細胞型多核巨細胞(図17B), 泡沫細胞およびヘモジデリン貪食細胞よりなる. 間質の硝子化やコレステリン裂隙を伴う.

滑膜性骨軟骨腫症　synovial osteochondromatosis

膝関節, 股関節の順に多く認められ稀に顎関節にも発生し, 関節内に多数の軟骨性腫瘤を形成する(図18A). 組織学的に滑膜組織に被覆された多発性の硝子軟骨結節を認め(図18B), 軟骨内骨化を認めることも多く, 経過の長いものでは骨梁内に脂肪髄も伴う. 軟骨細胞は細胞密度が増して集簇し(cloning), 多形性を伴い, しばしば二核の細胞も認められる.

骨軟骨腫　osteochondroma

最も頻度が高い良性骨腫瘍で, 20歳未満の長管骨骨幹端部に発生し(図19A), 大腿骨遠位, 上腕骨近位に好発する. 遺伝性に多発するものがある. 有茎性の骨性腫瘤を形成し表層に厚い硝子軟骨組織(軟骨帽cartilage cap)を有し, その基部には石灰化と骨化を認める(図19B). 骨化した部位には連続する既存の骨と同様な骨髄組織が存在する.

内軟骨腫　enchondroma

単発性は20〜30歳代の手足の小長管骨に好発する(図20A). 身体の片側に多発したものをオリエ病Ollier's disease, 多発性の軟骨腫に軟部組織の血管腫を伴ったものをマフッチ症候群Muffucci's syndromeとよぶ. Ollier病は悪性化の頻度が高い. 組織学的に分化した硝子軟骨組織を分葉状に骨内に認め(図20B), しばしば石灰化を伴う.

各 論　339

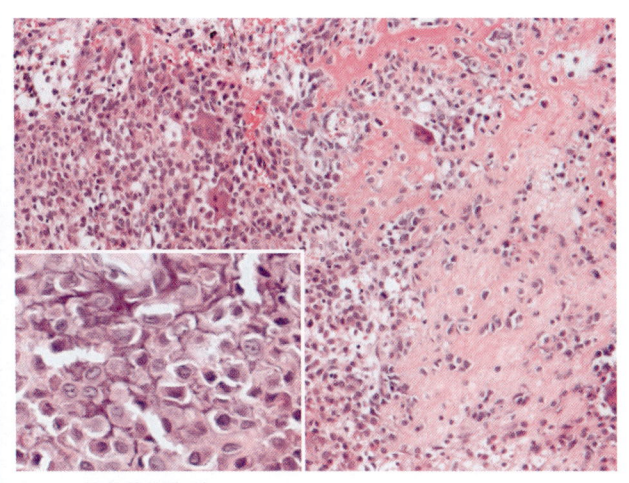

図21　軟骨芽細胞腫
単核類円形細胞の増殖と散在性の破骨細胞型多核巨細胞(左)に軟骨様基質を伴う(右). insetはchicken-wire calcification.

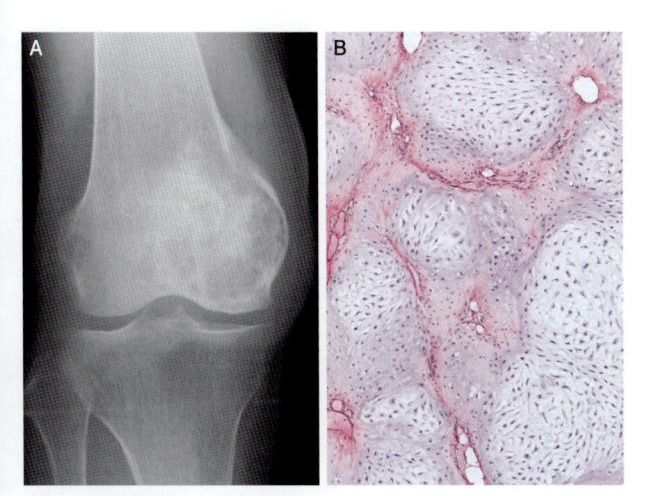

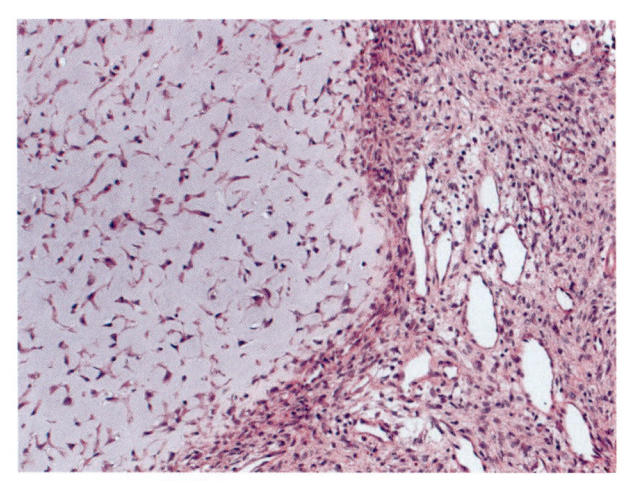

図22　軟骨粘液線維腫
紡錘形あるいは星芒状腫瘍細胞が粘液状基質を背景に分葉状に増殖する(左側). 細胞密度は分葉構造の辺縁では高くなる.

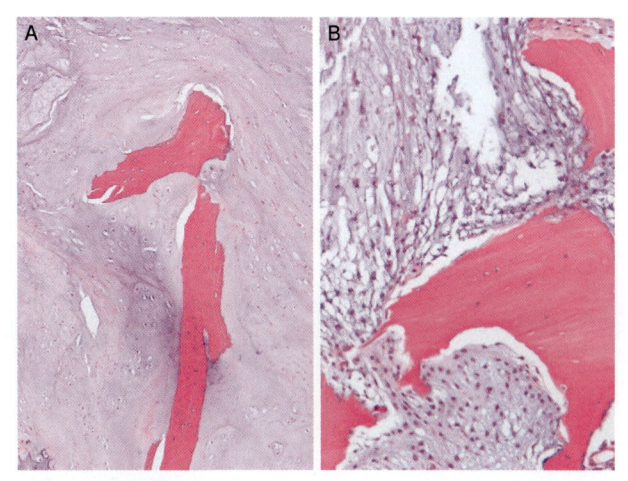

図23　軟骨肉腫
大腿骨遠位骨端から骨幹端部に不規則な石灰化を伴った溶骨像を認める(A). 腫瘍は細胞密度のやや高い硝子軟骨組織の分葉状増殖よりなる(B).

図24　軟骨肉腫
硝子軟骨組織が既存の骨梁を取り囲むpermeating pattern. Aでは軟骨細胞異型は軽度である(Grade 1). Bは粘液腫状変化を伴った軟骨基質よりなる例(Grade 2).

●軟骨芽細胞腫　chondroblastoma

10歳代の長管骨骨端部に好発する. 組織学的に細胞境界明瞭で好酸性の細胞質を有する単核の細胞がシート状に増生する. しばしば単核細胞の核には核溝も認められる. 破骨細胞型多核巨細胞も混在し, 淡好酸性の無構造な軟骨様基質を島状に認める(図21). chicken-wire calcificationとよばれる特徴的な腫瘍細胞周囲の石灰化を認めることもある(図21 inset).

●軟骨粘液線維腫　chondromyxoid fibroma

10歳から20歳代の長管骨の骨幹端部に好発する. 豊富な粘液状基質を伴いながら好酸性の細胞質を有する星芒状あるいは紡錘形腫瘍細胞の分葉状増殖を認める(図22). 腫瘍細胞の核は円形から卵円形で, 好酸性の細胞質を有する. 細胞密度は中心部で低く, 辺縁では高くなる. 辺縁では多数の破骨細胞型多核巨細胞が認められる.

●軟骨肉腫　chondrosarcoma

軟骨肉腫には通常の軟骨肉腫のほか, 稀で特殊なものとして間葉性軟骨肉腫, 淡明細胞性軟骨肉腫, 脱分化型軟骨肉腫がある. 通常の軟骨肉腫は中高年の骨盤, 肋骨, 大腿骨近位, 上腕骨近位に好発する. 単純X線で長管骨発生例では骨内の溶骨像と不規則な石灰化が特徴である(図23A). 組織学的悪性度によりGrade 1から3の3段階に分けられる. Grade 1の軟骨肉腫では組織学的に軽度異型を有する軟骨細胞を含んだ硝子軟骨組織の分葉状増殖を認め(図23B), 骨皮質の層板骨への浸潤や圧排像も認める. 髄腔内では既存の層板骨骨梁を軟骨組織が取り囲むpermeating patternを認め(図24A), 軟骨の石灰化も観察される. Grade 2の腫瘍では軟骨基質に粘液腫状変化を伴う(図24B). Grade 3では腫瘍細胞の多形性が顕著となるが, 頻度は極めて少ない.

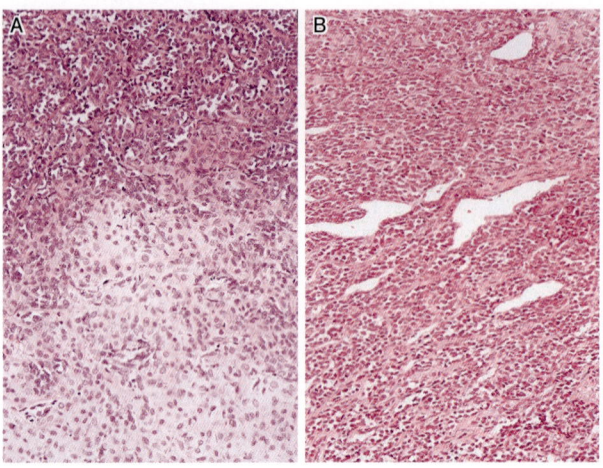

図25　間葉性軟骨肉腫
硝子軟骨組織（A下半分）と未分化小円形腫瘍細胞の増殖よりなる（A上半分）．Bは未分化小円形腫瘍細胞成分中の血管周皮腫様血管．

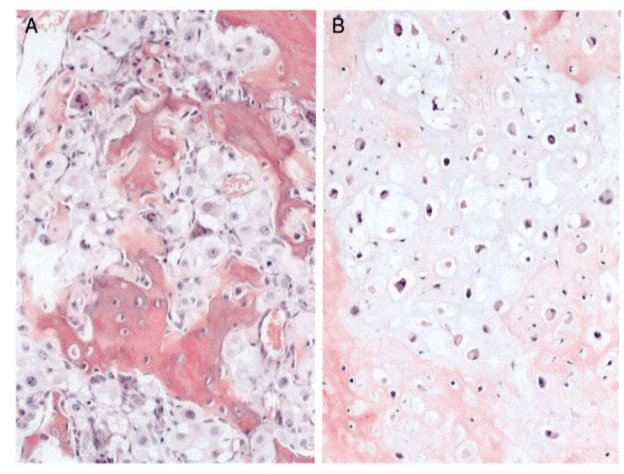

図26　淡明細胞性軟骨肉腫
腫瘍は主に異型淡明細胞のシート状増殖に骨形成と散在性に破骨細胞型多核巨細胞を伴う（A）．低悪性度軟骨肉腫成分を伴う（B）．

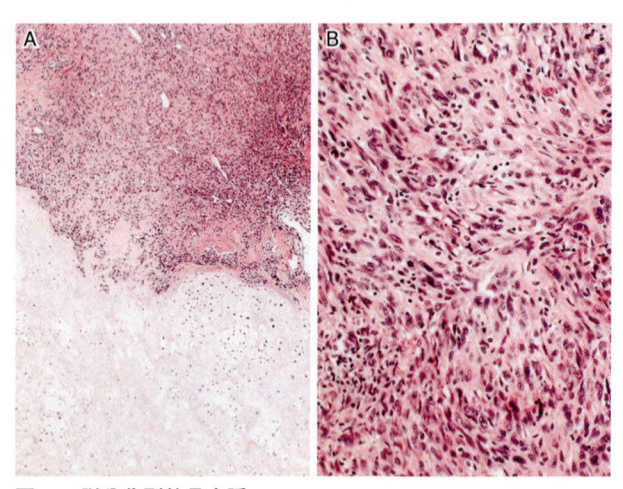

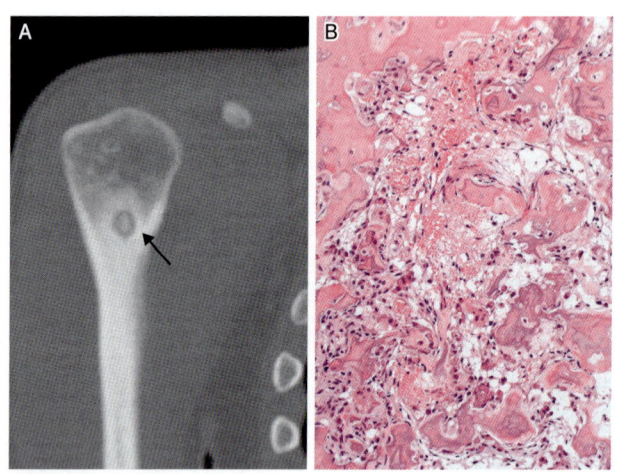

図27　脱分化型軟骨肉腫
低悪性度軟骨肉腫成分（A下半分）と，境界明瞭に細胞成分に富む成分（A上半分）を認める．細胞成分に富む部分は異型紡錘形細胞が束状あるいは花むしろ状に配列する高悪性度肉腫成分である（B）．

図28　類骨骨腫
上腕骨近位骨幹端部の骨透亮像と周囲の硬化像よりなるnidus（A矢印．CT像）．骨芽細胞による縁取りを伴った類骨，豊富な骨形成および間質の血管を認める（B）．

● **間葉性軟骨肉腫　mesenchymal chondrosarcoma**

10～20歳代の顎骨および頭蓋骨，肋骨，腸骨あるいは脊椎椎体に好発する．組織学的には未分化小円形腫瘍細胞のシート状増殖の中に種々の程度に分化した硝子軟骨組織を島状に認め石灰化や骨化を伴う（図25A）．軟骨組織の異型は軽度である．未分化小円形腫瘍細胞成分には鹿の角様に分岐・拡張した血管周皮腫様の血管を伴う（図25B）．

● **淡明細胞性軟骨肉腫　clear cell chondrosarcoma**

中高年の大腿骨近位骨端部および上腕骨近位骨端に好発する．肉眼的に割面像で軟骨組織が確認できることはほとんどない．組織学的に淡明で豊富な細胞質を有する腫瘍細胞の増殖よりなり（図26A），一部に悪性軟骨組織を認める（図26B）．骨形成や破骨細胞型多核巨細胞の出現を伴う．淡明細胞は細胞質内にグリコーゲンを有しており，淡明細胞型腎細胞癌の骨転移との鑑別が問題となることがある．

● **脱分化型軟骨肉腫　dedifferentiated chondrosarcoma**

中高年に多く認められ，大腿骨近位，骨盤，上腕骨近位に多く発生する．予後は極めて不良である．組織学的にはGrade 1に相当する低悪性度通常型軟骨肉腫成分と高悪性度未分化多形性肉腫成分が境界明瞭に存在する（図27）．高悪性度成分は線維肉腫，骨肉腫あるいは横紋筋肉腫の像を呈することもある．

● **類骨骨腫　osteoid osteoma**

若年者や小児に多く，大腿骨頸部と脛骨が好発部位で，多くは大きさが1cmを超えない．骨皮質などの表在性に発生する．単純X線像で周囲に著明な骨硬化像を伴う1cm以下のnidusとよばれる溶骨性病変が特徴的である（図28A）．nidusの部分は吻合する豊富な類骨や線維骨骨梁とそれを縁取る骨芽細胞からなり，拡張した豊富な血管を伴う疎な線維性血管結合織より構成される間質を伴う（図28B）．

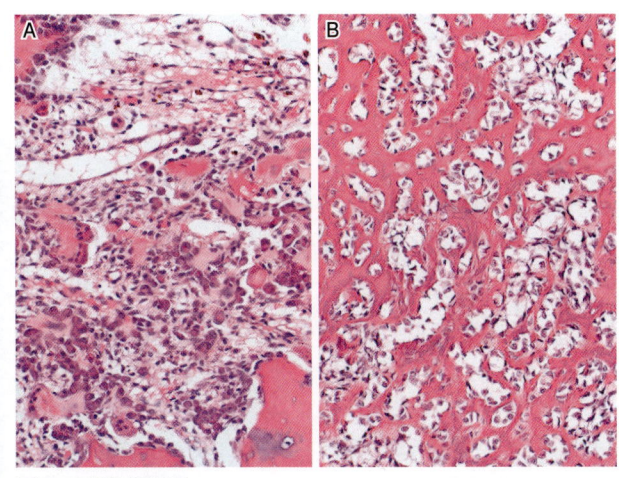

図29 骨芽細胞腫
骨芽細胞に縁取られた類骨形成と豊富な血管を伴った間質(A).
異型のない多数の骨芽細胞による密な類骨および骨形成(B).

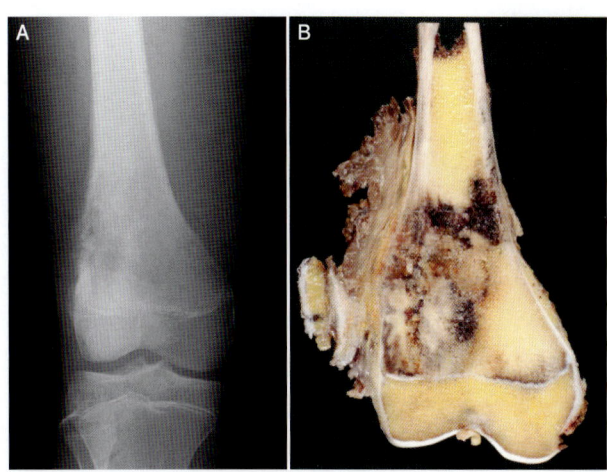

図30 通常型骨肉腫の画像および肉眼所見
単純X線で大腿骨遠位部に骨膜反応を伴った溶骨像を認める(A). 骨髄内には出血を伴った灰白色の腫瘤を認める(B).

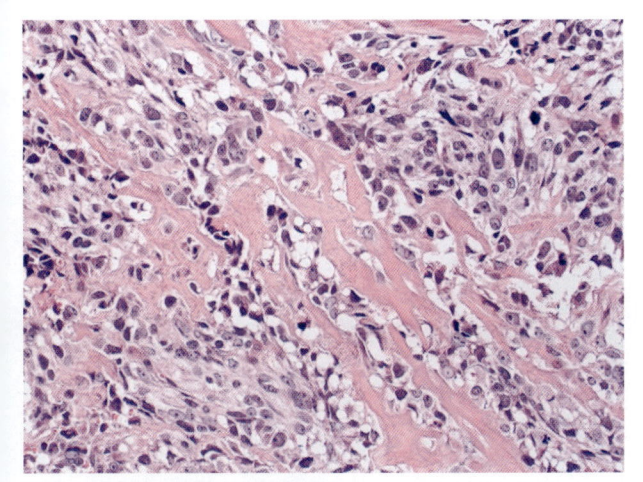

図31 通常型骨肉腫（骨芽細胞型）
異型の強い腫瘍細胞の密な増殖よりなり，腫瘍細胞間に好酸性無機質の不規則な形態を呈する腫瘍性類骨を認める.

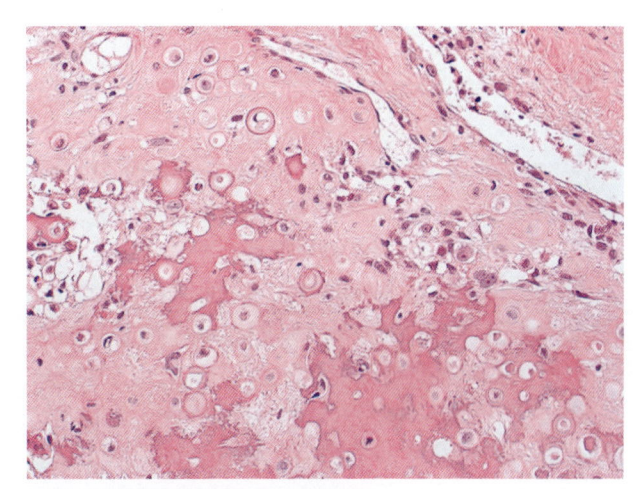

図32 通常型骨肉腫（軟骨芽細胞型）
硝子軟骨基質を伴った大小不同の異型軟骨細胞よりなる悪性軟骨組織とともに，好酸性の腫瘍性類骨も認める.

●骨芽細胞腫　osteoblastoma

　10歳代の脊椎後方要素に好発し，大腿骨近位および遠位，脛骨近位にも発生する．既述の類骨骨腫と組織像は同じであり，大きさで区別され骨芽細胞腫は2cm以上で，骨内に局在する．互いに吻合する豊富な類骨や線維骨骨梁とそれを縁取る骨芽細胞からなり（図29），破骨細胞型多核巨細胞を混じるのが基本像である．間質には拡張した血管が目立ち出血も伴う．周囲の既存の骨組織との境界は明瞭である．

●通常型骨肉腫　conventional osteosarcoma

　骨肉腫は原発性骨腫瘍の中では最も頻度が高く，10歳代の大長管骨骨幹端部に好発し，中でも大腿骨遠位，脛骨近位，上腕骨近位に多く発生する．中高年に発生する通常型骨肉腫は，原発性のものに比較してPaget病，放射線照射，骨梗塞，線維性骨異形成等の良性骨腫瘍などから二次的に発生することが多い．

　単純X線では骨内に境界不明瞭な溶骨像と造骨像が混在し，骨皮質の破壊とともに急激に骨膜を押し上げるためにCodman三角やsunburst appearanceとよばれる顕著な骨膜反応を認める（図30A）．生検で病理診断が確定すれば系統的術前化学療法が行われた後に広範切除が行われる．したがって本来の組織像を認めるのは生検標本のみで，切除標本では化学療法による広範な線維化，壊死，出血などの修飾が加わっている（図30B）．

　骨肉腫は組織学的に「悪性腫瘍細胞による類骨もしくは幼若な骨形成」とされており，腫瘍細胞の形態は問題とならない．

　組織学的に①類骨や幼若な骨形成が旺盛な骨芽細胞型（図31），②類骨に加えて悪性軟骨組織を伴う軟骨芽細胞型（図32），③線維芽細胞に類似した紡錘形腫瘍細胞の密な増殖よりなり，類骨形成の少ない線維芽細胞型（図33）の3つの主な亜型がある．

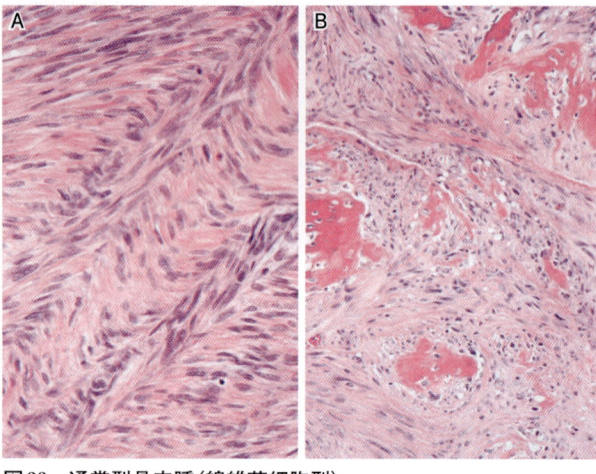

図33 通常型骨肉腫(線維芽細胞型)
大部分は異型紡錘形細胞の密な増殖よりなる(A). 一部に不規則な腫瘍性類骨および骨形成を認める(B).

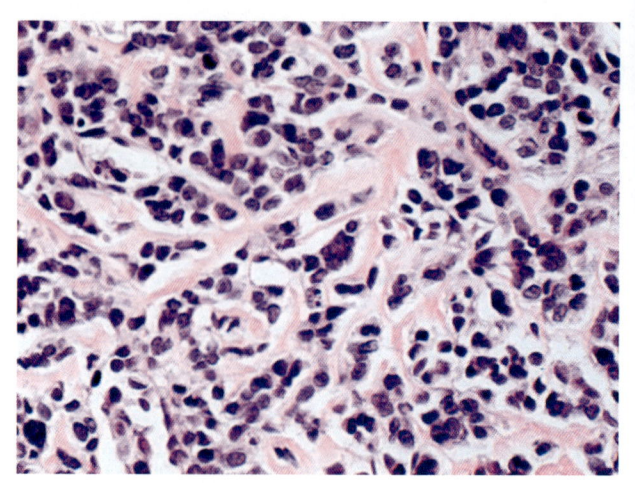

図34 小細胞性骨肉腫
細胞質に乏しい未分化な小型腫瘍細胞の密な増殖を認め, 細胞間にわずかに不規則な好酸性類骨産生を認める.

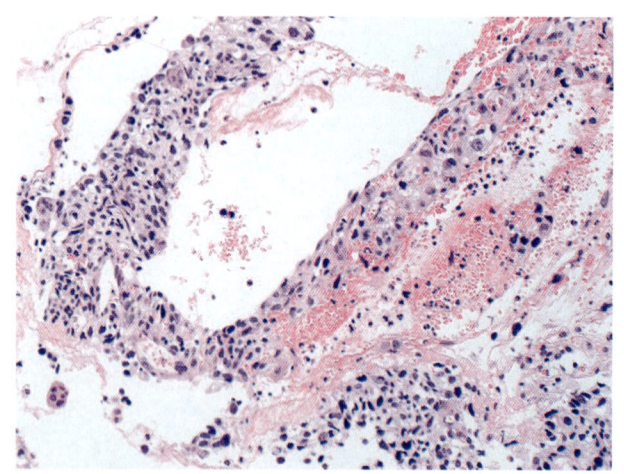

図35 血管拡張型骨肉腫
一見動脈瘤様骨嚢腫に類似した血液を満たした嚢胞形成を認め, 嚢胞壁内には異型の強い細胞の増殖を認める. 類骨は目立たないか, 認められないこともある.

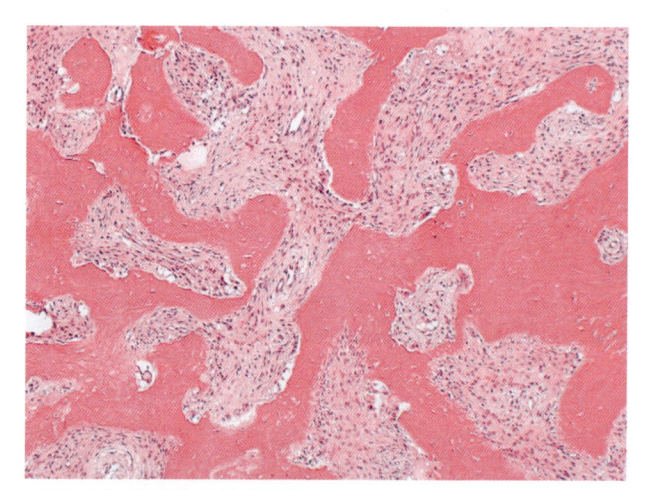

図36 低悪性度中心性骨肉腫
レース状の類骨ではなく, 不規則に吻合した豊富な成熟した骨梁よりなる.

■特殊型骨肉腫

通常型骨肉腫の範疇に入らない臨床像あるいは組織像を呈する骨肉腫で, 頻度は少ない.

▶小細胞性骨肉腫　small cell osteosarcoma

発生部位や好発年齢は通常型骨肉腫と同じであるが, 組織学的に細胞質に乏しい未分化小円形腫瘍細胞のシート状増殖が主体で類骨の量が少ない(図34). Ewing肉腫や悪性リンパ腫などの他の小円形細胞肉腫との鑑別が問題となるが, 鑑別は類骨の有無による.

▶血管拡張型骨肉腫　telangiectatic osteosarcoma

臨床的には通常型骨肉腫と同様であるが, 単純X線像では溶骨像のみで造骨像は見られない. 肉眼的には病変は血液を満たした嚢腫様を呈し, 充実性成分を認めない. 組織学的には出血性嚢胞性病変で, 弱拡大では動脈瘤様骨嚢腫の像に一見類似する. 強拡大では嚢胞壁内に異型細胞の増殖を認め, 類骨はごく少量か全く認められないこともある(図35).

▶低悪性度中心性骨肉腫　low-grade central osteosarcoma

低悪性度の骨肉腫であり, 単純X線像では通常型に比較して骨破壊が少ない. 治療は外科的切除のみで化学療法は行われない. 組織学的に軽度異型を有する紡錘形腫瘍細胞の比較的疎な増殖と, 並走あるいは不規則に吻合する成熟骨梁よりなり(図36), 良性の線維性骨異形成との鑑別が困難なことがある. 部分的に通常型骨肉腫の成分が併存したり, 再発後に通常型骨肉腫の組織像を呈したりすることがある.

▶骨膜性骨肉腫　periosteal osteosarcoma

骨の表面に発生し10歳代から20歳代に多く, 脛骨, 大腿骨, 上腕骨といった長管骨の骨幹部から骨幹端部に好発する(図37A). 組織学的に骨皮質表面から隆起する分葉状軟骨性腫瘍を呈し, 軟骨細胞には明らかな異型を認める.

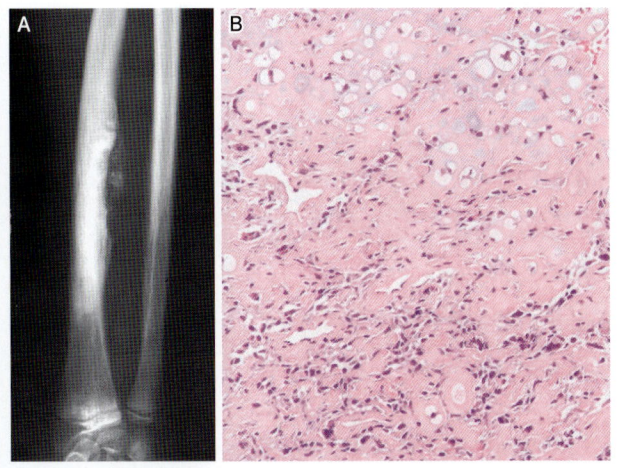

各論　343

図37　骨膜性骨肉腫
橈骨骨幹部骨皮質に広基性の石灰化腫瘤を認める(A).腫瘍は軟骨芽細胞型骨肉腫の像を呈する(B).

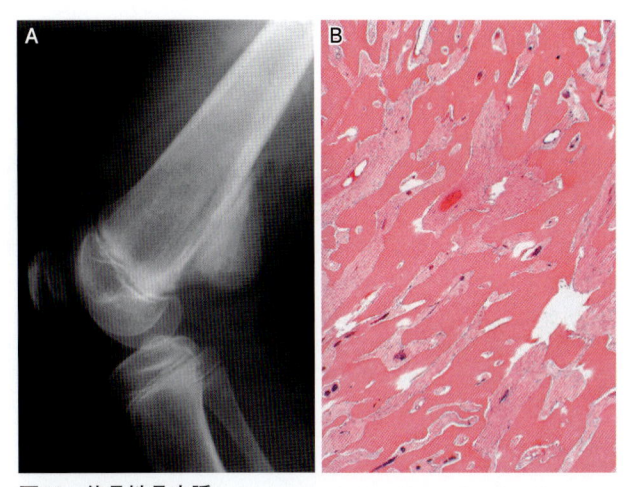

図38　傍骨性骨肉腫
大腿骨遠位骨幹端部後方に骨性腫瘤を認める(A).腫瘍は密に並走あるいは吻合する成熟した骨梁と線維性組織よりなる(B).

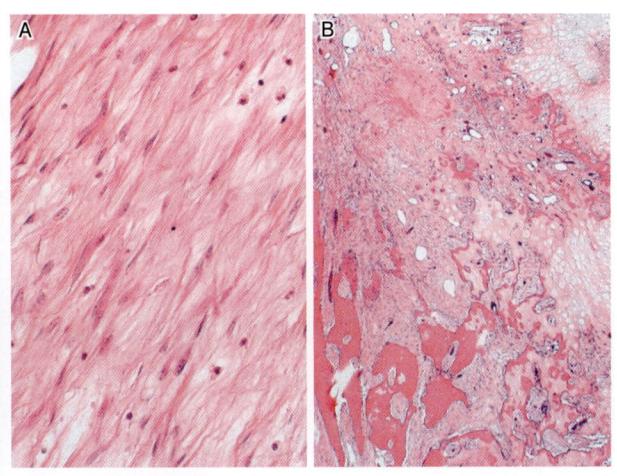

図39　傍骨性骨肉腫
線維性組織中の紡錘形細胞の細胞異型は極めて軽度である(A).成熟した骨梁と線維性組織に加えて,しばしば軟骨組織を伴い骨軟骨腫に類似した像を呈する(B).

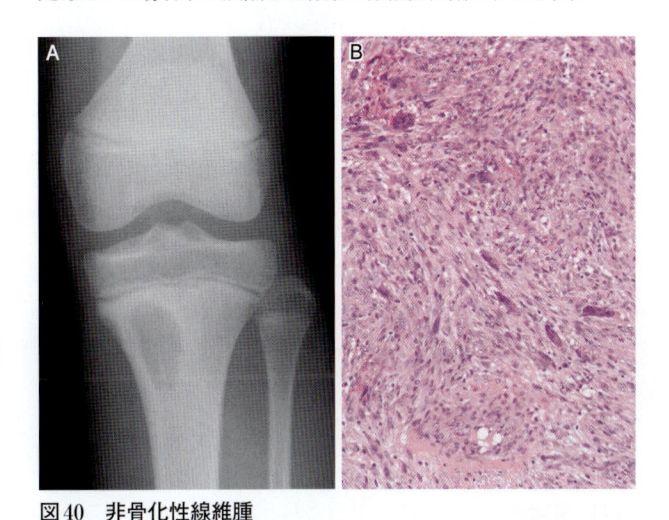

図40　非骨化性線維腫
脛骨近位骨幹端部に境界明瞭で辺縁硬化像を伴った骨透亮像を認める(A).腫瘍は紡錘形細胞の束状あるいは花むしろ状配列よりなり,散在性の破骨細胞型多核巨細胞を伴う(B).

軟骨組織辺縁では細胞密度が増して軟骨基質を欠き,異型紡錘形腫瘍細胞による類骨産生が認められる.通常型骨肉腫に置き換えると低悪性度の軟骨芽細胞型骨肉腫に相当する(図37B).

▶**傍骨性骨肉腫**　parosteal osteosarcoma

　通常型骨肉腫に比較して年齢が若干高く20歳代に多く,70％が大腿骨遠位後方の表面に発生する.単純X線像では骨の表面に広く接し高度に石灰化した骨外性腫瘤を認める(図38A).組織学的には並走あるいは吻合する骨梁と,その間に介在する細胞密度の低い軽度の異型を有する紡錘形細胞の増殖よりなる(図38B, 39A).

　紡錘形細胞の異型が中等度であったり,細胞密度のより高い症例も存在する.

　約半数の症例で軟骨への分化を伴い,部分像だけを見ると骨軟骨腫に類似しており注意が必要である(図39B).原発腫瘍の一部や再発腫瘍の中に高悪性度の通常型骨肉腫成分を認めることもあり,このようなものは脱分化型傍骨性骨肉腫 dedifferentiated parosteal osteosarcoma とよばれる.

　骨膜性骨肉腫と傍骨性骨肉腫は低悪性度の骨肉腫であり,治療は外科的切除のみでよい.

●**非骨化性線維腫**　non-ossifying fibroma

　小児の長管骨骨幹端部の骨皮質から髄内にかけて発生する(図40A).病変が骨皮質に限局する場合は線維性皮質欠損 fibrous cortical defect とよばれる.組織学的には紡錘形線維芽細胞様細胞の花むしろ状配列,泡沫状細胞の混在よりなり,破骨細胞型多核巨細胞やヘモジデリンの沈着を混じる(図40B).同じ組織像を呈する腫瘍が成人の大腿骨,脛骨の骨端部や骨幹部あるいは腸骨などに発生した場合は良性線維性組織球腫 benign fibrous histiocytoma とよばれる.

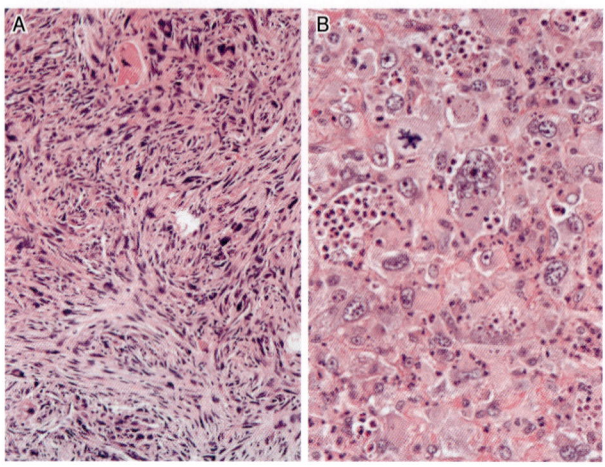

図41　未分化多形肉腫
多形性を有する多角形あるいは紡錘形細胞の花むしろ状配列(A). 奇怪な核を有する腫瘍巨細胞と炎症細胞浸潤を認める(B).

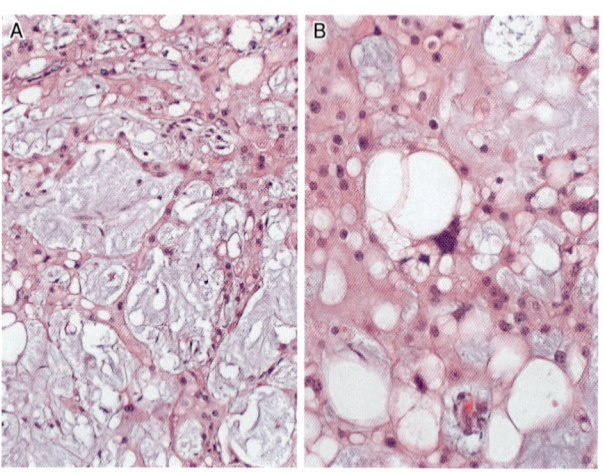

図42　血管肉腫
異型内皮細胞に裏打ちされた不規則な形状をした血管腔が目立ち, 一部は血液を満たしている.

図43　脊索腫
豊富な粘液状基質を背景に好酸性細胞質を有する上皮様腫瘍細胞がコード状あるいは索状に配列する(A). 特徴的な細胞質内に多数の空胞を有する physaliphorous cell も観察される(B).

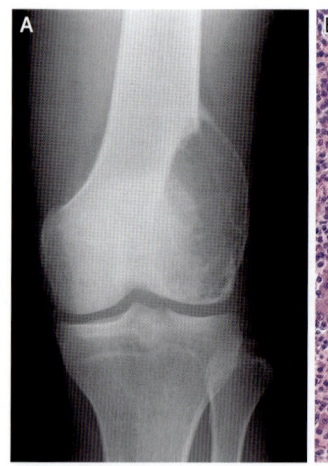

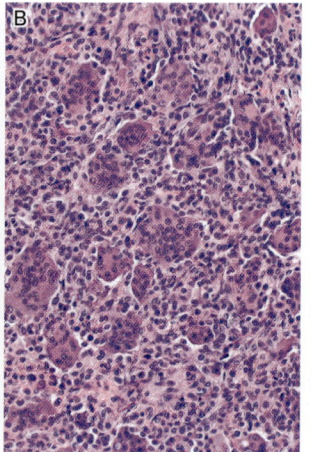

図44　骨巨細胞腫
大腿骨遠位骨端部に遍在性で骨皮質の膨隆を伴った境界明瞭な溶骨像を認める(A). 腫瘍は単核の円形から卵円形細胞と多数の大型の破骨細胞型多核巨細胞よりなる(B).

●未分化多形肉腫　undifferentiated pleomorphic sarcoma

従来, 悪性線維性組織球腫 malignant fibrous histiocytoma とよばれていた腫瘍である. 中高年の大腿骨遠位と脛骨近位, 骨盤に好発する. 組織学的に典型例では多形性を有する異型紡錘形細胞や多角形腫瘍細胞が花むしろ状に配列する(図41A). 腫瘍細胞は束状配列や無秩序な配列を示すこともある. 破骨細胞型多核巨細胞, 泡沫状組織球の集簇や慢性炎症細胞浸潤を種々の程度に伴う(図41B).

●血管肉腫　angiosarcoma

稀な骨腫瘍で, 広範な年齢分布を示し, 発生部位は長管骨や脊椎に多い. 約1/3は多発性病変を伴う. 組織学的には異型腫瘍細胞が豊富な血管を形成しながら増殖するのが基本的所見である(図42). 腫瘍細胞の形態は類円形から紡錘形まで様々であり, 血管腔に乳頭状に突出したりシート状増殖を示したりするときは血管腔が目立たないこともある.

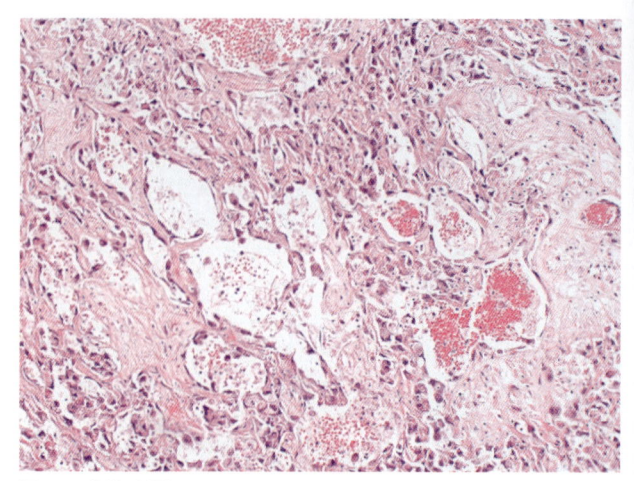

●脊索腫　chordoma

中高年に発生する低悪性度腫瘍であり, 50%は仙尾骨椎体に発生し, 次いで斜台部に好発する. 組織学的には分葉状の腫瘤を形成し, 粘液状基質を伴いながら腫瘍細胞が胞巣状, コード状あるいは索状に配列する(図43A). 好酸性の細胞質を有する上皮様細胞と, 細胞質内に多数の空胞を有する physaliphorous cell が混在する(図43B).

●骨巨細胞腫　giant cell tumor of bone

骨端線閉鎖後の20〜30歳代に多く, 長管骨では骨端部に発生し, 大腿骨遠位(図44A), 脛骨近位, 橈骨遠位, 上腕骨近位に多い. 組織学的には単核の間質細胞の増殖と破骨細胞型多核巨細胞の混在が基本像である(図44B). 泡沫状組織球, 反応性の類骨や骨形成を伴うことも多い. 出血, ヘモジデリン沈着, 慢性炎症細胞浸潤も種々の程度に伴う. 良性の組織像を呈しながら遠隔転移をきたすことがある.

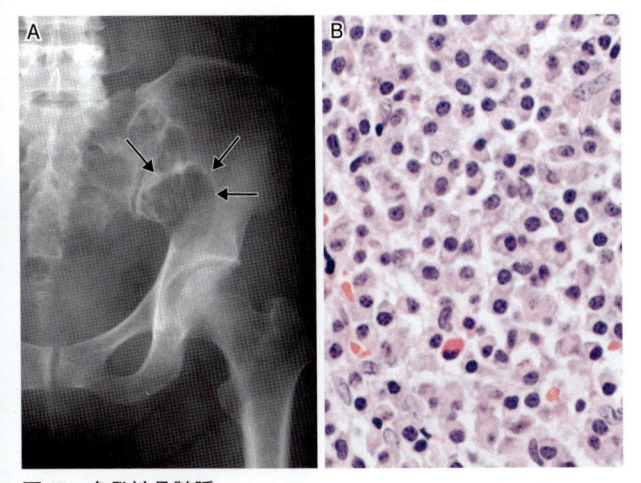

図45 多発性骨髄腫
腸骨に境界明瞭な溶骨像を認める(Aの矢印).腫瘍は偏在性の核を有する形質細胞様腫瘍細胞のシート状増殖よりなる(B).

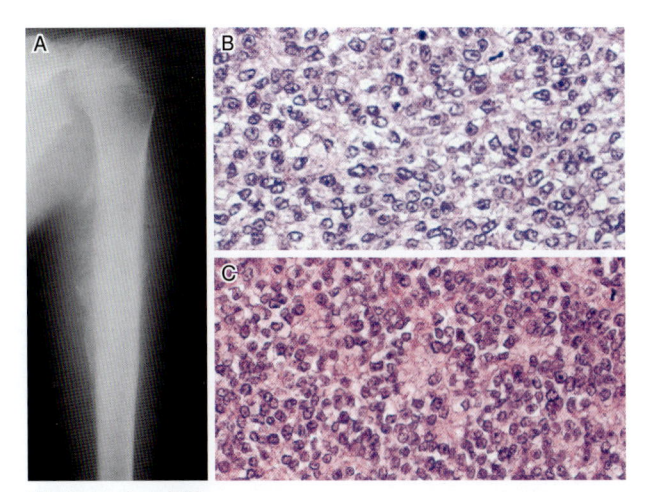

図46 Ewing肉腫
上腕骨骨幹部の広範な骨膜反応を伴った病変(A).細胞質に乏しい未分化小円形腫瘍細胞のびまん性増殖(B)とロゼット形成(C).

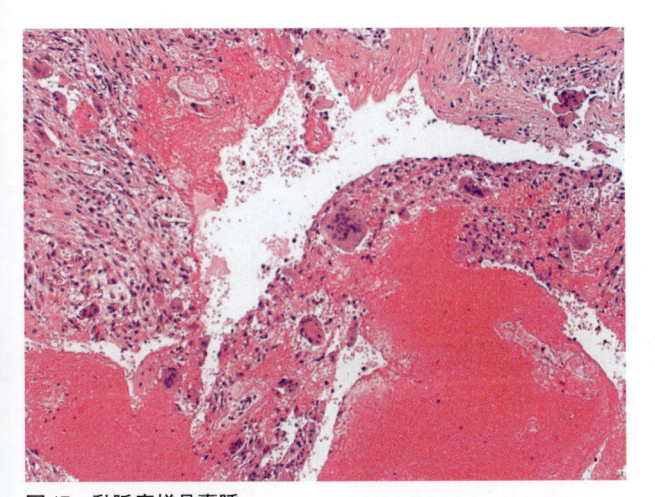

図47 動脈瘤様骨嚢腫
病変は血液で満たされた嚢胞と線維性嚢胞壁よりなり,嚢胞壁内には紡錘形線維芽細胞様細胞,組織球様類円形細胞,破骨細胞型多核巨細胞,反応性類骨を認める.

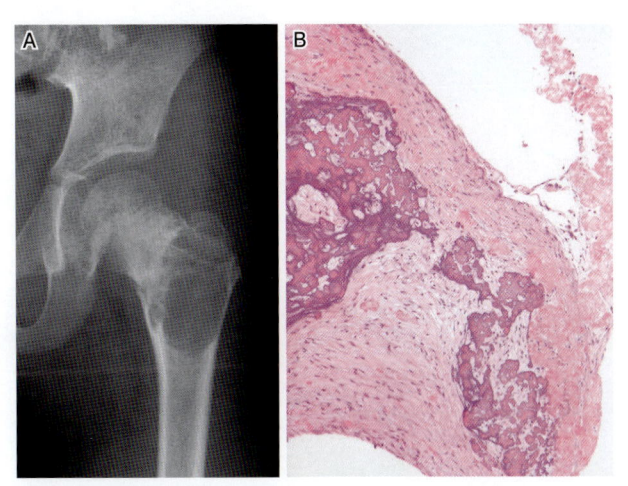

図48 孤立性骨嚢腫
大腿骨近位骨幹端に境界明瞭な溶骨像を認め,骨皮質は菲薄化している(A).漿液性の液体を満たした嚢胞壁は線維性結合組織よりなり,好酸性のフィブリン様物質の沈着と石灰化を伴う(B).

●多発性骨髄腫　multiple myeloma

60歳代以上の高齢者の脊椎,肋骨,頭蓋骨,骨盤といった造血髄が保たれた体幹の中心部の骨に好発し,多発性の溶骨像として認められる(**図45A**).腫瘍細胞は形質細胞に類似し,偏在性の核と豊富な好塩基性細胞質を有する(**図45B**).しばしば免疫グロブリンが腫瘍細胞の細胞質(Russell bodies)や核内(Dutcher bodies)に貯留する.

●ユーイング肉腫　Ewing sarcoma

20歳未満の小児や若年者に多く発生し,長管骨の骨幹端部や骨幹部に好発し,大腿骨,脛骨,腓骨,上腕骨などが好発部位である(**図46A**).細胞質に乏しい未分化小円形腫瘍細胞のシート状あるいは分葉状の増殖よりなる(**図46B**).ロゼット形成を伴う場合はHomer Wright rosetteがほとんどである(**図46C**).85%の症例に特異的な融合遺伝子 *EWSR1-FLI1* を,10〜15%に *EWS-ERG* を認める.

●動脈瘤様骨嚢腫　aneurysmal bone cyst

原発性のものは10歳代の長管骨の骨幹端部や脊椎の後方要素に好発し,血液を満たした多数の嚢胞と線維性嚢胞壁よりなる.嚢胞壁は線維芽細胞様の紡錘形細胞の増殖と散在性の破骨細胞型多核巨細胞よりなり(**図47**),反応性の類骨や骨形成,ヘモジデリン沈着を伴う.二次性のものは線維性骨異形成,骨芽細胞腫,軟骨芽細胞腫,骨巨細胞腫,骨肉腫などで原発腫瘍の組織像に随伴する.

●孤立性骨嚢腫　solitary bone cyst

小児や思春期に多く認められ,上腕骨近位,大腿骨近位,脛骨近位の骨幹端部に好発する.X線で境界明瞭な溶骨像を呈し(**図48A**),漿液を満たした嚢胞よりなる.線維性結合組織よりなる嚢胞壁はフィブリン様コラーゲン物質の沈着や石灰化を伴う(**図48B**).反応性骨形成,ヘモジデリン沈着,破骨細胞型多核巨細胞もしばしば嚢胞壁に観察される.

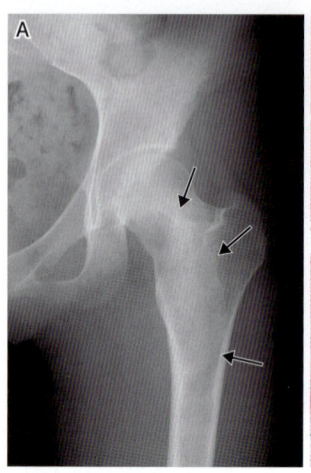

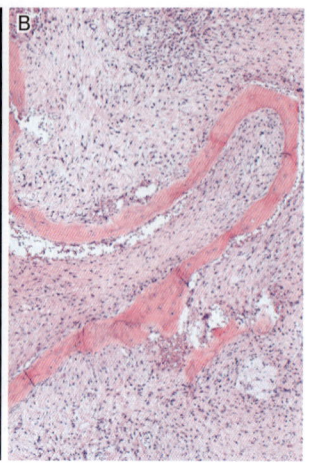

図49　線維性骨異形成
大腿骨近位骨幹端部のすりガラス様陰影(Aの矢印)．病変は弯曲した未熟な線維性骨の骨梁と紡錘形細胞の増殖よりなる(B)．

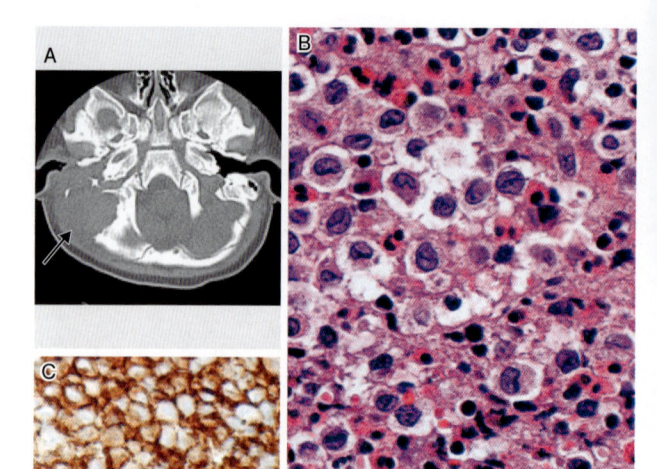

図50　ランゲルハンス細胞組織球症
側頭骨の骨破壊を伴った腫瘤(Aの矢印)．ランゲルハンス細胞の増殖を認め，好酸球浸潤を伴う(B)．腫瘍細胞はCD1aに陽性(C)．

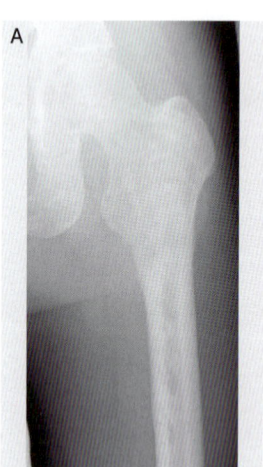

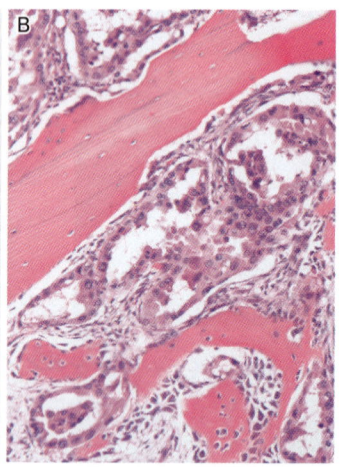

図51　骨転移(肺腺癌)
大腿骨遠位部に不規則な虫食い状の溶骨像を認める(A)．侵食された既存の骨梁の間に線維性間質を伴った腺癌細胞の増殖を認め(B上)，反応性の骨形成も観察される(B下)．

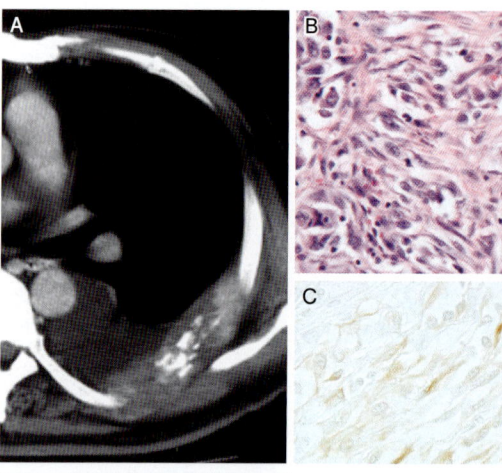

図52　骨転移(肉腫様腎細胞癌)
CTで肋骨に骨破壊を伴った腫瘤形成を認める(A)．腫瘍は紡錘形細胞の束状増殖と類円形の上皮様細胞の増殖よりなる(B)．紡錘形細胞はサイトケラチンに陽性となる(C)．

●線維性骨異形成　fibrous dysplasia of bone

10歳代の顎骨，頭蓋骨，大腿骨近位，肋骨に多く認められる．X線像では典型例では特徴的なすりガラス状陰影を呈する(図49A)．組織学的に未熟な線維性骨よりなる細長い骨梁が釣り針状あるいはアルファベットのC字状に増生する．骨梁の間は異型のない紡錘形線維芽細胞を伴う線維性組織よりなる(図49B)．

●ランゲルハンス細胞組織球症　Langerhans cell histiocytosis

小児に好発し，頭蓋骨，特に頭蓋冠に好発し，そのほか大腿骨，骨盤などにも発生する(図50A)．卵円形の核と好酸性の細胞質を有するランゲルハンス細胞の増殖よりなり，核には特徴的な核溝を認め，好酸球を多数伴っていることが多い(図50B)．破骨細胞型多核巨細胞もしばしば認められる．ランゲルハンス細胞は免疫染色でS-100蛋白およびCD1a(図50C)に陽性となる．

●骨転移　bone metastasis

原発性悪性骨腫瘍に比較して格段に多い．原発巣としては乳癌，肺癌，前立腺癌，甲状腺癌，腎癌が多く認められる．通常，病巣はX線上溶骨像(図51A)を示すが，3〜15％の症例では原発巣が同定できない．乳癌や前立腺癌では造骨性の変化を示すことが多い．

組織学的には原発巣と類似した形態を呈する癌細胞の増殖よりなる(図51B上)．癌細胞の増殖に加えて種々の程度に線維性の間質や反応性の骨形成を伴う(図51B下)．肺癌や腎癌では癌細胞が紡錘形に変化した肉腫様癌の組織像を呈することがあり(図52B)，これらの転移では線維肉腫や未分化多形肉腫の像に類似する．肉腫様癌では紡錘形腫瘍細胞も上皮のマーカーであるサイトケラチンが陽性となる(図52C)．高齢者の未分化多形肉腫の組織像を呈する骨腫瘍では，肉腫様癌の転移の可能性を除外する必要がある．

23. 軟部組織

久岡正典

総論 348
  I. 標本を見る前に 348
  II. 標本の見方 348
各論 350
  ●脂肪腫 350
  ●紡錘形細胞脂肪腫/多形脂肪腫 350
  ●褐色脂肪腫 350
  ●異型脂肪腫様腫瘍/高分化型脂肪肉腫 350
  ●脱分化型脂肪肉腫 351
  ●粘液型脂肪肉腫 351
  ●多形型脂肪肉腫 351
  ●結節性筋膜炎 352
  ●骨化性筋炎 352
  ●弾性線維腫 352
  ●手掌・足底線維腫症 352
  ●デスモイド型線維腫症 353
  ●孤在性線維性腫瘍 353
  ●炎症性筋線維芽細胞腫 353
  ●成人型線維肉腫 354
  ●粘液線維肉腫 354
  ●低悪性度線維粘液肉腫 354
  ●平滑筋肉腫 354
  ●血管平滑筋腫 355
  ●横紋筋腫 355
  ●胎児型横紋筋肉腫 355
  ●胞巣型横紋筋肉腫 355
  ●海綿状血管腫 356
  ●毛細血管性血管腫 356
  ●リンパ管腫 356
  ●類上皮血管内皮腫 356
  ●骨外性骨肉腫 357
  ●神経線維腫 357
  ●神経鞘腫 357
  ●顆粒細胞腫 358
  ●悪性末梢神経鞘腫瘍 358
  ●筋肉内粘液腫 358
  ●滑膜肉腫 358
  ●類上皮肉腫 359
  ●胞巣状軟部肉腫 359
  ●軟部明細胞肉腫 359
  ●骨外性粘液型軟骨肉腫 360
  ●骨外性ユーイング肉腫 360
  ●線維形成性小円形細胞腫瘍 360
  ●未分化多形肉腫 361
  ●痛風 361
  ●後腹膜線維症 361

総論

I 標本を見る前に

　軟部組織には，皮膚（真皮と皮下脂肪組織）や骨格筋とそれに付随する腱・靱帯などの結合組織からなる外軟部組織と，後腹膜や腸間膜，縦隔，精索，眼窩などからなる内軟部組織とがあるが，これらに生じる疾患の中で日常の病理診断の対象となるものの殆どは腫瘍（腫瘍様病変を含む）である．

　軟部腫瘍は原則的に腫瘍細胞に見られる分化の方向を，既存の軟部組織の構成要素と対応させることによって分類されている．すなわち，それぞれの腫瘍は，例えば脂肪性腫瘍，線維芽細胞・筋線維芽細胞性腫瘍，平滑筋腫瘍などと，細胞の分化に応じた腫瘍カテゴリーに大別される（WHO腫瘍組織分類を参照）．しかし，中には分化の方向の不明確なものや，軟部組織以外への分化を示すものも少なからず存在している．また，腫瘍の示す生物学的態度によって，それらは良性腫瘍，良悪性中間型腫瘍，悪性腫瘍のいずれかに分けられる．なお，良悪性中間型腫瘍には，転移をきたすことはないがしばしば局所破壊性に発育し術後に再発率の高い'局所侵襲性 locally aggressive'の腫瘍と，ごく稀ながら転移を生じることのある'稀少転移性 rarely metastasizing'の腫瘍がある．

　軟部腫瘍診断の基本は，他臓器における腫瘍と同様にその病理形態学特徴を見いだすことにほかならないが，腫瘍によっては性別や年齢，発生部位，臨床経過などの臨床所見にも特徴が見られるものが少なくないため，病理組織標本を見る前に，それらの臨床像を把握しておくことが，鑑別診断を絞り込む上で，あるいは組織学的所見の誤った解釈や誤診を回避する上で重要である（表1）．特に，CTやMRIなどの放射線画像上の特徴から診断の手がかりが得られることもあるため，それらの臨床情報を事前に入手することが望ましい．病理医と臨床医，放射線科医の3者で症例の情報を共有し，相互に協力できる体制（"Jaffe's triangle"と称されている）が構築されていることが理想である．

II 標本の見方

　検体の採取部位や深さ，大きさを確認した後に，H&E標本の全体を低倍率で観察し，特徴的な組織構築の有無や周囲組織との関係を把握する．特に細胞密度の多寡や細胞外基質の性状，腫瘍内に分布する血管の状態，壊死の有無などは常に確認しておきたい．次に顕微鏡の拡大率を上げ，腫瘍細胞の大まかな形態やその配列様式に着目する．腫瘍によっては独特の組織構築（パターン）を示すものがあり（図1），それらの認識は腫瘍診断において役立つことが少

表1　臨床上の特徴がみられる主な軟部腫瘍

特徴	主な腫瘍
好発年齢	
若年者	Ewing肉腫，滑膜肉腫，類上皮肉腫など
中　年	隆起性皮膚線維肉腫，胞巣状軟部肉腫など
高齢者	異型脂肪腫様腫瘍，粘液線維肉腫など
性　差	
男性＞女性	骨化性筋炎，骨外性骨肉腫など
男性＜女性	平滑筋肉腫，胞巣状軟部肉腫など
好発部位	
四肢遠位	血管筋腫，腱鞘巨細胞腫，類上皮肉腫など
体幹部	隆起性皮膚線維肉腫，平滑筋肉腫など
頭頸部	結節性筋膜炎，横紋筋腫，横紋筋肉腫など
放射線画像	
石灰化	骨化性筋炎，骨外性骨肉腫，滑膜肉腫など
粘液腫状	筋肉内粘液腫，粘液線維肉腫など
線維状	腱鞘線維腫，デスモイド型線維腫症など
脂肪性	脂肪腫，血管筋脂肪腫，脂肪肉腫など

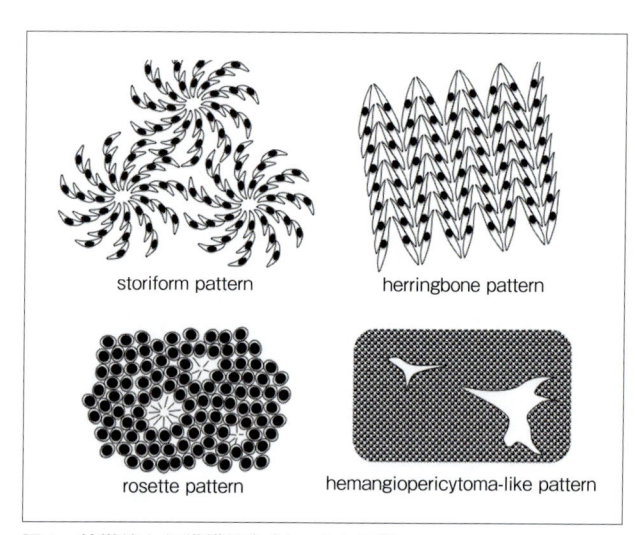

図1　特徴的な組織構築（パターン）の例

なくない．

　例えば，紡錘形腫瘍細胞が渦巻き状に配列する様相はしばしばstoriform pattern（花むしろ様パターン）またはcart-wheel pattern（車輪様パターン）とも称され，隆起性皮膚線維肉腫や未分化多形肉腫などでよく見られる特徴である．また，紡錘形腫瘍細胞が交互に織りなす列をなしたherringbone pattern（鰊の骨様パターンあるいは杉綾模様）は，成人型線維肉腫や線維肉腫様隆起性皮膚線維肉腫などでしばしば見られる．更に，小型の円形細胞が一様に増殖する中で，無細胞野を中心に腫瘍細胞が花冠状に取り巻く像は，古来よりrosette（ロゼット）と呼称され，Ewing肉腫や神経芽細胞腫などの神経外胚葉分化を伴う小円形細胞腫瘍で見られる特徴的所見である．このほかに，孤在性線維性腫瘍

表2　形態に基づく腫瘍の分類とその代表的な軟部腫瘍

分類	主な腫瘍
紡錘形細胞腫瘍	神経鞘腫 線維腫症（表在性，デスモイド型） 平滑筋腫瘍（平滑筋腫，平滑筋肉腫） 悪性末梢神経鞘腫瘍 単相線維型滑膜肉腫など
小円形細胞腫瘍	Ewing肉腫 胞巣型横紋筋肉腫 線維形成性小円形細胞腫瘍など
粘液状腫瘍	筋肉内粘液腫 神経線維腫 粘液線維肉腫 粘液型脂肪肉腫など
多形性腫瘍	多形脂肪腫 多形型平滑筋肉腫 未分化多形肉腫など
上皮様細胞腫瘍	類上皮血管内皮腫 類上皮肉腫 二相型滑膜肉腫など
血管性腫瘍	血管腫 リンパ管腫 血管肉腫など
特殊な構造物をもつ腫瘍	化骨性筋炎（骨） 骨外性骨肉腫（骨・軟骨） 骨外性軟骨腫（軟骨）など

表3　免疫組織化学に用いられる主な分化マーカー

分化形質	マーカー（抗体）
上皮細胞	cytokeratin（CAM5.2, AE1/AE3），EMAなど
平滑筋	α-SMA, desmin, h-caldesmonなど
横紋筋	desmin, myogenin, myoD1など
脂肪	S-100, adipophilin, aP2など
内皮細胞	factor Ⅷ RA, CD34, CD31, D2-40, ERG, FLI1など
神経・神経内分泌細胞	S-100, GFAP, neurofilament, nestin, CD56, SOX10, synaptophysinなど
神経周膜細胞	EMA, Glut-1, claudin-1
メラノサイト	S-100, MiTF, HMB45, Melan Aなど
骨・軟骨	S-100, RUNX2, TWIST1, SATB2, SOX9など

表4　主な軟部腫瘍にみられる融合遺伝子

腫瘍	融合遺伝子
滑膜肉腫	SS18-SSX1/SSX2/SS4
Ewing肉腫	EWSR1-FLI1/ERG
胞巣型横紋筋肉腫	PAX3/PAX7-FOXO1
明細胞肉腫	EWSR1-ATF1/CREB1
胞巣状軟部肉腫	ASPL-TFE3
線維形成性小円形細胞腫瘍	EWSR1-WT1
乳幼児型線維肉腫	ETV6-NTRK3
粘液型脂肪肉腫	FUS/EWSR1-DDIT3
骨外性粘液型軟骨肉腫	EWSR1/TAF15-NR4A3
孤在性線維性腫瘍	NAB2-STAT6
低悪性度線維粘液肉腫	FUS-CREB3L2/CREB3L1
類血管腫型線維組織球腫	EWSR1-CREB1/ATF1

や滑膜肉腫などで見られる．不規則に分枝拡張した薄壁性の血管周囲に腫瘍細胞が増殖するhemangiopericytoma-like pattern（血管周皮腫様パターンあるいはstaghorn（牡鹿の角）とも表現される）などの特徴的所見もある．そして，強拡大での観察により核や細胞質の形状といった詳細な細胞形態とともに，核分裂像の頻度なども確認する．

　上記の顕微鏡観察で得られる所見の中にはそれ自身が腫瘍の診断に直結しうるような特徴的なものがない訳ではないが，多くの腫瘍では一見類似した組織像を示すために相互の鑑別に困難を感じることが稀ではない．その場合，代表的な組織学的特徴によって腫瘍を一旦大まかに分類した上で，その他の特徴から各々の腫瘍を鑑別していくことが伝統的に行われている方法である．つまり，腫瘍細胞の示す形態や細胞外基質などの性状に基づいて，例えば紡錘形細胞腫瘍や小円形細胞腫瘍，上皮様細胞腫瘍，多形性腫瘍，粘液状腫瘍などの代表的な腫瘍カテゴリーのいずれに当てはまるかをまず検討し（表2），次に個々の腫瘍に見られる特有な所見を細かく確認していく．その過程で重要になるのが腫瘍細胞における分化の方向である．細胞の分化はH&E標本上の所見に既に表われている場合もあるが，それを更に確認する意味も含め今日では免疫組織化学を行い，その結果を基に判定している．この分野で高頻度に使用される細胞分化に関連した主なマーカー（抗体）を表3に示す．なお，免疫染色においては複数の分化マーカーをパネルとして同時に染色することにより，判定の精度や信頼性をより期待することができる．

　上記の臨床病理学的所見の評価によって確定診断に至らない場合や診断に自信を持てない場合には，腫瘍に見られる分子遺伝学的な特徴を検討することにより，それらの問題を克服できる場合がある．例えば，特定の腫瘍に認められる融合遺伝子（キメラ遺伝子）は，組織型に対する特異性が高いため（表4），fluorescence *in situ* hybridization（FISH）法やreverse transcription-polymerase chain reaction（RT-PCR）法などによってそれらの遺伝子再構成ないし遺伝子転写産物を検出できれば，その所見はしばしば腫瘍の確定診断に結びつく．また，これらの分子遺伝学的手法はホルマリン固定パラフィン包埋組織を用いて行うことが可能な場合もあり，それぞれの病理診断の現場において実施できる態勢を整備しておくことが望ましい．

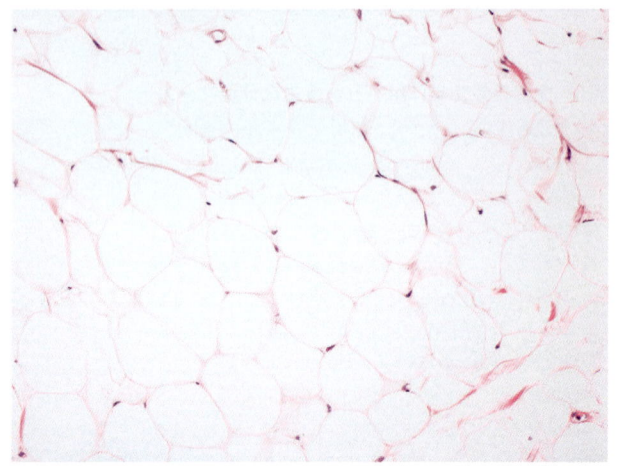

図1 脂肪腫
ほぼ均一な成熟脂肪細胞の増生からなる.

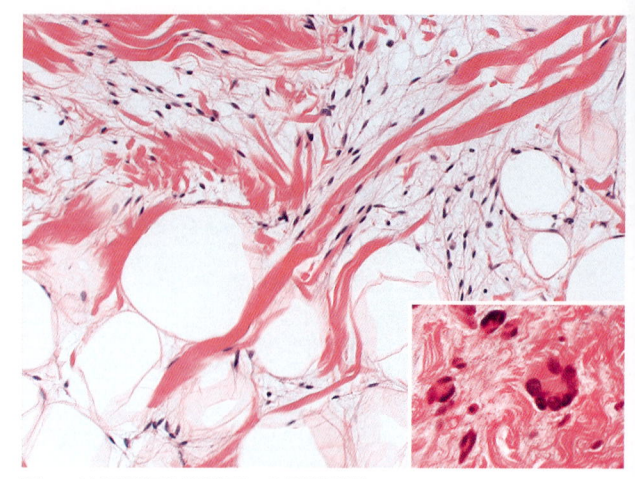

図2 紡錘形細胞脂肪腫/多形脂肪腫
脂肪細胞とともに紡錘形細胞の増生, 太い膠原線維束が見られる. 多形脂肪腫では特徴的な多核巨細胞を見る(inset).

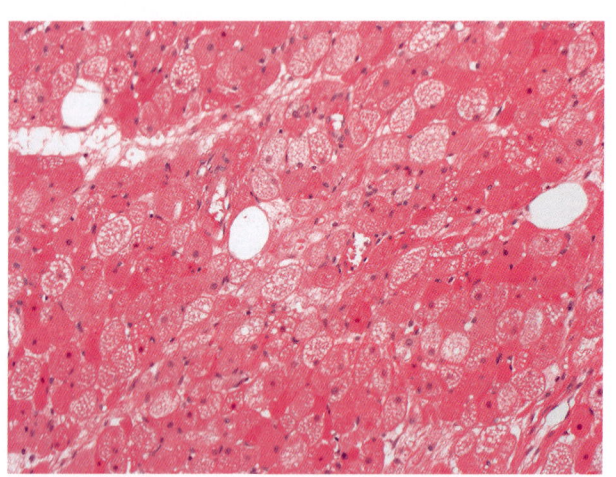

図3 褐色脂肪腫
多空胞状好酸性細胞質を有する褐色細胞の増生からなる.

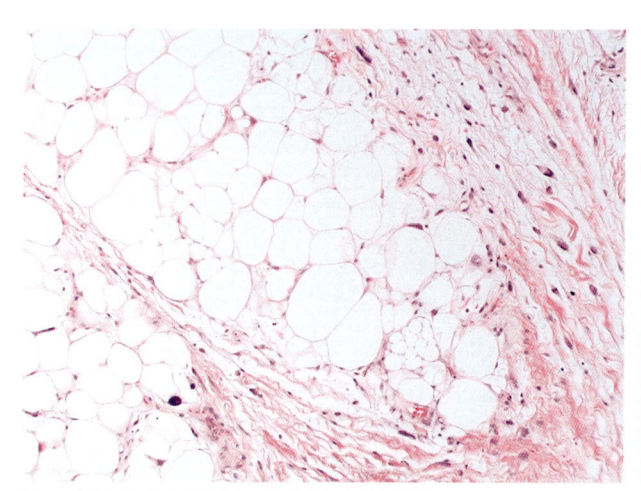

図4 異型脂肪腫様腫瘍/高分化型脂肪肉腫
脂肪細胞の大小不同が目立ち, 線維性間質には異型紡錘形細胞が見られる.

● **脂肪腫 lipoma**

成熟した白色脂肪細胞の増殖からなる良性腫瘍であり, 形や大きさの揃った単空胞状の細胞質を有する成熟型脂肪細胞から構成され(図1), 既存の脂肪組織に比して毛細血管にやや富み, しばしば繊細な線維性隔壁によって区画された分葉状の構造を示す.

● **紡錘形細胞脂肪腫 spindle cell lipoma / 多形脂肪腫 pleomorphic lipoma**

脂肪細胞に混じて異型性に乏しい小型の紡錘形細胞の増生を伴う腫瘍は紡錘形細胞脂肪腫と称され(図2), 複数の濃染性核をしばしば花冠状に配する巨細胞を混じた腫瘍は多形脂肪腫(図2 inset)とよばれる. 共に厚い膠原線維束や粘液腫状基質をしばしば伴う上, 脂肪芽細胞様細胞が見られる例もある. 免疫染色上, 脂肪細胞以外の細胞にはCD34が陽性である. 両腫瘍は共通した臨床病理学的・分子遺伝学的特徴(13qまたはRB1遺伝子の欠失など)を有し, 同一の腫瘍スペクトラムに属する病変とみなされている.

● **褐色脂肪腫 hibernoma**

肉眼上, 褐色調を示す稀な良性の脂肪性腫瘍で, 組織学的には多空胞状ないし顆粒状の豊富な好酸性細胞質と, しばしば中心に位置した類円形核を有する褐色脂肪細胞類似の腫瘍細胞が増殖し, 繊細な線維血管性間質によって分葉状に区画され, 単空胞状の成熟脂肪細胞を混じる(図3).

● **異型脂肪腫様腫瘍 atypical lipomatous tumor / 高分化型脂肪肉腫 well differentiated liposarcoma**

良悪性中間型の脂肪性腫瘍で, 四肢などの外軟部組織に発生したものは転移を起こすことなく切除によって根治可

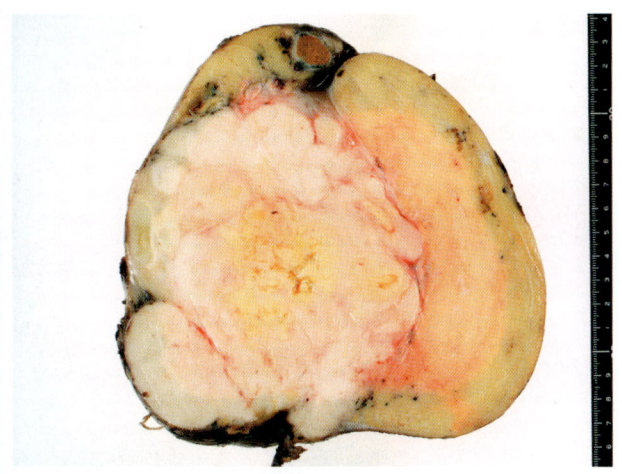

図5 脱分化型脂肪肉腫(肉眼像)
黄色調の高分化領域(右)と白色調の脱分化領域が見られる.

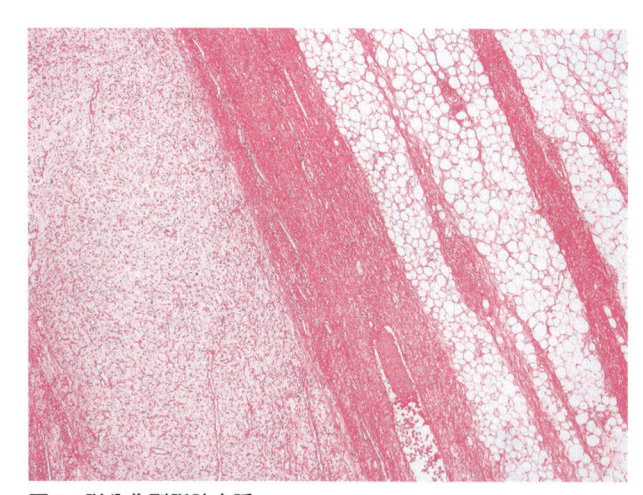

図6 脱分化型脂肪肉腫
高分化型脂肪肉腫成分(右)と非脂肪性の脱分化部(左)が隣接して見られる.

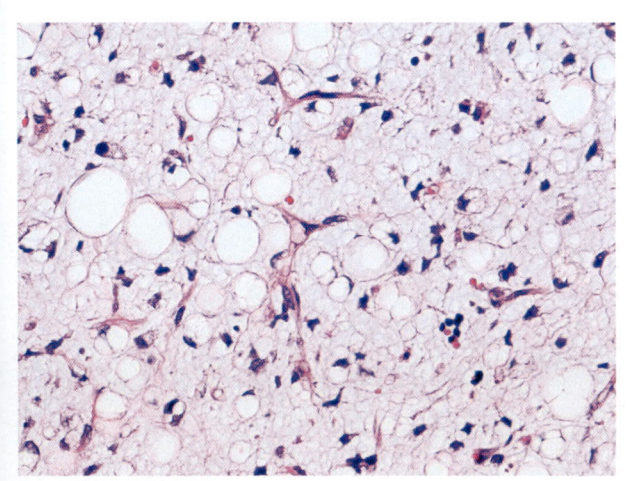

図7 粘液型脂肪肉腫
粘液腫状背景に脂肪芽細胞や発達した毛細血管が見られる.

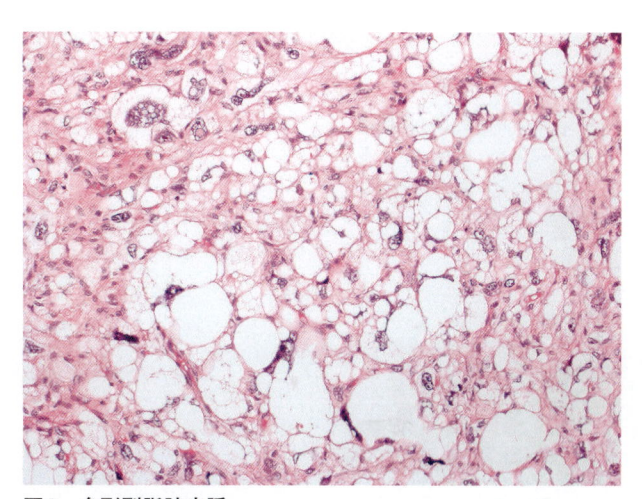

図8 多形型脂肪肉腫
多形性に富む異型な脂肪芽細胞が見られる.

能なため異型脂肪腫様腫瘍とよばれるが, 縦隔や後腹膜などに生じた場合には局所再発や脱分化現象を生じることが稀でなく, 高分化型脂肪肉腫と称される. 成熟脂肪細胞類似の単空胞状脂肪細胞の分葉状増殖が主体であるが, 正常脂肪組織に比べ細胞の大小不同が目立ち, 時に脂肪芽細胞を伴う. 種々の厚みの線維血管性隔壁に, 濃染性核を有する異型な紡錘形間質細胞や多形細胞を多少とも認める(図4). 免疫染色で, MDM2やCDK4, p16の発現が見られる.

●**脱分化型脂肪肉腫　dedifferentiated liposarcoma**

1つの腫瘍内に異型脂肪腫様腫瘍/高分化型脂肪肉腫に相当する領域と, 脂肪分化の見られない線維肉腫や未分化多形肉腫などに類似した肉腫からなる脱分化領域が, しばしば明瞭な境界を示して存在する病変である(図5, 6). 脱分化領域は時に低異型度の組織像を示すことや, 骨・軟骨, 筋などへの分化を認めることもある. 免疫染色上, 両領域においてMDM2やCDK4, p16の発現が見られる.

●**粘液型脂肪肉腫　myxoid liposarcoma**

豊富な粘液腫状基質と発達した毛細血管網を伴って, 脂肪芽細胞を含む種々の成熟段階の脂肪細胞とともに単紡錘形あるいは類円形の未熟な間葉細胞が分葉状に増生する(図7). 通常, 核分裂像は目立たず, 多形性も見られない. 類円形の間葉細胞が目立つものは円形細胞型脂肪肉腫 round cell liposarcomaともよばれる.

●**多形型脂肪肉腫　pleomorphic liposarcoma**

未分化多形肉腫などの高異型度の肉腫の像とともに, しばしば大型で異型性や多形性の目立つ脂肪芽細胞を, 散在性あるいは集簇性に認める脂肪肉腫の稀な亜型である(図8).

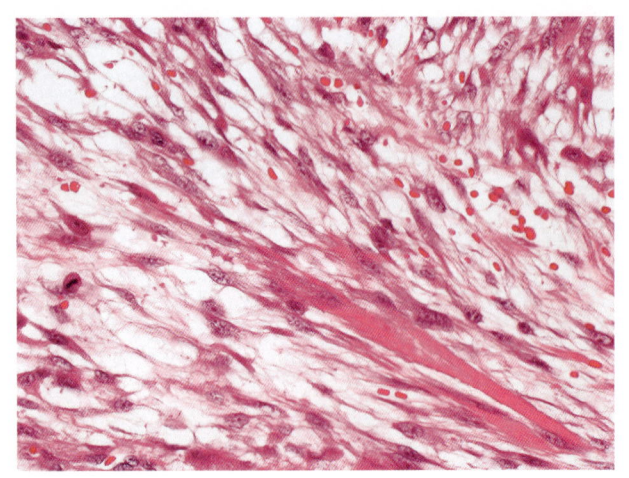

図9 結節性筋膜炎
浮腫状の背景に紡錘形細胞の増生と漏出赤血球が見られる．

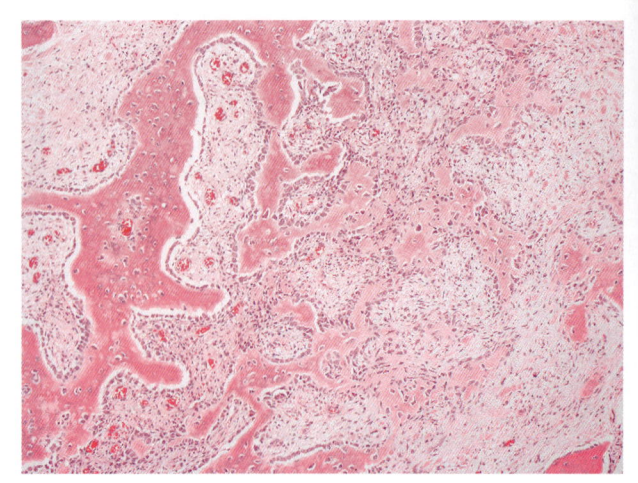

図10 骨化性筋炎
梁柱状を示す幼若な骨組織にzoning現象が見られる．

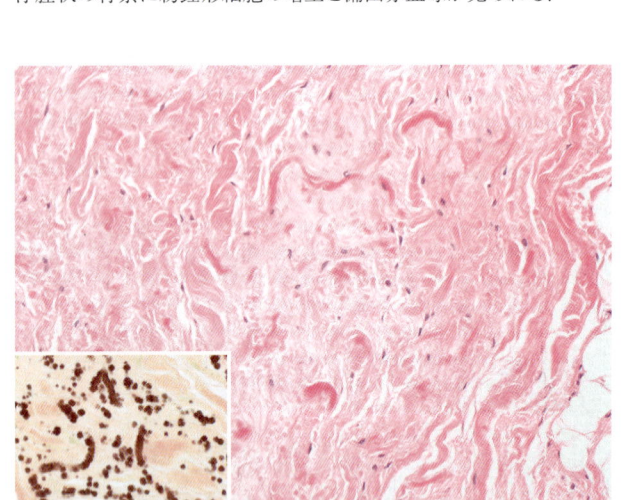

図11 弾性線維腫
異常な弾性線維（inset：EVG染色）を含む富線維性病変．

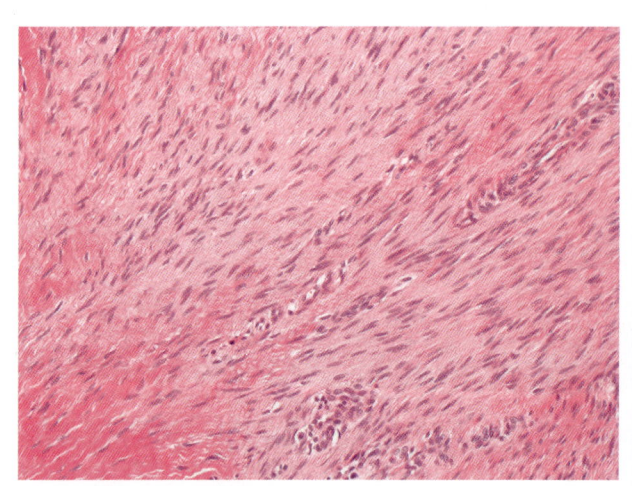

図12 手掌・足底線維腫症
腱組織内のほぼ均一な紡錘形細胞の束状増生からなる．

● 結節性筋膜炎　nodular fasciitis

　線維芽細胞・筋線維芽細胞から構成され限定的な発育を示すself-limitingな良性腫瘍で，それらの紡錘形細胞が膠原線維性あるいは浮腫状・粘液腫状の間質を背景に，緩やかな束状または渦巻き状を示して増殖し，血管外漏出赤血球や種々の程度の慢性炎症細胞浸潤を伴う（図9）．核分裂像がしばしば見られるが，異型分裂像は認められず，多形性も目立たない．

● 骨化性筋炎　myositis ossificans

　組織学的に結節性筋膜炎に類似した良性病変であるが，周辺部を中心に骨化を伴っており，骨化部では腫大性の骨芽細胞に縁取られた線維骨が辺縁部でより成熟した骨へと移行する，いわゆるzoning現象を示す（図10）．破骨細胞様多核巨細胞をしばしば伴い，核分裂像も容易に見られる．

● 弾性線維腫　elastofibroma

　もっぱら高齢者の肩甲骨部に生じ，脂肪組織と混在した周囲との境界の不明瞭な富線維性の良性病変で，異型性に乏しい紡錘形・星芒状細胞がまばらに分布し，線維性基質にはしばしばビーズ状・小球状あるいは芋虫状の異常な弾性線維が多数認められる（図11）．

● 手掌・足底線維腫症　palmar/plantar fibromatosis

　Dupuytren拘縮・Ledderhose病としても知られ，もっぱら手足の腱や腱鞘に生じる再発傾向の高い良悪性中間型腫瘍である．周囲との境界はしばしば不鮮明で，異型性に乏しいほぼ均一な線維芽細胞・筋線維芽細胞様紡錘形細胞が膠原線維を伴って束状に配列し増殖する．核分裂像は見られるが，異型分裂像は見られず多形性も認められない（図12）．

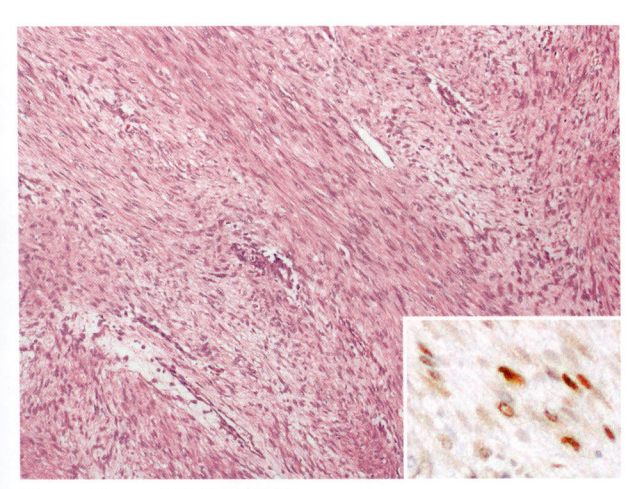

図13 デスモイド型線維腫症
膠原線維に富む紡錘形細胞の束状増生（inset：βカテニン）．

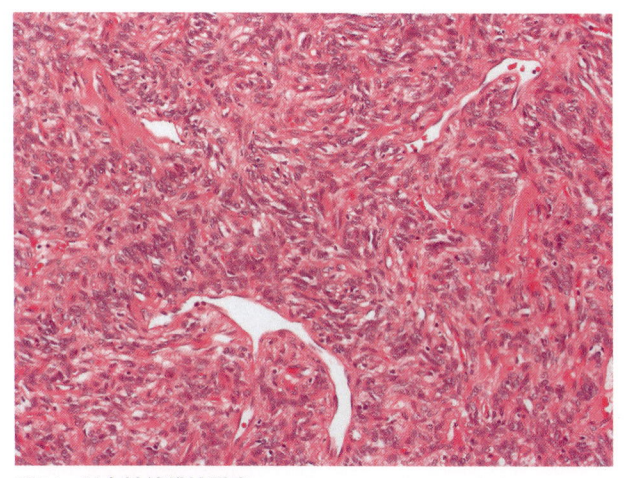

図14 孤在性線維性腫瘍
分枝・拡張性の血管周囲に紡錘形細胞の増生が見られる．

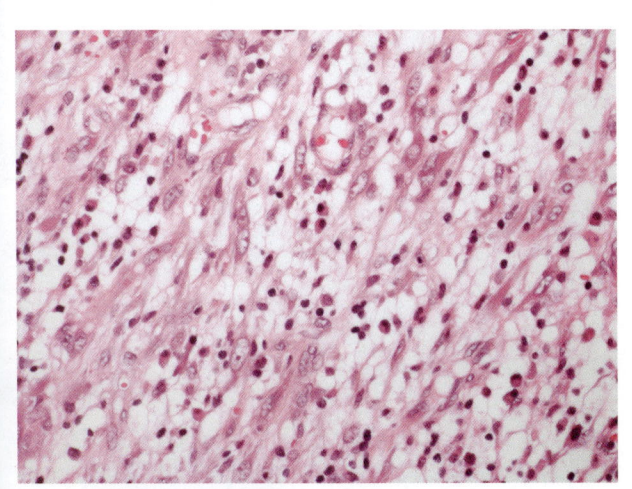

図15 炎症性筋線維芽細胞腫
多くの炎症細胞とともに紡錘形細胞の増生が見られる．

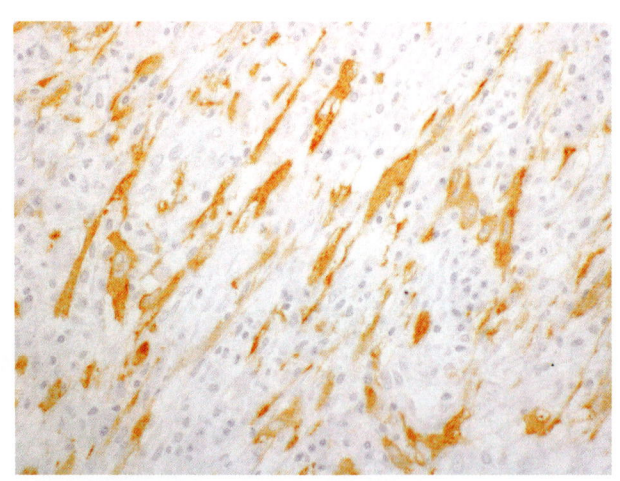

図16 炎症性筋線維芽細胞腫（免疫染色）
紡錘形腫瘍細胞にALKの発現が認められる．

● デスモイド型線維腫症　desmoid-type fibromatosis

　局所破壊性で再発傾向の高い良悪性中間型腫瘍であり，骨格筋や筋膜を巻き込んで，ほぼ均一な線維芽細胞・筋線維芽細胞様紡錘形細胞が束状・渦巻き状に配列・増殖し（図13），周囲との境界の不鮮明な腫瘤を形成する．膠原線維性基質に富むが，血管周囲はしばしば浮腫状を示す．核分裂像が散見されるものの，異型性には乏しく，多形性も認められない．免疫染色にて核内にβカテニンの発現が特徴的に認められる．

● 孤在性線維性腫瘍　solitary fibrous tumor

　稀少転移性の良悪性中間型腫瘍であり，膠原線維性基質に富み，紡錘形あるいは類円形細胞が疎密を示して増生し，しばしば拡張分枝した血管構造の周囲を取り囲む，いわゆる血管周皮腫様構造が見られる（図14）．腫瘍細胞は特定の配列を示さない（pattern less patternとよばれる）ことが多いが，部分的に渦巻き状あるいは花むしろ様配列をとることもある．時に多形性を示すこともあるが，核分裂像は概して乏しい．免疫染色にてSTAT6が陽性となる上，多くの例でCD34やbcl-2，CD99の発現が見られる．

● 炎症性筋線維芽細胞腫　inflammatory myofibroblastic tumor

　小児や若年者に好発する稀少転移性の良悪性中間型腫瘍であり，リンパ球を主とする顕著な炎症細胞浸潤とともに，紡錘形腫瘍細胞が増殖する（図15）．時に明瞭な核小体と胞状核をもつ神経節細胞様細胞の増生からなるものや，間質の浮腫や粘液腫状変化が目立ち，炎症性肉芽組織を模倣する例もある．免疫染色ではアクチンやデスミンなどの発現により筋線維芽細胞の特徴が多少とも示され，約半数の例でALKが陽性となる（図16）．

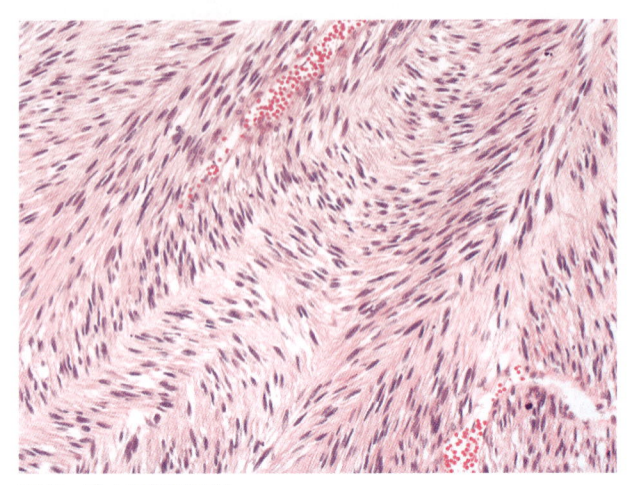

図17　成人型線維肉腫
herringbone patternを示して増殖する腫瘍細胞.

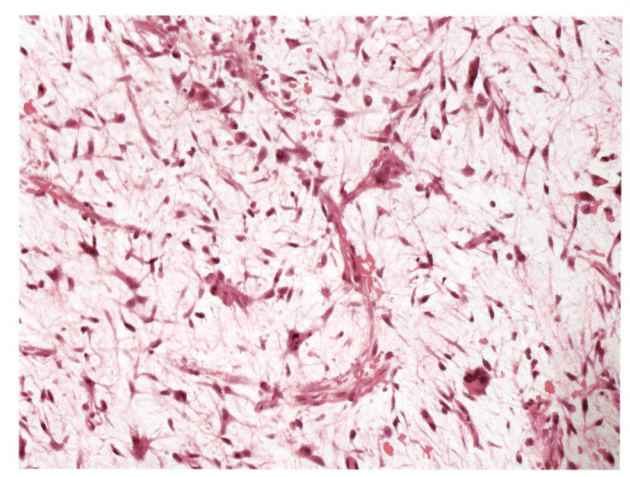

図18　粘液線維肉腫
豊富な粘液腫状背景に発達した毛細血管網と異型紡錘形細胞の増生が見られる.

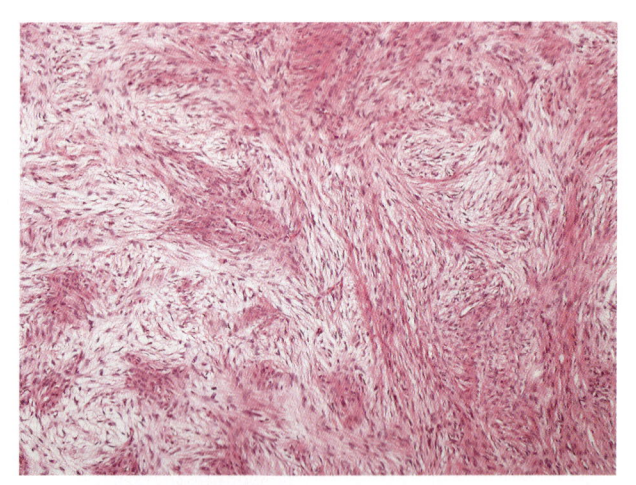

図19　低悪性度線維粘液肉腫
粘液腫状部と線維状部が交互に，不規則に入り交じる.

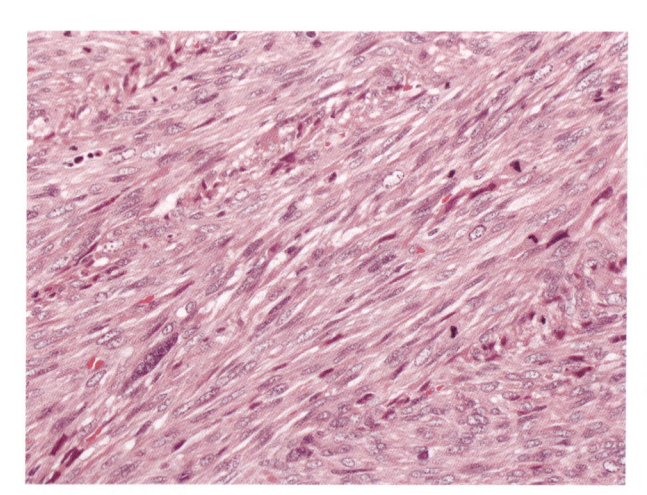

図20　平滑筋肉腫
好酸性細胞質を有する平滑筋細胞様の異型紡錘形細胞が束状の配列をなして増殖する.

●成人型線維肉腫　adult fibrosarcoma

成人の体幹部や四肢に発生する線維芽細胞様異型紡錘形細胞の増生からなる稀な悪性腫瘍で，腫瘍細胞が束状に配列し，杉綾模様（鰊の骨様）配列herringbone patternを示す（図17）．核分裂像の頻度は様々で，通常多形性は認められない．他の紡錘形細胞肉腫を除外した上で診断される．

●粘液線維肉腫　myxofibrosarcoma

成人において比較的頻度の高い悪性腫瘍であり，豊富な粘液腫状基質を背景に濃染性核を有する異型紡錘形・星芒状細胞が増生し，多形な腫瘍細胞や蔓状に発達した毛細血管を伴う（図18）．細胞密度や核分裂像の頻度は様々である．

●低悪性度線維粘液肉腫　low-grade fibromyxoid sarcoma

若年成人の四肢近位部や体幹部に好発する悪性腫瘍であり，異型性に乏しい紡錘形細胞が膠原線維性基質を伴って束状・渦巻き状に増生する領域と，粘液腫状の背景に疎に分布する領域とが入り交ざって交互に見られる（図19）．細胞に多形性は見られず，核分裂像も乏しい．デスモイド型線維腫症や良性線維性腫瘍などと誤認されやすいが，免疫染色ではMUC4が特異的に陽性となる．

●平滑筋肉腫　leiomyosarcoma

平滑筋への分化を示す悪性腫瘍であり，後腹膜発生例や血管壁と関連した例が多い．好酸性細胞質と濃染性で不整な両切りタバコ状の核をもつ異型紡錘形細胞が束状の配列をなして密に増殖し，多形細胞を種々の程度に混じる（図20）．核分裂像はしばしば認められ，壊死巣の存在も稀でない．免疫染色上，アクチンやデスミン，h-caldesmonなどの筋原性マーカーの発現が見られる．

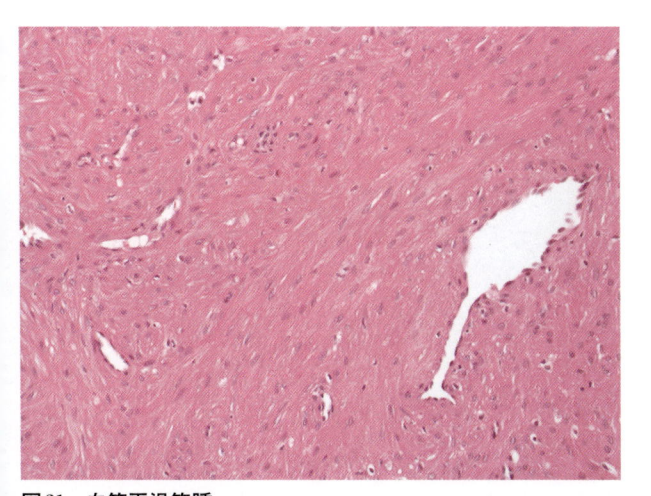

図21 血管平滑筋腫
血管腔の周囲に平滑筋類似の紡錘形細胞の増生が見られる．

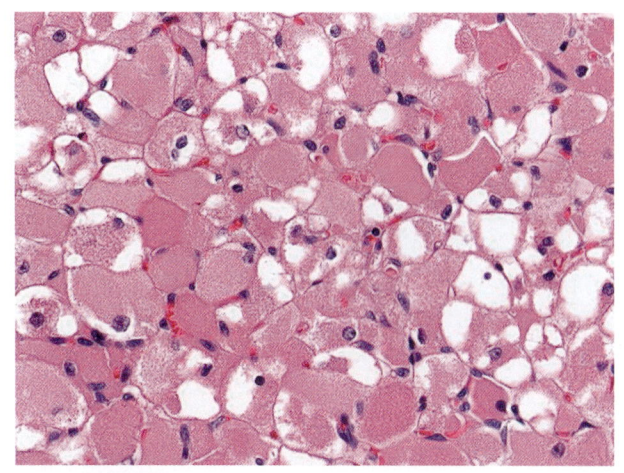

図22 横紋筋腫
好酸性または空胞状の細胞質を有する多角形細胞からなる．

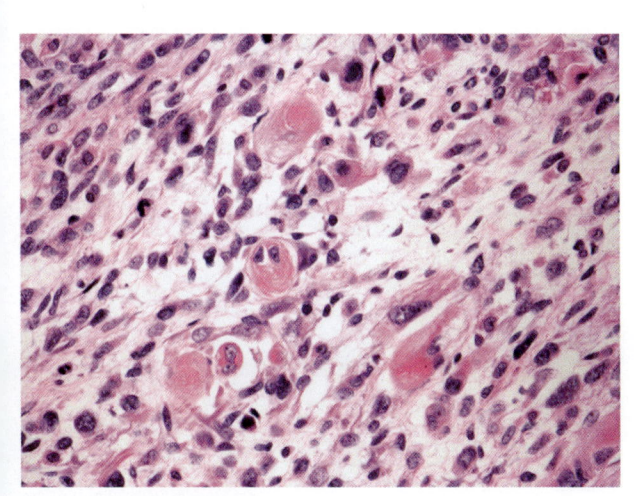

図23 胎児型横紋筋肉腫
種々の形状・成熟段階の横紋筋芽細胞が見られる．

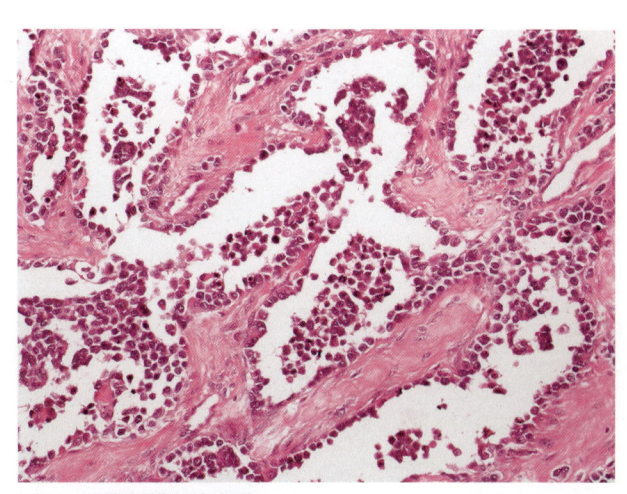

図24 胞巣型横紋筋肉腫
線維性隔壁を小型の腫瘍細胞が縁取った胞巣状構造が見られる．

●血管平滑筋腫　angioleiomyoma

主に四肢や頭頸部において表在性に生じる小型の良性腫瘍であり，スリット状あるいは拡張した血管腔の周囲に，異型性に乏しく豊富な好酸性細胞質を有する平滑筋細胞様の紡錘形細胞がしばしば束状に配列・増殖する（図21）．

●横紋筋腫　rhabdomyoma

乳幼児や中高年の頭頸部に好発する稀な良性腫瘍であり，成人型では好酸性あるいは空胞状の豊富な細胞質と小型の核を有する大型の多角形細胞がシート状・分葉状に配列・増殖する（図22）．乳幼児期のものは，類円形ないし紡錘形の未熟な横紋筋細胞の増生からなる．細胞質内に好酸性で桿状の封入体や横紋構造が見られることもある．

●胎児型横紋筋肉腫　embryonal rhabdomyosarcoma

小児や若年者の頭頸部や泌尿生殖器などに好発する悪性腫瘍で，紡錘形や類円形，オタマジャクシ様の形状を示し，種々の成熟段階の横紋筋細胞（横紋筋芽細胞）に類似した異型腫瘍細胞が増殖する（図23）．腫瘍細胞には好酸性細胞質に横紋構造を示すものもしばしば見られ，免疫染色にてmyogeninやMyoD1，アクチン，デスミンが陽性となる．

●胞巣型横紋筋肉腫　alveolar rhabdomyosarcoma

若年者の四肢や傍脊柱部などに好発する悪性腫瘍で，濃染性核を有する未熟な小円形細胞が線維血管性の隔壁様構造に囲まれた胞巣状構造を示して増殖し，胞巣内部にはしばしば細胞離開による空隙が見られる（図24）．腫瘍細胞には深好酸性細胞質が少量見られるが，多核で大型の細胞も混在する．胎児型と同様に，免疫染色で筋原性マーカー（アクチン，デスミン）やmyogenin，MyoD1の発現が認められる．

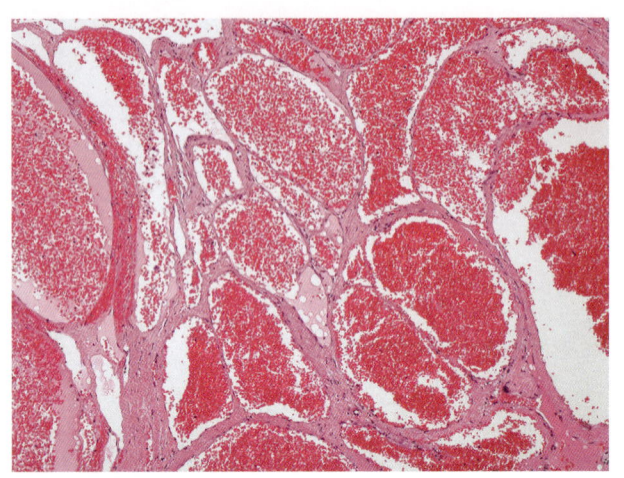

図25　海綿状血管腫
内部に血液を入れた薄壁性の大小の血管腔が見られる．

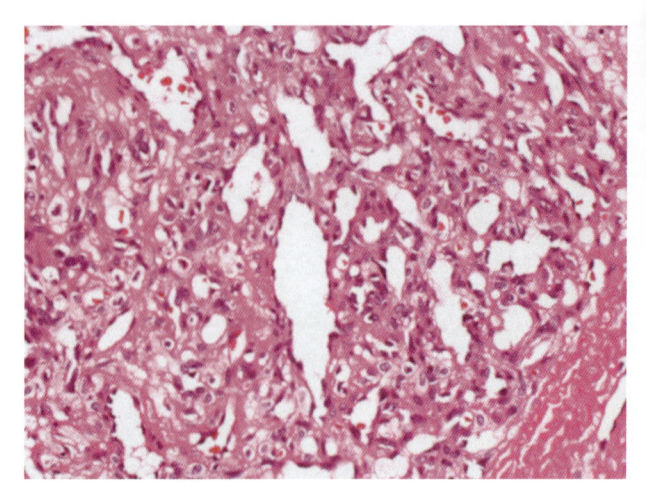

図26　毛細血管性血管腫
毛細血管レベルの小血管の分葉状の集簇からなる病変．

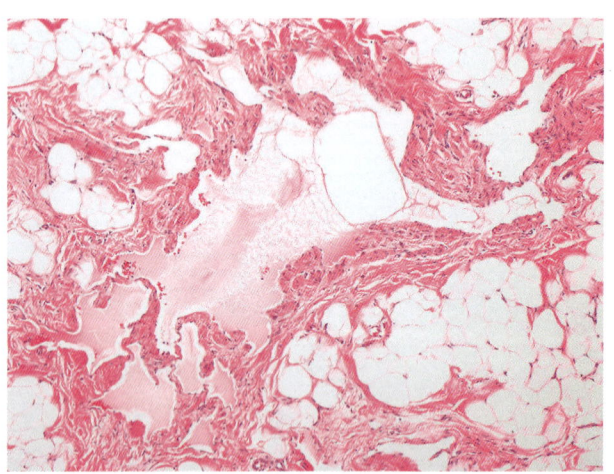

図27　リンパ管腫
内部に淡好酸性の液体を入れた大小の脈管腔が見られる．

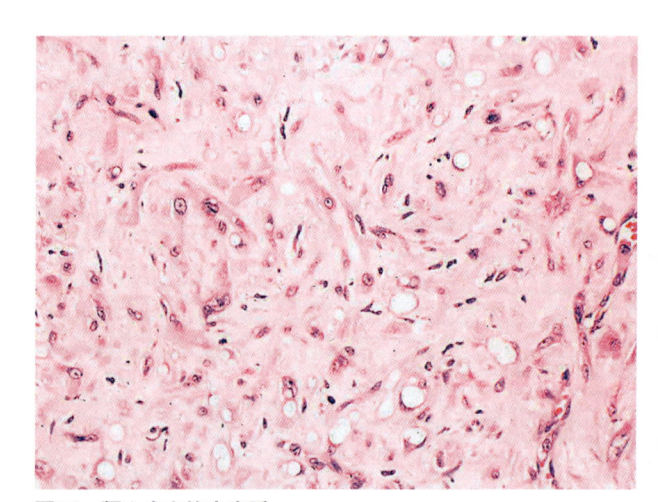

図28　類上皮血管内皮腫
しばしば空胞状の細胞質を有する短紡錘形あるいは上皮様の腫瘍細胞から構成される．

● **海綿状血管腫**　cavernous hemangioma

　肉眼上はスポンジ状（海綿状）の外観を示す良性腫瘍で，幅狭い線維性隔壁を伴って1層の扁平な内皮細胞により被覆された拡張性の血管腔により構成され，内部には血液や時に血栓を入れている（**図25**）．

● **毛細血管性血管腫**　capillary hemangioma

　小児や若年者の皮膚や口腔粘膜などに好発する良性腫瘍で，毛細血管相当の小型の血管が密に集簇し，しばしば分葉状の構造を示す（**図26**）．炎症や浮腫の目立つものは炎症性肉芽組織に類似し，膿原性肉芽腫 pyogenic granuloma とも称される．

● **リンパ管腫**　lymphangioma

　小児の頸部や腋窩，鼠径部などに多く見られ，1層の扁平あるいは腫大した核を有する内皮細胞に覆われた薄壁性の脈管腔の集簇から構成されており，腔内は空虚か淡好酸性の液体やリンパ球を入れ（**図27**），壁には不連続性に平滑筋を伴うこともある．免疫染色にて内皮細胞にはCD31やD2-40の発現が見られる．

● **類上皮血管内皮腫**　epithelioid hemangioendothelioma

　軟部のほか骨，肺，肝などにも発生する悪性腫瘍であり，粘液状・硝子様の背景に，好酸性の細胞質と胞状核を有する上皮様腫瘍細胞が孤在性または小胞巣状に連なるように配列し，しばしば空胞状となった細胞質内に赤血球を入れた細胞も見られる（**図28**）．細胞に異型性は目立たないが，時に血管肉腫に見られるような高度の異型性を示す例もある．免疫染色上，内皮のマーカー（CD34，CD31，FLI1，ERG）の発現が見られる．

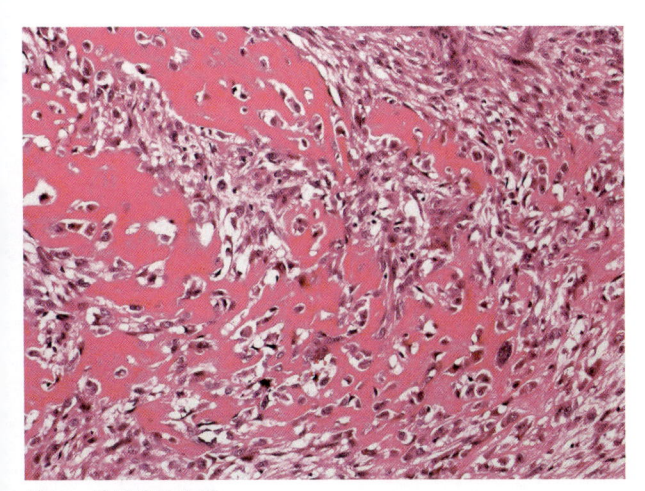

図29 骨外性骨肉腫
好酸性の類骨の形成を示す異型細胞の増生からなる.

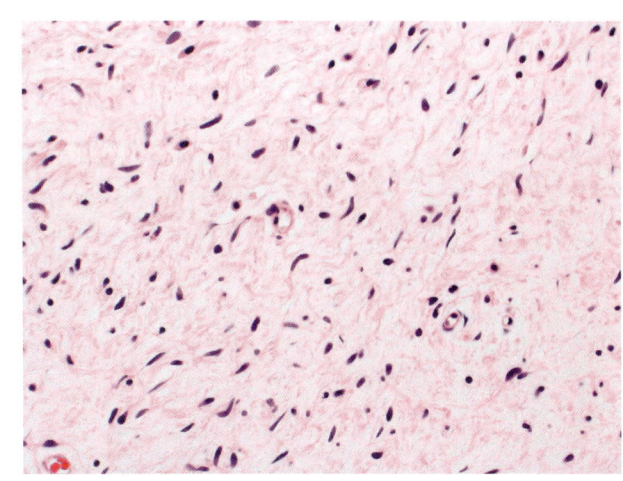

図30 神経線維腫
線維性基質を背景に，濃染性でしばしば屈曲した核を有する紡錘形細胞が増生している.

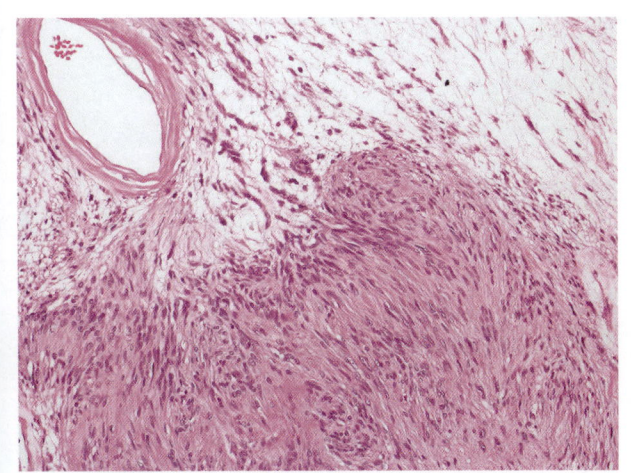

図31 神経鞘腫
核の柵状配列を示して束状に配列した領域(Antoni A).

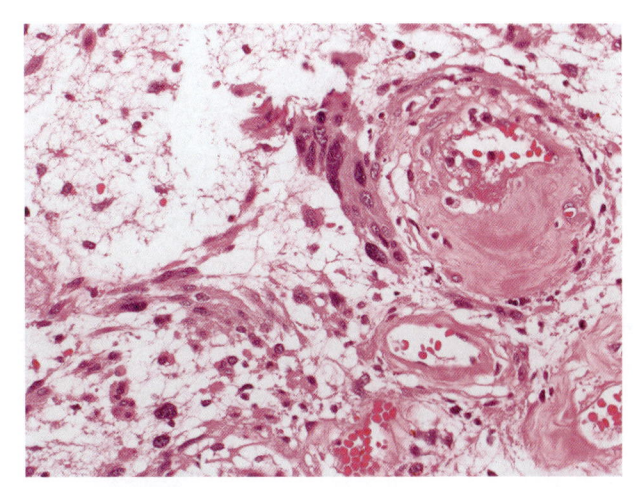

図32 神経鞘腫
硝子硬化性血管の周囲に見られる変性異型を示す腫瘍細胞.

●骨外性骨肉腫　extraskeletal osteosarcoma

中高年者の大腿部や臀部などの深部軟部組織に発生することの多い悪性腫瘍で，異型性や多形性を示す紡錘形あるいは類円形，上皮様腫瘍細胞の増生からなり，多少とも腫瘍性の類骨・骨組織や軟骨組織の形成を伴う(図29).

●神経線維腫　neurofibroma

真皮内に被膜のない孤立性結節として発生するものと，軟部組織にびまん性に広がるものとがあり，神経線維腫症1型に伴って多発する例と孤発例とがある．いずれも濃染性で，しばしば屈曲蛇行する核と好酸性細胞質を有する紡錘形細胞が，膠原線維性または粘液腫状の背景に特定の配列を示さずに増殖する(図30)．免疫染色で多くの細胞にS-100蛋白が陽性となり，一部の紡錘形細胞は線維芽細胞や神経周皮細胞の特徴を示す．核分裂像は極めて乏しいが，時に核腫大などの異型性を示すことがある.

●神経鞘腫　schwannoma

発生頻度の高い代表的な良性末梢神経鞘腫瘍である．神経束に関連して発生し，線維性被膜を有して周囲との境界の明瞭な結節状病変として認められる．不整な濃染性核と好酸性の細胞質を有する紡錘形細胞が交錯して束状・渦巻き状に増殖し，しばしば核の柵状配列や柵状配列間で無核となった部(Verocay body)を伴うAntoni Aの領域に，浮腫状・粘液腫状で紡錘形細胞がまばらに分布するAntoni Bの領域が混在する(図31)．炎症細胞浸潤や硝子化血管，出血巣，石灰化などの二次的変化を伴うことが多い．また，核の大小不同や多形性などの変性異型を示すこともあるが(図32)，核分裂像は乏しい．免疫染色上，S-100蛋白が陽性である.

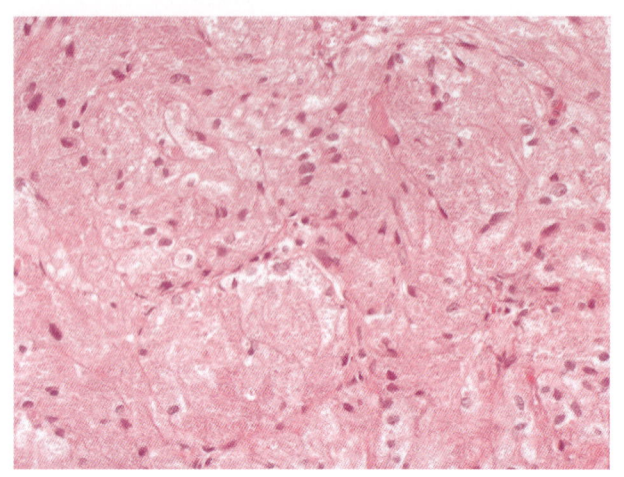

図33　顆粒細胞腫
好酸性で顆粒状の豊富な細胞質を有する腫瘍細胞の増生．

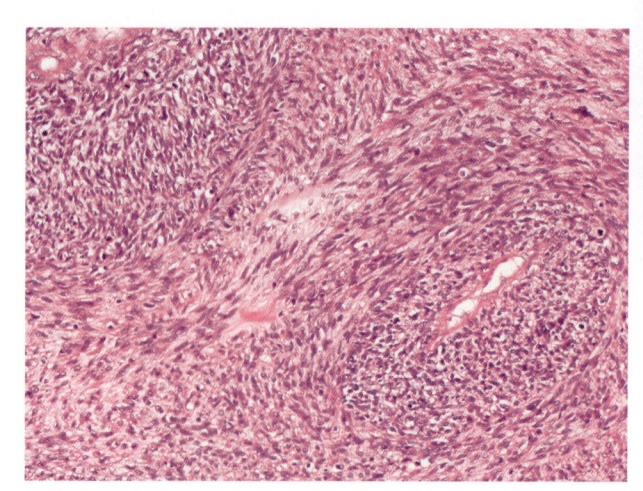

図34　悪性末梢神経鞘腫瘍
疎密構造を示して増殖する異型紡錘形細胞からなる腫瘍．

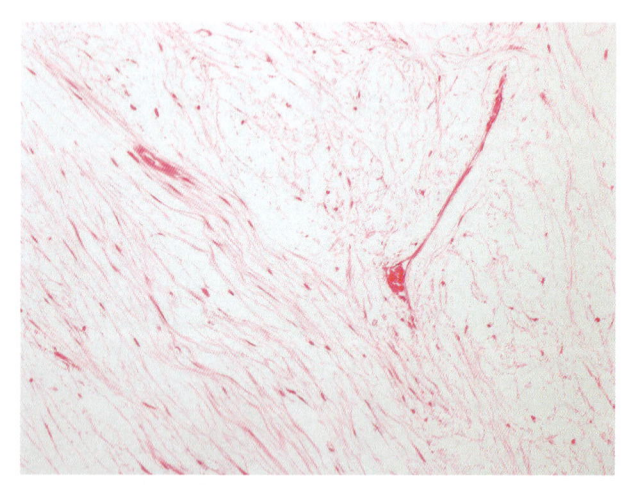

図35　筋肉内粘液腫
豊富な粘液腫状の背景に紡錘形細胞が疎に分布する．

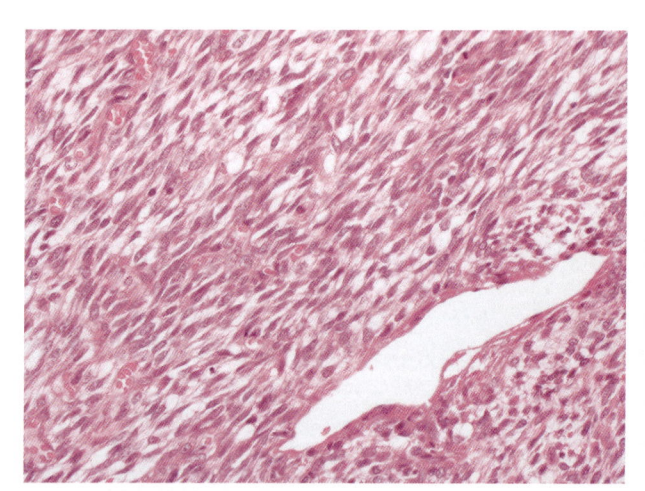

図36　滑膜肉腫（単相線維型／紡錘形細胞型）
ほぼ均一な紡錘形腫瘍細胞が束状に密に増殖する．

● 顆粒細胞腫　　granular cell tumor
　比較的稀な良性神経鞘腫瘍であり，成人の頭頸部，特に口腔や食道に好発する小型の病変である．中心性核と顆粒状で豊富な好酸性細胞質をもつ類円形・多角形の腫瘍細胞が，シート状または胞巣状に増殖する（図33）．粘膜発生例ではしばしば癌を模倣した扁平上皮の過剰増生を伴う．免疫染色上，S-100蛋白やNSE，CD68が陽性となる．

● 悪性末梢神経鞘腫瘍　　malignant peripheral nerve sheath tumor
　神経鞘の構成細胞の分化を示す悪性腫瘍であり，多くは末梢神経や良性末梢神経鞘腫瘍からの発生か，神経線維腫症1型患者における発生である．濃染性・胞状の核と好酸性細胞質を有する異型な紡錘形または類円形，上皮様細胞が疎密をなして束状・シート状に配列・増殖する（図34）．奇怪な巨細胞や核分裂像がしばしば見られ，横紋筋や骨，軟骨，腺組織などの異種成分を伴うこともある．免疫染色で多少ともS-100蛋白の発現を認める．

● 筋肉内粘液腫　　intramuscular myxoma
　中高年女性の大腿部や肩，臀部に好発する深在性の稀な良性腫瘍であり，外観上は周囲との境界の明瞭な粘液状の腫瘍である．異型性や多形性を欠く紡錘形細胞が豊富な粘液腫状基質を伴って疎に分布し，繊細な毛細血管が介在する（図35）．

● 滑膜肉腫　　synovial sarcoma
　思春期や若年成人の四肢などでしばしば深在性に生じる悪性腫瘍であり，分枝拡張性の血管を伴って紡錘形・短紡錘形細胞が束状・渦巻き状に増殖し（単相線維型／紡錘形細胞型）（図36），時に腺癌相当の異型上皮細胞による乳頭管

各論　359

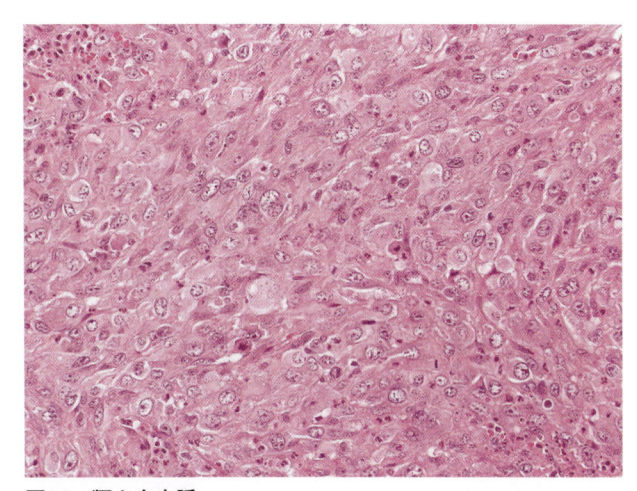

図37　滑膜肉腫（二相型）
腺癌類似の上皮成分と紡錘形細胞成分との混在からなる．

図38　類上皮肉腫
異型な上皮様腫瘍細胞のシート状増生が見られる．

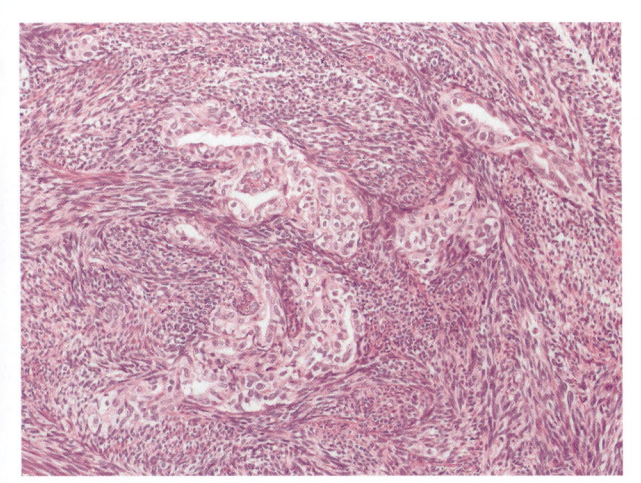

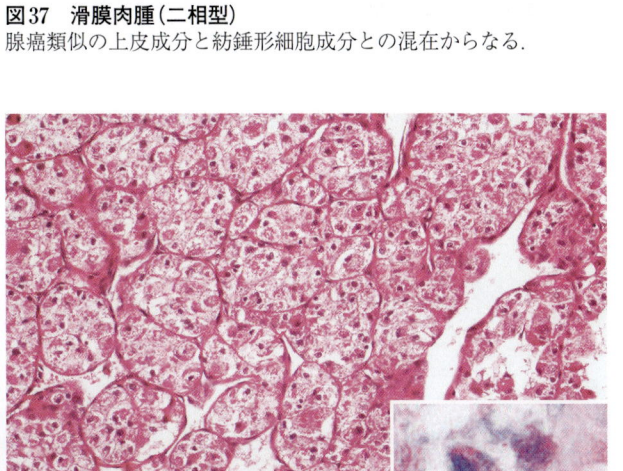

図39　胞巣状軟部肉腫
腫瘍細胞による胞巣状構造とPAS陽性針状結晶（inset）．

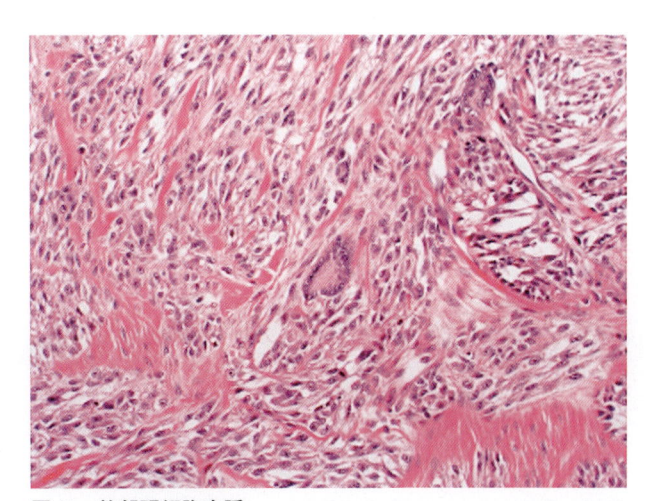

図40　軟部明細胞肉腫
淡明・淡好酸性細胞質を有する紡錘形細胞の束状の増生．花冠状に核を配した多核巨細胞（中央）を混じる．

状・索状構造を混じる（二相型）（図37）．また，小円形細胞の密な増生からなる低分化型も存在する．免疫染色では紡錘形細胞に多少ともケラチンやEMAが発現する．

● 類上皮肉腫　epithelioid sarcoma

小児から若年成人の四肢遠位部の皮膚や深部に好発する悪性腫瘍であり，腫大した胞状核と豊富な好酸性細胞質を有する異型上皮様・短紡錘形細胞がシート状または不特定な配列で増生する（図38）．もっぱら大型の上皮様細胞の増生からなり，臀部や会陰部などに好発する亜型（近位型）もある．免疫染色上ケラチンやEMAに加えCD34がしばしば陽性となり，SMARCB1（INI1）の核内発現が消失している．

● 胞巣状軟部肉腫　alveolar soft part sarcoma

若年成人の大腿部や臀部などの深部軟部組織に好発する稀な悪性腫瘍で，胞状核と明瞭な核小体，豊富な細顆粒状の好酸性細胞質をもつ多角形・上皮様の細胞が，繊細な血管性の間質に囲まれた独特の胞巣状構造を形成する（図39）．細胞質内に消化PAS染色陽性の小方形・針状の封入体も見られる．免疫染色上，核内にTFE3の発現が見られる．

● 軟部明細胞肉腫　clear cell sarcoma of soft tissue

若年成人の四肢の腱や靱帯に関連して発生することの多い悪性腫瘍であり，胞状の核と明瞭な核小体，好酸性あるいは淡明な細胞質を有する紡錘形ないし類円形細胞が，周囲を膠原線維性間質で囲まれた胞巣状・束状の構造をなして増殖し，核を花冠状に配した巨細胞をしばしば伴う（図40）．また，時にメラニン色素の沈着を見る．免疫染色上S-100蛋白やHMB45などの悪性黒色腫のマーカーが陽性となる．

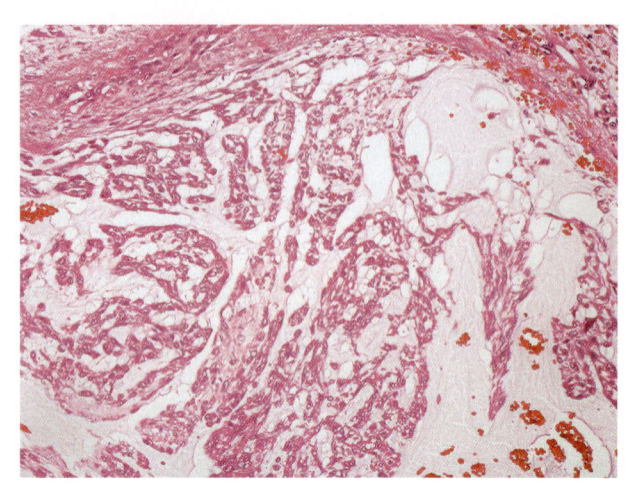

図41　骨外性粘液型軟骨肉腫
粘液腫状の背景に編み目状に配列する腫瘍細胞が見られる.

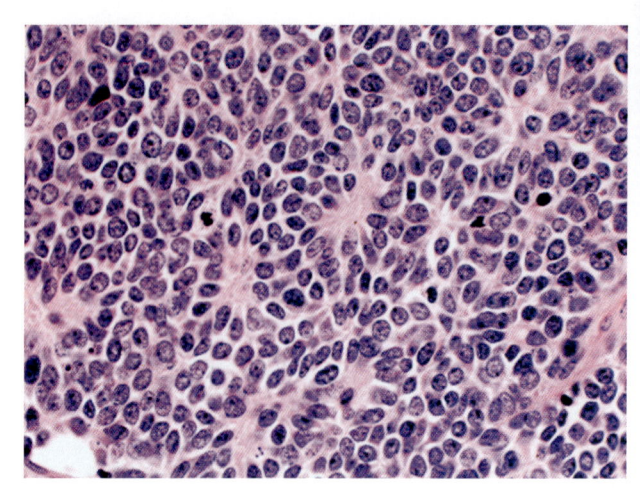

図42　骨外性Ewing肉腫
小円形腫瘍細胞の密な増生からなり, ロゼットの形成を伴うものもある.

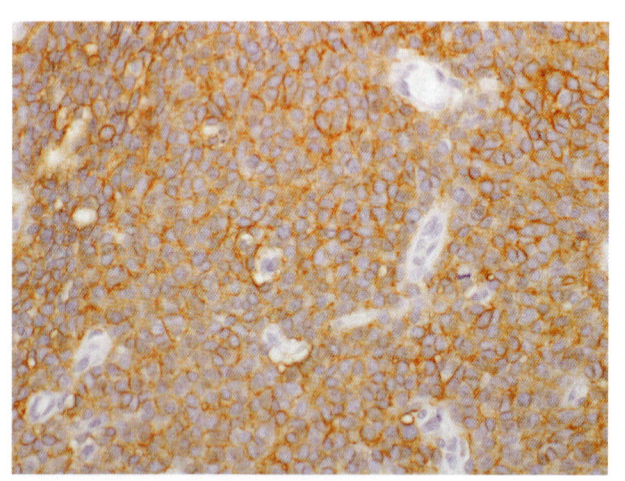

図43　骨外性Ewing肉腫（免疫染色）
腫瘍細胞にはびまん性にCD99が陽性となる.

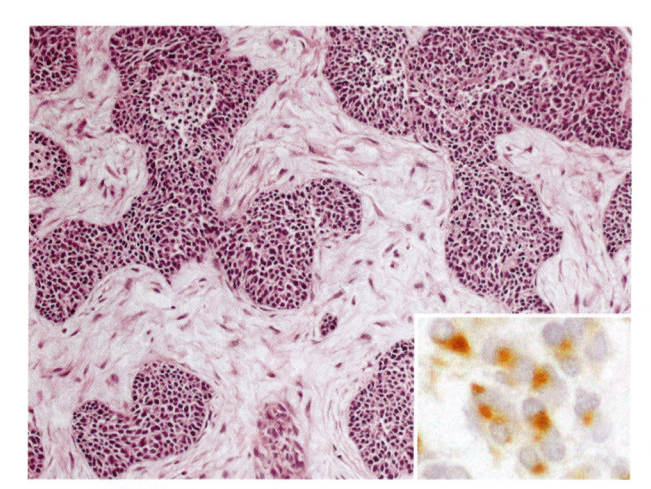

図44　線維形成性小円形細胞腫瘍
線維形成性間質を背景に島状に分布する小円形細胞の集団が見られる（inset：デスミンの点描状の陽性像）.

● **骨外性粘液型軟骨肉腫**　extraskeletal myxoid chondrosarcoma

若年・中年成人の四肢近位部や肢帯の深部に好発する悪性腫瘍で, 濃染性・胞状の核と好酸性の細胞質を有するほぼ均一な紡錘形・類円形細胞が, 豊富な粘液腫状基質を背景にレース状・小胞巣状に配列し, 線維性結合組織により区画された分葉状構造を示す. 明らかな軟骨組織は見られない（図41）. 免疫染色上class III-β tubulinやMAP2に加え, S-100, synaptophysin, NSEが発現する例もある.

● **骨外性ユーイング肉腫**　extraskeletal Ewing sarcoma

若年者の深部軟部組織に好発する悪性度の高い腫瘍であり, 形態学的・分子遺伝学的特徴は骨発生のものと同様である. 濃染性の核と少量の細胞質を有するほぼ均一な小円形細胞の密な増生からなり, 時に神経外胚葉への分化を示唆するロゼットの形成を認める（図42）. また, PAS染色で細胞質にグリコーゲンを顆粒状に認める例がある. 免疫染色ではCD99のびまん性の発現が見られる上（図43）, synaptophysinやCD56などの神経内分泌マーカーが陽性となる例もある.

● **線維形成性小円形細胞腫瘍**　desmoplastic small round cell tumor

小児から若年成人までの主に男性に発生する悪性腫瘍であり, 腹腔内（後腹膜, 腸間膜, 大網）に好発し, 局所を占拠するような多結節状あるいは塊状の病変を形成する. 豊富な線維形成性の間質を背景に, 小円形細胞が大小の胞巣状・島状の集団となって分布する（図44）. 壊死や嚢胞状変化を伴うことが多い. 免疫染色では多くの例でケラチンやEMAに加え, デスミン, NSEも陽性となり, WT1の核内発現を認める. なお, デスミンは細胞質内に点描状に陽性となり, 特徴的である.

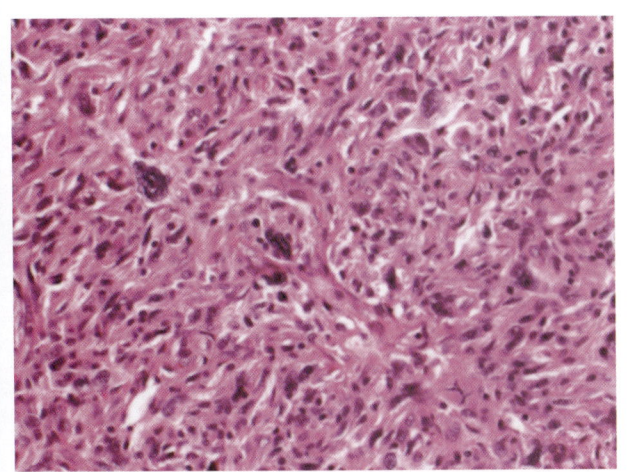

図45 未分化多形肉腫
奇怪な巨細胞を混じた異型紡錘形細胞の増生が見られる.

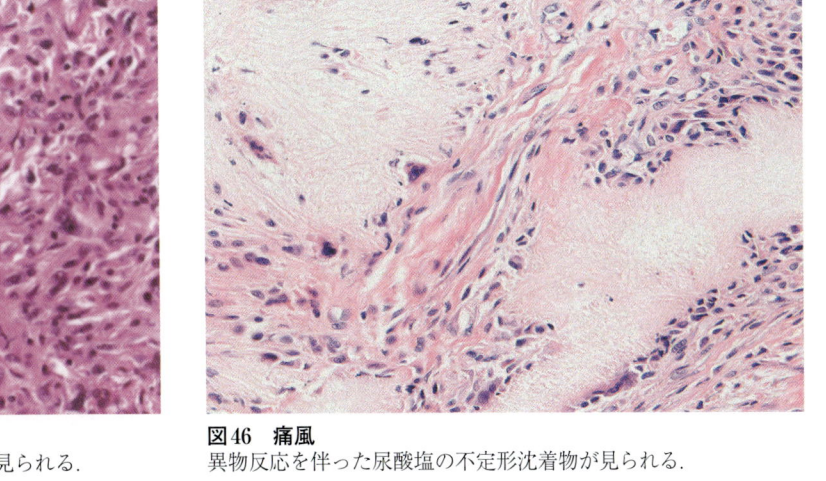

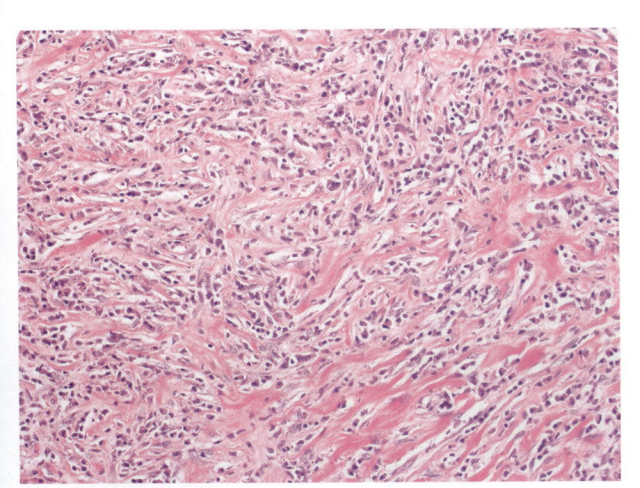

図46 痛風
異物反応を伴った尿酸塩の不定形沈着物が見られる.

図47 後腹膜線維症
線維性基質を背景にリンパ球・形質細胞の浸潤が見られる.

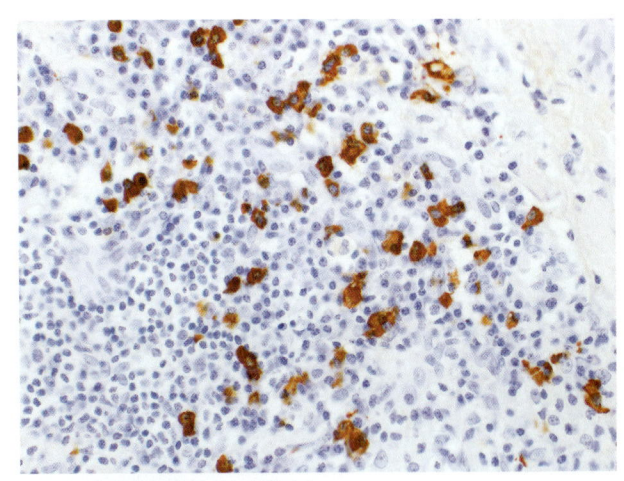

図48 後腹膜線維症（免疫染色）
IgG4陽性の形質細胞が多数認められる.

● 未分化多形肉腫　**undifferentiated pleomorphic sarcoma**

　特定の分化を示さない肉腫の中で多形細胞の目立つ亜型であり，以前はその多くが多形型悪性線維性組織球腫 pleomorphic malignant fibrous histiocytomaと称されていた．他の多形性軟部腫瘍（肉腫様癌や悪性黒色腫を含む）を除外した上で診断される．異型紡錘形細胞が様々な形状の単核・多核の巨細胞を混じて渦巻き状・花むしろ状に増殖する（図45）．免疫染色で少数の細胞がアクチンなどに陽性となることがあるが，原則的に各種の分化マーカーが陰性である．

● 痛風　**gout**

　プリン体の代謝異常に基づく高尿酸血症を示し，手足などの関節炎を生じる疾患であり，関節や周囲軟部組織，耳介などに尿酸塩が析出・沈着し，炎症および異物反応を伴って有痛性の結節状病変（痛風結節 tophus）を形成する．中高年の男性に多い．ホルマリン固定標本では沈着した尿酸塩はほぼ溶出しており，エオジンに淡染する不定形物質として見られることが多いが（図46），純アルコールにより固定された標本では針状の結晶状構造物として認められる．

● 後腹膜線維症　**retroperitoneal fibrosis**

　中高年の後腹膜，特に腹部大動脈周囲を中心に高度の線維化をきたす原因不明の稀な疾患であり，血清IgG4値の上昇に関連した全身性硬化性炎症性疾患の一病変として捉えられている．周囲との境界不鮮明な硬い結節状病変を形成し，著明な線維化に加え多数の形質細胞やリンパ濾胞を伴った慢性炎症細胞浸潤が見られ（図47），小静脈の閉塞像や好酸球の浸潤も高頻度に認められる．免疫染色でIgG4陽性の形質細胞が多数見られる（図48）．

24. 脳・脊髄

新井信隆

総論 364
　I．標本を見る前に 364
　II．標本の見方 364
各論 366
　◉アルツハイマー病 366
　◉ピック病 366
　◉進行性核上性麻痺 367
　◉大脳皮質基底核変性症 367
　◉特発性パーキンソン病 368
　◉レビー小体型認知症 368
　◉多系統萎縮症 369
　◉ハンチントン病 370
　◉脊髄小脳失調症6型 370
　◉歯状核赤核淡蒼球ルイ体萎縮症 370
　◉マチャド・ジョセフ病 370
　◉孤発性筋萎縮性側索硬化症 371
　◉認知症を伴う筋萎縮性側索硬化症 372
　◉広汎型筋萎縮性側索硬化症 372
　◉若年性筋萎縮性側索硬化症 372
　◉多発性硬化症 373
　◉視神経脊髄炎 373
　◉異染性白質ジストロフィー 374
　◉グロボイド細胞白質ジストロフィー 374
　◉副腎白質ジストロフィー 374
　◉ミトコンドリア脳筋症 375
　◉メンケス病 375
　◉ウィルソン病 375
　◉ラフォラ病 375
　◉化膿性髄膜炎 376
　◉結核性髄膜炎 376
　◉クリプトコッカス症 376
　◉サイトメガロウイルス感染症 376
　◉進行性多巣性白質脳症 377
　◉エイズ白質脳症 377
　◉プリオン病 378
　◉狂犬病 378
　◉脳血栓症と脳塞栓症 379
　◉ラクナ梗塞 379
　◉陳旧性脳梗塞 379
　◉クモ膜下出血 380
　◉シデローシス 380
　◉アミロイド血管症 380
　◉カダシル 380
　◉低酸素性脳症 381
　◉虚血性脳症 381
　◉一酸化炭素中毒 381
　◉脳挫傷 382
　◉びまん性軸索損傷 382
　◉慢性硬膜下血腫 382
　◉海馬硬化症 383
　◉限局性皮質異形成 383
　◉結節性硬化症 384
　◉微小形成不全 384

総論

I 標本を見る前に

　診断に決定的な意味をもつ所見を検出するために，欠かすことのできない染色がいくつかある．また，加齢性変化の検出を容易にする染色が有用なこともある．以下，神経変性疾患を中心に概説する（表1，2）．

1．診断特異的な指標検出に必須な染色

　ウイルスの同定のための免疫染色を除き，ヘマトキシリン・エオジン（HE）染色以外の特殊染色が診断に必要である疾患は，いわゆる神経変性疾患のうち，下記ぐらいである．リン酸化タウが脳内に蓄積するタウオパチーのうち，進行性核上性麻痺と皮質基底核変性症の診断特異性のあるグリア細胞の病理変化（前者は房状アストロサイト，後者はアストロサイト斑と嗜銀性スレッド）は，リン酸化タウ染色，あるいはガリアス染色のみでしか可視化できない．また，筋萎縮性側索硬化症の場合，認知症を伴うタイプにおいて海馬歯状回顆粒細胞に形成される封入体の存在は，ユビキチン染色，あるいはTDP-43染色によってのみ可視化される．更に，CAGのトリプレットの過伸長によるトリプレットリピート病においては，変性部位の分布によりおおよその鑑別診断はつくものの，通常の染色では可視化されない神経細胞核内封入体を確認するため，ユビキチン染色，あるいはポリグルタミン染色が必要である．

2．診断特異的な指標検出を容易にする染色

　多系統萎縮症において，オリゴデンドログリアにリン酸化αシヌクレインが蓄積した所見は，グリア細胞質内封入体といわれ，本症に診断特異的な所見である．HE染色などの通常の染色では極めて淡くしか認識されず，ユビキチン染色，リン酸化αシヌクレイン染色，あるいはガリアス染色によって極めて明瞭に可視化される．

3．加齢関連の病変把握を容易にする染色

　正常加齢，Parkinson病，びまん性レビー小体病等において観察されるレビー小体は，HE染色で検出可能であるが，見慣れていないと見逃すことも多く，その場合，ユビキチン染色，リン酸化αシヌクレイン染色は強力な助けとなる．正常加齢やAlzheimer病等の病的加齢で観察されるアルツハイマー神経原線維変化，ニューロピルスレッドなども同様に，ユビキチン染色，リン酸化タウ染色，ガリアス染色が助けとなる．

4．脱髄疾患を鑑別する染色

　白質において斑状病変などがあった場合，髄鞘と軸索を染色して，髄鞘が破壊される一方で軸索が保たれていることを確認することが必要である．このためには，軸索を染色するボディアン染色を施行することが望まれるが，試薬供給が断たれており，代替染色法の開発が必要である．

II 標本の見方

1．大脳（新皮質）の見方

　髄膜炎，髄膜脳炎，虚血性病変（巣状壊死等）など，形態的に明らかな病変の検出は容易である．一方，観察する部位や染色選択などに注意を払う必要もある．βアミロイドの沈着，特にアミロイド血管症の血管病変は後頭葉の鳥距溝周囲の一次視覚野に早期から生じる．生理的あるいは病的にせよ，レビー小体を検出するには，比較的に初期に蓄積してくる帯状回の第3〜6層をまず観察すべきである．筋萎縮性側索硬化症の検索では，中心前回（一次運動野）を切り出すことは必須であるが，深層（第5，6層）を中心に観察し，ベッツ巨細胞が残存しているか，変性したニューロンを貪食するマクロファージの小群集（神経貪食現象）があるかどうかを評価することが，上位運動ニューロン系変性の検出に必須である．タウオパチーの鑑別診断においては，冒頭で紹介したようなグリア細胞の病変を検出できる染色選択が必要である．

2．大脳（古皮質）の見方

　リン酸化タウで構成されるアルツハイマー神経原線維変化やニューロピルスレッドは海馬（CA4〜CA1），海馬支脚，海馬傍回において観察する．特に，早期の加齢病変は海馬吻側から出現するので，注意を要する．

3．基底核の見方

　Huntington病では尾状核の萎縮，グリオーシスが特徴である．被殻において，いわゆる被殻色素の出現を伴う線維性アストロサイトの増生を認めた場合，グリア細胞質封入体の有無を検証する．もし検出されれば，多系統萎縮症（線条体黒質変性型）と診断できる．淡蒼球変性がある場合，外節優位の場合は，トリプレットリピート病の範疇の歯状核赤核淡蒼球ルイ体萎縮症が想定され，また，内節優位であれば，脊髄小脳失調症3型（Machado-Joseph病）が考えられる．これらはいずれもルイ体萎縮を伴うので，併せてチェックする．淡蒼球とルイ体の萎縮があれば，このほか進行性核上性麻痺，皮質基底核変性症も念頭に置いて検索する．

4．脳幹の見方

　脳幹には多くの神経核があるが，おおよその神経変性疾患を鑑別する際，最低限のチェックポイントがある．Parkinson病や進行性核上性麻痺など，パーキンソニズム症例の場合，黒質，動眼神経核，青斑核において，レビー小体，アルツハイマー神経原線維変化をチェックする．筋萎縮性側索硬化症を疑う場合，大脳脚中央部，橋縦束，延髄錐体における軸索・髄鞘の消失を確認すると同時に，顔面神経核，舌下神経核の神経細胞脱落（ブニナ小体も）を確認する．多系統萎縮症（オリーブ橋小脳型）を疑う場合，橋核の神経

表1 中枢神経系を観察する染色

染色名	染色態度	注意事項・特徴など
ヘマトキシリン・エオジン染色	神経細胞の細胞質や突起を好酸性に染める一方、核・核小体、ニッスル小体を好塩基性に染める。グリア細胞は核が好塩基性に染まり、封入体などの多くは好酸性を呈する。	リン酸化タウ陽性のグリア細胞病変、認知症を伴う筋萎縮性側索硬化症の神経細胞封入体は可視化されないので、免疫染色（ユビキチン等）を施す必要がある。
ニッスル染色	神経細胞の粗面小胞体（ニッスル小体）を紫色（クレシルバイオレット色素）に染める。	比較的大きな運動神経細胞では粗面小胞体（ニッスル小体）が発達しているので明瞭に観察できるが、感覚系や介在性の小型神経細胞では不明瞭である。
ルクソール・ファスト・ブルー染色	髄鞘を青色（ルクソール・ファスト・ブルー色素）に染める。	淡く染まる傾向があるので、分別には注意を払う必要がある。
クリューバー・バレラ染色	ニッスル染色とルクソール・ファスト・ブルー染色の二重染色。	ヘマトキシリン・エオジン染色に加える追加染色の第1候補である。
ボディアン染色	神経突起（軸索、樹状突起）および異常線維成分を茶色に染める。	クリューバー・バレラ染色で染まらない白質が、軸索が保たれる傾向にある脱髄病変であるかどうかを評価するための必須染色である。
ホルツァー染色	アストロサイトの突起およびグリオーシスのグリア線維成分を紫色に染める。ルーペ像でグリオーシスの存在を識別できる。	有害試薬を使用するのでドラフト内で染色する。代替法として、リンタングステン酸ヘマトキシリン染色、マンロー染色があるが、明瞭さはホルツァー染色が勝る。
ガリアス染色	リン酸化タウの蓄積（アルツハイマー神経原線維変化、グリア封入体など）、および多系統萎縮症のglial cytoplasmic inclusion（リン酸化αシヌクレイン）を黒色に染める。	正常組織で染まるものはなく、黒色に明瞭に染めるので、スクリーニングや、病変分布を調べるときに便利である。

表2 神経変性疾患の鑑別で有用な免疫染色

抗体名	蛋白質の性状	染色態度
ユビキチン	高等生物にユビキタスに存在し、ユビキチン・プロテアソーム系の活性により蛋白分解を担う蛋白である。	下欄の殆どの病理構造物が染まるので、スクリーニングに便利である。ただし、筋萎縮性側索硬化症のブニナ小体は染めない。
リン酸化タウ	微小管結合蛋白であるタウがリン酸化を受けて不溶化したものである。	アルツハイマー神経原線維変化、ピック球、ニューロピルスレッド、アストロサイト斑、房状アストロサイト、コイル小体、嗜銀性スレッド、グレイン等、タウオパチーで出現する構造物を染める。
リン酸化αシヌクレイン	シナプス前終末に正常に存在するシヌクレインがリン酸化されて不溶化したものである。	レビー小体、レビーニューライト、多系統萎縮症のグリア細胞質内封入体を染める。
ポリグルタミン	3塩基CAGの過伸長により産生される蛋白である。	トリプレットリピート病の神経細胞内、核内封入体を染める。
リン酸化TDP-43	ヒトエイズウイルス（HIV-1）遺伝子の末端反復配列内のTAR（trans activation responsive region）に結合し、その発現を抑制する因子であるTAR DNA-binding protein of 43kDが、リン酸化を受けて不溶化したものである。	TDP-43は正常神経細胞では核を染めるが、リン酸化されたものは筋萎縮性側索硬化症のスケイン、前頭側頭葉変性症の神経細胞質内封入体を染める。

細胞の脱落、橋横走線維の脱落、下オリーブ核の脱落があるかどうか確認する。

5. 小脳の見方

プルキンエ細胞の脱落は、多系統萎縮症、脊髄小脳失調症などの神経変性疾患や虚血状態などで非特異的に観察される。このうち、顕著な小脳白質変性も併せ持てば、多系統萎縮症を疑う。分子層においてヒトデ小体など、プルキンエ細胞の樹状突起の病変があれば、Menkes病を含む代謝障害を想起させる。顆粒細胞層の変性が主体的な変性疾患も稀には存在する。歯状核においては、プルキンエ細胞脱落に伴う二次変性を認めることが多い。一方、歯状核遠心系の変性を示すグルモース変性を認める症例は、タウオパチーの進行性核上性麻痺、皮質基底核変性症、トリプレットリピート病の歯状核赤核淡蒼球ルイ体萎縮症、脊髄小脳失調症3型（Machado-Joseph病）など、比較的限られる。

6. 脊髄の見方

後索、脊髄小脳路など感覚系の経路は大径線維で構成される。一方、側索、前索など運動系の経路は大径線維と小径線維で構成される。筋萎縮性側索硬化症を疑う場合は、脳幹から連続する経路である側索・前索において、特に大径線維が脱落しているかどうかを確認することがポイントである。また、前角の大型運動神経細胞ではブニナ小体やスケインを確認する。後者はHE染色では識別困難であるので、ユビキチンあるいはTDP-43の免疫染色を行うべきである。前根は後根より目立つが、本症の場合は前根が脱落して対照的な変化を呈しているかどうか確認する。膀胱・直腸を司る中枢であるオヌフ核は第2仙髄の前角にあり、少ないながら髄鞘に囲まれて見つけやすいので、神経細胞脱落の有無について評価する。多系統萎縮症（自律神経型）の場合は、胸髄中間質外側核の神経細胞脱落を見極めることが必要である。

7. まとめ

以上のような手順により、脳脊髄の病変の有無や程度を評価してゆく。各々の症例における細胞病理は、各論を参照してほしい。更に、筆者が作成している東京都医学研・脳神経病理データベース（http://pathologycenter.jp）も参考にしていただきたい。

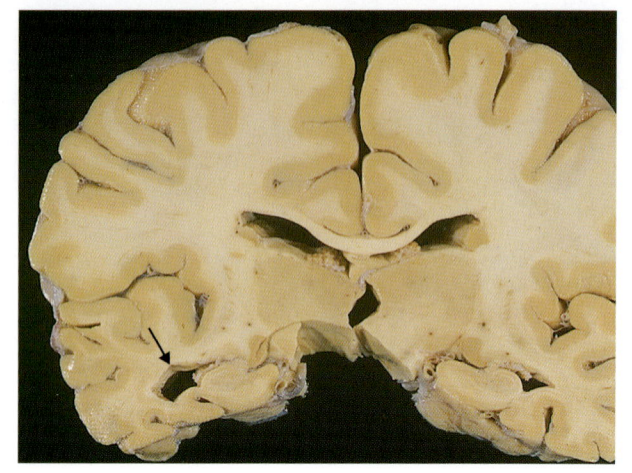

図1　Alzheimer病
側頭葉底面の萎縮が目立ち，その結果，側脳室下角の拡大（矢印）が認められる．

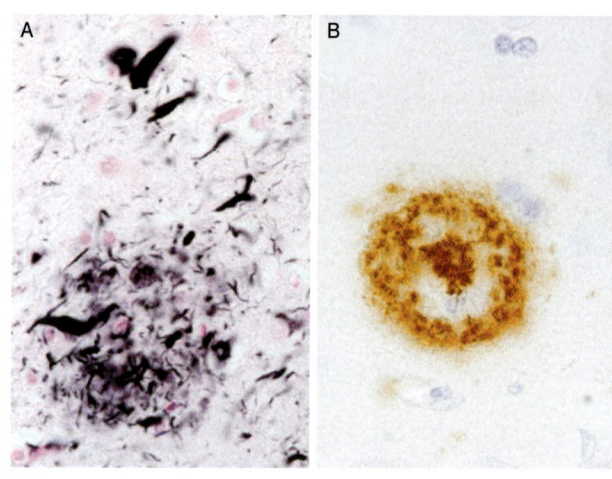

図2　Alzheimer病
淡い嗜銀性の老人斑(A)はβアミロイド染色により明瞭に観察される(B)．中心部に芯のあるタイプを示す．

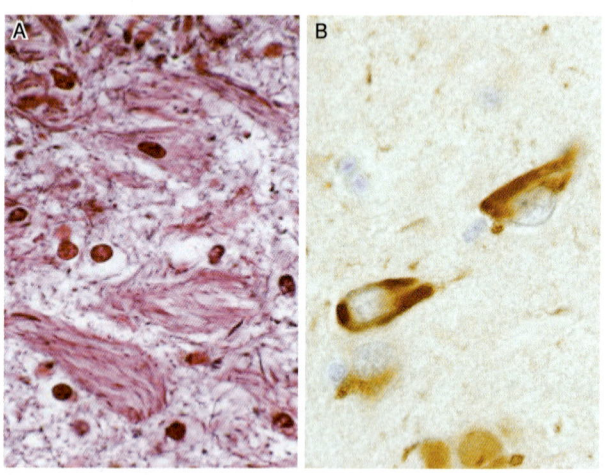

図3　Alzheimer病
アルツハイマー神経原線維変化（火炎型）は嗜銀性を呈し(A)，リン酸化タウ染色により明瞭に染まる(B)．

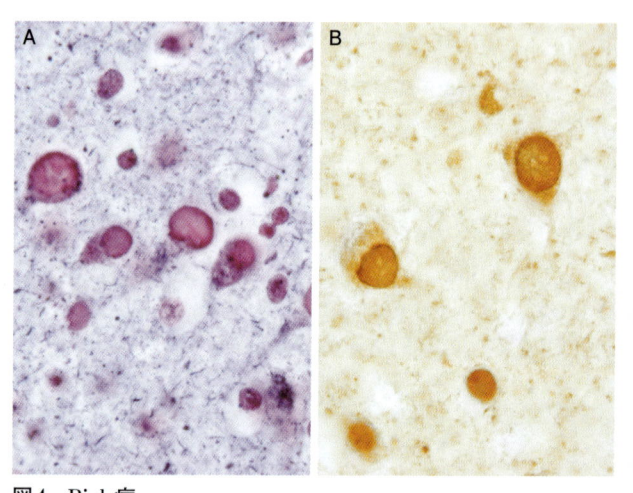

図4　Pick病
神経細胞内に輪郭が比較的明瞭なピック球を認める（A：ボディアン染色）．リン酸化タウ染色で染まる(B)．

●アルツハイマー病　Alzheimer disease

前頭葉，側頭葉，頭頂葉が著明に萎縮する認知症の代表例である（図1）．脳室も拡大し，側脳室下角も著明に拡大する．神経細胞周囲の神経網にはアミロイド斑（老人斑）が多数形成される（図2）．神経細胞にはリン酸化タウを主たる構成成分とするアルツハイマー神経原線維変化が多数形成され（図3），突起内にもリン酸化タウが蓄積し，ニューロピルスレッドという．そのほか，神経細胞の顆粒空胞変性，平野小体など加齢性の変化が出現する．また，本症では大脳皮質の萎縮のほか，大脳基底核，視床，視床下核，マイネルト核，脳幹諸核などに神経細胞脱落，アルツハイマー神経原線維変化の形成を認める．本症で蓄積するリン酸化タウ蛋白は3リピートと4リピートのイソフォームからなり，新しい疾患概念としてはタウオパチーに分類される．関連する遺伝子関連産物としてはpresenilin 2 (1q)，apolipoprotein E (19q) amyloid presursor protein (21q)，presenilin 1 (14q)等が知られている．

●ピック病　Pick disease

タウオパチーに分類される認知症である．前頭葉，側頭葉が限局性に萎縮する傾向がある．大脳皮質の神経細胞はやや腫大し，HE染色では好酸性，嗜銀染色では輪郭が明瞭な球状物であるピック球を認める（図4）．ピック球はリン酸化タウが主たる構成成分であり，Alzheimer病でのパターンとは異なり3リピートタウが主体である．臨床的にはPick病の徴候があり，しかしピック球を欠く症例については，かつてピック球のないPick病と病理診断された時代もあるが，現在は，ピック球を有する症例のみをPick病と診断することになっている．前頭側頭葉変性症の分類からは，リン酸化タウが蓄積する病型の代表である．

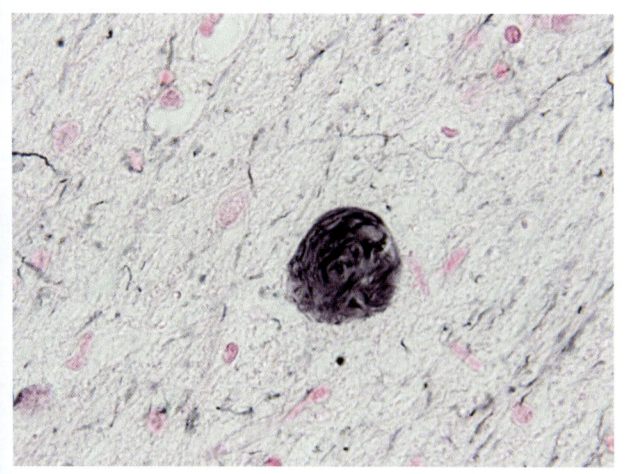

図5 進行性核上性麻痺
本症のアルツハイマー神経原線維変化は渦巻き型が特徴である（ガリアス染色）.

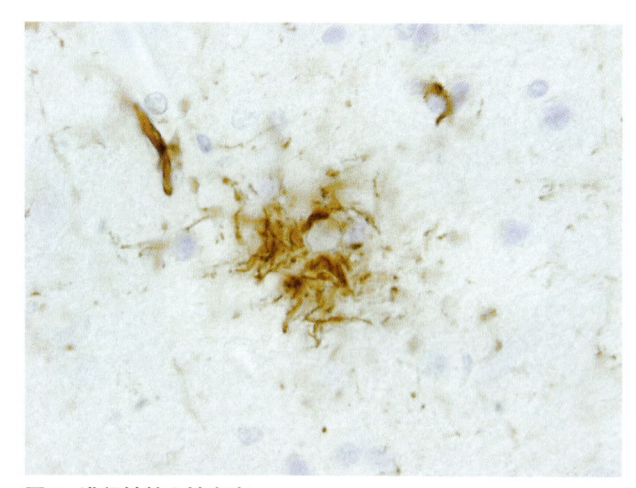

図6 進行性核上性麻痺
アストロサイトの核周囲から近位の突起にリン酸化タウが蓄積している. 房状アストロサイトは診断特異性がある.

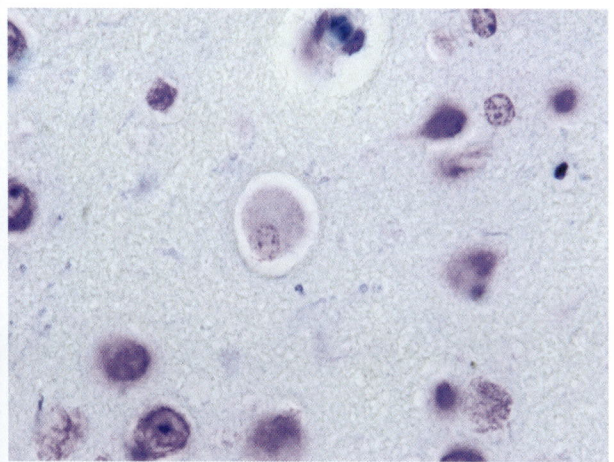

図7 大脳皮質基底核変性症
神経細胞内のニッスル小体が崩壊しており，アクロマジアという（クリューバ・バレラ染色）.

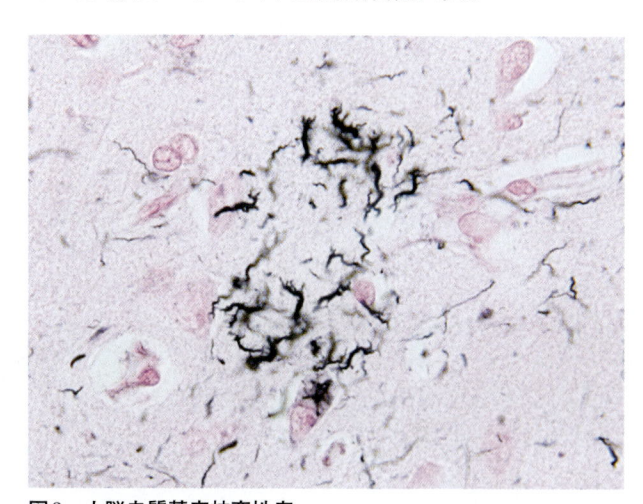

図8 大脳皮質基底核変性症
アストロサイトの突起の遠位部にリン酸化タウが蓄積している. アストロサイト斑は診断特異性がある（ガリアス染色）.

●進行性核上性麻痺　progressive supranuclear palsy

パーキンソニズムに加えて認知障害を伴うタウオパチーである. 肉眼的には, 淡蒼球, 視床下核, 黒質, 橋被蓋, 上丘, 下オリーブ核, 小脳歯状核等の萎縮を認め, 神経細胞内には, Alzheimer病の場合の火炎型とは異なり, 渦巻き型のアルツハイマー神経原線維変化が形成される（図5）. 小脳歯状核にはグルモース変性も認められる. 一方, グリア細胞であるアストロサイトの突起の近位部にもリン酸化タウが蓄積し, これを房様アストロサイトといい（図6）, 本症の病理診断に特異的である. この変化はこれまでのルーチンの染色法では染色されず, ガリアス・ブラーク法, あるいはリン酸化タウの免疫染色で明瞭に染色されるので, 鑑別診断の際にはこれらの染色は必須である. また, この病変は, 萎縮や神経細胞脱落が顕著でない大脳皮質でも広汎に形成されるなど, 古典的に考えられていた病変分布を越えることが想定されている. なお, 本症で蓄積するリン酸化タウは4リピートタウが主体である.

●大脳皮質基底核変性症　corticobasal degeneration

本症もタウオパチーの代表疾患である. 前頭葉, 頭頂葉の萎縮が見られ, 皮質下諸核では淡蒼球, 視床, 黒質にも萎縮が認められることが多く, 高度な神経細胞脱落が必発する. 大脳皮質の病変には左右差を認めることが多い. 大脳皮質の神経細胞には, ニッスル小体が崩壊したアクロマジアという所見を少ないながら認め（図7）, 本症の特徴である. 神経細胞内にはリン酸化タウの蓄積を認める. アストロサイトの遠位の突起にもリン酸化タウは蓄積し, アストロサイト斑という特徴的な病理像が観察される（図8）. 進行性核上性麻痺で認める房状アストロサイトと似ているが, 全く違う病理像であり, 識別しなければいけない. 本症で蓄積するリン酸化タウは4リピートタウが主体である.

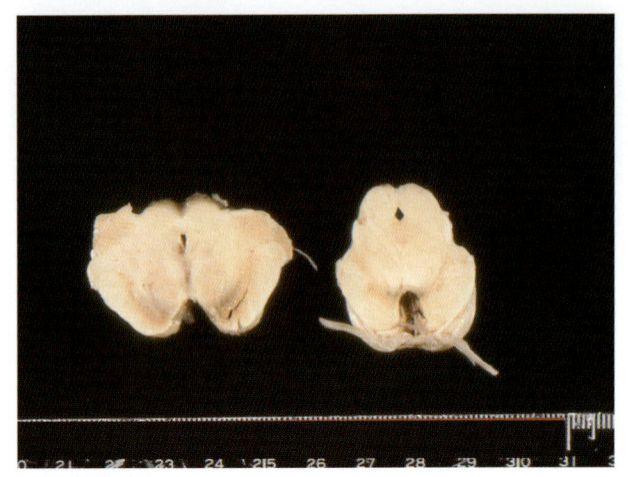

図9　特発性Parkinson病
左右の黒質において黒褐色調が著明に薄くなっている．

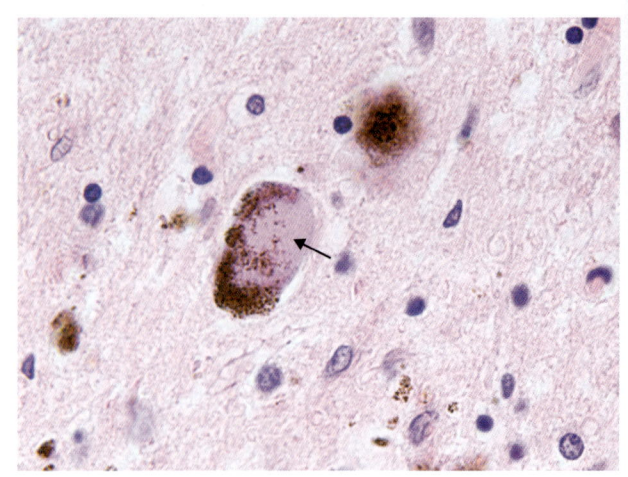

図10　特発性Parkinson病
神経メラニンが覆いかぶさっているようなレビー小体（矢印）がよく見られる．

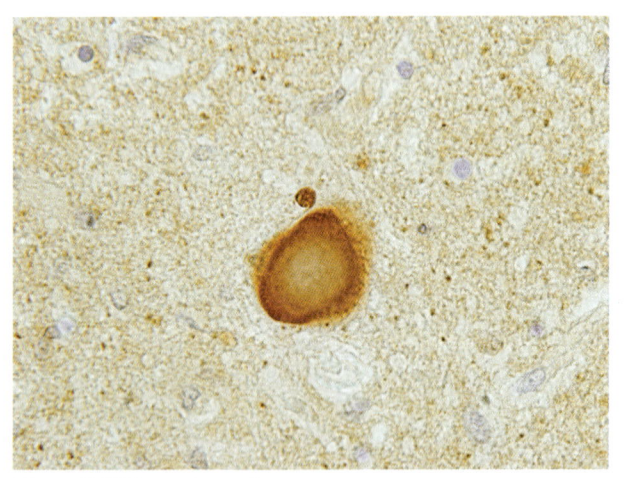

図11　特発性Parkinson病
リン酸化αシヌクレイン染色では，レビー小体は周囲が強く染色される傾向にある．

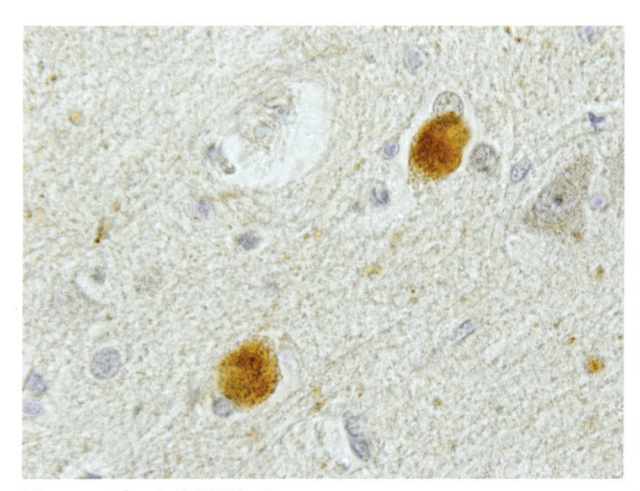

図12　レビー小体型認知症
大脳皮質で観察される皮質型レビー小体はやや膨化したものが多い（ユビキチン染色）．

● **特発性パーキンソン病**　idiopathic Parkinson's disease

　リン酸化αシヌクレインが神経細胞などに蓄積するαシヌクレイノパチーの一代表疾患である．黒質，青斑核の神経メラニン含有細胞が脱落するので，本来の黒褐色調が失われる（図9）．神経細胞内には，リン酸化αシヌクレインが蓄積したレビー小体が形成される．レビー小体は延髄の迷走神経背側核に初期から形成され，黒質，動眼神経核，青斑核など脳幹諸核に広汎に形成されるほか，脳幹以外ではマイネルト基底核，視床下部，扁桃核，大脳皮質にも観察される．また，交感神経節，副交感神経節，腸管の神経叢，副腎など，広汎にレビー小体は出現する．

　細胞質内だけでなく神経突起内にも形成され，レビーニューライトとよばれる．細胞外に放出されたレビー小体も存在する．レビー小体は好酸性の球状物であり，典型的には境界が明瞭なものであるが，実際の顕微鏡観察ではやや膨化した淡い好酸性を示すことが多く，神経メラニンの茶褐色顆粒を周りに散りばめたように見えるものが多い（図10）．リン酸化αシヌクレイン，ユビキチンの免疫染色で陽性となる（図11，12）．

● **レビー小体型認知症**　diffuse Lewy body disease

　本症ではParkinson病におけるレビー小体の形成部位に加えて，前頭葉，側頭葉の皮質や扁桃核などの大脳辺縁系にもレビー小体が多数出現する．特発性Parkinson病で観察されるレビー小体よりやや大きい．また，アルツハイマー神経原線維変化などいわゆる加齢性変化を伴うこともあるが，Alzheimer病とするだけの病的な程度ではない．

　近年，家族性Parkinson病の遺伝子解析，臨床病理学的検討に関する知見が続々と明らかになってきており，レビー小体の形成を伴う家族例が報告されている．

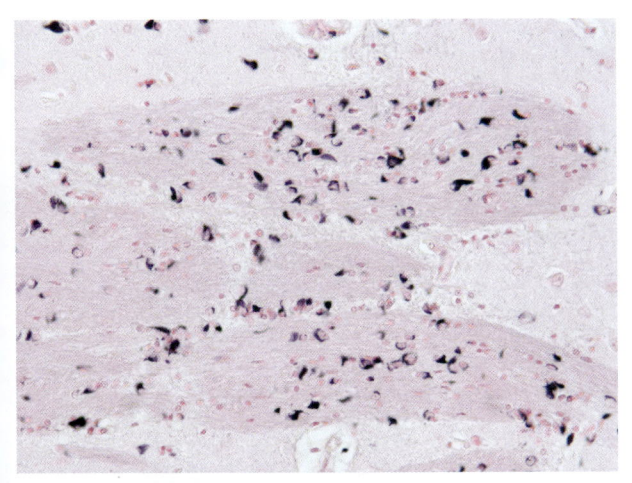

図13 多系統萎縮症
黒く染まっているものが、リン酸化αシヌクレインがオリゴデンドログリアに蓄積したグリア細胞質内封入体である（ガリアス染色）．

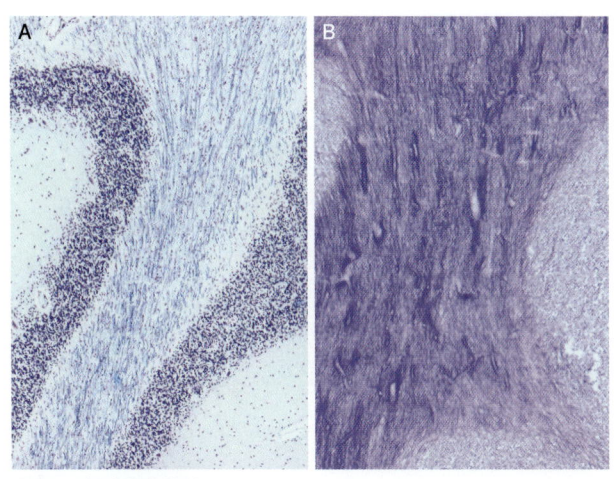

図14 多系統萎縮症
小脳白質の髄鞘が脱落している（A：クリューバ・バレラ染色）．高度なグリオーシスが形成される（B：ホルツァー染色）．

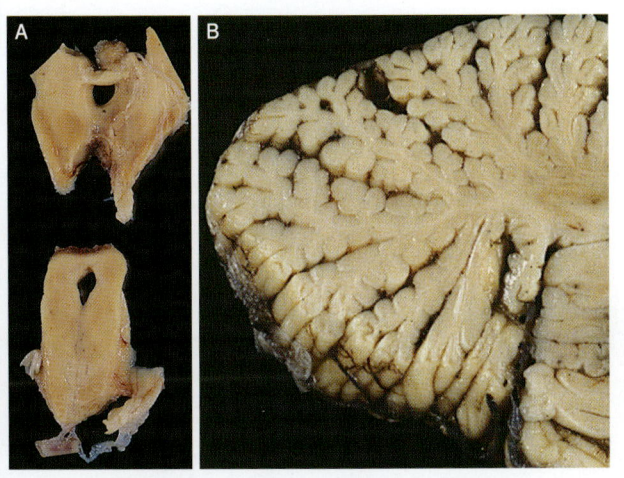

図15 多系統萎縮症（A：中脳および橋，B：小脳）
中脳黒質の脱色素，橋腹側部の萎縮，小脳の萎縮が高度に認められる．

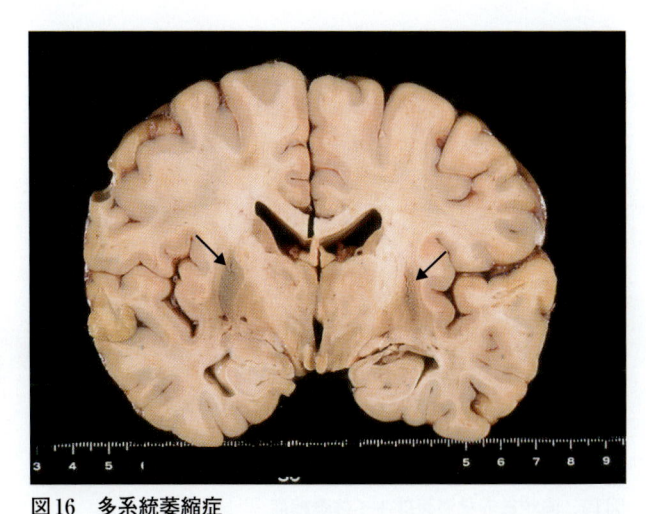

図16 多系統萎縮症
本症では被殻が黒褐色調に変色して萎縮する所見（矢印）が特徴的である．

●多系統萎縮症　multiple system atrophy

　本症は①オリーブ橋小脳萎縮症，②線条体黒質変性症，③Shy-Drager症候群という3つの臨床病理学的な病態を包括する疾患である．①は小脳失調，②はパーキンソニズム，③は自律神経障害が前景に出る病態であり，変性部位も，①は小脳，延髄オリーブ核，橋核など，②は線条体（被殻，尾状核），黒質等，③は胸髄中間質外側核などと大きく異なっていることから，当初は異なる疾患と考えられてきた．しかしその後，①，②，③に共通して観察されるグリア細胞質内封入体が発見され（図13），臨床病理学的に異なる顔をもつ3つの病態は，1つの疾患単位である多系統萎縮症として包括されることになった．グリア細胞質内封入体の構成蛋白はリン酸化αシヌクレインであるため，Parkinson病，レビー小体型認知症に加え，もう一つのαシヌクレイノパチーである．

　オリーブ橋小脳萎縮症では小脳の萎縮のほか，正常では丸みがある橋腹側部の萎縮が著明で，丸みが全くなくなり，むしろ腹側に尖っている．組織学的には，小脳皮質のプルキンエ細胞や白質の線維が脱落し（図14），小脳白質には強いグリオーシスが形成される（図15）．橋では橋核，および小脳へ入力する横走線維と中小脳脚が変性する．小脳白質の変性はこの経路の延長線上のものである．

　線条体黒質変性症の肉眼所見では，線条体，特に被殻が萎縮し褐色調に変色することが顕著な特徴である（図16）．組織学的には被殻では神経細胞の脱落に加えて，茶褐色の顆粒（被殻顆粒球）がアストロサイトの中に取り込まれており，結果として肉眼所見に反映されている．黒質の神経細胞も高度に脱落する．

　Shy-Drager症候群では，自律神経の中枢である胸髄中間質外側核の神経細胞が脱落する．

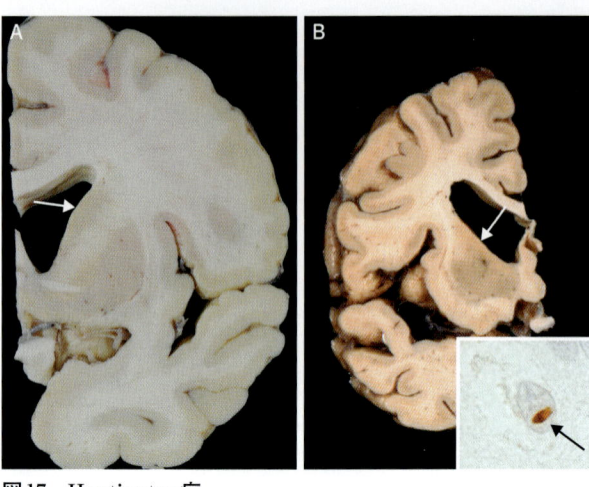

図17　Huntington病
対照（A）と比べて，尾状核の萎縮が特徴的である（B，矢印）．ポリグルタミンが核内に蓄積し，封入体を形成する（inset，矢印）．

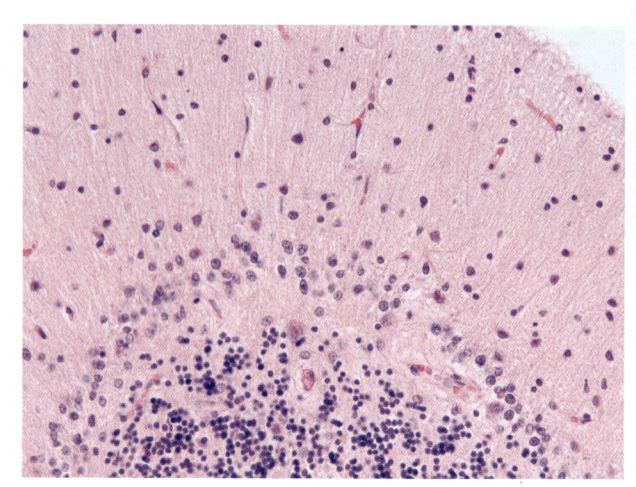

図18　脊髄小脳失調症6型
プルキンエ細胞が完全に脱落し，アストロサイトの増生を強く認める．

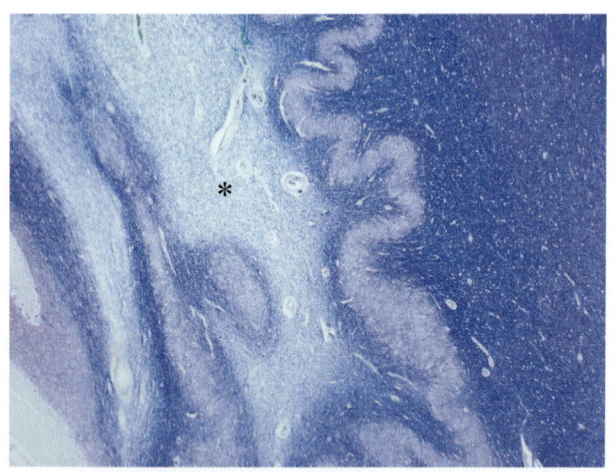

図19　歯状核赤核淡蒼球ルイ体萎縮症
小脳遠心路の出口である歯状核門（＊）が脱落し，髄鞘も消失している（クリューバ・バレラ染色）．

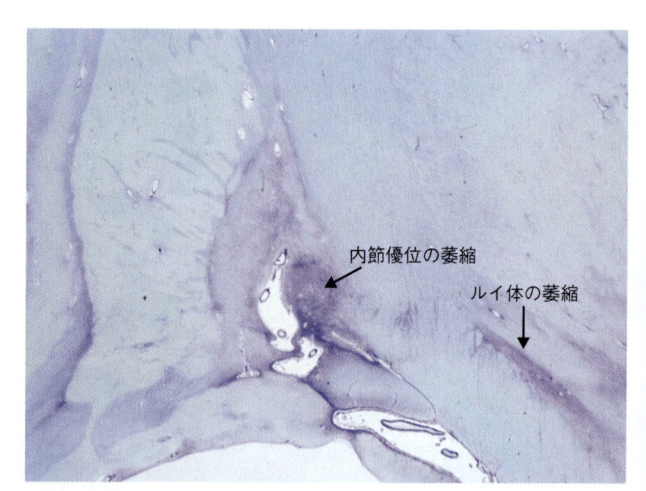

図20　Machado-Joseph病
淡蒼球内節とルイ体の萎縮によるグリオーシスが著明である．

●ハンチントン病　Huntington's disease

壮年期に緩徐に舞踏病様不随意運動，性格変化，認知症が進行する常染色体優性遺伝疾患であり，遺伝子座は4p16.3，遺伝子産物はhuntingtinである．肉眼的には尾状核の萎縮が著明である（図17）．小型神経細胞が脱落し，大型神経細胞が保たれる傾向がある．線維性アストロサイトも増生する．トリプレットリピート病の一つであり，ユビキチンおよびポリグルタミン陽性の神経細胞核内封入体を認める（図17 inset）．この点は下記3疾患も同様である．

●脊髄小脳失調症6型　spinocerebellar ataxia 6

脊髄小脳失調症6型はかつてHolmes型遺伝性小脳皮質萎縮症といわれていた疾患であり，常染色体優性遺伝で，小脳症状などを呈する．遺伝子座は19p13，原因蛋白はataxin-6である．小脳の萎縮が著明であり，組織学的には小脳皮質プルキンエ細胞の脱落が顕著であるが（図18），他の小脳変性症におけるプルキンエ細胞脱落と基本的に差異はない．遺伝子検索などで確定診断することが必要である．

●歯状核赤核淡蒼球ルイ体萎縮症　dentatorubropallidoluysial atrophy

遺伝子座は12p12-ter，遺伝子産物はatrophinである．歯状核-歯状核門-上小脳脚-赤核-視床と投射する小脳遠心系の変性と，淡蒼球-ルイ体（視床下核）の投射系の変性を伴う．小脳遠心系の出口である歯状核門は脱落する（図19）．

●マチャド・ジョセフ病　Machado-Joseph disease

遺伝子座は14q24.3-32.1，原因遺伝子はataxin-3である．視床下核（ルイ体），淡蒼球（特に内節優位，図20），黒質，動眼神経核，前庭神経核，孤束核，橋核，迷走神経背側核，小脳歯状核，脊髄前角，クラーク柱，脊髄小脳路，後索，脊髄前根などが変性する．

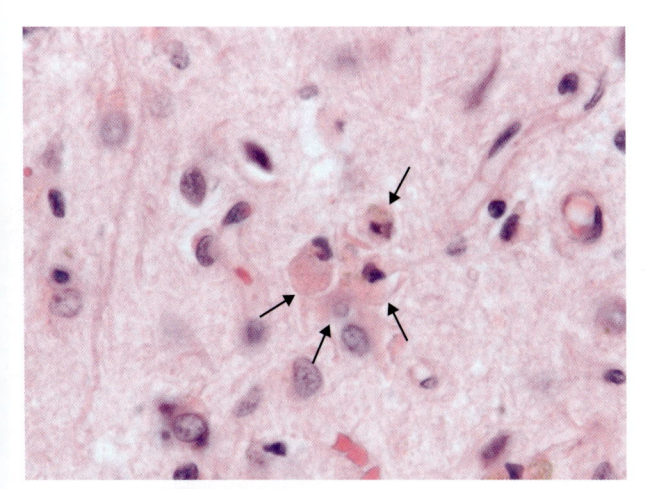

図21　孤発性筋萎縮性側索硬化症
変性した運動神経細胞の残骸を貪食するマクロファージ(矢印)を認める．これを神経貪食現象という．

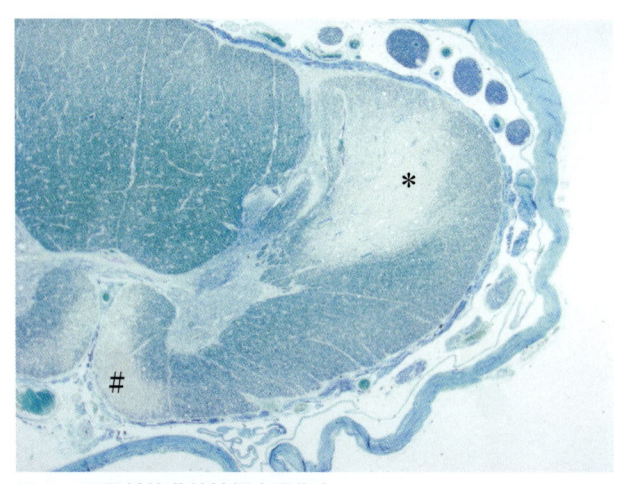

図22　孤発性筋萎縮性側索硬化症
錐体路である側索(＊)と前索(＃)において，変性に伴って髄鞘が消失している(クリューバ・バレラ染色)．

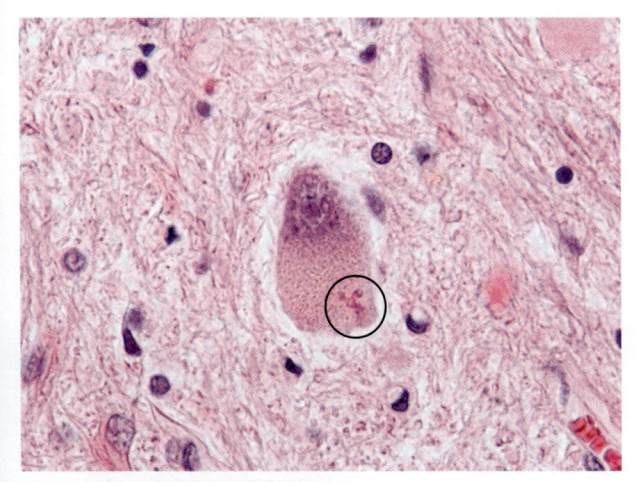

図23　孤発性筋萎縮性側索硬化症
運動神経細胞内に好酸性の球状物を数個認める(丸印内)．

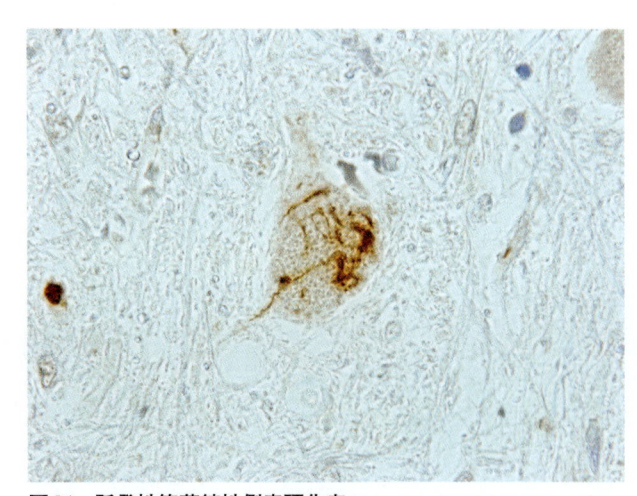

図24　孤発性筋萎縮性側索硬化症
運動神経細胞内にTDP-43染色で陽性となる糸くず様のスケイン様封入体を認める．

●孤発性筋萎縮性側索硬化症　sporadic amyotrophic lateral sclerosis

　上位運動ニューロン系と下位運動ニューロン系が変性する運動ニューロン疾患である．上位の障害は，一次運動野(中心前回)の運動神経であるベッツ細胞の変性から，ベッツ細胞から伸びる軸索の変性までをいう．変性したベッツ細胞はマクロファージによって貪食され，その病理像は神経貪食現象といわれる(図21)．一次運動野の病変が強い場合は，大脳皮質および白質に明瞭なグリオーシスを呈するが，軽い症例も多い．運動野の神経細胞の軸索は内包後脚のほぼ中央部を通過して，大脳脚(中心部)，延髄錐体，脊髄側索・前索を下行する．内包後脚の病変を検出するには，大脳を水平断して標本を作製しておく必要がある．ベッツ細胞の軸索は大径線維であり，索変性があるかどうかはボディアン染色により大径線維の脱落を確認する必要がある．

軸索の脱落に伴い髄鞘も破壊されるので，クリューバ・バレラ染色などの髄鞘染色では，大脳脚(中心部)，延髄錐体，脊髄側索・前索は青く染まらず白くなる(図22)．ただし，この経路の索変性が軽度で髄鞘染色で明瞭でない場合，ボディアン染色などの嗜銀染色で大径軸索線維の脱落の有無を評価して診断することが大切である．それでも病変が軽度ではっきりしない場合は，マクロファージの免疫染色で破壊産物の貪食現象を確認する．

　下位運動ニューロンである脳幹の運動を司る諸核(動眼神経核，顔面神経核，舌下神経核など)，および脊髄前角の運動神経細胞も脱落する．仙髄オヌフ核は通常保たれる．

　残存する神経細胞内にはしばしばブニナ小体(図23)，スケイン様封入体(図24)などの異常構造物を認める．これらは本疾患に特異的に出現するが，このうちブニナ小体の数は非常に少ない．

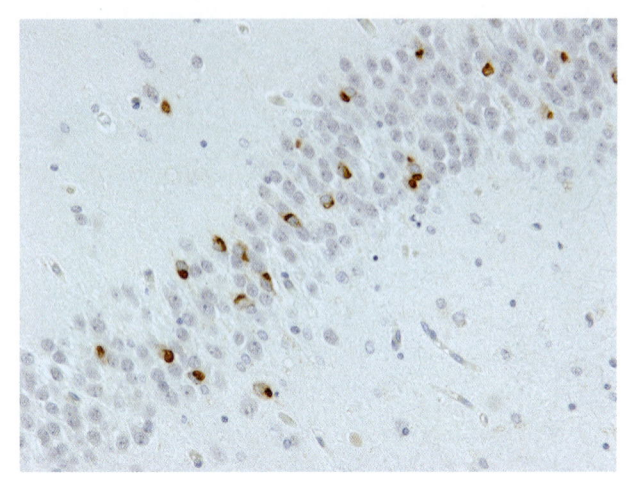

図25 認知症を伴う筋萎縮性側索硬化症
歯状回顆粒細胞にはTDP-43が蓄積した封入体を認める．ユビキチン化されている．通常の染色では可視化されない．

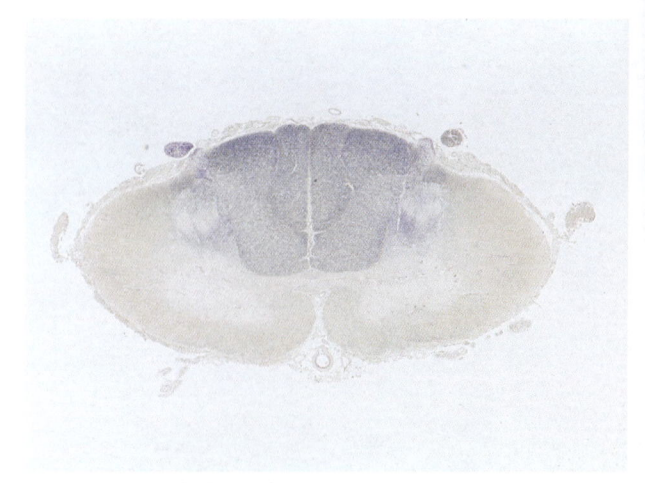

図26 広汎型筋萎縮性側索硬化症
錐体路である側索と前索以外にも広汎に病変が及んでいる（クリューバ・バレラ染色）．

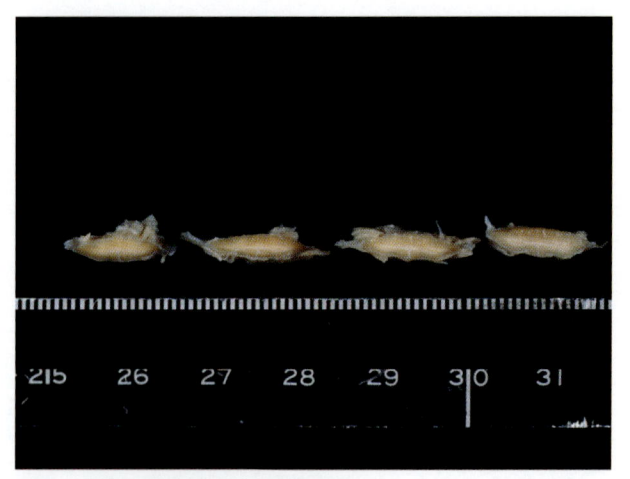

図27 広汎型筋萎縮性側索硬化症
病変が極めて高度になると薄っぺらな脊髄になってしまう．

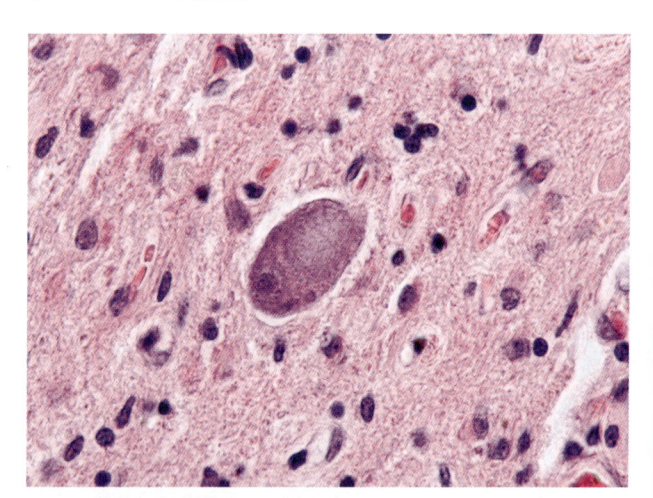

図28 若年性筋萎縮性側索硬化症
運動神経細胞に好塩基性封入体を認めることがある．

- **認知症を伴う筋萎縮性側索硬化症** amyotrophic lateral sclerosis with dementia

孤発性筋萎縮性側索硬化症の病変に加えて，側頭葉皮質の海綿状変性，海馬歯状回顆粒細胞の細胞質内にユビキチン陽性の円形〜楕円形の封入体が観察される．この封入体はHE染色では可視化されず，ユビキチン，TDP-43に陽性であるので（図25），鑑別診断の際には必須である．

筋萎縮性側索硬化症を伴わない認知症の一部に，神経細胞にTDP-43が蓄積する症例もあり，TDP型の前頭側頭葉変性症frontotemporal lobar degeneration（FTLD-TDP）といわれている．FTLD-TDPを発症した症例の一部には，後に筋萎縮性側索硬化症を併発した症例もあり，筋萎縮性側索硬化症とFTLD-TDPは同じ範疇の疾病と理解されている．

- **広汎型筋萎縮性側索硬化症** widespread type of amyotrophic lateral sclerosis

孤発性筋萎縮性側索硬化症の病変の範囲を越えて，基底核，ルイ体，黒質，小脳歯状核や，脊髄では後索，脊髄小脳路なども変性することがあり（図26），広汎型筋萎縮性側索硬化症といわれる．人工呼吸器を装着した長期生存症例では，脊髄が高度に扁平化するまで変性が高度になる場合がある（図27）．

- **若年性筋萎縮性側索硬化症** juvenile amyotrophic lateral sclerosis

孤発性筋萎縮性側索硬化症の病変に加えて，大脳諸核の神経細胞や脊髄前角などの運動神経細胞に，好塩基性封入体が形成される（図28）．この病型ではfused in sarcoma（FUS）遺伝子の異常が指摘されている．

各論　373

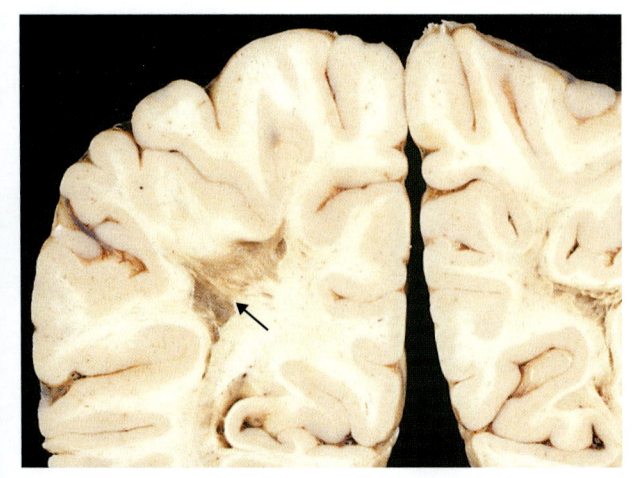

図29　多発性硬化症
大脳白質に境界が比較的明瞭な脱髄斑（矢印）を認める．

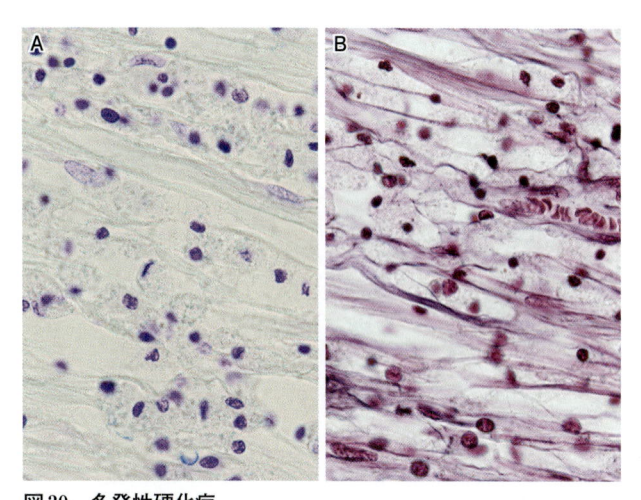

図30　多発性硬化症
高度に脱落していて髄鞘は殆ど認められない（A：クリューバ・バレラ染色）．一方，軸索は比較的残存している（B：ボディアン染色）．

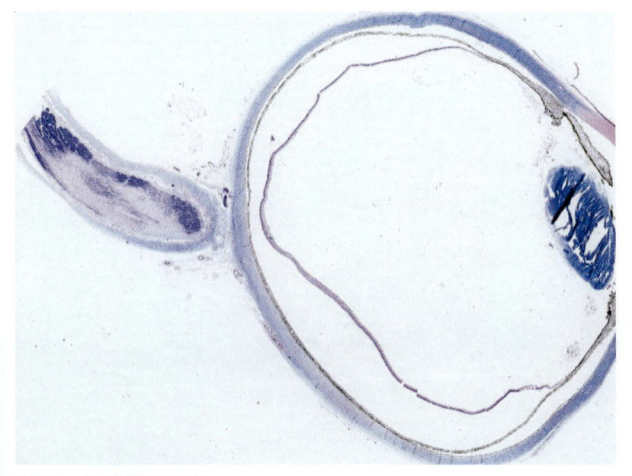

図31　視神経脊髄炎
視神経の髄鞘が消失している．

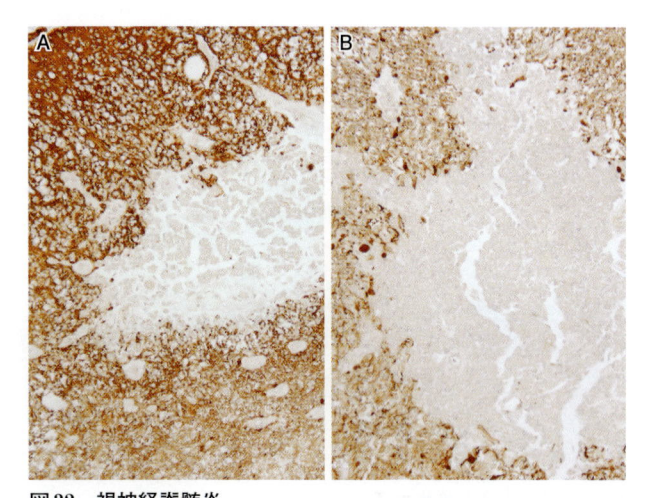

図32　視神経脊髄炎
病変内におけるアストロサイトのグリア線維性酸性蛋白（GFAP）染色性は減少している（A）．アクアポリン4染色では，更に高度に低下している（B）．

●多発性硬化症　multiple sclerosis

　脱髄疾患の代表的疾患であり，時間的，空間的に異なった病変が多発し，寛解と増悪を繰り返す．肉眼的には小さな軟化がたくさんあり（図29），一部は融合して大きな軟化巣を白質に認め，境界が比較的明瞭であることが多いが，特定の系統的な分布は示さないことも特徴である．組織学的には，高度に髄鞘が消失する一方，軸索が比較的保たれる（図30）．このことが脱髄疾患の基本的な病理変化である．ただし，病変が高度になれば軸索も破壊されてくる．急性期脱髄斑では，活性型ミクログリア，マクロファージが多数浸潤し，クリューバ・バレラ染色で破壊された髄鞘の顆粒状の断片を観察する．亜急性期脱髄斑では，マクロファージの内部は清掃機転が終わりかけているため，空っぽになってくる（図29）．更に慢性期脱髄斑となると，様々な程度のグリオーシスが形成される．一方，髄鞘染色で完全に染まらないわけではなく，淡く染まる脱髄斑をシャドープラークという．再生性変化としては，脱髄斑の内部に再生したと思われる髄鞘を散見することがある．

●視神経脊髄炎　neuromyelitis optica

　視神経と脊髄に急性炎症をきたす脱髄疾患で，かつては多発性硬化症の特殊な病理型と考えられていたが，アストロサイトの足に発現するアクアポリン4に対する抗体（抗AQP4抗体）がアストロサイトを傷害する，特殊な脱髄疾患であることが判明してきている．視神経や脊髄白質に壊死性病変が不規則に形成され（図31），リンパ球，ミクログリア，マクロファージの浸潤を認める．アストロサイトのグリア線維性酸性蛋白（GFAP）やアクアポリン4に対する免疫染色性が低下し（図31, 32），後者において特に低下が高度である．視神経や脊髄を越えて，脳質周囲や脳梁などの大脳白質にも病変が及ぶこともある．

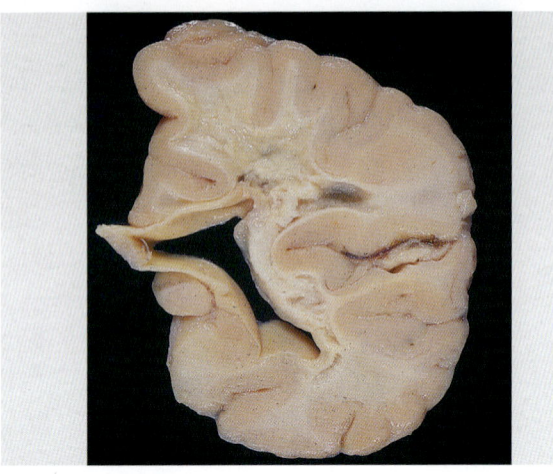

図33 異染性白質ジストロフィー
白質はゼラチン様に変性する．脳回の谷部に接する白質（U線維）は保たれる傾向があることが特徴である．

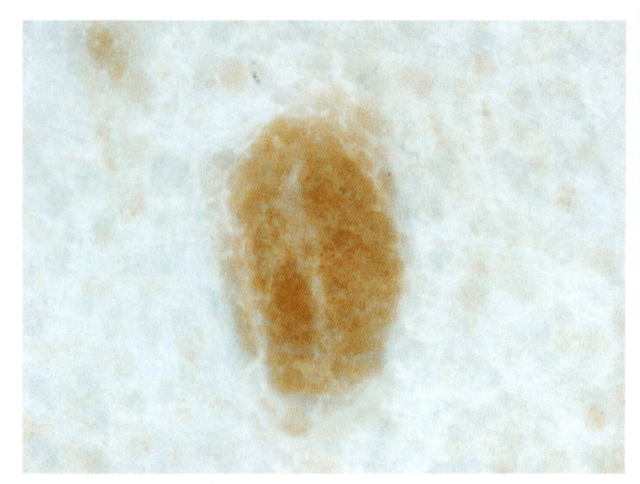

図34 異染性白質ジストロフィー
蓄積する物質はヒルシュ・パイファー染色で褐色調に異染するので，鑑別診断上，必須の検査である．

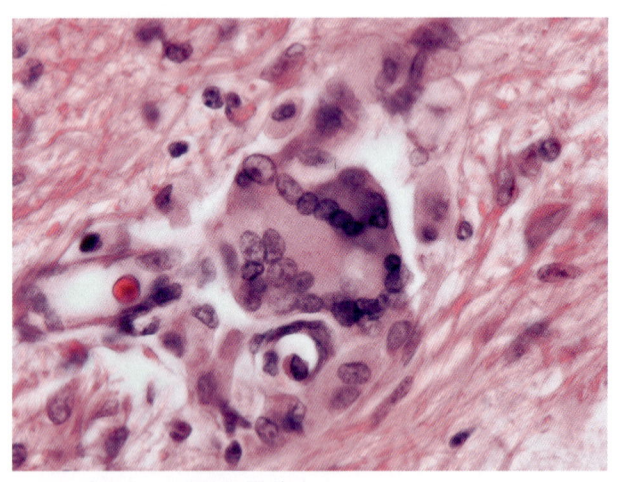

図35 グロボイド細胞白質ジストロフィー
血管周囲の多核マクロファージ（クラッベ細胞）に本症の蓄積物が取り込まれる．

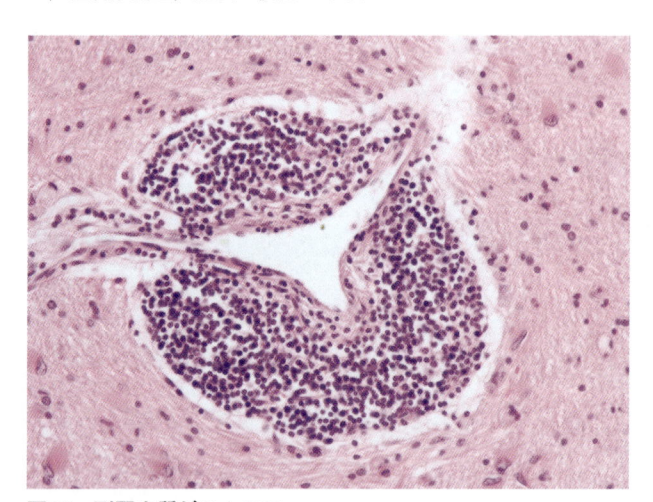

図36 副腎白質ジストロフィー
血管周囲のリンパ球浸潤，アストロサイトの増生が特徴的である．

●異染性白質ジストロフィー　metachromatic leukodystrophy

　進行性の様々な神経障害，精神遅滞を呈する白質ジストロフィーであり，幼児期，若年期，成人期に発症する3亜型がある．

　白質ジストロフィーの肉眼所見は，白質がゼラチン様に光沢して変性しており，また脳回の谷部と接する白質であるU線維が比較的保たれることが特徴であり（図33），肉眼的にも髄鞘染色でも明瞭に観察できる．この所見は，後述する様々な白質ジストロフィーにおいて共通しているが，いずれも組織学的には鑑別可能である．本症は遺伝子異常（22q13）によりアリルスルファターゼAの活性が消失するため，白質内の血管周囲のグリア細胞にセレブロスルファチドが蓄積し，トルイジンブルー染色，ヒルシュ・パイファー染色で異染性を呈する（図34）．

●グロボイド細胞白質ジストロフィー　globoid cell leukodystrophy

　乳幼児期から発熱，知覚過敏，精神発達遅滞，運動障害を呈する．β-ガラクトセレブロシダーゼの遺伝子異常（14q31）に起因する酵素欠損によって，ガラクトセレブロシドが白質内のマクロファージに蓄積する．血管周囲に集簇する多核細胞が特徴的であり，グロボイド細胞という（図35）．最初に報告した研究者の名を冠してクラッベKrabbe病ともいわれる．

●副腎白質ジストロフィー　adrenoleukodystrophy

　通常，小児期発症で知能低下，けいれん，視力低下，麻痺などを生じる．ペルオキシゾームの膜蛋白の遺伝子異常による．原因遺伝子はXq28で，X連鎖型副腎白質ジストロフィーともいう．脳では白質が高度に脱落し，高度なリンパ球浸潤（図36），肥胖型アストロサイト増生などを認める．

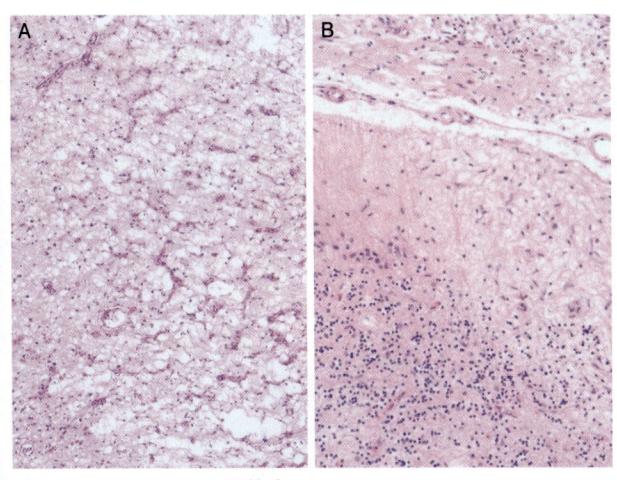

図37 ミトコンドリア脳筋症
大脳では広汎な脳梗塞様の病変が形成される(A). 小脳にも梗塞様病変が広汎に形成される(B).

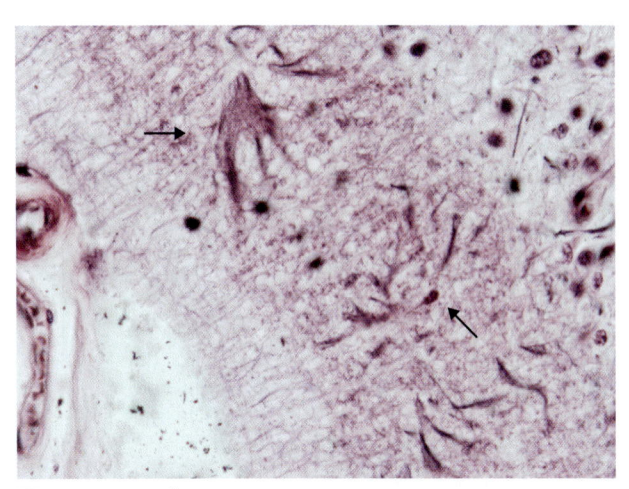

図38 Menkes病
プルキンエ細胞の樹状突起が太くなり投射方向も乱れ, ヒトデ様小体といわれる(矢印)(ボディアン染色).

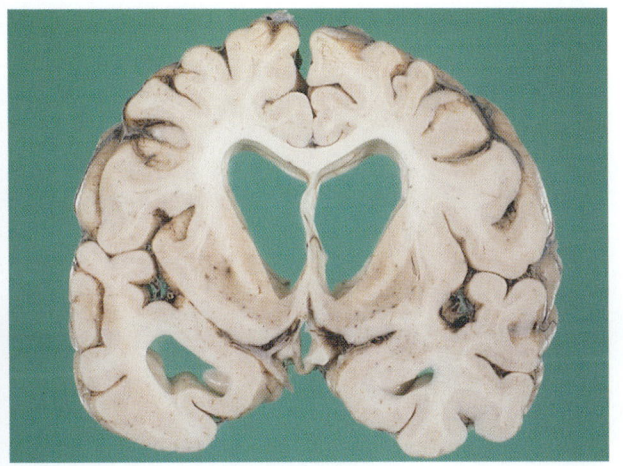

図39 Wilson病
基底核の萎縮により側脳室が著明に拡大している.

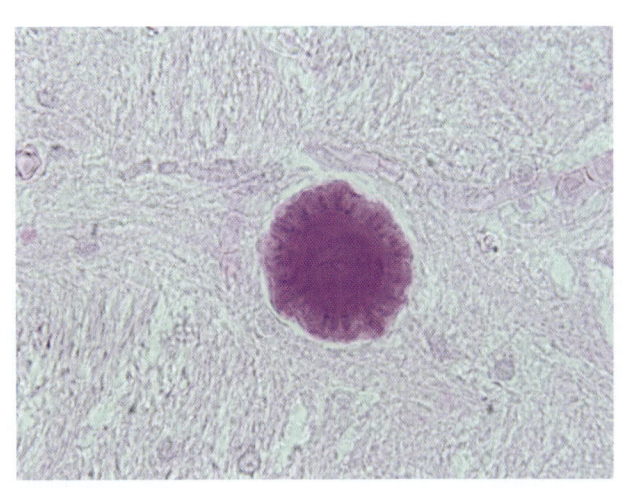

図40 Lafora病
神経突起内にポリグルコサンが蓄積する. ラフォラ小体という(PAS染色).

●ミトコンドリア脳筋症　mitochondrial encephalomyopathy

筋症, 高乳酸血症, 脳卒中発作, 易疲労性, 嘔吐などを呈するメラス(MELAS：mitochondrial myopathy, encephalopathy, lactic acidosis and stroke-like episodes)では, ミトコンドリアDNAのtRNA^{LEU}コード領域の塩基番号3243でA→G変異, 塩基番号3271でT→C変異などがある. 神経系には脳梗塞様病変を多発性に認める(図37). 器質が粗鬆化し, アストロサイトの増生, 血管増生を認める.

類縁疾患のリーLeigh脳症もメラス同様に, 脳梗塞様の壊死性病変を広汎に認める.

●メンケス病　Menkes disease

銅代謝に関連する蛋白ATP7Aが欠損し銅の吸収障害と転送障害が生じ, その結果, 銅を必要とする様々な酵素の活性が機能しなくなり, 様々な神経障害が発生する. 遺伝子座はXq13.3で, 伴性劣性遺伝する. 小脳プルキンエ細胞の樹状突起が腫大するヒトデ小体が特徴的である(図38).

●ウィルソン病　Wilson disease

銅代謝に関連する蛋白ATP7Bの異常により肝臓に銅が沈着する. 遺伝子座は13q14.3で, 常染色体劣性遺伝である. 両側の基底核, 視床, 視床下部, 第三脳室周囲などが変性する(図39). 核が著しく腫大したアルツハイマーⅡ型グリアを認める.

●ラフォラ病　Lafora disease

炭水化物代謝異常により認知症, てんかん, ミオクローヌスが出現し, 神経細胞にポリグルコサン小体であるラフォラ小体が出現する. 遺伝子座は6q23-25, 遺伝子産物はラフォリンである. ラフォラ小体はやや好塩基性の球状物で, 層状構造, 放射線構造が伸びたりしている. PAS染色, カルミン染色で赤色を呈する(図40). 淡蒼球, 視床, 黒質, 赤核, 小脳歯状核などに好発する.

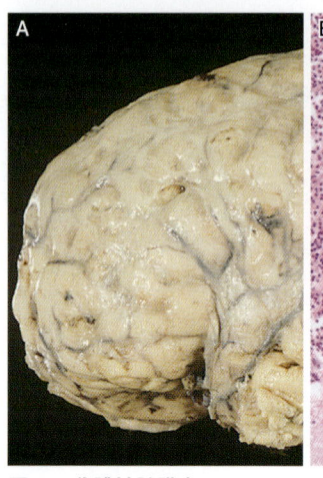

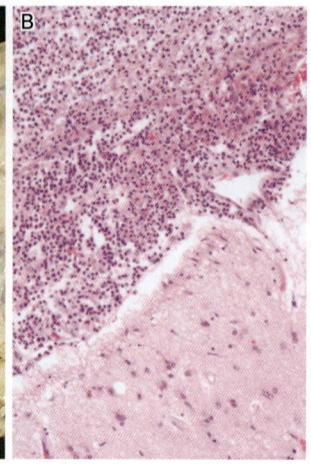

図41 化膿性髄膜炎
軟膜が高度に白濁している(A)．軟膜下腔に好中球を主体とする炎症細胞の浸潤を強く認める(B)．

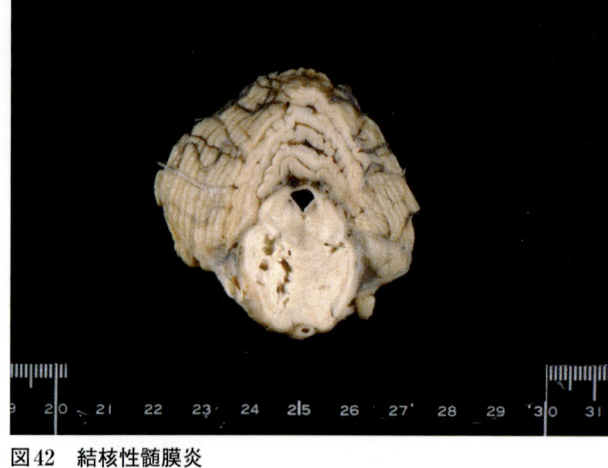

図42 結核性髄膜炎
結核性髄膜脳炎では脳幹部を含む脳底部がよく侵される．

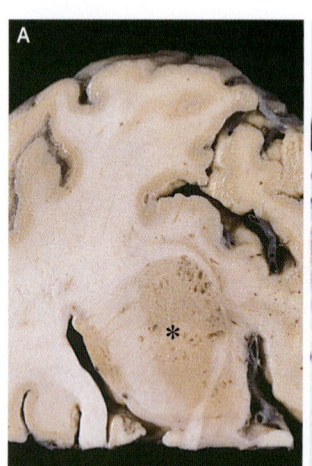

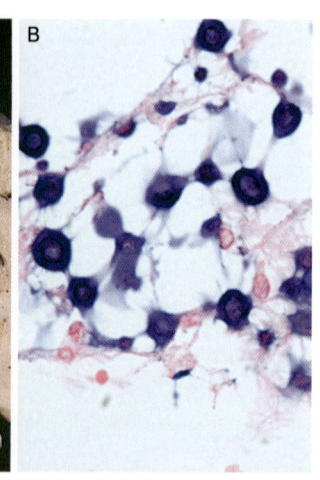

図43 クリプトコッカス症
基底核に小空胞が多発し(A：*)，球状のクリプトコッカスは糖質染色で明瞭に観察できる(B：アルシアン青染色)．

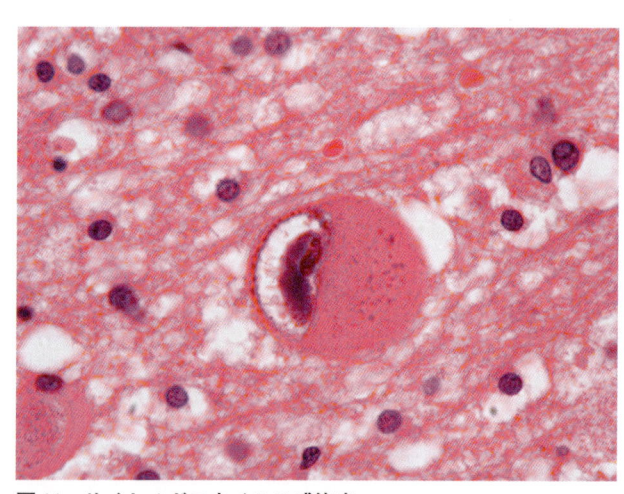

図44 サイトメガロウイルス感染症
アストロサイトの核内に目のような大きなサイトメガロウイルス封入体が観察できる．

●化膿性髄膜炎　suppurative meningitis

クモ膜下腔において細菌が増殖して起きる炎症で，化膿性線維素析出物が生じるものである．髄膜炎菌，インフルエンザ桿菌，肺炎球菌，大腸菌などが一般的な原因菌である．組織像は白血球，単球，マクロファージなどの炎症細胞浸潤を認める(図41)ほか，線維素フィブリン析出などを認める．

●結核性髄膜炎　tuberculous meningitis

結核菌による髄膜炎であり，脳底部や脳幹周辺や内部に好発する(図42)．結核結節とよばれる肉芽腫性病変を作ることがある．内部は乾酪壊死の状態を呈し，周囲には類上皮細胞が浸潤する．急性期ではチール・ニールゼン染色などの抗酸菌染色で結核菌が証明される．血管内皮は炎症により肥厚し，循環障害を引き起こすことがある．脳底部を好んで侵すため，遷延すると水頭症を引き起こす．

●クリプトコッカス症　cryptococcosis

真菌である*Cryptococcus neoformans*が呼吸器の病巣から血行性に脳に伝播することが多い．この病原体はハトなどの糞で増殖し，土壌中に存在し，また空中にも浮遊している．組織学的には小さな球状の無子嚢胞を形成し，PAS染色などの糖質染色で染色される(図43)．

●サイトメガロウイルス感染症　cytomegalovirus infection

サイトメガロウイルスによる脳髄膜炎で，日和見感染としてのものと，子宮内で胎児が感染する先天性サイトメガロウイルス感染症がある．前者ではアストロサイト，上衣細胞の核に感染し，核小体より大きなサイズの特徴的な核内封入体を形成する(図44)．後者の場合は，脳室周囲の幹細胞が破壊されるため，石灰化や多小脳回などの形成異常を伴う小脳髄症を惹起する．

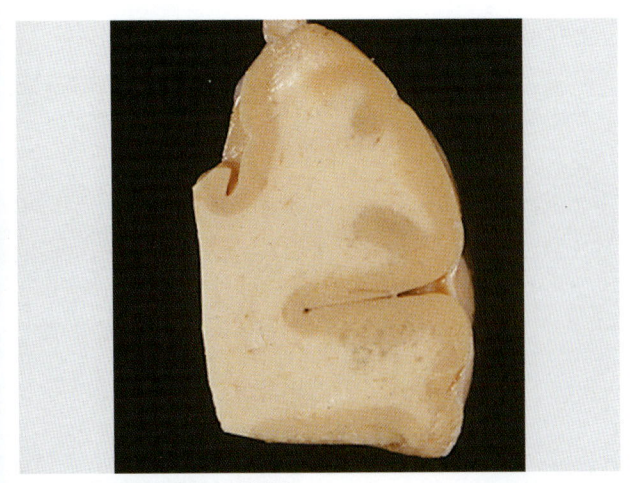

図45　進行性多巣性白質脳症
大脳白質に小さな脱髄斑があり，それらが融合したものも認められる．

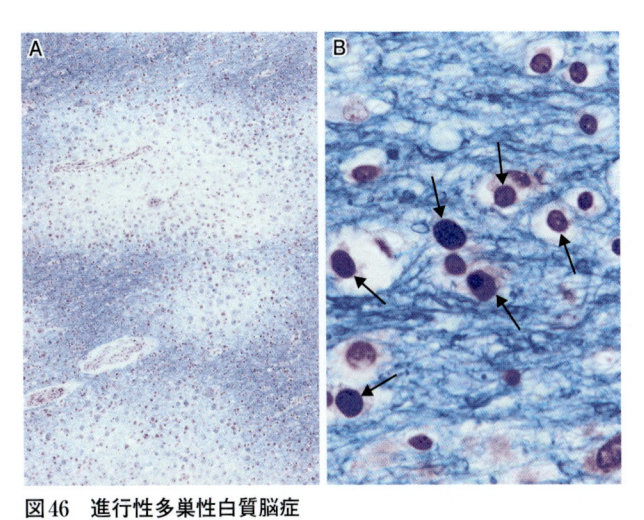

図46　進行性多巣性白質脳症
境界が不明瞭な脱髄斑を多数認める（A）．核内封入体は大きく濃染する（矢印）（B：クリューバ・バレラ染色）．

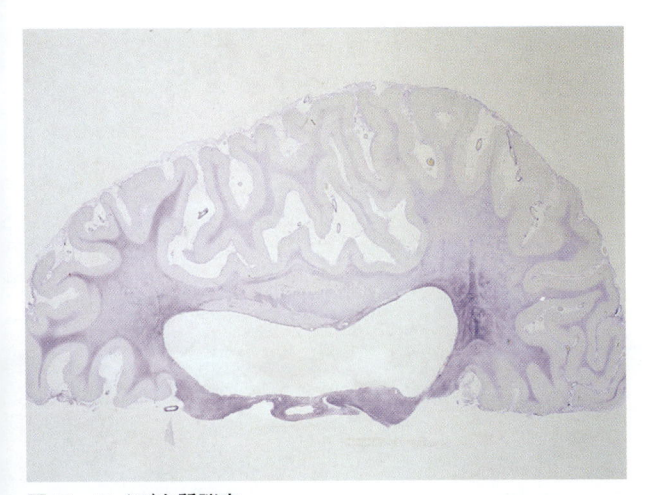

図47　エイズ白質脳症
側脳室が拡大し，大脳白質に強いグリオーシスが形成されている．（ホルツァー染色）．

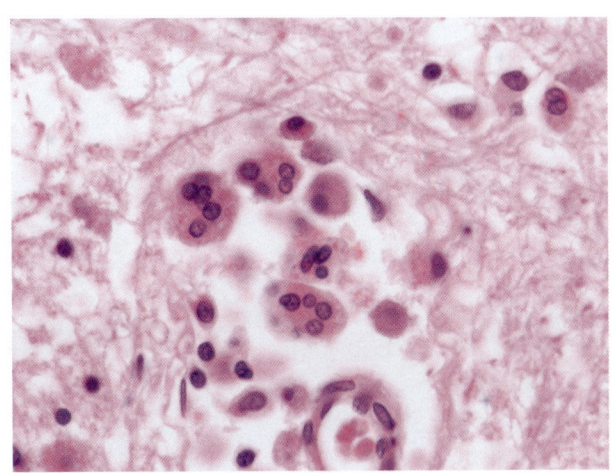

図48　エイズ白質脳症
白質病変には多核のマクロファージが出現することが特徴である．

● 進行性多巣性白質脳症　progressive multifocal leukoencephalopathy

　日和見感染の一つで，パポーバウイルスに属するJCウイルスがオリゴデンドログリアの核に感染し，結果として髄鞘が破壊される脱髄疾患である．組織学的には大脳白質に小さな脱髄斑が多数形成され（図45），次第に癒合して大きくなってくる．脱髄斑の周囲にはオリゴデンドログリアの核内封入体が形成される．大きく濃染したものと，ややすりガラス様に透見できるものがある（図46）．リンパ球浸潤に加えて，大きな肥胖型アストロサイトを認める．比較的早期の病変では，破壊された髄鞘成分と思われる顆粒を内蔵するマクロファージを観察する．オリゴデンドログリアの破壊に伴って髄鞘は脱落するが，軸索は比較的保たれる．脱髄斑は皮質などの灰白質にも及ぶことがある．

● エイズ白質脳症　AIDS leukoencephalopathy

　レトロウイルスに属するヒト免疫不全ウイルス感染による白質障害である．中枢神経系ではマクロファージに感染して，ウイルスが証明される．エイズ脳炎ともいわれる．また，大脳だけでなく脊髄や末梢神経も障害されることもあり，このような症例ではエイズ脊髄症といわれる．組織学的には，大脳白質の髄鞘が変性しグリオーシスを生じる（図47）．基底核が障害されることもある．リンパ球，ミクログリアの浸潤が見られ，ウイルスが感染したマクロファージは多核になることが多い（図48）．小型なものが多く，必ずしも全てが巨細胞化するわけではない．

　日和見感染としては，サイトメガロウイルス脳髄膜炎を合併することが多い．最近導入されたhighly active antiretroviral therapy（HAART）により，免疫が再構築され，多数のリンパ球浸潤が認められる症例がある．

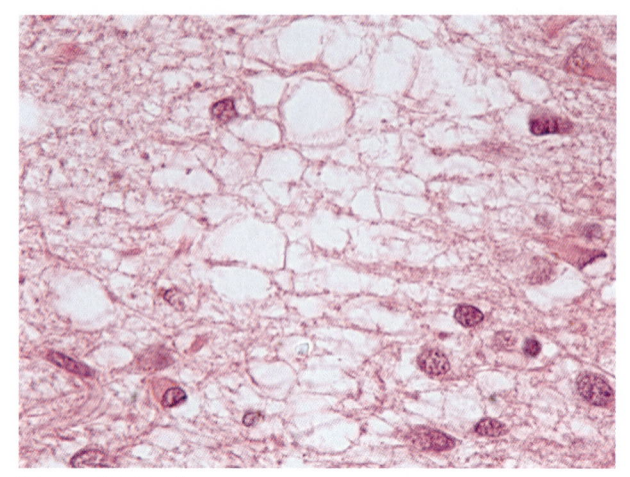

図49　プリオン病
シナプス間隙の空胞化病変がやがて大きくなり，全体として大脳皮質は海綿状変性を呈する．

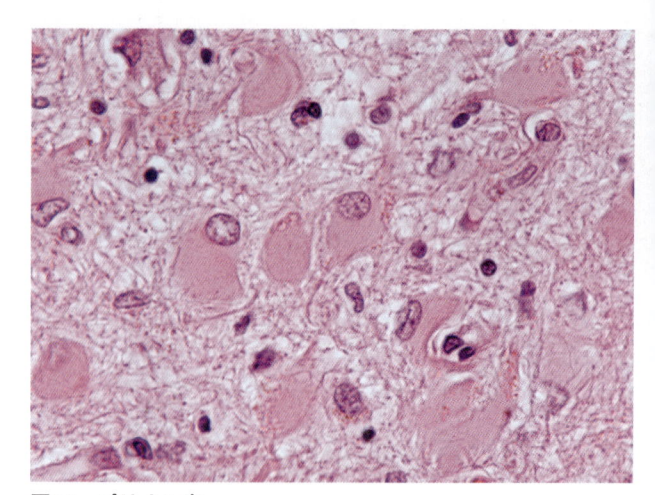

図50　プリオン病
本症では，あたかも腫瘍性ではないかと思われるほどに，肥胖型アストロサイトの増生を強く認める．

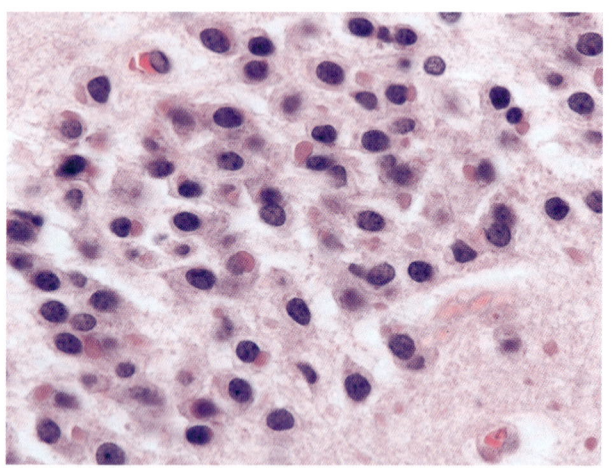

図51　狂犬病
好酸性の封入体（ネグリ小体）を神経細胞体に多数認める．

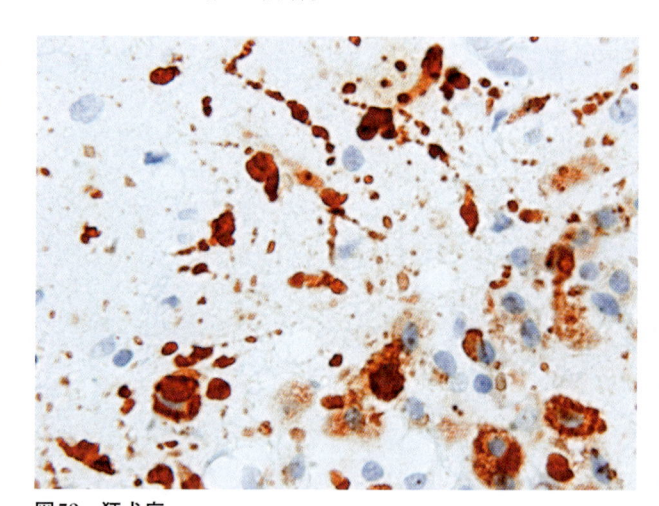

図52　狂犬病
狂犬病ウイルス染色では細胞体のみならず，神経突起内にもウイルスが増殖して塊状となる．

●プリオン病　prion disease

クロイツフェルトとヤコブが1920年代に報告した進行性の初老期認知症を呈する疾患である．プリオン蛋白の構造異常により脳内に異常プリオンが蓄積するために発症する．病理学的には大脳皮質が高度に萎縮し，著明な神経細胞脱落を伴う海綿状変性が特徴である（図49）．海綿を構成する穴はシナプス終末が空胞化したものであり，初期病変では小さく，やがて融合して大きくなってくる．組織破壊に伴ってマクロファージが浸潤するとともに，大きな肥胖型アストロサイトが高度に増生する（図50）．基底核，小脳，脊髄などに広汎に病変が及ぶこともしばしばである．免疫組織学的に異常プリオン蛋白の局在はシナプス前終末に存在する前シナプス型，つまりびまん性の染色像を呈する．孤発性のものには，ほかに医原性，小脳皮質にフロリド斑を認める新変異型，クールー斑を認めるクールーなどがある．

一方，遺伝性のプリオン病には，プリオン蛋白遺伝子の異常が明らかとなっている家族性のもののほか，クールー斑を認めるゲルストマン・ストロイスラー・シャインカーGerstmann-Sträussler-Scheinker病などがある．

●狂犬病　rabies

狂犬病ウイルスは世界的には，蚊などが媒介してコウモリから家畜に感染する事例のほか，罹患した犬に噛まれて人が感染する．日本では殆ど発生していないが，外国で犬に噛まれて発症した事例もある．末梢神経から侵入して中枢神経系に逆行性に伝播し，大脳皮質や脳幹の神経細胞，小脳プルキンエ細胞などに好酸性のウイルス封入体（ネグリ小体）を形成する（図51）．一般的に本症では炎症反応に乏しいと教科書には書かれているが，それは発症後すぐに屠殺される経済動物でのことであり，人の場合は，封入体も大きなものや突起に充満する（図52）など，病変は強い．

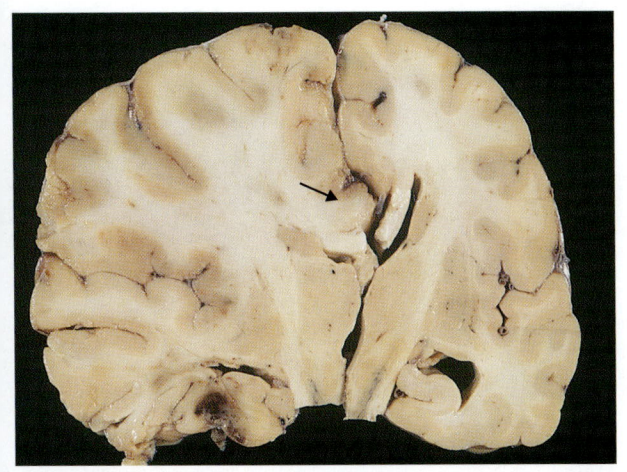

図53 脳梗塞
左中大脳動脈領域の広汎な梗塞の浮腫により，反対側へ張り出し，帯状回ヘルニアが認められる．

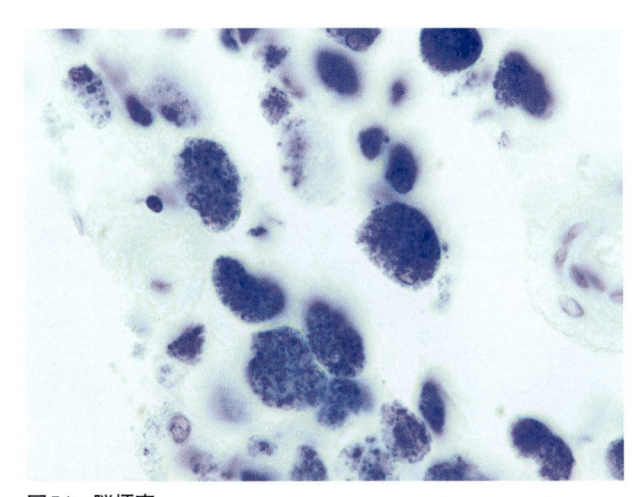

図54 脳梗塞
急性期には，破壊された髄鞘などの顆粒状成分を内部に含むマクロファージが観察される（クリューバ・バレラ染色）．

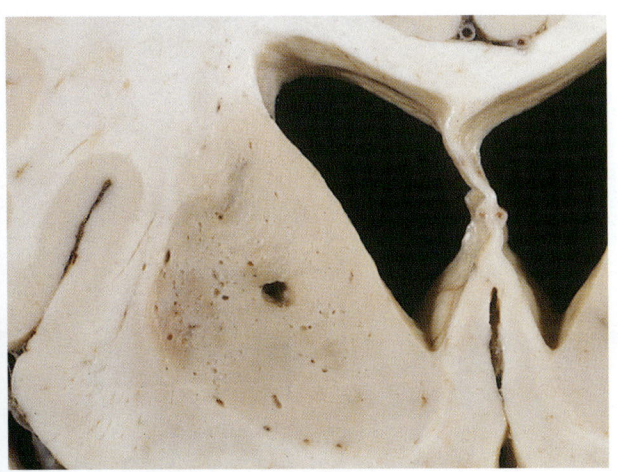

図55 ラクナ梗塞
基底核に組織欠損様の小さな梗塞を認める．

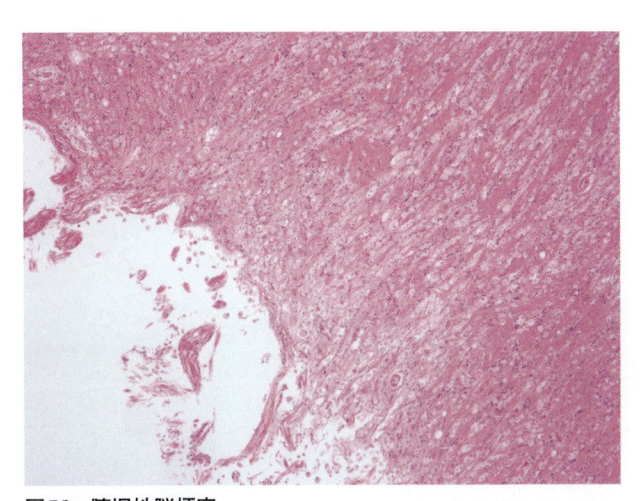

図56 陳旧性脳梗塞
断裂された神経線維では長い期間にわたり二次変性が生じることがあり，マクロファージの浸潤が広がることがある．

●脳血栓症と脳塞栓症　cerebral thrombosis and embolism

　脳梗塞の原因は脳血栓症と脳塞栓症である．中大脳動脈の主幹部の梗塞では大脳の浮腫が著明になり，帯状回ヘルニア（図53），中心性ヘルニアをきたすことがある．

　脳血栓症は，動脈の粥状硬化で狭窄した部分などの血流停滞部に血栓が詰まり動脈閉塞を起こすものである．また，非細菌性血栓性心内膜炎で心内膜にできた血栓は，心房細動による血流の停滞により血栓形成を助長し，それらが剝がれて栓子となって脳血栓症を引き起こすこともある．脳塞栓症は血栓，骨折によって血液中に入り込んだ脂肪細胞や骨髄細胞，潜函病で発生する窒素ガス，癌細胞，寄生虫などが栓子となる．急性梗塞巣では組織破壊に伴い，破壊産物を貪食するマクロファージの浸潤（図54），肥胖型アストロサイトの増生を認める．

●ラクナ梗塞　lacunar infarction

　大脳基底核に好発する非常に小さな梗塞巣であり（図55），細い動脈における石灰化を伴う粥状硬化によるものが殆どである．高齢者の剖検例でしばしば観察するが，臨床的な意義がなかったものが多い．

●陳旧性脳梗塞　protracted cerebral infarction

　時間の経過とともに，破壊された組織の清掃機転が終わり，マクロファージの浸潤や炎症細胞浸潤も軽くなるが，軸索の二次変性が広がる場合は，マクロファージの浸潤が長く続くことがある（図56）．例えば，中大脳動脈領域の広汎な脳梗塞により内包が破壊されると，長年にわたるdying back現象により，ベッツ細胞の軸索の通路（錐体路）である大脳脚，延髄錐体，反対側の脊髄側索・前索に二次変性が生じることも稀ではない．

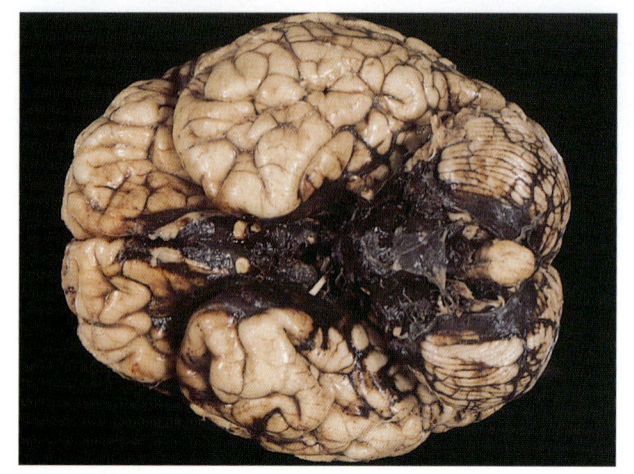

図57 クモ膜下出血
脳底部に限局したクモ膜下出血を認める.

図58 シデローシス
肉眼的には黄色〜茶褐色調を呈する(A). 脳出血などの後, ヘモジデリンが脳表や脳実質内に沈着する(B).

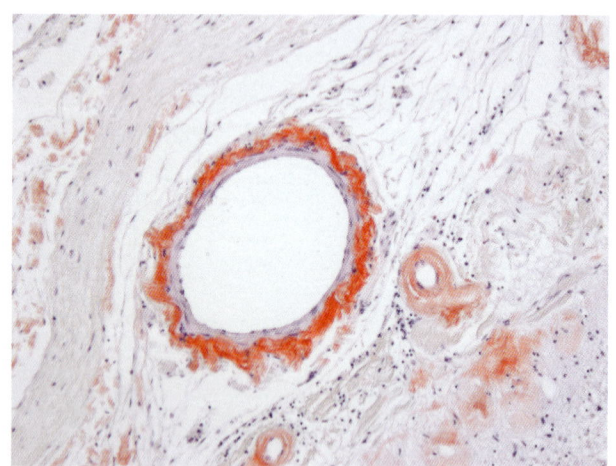

図59 アミロイド血管症
βアミロイドが血管壁組織に沈着し循環障害を惹起することがある(コンゴ赤染色).

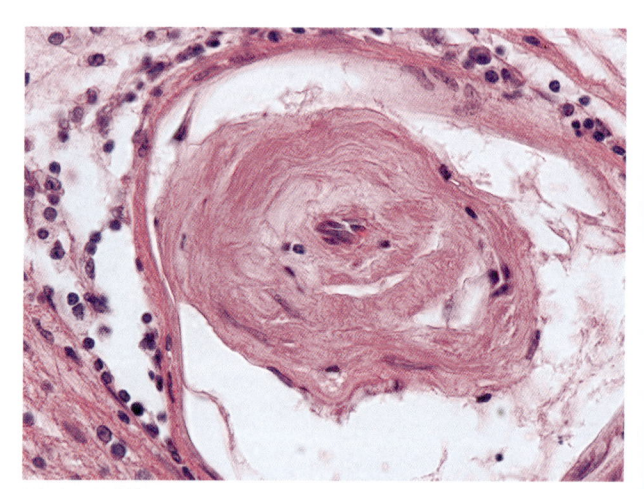

図60 カダシル
本症では血管壁成分の硝子化や線維化により内腔が著しく閉塞し循環障害をきたす.

●クモ膜下出血　subarachnoid hemorrhage

内頚動脈, 椎骨動脈, 脳底動脈, およびそれらから血流を受けるウィリス動脈輪から分岐する動脈において, 動脈硬化, 動脈瘤, 解離病変などの破綻, 捻れなどによる破損(特に椎骨動脈)によりクモ膜下出血が引き起こされる(図57). 出血源となった動脈病変の特定などのためには, 固定前に検索すべきであるが, 固定後でも特定はできる. また, 頭蓋内で脳が回転するような頭部外傷において, 脳表の架橋静脈が破綻して静脈性のクモ膜下出血を生じることがある.

●シデローシス　siderosis

脳内出血やクモ膜下出血の後, 放出された赤血球がヘモジデリンとなり, 脳内出血の周囲や脳表に沈着することがある(図58B). 肉眼的には茶褐色調を呈する(図58A). また, 海綿状血管腫の周囲にもヘモジデリンが沈着する.

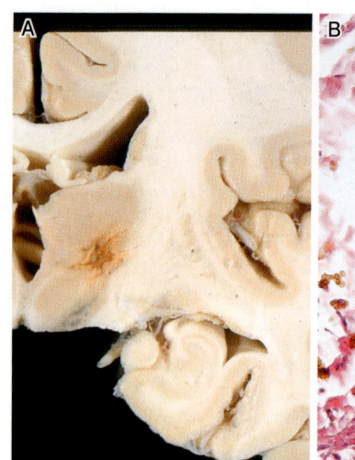

●アミロイド血管症　amyloid angiopathy

大脳皮質内や軟膜下腔などの小血管壁にアミロイドが沈着した状態であり, 後頭葉, 前頭葉で観察されることが多い. HE染色では, 血管壁に沈着しているアミロイドは通常よりも濃い好酸性を呈し, コンゴレッド染色では赤く染まる(図59).

●カダシル　CADASIL (cerebral autosomal dominant arteriopathy with subcortical infarcts and leukoencephalopathy)

本症は"皮質下梗塞および白質脳症を伴う常染色体優性脳動脈症"の英語表記の頭文字をカタカナ読みにした, 比較的新しく確立した疾患名である. 19q13上にあるNotch3の遺伝子に異常がある. 組織学的には主に小動脈, 細動脈の中膜の平滑筋が変性し, 内腔が狭窄する(図60). 循環障害を起こし, 大脳白質, 基底核, 視床, 脳幹などに小軟化巣が形成され, 髄鞘および軸索も破壊される.

各 論　381

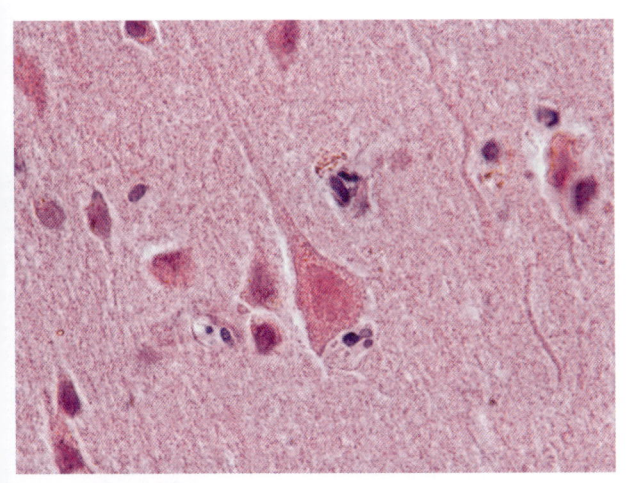

図61　低酸素性脳症
急激な低酸素により神経細胞の細胞質は好酸性に変性し，レッドニューロンといわれる．

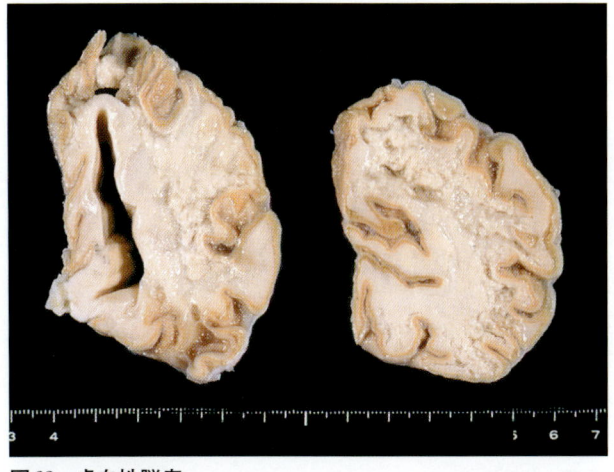

図62　虚血性脳症
心停止により脳虚血が高度になると，大脳皮質は層状壊死に至る．

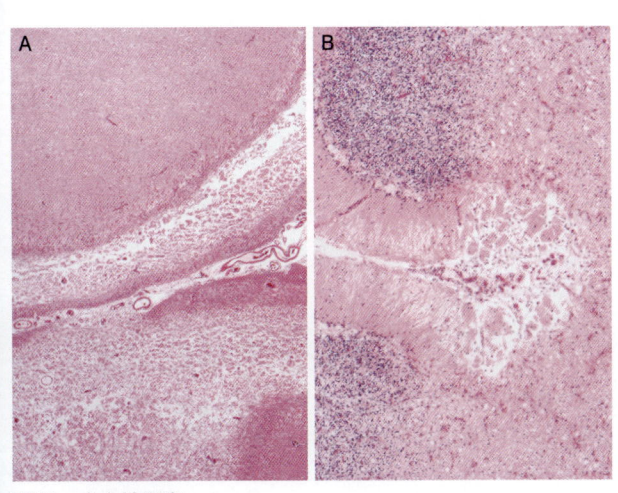

図63　虚血性脳症
高度な虚血により大脳皮質組織は層状に壊死する(A)．血液供給が乏しくなる谷部での病変が強い(B)．

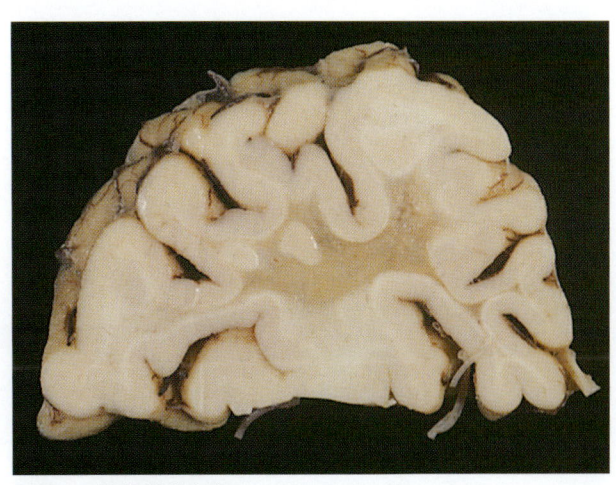

図64　一酸化炭素中毒
大脳白質が傷害され，陳旧化すると高度に軟化する．

●低酸素性脳症　hypoxic encephalopathy

吸気中の酸素濃度が低下，肺内での拡散障害，肺胞内における換気量の減少，換気と血流の比率低下などにより低酸素性脳症は惹起される．神経細胞は壊死して萎縮し，細胞質は好酸性を呈し(図61)，アストロサイトの反応性変化を認める．慢性的な状態に陥るとグリオーシス，血管の増生などを伴う．

●虚血性脳症　ischemic encephalopathy

心拍出量や血圧の低下，あるいは局所の循環障害などにより，脳に供給する血液量が不足して生じる低酸素症である．心停止による病変は高度であり，心停止脳症ともいう(図62)．大脳においては，前・中・後大脳動脈による血液供給の境界領域において生じやすい．神経細胞は好酸性に壊死する．虚血が激しい場合は，肉眼的にも組織学的にも，大脳皮質は層状壊死を呈し(図62, 63)，また残存する神経細胞も好酸性の虚血性変化が生じる．前大脳動脈，中大脳動脈，後大脳動脈によって血液が供給される境界領域においては，特に虚血に陥りやすい．また海馬(アンモン角)も虚血に脆弱である．小脳皮質も脆弱であり，特に谷部の障害が強い(図63)．

●一酸化炭素中毒　carbon monoxide poisoning

赤血球数やヘモグロビン濃度の低下，異常ヘモグロビンの増加などによって，血液中の酸素含量が低下した低酸素症を貧血性低酸素症という．ヘモグロビンに対する親和性が酸素より著しく高い一酸化炭素の中毒においては，大脳白質や基底核などが，高度に破壊される(図64)．ミトコンドリアチトクロームオキシダーゼの阻害などによる呼吸障害による低酸素状態も，貧血性低酸素症に含まれる．

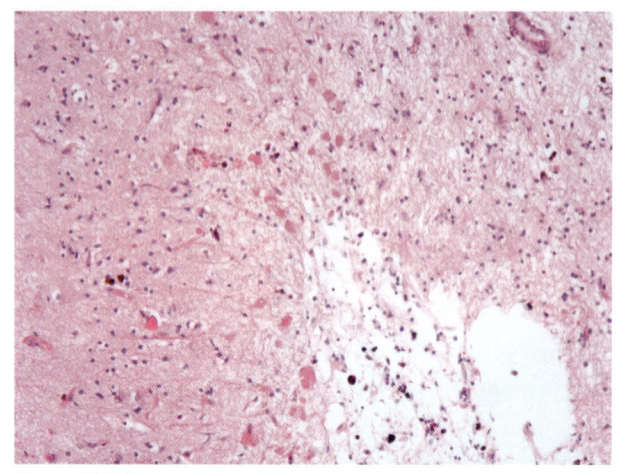

図65　脳挫傷
陳旧性病変では組織欠損のほか，出血の後のヘモジデリン沈着，軸索断裂によるスフェロイドなどが観察される．

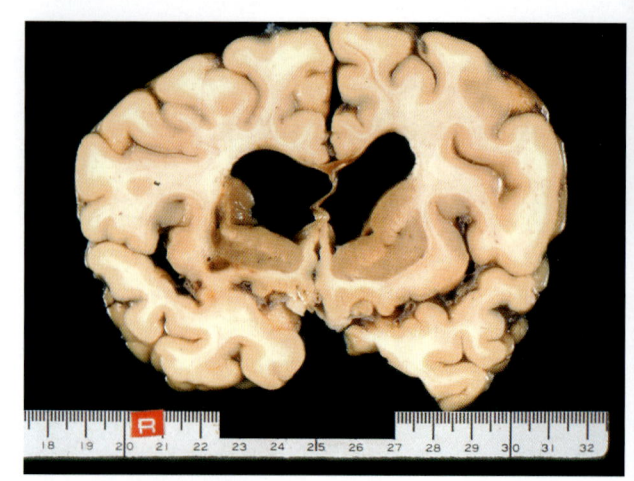

図66　びまん性軸索損傷
脳梁が著しく薄くなっている．

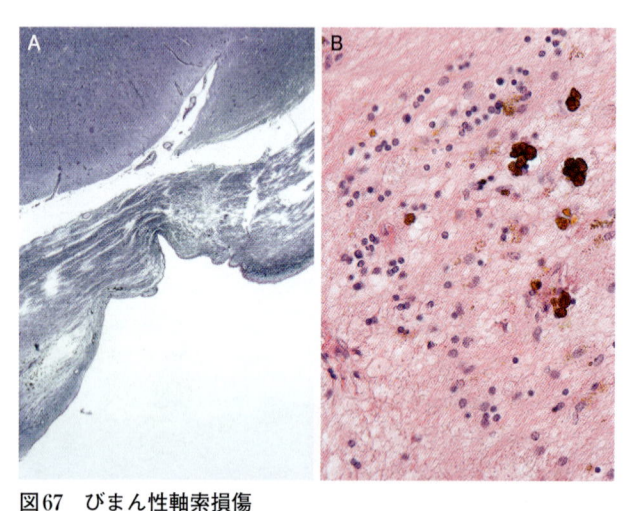

図67　びまん性軸索損傷
脳梁では軸索数は高度に減少している（A：ボディアン染色）．出血病巣にはヘモジデリンの沈着，マクロファージの浸潤を認める（B）．

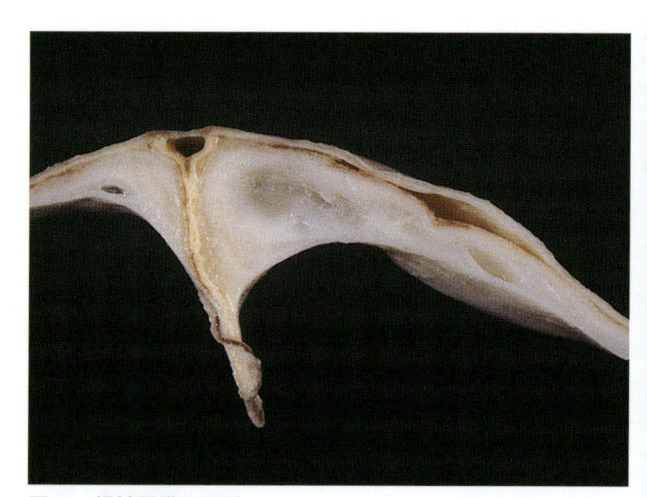

図68　慢性硬膜下血腫
硬膜下には偽膜形成により灰白質に変形した陳旧性血腫を認める．

脳挫傷　cerebral contusion

脳に対する鈍的外力により生じる限局性の破壊病変である．出血，浮腫，壊死，瘢痕化に至る．陳旧性の脳挫傷では軸索が腫大し，スフェロイドが形成されることが多く，グリオーシス，ヘモジデリン沈着などを認める（図65）．外力によって脳組織の一部が裂けた脳裂傷も一種の脳挫傷である．

外力が加わった部分に生じる挫傷をクーcoup型の挫傷といい，一方，加わった外力の遠位部に生じる挫傷をコントラクーcontracoup型の挫傷という．

びまん性軸索損傷　diffuse axonal injury

外力によって頸部と頭部が強く回転することにより，頭蓋内において脳そのものが著しく動き，脳梁や上小脳脚などの長い神経路が障害されるものである（図66, 67）．受傷後数時間には，障害された軸索にβアミロイド前駆蛋白（βAPP）の蓄積が一過性に認められる．また，受傷後数日から2～3ヵ月の間では，軸索にはスフェロイドが形成され軸索退縮球という．軸索の障害により髄鞘も崩壊し，著しく薄くなる．比較的新しい病変では活動的なマクロファージ（脂肪顆粒細胞）を認めるが，古い病変ではヘモジデリン（図67）やグリオーシスを認める．

慢性硬膜下血腫　chronic subdural hematoma

度重なる転倒などによって生じた硬膜下血腫が慢性に経過すると，血腫周囲には結合組織によって膜が形成され，血腫自体を被包する（図68）．認知症を引き起こすことがある．

各論　383

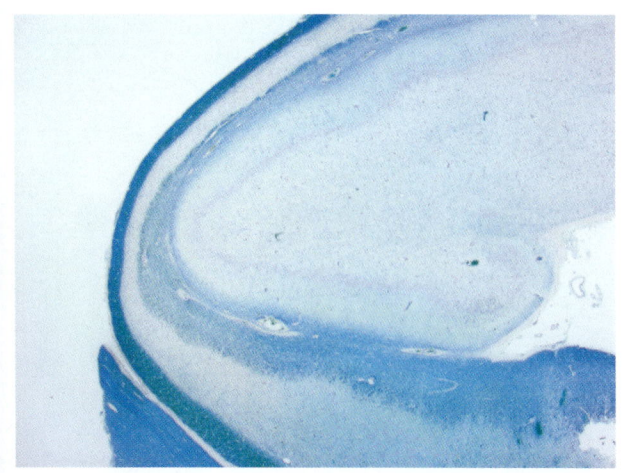

図69　海馬硬化症
CA1（アンモン角）が著しく薄くなっている（クリューバ・バレラ染色）．

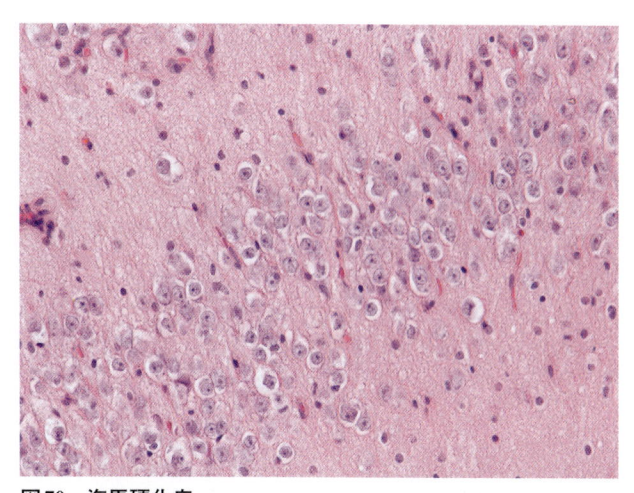

図70　海馬硬化症
海馬硬化では，顆粒細胞で構成される層構造が厚くなる変化が生じる（歯状回顆粒細胞の乖離現象）．初期病変と考えられている．

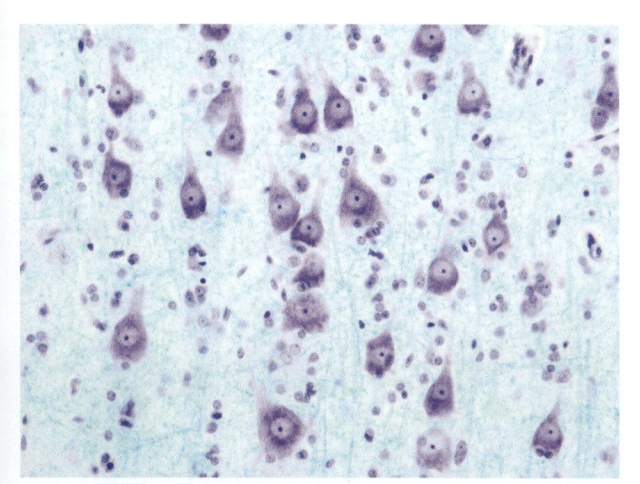

図71　限局性皮質異形成
限局性皮質異形成では大型の異型神経細胞が観察される（クリューバ・バレラ染色）．

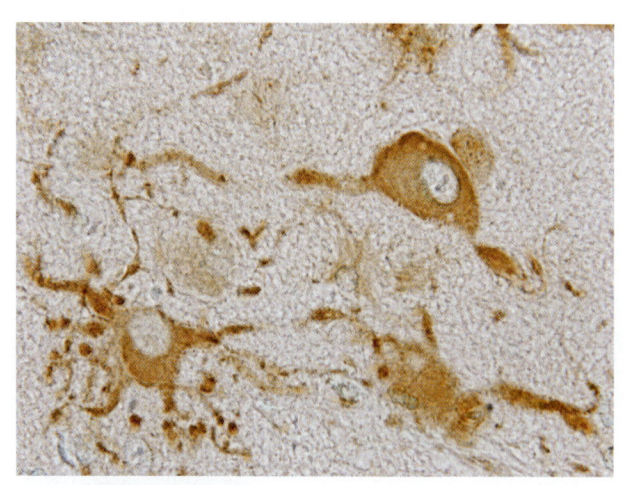

図72　限局性皮質異形成
限局性皮質異形成では異型グリア細胞も認めることがある（ヴィメンチン染色）．

●海馬硬化症　hippocampal sclerosis

　側頭葉てんかんでは海馬，扁桃体など内側側頭葉が萎縮し，海馬硬化，アンモン角硬化，内側側頭葉硬化といわれる．海馬においては，神経細胞脱落やグリオーシスはCA1，CA3，CA4の領域で認め（図69），一方CA2，海馬支脚は比較的保たれる．特に海馬支脚は病期の最後まで障害されない．また，歯状回の顆粒細胞は配列が幅広くなり，正常では3～5層程度であるが，10層程度まで広がり，乖離現象といわれる（図70）．また，厚い層の中心部にある顆粒細胞が脱落し，一見2層に見えることもあり，2層化といわれる．これら歯状回顆粒細胞層の変化はCA1～CA3の病変が軽い段階にも明瞭に観察されることから，海馬硬化の最初期病変と考えられている．また，本症では障害された部位に類澱粉小体が出現することが報告されている．CA4（終板）が特に硬化する場合もあり，終板硬化という．

●限局性皮質異形成　focal cortical dysplasia

　1971年にTaylorらが報告したてんかん原性脳形成異常であり，難治性てんかんの外科手術適応がある．組織学的には大型の異型神経細胞（図71），ビメンチン等の幼若グリア細胞マーカーが陽性となる異型グリア細胞（図72），および細胞の由来がはっきりしていない風船様に腫大した異型細胞が出現する．これらの異型細胞は大脳皮質内に留まらず，皮質下の白質にも連続性に出現し，境界が不明瞭となる．結節性硬化症とは異なり，グリオーシスの形成はない．

　国際抗てんかん連盟が病理診断基準を提唱している限局性皮質異形成は，Tayloyらの原著病型も含め，後述する結節性硬化症や微小形成不全の病理像も包括するものであることに留意する必要がある．異型神経細胞はdysmorphic neuron，異型グリア細胞はballoon cellと呼称している．なお，Taylor型の本症はType 2に相当する．

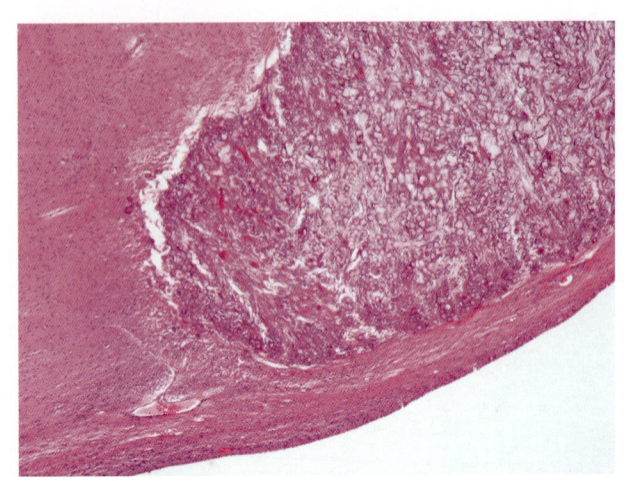

図73 結節性硬化症
側脳室壁に石灰化を伴う上衣下巨細胞膠腫を認める.

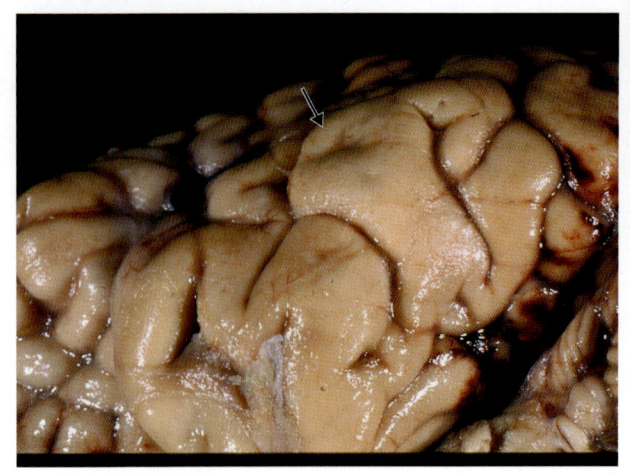

図74 結節性硬化症
皮質結節が,中心部の臍に凹みのある,ごつごつとした脳回部分(矢印)として観察される.

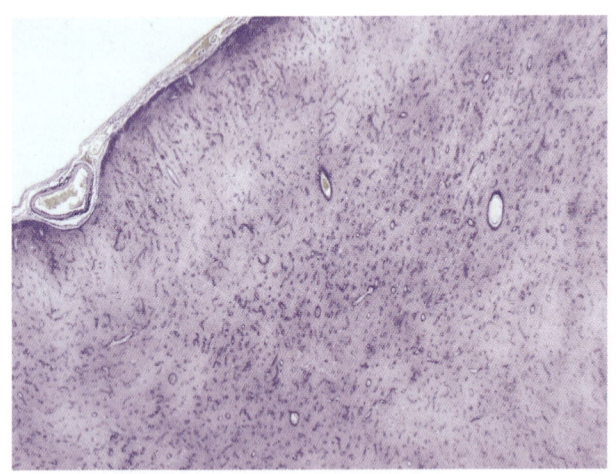

図75 結節性硬化症
皮質結節.著明なグリオーシスをきたしている(ホルツァー染色).

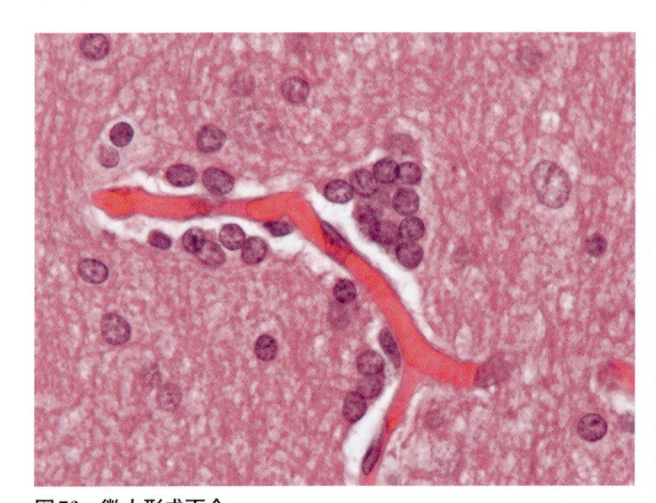

図76 微小形成不全
大脳白質において,蛇行した血管の周囲にグリア細胞が集簇する所見を示す.微小形成不全の一つの表現型である.

●結節性硬化症　tuberous sclerosis

　顔面の血管線維腫,てんかん,精神発達遅滞を3徴とする神経皮膚症候群の代表的な疾患であり,しばしばてんかん外科手術の適応となる.常染色体優性遺伝形式であり,遺伝子座は染色体9q34と16p13.3にあり,それぞれTSC1,TSC2と命名されている.TSC1の遺伝子産物はハマルチン,TSC2の遺伝子産物はチュベリンである.
　大脳の病変は,脳室周囲に生じる脳室上衣下巨細胞性神経膠腫(図73),およびグリオーシスを伴う皮質結節の2つがある.皮質結節はひときわ太く硬い脳回のように観察される(図74).組織学的に,皮質結節は著明なグリオーシスが特徴であり(図75),限局性皮質異形成でも出現する異型細胞を認める.皮質結節があるのみで,脳室周囲病変も含め,臓器病変や精神発達遅滞を伴わない不全型もある.しばしば臨床的に脳腫瘍と診断されて脳外科治療の適応となり,病理診断で初めて不全型と診断されることもあるので注意を要する.

●微小形成不全　microdysgenesis

　微小形成不全は神経画像検査で描出されず,てんかん外科治療により切除される大脳において,顕微鏡検査で初めて診断される微細な脳形成異常の総称である.病理像としては,柔膜下神経細胞の存在,軟膜神経グリアヘテロトピア,大脳皮質浅層の神経細胞密度の増加,大脳皮質表層の水平方向の有髄線維の走行(髄鞘の過形成),大脳皮質内の神経細胞・グリア細胞の小集簇(ハマルチア),大脳皮質内の神経細胞の柱状構造,大脳白質における異所性神経細胞の存在,大脳白質における血管周囲のグリア細胞の衛星現象(図76),などがある.これらは少量であれば生理的な範囲でも観察されるものであるが,後2者は病的な意味合いが強い.

25. 脳腫瘍・下垂体

柴原純二

総論 386
 Ⅰ．標本を見る前に 386
 Ⅱ．標本の見方 387
各論 388
 ◉びまん性星細胞腫 388
 ◉膠芽腫 388
 ◉毛様細胞性星細胞腫 389
 ◉多形黄色星細胞腫 389
 ◉乏突起膠腫 389
 ◉上衣腫 390
 ◉粘液乳頭状上衣腫 390
 ◉脈絡叢乳頭腫 390
◉中枢性神経細胞腫 391
◉神経節膠腫 391
◉胚芽異形成性神経上皮腫瘍 391
◉髄芽腫 392
◉中枢神経系原始神経外胚葉性腫瘍 392
◉非定型奇形腫様ラブドイド腫瘍 392
◉髄膜腫 393
◉シュワン細胞腫 394
◉血管芽腫 394
◉血管周皮腫・孤立性線維性腫瘍 395
◉松果体実質腫瘍 395
◉胚細胞性腫瘍 396
◉悪性リンパ腫 396
◉下垂体壊死 397
◉クルック硝子変性 397
◉下垂体腺腫 397
◉下垂体癌 399
◉頭蓋咽頭腫 399
◉ラトケ囊胞 400
◉下垂体炎 400
◉転移性腫瘍 400

総論

I 標本を見る前に

1. 診断に必要な情報

脳腫瘍や下垂体病変の診断に当たっては，必要十分な臨床情報を得ることが，的確な診断への第一歩となる．

患者の好発年齢や性別に特徴のある腫瘍や病変が多く，臨床症状や発症様式も診断の手掛かりになることがある．肉眼所見の代用ともいえる放射線画像はとりわけ重要であり，病変の局在や性状を含めた画像所見から，鑑別診断は大きく絞り込まれる．病理医が放射線画像に精通する必要はないが，病理診断に際して，放射線科医の記載する所見や鑑別診断は参照すべきである．

2. 脳腫瘍の分類

標準分類である世界保健機関（WHO）分類では，組織発生の視点に基づいた分類（系統分類）がなされている（表1）．すなわち，各腫瘍の形態を種々の分化系統・分化段階の神経系組織・細胞に対比させる分類法である．例えば，びまん性星細胞腫はその形態的特徴から，成熟した星状膠細胞に対比される腫瘍である．グリオーマとは，狭義には膠細胞性の腫瘍（星細胞腫や乏突起膠腫など）を指し，広義には神経上皮性腫瘍全般を指す．

WHO分類では4段階の異型度（グレード）分類もなされる．異型度は悪性度の指標として，各組織診断名に自動的に付与されているものであり（表1），特定の組織学的因子の評価によってなされる分類法とは本質的に異なる．例外は浸潤性星細胞腫の異型度分類で，細胞異型，核分裂像，微小血管増殖，壊死の4つの組織因子の評価により，分類がなされる（表2）．異型度と自然経過での患者予後には一定の相関があるが，腫瘍の種類により選択される治療法や治療反応性が異なることもあり，同一の異型度に分類される腫瘍でも，組織型により予後は異なる．例えば，膠芽腫と髄芽腫はいずれもグレードIVの腫瘍であるが，両者の患者予後は大きく異なる．

3. 下垂体腺腫の分類

従来は好酸性，好塩基性あるいは嫌色素性といった腫瘍細胞の染色性に基づいた分類がなされていたが，現在は腫瘍細胞が産生する前葉ホルモンの種類により分類される．下垂体前葉細胞はその発生・分化，特異的転写因子の発現の観点から，成長ホルモン（GH）－プロラクチン（PRL）－甲状腺刺激ホルモン（TSH）系細胞（関連転写因子Pit-1），副腎皮質刺激ホルモン（ACTH）系細胞（関連転写因子Tpit），卵胞刺激ホルモン（FSH）－黄体形成ホルモン（LH）系細胞（関連転写因子SF-1）に大別される．同一系列の複数のホルモンを産生する腫瘍がしばしば見られる一方，系列の枠組みを越えたホルモン産生は稀である．

表1　脳腫瘍の分類

腫瘍	異型度 I	II	III	IV
神経上皮性腫瘍				
星細胞性腫瘍				
毛様細胞性星細胞腫	●			
多形黄色星細胞腫		●		
びまん性星細胞腫		●		
退形成性星細胞腫			●	
膠芽腫				●
乏突起膠細胞性腫瘍				
乏突起膠腫		●		
退形成性乏突起膠腫			●	
上衣性腫瘍				
上衣腫		●		
退形成性上衣腫			●	
粘液乳頭状上衣腫	●			
脈絡叢腫瘍				
脈絡叢乳頭腫	●			
脈絡叢乳頭癌			●	
神経細胞性，混合神経細胞・膠細胞性腫瘍				
中枢性神経細胞腫		●		
神経節膠腫	●			
胚芽異形成性神経上皮腫瘍	●			
松果体実質腫瘍				
松果体細胞腫	●			
中間型松果体実質腫瘍		●	●	
松果体芽腫				●
胎児性腫瘍				
髄芽腫				●
中枢神経系原始外胚葉性腫瘍				●
非定型奇形腫様ラブドイド腫瘍				●
その他（髄膜性，末梢神経性腫瘍など）				
髄膜腫	●	●	●	
シュワン細胞腫	●			
血管芽腫	●			
血管周皮腫・孤立性線維性腫瘍		●	●	

表2　星細胞腫の異型度分類

	異型度	細胞異型	核分裂像	微小血管増殖，壊死
びまん性星細胞腫	II	●		
退形成性星細胞腫	III	●	●	
膠芽腫	IV	●	●	●

4. 補助診断法

脳・下垂体に固有の腫瘍の診断に有用な，主な補助診断法を以下に提示する．

1) 免疫組織化学

・S-100蛋白，GFAP，Olig2

汎用される膠細胞性マーカーである．GFAPは星細胞腫で，Olig2は乏突起膠腫で，広範囲に陽性となる傾向があるが，鑑別診断における有用性は高くない．S-100蛋白はSchwann細胞腫や一部の髄膜腫でも陽性となる．

- synaptophysin, chromogranin A, NeuN

神経細胞性マーカーである．synaptophysinは感度が高いが，特異性は低いことに留意が必要である．synaptophysin, chromogranin Aは神経内分泌マーカーでもあり，下垂体腺腫で陽性となるが，chromogranin AはPRL産生腺腫やACTH産生腺腫では陰性のこともある．

- EMA, progesterone receptor

髄膜腫の診断に有用である．EMAは上衣腫の診断にも有用である．

- GH, PRL, ACTH, TSH, FSH, LH, 糖蛋白ホルモンα subunit

下垂体腺腫の亜型分類に必要な前葉ホルモンである．

- Pit-1, estrogen receptor, Tpit, SF-1

下垂体腺腫の亜型分類に有用な転写因子である．

- Ki-67

増殖能のマーカーで，悪性度評価に有用である．

2）分子生物学的マーカー

近年，脳腫瘍の診断に有用な分子マーカーが相次いで明らかにされており，一部は日常診療にも導入されている．

- イソクエン酸脱水素酵素（IDH）遺伝子変異

グレードⅡ・Ⅲの浸潤性膠腫（びまん性星細胞腫，退形成性星細胞腫，乏突起膠腫，退形成性乏突起膠腫）に高率に見られる．免疫組織化学で使用可能な変異蛋白特異抗体も開発されている．

- ATRX遺伝子変異

びまん性星細胞腫，退形成性星細胞腫に高率に見られる．変異のある症例では同蛋白の発現が欠失し，免疫組織化学により判定可能である．両腫瘍ではTP53遺伝子変異も高率に認められる．

- TERT遺伝子変異

乏突起膠細胞性腫瘍と膠芽腫では，TERT遺伝子のプロモーター領域の変異が高率に認められる．

- 1番染色体短腕・19番染色体長腕（1p/19q）の共欠損

乏突起膠細胞性腫瘍に高率に見られる．FISH法やマイクロサテライトマーカーを用いたLOH法などにより検出可能である．

Ⅱ 標本の見方

1．脳腫瘍の診断

脳腫瘍の診断に特別な標本の見方がある訳ではなく，弱・強拡大を適宜使用し，病変の局在（実質内か実質外か），発育様式（限局性か浸潤性か），組織構築や構成細胞の性状から組織型を判断する．必要に応じて免疫組織学的染色などの補助診断法を活用する．

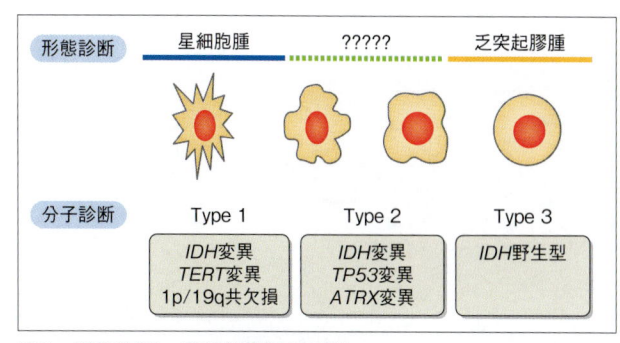

図1 星細胞腫，乏突起膠腫の診断
正常細胞に対比させた星細胞腫，乏突起膠腫の形態診断には主観的側面があり，診断者による診断基準の相違を避け難い．分子生物学的には，グレードⅡ・Ⅲの浸潤性膠腫（星細胞腫・乏突起膠腫）の大半は上記3型のいずれかに分類される．同3型分類は再現性，予後予測などの点で，形態分類より優れている．

生検など腫瘍が全摘出されていない場合には，得られた組織像が全体像を反映していない可能性を常に念頭に置く必要がある．組織像と臨床診断や画像所見との間に乖離がある場合には，採取部位に問題がある可能性を臨床医に報告すべきである．

脳腫瘍の診断では術中迅速診断が施行されることが多い．凍結切片では細胞像の判断が難しいことが多く，形態保持に優れた圧挫ないし捺印細胞診との併用が望まれる．浸潤性膠腫において，異型度の厳密な判定がしばしば困難であるなど，術中迅速診断の限界も知っておく必要がある．

2．脳腫瘍の分子診断

最も代表的な脳腫瘍ともいえる浸潤性星細胞腫と乏突起膠腫に関しては，脳腫瘍の専門家の間でも診断基準に相違があり，診断の再現性も不良であるなど，形態判断に基づいた脳腫瘍の診断に限界があることは長らく指摘されてきた．一方で，IDH変異や1p/19q共欠損の有無をはじめ，分子生物学的特徴に基づいた診断・分類の有用性が明らかとなり，近年，こうした知見は加速度的に蓄積されてきている（図1）．今後，WHO分類などの標準分類にも，有用性の高い分子生物学的知見が導入されていくことは必至であり，検査体制の整備が必要である．

3．下垂体腺腫の診断

下垂体腺腫の診断に際し，上記の前葉ホルモンや転写因子の免疫組織学的染色を全て行うことは，理想的ではあるが必ずしも現実的ではない．機能性腺腫における内分泌症状など，臨床所見はしばしば腺腫亜型の決定に有用である．また，特徴的形態を示す亜型もあり，臨床所見と得られた組織像から，想定される組織亜型を念頭に置いて，最低限必要な染色を施行するのが，多くの診断施設にとっての実践的なアプローチになる．

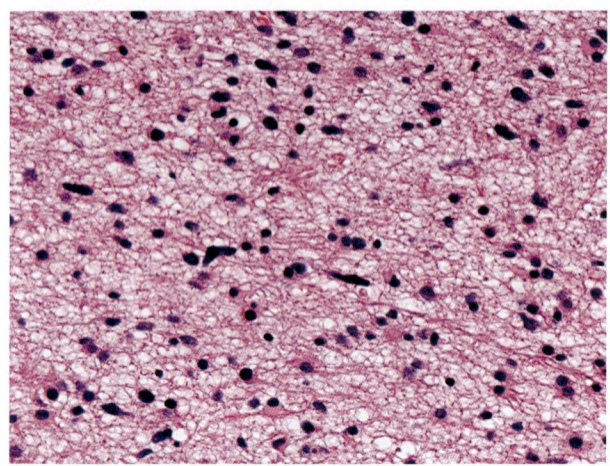

図1 びまん性星細胞腫(原線維性星細胞腫)
HE染色で細胞突起は必ずしも目立たず,裸核状の腫瘍細胞がしばしば見られる.

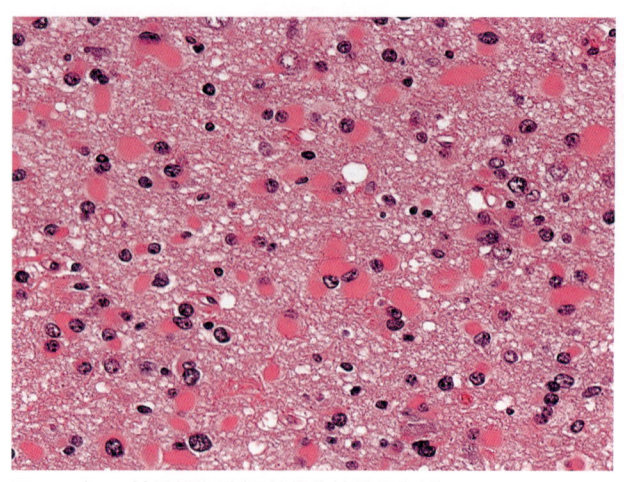

図2 びまん性星細胞腫(肥胖細胞性星細胞腫)
好酸性の豊かな細胞質,偏在核を有する腫瘍細胞が目立つ.

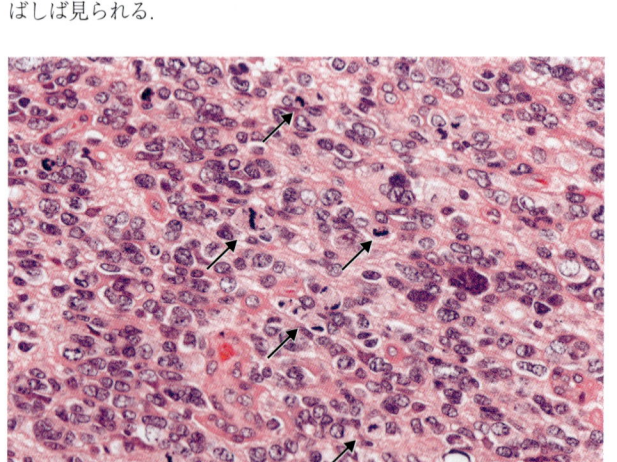

図3 膠芽腫
異型性の強い腫瘍細胞からなる.細胞密度が高く,多数の核分裂像(矢印)が観察される.

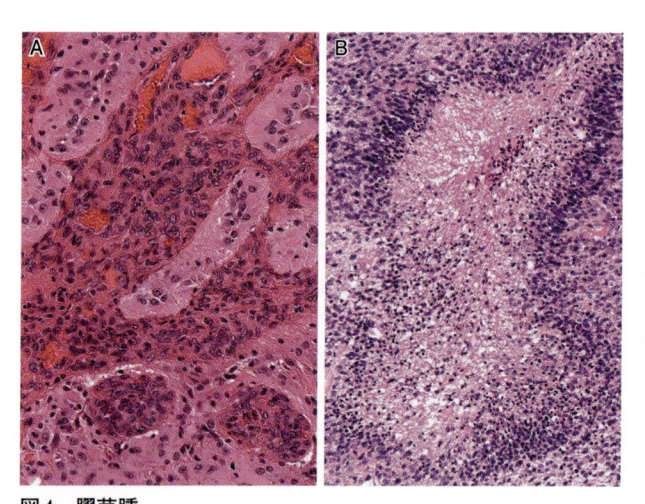

図4 膠芽腫
微小血管増殖(A)と壊死巣の周囲を腫瘍細胞が取り囲む偽柵状壊死(B).

●びまん性星細胞腫　diffuse astrocytoma

星状膠細胞に類似した腫瘍細胞からなる浸潤性膠腫である.若年成人の大脳半球に好発し,肉眼的には境界不明瞭な腫瘤を形成する.腫瘍細胞は多極性の細胞突起を伸ばし,クロマチンの増加,核の歪化といった異型性を示す.正常の白質との比較で,細胞の密度増加や分布の不均等が見られる.細胞突起の発達した原線維性星細胞腫 fibrillary astrocytoma(図1),突起の乏しい原形質性星細胞腫 protoplasmic astrocytoma,細胞質の豊かな肥胖細胞性星細胞腫 gemistocytic astrocytoma(図2)の3亜型がある.浸潤性の発育を示し,背景には既存の脳の構造が残存する.増殖活性は低く,核分裂像は認められない,もしくは稀である.

退形成性星細胞腫 anaplastic astrocytoma はびまん性星細胞腫に類似するが,細胞の異型性が顕著で,細胞密度は高く,核分裂像も目立つ.

●膠芽腫　glioblastoma

最も頻度が高く,悪性度の高い浸潤性膠腫である.中高年の成人の大脳に好発する.肉眼的には境界不明瞭な腫瘍で,しばしば壊死や出血を伴う.かつて多形膠芽腫 glioblastoma multiforma と称されたように多様な細胞形態を呈しうる.一般に細胞の異型性は強く,少なくとも一部には星状膠細胞の特徴を備えている.細胞密度は高く,多数の核分裂像が観察される(図3).血管が豊富に介在するとともに,内皮細胞をはじめとする血管の構成細胞の増殖が見られ,これを微小血管増殖 microvascular proliferation(図4A)とよぶ.壊死が見られることも多く,周囲を腫瘍細胞の核が高密度に取り巻く壊死を,偽柵状壊死 pseudopalisading necrosis(図4B)と呼ぶ.腫瘍細胞の異型性や核分裂像に加え,微小血管増殖もしくは壊死が認められることが,膠芽腫の診断の要件である.

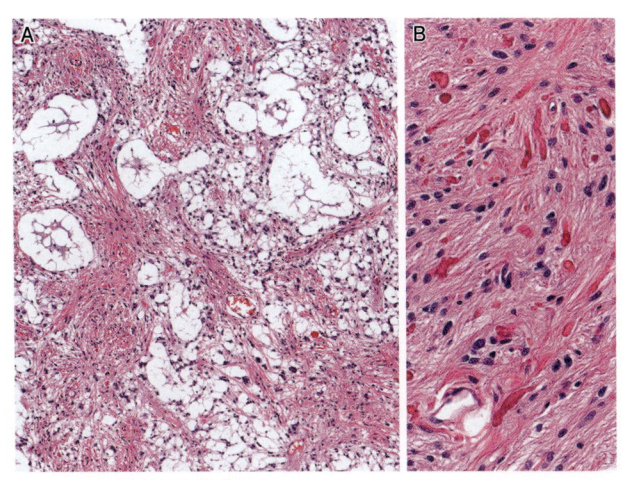

図5　毛様細胞性星細胞腫
緻密な領域と細胞分布の疎な領域からなる腫瘍（A）．緻密領域に見られる好酸性の棍棒状構造物がローゼンタール線維である（B）．

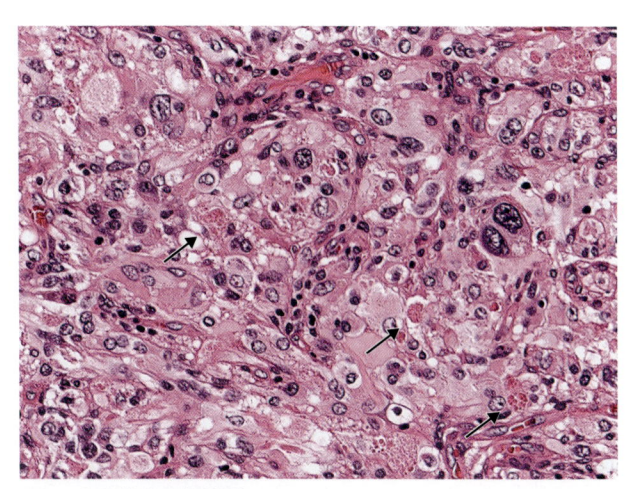

図6　多形黄色星細胞腫
異型性の強い大型腫瘍細胞からなる．顕著な異型性に反し，核分裂像は見られない．矢印は好酸性顆粒小体．

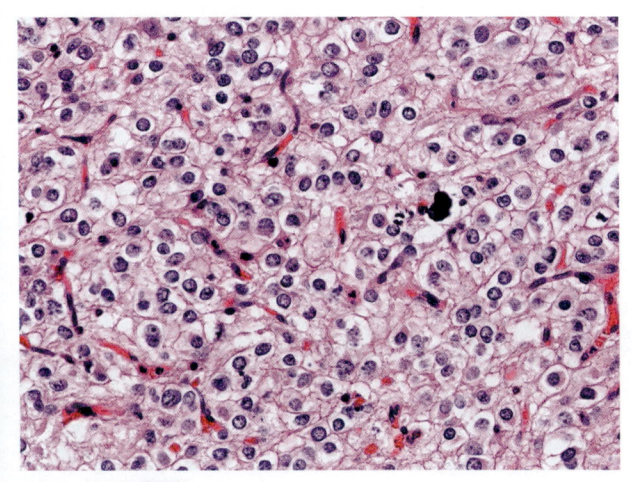

図7　乏突起膠腫
核周囲明暈を伴う円形核を有する単調な腫瘍細胞からなる．網目状の小血管の介在，石灰沈着を伴う．

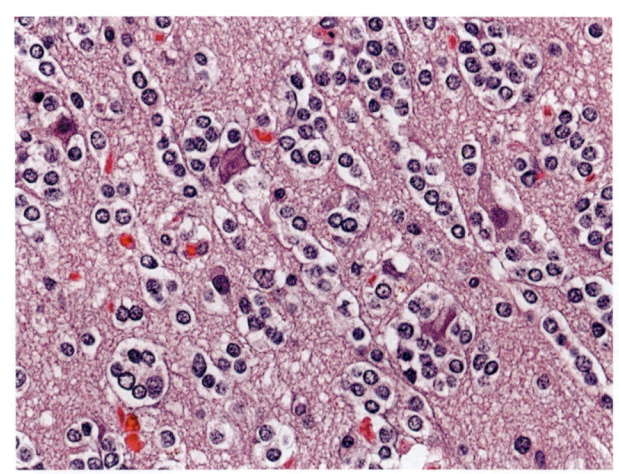

図8　乏突起膠腫
皮質内では神経細胞を取り巻くような浸潤がしばしば見られる．

● **毛様細胞性星細胞腫　pilocytic astrocytoma**

　若年者の小脳，視神経，視床下部，脳幹に好発する，比較的限局性の広がりを示す低悪性度の星細胞腫である．双極性の細胞突起をもつ腫瘍細胞からなる緻密な領域と，細胞突起に乏しい腫瘍細胞が疎に分布する領域からなる（図5A）．緻密な領域では細胞骨格の変性構造物であるローゼンタール線維が見られる（図5B）．増殖活性は極めて低い．

● **多形黄色星細胞腫　pleomorphic xanthoastrocytoma**

　若年者の大脳表層に好発する，比較的限局性の広がりを示す星細胞腫．多型性のある大型腫瘍細胞あるいは紡錘形腫瘍細胞の増殖からなる．変性構造物である好酸性顆粒小体の出現（図6）や好銀線維の増生，血管周囲性のリンパ球浸潤も特徴的所見である．細胞の異型性に反し，増殖活性は低い．

● **乏突起膠腫　oligodendroglioma**

　中年成人の大脳，特に前頭葉に好発する浸潤性膠腫である．核周囲明暈を伴う円形核を有する，均一な腫瘍細胞の増殖からなる（図7）．核周囲明暈は標本作製時の人工産物であり，凍結標本や細胞診標本では見られない．びまん性星細胞腫に比し，脳の表層側で増殖する傾向がある．しばしば網目状の小血管の介在や石灰沈着が見られる．皮質内で神経細胞を取り囲む像や，小血管に沿った浸潤（図8），軟膜下への集簇が見られることも多い．1番染色体短腕と19番染色体長腕の全長にわたる欠損が高率に認められる．化学療法に対する感受性が高く，びまん性星細胞腫に比し，予後が良好な傾向がある．

　退形成性乏突起膠腫 anaplastic oligodendroglioma は，高い細胞密度，多数の核分裂像，微小血管増殖や壊死などの組織学的悪性所見を随伴する乏突起膠腫である．

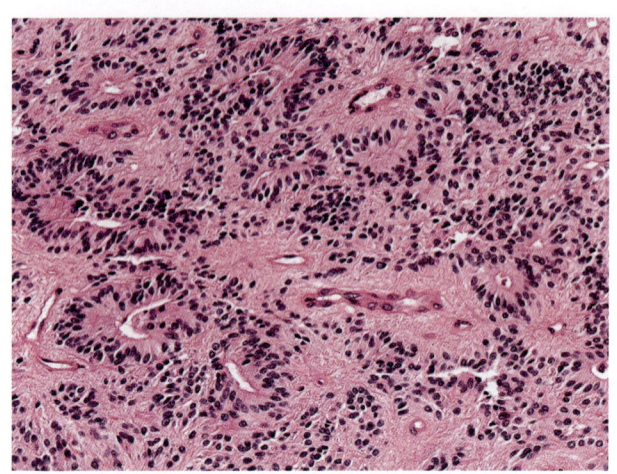

図9 上衣腫
管腔構造と血管周囲性偽ロゼットが見られる．

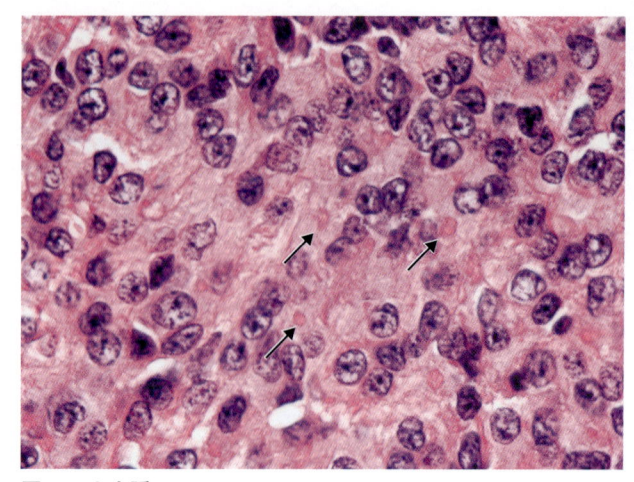

図10 上衣腫
電子顕微鏡下に明瞭となる微小腔は，光顕ではしばしば好酸性の点状構造として認められる（矢印）．

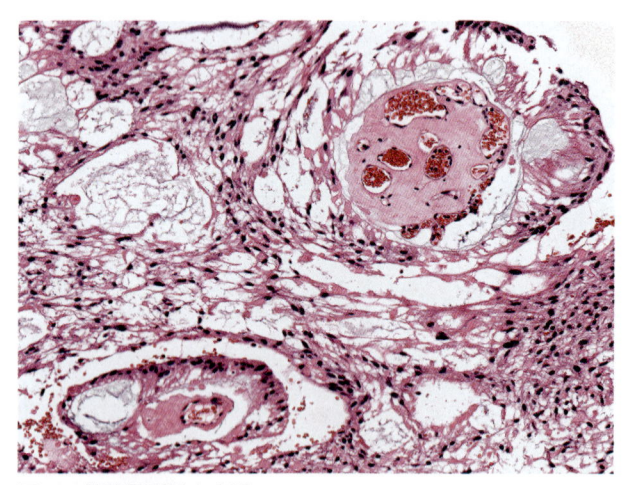

図11 粘液乳頭状上衣腫
腫瘍細胞の乳頭状増殖と粘液様基質の貯留が特徴的な上衣腫である．

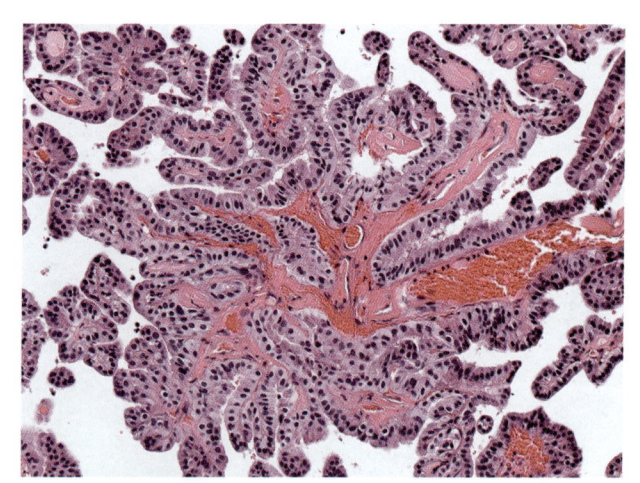

図12 脈絡叢乳頭腫
脈絡叢に類似した立方状の腫瘍細胞が乳頭状増殖を示す．

● 上衣腫　ependymoma

　脳室上衣の性格を有する腫瘍細胞が限局性の腫瘤を形成する腫瘍である．小児や若年成人の脳室部に発生することが多い．類円形核を有する単調な腫瘍細胞からなる．脳室腔を模倣した管状の小腔を形成することもある（図9）が，電子顕微鏡下で観察可能となるような微小な腔をしばしば形成する（図10）．また，介在する小血管に腫瘍細胞が細胞突起を伸ばし，血管周囲に無核帯を形成することも特徴的であり，血管周囲性偽ロゼット perivascular pseudorosette とよばれる．梗塞様の壊死を伴うことがあるが，必ずしも悪性度の高い腫瘍を意味する所見ではない．既存の脳の組織の介在に乏しく，境界も比較的明瞭な腫瘍である．

　退形成性上衣腫 anaplastic ependymoma は，高い細胞密度，多数の核分裂像，微小血管増殖，偽柵状壊死などの組織学的悪性所見を随伴する上衣腫である．

● 粘液乳頭状上衣腫　myxopapillary ependymoma

　若年成人の脊髄下端に好発する特殊な上衣腫である．上衣の性格を有する腫瘍細胞の乳頭状配列と粘液様基質の形成が特徴的である（図11）．増殖能の低い腫瘍であるが，不完全切除後の再増大は稀ではなく，時に髄腔内播種をきたす．

● 脈絡叢乳頭腫　choroid plexus papilloma

　脈絡叢に由来し，乳頭状増殖を示す良性腫瘍である．小児に多く，先天性症例も知られる．側脳室に好発する．脈絡叢に類似した腫瘍細胞が血管軸を伴い乳頭状の増殖を示す（図12）．腫瘍細胞は基底膜を有する．

　脈絡叢癌 choroid plexus carcinoma は，高度の細胞異型や多数の核分裂像，壊死などの組織学的悪性所見を随伴する脈絡叢性腫瘍である．小児に多く，先天性症例も知られる．

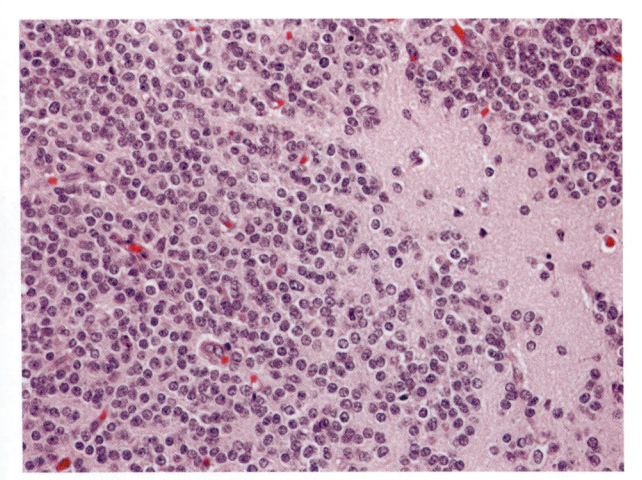

図13　中枢性神経細胞腫
小型円形核を有する均一な腫瘍細胞の増殖からなる．繊細な基質の形成が島状に見られる．

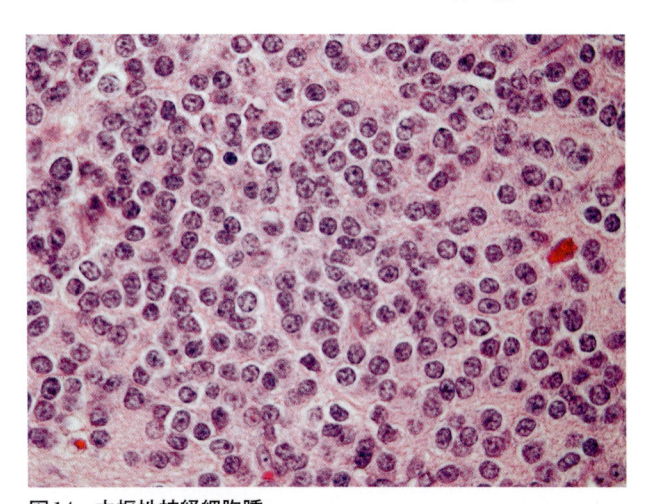

図14　中枢性神経細胞腫
核は円形で微細顆粒状のクロマチン像を呈する．

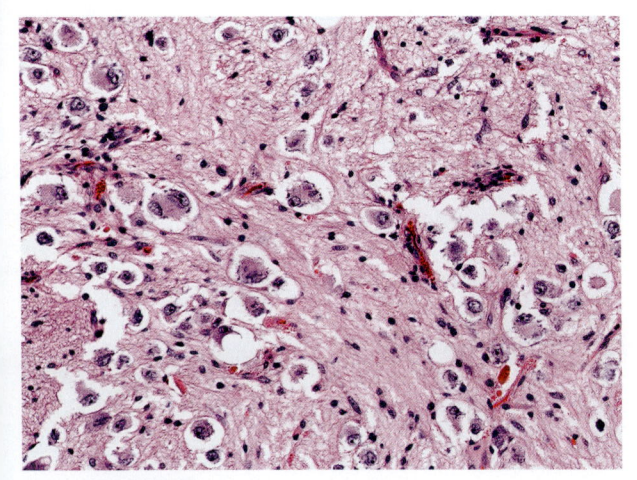

図15　神経節膠腫
二核細胞を含む神経節細胞成分と，膠細胞成分からなる腫瘍．

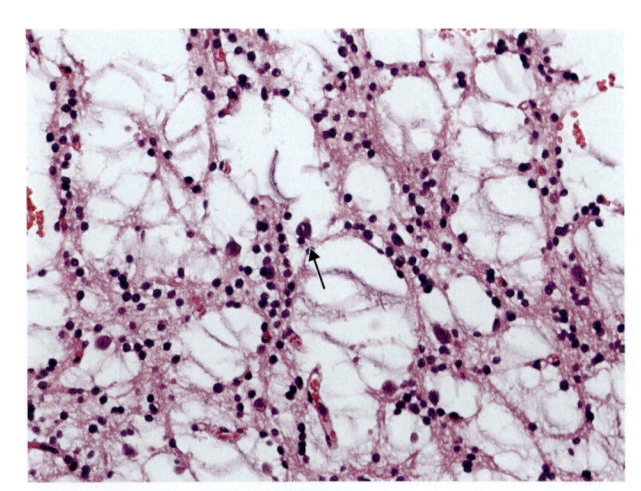

図16　胚芽異形成性神経上皮腫瘍
specific glioneuronal elementとよばれる構造．乏突起膠細胞様の腫瘍細胞が柱状ないし肺胞状の配列を示し，神経細胞は粘液様基質中に存在する（矢印）．

● **中枢性神経細胞腫**　central neurocytoma

若年成人の側脳室，特にモンロー孔付近に好発する，神経細胞性分化を示す腫瘍である．微細顆粒状のクロマチン像を呈する小型円形核をもつ，均一な腫瘍細胞の増殖からなる（図13，14）．しばしば核周囲明暈を伴うため，細胞像は乏突起膠腫に類似するが，神経細胞性分化を反映して，免疫組織学的染色ではsynaptophysinが陽性となり，電子顕微鏡下に神経分泌顆粒やシナプス様構造が観察される．大脳皮質間質に相当する，神経線維網（ニューロピル）様の繊細な基質を形成する（図13）．細胞の異型性に乏しく，核分裂像は目立たない．壊死や微小血管増殖は見られない．

稀に脳室外に中枢性神経細胞腫に類似した腫瘍が発生することがあり，脳室外神経細胞腫 extraventricular neurocytomaと称される．組織像の類似から乏突起膠腫との鑑別が問題となる．

● **神経節膠腫**　ganglioglioma

大小の神経節細胞と膠細胞の成分を含む神経上皮性腫瘍（図15）．若年者の側頭葉に好発する．難治性てんかんの原因となる代表的腫瘍である．神経節細胞には，局在・分布の異常に加え形態異常が見られ，複数核を有する細胞も見られる．増殖活性に乏しい腫瘍である．

● **胚芽異形成性神経上皮腫瘍**　dysembryoplastic neuroepithelial tumor

若年者の側頭葉に好発する，難治性てんかんの原因となる腫瘍．乏突起膠細胞様の腫瘍細胞と神経細胞がspecific glioneuronal elementと称される特徴的な構築を形成し（図16），しばしば多結節状に増殖する．神経細胞は豊富な粘液様基質中に存在し，"floating neuron"と称される．増殖活性に乏しい腫瘍である．

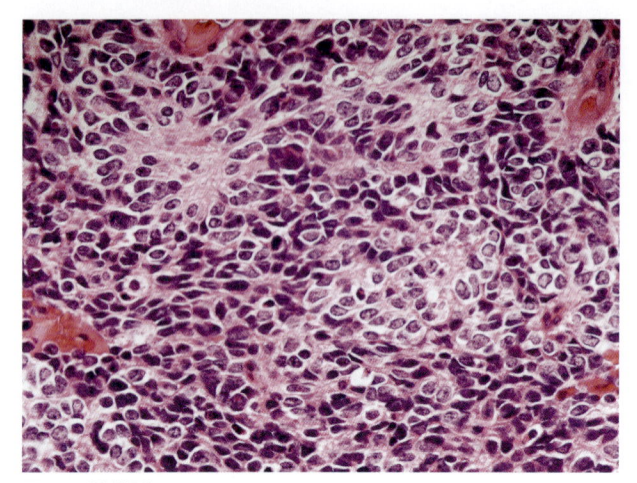

図17 髄芽腫
古典的髄芽腫．核・細胞質比の高い未熟な細胞が高密度に増殖している．花冠状配列（Homer Wright型ロゼット）が見られる（左上）．

図18 髄芽腫
結節形成の目立つ線維形成結節性髄芽腫（A）と，細胞の多形性の顕著な退形成性髄芽腫（B）．

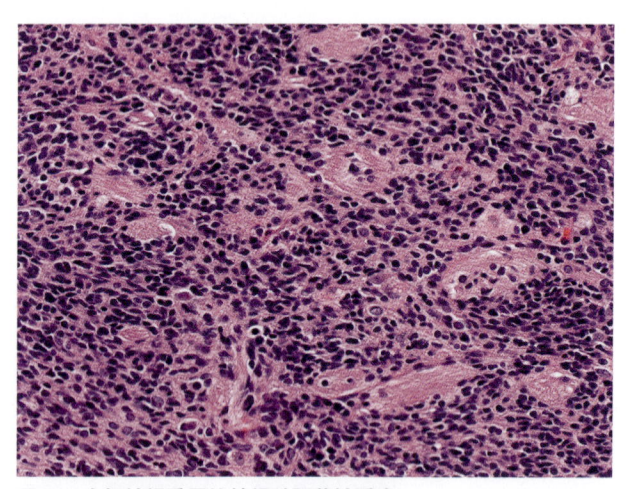

図19 中枢神経系原始神経外胚葉性腫瘍
核・細胞質比の高い未熟な腫瘍細胞が髄様の増殖を示す．

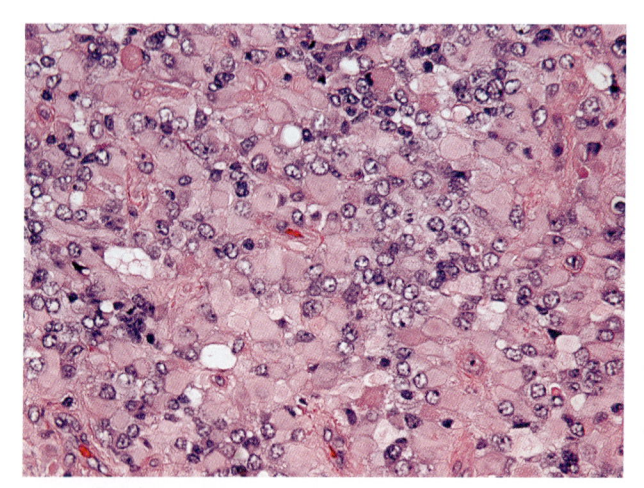

図20 非定型奇形腫様ラブドイド腫瘍
細胞質に乏しい未熟な細胞のほか，好酸性の細胞質を有するラブドイド細胞が見られる．

●髄芽腫　medulloblastoma

小児の小脳に発生する，未分化な神経上皮性細胞からなる腫瘍である．小脳虫部に好発するが，年長児や成人では小脳半球での発生が多くなる．

核・細胞質比の高い未熟な腫瘍細胞からなる．細胞密度は高く，髄様に増殖し，花冠状の配列（Homer Wright型ロゼット）を示すことがある（図17）．こうした古典的髄芽腫のほか，腫瘍細胞の結節状増殖と好銀線維の増生が特徴的な亜型（線維形成結節性髄芽腫）（図18A）や，腫瘍細胞の多形性が顕著な亜型（退形成性髄芽腫）（図18B）など，複数の形態亜型が存在する．分子生物学的特徴も一様ではなく，近年，分子生物学的特徴に基づいた分類が重要視されつつある．腫瘍細胞は形態的には未分化であるが，免疫組織学的染色でsynaptophysinに陽性となるなど，神経細胞性分化を示す傾向がある．

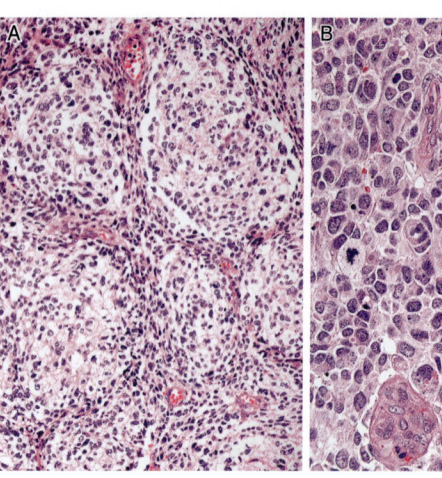

●中枢神経系原始神経外胚葉性腫瘍　central nervous system primitive neuroectodermal tumor

小脳外の中枢神経系に発生する，髄芽腫に類似した未分化な神経上皮性細胞からなる腫瘍（図19）．小児に好発する．中枢神経系神経芽腫 central nervous system neuroblastomaなど，複数の形態亜型が知られる．

●非定型奇形腫様ラブドイド腫瘍　atypical teratoid/rhabdoid tumor

小児，特に3歳以下に好発する腫瘍で，天幕上にも天幕下にも発生する．好酸性のすりガラス状細胞質と偏在核を有するラブドイド細胞が特徴的である（図20）が，神経上皮性細胞，間葉系細胞，上皮様細胞など，多彩な形態分化を示す．SMARCB1（INI1）遺伝子の不活化が特徴的で，免疫組織学的染色にて蛋白発現の欠損として確認可能である．

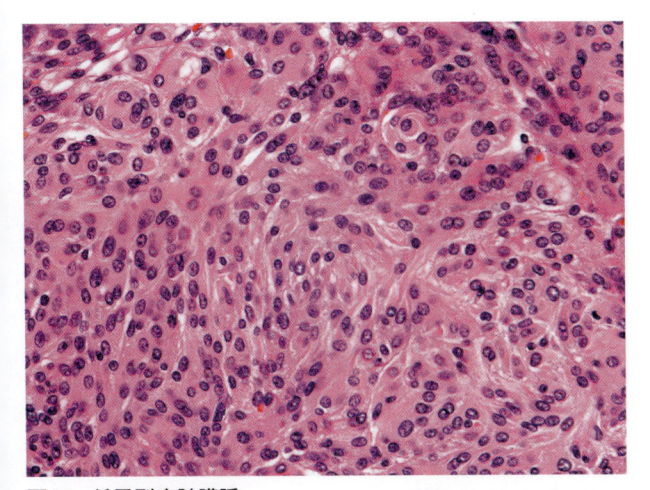

図21 低異型度髄膜腫
髄膜皮性髄膜腫．髄膜皮細胞に類似した腫瘍細胞の充実性増殖からなる．一部に腫瘍細胞の渦巻き状配列が見られる．

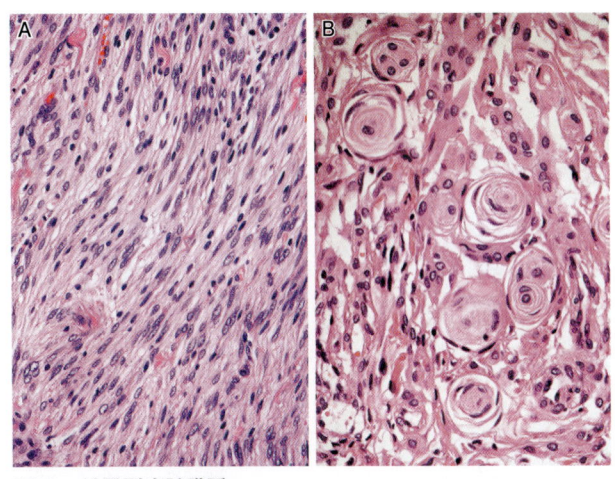

図22 低異型度髄膜腫
紡錘形細胞からなる線維性髄膜腫(A)と，腫瘍細胞の渦巻き状配列が目立つ移行性髄膜腫(B)．

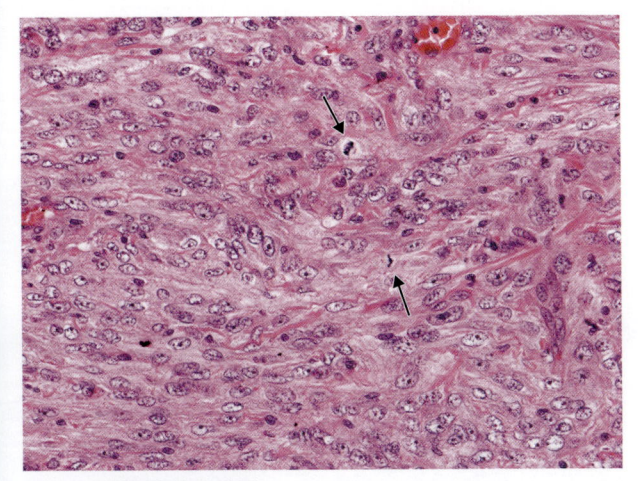

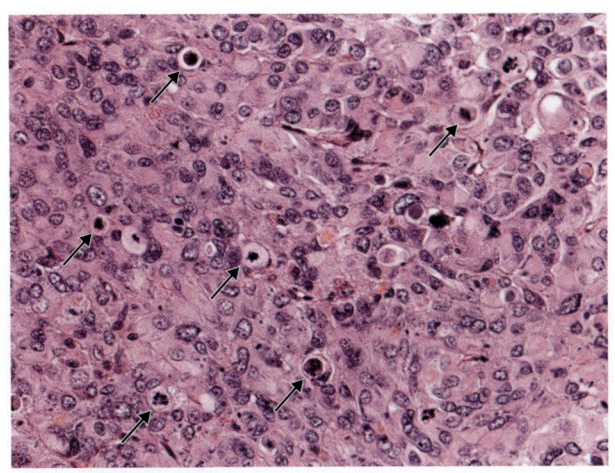

図23 中間異型度髄膜腫
異型髄膜腫．核小体の目立つ異型のやや強い腫瘍細胞からなる．核分裂像が散見される(矢印)．

図24 高異型度髄膜腫
細胞異型が強く，多数の核分裂像が見られる(矢印)．本例では封入体様の細胞質をもつラブドイド細胞も認められる．

● 髄膜腫 meningioma

髄膜皮細胞に由来する腫瘍．中高年の成人に好発し，女性の頻度が高い．通常は硬膜の内側に付着して発生し，大脳円蓋部，傍矢状部などが好発部位である．一般に境界明瞭な充実性の腫瘤を形成する．

多数の形態亜型が存在する．その多くは低異型度腫瘍（グレードⅠ）で，髄膜皮性髄膜腫 meningothelial meningioma，線維性髄膜腫 fibrous meningioma あるいは移行性髄膜腫 transitional meningioma が代表的である．髄膜皮性髄膜腫は，髄膜皮細胞に類似した腫瘍細胞の充実性増殖からなり，一部で腫瘍細胞の渦巻き状配列が見られる(図21)．線維性髄膜腫は線維芽細胞様の紡錘形細胞の増殖からなる髄膜腫である(図22A)．移行性髄膜腫は両者の中間像を呈し，腫瘍細胞の渦巻き状配列が顕著である(図22B)．砂粒状の石灰沈着もしばしば見られる．

中間異型度（グレードⅡ）の髄膜腫には，細胞質の淡明な細胞からなる明細胞髄膜腫 clear cell meningioma や，脊索腫に類似する脊索腫様髄膜腫 chordoid meningioma の形態亜型のほか，異型髄膜腫 atypical meningioma（図23）がある．異型髄膜腫は細胞密度の増加，核小体の明瞭化，配列傾向に乏しい増殖像，小型細胞群の出現，壊死，核分裂像の増加などで特徴付けられる．脳実質への浸潤は髄膜腫の予後不良因子であり，低異型度の組織形態であっても，脳実質への浸潤を伴う髄膜腫は，グレードⅡに分類される．

高異型度（グレードⅢ）の髄膜腫には，乳頭状髄膜腫やラブドイド髄膜腫 rhabdoid meningioma の形態亜型のほか，退形成性髄膜腫 anaplastic meningioma がある．退形成性髄膜腫には癌や肉腫のような高度の異型性を示す髄膜腫や，極めて多数の核分裂像が観察される髄膜腫が含まれる(図24)．

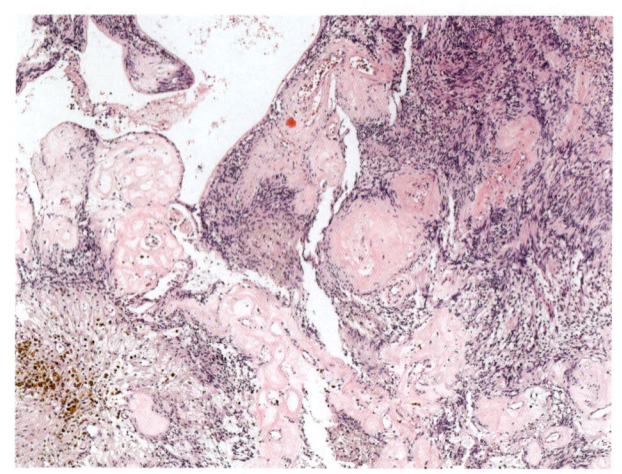

図25 シュワン細胞腫
細胞の密度の高いAntoni A領域と，細胞密度が低く，囊胞変性やヘモジデリン沈着，血管壁の硝子化を伴うAntoni B領域．

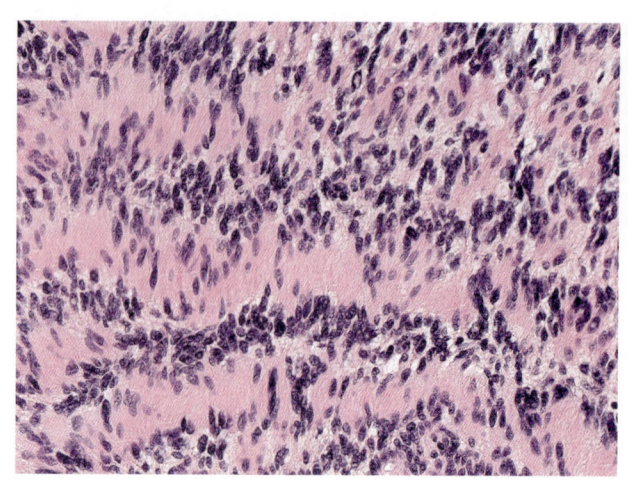

図26 シュワン細胞腫
Antoni A領域に見られる核の柵状配列．

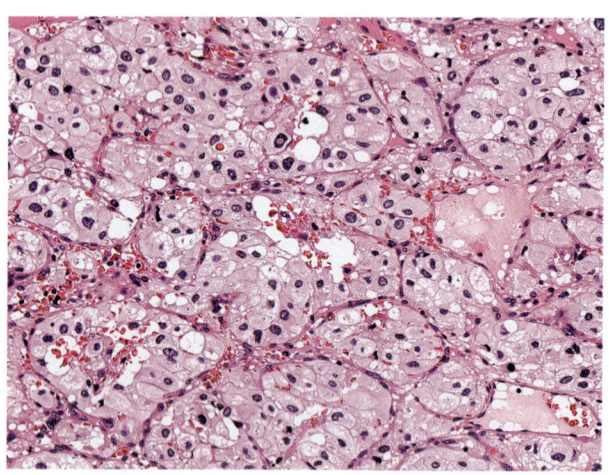

図27 血管芽腫
細胞質の豊かな間質細胞が目立つ富細胞型(cellular type)．

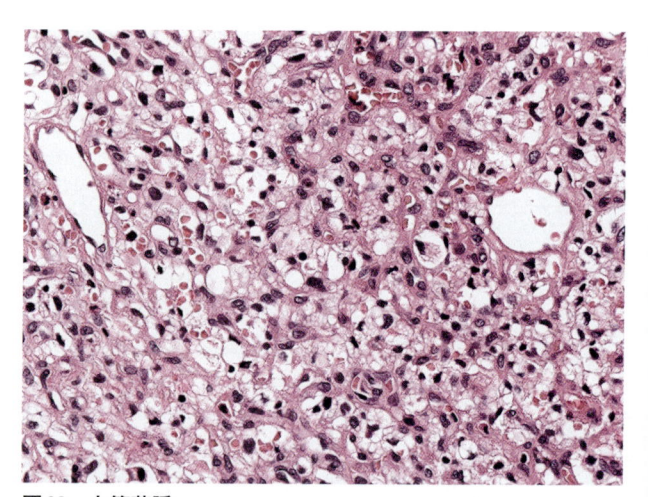

図28 血管芽腫
血管網が目立つ網状型(reticular type)．

●シュワン細胞腫　schwannoma

　頭蓋内では前庭神経領域に好発し，小脳橋角部に境界明瞭な腫瘍を形成する．神経線維腫症2型との関連が知られる．Antoni A領域とよばれる腫瘍細胞の密度の高い領域と，Antoni B領域とよばれる細胞密度の低い領域を含む(図25)．腫瘍細胞は紡錘形を呈し，Antoni A領域では腫瘍細胞の核が1列に配列する像が見られる(核の柵状配列；図26)．Antoni B領域では囊胞化，介在する血管の拡張や壁の硝子化，ヘモジデリンの沈着，組織球の集簇がしばしば見られる．

　シュワン細胞腫では，増殖活性の亢進を伴わない核の腫大や不整がしばしば見られるが，これらは変性所見であり，悪性を意味するものではない．変性所見の顕著な腫瘍は，ancient schwannomaとよばれる．シュワン細胞腫の悪性化は稀である．

　類縁腫瘍に神経線維腫neurofibromaがある．シュワン細胞腫がシュワン細胞の腫瘍性増殖からなるのに対し，神経線維腫ではシュワン細胞，神経周膜細胞，線維芽細胞に相当する細胞が混在する．神経線維腫症1型との関連が知られる．

●血管芽腫　hemangioblastoma

　成人の小脳に好発する小血管に富む腫瘍で，起源不明の間質細胞とよばれる腫瘍細胞の増殖からなる．孤発例のほか，von Hippel-Lindau病と関連した発生が知られる．肉眼的には赤色調の腫瘍を形成し，しばしば囊胞成分を伴う．間質細胞は脂肪滴を入れた淡好酸性ないし淡明な泡沫状の細胞質を有する．間質細胞に富む症例(cellular type；図27)と，介在する血管が目立つ症例(reticular type；図28)が存在する．

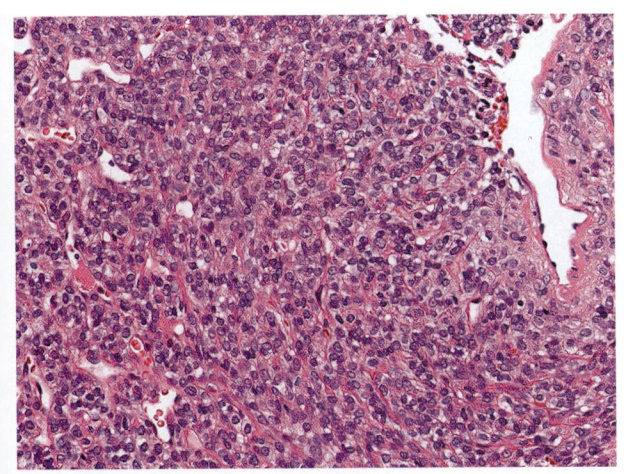

図29 血管周皮腫・孤立性線維性腫瘍
血管周皮腫に相当する腫瘍．細胞密度が高く，間質に乏しい．小血管が豊富に介在する．

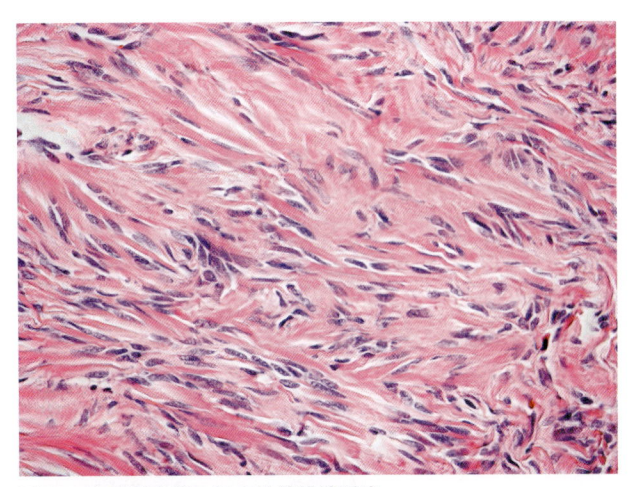

図30 血管周皮腫・孤立性線維性腫瘍
孤立性線維腫瘍に相当する腫瘍．紡錘形の腫瘍細胞からなり，線維性間質の形成を伴う．

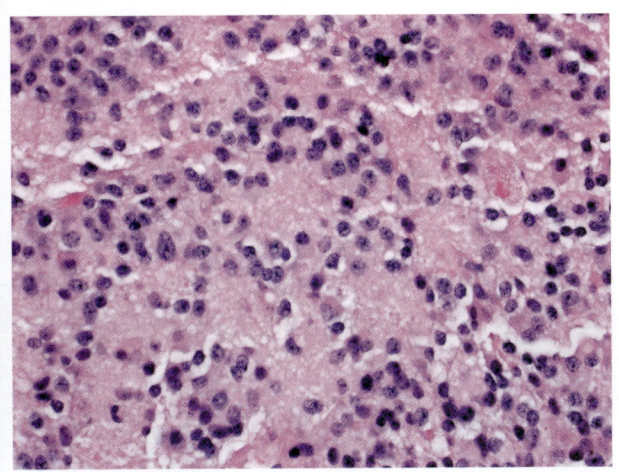

図31 松果体細胞腫
円形核を有する比較的均一な腫瘍細胞の増殖からなる．花冠状配列（松果体細胞性ロゼット）が見られる．

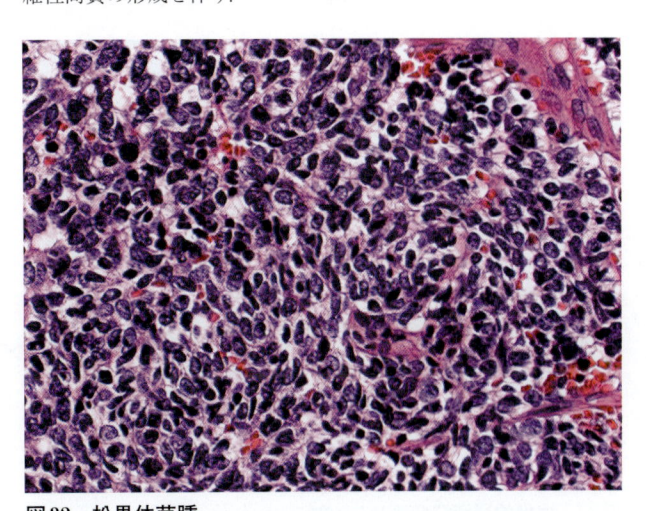

図32 松果体芽腫
核・細胞質比の高い小型細胞の密な増殖からなる．

●血管周皮腫・孤立性線維性腫瘍　hemangiopericytoma/solitary fibrous tumor

血管周皮腫と孤立性線維性腫瘍は，共通の遺伝子異常（NAB2-STAT6遺伝子融合）をもつ一連の腫瘍と考えられる．頭蓋内では成人の髄膜に発生することが多い．血管周皮腫とされてきた症例は，卵円形核を有し，細胞質の乏しい比較的小型の腫瘍細胞の密な増殖からなり，間質の形成には乏しい（図29）．小血管が豊富に介在し，一部は鹿角状を呈する．術後の再発が高率に見られ，長期予後は不良である．孤立性線維性腫瘍とされてきた腫瘍は，線維状の細胞質をもつ紡錘形の腫瘍細胞からなり，膠原線維性の間質の形成を伴う（図30）．予後は良好な傾向にある．典型的症例において，両者の像は明瞭に異なるが，中間的な像を呈する症例や両者の移行像が見られる症例があり，組織所見からも両者が一連の腫瘍であることが了解される．

●松果体実質腫瘍　pineal parenchymal tumors

松果体に発生する神経上皮性腫瘍で，松果体細胞腫 pineocytoma，中間型松果体実質腫瘍 pineal parenchymal tumor of intermediate differentiation，松果体芽腫 pineoblastoma を含む．前2者は幅の広い年齢層に発生し，松果体芽腫は小児，若年成人に多い．

松果体細胞腫は正常の松果体細胞に類似した小型円形核を有する腫瘍細胞の単調な増殖からなる．細胞突起に富む間質を形成し，無核領域を核が取り囲む花冠状配列（pineocytomatous rosette）を示すこともある（図31）．腫瘍細胞の異型性に乏しく，核分裂像は目立たない．中間型松果体実質腫瘍は松果体細胞腫と比較してやや異型が強い腫瘍細胞からなり，核分裂像の増加が見られる．間質の形成にも乏しい傾向がある．松果体芽腫は核・細胞質比の高い未熟な細胞の密な増殖からなり（図32），髄芽腫に類似する．

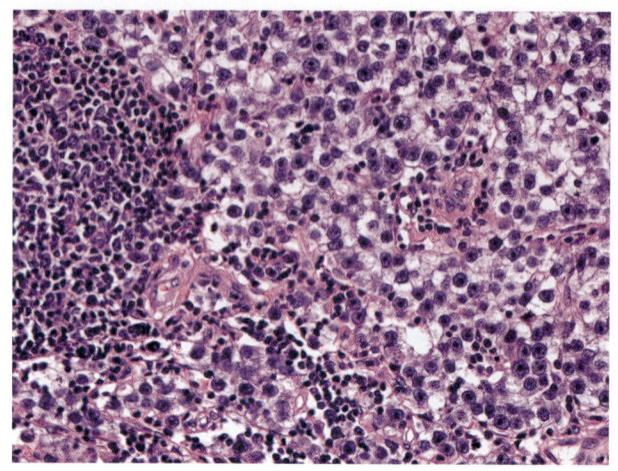

図33 胚腫
核小体の明瞭な異型核をもつ細胞質の豊かな腫瘍細胞の増殖からなる．間質にリンパ球の浸潤を伴っている．

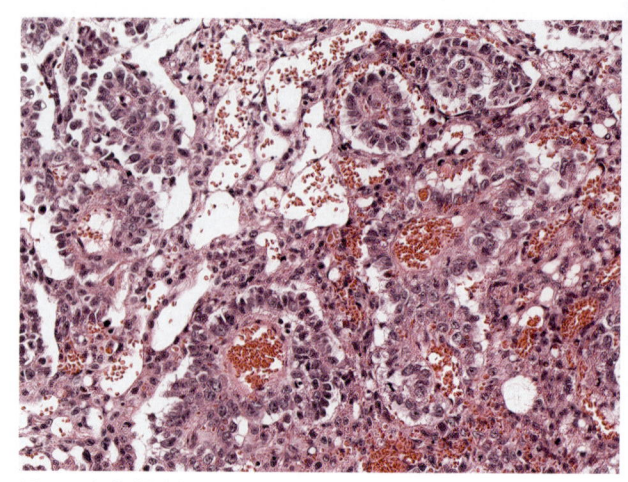

図34 卵黄囊腫瘍
Schiller-Duval小体の形成，網目状の増殖が見られる．

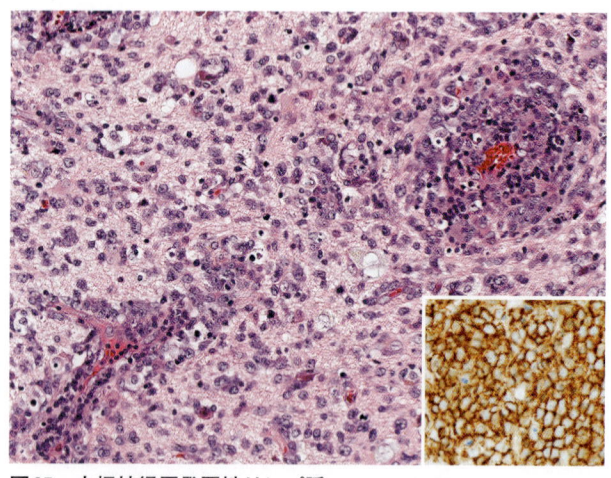

図35 中枢神経原発悪性リンパ腫
びまん性大細胞型B細胞性リンパ腫．大型異型リンパ球の増殖からなり，血管周囲性の浸潤が目立つ．insetはCD20の免疫組織学的染色像．

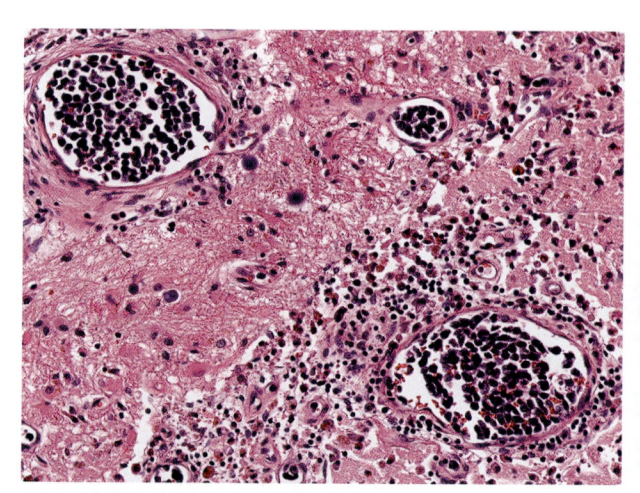

図36 血管内大細胞型B細胞性リンパ腫
梗塞内(右下)・外(左上)の血管内に大型異型リンパ球が認められる．

●胚細胞性腫瘍　germ cell tumors

中枢神経領域において胚細胞性腫瘍は松果体部，トルコ鞍上部に好発する．胚腫 germinoma，胎児性癌 embryonal carcinoma，卵黄囊腫瘍 yolk sac tumor，絨毛癌 choriocarcinoma，奇形腫 teratomaおよびこれらの成分が混在する混合性胚細胞腫瘍に分類される．20歳未満の若年者に多く，男性の頻度が高い．胚腫が約4割を占め，次いで奇形腫が多い．

胚腫は原始生殖細胞に類似した腫瘍細胞の増殖からなる(図33)．核小体の明瞭な大型核とグリコーゲンに富んだ明るい細胞質を有する．間質にリンパ球の浸潤が目立ち，two cell patternと称される．肉芽腫性炎症反応を伴うこともある．成熟奇形腫とともに予後良好群に分類される．

胎児性癌，卵黄囊腫瘍(図34)，絨毛癌，奇形腫とも，頭蓋外に発生した腫瘍と同様の組織像を呈する．

●悪性リンパ腫　malignant lymphoma

中枢神経原発悪性リンパ腫 primary central nervous system lymphomaは，診断時の局在が中枢神経内に限局する悪性リンパ腫である．高齢者に多い．90％以上がびまん性大細胞型B細胞性リンパ腫の像を呈する．後天性免疫不全症候群や臓器移植後など，免疫抑制状態での発生には，EBウイルスの感染が腫瘍の発生に関与している．予後は不良である．びまん性大細胞型B細胞性リンパ腫は，大型異型リンパ球からなり(図35)，CD20(図35 inset)，CD79aなどのB細胞性マーカーを発現する．血管周囲での増殖が顕著であり，Virchow-Robin腔に沿った浸潤も見られる．

血管内大細胞型B細胞性リンパ腫 intravascular large B-cell lymphomaはしばしば中枢神経領域を侵し，多発性脳梗塞を生じる．末梢血管内での大型異形リンパ球(B細胞性)の増殖を特徴とする(図36)．

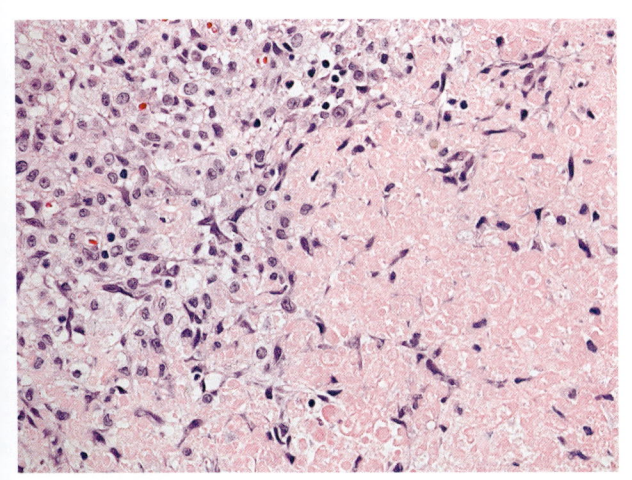

図37 下垂体壊死
下垂体卒中にて発症したACTH産生腺腫．腫瘍内に壊死が見られる．

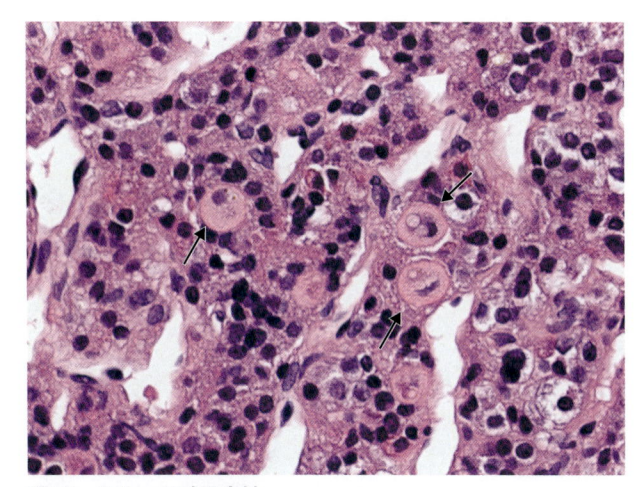

図38 クルック硝子変性
核周囲に硝子様の帯状構造物が見られる(矢印)．

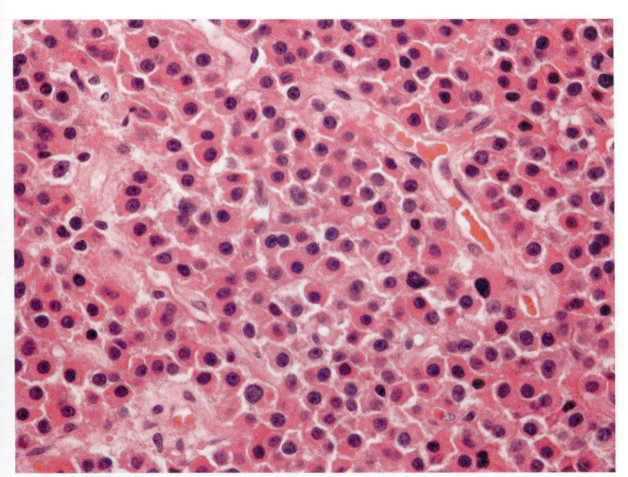

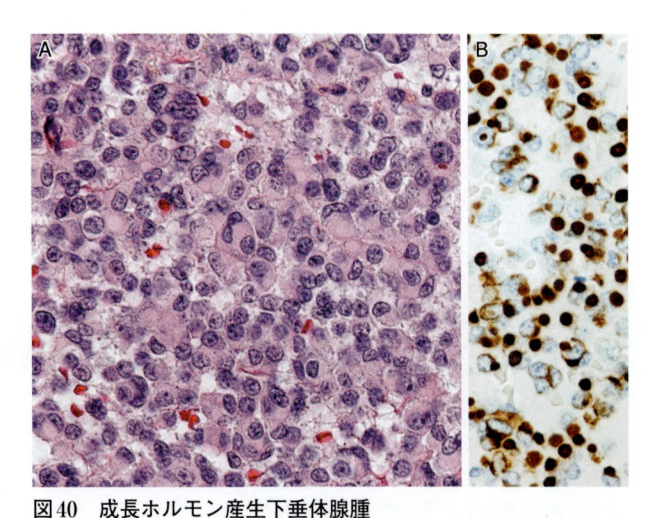

図39 成長ホルモン産生下垂体腺腫
好酸性細胞からなる腺腫．電子顕微鏡下に分泌顆粒が豊富に認められる腺腫である．

図40 成長ホルモン産生下垂体腺腫
細胞質内に球状構造物(fibrous body)が観察される嫌色素性腺腫(A)．fibrous bodyはケラチンの凝集物であり，サイトケラチンの免疫組織学的染色に陽性(B：CAM5.2)．

●下垂体壊死　pituitary necrosis

下垂体腺腫に出血や梗塞を生じることがあり(図37)，トルコ鞍内容積の急速な増大により，激しい頭痛，意識障害，視力・視野障害などを随伴する場合，下垂体卒中(古典的下垂体卒中)とよぶ．このほか，分娩時の大量出血に伴う虚血性壊死(シーハンSheehan症候群)や，頭蓋内圧亢進に伴う脳血流の停止(non-perfused brain)に伴う壊死などが知られる．

●クルック硝子変性　Crooke hyaline change

糖質コルチコイド過剰症に対する反応性変化として，非腫瘍性のACTH産生細胞に見られる所見で，淡好酸性硝子様の帯状構造物が核を取り巻く様をいう(図38)．中間径フィラメントであるケラチンの凝集からなる．腫瘍細胞がクルック変性をきたすACTH産生腺腫も存在する(Crooke cell adenoma)．

●下垂体腺腫　pituitary adenoma

下垂体前葉細胞に由来する良性腫瘍である．青年期から高齢者まで幅の広い年齢層に発生する．小児期の発生は比較的稀である．

腫瘍細胞が産生するホルモンの種類に基づいて分類される．ホルモン産生に伴う内分泌症状を呈するものを機能性腺腫functioning adenoma，内分泌症状を欠くものを非機能性腺腫non-functioning adenomaと称する．免疫組織学的染色にて腫瘍細胞にホルモン産生が確認されても，必ずしも機能性腺腫であるとは限らない．1cm未満の腫瘍は微小腺腫microadenomaとよばれる．臨床的に骨や海綿静脈洞への浸潤を示す腺腫を浸潤性腺腫invasive adenomaとよぶ．

症候性の場合は，ホルモン産生に伴う内分泌症状，あるいは視力・視野障害，下垂体機能低下症，頭痛など，局所における圧排症状で発症する．

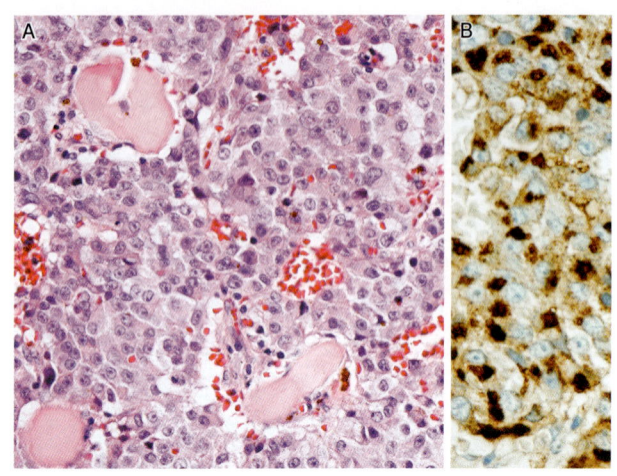

図41　プロラクチン産生下垂体腺腫
嫌色素性細胞からなる(A)．血管壁の硝子化を認める．免疫組織学的染色でゴルジ野に一致したプロラクチン陽性像を認める(B)．

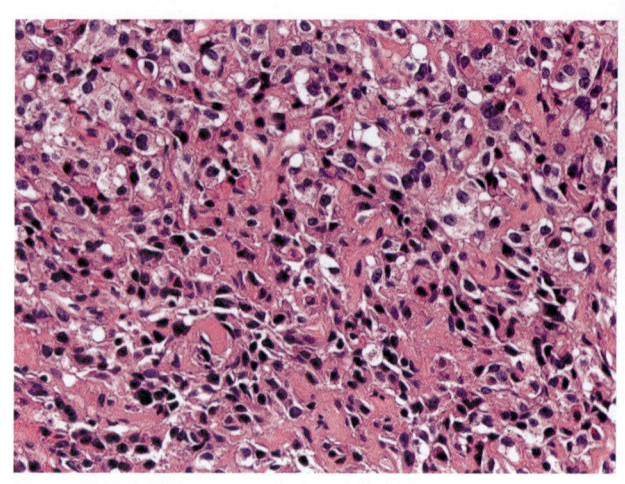

図42　甲状腺刺激ホルモン産生下垂体腺腫
短紡錘形の嫌色素性細胞からなる．間質の線維化が見られる．

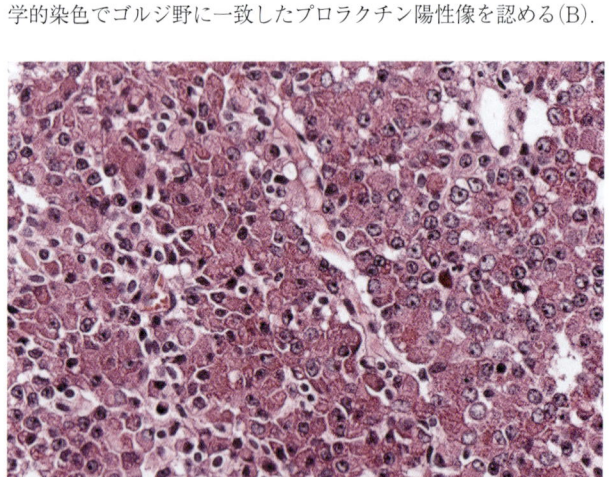

図43　副腎皮質ホルモン産生下垂体腺腫
好塩基性細胞からなる．

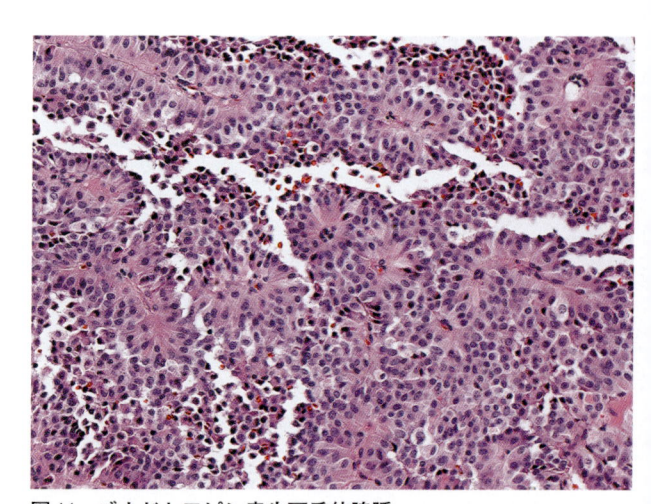

図44　ゴナドトロピン産生下垂体腺腫
嫌色素性細胞からなる．血管周囲性配列が見られる．

　成長ホルモン(GH)産生腺腫は，機能性腺腫の場合，小児では巨人症，成人では末端肥大症を呈する．分泌顆粒に富んだ，好酸性顆粒状の細胞質を有する腫瘍細胞からなる腫瘍(図39)と，分泌顆粒に乏しい嫌色素性細胞からなる腫瘍(図40)がある．後者ではfibrous bodyとよばれる，ケラチンの凝集塊が特徴的に見られる．

　プロラクチン(PRL)産生腫瘍は，ホルモン産生腺腫の中で最も頻度が高い．女性に多く，無月経や乳汁分泌をきたす．男性症例は臨床所見に乏しいことが多い．手術療法が第一の治療選択となる他の腺腫と異なり，薬物療法が第一選択となる．一般に細胞質内の分泌顆粒に乏しく，嫌色素性を呈する(図41)．血管壁の硝子化が見られ，特に薬物療法を施行された症例で目立つ．

　甲状腺刺激ホルモン(TSH)産生腫瘍は稀な腺腫である．突起を伸ばすような細長い細胞質を有することが多く，時に間質の線維化が目立つ(図42)．

　副腎皮質ホルモン(ACTH)産生腺腫は，機能性腺腫の場合，患者はクッシングCushing症候群を呈し，多くは微小腺腫である．分泌顆粒に富んだ好塩基性細胞からなる(図43)のが一般的で，腫瘍細胞はPAS染色陽性となる．非腫瘍部のACTH産生細胞にはクルック硝子変性がしばしば見られる．

　卵胞刺激ホルモン(FSH)-黄体化ホルモン(LH)産生腫瘍はゴナドトロピン産生腫瘍とも称される．通常は非機能性で，局所症状にて発症する．嫌色素性細胞からなり，血管周囲性配列がしばしば目立つ(図44)．

　免疫組織学的染色にてホルモン産生が確認されない腺腫も存在する．その一部は，転写因子の発現様式などからゴナドトロピン産生腫瘍と関連する腫瘍と考えられている．null cell腺腫は前葉ホルモン，前葉分化にかかわる転写因子の発現が，免疫組織学的に証明されない腺腫を指す．

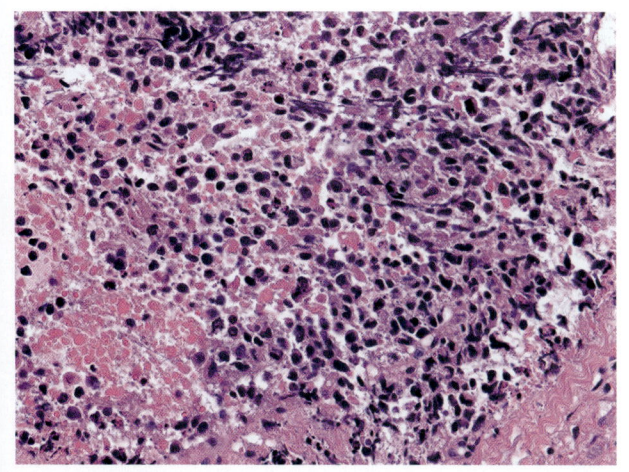

図45 下垂体癌
髄膜播種巣.本例は組織学的悪性所見を随伴し,腫瘍細胞の異型が強く,壊死を伴っている.

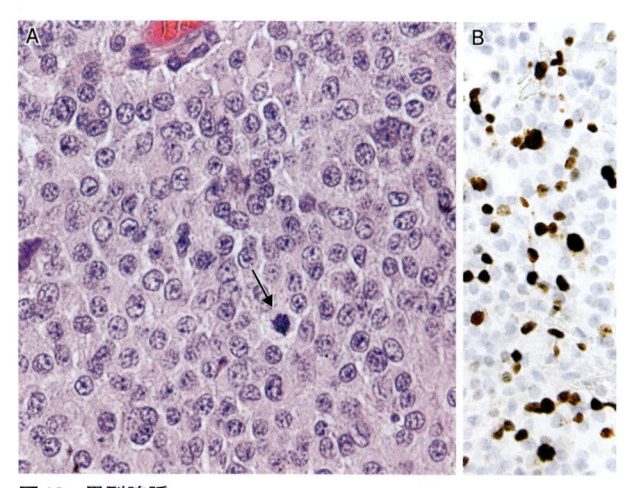

図46 異型腺腫
核分裂像(A:矢印)が見られ,免疫組織学的染色にてKi-67陽性率も高い(B).直ちに悪性を意味する所見ではない.

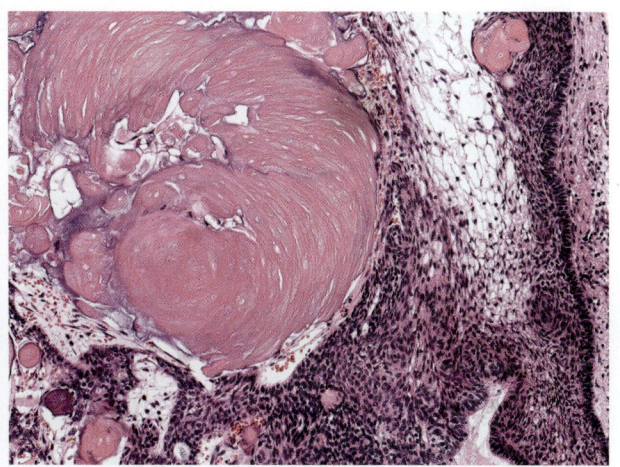

図47 頭蓋咽頭腫,エナメル上皮腫型
エナメル上皮腫に類似した組織像を呈する.好酸性の塊状物がwet keratinとよばれる角化物である.

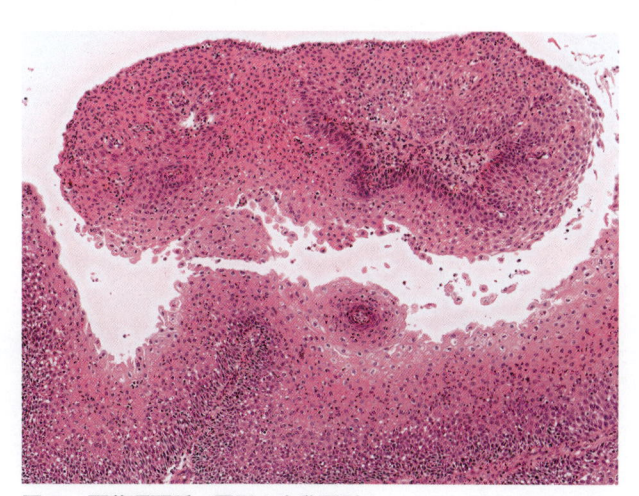

図48 頭蓋咽頭腫,扁平上皮乳頭型
重層扁平上皮の乳頭状増殖からなる.

●下垂体癌　pituitary carcinoma

　下垂体前葉腫瘍において,細胞の異型性や核分裂像の数などを指標とした組織学的悪性度と,生物学的な振る舞いは必ずしも相関せず,下垂体癌の診断は腫瘍の転移,播種の確認をもってなされる(図45).肺や肝臓が主な頭蓋外の転移先である.

　一般に機能性腫瘍が多く,ACTH産生腫瘍とPRL産生腫瘍が大半を占める.細胞の異型性は症例ごとにばらつきがあるが,異型性に乏しい腫瘍でも増殖能の亢進があり,多数の核分裂像が観察されることが多い.

　異型腺腫 atypical adenomaは,増殖活性が高い(核分裂像の増加や高いKi-67標識率),免疫組織学的染色にてp53の過剰発現が見られる,といった組織学的悪性所見を随伴する腺腫である(図46).診断的意義は十分に確立されていない.

●頭蓋咽頭腫　craniopharyngioma

　頭蓋咽頭管の遺残組織からの発生が想定される,良性の上皮性腫瘍.エナメル上皮腫型 adamantinomatousと扁平上皮乳頭型 squamous-papillary typeに大別される.トルコ鞍上部に主座を置くことが多い.視床下部や下垂体の機能低下症,視力・視野障害,頭痛などで発症する.

　エナメル上皮腫型(図47)は若年者に好発し,歯原性腫瘍であるエナメル上皮腫に類似した像を呈する.腫瘍集塊の辺縁部では低円柱状の腫瘍細胞が柵状に配列し,集塊内は星状ないし重層扁平上皮様の腫瘍細胞からなる.wet keratinとよばれる特徴的な角化細胞群を含み(図47),石灰化もしばしば見られる.

　扁平上皮乳頭型(図48)は重層扁平上皮の乳頭状増殖からなる.成人に好発する.wet keratinや石灰化は認められない.

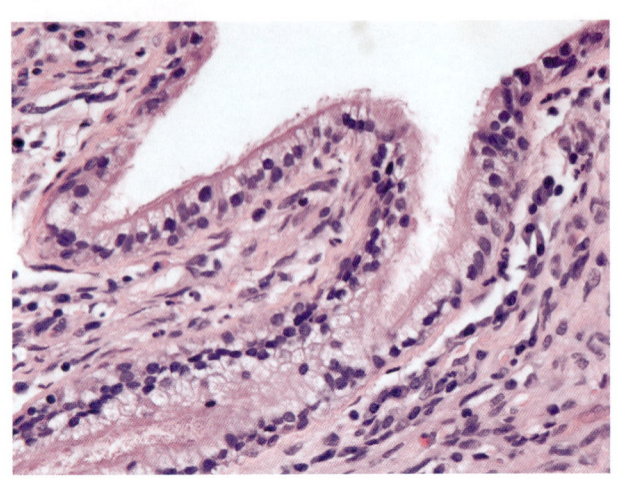

図49　ラトケ嚢胞
線毛上皮に裏打ちされた嚢胞.

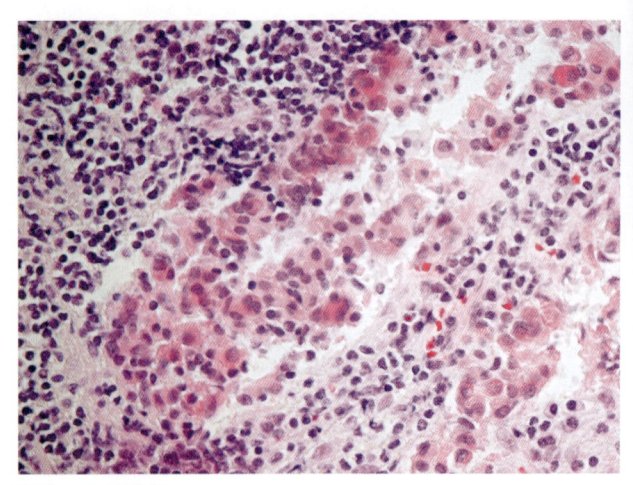

図50　下垂体炎
下垂体前葉内にリンパ球の浸潤が見られるリンパ球性下垂体前葉炎.

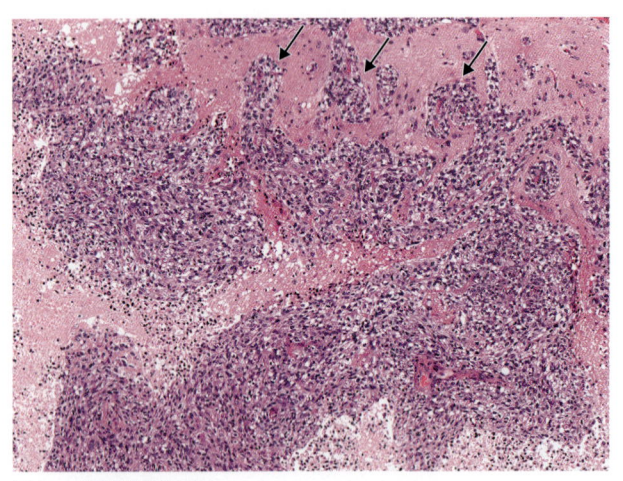

図51　転移性脳腫瘍
低分化型肺腺癌の脳転移. 広範な壊死を伴っている. Virchow-Robin腔に沿った進展が見られる(矢印).

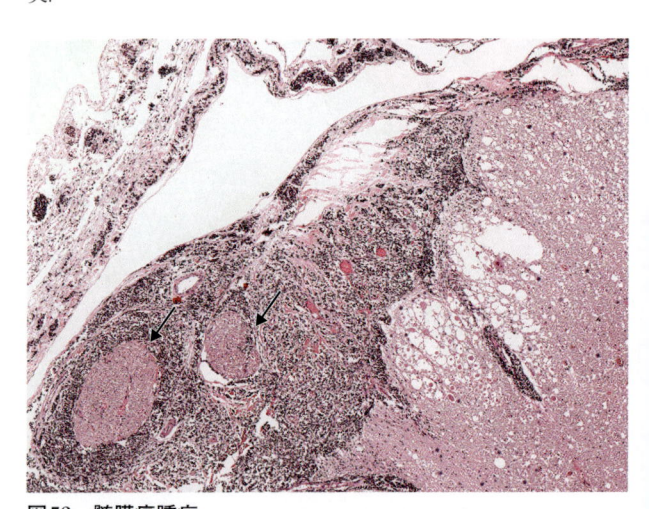

図52　髄膜癌腫症
肺小細胞癌の髄腔内播種(脊髄). 神経根を巻き込んでいる(矢印).

●ラトケ嚢胞　Rathke cleft cyst

ラトケ嚢(頭蓋咽頭管の遺残組織)が拡張し，嚢胞化した病変である．成人に好発し，症候性の場合は下垂体機能低下症や視力・視野障害，頭痛が主症状となる．

1層の線毛上皮に裏打ちされた嚢胞(図49)で，粘液を含む杯細胞が介在する．扁平上皮化生を伴うことがある．

●下垂体炎　hypophysitis

障害部位から下垂体前葉炎，漏斗下垂体後葉炎，汎下垂体炎に分類される．

組織学的には主にリンパ球浸潤からなるリンパ球性下垂体炎が代表的である(図50)．

妊娠末期から産褥期の女性に好発する病態である．発生には自己免疫学的機序が想定されている．

原発性下垂体炎のほか，隣接臓器からの炎症の波及や全身疾患に伴う二次性下垂体炎も存在する．IgG4関連下垂体炎も知られている．

●転移性腫瘍　metastatic tumor

高齢者の増加，あるいはがん治療の進歩や画像診断の発達に併せ，転移性脳腫瘍の診断頻度が増加している．わが国の統計では全脳腫瘍の15％程度とされているが，実際にはより高頻度に生じている可能性がある．

原発巣としては肺癌が最も多く，半数程度を占める(図51)．次いで，乳癌や消化器癌の頻度が高い．

脳実質内への転移のほか，硬膜への転移も見られる．髄腔内への播種は髄膜癌腫症(図52)とよばれる．

26. 末梢神経・筋

村山繁雄

総論　402
　Ⅰ．標本を見る前に　402
　Ⅱ．標本の見方　402
各論　404
　■末梢神経：通常 HE 標本で診断がつく病態　404
　　▶結節性多発動脈炎　404
　　▶アミロイドーシス　404
　　▶癩　404
　■末梢神経：電子顕微鏡検索が必須のもの－軸索変性・脱髄性ニューロパチー　405
　▶慢性軸索変性型大径優位ニューロパチー　405
　▶慢性軸索変性型小径優位ニューロパチー　405
　▶慢性炎症性脱髄性多発ニューロパチー　405
　■筋肉：筋炎　406
　　▶皮膚筋炎　406
　　▶多発筋炎　406
　　▶封入体筋炎　406
　　▶壊死性自己免疫性筋炎　406
　■筋肉：筋ジストロフィー・ミトコンドリア筋症　407
　　▶Duchenne 型筋ジストロフィー　407
　　▶Becker 型筋ジストロフィー　407
　　▶筋緊張性(筋強直性)ジストロフィー　407
　　▶ミトコンドリア脳筋症　407

総論

I 標本を見る前に

1. 神経

生検できる神経は切除しても運動麻痺が起きない腓腹神経がほぼ唯一の候補であり，外顆外側で採取される．全身の末梢神経系の中で生検がどのような位置付けにあるかの評価には，神経伝導速度，針筋電図，誘発電位等の神経生理学的検査結果との対応が重要である．また脱髄性疾患であれば，髄液所見での蛋白・細胞解離の情報が有用である．また，通常のホルマリン固定・パラフィン包埋切片で診断可能なのは，血管炎，アミロイドーシスに限られ，末梢神経固有疾患の評価には，電子顕微鏡検索が不可欠であり，採取・処理に専門性が要求される．臨床専門家との密接な連絡の下，末梢神経病理専門家（日本神経病理学会HP『症例コンサルタント』参照）と連携をとり検索を進めることが必要である．

2. 筋

筋生検においては凍結筋が必須であり，血管炎，アミロイドーシス等は筋でも診断がつきうるが，皮膚等での代用が可能であることが多い．凍結筋は専門的な処理が必要で，筆者らが主宰するNeuromuscular Conferenceは日本神経学会神経・筋処理法ハンズオンを年1回行っている．あらかじめ連絡をとり，採取後乾いたスピッツ内に入れ乾燥を避け氷冷下にバイク急便で送ることで，専門診断施設に筋生検診断を依頼することは可能である．一部を通常標本にキープし病歴に病理所見を残す必要がある．

筋炎の診断においては，自己抗体のもつ意味が極めて大きく，診断に直接影響するので事前に確認が必要である．

II 標本の見方

1. 神経

通常標本に加え，解きほぐし標本（図1），エポン包埋トルイジンブルー染色標本（図2），超微形態低倍観察（図3）と高倍観察（図4）が不可欠で，いずれも専門施設で末梢神経病理専門医の対応が必要である．

2. 筋

筋生検の主な適応は筋力低下の原因解明である．骨格筋の病理はその解剖学的特異性に基づく．極めて長い合胞体よりなり，収縮が生理的役割であるため収縮蛋白が細胞体の大部分を占め，核は細胞膜直下に存在する．多角形を示し，応力を一定にするため径が一定であり，スライディングによる応力発生を有効にするため間質が極めて少ない（図5）．ATPase染色（図6）が国際標準で要求され，専門施設と専門技師が必要である．筆者らの施設ではベテラン病理検査技師が対応している．

骨格筋病理においては免疫組織化学が必須となっている．筋ジストロフィー診断セット（図7），筋炎診断セット（CD3，CD4，CD8，CD20，HLA-ABC，HLA-DR）が確定診断には要求される．

執筆協力：中野雄太・内野彰子（東京都健康長寿医療センター神経内科・バイオリソースセンター・高齢者ブレインバンク（神経病理）），齊藤祐子（国立精神・神経医療研究センター　臨床検査部），清水潤（東京大学大学院医学系研究科神経内科）

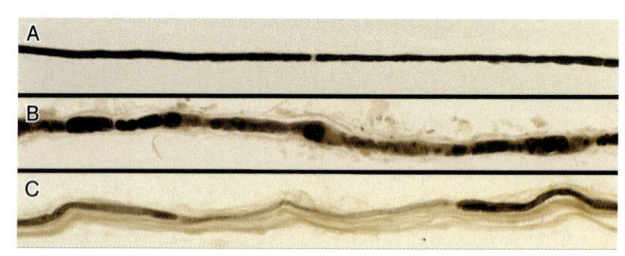

図1　解きほぐし標本（オスミウム染色，4×）
神経線維をグルタール固定後染色し，一本一本ピンセットでほぐして，有髄線維とランビエ絞輪を評価する．A：正常，B：軸索変性，C：節性脱髄．

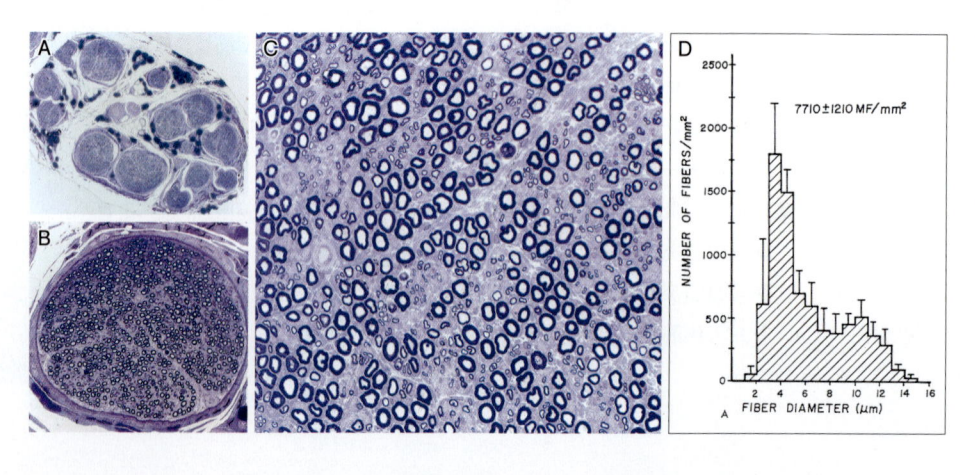

図2　エポン包埋トルイジンブルー染色標本
A：腓腹神経全体．15本の神経束を含む（2×）．B：1つの神経束の全体．神経周膜，神経内膜と神経線維を評価する（4×）．C：神経内膜拡大図．大径線維と小径線維を認める（20×）．D：神経線維密度とヒストグラム．末梢神経生検報告には必ず要求される．

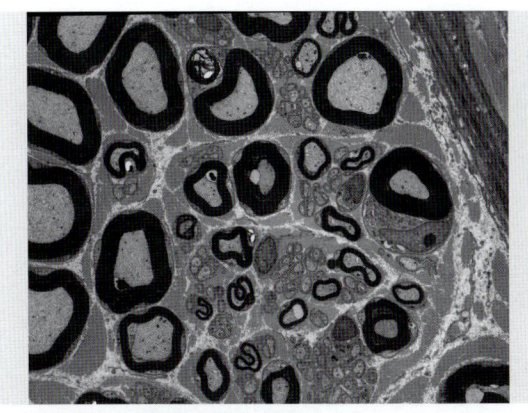

図3 腓腹神経生検超微形態（1,600×）
神経周膜，大径有髄線維，小径有髄線維と無髄線維を評価する．神経周膜は層数，有髄線維は軸索髄鞘比等が評価対象となる．

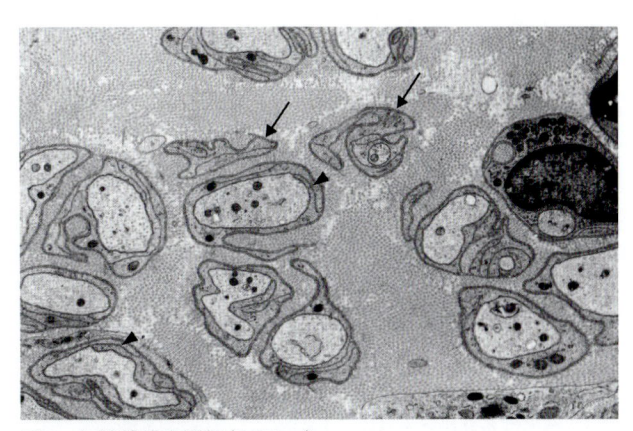

図4 無髄線維の評価（2,500×）
軸索の判定はメザクソンmesaxon（矢尻）で同定する．軸索を認めず基底膜を認めるものを，denervated Schwann cell subunit（矢印）として，無髄線維脱落の証拠とする．

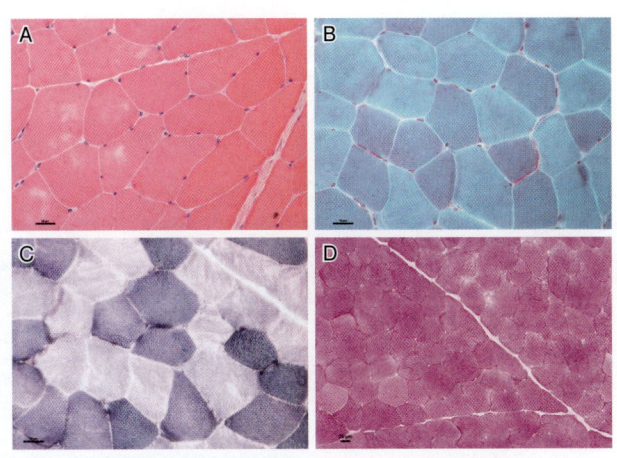

図5 正常凍結筋横断標本（bar：20μm，上腕二頭筋）
A：HE染色，B：Gomori-trichrome染色，C：NADH-TR染色，D：PAS染色．筋生検で最も採取機会が多いのが上腕二頭筋である．多角形をしており，径は均一で，核は筋膜直下に存在する．筋肉周囲間質を筋内膜，筋束周囲間質を筋周膜とよぶ．筋内膜は極めて僅かである．

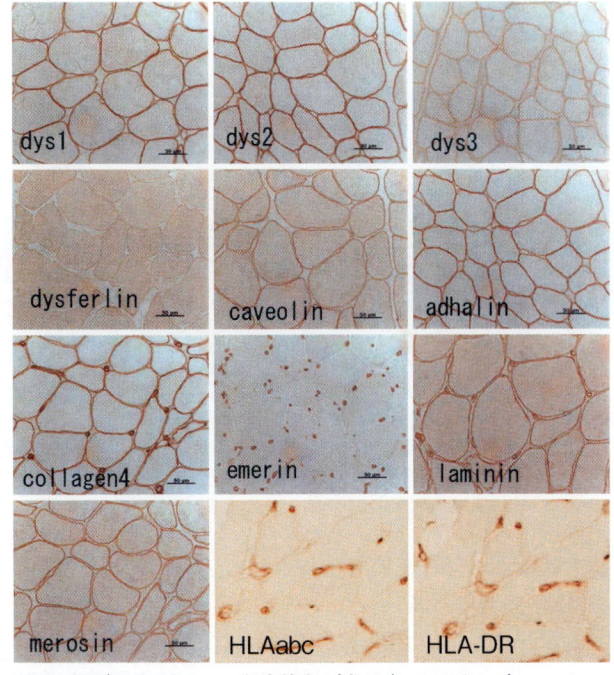

図7 筋ジストロフィー免疫染色パネル（bar：50μm）
抗dystrophin N末（dys1），幹部（dys2），C末（dys3），dysferlin, caveolin, adhalin, collagen 4, emerin, laminin, merosin抗体免疫染色で陽性であり，抗HLA-ABC，HLA-DR抗体免疫染色での筋細胞膜での異所性発現がないのが正常である．

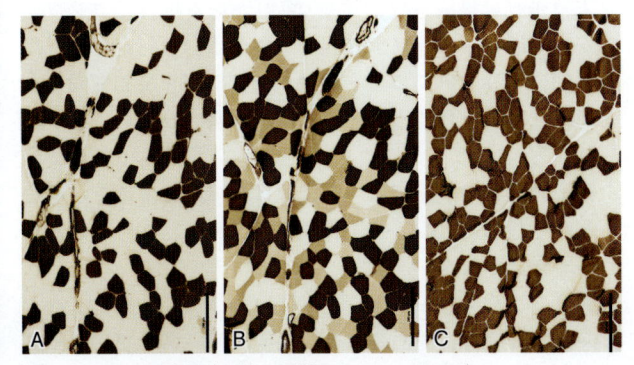

図6 ATPase染色（上腕二頭筋，bar：200μm）
A：pH 4.2．I型線維が濃染する（bar：200μm）．B：pH 4.6．IIa（白色），IIb線維（中間色）が識別される．C：pH 10.6．II型線維が濃染する．

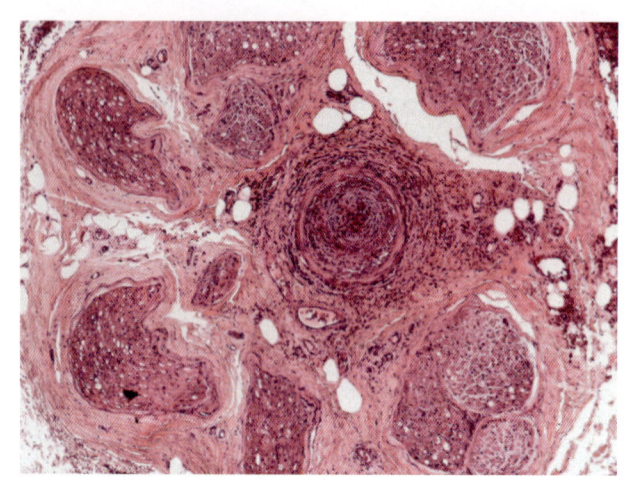

図1 結節性多発動脈炎（HE, 4×）
腓腹神経の栄養血管が侵されやすい径であるため，生検部位として有用である．神経束は梗塞に陥っている．

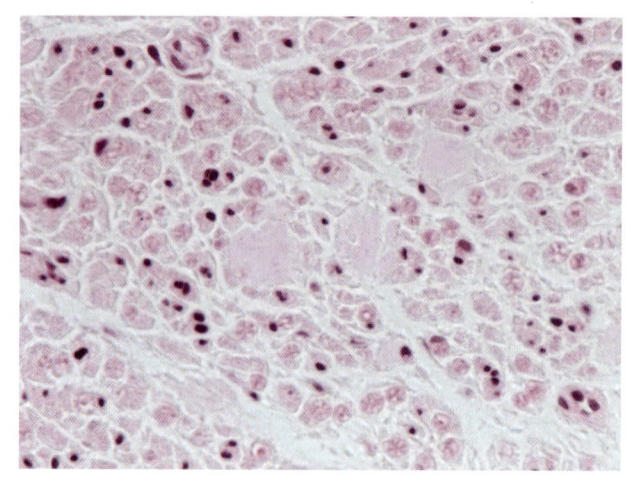

図2 アミロイドニューロパチー（HE, 200×）
神経内膜に無構造の物質の沈着を認める．

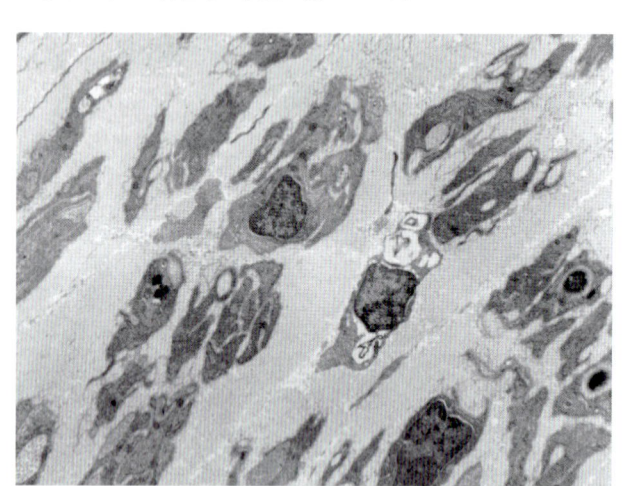

図3 アミロイドニューロパチーの腓腹神経電顕像（2,500×）
無髄線維が認められず，層状のSchwann細胞の突起のみが観察される．無髄線維の消失に近い脱落を示す所見であり，アミロイドニューロパチーに典型的である．

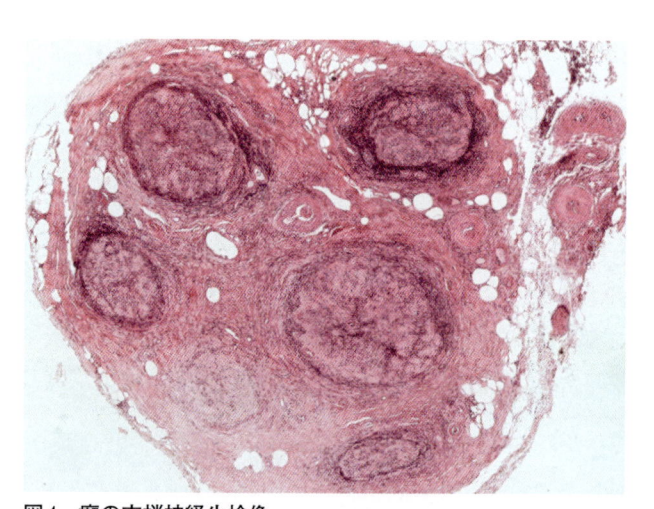

図4 癩の末梢神経生検像
炎症により神経周膜が破壊され，神経束は完全に消失している．この型は癩以外では認められない．

■末梢神経：通常HE標本で診断がつく病態

▶結節性多発動脈炎

血管炎の場合，病態と障害血管径に関連があることが示されている．多発性結節性動脈炎の場合，腓腹神経の神経栄養血管がちょうどそのサイズになるため，ブラインドでとっても5％に陽性を得るとの記載すらある．神経伝導検査で左右差があるときに障害側をとることが，特異度・感度を考慮すると侵襲性からは最良の採取部位とされる．

最初の標本で血管炎（図1）が検出されれば問題ないが，検出されない場合は深切り等対応が必要である．エポン包埋トルイジンブルー染色の場合，有髄線維脱落が神経束間で差がないか，神経束内でも局所性がないか，ミエリン球が多発していないかが診断上有用である．また，解きほぐし標本では軸索変性の所見が主体であることの確認が必要である．病理学的にこれらの所見を満たせば，多発性単神経炎の診断が追加される．

▶アミロイドーシス

末梢神経に無構造物の沈着（図2）がある場合はコンゴー赤での重屈折性の有無を確認後，責任蛋白の同定を免疫組織学的に行う．アミロイドはβシート構造を有しており，立体構造特異抗体でないと陽性所見が得られないことがある．

電子顕微鏡的観察では，無髄線維の著明な脱落を認めることが一般的で（図3），自律神経症状が強いことに対応する病理所見である．

▶癩

癩菌は神経好性であること，温度の低い場所でしか発育できないことより，皮神経が標的となり，特に神経周膜を破壊することで，神経線維全体が変性する特殊な病理を呈する（図4）．

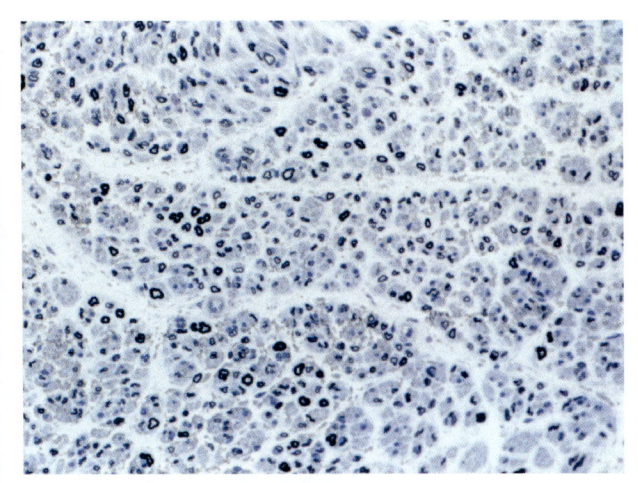

図5 large fiber neuropathy(10×)
大径優位の有髄線維の選択的脱落を認める.

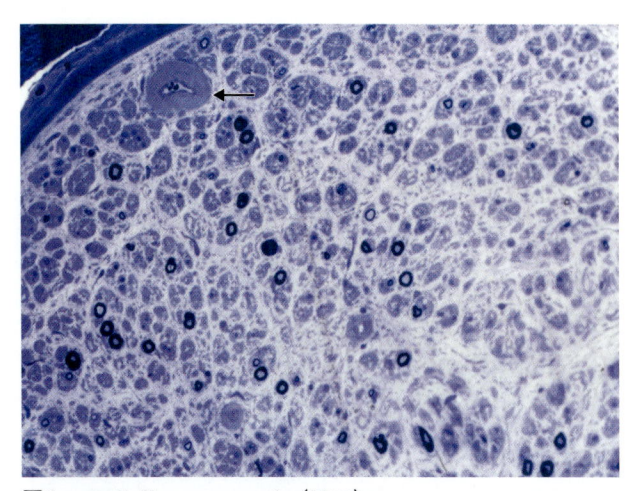

図6 small fiber neuropathy(10×)
糖尿病性ニューロパチー.血管壁の著しい肥厚(矢印),大径有髄線維の比較的残存,小径有髄線維のほぼ消失を認める.

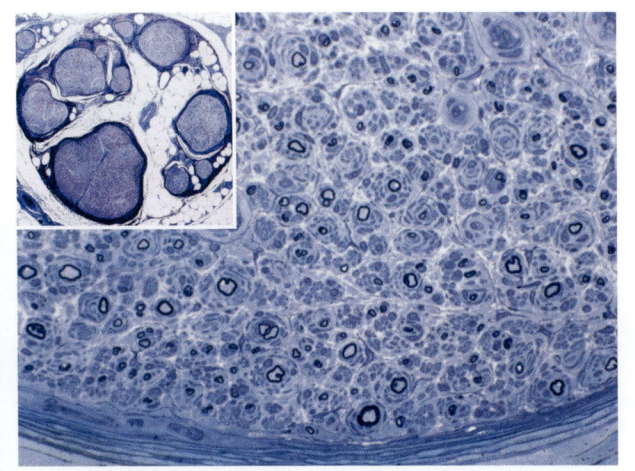

図7 慢性炎症性脱髄性多発ニューロパチー(CIDP)
腫大した神経束にはオニオンバルブが多発している(20×). insetは腓腹神経全体像(2×).1つの神経束のみ腫大を認める.

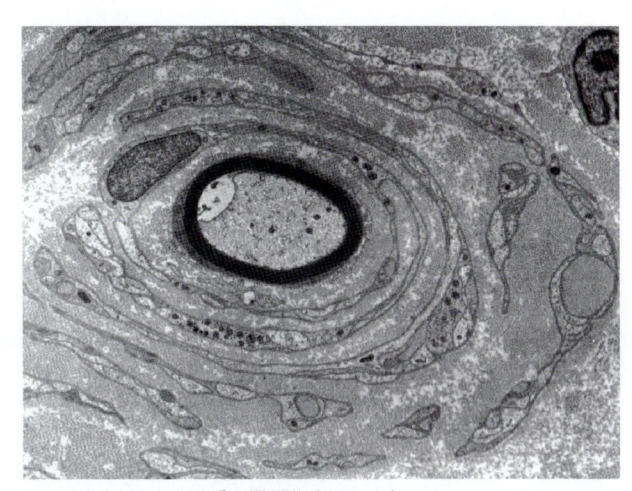

図8 オニオンバルブの電顕像(1,600×)
有髄線維の回りを層状にSchwann細胞の突起が取り囲んでいる.何層のSchwann細胞が取り込んでいるかをサイズとよび,本例の場合"4"である.

■末梢神経:電子顕微鏡検索が必須のもの―軸索変性・脱髄性ニューロパチー

▶慢性軸索変性型大径優位ニューロパチー large fiber neuropathy(図5)

神経生検では最も頻度が高い.軸索変性型遺伝性ニューロパチー,後天性ニューロパチーともに同様の所見をとり,腓腹神経生検の診断的意味は神経生理学的検査を越えることは少ない.

▶慢性軸索変性型小径優位ニューロパチー small fiber neuropathy(図6)

糖尿病性ニューロパチーをはじめとする代謝性ニューロパチーに代表される.血管壁の肥厚,超微形態上,基底膜の肥厚と重層化を伴うことが,糖尿病性ニューロパチーの特徴である.糖尿病性ニューロパチーは,本病理を呈する場合はじんじんする嫌な足の感じを主とするが,深部感覚障害を主体とし大径優位の所見をとるもの(pseudotabes diabetica),痛みを主体とし血管炎を伴うもの等,あらゆる形態変化をとりうることに注意が必要である.

▶慢性炎症性脱髄性多発ニューロパチー chronic inflammatory demyelinating polyneuropathy(図7)

診断は神経生理学的検査によるが,治療抵抗性のときに,遺伝性脱髄性ニューロパチーとの鑑別に,生検が必要となる場合がある.神経線維束間で所見差を認め,脱髄と再髄鞘化を反映するonion bulbを伴う.onion bulbは単位面積当たりの数と,何層であるかを所見上記載することが要求される.後者は超微形態で,基底膜の数を2で割ることで計算可能である(図8). onion bulbを多数含む神経束は腫大を示す.

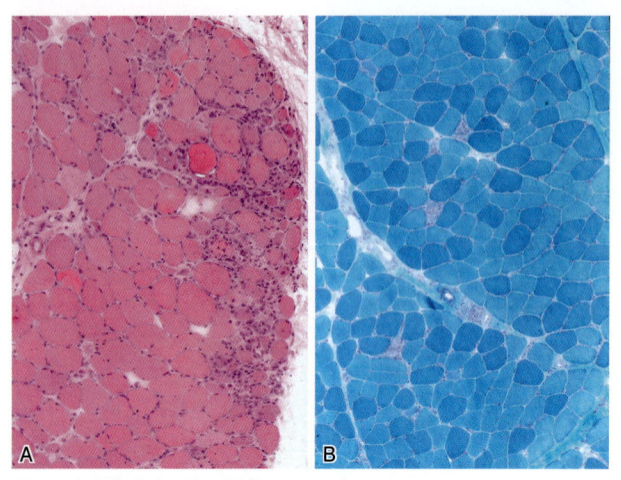

図9　皮膚筋炎（上腕二頭筋，100×）
A：筋束周囲の強い細胞浸潤と萎縮が特徴．B：筋線維単位の壊死は微小血管病変の存在を示す（Gomori-trichrome染色）．

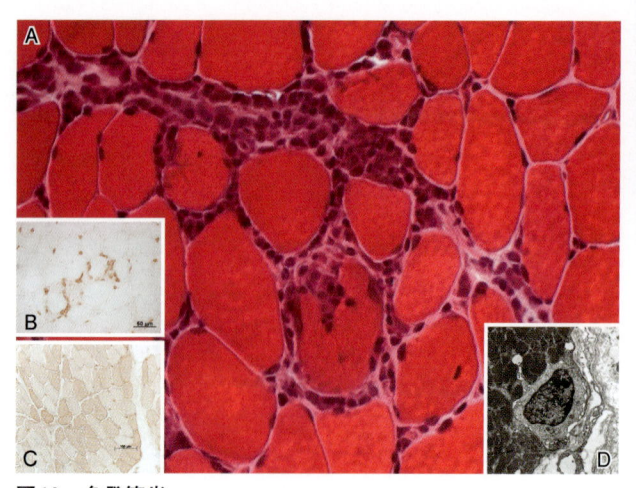

図10　多発筋炎
非壊死線維周囲に認め（A），CD8陽性（B）．HLA-DRは筋漿膜びまん性陽性（C）．超微形態で標的筋の基底膜内に浸潤する（D）．

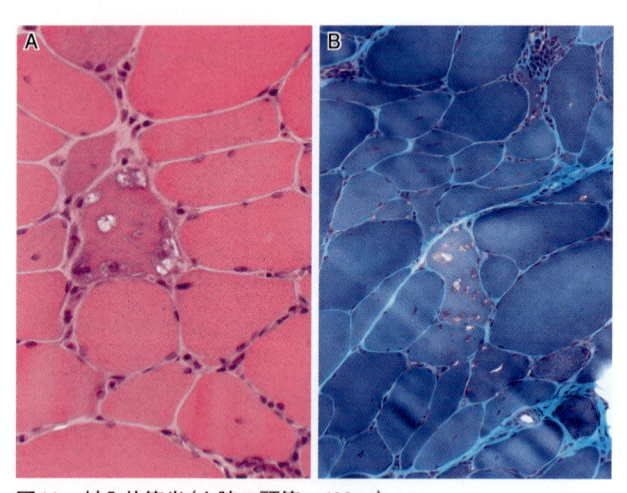

図11　封入体筋炎（上腕二頭筋，400×）
A：核内・細胞内封入体，空胞を伴う線維の出現と細胞浸潤が特徴的である．B：縁取り空胞を多数認める（Gomori-trichrome染色）．

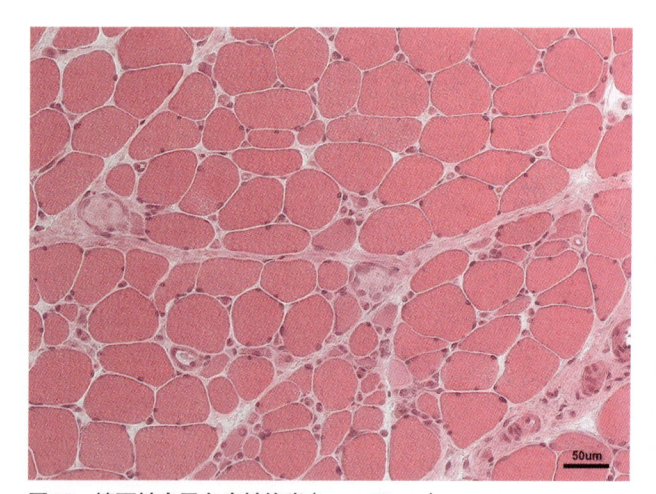

図12　壊死性自己免疫性筋炎（bar：50μm）
抗SRP抗体，あるいは抗HMGCR（3-hydroxy-3-methylglutaryl-coenzyme A reductase）抗体陽性を伴うことが多く，壊死を伴うが，炎症細胞浸潤を欠くことが特徴である．

■筋肉：筋炎

自己抗体に関する知見に基づく免疫組織化学，超微形態評価により，筋炎に関する考え方が根本的に変わった．

▶皮膚筋炎（図9）

小児型と成人型に分けられ，自己抗体との関連では，皮膚症状とは抗Mi-2抗体が，癌関連では抗TIF-1γ抗体が，小児型と癌を伴う成人型では抗NXP-2抗体の関与が示されており，これらの情報は病理評価の上で重要である．免疫複合体による微小血管への障害を基盤としており，虚血性病態と炎症が共存する特徴をもつ．

▶多発筋炎（図10）

筋炎のグループの中では頻度は最も低いと現在考えられている．CD8陽性細胞が直接筋線維を攻撃することが疾患の本質である．非壊死筋線維の筋基底膜内にCD8陽性細胞の浸潤を，電子顕微鏡ないしCD8と基底膜特異抗体（collagen type Ⅳ，ラミニン等）との二重染色で証明する必要がある．HLA-ABCは筋鞘膜にびまん性に発現しているのが特徴である．

▶封入体筋炎（図11）

多発筋炎の特徴を全て満たすが，核内・細胞質内封入体，縁取り空胞，ミトコンドリア異常を様々な組み合わせで示すことを特徴とする．これまで筋肉の変性疾患と主張され，老化関連変性蛋白の多くが封入体に免疫組織化学的に検出されているが，自己抗体（cN1A）との関連をどう説明するかが課題である．

▶壊死性自己免疫性筋炎 necrotizing autoimmune myositis（図12）

抗SRPあるいは抗HMGCR抗体と関連し，成人筋炎関連生検の20%を占める（第56回日本神経学会，新潟，2015年5月）．炎症細胞浸潤のない筋壊死の多発が特徴である．

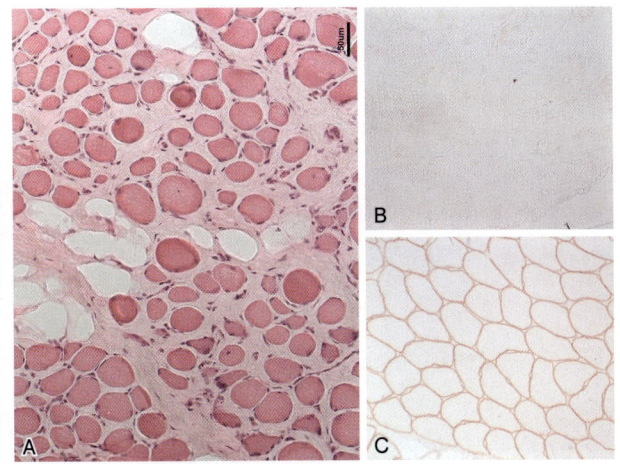

図13　Duchenne型筋ジストロフィー(上腕二頭筋, bar：50μm)
A：円形化, 大小不同, 間質の増大, 脂肪浸潤が特徴的. B：ジストロフィン免疫染色陰性. C：コントロール.

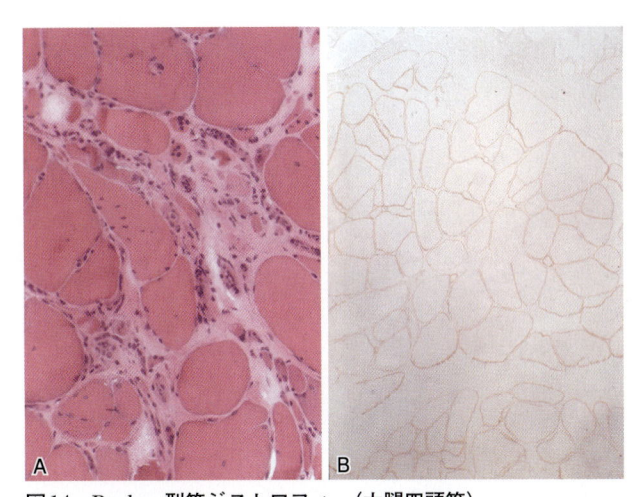

図14　Becker型筋ジストロフィー(大腿四頭筋)
A：大小不同が著しい(200×). B：ジストロフィン免疫染色で筋漿膜は部分的に陽性(100×).

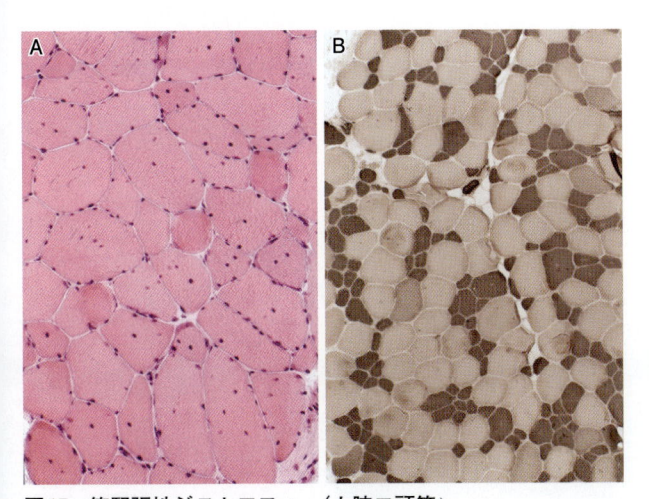

図15　筋緊張性ジストロフィー(上腕二頭筋)
A：200×. 中心核の増加, sarcoplasmic mass, ringninden の存在が特徴的である. B：ATPase染色(pH 4.3). type 1線維の萎縮が特徴的である.

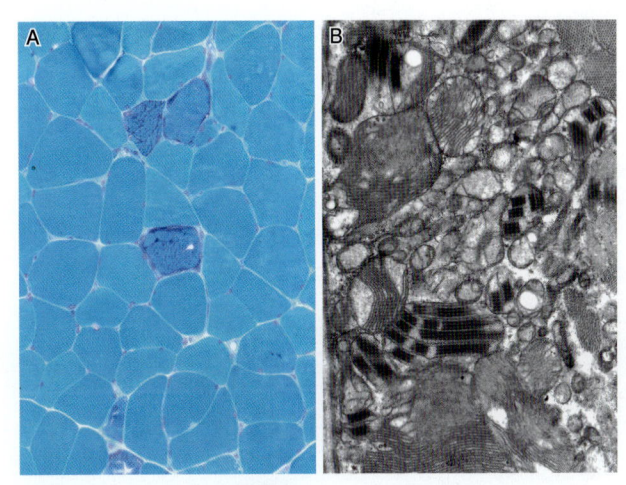

図16　ミトコンドリア脳筋症
A：赤色ぼろ線維の多発を認める(Gomori-trichrome染色, 200×). B：超微形態でparking lot型ミトコンドリアを認める(200×).

■筋肉：筋ジストロフィー・ミトコンドリア筋症

　筋ジストロフィーは筋細胞に発現する蛋白の遺伝子異常により, 壊死・再生を基盤とする病理を呈することが古典的定義である. しかし先天性ミオパチーとの区分がますます不明確となっている. 現在, 遺伝子診断が容易となり, 筋病理は剖検時に検討する機会が多くなった.

　それに対しミトコンドリアは母系遺伝で伝播し, 遺伝子異常をもつミトコンドリアの頻度が臓器ごとに異なるヘテロプラスミーを認める. したがって, 症状のある部位での生検と遺伝子診断が有用で, 筋肉が第一選択になりうる.

▶Duchenne型筋ジストロフィー(図13)

　筋ジストロフィーの概念の基本となった疾患である. 筋鞘膜の裏打ち蛋白であるジストロフィンが欠損することにより, 筋肉が脆弱となり運動により壊死を起こす. 血清creatine kinase(CK)値の高値がバイオマーカーとなる. 現在は筋生検より遺伝子診断が優先される.

▶Becker型筋ジストロフィー(図14)

　Duchenneと同じdystrophin遺伝子異常に基づくが, 部分的に発現していることが定義で, ほとんど正常に近いと特発性高CK血症, ゼロに近いとDuchenne型と同じ重症表現型をとる. 心筋障害がしばしば死因となり, 心臓移植の適応となる.

▶筋緊張性(筋強直性)ジストロフィー(図15)

　翻訳のスプライシングに関係する酵素異常により, 多数の遺伝子の発現異常を示す. 筋病変に加え, 糖尿病, 分泌腺の障害, 中枢神経系に特徴的なタウオパチーを示す.

▶ミトコンドリア脳筋症(図16)

　赤色ぼろ線維ragged red fiberは異常ミトコンドリアが多い筋線維が呈する形態であり, この頻度が高いと症状がより重篤になる.

27. 眼

小幡博人

総論 410
　Ⅰ. 標本を見る前に　410
　Ⅱ. 標本の見方　411
各論 412
　■眼瞼疾患　412
　　▶脂腺癌　412
▶霰粒腫　412
■結膜疾患　413
　▶翼状片　413
　▶結膜の悪性リンパ腫（MALT
　　リンパ腫）　413
■眼内腫瘍　414
▶網膜芽細胞腫　414
▶ぶどう膜悪性黒色腫　415
■眼窩疾患　416
　▶特発性眼窩炎症　416
　▶IgG4 関連疾患　416
　▶MALT リンパ腫　416

総論

I 標本を見る前に

頻度の高い眼疾患として，白内障，緑内障，網膜剥離，加齢黄斑変性などがあるが，これらは臨床診断される疾患のため，診断のために検体が病理検査に提出されることはない．一方，眼科では多種多様な手術が行われており，手術で得られる検体の種類は多い．眼科から提出される病理検体は小さいものが多く，オリエンテーションや検体のロスに注意する．

1. 眼瞼疾患

眼瞼の疾患で病理検査に提出されるものは，霰粒腫，母斑細胞母斑，脂漏性角化症，類表皮嚢胞，脂腺癌，基底細胞癌などである（表1）．脂腺癌はアジア人に多い重要な眼瞼悪性腫瘍である．扁平上皮癌は少ない．かつて眼瞼の扁平上皮癌と診断されてきた症例の中に脂腺癌が含まれている可能性がある．近年，マイボーム腺角質嚢胞とよばれる新しい疾患概念が登場した．これは，瞼板内に生じる類表皮嚢胞であり，臨床的に霰粒腫と誤診されてきたと考えられる疾患である．眼瞼には皮膚科領域と同じだけの多くの疾患が発生する．

2. 結膜疾患

結膜の疾患で切除される頻度が高いものは，瞼裂斑，翼状片，母斑細胞母斑，乳頭腫，悪性リンパ腫，扁平上皮癌，結膜嚢胞などである（表2）．結膜の悪性腫瘍で最も頻度が高いのは悪性リンパ腫であり，その殆どがMALTリンパ腫である．角結膜上皮の新生物は角膜輪部に発生することが多く，結膜上皮内新生物conjunctival intraepithelial neoplasia（CIN）とよばれている．これは異形成と上皮内癌の2つ状態を指す．しかし，臨床的にCINと扁平上皮癌の区別が困難なことから，最近はCINと扁平上皮癌を合わせて，ocular surface squamous neoplasia（OSSN）とよばれている．結膜の色素性病変で最も多いのは母斑細胞母斑である．原発性後天性メラノーシスprimary acquired melanosis（PAM）は，結膜上皮内の異常なメラノサイトの増殖であり，悪性黒色腫の発生母地となることがある．

3. 角膜疾患

角膜疾患の検体は主に角膜移植時に切除される水疱性角膜症，円錐角膜，角膜ジストロフィ，角膜ヘルペス，角膜炎（角膜潰瘍），角膜穿孔などである．角膜移植を行っている施設は主に大学病院である．感染性角膜炎の主な原因としては，細菌，真菌，単純ヘルペスウイルス，アカントアメーバがあり，病巣部擦過による塗抹検査と培養検査が行われる．原因微生物の判断がつかない場合，角膜生検が行われることがある．

表1　主な眼瞼腫瘍性疾患の分類

	脂腺系	表皮系	メラノサイト系
良性腫瘍	脂腺腺腫	脂漏性角化症	母斑細胞母斑
悪性腫瘍	脂腺癌	基底細胞癌，扁平上皮癌	
嚢胞や炎症	霰粒腫，麦粒腫	類表皮嚢胞，皮様嚢胞	
ウイルス感染		尋常性疣贅，伝染性軟属腫	

表2　主な結膜腫瘍性疾患の分類

	上皮系	非上皮系	メラノサイト系
良性腫瘍	乳頭腫，異形成	反応性リンパ過形成，化膿性肉芽腫	母斑細胞母斑，PAM
悪性腫瘍	上皮内癌，扁平上皮癌	悪性リンパ腫	悪性黒色腫
嚢胞や炎症	結膜嚢胞	リンパ管腫	

4. 眼内悪性腫瘍

眼球摘出が行われる機会は少ないが，眼内悪性腫瘍，重度の眼内炎，外傷による眼球破裂などでは行われる．眼内悪性腫瘍の代表は，網膜芽細胞腫，悪性黒色腫，悪性リンパ腫，転移性腫瘍の4つである．眼内腫瘍の生検は，網膜剥離の合併や腫瘍細胞の眼外への散布などの問題があり，本邦ではあまり行われていない．網膜芽細胞腫と悪性黒色腫は臨床所見によって診断されている．眼内悪性リンパ腫では，網膜下のリンパ腫本体を生検することがあるが，得られる検体は極めて小さい．標本作製過程で紛失しないように検体の扱いには特別な配慮が必要である．摘出眼球の割面を作る際は，臨床医の情報がないとオリエンテーションがわからず，眼内腫瘍の最大割面が標本にならない．

5. 硝子体手術

硝子体手術は，灌流液で眼内を灌流しながら硝子体ゲルを専用のカッターで切除・吸引するものである．同時に，特殊な鑷子や剪刀を用いて網膜やぶどう膜組織の生検が行われることもある．硝子体手術を行う疾患は，糖尿病網膜症，網膜剥離，硝子体出血，黄斑円孔，ぶどう膜炎など多岐にわたるが，病理検査に提出される重要な疾患は眼内悪性リンパ腫である．硝子体手術で得られる液状検体を病理標本にするには，細胞診とするか，遠心してセルブロックとするかである．

6. 眼窩疾患

眼窩（涙腺含む）に発生する腫瘍性疾患として最も頻度が高いのはリンパ増殖性疾患である．涙腺からは多形腺腫，腺癌，腺様嚢胞癌などの上皮系腫瘍も発生する（表3）．眼窩のリンパ増殖性疾患の中ではMALTリンパ腫が最も多く

表3 主な眼窩腫瘍性疾患の分類

	上皮系	非上皮系
良性腫瘍	涙腺の多形腺腫	反応性リンパ過形成
悪性腫瘍	涙腺の腺様嚢胞癌 涙腺の腺癌	悪性リンパ腫
嚢胞や炎症	皮様嚢胞 涙腺の導管嚢胞	IgG4関連疾患 特発性眼窩炎症 甲状腺眼症

表4 眼窩リンパ増殖性疾患の内訳

MALTリンパ腫	39.8%
その他のリンパ腫	15.4%
IgG4関連疾患	21.6%
特発性眼窩炎症(IgG4関連疾患のぞく)	18.8%
IgG4陽性MALTリンパ腫	4.3%

(Jpn J Ophthalmol 57：575, 2013)

約40％で，IgG4関連疾患は約20％である（表4）．以前，眼窩炎性偽腫瘍とよばれていた疾患は現在，特発性眼窩炎症とよばれている．

表5 ぶどう膜悪性黒色腫のCallender分類

組織型	頻度		生存率
紡錘A型	稀	5%	92%
紡錘B型	一般的	39%	75%
類上皮型	稀	3%	28%
混合型	最も多い	45%	41%
壊死型	稀	7%	41%

(Yanoff M, et al：Ocular Pathology, 6th ed, Mosby, p708-710, 2009より筆者作成)

II 標本の見方

1．眼瞼疾患

　脂腺癌は扁平上皮癌や基底細胞癌などと誤診されることがある．典型的な脂腺癌は明るい胞体で脂腺の特徴をもつが，時に角化傾向があり，扁平上皮癌に見えることがある．マイボーム腺は脂腺の一種であるが，特殊な構造をもち，中心導管の上皮は角化型重層扁平上皮で表皮と類似していることに由来していると思われる．古くから凍結切片による脂肪染色が有用といわれてきたが，近年はadipophilinやperilipinなどの脂肪滴マーカーによる免疫染色が診断に用いられるようになった．脂腺癌はpagetoid spreadすることがあり，結膜上皮内のpagetoid spreadの有無に注意する．

2．結膜疾患

　正常な結膜上皮は杯細胞を含む重層立方上皮であるが，乾燥や瞬目による摩擦などの刺激により容易に扁平上皮化生を起こす．よって，病理検体における結膜上皮は殆どの場合，杯細胞が消失し，重層扁平上皮に見える．
　結膜の悪性リンパ腫は殆どMALTリンパ腫であるが，稀に濾胞性リンパ腫や反応性リンパ過形成が発生し，鑑別を要する．小型の異型リンパ球は通常，結膜上皮直下の粘膜固有層にびまん性に増殖するが，稀に結膜上皮・粘膜固有層と離れて，結膜下に増殖することがある（結膜下の悪性リンパ腫）．

3．角膜疾患

　水疱性角膜症は，角膜内皮細胞が減少・消失し，角膜実質に浮腫を生じる疾患である．角膜内皮細胞の有無を見る．円錐角膜では角膜中央付近の実質の菲薄化やBowman層の断裂が見られる．角膜ヘルペスによる角膜混濁は，実質に炎症細胞浸潤を伴う角膜実質炎の像を呈する．角膜ジストロフィは種々のものがあるが，顆粒状角膜ジストロフィは，実質の浅層に好酸性の硝子様物質の沈着物が見られ，Azan染色で赤色に染まる．斑状角膜ジストロフィは，酸性ムコ多糖の沈着が実質細胞や内皮細胞の胞体内や上皮下の細胞外に見られる．格子状角膜ジストロフィは角膜実質へのアミロイドの沈着である．

4．眼内悪性腫瘍

　網膜芽細胞腫で注意すべき所見は，篩状板を越える視神経浸潤，脈絡膜や強膜への浸潤，眼球外浸潤である．これらが観察された場合，髄液播種，眼窩内再発，血行性転移の可能性があるため，眼球摘出後，全身化学療法の適応となる．
　ぶどう膜の悪性黒色腫は大きいほど肝転移しやすく，有効な化学療法がない．悪性黒色腫の予後に影響するのは，組織型（表5），腫瘍の厚さ，腫瘍の基底径，毛様体浸潤の有無，眼球外浸潤の有無である．悪性黒色腫の標本では，組織型（紡錘A型，紡錘B型，類上皮型，混合型），毛様体・視神経・強膜への浸潤，強膜を貫通する神経や動静脈に沿う浸潤，眼球外浸潤の有無について注意して観察する．

5．硝子体手術

　眼内悪性リンパ腫の細胞診の診断は経験がないと難しい．液状検体を遠心してセルブロックとし，免疫染色を行うことが望ましい．

6．眼窩疾患

　IgG4の血液検査と免疫染色の増加に伴いIgG4関連疾患が増加している．形質細胞浸潤が少しでもあるものはIgG4の免疫染色を行う．特発性眼窩炎症（旧：眼窩炎性偽腫瘍）はIgG4関連疾患などを否定した除外診断となる．その病理像は症例により様々であり，濾胞形成を伴うリンパ球浸潤，肉芽組織，肉芽腫性炎症，線維化・硬化性変化を伴うもの，血管炎，好酸球浸潤を伴うものなど多彩である．

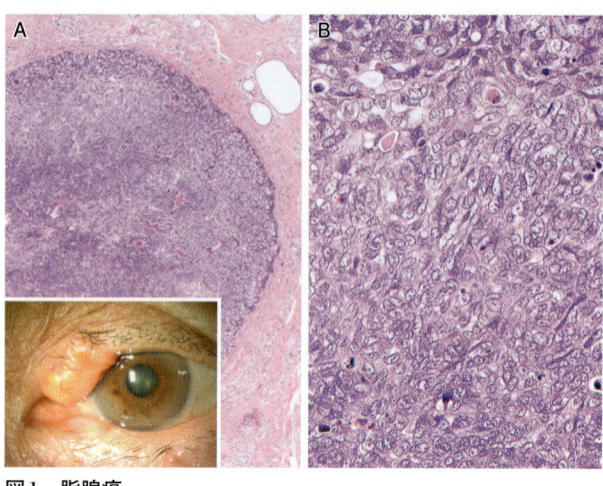

図1 脂腺癌
A：腫瘍細胞が瞼板内を胞巣状に増殖．B：明るい細胞質をもつ腫瘍細胞．黄色の結節状の脂腺癌（inset）．

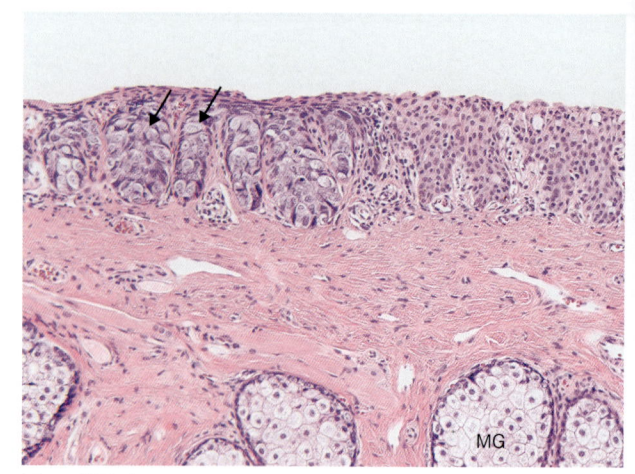

図2 脂腺癌のpagetoid spread
腫瘍細胞が結膜上皮を置き換えるように浸潤する（矢印）．正常なマイボーム腺（MG）．

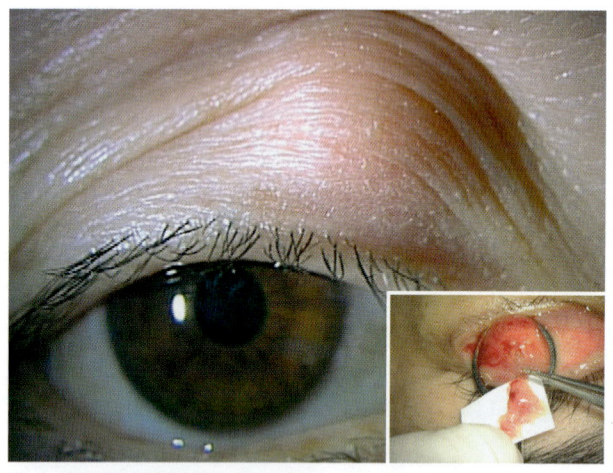

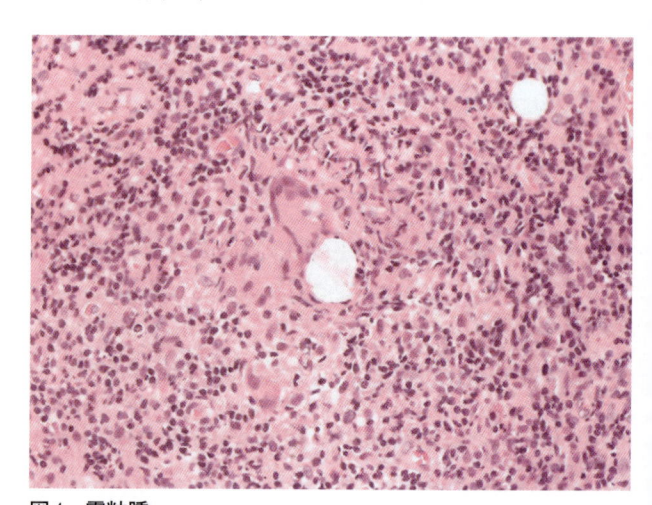

図3 霰粒腫の典型例と術中所見
発赤はなく無痛性である．瞼結膜を切開・掻爬すると黄色の粥状物が出る（inset）．

図4 霰粒腫
脂肪滴の周囲に類上皮細胞，リンパ球，多核巨細胞が観察される．

■眼瞼疾患

▶脂腺癌　sebaceous carcinoma

　脂腺癌は脂腺から発生する悪性腫瘍である．眼瞼にはマイボーム腺 meibomian gland と Zeis 腺の2つの脂腺があるが，マイボーム腺から発生するものが多いと考えられている．脂腺癌は，基底細胞癌とともに頻度の高い眼瞼悪性腫瘍であり，高齢者に多い．黄色調の結節を呈することが多く（図1 inset），同じマイボーム腺から発生する霰粒腫としばしば誤診される．

　組織学的に，泡沫状の明るい胞体を有する異型細胞が胞巣状に密に増殖する（図1A，B）．胞体が明るいのは脂質を含むためで，分化度が低いと胞体が泡沫状を呈さない．眼瞼皮膚の表皮や結膜上皮を置き換えるようにびまん性に浸潤することがあり，pagetoid spread とよばれる（図2）．時に，扁平上皮様あるいは基底細胞様の増殖を示し，扁平上皮癌や基底細胞癌と鑑別を要する．

▶霰粒腫　chalazion

　霰粒腫はマイボーム腺の非感染性の慢性肉芽腫性炎症である．幼児から高齢者まで幅広く見られる．マイボーム腺の脂質に異物反応を起こした炎症性疾患と考えられているが，真の病因は不明である．瞼板内に限局した炎症で，眼瞼皮膚に発赤はなく，疼痛や圧痛はない（図3）．時に瞼板前面を破って，皮下にまで炎症が及ぶ．手術をすると黄色の粥状物が出てくる（図3 inset）．

　組織学的に，脂肪滴，マクロファージ由来の類上皮細胞や多核巨細胞，リンパ球の浸潤を伴う肉芽腫性炎症が観察される（図4）．脂肪滴はパラフィン切片で空胞状に観察されるが，観察されないことも多い．中央に好中球浸潤と脂質が存在し，周囲にマクロファージ，類上皮細胞，リンパ球浸潤を伴う浮腫性の幼若な肉芽組織の像を示すこともある．

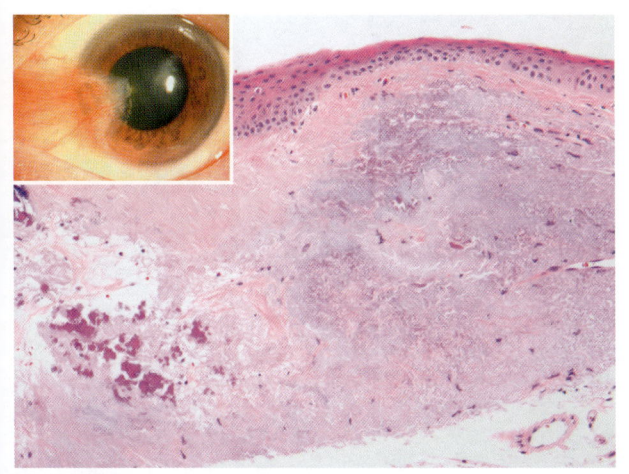

図5 翼状片
好塩基性変性，硝子様変性，顆粒状の硝子様変性が観察される．血管に富む病的な結膜組織が角膜へ侵入する(inset)．

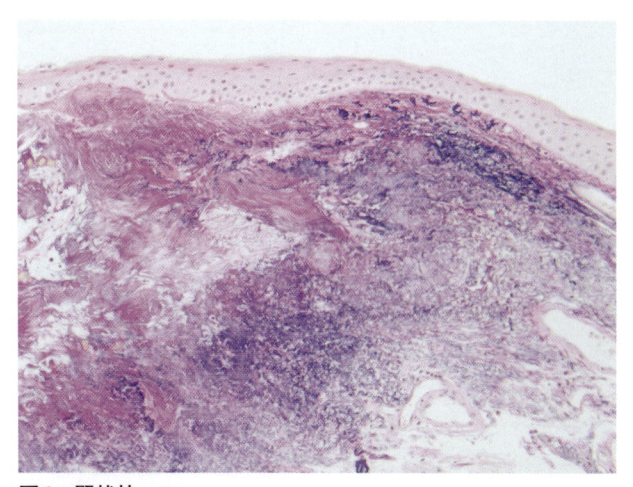

図6 翼状片
EVG(elastica van Gieson)染色で黒褐色に染まる類弾性線維変性が見られる．

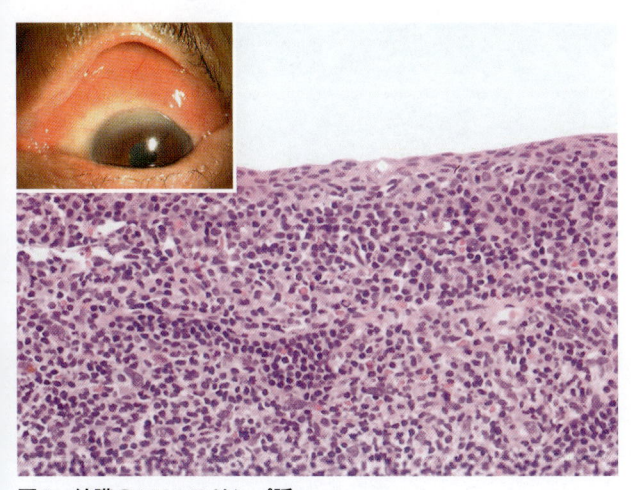

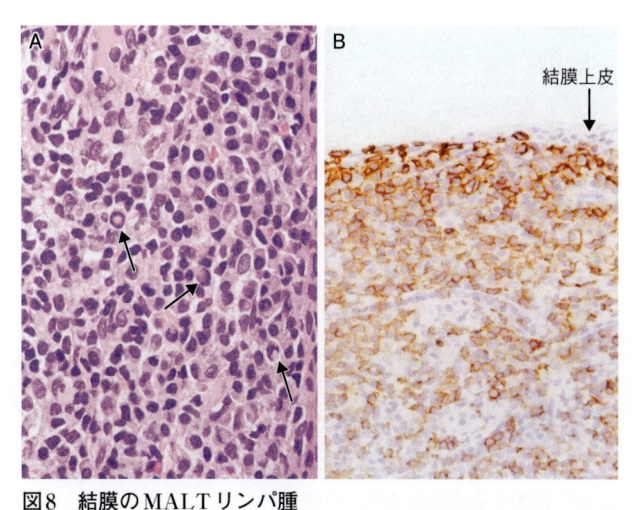

図7 結膜のMALTリンパ腫
小型の異型リンパ球が粘膜固有層にびまん性に密に増殖する．表面平滑でサーモンピンク様の外観を呈する(inset)．

図8 結膜のMALTリンパ腫
A：核は軽度のくびれを有する．Dutcher body(矢印)が見られる．
B：上皮内浸潤(LEL)が見られる(矢印)．抗CD20抗体による免疫染色．

■結膜疾患

▶翼状片　pterygium

　翼状片は，血管に富む病的な結膜組織が角膜中央に向かって侵入する疾患である(図5 inset)．初期には瞼裂斑が角膜上に侵入した形を示す．病因は古くから紫外線説が根強い．上皮の増殖というよりは，結膜下の線維血管組織の増生により結膜が角膜側に牽引されている状態と思われる．単純切除では再発が多く，古くから様々な術式の報告がある．

　翼状片の頭部(角膜上の部分)では，粘膜固有層に好塩基性変性や硝子様変性が見られる(図5)．この部分は弾性線維染色を行うと黒褐色に染まり，類弾性線維変性 elastotic degenerationとよばれる(図6)．この翼状片頭部の変化は瞼裂斑の変化と同様である．翼状片の体部(強膜上の部分)では線維血管組織が発達している．上皮は本来の結膜上皮(重層立方上皮)に含まれる杯細胞が消失し，扁平上皮化生を起こしたり，萎縮や過形成が見られる．

▶結膜の悪性リンパ腫（MALTリンパ腫）

　結膜に発生する悪性リンパ腫の殆どはMALTリンパ腫である．MALTはmucosa-associated lymphoid tissue(粘膜関連リンパ組織)の略である．臨床像は，色はサーモンピンクとよばれる色調を呈し，表面が平滑で結膜円蓋部に発生することが多い(図7 inset)．結膜のMALTリンパ腫は，多くの症例で転移が見られることはなく，局所の放射線治療が著効する．

　結膜のMALTリンパ腫は，上皮直下の粘膜固有層に小型の異型リンパ球がびまん性に密に増殖する(図7)．MALTリンパ腫の病理組織学的特徴は，①胚中心細胞様細胞 centrocyte-like cellの増殖，②形質細胞への分化が見られ，核内封入体様の構造(Dutcher body；図8A)を認めることがある，③上皮細胞への浸潤傾向がありlymphoepithelial lesion(LEL)を形成する(図8B)，などである．

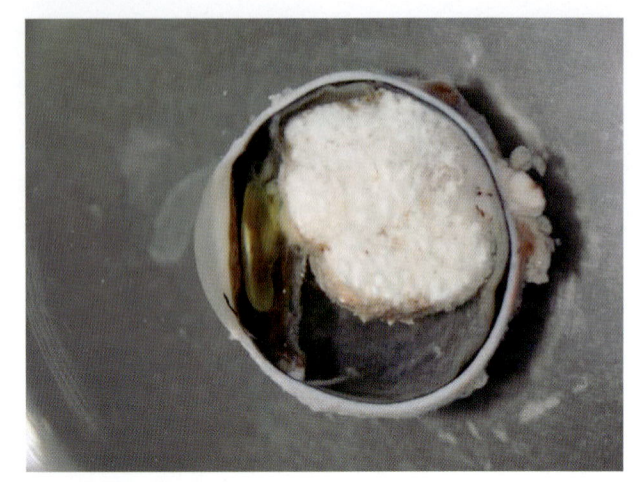

図9 網膜芽細胞腫
網膜芽細胞腫は網膜から発生する腫瘍で，白色を呈する．

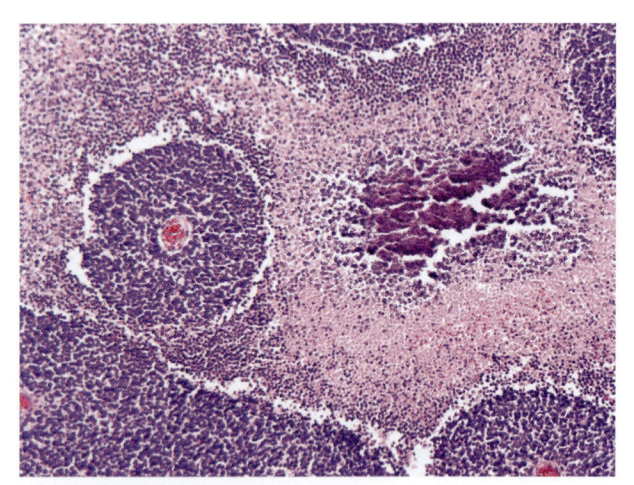

図10 網膜芽細胞腫の壊死と石灰化
腫瘍細胞は血管依存性に増殖し，血管の中心から半径 $100\,\mu m$ 離れると壊死に陥ることが多い．壊死の中に，ヘマトキシリンで青く濃染する石灰化が見られる．

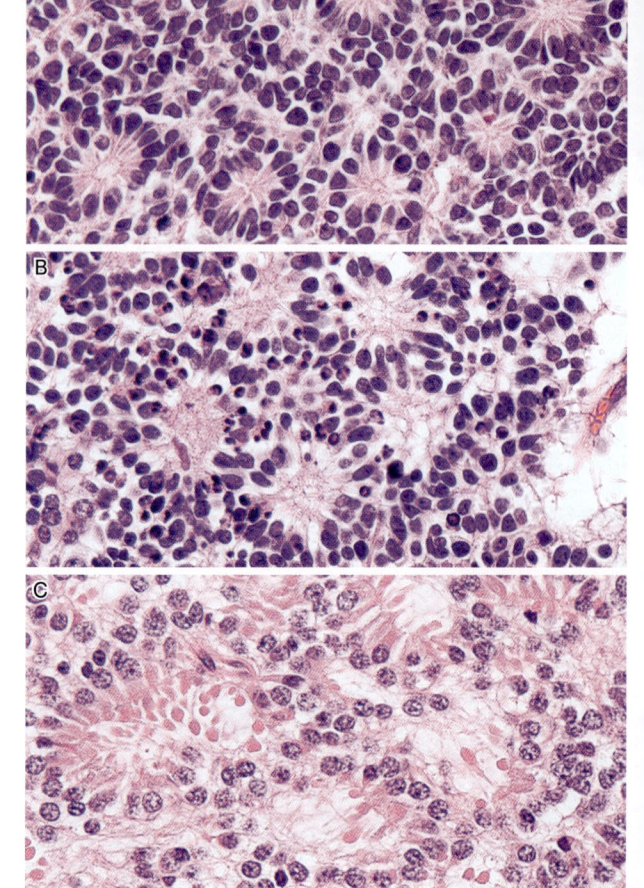

図11 Flexner-Wintersteiner ロゼット（A），Homer-Wright ロゼット（B），フルーレット（C）
A：中心部に腔があり，網膜芽細胞腫でしばしば見られる．B：中心部に腔がなく線維状に見える．C：視細胞への分化を示すと考えられる花弁状の形態をいう．フルーレットは仏語で小さい花の意．

■眼内腫瘍

▶網膜芽細胞腫　retinoblastoma

網膜芽細胞腫は，小児に発生する眼内悪性腫瘍である．4歳までに発症することが多い．がん抑制遺伝子である*RB1*遺伝子の変異により発症する．両眼性と片眼性があり，両眼性の症例は全体の20〜35％である．両眼性の全ての症例と片眼性の10〜15％が遺伝性であり，片眼性の多くは非遺伝性である．日本の年間発生数は80人くらいと推定されている．

腫瘍が小さい場合，自覚症状や他覚所見はないが，腫瘍が大きくなると瞳孔から腫瘍の反射光が白く見える．これを白色瞳孔といい，初発症状となることが多い．摘出した網膜芽細胞腫の割面は白色を呈する（図9）．

組織学的に，核／細胞質比の高い小円形の腫瘍細胞が密に増殖する．血管依存性に増殖し，壊死や石灰化を伴うことが多い（図10）．腫瘍細胞は網膜下（脈絡膜側）に進展したり，硝子体や前房に播種を起こす．前者を外長型，後者を内長型とよぶ．両者の混合型もある．稀な増殖パターンとして，隆起する腫瘤を形成せずに，平坦に腫瘍細胞が増殖する場合がある．これをびまん型という．腫瘍内の血管壁が好塩基性変性を示すことがある．分化の良い網膜芽細胞腫の場合，ロゼット形成が見られる．ロゼットには，Flexner-Wintersteiner ロゼット（図11A）と Homer-Wright ロゼット（図11B）がある．また，視細胞への分化を示すといわれるフルーレット fleurette という花弁状の構造が見られることがある（図11C）．

病理標本では，篩状板を越える視神経浸潤の有無，ぶどう膜や強膜への浸潤の有無，眼球外浸潤の有無を観察することが大切である．これらが観察された場合，髄液播種，眼窩内再発，血行性転移の可能性が高いため，予防的化学療法を行うかどうかの判断材料となる．

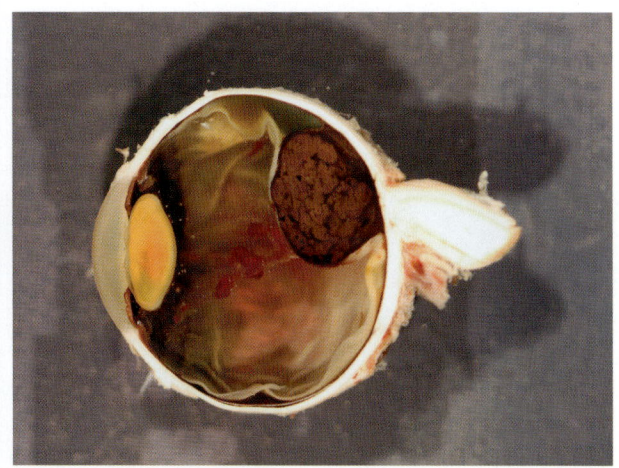

図12 ぶどう膜悪性黒色腫
脈絡膜に発生した悪性黒色腫で，茶褐色を呈する．網膜剥離が見られる．

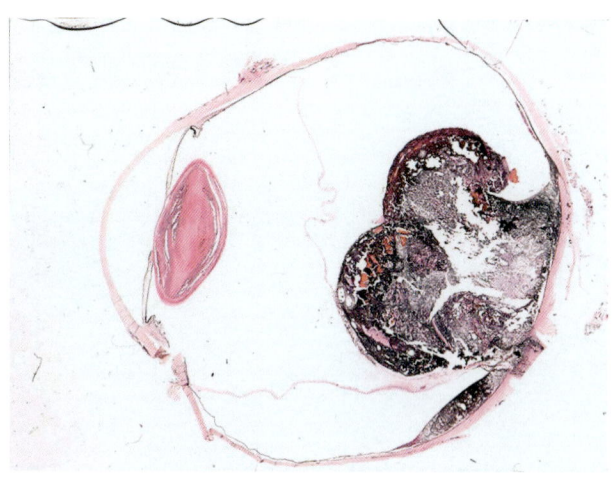

図13 ぶどう膜悪性黒色腫のルーペ像
網膜剥離を伴い，マッシュルーム状に増殖する．

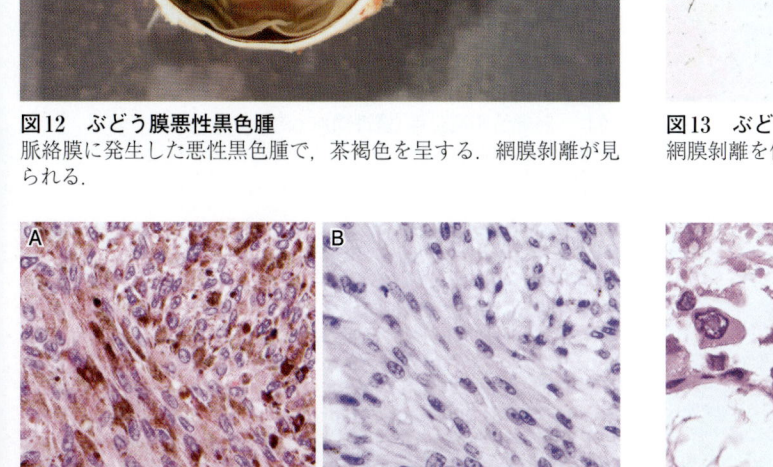

図14 紡錘B型
A：細胞は密着し，多量のメラニン色素を有する．B：紡錘A型よりやや丸みを帯びた核と丸い明瞭な核小体をもつ（脱メラニンHE染色）．

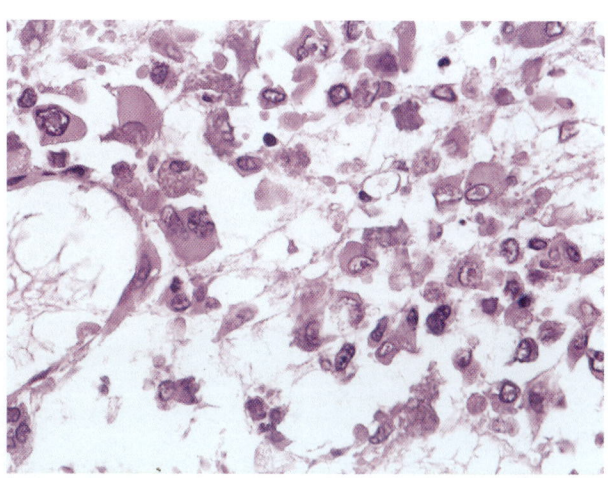

図15 類上皮型
細胞の密着性はなく，大きな細胞質と丸い核をもつ（脱メラニンHE染色）．

▶ぶどう膜悪性黒色腫　uveal malignant melanoma

ぶどう膜悪性黒色腫は，ぶどう膜（虹彩，毛様体，脈絡膜）に豊富に存在するメラノサイトががん化したものである．虹彩，毛様体，脈絡膜のいずれからも発生するが，脈絡膜からの発生が多い．成人の眼内悪性腫瘍の代表として有名であるが，白人に比べ本邦での発生頻度は低い．眼底に茶褐色の隆起性病変として観察され（図12），視力低下や視野異常などで発見される．当初は脈絡膜内に増殖しドーム状を呈するが，しばしばBruch膜を破って網膜下に増殖し，マッシュルーム状となることが多い（図13）．肝転移など，全身に転移する．

米国の多施設無作為臨床試験COMS（Collaborative Ocular Melanoma Study）では，腫瘍のサイズを厚さと腫瘍基底径で大中小の3群に分類している．small sizeは厚さ1.5〜2.4mm，腫瘍径5〜16mm，medium sizeは厚さ2.5〜10mm，腫瘍径が16mm以下，large sizeは厚さ10mm以上，腫瘍径が16mm以上の3群である．

組織分類は現在，AFIPから報告されたmodified Callender分類が用いられ，紡錘型（A型，B型），類上皮型，混合型の3型に分類されている．紡錘A型は細胞の密着性が強く細胞境界が不明瞭で，核のくびれが縞状に長いもので，稀なタイプである．紡錘B型は，紡錘A型よりやや丸みを帯びた核と丸い明瞭な核小体をもつのが特徴であり，一般的なタイプである（図14）．類上皮型は，細胞の密着性はなく，大きな細胞質と丸い核をもつものであり，稀なタイプである（図15）．混合型は，紡錘B型と類上皮型の2つのタイプの腫瘍細胞が混在するもので，最も多い組織型である．

病理標本では，視神経や強膜へ浸潤，強膜を貫通する神経や静脈に沿う浸潤，眼球外浸潤の有無に注意して観察する．

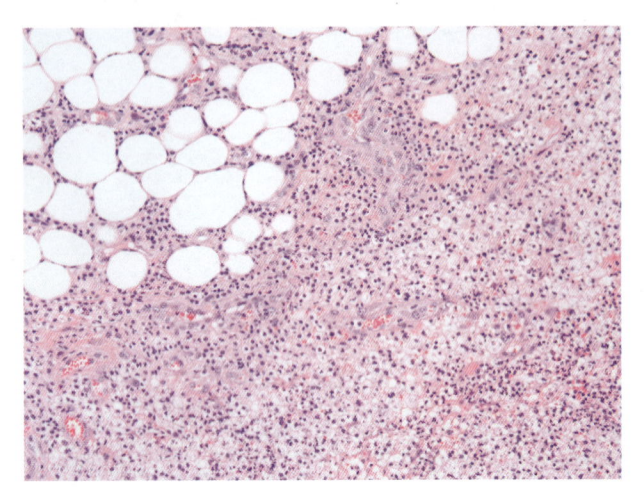

図16 特発性眼窩炎症（急性期）
線維性の脂肪織に好中球，リンパ球，形質細胞，組織球の浸潤と血管の増生が見られ，肉芽組織の像を示す．

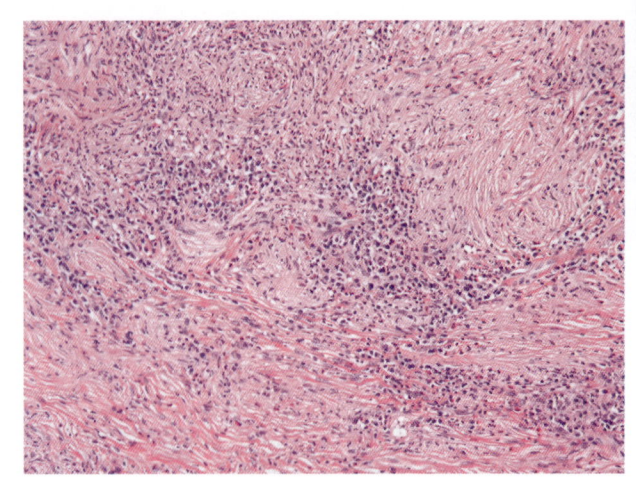

図17 特発性眼窩炎症（慢性期）
広範に線維化が目立ち，リンパ球，形質細胞，好酸球などの炎症細胞浸潤を認める．

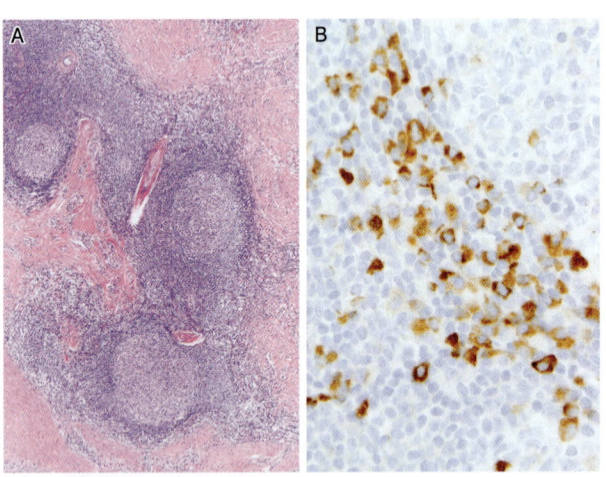

図18 涙腺のIgG4関連疾患
線維硬化性病変と胚中心を伴うリンパ濾胞（A）．IgG4陽性形質細胞の著明な浸潤（B）．本症例の血清IgG4は1,070mg/dLと高値．

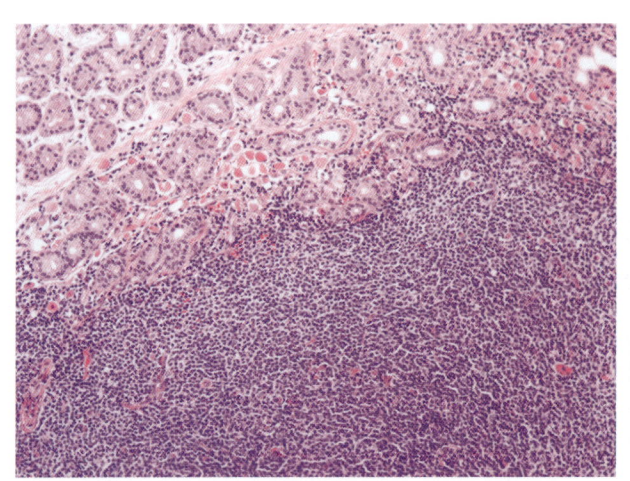

図19 涙腺のMALTリンパ腫
涙腺組織内で小型の異型リンパ球がびまん性に増殖する．

■眼窩疾患

▶特発性眼窩炎症　idiopathic orbital inflammation（IOI）

　古くから眼窩炎性偽腫瘍と呼ばれていたものは現在，特発性眼窩炎症（IOI）とよばれることが多い．原因不明の非感染性の炎症で，眼窩の結合織，脂肪織，涙腺，外眼筋などが炎症の場となる．診断は悪性リンパ腫やIgG4関連疾患などを否定した除外診断であるが，特発性眼窩炎症は臨床病名であり，反応性リンパ過形成や肉芽腫性炎症はどのように扱うのかなど，分類や用語の混乱が生じている．組織学的に，リンパ球，形質細胞，好中球，好酸球などの多彩な炎症細胞浸潤を伴う（図16）．慢性期では様々な程度の線維化を伴う（図17）．

▶IgG4関連疾患　IgG4-related disease

　IgG4関連疾患とは，全身の様々な臓器においてIgG4免疫染色陽性のリンパ形質細胞浸潤を伴う腫大，腫瘤，結節，肥厚性病変が見られる疾患である．古くからミクリッツMikulicz病とよばれていた両側の涙腺と唾液腺が腫脹する疾患はIgG4関連疾患とされている．眼科領域では，涙腺炎以外に末梢神経（特に眼窩下神経）に沿って腫大した病変，外眼筋炎など，多彩な病変が発症する．組織学的に，今まで涙腺炎，眼窩炎性偽腫瘍，反応性リンパ過形成などと診断されてきた症例に対し，IgG4の免疫染色を行うことによって明らかとなる（図18）．

▶MALTリンパ腫　MALT lymphoma

　眼窩腫瘍で最も頻度が高いのはリンパ増殖性疾患である．その中でMALTリンパ腫の頻度が最も高い．涙腺やその他の眼窩組織にリンパ腫が生じる（図19）．稀にIgG4産生のMALTリンパ腫がある．

28. 造血器

定平吉都

総論　418
　Ⅰ．標本を見る前に　418
　Ⅱ．標本の見方　418
各論　420
　●巨赤芽球性貧血　420
　●自己免疫性溶血性貧血　420
　●遺伝性球状赤血球症　420
　●再生不良性貧血　421
　●無顆粒球症　421
　●赤芽球癆　421
　●特発性血小板減少性紫斑病　421
　●環状鉄芽球を伴う不応性貧血　422
　●多系統異形成を伴う血球減少症　422
　●芽球増加を伴う不応性貧血　423
　●慢性骨髄単球性白血病　423

●未分化型急性骨髄性白血病　424
●急性前骨髄球性白血病　424
●急性単球性白血病　425
●赤白血病　425
●急性巨核芽球性白血病　425
●急性リンパ芽球性白血病　426
●慢性骨髄性白血病　427
●好酸球増多症　427
●類白血病反応　427
●真性赤血球増加症　428
●本態性血小板血症　428
●原発性骨髄線維症　429
●慢性リンパ性白血病 / 小リンパ球性リンパ腫　430
●リンパ形質細胞性リンパ腫　430
●有毛細胞白血病　431
●濾胞性リンパ腫　431

●血管内大細胞型 B 細胞リンパ腫　432
●成人 T 細胞白血病リンパ腫　432
●血管免疫芽球性 T 細胞リンパ腫　433
●未分化大細胞型リンパ腫　433
●多発性骨髄腫　434
●血球貪食症候群または血球貪食性リンパ組織球症　435
● EB ウイルス関連血球貪食症候群　435
●リンパ腫関連血球貪食症候群　435
●癌転移　436
●膠様髄　436
●移植後再生骨髄　436

総論

I 標本を見る前に

骨髄穿刺では，塗抹標本と組織学的検索のためのクロット標本が作製される．適切な標本では骨髄の組織構築が温存され，骨髄細胞の分布を知ることができる利点を有しているため，多くの施設でルーチン化されている．骨髄生検はドライタップとなる場合に必須である．組織切片はH-E染色，必要があればGiemsa染色（血球）やPAS（巨核球など），Berlin blue染色（鉄），鍍銀染色（細網線維），Masson trichrome染色（膠原線維）などの特殊染色を施す．骨髄パラフィン切片を用いた免疫組織化学は，造血細胞の分布異常や形態異常を明らかにする有用な検査法である．芽球にはCD34やKIT，赤芽球系にはglycophorin，spectrin，CD71，顆粒球系にはmyeloperoxidase，また巨核球にはCD42b，CD61などが使用されている．更に，TP53の過剰発現は染色体の複雑核型と相関があり，骨髄異形成症候群（MDS）の診断や予後予測に有用である．また，顆粒球系の同定のためにnaphthol AS-D chloroacetate esteraseの酵素化学がパラフィン切片に応用されている．

II 標本の見方

1. 細胞密度の評価

まず，低倍率により十分量の骨髄が採取されていることを確認し，細胞密度の判定は場所によるばらつきがあるので，なるべく造血細胞の占める割合が多いところを選ぶようにする．クロット標本での判定は末梢血の混入がない場所を選ぶ．細胞密度はF（fat）とC（cell）の比（F/C）あるいは造血部位の占める割合（％）として記載し，これは通常目算で行っている．細胞密度は，年齢や採取部位（胸骨か腸骨か）により正常値はかなり変動する．一般的には，低形成を60歳未満では30％未満，60歳以上では20％未満，正形成を30％以上～60％未満，過形成を60％以上（いずれも成人の場合）としている．特に，低形成の骨髄の評価は，塗抹標本よりも組織標本の方が有用である．低形成では，再生不良性貧血や低形成骨髄異形成症候群（MDS），低形成白血病，放射線照射後や化学療法後などが鑑別にあがる．著しい過形成で芽球のびまん性増殖が見られる場合には急性白血病を考え，骨髄系かリンパ球系かを免疫染色で判定する．末梢血での血球増加があり，骨髄細胞が分化傾向を示す場合には，類白血病反応や骨髄増殖性腫瘍（MPN）である慢性骨髄性白血病（CML），真性多血症（PV），原発性骨髄線維症（PMF），原発性血小板血症（ET）を，後に述べるそれぞれの疾患における造血細胞の特徴を考慮しながら鑑別していく．

2. 造血細胞の評価

次に，高倍率により，どの系統のどの分化段階の細胞が増加しているのか，あるいは減少しているのかを判定する．芽球，赤芽球系，顆粒球，巨核球系それぞれについて，数の増減と血球の成熟度を見る．これを判定することにより，まず障害が赤芽球系・顆粒球系・巨核球系のどの分化段階にあるかを判定する．原則として，反応性疾患では，分化の早期段階での障害はそれ以後の分化段階にある細胞の減少をもたらす．例えば，赤芽球系幹細胞の異常は赤芽球癆，3系統いずれも低形成であるなら，造血幹細胞レベルでの異常である再生不良性貧血の可能性がある．末梢血での血球減少がある一方で，骨髄が過形成である場合には，無効造血が考えられ巨赤芽球性貧血やMDSが疑われる．

芽球blastには，骨髄芽球，単芽球，巨核芽球，リンパ芽球などが含まれ，成熟リンパ球から単球あるいはそれより大きいサイズのものまである．骨髄芽球は比較的サイズが小さく細胞質に乏しい細胞であるが，H-E染色では数が一定数以上増加しないと同定が難しい．したがって，芽球の増加が疑われる場合にはCD34などの免疫染色を行って確認することが重要である．芽球の局所的なクラスターやシート状増殖は，MDS，急性骨髄性白血病（AML）や急性リンパ性白血病（ALL），MPNの芽球転化などが示唆される．例えば芽球増加を伴う不応性貧血（RAEB）では，骨梁間に骨髄芽球や前骨髄球が5～8個の集簇を示すことがある．

顆粒球系造血は，通常では幼若型から成熟型である分葉好中球までが段階的に見られる．固定条件が良い場合には細胞質が顆粒状に見え，骨髄標本でも比較的容易に顆粒球系と同定できる．顆粒球造血亢進は骨梁付近を主体に見られ，幼若型は骨梁周囲に増生し，その周りを段階的に成熟型が取り巻くように配置することが多い．化学療法後などの造血回復期ではコロニーとして認められる．成熟好中球の減少は骨髄内における成熟障害maturation arrestを示す場合がある．成熟顆粒球の数の減少は認識できるが，顆粒の状態は組織切片では判別し難く，MDSでの顆粒球の異形成の評価は難しい．成熟好中球の減少は無顆粒球症，MDS，AMLが鑑別にあがる．また，幼若型顆粒球の集簇と周囲の成熟好中球の著明な増加は，反応性顆粒球増多症あるいはCMLを示唆するが，両者の鑑別はしばしば困難である．骨髄での好酸球の増加は，しばしば好酸球増多を示す骨髄増殖性腫瘍を診断する手掛かりとなり，稀にシャルコー・ライデン結晶を伴う．単球は馬蹄形ないし腎臓形の核と淡い細胞質によって特徴付けられ，骨髄内ではしばしば集簇して認められる．単球の増加が目立つ場合には，急性単球性白血病，急性骨髄単球性白血病，慢性骨髄単球性

白血病が疑われる．単芽球を骨髄組織標本で同定することは難しい．

赤芽球造血はマクロファージの周りに赤芽球が付着する赤芽球島を単位として見られるが，通常，骨梁周辺には少なく，多くは静脈洞周辺に分布する．赤芽球系はリンパ球との鑑別が必要であるが，クロマチンが濃縮している点と核が円形であること，また赤芽球島を形成することが鑑別点となる．早期赤芽球（前赤芽球と好塩基性赤芽球）は大型円形で，細胞質が好塩基性である．赤芽球過形成で，成熟段階が同調した後期赤芽球からなる大型の赤芽球島が形成されている場合は，溶血性貧血や抗癌薬投与後の回復期に見られる．巨大前赤芽球はヒトパルボウイルスB19感染症で出現する．赤芽球島が見られない場合には，赤芽球癆などの造血障害を考える．3系統が異形成を認めるMDSでは，しばしば赤芽球島形成が不良であり，赤芽球が疎に配列する傾向がある．巨赤芽球は骨髄切片では核網が繊細で核小体が目立つ類円形核を有する細胞で，前赤芽球や好塩基性赤芽球との鑑別はある程度の数がないと難しい．また，高倍率による組織切片の鉄染色の観察によって環状鉄芽球が同定されれば，MDSを疑う指標となる．巨赤芽球性変化を示す赤芽球の増殖は，巨赤芽球性貧血，MDS，急性赤芽球性白血病などが疑われる．多核赤芽球の同定や赤芽球島の形成不全の確認にはCD71の免疫染色が有用である．

巨核球の観察は，切片の方が塗抹標本よりも優れている．骨髄における巨核球数の正常値は，2〜3/HPF（40倍対物400倍視野）あるいは10〜25/mm²であり，正常骨髄では骨染間に単個として存在する．MPNの場合には不均一な分布を示し，集簇傾向が見られる．巨核球の集簇は，疎な配列を示すもの（間に造血細胞を混じえる）と密な配列を示すものがあり，後者はPMFの診断に役立つ．巨核球は通常，類洞近くに見られるが，骨梁周囲に見られる場合にはMDSやMPNの可能性を考える．反応性疾患の場合に巨核球が骨梁周囲に分布することは殆どない．巨核球の腫瘍性増殖を示唆する所見は，核の異型，核細胞質比異常，奇怪な形，また濃染性クロマチンを有する裸核などである．

巨核球の形態異常を捉えることがMPNやMDSの診断に役立つ．小型のものが目立つ場合にはCMLやMDSを，雄鹿の角型staghorn typeではETを，裸核や雲状核を有する異型的な巨核球はPMFを疑う．特に成熟型の巨核球が著しく減少し，小型の巨核球が目立つ場合にはMDSを疑い，CD42bの免疫染色を追加して，異形成の重要な指標となる前骨髄球の大きさ以下の微小巨核球micromegakaryocyteの増加の有無を確認する．また，染色体異常と巨核球の形態異常が関連する場合があり，単核巨核球の増加はMDS with isolated del(5q)を疑う．

3．その他の細胞の評価

骨髄マクロファージは病態によってその数の変動と形態変化が見られ，また光顕的に捉えにくいので，CD163やCD68の免疫染色を行う．血球貪食症候群ではマクロファージが増加するが，大量の血球貪食に伴って細胞質突起が消失し，形態が丸くなる傾向があり，診断に有用な所見である．骨髄線維症では，線維の走行に沿うような細胞質が両極に著しく伸びたマクロファージが見られる．

リンパ球は，核が円形〜類円形で細胞質に乏しく，正常骨髄ではB細胞よりもT細胞の割合が多い．リンパ濾胞は高年齢（50歳以上）にしばしば認められ，芽中心を有するものと有さないもの，辺縁がはっきりしているものとしていないものなど，様々な形が見られ，時に悪性リンパ腫との鑑別が問題となる．悪性リンパ腫の骨髄浸潤は，組織型でその浸潤パターンに特徴があるが，骨梁周囲のリンパ球の増殖は特に濾胞性リンパ腫が疑われる．形質細胞は偏在する車軸状核と豊富な細胞質を有する細胞で，正常では血管周囲に集簇する傾向がある．脂肪細胞間を埋め尽くすような増殖では多発性骨髄腫を疑う．肥満細胞の増殖は肥満細胞症として知られ，形態が類円形から紡錘形となり，tryptaseの免疫染色を行って同定する．

4．骨髄線維化の評価

正常骨髄では，細網線維が見られるのは骨梁周囲と血管周囲である．骨髄における線維化はしばしば骨梁周囲より始まる．線維化のgradingは，骨髄線維症や線維化を示す骨髄異形成症候群（MDS-fibrosis）の診断には必須である．Gomoriや渡邊の鍍銀法などの細網線維染色で判定する．細網線維は黒色の細い線維として，膠原線維は赤褐色の太い線維として染まる．膠原線維の増加はMasson trichrome染色により青色に染まる．線維化の程度をWHO分類によってGrade 0〜3の4段階に評価するには，細網線維の増加や交差像，膠原線維の増加に加えて，骨硬化像（不規則あるいは肥厚した骨梁）を捉える必要がある．

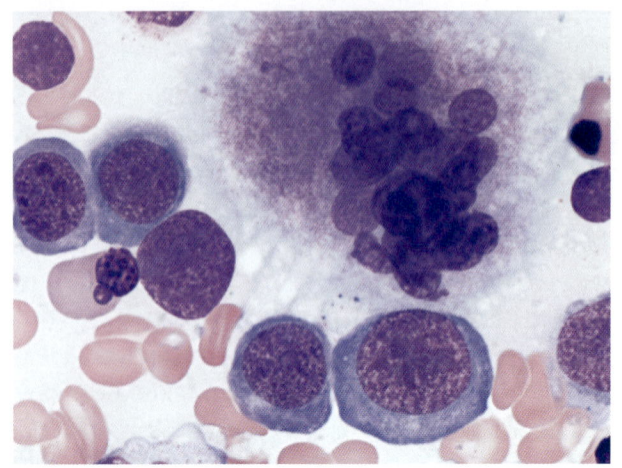

図1 巨赤芽球性貧血
繊細な核網と明瞭な核小体を有する巨赤芽球と核の分葉化の進んだ巨核球．

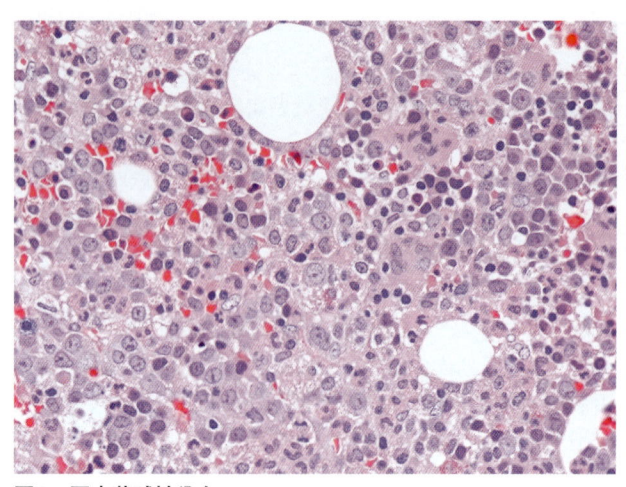

図2 巨赤芽球性貧血
骨髄は著しい過形成で，大型で核小体の目立つ巨赤芽球が多数見られる．

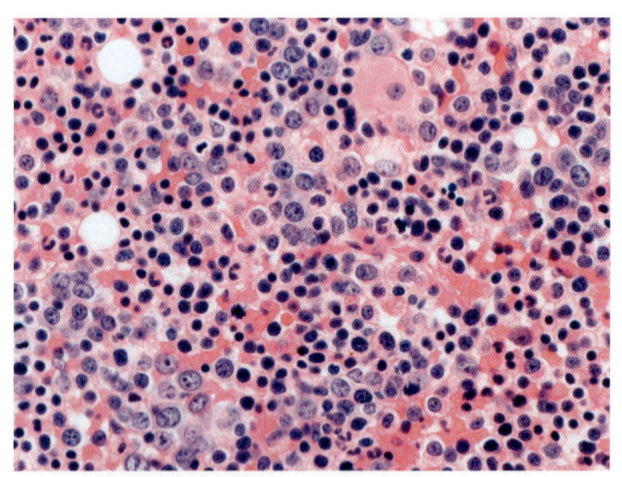

図3 自己免疫性溶血性貧血
赤芽球系過形成像で，赤芽球島形成が目立つ．

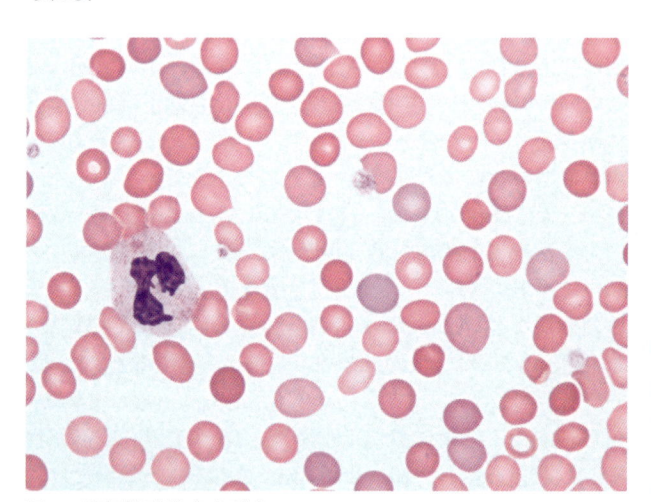

図4 遺伝性球状赤血球症
均一な染色性を示す小型球状赤血球が見られる．

●巨赤芽球性貧血　megaloblastic anemia

骨髄に巨赤芽球が増加し，大球性貧血を呈するものをいう．ビタミンB_{12}や葉酸欠乏によるDNA合成障害により，骨髄では細胞質に比較して核の成熟が遅れ，核網が微細顆粒状の巨赤芽球が増殖する（図1）．また，巨大後骨髄球や核の分葉化が目立つ巨核球が見られる（図2）．末梢血は，大球性貧血と過分葉核（5葉以上）を示す好中球が特徴である．骨髄は著しい過形成であるが，無効造血により汎血球減少となる．

自己免疫学的機序による内因子の低下により腸管からのビタミンB_{12}吸収障害に起因する巨赤芽球性貧血は悪性貧血といい，胃壁細胞や内因子に対する自己抗体が陽性となる．巨赤芽球性貧血の鑑別診断として，骨髄異形成症候群，赤白血病がある．血中ビタミンB_{12}，葉酸値が参考となる．

●自己免疫性溶血性貧血　autoimmune hemolytic anemia（AIHA）

溶血性貧血は，循環赤血球の寿命が短縮する貧血として定義され，多くは正球性貧血である．自己免疫性溶血性貧血は，赤血球膜上の抗原と反応する自己抗体により赤血球の寿命が短縮し貧血をきたす．診断にはクームス試験 Coombs test が有用である．溶血性貧血に共通して見られる骨髄所見は，赤芽球島の形成が目立つ赤芽球系過形成である（図3）．

●遺伝性球状赤血球症　hereditary spherocytosis（HS）

遺伝性（常染色体優性遺伝）で，赤血球は細胞骨格の異常により中央部の陥凹の形態が失われる．末梢血では，正常赤血球に見られる中央の染色性の低下が消失し，均一な染色性を示す小型球状赤血球が見られる（図4）．赤血球は変形能に乏しく，脾臓で破壊される．

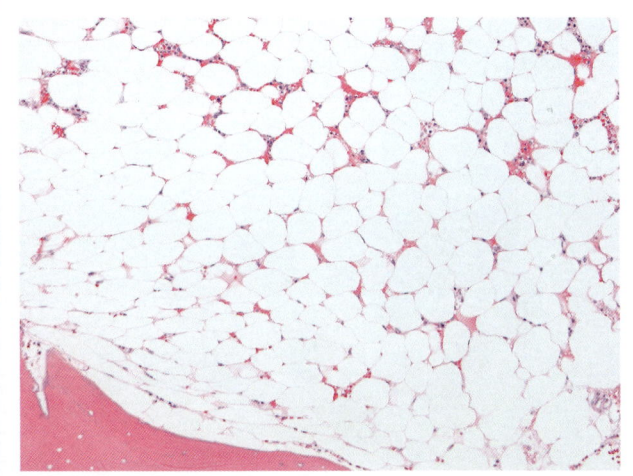

図5 再生不良性貧血
骨髄は著しい低形成で，脂肪細胞が主体である．

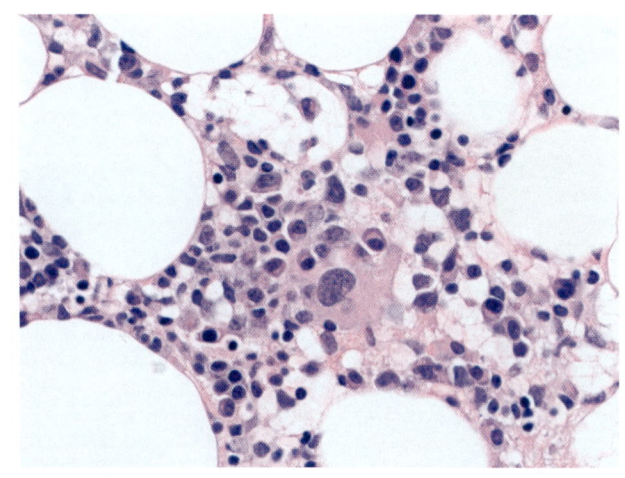

図6 無顆粒球症
顆粒球系造血細胞は殆ど見られない．

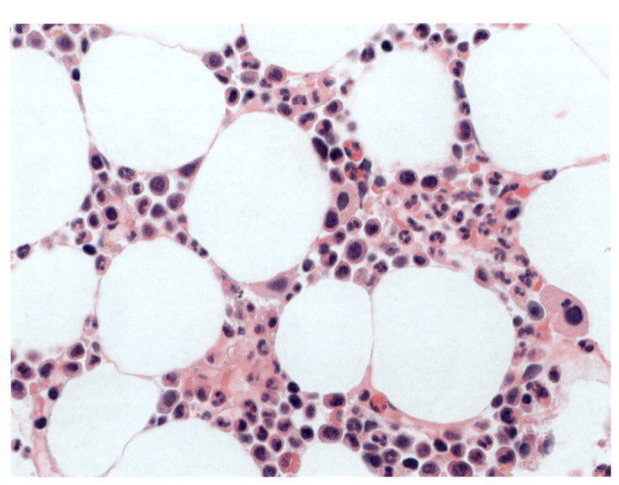

図7 赤芽球癆
赤芽球系の選択的な減少が見られる．

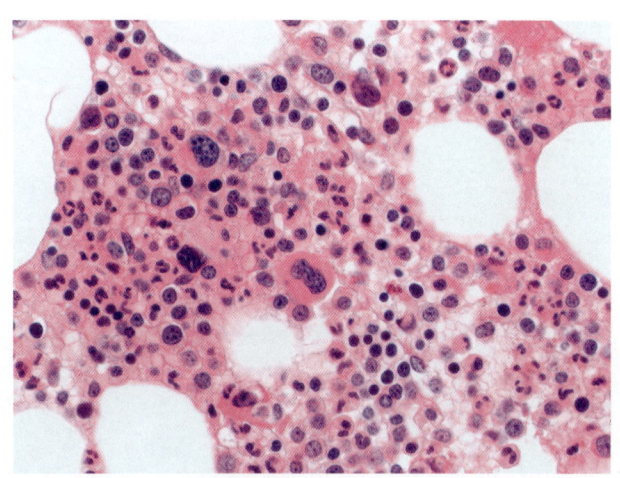

図8 特発性血小板減少性紫斑病
軽度の過形成骨髄で，幼若な巨核球が軽度増加している．

● **再生不良性貧血　aplastic anemia（AA）**

　多能性造血幹細胞の減少による骨髄低形成と汎血球減少を特徴とする症候群である．骨髄の細胞密度は通常30％以下で，特に幼若型顆粒球と巨核球の減少が目立つ．骨髄は脂肪髄となり，リンパ球，形質細胞，肥満細胞が散見されることが多い（図5）．赤芽球島は残存することもある．免疫染色では，CD34陽性芽球は殆ど見られない．鑑別診断として，低形成骨髄異形成症候群がある．

● **無顆粒球症　agranulocytosis**

　末梢血の好中球数が500/μL以下の高度の顆粒球減少は無顆粒球症とよばれ，薬剤アレルギーが原因と考えられる場合が多い．無顆粒球症では，傷害される顆粒球の分化段階あるいは時期によって，骨髄の顆粒球系造血は無形成（図6）から過形成まで様々である．骨髄間質の滲出性変化や壊死を認めることがある．

● **赤芽球癆　pure red cell aplasia（PRCA）**

　骨髄の赤芽球造血が選択的に障害されるものをいい，赤芽球島は見られない（図7）．先天性のものと後天性のものがある．ヒトパルボウイルスB19感染は，急性型の赤芽球癆を引き起こすことがあり，骨髄には巨大前赤芽球が散在性に出現するのが特徴である．慢性型の赤芽球癆は，胸腺腫や大顆粒リンパ球性白血病に合併することがある．

● **特発性血小板減少性紫斑病　idiopathic thrombocytopenic purpura（ITP）**

　抗血小板自己抗体を結合した血小板が，脾臓や肝臓のマクロファージに捕捉・貪食され，血小板寿命が短縮し，数が減少する．急性型と慢性型がある．通常，骨髄は正〜軽度の過形成で，巨核球数は軽度増加している（図8）．*Helicobacter pylori*の除菌で血小板数が増加する症例がある．

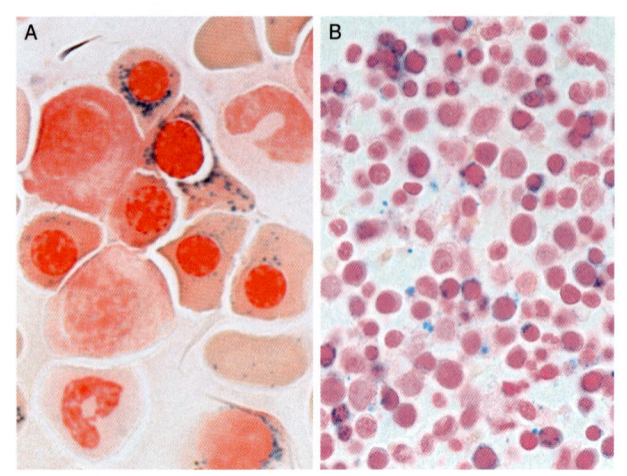

図9 環状鉄芽球を伴う不応性貧血
鉄染色で環状鉄芽球が認められる(A：塗抹，B：組織)．

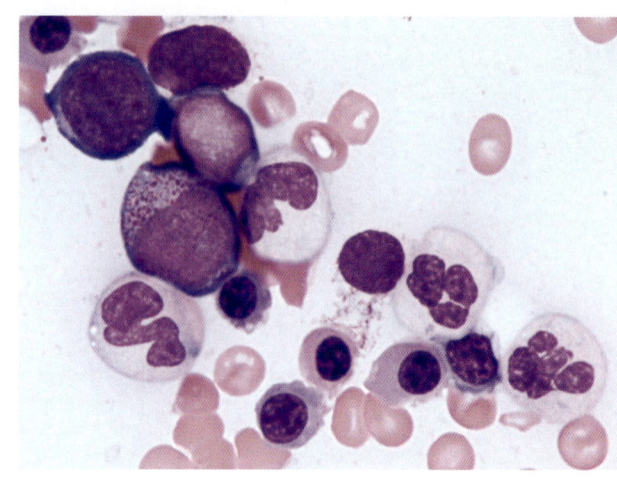

図10 多系統異形成を伴う血球減少症
巨赤芽球様変化や顆粒球の脱顆粒が見られる．

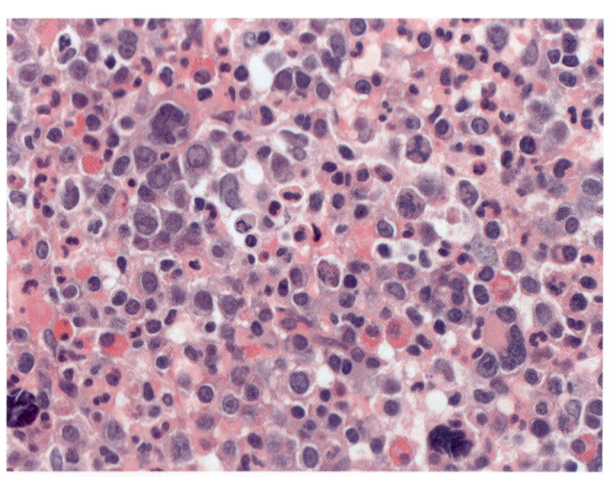

図11 多系統異形成を伴う血球減少症
赤芽球島の形成不全，顆粒球系の成熟障害，小型の巨核球が見られる．

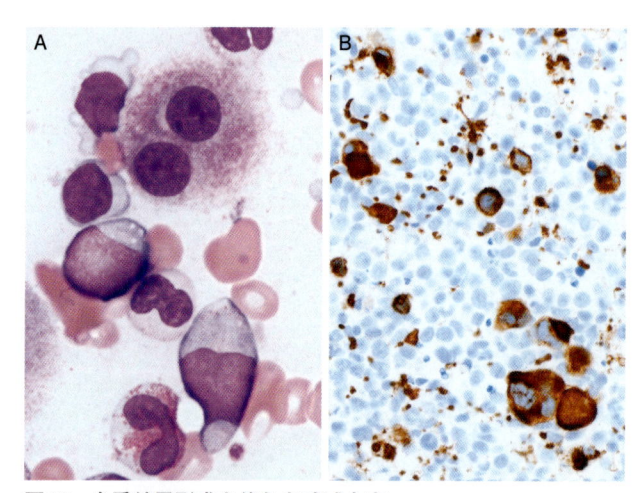

図12 多系統異形成を伴う血球減少症
小型・微小巨核球が見られる(A：塗抹，B：CD42bの免疫染色)．

●環状鉄芽球を伴う不応性貧血 refractory anemia with ring sideroblasts(RARS)

骨髄異形成症候群 myelodysplastic syndrome(MDS)は，骨髄における造血幹細胞のクローン性増殖と造血細胞の異形成，末梢血での血球減少を特徴とする疾患で，病型によっては高頻度に急性骨髄性白血病へ移行する疾患である．MDSでは，骨髄穿刺で血球の異形成および芽球比率の算定，染色体分析を施行し，病型診断と予後予測を行う．

MDSの一病型であるRARSは赤芽球系の異形成を示し，環状鉄芽球(塗抹標本で赤芽球の核周囲近傍で核周囲1/3以上にわたって鉄染色陽性顆粒が5個以上点在している赤芽球)が15％以上増加しているもので(図9)，芽球の増加は5％未満である．多くの症例で，SF3B1遺伝子異常が認められる．組織学的にも鉄染色を行うと同定できるが，標本の状態によっては染色されないこともある．

●多系統異形成を伴う血球減少症 refractory cytopenia with multilineage dysplasia(RCMD)

MDSに比較的特異性が高い血球の異形成像としては，環状鉄芽球，低分葉好中球，脱顆粒好中球，微小巨核球がある．

微小巨核球は，サイズが前骨髄球もしくはそれ以下の小型単核あるいは2核の細胞で，核は成熟している．RCMDでは，3系統の造血細胞に異形成が見られるが，骨髄芽球の増加は5％未満である(図10，11)．赤芽球系には巨赤芽球性変化と赤芽球島形成不全が見られる．顆粒球系には成熟障害が見られる．

微小巨核球を含む小型巨核球は，CD42bやCD61の免疫染色によって同定される(図12)．最終的には骨髄不全に陥ることが多い．

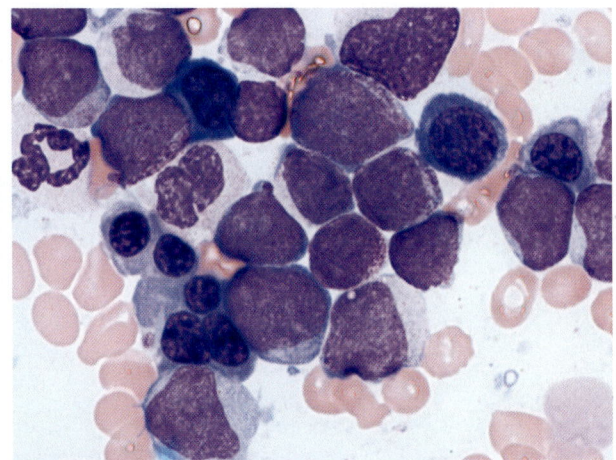

図13 芽球増加を伴う不応性貧血
芽球の増加と顆粒の減少した顆粒球が見られる．

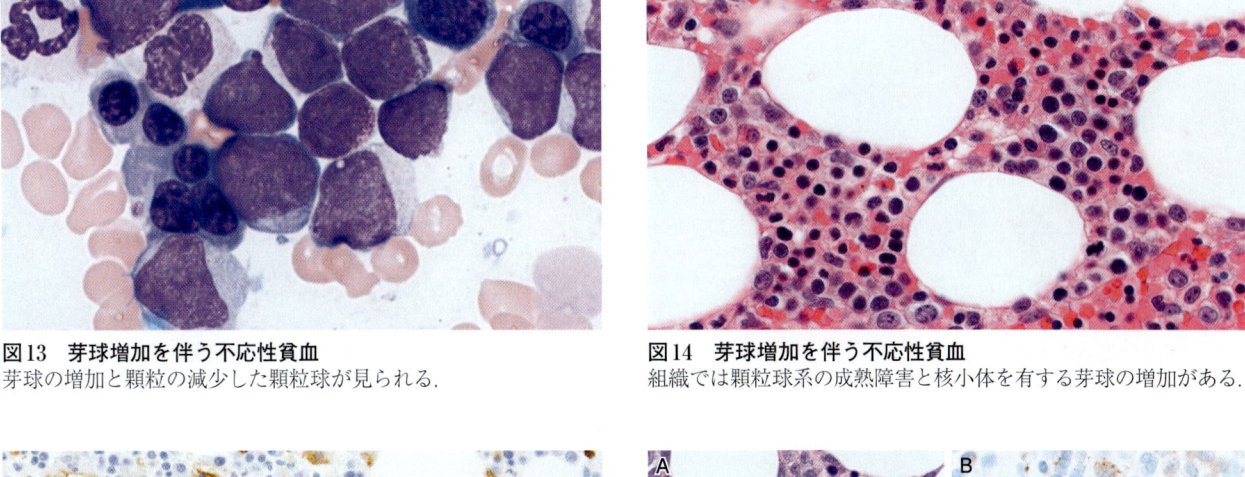

図14 芽球増加を伴う不応性貧血
組織では顆粒球系の成熟障害と核小体を有する芽球の増加がある．

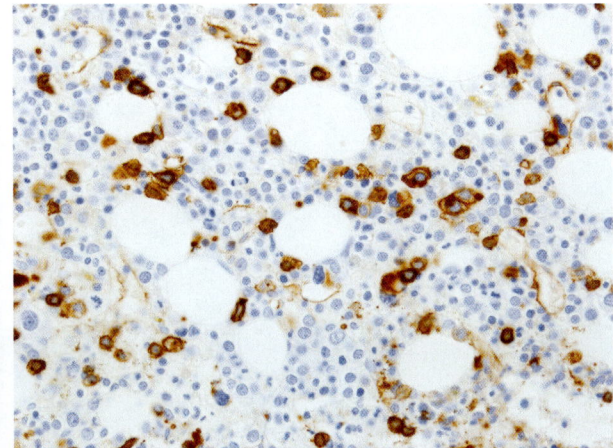

図15 芽球増加を伴う不応性貧血
CD34陽性芽球の増加が見られる．

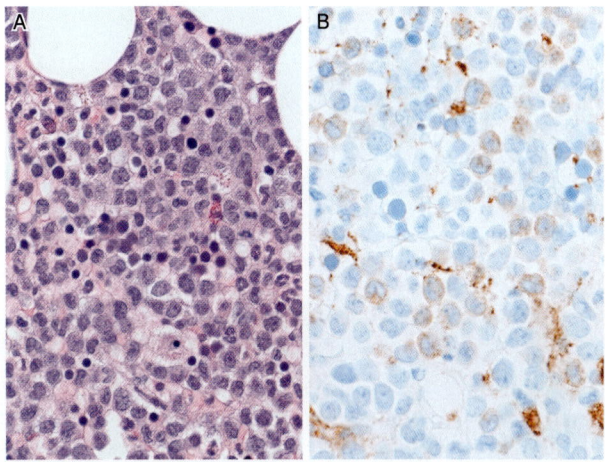

図16 慢性骨髄単球性白血病
顆粒球および核にくびれを有する単球系細胞の増加がある(A)．
単球系細胞はCD163陽性(B)．

●芽球増加を伴う不応性貧血　refractory anemia with excess blasts（RAEB）

RAEB-1は芽球が5％以上であり，多くは多系統の血球の異形成を伴うMDSの一型である（図13）．組織像では，骨髄芽球はN/Cが非常に高く，卵円形核を有し，脂肪細胞を縁取るように存在していたり，いくつか集まってクラスターを形成したりすることがある（図14）．H-E染色のみでの評価とともにCD34の免疫染色を行うと，芽球の増加を容易に確認することができる（図15）が，CD34陰性の芽球の増加が見られる場合もある．RAEBにしばしば見られるabnormal localization of immature precursors（ALIP）は，生検組織のH-E標本での所見であり，5〜8個の幼若顆粒球細胞（骨髄芽球と前骨髄球）からなるクラスターである．RAEB-2は芽球が10％以上〜20％未満であり，H-E組織切片でも芽球の増加が明らかであるが，組織切片では骨髄異形成を伴う急性骨髄性白血病との鑑別は困難である．

●慢性骨髄単球性白血病　chronic myelomonocytic leukemia（CMMLまたはCMMoL）

WHO分類の骨髄異形成/骨髄増殖性腫瘍 myelodysplastic/myeloproliferative neoplasm（MDS/MPN）に分類されるもので，骨髄異形成症候群の特徴である造血細胞の異形成・無効造血と，骨髄増殖性腫瘍の特徴である過剰な増殖・分化の双方の性格を有する．末梢血で遷延する単球増加（1000/μL以上）と，骨髄での骨髄芽球，単芽球および前単球の増加（ただし20％未満），および1系統以上の血球の異形成を特徴とする．組織像は過形成骨髄で，主に顆粒球・単球系細胞が増加する（図16A）．単球系細胞の増加は捉えにくいので，CD163などの免疫染色の併用が有用である（図16B）．

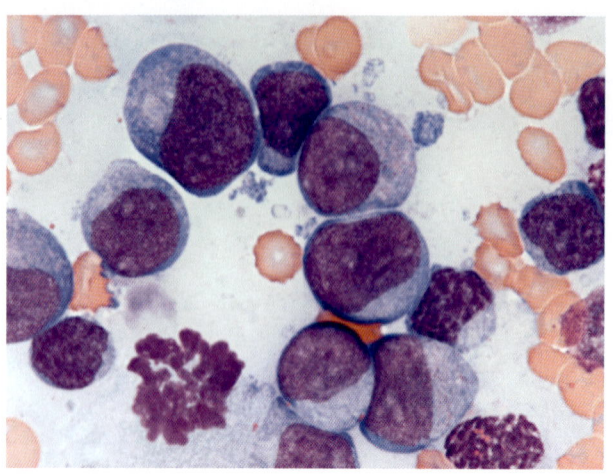

図17　未分化型急性骨髄性白血病（FAB分類：M1）
核小体の目立つ骨髄芽球が見られる．

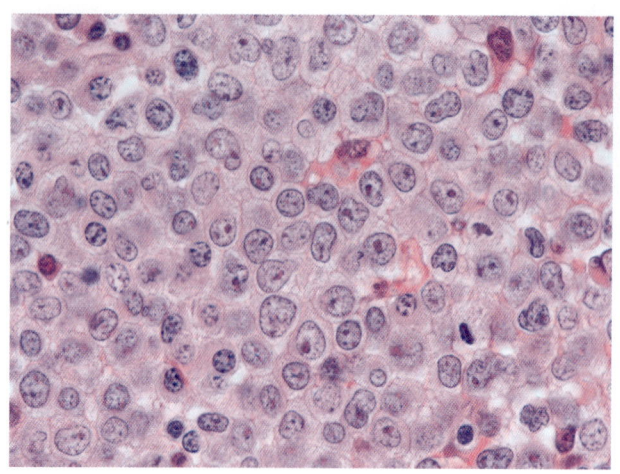

図18　未分化型急性骨髄性白血病（FAB分類：M1）
骨髄芽球のびまん性増殖がある．

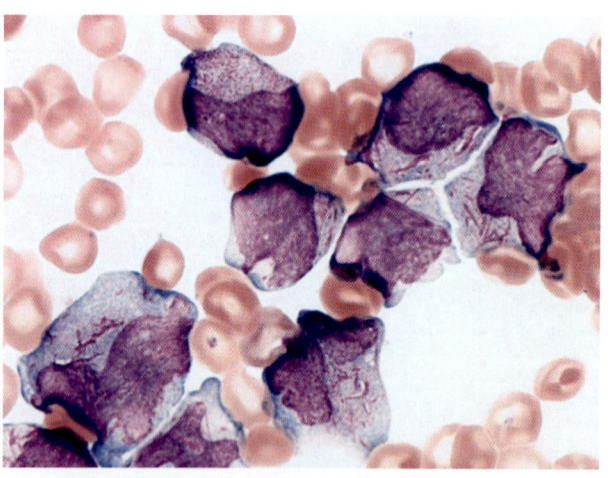

図19　急性前骨髄球性白血病（FAB分類：M3）
核はくびれを有しアズール顆粒が豊富で，faggot cell も見られる．

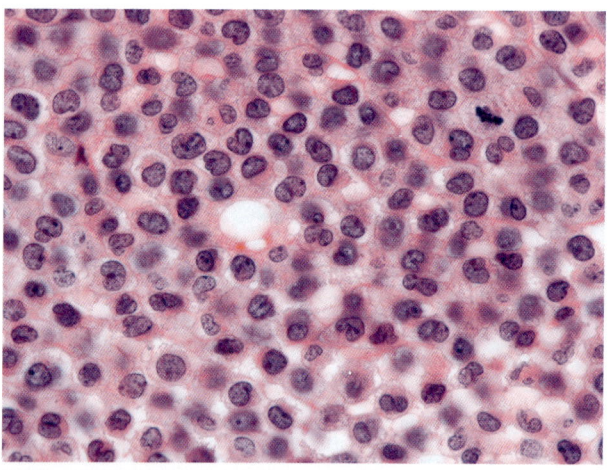

図20　急性前骨髄球性白血病（FAB分類：M3）
顆粒状の細胞質と核にくびれを有する細胞のびまん性増殖．

●未分化型急性骨髄性白血病　acute myelogenous leukemia (AML) with minimal differentiation, M1

　急性骨髄性白血病は，骨髄系造血前駆細胞が腫瘍化し，分化と増殖制御の異常をきたす結果，芽球が増殖する疾患である．芽球は主として骨髄内で増殖し，正常造血は抑制される．芽球は末梢血にも出現し臓器浸潤をきたす．皮膚などに髄外腫瘤を形成したものを骨髄肉腫という．
　FAB分類のM1は，殆ど成熟傾向を示さない骨髄芽球からなり，骨髄芽球が非赤芽球骨髄有核細胞の90％以上を占める（図17）．芽球の一部にアズール顆粒を有するものが混在する．ミエロペルオキシダーゼ陽性細胞は3％以上で，前骨髄球以降に分化した芽球は10％未満である．組織切片では，骨髄は高度の過形成で，核小体明瞭で，N/Cの高い芽球で占められる．正常造血は抑制されている（図18）．

●急性前骨髄球性白血病　acute promyelocytic leukemia（APL），M3

　芽球は細胞質に粗大なアズール顆粒を有し，前骨髄球の形態を示す．核は鉄亜鈴状のくびれを見ることが多い．アズール顆粒が融合したものをアウエル小体といい，これが複数あるいは束になっているものをファゴット細胞 faggot cell という（図19）．ミエロペルオキシダーゼが強陽性である．組織切片では，細胞質が好酸性で核のくびれや2分葉化を有する細胞が特徴的である（図20）．90％以上の症例で t(15;17)(q22;q12) の特異的染色体異常を認め，15番染色体のPML遺伝子と17番染色体のレチノイン酸受容体(RAR-α)遺伝子の融合遺伝子 PML/RARA が確認される．M3の亜型には，アズール顆粒が極めて微細で，光顕的には顆粒がないように見えるものがある．臨床的には，播種性血管内凝固（DIC）を高率に合併する．

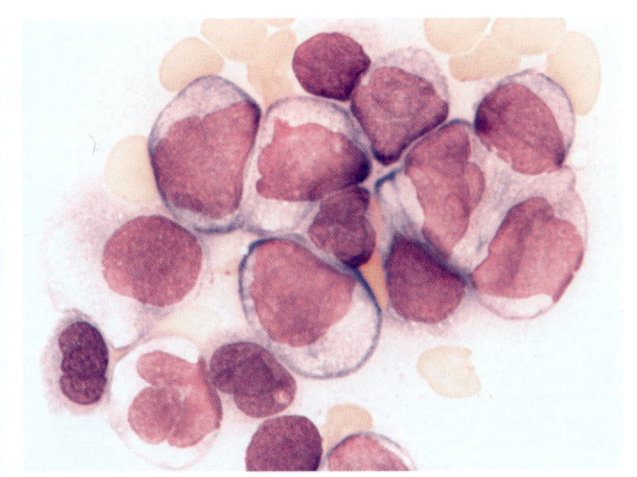

図21 急性単球性白血病(M5b)
核に異型が目立つ大型細胞が見られる．

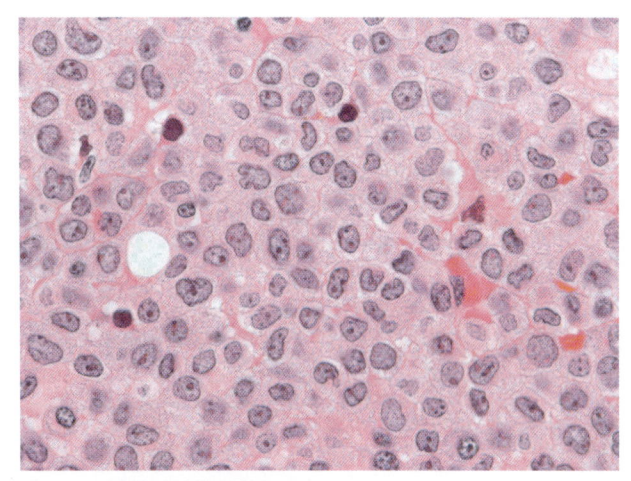

図22 急性単球性白血病(M5b)
核にくびれが目立つ細胞のびまん性増殖．

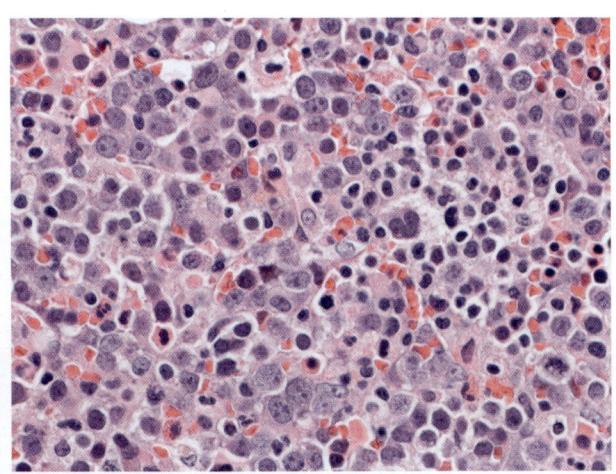

図23 赤白血病
異形成を有する赤芽球が多数見られる．

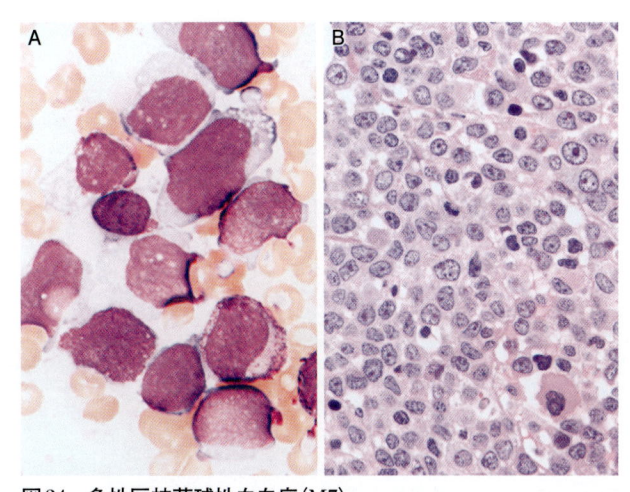

図24 急性巨核芽球性白血病(M7)
芽球に細胞突起を認める(A)．組織標本でも巨核芽球の増殖が見られる(B)．

●急性単球性白血病　acute monocytic leukemia，M5b

単球系細胞が非赤芽球系骨髄系細胞の80％以上を占める．単芽球が全単球系の80％以上であればM5a(未分化型：acute monoblastic leukemia)，80％以下であればM5b(分化型：acute monocytic leukemia)とする．M5aは，大型で好塩基性の比較的広い細胞質と核小体が目立つ類円形の核を有する単芽球の増殖が見られる．M5bは，大型で広い細胞質と分葉化の目立つ核を有する前単球が増殖している(図21, 22)．いずれも非特異的エステラーゼが陽性となる．M5aの芽球は光顕的ミエロペルオキシダーゼが陰性のことが多く，皮膚に髄外腫瘤を形成した場合には，芽球性形質細胞様樹状細胞性腫瘍や悪性リンパ腫と間違えられやすい．単球マーカーであるCD163やCD68が陽性となる．

●赤白血病　erythroleukemia，M6

FAB分類では赤芽球系細胞が骨髄有核細胞の50％以上を占め，非赤芽球系有核細胞の30％以上を骨髄芽球が占めるものを赤白血病といい，赤芽球には巨赤芽球様変化や多核が見られる(図23)．CD71が陽性で，細胞質がPAS陽性になることもある(赤芽球増加を伴う骨髄異形成症候群との鑑別が難しい)．亜型として，赤芽球系への分化を示す幼若細胞が骨髄細胞の80％以上を占めるものがある(WHO分類のpure erythroid leukemia)．

●急性巨核芽球性白血病　acute megaloblastic leukemia，M7

骨髄あるいは末梢血で巨核球へ分化を示す芽球が30％以上を占めるものである．芽球は光顕的ミエロペルオキシダーゼ陰性で，細胞突起(bleb)が見られる(図24)．M7と診断するためには，芽球が電顕的の血小板ペルオキシダーゼ染色陽性であるか，血小板特異的抗原であるCD41やCD61が50％以上陽性であることが必要である．骨髄が線維化のためドライタップとなることがある．

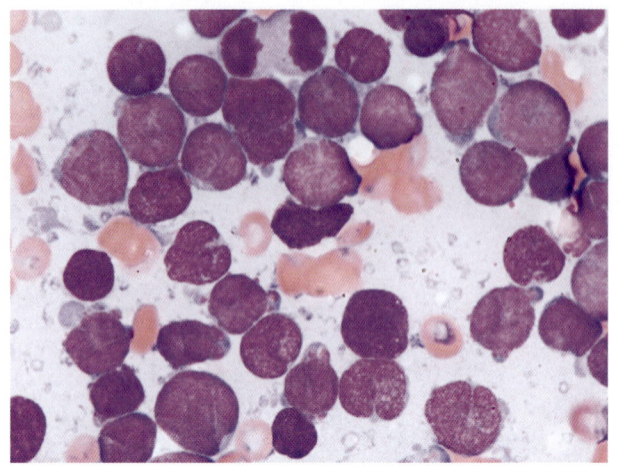

図25　急性リンパ芽球性白血病　B-ALL
塩基性細胞質と繊細なクロマチンと核小体を有する不整な核からなるリンパ球の増殖.

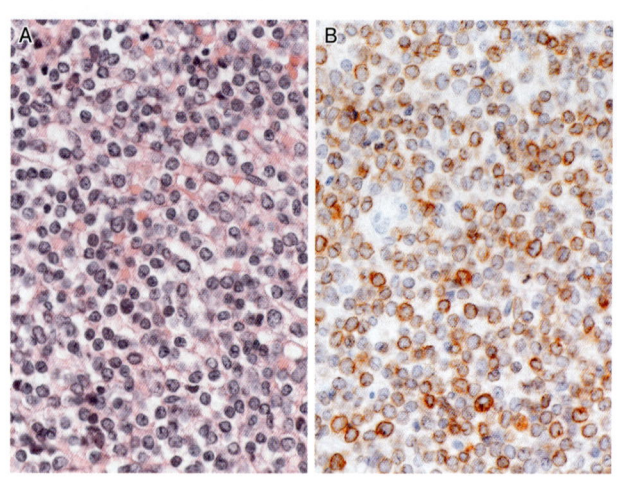

図26　急性リンパ芽球性白血病　B-ALL
芽球がびまん性に増殖しており(A), CD79aが陽性(B).

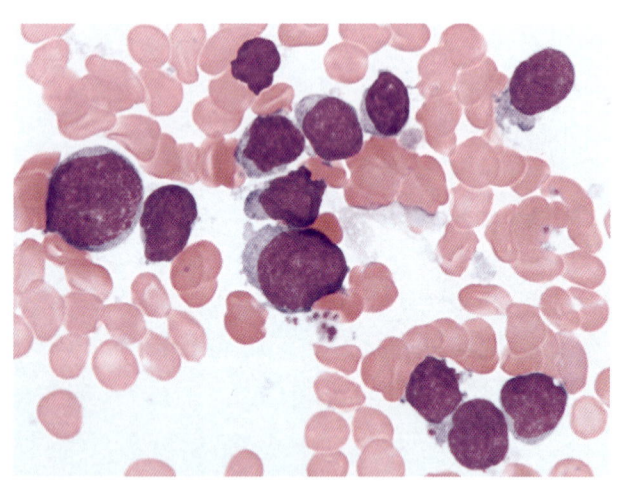

図27　急性リンパ芽球性白血病　T-ALL
クロマチンがやや粗剛で不整な核からなるリンパ球の増殖.

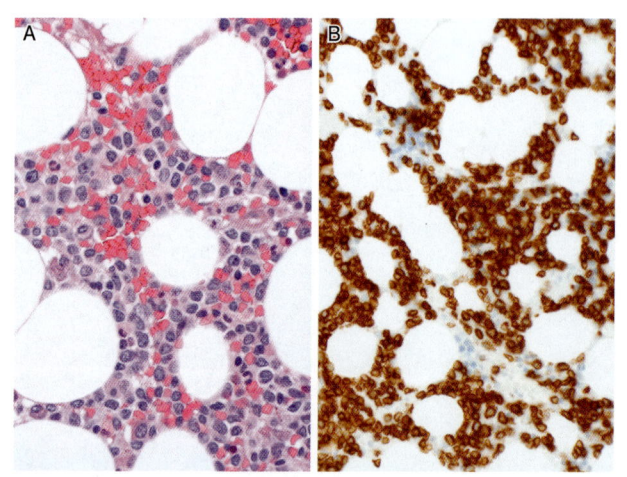

図28　急性リンパ芽球性白血病　T-ALL
N/Cの高い芽球が増加しており(A), 細胞質内CD3が陽性(B).

● **急性リンパ芽球性白血病　acute lymphoblastic leukemia (ALL)**

　リンパ系前駆細胞が腫瘍化し分化と増殖制御の異常をきたす結果，リンパ芽球が増殖する疾患である．リンパ芽球は主に骨髄内で増殖し末梢血にも出現する．FAB分類では，L1，L2，L3に病型区分されている．ALL-L1のリンパ芽球は小型（10μm程度）で，クロマチンに富む核と狭い細胞質を有する．ALL-L2のリンパ芽球は大型である．ALL-L3はWHO分類のバーキットBurkittリンパ腫に相当し，成熟B細胞の形質を示し（免疫染色でCD20陽性），リンパ芽球は細胞質の好塩基性が強く，空胞が多数認められる．

　L1とL2で治療成績や生物学的特徴に明らかな相違は認められておらず，WHO分類では腫瘍細胞の起源により，B細胞性（前駆Bリンパ芽球性白血病/リンパ腫 precursor B-lymphoblastic leukemia/lymphoma）とT細胞性（前駆Tリンパ芽球性白血病/リンパ腫 precursor T-lymphoblastic leukemia/lymphoma）とに分け，骨髄での腫瘍細胞の割合が25％以上をリンパ芽球性白血病，25％未満で初発時に白血化しておらず，リンパ組織を中心に増殖している場合をリンパ芽球性リンパ腫としている．

　形態的には，繊細なクロマチンを有するN/Cの高い細胞であり（図25, 27），いずれも terminal deoxynucleotidyl transferase (TdT) が陽性である．前駆Bリンパ芽球性はCD79a，PAX5陽性（図26），前駆Tリンパ芽球性の多くは細胞質内CD3が陽性であり（図28），形態のみでは両者を鑑別することは困難である．Ph1染色体t(9;22)(q34;q11)陽性の前駆Bリンパ芽球性白血病は，成人例ALLの約25〜30％を占め，BCR-ABL融合遺伝子が検出される．小児のALLは成人のものに比べPh1染色体陽性例やT-ALL陽性例が少ない．

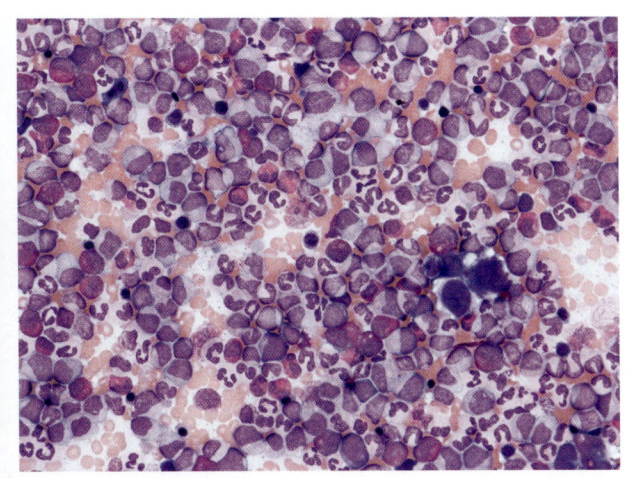

図29 慢性骨髄性白血病
各成熟段階の顆粒球系細胞(好中球, 好酸球, 好塩基球)の増加が見られる.

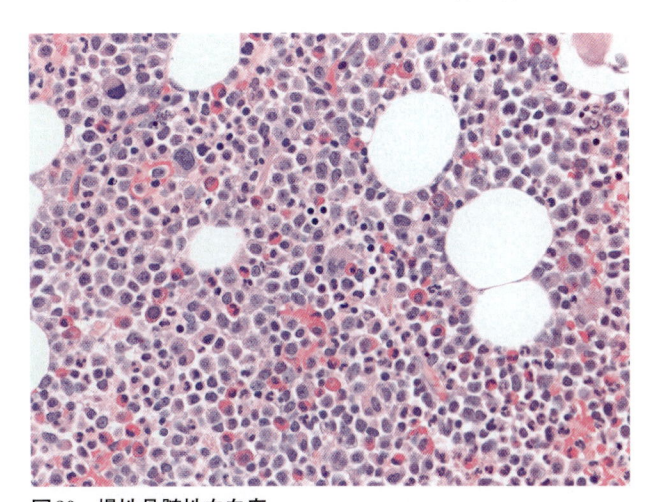

図30 慢性骨髄性白血病
著しい過形成骨髄で, 顆粒球の増加が目立ち, 巨核球は小型である.

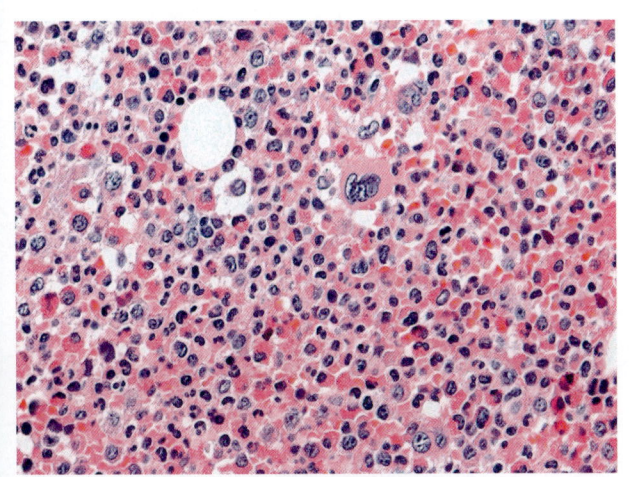

図31 *FGFR1* 遺伝子異常を認めた好酸球増多症
骨髄では腫瘍性の好酸球性細胞が多数見られる.

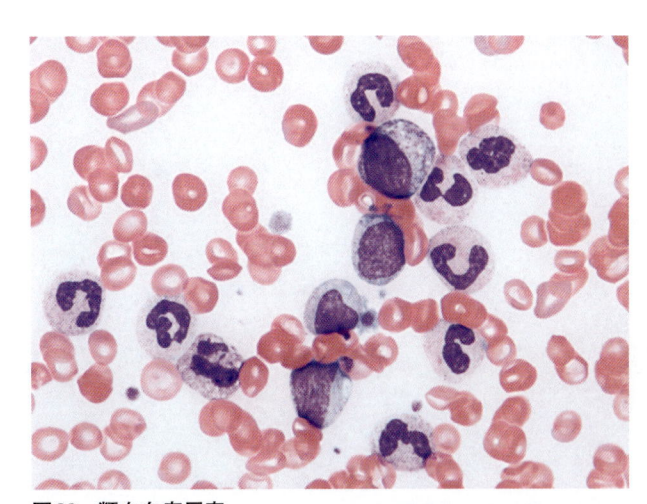

図32 類白血病反応
末梢血に幼若な顆粒球系細胞と中毒顆粒を有する顆粒球が出現する.

●慢性骨髄性白血病　chronic myelogenous leukemia(CML)

慢性期は, 白血球増加(各成熟段階の好中球系細胞とともに, 好塩基球が増加), 軽度から中等度の貧血, 時に血小板増多が見られる. 骨髄では白血病裂孔がなく, 各成熟段階の好中球系細胞の増殖からなる著明な顆粒球過形成骨髄像を呈する(図29). 好中球アルカリホスファターゼ活性は低下している. Ph1染色体陽性で, *BCR-ABL* 融合遺伝子が認められる. 骨髄生検標本では, 好中球, 好酸球が増加し, 幼若顆粒球は骨梁周辺に増生している. また, 小型の巨核球が増加することも診断に役立つ(図30). 線維成分の増加が見られる場合もある. 数年の慢性期を経ると, 移行期を経て急性転化 blastic crisis をきたす. 急性転化では, 芽球が増殖し, その形質によって骨髄性, リンパ性, 混合性に分かれる.

●好酸球増多症　eosinophilia

末梢血での好酸球数が1500/μL以上で好酸球増多症といい, 反応性(寄生虫感染, アトピー性皮膚炎, 薬剤アレルギー, 膠原病, 悪性腫瘍に伴う)および腫瘍性のものがある. 腫瘍性の中には, *PDGFRA*, *PDGFRB* あるいは *FGFR1* の遺伝子異常を有するものがあり, 骨髄では, 好酸球性細胞の増加を伴う骨髄増殖性腫瘍(MPN)が見られ(図31), リンパ芽球性リンパ腫を合併することがある.

●類白血病反応　leukemoid reaction

全身性の感染または癌などの基礎疾患に反応して, 顆粒球の著しい増加(白血球30,000/μL以上)を認める病態で, しばしば慢性骨髄性白血病との鑑別が必要となる. 末梢血では, 好中球系の核の左方移動, 中毒顆粒, Döhle小体が出現する(図32). 骨髄では, 顆粒球系造血細胞の著明な増加を伴う細胞密度の増加があるが, 芽球の増加や血球の異形成は見られない.

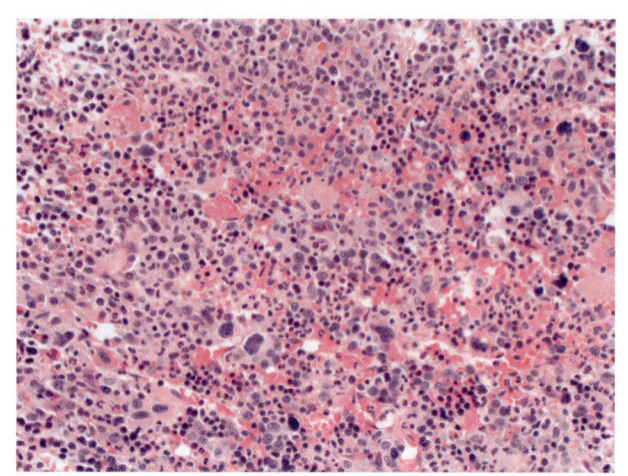

図33 真性赤血球増加症
骨髄は過形成であり，赤芽球を含む血球3系統の増殖が見られる．

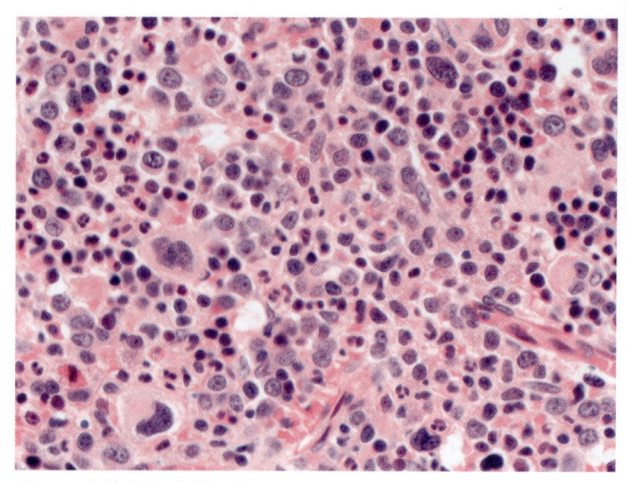

図34 真性赤血球増加症
巨核球の大きさや成熟度は様々である．

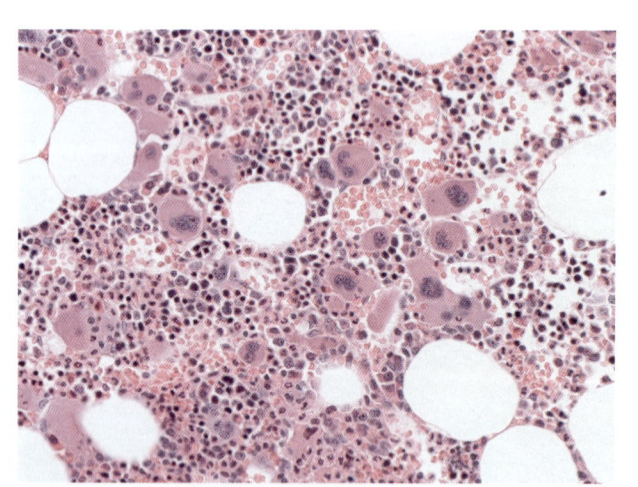

図35 本態性血小板血症
骨髄は軽度過形成で，成熟巨核球が増加している．

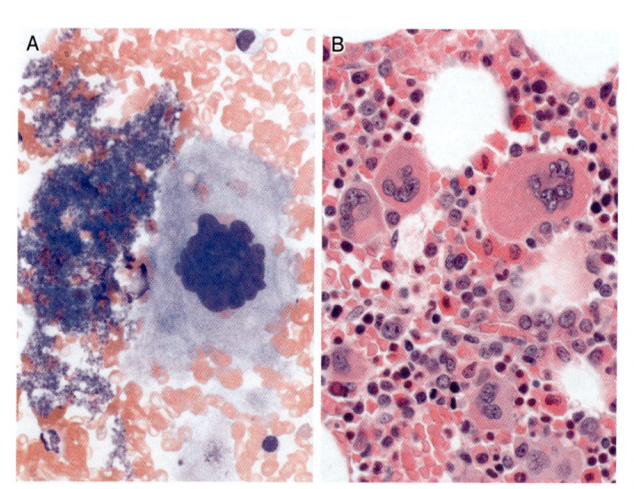

図36 本態性血小板血症（A：塗抹，B：組織）
A：核分葉化の進んだ大型巨核球と血小板凝集像．B：巨核球は大型で，核は「雄鹿の角」様．

● 真性赤血球増加症　polycythemia vera（PV）

造血幹細胞の遺伝子異常によってもたらされる赤芽球の増殖によって，血液中の赤血球数および循環血液量の絶対的増加をきたす骨髄増殖性腫瘍である．前多血症期，多血症期を経て，消耗期に移行する．しばしば白血球や血小板の増加を伴う．エリスロポエチンの血中濃度は正常〜低値である．骨髄生検像は，3系統いずれの造血細胞も増加を示す，いわゆる汎骨髄症panmyelosisである（図33）．各分化段階の赤芽球・顆粒球系細胞が見られる．巨核球は増加し大小不同が見られるが，異型は目立たない（図34）．95％以上にJAK2遺伝子変異を認め，PVの診断に必須項目である．前多血症期においても多血症期と同様に汎骨髄症の所見が見られ，2次性の赤血球増加症，本態性血小板血症（ET），前線維化期の原発性骨髄線維症（PMF）との鑑別に役立つ．消耗期では20％に線維化を認め，一部はAMLに移行する．

● 本態性血小板血症　essential thrombocythemia（ET）

本態性血小板血症は，造血幹細胞レベルの異常により主に血小板が著しく増加する骨髄増殖性腫瘍である．末梢血中の血小板数が増加しており（45万/μL以上），血小板の巨大化や大小不同が見られる．骨髄では，細胞密度は正形成〜中等度過形成で，巨核球の増加が目立つ（図35）．成熟した細胞質と核分葉が目立つ大型巨核球が増加しており，雄鹿の角様stag-horn likeと呼称される深く切れ込んだ過分葉核を示す巨核球が特徴とされる（図36B）．また，一部ではこれらが疎なクラスターを形成している．赤芽球系や顆粒球系造血細胞の増加は殆ど見られない．50％にJAK2変異を，30％にCALR変異を認める．

前線維化期の骨髄線維症との鑑別には，細胞密度や巨核球の形態と分布の違いが参考になるといわれているが，判別困難な場合が多い．

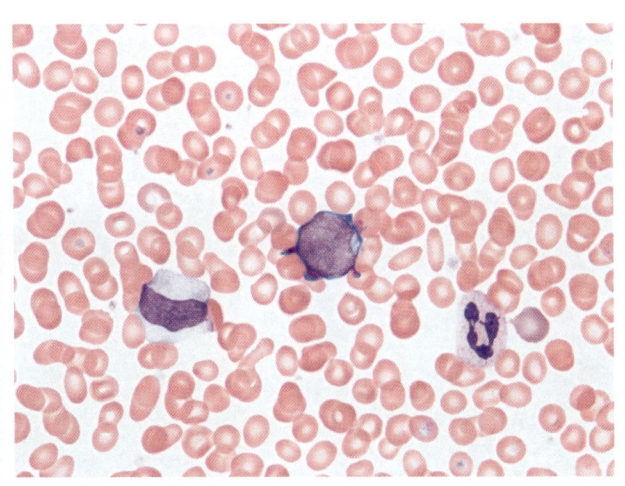

図37 原発性骨髄線維症
末梢血の白赤芽球症．幼若な顆粒球系細胞が見られる．

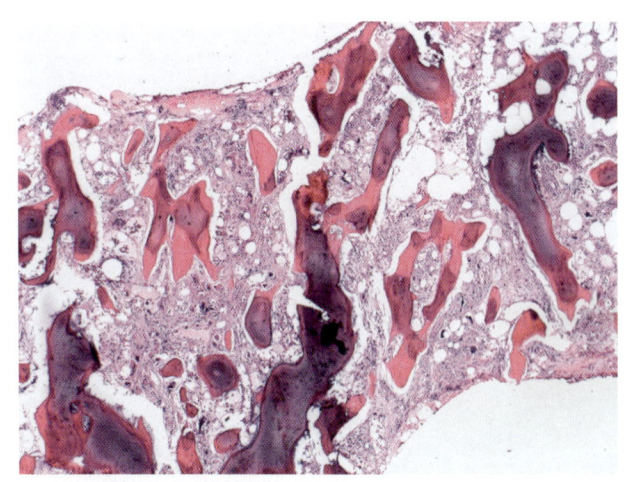

図38 原発性骨髄線維症
異常な巨核球の増加，線維化，骨硬化が見られる．

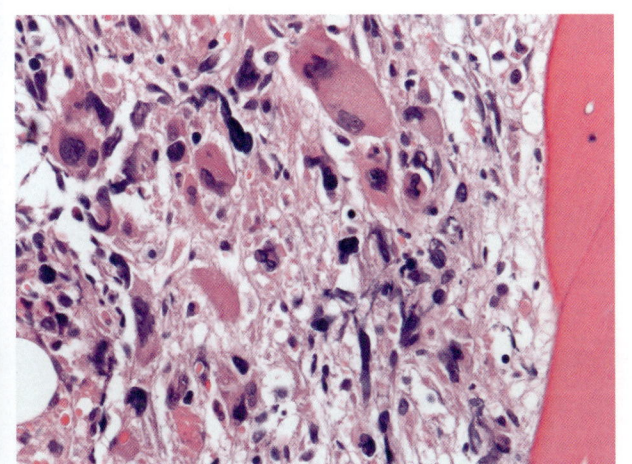

図39 原発性骨髄線維症
線維化を伴い，大小不同の異型的な巨核球の増殖が見られる．

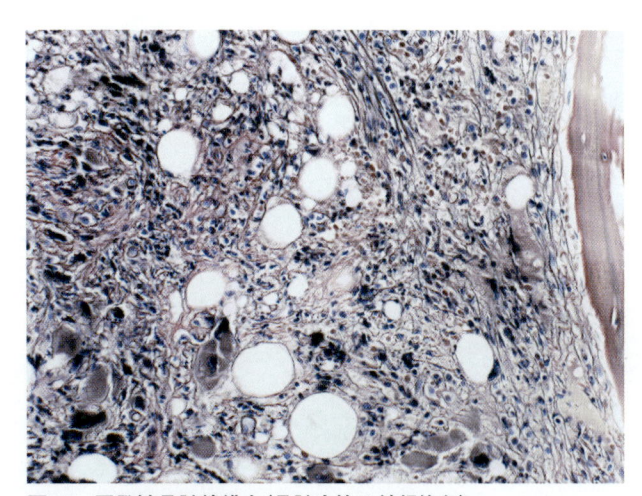

図40 原発性骨髄線維症（骨髄生検の鍍銀染色）
細網線維と膠原線維が増加している．

●原発性骨髄線維症　primary myelofibrosis（PMF）

　原発性骨髄線維症は，骨髄線維化，異型巨核球，脾腫，白赤芽球症，髄外造血を特徴とする骨髄増殖性腫瘍である．造血幹細胞レベルの腫瘍化であり，主に巨核球と顆粒球系細胞が増加する．WHO分類では「前線維化期」と「線維化期」に分けられる．

　末梢血では，涙滴赤血球や白赤芽球症が見られる（図37）．骨髄穿刺はドライタップであることが多く，診断には骨髄生検が必須である．「前線維化期」の骨髄は過形成で，線維化の程度がMF-0またはMF-1（WHO grade分類）に留まるが，成熟障害を示す異型の強い巨核球（裸核，雲状・風船様核を有するものや小型のもの）が密に配列する．

　ETやPVなどの他の疾患との鑑別点は，巨核球の形態と分布異常（図39），顆粒球系細胞の増加，末梢血所見，血清LDH値の増加，貧血，脾腫の有無による．骨髄の線維化は徐々に進行し，「線維化期」では細網線維は太くなり，交差が目立つ．また，膠原線維の増加も見られるようになる（図40）．線維化が強く造血細胞を欠く部位や，造血細胞を入れ著しく拡張した静脈洞を認める．骨硬化osteosclerosisも認められ，骨梁は太く不規則になる（図38）．この「線維化期」では，PVやETの消耗期における骨髄線維症との鑑別は困難である．

　脾臓や肝臓には髄外造血（赤芽球系・顆粒球系・巨核球系）が見られ，ここでも巨核球にはしばしば異型が認められる．PVやET同様に造血幹細胞の腫瘍化が原因であり，線維化は線維芽細胞の反応性増殖の結果と考えられている．

　50％程度に*JAK2*変異を，30％に*CALR*変異，15％に*MPL*変異を認める．

430　28. 造血器

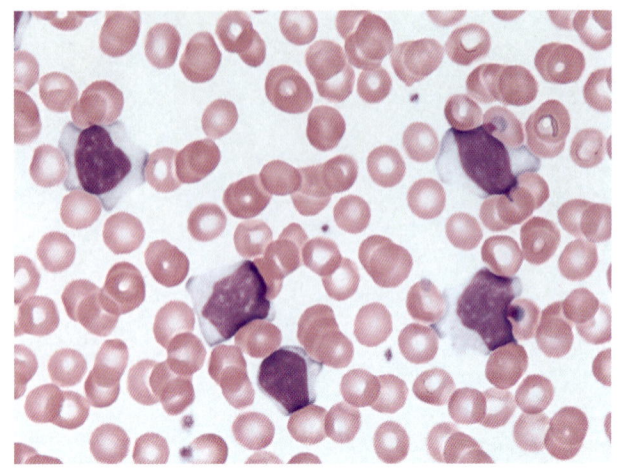

図41　慢性リンパ性白血病
末梢血に成熟リンパ球の増加が見られる．

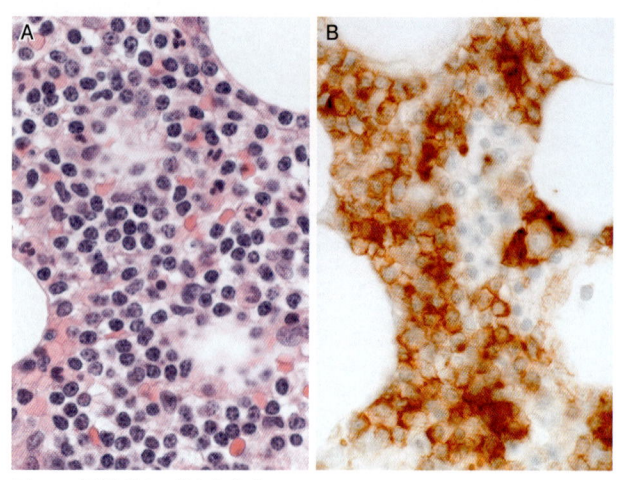

図42　慢性リンパ性白血病
脂肪細胞間に浸潤するパターンを示し(A)，CD5陽性(B)．

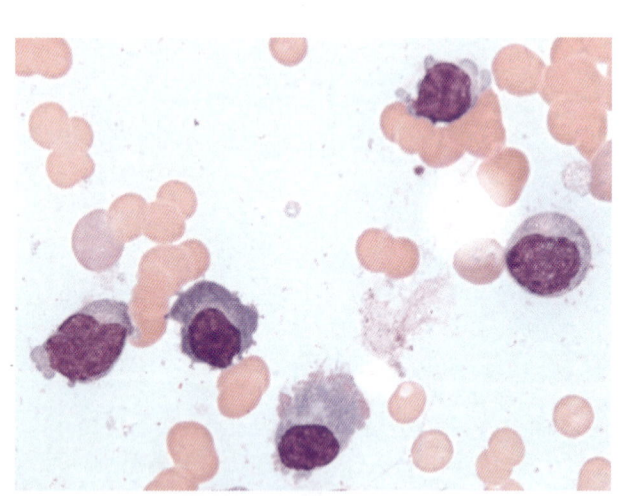

図43　リンパ形質細胞性リンパ腫
形質細胞様リンパ球が見られる．

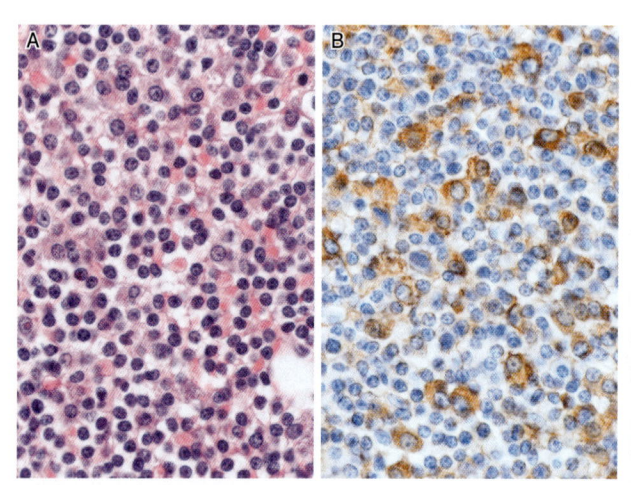

図44　リンパ形質細胞性リンパ腫
形質細胞様リンパ球の増殖が見られ(A)，細胞質内IgM陽性(B)．

● **慢性リンパ性白血病/小リンパ球性リンパ腫** chronic lymphocytic leukemia (CLL) / small lymphocytic lymphoma (SLL)

　比較的均一で凝集したクロマチンをもち細胞質に乏しい小型から中型のリンパ球が，骨髄，脾臓，リンパ節などで増殖し末梢血にも出現する低悪性度B細胞性腫瘍である．成熟型リンパ球が増加し（図41），一般にCD5・CD19・CD23陽性，CD20・CD79aは弱陽性である．骨髄浸潤のパターンは結節性，間質性，びまん性，あるいはこの3型の組み合わせパターンを示す（図42）．一部の症例では，リンパ節と同様に類免疫芽球が偽リンパ濾胞を形成する場合がある．骨髄浸潤のパターンが予後に関係していることが知られており，結節性や間質性浸潤パターンは早期のものに見られ，進行例ではびまん性浸潤パターンを示す．

　鑑別疾患は，マントル細胞リンパ腫や白血化した濾胞性リンパ腫である．

● **リンパ形質細胞性リンパ腫** lymphoplasmacytic lymphoma (LPL)

　小型Bリンパ球，形質細胞様リンパ球，形質細胞の増殖からなる腫瘍で，骨髄では結節性，びまん性あるいは間質性，稀に傍骨性浸潤パターンを示す（図43）．細胞質が核内に陥入するため核内封入体のように見えるDutcher小体を認めることがある．

　免疫組織学的にはCD5は陰性で，形質細胞様リンパ球は一般に細胞質内にIgMが陽性となる（図44）．骨髄浸潤を示すリンパ形質細胞性リンパ腫の90％以上が*MYD88*遺伝子変異を示す．

　原発性マクログロブリン血症（Waldenström macroglobulinemia）はリンパ形質細胞性リンパ腫の多くを占める亜型であり，骨髄浸潤とモノクローナルな血清IgMの高値を認めるものをいう．

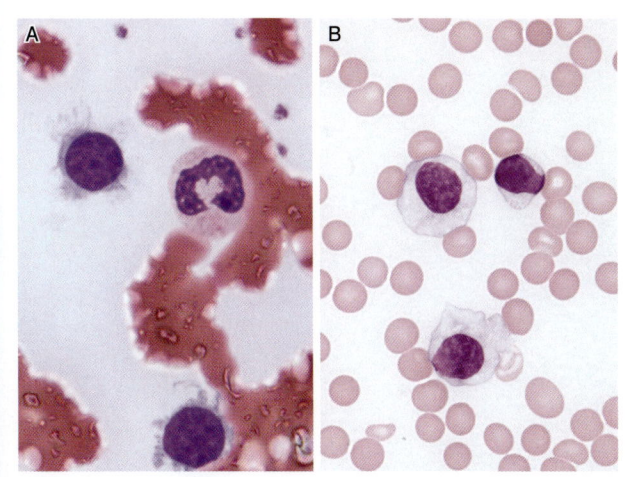

図 45 有毛細胞白血病
自然乾燥部では細胞突起が明瞭(A). Bは強制乾燥部.

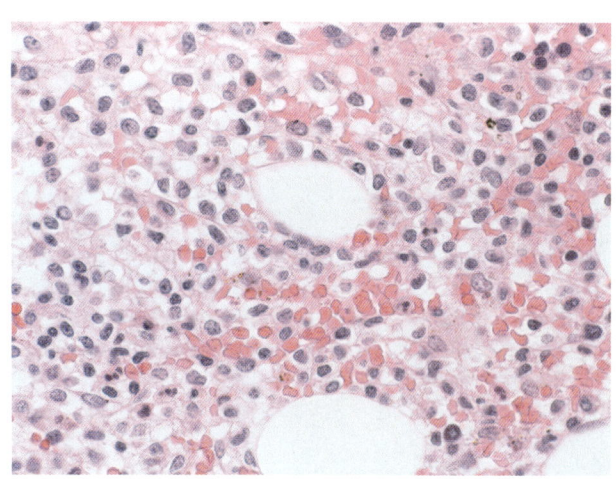

図 46 有毛細胞白血病
腫瘍細胞がびまん性に浸潤し,目玉焼きを並べたように見える.

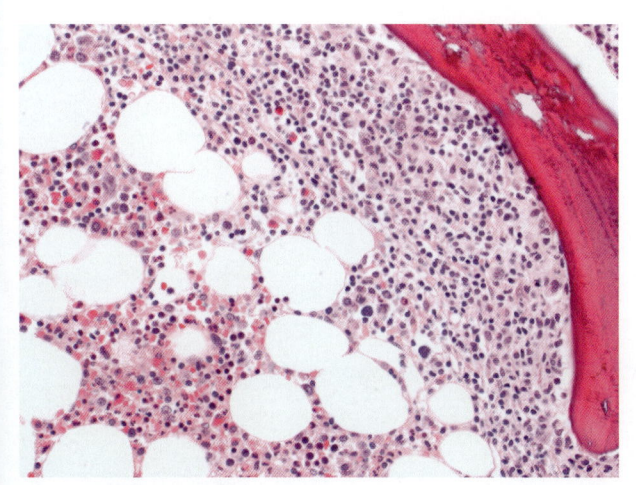

図 47 濾胞性リンパ腫
腫瘍細胞は骨梁周囲に帯状に増殖している.

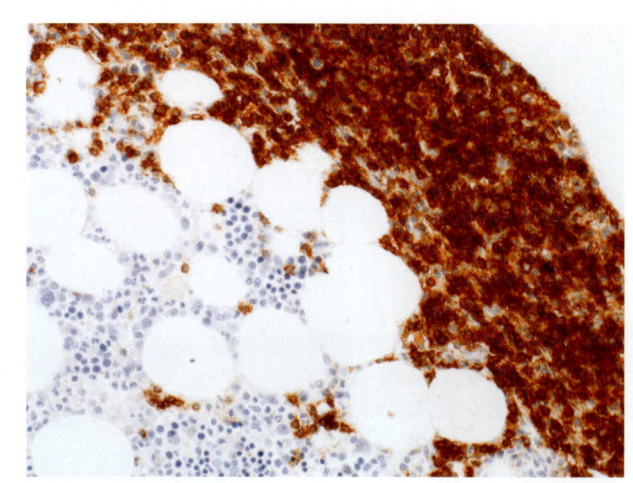

図 48 濾胞性リンパ腫
腫瘍細胞はCD20陽性である.

●有毛細胞白血病　hairy cell leukemia

　位相差顕微鏡あるいは走査電子顕微鏡で細胞表面毛髪状突起を有する腫瘍細胞が,骨髄および赤脾髄で増殖し,末梢血に出現する低悪性度B細胞性腫瘍である.細胞突起は自然乾燥塗抹標本でも見られる(**図45**).

　骨髄組織標本では,淡明で広い細胞質の中央に核が位置する腫瘍細胞の浸潤が目玉焼き状(蜂の巣)に見える(**図46**).びまん性あるいは間質性に浸潤し,細網線維の増加を伴う.免疫染色では,CD25,DBA44(CD72),酒石酸抵抗性酸性ホスファターゼ,アネキシンA1が陽性である.

　鑑別疾患には,慢性リンパ性白血病,脾B細胞性濾胞辺縁帯リンパ腫,B細胞性前リンパ球性白血病,有毛細胞白血病亜型などがある.

　*BRAF V600E*遺伝子変異が認められる.

●濾胞性リンパ腫　follicular lymphoma

　B細胞リンパ腫の骨髄浸潤の頻度は濾胞性リンパ腫が最も高く,骨梁に沿って浸潤する傍骨梁性浸潤パターン(**図47**)や,骨梁から骨梁間に伸びて結節を形成するパターンを示す.結節性浸潤をきたす場合,腫瘍性リンパ濾胞は大きく,辺縁が不明瞭で単一の細胞からなる.一方,反応性濾胞は小さく,辺縁がはっきりしており,多様な細胞からなることが多い.びまん性浸潤パターンは白血化した場合に見られる.通常,核にくびれを有するリンパ球が増殖するが,リンパ節で見られる腫瘍細胞と形態が異なる場合もある.

　CD79a,CD20(**図48**),CD10,BCL2が陽性であるが,CD10やBCL2は陰性のこともある.リツキシマブによる治療後にはCD20が陰性化することが多いので,他のマーカー(CD79aなど)との組み合わせで残存・再発を判定する.

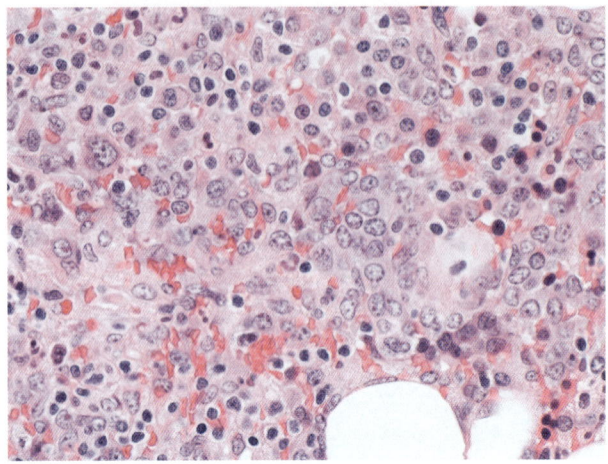

図49 血管内大細胞型B細胞リンパ腫
索状に配列する大型リンパ球が見られる.

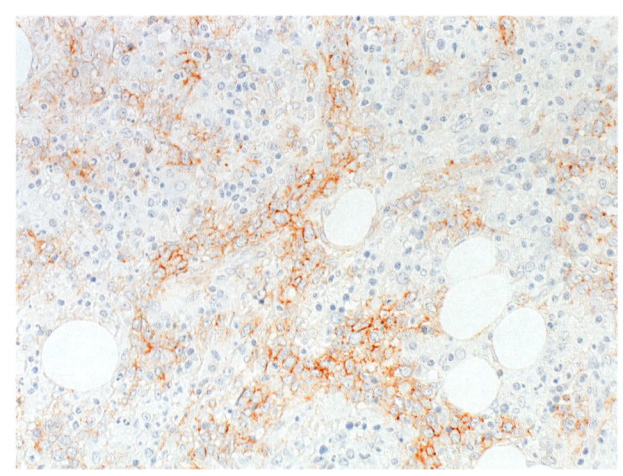

図50 血管内大細胞型B細胞リンパ腫
CD20の免疫染色で, 腫瘍細胞の静脈洞内分布が明瞭である.

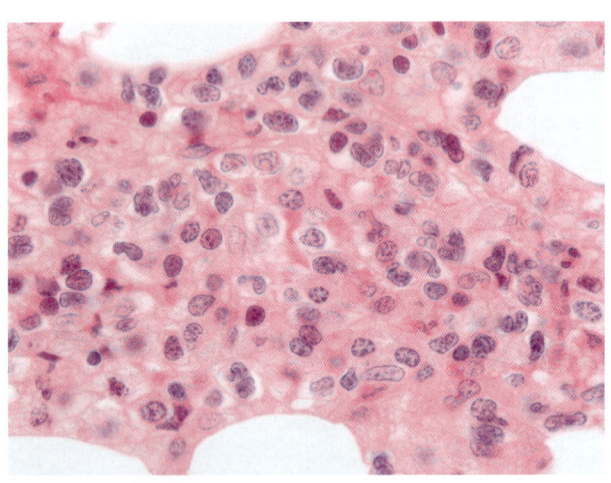

図51 成人T細胞白血病リンパ腫
分葉核など核異型の強いリンパ球が増殖している.

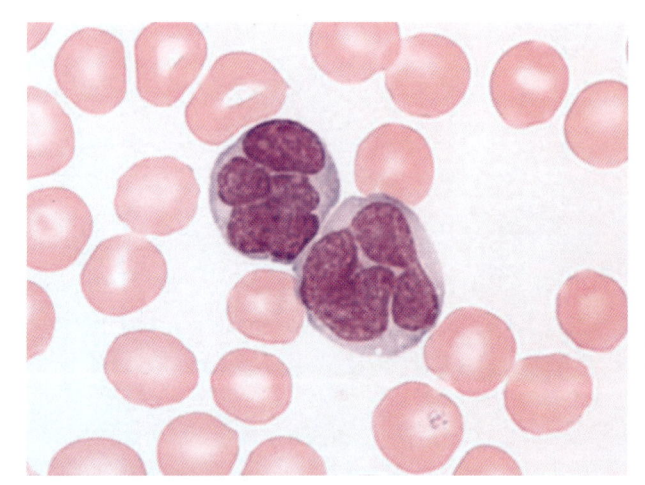

図52 成人T細胞白血病リンパ腫
末梢血に花細胞を認める.

●血管内大細胞型B細胞リンパ腫　intravascular large B-cell lymphoma（IVLBCL）

　小血管内選択的に腫瘍細胞が増殖する特徴を有するリンパ腫で, 骨髄では類洞内に分布する. このリンパ腫は全身の血管, 特に毛細血管, 小静脈内で腫瘍細胞の増殖が見られるもので, 浸潤臓器それぞれに起因する多彩な臨床症状がみられる. 骨髄では, 腫瘍細胞である大型リンパ球（CD20+, CD5+/-）が静脈洞内で増殖するパターンを示す（図49）. 骨髄生検あるいは吸引クロットの免疫染色が有用である（図50）. リンパ腫細胞が静脈洞内ばかりでなく静脈洞周囲の実質内にも認められる場合がある. 鑑別疾患として, splenic marginal zone lymphomaやhepatosplenic T-cell lymphomaで静脈洞内で増殖を示すものがある.

　骨髄浸潤が見られなくとも, ランダム皮膚生検で診断がつくこともある.

●成人T細胞白血病リンパ腫　adult T-cell leukemia/lymphoma（ATLL）

　HTLV-Ⅰの感染により引き起こされる末梢性T細胞の白血病/リンパ腫である. 急性型, 慢性型, くすぶり型, リンパ腫型の4型がある. ATLLの60〜70％に骨髄浸潤が見られ, 急性白血病と異なり不規則な病変を形成する特徴がある. 浸潤パターンは間質性〜びまん性である. 腫瘍細胞は, クルミ様のものや脳回様の深い切れ込みを認める核を有しており, 核小体は認めないことが多い（図51）. 急性型では末梢血液中に花細胞flower cellが増加する（図52）. 多くの場合, CD4+, CD5+, CD7-, CD8-であり, 免疫染色でもCD25（IL-2 receptor）が陽性となる. 確定診断には, HTLV-Ⅰプロウイルスが腫瘍細胞に単クローン性に組み込まれていることを証明する必要がある. 特に皮膚病変は菌状息肉症との鑑別が問題となる.

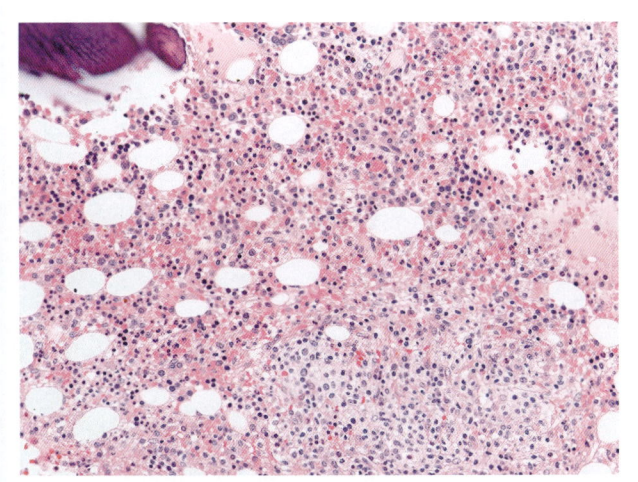

図53 血管免疫芽球性T細胞リンパ腫
リンパ腫の浸潤巣では造血細胞が消失している．

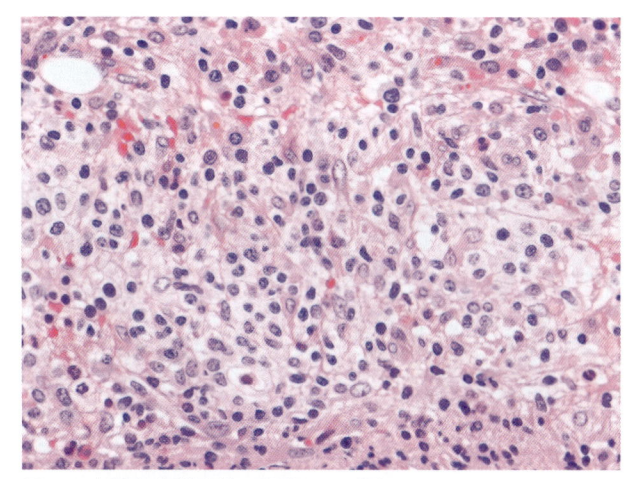

図54 血管免疫芽球性T細胞リンパ腫
淡明細胞や小型リンパ球，好酸球，間質細胞が見られる．

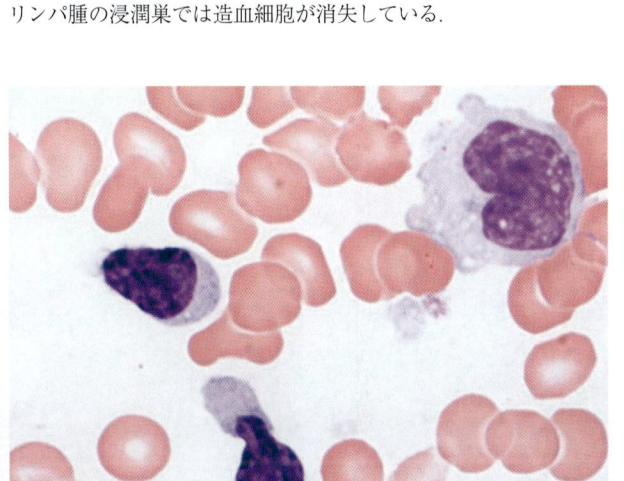

図55 ALK陽性未分化大細胞型リンパ腫（小細胞亜型）
腫瘍細胞は小型リンパ球に相当する．

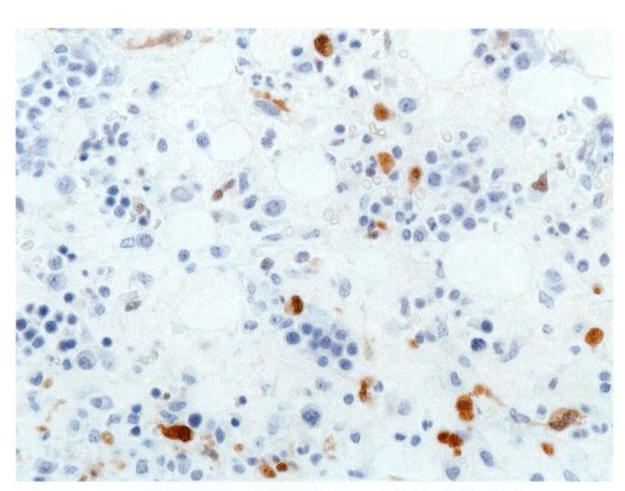

図56 ALK陽性未分化大細胞型リンパ腫（小細胞亜型）
造血細胞間にALK陽性小型細胞が散在する．

●**血管免疫芽球性T細胞リンパ腫** angioimmunoblastic T-cell lymphoma（AITL）

　血管免疫芽球性T細胞リンパ腫は，リンパ節において高内皮細静脈の増生，濾胞樹状細胞の増殖，淡明細胞の増殖を特徴とする成熟T細胞腫瘍で，70％以上が骨髄転移を示す．その浸潤パターンは限局性，傍骨性または間質性であり，浸潤部位にはリンパ節同様に小型から中型リンパ球，大型の免疫芽球様細胞，形質細胞，好酸球，類上皮細胞が混在し，しばしば線維化や血管の増加が見られる．いわゆる細胞質が淡明なT細胞であるclear cellの集簇巣が見られることは稀で（図53，54），腫瘍細胞の同定は難しい．一部のAITLでは腫瘍細胞がCD10陽性となることがある．骨髄の浸潤病巣では濾胞樹状細胞のマーカーは陰性である．溶血性貧血に対する赤芽球系過形成や，稀に赤芽球癆を伴い，リンパ節に先行して見つかることがある．

●**未分化大細胞型リンパ腫** anaplastic large cell lymphoma（ALCL）

　CD30陽性で，ALK陽性のものと陰性のものがある．ALK陽性ALCLは2p23の転座が認められ，ALKキメラ遺伝子を形成する．

　腫瘍細胞は通常大型で，腎臓様・馬蹄形様の核をもつが，小細胞亜型small cell variantは骨髄浸潤や白血化をきたしやすい（図55，56）．

　腫瘍細胞が集簇傾向を示さず，骨髄細胞と混在し，また間質反応を伴わず，H-E標本のみではその浸潤像が捉えられない場合がある．

　したがって，診断にはCD30やALKの免疫染色が役立つ．ALKは正常の骨髄細胞には全く発現していないので，切片中に僅か1個の陽性細胞のみが見いだされる場合もある．

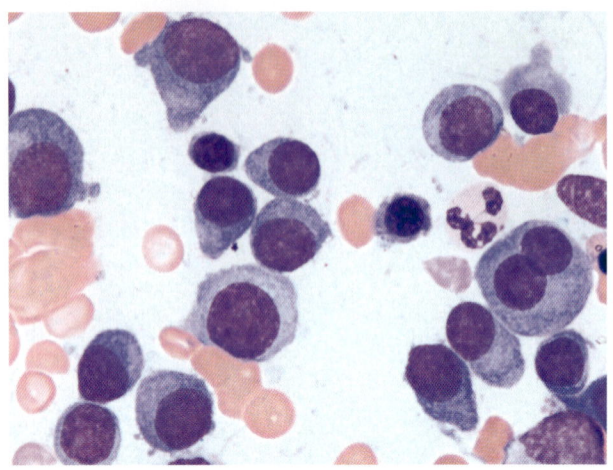

図57 多発性骨髄腫
腫瘍細胞は，偏在性核，核周囲明庭，好塩基性細胞質を特徴とする．

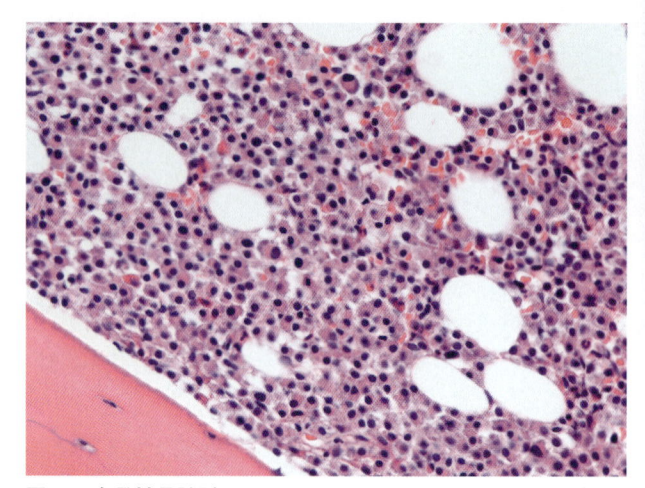

図58 多発性骨髄腫
偏在性核と好塩基性細胞質を有する異型形質細胞が増殖している．

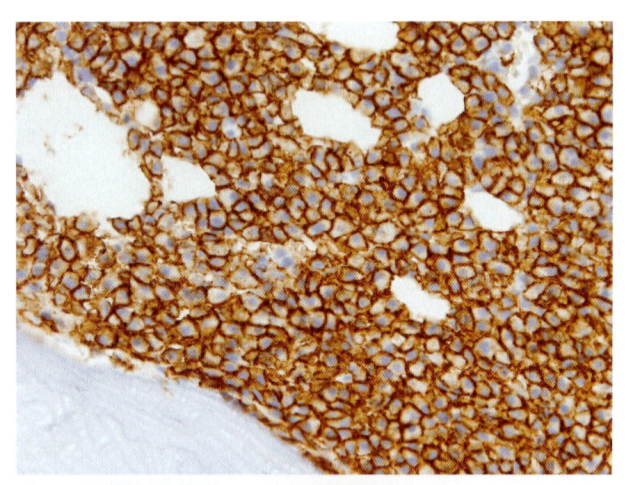

図59 多発性骨髄腫（CD138の免疫染色）
CD138陽性の形質細胞が結節性に増殖している．

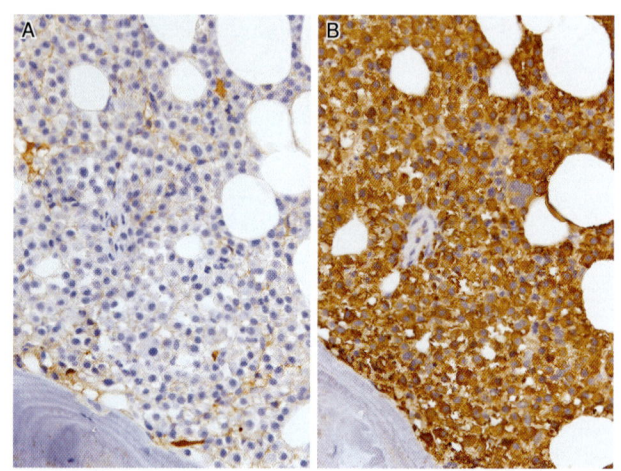

図60 多発性骨髄腫（免疫グロブリン軽鎖の免疫染色）
腫瘍細胞はκ鎖は陰性（A）であるが，λ鎖は陽性（B）であり，軽鎖制限を認める．

● **多発性骨髄腫** multiple myeloma（WHO分類；plasma cell myeloma）

骨髄における形質細胞の腫瘍性増殖と腫瘍細胞に由来する単クローン性免疫グロブリンの増加を特徴とする疾患である．骨髄では異型形質細胞が全骨髄細胞の10％以上を占め，結節性に増殖する傾向がある．塗抹標本で見ると，偏在性の車軸状核，核周囲明庭，好塩基性細胞質を有し，核小体は殆ど目立たないものから，リンパ球様の核を有するもの，細胞質に多型性を示すもの，また形質芽球様のものまで多彩である（図57，58）．

免疫組織学的には，CD138陽性（図59）で，CD56陽性やcyclin D1陽性となる場合がある．腫瘍細胞の増殖形態が不規則であり，骨髄生検を施行することが重要である（図60）．フローサイトメトリーでは，骨髄中のモノクローナルな形質細胞が10％以上である場合骨髄腫が疑われるが，組織学的には，①30細胞以上の形質細胞からなる均一な結節状増殖，②少なくとも1脂肪細胞間組織を埋めるモノクローナルな形質細胞の集簇，③著明な細胞学的異型性を有するモノクローナルな形質細胞の増生がある場合にも骨髄腫である可能性が高い．反応性形質細胞増殖では，形質細胞は血管周囲への集簇傾向を示す傾向がある．

非腫瘍性の単クローン性ガンマグロブリン血症（monoclonal gammapathy of undetermined significance：MGUS）との鑑別は困難で，頭蓋骨打ち抜き像など臨床事項を参考にする必要がある．腫瘍細胞によって分泌される免疫グロブリン軽鎖に由来するベンス・ジョーンズ蛋白は尿中に排泄され，腎尿細管障害の原因となる．免疫グロブリン軽鎖に由来するALアミロイドが心臓や腎臓に沈着し，臓器障害を引き起こすことがある．

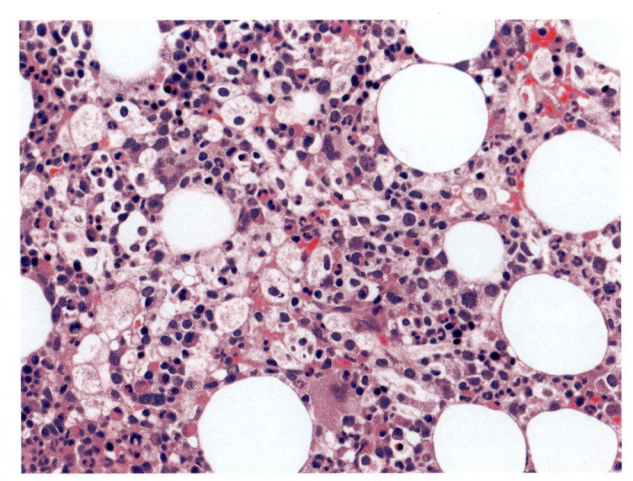

図61 EBウイルス関連血球貪食症候群
血球を貪食した活性化マクロファージの増加がある．

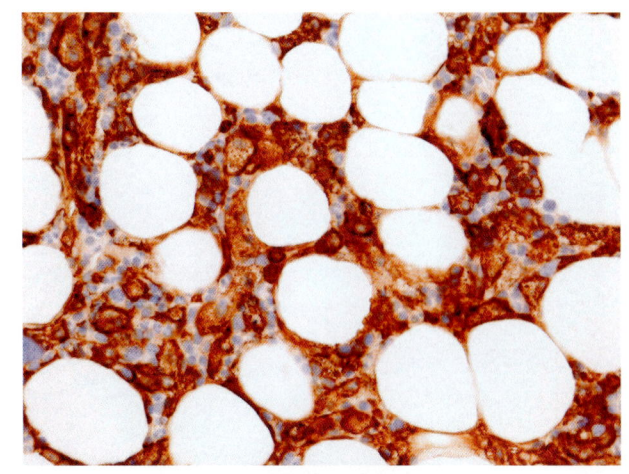

図62 EBウイルス関連血球貪食症候群
CD163陽性の類円形マクロファージが見られる．

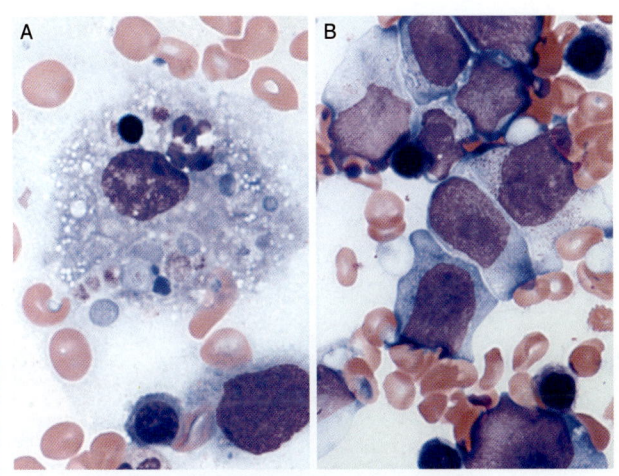

図63 侵襲性NK細胞白血病関連血球貪食症候群
血球を貪食したマクロファージ(A)と腫瘍細胞(B)．

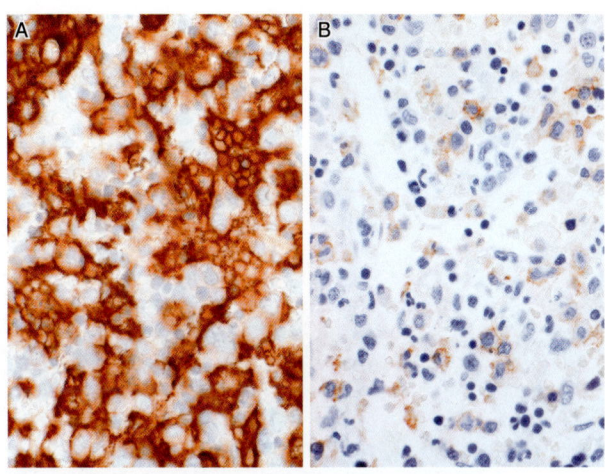

図64 侵襲性NK細胞白血病関連血球貪食症候群
CD163陽性マクロファージ(A)とCD56陽性腫瘍細胞(B)の増加．

● **血球貪食症候群または血球貪食性リンパ組織球症** hemophagocytic syndrome(HPS)またはhemophagocytic lymphohistiocytosis(HLH)

骨髄，肝，脾，リンパ節における血球を貪食した非腫瘍性マクロファージの増殖を病理学的特徴とし，発熱，汎血球減少，肝障害，血液凝固障害などの臨床症状を呈する疾患．遺伝的素因による一次性のものと二次性(後天性)のものがある．骨髄のマクロファージは生理的に赤芽球から脱核される核を貪食する機能をもつため多少の貪食物を有するが，多くは樹状様の細胞突起を有する．HPSでは大量の血小板，赤血球，時に赤芽球や白血球を貪食し，形態が丸くなる傾向があり，組織学的検索にはCD163の免疫染色が有用．

● **EBウイルス関連血球貪食症候群** EB virus(EBV)-associated hemophagocytic syndrome(EBV-AHS)

免疫不全状態にある患者や小児に見られることが多く，感染症関連のHPSの半数以上を占める．EBVが感染したCD8陽性リンパ球からTNFやIFN γが過剰産生される結果，マクロファージの異常な活性化が起こる(図61，62)．EBV感染細胞は，組織学的にEBER-1 in situ hybridizationで同定される．

● **リンパ腫関連血球貪食症候群** lymphoma-associated hemophagocytic syndrome

リンパ腫関連血球貪食症候群はEBV陽性の悪性リンパ腫，特にNK/T細胞リンパ腫や侵襲性NK細胞白血病の経過中に合併しやすい(図63，64)．また，血管内大細胞型B細胞リンパ腫にHPSを合併し，発熱，肝障害，汎血球減少を呈するものがある．骨髄は通常過形成を示し，リンパ腫細胞と血球を貪食した活性化マクロファージが見られるが，リンパ腫の浸潤が明らかでない場合もある．EBV-AHSや悪性組織球症malignant histiocytosisとの鑑別が難しいことがある．

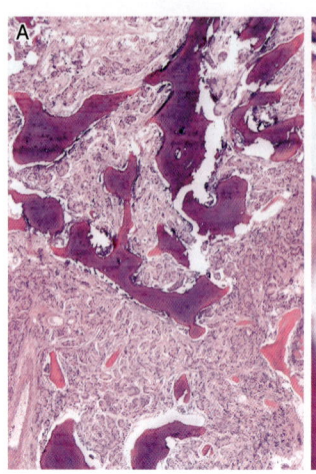

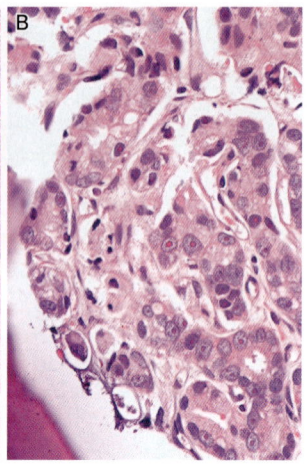

図65　前立腺癌の骨髄転移
類円形核を有する細胞の胞巣が見られ(B), 周囲の骨梁は肥厚している(A).

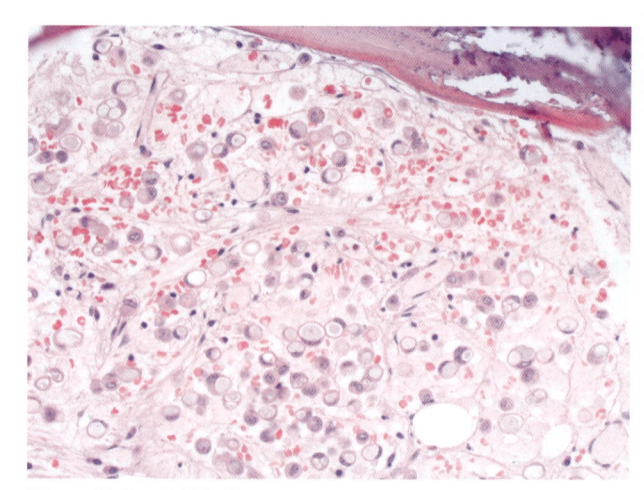

図66　乳癌の骨髄転移
細胞質内小腺腔を有する細胞が多数見られる.

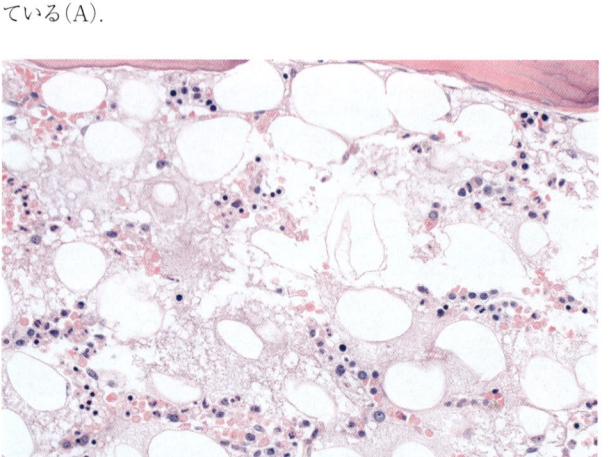

図67　膠様髄
脂肪細胞の萎縮, 粘液様物質の沈着, 造血細胞の減少が見られる.

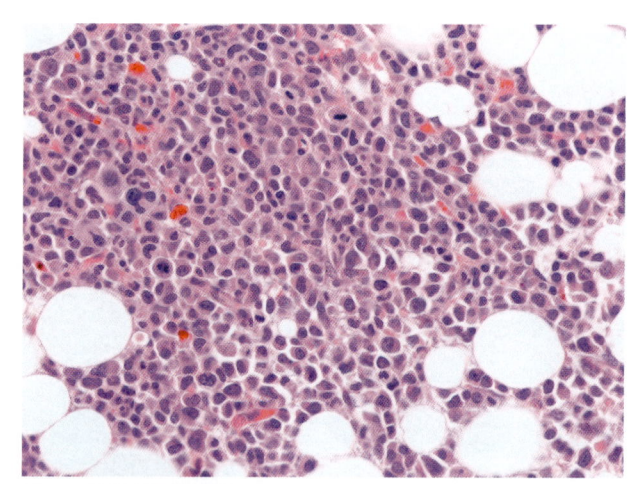

図68　移植後再生骨髄
顆粒球造血が主体の再生像.

● 癌転移　cancer metastasis

　癌腫が血行性に骨髄に転移すると, 単純X線写真像では溶骨型や硬化型(造骨型)などの骨変化をきたす. 転移しやすい癌腫は前立腺癌(図65)と乳癌(図66)で, 胃癌や肺癌もしばしばみられる.

　組織学的には腺癌が多い. 癌細胞周囲では線維化が見られ, 造血細胞は減少する. 硬化型転移では, 末梢血に涙滴赤血球や白赤芽球症が見られることがある. 原発巣の推定のために, PSA(前立腺癌), ER(乳癌), TTF-1(肺癌, 甲状腺癌)などの免疫染色が有用である.

● 膠様髄　gelatinous marrow

　膠様髄は粘液様変性 myxoid degeneration ともよばれ, 脂肪細胞が萎縮し, 間質に粘液様物質(主に酸性ムコ多糖)が蓄積する結果, 造血環境の荒廃を招き, 造血細胞の減少が見られる病態である(図67). 神経性食思不振症 anorexia nervosa など高度の低栄養状態によって起こる. 骨髄は肉眼的にゼリー状に見える.

● 移植後再生骨髄　post-transplant regenerative marrow

　骨髄移植後には, ドナー由来の細胞が生着することで骨髄造血が再開する. 好中球数が500/μLを超える時点を生着日とすると, 骨髄移植では21日前後, 臍帯血移植の場合は30日前後である. したがって, 21日目あるいは30日目に生着が確認できない場合や, その後の血球の回復が遅れている場合には, 造血状態を確認するためにしばしば骨髄が提出される.

　生着時の骨髄の再生は赤芽球系造血と顆粒球系造血(図68)が主体であり, 巨核球の再生は十分でない. この時期のマクロファージには鉄の沈着が目立つ.

29. リンパ節・リンパ組織・脾臓

松野吉宏

総論 438
　I. 標本を見る前に 438
　II. 標本の見方 438
各論 440
　●リンパ濾胞過形成 440
　●洞組織球症 440
　●反応性濾胞間過形成 440
　●伝染性単核球症 441
　●皮膚病性リンパ節症 441
　●リウマチ性リンパ節症 442
　●菊池病（亜急性壊死性リンパ節炎） 442
　●トキソプラズマ性リンパ節炎 443
　●サルコイドーシス 443
　●木村氏病 444
　●ネコひっかき病 444
　●結核性リンパ節炎 445
　●非結核性抗酸菌性リンパ節炎 445
　●ヒト免疫不全ウイルス（HIV）リンパ節症 446
　●胚中心進展性異形成 446
　●薬剤性リンパ節症 447
　●迷入組織 447
　●結節性リンパ球優位型ホジキンリンパ腫 448
　●古典的ホジキンリンパ腫，結節硬化型 448
　●古典的ホジキンリンパ腫，リンパ球豊富型 449
　●古典的ホジキンリンパ腫，混合細胞型 449
　●古典的ホジキンリンパ腫，リンパ球減少型 449
　●リンパ芽球性リンパ腫 450
　●小細胞性リンパ腫/慢性リンパ性白血病 451
　●マントル細胞リンパ腫 451
　●濾胞性リンパ腫 452
　●節性濾胞辺縁帯リンパ腫 453
　●バーキットリンパ腫 453
　●びまん性大細胞型B細胞リンパ腫 454
　●縦隔のリンパ腫 454
　●末梢性T細胞リンパ腫 455
　●血管免疫芽球性T細胞リンパ腫 455
　●未分化大細胞型リンパ腫 456
　●濾胞樹状細胞腫瘍 457
　●キャッスルマン病 458
　●移植後/免疫不全関連リンパ増殖性疾患 459
　● Rosai-Dorfman 病 459
　●リンパ節転移性腫瘍 460
　●原発不明癌 460
　●脾梗塞 461
　●慢性うっ血 461
　●感染脾 462
　●過誤腫 462
　● Gamna-Gandy 結節 463
　●髄外造血 463
　●炎症性偽腫瘍 463
　●脾濾胞辺縁帯リンパ腫 464

総論

I 標本を見る前に

1. リンパ節・リンパ組織・脾臓の主な疾患

リンパ節やリンパ組織および脾臓は、リンパ球をはじめとする種々の免疫担当細胞の分化・増殖の場であり、個体の免疫学的応答に深く関与している臓器・組織であり、表1に示す多様な疾患の場となる。特に表在リンパ節を座とする病変は、症状が自覚されやすく、また組織採取も比較的容易なことから、リンパ節生検の評価は日常病理診断における重要な分野の一つとなっている。切除生検に留まらず、節外リンパ組織などでは針生検や内視鏡生検でも評価を求められることがあるため、病理組織像に精通することが望ましい。

2. 悪性リンパ腫の分類

リンパ球の腫瘍性病変である悪性リンパ腫の診断・治療には、WHOによる病理分類が広く用いられている。これは病理組織像の特徴や形質の違いに加え、遺伝子・染色体異常の特徴によって分類されたものであるが、日常診療では表2に示すような悪性度分類に基づいた治療選択が行われることが多い。

II 標本の見方

リンパ組織病変を観察する場合は、いくつかの形態学的アプローチから分析して所見を抽出し、これらを総合的に評価していくことによって鑑別診断を絞り込むとよい。

また、下記に述べるように、低倍率もしくはルーペ像での標本観察が非常に重要な情報を提供してくれることから、顕微鏡には2×の対物レンズを用意しておくことを強くお勧めしたい。

1. 病変の構築パターンからのアプローチ（図1）

リンパ組織、特にリンパ節病変の多くは、疾病により既存構築のどの領域に組織病変の主座が分布しているかに特徴が見られる。

1）洞性パターン

反応性病変としては洞組織球症、腫瘍性病変では未分化大細胞型リンパ腫、転移性腫瘍があげられる。後2者では進行すると病変は洞外からリンパ節実質全体に及ぶ。そのほかLangerhans cell histiocytosis, Rosai-Dorfman病がこのパターンをとる。

2）濾胞性パターン

主としてB細胞増殖からなる液性免疫応答の形態学的特徴とされる。リンパ濾胞過形成の像をとる反応性病変として、小児ウイルス性リンパ節炎やHIV感染症の急性期、リウマチ性リンパ節症、Castleman病などがあげられる。腫瘍性疾患では濾胞性リンパ腫のパターンである。また境界領域病変としてprogressive transformation of germinal centers(PTGC)がある。

表1　リンパ節・リンパ組織・脾臓の主な疾患

		リンパ節（リンパ組織）	脾臓
奇形・先天異常			副脾, 無脾症, 嚢胞
循環障害		梗塞	
反応性/非腫瘍性病変	炎症・感染症	リンパ濾胞過形成, 洞組織球症, 反応性濾胞間過形成, 伝染性単核球症, 皮膚病性リンパ節症, 菊池病, トキソプラズマ性リンパ節炎, サルコイドーシス, 木村病, ネコひっかき病, 結核性リンパ節炎, 非結核性抗酸菌性リンパ節炎, IgG4関連疾患のリンパ節病変, HIVリンパ節症, Kaposi肉腫, Progressive transformation of germinal centers inclusion（卵管内膜症ほか）, 薬剤性リンパ節症	感染脾, 炎症性偽腫瘍
	その他	Rosai-Dorfman disease, Castleman病, 移植後/免疫不全関連リンパ増殖性疾患	Gamna-Gandy結節, Gaucher病, Niemann-Pick病, アミロイドーシス, 髄外造血
腫瘍性病変		悪性リンパ腫, 炎症性筋線維芽細胞腫瘍, 濾胞樹状細胞腫瘍, リンパ節転移性腫瘍	脾濾胞辺縁帯リンパ腫, その他の悪性リンパ腫, 転移性腫瘍

表2　悪性リンパ腫の病理分類と悪性度

悪性度	進行速度	該当するリンパ腫	主な初回治療選択
低悪性度	年単位で進行	濾胞性リンパ腫, 濾胞辺縁帯リンパ腫, 小細胞性リンパ腫など	限局期：放射線治療など 進行期：経過観察, 化学療法など
中悪性度	月単位で進行	マントル細胞リンパ腫, びまん性大細胞型B細胞リンパ腫, 未分化大細胞型リンパ腫, 末梢性T細胞性リンパ腫など	限局期：化学療法, 併用放射線治療など 進行期：化学療法
高悪性度	週単位で進行	リンパ芽球性リンパ腫, Burkittリンパ腫, 成人T細胞白血病・リンパ腫（リンパ腫型）	化学療法, 造血幹細胞移植など

3）濾胞周囲性パターン
　リンパ濾胞胚中心を囲繞するように病変が分布するもので，マントル細胞リンパ腫や濾胞辺縁帯リンパ腫がその好例である．
4）濾胞間パターン
　主としてT細胞浸潤からなる病態を特徴付けると理解され，ヘルペスウイルス性リンパ節炎や伝染性単核球症，サイトメガロウイルス感染症などのほか，薬剤性リンパ節症においても見られる．腫瘍ではT細胞性リンパ腫やHodgkinリンパ腫に見られる．
5）混合パターン
　既述した複数のパターンが混在するもので，日常的によく観察されるパターンである．場所や時期によって幅があるが，EBウイルスやHIV, トキソプラズマなどの感染性病原体への反応の際に見られる．
6）びまん性パターン
　リンパ節の既存構築が殆ど消失しているもので，壊死性リンパ節炎，サルコイドーシスなどや，びまん性浸潤する悪性リンパ腫などによく見られる．

2. 病変の細胞構成からのアプローチ
　一般に，組織病変を構成する細胞は多彩であるが，多彩性の程度が疾患の性格を反映していることも多い．
1) monomorphous：細胞構成がほぼ均一で単調である場合，リンパ腫などの血液細胞腫瘍である可能性が疑われる．
2) polymorphous：反応性病変の場合は形態上および機能上，多様な細胞の浸潤からなることが多い．ただし，T細胞リンパ腫やHodgkinリンパ腫など，細胞構成の多様性を特徴とする腫瘍もあるので慎重に評価する必要がある．
3) pleomorphous：異型リンパ球などからなる病変の場合，多核巨細胞を含むなど異型細胞相互の大小不同や，核形の多彩性が著しい場合がある．成人T細胞性白血病／リンパ腫の浸潤や，未分化大細胞型リンパ腫などがその代表である．

3. 出現細胞の形態・形質からのアプローチ
　病変内に目立って出現する細胞群などに注目することにより，鑑別対象疾患を想定することができる．注目すべき細胞群と関連する代表的な疾患を表3に示す．

4. 免疫組織化学染色からのアプローチ
　リンパ組織の病変に出現する細胞を分析的に観察するためには，形態所見だけでは限界がある．免疫組織化学染色による細胞のマーカー検索は，形態所見の限界を補完する重要な補助検索法の一つである．特定のマーカーをもつ細胞の所在を探すことのほかに，種々のマーカーをもつ免疫

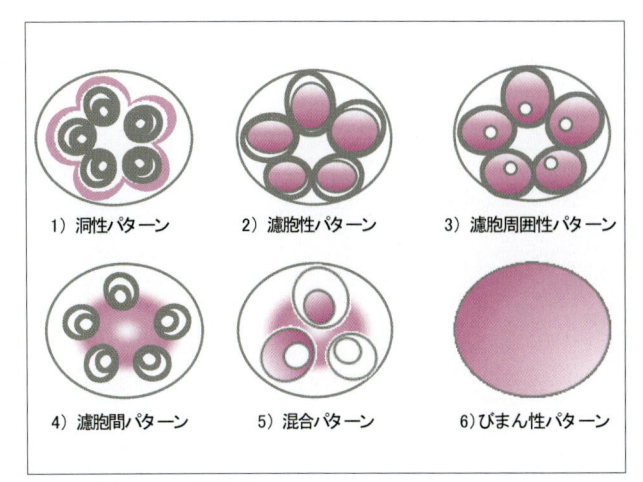

図1　病変の主な構築パターン

1）洞性パターン　2）濾胞性パターン　3）濾胞周囲性パターン
4）濾胞間パターン　5）混合パターン　6）びまん性パターン

表3　診断の手がかりとなる細胞所見と関連する主な疾患

	主な炎症性・非腫瘍性疾患	主な腫瘍性疾患
1) リンパ球系細胞		
monocytoid B-cell	トキソプラズマ性リンパ節炎 HIV性リンパ節症	濾胞辺縁帯性リンパ腫
形質細胞	Castleman病 IgG4関連疾患	リンパ形質細胞性リンパ腫 濾胞辺縁帯性リンパ腫 形質細胞腫
異型大型リンパ球様細胞	伝染性単核球症 壊死性リンパ節炎	悪性リンパ腫
2) リンパ球以外の構成細胞		
類上皮組織球	トキソプラズマ性リンパ節炎 サルコイドーシス 結核性リンパ節炎 非定型抗酸菌感染症 サルコイド様反応	末梢性T細胞リンパ腫 Hodgkinリンパ腫 マントル細胞リンパ腫
tingible-body macrophage	反応性濾胞過形成	Burkittリンパ腫 びまん性大細胞型リンパ腫
凝固壊死，核破砕物	壊死性リンパ節炎	転移性腫瘍 悪性リンパ腫
plasmacytoid dendritic cell	壊死性リンパ節炎	BPDCN
メラニン貪食組織球	皮膚病性リンパ節症	転移性悪性黒色腫
好中球・好酸球	ネコひっかき病 木村氏病 膠原病性リンパ節炎 薬剤性リンパ節症	末梢性T細胞リンパ腫 Hodgkinリンパ腫

BPDCN：芽球性形質細胞様樹状細胞腫瘍

担当細胞が病変全体の中にどのように分布しているかを低倍率で観察し，生理的なリンパ組織としての免疫学的組織構築immunoarchitectureがどのように破壊されているのか，または保持されているのかを知ることが重要である．

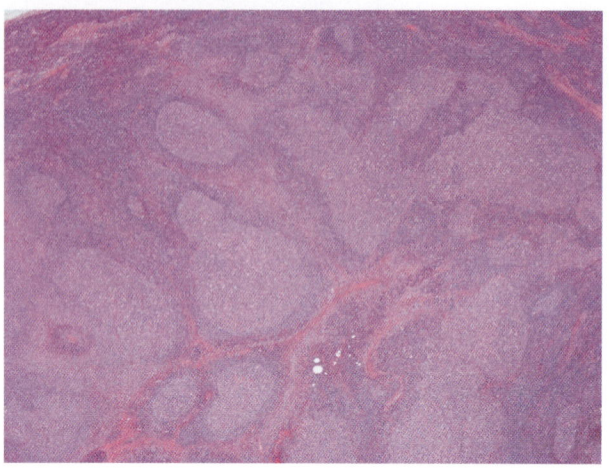

図1　リンパ濾胞過形成
リンパ濾胞は大小不同に富み，相互の癒合や奇怪な輪郭を示すなど多彩な形態をとり，髄質内にも認められる．

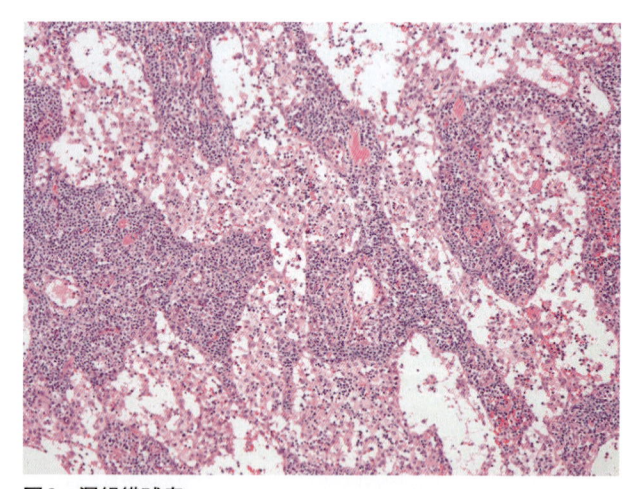

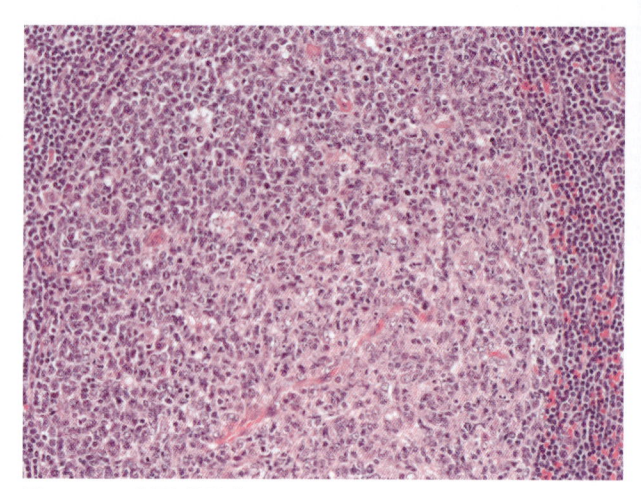

図2　リンパ濾胞過形成
胚中心の外周はマントル帯に囲まれ，内部は明調域(右下)・暗調域(左上)が識別できる．tingible-body macrophageも多い．

図3　洞組織球症
リンパ洞が著明に拡張したリンパ洞の内腔にはリンパ液とともに多数の組織球が集簇している．

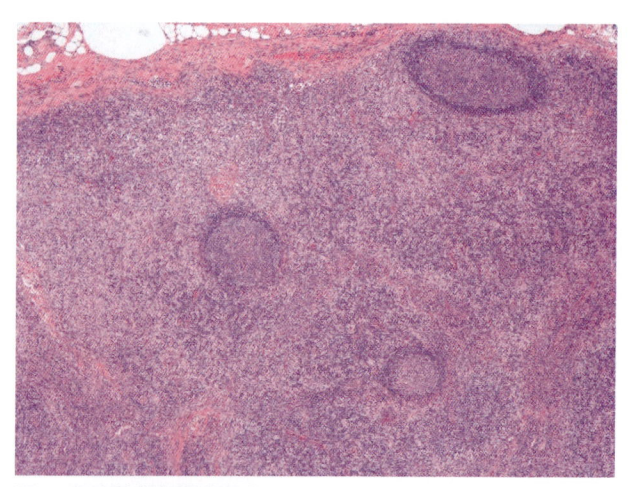

図4　反応性濾胞間過形成
リンパ節の基本構造を残したまま，萎縮性のリンパ濾胞の間を埋めるように傍濾胞領域や濾胞間領域が拡大している．

●リンパ濾胞過形成　lymphfollicular hyperplasia

細菌感染など種々の抗原刺激に対するB細胞の反応を反映した組織形態像と了解される．組織学的には，リンパ節内，特に本来のリンパ節皮質の最外層ばかりでなく，皮髄境界部や髄質内にも多数のリンパ濾胞が形成される(図1)．個々のリンパ濾胞は大小不同に富み，形状も多彩で濾胞相互の癒合や，歪で奇怪な輪郭を示すものも見られる．胚中心は顕著に拡大しており，周囲は小型リンパ球によって縁取られている．胚中心の内部では低倍率での明調域・暗調域が識別できる(図2)．高倍率では種々の核形不整を示す大小の胚中心B細胞(小型中型のcentrocyteおよび大型のcentroblast)が密に観察され，核分裂像が多く，同時にtingible-body macrophageも多数出現している．小児のウイルス感染症やHIV感染初期のほか，リウマチ性リンパ節症，Castleman病などにおいても観察されるパターンである．濾胞性リンパ腫との鑑別がしばしば問題となる．

●洞組織球症　sinus histiocytosis

リンパ節内のリンパ洞が著明に拡張し，その内腔がリンパ液とともに多数の組織球で充満した状態をいう(図3)．Rosai-Dorfman病で典型的に観察されるが，悪性腫瘍のリンパ節転移に随伴してその近傍のリンパ節にも見られることが知られている．

●反応性濾胞間過形成　reactive interfollicular hyperplasia

種々のウイルス感染症や薬剤性リンパ節腫脹では，抗原刺激に対するT細胞の反応を反映して，傍濾胞領域や濾胞間領域が拡大し多数のT細胞で満たされる．通常は種々の程度に形質細胞や大型の免疫芽球が混在し，また血管増生を随伴することも多い．リンパ節全体の基本構造は破壊されることなく，リンパ濾胞過形成を伴う場合も少なくない(図4)．

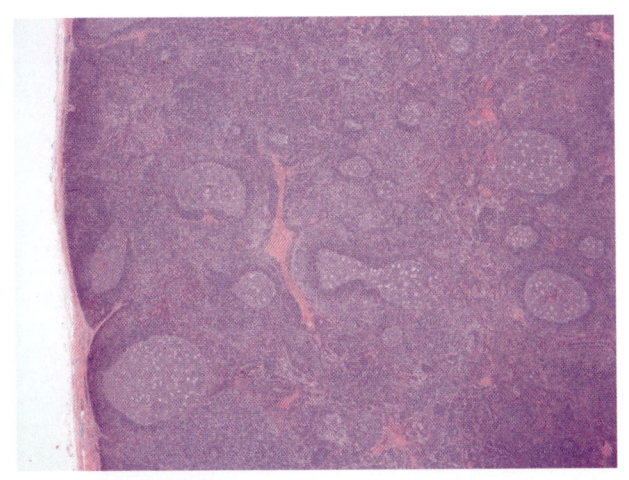

図5 伝染性単核球症
濾胞周囲領域や濾胞間領域の拡大，リンパ濾胞過形成が見られる．

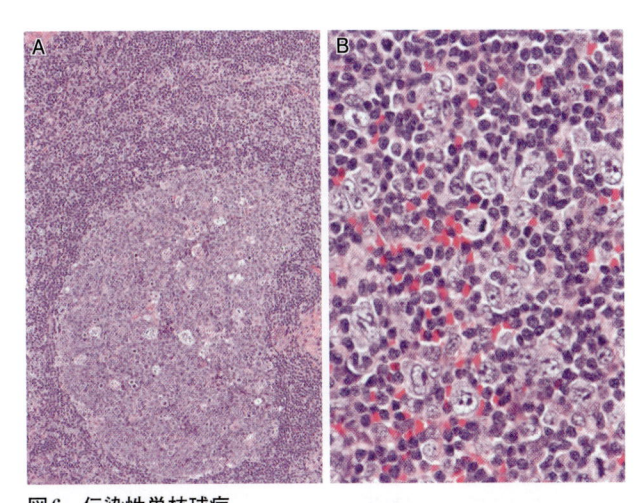

図6 伝染性単核球症
A：リンパ濾胞胚中心は腫大し，反応性過形成の所見を示す．B：濾胞間領域では大型の免疫芽球の浸潤が目立ち，核分裂像も多い．

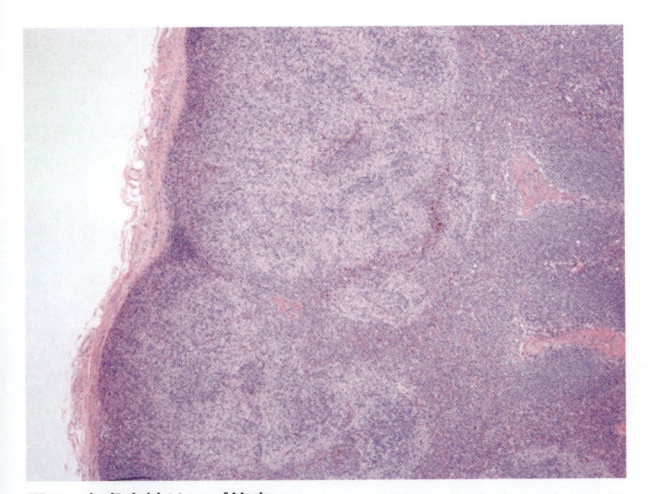

図7 皮膚病性リンパ節症
リンパ節皮質では濾胞周囲領域が顕著に拡大して，癒合性の明調域を形成している．

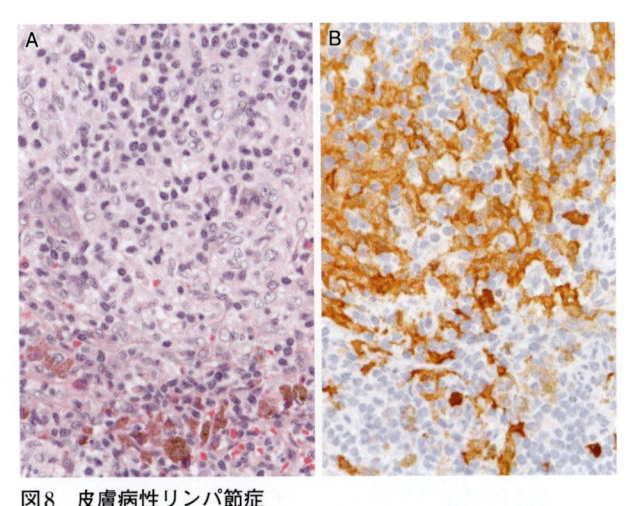

図8 皮膚病性リンパ節症
A：拡大した濾胞間領域には淡好酸性の広い細胞質をもつLangerhans細胞が多数見られるほか，メラニン色素を貪食した組織球が集簇している．B：前者はS-100陽性を示す（免疫染色）．

●伝染性単核球症 infectious mononucleosis

　若年者にみられる一過性のEpstein-Barrウイルス感染による異型リンパ球増殖症である．組織所見は生検時期によって異なるが，腫大リンパ節においては濾胞周囲領域や濾胞間領域の拡大に加えて，多少なりともリンパ濾胞過形成が見られる（図5）．濾胞間領域には，大型類円形核と明瞭な核小体をもつ免疫芽球様細胞や形質細胞，時に単球様B細胞の浸潤が目立ち，核分裂像やpyknosisが多数見られる（図6）．血管増生も多い．リンパ濾胞ではマントル層が残存し，胚中心にはしばしば大型リンパ球の比率が高く，tingible-body macrophageが多数観察されるなど過形成性を示すが，目立たない症例もある．芽球様細胞が領域性に集簇する症例ではびまん性大細胞型リンパ腫との鑑別が容易でなく，年齢，症状や経過，検査値など臨床像を十分考慮した判断が求められる．

●皮膚病性リンパ節症 dermatopathic lymphadenopathy

　紅皮症などの広汎な皮膚症状に伴って生じるリンパ節腫大である．弱拡大ではリンパ濾胞が種々の程度に腫大，残存する一方，濾胞周囲領域が顕著に拡大している．同領域には主として多数のLangerhans細胞の浸潤が見られ，その淡好酸性の広い細胞質と淡染性核を反映して明調な領域をなす（図7）．核はラグビーボールや腎形などの特徴ある不整形を示し，核縁は薄く，深い切れ込みをもつ．核小体は目立たない．これとは別にしばしば細胞質内にメラニン色素を貪食した組織球が出現する（図8）．前者はS100陽性，CD1a陽性を示し，後者はCD68やlysozymeなどが陽性を示す．本病変のみでは明らかな異型リンパ球が出現することはないが，紅皮症を呈しうるリンパ腫（菌状息肉症や成人T細胞白血病リンパ腫など）においては表在リンパ節内に本病変と少数のリンパ腫細胞浸潤が共存する場合がある．

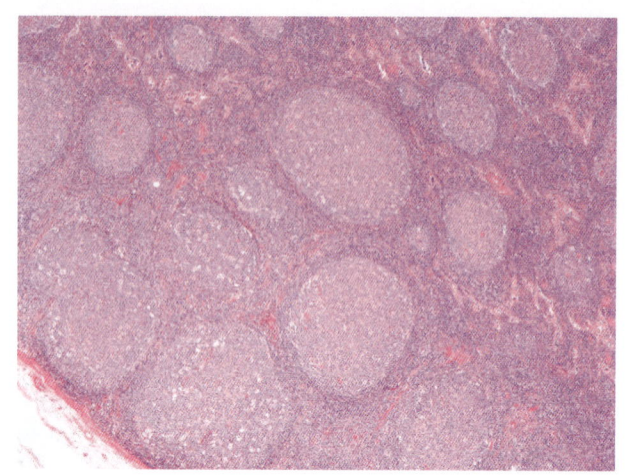

図9　リウマチ性リンパ節症
弱拡大では，旺盛なリンパ濾胞過形成が見られる(獨協医科大学・小島勝先生のご厚意による).

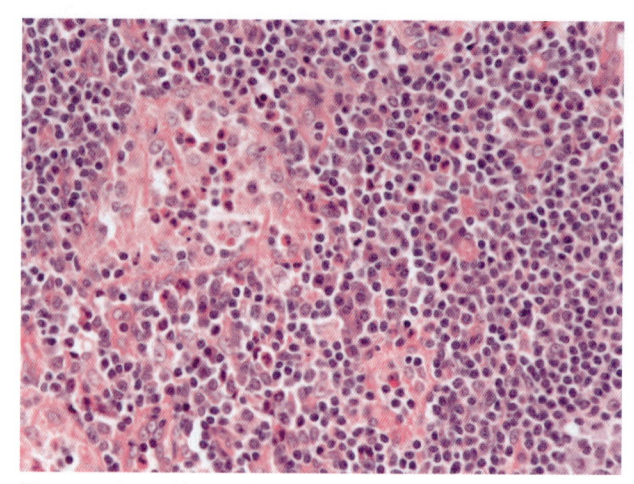

図10　リウマチ性リンパ節症
濾胞間領域には形質細胞浸潤，血管増生が見られるほか，好中球浸潤を伴う(獨協医科大学・小島勝先生のご厚意による).

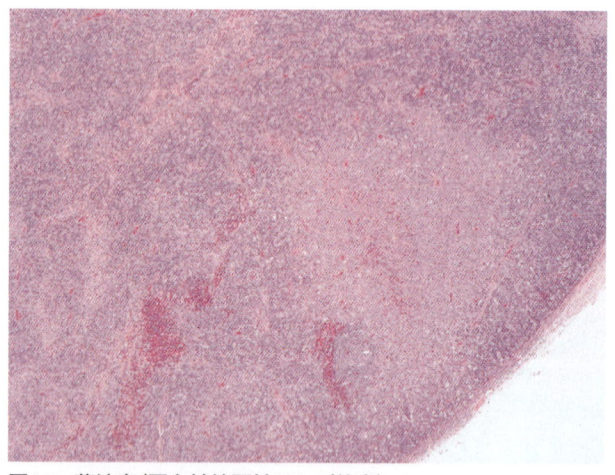

図11　菊池病(亜急性壊死性リンパ節炎)
巣状に形成された病変部が癒合性に広がり，節内構築を領域性に破壊している.

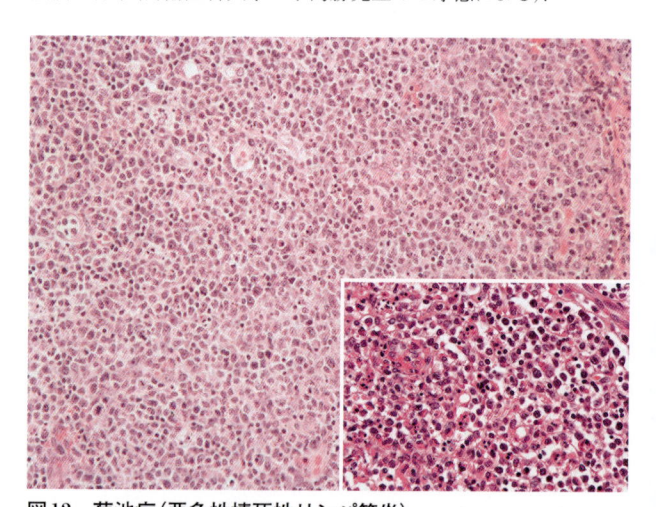

図12　菊池病(亜急性壊死性リンパ節炎)
多様な大型リンパ球様細胞および組織球を主体とする細胞浸潤と，核崩壊産物，アポトーシスなどからなる．分葉核球の浸潤は見られない.

●リウマチ性リンパ節症　rheumatic lymphadenopathy

リウマチ性関節炎をはじめとする自己免疫疾患の患者にリンパ節腫脹が見られる場合がある．組織学的には旺盛なリンパ濾胞過形成，濾胞間領域の形質細胞浸潤，血管増生を特徴とする(図9，10)．少数の好中球集簇や小壊死巣を示すこともある．リンパ球浸潤は時にリンパ節被膜や被膜外組織に及ぶ．形態所見の特異性は低いため，診断には臨床情報が必須であり，他の原因によるリンパ濾胞過形成を除外しておくことも必要である.

●菊池病(亜急性壊死性リンパ節炎)　Kikuchi disease (subacute necrotizing lymphadenitis)

20～30歳代の若年者に好発し，男女比は1：2で女性に多く，感冒様症状，発熱，解熱後の頸部リンパ節腫脹，白血球減少などを特徴とする．組織学的にはリンパ濾胞周囲および濾胞間領域などに巣状に形成された病変部が癒合性に広がり，節内構築を破壊しつつ，やがてリンパ節全体に及ぶ(図11)．病変部は，多様な大型リンパ球様細胞および組織球を主体とする細胞浸潤と，核崩壊産物(nuclear debris)，アポトーシスなどからなる(図12)．種々の程度に壊死を伴うが，壊死に乏しい症例も少なくない．ただし，本症において特徴的に好中球や好酸球浸潤を欠くことが，壊死を伴う他のリンパ節炎との際だった差異であり重要な鑑別点となる．出現する大型リンパ球様細胞はCD8陽性とCD4陽性細胞がそれぞれ多数混在する．CD8陽性細胞は細胞傷害性Tリンパ球であり，本症における増殖主体と考えられている．CD4陽性細胞にはTリンパ球や組織球のほか，CD123で同定される形質細胞様樹状細胞plasmacytoid dendritic cellが集簇性に含まれている．大型異型リンパ球の目立つ症例においては容易に悪性リンパ腫と誤認しうることから，臨床像や壊死，核崩壊産物に注目する必要がある.

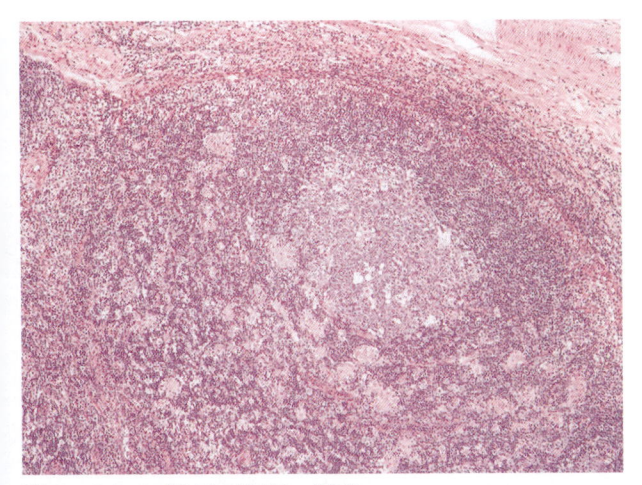

図13　トキソプラズマ性リンパ節炎
リンパ節の基本構築は保持されているが，類上皮細胞集塊が濾胞周囲に分布し，リンパ濾胞胚中心の中にも出現している．

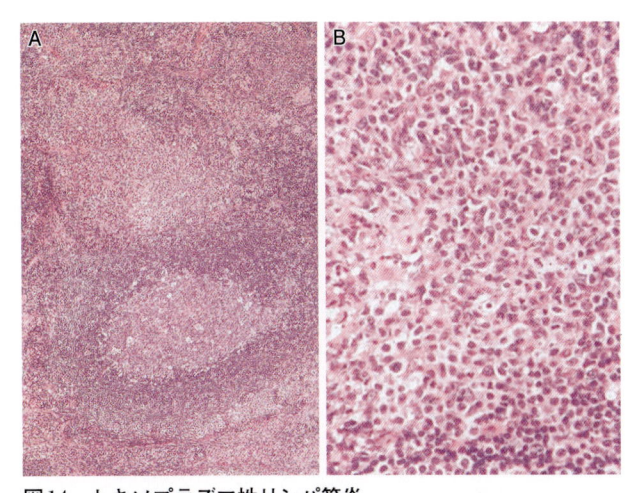

図14　トキソプラズマ性リンパ節炎
A：リンパ濾胞周囲にやや明調な領域が形成されている．B：この領域は細胞質の広い単球様B細胞の集簇からなっている．

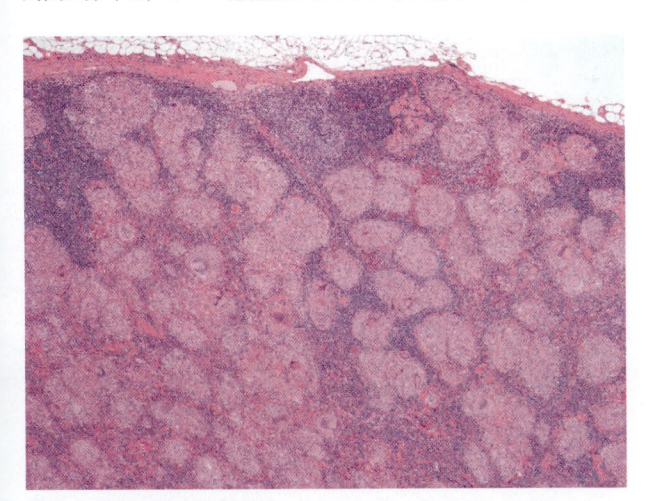

図15　サルコイドーシス
大きさの揃った類上皮細胞結節がリンパ節全体に形成され，既存のリンパ組織は圧排されている．癒合性の凝固壊死巣を欠く．

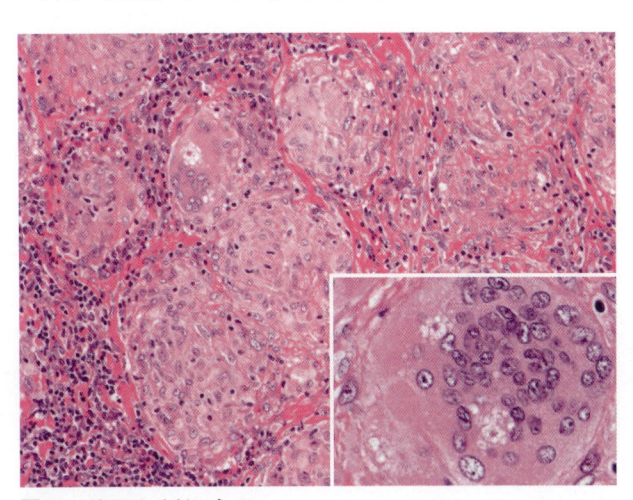

図16　サルコイドーシス
多核のLanghans型巨細胞が出現し，細胞質内にasteroid body (inset)が観察される．

●トキソプラズマ性リンパ節炎　toxoplasmic lymphadenitis

*Toxoplasma gondii*原虫の後天的感染による．若年女性に多いとされ，頸部や項部などのリンパ節腫脹が見られる．組織病変はPiringer型リンパ節炎とよばれることもあり，①リンパ濾胞過形成，②類上皮細胞肉芽腫形成，③単球様Bリンパ球集簇を3主徴とするが，リンパ節の基本構築は保持される（図13）．類上皮細胞集塊からなる小肉芽腫はしばしば過形成性リンパ濾胞胚中心の中にも出現し，診断的価値が高い．多核巨細胞は通常見られない．単球様Bリンパ球は濾胞周囲性やリンパ洞周囲に集簇し，淡明な広い細胞質をもち軽度の核形不整を示すリンパ球様細胞集団として認知される（図14）．小壊死巣が見られることもある．病理組織学的に虫体を同定するためにはPAS反応や免疫組織化学などが用いられるが一般に検出は困難であり，確定診断には血中抗体価測定を試みる必要がある．

●サルコイドーシス　sarcoidosis

全身疾患であるサルコイドーシス患者の肺門・縦隔リンパ節や表在リンパ節に見られる．リンパ節全体に及ぶ類上皮細胞結節が形成され，既存のリンパ組織は圧排され狭小化していることが多い．個々の類上皮細胞結節は結核性病変と比較するとコンパクトで大きさも揃っており，相互に癒合して大型化する傾向に乏しい．大型の結節などではごく小範囲の変性壊死巣が見られることがあるが，癒合性の凝固壊死巣はまず見られない点が結核性リンパ節炎との大きな違いである（図15）．多核のLanghans型巨細胞は比較的よく出現し，asteroid bodyやSchaumann bodyが観察されることがあるが特異的所見ではない（図16）．類上皮細胞自体は結核性病変や癌の所属リンパ節に見られるサルコイド様反応と形態上区別はできない．肺門・縦隔リンパ節病変においても肉芽腫内は炭粉貪食像を欠く．

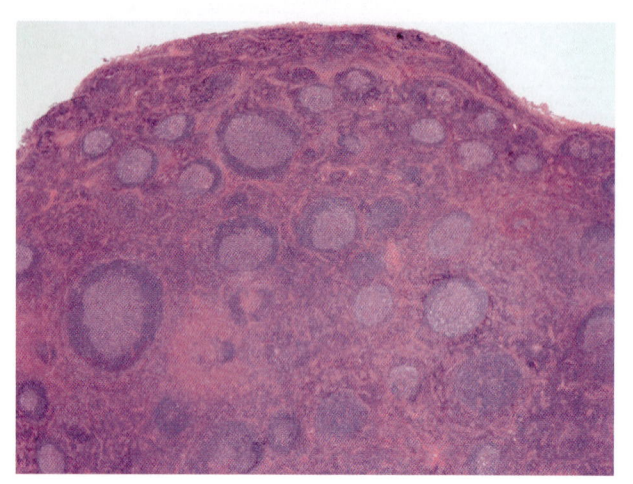

図17 木村氏病
リンパ濾胞過形成を示し，濾胞間領域に顕著な好酸球浸潤が見られる．

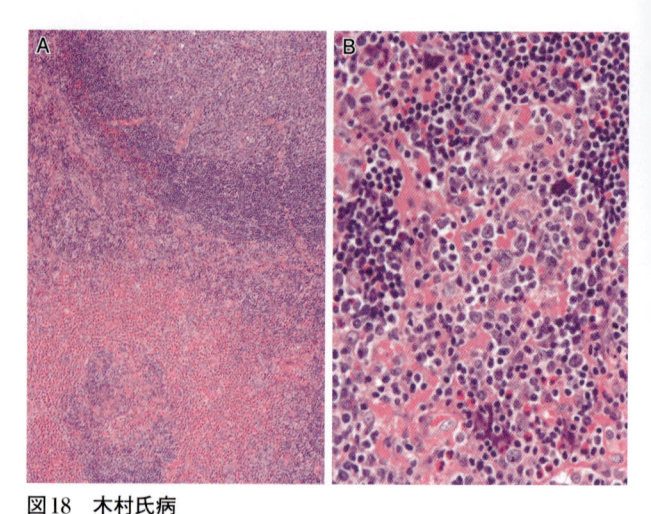

図18 木村氏病
A：好酸球浸潤が胚中心内に及びリンパ濾胞の輪郭が不明瞭になる（図左下）．B：胚中心内に淡好酸性物質の沈着が見られる．

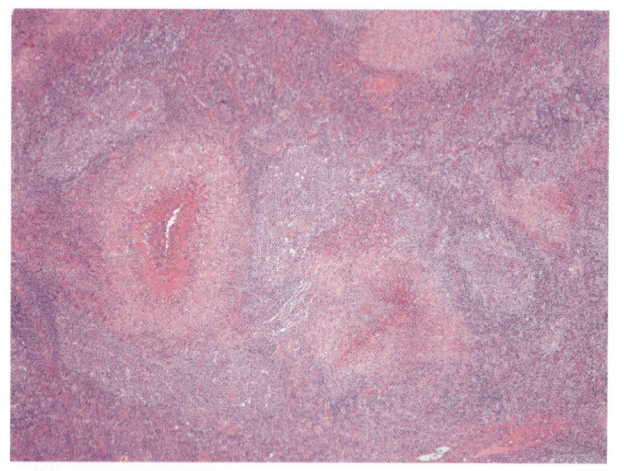

図19 ネコひっかき病
膿瘍形成を伴う肉芽腫性炎症の像を呈し，背景にリンパ濾胞過形成が見られる（久留米大学・大島孝一先生のご厚意による）．

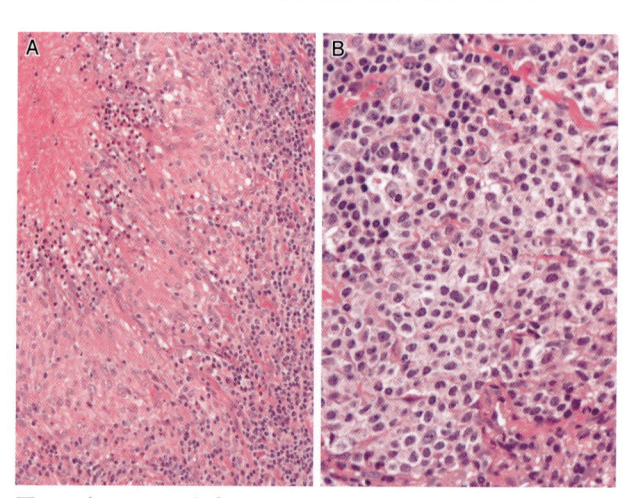

図20 ネコひっかき病
A：好中球，核破砕物や凝固壊死物などからなる膿瘍と，これを取り巻く類上皮細胞肉芽腫形成が見られる．B：しばしば単球様B細胞集簇を伴う（久留米大学・大島孝一先生のご厚意による）．

● 木村氏病　Kimura's disease

　主として頭頸部リンパ節に見られ，アジア人，男性に発生頻度が高い．組織学的には，リンパ濾胞過形成，血管増生，顕著な好酸球浸潤を特徴とする．リンパ濾胞の胚中心は反応性肥大を示し，極性は保持されている．好酸球浸潤は濾胞間領域に顕著に見られるが（図17），しばしば胚中心内に及びリンパ濾胞の輪郭が不明瞭になる場合もある．増生する血管（postcapillary venule）は壁肥厚に乏しい．陳旧化した病変では種々の程度の線維化を示すが，多少なりとも好酸球浸潤は残る．胚中心内にしばしばIgEの沈着が見られることが知られ，免疫組織化学的に証明できるが，HE染色標本でも淡好酸性物質として観察できる（図18）．血中IgE高値や好酸球増多を伴い，同様の病変が近傍の皮下組織や唾液腺などに見られる例も多く，リンパ節病変か軟部病変か判断に苦しむ場合もある．

● ネコひっかき病　cat-scratch disease

　Bartonella henselae を病原菌とする細菌性リンパ節炎で，ネコなどの動物に引っかかれるなどして感染することから，受傷した手や足の所属リンパ節である腋窩，頸部，鼠径リンパ節に見られるのが通常である．組織学的には膿瘍形成を伴う肉芽腫性炎症の像を呈し（図19），しばしばリンパ節周囲にも炎症細胞浸潤が波及している．節内では好中球，核破砕物や凝固壊死物などからなる膿瘍と，これを取り巻く類上皮細胞からなるpalisaded granulomaが見られる（図20）．Langhans型巨細胞が見られることもある．背景にはリンパ濾胞過形成が見られることが多く，更に単球様B細胞集簇や類上皮細胞の小集塊を伴う場合もあり，トキソプラズマ性リンパ節炎との鑑別が問題となる．病歴や生活歴（ペット飼育の有無など）の聴取が診断の手掛かりとなる．

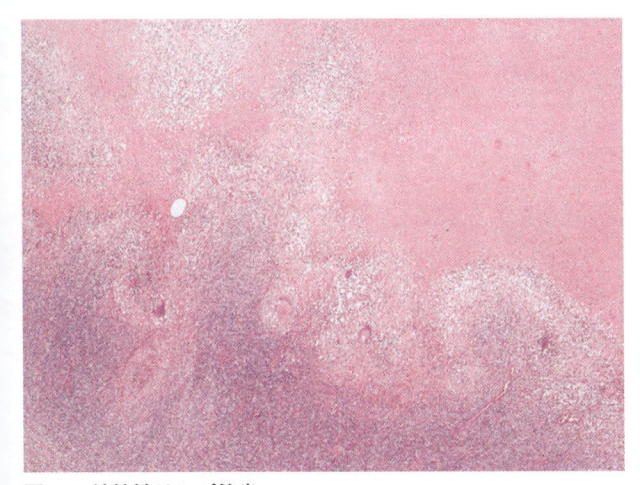

図21 結核性リンパ節炎
リンパ節内には領域性の凝固壊死巣とこれを取り巻く肉芽腫が形成される.

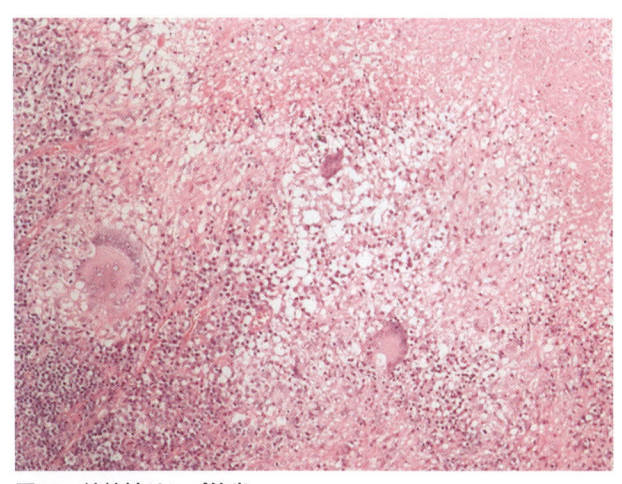

図22 結核性リンパ節炎
凝固壊死巣を囲む肉芽腫は, 類上皮細胞や多核巨細胞, リンパ球などからなる.

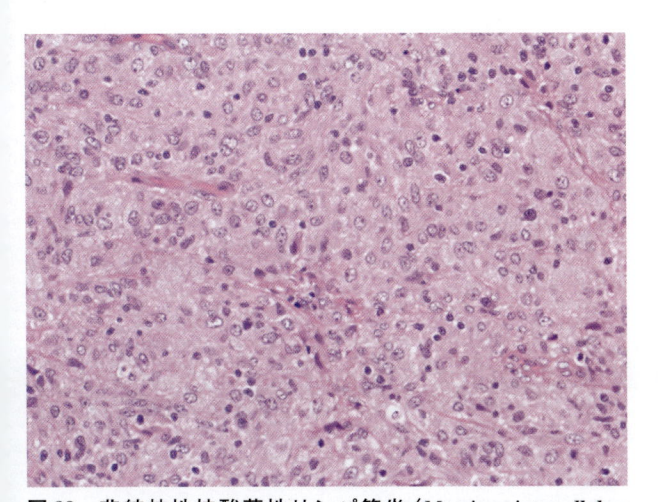

図23 非結核性抗酸菌性リンパ節炎(*M.avium-intracellulare* complex)
リンパ節の構造は消失して, 密な組織球のシート状浸潤が置換している(久留米大学・大島孝一先生のご厚意による).

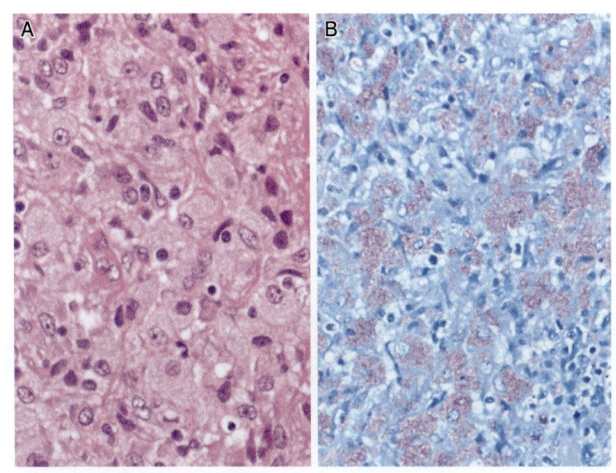

図24 非結核性抗酸菌性リンパ節炎(*M.avium-intracellulare* complex)
組織球は泡沫状の胞体内に多数の抗酸菌の菌体を含む(久留米大学・大島孝一先生のご厚意による).

●結核性リンパ節炎　tuberculous lymphadenitis

結核菌 *Mycobacterium tuberculosis* による感染性リンパ節炎である. 不規則形の類上皮細胞肉芽腫が癒合しながらリンパ節内を占拠し, その中心領域には多少なりとも凝固壊死巣を伴っている(図21). 凝固壊死はしばしば palisading を示す類上皮細胞やリンパ球, 形質細胞, 線維芽細胞などに囲繞され(図22), 加えて少数の Langhans 型多核巨細胞が出現する. 肉芽腫には病変の時期によって種々の程度に線維化や硝子化, 石灰化が見られる. 肉芽腫以外のリンパ節構造は比較的保持されている. 確定診断は結核菌の同定による. Ziehl-Neelsen 染色等の抗酸菌染色では細い桿状菌が壊死巣辺縁部などに見られることが多い. 稀には巨細胞の細胞質内に見られることもある. 典型的な組織所見を呈する病変であっても同定できないことも稀でなく, PCR などによる検査も並行して進める必要がある.

●非結核性抗酸菌性リンパ節炎　nontuberculous mycobacterial lymphadenitis

結核菌以外の抗酸菌感染症によるリンパ節炎であるが, 中でも *Mycobacterium avium-intracellulare* complex (MAI)を起炎菌とするものは特徴ある病理所見を呈し, それ以外の非定型抗酸菌(*M. marinum*, *M. fortuitum*, *M. kansasii*, *M. scrofulaceum* など)感染によるリンパ節炎と区別される. 前者は殆どが HIV 感染者に見られるもので健常者では極めて稀である. リンパ濾胞などリンパ節の構造は消失し, そのあとを埋めるように泡沫状淡明な細胞質をもつ組織球がシート状浸潤を示すが, 抗酸菌染色によりこの細胞質内に多数の抗酸菌が証明される(図23, 24). リンパ球は大きく減少している. 類上皮細胞肉芽腫の形成は不完全で, 壊死や線維化を示すことは少ない. 好中球浸潤を伴う急性化膿性炎の所見を伴っていることも多い.

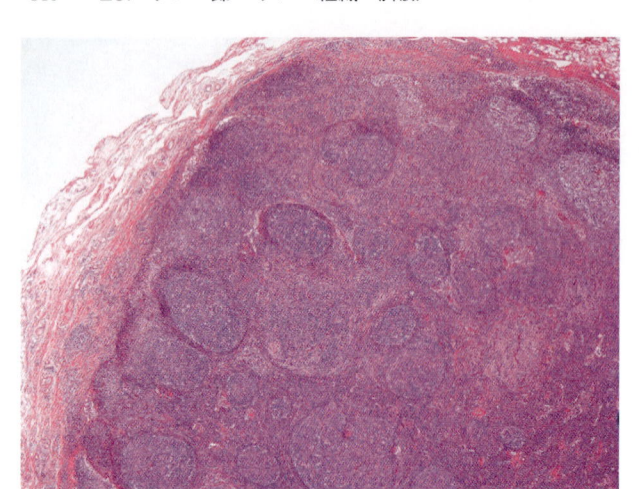

図25　ヒト免疫不全ウイルス(HIV)リンパ節症
旺盛なリンパ濾胞過形成を示す．しばしば胚中心の輪郭が不明瞭化や形態不整を呈する．

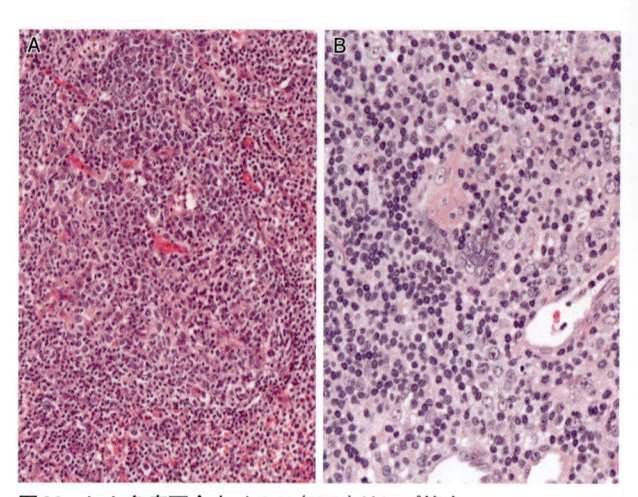

図26　ヒト免疫不全ウイルス(HIV)リンパ節症
A：胚中心の輪郭が不明瞭となる．B：濾胞間では血管増生や多彩な細胞浸潤，Warthin-Finkeldey型の多核細胞が出現する．

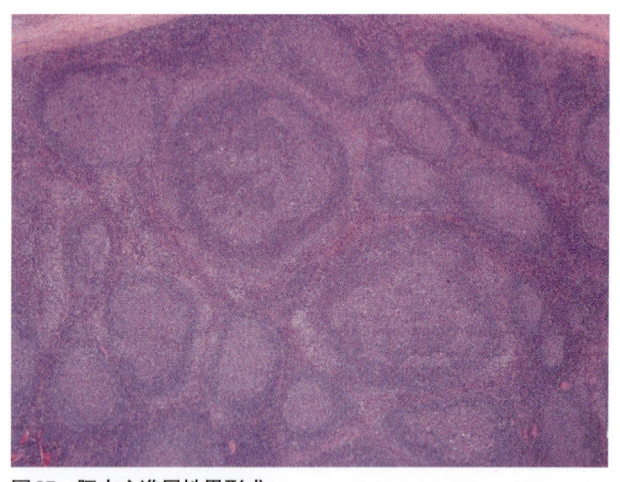

図27　胚中心進展性異形成
リンパ濾胞過形成を背景として，他のリンパ濾胞の2～3倍以上の大きさをもち，歪な胚中心を伴う輪郭不明瞭な結節性病変が見られる．

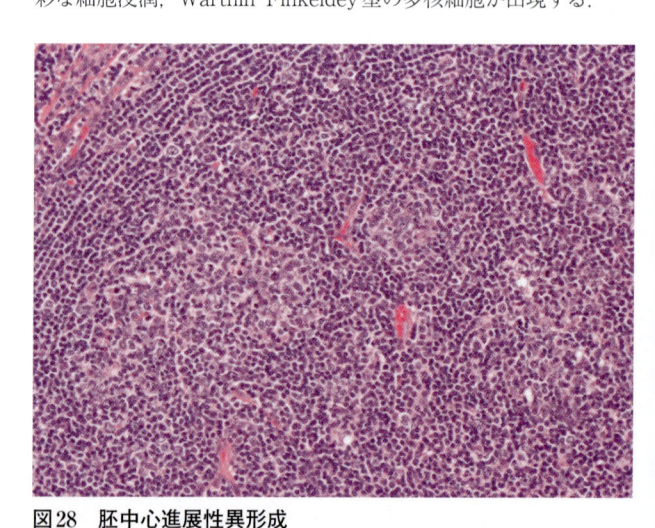

図28　胚中心進展性異形成
結節は小リンパ球に厚く囲まれたリンパ濾胞様を呈するが，内部の胚中心は分葉状や断片状などの不完全な形態を示す．

●ヒト免疫不全ウイルス(HIV)リンパ節症　human immunodeficiency virus(HIV) lymphadenopathy

　ヒト免疫不全ウイルス human immunodeficiency virus(HIV)の感染によるリンパ節炎で，時期によって様々な組織所見を呈するが，多くの場合は旺盛なリンパ濾胞過形成を示す．しばしば胚中心の輪郭が不明瞭化したり，歪な輪郭や虫食い状になるなど形態不整を呈するなど folliculolysis とよばれる所見を示す(図25)．濾胞間組織では血管増生や好中球，単球様B細胞集簇を含む多彩な細胞浸潤が見られるほか，Warthin-Finkeldey型多核細胞がしばしば出現する(図26)．病変が進行すると，節内のリンパ球数が減少してリンパ濾胞は萎縮性を示すとともに，Castleman病に類似する壁の硝子化した小血管が侵入する所見を呈し，やがて胚中心全体が硝子化を示すようになる．免疫不全に伴って種々の感染症やリンパ増殖性病変を随伴することもある．

●胚中心進展性異形成　progressive transformation of germinal centers

　リンパ節内における良悪性境界領域病変に位置付けられる病変で，背景に種々の程度のリンパ濾胞過形成を伴い，ひときわ大型で輪郭不明瞭な結節性病変(リンパ濾胞の2～3倍以上の大きさであることが多い)が形成される(図27)．結節は小リンパ球に厚く囲まれたリンパ濾胞様を呈するが，内部の胚中心は分葉状や断片状などの不完全な形態を示す(図28)．濾胞間領域は一般に狭く，類上皮組織球が目立つことがある．Reed-Sternberg巨細胞やHodgkin細胞は認められない．小児や30歳代，40歳代のやや男性優位にみられ，多くは無症状で頸部リンパ節に発生する頻度が高い．結節性リンパ球優位型Hodgkinリンパ腫へ進展する可能性のある病変と認識されている．

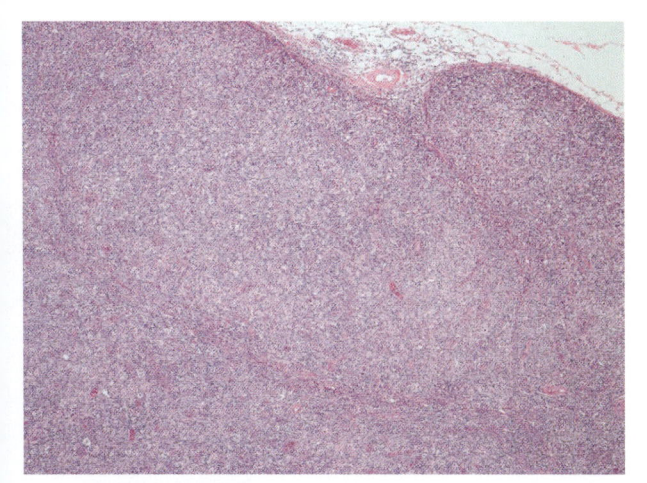

図29 薬剤性リンパ節症
サラゾピリン投与後発症例．リンパ節構造はほぼ消失している（獨協医科大学・小島勝先生のご厚意による）．

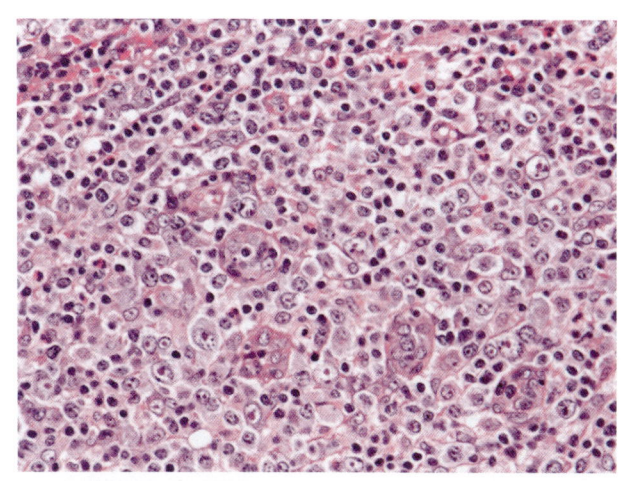

図30 薬剤性リンパ節症
大型免疫芽球が多数浸潤し，好酸球の介在，内皮細胞の腫大した血管増生も目立つ．

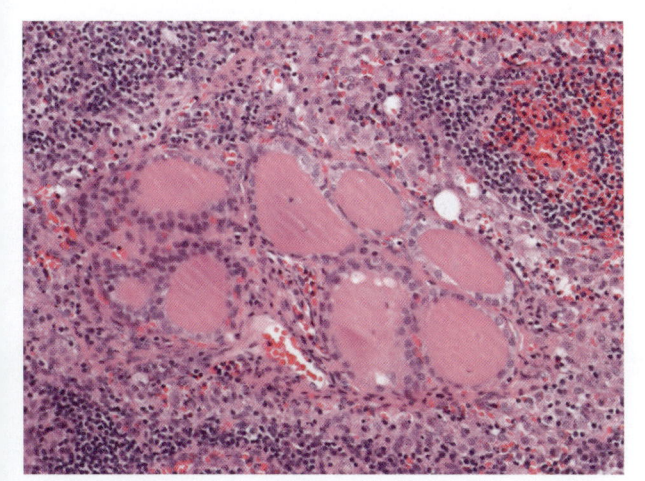

図31 inclusion
頸部リンパ節に見られた甲状腺組織の迷入．甲状腺濾胞構築，個々の上皮細胞やその核には異型性を指摘できない．

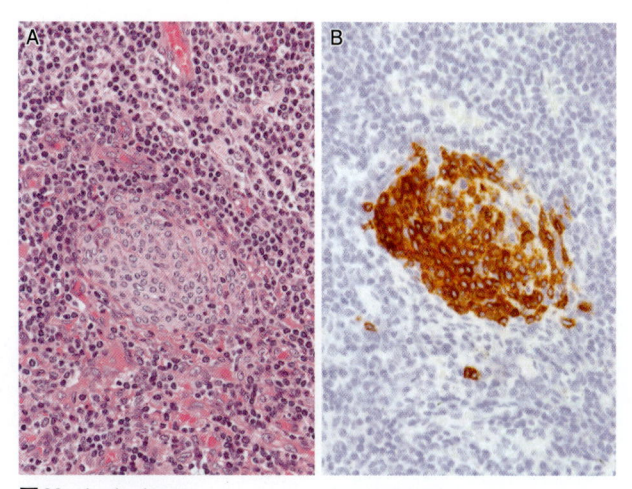

図32 inclusion
頸部リンパ節の皮質内に見られた母斑細胞胞巣の迷入．細胞異型に乏しく，悪性黒色腫とは区別される．HE染色（A），Melan A（B）に対する免疫染色．

●薬剤性リンパ節症　drug-induced lymphadenopathy

　抗菌薬，抗てんかん薬，痛風治療薬など種々の薬剤服用に伴って，全身性または限局性リンパ節腫脹をきたす場合がある．リンパ濾胞や胚中心は萎縮性のことが多く（図29），一方傍濾胞領域・濾胞間領域が拡大して多彩な炎症細胞浸潤がびまん性に見られる．好酸球や形質細胞，大型の免疫芽球浸潤が目立つ．時にReed-Sternberg細胞様細胞が見られることもある．血管増生も旺盛で内皮細胞が大型化する（図30）ことなどから，しばしばウイルス性リンパ節炎や悪性リンパ腫との鑑別に苦しむ．本病変ではEBVの関与は通常みられず，Reed-Sternberg細胞様細胞も定型的な形質（CD45−，CD30＋，CD15＋）は示さない．通常は投薬中止によって可逆性に縮小することから，年齢，発熱や皮疹の性状などの全身症状に加え，疑わしい薬剤の投薬歴の有無などの臨床情報を十分把握することが大切である．

●迷入組織　inclusion

　リンパ節内には稀に上皮構造や母斑細胞の迷入が見られ，悪性腫瘍のリンパ節との識別に苦しむことがある．上頸部リンパ節では唾液腺導管や腺房，下頸部リンパ節では甲状腺濾胞（図31），腋窩リンパ節では乳管組織や筋上皮細胞などがそれぞれ見られる．母斑細胞胞巣はリンパ節被膜などの結合組織に見つかることが多く（図32），稀にはリンパ節実質内に見られる場合もあることに注意を要するが，辺縁洞などのリンパ管や血管内に見られることはない．いずれの場合も，これら迷入細胞集団を構成する個々の細胞に多形性や異型性を欠くことに加え，筋上皮細胞の関与などの胞巣構築，リンパ節の解剖学的部位，リンパ節内における胞巣の局在部位などに基づいて転移性腫瘍との鑑別が行われるが，実際には異型度の低い癌の転移などとの明確な鑑別診断が困難な場合も経験される．

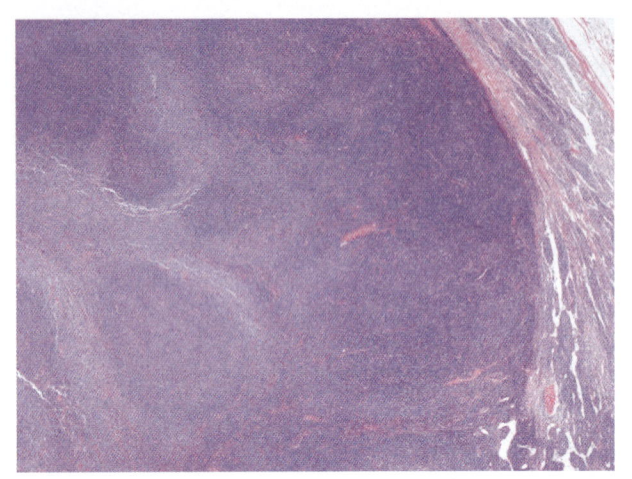

図33 結節性リンパ球優位型Hodgkinリンパ腫
既存のリンパ節構築は圧排され，辺縁不整な結節状をなす小リンパ球集簇により置換されている．

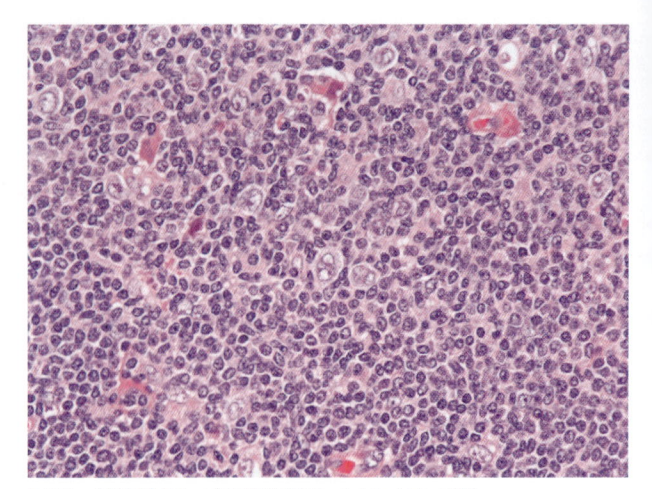

図34 結節性リンパ球優位型Hodgkinリンパ腫
結節の内部には大型分葉の明るい核をもつL&H cellが孤立散在性に出現する．

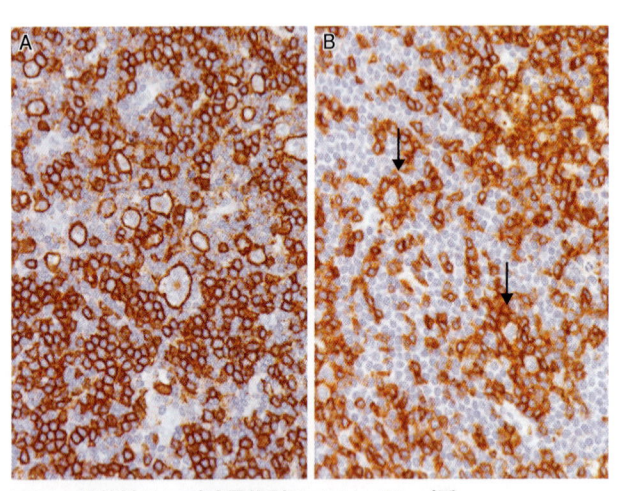

図35 結節性リンパ球優位型Hodgkinリンパ腫
A：CD20に対する免疫染色．L&H cellは常にCD20陽性を示し，CD30陰性CD15陰性である．B：CD3に対する免疫染色．L&H cellの周囲をCD3陽性小型T細胞がロゼット状に取り囲む（矢印）．

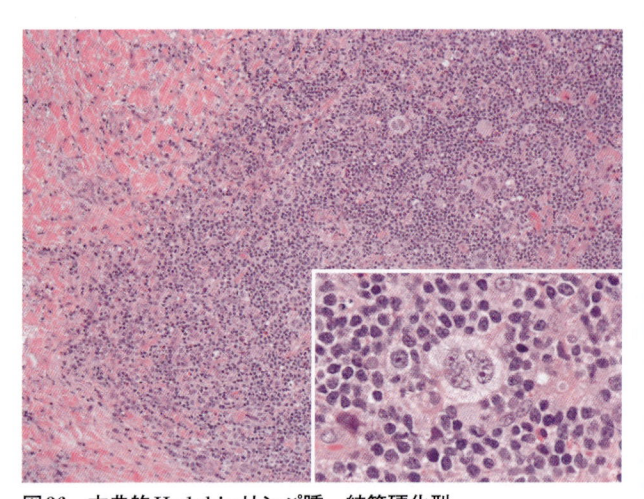

図36 古典的Hodgkinリンパ腫，結節硬化型
リンパ球集簇巣が硝子化線維束によって囲まれて結節性を呈する．結節内には，lacunar cellとよばれる形態特徴を示す大型特異細胞が孤立性や集簇性に出現している（inset）．

●結節性リンパ球優位型ホジキンリンパ腫　nodular lymphocyte predominance Hodgkin lymphoma

　Hodgkinリンパ腫の中で特異な形態形質を示す一亜型である．若年者の頸部など片側の表在リンパ節に限局し，経過は緩徐である．リンパ節構築は辺縁不整な結節をなす小リンパ球集簇で置換され（図33），内部には大型分葉の明るい核をもつ特異細胞（L&H cellもしくはpopcorn cellとよばれる）が孤立散在性に出現する（図34）．古典的Hodgkin病の特徴とされるReed-Sternberg細胞とは，核小体が小型であることや，CD45に加えてCD20をはじめとするB細胞抗原を常に発現すること，通常CD30陰性CD15陰性であることなどから区別される（図35）．背景には結節状集簇を示す小型B細胞のほか，多数のT細胞や類上皮組織球からなる．通常，壊死や顕著な線維化は伴わない．胚中心進展性異形成と鑑別困難な場合もある．

●古典的ホジキンリンパ腫，結節硬化型　chassical Hodgkin lymphoma, nodular sclerosis

　主として若年者，特に女性優位に発症し，しばしば前縦隔に硬化性腫瘤を伴う．リンパ節被膜を含め，種々の程度に硝子化を示す厚い線維束形成を特徴とし，この線維化によってリンパ球集簇巣が結節性を呈する．結節内には，腫瘍細胞である大型特異細胞（CD30＋，CD15＋/－，CD45－，CD20－/＋）が孤立散在性，または小集団をなして出現する．これらは弱々しく淡明な広い細胞質と単核または複数の異型核をもち，核小体はあまり顕著でないことが多い．標本固定時の細胞質収縮によって細胞周囲に空隙ができて見えることからlacunar cellとよばれる（図36）．この腫瘍細胞の背景には小リンパ球，形質細胞，好酸球，好中球，組織球など多彩な炎症細胞浸潤が見られる．症例によっては腫瘍細胞が胞巣状集簇をなして観察される（syncytial variant）．

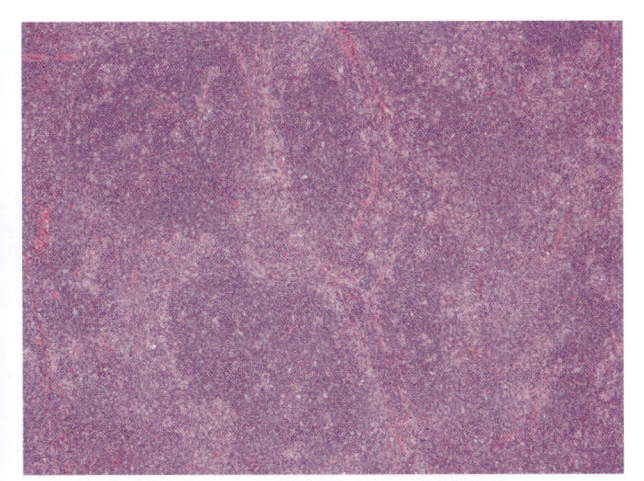

図37 古典的Hodgkinリンパ腫，リンパ球豊富型
弱拡大所見では緩やかな結節性増殖パターンを示す．

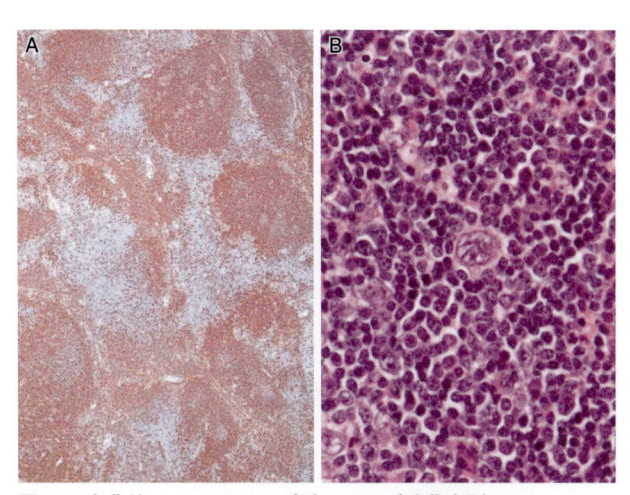

図38 古典的Hodgkinリンパ腫，リンパ球豊富型
A：結節は小型Bリンパ球からなる（CD20免疫染色）．B：Reed-Sternberg細胞は他の古典的Hodgkinリンパ腫と同じ形態を示す．

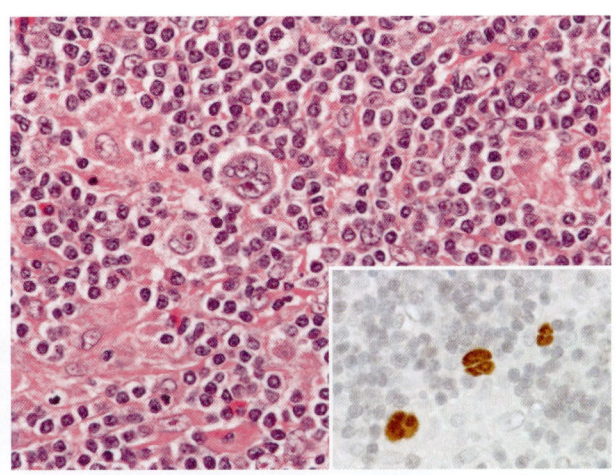

図39 古典的Hodgkinリンパ腫，混合細胞型
ミラーイメージを呈するHodgkin-RS細胞が孤立散在性に出現し，背景には多彩な炎症細胞浸潤が種々の程度に見られる．insetはEBER in-situ hybridization陽性を示す．

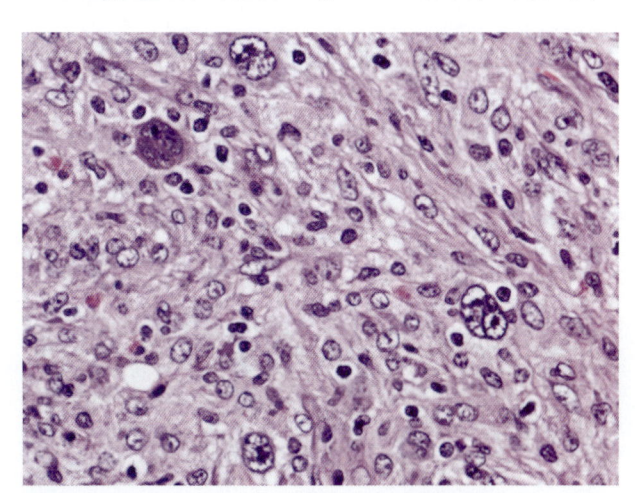

図40 古典的Hodgkinリンパ腫，リンパ球減少型
線維増生を背景として，著しい多形性を示すHodgkin-RS細胞が散在性に出現し，背景に少数ながらリンパ球や好酸球などを伴う（久留米大学・大島孝一先生のご厚意による）．

● **古典的ホジキンリンパ腫，リンパ球豊富型** classical Hodgkin lymphoma, lymphocyte-rich

末梢のリンパ節を侵す例が多く，発症は男性優位とされる．弱拡大所見では結節性リンパ球優位型Hodgkinリンパ腫に類似する結節性増殖パターンを示す（図37）が，その結節内部に散在性に分布するReed-Sternberg細胞は他の古典的Hodgkinリンパ腫と同じ形態・形質（CD30＋，CD15＋/－，CD45－，CD20－/＋）を示す（図38）ことから両者は明確に区別される．暗調の結節は小型リンパ球のシート状の浸潤からなっており，その大半はB細胞である．部分生検では結節性増殖パターンが不明瞭なこともある．

● **古典的ホジキンリンパ腫，混合細胞型** classical Hodgkin lymphoma, mixed cellularity

リンパ節の大半にびまん性浸潤が見られることが多く，時に壊死巣も見られる．ミラーイメージを呈する核所見など典型的な形態を示すHodgkin-RS細胞が孤立散在性に出現し，背景にはリンパ球，形質細胞，組織球，好酸球や好中球など多彩な炎症細胞浸潤が種々の程度に見られる（図39）．特に好酸球は多数に及ぶことがある．EBVの関与がおよそ75％で示されるとされている．

● **古典的ホジキンリンパ腫，リンパ球減少型** classical Hodgkin lymphoma, lymphocyte depletion

古典的Hodgkinリンパ腫の1～5％以下とされる稀な亜型である．リンパ節には広く線維化が見られ，リンパ球などの有核細胞数が減少しており，その中に著しい多形性を示すHodgkin-RS細胞が散在性に出現し，背景に少数ながらリンパ球や好酸球などを伴う（図40）．線維化は，古典的Hodgkinリンパ腫結節硬化型のように幅広い線維束形成や硝子化を示すことは少なく，細線維の集合からなる．線維芽細胞の増殖は必ずしも顕著ではない．

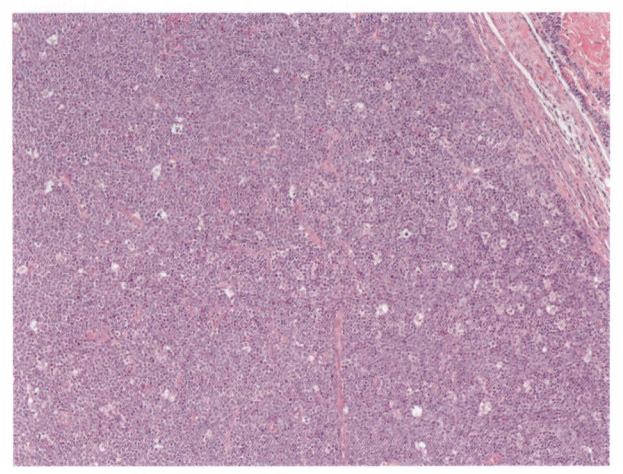

図41　リンパ芽球性リンパ腫
リンパ節全体にわたって既存構築は完全に消失し，均質感のあるびまん性病変で置換される．starry-sky patternが見られる．

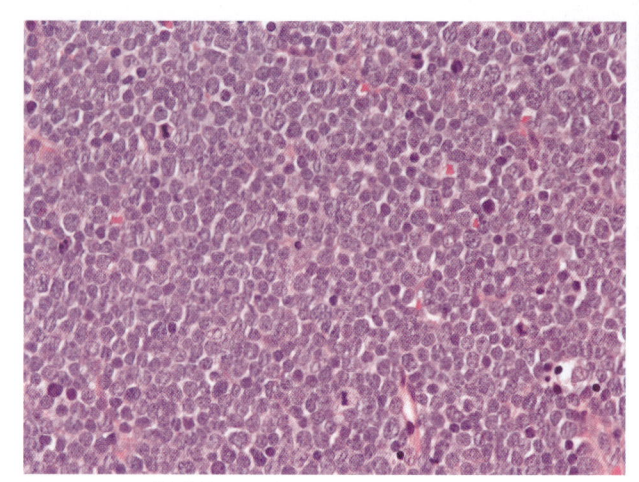

図42　リンパ芽球性リンパ腫
腫瘍細胞は，類円形核をもち細胞質は少量でN/Cが高い．核クロマチンは均質で細かく，核小体は不明瞭，均一感が強い．

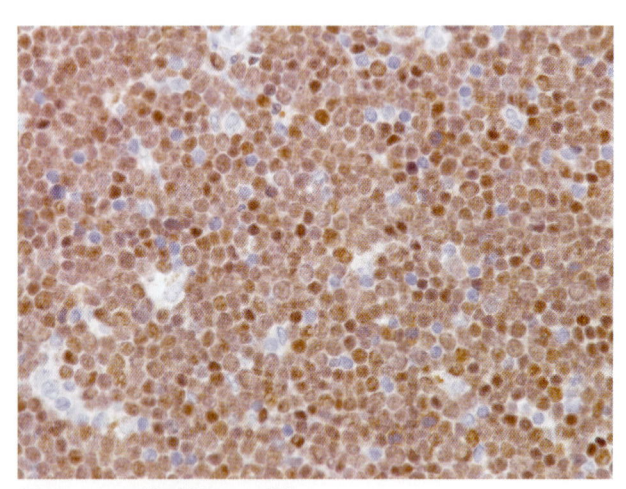

図43　リンパ芽球性リンパ腫
TdTに対する免疫染色．ほぼ全ての腫瘍細胞核が種々の程度に陽性を示す．

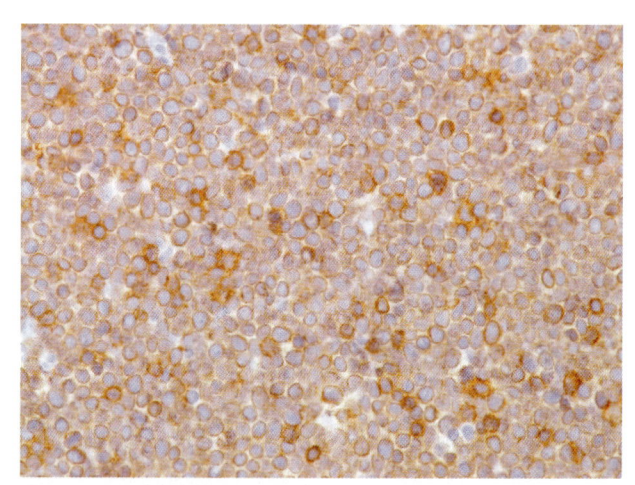

図44　リンパ芽球性リンパ腫（Tリンパ芽球性リンパ腫）
CD3に対する免疫染色．細胞質内に陽性を示す．

●リンパ芽球性リンパ腫　lymphoblastic lymphoma

　リンパ球としての成熟過程の前駆段階にある未熟なリンパ球（リンパ芽球）の腫瘍と理解される，進行の速いリンパ腫である．本腫瘍（lymphoblastic lymphoma：LBL）が主として節性あるいは節外性腫瘤形成を示すのに対し，同様の形態形質を示す腫瘍細胞が末梢血や骨髄への浸潤を主たる臨床像とする症例は急性リンパ芽球性白血病acute lymphoblastic leukemia（ALL）とよばれるが，両者は同一疾患カテゴリーとみなされておりALL/LBLと総称されることも多い．Tリンパ芽球性リンパ腫（T-LBL）とBリンパ芽球性リンパ腫（B-LBL）があり，前者は若年男性に多く半数以上に前縦隔腫瘤を伴うのに対して，後者は年齢分布がやや広く，前縦隔腫瘤を欠き，節外病変は皮膚や骨が多いなど臨床像が異なるが，病理形態学的には共通点が多く，両者の鑑別は最終的には形質解析による．弱拡大では，リンパ節のほぼ全体にわたって既存構築は完全に消失し，均質感のあるびまん性病変で置換される（図41）．リンパ節被膜を越えて節外組織にも浸潤が及ぶ場合は，腫瘍細胞が1列の索状配列をなして膠原線維束の間に侵入する所見（single cell filing）がよく見られる．壊死を見ることは少ないが，星空像（starry-sky appearance）を示す例は稀でない．個々の腫瘍細胞は組織球の核とほぼ同じかやや小さいことが多く，類円形核をもち細胞質は一般に少量でN/Cが高い（図42）．適切に固定された標本では核クロマチンは均質で細かく，核縁は薄い．核小体は不明瞭である．核形は多少なりとも不整を示すが，上記のクロマチン形態所見によって観察時に受ける均一感が強い．核分裂像は非常に多い．免疫染色では殆どの例でTdT陽性を示すことが重要である（図43）．このほかT-LBLではCD3（図44），CD1aなどが，B-LBLではCD20，CD79a，CD99などが診断上重要な形質である．

各論　451

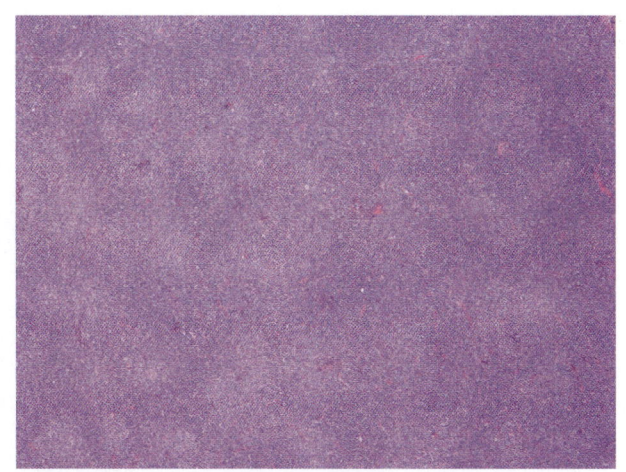

図45　慢性リンパ性白血病/小細胞性リンパ腫
小型リンパ球からなる暗調の均一な背景に，境界不明瞭な明調域（増殖中心）が不規則に分布している．

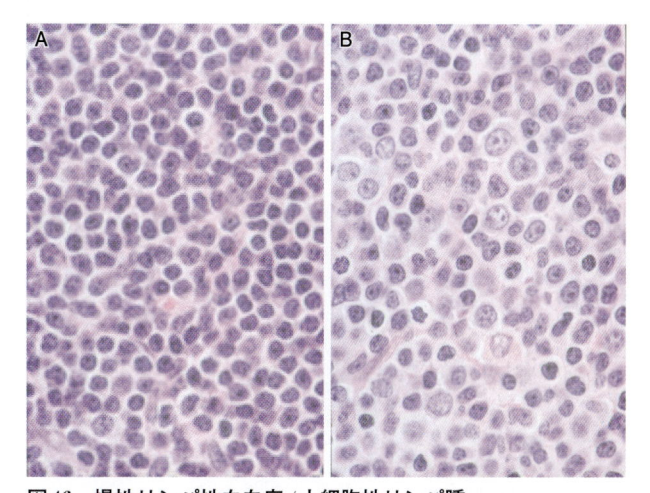

図46　慢性リンパ性白血病/小細胞性リンパ腫
A：暗調域をなす腫瘍性リンパ球は小型で，反応性小リンパ球と区別が難しい．B：明調域には大型リンパ球が集簇している．

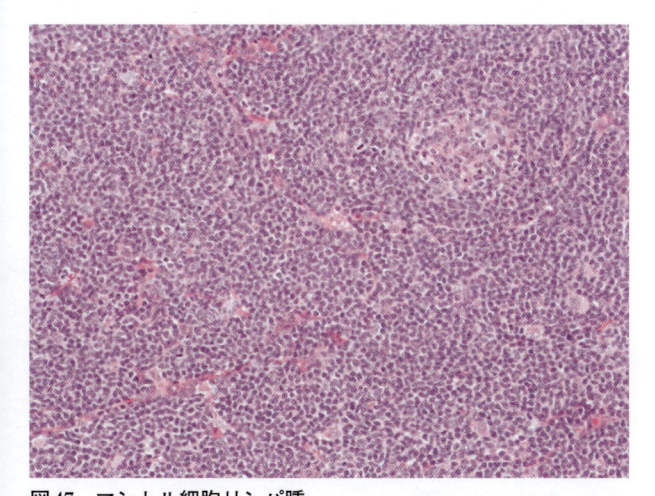

図47　マントル細胞リンパ腫
比較的単調な異型リンパ球が，萎縮状の胚中心（naked germinal center）を残してびまん性浸潤する像を示す．

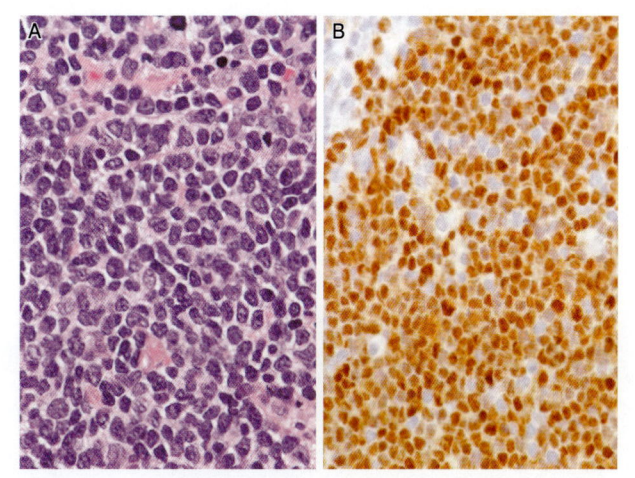

図48　マントル細胞リンパ腫
A：腫瘍細胞は小型ないし中型で細胞質に乏しく，核にくびれが強く，単調な浸潤を示す．B：免疫染色では核内にcyclin D1陽性を示す．

● 小細胞性リンパ腫/慢性リンパ性白血病　small lymphocytic lymphoma/chronic lymphocytic lymphoma

　小型Bリンパ球を主体とするリンパ腫．末梢血中の細胞数が5,000/mm^{3}以上の場合は慢性リンパ性白血病（CLL），それよりも細胞数が少なくリンパ節腫脹が認められる場合は小細胞性リンパ腫（SLL）と診断される．中高年（年齢中央値65歳）．男女比2：1．通常は無症状であるが，貧血，血小板減少，肝脾腫やリンパ節腫大などが発見契機になる．生検リンパ節では，極めて単調な小型リンパ球のびまん性増殖からなる暗調域を背景に，前リンパ球prolymphocyte，核小体明瞭でやや大型の傍免疫芽細胞paraimmunoblastを混じる明調の偽濾胞構造（増殖中心ともよばれる）が分布する（図45，46）．経過中，大細胞転化を示すことがありRichter症候群とよばれる．免疫染色ではCD20のほかCD5陽性，CD10陰性で，しばしばCD23陽性である．

● マントル細胞リンパ腫　mantle cell lymphoma

　正常リンパ濾胞マントル層（暗殻）に存在する小型〜中型B細胞由来と考えられる腫瘍である．腫瘍細胞は一般に細胞質に乏しく，核にくびれがあり，大きさが小型と中型の中間，すなわち中間型細胞の極めて単調な増殖を特徴とする．増殖パターンは様々でびまん性，結節様，萎縮状の胚中心を残して，その外側にびまん性ないし結節状に浸潤する特徴的なマントルゾーンパターンmantle zone patternなどを示す（図47）．血管硬化像を伴い，壊死傾向は少ない．マクロファージや類上皮組織球の浸潤を見ることもある．組織学的な亜型として，リンパ芽球様形態と多数の分裂像（＞10/10HPF）を示すclassic blastoid variantと，核のくびれが強く多形性に富むpleomorphic blastoid variantがある．これらは特に予後不良といわれる．診断には，CD20に加えてCD5陽性，cyclin D1陽性を示すことが重要である（図48）．

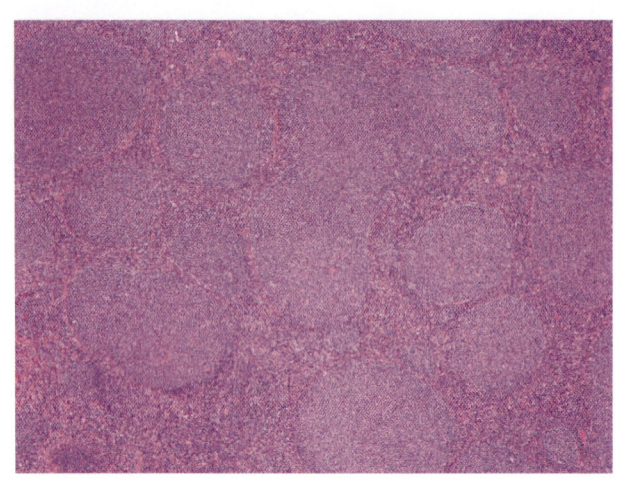

図49 濾胞性リンパ腫
独立性のあるリンパ濾胞様結節が密な増殖を示す．腫瘍性濾胞の大きさや形は比較的よく揃っており，マントル層は保たれている．

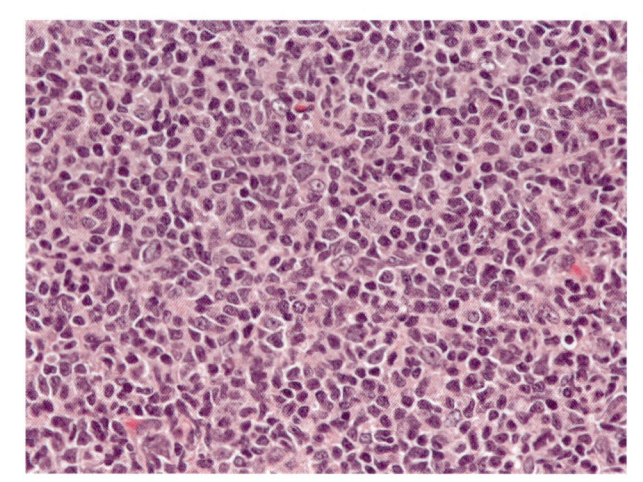

図50 濾胞性リンパ腫
腫瘍性濾胞はsmall cleaved cell，non-cleaved cellの混在からなる．tingible-body macrophageは殆ど見つからない．

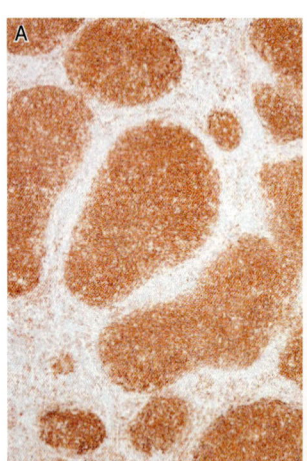

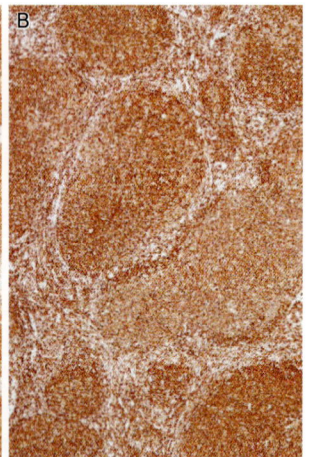

図51 濾胞性リンパ腫
免疫染色（A：CD10，B：bcl-2）では，腫瘍性濾胞がCD10陽性細胞から構成され，かつbcl-2陽性を示している．濾胞間領域の非腫瘍性リンパ球であるT細胞もbcl-2陽性を示す．

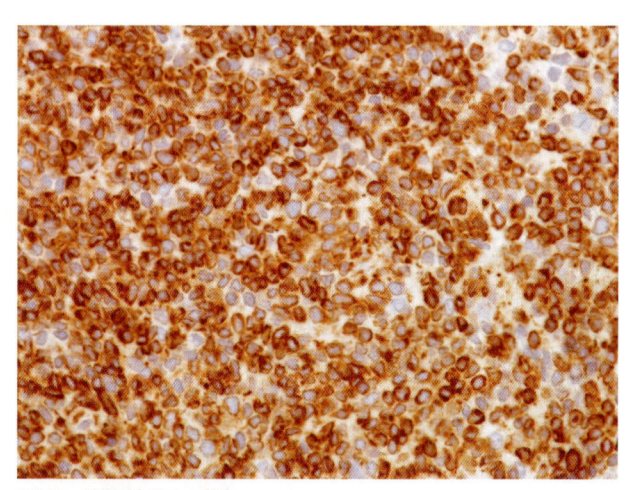

図52 濾胞性リンパ腫
bcl-2に対する免疫染色．腫瘍性濾胞内には多数のbcl-2陽性リンパ球が見られ，その多くは種々の核形不整を示す．反応性濾胞過形成では見られることのない所見である．

● 濾胞性リンパ腫　follicular lymphoma

　二次リンパ濾胞を形成する胚中心構成細胞由来と考えられるリンパ腫で，病変の少なくとも一部に，独立性のあるリンパ濾胞様結節が密な増殖を示す．時に類似した弱拡大パターンを示すことのあるリンパ腫の他病型に比べて最も明瞭な結節を形成しやすいといえる．腫瘍性濾胞の大きさや形は比較的よく揃っており，マントル層は菲薄であっても保たれていることが多い（図49）．腫瘍性濾胞を構成する異型リンパ球は，核のくびれの目立つ小〜中型細胞（small cleaved cell, centrocyte）と水泡状核をもつ大型細胞（non-cleaved cell, centroblast）の種々の程度の混在からなる（図50）．大型細胞の出現頻度により組織学的にgrade 1〜3Bに分類されている．反応性濾胞過形成に比べると，濾胞様結節の輪郭が整った膨張性発育を示すことが多く，胚中心に本来見られる明調域・暗調域の識別ができない，細胞密度が高く，しかも核分裂像が少ない，tingible-body macrophageの出現が少ないか殆ど見つからない，などの組織形態の違いが観察される．時に濾胞様結節が萎縮性に見える症例，濾胞様結節間領域の拡大が目立つ例，時に硝子化した膠原線維の増生による硬化像を伴う症例などの非典型例もあるので注意を要する．また，特にgradeの高い例では濾胞形成が崩れてびまん化傾向を示す領域が観察されることも少なくない．免疫染色では，B細胞の形質であるCD20に加えて殆どの例でCD10，bcl-6陽性を示す（図51）．濾胞過形成との鑑別診断のために最も重要な形質はbcl-2であり，前述の異型リンパ球は通常bcl-2陽性を示し（図52），濾胞過形成における胚中心B細胞がbcl-2陰性であることと対照をなす．ただし，いずれの場合も非腫瘍性リンパ球であるT細胞が種々の程度に介在しており，これらは常にbcl-2陽性であるため注意深い観察が求められる．

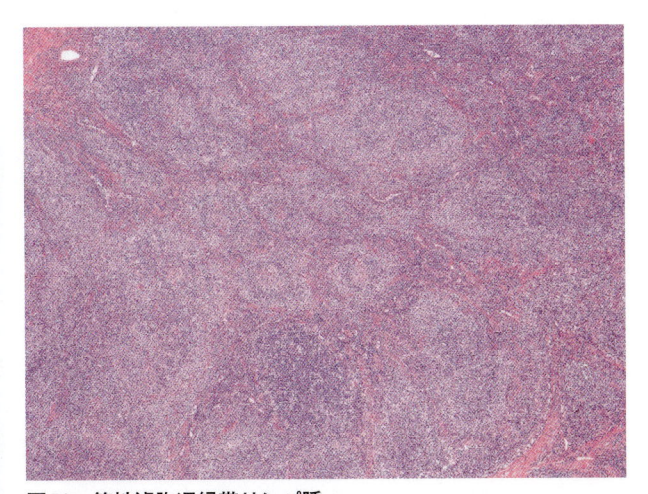

図53　節性濾胞辺縁帯リンパ腫
リンパ濾胞マントル層を厚く取り巻くように，vaguely nodularないし癒合性に分布する明調域が見られる．

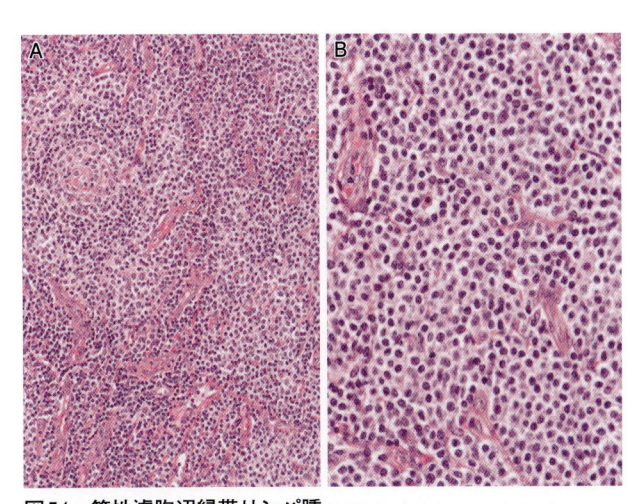

図54　節性濾胞辺縁帯リンパ腫
A：明調域は萎縮性のリンパ濾胞を囲み，濾胞間領域に広がる．
B：同部は単球様B細胞の腫瘍性浸潤からなっている．

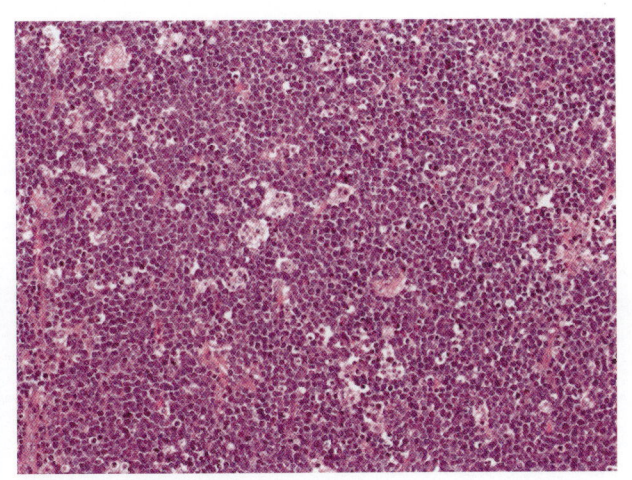

図55　Burkittリンパ腫
異型リンパ球の高密度なびまん性増殖からなり，星空像starry-sky appearanceを呈する．

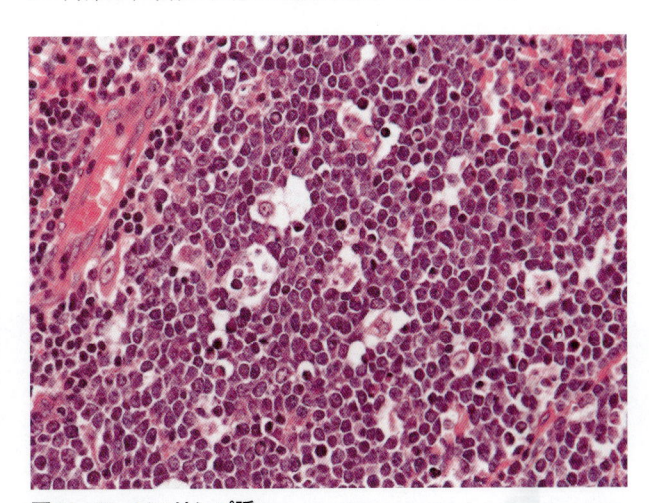

図56　Burkittリンパ腫
腫瘍細胞核の大きさはマクロファージの核と同じかやや大きい．核クロマチンは濃染性．細胞間に線状の裂隙が見られる．

●節性濾胞辺縁帯リンパ腫　nodal marginal zone lymphoma

　濾胞辺縁帯B細胞をカウンターパートとする節性リンパ腫で，節外性濾胞辺縁帯リンパ腫のリンパ節浸潤とは組織学的に区別はできないが，節外病変を伴わないものをいう．病理形態学的には，リンパ濾胞マントル層を厚く取り巻くように，また濾胞間領域を主体としてびまん性，もしくは緩やかな結節状（vaguely nodular）に分布する小型リンパ球様細胞，あるいは単球様B細胞monocytoid B-cellからなる（図53, 54）．

　定型的形質はCD20＋，CD79a＋，CD5－，CD10－，CD23－，CD43－，bcl-2＋である．時にfollicular colonizationを示し，結節状パターンを示す．診断のためには節外病変の有無に関する臨床情報が必須である．大型細胞が領域性にシート状増殖を示す場合は，びまん性大細胞型Bリンパ腫と認識される．

●バーキットリンパ腫　Burkitt lymphoma

　組織学的には中型から大型Bリンパ球の高密度なびまん性ないし融合性増殖からなり，散在性に核片貪食マクロファージを混在して特徴的な星空像starry-sky appearanceを呈する（図55）．マクロファージ以外の非腫瘍性リンパ球様細胞の混入は少なく，腫瘍細胞の均質性が顕著である．N/Cが高く，核の大きさはマクロファージの核と同じかやや大きい．核クロマチンは全体に濃染性で，小型の核小体が3～5個程度見られる．核分裂像は多い．腫瘍細胞同士がタイルを敷き詰めたように密着して配列（cohesive growth）する所見もよく見られ，その場合，細胞間に線状の裂隙が見られる（図56）．腫瘍細胞はCD20＋，CD5－，CD10＋，bcl-2－，bcl-6＋，TdT－である．更にほぼ全ての腫瘍細胞がKi67（MIB1）陽性となる．sporadic Burkittに相当するわが国の例では殆どはEBER陰性である．

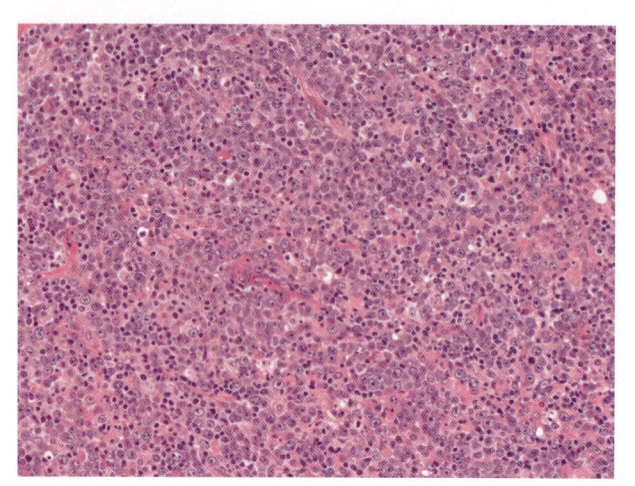

図57 びまん性大細胞型B細胞リンパ腫
大型異型リンパ球のびまん性浸潤からなる．多彩な非腫瘍性細胞の介在を伴っている．

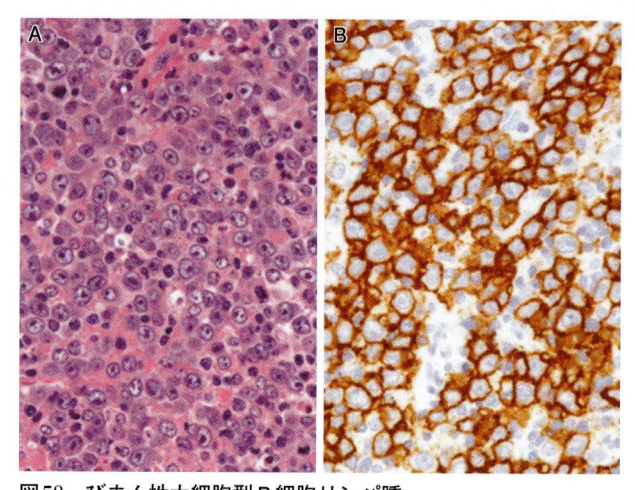

図58 びまん性大細胞型B細胞リンパ腫
A：個々の腫瘍細胞は大型類円形の核と少量の細胞質，明瞭な核小体をもつ．B：免疫染色ではCD20陽性を示す．

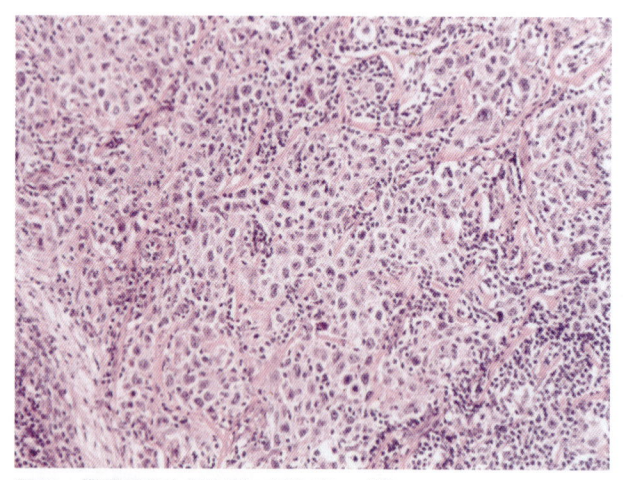

図59 縦隔原発大細胞型B細胞リンパ腫
腫瘍細胞集団を硬化性線維が取り囲み，胞巣形成を思わせる分画を形成している．

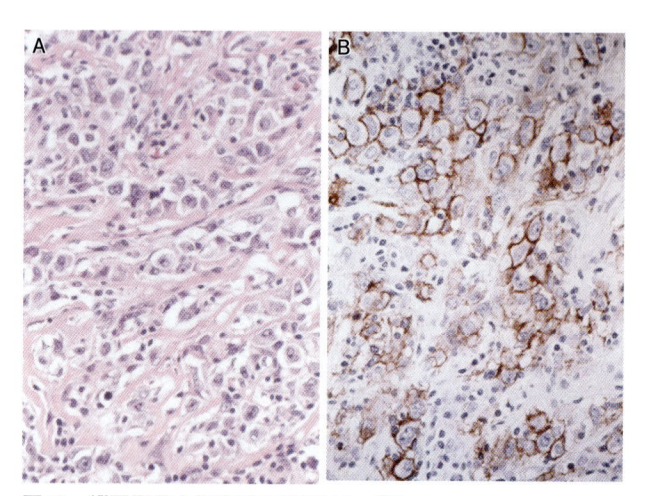

図60 縦隔原発大細胞型B細胞リンパ腫
A：腫瘍細胞はおおむね中型から大型で，豊富な淡明細胞質と多形性・分葉状の核を有する．B：免疫染色ではCD20陽性を示す．

●びまん性大細胞型B細胞リンパ腫　diffuse large B-cell lymphoma

　悪性リンパ腫のおよそ30～40％を占める，人種や地域を越えて最も頻度の高い組織型である．大型異型Bリンパ球のびまん性，かつ領域性の浸潤を基本形態とし（図57），臨床的には aggressive lymphoma であるが，近年の治療開発により治癒が期待できる病型となっている．異型リンパ球の核は，組織球もしくは血管内皮細胞の核と同等かそれ以上の大きさであり，粗剛な核クロマチンと顕在性の核小体をもつ（図58）．核形の多形性や核小体の形態，細胞質の性状，介在する非腫瘍性細胞の多寡などは症例ごとに多彩である．更に発生部位，CD20以外の表面抗原の発現や遺伝子型，EBVの関与などに応じた疾患単位分類がなされ，多くのsubtypeやvariantが知られている．Ki-67標識率はおおむね30％以上から90％に及ぶ例も経験される．

●縦隔のリンパ腫　mediastinal lymphomas

　縦隔，特に前縦隔はリンパ腫好発部位の一つである．前縦隔を主座とするリンパ腫には，①古典的Hodgkinリンパ腫（結節硬化型），②縦隔原発大細胞型B細胞リンパ腫，③T細胞性リンパ芽球性リンパ腫，④胸腺MALTリンパ腫がその代表としてあげられる．縦隔原発大細胞型B細胞リンパ腫は境界明瞭な弾性硬の塊状腫瘍であり，組織像は典型的には腫瘍細胞集団を硬化性線維が取り囲み（compartmentalizing fibrosis），胞巣形成を思わせる（図59）．腫瘍細胞はおおむね中型から大型であり，豊富な淡明細胞質と多形性・分葉状の核を有する（図60）．B細胞リンパ腫でありCD20，Bcl-6，MUM1などが陽性を示す．CD5，CD10，CD15は通常陰性で，CD30が腫瘍細胞で部分的かつ弱性を示すものが多い．EBVは通常検出されない．古典的Hodgkinリンパ腫との境界病変と考えられる症例もある．

各論　455

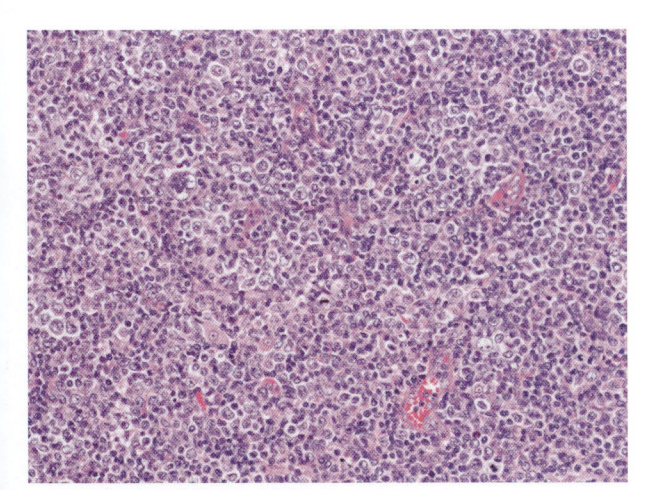

図61　末梢性T細胞リンパ腫
リンパ節基本構築がびまん性に破壊され消失している.

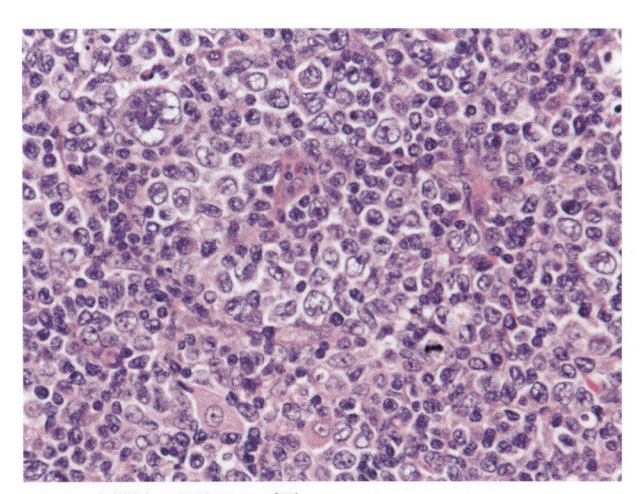

図62　末梢性T細胞リンパ腫
リンパ腫細胞には核の大小不同, 多彩な核形不整が目立ち, 均一性を欠く. 奇怪な巨細胞も見られる.

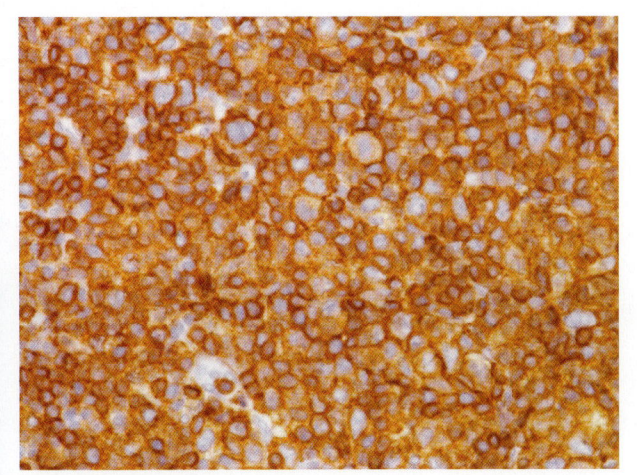

図63　末梢性T細胞リンパ腫
免疫染色では, 病変の主体を占めるCD3陽性リンパ球に明らかな核形不整や大小不同が観察される.

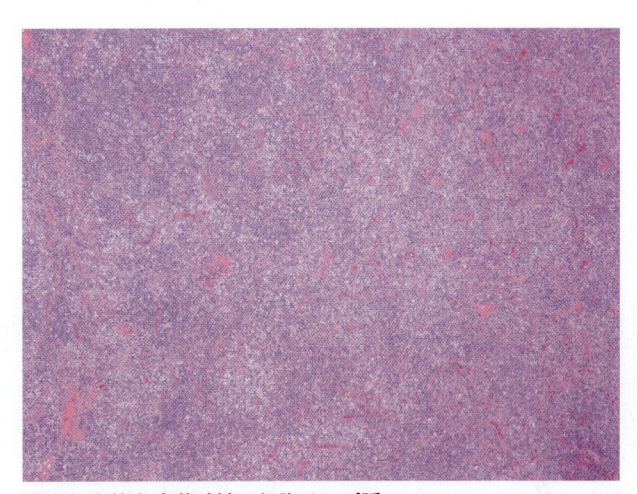

図64　血管免疫芽球性T細胞リンパ腫
リンパ節の既存構築は殆ど消失しており, clear cellの集簇領域が明調域として観察される.

● **末梢性T細胞リンパ腫**　peripheral T-cell lymphoma

　T細胞性リンパ腫は節性, 節外性に多様な疾患単位を含んでおり, それぞれに特徴のある組織細胞形態所見を示す. 現在のWHO分類(2008年, 第4版)では, 節性の末梢性T細胞リンパ腫のうち, 後述する血管免疫芽球性T細胞リンパ腫や未分化大細胞型リンパ腫, 成人T細胞白血病/リンパ腫を除いたものは, 末梢性T細胞リンパ腫, 非特定(peripheral T-cell lymphoma, NOS)としてまとめられている. リンパ節病変では, 一般にリンパ節基本構築がびまん性に破壊され消失しているが(**図61**), リンパ濾胞を取り残しつつ濾胞間領域への広がり(T-zone involvement)を示す例も稀でない. リンパ腫細胞には, 核の大小不同, 核縁の複雑なくびれなど, B細胞リンパ腫に比べても多彩な核形不整が目立って均一な印象を欠くことが多い. 奇怪な大型核をもつ異型細胞が孤立性に混在することもある(**図62**).

背景には血管増生が見られ, 好酸球や形質細胞, 大型Bリンパ球, 類上皮組織球などの反応性細胞が出現するが, これらが目立つ場合はしばしば診断に難渋する. 免疫染色では, pan T-cellマーカーであるCD3陽性異型リンパ球が主体を占めることが基本である(**図63**). 一方, CD5, CD7などのT-cellマーカーがリンパ腫では発現低下を示す場合がある. granzyme B, TIA-1, perforinなどの細胞傷害性分子陽性の症例群は, 治療抵抗性と不良な予後を示すとの報告がなされている. EBER-ISH陽性例も見られるが, 非腫瘍性と考えられる大型Bリンパ球や免疫芽球様細胞にのみ陽性を示すことも多い.

● **血管免疫芽球性T細胞リンパ腫**　angioimmunoblastic T-cell lymphoma

　末梢性T細胞リンパ腫のうち, ①旺盛な樹枝状血管増生(内皮細胞腫大を伴う), ②大型免疫芽球や形質細胞浸潤,

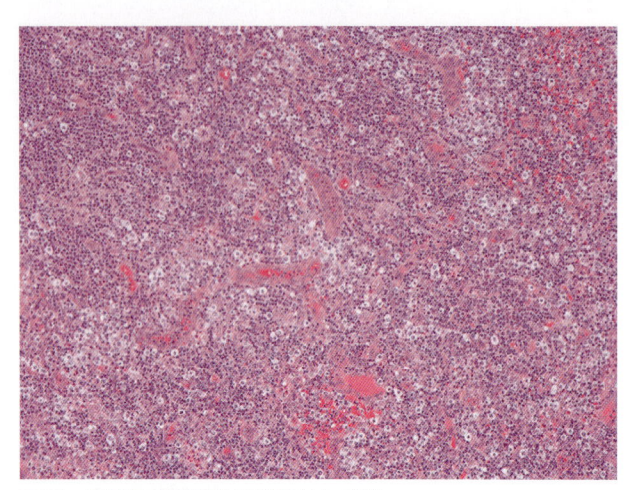

図65 血管免疫芽球性T細胞リンパ腫
旺盛な樹枝状血管増生や形質細胞浸潤を伴って，clear cellの集簇が明瞭に認められる．

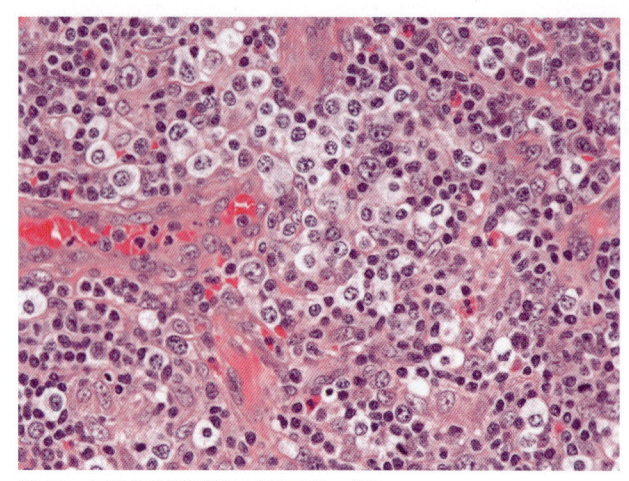

図66 血管免疫芽球性T細胞リンパ腫
明らかな核形不整を示すclear cellの集簇性浸潤に加え，好酸球，形質細胞浸潤も見られる．血管内皮細胞の核腫大が目立つ．

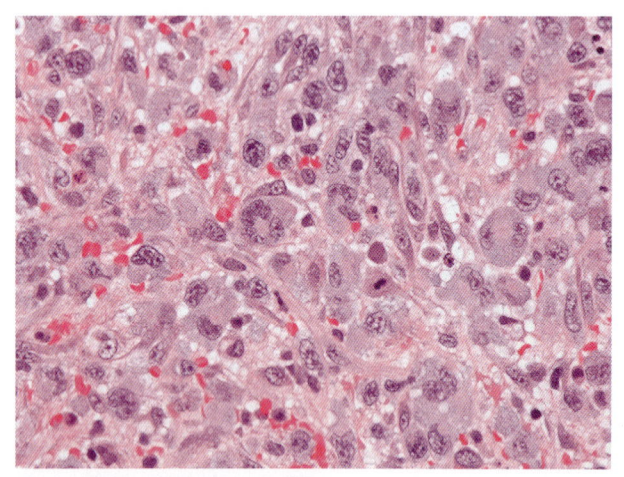

図67 未分化大細胞型リンパ腫
大型で馬蹄形や腎形，あるいは多核などの多様な異型核と，やや好塩基性を示す広い上皮様細胞質をもつ．

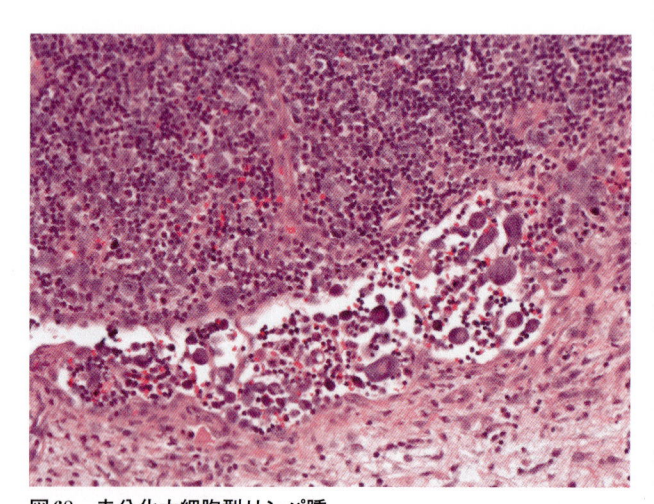

図68 未分化大細胞型リンパ腫
リンパ節辺縁洞において顕著な洞内侵襲像を呈しながら進展する．

③淡明な細胞質をもつ異型Tリンパ球(clear cell, pale cellなどとよばれる)の集簇性浸潤(図64, 65)などに特徴付けられる例は，臨床上もしばしば成人ないし高齢者の全身性リンパ節腫脹，Coombs試験陽性溶血性貧血，皮疹，多クローン性高ガンマグロブリン血症などの特徴を示すことが知られ，独立した疾患単位として認知されている．組織学的にはリンパ節の既存構築は殆ど消失しており，腫瘍細胞であるclear cellの集簇が目立つ場合は弱拡大でも明調域として観察できる．clear cellはシート状ないし領域性にびまん性浸潤する例，小胞巣状に集塊をなす例，容易に見いだしにくい例など種々である．好酸球，類上皮組織球が種々の程度に浸潤することも多い(図66)．その形質はCD2，CD3，CD5が種々の程度に陽性を示す．このほか，本腫瘍のカウンターパートと考えられている濾胞性ヘルパーT細胞の形質を反映して，CD10，CXCL13，PD-1も陽性マーカーとして知られる．病変の背景に濾胞樹状細胞の増生が見られることも特徴である．

● **未分化大細胞型リンパ腫** anaplastic large cell lymphoma
T/NK細胞リンパ腫の中にあって，組織細胞形態，臨床像，遺伝子異常などの特性が際立った疾患単位を構成している．腫瘍細胞は大型で，馬蹄形や腎形，あるいは多核などの多様な異型核と，やや好塩基性を示す広い上皮様細胞質をもち，hallmark cellともよばれる(図67)．核小体は目立たないことが多い．これらの大型異型細胞はしばしば相互結合性を示して胞巣を形成し，あるいは顕著なリンパ洞内侵襲像を呈しながら進展する(図68)．あたかも上皮性腫瘍に類似した印象を与えることから，転移性癌や悪性黒色腫などとの鑑別がしばしば問題となる．免疫染色では，CD30が細胞膜および核周囲にドット状(ゴルジ装置に

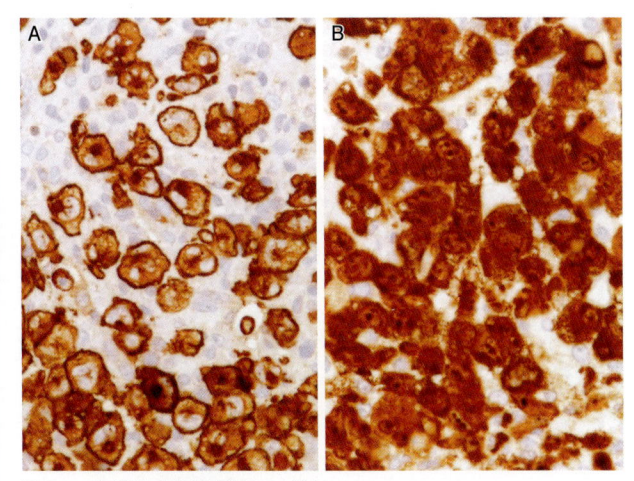

図69　未分化大細胞型リンパ腫
A：CD30が細胞膜および細胞質，特にゴルジ装置に強陽性を示す．B：ALKは細胞質および核内に強陽性像を示す．

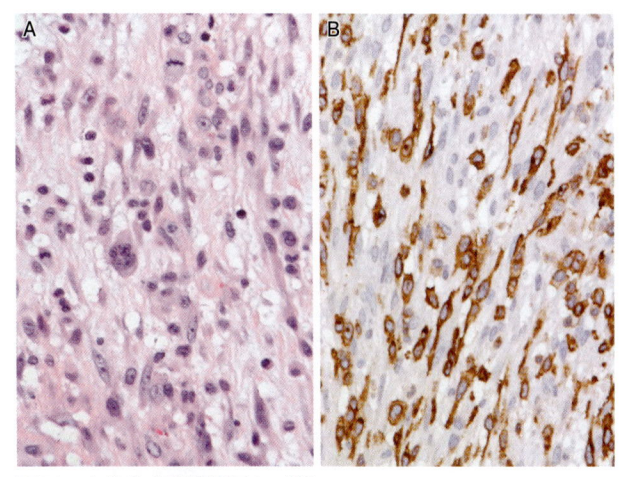

図70　未分化大細胞型リンパ腫
A：腫瘍細胞が長紡錘形を呈し，肉腫様形態を示す稀な亜型(sarcomatoid variant)．B：紡錘形の腫瘍細胞もCD30陽性を示す．

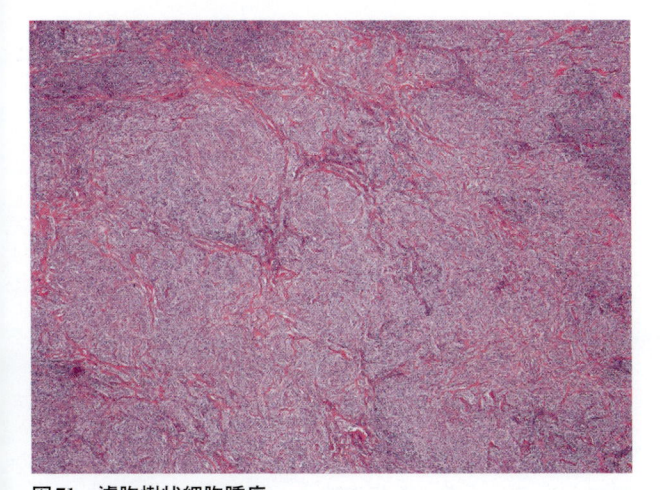

図71　濾胞樹状細胞腫瘍
リンパ節内で緩やかな癒合性結節をなして発育している．

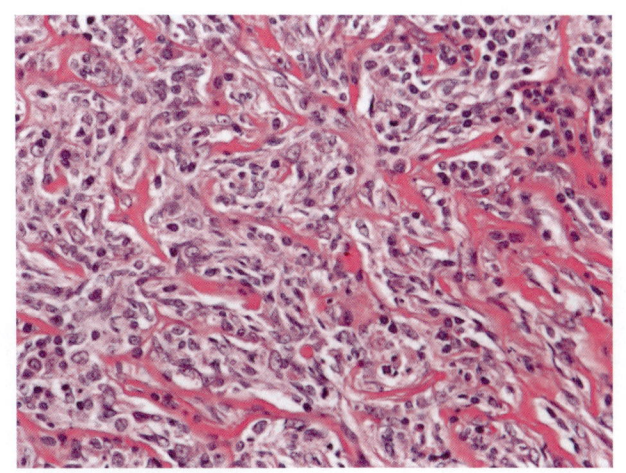

図72　濾胞樹状細胞腫瘍
腫瘍細胞は淡好酸性の紡錘形細胞質をもち，細胞境界は不明瞭である．膠原線維が種々の程度に介在している．

相当)に強陽性であることが重要である．CD20は陰性，しばしばCD3陽性を示すが両者陰性の場合も多い．ALKは通常，細胞質および核内に強いびまん性陽性像を示す(図69)．これは本腫瘍を特徴付ける，ALK遺伝子を含む融合遺伝子形成によってキメラ蛋白が過剰発現していることを示している．融合遺伝子としてはALK-NPMが最も頻度が高く，染色体転座t(2;5)(p23;q35)による．類似の組織所見を示しながらもALK陰性である例もあり，ALK-negative ALCLとよばれるが，疾患単位としての意義は明らかになっていない．また上記マーカーのほか，本来は上皮細胞の形質であるEMAが陽性となる．多くの例でgranzyme Bをはじめとする細胞傷害性分子の発現が示される．比較的小型の腫瘍細胞からなる例や，肉腫様の紡錘形を呈する亜型などが知られている(図70)．本腫瘍は小児や若年者に多く，緩徐な経過をとる場合が多い．

● **濾胞樹状細胞腫瘍**　follicular dendritic cell tumor

リンパ濾胞胚中心を構成する濾胞樹状細胞に由来すると理解されている稀な腫瘍．成人例が多く，頸部リンパ節に多いとされる．緩やかな癒合性結節をなして発育し，腫瘍細胞は淡好酸性の紡錘形ないし長円形の細胞質をもつ(図71)．核は明るく，核縁が強調される．時に多核化した細胞も見られる．核小体は小型である．細胞境界は不明瞭で，しばしば渦巻き状の配列が見られる．発達した膠原線維が種々の程度に介在する所見もよく見られる(図72)．免疫染色では，CD21，CD23，CD35などのうち濾胞樹状細胞の形質のいずれかが示されるが，同一病変内でも不均一な発現が見られることがある．このほか，CD20，CD45，CD68，S100，UCHL1(CD45RA)などが症例によって陽性になることがある．一般に緩徐な経過をとるが，高い増殖能や壊死を伴うものなど予後不良の例も知られている．

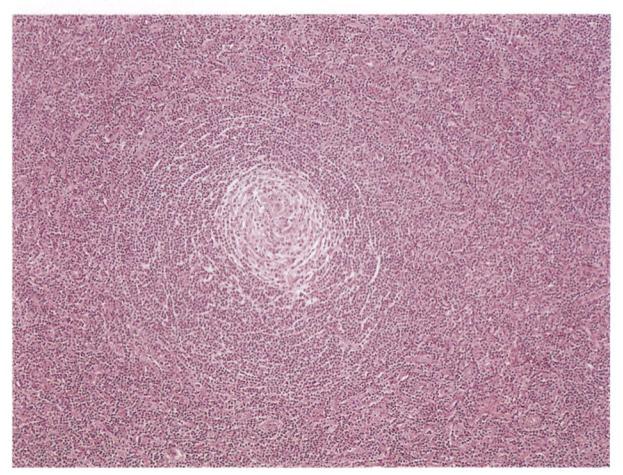

図73 Castleman病（硝子血管型）
濾胞胚中心のリンパ球数が通常より少なく，周囲のマントル層で小リンパ球が同心円状に重層配列している(onion skin lesion).

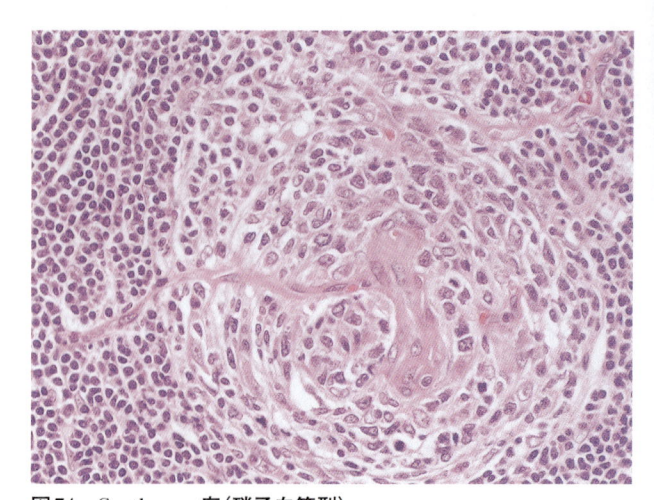

図74 Castleman病（硝子血管型）
リンパ濾胞外からこの胚中心に向かって壁肥厚性の小血管が侵入する像(lollipop lesion)が見られる．

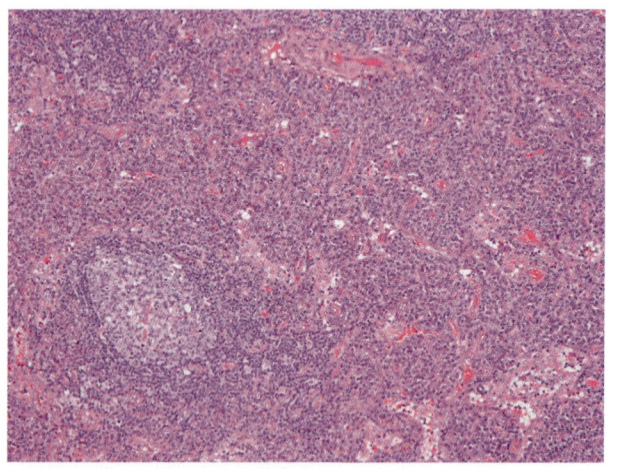

図75 Castleman病（形質細胞型）
濾胞間領域は形質細胞浸潤主体に拡大している．血管の増生や壁硬化は目立たない(獨協医科大学・小島勝先生のご厚意による)．

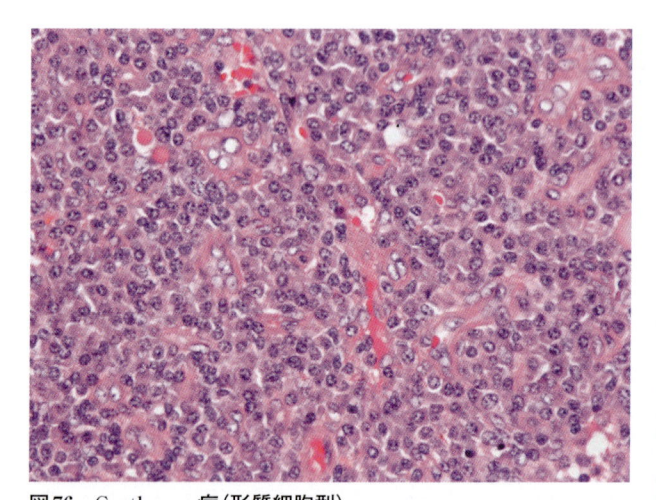

図76 Castleman病（形質細胞型）
濾胞間領域にシート状をなす形質細胞の密な浸潤が見られる(獨協医科大学・小島勝先生のご厚意による)．

● **キャッスルマン病 Castleman disease**

Castleman病には，硝子血管型 hyaline vascular type と形質細胞型 plasma cell type の2型が知られ，それぞれ特徴的な組織所見を示す．また病変分布の観点からは，限局性（単発性）例 localized のほかに多中心性例 multicentric もあり，後者の多くは形質細胞型の組織像をとる．IL-6の過剰産生が本態と考えられている．

硝子血管型は縦隔，頸部，腋窩などによく見られ，無症状の腫瘤として発見されることが多い．組織学的には種々の大きさのリンパ濾胞が多数形成される．濾胞胚中心の内部ではリンパ球数が通常より少なく，また好酸性沈着物が見られることもある．リンパ濾胞外からこの胚中心に向かって壁肥厚性の小血管が侵入する像("ペロペロキャンディー"に似ていることから，lollipop lesion とよばれる)や，胚中心周囲のマントル層で小リンパ球が同心円状に重層配列する所見(onion skin lesion とよばれる)が特徴的である（図73，74）．リンパ洞の拡張は少なく，一方では濾胞間領域においても，内皮細胞の腫大した血管増生や血管壁の硝子化が目立つことが多い．

形質細胞型はリンパ節腫大に加えて，発熱，盗汗をはじめとする臨床症状や，貧血，血小板減少，赤沈亢進，CRP高値，多クローン性高ガンマグロブリン血症，血中IL-6高値，蛋白尿や種々の自己抗体の出現など，検査値の異常を呈するものが多い．組織学的には，濾胞間領域にシート状をなす形質細胞の密な浸潤を特徴とするが，種々の反応性病変でも観察されうる特異性の低い所見である（図75，76）．硝子血管型ほどには血管増生や血管壁の硝子化や硬化は目立たず，またリンパ洞は開存している．リンパ濾胞胚中心はしばしば肥大性・活動性である．一部の症例はIgG4関連疾患と重なっている可能性があり，臨床像の評価が求められる．

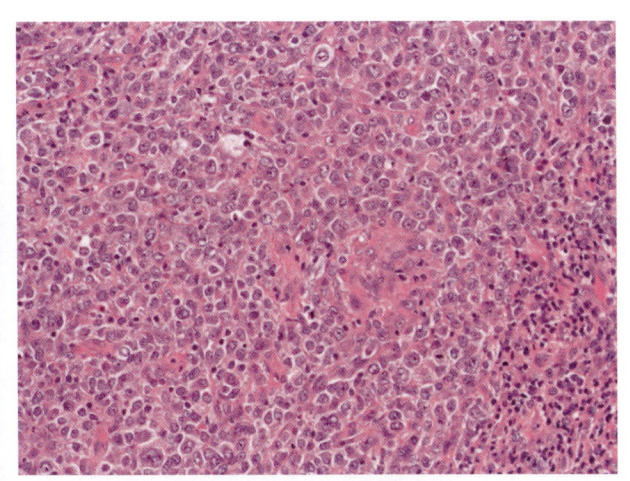

図77　移植後/免疫不全関連リンパ増殖性疾患
methotrexate投与中に発生したリンパ増殖性病変で，組織学的にはびまん性大細胞型B細胞リンパ腫の像をとる．

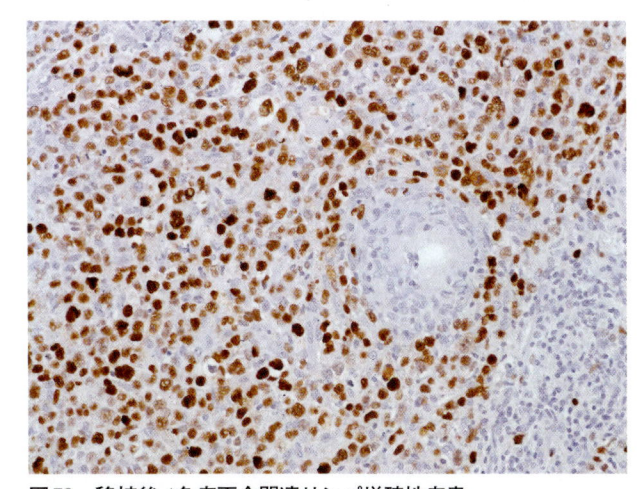

図78　移植後/免疫不全関連リンパ増殖性疾患
びまん性に浸潤する大型異型リンパ球の殆どがEBER陽性を示す（EBER *in-situ* hybridization）．

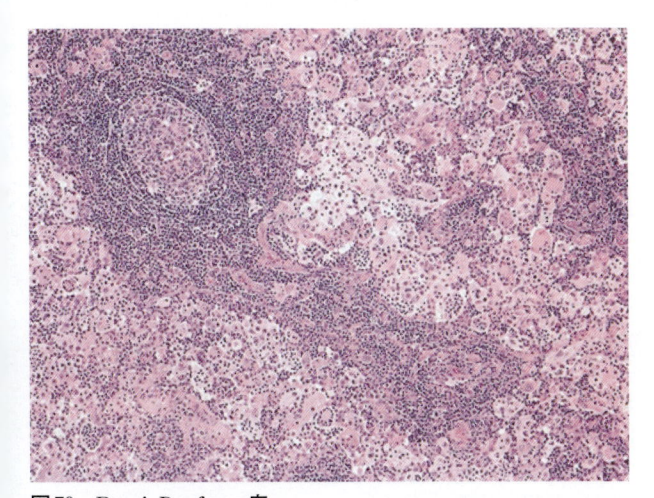

図79　Rosai-Dorfman病
リンパ濾胞は萎縮性で，著明な洞組織球症を示す（名古屋大学・中村栄男先生のご厚意による）．

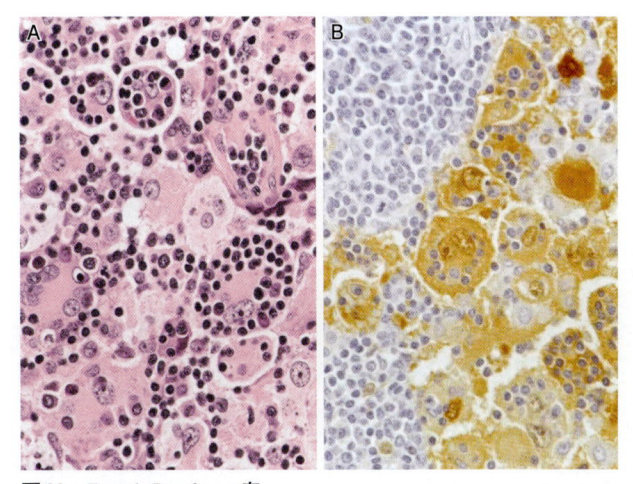

図80　Rosai-Dorfman病
A：リンパ洞内には，多数のリンパ球を取り込みemperipolesisを示す大型組織球が充満している．B：これらは免疫染色にてS100陽性を示す（獨協医科大学・小島勝先生のご厚意による）．

● 移植後/免疫不全関連リンパ増殖性疾患　**post-transplant/immunodeficiency-associated lymphoproliferative disorder**

　臓器移植のレシピエントに，免疫抑制薬投与によって移植後リンパ増殖性疾患post-transplant lymphoproliferative disorder（PTLD）が発生する．組織学的には，伝染性単核球症様の反応性病変と区別できない病変（early lesion, polymorphic PTLD）から，悪性リンパ腫と認定できる病変（monomorphic PTLD, Hodgkin lymphoma-like PTLD）まで症例や時期により幅があるが，多くはBリンパ球の異常増殖よりなる（図77）．関節リウマチなどの自己免疫疾患に対しmethotrexate（MTX）などの免疫抑制薬投与を受ける患者に種々の組織像をとるリンパ増殖性疾患（MTX-associated LPD）が生じ，休薬によって少なくとも一時的な改善が得られる．ただし，他の生物製剤でも同様のLPD発生が知られ，免疫抑制との因果関係には議論が残る．いずれの場合も，およそ60〜80％以上の症例にはEBウイルスの関与が見られる（図78）．

● Rosai-Dorfman病　**Rosai-Dorfman disease**

　1969年RosaiとDorfmanがsinus histiocytosis with massive lymphadenopathyとして報告した原因不明の疾患である．広い年齢層にみられ，リンパ節，特に頸部リンパ節の大きい腫大を呈するものが典型的であるが，1/3の症例は鼻腔や眼窩など節外臓器病変として発症する．組織学的にはリンパ濾胞が不明瞭化し，著明な洞組織球症を示す（図79）．大型組織球が細胞質内にリンパ球を取り込んだ所見（emperipolesis）が見られることが際立った特徴である（図80）．この細胞はS100陽性を示すが，Langerhans細胞とは異なりCD1aは陰性である．ほかにCD68，CD163などの組織球マーカーにも陽性を示す．壊死や核分裂像は通常見られない．通常良性の経過を辿るが致死的な例もある．

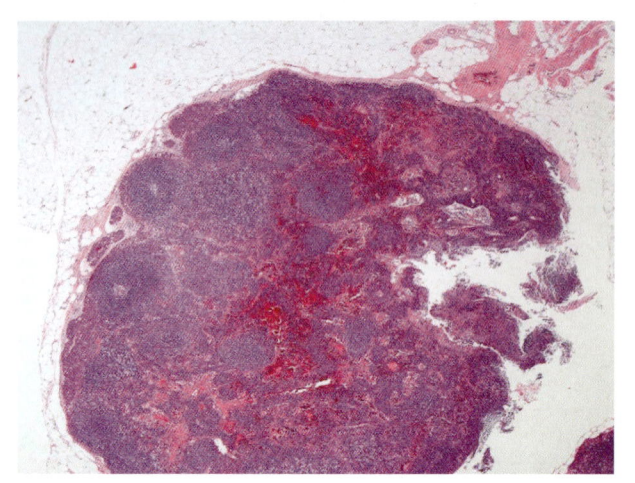

460 29. リンパ節・リンパ組織・脾臓

図81 リンパ節転移性腫瘍
リンパ節の最外縁に分布するリンパ洞（辺縁洞）に癌腫の転移胞巣が認められる．リンパ節構築には殆ど変化は見られない．

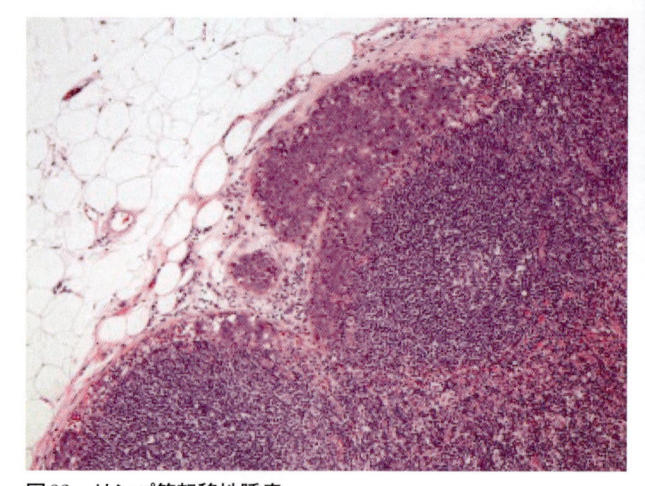

図82 リンパ節転移性腫瘍
辺縁洞に着床した腫瘍は明確な胞巣を形成するとともに，僅かにリンパ節皮質への浸潤を示している．

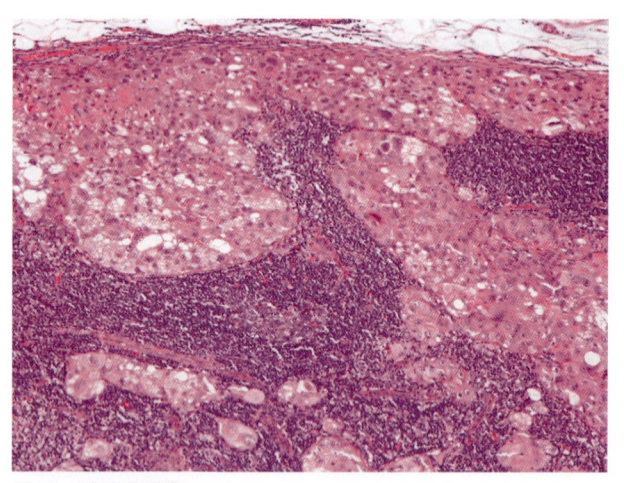

図83 原発不明癌
リンパ洞内を充満するように転移性腫瘍が占拠している．種々の検討によっても原発巣不明の未分化癌と診断された．

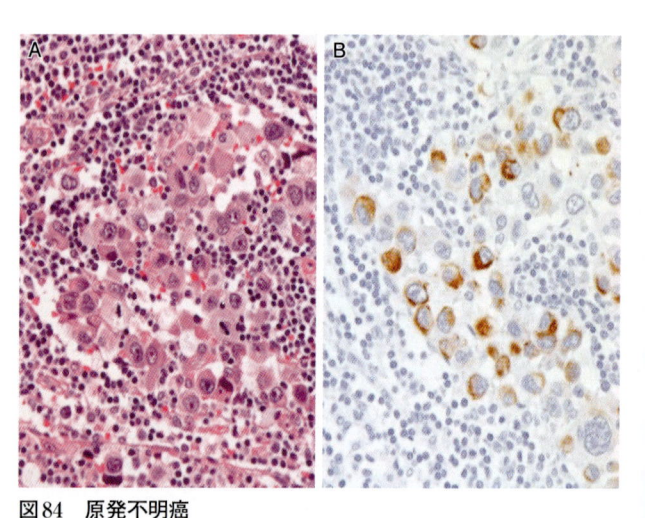

図84 原発不明癌
原発不明の未分化癌とされたリンパ節転移性腫瘍．A：リンパ節実質内に上皮様異型細胞が集簇している．B：cytokeratin（AE1/AE3）に明確な陽性を示す．

● **リンパ節転移性腫瘍** metastatic tumor in lymph nodes

　所属リンパ節への腫瘍転移は，リンパ節の最外縁に分布するリンパ洞（辺縁洞）から始まる（図81）．そこから更に髄質内のリンパ洞やリンパ節実質（皮質・髄質）に進展し（図82），やがてリンパ節全体を置換，あるいはリンパ節被膜外への浸潤を示すようになる．腫瘍転移に伴って，リンパ節実質にも組織学的な反応性変化としてリンパ濾胞過形成，洞組織球症，血管増生，異物肉芽腫形成や類上皮細胞集塊形成などが見られることもある．微小な腫瘍転移と，リンパ洞内の組織球集団や悪性リンパ腫，特に未分化大細胞型リンパ腫との確実な組織学的鑑別は時に困難である．同等の形態をとる細胞集団や胞巣がリンパ洞内に留まらず，リンパ節被膜やリンパ節実質にも及んでいる場合は腫瘍転移の可能性が高いが，免疫染色による形質検索が必要な場合も多い．乳癌や胃癌などで経験されるように，腫瘍細胞単個での転移が疑われる場合も同様である．

● **原発不明癌** cancer of unkown primary

　リンパ節に組織学的な腫瘍転移が見られた場合でも，臨床的に，理学所見上あるいは徹底した画像診断によっても責任原発巣が見いだされない場合がある（図83）．リンパ節の解剖学的位置や分布（上頸部，肺門，腋窩，骨盤内など），腫瘍自体の形態学的所見，免疫染色（種々のサイトケラチン分子種や臓器特性のある腫瘍マーカー，遺伝子異常関連蛋白など）等による形質分析などを駆使して原発巣を推定するが（図84），低分化な癌や未分化癌では決め手を欠くことも多く，臨床所見と情報対比を繰り返す必要が生じる．原発巣が自然退縮等により消褪したと理解すべき場合もあり，これは癌腫でも稀に見られるが，精上皮腫などの胚細胞腫瘍や悪性黒色腫などではしばしば経験される．当該リンパ節の切除のみによって無再発で長期経過している場合など

各論　461

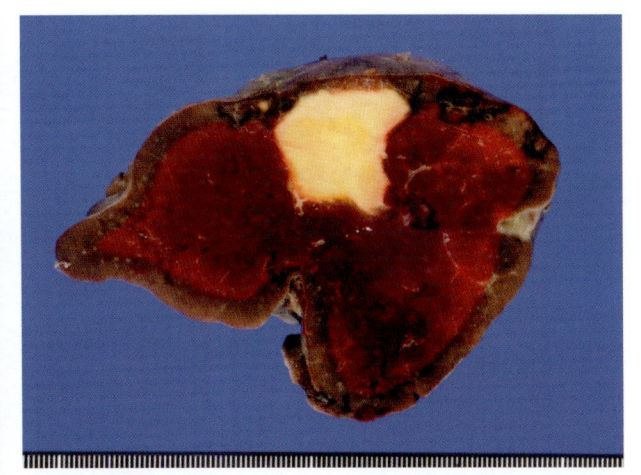

図85　脾梗塞
被膜側に底辺のある楔状形態をなし，境界明瞭な黄白色調の梗塞巣が認められる．

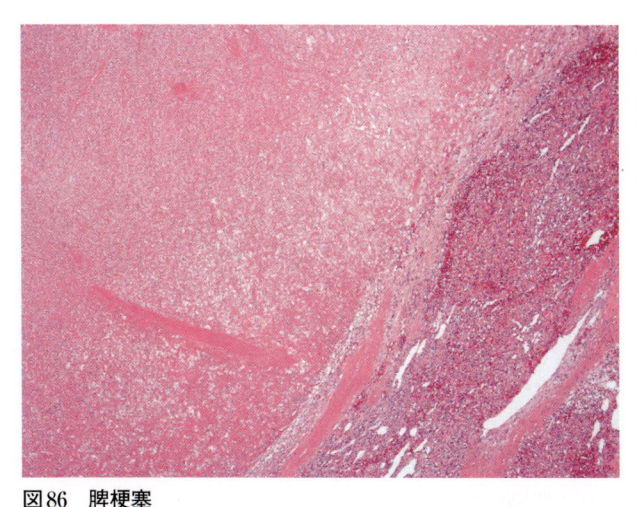

図86　脾梗塞
梗塞部は領域性の凝固壊死からなる(図左上)．接する脾実質内には，壊死を縁取るように出血やヘモジデリン沈着が見られる．

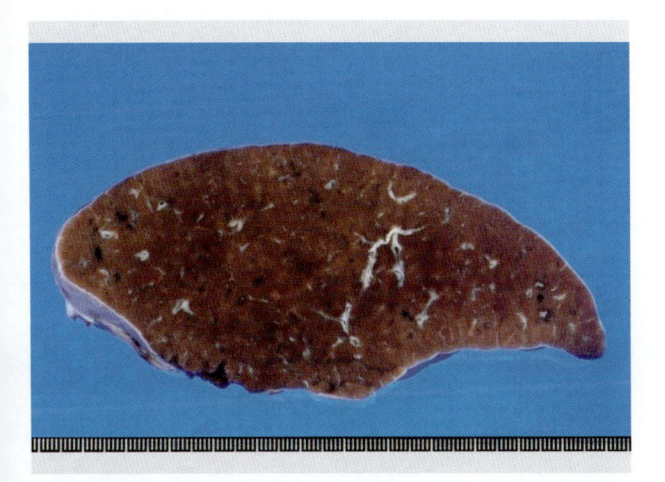

図87　慢性うっ血
脾は硬く腫大して緊満し，しばしば被膜が線維性に肥厚する．割面は暗赤色調を呈する．

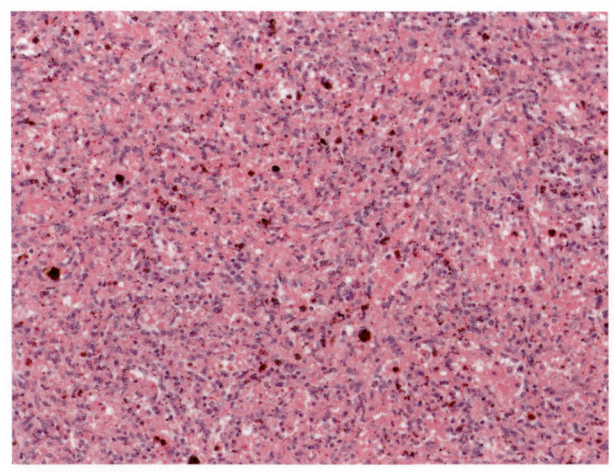

図88　慢性うっ血
赤脾髄の血管や髄洞の拡張，ヘモジデリン貪食組織球の集簇などが見られる．

は，リンパ節内や近傍に迷入していた細胞を母地とする「リンパ節原発腫瘍」の可能性を排除できない場合もある．

● **脾梗塞　splenic infarction**

　肉眼的には，被膜側に底辺のある三角形ないし楔状形態をとるものが典型的である(図85)．初期には出血を伴って暗赤色調を呈し，組織学的には脾実質内の出血と，領域性の広がりを示す凝固壊死からなる(図86)．やがて好中球や組織球などの炎症細胞浸潤が目立つようになる．陳旧化した病変では肉眼的に黄白色調に硬化し，組織学的には泡沫組織球や貪食細胞の集簇が顕著となり，壊死巣に接する脾実質組織には，出血やヘモジデリン沈着が壊死を縁取るように認められる．また線維芽細胞増生など器質化が見られるようになる（白色梗塞）．この場合，被膜は瘢痕収縮によりしばしば外表から陥凹する．巨脾を呈する血液疾患など，脾腫が高度化するとその原因にかかわらず脾梗塞をきたすことがある．

● **慢性うっ血　chronic congestion**

　慢性心不全などの全身循環系の機能低下や，持続する門脈圧亢進症などの結果，脾はうっ血により脾腫をきたす．脾は硬く腫大して緊満し，しばしば被膜が線維性に肥厚する．割面は暗赤色調を呈する(図87)．組織学的には赤脾髄の血管や髄洞は種々の程度に拡張を示して静脈洞化し，髄索は線維性に肥厚している．加えてヘモジデリン貪食組織球が散在性または集簇性に認められる(図88)．白脾髄は多くの場合，萎縮性で不明瞭化している．間質組織へのヘモジデリン沈着が見られることもあり，更に被膜の近傍や脾柱の動脈周囲などに石灰化を伴ったGamna-Gandy結節も見られる．心不全によるものでは300gを超える脾腫は稀とされるが，門脈圧亢進症に伴ううっ血脾では，慢性心不全による例に比べて髄索の線維性肥厚が目立ち，より高度な脾腫を呈するものも経験される．

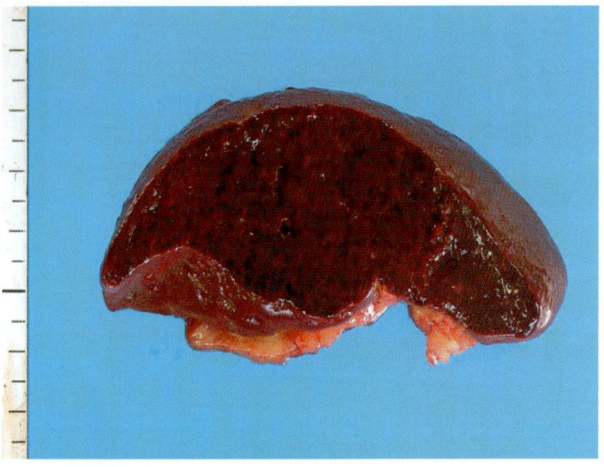

図89　感染脾
脾全体が軟らかく腫大し，割面は盛り上がり，実質はもろい(写真は北海道大学大学院医学研究科・分子病理のご厚意による)．

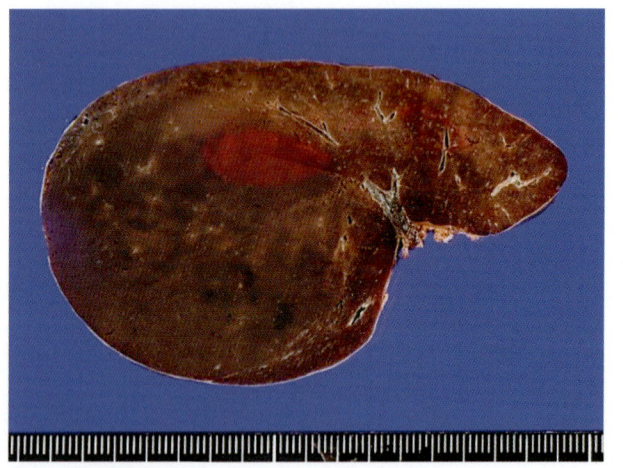

図90　感染脾
赤脾髄への好中球浸潤，形質細胞や免疫芽球の増加が認められる．

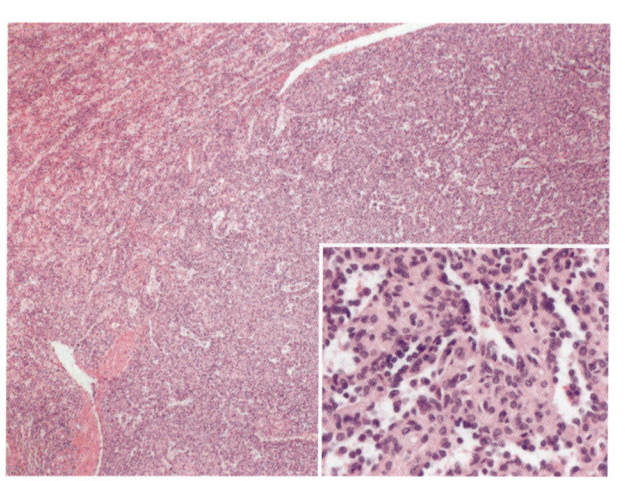

図91　過誤腫
赤脾髄内の境界明瞭な結節をなすが，被膜は見られない．

図92　過誤腫
結節内は，赤脾髄の組織構造(図左上)と酷似し，スリット状の脾洞の発達と肥厚した脾索が主体をなす．内皮細胞は腫大性である(inset)(岩手医科大学・佐藤孝先生のご厚意による)．

●感染脾　infectious spleen

敗血症など全身性感染症に際し，しばしば顕著な脾腫を示す．脾全体が軟らかく腫大し，被膜は緊満して比較的容易に破綻することもある．割面は暗赤色に軟らかく盛り上がる(図89)．実質は粥状にもろいため，刃背などに脾実質が容易に付着する(脾粥)．組織学的には急性脾炎 acute splenitis の状態である．赤脾髄にうっ血と好中球の浸潤が見られ，形質細胞や免疫芽球も多数浸潤している(図90)．このため白脾髄は不明瞭化していることが多いが，白脾髄が拡大し，胚中心過形成に加えて，濾胞辺縁帯が種々の程度に過形成を示すこともある．好中球，形質細胞などの炎症性細胞浸潤は白脾髄にも及ぶ．血管病変が形成されると梗塞や壊死が形成される．脾実質内に膿瘍を形成することは稀であるが，被膜への炎症波及により脾外膜炎を随伴することは多い．

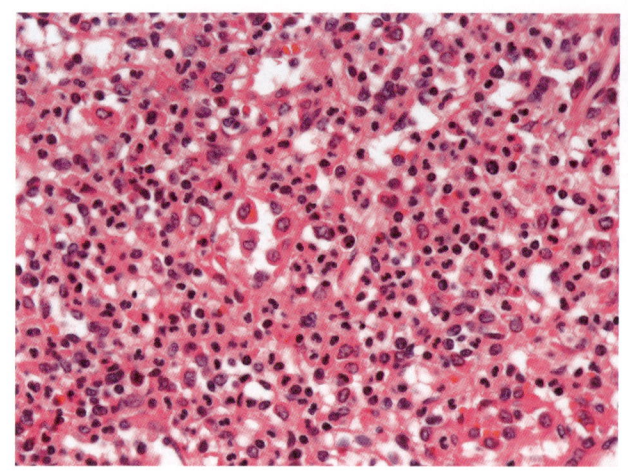

●過誤腫　splenic hamartoma

主として赤脾髄に見られる稀な良性病変．血球減少などの血液学的異常で見つかることもあるが，多くは無症状の偶発病変として発見される．単発例が多い．肉眼的には，脾実質内に膨張性・圧排性に発育する境界明瞭な結節をなすが，周囲脾実質と色調などの性状はほぼ同じであり，被膜は見られない(図91)．組織学的には本来の赤脾髄の組織構造と酷似し，境界不明瞭である．スリット状の脾洞の発達と肥厚した脾索が主体をなす．内皮細胞は腫大性であり(図92)，免疫組織化学的にCD8陽性を示す．病変内には白脾髄の形成が殆ど見られないのが特徴である．髄外造血巣がしばしば認められるほか，肥満細胞や好酸球浸潤，形質細胞増多が見られる例もある．稀に奇怪な核形をもつ間葉性細胞が散見される場合があるが，直ちに悪性を意味するものではない．

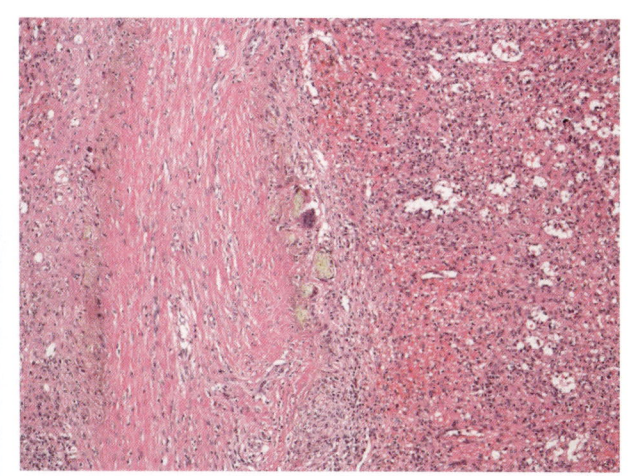

各論 463

図93　Gamna-Gandy結節
脾うっ血を背景として，梁柱にヘモジデリンおよび石灰沈着からなる褐色の結晶構造が見られる．

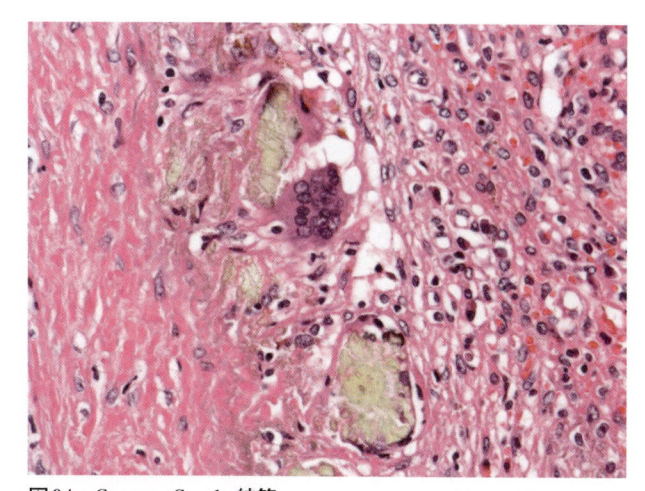

図94　Gamna-Gandy結節
褐色の結晶を核として，異物型巨細胞を伴う線維化が生じた小結節性病変をなす．

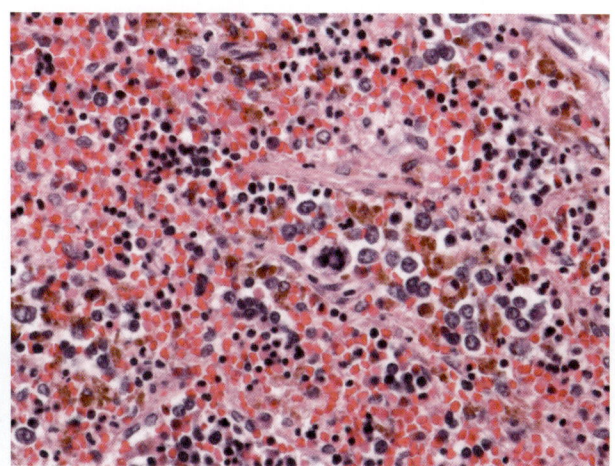

図95　髄外造血
赤脾髄内に赤芽球島，骨髄系芽球，巨核球の集簇が見られる．

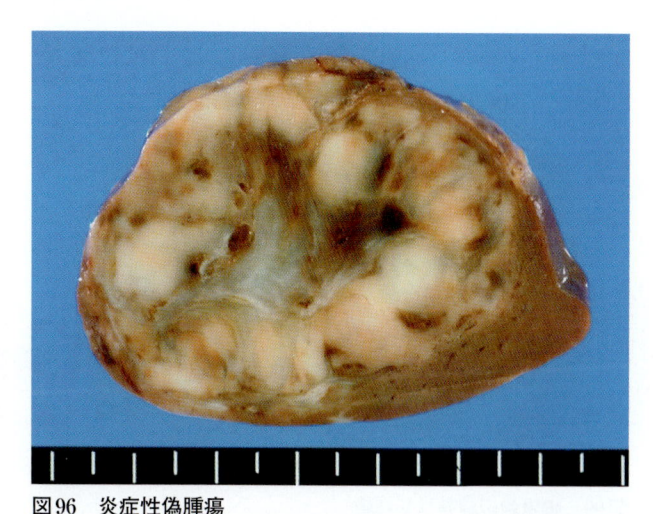

図96　炎症性偽腫瘍
割面上は境界明瞭で，中心壊死や出血を混じた多彩な色調を示す．被膜はもたない．

● Gamna-Gandy結節　Gamna-Gandy body

　脾実質の梁柱に連続して，ヘモジデリンおよび石灰沈着からなる褐色の結晶構造と，しばしば異物型巨細胞を伴う線維化が生じた小結節性病変である（図93，94）．慢性うっ血や門脈圧亢進症，陳旧性梗塞，血液疾患（sickle cell anemiaなど）など，脾臓内に出血や赤血球破壊を生じるような病態が持続した際に観察される．

● 髄外造血　extramedullary hematopoiesis

　溶血性貧血や悪性貧血などの高度の貧血や，悪性腫瘍の骨髄転移などにより骨髄の造血髄領域が著しく減少する病態がある場合，脾臓内の造血が見られることがある．主として赤脾髄の髄索，髄洞などに散在する，造血細胞の小集簇巣として観察される場合が多い（図95）．病態により必ずしも3系統すべての造血を確認できないこともある．巨核球や赤芽球集簇はHE染色標本での観察で気づかれること

が多いが，顆粒球系細胞の同定にはしばしばmyeloperoxidaseに対する免疫染色などの手段を要する．脾臓のほか，肝臓，リンパ節，副腎，腎などにも認められる場合がある．

● 炎症性偽腫瘍　inflammatory pseudotumor

　炎症性偽腫瘍は，種々の大きさで発見される境界明瞭な脾腫瘤であり，割面上は中心壊死や出血を混じた多彩な色調を示す（図96）．単発のことが多いが多結節性病変も見られる．明瞭な境界をもつが被膜はもたない．他の臓器や部位に発生する炎症性偽腫瘍と同様，組織学的には異型の乏しい紡錘形細胞の増殖と多彩な炎症細胞浸潤からなる腫瘍様病変で，大多数は良性の臨床経過をとる．紡錘形細胞は種々の密度で不規則に増生するが，総じて細胞形態や核所見は異型性に乏しい（図97，98）．免疫組織化学的にはビメンチン，平滑筋アクチンやCD68などが種々の程度に陽性を示すことから，筋線維芽細胞の形質をもつとの議論もあ

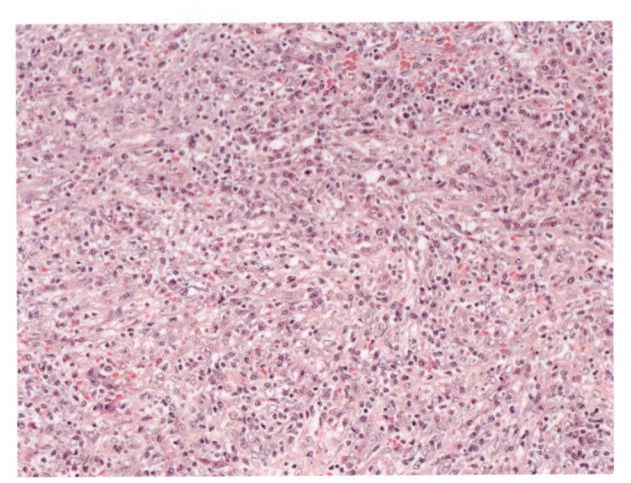

図97 炎症性偽腫瘍
紡錘形細胞の不規則な増殖と多彩な炎症細胞浸潤からなる．

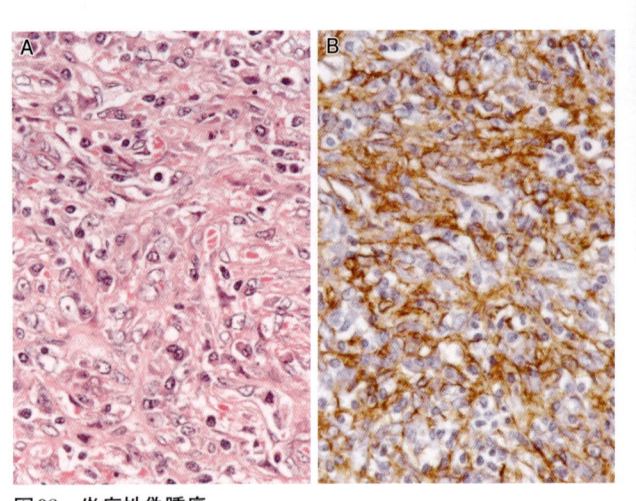

図98 炎症性偽腫瘍
A：紡錘形細胞は異型性に乏しい．介在する炎症細胞は多彩．B：紡錘形細胞は平滑筋アクチン陽性を示す．

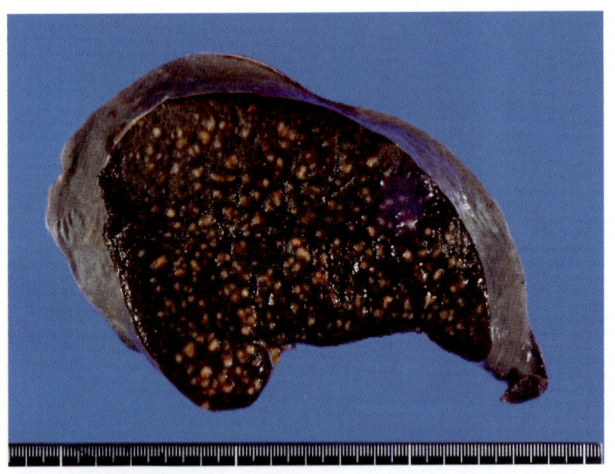

図99 脾濾胞辺縁帯リンパ腫
腫大した脾臓の割面では，多数の白色粟粒大結節が観察される．個々の結節は癒合傾向に乏しい．

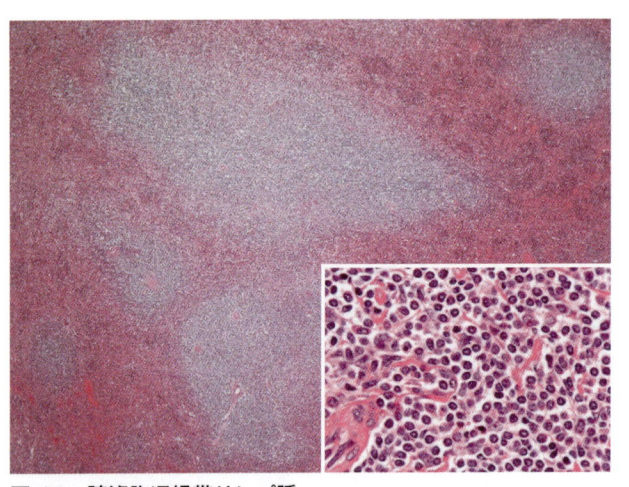

図100 脾濾胞辺縁帯リンパ腫
白脾髄の濾胞辺縁帯は著明な拡大を示す．同部は，少量の細胞質をもつ，単調な小型〜中型リンパ球系細胞からなる(inset)．

るが，炎症性筋線維芽細胞腫 inflammatory myofibroblastic tumor (IMT) とは異なり通常ALK蛋白は陰性である．一部の例では紡錘形細胞にEBERが証明される．介在する炎症細胞は多彩で，リンパ球，形質細胞，泡沫組織球などが混在する．硝子化や出血壊死，異物型巨細胞を伴うことも稀ではない．本病変は反応性病変と考えられているが，IPT様濾胞樹状細胞腫瘍 (IPT-like FDC tumor) やIMTなどと臨床病理学的に類似することから明確な区別は必ずしも容易でなく，IPT群として扱われることもあり，疾患概念も更なる整理が必要である．

● **脾濾胞辺縁帯リンパ腫** splenic marginal zone lymphoma
脾臓白脾髄の濾胞辺縁帯を増殖の主座とする，小型リンパ球からなるリンパ腫．顕著な脾腫とともに血小板減少，貧血を伴う．通常，骨髄浸潤を示すが，リンパ節腫脹や他の臓器浸潤は稀で，臨床経過は一般に緩徐である．摘出された脾臓の割面では，拡大した白脾髄が多数の白色粟粒大結節として観察される．個々の結節は割面から盛り上がる様相を呈するが，癒合傾向に乏しい(図99)．組織学的に，典型例では細胞質に富む小型〜中型リンパ球系細胞の増殖により脾臓白脾髄の濾胞辺縁帯の拡大を示す(図100)．胚中心には過形成は見られず，消失しているか萎縮性である．赤脾髄への浸潤を伴い，芽球化細胞を混じることもある．細胞表面に絨毛を有する異型リンパ球(villous lymphocyte)が末梢血中に出現する場合がある．B-cell lymphomaであり，腫瘍細胞の定型的形質としてCD20+，CD79a+，CD5−，CD10−，CD23−，CD43−，bcl-2+，cyclin D1−を示すほか，フローサイトメトリーによる表面形質解析ではsIgMおよびsIgD+を特徴とする．約40%の症例に染色体7q31-32の欠失が見られる．

30. 小児・周産期病理

田中祐吉

総論　466
　Ⅰ．標本を見る前に　466
　Ⅱ．標本の見方　466
各論　468
　●髄芽腫　468
　●網膜芽腫　468
　●胸膜肺芽腫　468
　●乳児血管腫　469
　●肝芽腫　469
　●膵芽腫　469
　■神経芽腫群腫瘍　470
　　▶神経芽腫　470
　　▶神経節芽腫　470

　　▶神経節腫　470
　■小児腎腫瘍　471
　　▶腎芽腫　471
　　▶腎明細胞肉腫　471
　　▶腎ラブドイド腫瘍　471
　　▶先天性間葉芽腎腫　471
　●先天性代謝異常症（Gaucher病, Niemann-Pick病, Pompe病）　472
　●核黄疸　472
　●髄膜瘤・脊髄髄膜瘤・脳髄膜瘤　473
　●側頸嚢胞・側頸瘻　473
　●甲状舌管嚢胞・甲状舌管瘻　473

　■先天性嚢胞性肺疾患　474
　　▶先天性肺気道奇形／先天性嚢胞性腺腫様奇形　474
　　▶気管支閉鎖　474
　　▶肺分画症　474
　●胎便吸引症候群　474
　●新生児壊死性腸炎　475
　●ヒルシュスプルング病　475
　●異所性膵　475
　●脾膵癒合　476
　●常染色体劣性多発性嚢胞腎　476
　●腎異形成　476
　●卵精巣　476

30. 小児・周産期病理

▶ 総　論

I 標本を見る前に

　病理各論の中で，小児・周産期病理は，ほぼ唯一，年齢で仕切られている領域であり，胎児期から15歳もしくは20歳以下の年齢層の疾患を対象とする．また，胎盤を含めて全ての臓器を取り扱うことになる（胎盤は本書では「17.子宮・外陰」の中で扱われている）．よって小児・周産期の病理診断においては，全臓器の組織学がベースとなる．腫瘍，循環障害，炎症・免疫，代謝障害，先天異常など病理総論の基本的理解の重要性は，成人の病理と変わるところはない．しかし，実際の病理検体の内訳を成人のそれと比べると，表1，図1のように先天異常の占める割合が非常に高い．また，腫瘍にしても表2のように，その構成内容が大きく異なり（概括して言えば，白血病が最多で，癌腫が非常に少ない，胎児性腫瘍が多い），また，同じ「脳腫瘍」「軟部組織肉腫」などでも，その内訳が成人のものとはかなり異なる．これらのことが小児・周産期病理を特殊なものにしている．「小児は大人のミニチュアではない」という言葉は，小児の臨床のみならず，小児病理においても十分に通用する．

　小児病理全般について言えるが，特に小児腫瘍では，成人の腫瘍に比べて細かな年齢区分や病変の部位が診断の助けになることが少なくない．病理診断の基本であるが，小児腫瘍の病理診断においては必ずこれらの事項を十分確認して診断に臨みたい．言い換えれば，臨床事項を十分に把握することで，小児腫瘍の鑑別診断はかなり絞られる．非腫瘍性疾患においても基本どおり，まず年齢を認識してから標本を見るようにしたい．

　細胞遺伝学的知見の増加は近年どの分野でも著しいが，先天異常や小児腫瘍では特にその傾向が強い．それらの例を図2，3に示す．これらの知見を積極的に取り入れ，形態学的所見と照合してより精度の高い診断を心掛ける必要がある．更に進んで，丁寧な形態観察から，その背後にある分子病理学的異常を探すヒントを得ることもできれば理想的と言える．

II 標本の見方

　Iで述べたような特殊性はあるにしても，各臓器の病理標本の見方そのものは，成人の病理の場合と変わることはなく，それぞれの臓器についての項目を参照されたい．

　全身の組織学が基本になるが，それぞれの臓器について，胎児期のものから，成人期と実質的に同等の思春期のものまで幅広く認識しておくことが望まれる．この点については，実用的なアトラス（Mills SE ed,"Histology for Patholo-gists", 3rd ed, Lippincott Williams & WilkinsやErnst LM, Ruchelli ED, Huff DS, eds, "Color Atlas of Fetal and Neonatal Histology", Springer：前者は組織学全般についての著書であるが，胎児期・小児期の組織像の記載もしばしば

表1　本邦の死因順位（2010年）：人口10万対死亡率と死亡割合（男女合計）

	1 位	2 位	3 位
全年齢	悪性新生物 279.7（29.5%）	心疾患 149.8（15.8%）	脳血管疾患 97.7（10.3%）
0歳	先天異常 85.5（37.4%）	周産期障害等 31.8（13.9%）	SIDS 13.1（5.7%）
1～4歳	先天異常 3.8（17.4%）	事　故 3.6（16.2%）	悪性新生物 2.0（9.2%）
5～9歳	事　故 2.3（26.0%）	悪性新生物 1.9（22.3%）	心疾患/先天異常 0.5（5.4%）
10～14歳	事　故 2.1（21.9%）	悪性新生物 2.0（21.0%）	自　殺 1.1（11.4%）
15～19歳	自　殺 7.5（31.7%）	事　故 7.0（29.8%）	悪性新生物 2.5（10.5%）

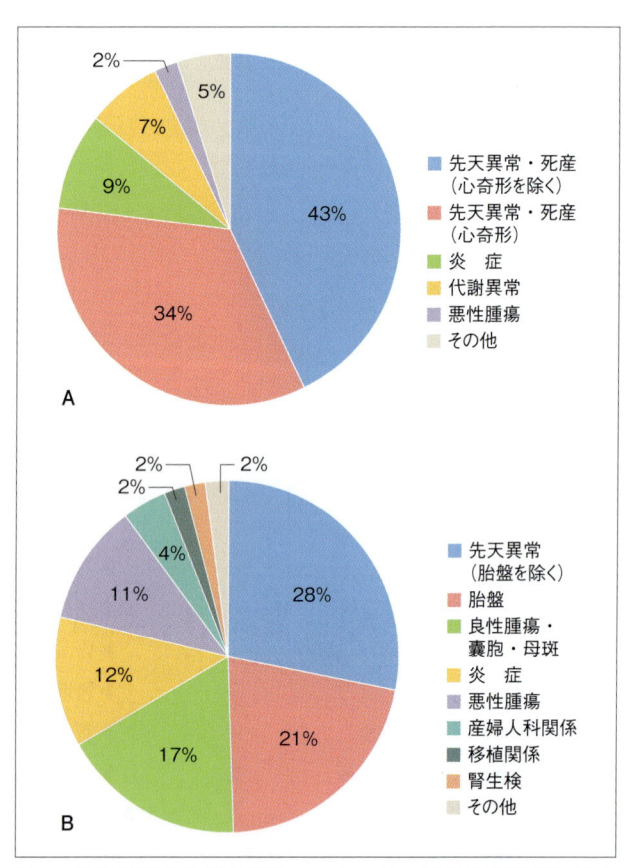

図1　神奈川県立こども医療センターにおける病理解剖症例内訳（2007～2009）（A）と手術・生検病理検体内訳（2009～2010）（B）

表2 米国の年齢別小児悪性腫瘍の発生率（人口100万対，2000～2003年）

年齢（歳）	≦14	0～1	2～4	5～9	10～14
全悪性腫瘍	147.8	230.8	205.1	111.9	124.2
白血病	47.8	45.2	86.3	38.4	28.3
急性リンパ芽球性	37.9	19.6	79.4	31.9	19.7
急性骨髄性	7.5	18.5	9.0	4.7	7.2
脳および中枢神経系腫瘍	31.9	32.3	40.7	31.9	25.0
星細胞腫	15.6	12.5	19.1	15.5	13.6
胎児性腫瘍（髄芽腫など）	7.5	11.3	10.4	7.5	4.6
リンパ腫	15.1	8.5	8.4	13.7	22.8
軟部組織肉腫	10.7	17.5	10.7	7.9	12.2
横紋筋肉腫	5.3	5.1	8.3	4.4	3.8
神経芽腫群腫瘍	9.9	50.5	19.2	3.4	1.7
腎腫瘍	7.8	17.1	18.7	4.7	1.1
骨腫瘍	6.3	－	1.4	5.0	12.4
骨肉腫	3.9	－	－	3.1	8.0
Ewingファミリー腫瘍	2.0	－	1.0	1.5	3.6
癌腫・黒色腫	5.7	－	1.8	3.1	12.1
胚細胞腫瘍	5.5	20.8	3.9	2.1	7.4
網膜芽腫	3.9	23.8	8.7	－	－
肝腫瘍	2.5	12.5	4.4	0.9	0.7
その他	0.7	2.6	0.9	0.8	0.5

（Nelson Textbook of Pediatrics, 18th ed, p2098, Table 491-1, 2007 より引用改変）

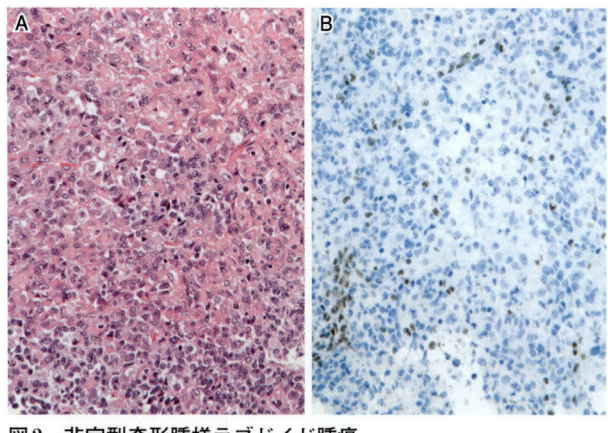

図2　非定型奇形腫様ラブドイド腫瘍
多くは*INI1*遺伝子の欠失を伴い，INI1免疫染色が診断に有用である．
A：HE染色．大型の核小体をもつ明調な核と，好酸性の細胞質を存する腫瘍細胞が主体だが，細胞質の乏しい芽球様の細胞も見られる．
B：INI1免疫染色．腫瘍細胞は陰性で，介在する血管内皮細胞は陽性である．

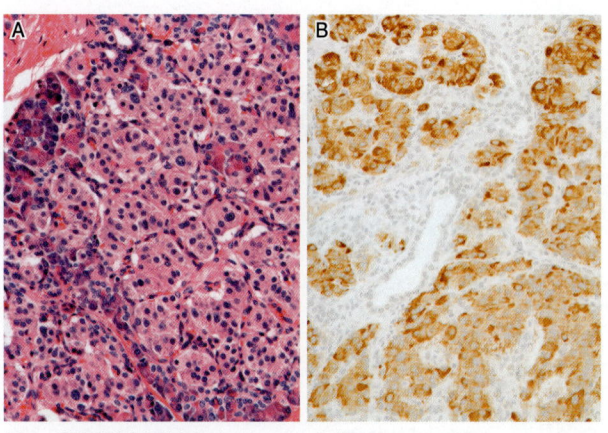

図3　限局型先天性高インスリン血症
先天性高インスリン血症は，膵臓β細胞膜上のATP感受性カリウムチャネル遺伝子（染色体11p15.1上にある）の変異によるものが多く，限局型は，父方アレルのみに変異のある個体に，体細胞レベルで母方のアレルに11p15.1の部分欠失が生じて発症し，細胞遺伝学的にもびまん型と鑑別できる．
A：HE染色．膵内分泌細胞の局所的な増生が見られる．一部の細胞は，大型の核を持つ．
B：インスリン免疫染色．増生している細胞はインスリン陽性である．

見られる）があるので大いに活用されたい．おおむね学童期以降になると，各組織の成熟度は成人のものと大差がないようになるが，それまではそれぞれの組織が「正常範囲の未熟性」をもっていることを頭に入れておくとよい．それぞれの臓器の病態，すなわち「正常状態からの偏り・ずれ」を判断することが病理診断の基本であるが，小児・周産期の病理は年齢の特殊性が加味されたもの，と捉えることが適当と思われる．

　この項では，小児・周産期の疾患として，この年齢層に特有ないし特に好発するものを以下のとおり取り上げた．

・**腫瘍性疾患**：髄芽腫（図1），網膜芽腫（図2，3），胸膜肺芽腫（図4），乳児血管腫（図5），肝腫瘍（図6，7），膵芽腫（図8），神経芽腫群腫瘍（神経芽腫（図9，10），神経節芽腫（図11），神経節腫（図12）），小児腎腫瘍（腎芽腫（図13），腎明細胞肉腫（図14），腎ラブドイド腫瘍（図15），先天性間葉芽腎腫（図16））．

・**非腫瘍性疾患**：先天性代謝異常症（Gaucher病（図17），Niemann-Pick病（図18），Pompe病（図19）），核黄疸（図20），脳髄膜瘤（図21，22），側頸嚢胞（図23），甲状舌管嚢胞（図24），先天性肺気道奇形/先天性嚢胞性腺腫様奇形（図25），気管支閉鎖（図26），肺分画症（図27），胎便吸引症候群（図28），新生児壊死性腸炎（図29），Hirschsprung病（図30，31），異所性膵（図32），膵脾癒合（図33），常染色体劣性多発性嚢胞腎（図34），腎異形成（図35），卵精巣（図36）．

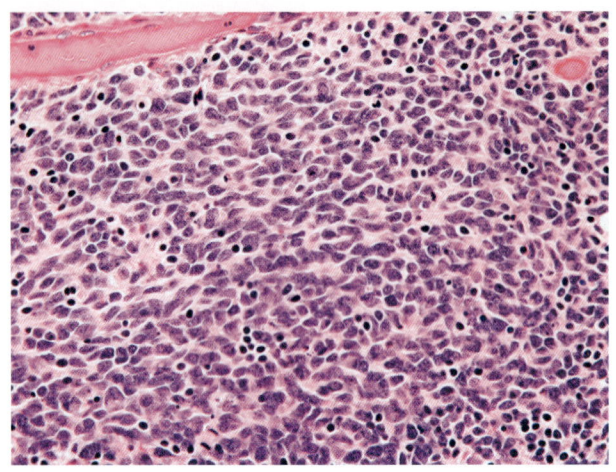

図1 髄芽腫
類円形ないし短紡錘形の核と乏しい細胞質をもつ芽球様の細胞の増殖からなる.

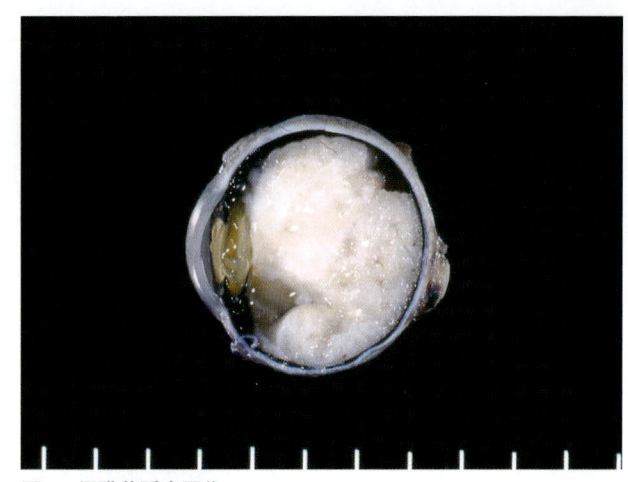

図2 網膜芽腫内眼像
眼球固定後の割面像. 白色調の腫瘍が眼球内に充満している.

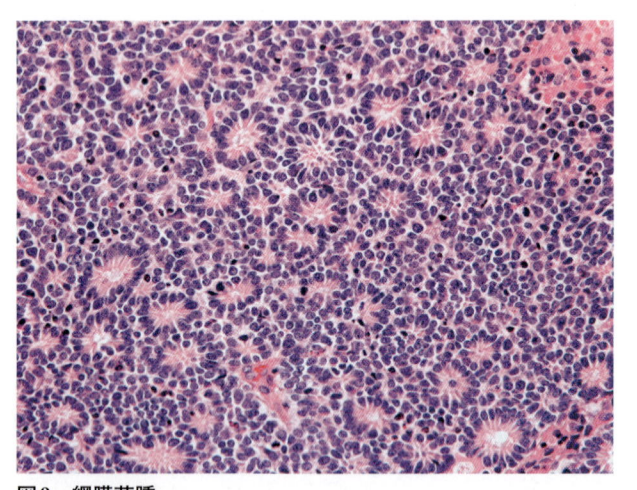

図3 網膜芽腫
均一な大きさの類円形核をもち, 裸核状の低分化型の部分と花冠形成を伴う分化型の部分が混在して見られる.

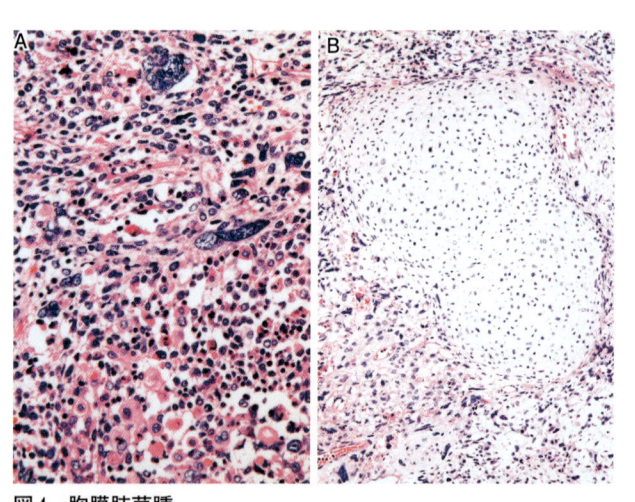

図4 胸膜肺芽腫
紡錘形の芽球様細胞の増殖に加えて, 異型の強い大型細胞(A)や横紋筋(A)・軟骨(B)への分化を示す部分を認める.

- **髄芽腫　medulloblastoma**

　小児の脳腫瘍の代表的なもので, 小脳外顆粒層の細胞由来とされる. 類円形ないし短紡錘形の核と乏しい細胞質をもつ芽球様の細胞の増殖からなることが多いが(図1), 線維形成の目立つもの, 大型で異型の強い細胞が主体のもの, またメラニン形成や横紋筋への分化を示すものなどかなりのvariationが見られる. なお, 髄芽腫は小脳原発の場合に限定された呼称であり, 同様の組織像を示す大脳や脊髄の腫瘍は原始神経上皮性腫瘍とよばれる. また, 以前は髄芽腫と診断されてきた腫瘍の中に, 相当数の非定型奇形腫様ラブドイド腫瘍が含まれることがわかってきた.

- **網膜芽腫　retinoblastoma**

　眼球内の悪性腫瘍として最も有名な, 乳幼児に好発する神経上皮性の胎児性腫瘍である(図2). 約40％の症例が家族性で, 常染色体優性遺伝の形式を示す. 組織学的には, 花冠形成を伴う分化型の部分と, 花冠形成を欠いて核分裂像や核崩壊像の目立つ低分化の部分とが混在して見られることが一般的で(図3), 壊死や石灰化を伴うことも多い. 視神経の篩状板を越えた浸潤, 脈絡叢への顕著な浸潤, 強膜外浸潤などが予後不良の組織学的因子である.

- **胸膜肺芽腫　pleuropulmonary blastoma**

　胸膜・肺を主座として, 幼児期を中心とした小児にほぼ限定して生ずる腫瘍である. 充実性部分と嚢胞性部分が種々の割合で混在することが多く, ほぼ嚢胞性部分のみのtype I, 両者が混在するtype II, ほぼ充実性部分のみからなるtype IIIに分けられる. 年長例ほど充実性部分が多く, 嚢胞性病変が初期病変とみなされている. *DICER1*遺伝子の変異を認めることが多い. 組織学的には紡錘形の芽球様細胞の増殖を主体とするが, 軟骨や横紋筋への分化を示す部分や, 異型の強い大型細胞を認めることも多い(図4).

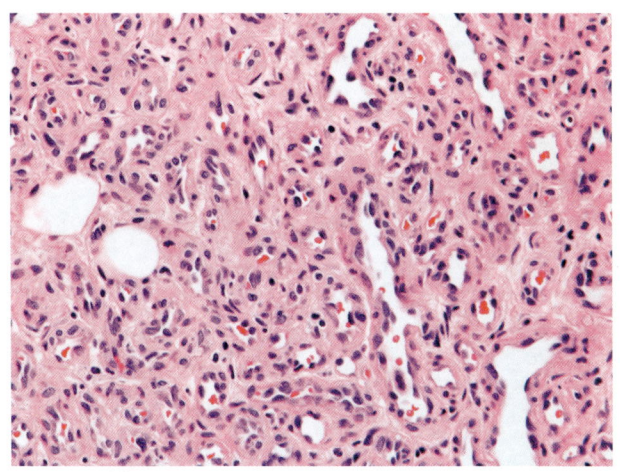

図5 乳児血管腫
スリット状の内腔をもつ毛細血管・細動静脈レベルの血管の増殖を示し，内皮細胞は短紡錘形ないし類円形である．

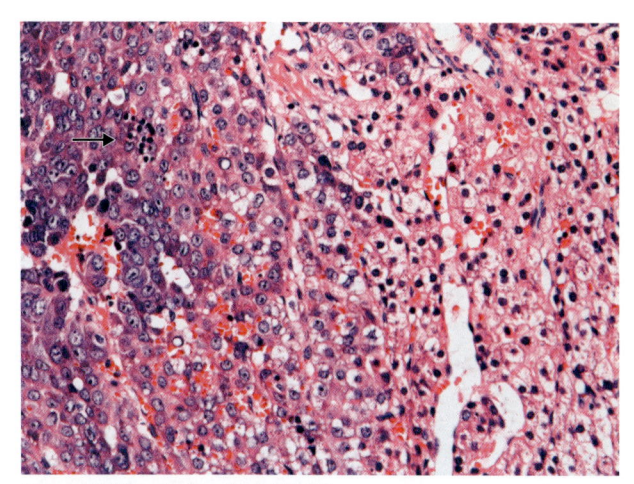

図6 肝芽腫 胎児・胎芽混在型
分化度の高い胎児型の成分と分化度の低い胎芽型の成分が混在し，髄外造血（矢印）も見られる．

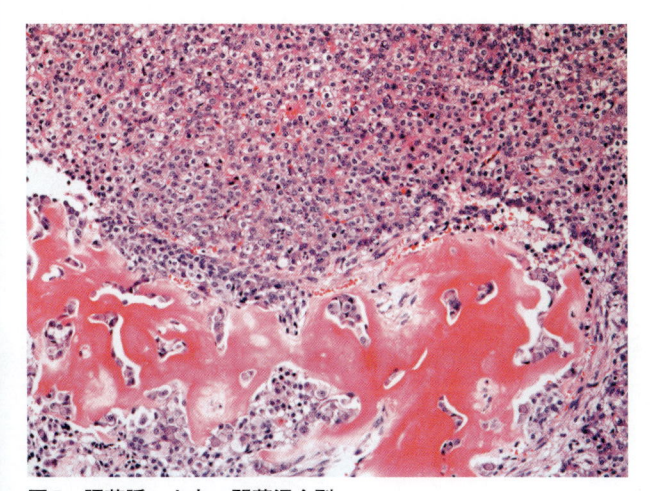

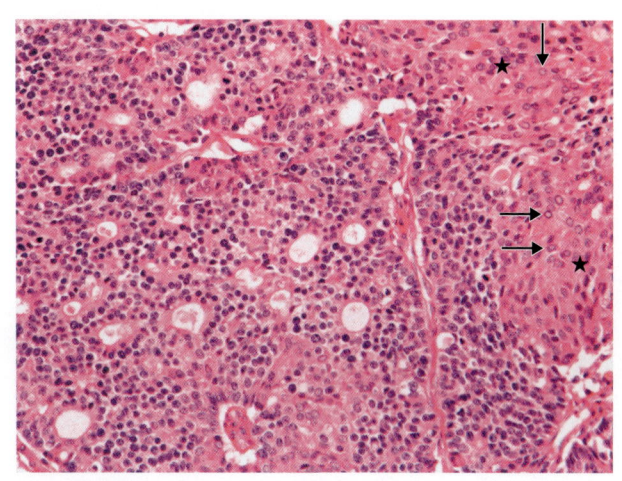

図7 肝芽腫 上皮・間葉混合型
上皮成分とともに，類骨の形成が見られる．

図8 膵芽腫
腺房への分化が明瞭な部分と扁平上皮様小体（★）の形成が見られ，後者にはHE染色で染まらない部分をもつ核（矢印）が見られる．

●乳児血管腫　infantile hemangioma

　小児の皮膚に生ずる良性腫瘍として最も一般的なもので，乳児期に増大傾向を示すことはあっても，多くの場合，自然退縮傾向を示す．組織学的にはスリット状の内腔をもつ毛細血管・細動静脈レベルの血管が分葉状増殖を示し，内皮細胞は類円形で核分裂像が目立つことも少なくない（図5）．自然経過であるいは治療により退縮を示した場合は，線維化やヘモジデリン沈着が目立つ．

●肝芽腫　hepatoblastoma

　主に乳幼児の肝臓に発生する，胎児の肝細胞に類似した未熟な形状を示す細胞からなる腫瘍で，肝細胞癌と同様に血清α-fetoproteinが高値となる．組織学的には，分化度の高い胎児型の成分と分化度の低い胎芽型の成分が混在することが多いが（図6），胎児型が全体を占めることもあり，この場合，最も予後良好である．髄外造血もしばしば見られる．類骨，軟骨，横紋筋や線維芽細胞など，間葉系成分が見られることも少なくない（図7）．また，神経組織，メラニン産生細胞，粘液産生上皮なども伴って奇形腫様の組織像を示すこともある．「芽腫」の名前が付いている他の小児腫瘍と比較して，上皮性性格が明瞭な腫瘍であり，年長例では肝細胞癌との鑑別が難しいことも多い．

●膵芽腫　pancreatoblastoma

　乳幼児の膵臓腫瘍を代表する腫瘍である．組織学的には，腺房への分化が明瞭な部分，導管や内分泌組織への分化を認める部分，明らかな分化傾向を示さない部分に加えて，重層扁平上皮に類似した「扁平上皮様小体（SC）」の形成を示す（図8）．SCにはHE染色で染まらない部分をもつ核が見られることがあり，この不染部分はビオチンに富む．SCと相同的な構造は一部の子宮内膜癌・甲状腺癌などにも見られ，β-cateninの核・細胞質内蓄積が見られる．

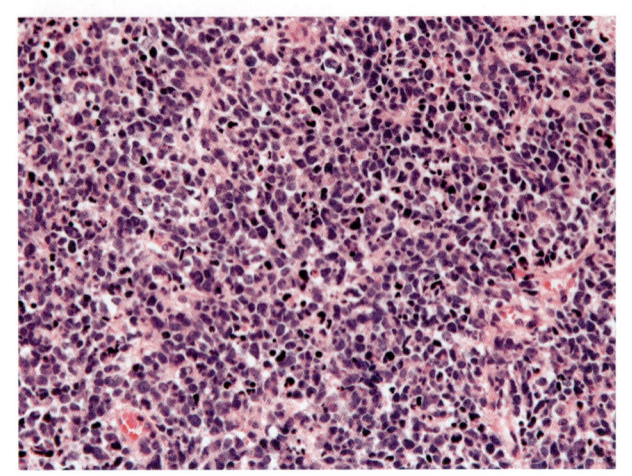

図9 神経芽腫　undifferentiated type
分化傾向の殆ど見られない芽球様細胞の増殖からなり，核分裂像・核崩壊像が目立つ．

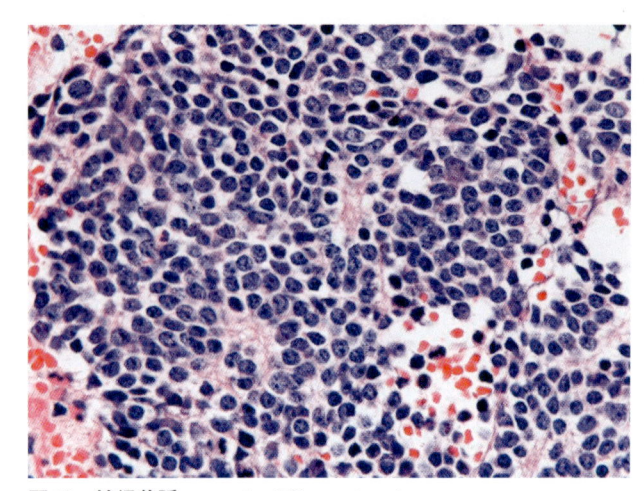

図10 神経芽腫　poorly differentiated type
神経細胞への分化に乏しいが，細線維状の背景(実質は繊細な細胞突起の集まり)が見られる．

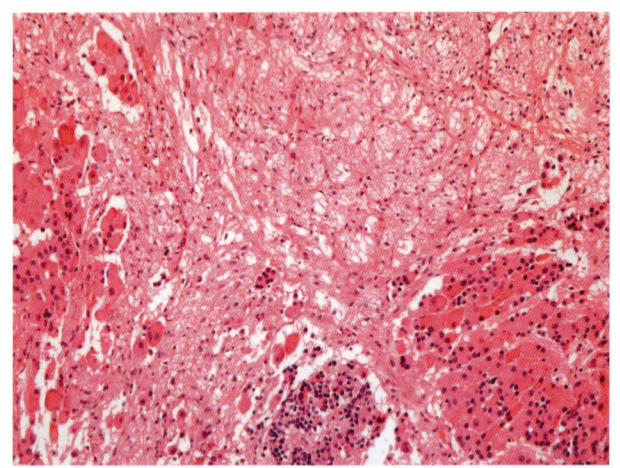

図11 神経節芽腫　intermixed type
schwannian stromaが50％以上を占めるが，神経細胞への分化が進んだ細胞からなる胞巣が見られる．

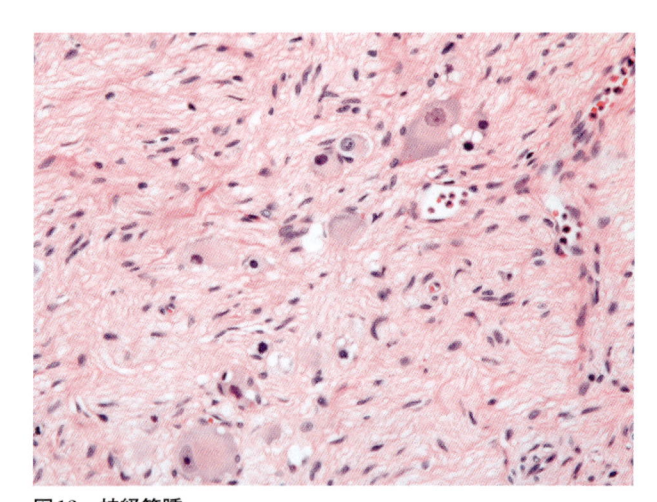

図12 神経節腫
豊富なschwannian stromaが主体で，成熟した大型の神経節細胞様の細胞が散見される．

■神経芽腫群腫瘍　neuroblastic tumors

　神経堤に由来する原始神経芽細胞に由来する，胎児性腫瘍を代表する腫瘍群である．副腎髄質からの発生が最も多いが，後腹膜，縦隔，骨盤内，頸部などにも見られる．組織学的分類は，神経細胞への分化程度と，schwannian stromaの発達程度により決まり，これに年齢と核分裂像・核崩壊像の頻度を加味して，病理学的予後良好群と予後不良群とが定められる．腫瘍マーカーとしては，血清NSEや尿中VMA/HVA，分子生物学的予後不良因子としてはMycN遺伝子の増幅が有名である．

▶神経芽腫　neuroblastoma

　神経芽腫はschwannian stromaが50％以下のもので，細胞の分化度により，undifferentiated (図9)，poorly differentiated (図10)，differentiatingの3つのtypeに分けられる．乳幼児期に多いが，先天性のものから学童期まで発症年齢には幅がある．乳児期発症のものには，神経節芽腫intermixed type，神経節腫に分化していくものや，自然退縮するものが相当数あると推測される．undifferentiated typeはその他の因子にかかわらず予後不良群である．

▶神経節芽腫　ganglioneuroblastoma

　神経節芽腫はintermixed typeとnodular typeに分けられる．intermixed typeはschwannian stromaが50％以上のもので，臨床的には良性腫瘍として扱われる(図11)．nodular typeは多クローン性とみなされ，intermixed typeの神経節芽腫ないし神経節腫の部分と，神経芽腫の部分とが混在し，後者の性状により予後不良群・予後良好群に分けられる．

▶神経節腫　ganglioneuroma

　神経節腫は成熟した大型の神経細胞と豊富なschwannian stromaからなり(図12)，縦隔や後腹膜に多く，良性腫瘍とされる．

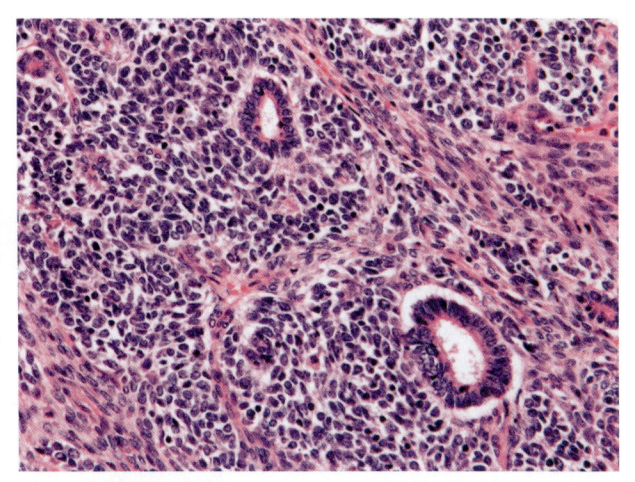

図13　腎芽腫（混合型）
未分化な芽球様細胞，上皮性性格が明らかな細胞，線維芽細胞に類似した細胞が混在して見られる．

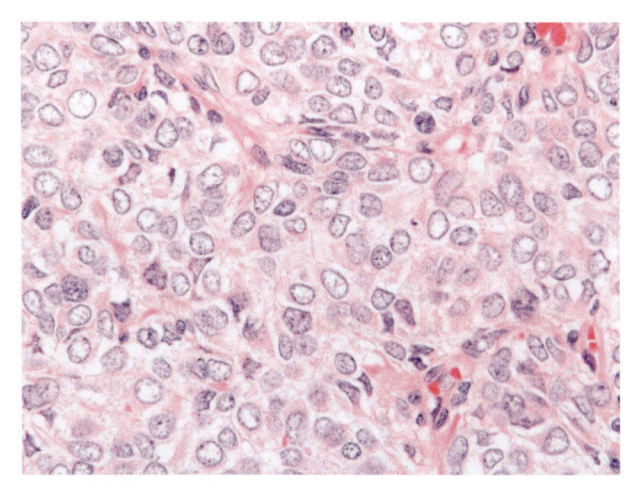

図14　腎明細胞肉腫
明調な類円形核をもち分化傾向の乏しい細胞の胞巣状増殖が見られ，樹枝状に発達した細血管が介在する．

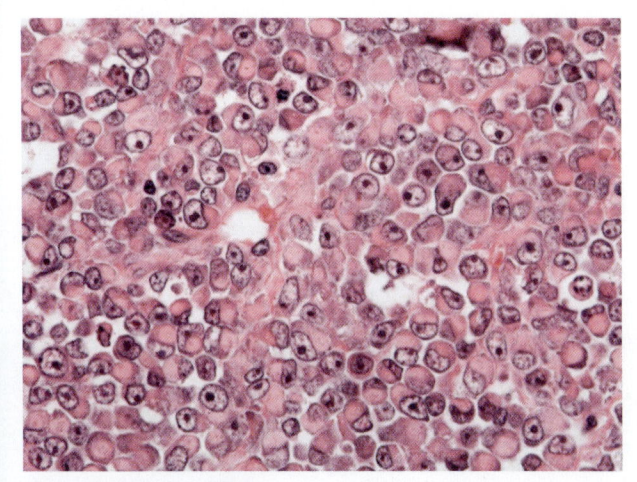

図15　腎ラブドイド腫瘍
類円形の比較的明調で核小体が目立つ核と，好酸性の封入体様構造を含む細胞質をもつ腫瘍細胞が見られる．

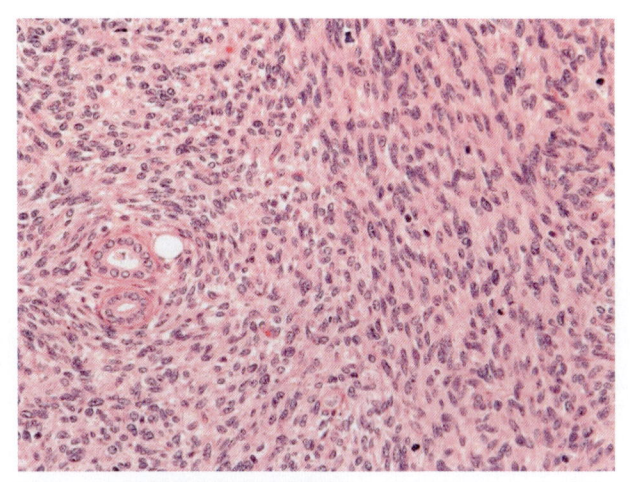

図16　先天性間葉芽腎腫（富細胞型）
紡錘形ないし短紡錘形の腫瘍細胞が密に増殖し，核分裂像も目立つ．

■小児腎腫瘍　pediatric renal tumors

▶腎芽腫　nephroblastoma

腎芽腫は，乳幼児期に好発し，後腎原基と類似した組織像を示す腫瘍である．未分化な芽球様細胞，上皮性細胞，紡錘形細胞や横紋筋・平滑筋・軟骨などへの分化を示す細胞が混在し，神経組織，重層扁平上皮，内胚葉系組織などが見られることもある（図13）．

▶腎明細胞肉腫　clear cell sarcoma of kidney

腎明細胞肉腫は起源不明で，腎芽腫より高悪性度とされる．基本的な組織像は，明調な類円形核をもち，分化傾向の乏しい細胞の胞巣状増殖に樹枝状に発達した細血管が介在するものだが，しばしば多彩な組織像を示し，腎芽腫と誤診されることが少なくない（図14）．

▶腎ラブドイド腫瘍　rhabdoid tumor of kidney

腎ラブドイド腫瘍は最も悪性度が高い小児腎腫瘍である．類円形・多角形・短紡錘形の比較的明調で核小体が目立つ核と，好酸性の封入体様構造（本体は中間径フィラメントの集積）を含む細胞質をもつ細胞が特徴的だが（図15），そうした細胞は部分的にしか見られず，多くの部分が未分化肉腫状あるいは腎芽腫に類似している場合もある．*INI1*遺伝子の欠失を示すことが多く，INI1免疫染色で陰性を示すことは診断上有用である．

▶先天性間葉芽腎腫　congenital mesoblastic nephroma

先天性間葉芽腎腫は新生児期の腎腫瘍としては最も多く，古典型（線維腫性），富細胞型，混合型の3つに分類される．古典型は，紡錘形の異型の乏しい腫瘍細胞の規則正しい増殖を示す．富細胞型は，紡錘形ないし短紡錘形の腫瘍細胞が密に増殖し，核分裂像が目立つ（図16）．両者は軟部腫瘍でいうところの線維腫症と乳児型（先天性）線維肉腫にそれぞれ対応するとみなされている．

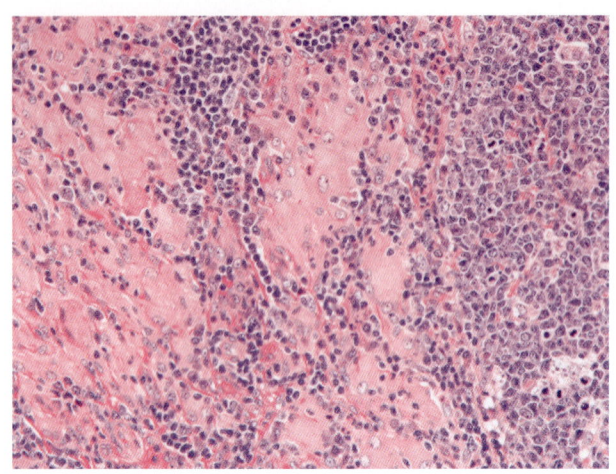

図17　Gaucher病（扁桃）
淡好酸性で一部膜様の細胞質内蓄積物を含む組織球（Gaucher細胞）が多数見られる．

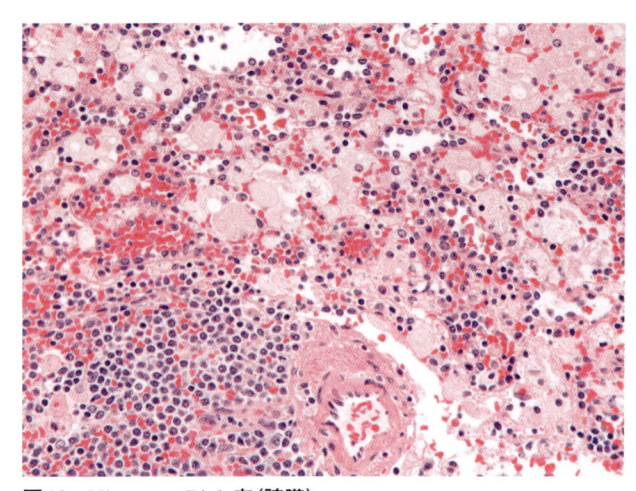

図18　Niemann-Pick病（脾臓）
主に組織球の細胞質に泡沫状の異常蓄積物が目立つ．

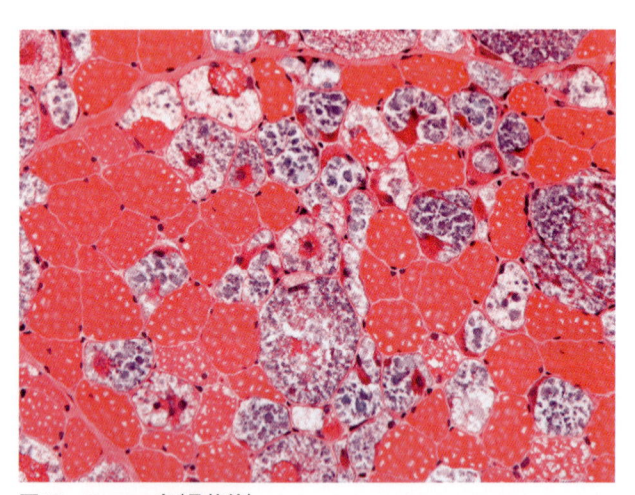

図19　Pompe病（骨格筋）
グリコーゲン異常蓄積と石灰化を伴う変性・壊死が目立つ筋細胞が見られる．

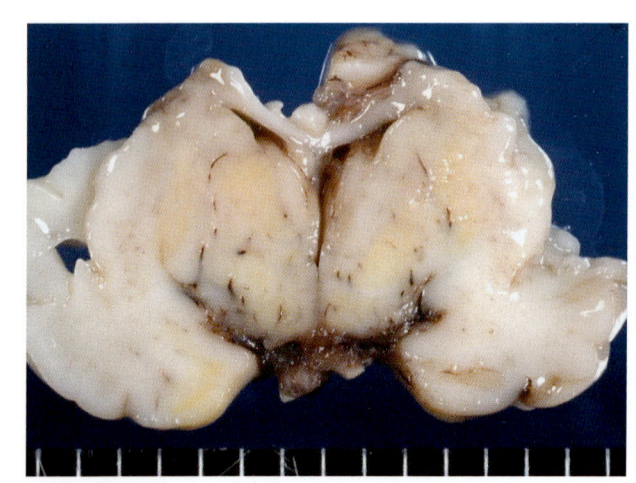

図20　核黄疸
固定後の大脳割面像．両側基底核と海馬が黄染している．

● **先天性代謝異常症**　inborn error of metabolism（Gaucher病，Niemann-Pick病，Pompe病）

　先天性代謝異常症は，特定の遺伝子から作られる蛋白の生成になんらかの障害をきたし，生体の恒常性が崩れて様々な症状をきたす疾患群と規定されている．その多くは酵素の形成障害に基づくもので，異常物質が蓄積される場合は組織学的にも特徴的な所見が見られる．代表的なものとして，Gaucher病（β-グルコシダーゼ欠損によりグルコセレブロシドが網内系細胞に蓄積する）（図17），Niemann-Pick病（スフィンゴミエリナーゼ欠損によりスフィンゴミエリンが全身臓器に蓄積する）（図18），Pompe病（糖原病II型．酸性α-グルコシダーゼ欠損により全身臓器にグリコーゲンが蓄積する）（図19）などがあり，それぞれ特徴的な組織像を示す．Gaucher病の際は，膜様ないしティッシュペーパー様の細胞質内蓄積物が組織球に見られ，Gaucher細胞と称される．

● **核黄疸**　kernicterus

　新生児期に間接ビリルビンが高値を示す様々な疾患によって，大脳基底核や海馬回などにビリルビンの沈着・黄染が見られ（図20），神経細胞が破壊されることにより，脳性麻痺あるいは死亡の原因になるもので，原因疾患としてはRh不適合溶血性黄疸が有名であるが，出生体重の小さい新生児では，間接ビリルビンがあまり高くない場合でも核黄疸の危険がある．感染や呼吸障害，栄養障害などが加わると，更に核黄疸を起こす確率が高くなる．

　組織学的には，神経細胞の変性・壊死やグリオーシスが見られる．

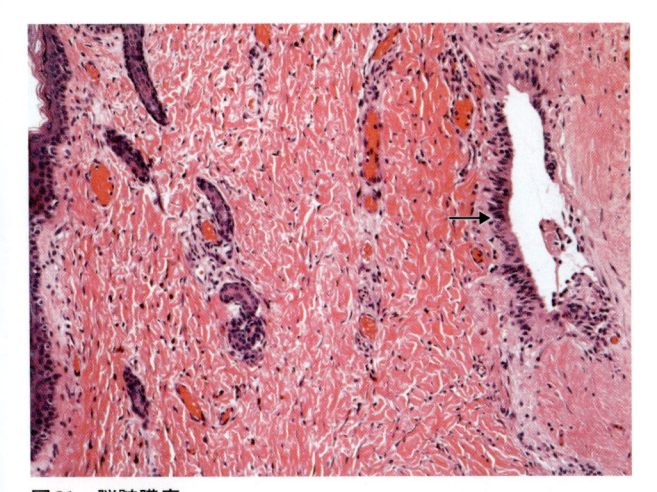

図21 脳髄膜瘤
真皮内に，髄膜由来と思われるメラニン含有細胞や大脳組織由来の神経組織が見られ，脳室上衣細胞層(矢印)も見られる．

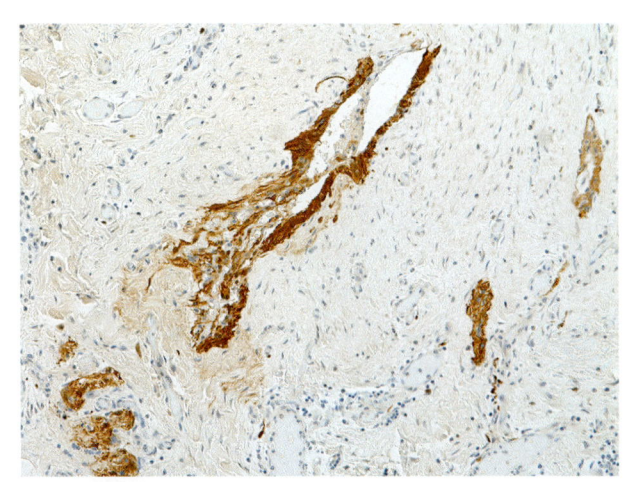

図22 脳髄膜瘤
真皮内に散在する神経組織はGFAP陽性である．

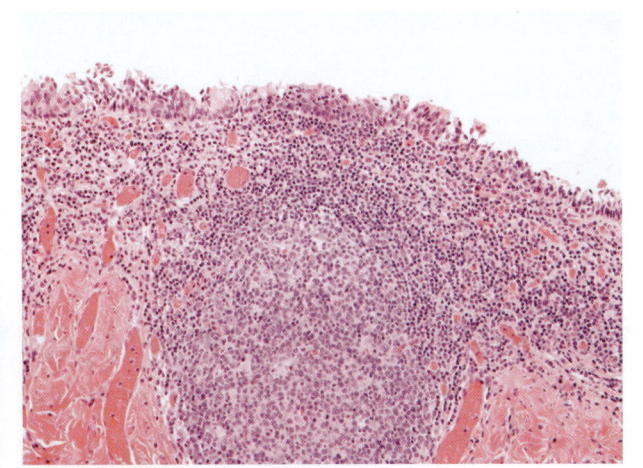

図23 側頸嚢胞
嚢胞の内面は線毛円柱上皮で覆われ，上皮下にはリンパ組織が発達している．

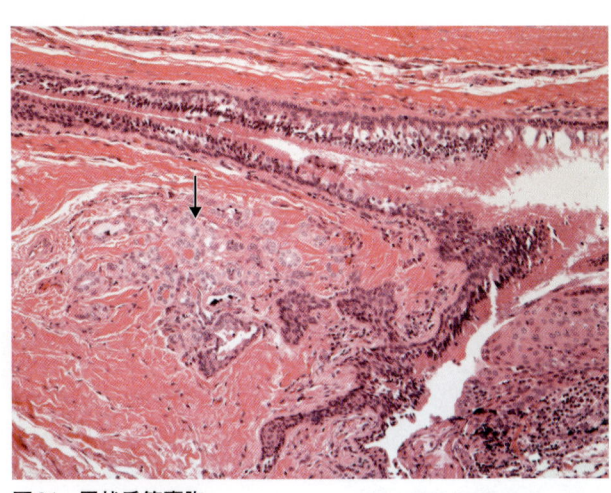

図24 甲状舌管嚢胞
嚢胞の内面は線毛円柱上皮ないし重層扁平上皮で覆われ，周囲に甲状腺組織(矢印)を認める．

- **髄膜瘤 meningocele・脊髄髄膜瘤 myelomenigocele・脳髄膜瘤 encephalomeningocele**

　二分脊椎(脊柱管の背側が先天的に開いたままの状態)や頭蓋骨の形成不全により，髄膜ないし髄膜＋脊髄組織／脳組織が脊柱管や脳の外に見られる病変である．組織学的には皮下組織や真皮内に，髄膜組織，メラニン含有細胞，脊髄や大脳組織由来の神経組織が見られ，しばしば脳室上衣細胞層も見られる(図21，22)．二分脊椎や頭蓋骨の形成不全は奇形症候群の一部として見られることもある．

- **側頸嚢胞 lateral cervical cyst・側頸瘻 lateral cervical fistula**

　胎生期の鰓裂の閉鎖・消失が不完全であったことによる鰓原性遺残に由来する嚢胞・瘻で，第1鰓裂～第4鰓裂由来のものがあるが，第2鰓裂由来とされる胸鎖乳突筋前面の病変が最も多い．乳児期から幼児期に見つけられることが多い．組織学的には，嚢胞・瘻の内面は線毛円柱上皮ないし重層扁平上皮で覆われ，上皮下にはリンパ組織が発達してしばしば濾胞形成を伴う(図23)．炎症や循環障害で上皮が脱落して肉芽組織で置換されていることも少なくない．第3～4鰓裂に由来するとされる，下咽頭梨状窩付近に瘻管が開口する梨状窩瘻では，しばしば急性甲状腺炎をきたす．

- **甲状舌管嚢胞 thyroglossal duct cyst・甲状舌管瘻 thyroglossal duct fistula**

　胎生期の甲状舌管の閉鎖・消失不完全による甲状舌管遺残に由来する嚢胞・瘻で，正中頸部に生ずるので正中頸嚢胞・正中頸瘻ともよばれる．側頸嚢胞・側頸瘻よりも年長児の症例が多く，成人例も少なくない．組織学的には，嚢胞・瘻の内面は線毛円柱上皮ないし重層扁平上皮で覆われるが，炎症や循環障害で上皮が脱落して肉芽組織で置換されることもある．舌骨周辺部を中心に，嚢胞・瘻の周囲にしばしば甲状腺組織を認め，診断の助けとなる(図24)．

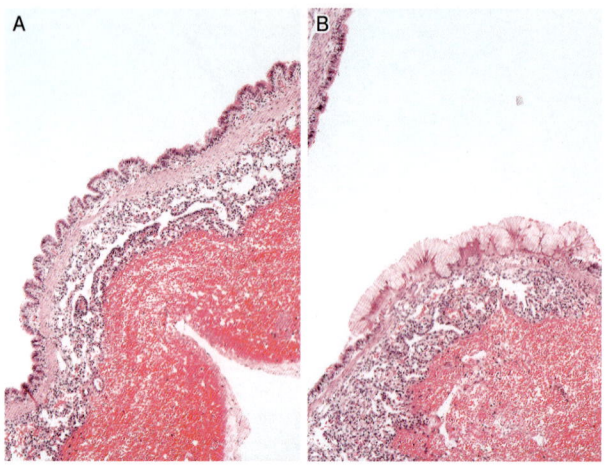

図25 先天性肺気道奇形／先天性嚢胞性腺腫様奇形 type I
やや大型の嚢胞の被覆上皮の鋸歯状増殖（A）や粘液産生細胞の出現が見られる（B）．

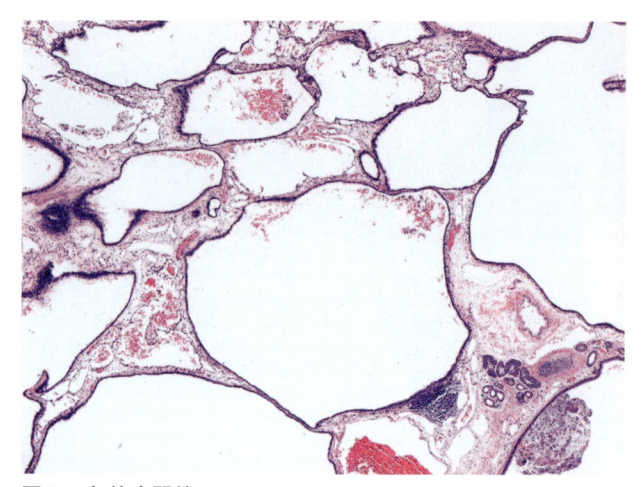

図26 気管支閉鎖
閉鎖部遠位の気道の嚢胞性拡張が見られる．

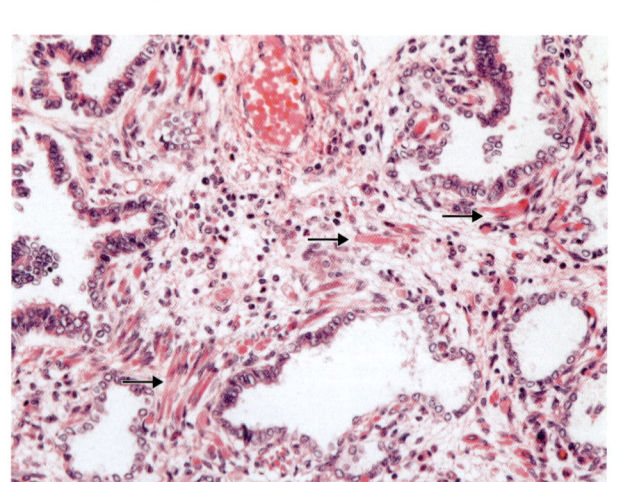

図27 肺分画症（肺葉外型）
しばしば嚢胞状に拡張した気道上皮が見られ，間質には横紋筋線維（矢印）が認められる．

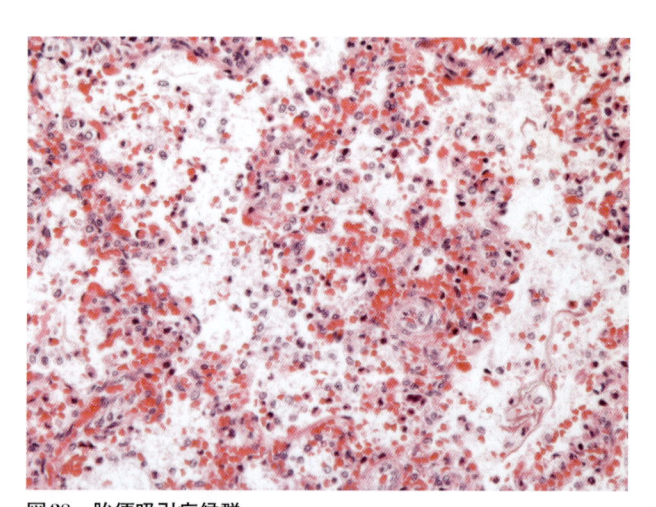

図28 胎便吸引症候群
末梢の気道腔内に鱗屑様物質が見られ，炎症細胞浸潤・出血を認める．

■先天性嚢胞性肺疾患

▶先天性肺気道奇形 congenital pulmonary airway malformation（CPAM）／先天性嚢胞性腺腫様奇形 congenital cystic adenomatoid malformation（CCAM）

CCAMは，嚢胞の大きさからtype I，II，IIIの3型に分けられたが，近年では先天性肺気道奇形（CPAM）としてtype 0，IVを加えた5型として論じられる．type 0はごく稀で，type IVは胸膜肺芽腫type Iとの異同が示唆されている．type I は2cm大以上の嚢胞からなり，組織学的には被覆上皮の鋸歯状増殖や粘液産生細胞の出現が見られる（図25）．type II は0.5～2cm大の嚢胞からなり，近年，当該領域の肺内気管支の閉鎖や狭窄が証明される例が多い．type III はより小さい嚢胞の増生よりなる稀なものである．

▶気管支閉鎖 bronchial atresia

画像診断の進歩に伴って，多くの肺嚢胞性疾患に色々なレベルでの気管支閉鎖が判明してきた．組織学的には閉鎖部遠位の気道の嚢胞性拡張や粘液の貯留が見られる（図26）．

▶肺分画症 pulmonary sequestration

正常気管支系との連絡をもたない肺組織が，肺（葉）内ないし肺（葉）外に見られるもので，大血管から弾性動脈性の栄養血管を受け，その流入部には肺門様の組織を形成することが多い．組織学的には，嚢胞状に拡張した気道上皮を含み，間質には時に横紋筋組織が見られる（図27）．

●胎便吸引症候群 meconium aspiration syndrome

排便反射が完成する36週以降の成熟した胎児が，胎盤機能不全や分娩中の圧迫などで低酸素状態となり，腸管蠕動運動の亢進と肛門括約筋の弛緩で羊水中に胎便が排出され，それが出生直後に気道内に吸引されて生じる呼吸障害である．組織学的には，気管支から肺胞内に大量の胎便様物質を認め，気管支肺炎や出血を伴う（図28）．

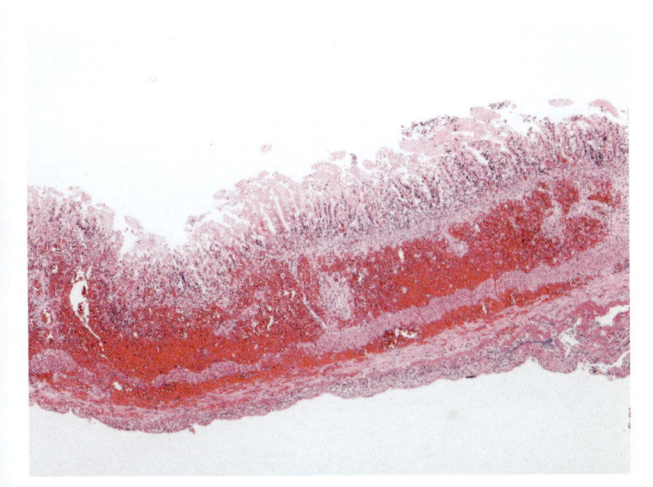

図29　新生児壊死性腸炎
腸管の全層性の出血・壊死が見られる．

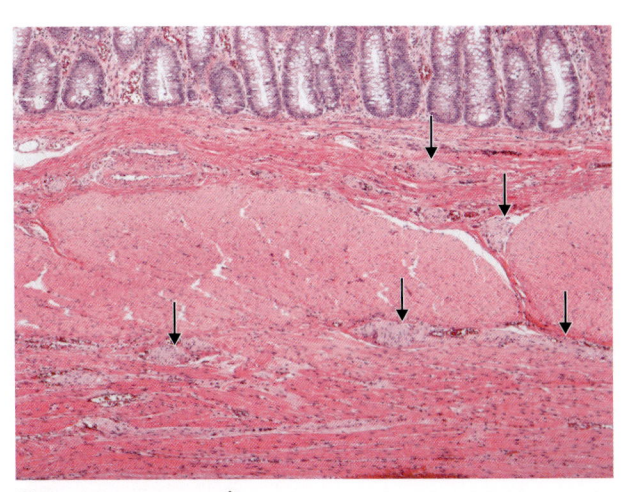

図30　Hirschsprung病
粘膜下と筋層内に神経節細胞を欠き，太めの神経線維束（矢印）の増生が見られる．

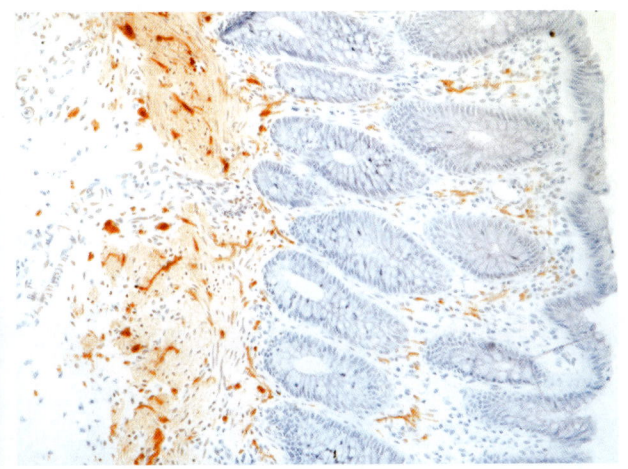

図31　Hirschsprung病
アセチルコリンエステラーゼ染色で，粘膜筋板や粘膜固有層に陽性神経線維が見られる．

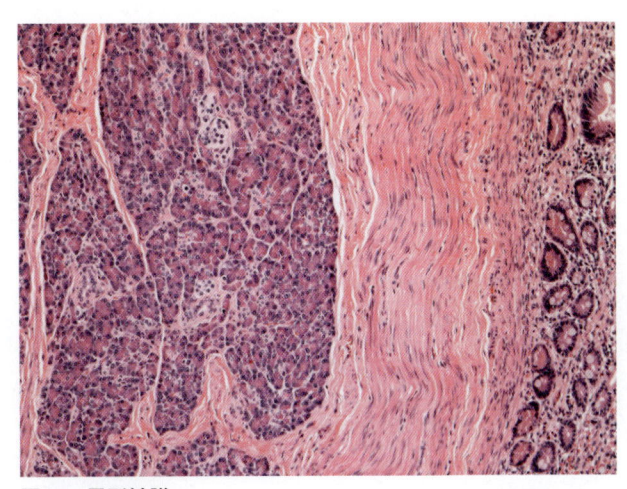

図32　異所性膵
小腸固有筋層内に腺房，導管，膵島が混在して見られる．

● 新生児壊死性腸炎　neonatal necrotizing enterocolitis

　出生体重の低い未熟児の腸管，特に回腸末端から上行結腸にかけて好発する病変で，新生児早期に発症することが多い．腸管の未熟性，局所の虚血，細菌もしくは細菌毒素の侵入などが原因としてあげられている．組織学的には，粘膜や粘膜下層の壊死，うっ血，出血，浮腫，血栓形成，炎症細胞浸潤，粘膜下のガス貯留などが見られ，重症例では全層性の壊死・穿孔をきたす（図29）．

● ヒルシュスプルング病　Hirschsprung disease

　先天的に消化管壁内神経叢の神経節細胞が，腸管全体に行き渡らず，神経節細胞を欠く部分の蠕動の消失と，口側部の腸管の拡張が見られる疾患である．神経節細胞を欠く腸管の長さによって，ultrashort segment type, short segment type, long segment type, total colon type, extensive typeに分けられる．組織学的には，粘膜下と筋層内に神経節細胞（を含む神経叢）を欠き，代わりに太めの神経線維束の増生が見られる（図30）．一般に腸管の腸間膜付着部の方が，神経節細胞を欠く部分がより長い．診断にはHE染色に加えて，特に粘膜生検ではアセチルコリンエステラーゼ染色（無神経節細胞領域では粘膜筋板や粘膜固有層にも陽性神経線維が見られる）が頻用される（図31）．

● 異所性膵　ectopic pancreas

　膵芽組織が，胃・十二指腸・空腸・回腸・腸間膜・脾臓などに迷入して生ずる病変で，メッケルMeckel憩室に見られることもある．組織学的には腺房，導管，膵島が混在するが，膵島を欠くことも少なくない（図32）．消化管に見られる場合は，粘膜下腫瘍として腔内に突出して腸重積の先進部になることもある．18トリソミーなど奇形症候群に部分症として見られることもある．

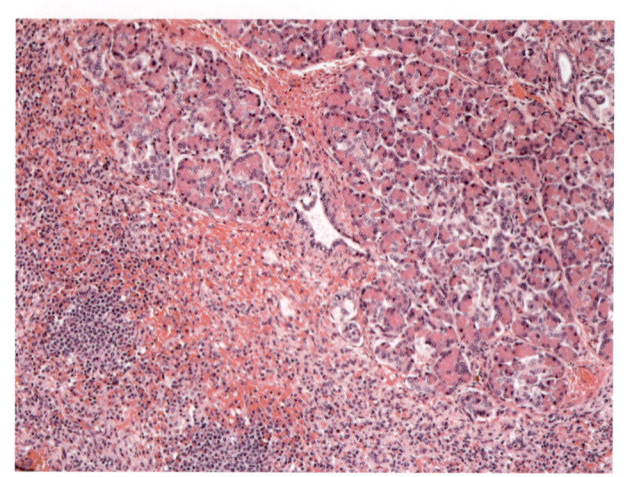

図33 脾膵癒合
膵臓組織と脾臓組織(左下)が混在して認められる.

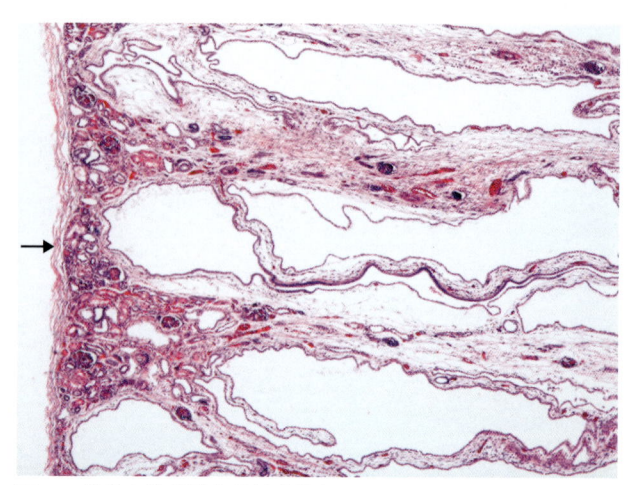

図34 常染色体劣性多発性囊胞腎
遠位尿細管から集合管に相当する部分の囊胞性拡大が見られる(矢印：腎被膜).

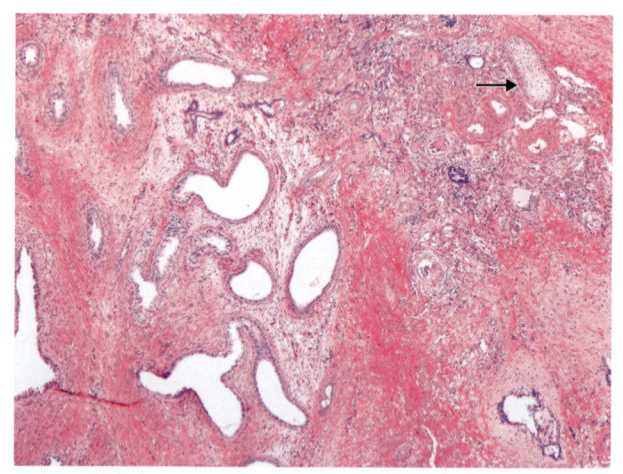

図35 腎異形成
尿細管・集合管の囊胞状拡張，線維化，異所性軟骨の形成(矢印)などが見られる.

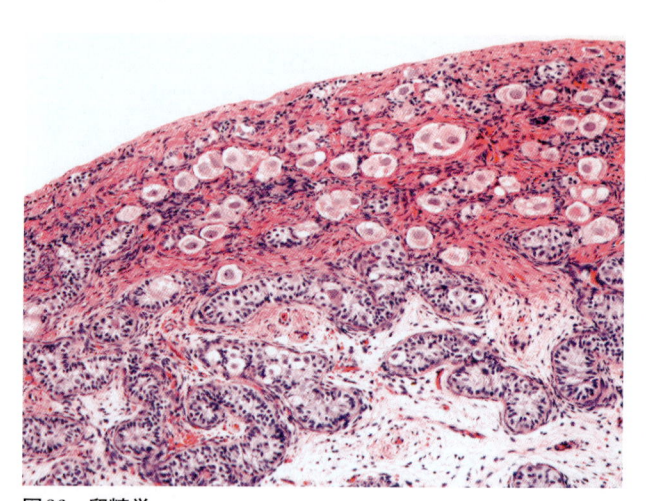

図36 卵精巣
卵細胞と精細管(下方)が共存して見られる.

●脾膵癒合　splenopancreatic fusion

膵尾部と脾門部は正常でも接触しているが，膵尾部が脾門部と明らかに癒合している状態である．組織学的には，脾門部に膵臓組織が膵尾部から連続性に認められ，脾臓組織との間に被膜はなく両者が混在している．奇形症候群，特に13トリソミーに高頻度に見られる．この際，分離した異所性の脾臓組織が膵臓内にしばしば見られる(図33).

●常染色体劣性多発性囊胞腎　autosomal recessive polycystic kidney disease

先天性囊胞性腎疾患の代表的なものの一つで，常染色体劣性遺伝，両側性の病変である．集合管と尿細管との結合部の異常とされ，遠位尿細管から集合管の囊胞性拡大が顕著で(図34)，腎臓は著明に腫大してスポンジ状の割面を呈する．肝臓にも囊胞形成・線維化を伴うことがある.

●腎異形成　renal dysplasia

先天性の尿路閉塞・狭窄に伴って起きることが多く，尿管までのレベルの尿路閉塞・狭窄では片側性だが，それ以下の部分の閉塞では両側性となり，羊水過少・肺低形成をきたして致死的となる．組織学的には，尿細管・集合管の囊胞状拡張，ネフロン数の減少，線維化，異所性軟骨の形成などが見られる(図35).腎囊胞性疾患は，多くの遺伝性疾患・奇形症候群に合併することも多い.

●卵精巣　ovotestis

性分化異常に伴って見られる性腺の異常の代表的なもので，組織学的には，1つの性腺内に卵巣と精巣の構成要素が共存して見られる(図36).性腺のその他の形成異常としては，胎児期の循環障害による精巣の無形成や停留精巣，ターナーTurner症候群や混合型性腺異形成時の索状性腺などがあげられる．性分化異常をベースにもつ性腺では，胚細胞性腫瘍を発生するリスクが大きい.

31. 代謝性疾患・全身性疾患

大橋健一

総論　478
　I．標本を見る前に　478
　II．標本の見方　479
各論　480
　◉糖尿病　480
◉アミロイドーシス　481
◉ファブリ病　482
◉高尿酸血症，痛風　483
◉ヘモジデローシス，ヘモクロマトーシス　483
◉石灰化異常（異所性石灰化，異栄養性石灰化，カルシフィラキシス）　484
◉ショック，多臓器不全　485
◉敗血症　486

総論

I 標本を見る前に

これまで各章では臓器ごとに各疾患の病理学的特徴を解説してきたが，本章では複数臓器にわたって病変を形成する代謝性疾患，全身性疾患であり，剖検例でよく経験されるショック，敗血症を扱う．代謝障害について本章では，糖質代謝障害として糖尿病，蛋白の異常沈着症であるアミロイドーシス，稀ではあるが特徴的な病理所見を示す複合脂質代謝異常症であるファブリFabry病，核酸代謝異常として痛風，色素代謝異常としてヘモジデローシス，ヘモクロマトーシス，無機質代謝異常として石灰化異常を取り上げる．以下，糖尿病，アミロイドーシスについて概説し，各疾患について標本の見方を解説する．

1. 糖尿病

糖尿病はインスリンの作用不足による持続的な高血糖状態に起因する疾患であり，1型と2型に大別される．1型（インスリン依存性）では自己免疫機序が関係して膵島炎が見られるとされるが，実際に症例を経験することは稀である．2型（インスリン非依存性）ではランゲルハンス島の数，大きさの減少，硝子様変性，IAPP（islet amyloid polypeptide）に起因するアミロイド沈着が認められ，アミロイド沈着は病因と関係して注目されている．糖尿病では種々の合併症をきたすが（**表1**），大血管症macroangiopathyと微小血管症microangiopathyが重要である．大血管症は粥状硬化症の促進によるものであり，必ずしも糖尿病に特異的変化ではないが，心筋梗塞，脳梗塞，下肢の壊疽を合併する頻度が高くなる．微小血管症には腎症，神経症，網膜症といった三大合併症が含まれるが，腎症において最も糖尿病に特徴的な病理学的変化が観察される．微小血管症，腎症の発症機序については，コラーゲンなどの蛋白の糖化反応（終末糖化産物 advanced glycation end products）の働き，polyol pathwayの関与，糸球体の過剰濾過，全身の高血圧，酸化ストレス，protein kinase C，種々の増殖因子などが関与しているとされているが，基底膜の肥厚，マトリックス産生亢進，内皮細胞傷害，血管透過性亢進等が引き起こされる．

2. アミロイドーシス

アミロイドとよばれる異常な細線維状蛋白が細胞間に沈着し，機能不全を引き起こす疾患である．ポリペプチド鎖の三次元構造を規定する折り畳みfoldingの異常が原因とされている．沈着物の特徴として，①コンゴー赤染色でオレンジ色に陽性に染まり，偏光顕微鏡下で複屈折性により緑色調に変化する，②電顕では幅8〜15nmの分岐のない細線維構造を示す，③三次元構造としてβ-pleated sheet conformationに富んだ構造を示す．

アミロイドーシスは全身性（**表2**）のものと限局性のもの

表1 糖尿病の病理学的所見

- 膵臓ランゲルハンス島—数，大きさの減少，膵島炎（1型），硝子様変性，IAPPアミロイド沈着（2型）
- 粥状硬化症 atherosclerosis—下肢壊疽，心筋梗塞，脳梗塞
- 硝子様細動脈硬化症 hyaline arteriolosclerosis—高血圧
- 微小血管症 microangiopathy—毛細血管基底膜の肥厚，内皮傷害，透過性亢進
- 腎症 nephropathy—びまん性病変，結節性病変（Kimmelstiel-Wilson lesion），滲出性病変．
- 眼症状—網膜症，白内障，緑内障
- 神経症 neuropathy—末梢神経障害

表2 全身性非遺伝性アミロイドーシスの分類

アミロイド蛋白	前駆蛋白	臨床病名
AA	血清アミロイドA（SAA）	続発性／反応性アミロイドーシス
AL（Aκ，Aλ，AH）	免疫グロブリンL鎖（κ，λ）	原発性／骨髄腫合併アミロイドーシス
AH	免疫グロブリンH鎖	原発性／骨髄腫合併アミロイドーシス
Aβ_2M	β_2-microglobulin	透析アミロイドーシス
ATTR	トランスサイレチン（TTR）	老人性全身性アミロイドーシス
AApoAIV	アポリポ蛋白AIV	（加齢関連）
ALect2	leukocyte chemotactic factor 2	（主に腎アミロイドーシス）

に分類されるが，更に細線維を構成している主な蛋白成分により分類され，これまで30種類以上のアミロイド蛋白が報告されている．全身性アミロイドーシスとしては免疫グロブリン軽鎖を前駆蛋白としたアミロイドーシスであるAL型（原発性または骨髄腫合併アミロイドーシス），慢性炎症に伴い肝細胞によって産生される血清アミロイドA（SAA）を前駆蛋白としたアミロイドーシスであるAA型（続発性／反応性アミロイドーシス）の頻度が高い．AL型は異常な形質細胞クローンが病因に関連しており，原発性の場合と多発性骨髄腫に合併する場合がある．血清にモノクローナルに増加した免疫グロブリン（M蛋白），尿中に免疫グロブリン軽鎖に由来するベンス・ジョーンズBence Jones蛋白（BJP）などの異常が見られる．AA型は関節リウマチ，肺結核，悪性腫瘍などの慢性炎症に合併する場合が多い．

このほか，日本ではトランスサイレチン遺伝子の先天的変異によるATTR型（遺伝性アミロイドーシス，家族性ポリニューロパチー），長期血液透析患者に合併するβ_2-ミクログロブリン由来のアミロイドが手根管など関節組織に沈着するAβ_2M型（透析アミロイドーシス）が全身性アミロイドーシスとして知られている．

予後は不良であり，これまで有効な治療法がなかったが，近年アミロイドーシスの型に応じて治療法が開発されつつある．

II 標本の見方

1. 糖尿病

腎臓に最も特徴的な所見が見られるため，腎臓，特に糸球体の観察に主眼を置く必要がある．糸球体病変の機序としては基底膜肥厚，メサンギウムのマトリックス産生亢進と内皮細胞傷害が重要であり，糖尿病に特異的な変化とされる結節性病変 nodular lesion の形成にはこれらが総合して関与すると思われる．内皮細胞傷害，血管透過性の亢進に起因する滲出性病変 exudative lesion は糸球体内ではフィブリンキャップ fibrin cap，キャプスラードロップ capsular drop とよばれるが，糸球体外の細動脈壁にも硝子様硬化として認められる．細動脈硝子様硬化症は糖尿病に特異的ではなく，高血圧症による腎硬化症においても認められる．

2. アミロイドーシス

まず臨床情報が重要であり，多発性骨髄腫，関節リウマチなどに合併したネフローゼ症候群，心不全，不整脈など多臓器機能不全症例では疑う必要がある．組織を観察する際には全身臓器の中小血管の壁肥厚に注意する必要があり，疑わしい例ではコンゴー赤染色を施行する必要がある．腎臓，心臓，消化管，肝臓では血管壁以外に特徴的な沈着が観察される場合がある．腎糸球体では糖尿病性腎症に類似したメサンギウムの結節状拡大が見られ，鑑別が重要である．アミロイドーシスでは免疫染色によって前駆蛋白の種類を同定することも重要であり，電子顕微鏡ではアミロイド細線維沈着を確認する．

3. Fabry病

稀な疾患であるが，中年期発症の古典型以外では診断に苦慮する場合がある．腎型では蛋白尿，ネフローゼ症候群を呈するが，上皮細胞の微細空胞状変化に気がつかないと微小変化群，巣状糸球体硬化症と誤診される危険がある．電子顕微鏡観察，トルイジン青染色標本の観察を日頃行っていれば，診断は比較的容易である．心型では肥大型心筋症を疑って心筋生検が行われる場合があり，空胞状変化に注意し，電子顕微鏡，トルイジン青染色で特徴的な沈着物を確認する．

4. 痛風

痛風結節を形成する症例では症状が典型的であり，組織所見も明瞭であるため診断に苦慮する場合は少ない．痛風発作がなく腎機能低下を示す高尿酸血症例では，注意が必要である．まず，通常のホルマリン固定パラフィン包埋材料 formalin fixed paraffin embedded (FFPE) では結晶が溶出することに留意する必要があり，腎髄質における針状の構造，周囲の炎症反応を注意深く観察する必要がある．高尿酸血症例では動脈硬化症，高血圧症を合併する頻度が高く，尿酸結晶の沈着自体と間質の線維化，腎機能低下との直接的な因果関係は必ずしも明瞭でない場合がある．

5. ヘモジデローシス，ヘモクロマトーシス

肉眼観察では肝臓，膵臓，胃粘膜などの臓器が赤褐色調変化を示しているか否か観察する必要がある．血液疾患などにおいて反復した輸血歴がある症例では比較的診断は容易であるが，ない場合は臓器の機能障害の原因を考察する上で苦慮する場合がある．HE染色では細胞が褐色顆粒状を呈することに注意して，疑わしい場合はベルリン青染色によってヘモジデリン沈着を確認する．ヘモクロマトーシスによる臓器の機能障害としては，肝線維症・肝硬変と糖尿病の頻度が高い．

6. 石灰化異常

慢性腎不全例，特に日本では長期に血液透析を受けている患者が多く，二次性副甲状腺機能亢進症が合併してみられる例が多い．コントロールが不良な場合，骨では線維性骨炎の状態になり，骨以外の組織にCaが沈着する異所性骨化を引き起こす．心臓の弁に沈着した場合，狭窄症，閉鎖不全症をきたし，しばしば手術治療が必要になる．冠動脈の粥状硬化症，虚血性心疾患を合併する頻度も高くなる．副甲状腺の過形成による高Ca血症に対してはCa受容体作動薬等の薬剤投与，副甲状腺の切除術が行われる．カルシフィラキシスは稀な合併症であり，血管壁への石灰沈着により皮膚に難治性潰瘍を形成するが，潰瘍周囲の皮下小血管壁の変化に注意する必要がある．

7. ショック，敗血症

剖検例の観察では多くの症例の末期に合併する頻度が高く，死因を考察する上で重要である．まず，臨床情報の確認が重要であり，死の直前の血圧変動，感染症の有無等について留意する必要がある．高齢者では敗血症の状態でも発熱など炎症反応が明瞭ではない場合がある．ショック時においては肝臓，腎臓，脳，心臓，肺に変化が現れやすく，低酸素状態に敏感に反応する肝細胞，腎尿細管細胞，神経細胞，心筋細胞に虚血変化をきたす．各臓器においては特に虚血に弱い部位があり，肝臓では小葉中心部，脳では血流の境界領域の皮質，アンモン角神経細胞，小脳プルキンエ細胞，心臓では心内膜下に変化が起きやすい．肺では虚血性変化は見られないが，うっ血水腫，出血が認められる．敗血症性ショックでは上記の変化に，細菌の増殖，エンドトキシンの作用による特徴的な変化が加わる．血流の多い臓器を主に微小な膿瘍が多数形成され，肺では特徴的な硝子膜形成を伴ったびまん性肺胞障害の所見，腎糸球体では凝固能の亢進によりDICの所見を認める．

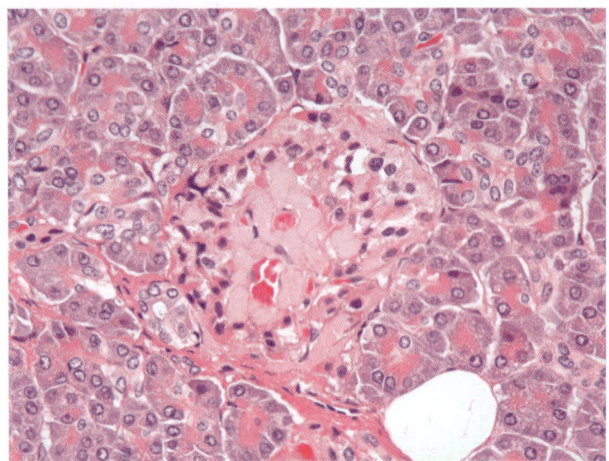

図1　2型糖尿病における膵臓ランゲルハンス島
硝子様物質の沈着によりβ細胞の減少を認める．硝子様物質はしばしばコンゴー赤染色で陽性となり，アミロイド沈着を示す．

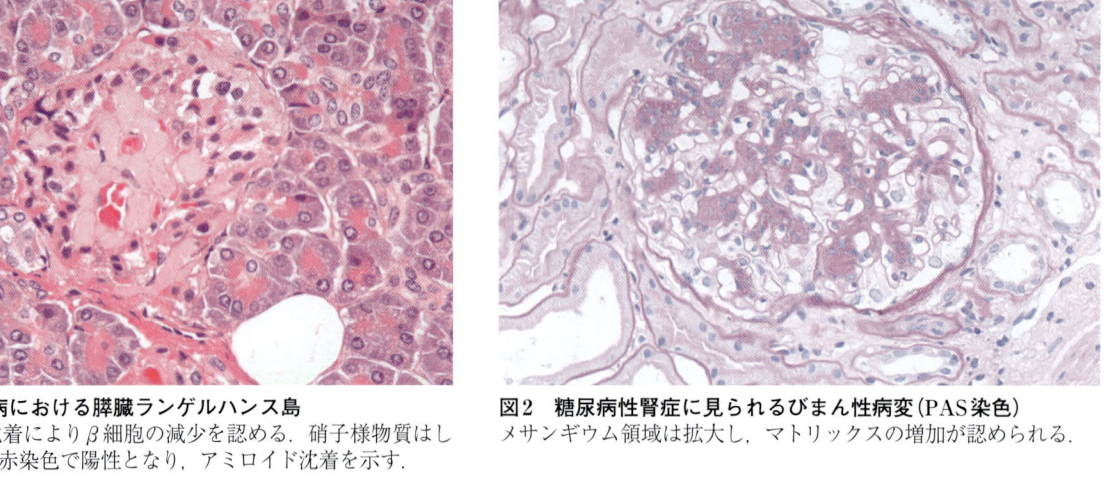

図2　糖尿病性腎症に見られるびまん性病変（PAS染色）
メサンギウム領域は拡大し，マトリックスの増加が認められる．

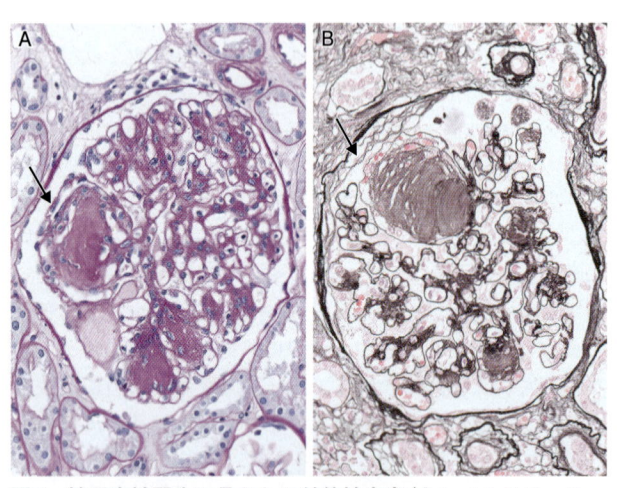

図3　糖尿病性腎症に見られる結節性病変（キンメルスチール・ウィルソン結節．A：PAS染色，B：PAM染色）
メサンギウムが無細胞性，類円状，層状（PAM染色で明瞭になる；矢印）に拡大を示す．

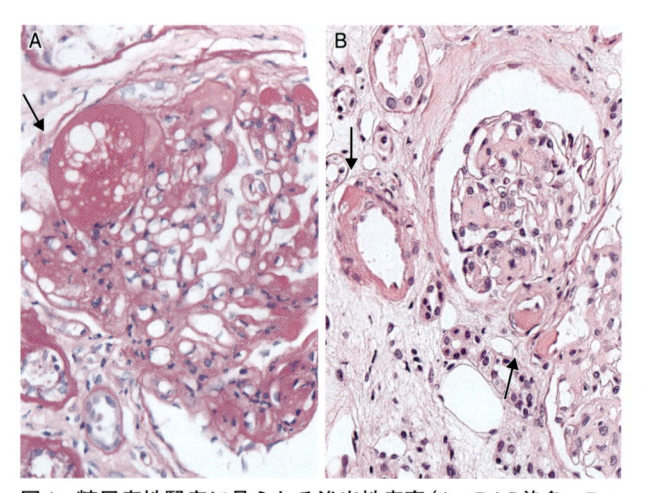

図4　糖尿病性腎症に見られる滲出性病変（A：PAS染色，B：HE染色）
内皮下に血漿蛋白が沈着する（フィブリンキャップ；A矢印）．輸入動脈に硝子様沈着物を認める（硝子様細動脈硬化症；B矢印）．

●糖尿病　diabetes mellitus（DM）

糖尿病はインスリンの作用不足による持続的な高血糖状態に起因する疾患であり，1型と2型に大別される．1型（インスリン依存性）では自己免疫機序が関係して膵島炎が見られる．2型（インスリン非依存性）は糖尿病全体の95％を占めるが，ランゲルハンス島の硝子様変性，IAPP（islet amyloid polypeptide）に起因するアミロイド沈着が観察される（図1）．

糖尿病では種々の合併症をきたすが，大血管症macroangiopathyと微小血管症microangiopathyに大別される．大血管症は粥状硬化症の進行によるものであり，下肢の壊疽，心筋梗塞，脳梗塞を生じる．微小血管症には腎症，神経症，網膜症といった糖尿病の三大合併症が含まれるが，特に腎症については糖尿病に特徴的な病理学的変化が観察される．

糸球体ではびまん性にメサンギウム領域の拡大，基質の増加を認め，びまん性病変とよばれる（図2）．病変が進行するとメサンギウムが無細胞性，類円状，層状に拡大し，結節状の変化（結節性病変，キンメルスチール・ウィルソン結節）が認められる（図3）．結節病変周囲の毛細血管は内腔が拡張し，血管瘤様になる．毛細血管壁ではしばしば内皮細胞の傷害によって内皮の透過性が亢進し，血管血漿蛋白成分が内皮細胞下にしみ出した病変を形成する（滲出性病変；フィブリン・キャップfibrin cap，図4A）．

同様の滲出性機序はボーマン嚢にも起こりキャプスラー・ドロップcapsular dropとよばれる．糸球体外の輸出入動脈壁では内皮細胞下に硝子様沈着物を認め，硝子様細動脈硬化hyaline arteriolosclerosisとよばれる（図4B）．

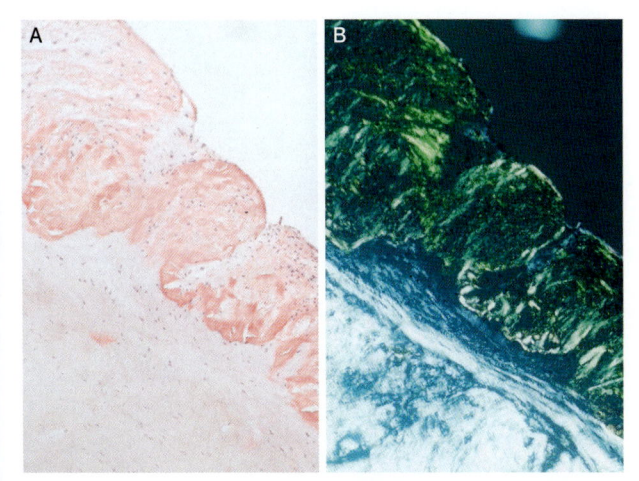

図5 透析アミロイドーシス(Aβ₂M型)例
滑膜表面にアミロイド沈着を認め，Congo red染色によりオレンジ色に染まり(A)，偏光下複屈折性により緑色になる(B)．

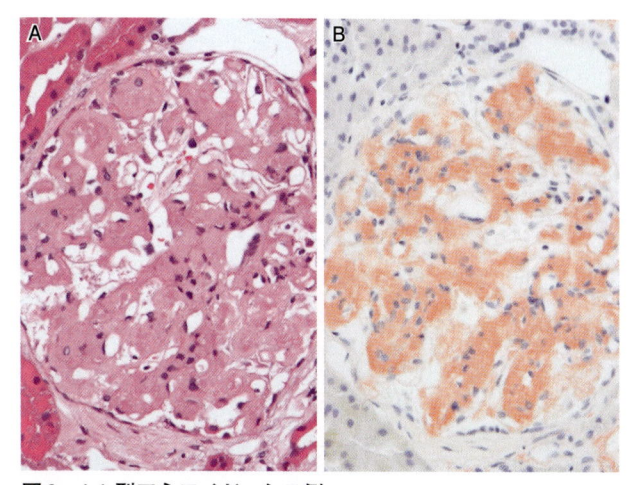

図6 AA型アミロイドーシス例
腎臓への沈着(A：HE，B：Congo red染色)．メサンギウムは結節状に拡大を示し(A)，Congo red染色陽性を示す(B)．

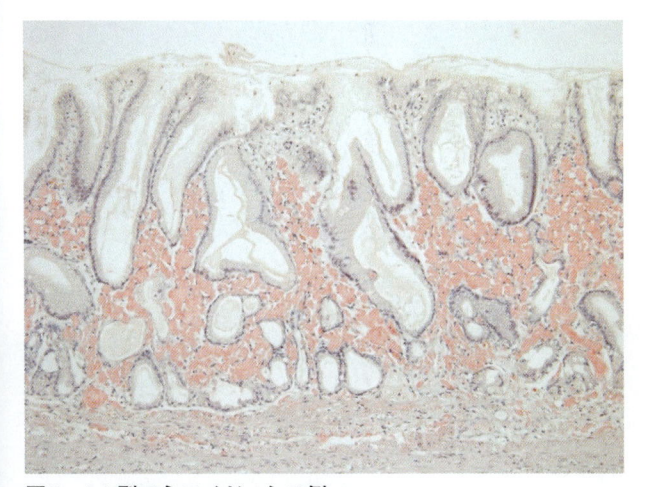

図7 AA型アミロイドーシス例
胃への沈着(Congo red染色)．粘膜固有層に顆粒状の沈着を多数認める．粘膜下層などの小血管壁，粘膜筋板，固有筋層に沈着を認める場合も多い．

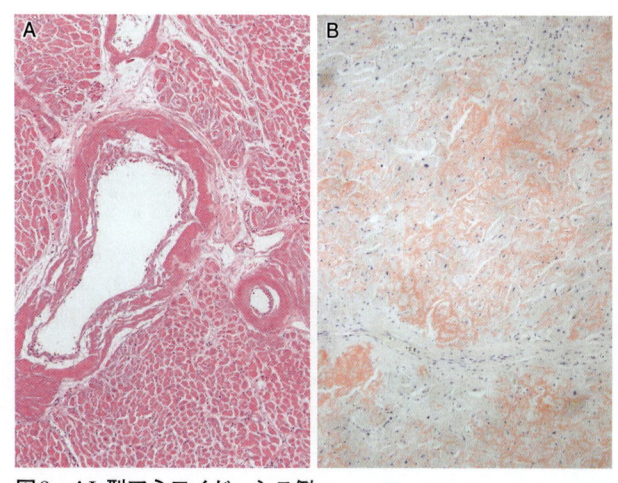

図8 AL型アミロイドーシス例
心臓への沈着(A：HE，B：Congo red染色)．心筋内の中小血管壁に沈着し，肥厚を示す(A)．心筋細胞周囲に沈着し，心筋細胞は萎縮を示す(B)．

●アミロイドーシス　amyloidosis

　アミロイドーシスはアミロイドとよばれる異常な細線維状蛋白が細胞間に沈着し，機能不全を引き起こす疾患である．アミロイドはCongo red染色でオレンジ色に陽性に染まり，偏光顕微鏡下で複屈折性により緑色調に変化することが特徴的であり(図5)，電顕では幅8〜15nmの分岐のない細線維構造を示し，三次元構造としてβ-pleated sheet conformationに富んだ構造を示す．

　アミロイドーシスは沈着が局所に留まるものと全身臓器に広がるものがあり，細線維を構成する蛋白成分によって更に分類される．

　全身性アミロイドーシスには免疫グロブリン軽鎖を前駆蛋白としたAL型(原発性または骨髄腫合併アミロイドーシス)，関節リウマチなど慢性炎症に伴い血清アミロイドA(SAA)を前駆蛋白としたAA型(続発性/反応性アミロイドーシス)，トランスサイレチン遺伝子の先天的変異によるATTR型(遺伝性アミロイドーシス，家族性ポリニューロパチー)，長期血液透析患者に合併するβ₂-ミクログロブリン由来のAβ₂M型(透析アミロイドーシス)がある．

　頻度の高い全身性AL，AA型では腎臓，心臓，消化管，肝臓などの全身臓器，特に小動脈壁にアミロイド沈着を認める．腎臓ではメサンギウム領域が沈着により結節状に拡大し，細動脈壁の肥厚が顕著になり，ネフローゼ症候群，腎不全をきたす(図6)．消化管では粘膜下層の小血管壁，粘膜固有層，粘膜筋板，固有筋層に沈着が認められ，粘膜のびらん，消化吸収不良症候群，イレウスを生じる(図7)．心臓では筋層内の小血管壁，心筋細胞周囲に沈着し，心不全，不整脈をきたす(図8)．

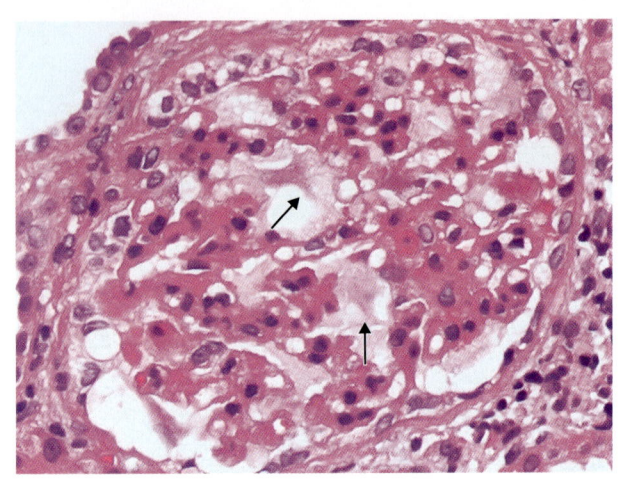

図9　Fabry病例の腎臓
ネフローゼ症候群を呈した症例．糸球体上皮細胞の細胞質は微細空胞状を示すが(矢印)，注意深く観察しないと気づかない．

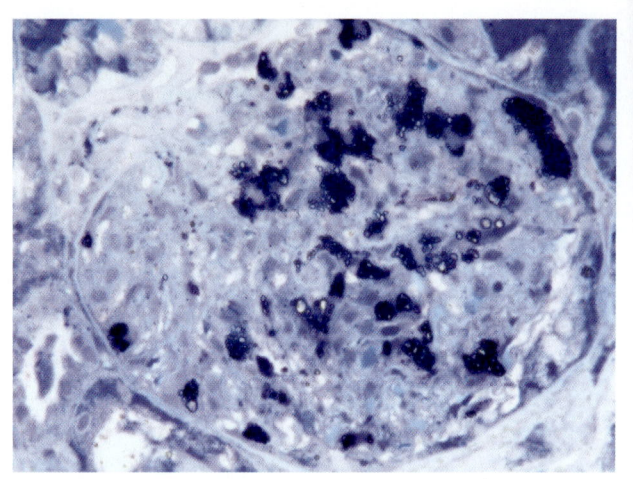

図10　Fabry病例の腎臓(電顕包埋材料のトルイジン青染色)
糸球体上皮細胞への沈着物が陽性(濃青色)に染色される．沈着物は通常のFFPEでは溶出されている．

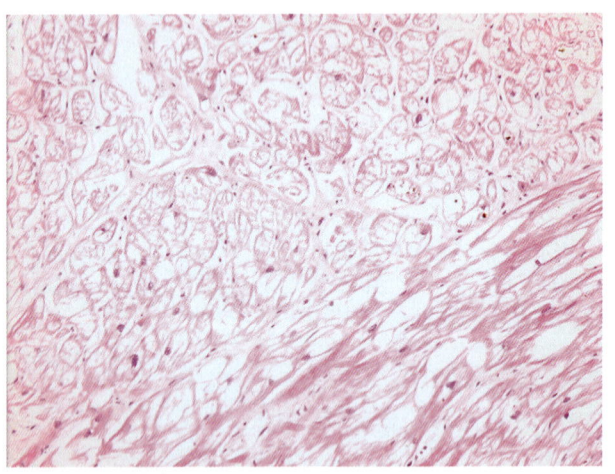

図11　Fabry病例の心臓
肉眼的に左心室は肥大し，肥大型心筋症様を呈した．組織では心筋細胞の細胞質が著明な空胞状変化を示す．

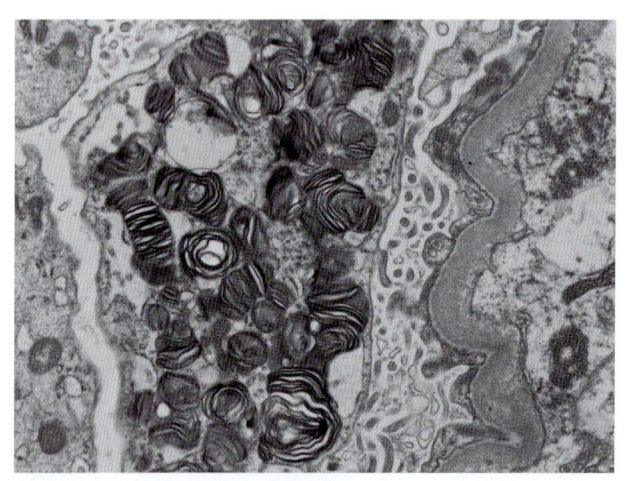

図12　Fabry病例の腎臓(電顕写真)
糸球体上皮細胞には同心円形の層状になったミエリン構造物(myeloid body)が認められる．同様の沈着物は尿細管上皮にもしばしば認められる．

●ファブリ病　Fabry disease

　Fabry病はライソゾーム蓄積病の一つであり，X染色体上にあるα-ガラクトシダーゼA(α-galactosidase A：αGalA)の異常によるαGalAの活性欠損，低下が原因となり，その基質であるグロボトリアオシルセラミド(globotriaosylceramide, GL-3)などのスフィンゴ糖脂質が代謝されずに血管内皮細胞，平滑筋細胞，神経節細胞，角膜上皮細胞，心筋細胞，腎臓糸球体上皮細胞，尿細管上皮細胞などのライソゾームに蓄積し，多彩な症状を示す．

　発症頻度は4万人に1人の割合であり，伴性劣性遺伝形式を示す．ヘミ接合体の男性に発症するが，女性保因者にも症状を認める場合がある．

　四肢痛，低汗症，皮膚被角血管腫を示す古典型，心筋肥大を示す心型，症状が腎症状に限定される腎型がある．中年以降では古典的症状を欠く心型，腎型が多くなり，疑わしい症例ではαGalAの活性を計測する必要がある．

　治療としては酵素補充療法，腎移植がある．腎型では蛋白尿，ネフローゼ症候群を呈し，糸球体上皮細胞は腫大し，微細空胞状変化を示す(図9)．

　沈着物は通常のFFPEでは溶出してしまうが，電顕観察用の樹脂包埋切片を用いたトルイジン青染色によって顆粒状に染色される(図10)．

　同様の変化は尿細管上皮細胞，内皮細胞，メサンギウム細胞，動脈壁内皮，中膜細胞にも認められる．進行すると分節状硬化を示す．心型では心筋細胞に空胞状変化が見られ，心筋は肥大を示す(図11)．電顕では同心円形の層状のミエリン構造物(myeloid body)，縞状構造物(zebra body)の沈着が認められる(図12)．

各論　483

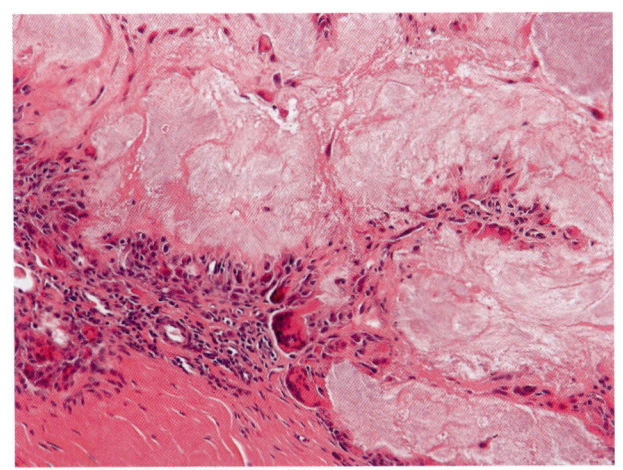

図13　痛風例の関節結合組織
尿酸結晶はFFPEでは溶出して針状の構造を示す．結晶周囲には組織球，多核巨細胞が浸潤し，異物肉芽腫（痛風結節）を形成する．

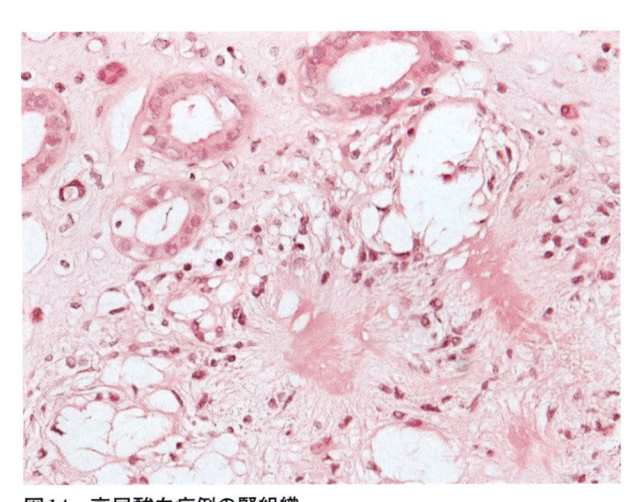

図14　高尿酸血症例の腎組織
腎髄質には微小な針状尿酸結晶の沈着，尿細管上皮の変性，泡沫状組織球，リンパ球の浸潤，間質の線維化を認める．

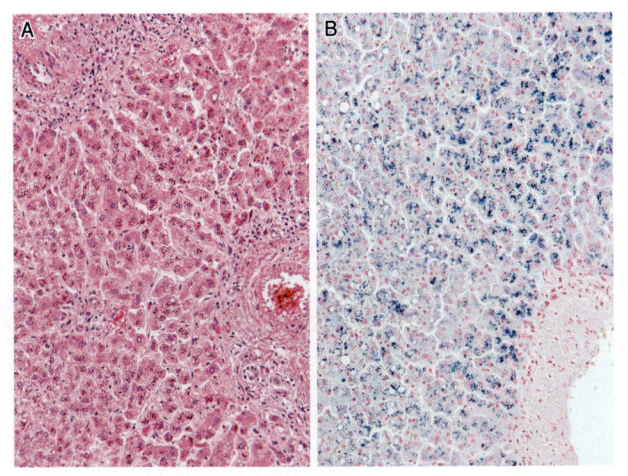

図15　ヘモクロマトーシス例の肝臓
クッパー細胞，肝細胞にヘモジデリンが高度に沈着し褐色顆粒状になっている(A)．Berlin blue染色はヘモジデリンを青色に染める(B)．

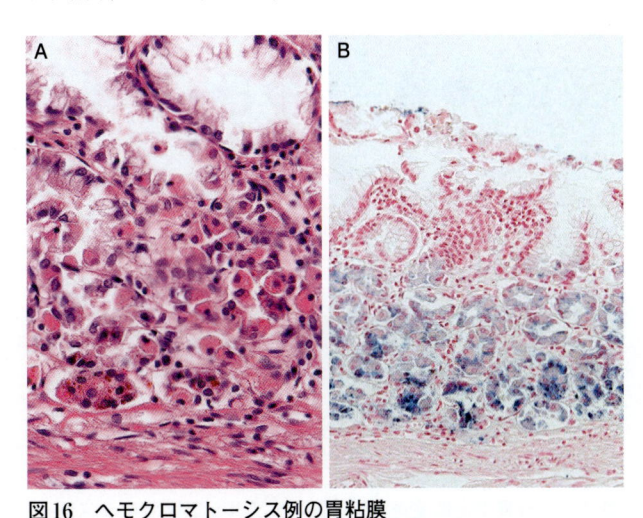

図16　ヘモクロマトーシス例の胃粘膜
ヘモジデリンは胃粘膜では胃底腺領域の腺上皮に沈着し，HEでは褐色調を示し(A)，Berlin blue染色では青色に染まる(B)．

●高尿酸血症　hyperuricemia，痛風　gout

　プリン体の最終代謝産物である尿酸の過剰産生，あるいは腎尿細管からの排出低下による血清尿酸値の上昇を高尿酸血症という（男7mg/dL，女6mg/dL以上）．

　高尿酸血症が持続すると不溶性の尿酸ナトリウムが析出し，コラーゲンやムコ多糖を多く含む組織に沈着を起こす．しばしば関節，特に足の親指の第2関節に沈着し，激しい痛み発作，痛風発作を引き起こす．痛風では皮下，関節組織に結晶が沈着し，組織球，多核巨細胞が浸潤した異物型肉芽腫反応を呈し，痛風結節tophusを形成する（図13）．

　尿酸結晶は腎髄質にも沈着し，腎症を呈する．遠位尿細管，集合管に沈着を示し，上皮の変性，異物肉芽腫反応，間質の線維化を示す（図14）．放置すると慢性腎不全，尿毒症に至る（痛風腎）．

●ヘモジデローシス　hemosiderosis，ヘモクロマトーシス　hemochromatosis

　成人の体内鉄は約4gであり，55〜70％はヘモグロビン，5〜10％はミオグロビンである．残りの大部分は貯蔵鉄であり，フェリチンあるいはヘモジデリンの形で網内系細胞，肝細胞に蓄えられる．体内に鉄が過剰になると，網内系細胞にヘモジデリンが沈着し，ヘモジデローシスをきたす．反復した輸血，長期にわたる赤血球の崩壊により，脾臓，骨髄，肝臓などの網内系細胞に強く沈着する．

　網内系細胞に加えて，実質臓器にもヘモジデリンが高度に沈着し，機能障害をきたしたものをヘモクロマトーシスとよび，原発性と反復した大量の輸血などによる続発性がある．

　肝（図15），膵ランゲルハンス島，胃粘膜（図16），腎尿細管，皮膚などに沈着し，肝硬変，糖尿病などを起こす．

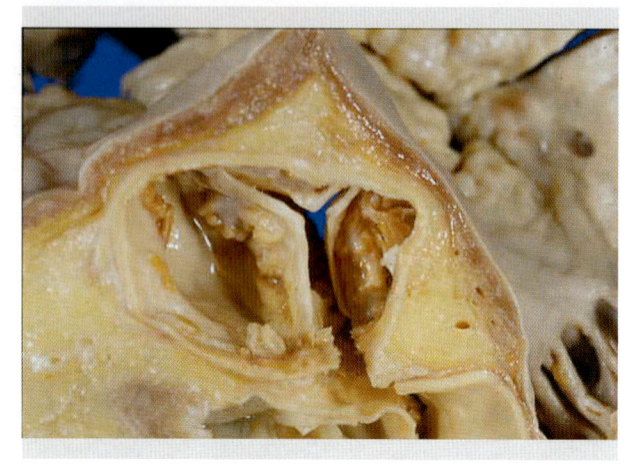

図17 慢性腎不全血液透析例に認めた心臓の異所性石灰化
大動脈弁の弁尖，弁輪部に黄色調，結節状石灰沈着を認め，弁口の狭窄，閉鎖不全を示した．

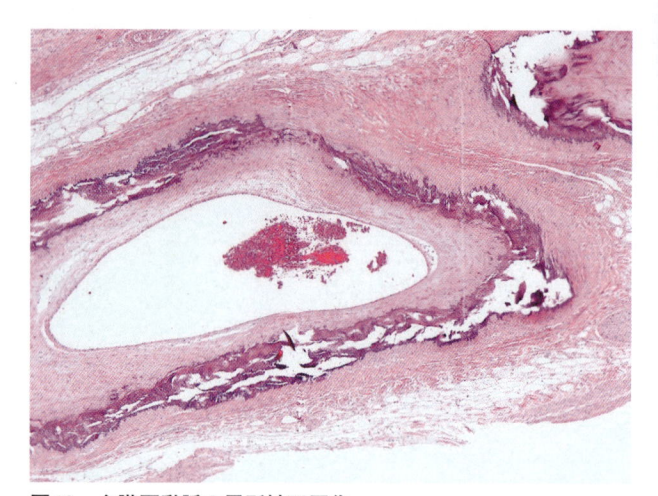

図18 心臓冠動脈の異所性石灰化
石灰沈着が中膜に全周性，輪状に見られ，Mönckeberg型中膜石灰化硬化症を示している．

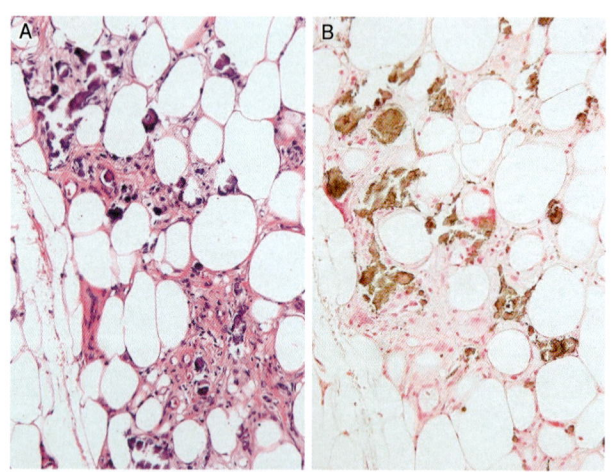

図19 慢性腎不全血液透析例に認めたカルシフィラキシス例
皮膚潰瘍周囲の皮下組織（A：HE，B：Kossa染色）．皮膚潰瘍周囲の皮下脂肪織，線維組織に微細な石灰沈着を多数認める．Kossa染色では黒褐色調に染まる．

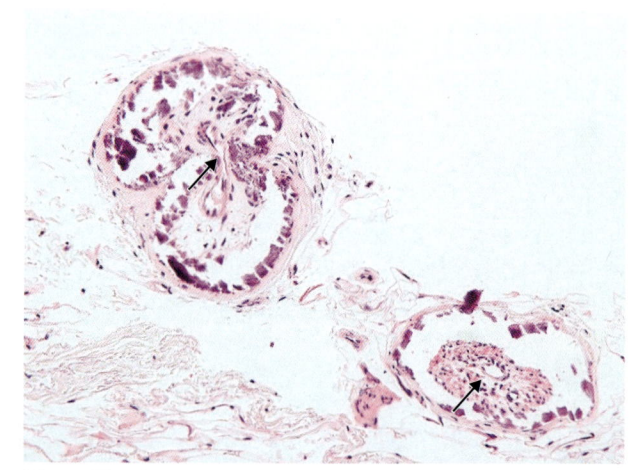

図20 図19と同一例の皮下組織の小血管
小血管壁には石灰沈着が顕著であり，内膜の浮腫状肥厚，内腔狭窄を認め（矢印），難治性潰瘍の原因と考えられる．

●石灰化異常（異所性石灰化 ectopic calcification，異栄養性石灰化 dystrophic calcification，カルシフィラキシス calciphylaxis）

カルシウム（Ca）は小腸からビタミンD誘導体の調整を介して吸収される．体内分布は一定であり，99％は骨に含まれ，残りは血液や各種細胞，細胞外液に存在している．

Caの代謝は副甲状腺ホルモン（PTH），PTH related protein，カルシトニン，ビタミンD誘導体，エストロゲン，糖質コルチコイドなどによって複雑に調整されている．PTHは破骨細胞の活性を促進し，カルシトニンは抑制する．

石灰化の異常は，副甲状腺機能亢進症，慢性腎不全，悪性腫瘍に伴う高Ca血症に伴って引き起こされる場合が多い．日本では長期に血液透析を受けている患者が多く，二次性の副甲状腺機能亢進症，高Ca血症の例が多い．高Ca血症に伴って骨以外の全身臓器に石灰沈着が見られる現象を異所性石灰化とよぶ．心臓の大動脈弁，僧帽弁の弁輪部，弁尖に結節状の石灰沈着が見られ，弁の変形により狭窄症，閉鎖不全症をきたす（図17）．全身の動脈壁にはMönckeberg型中膜石灰化硬化症（図18）が見られる．

異栄養性石灰化は変性・壊死した組織に血中Ca濃度にかかわらず石灰沈着を見る現象であり，結核の古い乾酪壊死巣，粥状硬化のため肥厚した内膜，腫瘍組織などに認められる．

カルシフィラキシスは慢性腎不全透析患者を中心に多発性，難治性皮膚潰瘍を生じる疾患であり，感染症，敗血症の合併により死亡率が高い．潰瘍部皮下の中小動脈壁に異所性石灰沈着，内膜肥厚，内腔狭窄が認められる（図19，20）．

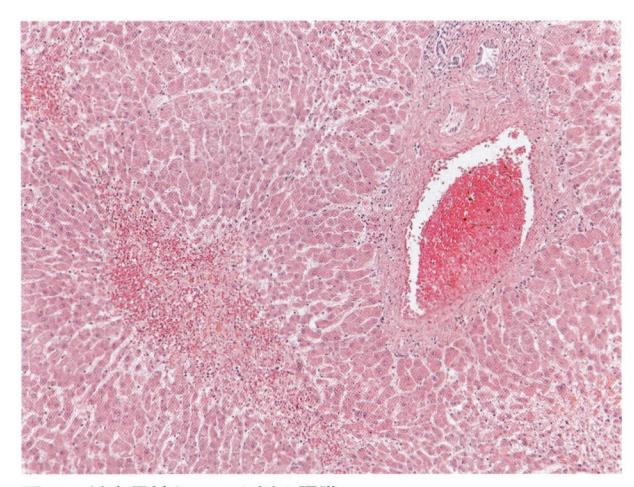

図21　低容量性ショック例の肝臓
肝臓ではショック時には中心静脈周囲の肝細胞が低酸素状態になりやすく，図の左側の中心静脈周囲に出血・壊死が見られる．

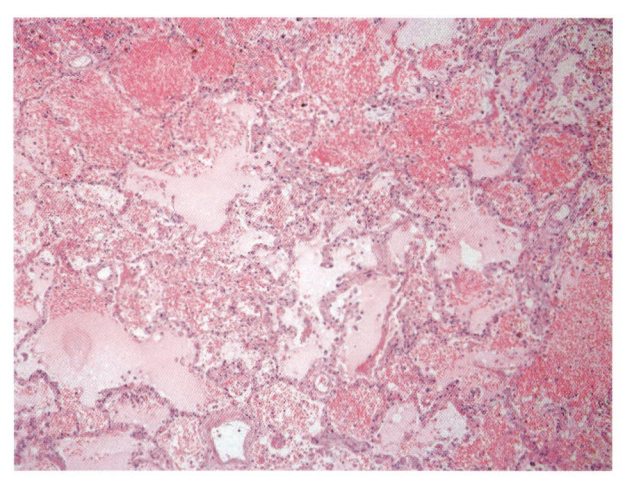

図22　低容量性ショック例の肺
ショック時の心臓のポンプ力低下に伴う肺のうっ血水腫，内皮傷害による出血が認められ，ショック肺の状態を示している．

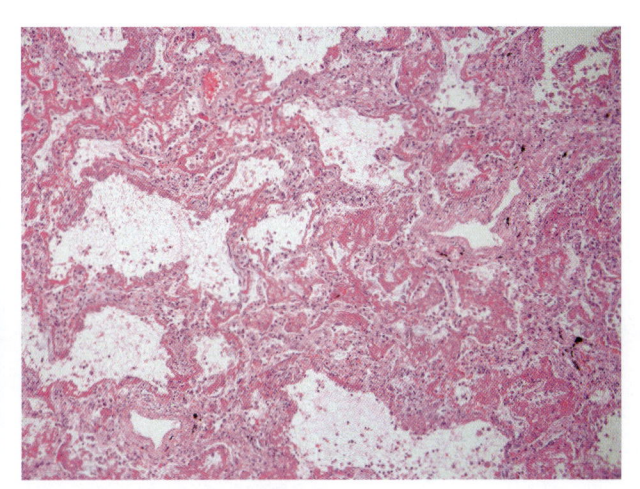

図23　敗血症性ショック例の肺
敗血症性ショックではエンドトキシンにより肺の上皮細胞，内皮細胞が傷害され，肺胞内面に硝子膜の形成，肺胞中隔の浮腫状肥厚を伴ったびまん性肺胞傷害の状態になりやすい（右）．

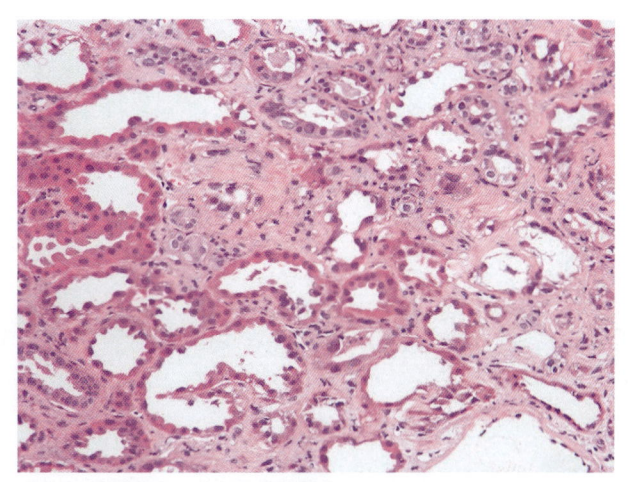

図24　低容量性ショック例の腎臓
腎近位尿細管上皮は急激な血圧低下に鋭敏に反応し，核の膨化，濃縮，消失，細胞の扁平化，空胞化，刷子縁の消失，内腔拡張などを示し，急性尿細管壊死の状態を呈する．

●**ショック　shock，多臓器不全　multiple organ failure（MOF）**

　ショックとは広範に起きる組織灌流の著しい減少，低血圧，細胞の低酸素状態により，種々の臓器，組織が全般的に障害された状態である．

　種類としては，外傷などによる大出血，熱傷などによる体液の喪失による低容量性（出血性）ショック，心筋梗塞，心室性不整脈等による心原性ショック，重症感染症による敗血症性ショック，麻酔，脊髄損傷等に伴った血管緊張の低下による神経原性ショック，IgEによるⅠ型アレルギー反応，全身性血管拡張，微小循環系の透過性亢進によるアナフィラキシーショックがある．

　全身の諸臓器に変化が見られるが，心臓では心内膜下心筋の壊死，収縮帯壊死，心内膜・心外膜の点状，斑状出血が見られる．肝では小葉中心性のうっ血，肝細胞壊死（ショック肝）を認める（図21）．肺では重篤なうっ血水腫をきたし，ショック肺（浸潤肺）とよばれる（図22）．敗血症の場合は肺胞上皮，内皮細胞が傷害されてびまん性肺胞傷害（DAD）を合併しやすい（図23）．

　腎では腎血流の低下による急性尿細管壊死（図24），血管内皮傷害，凝固因子の活性化によりDIC，腎皮質壊死を生じる．脳では血流の境界帯における貧血性梗塞を認める．副腎では皮質細胞の脂肪の消失（ストレス反応），広範な出血壊死（Waterhouse-Friderichsen症候群）を認める．

　生命維持に必要な複数の臓器の機能が連続して障害された状態を多臓器不全 multiple organ failure（MOF）とよぶが，救急医療では特に重要な課題である．急性炎症反応，各種サイトカイン，ケモカインの発現の増大を介して起きるとされている．

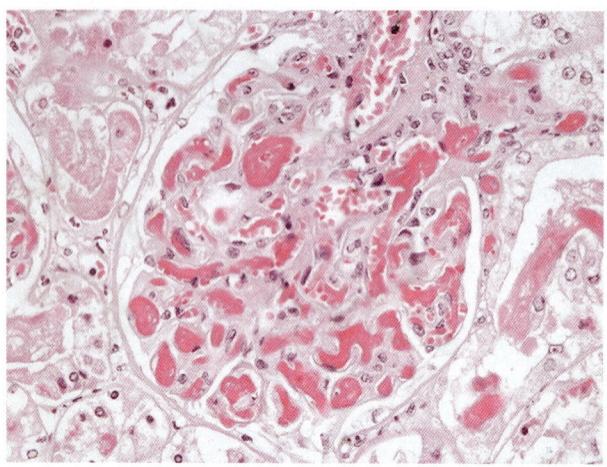

図25　敗血症性ショックに DIC を合併した例
腎糸球体では微小なフィブリン血栓の形成が多数認められる．早期にヘパリンを投与した例では微小血栓を認めない場合もある．

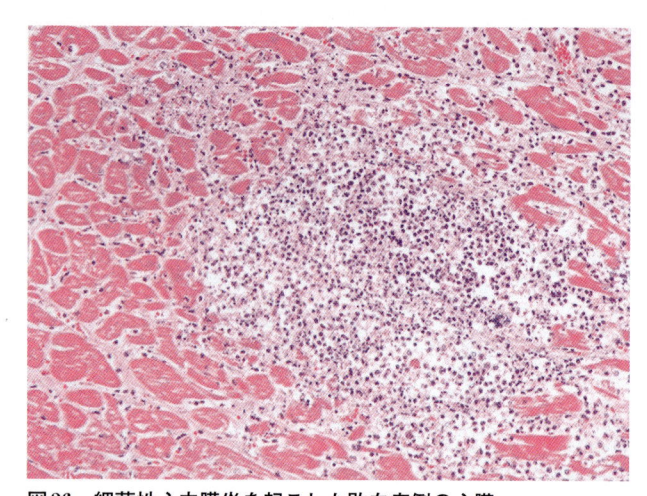

図26　細菌性心内膜炎を起こした敗血症例の心臓
心筋内に好中球が集簇した微小膿瘍の形成が多数認められる．膿瘍内に病原体を認める場合もある．

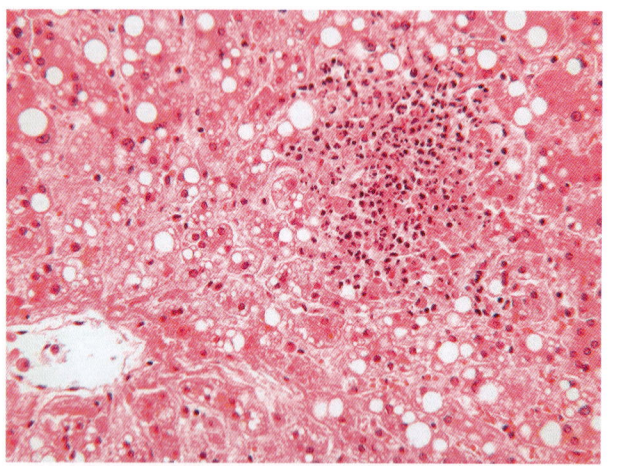

図27　細菌性心内膜炎を起こした敗血症例の肝臓
小葉内に好中球が集簇した微小膿瘍の形成が多数認められる．胆汁うっ滞を伴う場合もある．

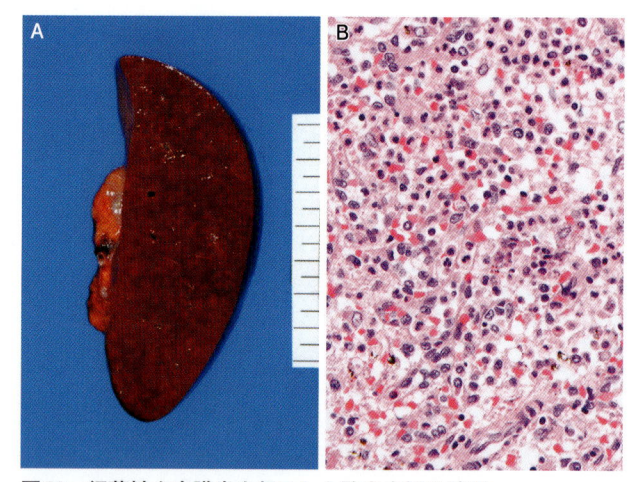

図28　細菌性心内膜炎を起こした敗血症例の脾臓
脾臓は軟らかく腫大し，白脾髄は不明瞭になっている(A)．組織では好中球の浸潤が目立つ(B)．

● 敗血症　sepsis

　敗血症は，病原体によって引き起こされる全身性炎症反応症候群である．細菌等による感染症が全身に波及したもので非常に重篤な状態であり，無治療ではショック，DIC，多臓器不全により死に至る．高齢患者の増加，ハイリスク患者に対する生命維持機能装置の進歩，侵襲性の高い治療の増加，化学療法，ステロイド治療による免疫不全患者の増加により医療現場における重要性は増しているが，治療成績は良好ではない．傷口等から細菌が血液中に侵入しただけの菌血症の状態とは区別される．

　病因としてグラム陰性桿菌が産生するエンドトキシンが重要である．エンドトキシンは細胞壁のリポ多糖類(LPS)であり，炎症性サイトカイン，ケモカインの産生を介して，微小循環の透過性亢進，白血球，血小板の凝集，抗凝固因子の産生低下，活性酸素の産生を引き起こす．LPS濃度の上昇が持続すると，微小循環の透過性亢進から循環有効血液量が減少し，全身性血管拡張により低血圧，ショック状態が引き起こされ，心筋収縮能も低下する．

　また，全身に広範な内皮細胞の傷害が引き起こされ，肺ではびまん性肺胞傷害が生じ，凝固系の活性化によりDIC(**図25**)となり，多臓器不全の状態になる．

　病理学的にはショックに伴う変化とともに，心臓(**図26**)，脳，肝臓(**図27**)，腎臓など血流の多い実質臓器に好中球が集簇した微小膿瘍の形成が多数認められ，その中に病原体である細菌，場合によっては真菌の増殖が確認される．肝臓では門脈域に胆汁うっ滞を伴った炎症細胞浸潤を認めやすい．脾臓では軟らかく腫大を示し，白脾髄(リンパ濾胞)は不明瞭になる．組織ではうっ血とともに好中球の浸潤が認められ，敗血症に特徴的な脾炎の状態を示す(**図28**)．

32. 膠原病・IgG4 関連疾患

松本俊治

総論 488
 I. 標本を見る前に 488
 II. 標本の見方 488
各論 490
 ◉全身性エリテマトーデス，抗リン脂質抗体症候群 490
 ◉関節リウマチ 492
 ◉全身性硬化症 493
 ■IgG4 関連疾患 494
　▶IgG4 関連自己免疫性膵炎 494
　▶IgG4 関連唾液腺炎（IgG4 関連ミクリッツ病） 495
　▶IgG4 関連硬化性胆管炎 496
　▶IgG4 関連後腹膜線維症 496

総論

I 標本を見る前に

1. 膠原病, 抗リン脂質抗体症候群

　膠原病に含まれる疾患は全身性エリテマトーデス systemic lupus erythematosus（SLE）, 関節リウマチ rheumatoid arthritis（RA）, 全身性硬化症 systemic sclerosis（SSc）, 多発性筋炎/皮膚筋炎 polymyositis/dermatomyositis（PM/DM）, 結節性多発動脈炎 polyarteritis nodosa（PAN）, リウマチ熱 rheumatic fever（RF）で, これら疾患の定義・概念は表1に記す. 国際的な血管炎分類では, SLE, RA は全身性疾患グループに位置づけられているが, PAN は中型血管炎グループに分類されている. 臨床的に動・静脈血栓症, 血小板減少症, 習慣性流産・死産・子宮内胎児死亡などを認め, 同時に抗リン脂質抗体が陽性である場合には抗リン脂質抗体症候群 anti-phospholipid antibody syndrome（APS）と称せられ, SLE などの膠原病や自己免疫性疾患に合併する二次性 APS と基礎疾患を伴わない原発性 APS に分類されている.

2. IgG4 関連疾患

　IgG4 関連疾患は日本から世界へ発信された疾患で, 血中 IgG4 値上昇, 組織に IgG4 陽性形質細胞浸潤を共通に認める全身性疾患である. 1 型自己免疫性膵炎, 涙腺・唾液腺炎（ミクリッツ Mikulicz 病）が代表的疾患であるが, 胆道, 後腹膜, 腎臓, 肺臓, リンパ節での病変が確認され, 各臓器での診断名は表2に記す.

表1　膠原病に含まれる疾患と定義・概念

疾　患	定義・概念
全身性エリテマトーデス systemic lupus erythematosus（SLE）	紅斑性狼瘡 lupus erythematosus とよばれる皮膚病変を特徴とする全身性, 進行性の慢性炎症性自己免疫性疾患
関節リウマチ rheumatoid arthritis（RA）	原因が不明の多発性関節炎を主体とする進行性炎症性疾患
全身性硬化症 systemic sclerosis（SSc）	皮膚, 消化管が主体の多臓器線維化を主症状とする原因不明の自己免疫性疾患
多発性筋炎/皮膚筋炎 polymyositis/dermatomyositis（PM/DM）	体幹部, 四肢近位筋を中心とする横紋筋のびまん性炎症性疾患で, 特徴的な皮膚症状を伴うときには皮膚筋炎と呼称
結節性多発動脈炎 polyarteritis nodosa（PAN）	中・小筋型動脈を中心とした壊死性血管炎を特徴とする原因不明の疾患
リウマチ熱 rheumatic fever（RF）	A群β溶血性連鎖球菌（溶連菌）による咽頭炎の後に自己免疫機序によって遅発性に起こる炎症性疾患

表2　IgG4 関連疾患の各臓器での診断名

臓　器	診断名
膵　臓	IgG4 関連自己免疫性膵炎（1 型自己免疫性膵炎）
涙腺・唾液腺	IgG4 関連涙腺・唾液腺炎（IgG4 関連 Mikulicz 病）
胆　道	IgG4 関連硬化性胆管炎
後腹膜	IgG4 関連後腹膜線維症
腎　臓	IgG4 関連腎臓病（尿細管間質性腎炎）
肺　臓	IgG4 関連肺疾患
リンパ節	IgG4 関連リンパ節症

II 標本の見方

1. 膠原病, 抗リン脂質抗体症候群

　膠原病症例で病理診断を行うときは, 図1に示すような3パターンがある. 臨床的に膠原病の診断がついている場合やその可能性が疑われている場合は病変の予測が立てられるが, 腫瘍, 炎症などで手術がなされた検体（消化管, 胆嚢, 子宮など）に, PAN 型壊死性動脈炎が見られ, 病理所見から膠原病（PAN）が疑われた場合の対応は重要である. このような症例では PAN, または臓器に限局した PAN 型壊死性動脈炎の両方が考えられ, 組織所見からは両者の鑑別は困難なので, 担当医に PAN を示唆する所見（赤沈の亢進, 炎症性マーカーの上昇, 小動脈瘤形成など）の確認を依頼することが大切で, 臓器限局型壊死性動脈炎では全身性炎症所見や小動脈瘤形成が見られないことが両者の鑑別となる. SLE, RA, SSc, PM/DM でも PAN 型壊死性動脈炎が見られるので, 膠原病の病理診断の最初のステップは PAN 型壊死性動脈炎の確認である（図1）. PAN 型壊死性動脈炎では臓器に虚血性変化（潰瘍形成, 梗塞など）を引き起こすので, 背景に膠原病がある症例での消化管潰瘍病変では消化管壁での PAN 型壊死性動脈炎のチェックは必須である.

　膠原病では多彩な臓器病変が起こるので, 各臓器での特徴的な病変を理解して各臓器での診断を行うのが次のステップになる. 図1に膠原病に特徴的な各臓器での代表的な病変を記載した. 皮膚では SLE に類似する病変として円板状エリテマトーデス discoid lupus erythematosus（DLE）があげられ, また SSc に類似する病変として限局性強皮症 circumscribed scleroderma があげられる. SLE と DLE, SSc と限局性強皮症との鑑別には全身性疾患を示唆する症状, 検査異常の有無の把握がポイントになる.

　SLE 腎病変（ループス腎炎）では多彩な糸球体病変が起こることより, 詳細な国際分類が作られ, 活動性の指標としてワイヤーループ病変などがあげられているので, SLE 腎の診断では国際分類を把握することが肝要である.

　膠原病肺は多彩な肺病変を示し, 高頻度で間質性肺炎,

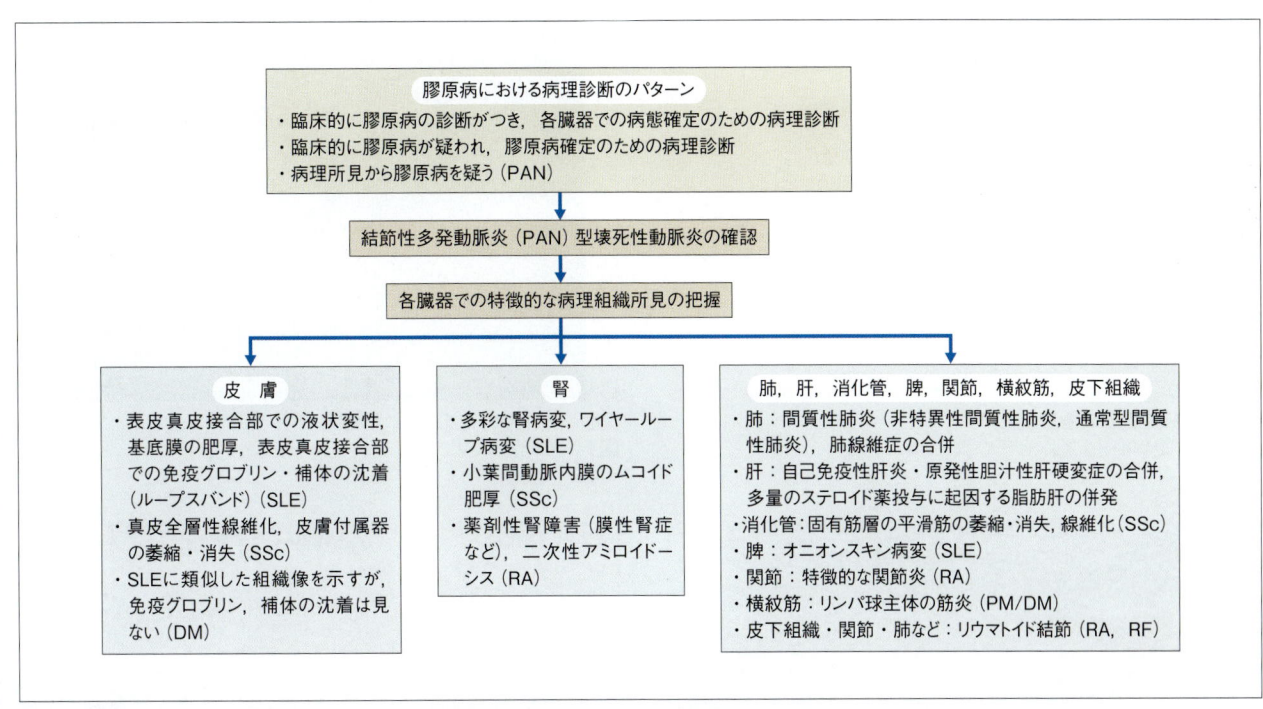

```
┌─────────────────────────────────────────────────────────────────────┐
│                    膠原病における病理診断のパターン                  │
│        ・臨床的に膠原病の診断がつき，各臓器での病態確定のための病理診断  │
│        ・臨床的に膠原病が疑われ，膠原病確定のための病理診断              │
│        ・病理所見から膠原病を疑う(PAN)                              │
│                                │                                    │
│              結節性多発動脈炎（PAN）型壊死性動脈炎の確認             │
│                                │                                    │
│                  各臓器での特徴的な病理組織所見の把握                │
└─────────────────────────────────────────────────────────────────────┘
```

皮　膚	腎	肺, 肝, 消化管, 脾, 関節, 横紋筋, 皮下組織
・表皮真皮接合部での液状変性，基底膜の肥厚，表皮真皮接合部での免疫グロブリン・補体の沈着（ループスバンド）(SLE) ・真皮全層性線維化，皮膚付属器の萎縮・消失 (SSc) ・SLEに類似した組織像を示すが，免疫グロブリン，補体の沈着は見ない (DM)	・多彩な腎病変，ワイヤーループ病変 (SLE) ・小葉間動脈内膜のムコイド肥厚 (SSc) ・薬剤性腎障害（膜性腎症など），二次性アミロイドーシス (RA)	・肺：間質性肺炎（非特異性間質性肺炎，通常型間質性肺炎），肺線維症の合併 ・肝：自己免疫性肝炎・原発性胆汁性肝硬変症の合併，多量のステロイド薬投与に起因する脂肪肝の併発 ・消化管：固有筋層の平滑筋の萎縮・消失，線維化 (SSc) ・脾：オニオンスキン病変 (SLE) ・関節：特徴的な関節炎 (RA) ・横紋筋：リンパ球主体の筋炎 (PM/DM) ・皮下組織・関節・肺など：リウマトイド結節 (RA, RF)

図1 膠原病における病理診断プロセスと各臓器でのチェックポイント病変

肺線維症が起こり，また閉塞性細気管支炎・器質化肺炎も見られるので，これら疾患のチェックは大切である．

自己免疫性肝炎，原発性胆汁性肝硬変の背景病変として膠原病はよく知られている．自己免疫性肝炎合併の多い膠原病はSLE，RA，原発性胆汁性肝硬変合併の多い膠原病はSSc，RA，SLEなので，これら膠原病疾患での肝生検では自己免疫性肝炎，原発性胆汁性肝硬変の合併の有無についてのチェックは必須である．膠原病で治療薬として使用されるステロイド薬の多量投与（投与総量が10g以上）は脂肪肝を引き起こすので，ステロイド薬多量投与症例での脂肪肝のチェックも必須である．

APSの組織像は動脈・静脈内の血栓形成が基本で，血栓症は全身臓器に起こり，特に中枢神経，胎盤が好発部位である．消化管では血栓による虚血性腸炎をきたすことが多い．また，SLEに合併する二次性APSでは稀にPAN型壊死性動脈炎が見られ，APSにおける診断のポイントは血栓症，動脈炎の確認が基本になる．

2. IgG4関連疾患

IgG4関連疾患の診断では，**表3**に示す日本発のIgG4関連疾患包括診断基準が有用で，この診断基準をベースに国際的診断基準が設定されている．IgG4関連疾患を診断する場合は，組織学的にIgG4陽性を示す多数の形質細胞の確認と線維化がポイントになる．線維化では花筵状線維化の確認

表3 IgG4関連疾患包括診断基準

臨床所見
(1) 単一または複数臓器に特徴的なびまん性あるいは限局性腫大，腫瘤，結節，肥厚性病変を認める．
(2) 血液学的に高IgG4血症(135mg/dL以上)を認める．

病理組織所見
(1) 著明なリンパ球，形質細胞の浸潤と線維化を認める．
(2) IgG4陽性形質細胞浸潤：IgG4/IgG陽性細胞比40％以上，そしてIgG4陽性形質細胞が10個/HPFを超えること．

が大切で，また閉塞性静脈炎はIgG4関連疾患の可能性を示唆する所見でもある．高IgG4血症は高率にみられるが，稀ながらIgG4値の上昇がみられない症例もあり，このような症例があることを理解してIgG4関連疾患の診断をすることは大切である．

膵臓，涙腺・唾液腺，胆道，後腹膜，腎臓，肺（腫瘤形成）でのIgG4関連疾患の判定は，上記のIgG4陽性形質細胞浸潤，線維化の確認でできるが，IgG4関連リンパ節症は多彩な組織像を示すので，各組織像を理解することが診断には重要である．またリンパ節疾患では，多中心性キャッスルマンCastleman病，関節リウマチなどにおいてもIgG4関連疾患の病理診断基準を満たす例が数多く存在するので，病理所見のみならず臨床像，臨床血清データ(IL-6，CRP等)を合わせて総合的に判断することが重要である．

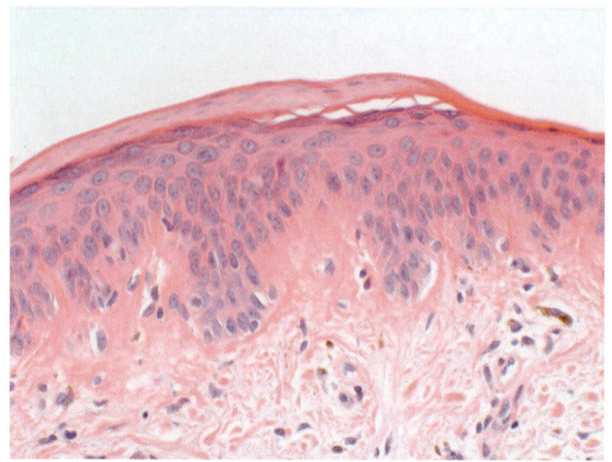

図1　SLE皮膚での基底膜肥厚
表皮基底膜の著明な肥厚を認める．

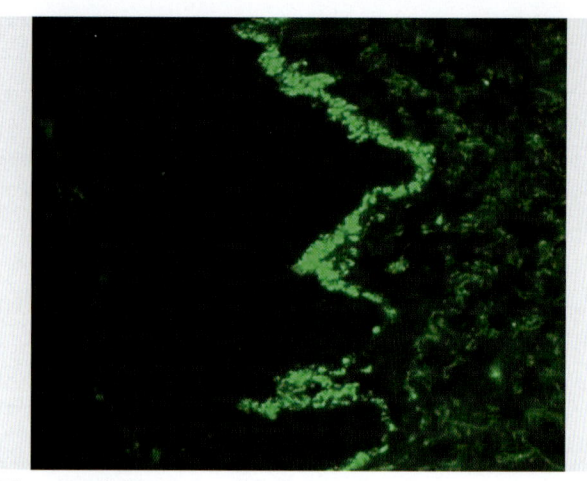

図2　SLE皮膚でのループスバンド
図1の蛍光抗体像で，表皮真皮接合部にはIgGの帯状の沈着を認める．

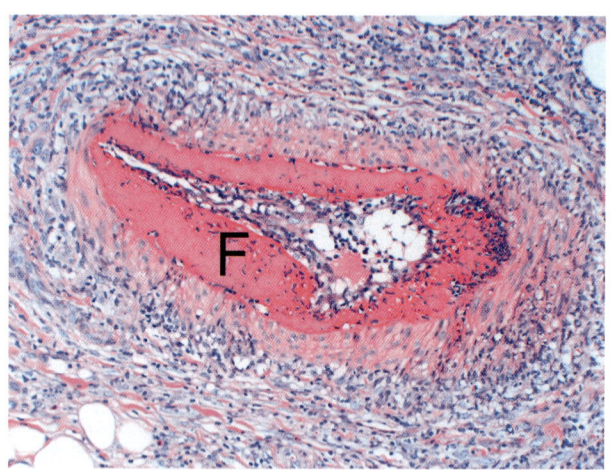

図3　SLEでの壊死性動脈炎
フィブリノイド壊死（F）を伴う結節性多発動脈炎型の壊死性動脈炎を中等大の筋性動脈に認める．

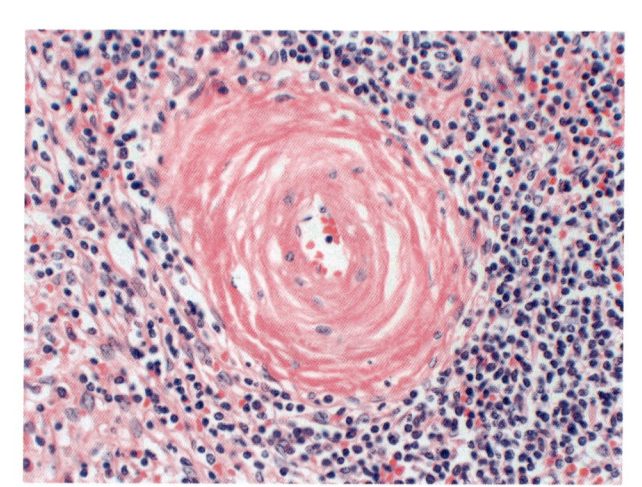

図4　SLE脾でのオニオンスキン病変
脾臓の小動脈壁に同心円状かつ層状の線維増生を認める．

● 全身性エリテマトーデス systemic lupus erythematosus（SLE），抗リン脂質抗体症候群 anti-phospholipid antibody syndrome（APS）

SLEでは80％以上の症例で皮膚症状が見られる．皮膚症状は全身播種状に起こり，特に顔・手・足は必発で，顔面には蝶形紅斑を見る．

組織学的には基底膜の肥厚（図1），表皮真皮接合部での免疫グロブリン（IgG，IgM），補体（C3）の帯状の沈着からなるループスバンドが特徴的な所見である（図2）．

また，皮膚白血球破砕性血管炎を見ることが多い．この血管炎は形態的な総称で，真皮の小血管周囲の核崩壊像，好中球浸潤，小血管内皮細胞腫大，フィブリノイド壊死からなる組織像を示す．

SLEでの血管炎はPAN型壊死性動脈炎である．PAN型壊死性動脈炎は，Ⅰ期（変性期），Ⅱ期（急性炎症期），Ⅲ期（肉芽組織形成期），Ⅳ期（瘢痕期）からなる．急性炎症期では内膜でのフィブリノイド壊死，全層性の好中球主体の炎症性細胞浸潤，中膜の変性・壊死が見られる（図3）．瘢痕期では炎症性細胞浸潤は消褪し，線維瘢痕組織が動脈壁に見られ，血管壁の狭窄・閉鎖が起こり，種々の臓器で梗塞性変化を起こす．

SLEの治療ではステロイド薬の投与が行われるので，消化管でびらん・潰瘍性病変が見られた場合には，ステロイド薬に起因する病変か血管炎に伴う虚血性病変かの鑑別が必要になる．

SLEでは脾臓にはオニオンスキン病変を見る（図4）．オニオンスキン病変は小動脈周囲の同心円状の層状線維化で，玉ねぎの皮状を呈している．この病変はSLEに必発で，経過の長い症例にその典型像が見られる．

SLEでの主な障害臓器は腎臓で，ループス腎炎と総称さ

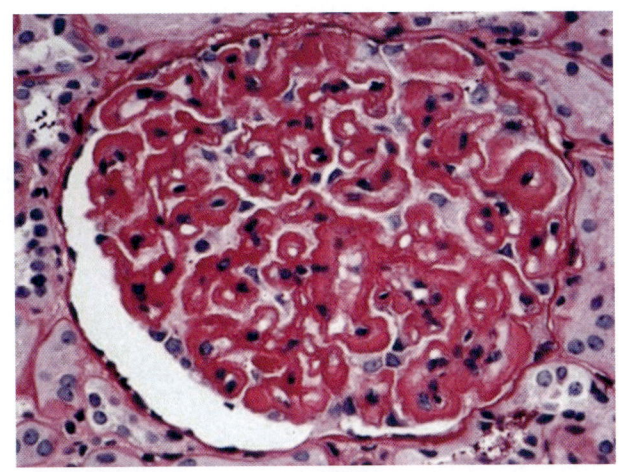

図5　SLE腎でのワイヤーループ病変
糸球体係蹄毛細血管壁が著明に肥厚し，針金の輪のように見える（PAS染色）．

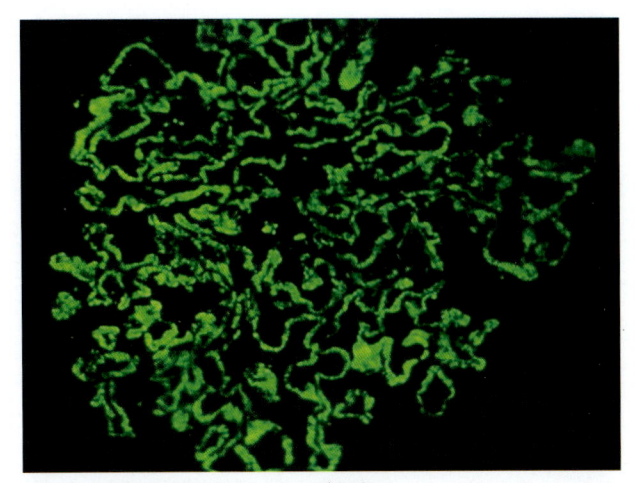

図6　SLE腎でのワイヤーループ病変
図5の蛍光抗体像で，著明な肥厚部に一致してIgGの沈着を認める．

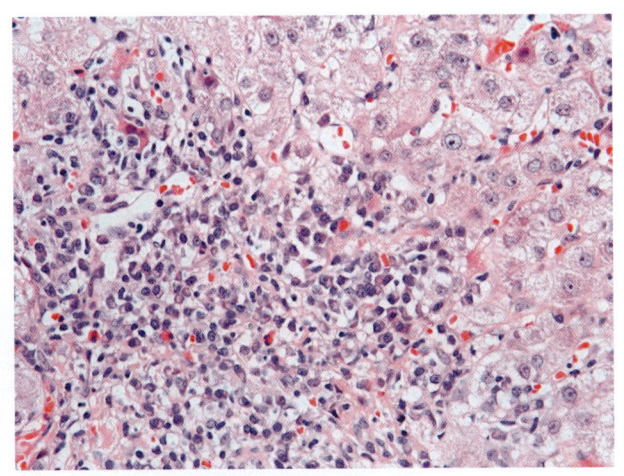

図7　SLEでの自己免疫性肝炎の合併
肝小葉の辺縁にある限界板は広範に破壊され，肝小葉と門脈域の境界部には著明なリンパ球，形質細胞浸潤が見られ（高度のinter-face hepatitis），多数の形質細胞が存在する．

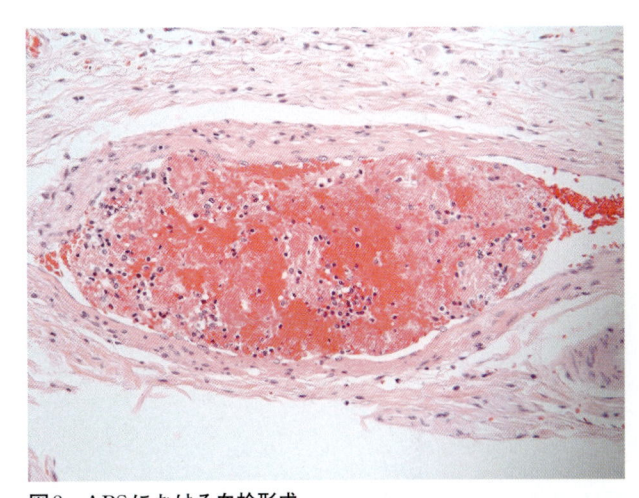

図8　APSにおける血栓形成
中等大の筋性動脈内腔に新鮮血栓形成を認める．

れている．ループス腎炎では種々のタイプの糸球体病変が見られ，糸球体の変化をベースに国際的な分類が提唱されており，WHO分類ではⅠ型（正常糸球体），Ⅱ型（メサンギウム変化），Ⅲ型（巣状分節性糸球体腎炎），Ⅳ型（びまん性糸球体腎炎），Ⅴ型（膜性腎炎），Ⅵ型（硬化性腎炎，進行期）に分けている．活動性病変の指標としては糸球体でのワイヤーループ病変（図5，6），壊死，ヘマトキシリン体，血栓形成があげられている．

SLEで合併する肺病変は多彩で，胸膜炎，間質性肺炎，肺塞栓症，閉塞性細気管支炎・器質化肺炎，血管炎，肺高血圧症，びまん性肺胞出血と多彩である．びまん性肺胞出血の頻度は低いが，その死亡率は50％以上と高い．

SLEで合併する肝病変としては自己免疫性肝炎，原発性胆汁性肝硬変，肝の結節性再生性過形成，脂肪肝，うっ血肝，血管炎に起因する肝梗塞があげられる．

SLEでは自己抗体が発現するので臨床データからは自己免疫性肝炎合併か否かを判定するのが困難で，したがって病理組織所見からの判定がポイントになる．著明なinter-face hepatitis（図7），多数の形質細胞浸潤（図7），肝小葉での癒合壊死，癒合壊死部への形質細胞浸潤は自己免疫性肝炎の合併と診断する決め手になる所見である．

他の血栓形成傾向を示す全身疾患では血栓形成が静脈のみに起こるのに対して，APSでは動脈にも血栓形成が見られるのが特徴的な所見である（図8）．

APSにおける習慣流産，死産の発生機序としては子宮・胎盤循環系における血栓形成による循環障害が考えられており，胎盤では脱落膜の動脈壁のフィブリノイド壊死，動脈内血栓形成が見られる．

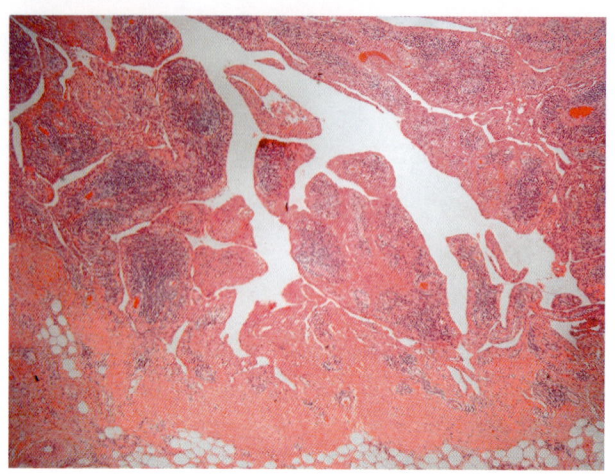

図9 RA滑膜炎
滑膜は絨毛状に増生し，リンパ濾胞形成を認める．

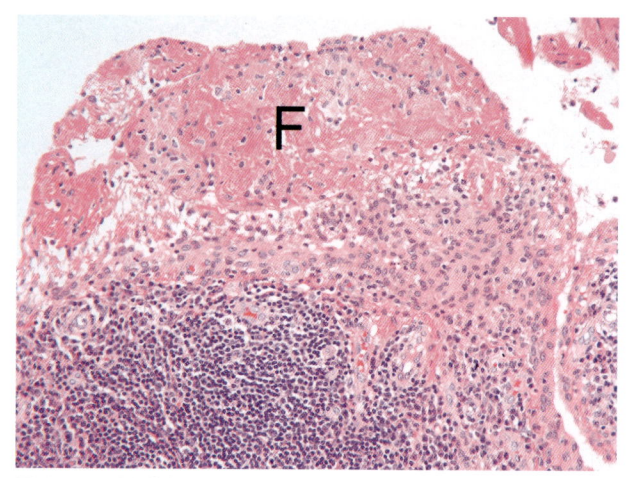

図10 RA滑膜炎
フィブリン(F)の析出，滑膜細胞の増生，リンパ球浸潤を認める．

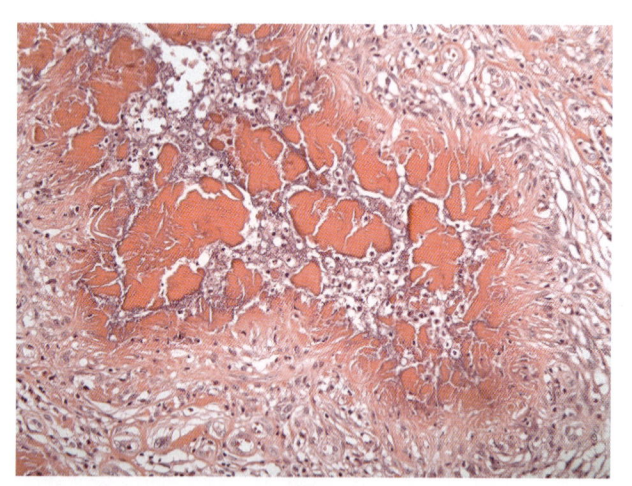

図11 RAでのリウマトイド結節
フィブリノイド壊死を中心に組織球・線維芽細胞が柵状に配列する肉芽腫を形成する．

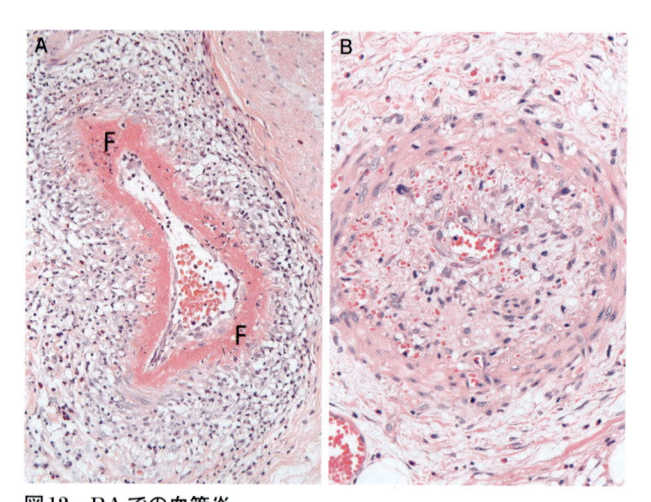

図12 RAでの血管炎
フィブリノイド壊死(F)を伴う結節性多発動脈炎型の血管炎(A)と，血栓性動脈炎型(結節性動脈炎型血管炎の後遺症として存在する)の血管炎(B)を示す．

●関節リウマチ rheumatoid arthritis (RA)

RAでは，炎症が滑膜や軟骨が骨膜に移行するbare areaとよばれる部位から始まり，滑膜は高度の炎症反応を示し，軟骨・骨の破壊による関節の変形をきたす．

定型的なRA滑膜炎は滑膜の絨毛状増殖，滑膜細胞増殖，リンパ濾胞形成を伴うリンパ球・形質細胞主体の炎症性細胞浸潤，滑膜表面，間質へのフィブリン沈着，線維化からなる組織像を示す(図9, 10)．

リウマトイド結節は，RAに伴う結節性の壊死性病変で(図11)，圧迫を受けやすい関節付近の皮下に認められることが多く，また関節，肺，脾，心外膜などにも発現する．

RAにおける血管炎はPAN型血管炎(図12A)，血栓性動脈炎型血管炎(図12B)，RA型血管炎(リウマトイド結節が動脈壁にできたもの)に分けられ，PAN型は最も多く，RA型は稀である．

わが国では血管炎を伴った全身症状の強いRAは悪性関節リウマチ malignant rheumatoid arthritis (MRA)と呼称している．

RAにおける主要な腎病変は糸球体病変，二次性アミロイドーシス，血管炎で，糸球体病変はメサンギウム増殖性腎炎，膜性腎炎が主体をなし，膜性腎炎，二次性アミロイドーシスの70％以上に抗リウマチ薬との関連性がみられる．

RAで合併する肺病変のうちで頻度の高いのは胸膜炎，間質性肺炎，閉塞性細気管支炎・器質化肺炎で，間質性肺炎は非特異性か通常型のタイプを示す．

RAではリンパ節腫脹が見られることがあり，腫脹したリンパ節ではリンパ濾胞の反応性過形成が見られることが多い．

各論　493

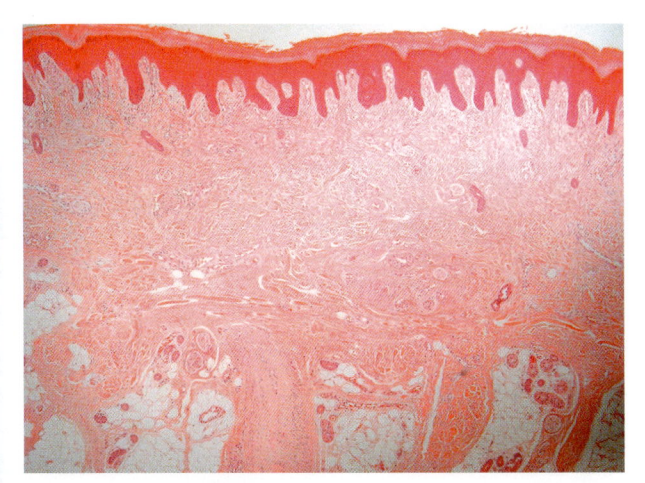

図13　SScでの皮膚病変
真皮全層性線維化，皮膚付属器の萎縮・消失を認める．

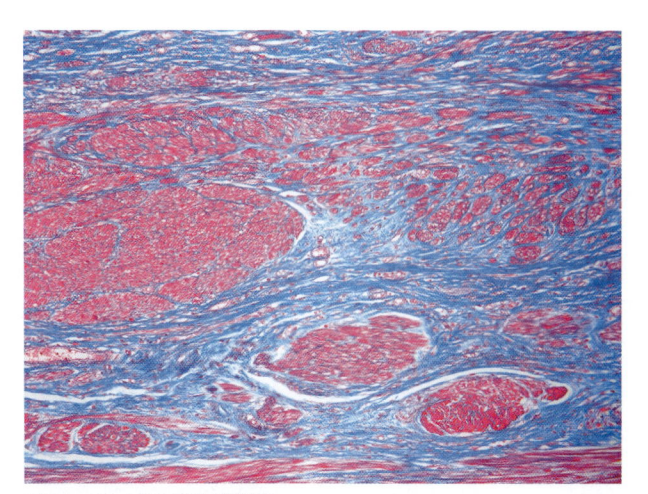

図14　SScでの消化管病変
胃の固有筋層に平滑筋の萎縮・消失，線維化を認める(AZAN染色)．

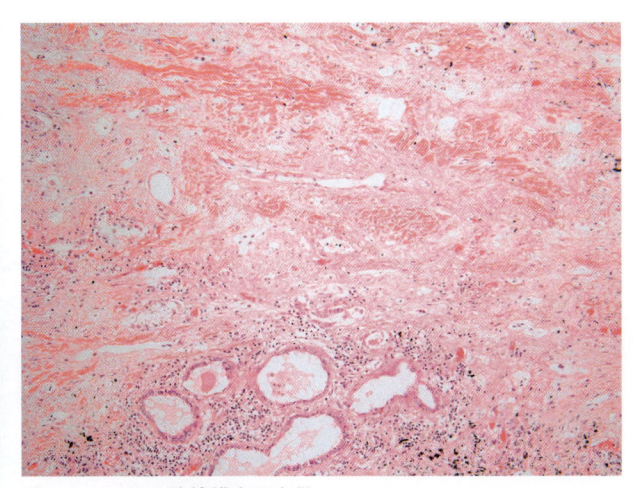

図15　SScでの肺線維症の合併
進行した肺線維症で，広範囲な線維化が見られ，残存する肺胞組織には軽度の炎症細胞浸潤，肺胞壁の円柱上皮による置換像(図の下側)を認める．

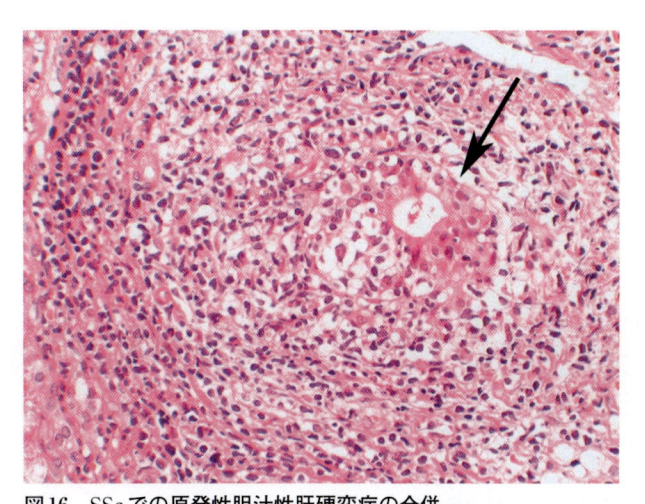

図16　SScでの原発性胆汁性肝硬変症の合併
門脈域には非化膿性破壊性胆管炎(矢印)，破壊された胆管を中心とした著明な炎症性細胞浸潤を認める．

● **全身性硬化症　systemic sclerosis(SSc)**

　SScでは全身臓器が侵されるが，主な病変は皮膚，消化管，肺，腎に起こる．線維化による硬化が主体で，血管炎も重要な病変である．

　SScの皮膚病変は，浮腫，炎症性細胞浸潤から始まり(浮腫期)，次いで線維化が明らかとなり，硬化期には真皮全層性の線維化，皮膚付属器の萎縮・消失が起こる(図13)．晩期の萎縮期には真皮の萎縮性変化が見られる．

　SScの90％程度に消化管障害が見られ，病変は全消化管に起こるが，食道が最も顕著である．病変部では固有筋層の平滑筋の萎縮・消失，その部分における置換性の線維化が認められる(図14)．

　SScの70％程度に肺線維症が見られ，肺線維症は下葉が主体をなす(図15)．また，非特異性間質性肺炎，通常型間質性肺炎も見られ，通常型より非特異性の方が発生頻度は高い．

　SScでは肺線維症に伴う二次的な肺高血圧症が見られるが，肺線維症を伴わない一次性肺高血圧症が発症することもある．

　SScでの腎病変は血管病変が主体をなし，血管病変は弓状動脈，小葉間動脈での弾性線維の同心円状の発達による内膜肥厚，小葉間動脈内膜でのムコイド肥厚，細動脈でのフィブリノイド壊死，PAN型壊死性動脈炎からなる．

　膠原病のうちで，SScでは原発性胆汁性肝硬変の合併が多く，原発性胆汁性肝硬変合併の診断は非化膿性破壊性胆管炎(図16)，破壊された胆管部の線維性置換による胆管消失をポイントとしてなされる．

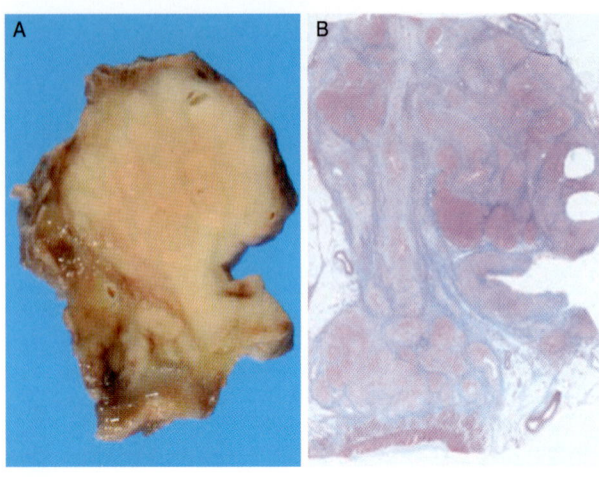

図17　IgG4関連自己免疫性膵炎
膵頭部割面肉眼像(A)では膵輪郭が腫大し，小葉構造が不明瞭になり腫瘤を形成する．肉眼像に対応するルーペ像(AZAN染色)では線維化を広範に認める．

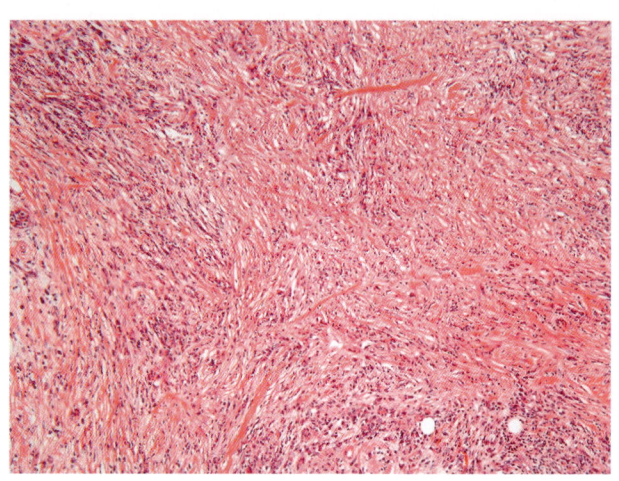

図18　IgG4関連自己免疫性膵炎
花筵状の線維化を示す．

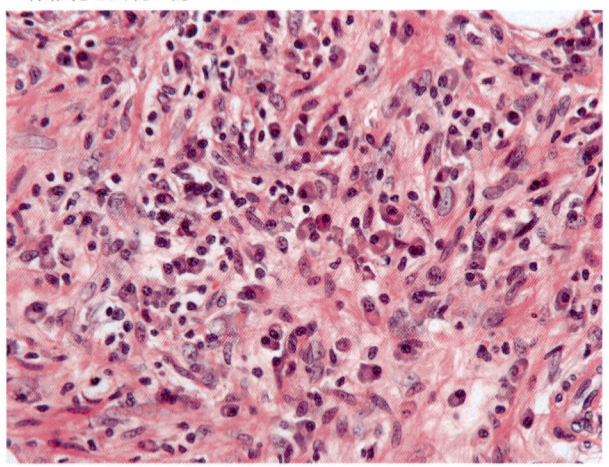

図19　IgG4関連自己免疫性膵炎
著明なリンパ球，形質細胞浸潤を示し，多数の形質細胞を認める．

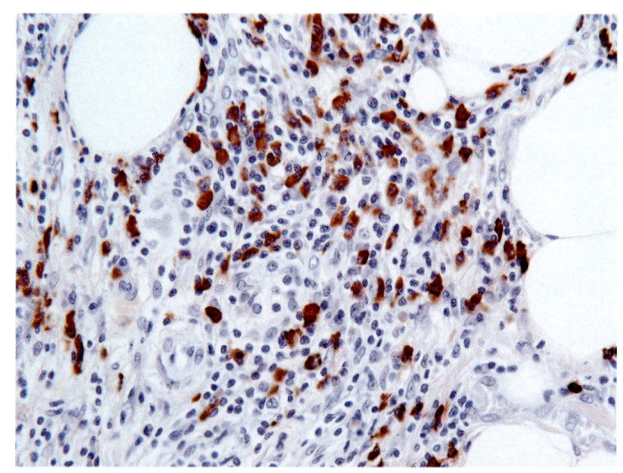

図20　IgG4関連自己免疫性膵炎
浸潤する形質細胞の多くはIgG4陽性を示す(IgG4染色)．

■ **IgG4関連疾患**　IgG4-related disease
▶ **IgG4関連自己免疫性膵炎**　IgG4-related autoimmune pancreatitis

　自己免疫性膵炎は1型と2型に分けられ，1型がIgG4関連自己免疫性膵炎で，2型は好中球上皮病変を特徴とする膵炎(idiopathic duct-centric chronic pancreatitis：IDCP)である．わが国では2型は極めて稀である．

　IgG4関連自己免疫性膵炎では膵臓は腫大し腫瘤を形成し(図17)，組織学的には高度のリンパ球，形質細胞の浸潤と線維化が見られ(図17〜19)，多数のIgG4陽性形質細胞が見られる(図20)．これら変化は膵管，小葉といった外分泌組織，膵周囲脂肪織から，小葉間結合組織，血管を巻き込んだ形で起こり，特徴的な病変を形成する．線維化は花筵状線維化が特徴で(図18)，線維化巣でありながら豊富な炎症性細胞浸潤を見ることも特徴である．膵管上皮の周囲を取り巻くように炎症性細胞浸潤，線維化が起こるが，膵管上皮には炎症性細胞浸潤や上皮の退行性変化，再生像が見られず，この所見が2型自己免疫性膵炎との鑑別点になる．リンパ濾胞の形成を伴うこともあり，病変内にはしばしば好酸球浸潤が見られ，稀に高度の好酸球浸潤を見ることもあるが，好中球浸潤は殆ど見られない．膵周囲脂肪織の炎症はほぼ必発で，この部位に閉塞性静脈炎が最もよく観察される．静脈炎はIgG4関連自己免疫性膵炎のほぼ全例に認められる．静脈炎の好発サイズは小静脈が中心で，壁から内腔にリンパ球，形質細胞浸潤が及び，内腔閉塞が起こり，閉塞性静脈炎の形を示す(図21)．

　2型自己免疫性膵炎との鑑別は重要で，上記のIgG4関連自己免疫性膵炎では膵管上皮内炎症性細胞浸潤や上皮の変化がないこと，および2型自己免疫性膵炎では線維化巣では炎症性細胞は乏しく，花筵状線維化や閉塞性静脈炎は殆どないことが鑑別のポイントになる．

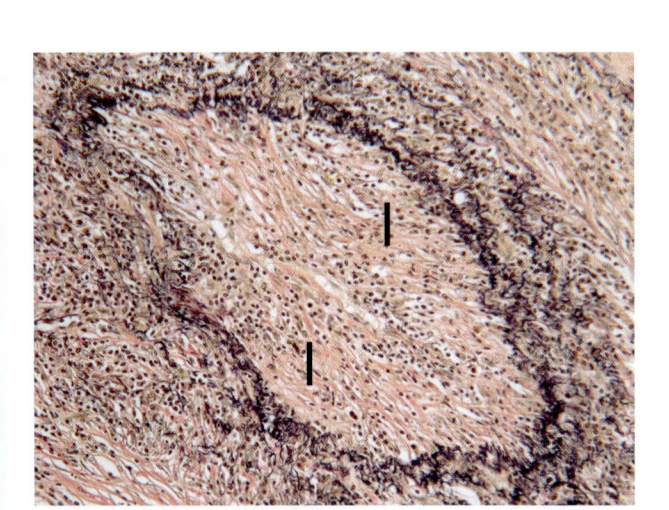

図21 IgG4関連自己免疫性膵炎
閉塞性静脈炎を示し，内膜(I)の著明な肥厚，内腔の狭小化・閉塞を認める(elastic van Gieson染色)．

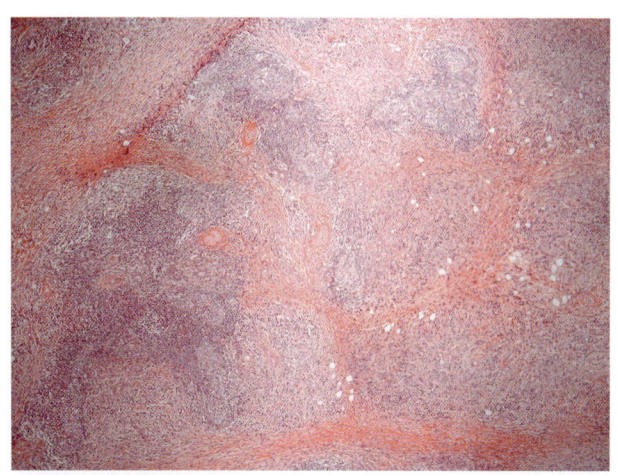

図22 IgG4関連耳下腺炎
リンパ濾胞を形成する線維化を認める．

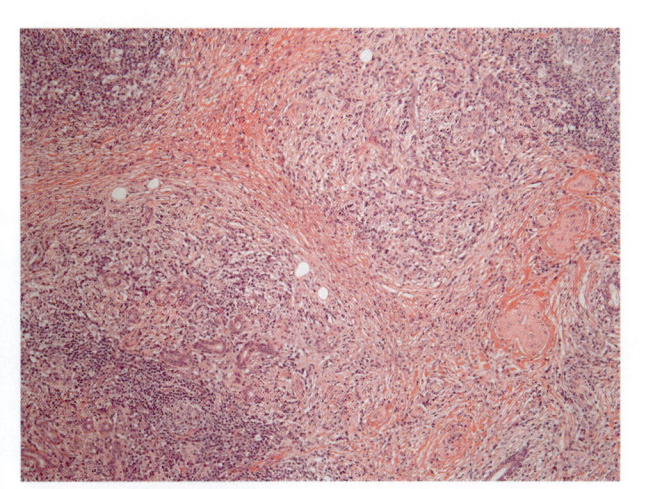

図23 IgG4関連耳下腺炎
小葉を取り囲むような線維化，花筵状の線維化を認める．

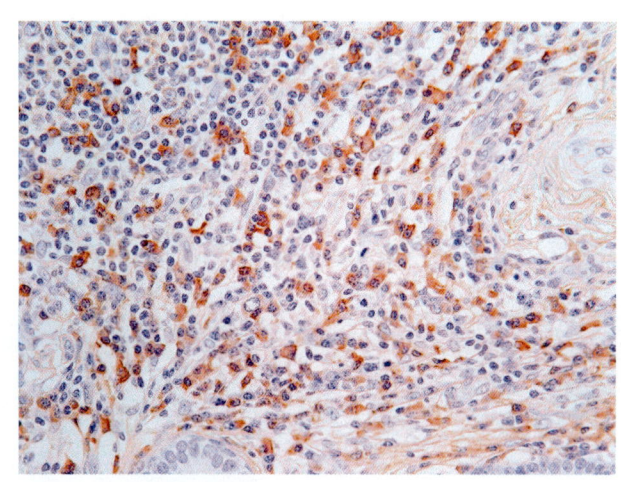

図24 IgG4関連耳下腺炎
多数のIgG4陽性形質細胞を認める(IgG4染色)．

▶ IgG4関連唾液腺炎(IgG4関連ミクリッツ病) **IgG4-related sialadenitis (IgG4-related Mikulicz disease)**

Mikulicz病は1888年に外科医であるJohann von Mikulicz-Radeckiが，両側性，無痛性，対称性の涙腺，耳下腺腫脹を呈する涙腺・唾液腺炎の1例を報告したことに由来する．Mikulicz病はシェーグレンSjögren症候群(乾燥性角結膜炎，涙腺・唾液腺炎)と同一もしくはその亜型と考えられてきた．しかしながら，Mikulicz病を症例集積しIgG4の検討をした結果，Mikulicz病では高IgG4血症と涙腺・唾液腺に多数のIgG4陽性形質細胞浸潤が見られ，Sjögren症候群とは異なる病態であることが明らかになった．現在では，IgG4の関与が証明されるものはIgG4関連Mikulicz病の診断名がつけられ，IgG4関連涙腺・唾液腺炎と同一疾患と考えられている．

IgG4関連唾液腺炎を起こしている唾液腺は腫大し，弾性硬を示す．組織学的には著明なリンパ球，形質細胞浸潤，線維化，多数のIgG4陽性形質細胞浸潤，多数のリンパ濾胞形成の所見が見られる(図22～24)．花筵状線維化(図23)，閉塞性静脈炎も認め，高度の線維化は小葉を取り囲むようにして起こるが(図23)，花筵状線維化の発現頻度は膵に比較するとやや低い．

IgG4陽性形質細胞はリンパ濾胞の辺縁，線維化の部分に多く認められる．好酸球が炎症に混在してくるのもIgG4関連唾液腺炎の特徴である．一方，小唾液腺についても唾液腺とおおむね同様の所見を呈するが，リンパ濾胞や強い線維化が観察される頻度は唾液腺より低くなる．

鑑別疾患としてはSjögren症候群があげられる．通常のSjögren症候群ではIgG4陽性形質細胞浸潤は認めないか，浸潤があってもHPFで10個未満の浸潤で，IgG4陽性形質細胞浸潤の判定が鑑別のキーポイントとなる．

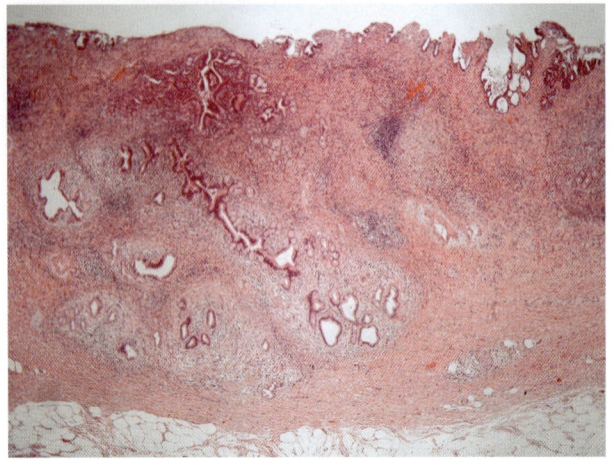

図25　IgG4関連硬化性胆管炎
肝外胆管には全層性の線維化，炎症性細胞浸潤が見られ，胆管壁の付属腺周囲の浮腫・線維化も認める．

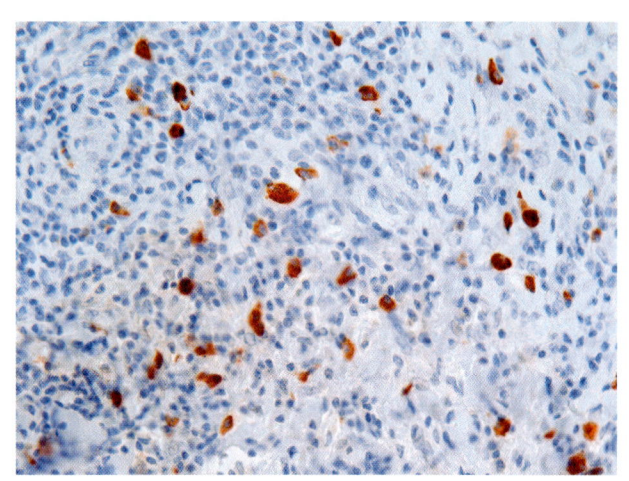

図26　IgG4関連硬化性胆管炎
IgG4染色にてHPFでIgG4陽性形質細胞を10個以上認める．

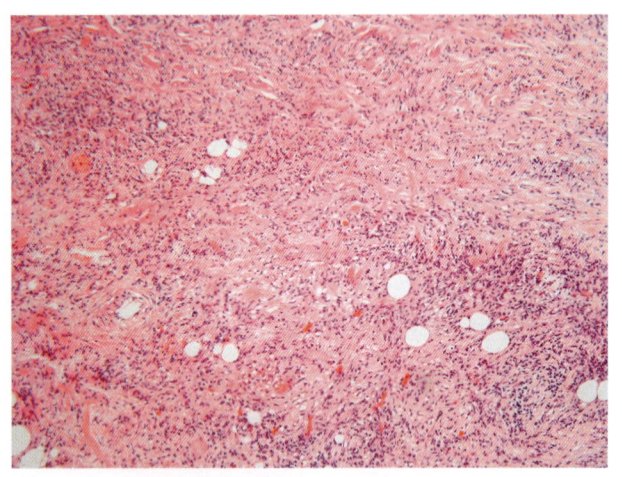

図27　IgG4関連後腹膜線維症
後腹膜での炎症性細胞浸潤，花筵状線維化を示す．

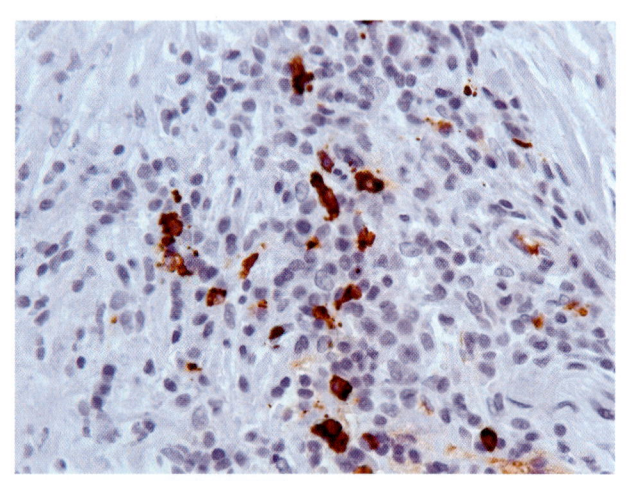

図28　IgG4関連後腹膜線維症
IgG4染色にてHPFでIgG4陽性形質細胞を10個以上認める．

▶ **IgG4関連硬化性胆管炎**　IgG4-related sclerosing cholangitis

　IgG4関連硬化性胆管炎は全身性IgG4関連疾患の胆管病変として捉えられ，多くはIgG4関連自己免疫性膵炎の合併をみる．肝門部大型胆管・肝外胆管や胆嚢にびまん性あるいは限局性の硬化と狭窄が見られ，狭窄部位では全周性の壁肥厚が見られるが，狭窄を認めない部位にも同様の変化を見ることが多い．

　組織学的には全層性の著明なリンパ球，形質細胞浸潤，線維化，多数のIgG4陽性形質細胞浸潤が見られ，付属腺の障害が目立ち，胆管内腔の粘膜上皮は比較的保たれている（図25，26）．閉塞性静脈炎が見られ，高度の線維化部では花筵状線維化も見る．

　鑑別疾患として原発性硬化性胆管炎があげられる．鑑別のポイントは原発性硬化性胆管炎では，炎症の局在が粘膜優位で，IgG4陽性形質細胞浸潤は認めないか，あっても軽度で，閉塞性静脈炎の発生は稀であることがあげられる．胆道癌との鑑別も重要で，胆管生検，胆管擦過細胞診による癌細胞の有無の判定が鑑別の決め手になる．

▶ **IgG4関連後腹膜線維症**　IgG4-related retroperitoneal fibrosis

　後腹膜線維症はIgG4関連グループと非IgG4関連グループに分けられる．IgG4関連後腹膜線維症では高度のリンパ球，形質細胞浸潤，多数のIgG4陽性形質細胞の存在，線維化が見られる（図27，28）．線維化は花筵状線維化を特徴とするが，膵に比べると花筵状線維化の頻度は低い．

　非IgG4関連後腹膜症との鑑別は上記のIgG4関連後腹膜線維症に特徴的な所見の把握と，好中球浸潤が目立つ場合や肉芽腫・黄色性肉芽腫が主体の病変を呈する場合は，IgG4関連病変とは考え難い組織所見であることが鑑別のポイントになる．

33. 感染症

堤　寛

総論　498
　Ⅰ．特殊染色　498
　Ⅱ．方法論（免疫染色と in situ hybridization 法）　499
　Ⅲ．細胞診断　500
　Ⅳ．電子顕微鏡　501
各論　502
　●常在性微生物　502
　●細菌類の二次感染　503
　●細菌感染症：膿瘍と化膿性肉芽腫　504
　●細菌感染症：肉芽腫　505
　●特殊な形態をとる細菌感染症　506
　●肺炎の病原菌　507
　●壊疽性・劇症型細菌感染症　508
　●ウイルス封入体　509
　●ヒトパピローマウイルス感染症　510
　●ウイルス発癌　511
　●菌糸形成性真菌症　512
　●酵母型真菌症　513
　●原虫症　514
　●寄生虫症（蠕虫寄生）　515
　●節足動物寄生　516
　●性感染症　517
　●周産期感染　518
　●日和見感染症　519
　●人畜共通感染症　520
　●輸入感染症　521
　●新興・再興感染症　522
　●病原体と紛らわしい構造物　523

総論

I 特殊染色

わが国における感染症は，海外旅行やグルメ食の普及，性風俗の変化，化学療法やエイズウイルスによる免疫不全症に続発する日和見感染症の増多などの要因により複雑・多様化している．感染症の病理診断は癌の病理診断と同等に重要である．正しい診断が患者の治療に直結するのみならず，診断結果に「社会性」がある．梅毒やクラミジア症の迅速な病理診断が，本人の利益のみならず社会への性感染症蔓延の防止に役立つ．

感染症診断の基本は，臨床所見・臨床情報や培養・血中抗体価といった検査成績にある．病理診断においては，肉眼所見，HE染色，Papanicolaou(Pap)染色やGiemsa染色による組織・細胞像や，Gram染色，PAS染色，Grocott染色の有用性を忘れてはならない．

胃生検におけるピロリ菌感染の診断は病理医の責任である．ヘマトキシリン染色時間を延ばす(3倍マイヤー液を用いる)と，Giemsa染色は不要となる．coccoid formや大型の*Gastrospirillum hominis*感染もHE染色で認識できる(**図1**)．

パラフィン切片用Gram染色は分別条件が難しい．肉芽腫性乳腺炎切除材料における*Corynebacterium kroppenstedtii*の証明を例示する(**図2**)．PAS染色，Grocott染色は真菌類の同定にしばしば用いられる．*Trichophyton tonsurans*の毛髪基質への感染は輸入感染症の一種とみなされ，柔道選手が国際試合で感染する頭部白癬である．PAS陽性菌糸が毛髪内に増殖している(**図3**)．らい菌の抗酸性は弱く，通常の抗酸菌染色(Ziehl-Neelsen染色)では偽陰性を示す．オイルキシレンで脱パラフィンするFite法が必須である(**図4**)．らい腫らいのHE染色像は各論図15を参照．

堤寛；感染症病理アトラス，文光堂，東京，2000(HP公開)
Tsutsumi Y. Pathology of Infectious Diseases.[http://www.fujita-hu.ac.jp/~tsutsumi/]

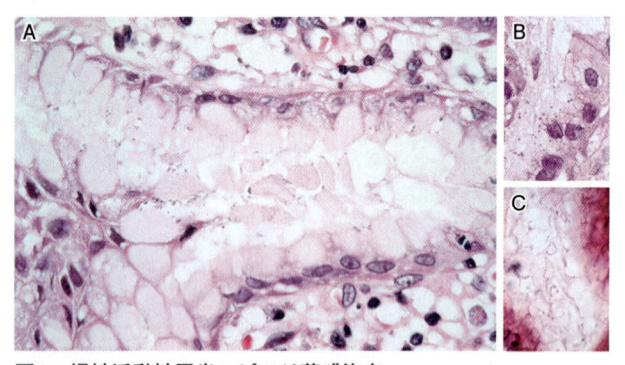

図1 慢性活動性胃炎：ピロリ菌感染症
A：HE染色，B：coccoid form，C：*Gastrospirillum hominis*感染症．ヘマトキシリン染色時間を長めにするとピロリ菌の観察が容易になる．*G. hominis*は大型で細長いらせん菌である．

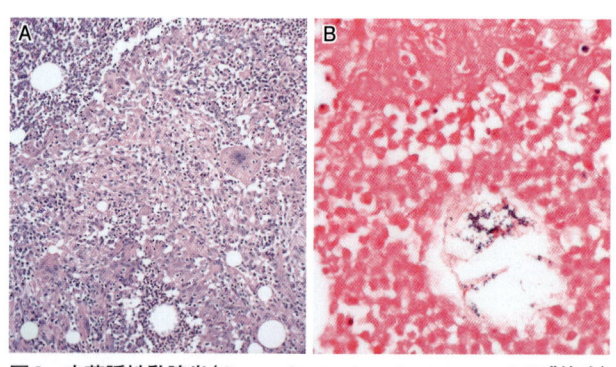

図2 肉芽腫性乳腺炎(*Corynebacterium kroppenstedtii*感染症)
A：HE染色，B：Gram染色．肉芽腫・膿瘍間の脂肪滴に一致して，グラム陽性桿菌の集簇を認める．*C. kroppenstedtii*は脂質好性を示す．

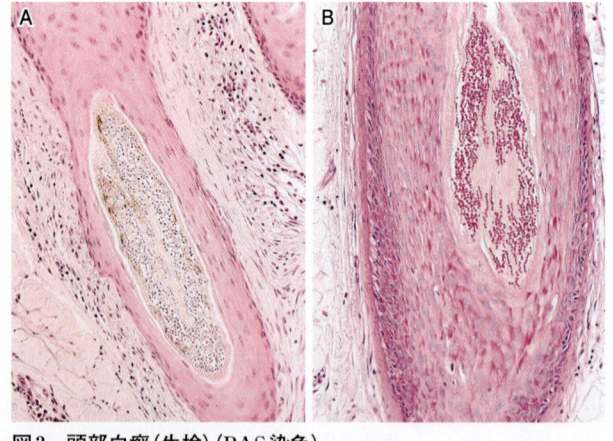

図3 頭部白癬(生検)(PAS染色)
毛髪基質に糸状菌が感染する．*Trichophyton tonsurans*感染症は輸入感染症の一種であり，国際試合に参加する強い柔道・レスリング選手に多い．

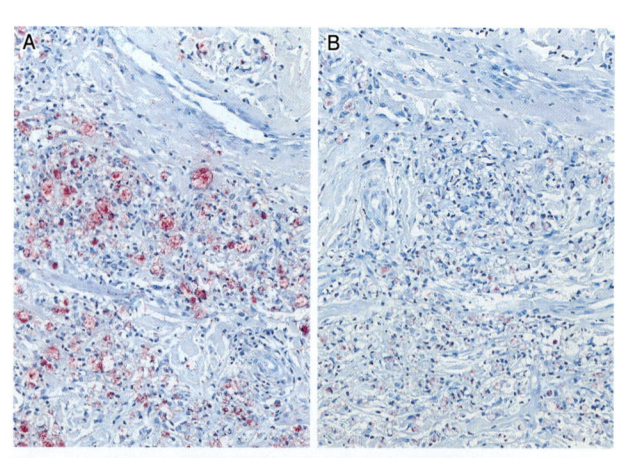

図4 らい腫らい(皮膚生検，Ziehl-Neelsen染色)
A：Fite法，B：通常法．らい菌の弱い抗酸性を証明するには，脱パラフィンにオイルキシレンを用いるFite法が必須である．Fite法ではらい球に一致した陽性所見が観察される．

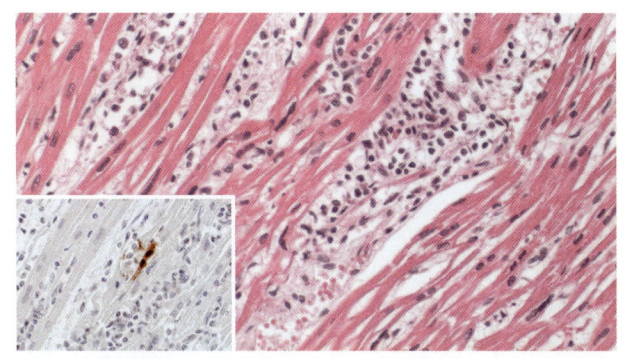

図5 特異性を求める免疫染色：CMV心筋炎（inset：CMV抗体を用いた免疫染色）
HE染色では封入体を確認できない．免疫染色で，炎症病変内の一部の心筋細胞の核と細胞質にウイルス感染が証明される．

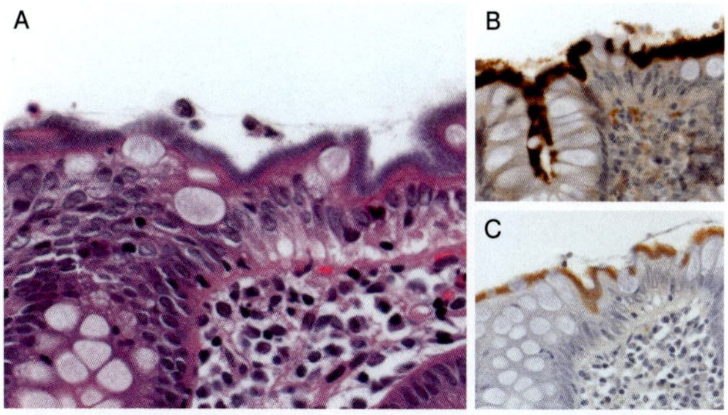

図6 感度を求める免疫染色：腸スピロヘータ症（大腸生検）
A：HE染色，B：*Treponema pallidum*抗原，C：BCG抗原．*Brachyspira aalborgi*感染症で，*T. pallidum*やBCGに対する抗血清が粘膜表面のらせん菌と交叉反応する．

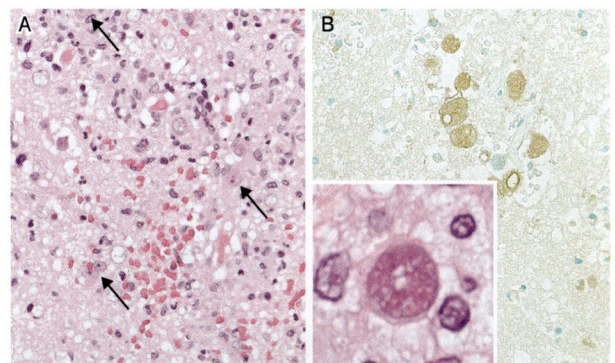

図7 患者血清を利用した免疫染色：脳アカントアメーバ症
A：血管周囲にアメーバ栄養体（矢印）が観察される．B：患者血清を用いた酵素抗体法間接法．insetは囊子（脳生検）．

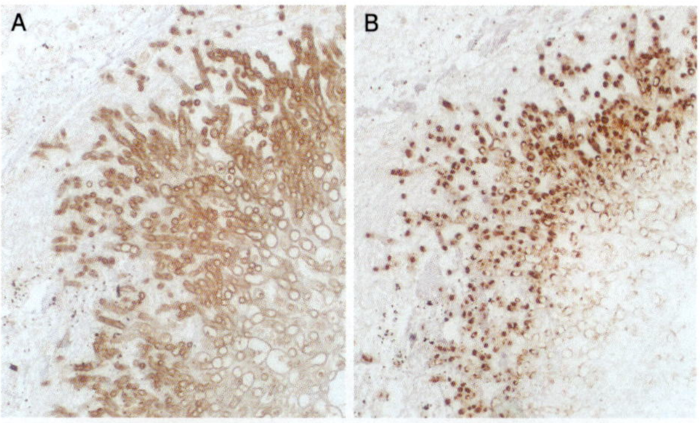

図8 生細胞の証明：肺アスペルギルス症（剖検肺）
A：酵素抗体法（BioCare社抗血清使用），B：RNA-ISH法（コロニー中央部は陰性）．RNA-ISH法は生細胞の証明に有効である．

II 方法論（免疫染色と *in situ* hybridization法）

　免疫染色および *in situ* hybridization（ISH）法は感染症の病理診断に適した方法である．病原体抗原・ゲノムは原則としてヒト組織に存在しないため，ノイズの少ない組織化学染色が可能である．感染症病巣には病原体数が多く，パラフィン切片を利用する組織化学的証明のみならず，polymerase chain reaction（PCR）にも適している．

　病原体に対する抗体は力価の高い場合が多く，通常，ホルマリン固定パラフィン切片で質のよい免疫染色が可能である．筆者らはアミノ酸ポリマー法および圧力鍋（T-fal社製がおすすめ）による加熱処理を愛用している．前処理なしで利用できる抗体もあるが，蛋白分解酵素ないし加熱処理が必要な抗体も少なくない（病理と臨床32（臨時増刊号）：306-319，2014を参照）．

　特異性の高い抗体があれば，免疫染色の信頼性は高い．核内封入体が不明瞭だったサイトメガロウイルス（CMV）心筋炎を例示する（図5）．一方，特異性より感度を期待する免疫染色も有効である．病原体間には共通抗原性が多く，特定の病原体に対する抗血清は広い範囲の病原体に交差反応性を示す．抗bacille de Calmette et Guérin（BCG）抗体（Dako社），抗 *Treponema pallidum* 抗体（BioCare社），抗大腸菌抗体（Dako社）がその代表である．これら抗血清の有する広い交差反応性を利用すると，病変内の細菌性病原体の有無をスクリーニングできる．腸スピロヘータ症（*Brachyspira aalborgi*感染症）を例示する（図6）．

　感染症回復期患者血清中の特異抗体を組織切片内の病原体同定に応用できる．500〜1000倍希釈が適している．HRP標識抗ヒトIg抗体を利用する酵素抗体法間接法を行う．特異性不明だが，患者血清が病変内に存在する病原体を証明する．原虫や蠕虫の場合は特異性が高い（各論図79参照）．脳アカントアメーバ症の病理診断例を提示する（図7）．

　RNAを標的としたISH法は，病原体の生死の判断に利用できる．免疫染色は死細胞にも反応する．肺アスペルギルス症を例示する（図8）．

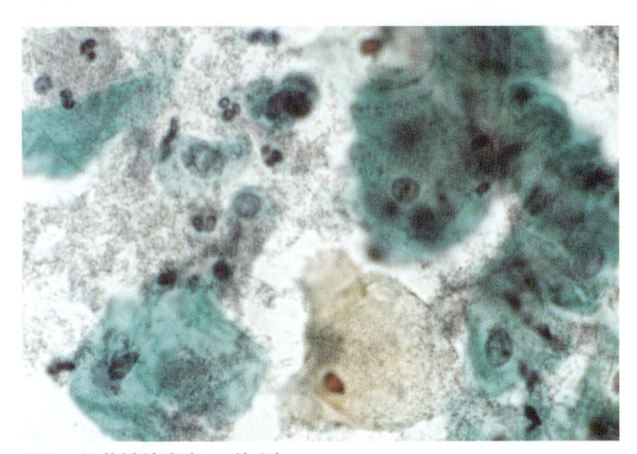

図9　細菌性腟炎（Pap染色）
Gardnerella vaginalis 感染であり，clue cellが特徴である（正常のDöderlein桿菌は消失）．日常の細胞診報告書に記載してほしい．

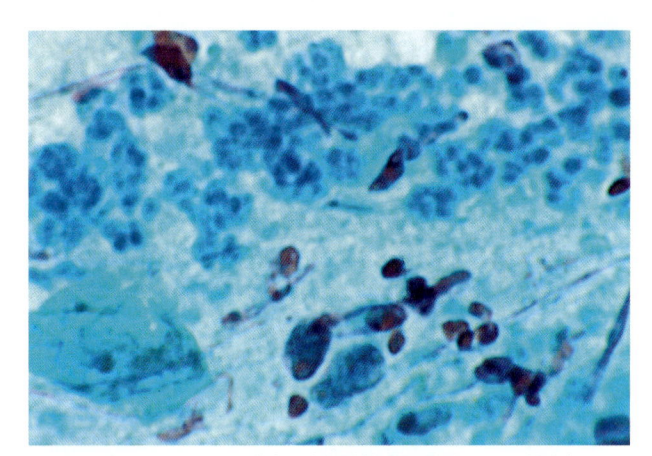

図10　バイオフィルム感染症（腟壁擦過細胞診，Pap染色）
高齢者の子宮切除後の腟壁に観察された緑膿菌によるバイオフィルム形成である．菌はムコイド成分中に集簇している．

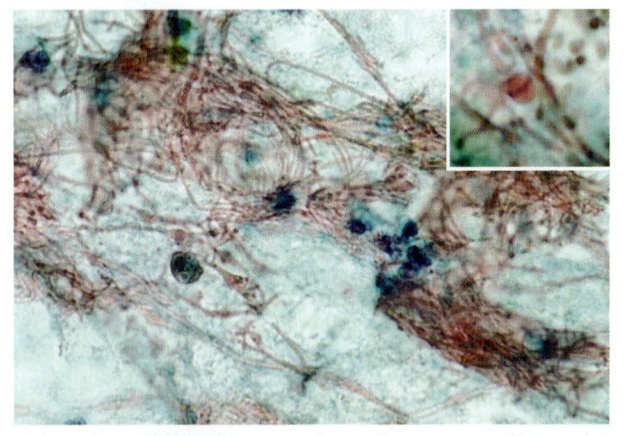

図11　グラム陰性桿菌のフィラメント化・スフェロプラスト（球状）化（胆汁，Pap染色）
β-ラクタム系抗菌薬の使用により変形した *Klebsiella pneumoniae* であり，真菌ではない（inset：スフェロプラストの高倍率像）．

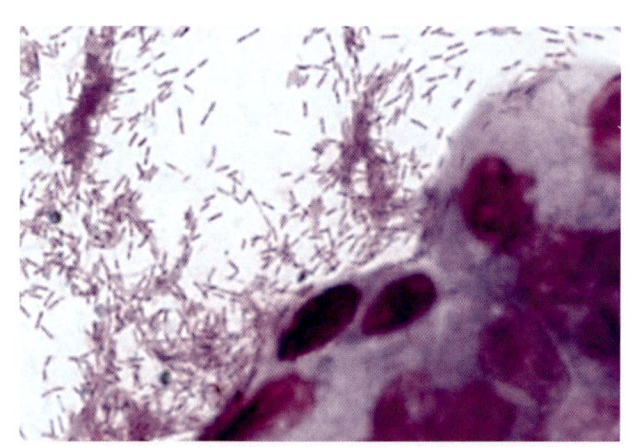

図12　腺癌細胞陽性の胆汁細胞診標本に見られた腸内細菌と思われる長桿菌（Giemsa染色）
化膿性胆管炎の可能性を否定する旨のコメントが求められる（検体採取後の増殖を否定したい）．Giemsa染色は細菌の証明に適す．

III　細胞診断

　日常の細胞診断では，良悪性の判定につい重点を置きがちとなる結果，感染症や病原体の観察・記述がおろそかになる傾向がある．細胞診のクラス分類などが悪性腫瘍スクリーニングのためのシステムである点の弊害である．病原体に対する生体反応のパターン認識は組織診に劣るが，細胞診は組織診より病原体を同定しやすい場合が少なくない．

　婦人科細胞診では，性感染症や腟カンジダ症のみならず，"clue cell"の出現するガルドネラ腟炎も細胞診断したい．扁平上皮細胞に群がるグラム陰性小型細菌は *Gardnerella vaginalis* である（図9）．常在菌のDöderlein桿菌（各論図3参照）は消失する．そのほか，clue cellを作らないモビルンクス（*Mobiluncus*），非病原性糸状細菌であるレプトトリックスや球菌類を認めることもある．閉経後は大腸菌などの腸内細菌感染がみられる．腟壁細胞診で出現したバイオフィルム形成性緑膿菌感染を提示する（図10）．

　広域ペニシリンあるいはセフェム系抗生物質の投与によってフィラメント化・スフェロプラスト化（球形化）した変形腸内細菌を胆汁や尿に認めることも，真菌との鑑別上，ぜひ知っておきたい（図11）．胆汁細胞診標本に腺癌細胞に混じて，多数の桿菌を認める場合がある．閉塞性化膿性胆管炎が合併していれば，癌よりも緊急性を要する．Pap染色よりGiemsa染色で細菌を見いだしやすい（図12）．

　細胞標本では免疫染色用の標本が余分にないことが多い．「標本転写」が有効である．ただし，乾燥固定されたGiemsa標本やシランコーティングスライド標本からの細胞転写は難しい．「再染色法」では写真撮影後にカバーガラスを外し，塩酸アルコールで脱色して免疫染色する（各論図63参照）．

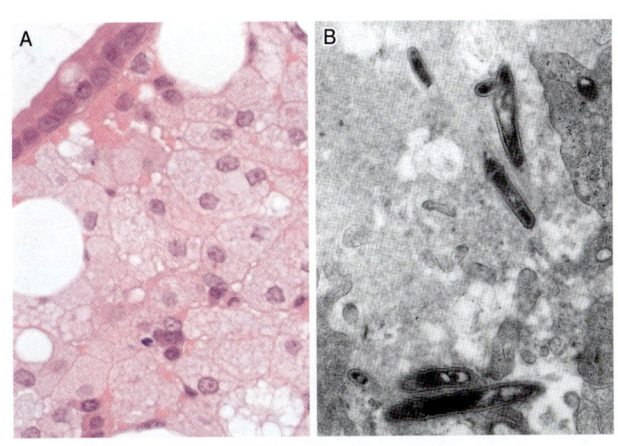

図13　Whipple病（十二指腸生検）
小腸の粘膜固有層に泡沫細胞が密集している（A：HE染色）．電顕では大型桿菌が細胞内外に観察される（B）．

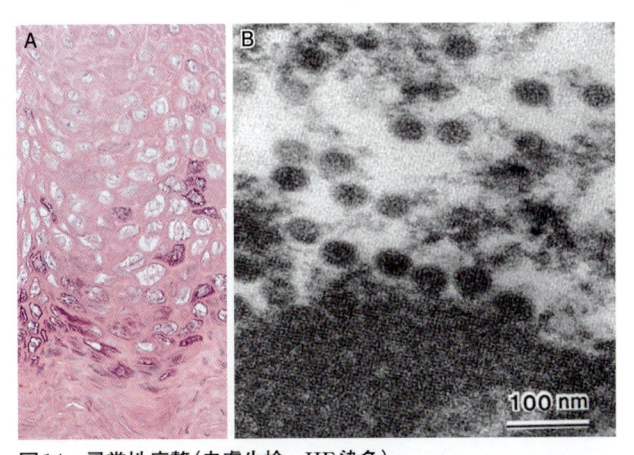

図14　尋常性疣贅（皮膚生検，HE染色）
HE染色（A）で角質層に分布するkoilocytic cellsにHPV capsid抗原は陰性だったが，電顕ではウイルス粒子が確認される（B）．

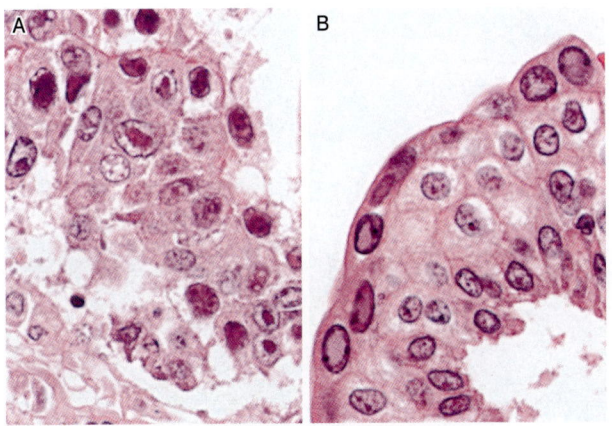

図15　アデノウイルス感染小腸粘膜（A）とBKウイルス感染膀胱粘膜（B）〜同一症例における2種のDNAウイルス感染〜
骨髄移植後の日和見感染（小児例，死因は腸出血）で，小腸粘膜と膀胱粘膜に核内封入体が観察された（HE染色）．

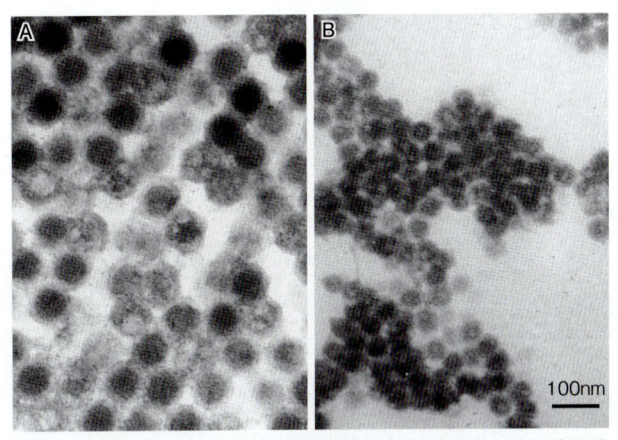

図16　アデノウイルス感染小腸粘膜（A）とBKウイルス感染膀胱粘膜（B）〜パラフィン切片を利用した電子顕微鏡観察〜
核内封入体を狙って電顕観察した．アデノウイルスは径約70nm，BKウイルスは径40〜50nmである．

IV　電子顕微鏡

　電子顕微鏡（電顕）検索は，最近では免疫染色，ISH法ないしPCRに取って代わられる傾向があり，以前に比べてそのニーズが減っていることは否めない．手間がかかる上に，保険診療外となることが足を引っ張っているともいえる．しかし，電顕検索で診断が確定する症例はまだ確実に存在する．Whipple病と尋常性疣贅の事例を代表例として示す．
　吸収不良症候群を伴う慢性下痢症をきたした中年男性，非エイズ症例の十二指腸生検では，粘膜固有層に充満する泡沫細胞が観察される．非結核性抗酸菌症（各論図70参照）との鑑別が求められた．PAS染色強陽性だが，抗酸菌染色は陰性だった．電顕的にマクロファージの細胞内外に大型桿菌が多数観察され，Whipple病と最終診断された（図13）．
　光顕的に尋常性疣贅が疑われたが，HPV capsid抗原に対して免疫染色陰性だった．電顕的に，径40〜50nmの小型円形のウイルス粒子が核内に集簇していた（図14）．抗血清に反応しないタイプの皮膚型HPV感染とみなされた．
　細菌やウイルスなどの病原体は，明確な粒子状構造や厚い膜構造の存在のため，ホルマリン固定パラフィン切片やアルコール固定細胞標本でも，その形態が比較的よく保存される．パラフィン切片で病原体の局在を確認し，狙い定めた電顕観察を行えることがこの手順の利点である．免疫染色やISH法染色後の標本も本アプローチの対象となる．急性リンパ性白血病に対する骨髄移植後に高度の下血を呈し死亡した小児剖検例の小腸と膀胱の粘膜上皮細胞に核内封入体を認めた事例を示す（図15）．光顕上，アデノウイルス感染が疑われたが，パラフィン切片（HE染色標本）を用いた狙い電顕で，アデノウイルスとBKウイルスの重複感染が判明した（図16）．

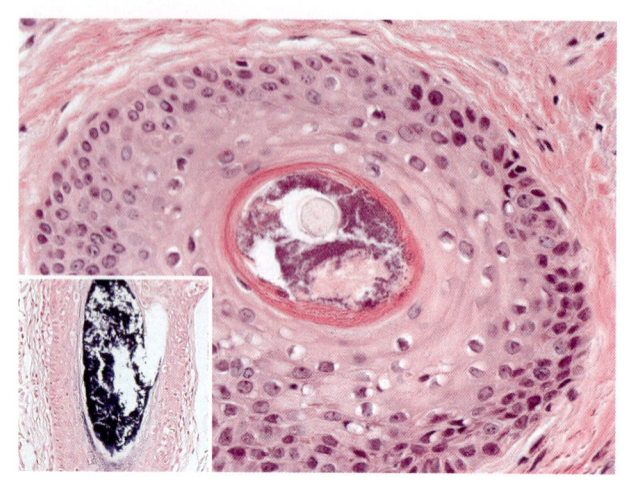

図1　毛囊内の表皮ブドウ球菌（鼻翼部の常在細菌叢．inset：Gram染色）
毛囊内に密集するグラム陽性球菌に対する炎症反応は見られない．

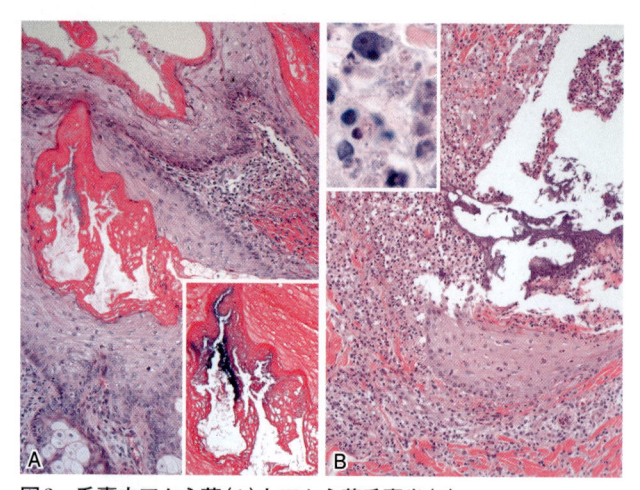

図2　毛囊内アクネ菌（A）とアクネ菌毛囊炎（B）
Aのinset：Gram染色．*Propionibacterium acnes*はグラム陽性桿菌で，時に毛囊炎をきたす（Bのinset：マクロファージ内アクネ菌）．

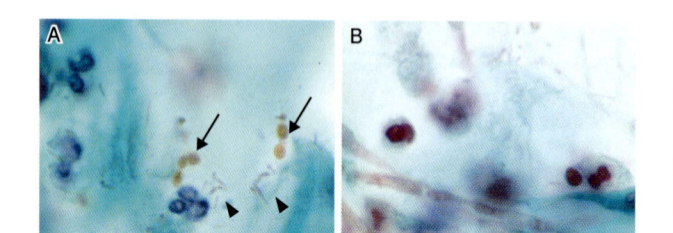

図3　腟常在菌（A）とカンジダ性腟炎（B）（Pap染色）
Döderlein桿菌（矢頭）と*Candida*属真菌（矢印：酵母型の*Candida glabrata*）は腟常在菌である．カンジダ性腟炎では，偽菌糸を形成する*Candida albicans*の増殖とともに常在菌は消失する．

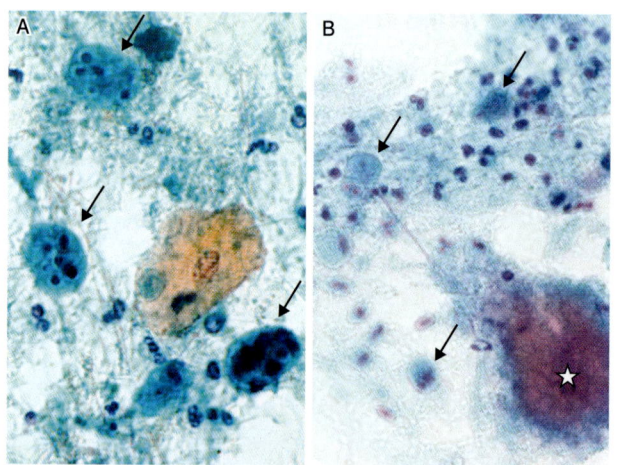

図4　歯肉アメーバ（矢印）（A：歯垢塗抹，B：避妊リング付着滲出物のPap染色）
Aは好中球貪食性*Entamoeba gingivalis*（口腔内常在性微生物），Bはオーラルセックスによる放線菌（☆印）との子宮内混合感染像．

●常在性微生物

皮膚，腸管内，口腔・咽頭，腟には常在細菌叢が分布し，正常機能の発揮に共生関係が成立している．常在細菌叢には，非病原性微生物のみならず，一定量の病原性細菌も分布しているが，感染症は生じない．微生物がそこにいること（定着）と感染症の成立（疾病発症）の違いを認識したい．病原性微生物がヒト→ヒト伝播する状態が持続する個体を保因者とよぶ．症状や異常所見を認めないと健康保因者とよばれる．メチシリン耐性黄色ブドウ球菌（MRSA）が鼻前庭部や咽頭粘膜から培養されても，健常人は無症状である．バンコマイシン治療の対象となるのは，発熱や膿汁分泌などの臨床症状を伴う場合である．

常在細菌叢の代表例として，皮膚における表皮ブドウ球菌（図1），*Propionibacterium acnes*（図2），大腸腔の大腸菌，ビフィズス菌や嫌気性菌，口腔・咽頭における緑色連鎖球菌，コリネバクテリウム，パラインフルエンザ菌，腟の乳酸桿菌（Döderlein桿菌：図3）があげられる．Döderlein桿菌はグラム陽性の嫌気の乳酸桿菌である．病原性に乏しい*Candida*（*Torulopsis*）*glabrata*（酵母型真菌）も腟内に常在している．本菌は*Candia albicans*のような偽菌糸を形成せず，*C. albicans*より小型の発芽胞子を呈す．

常在細菌叢が抗生物質の服用などの理由で消失すると，病原菌や耐性菌が繁殖して感染症が成立する．「菌交代現象」とよばれる．帯下を伴う腟炎では，Döderlein桿菌が消失し，ガルドネラ（小桿菌）が増殖する（総論図9参照）．

口腔内（特に歯槽腔）には，ミトコンドリアを欠くために嫌気的な歯肉アメーバ*Entamoeba gingivalis*が常在する．歯周病で口臭が強い患者では特に多い（図4）．オーラルセックスを介して，子宮内に挿入された避妊リング周囲に感染を生じる．嫌気的な放線菌の増殖が必発である．

各 論　503

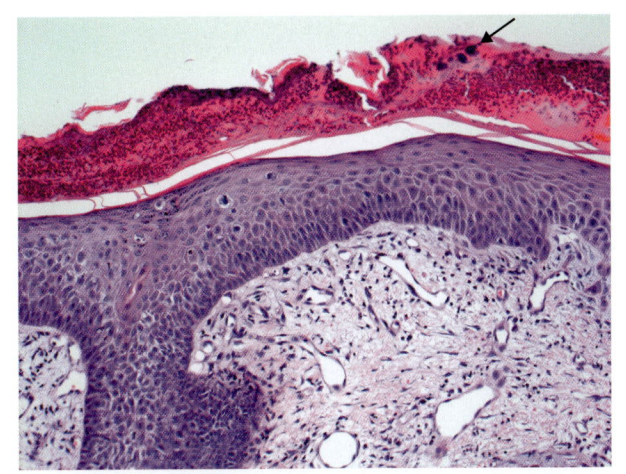

図5　黄色ブドウ球菌の二次感染（顔面の日光角化症，生検）
異型を示すケラチノサイト表層部に角質内膿疱を認める．一部にグラム陽性球菌のコロニー形成を認める（矢印）．

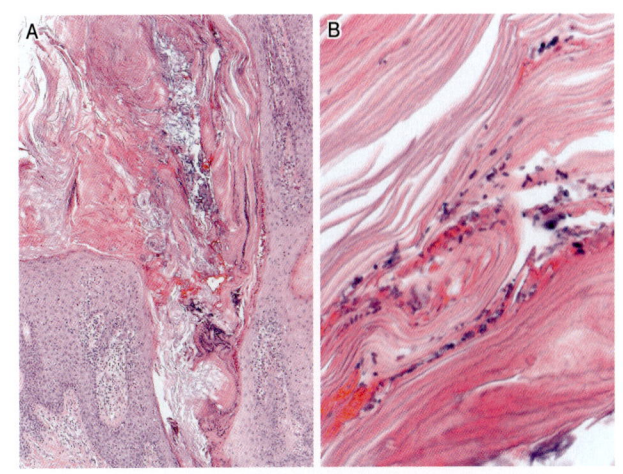

図6　マラセチアの二次感染（顔面の脂漏性角化症，生検）
乳頭腫症と過角化を示す病変で，分厚い角層に酵母型〜短菌糸型を呈するマラセチアの二次感染を認める．Bは角層の高倍率像．

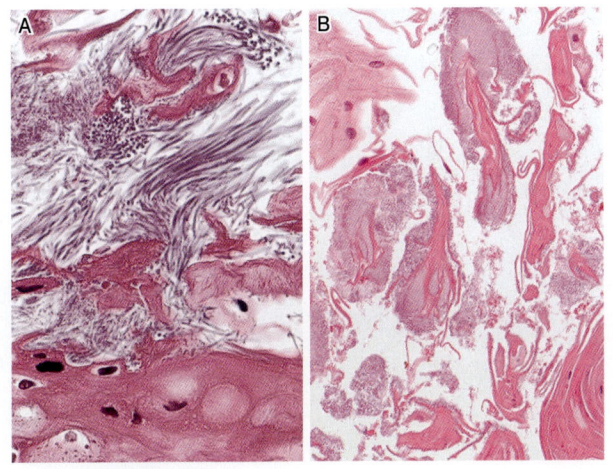

図7　舌苔（細菌性舌炎）
舌苔は病理解剖例にしばしば観察される．長桿菌の場合（A）と球菌（連鎖球菌：B）の感染が観察される．誤嚥性肺炎予防に口腔ケアの重要性が指摘される．

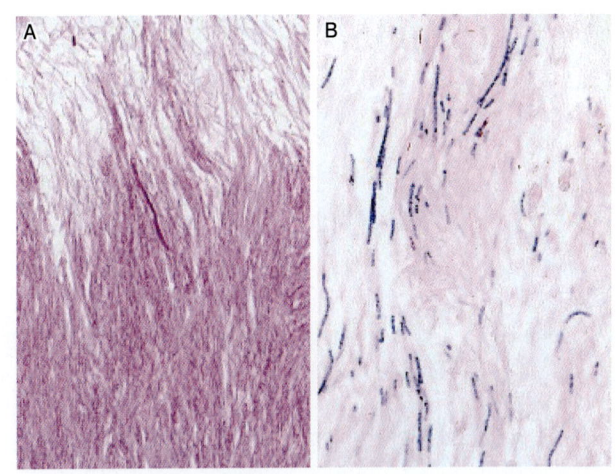

図8　胃癌潰瘍底の長桿菌（A：HE染色，B：Gram染色）
胃癌や大腸癌の潰瘍底にはカンジダのほか，しばしば本図のような長桿菌の密なコロニーが形成される．一部グラム陽性（B）である．

●細菌類の二次感染

　炎症性滲出を伴う皮膚病変には，黄色ブドウ球菌がしばしば二次感染する．図5に日光角化症表層におけるグラム陽性球菌の二次感染所見を示す．ちなみに，連鎖球菌はエネルギー産生に酸素を利用しない．好気的条件に耐えるのは，superoxide dismutaseによって活性酸素を分解するためである．酸素呼吸をして皮膚に常在するブドウ球菌に比べて，連鎖球菌は嫌気的環境（歯槽，扁桃陰窩）を好む．

　皮膚に常在する真菌として，好脂質酵母であるマラセチアがある．皮脂分泌の盛んな青年期に癜風をもたらす．角層内のマラセチアは二形性（酵母型＋短菌糸型）を示す．マラセチアも脂漏部の隆起性皮膚病変の角層で主に酵母型菌が二次的に増殖する（図6）．

　口腔内常在菌である連鎖球菌や非病原性スピロヘータが舌癌の潰瘍底部でしばしば増殖する．剖検例でしばしば経験される舌苔には，グラム陽性球菌のみならずグラム陽性・陰性の長桿菌類が頻繁に観察される（図7）．舌癌切除断端に見られる感染性舌苔が術後経過に影響するデータは乏しい．舌白板症などの隆起性病変にも，これら常在菌の局所的増殖をしばしば認める．

　胃癌や大腸癌の潰瘍底部に糸状菌様に細長い雑菌がびっしりと感染している様子がしばしば観察される．これらは少なくとも一部がグラム陽性であり，形態所見と合わせて，嫌気性で酸抵抗性のある乳酸桿菌の可能性がある（図8）．これら雑菌の病的意義は不明だが，潰瘍底部を偽膜状に覆う様子から，むしろ局所からの出血や滲出を防止しているのかもしれない．胃潰瘍底にカンジダ感染を伴うのは日常茶飯事である．カンジダ感染の有無によって胃潰瘍の治癒が影響を受けるデータは存在しない．経験的には，カンジダ感染があっても通常の胃潰瘍治療によく反応する．

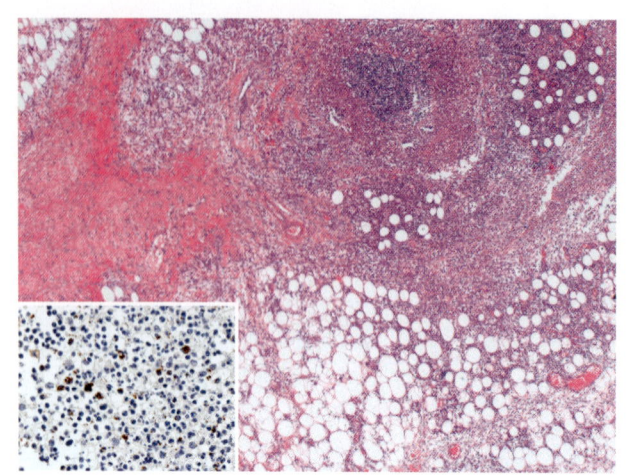

図9 連鎖球菌性膿皮症（皮膚生検．inset：連鎖球菌抗原）
皮下組織膿瘍内の好中球に貪食される球菌が褐色に染色されている（ブドウ球菌抗原は陰性）．

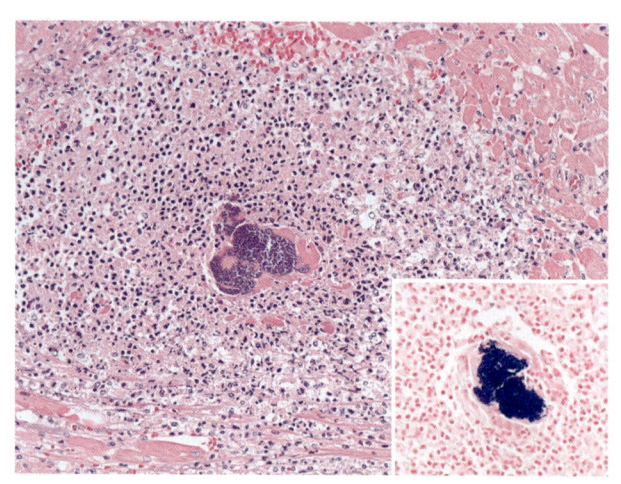

図10 MRSA性敗血症（心筋内微小膿瘍．inset：Gram染色）
グラム陽性球菌を中心とする径2mm大の好中球浸潤巣を認める．MRSA肺炎を成因とする敗血症である．

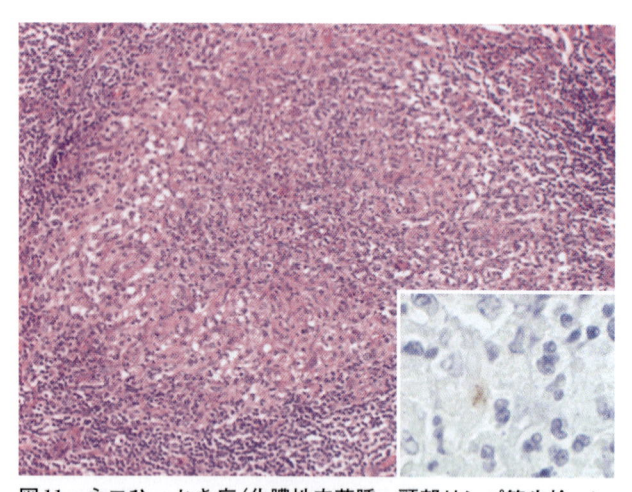

図11 ネコひっかき病（化膿性肉芽腫，頸部リンパ節生検．inset：*Bartonella henselae*抗原）
膿瘍周囲に類上皮細胞肉芽腫を認める．血管内皮細胞の一部に菌抗原が陽性を呈する．

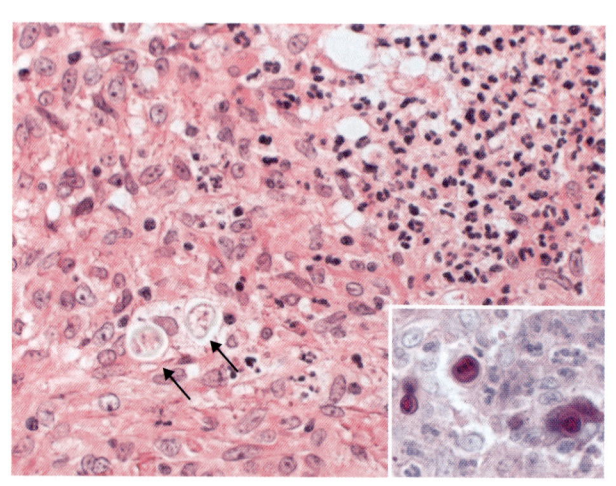

図12 スポロトリコーシス（化膿性肉芽腫，皮膚生検．inset：PAS染色）
肉芽腫内に酵母状真菌を認める（矢印）．PAS染色で酵母状真菌のbudding所見が観察される（inset）．

●細菌感染症：膿瘍と化膿性肉芽腫

　好中球およびマクロファージは，貪食作用により病原体を非特異的に殺菌・溶菌する．貪食細胞の殺菌性酵素としては，リゾチームとミエロペルオキシダーゼ・αデフェンシン（好中球）が代表である．好中球のラクトフェリンは静菌的に働く．特異的な免疫反応が成立する感染後2週間（急性期）における生体防御の主役となる．

　膿産生をもたらす「化膿性細菌」の代表はブドウ球菌と連鎖球菌である（図9）．特殊な膿皮症は図18参照．腸内細菌群，緑膿菌，インフルエンザ菌，腸球菌，ナイセリア属（淋菌，髄膜炎菌），放線菌，糸状真菌（アスペルギルス，ムコール，カンジダ）も膿瘍形成性である．いずれも細胞外寄生性病原体に属す．敗血症では全身諸臓器に微小膿瘍が形成される（図10）．膿瘍は限局性病変だが，蜂窩織炎（蜂巣炎）はびまん性病変を呈する．化膿性髄膜炎の原因となる莢膜産生菌（肺炎球菌，髄膜炎菌，インフルエンザ菌，大腸菌K1型，B群連鎖球菌）は好中球に貪食されにくい．

　中央部が膿瘍化した類上皮肉芽腫は化膿性肉芽腫suppurative granulomaとよばれる．原因菌の多くは細胞内寄生性である．図11にネコひっかき病リンパ節炎（バルトネラ症）を示す．*Bartonella henselae*抗原が血管内皮細胞に少数証明される．肉芽腫性リンパ節炎のうち，結核，サルコイドーシス，梅毒，トキソプラズマ症は類上皮肉芽腫の中央部に膿瘍化を欠く．化膿性肉芽腫を示す疾患として，ネコひっかき病のほか，野兎病，エルシニア性腸間膜リンパ節炎，類鼻疽（メリオイドーシス），鼠径リンパ肉芽腫，リステリア症があげられる．皮膚深部真菌症を呈するスポロトリコーシス（図12）やクロモマイコーシス（図44参照）でも化膿性肉芽腫が観察される．PAS，Grocott染色で酵母型真菌が確認される．

各論

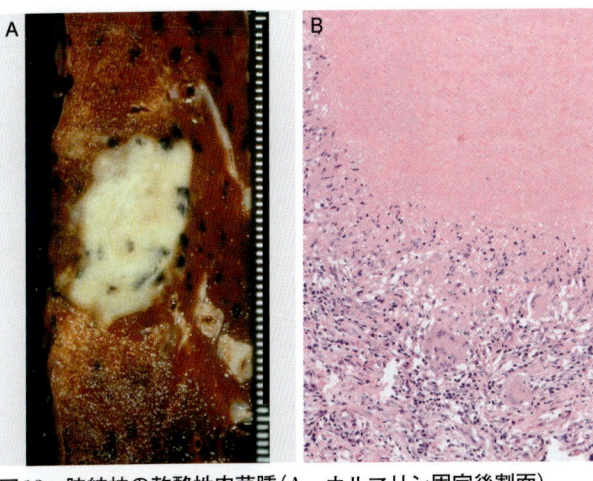

図13 肺結核の乾酪性肉芽腫（A，ホルマリン固定後割面）
胸膜陥凹のない点，黒色ドット状の細気管支が病巣内に残存する点（＝凝固壊死）が肉眼的特徴．B：乾酪性肉芽腫の組織像．

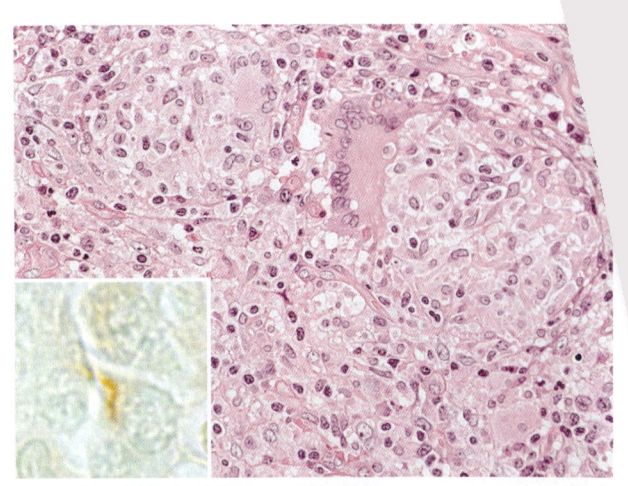

図14 第三期梅毒（頸部リンパ節生検．inset：*T. pallidum* 抗原）
非乾酪性肉芽腫を示すリンパ節（50代男性，発熱とリンパ節腫脹）．臨床診断がついていない場合，"肉芽腫性リンパ節炎"では不十分．

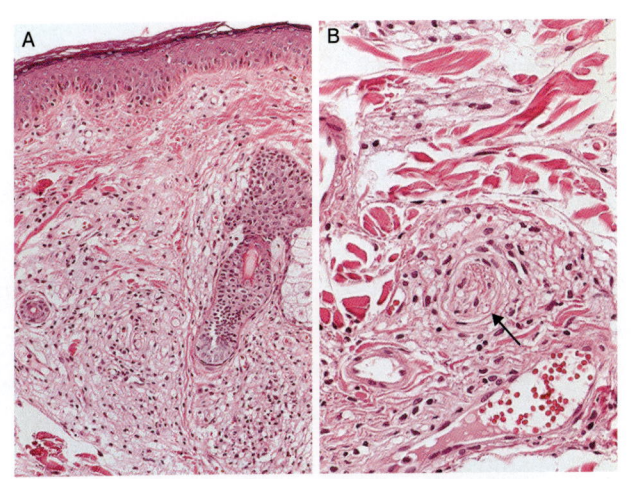

図15 Hansen病，らい腫らい（皮膚生検．黄色肉芽腫）
泡沫細胞が真皮中〜深層に集簇している．リンパ球浸潤に乏しい．神経周囲病変の確認が重要である（矢印は末梢神経束）．

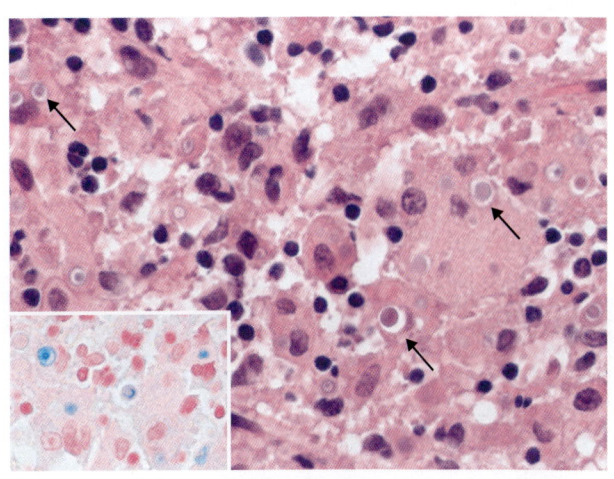

図16 マラコプラキア（大腸生検．inset：Berlin blue染色）
マクロファージ内のMichaelis-Gutmann小体に一致して鉄染色陽性となる．同部に大腸菌抗原も陽性となる．

●細菌感染症：肉芽腫

　肉芽腫はTリンパ球と活性化され類上皮化したマクロファージによる結節性病変である（特殊性炎）．しばしば，Langhans型巨細胞を伴う．細胞内寄生性病原体に対する生体反応（細胞性免疫）ないしIV型アレルギーを反映する組織所見である．ただし，ウイルス感染やリケッチア感染ではマクロファージの増殖を伴わず，組織反応は小リンパ球浸潤の形をとる．エイズやステロイド長期投与で細胞性免疫が抑制されると，細胞内寄生性病原体に対する生体防御能が著しく低下する．

　結核，梅毒，ハンセンHansen病は古典的な肉芽腫形成性慢性感染症である．結核菌は空気感染による高いバイオハザードを示し，病理関係者の職業病といえる．肉眼的に結核が疑われる症例では，担当者のN95微粒子用マスク（剖検には長時間着用可能なハイラック350）着用が求められる．肺結核病変の肉眼診断の重要性が強調される（乾酪壊死は凝固壊死の一種で，組織破壊に乏しい：図13）．第三期梅毒では，肉芽腫（ゴム腫）が形成される（図14）．形質細胞浸潤が特徴である第一期，第二期（図61参照）に比べて，免疫染色陽性の病原体は著しく少ない．Hansen病のらい腫らい（多菌型）では，多数のらい菌（らい球）を含む泡沫細胞が特徴的で，黄色肉芽腫の形態を示す（図15）．末梢神経病変の確認が病理診断上重要である（抗酸菌染色は総論図4参照）．類結核らい（少菌型）では類上皮細胞肉芽腫を認める．

　マラコプラキアは，腸内細菌に対する好中球反応が不十分な場合に形成される黄色肉芽腫である（図16）．黄白色の扁平隆起が多発する（malaco-は柔，plakiaは斑点）．泡沫細胞の細胞質にMichaelis-Gutmann小体（同心円状石灰化封入体）を認め，鉄染色，PAS染色，Kossa染色，大腸菌抗原が陽性となる．膀胱など泌尿器系，大腸，胆囊に観察される．

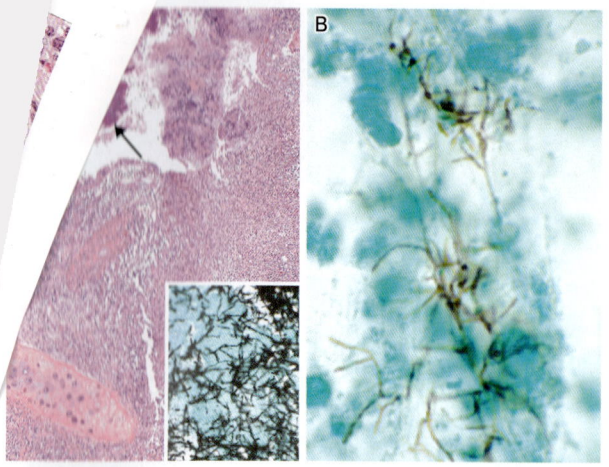

図17 放線菌症とノカルジア症(Aのinset とB：Grocott 染色)
ともにフィラメント状グラム陽性桿菌だが，放線菌は顆粒を作る(矢印)．Bは気管支洗浄液のGrocott 染色で細胞診断された．

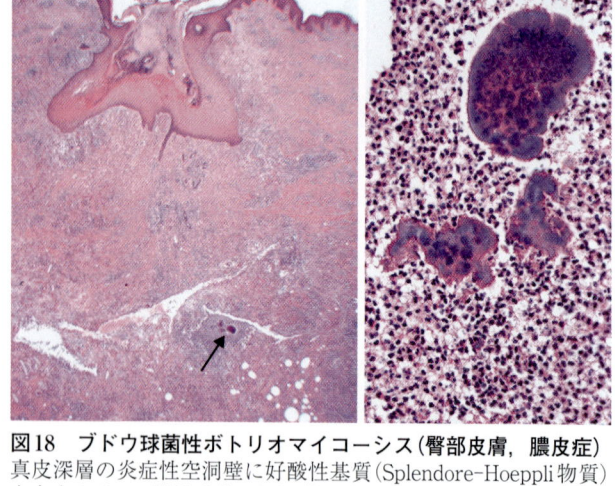

図18 ブドウ球菌性ボトリオマイコーシス(臀部皮膚，膿皮症)
真皮深層の炎症性空洞壁に好酸性基質(Splendore-Hoeppli 物質)を有するグラム陽性球菌の顆粒(矢印)を認める(Bは高倍率所見)．

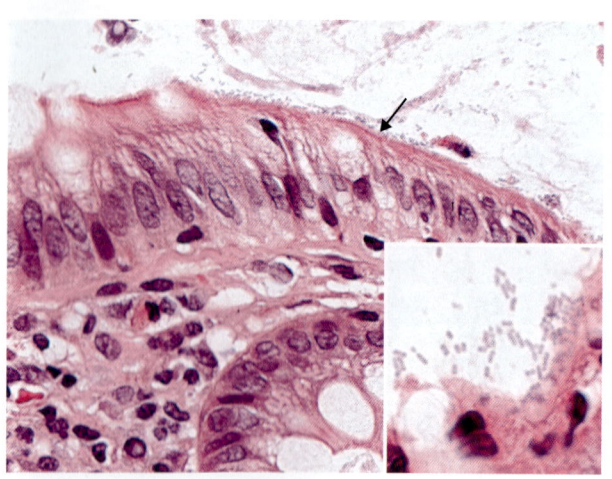

図19 腸管付着性大腸菌感染症
20代女性．高度の下痢で来院．炎症性腸疾患を疑われて大腸生検施行．桿菌が粘膜上皮に付着(矢印)．inset：高倍率所見．腸管出血性大腸菌 O157:H7 が分離・同定された．

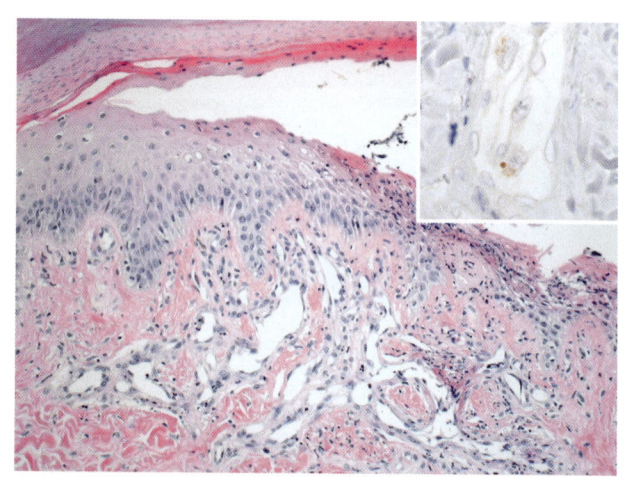

図20 バルトネラ症(皮膚生検．inset：*B. henselae* 抗原)
脾臓に化膿性肉芽腫形成を伴う全身性バルトネラ症．真皮における毛細血管増生が特徴的で，内皮細胞の一部に病原体抗原が陽性．

●特殊な形態をとる細菌感染症

　放線菌とノカルジアはフィラメント状で細いグラム陽性桿菌である．*Actinomyces israelii* が放射状に分布して顆粒 sulfur grains を作る．瘻孔から黄白色の顆粒が排出される．避妊リング周囲への感染は図4を参照．図17A(肺放線菌症)では，膿瘍を随伴する気管支腔内に好塩基性の顆粒を認める．顆粒基質はSplendore-Hoeppli 物質(好酸性無構造物)よりなる．Grocott, Gram 染色陽性である．*Nocardia asteroides* は弱い抗酸性を示し，顆粒を作らない．放線菌と異なり日和見感染する．図17Bは，潰瘍性大腸炎のステロイド治療中に気管支洗浄液で細胞診断された．Pap 染色で菌を認識できず，Grocott 染色が有効だった．

　顆粒を作る皮膚病変には，黒色真菌症である足菌腫(黒色顆粒形成)と黄色ブドウ球菌性ボトリオマイコーシスもあげられる．後者は白色顆粒を伴う膿皮症で，グラム陽性球菌が顆粒基質内に集簇する(図18)．

　腸管出血性大腸菌はベロ毒素産生性で，血清型 O157:H7 が代表である．潰瘍性大腸炎疑いで生検された20代女性の炎症性大腸粘膜を図19に示す．腸表面に付着して増殖するグラム陰性桿菌が観察され，腸管付着性の病原性大腸菌とみなされる．培養で腸管出血性大腸菌が証明された．

　Bartonella henselae はネコひっかき病の原因菌で，リンパ節に化膿性肉芽腫をつくる(図11参照)．バルトネラ症では毛細血管増生が特徴である．図20は，ネコにひっかかれた女児の皮膚に見られた毛細血管増生である．内皮細胞の一部に菌抗原が証明された．脾に化膿性肉芽腫を認めた．エイズ患者の皮膚に血管拡張性肉芽腫類似の *B. henselae* 感染性病変が生じ，細菌性血管腫症 bacillary angiomatosis とよばれる．類上皮様血管内皮周囲にフィブリン様の顆粒状好酸性物質(Warthin-Starry 染色陽性)が沈着する．

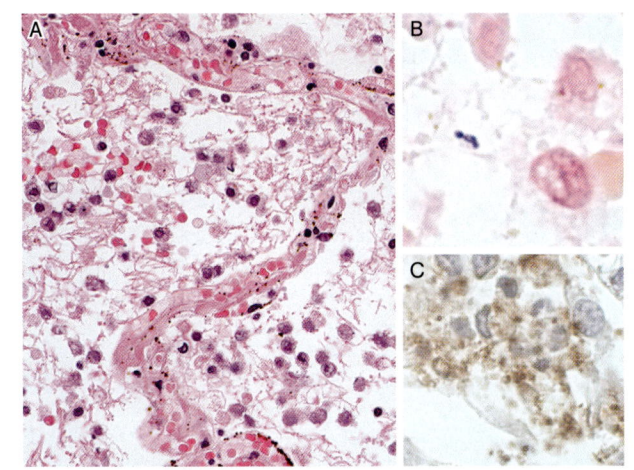

図21 肺炎球菌性肺炎(B:Gram染色,C:pneumolysin)
70代男性が急性肺炎(大葉性肺炎)で死亡.肺胞破壊なく,好中球とフィブリン滲出が特徴である.菌数は比較的少ない.

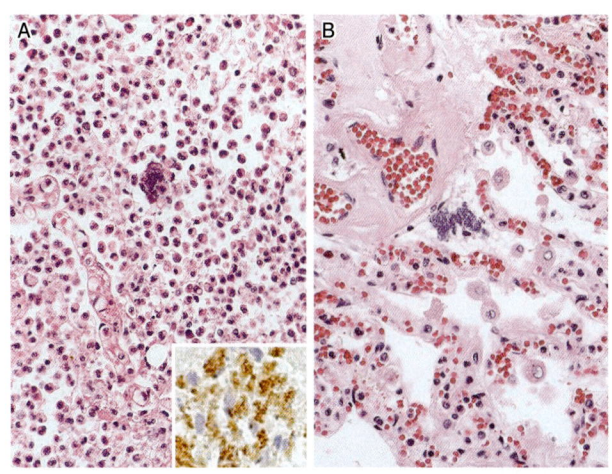

図22 MRSA肺炎(inset:penicillin-binding protein-2')
AはMRSA肺炎で,膿瘍腔にPBP2'陽性のグラム陽性球菌の菌塊が観察される.Bは炎症反応なく,咽頭からのたれ込み像である.

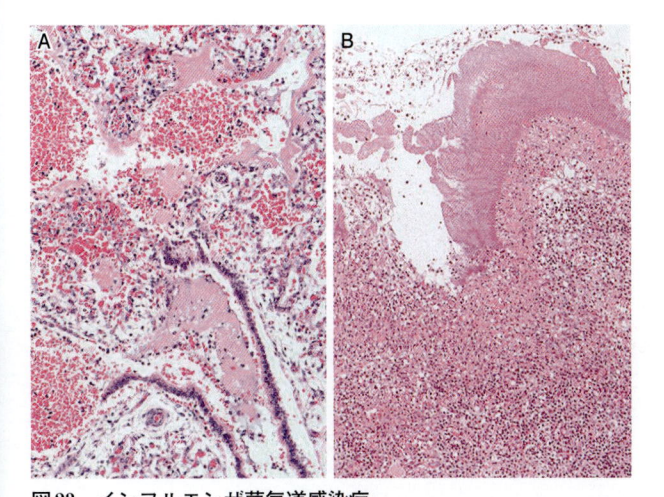

図23 インフルエンザ菌気道感染症
A:小児のインフルエンザ菌肺炎(剖検),B:青年期の咽頭潰瘍(生検).インフルエンザ菌は小児に間質性変化を伴う気管支肺炎をきたすほか,頭頸部感染の原因となる.

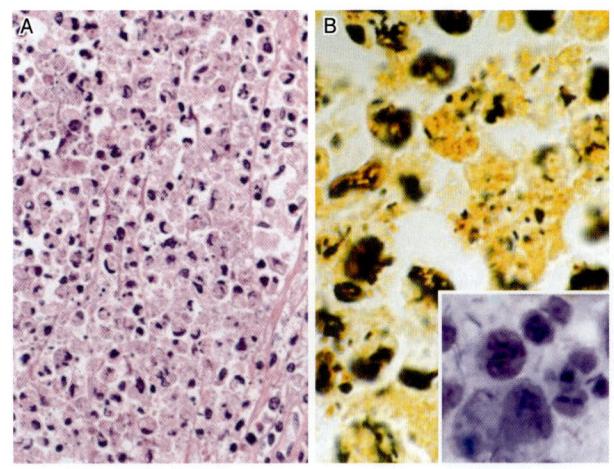

図24 レジオネラ肺炎
B:Warthin-Starry染色.inset:剖検時の肺塗抹標本,Giemsa染色.マクロファージ浸潤が目立つ大葉性肺炎の所見をとる.細胞内寄生性病原体で,剖検時の塗抹Giemsa標本が有用である.

肺炎の病原菌

　肺炎の診断では,市中肺炎と院内肺炎の区別が重要である.市中肺炎の原因菌は肺炎球菌,インフルエンザ菌,黄色ブドウ球菌が,院内肺炎の原因菌は大腸菌,肺炎桿菌,緑膿菌,MRSAが重要である.空洞形成を伴う肺炎(肺化膿症)では,院内肺炎の原因となる好気的細菌に加えて,口腔内に常在する連鎖球菌や嫌気性菌が混合感染する.

　肺炎は肉眼的に,①気管支肺炎,②大葉性肺炎,③非定型肺炎に分類される.気管支肺炎は,化膿菌を含む細胞外寄生性病原体が原因となる.誤嚥性肺炎を含む院内肺炎の多くは,口腔内や消化管に常在する微生物による内因性感染症である.口腔ケアの重要性が強調される中,剖検時に口腔内病変を確認したい(図7参照).病理解剖では可能な限り,心臓血と肺炎病巣からの細菌培養を励行したい.

　肺炎球菌性肺炎(大葉性肺炎)は1葉全体がびまん性に侵され,好中球とともにフィブリン析出が目立ち,組織破壊に乏しい.肺炎球菌は数的に多くない(図21).MRSA肺炎は口腔や咽頭に定着したMRSAの誤嚥により発症する気管支肺炎である.剖検時,誤嚥された菌塊のみが見いだされ,炎症反応を欠くことがある(図22).剖検例の黄色ブドウ球菌性肺炎の半数はMRSAが成因である.

　図23に示すインフルエンザ菌肺炎(小児剖検例)では,細気管支を中心とする間質性変化が主体で,好中球反応に乏しく,非定型肺炎に近い所見を呈している.インフルエンザ菌は小児～青年期に頭頸部病変をきたしやすい.

　高齢者に大葉性肺炎をきたすレジオネラ肺炎では,貪食性マクロファージのびまん性浸潤を示し,Warthin-Starry鍍銀染色で貪食細胞の細胞質内に短桿菌が多数認められる.肺炎病巣部から捺印塗抹標本をGiemsa染色すると原因菌推定に役立つ(図24).

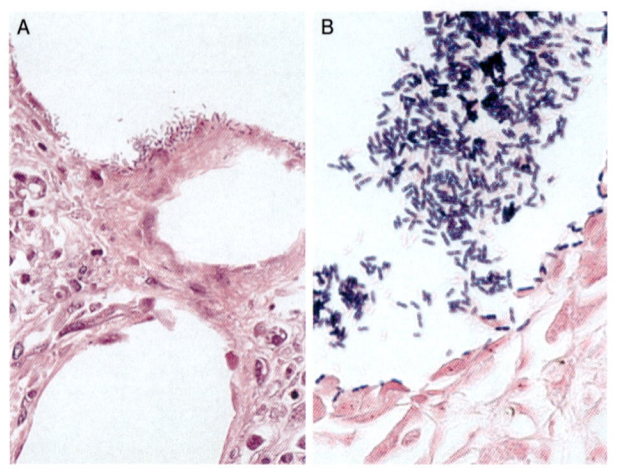

図25 ガス壊疽（劇症型膵炎）(B：Gram染色)
膵臓（および肝臓）にグラム陽性桿菌を多数伴うガス性空胞が見られ、膵実質細胞は高度の虚血性変化を呈している。

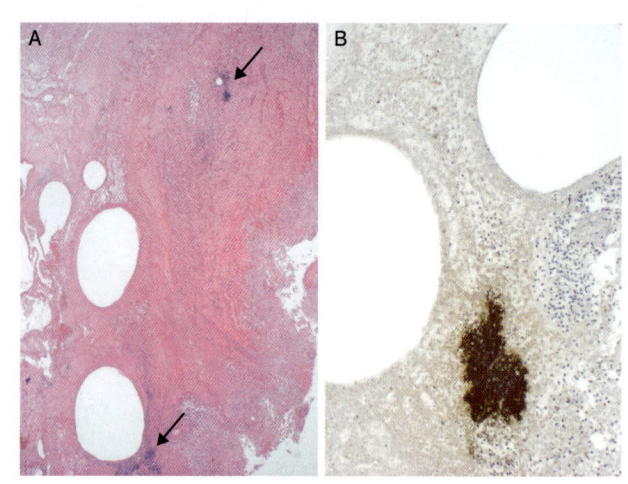

図26 劇症型溶連菌感染症（非クロストリジウム性ガス壊疽）
B：連鎖球菌抗原。β溶連菌感染による、ガス産生を伴う下肢の進行性壊疽性病変である。ガス空胞に接して菌塊（矢印）を認める。

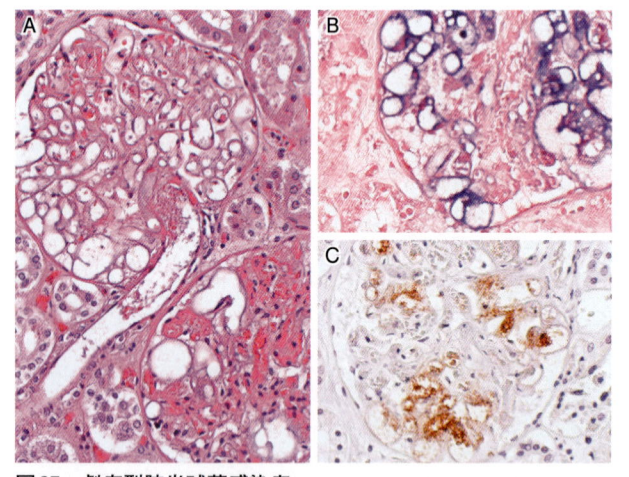

図27 劇症型肺炎球菌感染症
A：HE染色、B：Gram染色、C：pneumolysin。脾摘後の患者に見られたグラム陽性球菌の高度の全身感染である。剖検時の糸球体毛細血管に見られた高度に塞栓する肺炎球菌を示す。

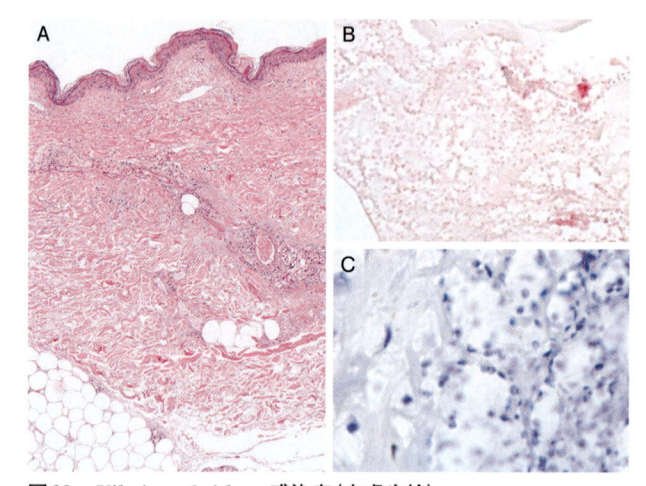

図28 *Vibrio vulnificus*感染症（皮膚生検）
A：HE染色、B：Gram染色、C：Giemsa染色。肝硬変を有する50代男性が生魚を調理していて指を傷つけた。手の壊疽が急激に進行し、翌日死亡した。

●壊疽性・劇症型細菌感染症

劇症型感染症は急激進行性で患者生命を脅かす感染症で、しばしば壊疽性変化を伴う。健常人に突然発症することもある。病理解剖ないし法医解剖で時に遭遇する。病原体同定のため、培養検査や血清保存が重要である。劇症型感染症の解剖診断は、感染症の脅威から社会を守る"安全維持"に貢献する。解剖医の腕の見せどころである。

糖尿病罹患中の60代男性が急性膵炎を発症し、35時間後に死亡した。腹部CTで、膵実質、胆管、腹腔にガス貯留像あり。剖検時、膵実質は広範な出血壊死を示した。グラム陽性桿菌*Clostridium perfringens*とガス産生を認め、膵ガス壊疽と診断された（図25）。ガス壊疽の多くは創傷感染症で腐肉臭と溶血を伴う。本例は非外傷性ガス壊疽。

上肢の筋肉痛と発熱で突然発症した劇症型A群β溶連菌感染症（人喰いバクテリア症）を示す（図26）。上肢切断とペニシリン投与は無効で死亡した。組織学的に、横紋筋壊死とグラム陽性球菌増殖を認めた。ガス産生を伴い、非クロストリジウム性ガス壊疽の所見だった。抗菌薬高感受性だが、壊疽組織に血液循環を欠き抗菌薬が菌に届かない。

脾摘歴のある女性が急激な経過で死亡した。剖検時、全身にグラム陽性球菌性塞栓を認め、同部に肺炎球菌性pneumolysinが陽性だった（図27）。劇症型肺炎球菌感染症は脾摘後の患者にみられやすい（約半数が脾摘例）。劇症型溶連菌感染症と同様、高サイトカイン血症が顕著だが、四肢の壊疽や肺炎の合併はない。図65も参照のこと。

肝硬変を有する男性患者が魚の調理中に指を傷つけ、急速進行性の上肢壊疽をきたし死亡した。皮膚生検で生体反応を欠く細菌感染が真皮深層血管周囲に見られた。菌はGram陰性、らせん状でなく大型球菌様だった（図28）。*Vibrio vulnificus*敗血症である。カキの生食後にも発症する。

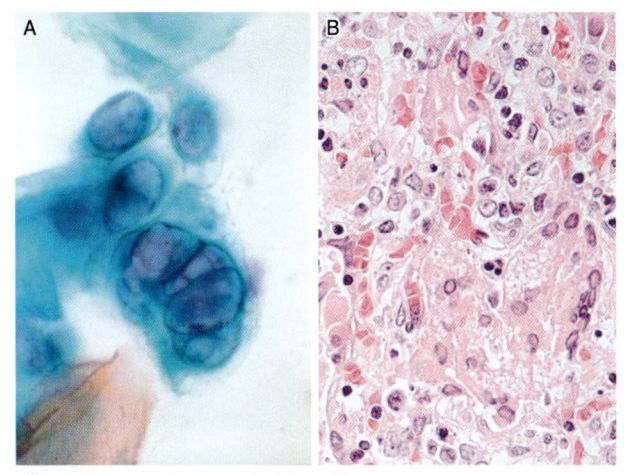

図29　ウイルス性full型核内封入体
A：外陰部単純ヘルペスウイルス感染症（Pap染色），B：麻疹肺炎（間質性肺炎）．麻疹ウイルスは核内封入体を作るRNAウイルス．

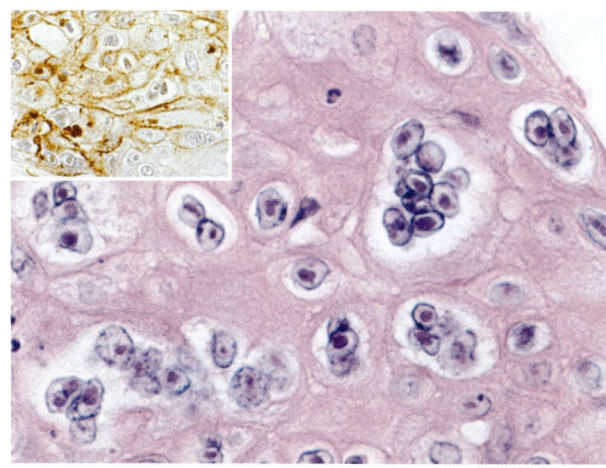

図30　慢性腎不全に合併した全身性水痘・帯状疱疹ウイルス（VZV）感染症（食道粘膜．inset：細胞膜上のVZV抗原）
多核化ケラチノサイトに好酸性核内封入体（Cowdry A型）を見る．

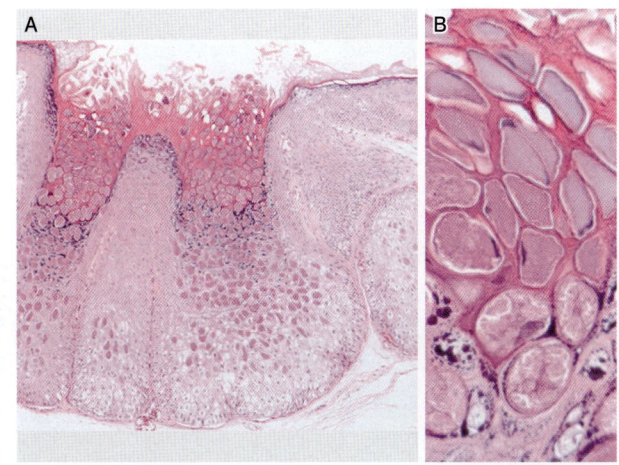

図31　伝染性軟属腫（外陰部皮疹．成人に見られた性感染症）
毛囊一致性の病変であり，大型好酸性の細胞質内封入体は角層部では均一化し，好塩基性が増す．Bは細胞質内封入体の高倍率所見．

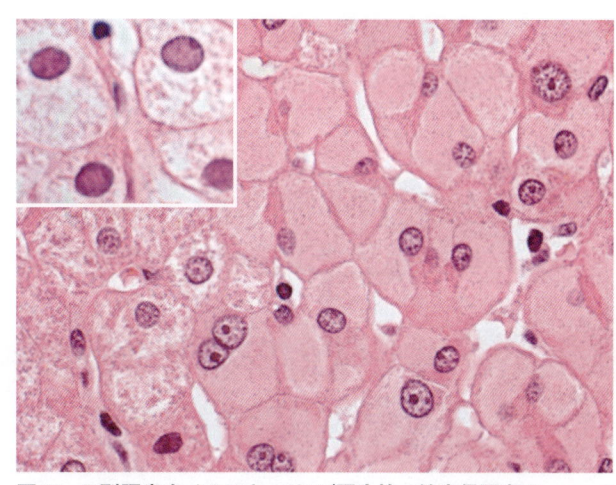

図32　B型肝炎ウイルスキャリア（肝生検：健康保因者のground glass hepatocytes）
DNAウイルスによる細胞質内封入体である．insetは，replicative carrier（別症例）に見られたsanded nucleus（HBc, HBe抗原が陽性）．

ウイルス封入体

　ウイルス感染細胞の一部には特異的な封入体が認められる．DNAウイルスは標的細胞の核内に感染し，核内封入体を形成する．核全体がすりガラス状を呈するfull（smudge）型封入体（図29）とhaloを伴う好酸性のCowdry A型封入体（図30）の2種があり，しばしば混在する（総論図15参照）．単純ヘルペスウイルスと水痘・帯状疱疹ウイルスの核内封入体は顕微鏡的に区別できない．サイトメガロウイルス感染ではフクロウの目様の大型封入体細胞が出現し，細胞質内封入体を伴う点が特徴である（図68参照）．
　一方，同じヘルペスウイルス属であるEBウイルス，human herpesvirus-6（HHV6），HHV7，HHV8の感染細胞は封入体を形成しない（例外は図72）．ポックスウイルス（伝染性軟属腫の原因）はDNAウイルスだが，細胞質内封入体を作る（図31）．B型肝炎ウイルス感染細胞では細胞質に硝子様封入体が観察され，すりガラス状肝細胞ground glass hepatocyteと称される．感染性の高いreplicative carrierではfull型核内封入体，sanded nucleiを認める（図32）．
　RNAウイルスは細胞質で増殖するため，細胞質内封入体が形成される．狂犬病ウイルスに感染した神経細胞におけるNegri小体（好酸性で円形の細胞質内封入体）やエボラ出血熱に見られる結晶状の細胞質内封入体が代表である．しかし，インフルエンザウイルス，エンテロウイルス，C型肝炎ウイルス（図37参照）など，RNAウイルスの多くは感染細胞に封入体を作らない．麻疹ウイルスはRNAウイルスだが，例外的に多核巨細胞に核内封入体を形成する（図29B）．麻疹肺炎は高度の間質性肺炎を呈し，核内封入体を有するⅡ型肺胞上皮が多核化する．インフルエンザ肺炎では核内封入体は確認できないが，免疫染色でNA蛋白が核内に局在する（図83参照）．

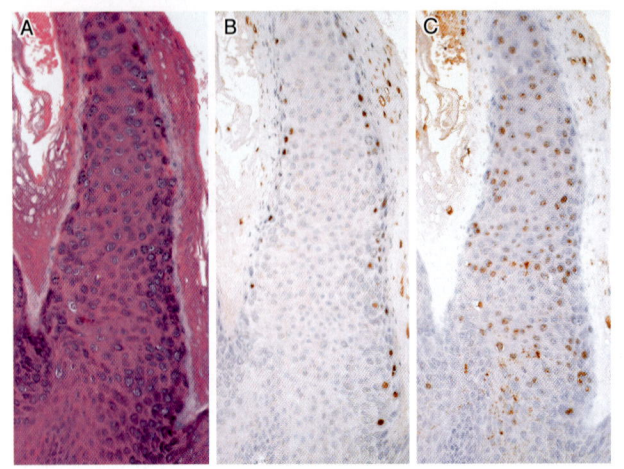

図33 尖圭コンジローマ（60代男性の下顎皮膚生検）
A：HE染色，B：HPV抗原，C：粘膜型HPVゲノム．尋常性疣贅ではなく，性感染症であることがISH法で判明した．

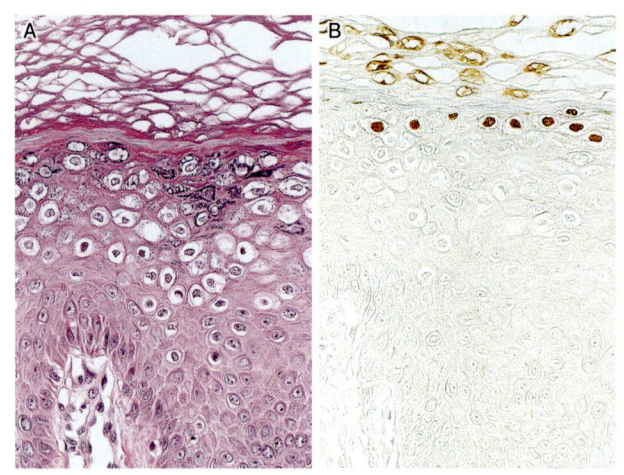

図34 扁平疣贅（HPV3ないし10型感染症．青年期の顔面）
B：HPV capsid抗原．乳頭腫症は見られず，表層部コイロサイトと空胞化する特徴的な角層にHPV抗原が陽性である．

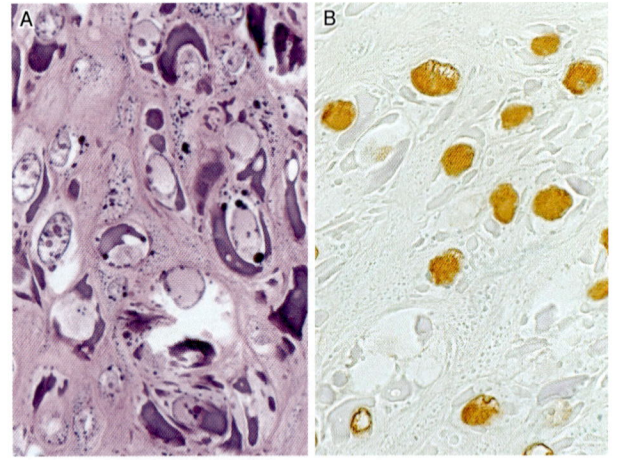

図35 ミルメシア（小児足底のHPV1型感染症）
乳頭腫性に肥厚する重層扁平上皮の多くに好塩基性細胞質内封入体を認める（A）．HPV capsid抗原はfull型核内封入体に陽性（細胞質は陰性：B）．

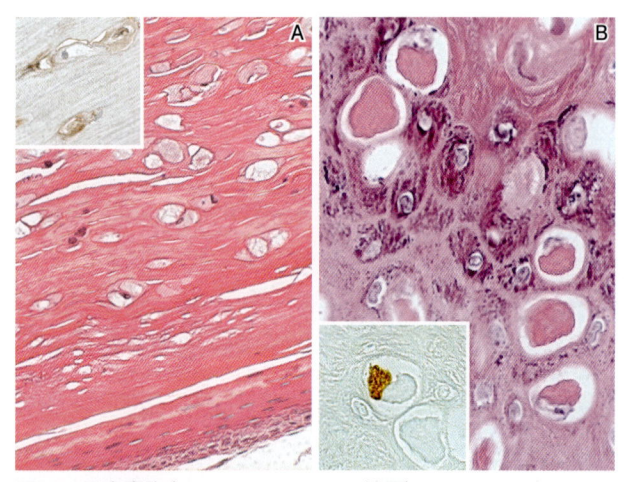

図36 足底囊胞（inset：HPV capsid抗原）
圧力のかかる足底のいぼは囊胞化しやすい．角層にHPV抗原陽性の空胞構造を認め（A），しばしば好酸性細胞質内封入体を伴う（B．HPV抗原は核に陽性）．

● ヒトパピローマウイルス感染症

　ヒトパピローマウイルス（HPV）はパポバウイルスの一種で，環状二本鎖DNA（約8,000塩基対）を有する50nm大で正20面体構造を示す小型いぼウイルスである．エンベロープを欠くHPVは血清型分類が不可能で，遺伝子型で分類される．150種以上の型がある．重層扁平上皮親和性を示し，乳頭腫状肥厚を誘導する．皮膚型と粘膜型に大別される．粘膜型HPVが発癌性を示す（図38参照）．

　尖圭コンジローマは性感染症で，外陰部に乳頭腫が多発する．粘膜型HPVのHPV6ないし11型が成因．乳頭腫症表層部における核内封入体と核周囲明庭を示すコイロサイトが特徴．図33に中年男性の下顎皮膚のいぼを示す．HPV capsid抗原と粘膜型HPVゲノムが証明され，尖圭コンジローマと診断された（プローブは皮膚型HPVに反応しない）．ウイルス抗原よりゲノムが多く，ウイルス粒子を欠くエピゾームが優勢と判断される．最近，口唇，眼瞼，顔面・頸部皮膚に形成される尖圭コンジローマが増加している．

　良性の皮膚HPV感染症は，HPV型により臨床病型が異なる．いずれも小児に多い．尋常性疣贅は2，4，7型（総論図14参照），青年性扁平疣贅は3，10型，ミルメシアは1型，足底囊胞は60型が成因である．

　顔面に多発する扁平疣贅では扁平な表皮肥厚を認め，角層が空胞化してbasket weave appearanceを呈する（図34）．ミルメシアや足底囊胞では肥厚した表皮が真皮に陥凹する．足底に多いミルメシアのHPV感染細胞には好塩基性細胞質内封入体が目立つ（図35）．足底囊胞では角層内に空胞状構造を認め，ケラチノサイトに好酸性細胞質内封入体が散在する（図36）．HPV抗原は顆粒層と錯角化を示す角質層の核に陽性，細胞質内封入体は陰性である．古い病変ではウイルスゲノムがエピゾーム化し，免疫染色は陰性化する．

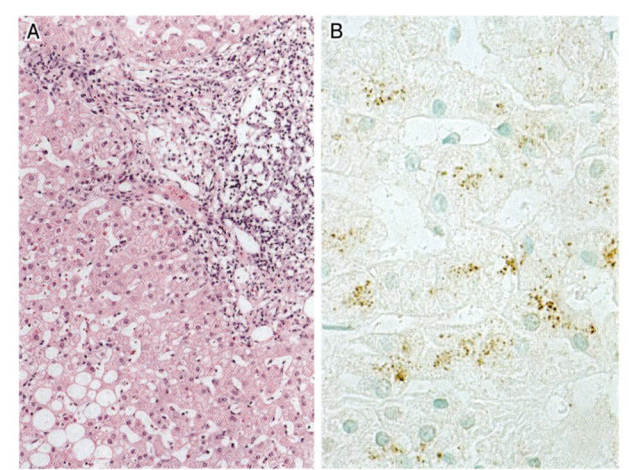

図37 慢性C型肝炎(肝生検)(B：HCVのNS3/4抗原)
活動性炎症と肝細胞の脂肪沈着を認める．多くの肝細胞の細胞質に顆粒状ウイルス抗原陽性像が観察される．肝細胞癌には陰性．

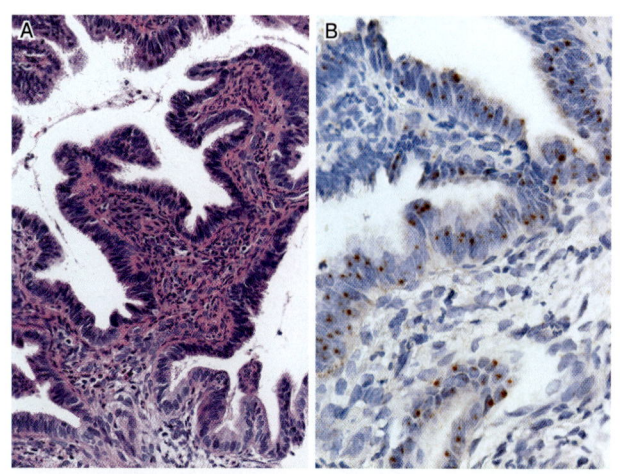

図38 子宮頸部上皮内腺癌(B：粘膜型HPVゲノム；ISH法)
子宮頸部では，腺癌(ここでは上皮内腺癌)や神経内分泌癌でもHPVゲノム陽性となる(核内にドット状陽性)．

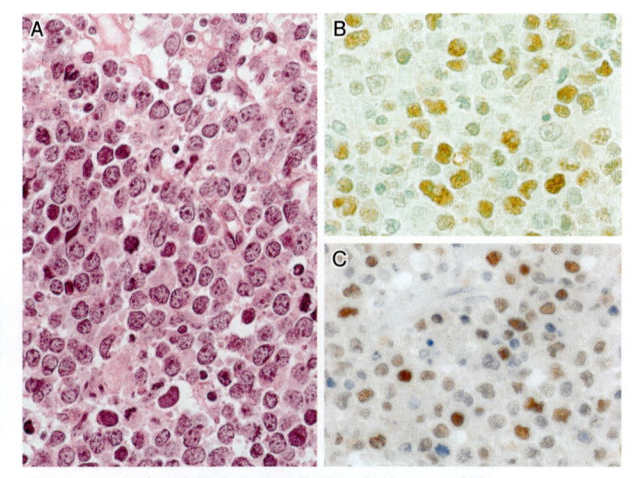

図39 エイズに随伴する脳日和見B細胞リンパ腫
エイズに随伴する脳悪性B細胞リンパ腫(大細胞型)はEBVの日和見感染が原因であり，EBER1陽性となる(B)．EBNA2も核内に発現し(C)，latency type Ⅲに分類される．

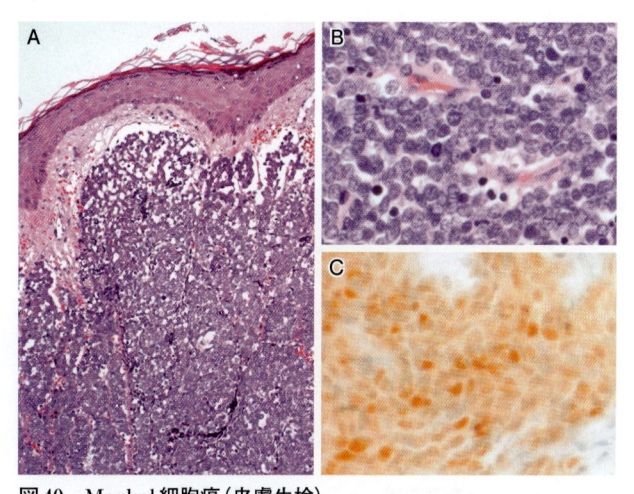

図40 Merkel細胞癌(皮膚生検)
Merkel細胞癌は皮膚原発の神経内分泌癌で，肺小細胞癌に酷似する．表皮との連続性を欠く．核内にMerkel cell polyomavirus抗原が証明される(C)．

●ウイルス発癌

C型肝炎ウイルス(HCV)は，フラビウイルス科の一本鎖RNAウイルスである．慢性C型肝炎から肝硬変を経て，肝細胞癌へと進展する．HCVに対するモノクローナル抗体を用いる免疫染色ではパラフィン切片でHCV抗原が証明できる(図37)．肝細胞癌にウイルス抗原は陰性である．

ヒトパピローマウイルス(HPV)は子宮頸部に発癌性を示す．HPVの発癌遺伝子であるE6およびE7が感染細胞のDNAにintegrateされることが発癌に重要である(この場合，核内にドット状陽性)．粘膜型HPVのうち，16，18，45，56型は浸潤性子宮頸部扁平上皮癌に検出される．31，33，35，51，52，58型は中間危険群に分類される．16，18型HPVは子宮頸部腺癌や神経内分泌癌にも証明される(図38)．中咽頭癌でも16型HPV感染が高率に検出される．

EBウイルス(EBV)感染による発癌はBurkittリンパ腫，上咽頭癌のほか，Hodgkinリンパ腫，エイズ・臓器移植後にみられる日和見B細胞リンパ腫，結核性膿胸後B細胞リンパ腫，脳原発B細胞リンパ腫，鼻腔原発のT/NK細胞リンパ腫といったリンパ増殖性疾患やリンパ球浸潤性胃癌で腫瘍細胞核内にEBER1反応性が証明される．EBV関連腫瘍の頻度には世界的に地域性がある．細胞性免疫不全状態に生じる脳悪性リンパ腫では，EBER1のみならずlatent membrane protein-1(LMP-1)とEBNA2が発現する(図39：latency type Ⅲ)．Burkittリンパ腫・胃癌ではEBER1のみ陽性(latency type Ⅰ)，上咽頭癌やHodgkinリンパ腫ではEBER1とLMP-1が発現する(latency type Ⅱ)．

そのほか，HHV8はKaposi肉腫，HTLV-Ⅰは成人T細胞白血病，Merkel細胞ポリオーマウイルス(MCPyV)はMerkel細胞癌を誘発する(図40)．今後，発癌性ポリオーマウイルスが更に発見される可能性がある．

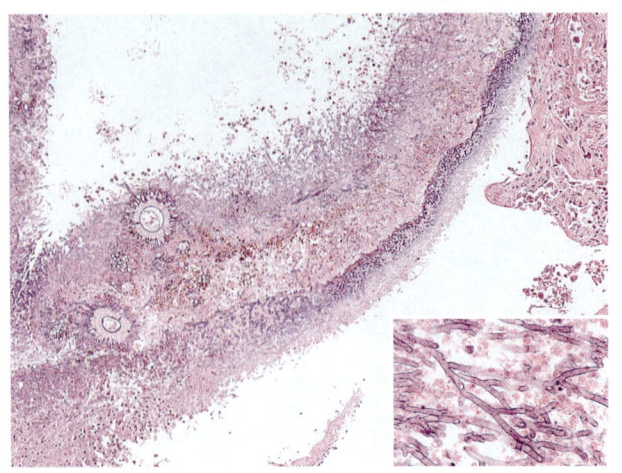

図41 肺アスペルギルス症(*Aspergillus niger*感染症)
空洞内に増殖する真菌球に分生子頭が観察される．分生子頭周囲に褐色の胞子を認める．菌糸はY字形に分岐し，隔壁をもつ(inset)．

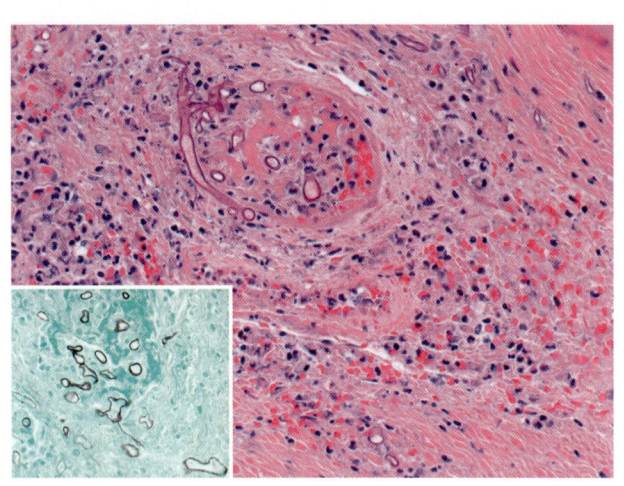

図42 小腸ムコール症(未熟児小腸切除．inset：Grocott染色)
幅広で不整形の菌糸に隔壁はない．血管壁に浸潤して阻血性病変を形成する．Grocott染色性は弱い．

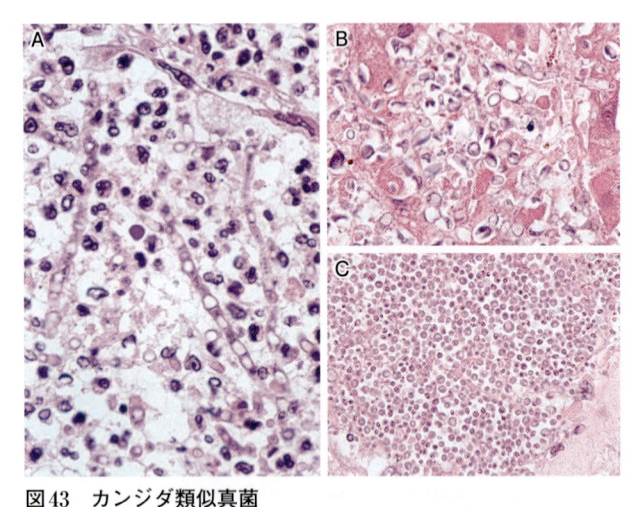

図43 カンジダ類似真菌
A：*Candida albicans*肺炎，B：*Trichosporon cutaneum*敗血症(肝)，C：*Candida glabrata*心内膜炎．前2者の区別は難しい．*C. glabrata*は菌糸を作らない．

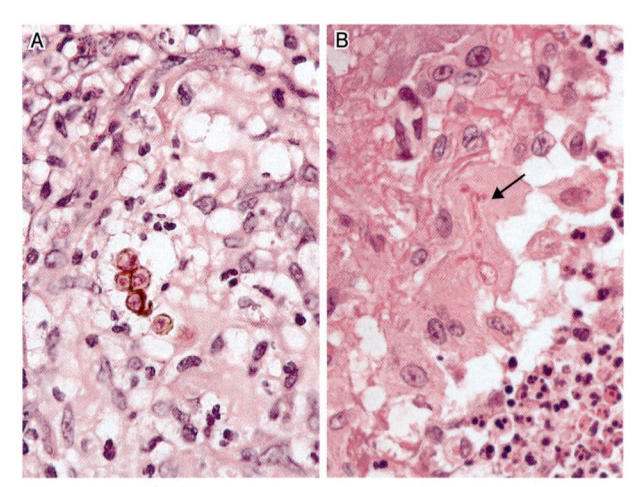

図44 黒色真菌症
A：クロモマイコーシス，B：phaeohyphomycosis(菌糸形成性黒色真菌症)．Aは皮膚の化膿性肉芽腫に見られたsclerotic cells，Bは関節包炎に見られたマクロファージ内の弱褐色菌糸(矢印)．

●菌糸形成性真菌症

菌糸形成性真菌はアスペルギルス，ムコール，カンジダが代表である．好中球が感染防御の主役である．アスペルギルス症の多くは*Aspergillus fumigatus*による．しばしば結核性空洞にアスペルギローマを伴う(総論図8参照)．空気に接する部位では，ほうき状の分生子頭が形成される．*A. niger*では黒色の胞子を伴う球形の頂嚢を認める．隔壁を有する好塩基性菌糸は鋭角に分岐して同一方向に並ぶ(図41)．隔壁はGrocott染色で明瞭である．

ムコール(接合菌)は好中球減少症，重症糖尿病，透析患者，未熟児に日和見感染を生じる．血管親和性が高く，真菌性塞栓から出血性梗塞をきたす．太い菌糸には好塩基性が乏しく，内部が中空状に見える．菌糸に隔壁を認めず，分岐角度が不規則である．通常，Grocott染色の染色性は弱い．図42に未熟児の小腸に見られたムコール症を示す．

カンジダ症は*Candida albicans*感染が多く，粘膜感染しやすい．深在性感染では，酵母型の発芽胞子と偽菌糸が混在する．発育条件が良いと偽菌糸を作る．好塩基性の偽菌糸はウインナソーセージ様で，胞体に空胞状の接合部がある．偽菌糸は分岐しない(図43)．*Trichosporon cutaneum*は菌糸形成性で，カンジダとの鑑別が難しい(培養が必要)．免疫不全状態で全身に播種する(図43B)．*Candida(Torulopsis) glabrata*は生体内で偽菌糸を作らない．子宮頸部擦過細胞診にみられる*C. glabrata*は常在菌である(図3参照)．稀に免疫不全状態で全身性散布が生じる(図43C)．

黒色真菌症の代表はsclerotic cellを伴うクロモマイコーシスで，菌糸を作らない(図44A)．菌糸形成を伴う黒色真菌症はpheohyphomycosisと称される．白血病など免疫低下状態で皮下組織に菌糸形成を呈する．図44Bに，関節嚢炎における菌糸形成性黒色真菌を示す(菌糸は軽度褐色調)．

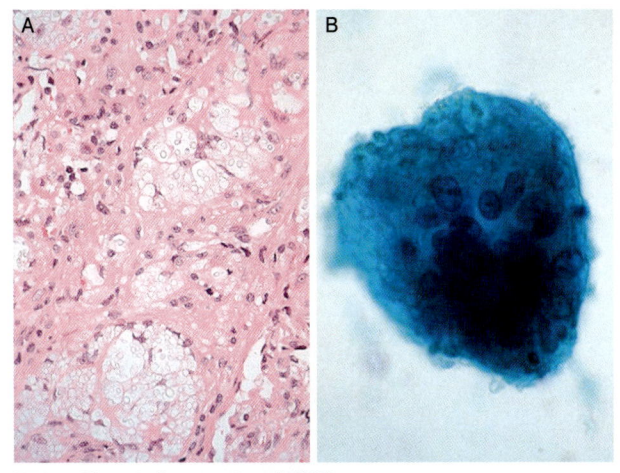

図45 肺クリプトコッカス肉芽腫
A：肺生検，B：気管支擦過細胞診，Pap染色．白く抜けて見える莢膜産生性の酵母型真菌が異物型巨細胞の中で増殖する．

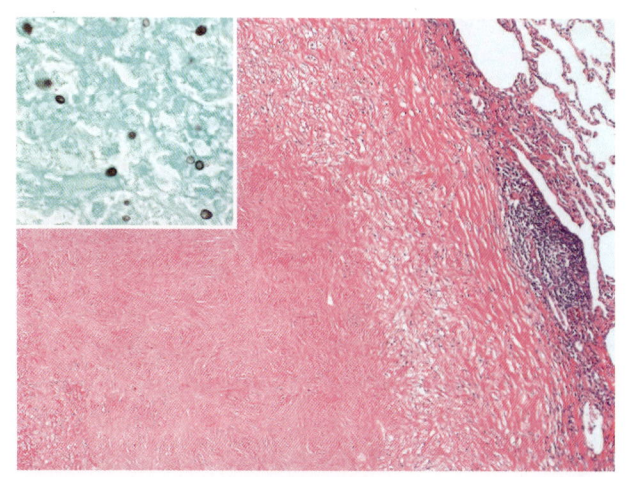

図46 肺ヒストプラズマ症（肺部分切除．inset：Grocott染色）
結核と区別できない被包乾酪巣が形成される．Grocott染色で壊死内に小型酵母型真菌が証明される．海外渡航歴が重要である．

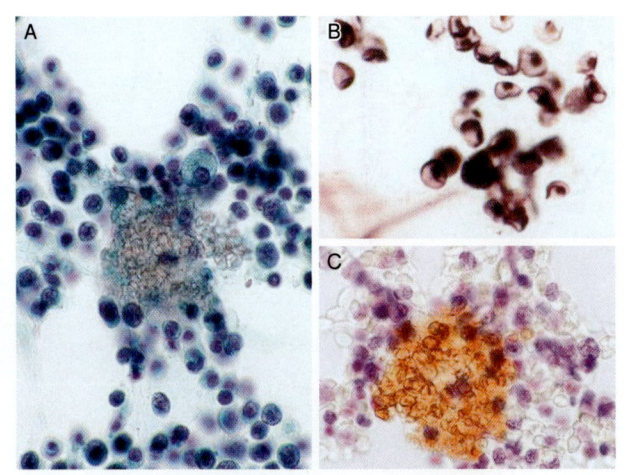

図47 ニューモシスチス肺炎（気管支洗浄液細胞診）
A：Pap染色，B：Grocott染色，C：ニューモシスチス抗原．リンパ球間に溶血した赤血球様の嚢子集塊を認める．Grocott染色や免疫染色が有用である．

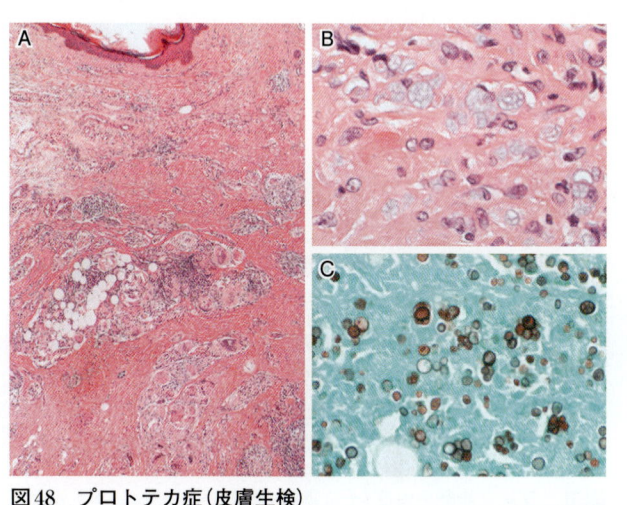

図48 プロトテカ症（皮膚生検）
真皮内に特徴のある車軸状ないし桑の実状の胞子嚢が多数観察される（Bは高倍率所見）．胞子嚢はGrocott染色陽性である（C）．真菌ではなく，クロロフィルを欠く藻類に属す．

●酵母型真菌症

酵母型真菌の代表は*Cryptococcus neoformans*で，肺と髄膜が標的臓器である．細胞性免疫不全で日和見感染が生じる．健康人の肺に生じるクリプトコッカス肉芽腫は臨床的に肺癌との鑑別が問題となる．真菌細胞は組織球，特に異物型巨細胞の細胞質内に貪食される．HE染色で染色性のない小型均一な粒子として認められる．気管支擦過細胞診では多核巨細胞に貪食された真菌を認める（図45）．

ヒストプラズマ症は*Histoplasma capsulatum*による感染症で，米国ミシシッピ川流域と中南米に多く，わが国に原発症例はない．分生子の吸入により肺結核類似の被包乾酪巣が形成される．径2～4μmの酵母細胞が壊死組織に分布する．PAS，Grocott染色で陽性となる（図46）．他の輸入酵母型真菌症は図77を参照．

*Pneumocystis jirovecii*は，エイズを含む細胞性免疫不全患者にびまん性間質性肺炎をきたす．分子生物学的解析で真菌に属すことが判明した．肺胞内の泡沫状滲出物にGrocott染色陽性の嚢子が確認される．嚢子は径5～8μm大，円形，椀形～三日月形に見える．ニューモシスチス肺炎の診断に気管支洗浄液細胞診が多用される．Pap染色で溶血赤血球が集塊状に見える．Grocott染色で嚢子内に括弧状構造物が観察される．免疫染色も有用である（図47）．

プロトテカ症は葉緑素を欠く藻類*Prototheca*の感染による．プロトテカは自然界に広く分布し，外傷により手足の皮膚へ感染する．プロトテカは内生胞子を入れる胞子嚢を作る．胞子嚢が破れると内生胞子が遊離される．組織学的には，真皮～皮下組織に壊死を伴う肉芽腫が融合する．感染粒子はHE染色では確認しづらいが，PAS，Grocott染色で車軸状ないし桑の実状の形態を示す胞子嚢が確認される（図48）．しばしば，病巣周囲の真皮に「トゲ」を認める．

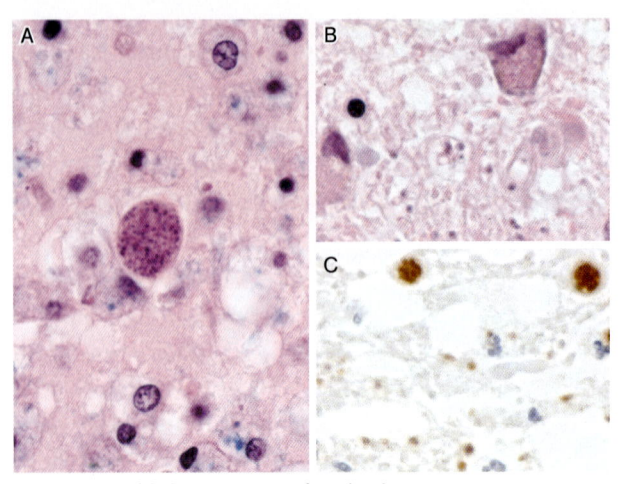

図49 エイズ患者の脳トキソプラズマ症
C：*Toxoplasma gondii*抗原．Aは脳実質内の偽嚢子，Bは脳内にびまん性に散布するtachyzoites．Cは免疫染色陽性像．

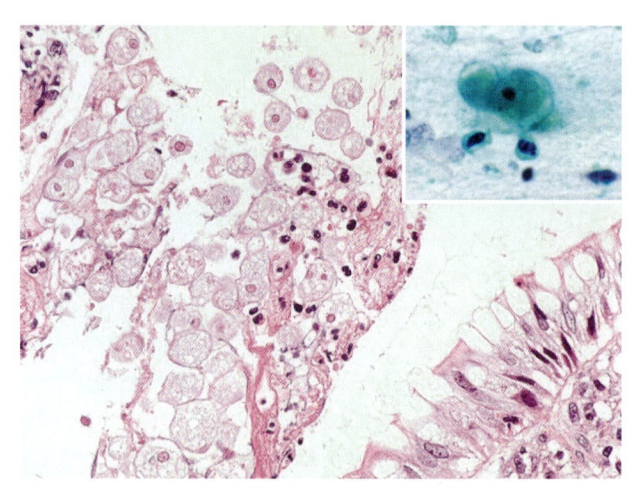

図50 アメーバ赤痢（大腸生検．inset：肝膿瘍穿刺，Pap染色）
好酸性を示すアメーバの円形核は中央部にカリオソーム（クロマチン濃縮像）を有する．Pap染色では核周囲の細胞質が分厚い．

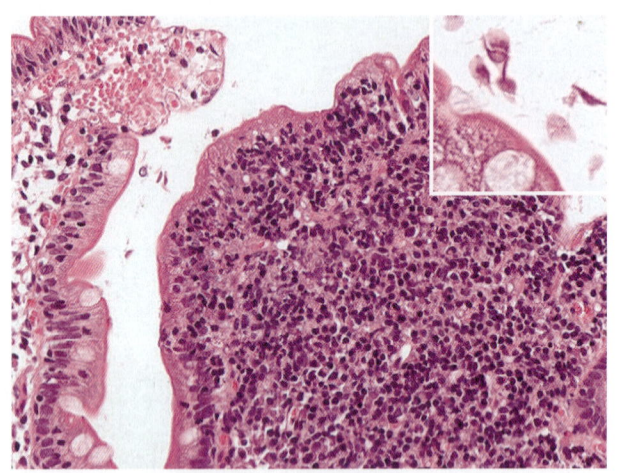

図51 ランブル鞭毛虫症（十二指腸生検）
リンパ濾胞形成の目立つ十二指腸粘膜表層に，好酸性で三日月状ないし平皿状を呈する虫体を認める（inset：高倍率所見）．CD8⁺の上皮細胞間リンパ球の増加を随伴している．

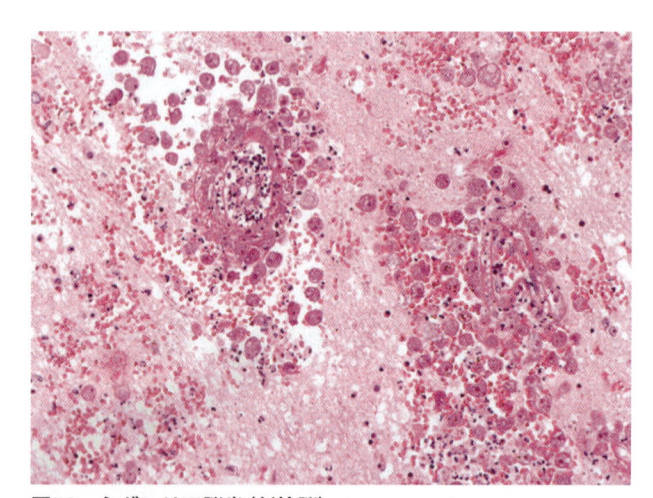

図52 ネグレリア脳炎（剖検脳）
Virchow-Robin腔に沿って*Naegleria fowleri*栄養体が高度に増殖している．鼻腔経由で侵入した自由生活性アメーバであり，嚢子は作らない．わが国では九州に多い．

●原虫症

　トキソプラズマ症は，経胎盤感染（図66参照）のほか，細胞性免疫不全状態（特にエイズ）で*Toxoplasma gondii*の日和見感染を認める．不顕性感染の再燃である．トキソプラズマ脳炎の生検標本には三日月形の増殖型（タキゾイト）が確認される．宿主細胞中に原虫が充満した集簇巣は偽嚢子と称される．タキゾイトの脳内散布像も観察される．免疫染色の有用性が高い（図49）．

　赤痢アメーバ*Entamoeba histolytica*は嚢子の経口摂取で感染する．栄養型に感染力はない．径20〜50μmの栄養型は泡沫状胞体と中央部に孤在する好酸性核が特徴で，赤血球を貪食する．核周囲の細胞質が分厚いことがPap染色でわかる（図50）．PAS染色陽性の栄養体は便中で厚い外壁を有し，抵抗力の強い嚢子となる．アメーバ赤痢では大腸（特に盲腸）に下掘れ潰瘍を認める．赤痢アメーバとランブル鞭毛虫はミトコンドリアを欠く真核単細胞生物に属す．

　ランブル鞭毛虫症では栄養型が十二指腸と胆嚢に寄生する．上皮細胞に密着して二分裂で増殖するが，組織侵入性を欠く．*Giardia intestinalis*（*lamblia*）の栄養体は12〜15μm大，梨形対称性で2個の核と4対の鞭毛を持つ．腸腔内で感染性嚢子となる．十二指腸生検では，リンパ濾胞形成とともに上皮細胞間リンパ球の増加が目立つ．絨毛表面に沿って卵形〜三角形の好酸性虫体が分布する（図51）．

　*Naegleria fowleri*は原発性アメーバ性髄膜脳炎（ネグレリア脳炎）の原因となる．温水に飛び込むと，7〜15μm大のアメーバ栄養体が鼻粘膜から侵入し，急性出血性壊死性髄膜脳炎を惹起する．病変はクモ膜下腔からVirchow-Robin腔に沿って皮質に広がる（図52）．核中央に好酸性のカリオソームが見られる．劇症で致死的である．アカントアメーバ脳炎（総論図7）と異なり，嚢子形成はない．

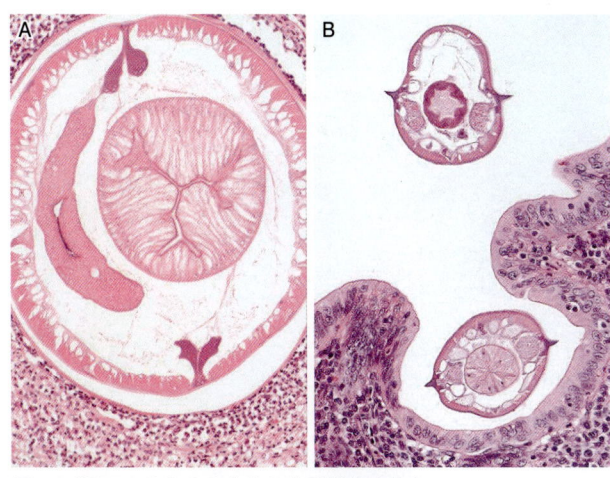

図53　腸アニサキス症（A）と虫垂蟯虫症（B）
断面に角皮内側の筋層，側索，腸管を認める．A（幼虫）は双葉状側索と好酸性Renett細胞，B（成虫）は楔形に突出する側翼が特徴．

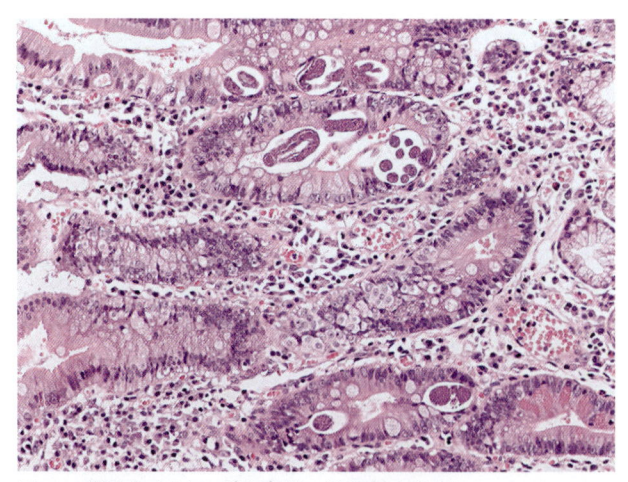

図54　糞線虫症（十二指腸生検，沖縄県出身者）
十二指腸の陰窩に多数の小型線虫が観察される．部位と虫体の大きさから糞線虫症と病理診断される．

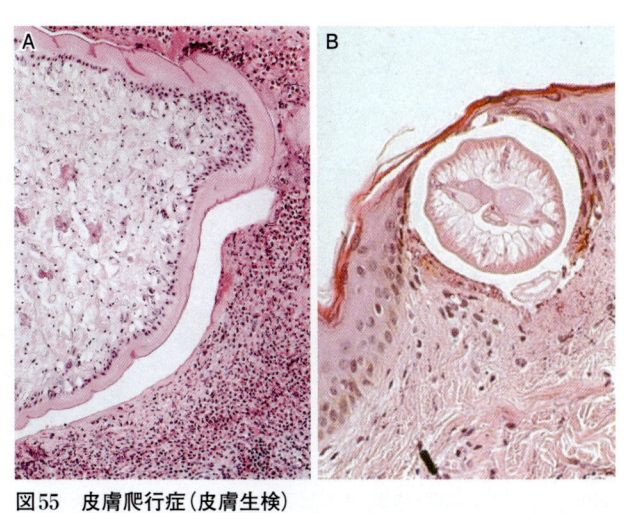

図55　皮膚爬行症（皮膚生検）
A：Manson孤虫症，B：旋尾線虫症．条虫に属するManson孤虫は消化管を欠く．旋尾線虫は小型で，表皮直下を移動する．前者に比して，後者は移動速度が速い．

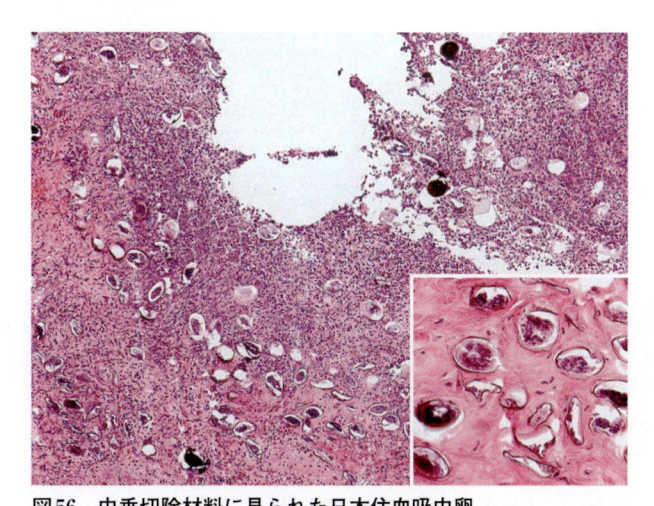

図56　虫垂切除材料に見られた日本住血吸虫卵
高齢者の急性虫垂炎に観察された石灰化虫卵である．出身地を確認する必要がある（本例は甲府）（inset：石灰化虫卵の高倍率所見）．虫卵は，虫垂炎の原因というより，おそらく偶発所見である．

●寄生虫症（蠕虫寄生）

わが国における寄生虫症は，海外旅行やグルメ食の普及，ペットブームなどの要因により，頻度は少ないものの病態が多様化している．条虫や原虫では好酸球反応に乏しく，めったに遭遇しない寄生虫性病変を的確に病理診断することは容易でない．インターネット公開中の「感染症病理アトラス」，「感染症の病理，英語版」を参照されたい．

アニサキス症は最も頻度の高い寄生虫症である．*Anisakis*類はイルカ類の胃に寄生する回虫の幼虫である．生の海水産魚類を食したのちに急激な腹痛をきたす．胃切除後症例では小腸寄生が生じる．稀に切除虫垂の内腔に蟯虫（成虫）の断面が観察される（図53）．

糞線虫*Strongyloides stercoralis*は小腸上部に寄生し，わが国では奄美大島，沖縄地方に分布する．十二指腸生検で粘膜腺管内に小線虫が多数寄生している．寄生世代は全て単為生殖を行う雌虫（体長：〜2.5mm）で，子宮に幼虫形成卵を伴う（図54）．卵は腸内で孵化するため，糞便虫卵検査陰性となる．外界に出た幼虫（体長：〜0.7mm）は経皮感染する．免疫不全患者では腸内で自家感染して過剰感染・全身播種を招く（糞線虫は蠕虫では唯一，日和見感染する）．

皮膚爬行症は生殖器を欠く幼虫寄生による．条虫ではマンソンManson孤虫症が多い．体腔や消化管を欠き，角皮に微絨毛を有する．ゼリー状体肉に石灰小体を認める．線虫爬行は顎口虫と旋尾線虫が多い．旋尾線虫症では，ホタルイカの生食後に小線虫が表皮直下に観察される（図55）．

石灰化した大型虫卵を肝臓門脈域や大腸・虫垂の粘膜下に認めた場合，日本住血吸虫卵と判断できる（図56）．甲府，沼津，広島県片山，筑後など限られた場所に観察されたが，1970年代に撲滅されている．組織内虫卵陽性者は必ず高齢者で，出身地が限定される．

516 33. 感染症

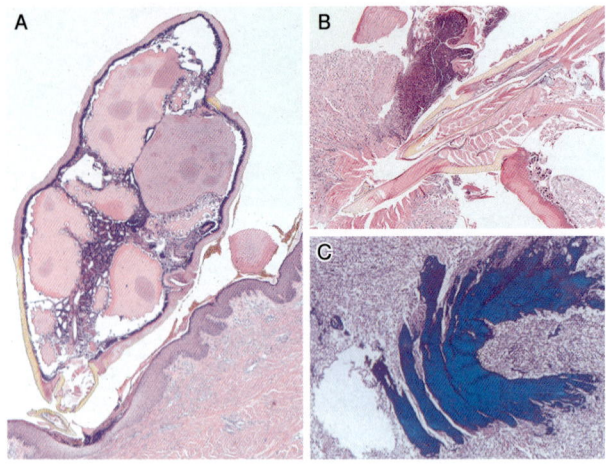

図57 マダニ咬症（C：LFB-HE染色）
体内に吸血により拡張した腸管が目立つ．顎体部の口下片が真皮に刺入され，周囲に好酸性・LFB陽性セメント物質を認める．

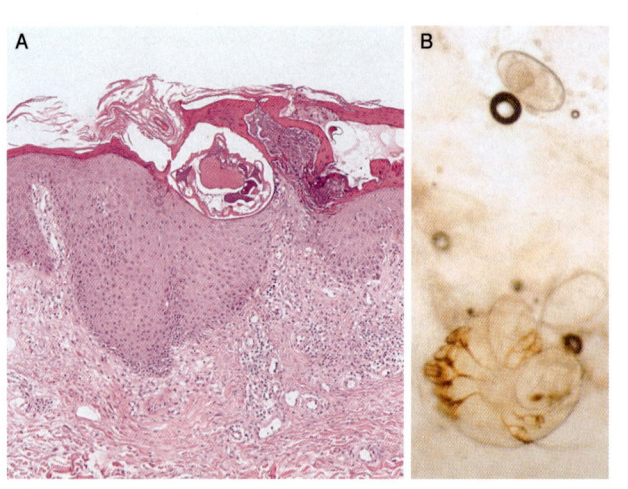

図58 疥癬（A：皮膚生検，B：塗抹無染色標本）
疥癬虫（メス成虫）は角層にトンネルを作る．慢性炎症を伴う．塗抹標本で4対の脚を有する成虫と虫卵が観察される．

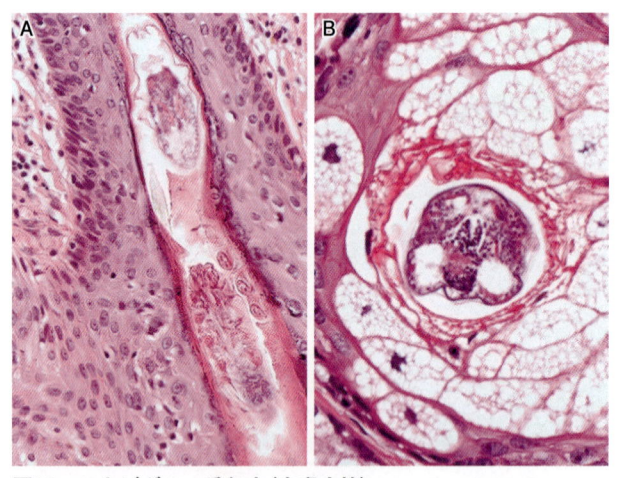

図59 ニキビダニ＝毛包虫（皮膚生検）
A：*Demodex folliculorum*，B：*D. brevis*．正常成人顔面の毛囊内・脂腺内に小型のダニが観察される．短い脚が観察される（A）．常在微生物で，異常所見ではない．

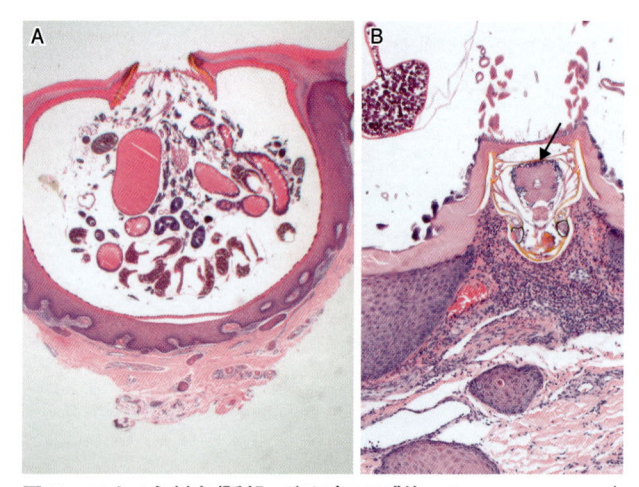

図60 スナノミ刺症（踵部，ボリビアで感染，*Tunga penetrans*）
動物寄生性ノミがヒト角層内に寄生し，頭部真皮に刺入，吸血する（B矢印：脳）．表皮に開いた穴から排泄・産卵する（A）．（写真は諏訪中央病院病理・浅野功治先生のご厚意による）

●節足動物寄生

　胴部と顎体部よりなるダニは，節足動物だが昆虫ではない．脚は幼虫で3対，成虫で4対（大型のマダニはtick，小型のダニはmite）．幼虫，若虫，成虫の発育期があり，幼・若期に小動物を，成虫期は大型動物を宿主とする．未吸血のマダニ成虫は数mm大で，1週間の吸血後に倍の大きさとなる（かゆみなし）．マダニ咬症の生検所見では，顎体部口下片が真皮に刺入されている（図57）．口下片周囲に形成されるLFB陽性のセメント様物質が長期咬着を確保する．

　マダニ媒介性疾患には，ロッキー山紅斑熱，日本紅斑熱，Q熱，エーリキア症（リケッチア），クリミア・コンゴ出血熱，重症熱性血小板減少症候群（ウイルス），野兎病（細菌），回帰熱，ライム病（ボレリア），バベシア症（原虫）がある．

　疥癬ではヒゼンダニが角層内寄生し，瘙痒は夜間に強い．4対の短脚を有するメス成虫は体長：〜0.45mmで，指間，腋窩部，陰部など軟らかい表皮に疥癬トンネルを掘る（図58）．感染は皮膚の接触や衣類・寝具を介する．老人・障害者施設，脳外科病棟での施設内感染が問題となる．家族内感染や性行為感染症も呈する．

　ニキビダニ（毛包虫）*Demodex folliculorum*とD. brevisは脂腺の発達した顔面の毛囊に常在する．細菌が二次感染するとニキビを呈する．0.3mm長の前者は毛囊開口部に，体長0.2mmの後者は脂腺内に寄生する（図59）．うじ虫様に細長く，短い脚が4対ある．幼児期に接触感染する．

　スナノミ*Tunga penetrans*は中南米とアフリカに分布する吸血昆虫である．メス成虫が哺乳類，特にブタの脚の爪下に潜って吸血する．表皮内の成虫は5mm大で，皮疹中央より排泄・産卵する．瘙痒と疼痛を伴う．ボリビアで感染した日本人輸入感染症例を図60に示す．腫大した腹部に腸管，卵巣，虫卵が見られる．頭部を真皮に刺入する．

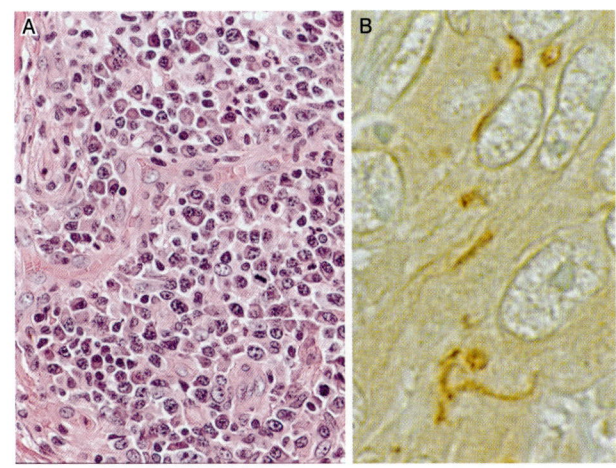

図61 第二期梅毒（皮膚生検．B：*Treponema pallidum* 抗原）
真皮内の著しい形質細胞浸潤と血管内皮の腫大が病理診断のヒントになる．らせん状病原体は主に表皮間に分布する．

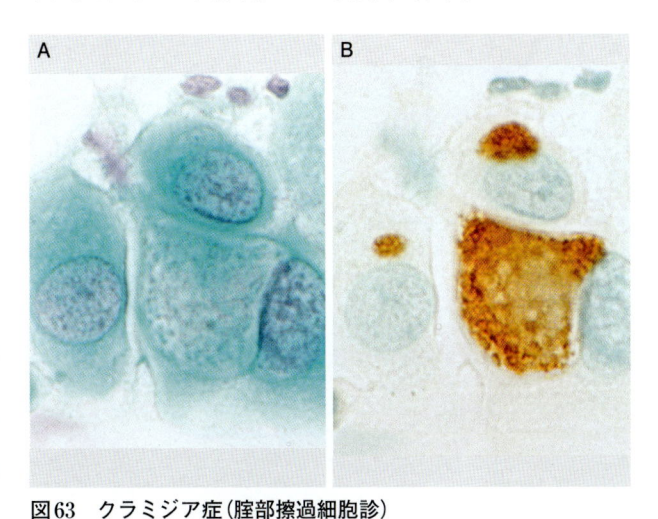

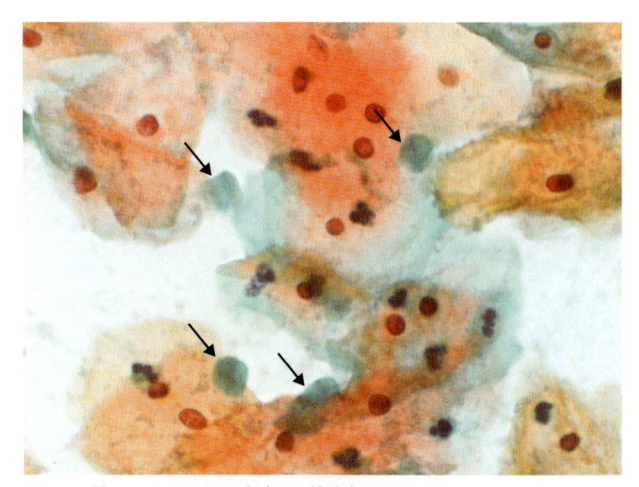

図62 腟トリコモナス症（Pap染色）
子宮頸部擦過細胞診で，トリコモナス原虫がグリコーゲン含量の多い表層細胞に接して観察される（矢印）．*Gardnerella* 感染を伴う．

図63 クラミジア症（腟部擦過細胞診）
A：Pap染色，B：*Chlamydia trachomatis* 抗原．同一標本を用いた再染色法．細胞質内の"星雲状封入体nebular inclusion"に一致してクラミジア抗原が陽性を呈する．

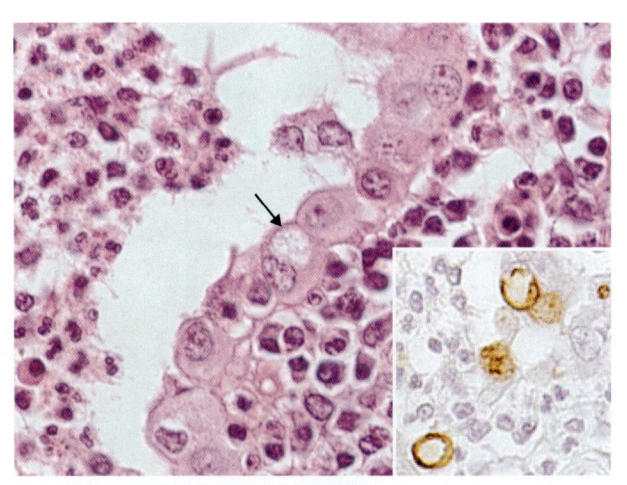

図64 クラミジア性卵管炎（手術切除．inset：*Chlamydia trachomatis* 抗原）
細胞質内封入体（矢印）にクラミジア抗原が陽性．腔内は好中球，壁内は形質細胞が炎症細胞の主体である．

●性感染症

　性感染症の迅速かつ正確な診断は，患者個人の利益にとどまらず，社会的な意義も大きい．適切な病理診断が無用な二次感染防止につながる．性風俗の変化とともに，性感染症の姿は変わりつつある．単純ヘルペスウイルス1型感染症は，口腔・口唇病変のみならず，外陰部ヘルペスの原因ともなる．男性の淋疾やクラミジア症の多くは，女性の無症候性咽頭炎からの感染である．尖圭コンジローマ発生部位の変化は図33参照．

　数年前に悪性リンパ腫に対する化学療法で寛解中の中年男性にみられた第二期梅毒を示す（図61）．主訴は頭皮・頸部のびらん性皮疹で，再発疑いで生検された．真皮に形質細胞浸潤が著しく，内皮細胞腫大を認めた．梅毒の可能性を考えて免疫染色すると，表皮内に長らせん菌が多数証明された．再診時，体幹部にバラ疹を認め，血清梅毒反応陽性だった．組織学的に梅毒を疑うかどうかが診断のポイントである．エイズ随伴性梅毒は図71，第三期梅毒は図14参照．

　Pap染色で診断可能な腟トリコモナス症は減少傾向にある（図62）．しばしばcannonball（好中球集塊）を伴う．

　クラミジア症は現代性感染症の代表である．女性に症状が出にくいことが蔓延の要因である．子宮頸部の擦過細胞診で，クラミジア性細胞質内封入体（星雲状小体）を見いだすことは，細胞検査士と病理医に課せられた重要課題である．モノクローナル抗体を用いた免疫染色でクラミジア抗原が可視化される（再染色法：図63）．女性では，腟炎・頸管炎から不妊症につながるクラミジア性卵管炎をきたす．ソーセージ状に腫大した卵管切除材料に慢性炎症が高度で，卵管上皮の一部に細胞質内封入体が確認される．ここでは免疫染色が威力を示す（図64）．男性では，非淋菌性尿道炎に引き続く副睾丸炎・前立腺炎を認める．

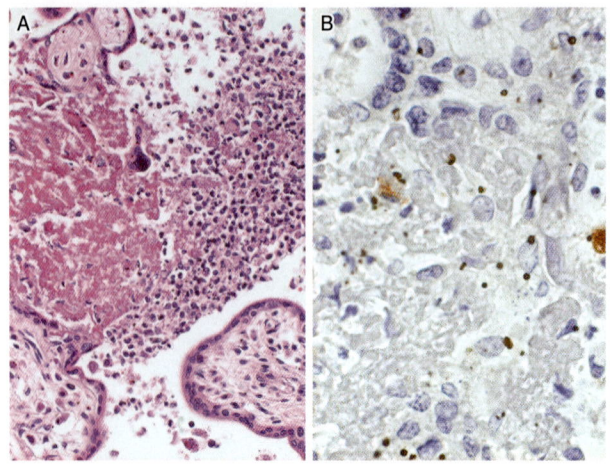

図65 肺炎球菌性胎盤炎（B：肺炎球菌抗原）
脾摘例（20代女性）に見られた劇症型致死的（劇症型）肺炎球菌感染症である．絨毛周囲の小膿瘍に肺炎球菌抗原が証明される．

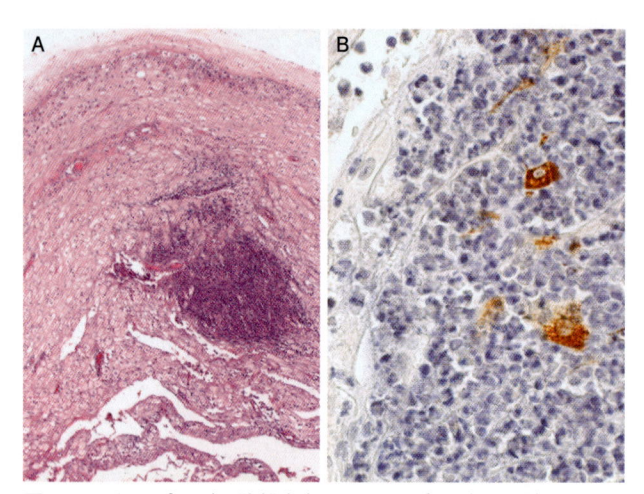

図66 トキソプラズマ胎盤炎（B：トキソプラズマ抗原）
脱落膜に小膿瘍が形成されている．膿瘍病変内にトキソプラズマ抗原陽性像を認める．HE染色では感染を認識できない．

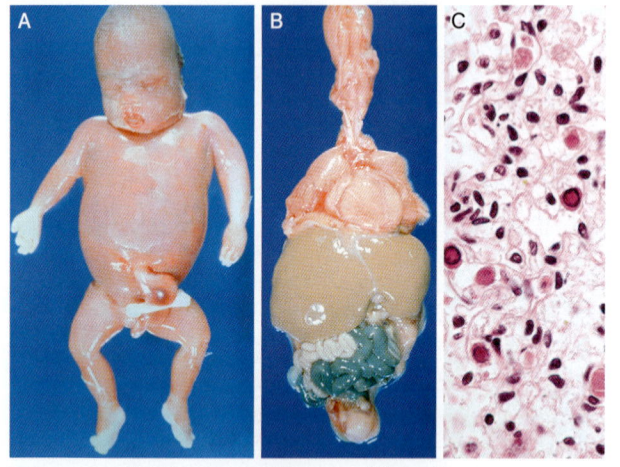

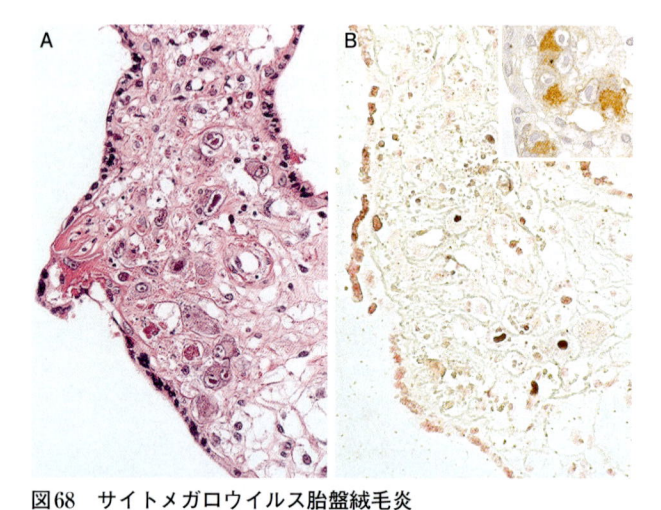

図67 パルボウイルスB19感染による胎児水腫
A・B：在胎25週，肉眼所見，C：肺のHE染色．母親が妊娠前期に伝染性紅斑に罹患した．肝臓は貧血性．組織学的に肺内の赤芽球に好酸性核内封入体を認める．

図68 サイトメガロウイルス胎盤絨毛炎
A：HE染色，B：ISH法，B inset：CD15．絨毛間質に散在するHofbauer細胞が巨細胞化し，好塩基性核内封入体を伴う（ウイルスゲノム陽性）．感染細胞の細胞質封入体はCD15陽性．

●周産期感染

　胎盤や産褥期子宮にグラム陽性球菌が致死的感染をきたすことがある．19世紀のウイーンで致死的な産褥熱を徹底した手洗いで防いだのはゼンメルワイス医師だった．図65に，満期胎盤の肺炎球菌胎盤炎を示す．劇症型肺炎球菌感染症（図27参照）の病態を呈し，母子ともに死亡した．劇症型溶連菌感染症の病態を呈する産褥熱もある．

　TORCH症候群（周産期感染）はT：*Toxoplasma*，O：others，R：rubella，C：CMV，H：HSV感染の略．トキソプラズマ，風疹，CMV，梅毒トレポネーマ，parvovirus B19，リステリアは経胎盤感染，B群溶連菌，リステリア，HSV，HBV，クラミジアは産道感染，CMV，HIV，HTLV-Iは母乳感染．

　図66にトキソプラズマ胎盤炎を示す．脱落膜の一部に小壊死巣（膿瘍）が見られ，免疫染色でトキソプラズマ感染が証明される．通常，HE染色では原虫を確認できない．

　パルボウイルスB19（エリスロウイルス）は18nm大の小型一重鎖DNAウイルスで，小児の伝染性紅斑（りんご病）の原因となる．妊婦が本ウイルスに感染すると，母子感染による流産，死産，胎児水腫の原因となる．在胎19〜29週（肝臓造血期）の感染が胎児水腫をもたらす．もっぱら赤芽球に感染するため，高度の貧血と循環不全を誘発して胎児水腫となる．肝臓の貧血色が印象的である（図67）．先天性球状赤血球症や鎌状赤血球症の患者が伝染性紅斑に罹患すると，骨髄無形成発作を生じる．骨髄穿刺標本で赤芽球の核に好酸性の強い封入体を認める．

　サイトメガロウイルス絨毛炎では，特徴的な巨細胞封入体が血管内皮細胞やHofbauer細胞に認められ，ISH法で陽性となる（図68）．面白いことに，細胞質封入体はCD15陽性である．核内封入体に乏しく形質細胞浸潤の目立つ絨毛炎はCMV感染を疑って免疫染色したい（総論図5参照）．

各論　519

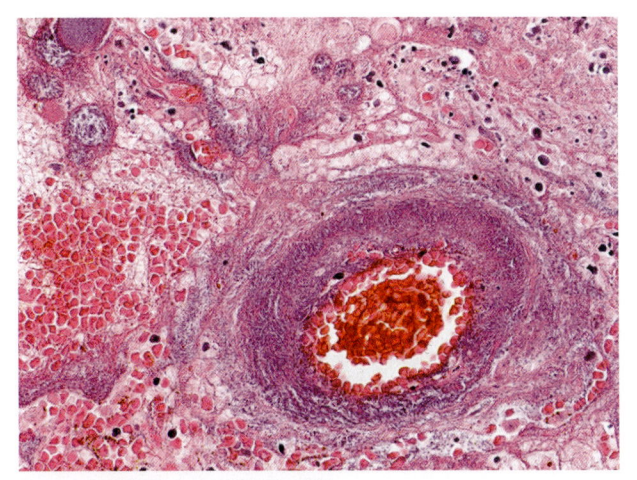

図69　緑膿菌敗血症（剖検時の肺）
白血病治療後の高度の好中球減少症に続発した全身性緑膿菌感染症．肺血管壁に沿うコロニー形成（perivascular cuffing）が特徴的．

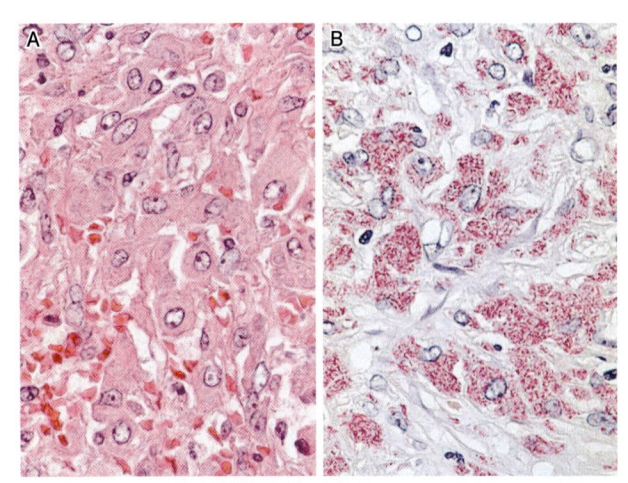

図70　エイズ合併非結核性抗酸菌症（剖検時の肺門リンパ節）
B：PAS染色．striated histiocyteとよばれるPAS染色（および抗酸菌染色）陽性の棍棒状構造を有するマクロファージが特徴的．

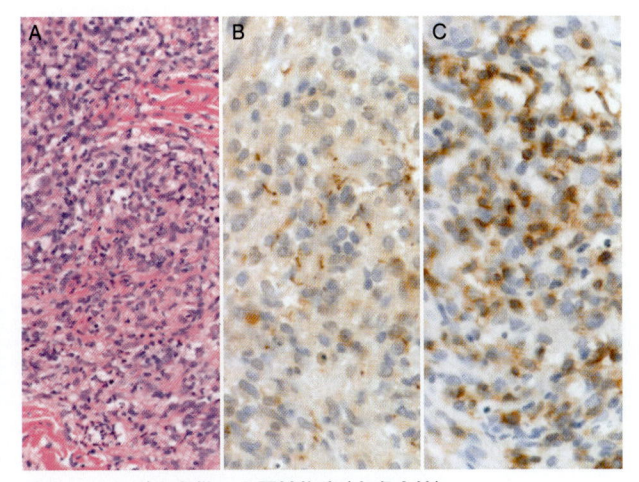

図71　エイズに合併した悪性梅毒（皮膚生検）
A：HE染色，B：*Treponema pallidum*抗原，C：granzyme B．エイズと梅毒が合併すると，形質細胞でなくgranzyme B陽性キラー（CD8⁺）T細胞が著しく浸潤・増殖し，リンパ腫様を呈する．

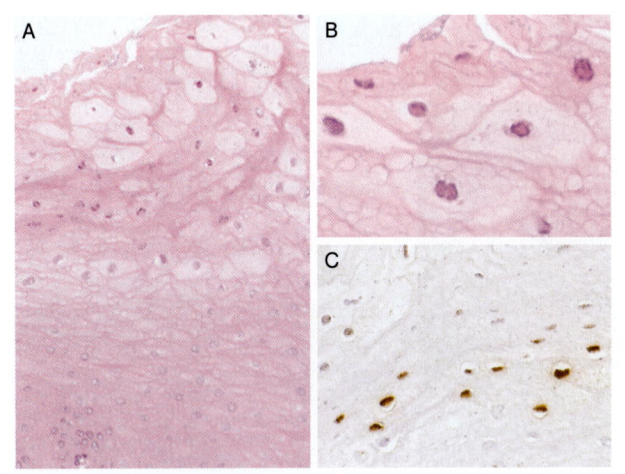

図72　毛状白板症（舌生検．C：EBER1）
エイズで細胞性免疫不全になると，舌側面で毛状に肥厚する重層扁平上皮粘膜の核内にEBウイルスの増殖が生じ，核内封入体を認める(B)(C：同部はウイルス粒子産生性でEBER1陽性)．

●日和見感染症

　高齢入院患者や糖尿病・血液透析・肝硬変症といった慢性消耗性疾患患者の増加，化学療法・免疫抑制療法の普及と多用，エイズの蔓延などの諸要因から，日和見感染症の増加は明らかである．活発な国際交流を背景として，感染症の種類の多様化が進んでいる．

　日和見感染症では，感染防御の主体が好中球である細胞外寄生性病原体と細胞性免疫（キラーT細胞＋マクロファージ）である細胞内寄生性病原体の識別が重要である．エイズでは好中球が保たれ，MRSAを含む化膿菌感染症やアスペルギルス症に罹りやすいわけではない．再生不良性貧血や無顆粒球症では，結核やクリプトコッカスより腸内細菌による敗血症のリスクが高い．血中中和抗体が感染防御に働く病原体には，有効なワクチンがある．分泌型IgAが感染防御に働く粘膜感染症は，ポリオとインフルエンザが代表．

　好中球減少状態における緑膿菌敗血症では，出血・壊死とともに高度の細菌増殖を認める（図69）．細胞性免疫不全に合併する結核では，肉芽腫形成を欠く滲出性炎症の形態像をとり，結核菌が無数観察されるため，バイオハザードが特に高い．エイズでは諸種の細胞内寄生性病原体の日和見感染が生じる．エイズに合併する非結核性抗酸菌症では，細胞内菌増殖が顕著なstriated histiocyteが特徴である（図70）．エイズに合併する梅毒は全身性丘疹を生じ，悪性梅毒ないしHIV-related CD8⁺ cutaneous pseudolymphomaと称され，CD8⁺キラーT細胞が偽腫瘍性に増殖する（図71）．EBウイルスが舌側面の扁平上皮核内で増殖する（ウイルス粒子形成を伴う）毛状白板症もエイズに合併しやすい（図72）．男性同性愛者のエイズ患者に多い消化管原虫症（アメーバ赤痢，ランブル鞭毛虫症，クリプトスポリジウム症）はgay bowel syndromeと称される．

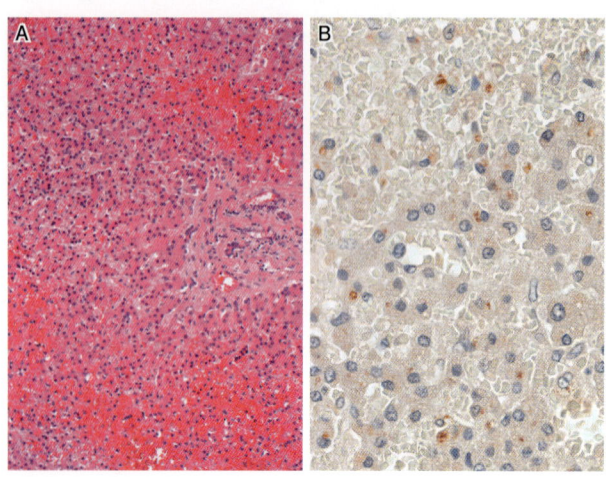

図73 レプトスピラ症(剖検肝. B：レプトスピラ抗原)
うっ血肝で門脈域に炎症反応は乏しい．HE染色で感染症を想定できないが，免疫染色で肝細胞内外に一部らせん状病原体を見る．

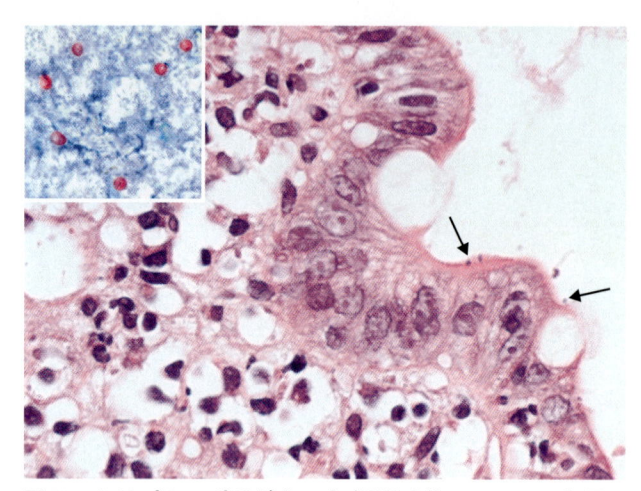

図74 クリプトスポリジウム症(回腸生検. inset：下痢便のZiehl-Neelsen染色)
小型原虫は腸上皮微絨毛に感染する(矢印)．囊子は抗酸性を示す．

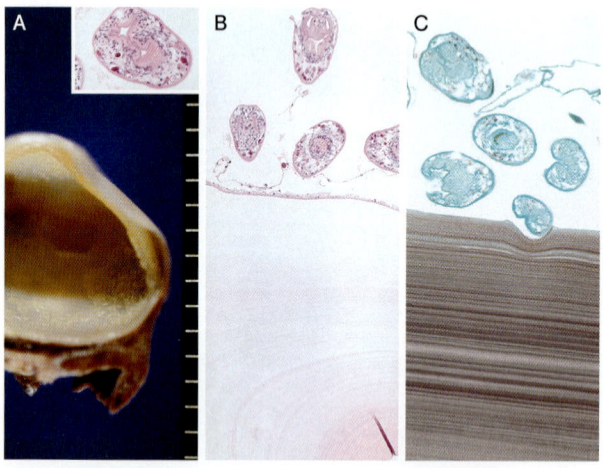

図75 単包性エキノコッカス症(タイ人，肺部分切除)
A：肉眼像，A inset・B：HE染色，C：Grocott染色．肺に5 cm大の胞囊を認める．内面の黄色顆粒が原頭節に相当する．HE染色性に乏しい胞囊壁はGrocott染色で美しい縞模様を示す．

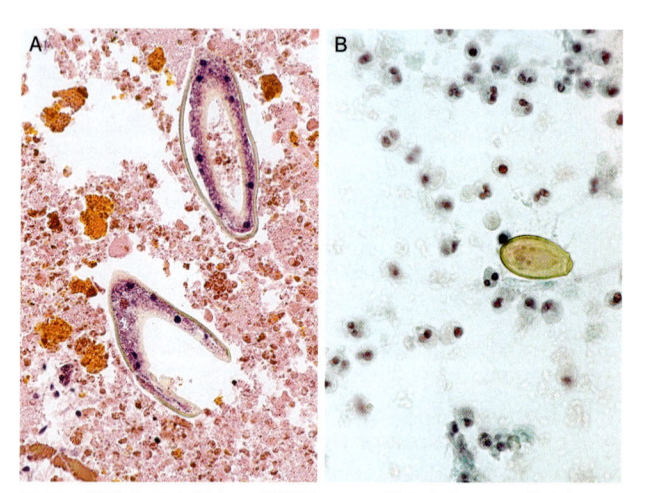

図76 胆汁中の虫卵(A：肝蛭症，B：肝吸虫症，Pap染色)
肝蛭卵は大型で，ミラシジウム形成を欠く．肝吸虫卵は小型で，小蓋とミラシジウム形成を認める．Bでは好酸球反応が目立つ．臨床所見を参照して細胞診断したい．

●人畜共通感染症

人畜共通感染症zoonosisは，ヒトと動物に感染・寄生を生じる感染症を指す．代表例をあげる．①細菌：サルモネラ，腸管出血性大腸菌，レプトスピラ，オウム病クラミジア，バルトネラ，Q熱コクシエラ，②ウイルス：狂犬病，日本脳炎，③真菌：コクシジオイデス，ヒストプラズマ，クリプトコッカス，④原虫：リーシュマニア，トリパノソーマ，トキソプラズマ，クリプトスポリジウム，⑤線虫：旋毛虫，アニサキス，顎口虫，⑥吸虫：肺吸虫，肝蛭，⑦条虫：有鉤条虫，マンソン孤虫，エキノコッカス．

レプトスピラ症は*Leptospira interrogans*の全身感染症で，重症型はWeil病と称される．病原はどぶねずみが保有する．高熱，髄膜炎，腓腹筋痛，結膜炎，黄疸，出血傾向，間質性腎炎を示す．肝・腎に多数の病原体が見られるが，炎症反応に乏しく，HE染色は非特異的である(図73)．

*Cryptosporidium parvum*は小腸粘膜の微絨毛に寄生する小原虫で，牛，豚，猫，ねずみにも感染する．図74は牛との接触歴のある男児の回腸生検である．クリプトスポリジウム症では水様性下痢が高度で，エイズでは致命的となる．粘膜表層に径2〜3μmの好塩基性感染粒子を認め，糞便塗抹標本で抗酸性のオーシスト(径5μm)が観察される．

単包条虫*Echinococcus granulosus*は犬類に腸管寄生する短条虫で，牛，羊，山羊，ヒトが中間宿主となる．日本では多包虫が浸淫する北海道を除く地域に少数みられる．肝や肺に胞囊が形成される．胞囊壁内層に繁殖胞が出芽し，繁殖胞内に原頭節を認める．胞囊壁はPAS，Grocott染色で美しい縞模様状を示す(図75)．

胆汁に見られた肝蛭卵(径130μm)と肝吸虫卵(径30μm)を図76に示す．大型の肝蛭卵は卵黄細胞を入れる．小蓋を有する肝吸虫卵は小型でミラシジウムを有する．

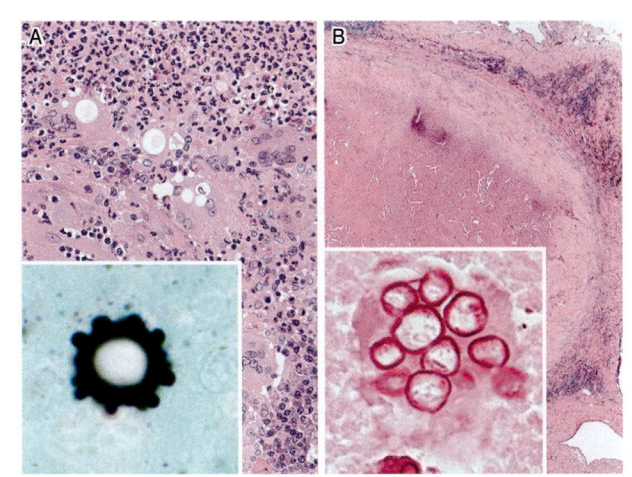

図77 皮膚パラコクシジオイデス症(A)と肺コクシジオイデス症(B)(A inset：Grocott染色；多極性出芽, B inset：PAS染色)
Aは多核巨細胞が大型酵母を貪食. Bは結核類似の被包乾酪巣.

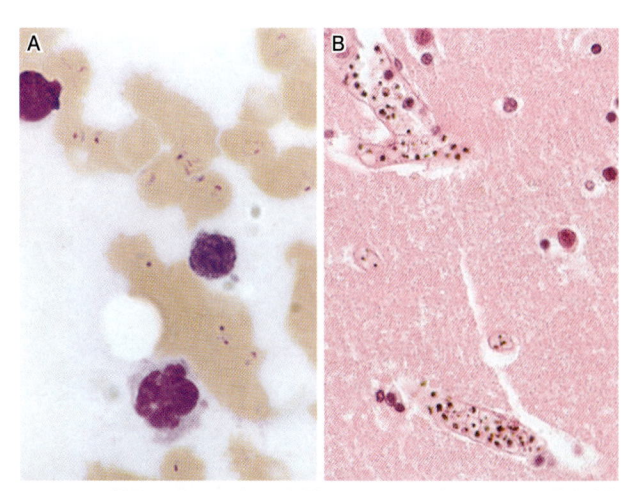

図78 熱帯熱マラリア(A：末梢血, Giemsa染色, B：大脳皮質)
半数以上の赤血球に輪状体が観察される. 脳の毛細血管内にマラリア色素が沈着する赤血球が多数うっ滞している.

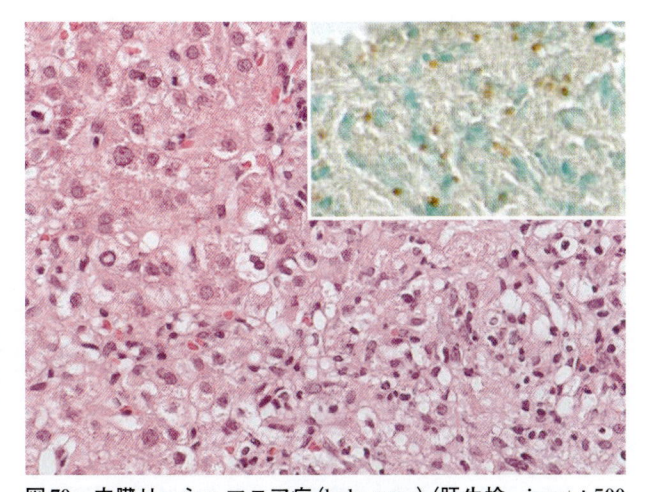

図79 内臓リーシュマニア症(kala azar)(肝生検. inset：500倍希釈患者血清を利用した酵素抗体法間接法)
HE染色では非乾酪性肉芽腫の成因が不明だった. 患者血清を利用した免疫染色で, 肉芽腫内に原虫サイズの顆粒状陽性像あり.

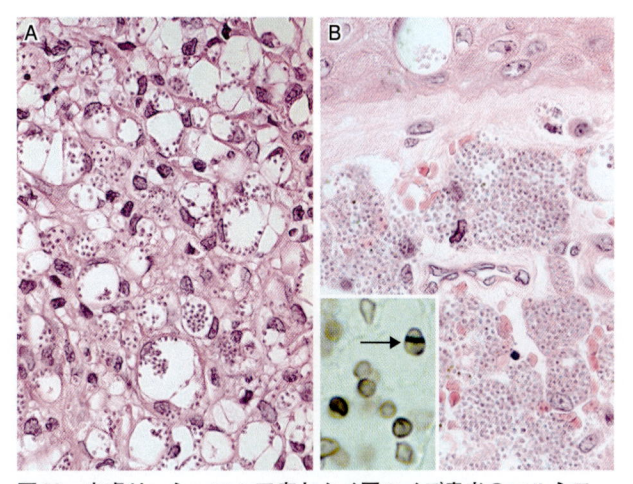

図80 皮膚リーシュマニア症とタイ国エイズ患者のマルネフェイ型ペニシリウム症(inset：Grocott染色)
真皮内のマクロファージで原虫・真菌が増殖する. Grocott染色で後者は隔壁を認める(矢印). HE染色上, 両者は酷似している.

●輸入感染症

経済活動の活発化や交通網の発達に伴う人的・物的往来の増加により, 本来わが国にない輸入感染症が増加している. 腸チフス, 細菌性赤痢, ジフテリア, 髄膜炎菌性髄膜炎などの細菌感染症, ヒストプラズマ症(図46参照), コクシジオイデス症, ブラストミセス症といった真菌感染症, 黄熱, デング熱, エボラ出血熱などのウイルス感染症, マラリア, リーシュマニア症, トリパノソーマ症などの原虫症, 顎口虫症, オンコセルカ症や住血吸虫症といった蠕虫症など, 多様な疾患が輸入されている.

エイズでは, 輸入感染症に関する的確な知識が求められる. タイのマルネフェイ型ペニシリウム症や糞線虫症(図54), 米国のヒストプラズマ症やコクシジオイデス症, 南米のパラコクシジオイデス症, アフリカのクリプトスポリジウム症(図74)やイソスポーラ症が代表的である.

パラコクシジオイデスとコクシジオイデスは代表的な輸入真菌であり, 特徴的な酵母型真菌形態を呈する(図77). アフリカで感染した熱帯熱マラリア(脳性マラリア)の死亡例を図78に示す. 半数以上の赤血球に輪状体が観察され, 大脳皮質の毛細血管内にマラリア色素が沈着する赤血球がうっ滞している. リーシュマニア症はサシチョウバエに媒介される原虫症で, マクロファージ内で球形病原体が増殖する. 類上皮細胞肉芽腫を認めた肝生検の最終診断に, 希釈患者血清を利用した免疫染色(総論図7参照)が有用だった. 病変内に原虫大の反応産物が観察され, インド滞在歴と併せて内臓リーシュマニア症(kala azar)と診断された(図79). アフリカで感染した皮膚リーシュマニア症は, 組織学的にタイ国エイズ患者に多いマルネフェイ型ペニシリウム症と酷似している. 後者はGrocott染色陽性で, 酵母型真菌の隔壁形成の診断価値が高い(図80).

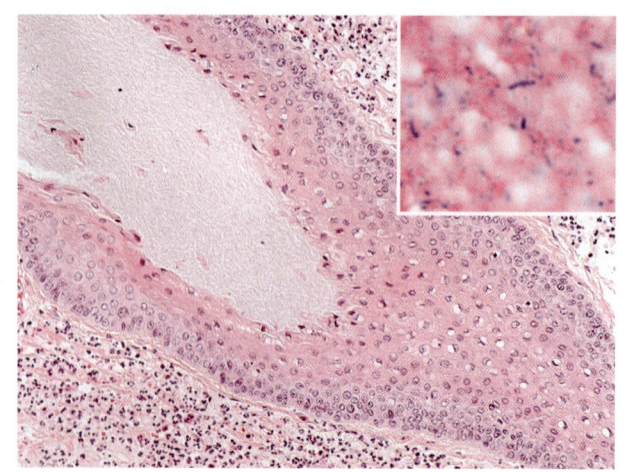

図81　ジフテリア（咽頭粘膜．inset：Gram染色）
咽頭粘膜検体の偽膜内に，多数のグラム陽性桿菌を認める（写真は名古屋第一赤十字病院・伊藤雅文先生のご厚意による）．

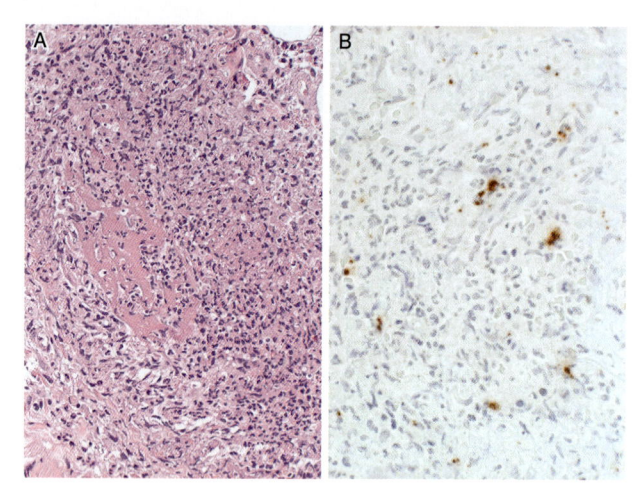

図82　日本紅斑熱（出血性皮疹の生検．B：紅斑熱リケッチア抗原）
感染性壊死性血管炎のため，皮疹は出血性となる．*Rickettsia japonica*は主として血管内皮細胞とマクロファージに感染する．

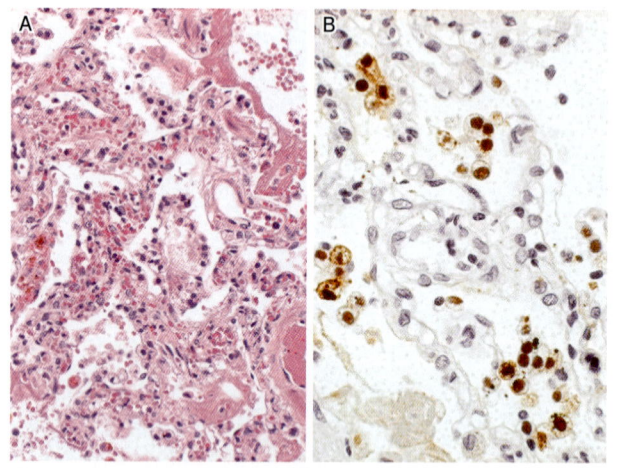

図83　インフルエンザウイルス肺炎
B：インフルエンザウイルスNP蛋白．2009年の豚インフルエンザウイルス感染による死亡例で，びまん性肺胞傷害の所見を認める．ウイルス抗原はⅡ型肺胞上皮の核に観察される．

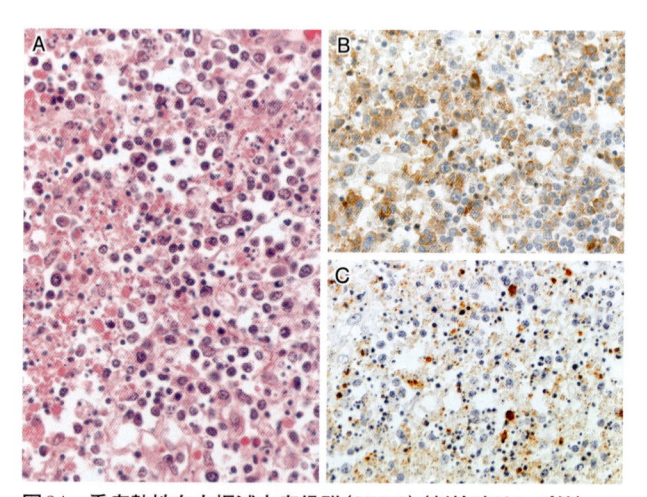

図84　重症熱性血小板減少症候群（SFTS）（剖検時リンパ節）
A：HE染色，B：SFTSウイルス抗原，C：ISH法（AT-tailing法）．壊死性リンパ節炎類似の組織像を呈し，ウイルス感染による壊死とマクロファージの活性化が顕著である．

●新興・再興感染症

新興感染症は1970年以降に出現し，公衆衛生上問題となる新たな感染症，再興感染症はかつて存在した感染症で，公衆衛生上ほとんど問題にならない状態だったが，近年再び増加してきた，あるいはその可能性の高い感染症である．

新興・再興感染症が病理解剖で初めて確定診断された場合は，感染症法に則り，速やかに保健所へ報告されねばならない．出血熱，ペストや鳥インフルエンザなど感染性が特に高い感染症が疑われる場合は，バイオハザード対策の整った剖検室での解剖が必須となる．

高齢男性が呼吸困難で来院．分厚い偽膜形成のために気道内挿管ができず死亡．図81に咽頭粘膜の組織像を示す．偽膜内にグラム陽性桿菌が観察された．固定液中の桿菌の走査電顕，ジフテリア毒素に対する免疫染色とPCRでジフテリアと確定された．

日本紅斑熱はマダニに媒介される紅斑熱リケッチア症である．西日本に毎年死亡例がある．刺し口の生検組織を用いた免疫染色とPCRが診断に貢献する．図82に出血性皮疹の生検像を示す．感染性壊死性血管炎と血管内皮細胞へのリケッチア感染が確認される．

2009年に流行した豚インフルエンザ（H1N1）の剖検肺を図83に示す．死因はびまん性肺胞傷害で，Ⅱ型肺胞上皮核内にNA蛋白が陽性である．通常型インフルエンザでは感染は気管支上皮が主体で，肺胞上皮への感染はない．

2013年に西日本に出現したマダニ媒介性の重症熱性血小板減少症候群（SFTS）は死亡率が40％に上った．鹿児島大，愛媛大を中心に病理解剖が施行された．リンパ節・脾臓はしばしば壊死性で血球貪食像が目立ち，マクロファージでのウイルス増殖が高度である（図84）．剖検に高いバイオハザードが伴う．

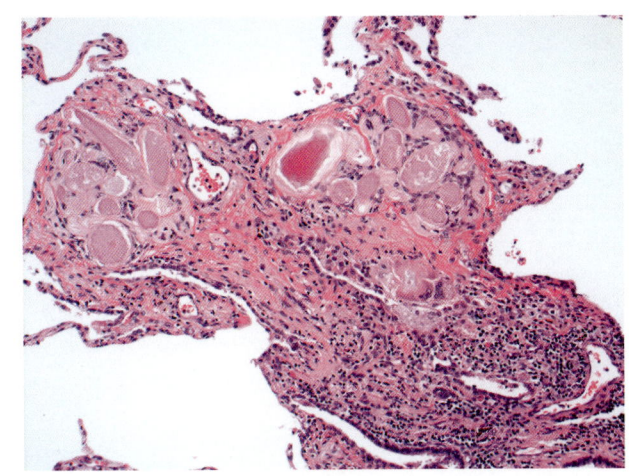

図85　誤嚥性肺炎（HE染色）
食物残渣が細気管支周囲で器質化している．好酸性球状構造物は横紋筋細胞（豚肉？）である可能性が高い．

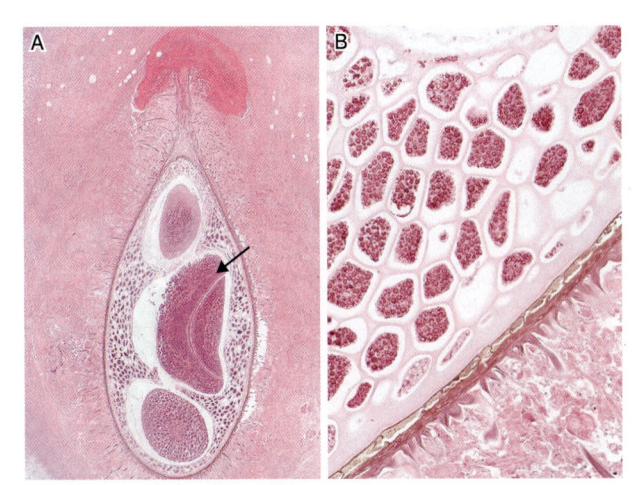

図86　腹膜に観察された植物種子（腸穿孔後1年，腹膜生検）
植物細胞は分厚い細胞壁と多数の好酸性顆粒（クロロフィル）を保有している（矢印：胚芽．薄い褐色被膜あり）．

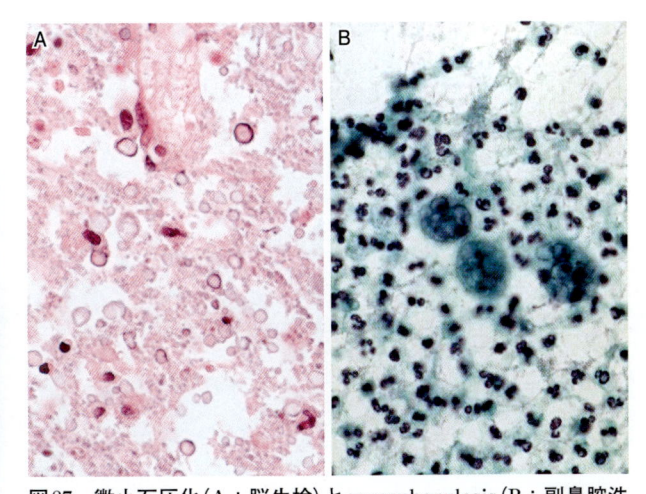

図87　微小石灰化（A：脳生検）とmyospherulosis（B：副鼻腔洗浄液，Pap染色）
好塩基性の軽い結晶状微小石灰化（A）や溶血赤血球を貪食するマクロファージ（B）は，酵母型真菌と紛らわしい．

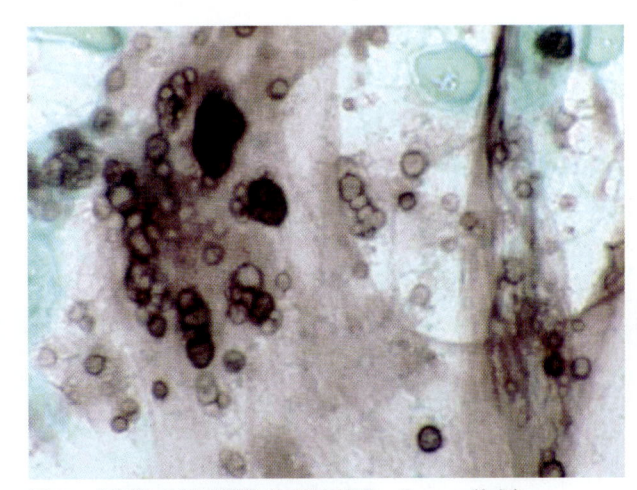

図88　杯細胞の粘液顆粒（気管支擦過，Grocott染色）
気管支擦過細胞診標本にGrocott染色を行うと，物理的に破壊された杯細胞の粘液顆粒が Pneumocystis jirovecii や Cryptococcus と紛らわしい．

●病原体と紛らわしい構造物

　細胞診標本や組織診標本に認められ，病原体と紛らわしい構造物は，生物系・無生物系物質を含めて多彩である．病原体，ことに寄生虫と紛らわしい構造物として外来性異物がある．ガーゼ繊維，縫合糸，植物性のトゲや結晶沈着物が代表である．図85には，寄生虫感染の可能性が考えられた誤嚥性肺炎の所見を示す．異物反応は軽微で，逆にそれゆえに原虫感染や虫卵の存在が疑われた．抗酸性球状物質は食物残渣で，豚肉などの横紋筋細胞が疑われる．

　組織表面や組織内部に混入する植物種子が生検検体に見いだされ，寄生虫との鑑別が問題となる場合がある．種子の観察される頻度は，咽頭窩，消化管粘膜表面や虫垂内腔に比較的高い．無染色性の分厚い細胞壁と好酸性の細胞質内顆粒に見えるクロロフィルの存在は，植物由来成分である組織学的証拠となる．1年前に大腸穿孔歴のある老人女性の腹膜に認められた種子の顕微鏡所見を図86に示す．厚い異物反応層に囲まれてはいるが，種子は生存している．薄い種皮は褐色の色素を保有している．

　脳の壊死性病巣（手術材料）に観察された微小石灰沈着（好塩基性に乏しい）と，上顎洞の穿刺細胞診標本に観察されたmyospherulosisを図87に示す．ともにクリプトコッカスなどの酵母型真菌感染との鑑別を要する．真菌と紛らわしいfalse mycosisで，PAS染色やGrocott染色は陰性である．後者は溶血赤血球を貪食するマクロファージである．

　真菌症を疑う症例の気管支擦過細胞診標本にGrocott染色を行うと，破壊された杯細胞の粘液が陽性を呈するため，ニューモシスチスやクリプトコッカスと誤認されやすい（図88）．気管支洗浄液をGrocott染色の対象とすべきである（図47参照）．手袋に付着したタルク（澱粉粒子）が検体処理過程で混入するとGrocott陽性となり紛らわしい．

和文索引

●あ
アウエルバッハ神経叢 93
アカラシア 93
亜急性壊死性リンパ節炎 442
亜急性甲状腺炎 306
悪性関節リウマチ 492
悪性黒色腫 32, 98, 327
悪性腫瘍 224
悪性腎硬化症 216
悪性線維性組織球腫 344
悪性転化 251
悪性梅毒 519
悪性ブレンナー腫瘍 →malignant Brenner tumor
悪性末梢神経鞘腫瘍 358
悪性ミューラー管混合腫瘍 248
悪性卵巣甲状腺腫 253
悪性リンパ腫 142, 164, 235, 311, 396
悪性リンパ腫の分類 438
アクチノマイコーシス 256
アスペルギルス症 512
アデノウイルス 501
アデノマトイド腫瘍 273
アテローム 18
アナフィラクトイド紫斑 317
アニサキス症 515
アフタ性潰瘍 128
アポクリン癌 290
アポクリン腺 314
アミロイドーシス 7, 103, 119, 199, 404, 478, 481
アミロイド血管症 380
アミロイド苔癬 320
アミロイド様物質 71
アメーバ赤痢 514
アリアス・ステラ反応 268
アルツハイマー病 →Alzheimer disease
アルドステロン産生副腎皮質腺腫 296
アルポート症候群 →Alport syndrome
アンドロゲン不応症候群 230

●い
異栄養性石灰化 484
胃炎 99
胃潰瘍 101

胃潰瘍底 503
胃型 120
胃型管状腺腫 104
異型結節 161
異型脂肪腫様腫瘍 350
異型髄膜腫 393
異形成 96, 127, 143
異型腺腫 307, 399
異型腺腫様過形成 54, 237
異型度 386
異型平滑筋腫 274
異型ポリープ様腺筋腫 273
異型リンパ球 329
移行上皮癌 31, 249
移行性髄膜腫 393
移植後再生骨髄 436
移植後／免疫不全関連リンパ増殖性疾患 459
移植後リンパ増殖性疾患 459
移植腎 202
移植片対宿主病 154
異所性 248
異所性胃粘膜 92, 116
異所性膵 103, 117, 475
異所性石灰化 484
胃腺窩上皮化生 116
異染性白質ジストロフィー 374
Ⅰ型糖原病 152
胃腸管間葉系腫瘍 175
一酸化炭素中毒 381
胃底腺ポリープ 102
遺伝性アミロイドーシス 481
疣状癌 34
陰影細胞 324
陰窩膿瘍 127
印環細胞癌 103, 106, 107
陰茎扁平上皮癌 240
インスリノーマ 182
インターフェイス肝炎 151
陰部ヘルペス 239
インフルエンザ菌肺炎 507

●う
ウイルス発癌 511
ウィルソン病 →Wilson disease

右室肥大 2

●え
エイズ白質脳症 377
液状変性 316
エキノコッカス症 155
壊死炎症反応 148
壊死性血管炎 22, 23
壊死性自己免疫性筋炎 406
壊疽性虫垂炎 139
エナメル上皮腫 70
エナメル上皮線維腫 71
エルシニア腸炎 118
炎症性偽腫瘍 62, 463
炎症性筋線維芽細胞腫 353, 464
炎症性筋線維芽腫 226
炎症性筋腺管ポリープ 134
炎症性疾患 314
炎症性線維状ポリープ 103
炎症性総排出腔ポリープ 134
炎症性腸疾患関連癌 143
炎症性嚢胞 68
炎症性腹部大動脈瘤 20
炎症性ポリープ 31, 93, 126
円柱細胞癌 31
円板状エリテマトーデス 319

●お
黄色腫 103, 320
黄色肉芽腫性腎盂腎炎 215
黄色肉芽腫性胆囊炎 168
黄色ブドウ球菌 503
黄色ブドウ球菌性ボトリオマイコーシス 506
黄体出血 255
黄体嚢胞 255
横紋筋腫 10, 35, 355
横紋筋肉腫 33, 235
雄鹿の角様 428
オニオンスキン病変 490
オリエ病 →Ollier's disease
オルガノイドパターン 182
オンコサイトーマ 211
オンコサイト化生 176

● か

外陰部上皮内腫瘍　261
疥癬　516
海馬硬化症　383
海綿状血管腫　356
海綿状組織反応パターン　314, 315
海綿状態　316
外毛根鞘嚢腫　322
潰瘍性大腸炎　126
潰瘍性病変　68, 69
解離性大動脈瘤　19
カウデン病　133
芽球増加を伴う不応性貧血　423
架橋状線維化　149
核黄疸　472
角化型扁平上皮癌　30
角化栓　73
角化嚢胞性歯原性腫瘍　70
拡大性浸潤　247
拡張型心筋症　6
核内細胞質封入体　308
核内封入体　509
核破砕物　317
隔壁性脂肪織炎　316
核崩壊産物　442
過形成性結節　146
過形成[性]ポリープ　102, 131
過誤腫　292, 462
過誤腫性ポリープ　132
仮骨　334
下垂体壊死　397
下垂体炎　400
下垂体癌　399
下垂体腺腫　397
下垂体卒中　397
仮性憩室　124
仮性動脈瘤　19
仮性嚢胞　177, 178
家族性大腸腫瘍症　135
家族性大腸ポリポージス　309
家族性ネフロン癆　201
家族性ポリニューロパチー　481
カダシル　380
カタル性虫垂炎　139
褐色細胞腫　298
褐色脂肪腫　350
滑膜性骨軟骨腫症　338
滑膜肉腫　358
化膿性細菌　504
化膿性髄膜炎　376
化膿性胆管炎　500

化膿性肉芽腫　328, 504
過敏性肺炎　48
カポジ肉腫　→Kaposi's sarcoma
顆粒細胞腫　71, 94, 358
顆粒膜細胞腫　254
カルシトニン　310
カルシフィラキシス　484
カルチノイド　253
カルチノイド腫瘍　109, 141
ガルドネレラ腟炎　500
カロリ病　→Caroli disease
川崎病　23
肝炎　146
肝外胆管　166
肝外胆管癌　171
眼窩疾患　416
肝芽腫　160, 469
汗管腫　323
肝吸虫症　155
肝吸虫卵　520
ガングリオン　337
眼瞼黄色腫　320
眼瞼疾患　412
汗孔腫　322
肝硬変　148, 149
肝細胞癌　147, 156, 511
肝細胞腺腫　160
含歯性嚢胞　74
カンジダ　94
カンジダ症　512
間質細胞　394
間質性膀胱炎　221
肝紫斑病　153
管状癌　290
管状絨毛腫　135
管状腺癌　106, 171
管状腺腫　135, 284
環状鉄芽球を伴う不応性貧血　422
環状肉芽腫　319
肝静脈閉塞症　154
関節リウマチ　478, 488, 492
感染症　220
感染性心内膜炎（細菌）　5
感染性大動脈瘤　19
感染脾　462
乾癬様組織反応パターン　314, 315
肝蛭卵　520
癌転移　436
冠動脈硬化性プラーク　8
眼内腫瘍　414
肝内胆管癌　147, 158

癌肉腫　98, 248
肝の結節性再生性過形成　491
肝様癌　250
間葉性軟骨肉腫　340
肝様腺癌　107, 108
乾酪壊死　123

● き

偽角質嚢腫　322
気管支閉鎖　474
菊池病　442
奇形腫　234
偽柵状壊死　388
基質産生癌　291
稀少転移性　348
偽小葉　149
寄生虫症　515
偽性嚢胞　178, 301
偽痛風　337
喫煙者肺　47
基底細胞過形成　236
基底細胞癌　315, 324
基底細胞腺腫　83
基底細胞様扁平上皮癌　31
偽乳頭状構築　183
機能性腺腫　397
偽ポリープ　126
偽膜性大腸炎　121
木村氏病　444
キメラ遺伝子　349
キメラ蛋白　457
逆流性食道炎　93
キャッスルマン病　→Castleman disease
吸収空胞　306
嗅神経芽腫　32
急性壊死性肉芽腫　118
急性化膿性骨髄　334
急性肝炎　148
急性巨核芽球性白血病　425
急性（細胞性）拒絶反応　14, 154
急性膵炎　178
急性精巣上体精巣炎　231
急性前骨髄球性白血病　424
急性単球性白血病　425
急性胆嚢炎　168
急性転化　427
急性尿細管壊死　485
急性腹症　256
急性リンパ芽球性白血病　426
偽幽門腺化生　99, 100
キュットナー腫瘍　→Küttner腫瘍

索引

境界悪性ブレンナー腫瘍　→borderline Brenner tumor
境界母斑　326
狂犬病　378
胸腺癌　66
胸腺腫　65
胸腺嚢胞　65
胸腺様分化　311
胸腺リンパ濾胞過形成　65
蟯虫　515
強皮症　319
胸膜中皮腫　64
胸膜肺芽腫　468
局所侵襲性　348
棘融解細胞　318
虚血性　2
虚血性腸炎　124
虚血性脳症　381
巨細胞性心筋炎　4
巨細胞性動脈炎　22
鋸歯状腺腫　135
巨赤芽球　420
巨赤芽球性貧血　420
虚脱性線維化　51
筋炎　402
筋緊張性(筋強直性)ジストロフィー　407
菌糸形成性真菌　512
筋ジストロフィー　402
菌状息肉症　329
筋上皮過誤腫　117
筋上皮癌　87
筋上皮腫　82
筋肉内粘液腫　358
緊満性水疱　318

く

空気塞栓　26
空胞変性　2
クチクラ細胞　322
クモ膜下出血　380
クラインフェルター症候群　→Klinefelter syndrome
クラミジア感染　256
クラミジア症　517
クラミジア性卵管炎　517
グリオーマ　386
クリスタロイド　238
クリプトコッカス症　43, 376
クリプトコッカス肉芽腫　513
クリプトスポリジウム症　520
クルック硝子変性　397

くる病　336
クローン病　→Crohn病
グロコット染色　321
グロボイド細胞白質ジストロフィー　374
グロムス細胞　328
グロムス腫瘍　328
クロモグラニン　325
クロモグラニンA　109, 298
クロモマイコーシス　512
クロモミコーシス　321
クロンカイト・カナダ症候群　133

け

頸管ポリープ　262
ケイキサレート　130
経口避妊薬　160
形質細胞浸潤　323
形質細胞様樹状細胞　442
経時的変化　315
軽度異型結節　161
珪肺症　50
劇症型A群β溶連菌感染症　508
劇症型感染症　508
劇症型肺炎球菌感染症　508
削り取り壊死　148
結核性骨髄炎　334
結核性髄膜炎　376
結核性精巣上体精巣炎　231
結核性リンパ節炎　445
血管外肉芽腫　24
血管拡張型骨肉腫　342
血管芽腫　394
血管筋脂肪腫　163, 211
血管腫　162, 276
血管周囲性偽ロゼット　390
血管周皮腫　395
血管内大細胞型B細胞[性]リンパ腫　396, 432
血管肉腫　162, 328, 344
血管病変性組織反応パターン　314, 315
血管平滑筋腫　355
血管免疫芽球性T細胞リンパ腫　433, 455
結節性筋膜炎　352
結節性硬化症　206, 384
結節性紅斑　316
結節性再生性過形成　161
結節性多発動脈炎　22, 404, 488
結節性病変　480

結節性リンパ球優位型ホジキンリンパ腫　→nodular lymphocyte predominance Hodgkin lymphoma
血栓症　26
血栓性微小血管症　197
血栓塞栓症　26
結膜疾患　413
結膜の悪性リンパ腫　413
ケラトアカントーマ　324
限局性結節性過形成　161
限局性腱滑膜性巨細胞腫　338
限局性セルトリ細胞過形成　230
限局性皮質異形成　383
嫌色素性腎細胞癌　209
腱鞘巨細胞腫　338
原発性アルドステロン症　296
原発性硬化性胆管炎　151, 169, 496
原発性骨髄線維症　429
原発性色素性結節性副腎皮質疾患　300
原発性胆汁性肝硬変　151, 489
原発性ヘモクロマトーシス　152
原発不明癌　460
顕微鏡的多発血管炎　23

こ

抗GBM病　25
高悪性度漿液性腺癌　245
好塩基性変性　2
硬化細胞　321
膠芽腫　388
硬化性萎縮性苔癬　260
硬化性腺症　237
硬化性胆管炎　169
高カルシウム血症型　250
抗癌剤　130
広基性鋸歯状腺腫　131
口腔扁平苔癬　71
膠原線維性腸炎　130
膠原病　488
抗好中球細胞質抗体　23, 24
好酸球浸潤　317
好酸球性胃炎　100
好酸球性心筋炎　4
好酸球性多発血管炎性肉芽腫症　24
好酸球増多症　427
好酸性細胞　305
好酸性細胞型濾胞腺腫　308
抗糸球体基底膜抗体　25
甲状舌管嚢胞　306, 473
甲状舌管瘻　473
甲状腺　304

甲状腺カルチノイド 253
甲状腺刺激ホルモン産生腫瘍 398
紅色肥厚症 239
後腎性腺腫 213
抗体関連拒絶反応 14
高度異型結節 161
喉頭癌 34
喉頭結節 34
高尿酸血症 483
広汎型筋萎縮性側索硬化症 372
紅板症 72
後腹膜線維症 361
高分化型脂肪肉腫 350
合胞体性栄養膜細胞を伴うセミノーマ 232
酵母型真菌 513
膠様髄 436
抗リン脂質抗体症候群 488, 490
誤嚥性肺炎 523
コクシジオイデス 521
黒色真菌症 512
黒色病変 68
孤在性線維性腫瘍 63, 353
個細胞角化 316
骨外性骨肉腫 357
骨外性粘液型軟骨肉腫 360
骨外性ユーイング肉腫 →extraskeletal Ewing sarcoma
骨芽細胞型 341
骨芽細胞腫 341
骨化性筋炎 352
骨巨細胞腫 344
骨形成性線維腫 75
骨硬化 429
骨髄異形成症候群 422
骨髄塞栓 26
骨折治癒 334
骨粗鬆症 335
骨転移 346
骨軟化症 336
骨軟骨腫 338
骨パジェット病 →Paget's disease of bone
骨膜性骨肉腫 342
古典的ホジキンリンパ腫, 結節硬化型 448
古典的ホジキンリンパ腫, 混合細胞型 →classical Hodgkin lymphoma, mixed cellularity

古典的ホジキンリンパ腫, リンパ球減少型 →classical Hodgkin lymphoma, lymphocyte depletion
古典的ホジキンリンパ腫, リンパ球豊富型 →classical Hodgkin lymphoma, lymphocyte-rich
ゴナドトロピン産生腫瘍 398
孤発性筋萎縮性側索硬化症 371
孤立性壊死性結節 155
孤立性骨嚢腫 345
孤立性線維性腫瘍 395
コレステリンクレフト 18
コレステロール症 169
コレステロール塞栓症 26
コレステロールポリープ 169
コンゴ赤 103
混合型肝癌 159
混合型胚細胞腫瘍 234
混合パターン 439
コンゴーレッド染色 320

●さ
細菌性心内膜炎 486
細菌性腸炎 123
細菌性肺炎 40
再生異型 101
再生結節 146
再生不良性貧血 421
臍帯炎 276
細胆管細胞癌 159
細動脈硬化症 18
サイトケラチン 295
サイトメガロウイルス感染症 376
サイトメガロウイルス絨毛炎 518
サイトメガロウイルス心筋炎 499
サイトメガロウイルス肺炎 44
細胞診断 500
細胞の起源 315
索状カルチノイド 253
索状構造 156
柵状肉芽腫 319
左室肥大 2
砂粒小体 308
砂粒体 244
サルコイドーシス 7, 49, 100, 443
残胃炎 100
産褥熱 518
霰粒腫 412

●し
シェーグレン症候群 →Sjögren症候群（syndrome）
弛緩性水疱 318
敷石像 128
色素細胞母斑 326
色素性絨毛結節性滑膜炎 337
色素性蕁麻疹 320
子宮頸部横紋筋肉腫 267
子宮頸部上皮内腫瘍 263
子宮頸部上皮内腺癌 265
子宮頸部すりガラス細胞癌 265
子宮頸部腺癌 266, 511
子宮頸部腺扁平上皮癌 265
子宮頸部扁平上皮化生 262
子宮頸部扁平上皮癌 264
子宮頸部リンパ上皮腫様扁平上皮癌 265
子宮腺筋症 273
子宮体部癌肉腫 271
子宮体部血管周囲類上皮細胞腫 272
子宮体部漿液性癌 270
子宮体部腺肉腫 272
子宮体部粘液性癌 270
子宮体部未分化癌 271
子宮体部明細胞癌 271
子宮体部類内膜癌 270
子宮内膜異型増殖症 269
子宮内膜症 255
子宮内膜増殖症 269
歯原性腫瘍 68
歯原性嚢胞 68
自己免疫性胃炎 100
自己免疫性肝炎 151, 489
自己免疫性膵炎 174, 178
自己免疫性水疱症 318
自己免疫性溶血性貧血 420
歯根嚢胞 74
歯状核赤核淡蒼球ルイ体萎縮症 370
視神経脊髄炎 373
脂腺癌 325, 412
脂腺細胞 325
脂腺嚢腫 322
脂腺母斑 323
シデローシス 380
シナプトフィジン 298
歯肉アメーバ 502
シバット小体 317
ジフテリア 522
ジベルばら色枇糠疹 →pityriasis rosea Gibert
脂肪肝 150, 489

脂肪腫 350
脂肪浸潤 176
若年性黄色肉芽腫 320
若年性筋萎縮性側索硬化症 372
若年性ポリープ 132
縦隔原発大細胞型B細胞リンパ腫 454
縦隔のリンパ腫 454
集合管癌 210
周産期感染 518
充実性偽乳頭状腫瘍 174, 183
重症熱性血小板減少症候群 522
縦走潰瘍 128
十二指腸乳頭部 166
絨毛癌 233, 278
絨毛腺腫 135
絨毛羊膜炎 276
粥腫 18
粥状硬化症 18, 480
粥状硬化性大動脈瘤 19
手掌・足底線維腫症 352
出現細胞 439
術後性上顎嚢胞 74
術中迅速診断 167, 172
授乳性腺腫 284
腫瘍性病変 314
腫瘍塞栓 26
腫瘍類似病変 314
シュワン細胞腫 →schwannoma
上衣腫 390
漿液性境界悪性腫瘍 244
漿液性腺腫 244
漿液性嚢胞腫瘍 174, 180
消化管間質腫瘍 107, 111
消化性潰瘍 101
松果体芽腫 395
松果体細胞腫 395
松果体実質腫瘍 395
小径優位ニューロパチー 405
常在細菌叢 502
小細胞癌 250
小細胞性骨肉腫 342
小細胞性リンパ腫 451
硝子化索状腫瘍 311
硝子様細動脈硬化 480
硝子様小球 250
常染色体優性遺伝型 (成人型) 多嚢胞性
　腎症 214
常染色体劣性遺伝型 (乳児型) 多嚢胞性
　腎症 214
常染色体劣性多発性嚢胞腎 476
小児腎腫瘍 471

上皮異形成 72
上皮筋上皮癌 86
上皮内癌 34, 57
上皮内腫瘍 96
上皮内腺癌 54
静脈瘤 21
小リンパ球性リンパ腫 430
食道胃接合部癌 95
食道静脈瘤 92
食道皮脂腺 92
植物種子 523
女性化乳房 292
ショック 479, 485
ショック肺 485
脂漏性角化症 322
腎異形成 476
新犬山分類 149
腎盂腎炎 215
心外膜炎 9
腎芽腫 213, 471
腎癌取扱い規約 206
心筋炎 4
心筋細胞肥大 2
神経芽腫 470
神経芽腫群腫瘍 470
神経鞘腫 357
神経上皮性腫瘍 386
神経節芽腫 470
神経節膠腫 391
神経節細胞腫 299
神経節腫 470
神経線維腫 357
神経線維腫症2型 394
神経内分泌癌 58, 141, 175, 182
神経内分泌腫瘍 59, 141, 174, 182
腎硬化症 216
進行型 105
進行癌 97
新興・再興感染症 522
進行性核上性麻痺 367
進行性多巣性白質脳症 377
深在性嚢胞性大腸炎 134
心室中隔欠損症 12
真珠腫 35
滲出性病変 480
浸潤性インプラント 244
浸潤性黒色腫 327
浸潤性小葉癌 289
浸潤性膵管癌 174, 181
浸潤性腺癌 55
浸潤性乳管癌 287

浸潤性尿路上皮癌 225
浸潤性微小乳頭癌 291
尋常性乾癬 318
尋常性天疱瘡 318
尋常性疣贅 321, 501
腎浸潤性尿路上皮 (腎盂) 癌 210
新生児壊死性腸炎 475
真性赤血球増加症 428
腎性腺腫 222
真性動脈瘤 19
真性嚢胞 301
心臓移植の病理 14
心臓肉腫 11
人畜共通感染症 520
侵入奇胎 278
侵入性浸潤 247
真皮内母斑 326
心房中隔欠損症 12
蕁麻疹 316
腎明細胞肉腫 471
腎ラブドイド腫瘍 471

●す
スイート病 →Sweet disease
髄外造血 463
膵芽腫 183, 469
髄芽腫 392, 468
膵ガス壊疽 508
膵管内管状乳頭腫瘍 175, 179
膵管内乳頭粘液性腫瘍 174, 179
膵上皮内腫瘍性病変 181
水痘・帯状疱疹ウイルス 509
水疱性組織反応パターン 314, 315
水疱性病変 68, 69
水疱性類天疱瘡 318
髄膜腫 393
髄膜皮性髄膜腫 393
髄膜瘤 473
髄様癌 289, 310
頭蓋咽頭腫 399
スナノミ 516
スピッツ母斑 →Spitz nevus
スフェロプラスト化 500
スポロトリコーシス 504

●せ
正角化性歯原性嚢胞 70
性感染症 517
精細管内胚細胞腫瘍 232
性索性腺間質腫瘍 228
精子形成障害性不妊症 230

索引

精子肉芽腫　231
成熟奇形腫　251
成熟傾向　326
成熟抑制　230
青色母斑　326
成人T細胞白血病リンパ腫　432
成人型線維肉腫　354
性腺芽腫　253
声帯ポリープ　34
成長ホルモン産生腺腫　398
精母細胞性セミノーマ　232
赤芽球島　420
赤芽球癆　421
脊索腫　344
赤色・紫色病変　68
赤色病変　69
脊髄小脳失調症6型　370
脊髄髄膜瘤　473
赤白血病　425
石綿肺　50
赤痢アメーバ　122
石灰化異常　484
石灰化小体　244
石灰化上皮腫　324
石灰化上皮性歯原性腫瘍　71
節外性NK/T細胞リンパ腫　33
接触皮膚炎　316
節性濾胞辺縁帯リンパ腫　453
節足動物寄生　516
舌苔　503
セミノーマ　232
セメント質骨性異形成症　75
セルトリ・間質細胞腫　→Sertoli-stromal cell tumor
セルトリ細胞結節　230
セルトリ細胞腫　→Sertoli cell tumor
セルトリ細胞単独症　230
線維化　2, 3
線維芽細胞型　341
線維筋症　134
線維筋性異形成　25
線維形成性小円形細胞腫瘍　360
線維腫　10
線維腫・莢膜細胞腫　254
線維上皮性ポリープ　223
線維性胸膜炎　63
線維性骨異形成［症］　75, 346
線維性髄膜腫　393
線維腺腫　283
腺癌　95, 138, 226
腺癌（非腸型）　32

前癌病変　96
腺筋上皮腫　284
尖圭コンジローマ　239, 260, 510
腺腫　104, 120, 135, 170
腺腫様甲状腺腫　307
腺腫様腫瘍　235
腺症　237
全身性エリテマトーデス　488, 490
全身性硬化症　488, 493
全層性炎症　128
先天性間葉芽腎腫　471
先天性代謝異常症　472
先天性囊胞性腺腫様奇形　474
先天性囊胞性肺疾患　474
先天性肺気道奇形　474
旋尾線虫症　515
腺扁平上皮癌　172
腺房細胞癌　85, 174, 183
腺様囊胞癌　85, 289
前立腺萎縮　236
前立腺結節性過形成　236
前立腺上皮内腫瘍　237
前立腺腺癌　238

●そ
早期癌　105
早期肝細胞癌　157
臓器限局型壊死性動脈炎　488
象牙化　336
叢状型エナメル上皮腫　70
巣状分節性糸球体硬化症　189
増殖性膀胱炎　221
側頸囊胞　473
側頸瘻　473
続発性ヘモジデローシス　152
側方発育型腫瘍　137
組織反応パターン　314
ソマトスタチノーマ　182

●た
胎芽性癌　252
退形成性上衣腫　390
退形成性髄膜腫　393
退形成性星細胞腫　388
大径優位ニューロパチー　405
大血管転位症　13
体細胞型悪性腫瘍を伴う奇形腫　234
大細胞神経内分泌癌　250
第三期梅毒　505
胎児型　160
胎児型横紋筋肉腫　355

胎児水腫　518
胎児性癌　233
苔癬型組織反応パターン　314, 315
大腸癌　138
大腸憩室症　124
大腸表面型腫瘍　137
第二期梅毒　517
大脳皮質基底核変性症　367
胎盤腫瘍　276
胎盤性アルカリホ（フォ）スファターゼ　232, 252
胎便吸引症候群　474
大葉性肺炎　507
ダイロン染色　103, 320
唾液腺導管癌　86
多核巨細胞　21, 22
高安動脈炎　21
多形黄色星細胞腫　389
多形型脂肪肉腫　351
多形脂肪腫　350
多形（滲出性）紅斑　316
多形腺腫　81
多形腺腫由来癌　87
多型低悪性度腺癌　86
多系統異形成を伴う血球減少症　422
多系統萎縮症　369
唾石症　81
多臓器不全　485
立ち枯れ壊死　124
脱分化型脂肪肉腫　351
脱分化型軟骨肉腫　340
脱分化型傍骨性骨肉腫　343
多囊胞肝　153
多囊胞性腎症　214
多発筋炎　406
多発血管炎性肉芽腫症　24, 33, 49, 196
多発性筋炎/皮膚筋炎　488
多発性硬化症　373
多発性骨髄腫　345, 478
多房囊胞性腎細胞癌　208
胆管　166
胆管炎　146, 151
胆管過誤腫　163
胆管癌　167, 171
胆管腺腫　163
胆管内乳頭状腫瘍　158, 170
単球様B細胞　444
単クローン性ガンマグロブリン血症　434
胆汁性肝硬変　149
単純ヘルペスウイルス　509
弾性線維腫　352

胆道　166
胆道癌　166, 171
胆嚢　166
胆嚢癌　167, 171
胆嚢腺筋腫症　170
単包条虫　520
淡明細胞型腎細胞癌　208
淡明細胞性軟骨肉腫　340

● ち ─────────────
腟トリコモナス症　517
着床部栄養膜細胞腫瘍　278
中間型松果体実質腫瘍　395
虫垂炎　139
中枢神経系原始神経外胚葉性腫瘍　392
中枢神経系神経芽腫　392
中枢神経原発悪性リンパ腫　396
中枢性神経細胞腫　391
腸型　120
腸型管状腺腫　104
腸管 T 細胞リンパ腫　142
腸管出血性大腸菌　506
腸管出血性大腸菌大腸炎　121
腸管スピロヘータ症　122
腸間膜静脈硬化症　124
腸結核　123
腸上皮化生　99, 100, 222
腸スピロヘータ症　499
腸嚢胞気腫症　125
直腸孤立性潰瘍　134
チョコレート嚢胞　255
貯留嚢胞　177
陳旧性脳梗塞　379

● つ ─────────────
通常型骨肉腫　341
痛風　361, 479, 483
痛風腎　483

● て ─────────────
低悪性度漿液性腺癌　245
低悪性度線維粘液肉腫　354
低悪性度中心性骨肉腫　342
低悪性度内膜間質肉腫　275
低悪性度乳頭状尿路上皮癌　249
低異型度虫垂粘液性腫瘍　140
低酸素性脳症　381
ディスジャーミノーマ　252
低分化　310
低分化腺癌　107
停留精巣　230

デスモイド型線維腫症　353
テューモレット　62
転移性腫瘍　60, 164, 255, 400
伝染性単核球症　441
伝染性軟属腫　321, 509

● と ─────────────
凍結筋　402
糖原過形成　133
島状カルチノイド　253
同所性　248
洞性パターン　438
透析アミロイドーシス　481
透析関連腎細胞癌　212
洞組織球症　440
糖尿病　176, 478, 480
糖尿病性腎症　198
頭部白癬　498
動脈硬化　8
動脈瘤　19
動脈瘤様骨嚢腫　345
トキソプラズマ性リンパ節炎　443
トキソプラズマ胎盤炎　518
トキソプラズマ脳炎　514
特殊型胃炎　100
特殊型浸潤性腺癌　56
特発性眼窩炎症　416
特発性間質性肺炎　46
特発性血小板減少性紫斑病　421
特発性骨壊死　335
特発性肉芽腫性精巣炎　231
特発性パーキンソン病　→idiopathic Parkinson's disease

● な ─────────────
内臓リーシュマニア症　521
内軟骨腫　338
内反性乳頭腫　31, 223
内分泌細胞癌　109
内分泌細胞小胞巣　100
内分泌腫瘍　107
内膜炎　268
内膜変化　268
内膜ポリープ　272
内リンパ嚢腫瘍　35
ナボット嚢胞　→Nabothian cyst
軟骨芽細胞型　341
軟骨芽細胞腫　339
軟骨肉腫　339
軟骨粘液線維腫　339
軟骨帽　338

軟骨様汗管腫　323
軟属腫小体　321
軟部組織　348
軟部明細胞肉腫　359

● に ─────────────
ニキビダニ　516
肉芽腫性胃炎　100
肉芽腫性前立腺炎　237
肉芽腫性組織反応パターン　314, 315
肉芽腫性乳腺炎　292, 498
肉腫様　59, 346
肉腫様結節　247
ニクズク肝　153
2 細胞パターン　252
二次感染　503
二次性心筋症　7
二次性副甲状腺機能亢進症　479, 484
日光角化症　325
日光弾性線維症　325
日本紅斑熱　522
日本住血吸虫症　155
日本住血吸虫卵　515
乳管腺腫　285
乳管内乳頭腫　285
乳酸桿菌　503
乳児血管腫　469
乳腺症　282
乳腺線維症　292
乳腺相似分泌癌　86
乳頭癌　308
乳頭腫　94, 223
乳頭腫症　321
乳頭状汗管嚢胞腺腫　323
乳頭状腎細胞癌　209
乳頭状線維弾性腫　10
乳頭腺癌　106, 171
乳頭部　166
乳頭部癌　167
乳頭部腺腫　284
乳房外パジェット病　→extramammary Paget's disease
ニューモシスチス肺炎　44, 513
ニューロフィラメント　325
尿細胞診　220
尿道カルンクル　223
尿膜管遺残　222
尿膜管癌　226
尿路上皮癌亜型　225
尿路上皮内癌　224
妊娠高血圧症候群　276

認知症を伴う筋萎縮性側索硬化症　372

● ね

ネグレリア脳炎　514
ネコひっかき病　444, 504
熱帯熱マラリア　521
粘液型脂肪肉腫　351
粘液癌　106, 107, 140, 289
粘液管状紡錘細胞癌　212
粘液結節　107
粘液細胞化生　176, 177
粘液腫　10
粘液性カルチノイド　253
粘液性境界悪性腫瘍　246
粘液性腺癌　247
粘液性腺腫　246
粘液性嚢胞腫瘍　174, 180
粘液線維肉腫　354
粘液乳頭状上衣腫　390
粘液嚢腫　140
粘液嚢胞　81
粘表皮癌　84
粘膜下異所性胃腺　102
粘膜脱症候群　134

● の

脳アカントアメーバ症　499
脳悪性リンパ腫　511
膿胸関連リンパ腫　63
脳血栓症と脳塞栓症　379
脳挫傷　382
脳髄膜瘤　473
膿皮症　504, 506
嚢胞　68
嚢胞性中膜壊死　19, 20
嚢胞内嚢胞　180

● は

バーキットリンパ腫　→ Burkitt lymphoma
肺アスペルギルス症　43, 499
肺炎球菌性肺炎　507
肺炎球菌胎盤炎　518
バイオフィルム　500
胚芽異形成性神経上皮腫瘍　391
胚芽型　160
肺過誤腫　61
肺型　250
肺結核症　41
肺結核病変　505
敗血症　479, 486, 504
肺硬化性血管腫　61

杯細胞化生　176
杯細胞カルチノイド　141
胚細胞腫瘍　228
胚細胞性腫瘍　396
胚腫　396
肺循環障害　52
肺線維症　493
胚中心進展性異形成　446
肺動脈血栓塞栓症　53
肺動脈性肺高血圧症　54
肺内リンパ節　62
肺分画症　474
肺胞蛋白症　52
肺ランゲルハンス細胞組織球症　51
肺リンパ脈管筋腫症　51
白色梗塞　461
白色病変　68, 69
白癬　321
白板症　72
破骨細胞様多核巨細胞　183
パジェット病　→ Paget's disease
橋本病　306
バセドウ病　→ Basedow disease
発育性嚢胞　68
白血球破砕性血管炎　317
鼻型　33
鼻茸　31
花むしろ状　329
花むしろ（筵）状線維化　175, 494
花むしろ模様　329
パラコクシジオイデス　521
バルトネラ症　504, 506
パルボウイルスB19　518
半月体形成性腎炎　194
汎骨髄症　428
ハンチントン病　→ Huntington's disease
反応性濾胞間過形成　440

● ひ

ヒアリン滴　328
非アルコール性脂肪肝炎　150
鼻咽頭血管線維腫　30
非角化癌　31
非角化癌（分化型）　30
非角化癌（未分化型）　30
非化膿性破壊性胆管炎　493
非乾酪性類上皮細胞肉芽腫　129
非虚血性　2
非結核性抗酸菌症　42, 519
非結核性抗酸菌性リンパ節炎　445

鼻口蓋管（切歯管）嚢胞　74
脾梗塞　461
非骨化性線維腫　343
非細菌性血栓性心内膜炎　5
非歯原性嚢胞　68
非腫瘍性病変　221
微小巨核球　422
微小形成不全　384
微小血管増殖　388
微小浸潤性腺癌　55
微小髄膜細胞様結節　62
微小石灰沈着　523
微小腺管過形成　262
微小膿瘍　504
微小変化糸球体病変　188
非浸潤性インプラント　244
非浸潤性小葉癌　286
非浸潤性乳管癌　286
非浸潤性乳頭状尿路上皮癌　224
脾膵癒合　476
非ステロイド性抗炎症薬　130
ヒストプラズマ症　513
肥大型心筋症　6
ピック病　→ Pick disease
非定型奇形腫様ラブドイド腫瘍　392
人喰いバクテリア症　508
ヒトパピローマウイルス　510, 511
ヒトパルボウイルスB19　421
ヒトヘルペスウイルス8型　328
ヒト免疫不全ウイルスリンパ節症　446
非妊娠性絨毛癌　252
肥胖細胞性星細胞腫　388
皮膚筋炎　406
腓腹神経　402
皮膚限局性アミロイドーシス　320
皮膚原発性未分化大細胞リンパ腫　329
皮膚混合腫瘍　323
皮膚糸状菌　321
皮膚線維腫　329
皮膚爬行症　515
皮膚白血球破砕性血管炎　490
皮膚病性リンパ節症　441
皮膚リーシュマニア症　521
びまん型腱滑膜性巨細胞腫　337
肥満細胞症　320
びまん性炎症　127
びまん性硬化型乳頭癌　309
びまん性軸索損傷　382
びまん性星細胞腫　388
びまん性大細胞型B細胞[性]リンパ腫
　110, 235, 311, 454

びまん性肺胞傷害　45, 485
びまん性パターン　439
びまん性汎細気管支炎　48
びまん性病変　480
表在型　105
表在癌　96, 97
皮様嚢腫　251
表皮内黒色腫　327
表皮内扁平上皮癌　324
表皮ブドウ球菌　502
日和見感染症　519
ヒルシュスプルング病　→Hirschsprung disease
ビルハルツ住血吸虫症　220
非連続性病変　128
脾濾胞辺縁帯リンパ腫　464
ピロリ菌感染　498
ピロリン酸カルシウム結晶沈着症　337

● ふ
ファゴット細胞　424
ファブリ病　→Fabry病 (disease)
ファロー四徴症　→Fallot四徴症
フィラメント化　500
風船化　148
風船様腫大　150
封入体筋炎　406
不規則増殖期内膜　269
不均衡炎症　129
副甲状腺　304
副甲状腺過形成　312
副甲状腺癌　312
副甲状腺機能亢進症　304
副甲状腺腺腫　312
複合母斑　326
副腎偶発腫　295
副腎骨髄脂肪腫　299
副腎疾患　294
副腎嚢胞　301
副腎白質ジストロフィー　374
副腎皮質癌　297
副腎皮質結節　295
副腎皮質好酸性細胞腫　299
副腎皮質色素性腺腫　302
副腎皮質腺腫　302
副腎皮質ホルモン産生腺腫　398
腹膜インプラント　244
腹膜癌　245
腹膜偽粘液腫　140
腹膜膠腫症　251
富細胞性平滑筋腫　274

浮腫性膵炎　178
不整脈原性右室心筋症 (または異形成症)　6
豚インフルエンザ　522
ぶどう膜悪性黒色腫　415
ブラ　52
プリオン病　378
篩型乳頭癌　309
ブルンネル腺過形成　116
ブレブ　52
プロトテカ症　513
プロラクチン産生腫瘍　398
分化型癌　106
吻合部胃炎　100
糞線虫　515
糞線虫症　118
分泌癌　290
分葉状内頸腺過形成　263

● へ
平滑筋腫　94, 273
平滑筋肉腫　274, 354
閉経後骨粗鬆症　335
閉塞性血栓性血管炎　25
閉塞性静脈炎　178, 494
ベーカー嚢腫　→Baker's cyst
壁在結節　247
壁細胞過形成　102
ヘモクロマトーシス　152, 479, 483
ヘモジ (シ) デローシス　176, 479, 483
ヘラルドパッチ　318
ヘルペスウイルス　94
変形性関節症　336
扁平上皮化生　176, 222
扁平上皮癌　34, 57, 72, 96, 97, 107, 172, 226, 325
扁平上皮島　95
扁平苔癬　317
扁平疣贅　510

● ほ
ポイツ・ジェガーズ症候群　132
蜂窩織炎性虫垂炎　139
傍骨性骨肉腫　343
放射線性腸炎　125
胞状奇胎　277
紡錘形細胞癌　35
紡錘形細胞脂肪腫　350
紡錘細胞癌　73, 290
放線菌　139
放線菌症　506

胞巣型横紋筋肉腫　355
胞巣状軟部肉腫　359
乏突起膠腫　389
ボーエン病　→Bowen's disease
ポートリエ微小膿瘍　→Pautrier微小膿瘍 (microabscess)
母斑細胞　326
母斑細胞母斑　326
ポリープ　131
本態性血小板血症　428

● ま
マーカー検索　439
マイボーム腺　325
膜性腎症　190
膜性増殖性糸球体腎炎　191
麻疹肺炎　509
マダニ咬症　516
マチャド・ジョセフ病　→Machado-Joseph disease
末梢性T細胞リンパ腫　455
マラコプラキア　220, 505
マラセチア　503
マルネフェイ型ペニシリウム症　521
慢性うっ血　461
慢性うっ血肝　153
慢性炎症性脱髄性多発ニューロパチー　405
慢性滑液包炎　337
慢性活動性胃炎　99
慢性化膿性骨髄炎　334
慢性肝炎　148
慢性拒絶反応　154
慢性硬膜下血腫　382
慢性骨髄性白血病　427
慢性骨髄単球性白血病　423
慢性膵炎　178
慢性単純性苔癬　314, 315
慢性胆嚢炎　168
慢性非化膿性破壊性胆管炎　151
慢性リンパ性白血病　430, 451
マンソン孤虫症　515
マントル細胞リンパ腫　142, 451
マンロー微小膿瘍　→Munro微小膿瘍

● み
ミクリッツ病　→Mikulicz病 (disease)
岬徴候　328
未熟奇形腫　251
ミトコンドリア筋症　407
ミトコンドリア脳筋症　375, 407

未分化型癌　107
未分化型急性骨髄性白血病　424
未分化癌　183, 311
未分化大細胞型リンパ腫　433, 456
未分化多形肉腫　344, 361
脈管栄養血管　19, 21
脈絡叢癌　390
脈絡叢乳頭腫　390
ミルメシア　510

● む
無顆粒球症　421
ムコール症　512
ムチンの沈着　319
無排卵性内膜剥離　267
無腐性骨壊死　335

● め
明細胞　305
明細胞性腫瘍　248
迷入組織　447
メッケル憩室　117
メラニン色素　98
メラノサイト　327
メルケル細胞癌　→Merkel細胞癌 (cell carcinoma)
免疫学的組織構築　439
免疫染色　349
メンケス病　→Menkes disease

● も
毛細血管拡張性肉芽腫　328
毛細血管性血管腫　356
毛状白板症　519
毛包　314
毛包虫　516
毛母腫　324
網膜芽細胞腫　414
網膜芽腫　468
毛様細胞性星細胞腫　389
モルラ　309
門脈圧亢進症　461

● や
薬剤性腸炎　130
薬剤性リンパ節症　447
薬剤誘発性心筋症　7
薬疹　317

● ゆ
ユーイング肉腫　→Ewing sarcoma

有棘細胞癌　325
融合遺伝子　349
疣贅癌　73
疣贅状癌　240
疣贅・乳頭状病変　68
有毛細胞白血病　431
幽門腺型腺腫　120
幽門腺腺腫　104
輸入感染症　521

● よ
葉状腫瘍　283
溶連菌感染後性急性腎炎　193
翼状片　413

● ら
らい（癩）　404
らい腫らい　498
らい腫らい（多菌型）　505
ライディッヒ細胞過形成　230
ライディッヒ細胞腫　→Leydig cell tumor
ラクナ梗塞　379
ラ氏島硝子化　176
らせん腺腫　323
ラトケ嚢胞　→Rathke cleft cyst
ラフォラ病　→Lafora disease
卵黄腸管　117
卵黄嚢腫瘍　233, 252
卵管炎　256
卵管癌　256
卵管水腫　256
卵管妊娠　256
ランゲルハンス細胞組織球症　→Langerhans cell histiocytosis
卵精巣　476
卵巣甲状腺腫　253
卵巣様間質　180
ランブル鞭毛虫症　118, 514

● り
リウマチ性弁膜症　5
リウマチ性リンパ節症　442
リウマチ熱　488
リウマトイド結節　492
リツキシマブ　431
リポイド類壊死症　319
隆起性皮膚線維肉腫　329
良悪性中間型腫瘍　348
良性腫瘍　223
良性腎硬化症　216
良性線維性組織球腫　343

良性ブレンナー腫瘍　→benign Brenner tumor
良性リンパ上皮性嚢胞　81
緑膿菌感染　500
緑膿菌敗血症　519
リンパ芽球性リンパ腫　450
リンパ管腫　356
リンパ球浸潤癌　108
リンパ球性胃炎　100
リンパ形質細胞性硬化性膵炎　178
リンパ形質細胞性リンパ腫　430
リンパ腫　107, 110
リンパ腫関連血球貪食症候群　435
リンパ腫様肉芽腫症　60
リンパ上皮癌　30
リンパ上皮性唾液腺炎　80
リンパ上皮性嚢胞　177
リンパ節転移性腫瘍　460
リンパ濾胞過形成　440

● る
類基底細胞癌　97
類骨骨腫　340
類脂肪性仮性壊死症　319
類上皮血管内皮腫　162, 356
類上皮細胞肉芽腫　123
類上皮細胞肉芽腫形成　443
類上皮性血管筋脂肪腫　211
類上皮肉腫　359
類内膜性腫瘍　248
類白血病反応　427
類表皮嚢胞　177
ループス腎炎　195, 490
ループスバンド　490

● れ
レジオネラ肺炎　507
裂隙　324
裂溝　129
レビー小体型認知症　→diffuse Lewy body disease
レプトスピラ症　520

● ろ
瘻孔　128
老人性骨粗鬆症　335
ローゼンタール線維　389
濾胞型エナメル上皮腫　70
濾胞型乳頭癌　308
濾胞癌　309
濾胞間パターン　439

濾胞周囲性パターン　439
濾胞樹状細胞　456
濾胞樹状細胞腫瘍　457
濾胞性パターン　438
濾胞性リンパ腫　142, 431, 452
濾胞腺腫　307

●わ
ワイヤーループ病変　491
ワルチン腫瘍　→Warthin tumor

欧文索引

●A

α-fetoprotein 108
AA-amyloidosis 103
AAH 54
AA型 119
ABCD rule 327
abnormal localization of immature precursors 423
ACC 174, 183
achalasia 93
acinar cell carcinoma 174, 183
acinic cell carcinoma 85
ACTH-independent macronodular adrenocortical hyperplasia 300
ACTH産生腺腫 398
ACTH非依存性大結節性副腎皮質過形成 300
actinic keratosis 325
acute cholecystitis 168
acute epididymoorchitis 231
acute hepatitis 148
acute pancreatitis 178
acute pyogenic osteomyelitis 334
adenocarcinoma 226
adenocarcinoma in situ 54, 265
adenoid cystic carcinoma 85, 289
adenoma 170
adenoma of the nipple 284
adenomatoid tumor 235, 273, 301
adenomatous goiter 307
adenomyoepithelioma 284
adenomyomatosis 170
adenomyosis 273
adenosarcoma 272
adenosis 237
adenosquamous carcinoma 172, 265
adrenal cyst 301
adrenal incidentaloma 295
adrenal myelolipoma 299
adrenocortical adenoma 302
adrenocortical carcinoma 297
adrenocortical oncocytoma 299
adrenocortical pigmented adenoma 302
adrenoleukodystrophy 374
adult fibrosarcoma 354

AFP 108, 233
AIDS leukoencephalopathy 377
AIMAH 300
AIP 174, 178
AIP 1型 178
AIP 2型 178
AIS 54
AL-amyloidosis 103
aldosterone producing adrenocortical adenoma 296
aldosteronoma 296
ALIP 423
ALK 329
ALK遺伝子 457
Alport syndrome 200
alveolar proteinosis 52
alveolar rhabdomyosarcoma 355
alveolar soft part sarcoma 359
Alzheimer disease 366
AL型 119
ameloblastic fibroma 71
ameloblastoma 70
amyloid angiopathy 380
amyloidosis 103, 199, 481
amyotrophic lateral sclerosis with dementia 372
anaphylactoid purpura 317
anaplastic carcinoma 271
anaplastic large cell lymphoma 456
ANCA-related nephritis（関連腎症） 194
androgen insensitivity syndrome 230
aneurysmal bone cyst 345
angioimmunoblastic T-cell lymphoma 455
angioleiomyoma 355
angiomyolipoma 163, 211
angiosarcoma 162, 328, 344
anti-phospholipid antibody syndrome 490
APAM 273
apocrine carcinoma 290
APS 490
arachal cancer 226
Arias-Stella reaction 268
Arkin分類 22
asbestosis 50
aseptic necrosis 335

aspergillosis 43
asteroid body 443
atelectatic fibrosis 51
atypical adenomatous hyperplasia 54, 237
atypical endometrial hyperplasia 269
atypical leiomyoma 274
atypical lipomatous tumor 350
atypical polypoid adenomyoma 273
atypical teratoid/rhabdoid tumor 392
autoimmune hepatitis 151
autoimmune pancreatitis 174, 178
autosomal recessive polycystic kidney disease 476
A型胃炎 100

●B

β-catenin 102, 183
β₂ミクログロブリン 119
34βE12 237
Baker's cyst 337
ballooning 148
ballooning変性 150
Barrett食道（esophagus） 95
Barrett腺癌 95
Bartonella henselae 444
basal cell adenoma 83
basal cell carcinoma 324
basal cell hyperplasia 236
basal plasmacytosis 127
basaloid carcinoma 97
Basedow disease 306
Becker型筋ジストロフィー 407
Beckwith-Wiedemann症候群 213
benign Brenner tumor 249
benign fibrous histiocytoma 343
benign lymphoepithelial cyst 81
BHD症候群 206
bile duct adenoma 163
bile duct hamartoma 163
Birt-Hogg-Dubé症候群 206
BKウイルス 501
BKウイルス感染症 220
bleb 52
blue nevus 326
bone metastasis 346

borderline Brenner tumor　249
Borrmann 分類　105
Bowen's disease　239, 324
Brachyspira　122
BRAF V600E 遺伝子変異　431
Brodie 膿瘍　334
bronchial atresia　474
budding　325
bulla　52
bullous pemphigoid　318
Burkitt lymphoma　453
B 型肝炎ウイルス　509
B 型肝硬変　149

● C

C-ANCA　24
c-kit　232
CADASIL　380
calcifying epithelial odontogenic tumor　71
calciphylaxis　484
calcium pyrophosphate dehydrate crystal deposition disease　337
Call-Exner 小体　254
callus　334
calretinin　234
CALR 変異　428, 429
CAM　276
cancer of the biliary tract　171
cancer of the extrahepatic bile duct　171
cancer of the gallbladder　171
cancer of unkown primary　460
Candida glabrata　512
capillary hemangioma　356
carbon monoxide poisoning　381
carcinoid　253
carcinoma ex pleomorphic adenoma　87
carcinoma *in situ*　34
carcinoma in situ　57
carcinoma of the collecting ducts of Bellini　210
carcinosarcoma　98, 248, 271
Carney complex　300
Caroli disease　153
cartilage cap　338
Castleman disease　458
cat-scratch disease　444
cavernous hemangioma　356
CCAM　474
CD1a　346
CD20　426

CD30　233, 329
CD34　103, 111, 329
CD79a　426
CD117　111
CD163　435
cellular leiomyoma　274
cemento-osseous dysplasia　75
central nervous system primitive neuroectodermal tumor　392
central neurocytoma　391
centrocyte-like cell　110
cerebral autosomal dominant arteriopathy with subcortical infarcts and leukoencephalopathy　380
cerebral contusion　382
cerebral thrombosis and embolism　379
cervical intraepithelial neoplasia　263
chalazion　412
chassical Hodgkin lymphoma, nodular sclerosis　448
chemical (reactive) gastritis　100
chicken-wire calcification　339
cholangiolocellular carcinoma　159
cholangitis　151
cholesteatoma　35
cholesterol polyp　169
chondroblastoma　339
chondromyxoid fibroma　339
chondrosarcoma　339
chorangioma　276
chordoma　344
chorioamnionitis　276
choriocarcinoma　233, 278
choroid plexus papilloma　390
chromomycosis　321
chromophobe renal cell carcinoma　209
chrondrocytic cloning　336
chronic bursitis　337
chronic cholecystitis　168
chronic congestion　461
chronic congestive liver　153
chronic hepatitis　148
chronic inflammatory demyelinating polyneuropathy　405
chronic lymphocytic lymphoma　451
chronic pancreatitis　178
chronic pyogenic osteomyelitis　334
chronic subdural hematoma　382
CIN　263
Civatte 小体 (body)　71, 317
CK7　164

CK20　164, 325
classical Hodgkin lymphoma, lymphocyte depletion　449
classical Hodgkin lymphoma, lymphocyte-rich　449
classical Hodgkin lymphoma, mixed cellularity　449
clear cell　323
clear cell carcinoma　271
clear cell chondrosarcoma　340
clear cell renal cell carcinoma　208
clear cell sarcoma of kidney　471
clear cell sarcoma of soft tissue　359
clear cell tumor　248
clonorchiasis　155
Clostridium difficile　121
clumping cell　324
CMV pneumonia　44
Codman 三角　341
collagenous gastritis　100
combined hepatocellular and cholangiocarcinoma　159
compartmentalizing fibrosis　454
composite paraganglioma　299
condyloma acuminatum　239, 260
congenital cystic adenomatoid malformation　474
congenital mesoblastic nephroma　471
congenital pulmonary airway malformation　474
contact dermatitis　316
conventional osteosarcoma　341
corpus luteum cyst　255
corticobasal degeneration　367
CPAM　474
CPPD crystal deposition disease　337
craniopharyngioma　399
crescentic nephritis　194
Crohn 病　100, 128
Crooke hyaline change　397
crypt distortion　127
cryptococcosis　43, 376
cryptorchidism　230
Cushing 症候群　302
cyst-in-cyst　180
cytomegalovirus infection　376
cytomegalovirus pneumonia　44
C 型肝炎ウイルス　511
C 型肝硬変　149
C 細胞過形成　310

●D

D2-40　232
DAD　45, 485
dark cell　323
de novo癌　137
dedifferentiated chondrosarcoma　340
dedifferentiated liposarcoma　351
dedifferentiated parosteal osteosarcoma　343
dentatorubropallidoluysial atrophy　370
dentigerous cyst　74
Denys-Drash症候群　206
dermatofibroma　329
dermatofibrosarcoma protuberans　329
dermatopathic lymphadenopathy　441
dermoid cyst　251
desmin　235
desmoid-type fibromatosis　353
desmoplasia　175, 181
desmoplastic small round cell tumor　360
diabetes mellitus　480
diabetic nephropathy　198
dialysis associated renal cell carcinoma　212
diffuse alveolar damage　45
diffuse astrocytoma　388
diffuse axonal injury　382
diffuse large B-cell lymphoma　110, 454
diffuse Lewy body disease　368
diffuse panbronchiolitis　48
discoid lupus erythematosus　319
discovered on GIST　111
disordered proliferative phase endometrium　269
DM　480
Döderlein桿菌　502
DOG1　111
drug eruption　317
drug-induced lymphadenopathy　447
Dubin-Johnson症候群　152
Duchenne型筋ジストロフィー　407
ductal adenoma　285
dysembryoplastic neuroepithelial tumor　391
dysgerminoma　252
dysplasia　96, 143
dysplastic nodule　161
dysspermatogenic sterility　230
dystrophic calcification　484

●E

early hepatocellular carcinoma　157
EBER-1　435
eburnation　336
EBウイルス　511
EBウイルス関連血球貪食症候群　435
echinococcosis　155
ectopic calcification　484
ectopic crypt foci　136
ectopic pancreas　475
Edmondson分類　156
EGJ　95
elastofibroma　352
EMA　329
embryonal carcinoma　233, 252
embryonal rhabdomyosarcoma　355
emperipolesis　459
empty lacuna　335
encephalomeningocele　473
enchondroma　338
endocervical adenocarcinoma　266
endocervical polyp　262
endolymphatic sac tumor　35
endometrial hyperplasia　269
endometrial polyp　272
endometrioid carcinoma　270
endometrioid tumor　248
endometriosis　255
endometritis　268
ependymoma　390
epidermoid cyst　177
epithelial dysplasia　72
epithelial-myoepithelial carcinoma　86
epithelioid angiomyolipoma　211
epithelioid hemangioendothelioma　162, 356
epithelioid sarcoma　359
Epstein-Barrウイルス　108, 441
erythema (exsudativum) multiforme　316
erythema nodosum　316
erythroplasia of Queyrat　239
esophageal sebaceous gland　92
esophageal varices　92
esophagogastric junction　95
Ewing sarcoma　345
extramammary Paget's disease　240, 260
extramedullary hematopoiesis　463
extranodal marginal zone B-cell lymphoma of mucosa-associated lymphoid tissue　110
extranodal NK/T cell lymphoma　33
extraskeletal Ewing sarcoma　360
extraskeletal myxoid chondrosarcoma　360
extraskeletal osteosarcoma　357

●F

Fabry病 (disease)　479, 482
Fallot四徴症　13
false mycosis　523
familial bephrorophthisis　201
fat infiltration　176
fatty liver　150
FGFR1　427
fibroadenoma　283
fibroepithelial polyp　223
fibroma-thecoma　254
fibrous disease　292
fibrous dysplasia of bone　75, 346
FISH法　349
focal cortical dysplasia　383
focal nodular hyperplasia　161
focal segmental glomerulosclerosis　189
follicular adenoma　307
follicular adenoma, oxyphilic cell type　308
follicular carcinoma　309
follicular dendritic cell tumor　457
follicular lymphoma　452
folliculolysis　446
fracture healing　334
fundic gland polyp　102
funisitis　276

●G

Gamna-Gandy結節　461, 463
gangliocytoma　299
ganglioglioma　391
ganglion　337
ganglioneuroblastoma　470
ganglioneuroma　470
gastritis cystica profunda　100, 102
gastroesophageal reflux disease　93
gastrointestinal stromal tumor　111, 175
Gaucher病　472
gay bowel syndrome　519
GERD　93
germ cell tumors　396
GH産生腺腫　398
giant cell tumor of bone　344
giant cell tumor of tendon sheath　338
GIST　107, 111, 175
glandular and stromal breakdown　267

索引　539

glassy cell carcinoma　265
Gleason pattern　229, 238
Gleason スコア (score)　229, 238
glioblastoma　388
globoid cell leukodystrophy　374
glomus tumor　328
glypican-3　233
goblet cell metaplasia　176
goblet cell rich type　131
gonadoblastoma　253
gout　361, 483
GPA　49
graft-versus-host disease　154
granular cell tumor　71, 94, 358
granuloma annulare　319
granulomatosis with polyangiitis　33, 196
granulomatosis with polyangitis　49
granulomatous mastitis　292
granulomatous prostatitis　237
granulomatous reaction pattern　314
granulosa cell tumor　254
Grenz zone　329
GVHD　154
gynecomastia　292

● H

hallmark cell　456
hamartoma　61, 292
hamartomatous inverted polyp　102
Hashimoto disease　306
hCG-β　233
Helicobacter pylori (H. pylori) 胃炎　95, 99, 100, 103
hemangioblastoma　394
hemangioma　162
hemangiopericytoma　395
hemochromatosis　152, 483
hemosiderosis　176, 483
hepatoblastoma　160, 469
hepatocellular adenoma　160
hepatocellular carcinoma　156
hepatoid carcinoma　250
herald patch　318
herpes genitalis　239
heterotopic gastric mucosa　92
heterotopic pancreas　103
HHV-8　328
hibernoma　350
high grade serous carcinoma　245
hippocampal sclerosis　383
Hirschsprung disease　475

HIV-related CD8[+] cutaneous pseudolymphoma　519
HIV リンパ節症　446
HMB-45　327
hobnail 状　248
Homer Wright 型ロゼット (rosette)　345, 392
HP　48
HPA axis　302
HPV　510
human herpesvirus 8　328
human immunodeficiency virus lymphadenopathy　446
Huntington's disease　370
hyalinization of Langerhans island　176
hyalinizing trabecular tumor　311
hydatidiform mole　277
hydrosalpinx　256
hyperplastic polyp　102
hypersensitivity pneumonia　48
hyperuricemia　483
hypophysitis　400
hypoxic encephalopathy　381

● I

idiopathic granulomatous orchitis　231
idiopathic interstitial pneumonia　46
idiopathic orbital inflammation　416
idiopathic osteonecrosis　335
idiopathic Parkinson's disease　368
IgA nephropathy (腎症)　192
IgA 血管炎　25, 315, 317
IgG4-associated (related) sialadenitis (関連唾液腺炎)　80, 495
IgG4-related autoimmune pancreatitis (関連自己免疫性膵炎)　494
IgG4-related disease (関連疾患)　20, 416, 488
IgG4-related Mikulicz disease (関連ミクリッツ病)　495
IgG4-related retroperitoneal fibrosis (関連後腹膜線維症)　496
IgG4-related sclerosing cholangitis (関連硬化性胆管炎)　169, 496
IgG4 陽性形質細胞　178
IIP　46
immature teratoma　251
inborn error of metabolism　472
inclusion　447
infantile hemangioma　469
infectious mononucleosis　441

infectious spleen　462
infiltrating renal pelvic carcinoma　210
inflammatory fibroid polyp　103
inflammatory myofibroblastic tumor　226, 353
inflammatory pseudotumor　62, 463
inihibin-α　234
interstitial cystitis　221
intestinal metaplasia　222
intraadrenal paraganglioma　298
intraductal papillary mucinous neoplasm　174, 179
intraductal papillary neoplasm of the bile duct　170
intraductal papilloma　285
intraductal tubulopapillary neoplasm　175, 179
intraepithelial neoplasia　96
intrahepatic cholangiocarcinoma　158
intramuscular myxoma　358
intrapulmonary lymph node　62
intratubular germ cell neoplasia　232
intratumoral heterogeneity　294
invasive adenocarcinoma　55
invasive ductal carcinoma　287
invasive lobular carcinoma　289
invasive melanoma　327
invasive micropapillary carcinoma　291
invasive mole　278
invasive pancreatic ductal carcinoma　181
invasive urothelial carcinoma　225
inverted papilloma　223
IOI　416
IPMN　174, 179
IPNB　170
IPT 様濾胞樹状細胞腫瘍　464
ischemic encephalopathy　381
ITPN　175, 179

● J

JAK2 遺伝子　428
JAK2 変異　429
juvenile amyotrophic lateral sclerosis　372
juvenile xanthogranuloma　320

● K

Kamino body　326
Kaposi's sarcoma　328
keratin plugging　73
keratoacanthoma　324
keratocystic odontogenic tumor　70

kernicterus   472
Ki67   294
Kikuchi disease   442
Kimura's disease   444
KIT   111
Klinefelter syndrome   230
Krukenberg 腫瘍   255
Küttner 腫瘍   80

● L

lactating adenoma   284
lacunar cell   448
lacunar infarction   379
Lafora disease   375
LAM   51
Langerhans cell histiocytosis   346
Langerhans 細胞   441
Langhans 型巨細胞   443
large cell neuroendocrine carcinoma   250
large fiber neuropathy   405
laryngeal carcinoma   34
laryngeal nodule   34
lateral cervical cyst   473
lateral cervical fistula   473
LCH   51
LCIS   286
LEGH   263
leiomyoma   94, 273
leiomyosarcoma   274, 354
LEL   110
leukocytoclastic vasculitis   317
Leydig cell tumor   234
lichen amyloidosus   320
lichen planus   317
lichen sclerosus et atrophicus   260
lichen simplex chronicus   314
lichenoid reaction pattern   314
lipoma   350
lipomatous pseudohypertrophy   176
liver cirrhosis   148
lobular carcinoma *in situ*   286
lobular endocervical glandular hyperplasia   263
lollipop lesion   458
low-grade central osteosarcoma   342
low-grade endometrial stromal sarcoma   275
low-grade fibromyxoid sarcoma   354
low grade serous carcinoma   245
LPSP   178
LST   137

lupus nephritis   195
LYG   60
lymphangioma   356
lymphfollicular hyperplasia   440
lymphoblastic lymphoma   450
lymphoepithelial cyst   177
lymphoepithelial lesion   110
lymphoepithelioma-like carcinoma   265
lymphomatoid granulomatosis   60
lymphoplasmacytic sclerosing pancreatitis   178

● M

Machado-Joseph disease   370
macrocystic type   180
MAI   445
malakoplakia   220
malignant Brenner tumor   249
malignant fibrous histiocytoma   344
malignant lymphoma   164, 235, 311, 396
malignant melanoma   32, 98, 327
malignant mesothelioma   64
malignant peripheral nerve sheath tumor   358
Mallory 体   150
MALT リンパ腫（lymphoma）   110, 142, 311, 413, 416
mammary analogue secretory carcinoma   86
MANEC   109
mantle cell lymphoma   451
mantle sign   20
Marfan 症候群   20
mastocytosis   320
mastopathy   282
matrix-producing carcinoma   291
maturation   326
mature teratoma   251
MCN   174
meconium aspiration syndrome   474
mediastinal lymphomas   454
medullary carcinoma   289, 310
medulloblastoma   392, 468
Melan A（melan-A）   234, 327
melanoma *in situ*   327
membranoproliferative glomerulonephritis   191
membranous nephropathy   190
MEN   295
meningioma   393
meningocele   473

Menkes disease   375
Merkel 細胞癌（cell carcinoma）   325, 511
Merkel 細胞ポリオーマウイルス   511
mesenchymal chondrosarcoma   340
metachromatic leukodystrophy   374
metanephric adenoma   213
metastatic tumor   164, 255, 400
metastatic tumor in lymph nodes   460
MIA   55
microdysgenesis   384
microglandular hyperplasia   262
micropapillary pattern   245
microvesicular type   131
Mikulicz 病（disease）   80, 495
minimally invasive adenocarcinoma   55
minute menigotheliomatous nodule   62
mitochondrial encephalomyopathy   375
mixed adeno-neuroendocrine carcinoma   109
mixed germ cell tumors   234
mixed tumor of skin   323
MOF   485
molluscum contagiosum   321
Mönckeberg 動脈硬化症   18
monomorphous   439
mosaic pattern   336
MPL 変異   429
MPO-ANCA   24
MRSA 肺炎   507
mucin-pool   107
mucin poor type   131
mucinous adenoma   246
mucinous borderline tumor   246
mucinous carcinoma   247, 270, 289
mucinous cystic neoplasm   174, 180
mucinous metaplasia   176
mucinous tubular and spindle cell carcinoma   212
mucocele-like lesion   291
mucoepidermoid carcinoma   84
mucosa-associated lymphoid tissue   311
mucous cyst   81
mucous lak   107
multilocular cystic renal cell carcinoma   208
multiple endocrine neoplasia   295
multiple lymphomatous polyposis   142
multiple myeloma   345
multiple organ failure   485
multiple sclerosis   373
multiple system atrophy   369

索 引

Munro微小膿瘍　318
mural nodule　247
Mycobacterium avium-intracellulare complex　445
mycosis fungoides　329
*MYD88*遺伝子変異　430
myelomenigocele　473
MyoD1　235
myoepithelial carcinoma　87
myoepithelioma　82
myoglobin　235
myositis ossificans　352
myospherulosis　523
myxofibrosarcoma　354
myxoid liposarcoma　351
myxopapillary ependymoma　390

● N

Nabothian cyst　262
nasal type　33
NASH　150
nasopalatine duct (incisive canal) cyst　74
NEC　109, 175, 182
necrobiosis lipoidica　319
necrotizing autoimmune myositis　406
neonatal necrotizing enterocolitis　475
nephroblastoma　213, 471
nephrogenic adenoma　222
nephrosclerosis　216
NET　109, 141, 174, 182
neuroblastic tumors　470
neuroblastoma　470
neuroendocrine carcinoma　58, 109, 175, 182
neuroendocrine tumor　109, 141, 174, 182
neurofibroma　357
neuromyelitis optica　373
nevus cell nevus　326
new bone apposition　335
nidus　340
Niemann-Pick病　472
nodal marginal zone lymphoma　453
nodular fasciitis　352
nodular lymphocyte predominance Hodgkin lymphoma　448
nodular regenerative hyperplasia　161
non-gestational choriocarcinoma　252
non-intestinal type adenocarcinoma　32
non-invasive papillary urothelial carcinoma　224
non-ossifying fibroma　343

nonalcoholic steatohepatitis　150
noninvasive ductal carcinoma　286
nontuberculous mycobacterial infection　42
nontuberculous mycobacterial lymphadenitis　445
normal rim　312
NSAIDs胃炎　100
nuclear dust　317
NUT midline carcinoma　32

● O

O157　121
Oct3/4　252
OCT4　232
olfactory neuroblastoma　32
oligodendroglioma　389
Ollier's disease　338
oncocytic metaplasia　176
oncocytoma　211, 297
onion skin　103
onion skin lesion　458
oral lichen planus　71
ossifying fibroma　75
osteoarthritis　336
osteoblastoma　341
osteochondroma　338
osteoid osteoma　340
osteomalacia　336
osteoporosis　335
ovarian-type stroma　180
ovotestis　476

● P

p63　237
P-ANCA　23
PA　296
Paget's disease　291
Paget's disease of bone　336
PAH　54
palmar/plantar fibromatosis　352
pancreatic ductal adenocarcinoma　174
pancreatic intraepithelial neoplasia　181
pancreatoblastoma　183, 469
PanIN　181
PAN型壊死性動脈炎　488
papillary adenocarcinoma　171
papillary carcinoma　308
papillary carcinoma, cribriform type　309
papillary carcinoma, diffuse sclerosing type　309

papillary carcinoma, follicular type　308
papillary renal cell carcinoma　209
papilloma　94, 223
papillomatosis　321
parathyroid adenoma　312
parathyroid carcinoma　312
parathyroid hyperplasia　312
parietal cell hyperplasia　102
parietal cell protrusion　102
parosteal osteosarcoma　343
PASS score　298
Pautrier微小膿瘍 (microabscess)　329
PC-ALCL　329
PCP　44
PDAC　174
PDGFRA　427
*PDGFRA*変異　103, 111
PDGFRB　427
PEComa　272
pediatric renal tumors　471
peliosis hepatis　153
pemphigus vulgaris　318
penile squamous cell carcinoma　240
periosteal osteosarcoma　342
peripheral T-cell lymphoma　455
peritoneal carcinoma　245
peritoneal implant　244
perivascular epithelioid cell tumor　272
permeating pattern　339
Ph1染色体　427
Ph1染色体t (9;22) (q34;q11)　426
pheochromocytoma　298
phyllodes tumor　283
physaliphorous cell　344
Pick disease　366
piecemeal necrosis　148
pigmented villonodular synovitis　337
PIH　276
pilocytic astrocytoma　389
pilomatricoma　324
PIN　237
pineal parenchymal tumors　395
Piringer型リンパ節炎　443
pituitary adenoma　397
pituitary carcinoma　399
pituitary necrosis　397
pityriasis rosea Gibert　318
placental site trophoblastic tumor　278
PLAP　232
pleomorphic adenoma　81
pleomorphic lipoma　350

pleomorphic liposarcoma 351
pleomorphic xanthoastrocytoma 389
pleomorphous 439
pleuropulmonary blastoma 468
PML/RARA 424
pneumocystis pneumonia 44
polycystic liver 153
polycystic renal disease 214
polymorphous 439
polymorphous low-grade adenocarcinoma 86
polyp 34, 131
Pompe病 472
poorly differentiated carcinoma 310
popcorn cell 448
poroma 322
post-transplant/immunodeficiency-associated lymphoproliferative disorder 459
poststreptococcal acute nephritis 193
PPNAD 295, 300
PR3-ANCA 24
pregnancy-induced hypertension 276
primary biliary cirrhosis 151
primary cutaneous anaplastic large cell lymphoma 329
primary pigmented nodular adrenocortical disease 295, 300
primary sclerosing cholangitis 151, 169
prion disease 378
PRL産生腫瘍 398
progressive multifocal leukoencephalopathy 377
progressive supranuclear palsy 367
progressive transformation of germinal centers 446
proliferative cystitis 221
promontory sign 328
Propionibacterium acnes 502
prostate-specific antigen 237
prostatic adenocarcinoma 238
prostatic atrophy 236
prostatic intraepithelial neoplasia 237
prostatic nodular hyperplasia 236
protracted cerebral infarction 379
PSA 237, 238
psammoma body 244
PSC 169
pseudocyst 177, 301
pseudogout 337
pseudohorn cyst 322
pseudopapillary構築 183

psoriasiform reaction pattern 314
psoriasis vulgaris 318
PSTT 278
PTE 53
*PTEN*遺伝子変異 133
pterygium 413
pulmonary arterial hypertension 54
pulmonary lymphangiomyomatosis 51
pulmonary sequestration 474
pulmonary thromboembolism 53
pulmonary tuberculosis 41
pyelonephritis 215
pyloric gland adenoma 104
pyogenic granuloma 328

● R
RA 492
rabies 378
radicular cyst 74
Rathke cleft cyst 400
RA滑膜炎 492
reactive interfollicular hyperplasia 440
Reed-Sternberg細胞 449
reflux esophagitis 93
Reinke結晶 234
renal dysplasia 476
renal graft 202
renin-angiotensin系 296
retension cyst 177
retinoblastoma 414, 468
retroperitoneal fibrosis 361
rhabdoid tumor of kidney 471
rhabdomyoma 35, 355
rhabdomyosarcoma 33, 235, 267
rheumatic lymphadenopathy 442
rheumatoid arthritis 492
Richter症候群 451
Riedel甲状腺炎 307
RMS 33
Rokitansky-Aschoff洞 168
Rokitansky結節 251
Rosai-Dorfman病 459
RT-PCR法 349

● S
S-100蛋白 327
salivary duct carcinoma 86
SALL4 108
salpingitis 256
Sanderson polster 307
sarcoidosis 49, 443

sarcomatoid carcinoma 59
Schiller-Duval小体 (body) 233, 252
schistosomiasis haematobia 220
schistosomiasis japonica 155
schwannoma 357, 394
scleroderma 319
sclerosing adenosis 237
sclerotic cell 321
SCN 174
sebaceous carcinoma 325, 412
seborrheic keratosis 322
secretory carcinoma 290
seminoma 232
seminoma with syncytiotrophoblastic cells 232
sepsis 486
septal panniculitis 316
seromucinous tumor 246
serous adenoma 244
serous borderline tumor 244
serous carcinoma 270
serous cystic neoplasm 174, 180
Sertoli cell tumor 235
Sertoli-stromal cell tumor 254
sessile serrated adenoma 131
SF-1 294
shadow cell 324
shock 485
sialolithiasis 81
siderosis 380
silicosis 50
sinus histiocytosis 440
Sjögren症候群 (syndrome) 80, 495
SLE 490
small cell carcinoma 250
small cell osteosarcoma 342
small fiber neuropathy 405
small lymphocytic lymphoma 451
so-called sclerosing hemangioma 61
solid pseudopapillary neoplasm 174, 183
solid serous adenoma 180
solitary bone cyst 345
solitary fibrous tumor 63, 353, 395
solitary necrotic nodule 155
SOX2 233
SOX17 233
special forms of gastritis 100
specific glioneuronal element 391
sperm granuloma 231
spermatocytic seminoma 232
spindle cell carcinoma 35, 73, 98, 290

spindle cell lipoma 350
spinocerebellar ataxia 6 370
spiradenoma 323
Spitz nevus 326
splenic hamartoma 462
splenic infarction 461
splenic marginal zone lymphoma 464
splenopancreatic fusion 476
SPN 174, 183
spongiosis 316
spongiotic reaction pattern 314
sporadic amyotrophic lateral sclerosis 371
squamoid nests 183
squamous cell carcinoma 34, 57, 72, 172, 226, 264, 325
squamous metaplasia 176, 222, 262
SSA/P 131
SSc 493
starry-sky appearance 450, 453
steatocystoma 322
storiform fibrosis 175
storiform pattern 329
struma ovarii 253
subacute necrotizing lymphadenitis 442
subacute thyroiditis 306
subarachnoid hemorrhage 380
submucosal heterotopic gastric gland 102
sunburst appearance 341
suppurative meningitis 376
surgical ciliated cyst of maxilla 74
Sweet disease 317
synovial osteochondromatosis 338
synovial sarcoma 358
syringocystadenoma papilliferum 323
syringoma 323
systemic lupus erythematosus 490
systemic sclerosis 493

● T
TdT 426, 450
telangiectatic osteosarcoma 342
tenosynovial giant cell tumor, diffuse type 337

tenosynovial giant cell tumor, localized type 338
teratoma 234
teratoma with somatic type malignancies 234
thrombotic microangiopathy 197
thymic carcinoma 66
thymic cyst 65
thymic follicular hyperplasia 65
thymoma 65
thyroglossal cyst 306
thyroglossal duct cyst 473
thyroglossal duct fistula 473
tinea 321
tingible-body macrophage 440
TMA 197
TORCH症候群 518
Toxoplasma gondii 443
toxoplasmic lymphadenitis 443
transitional cell carcinoma 249
trichilemmal cyst 322
trichilemmal keratinization 322
Trichosporon cutaneum 512
truecyst 301
TSH産生腫瘍 398
tubal cancer 256
tubal pregnancy 256
tuberculous epididymoorchitis 231
tuberculous lymphadenitis 445
tuberculous meningitis 376
tuberculous osteomyelitis 334
tuberous sclerosis 384
tubular adenocarcinoma 171
tubular adenoma 284
tubular carcinoma 290
tumorlet 62
type Ⅰ glycogen storage disease 152

● U
undescended testis 230
undifferentiated carcinoma 183, 311
undifferentiated pleomorphic sarcoma 344, 361
Updated Sydney System 99, 100

urachal remnants 222
urethral caruncle 223
urothelial carcinoma in situ 224
urothelial carcinoma variant 225
urticaria 316
uveal malignant melanoma 415

● V
variants of invasive adenocarcinoma 56
veno-occlusive disease 154
verruca vulgaris 321
verrucous carcinoma 34, 73, 240
vesiculobullous reaction pattern 314
VHL病 180, 206
Vibrio vulnificus敗血症 508
villous lymphocyte 464
VIN 261
von Brunn's nest 221
von Hippel-Lindau病 180, 206, 394
vulvar intraepithelial neoplasia 261

● W
WAGR症候群 206
Warthin-Finkeldey型多核細胞 446
Warthin tumor 83
Wegener肉芽腫症(granulomatosis) 196
Weissの指標 297
well differentiated liposarcoma 350
Whipple病 501
WHO分類 206
widespread type of amyotrophic lateral sclerosis 372
Wilson disease 152, 375

● X
xanthoma 103, 320
Xp11.2転座型腎細胞癌 212

● Y
yolk sac tumor 233, 252

● Z
Zahn線条 26
Ziehl-Neelsen染色 445

検印省略

組織病理アトラス
定価（本体 25,000円＋税）

1982年 5月13日	第1版 第1刷発行
1983年 4月 1日	第2版 第1刷発行
1987年12月21日	第3版 第1刷発行
1995年 2月22日	第4版 第1刷発行
2005年 4月23日	第5版 第1刷発行
2015年10月15日	第6版 第1刷発行
2021年12月 4日	同　　第3刷発行

編集者　小田　義直・坂元　亨宇・深山　正久
　　　　松野　吉宏・森永正二郎・森谷　卓也

発行者　浅井　麻紀

発行所　株式会社 文 光 堂
　　　　〒113-0033　東京都文京区本郷7-2-7
　　　　TEL（03）3813-5478（営業）
　　　　　　（03）3813-5411（編集）

©小田義直ほか, 2015　　　　印刷：公和図書，製本：ブロケード

ISBN978-4-8306-0476-8　　　　Printed in Japan

・本書の複製権，翻訳権・翻案権，上映権，譲渡権，公衆送信権（送信可能化権を含む），二次的著作物の利用に関する原著作者の権利は，株式会社文光堂が保有します．
・本書を無断で複製する行為（コピー，スキャン，デジタルデータ化など）は，私的使用のための複製など著作権法上の限られた例外を除き禁じられています．大学，病院，企業などにおいて，業務上使用する目的で上記の行為を行うことは，使用範囲が内部に限られるものであっても私的使用には該当せず，違法です．また私的使用に該当する場合であっても，代行業者等の第三者に依頼して上記の行為を行うことは違法となります．
・JCOPY〈出版者著作権管理機構 委託出版物〉
本書を複製される場合は，そのつど事前に出版者著作権管理機構（電話 03-5244-5088，FAX 03-5244-5089，e-mail：info@jcopy.or.jp）の許諾を得てください．